STOELTING/DIERDORF/MCCAMMON

ANÄSTHESIE UND VORERKRANKUNGEN

# ANÄSTHESIE UND VORERKRANKUNGEN

Robert F. Stoelting · Stephen F. Dierdorf · Richard L. McCammon

Deutsche Ausgabe übersetzt von
Walter H. Striebel · Klaus Eyrich · Uwe Klettke

209 Abbildungen
173 Tabellen

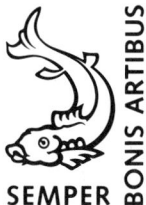

Gustav Fischer · Stuttgart · Jena · New York · 1992

First edition © Churchill Livingstone Inc. 1983
Second edition © Churchill Livingstone Inc. 1988
Titel der Originalausgabe: Anesthesia and Co-existing Disease
This Translation of «Anesthesia and Co-existing Disease», Second Edition is published by arrangement with Churchill Livingstone, Inc., New York.

Übersetzer:

Dr. med. H. W. Striebel, D. E. A. A.
Oberarzt an der Klinik für Anaesthesiologie und Operative Intensivmedizin
Klinikum Steglitz der Freien Universität Berlin
Hindenburgdamm 30
1000 Berlin 45

Prof. Dr. med. K. Eyrich
Leiter der Klinik für Anaesthesiologie und Operative Intensivmedizin
Klinikum Steglitz der Freien Universität Berlin
Hindenburgdamm 30
1000 Berlin 45

Dr. Uwe Klettke
Klinik für Anaesthesiologie und Operative Intensivmedizin
Klinikum Steglitz der Freien Universität Berlin
Hindenburgdamm 30
1000 Berlin 45

Diejenigen Bezeichnungen, die zugleich eingetragene Warenzeichen sind, wurden nicht immer kenntlich gemacht. Es kann also aus der Bezeichnung einer Ware mit dem für diese eingetragenen Warenzeichen nicht in jedem Falle geschlossen werden, daß die Bezeichnung ein freier Warenname ist. Ebensowenig ist zu entnehmen, ob Patente oder Gebrauchsmuster vorliegen.

**Wichtiger Hinweis**
Die pharmazeutischen Erkenntnisse in der Medizin unterliegen laufendem Wandel durch Forschung und klinische Erfahrungen. Autoren und Herausgeber dieses Werkes haben große Sorgfalt darauf verwendet, daß die in diesem Werk gemachten therapeutischen Angaben (insbesondere hinsichtlich Indikation, Dosierung und unerwünschten Wirkungen) dem derzeitigen Wissensstand entsprechen. Das entbindet den Benutzer des Werkes aber nicht von der Verpflichtung, anhand der Beipackzettel zu verschreibende Präparate zu überprüfen, ob die dort gemachten Angaben von denen in diesem Buch abweichen und seine Verordnung in eigener Verantwortung zu bestimmen.

Die Deutsche Bibliothek – CIP-Einheitsaufnahme

**Stoelting, Robert K.:**
Anästhesie und Vorerkrankungen / Robert K. Stoelting ;
Stephen F. Diersdorf ; Richard L. McCammon. Dt. Ausg. übers.
von Walter H. Striebel ... – Stuttgart ; Jena ; New York :
G. Fischer, 1992
   Einheitssacht.: Anesthesia and co-existing disease <dt.>
   ISBN 3-437-11370-4
NE: Dierdorf, Stephen F.:; MacCammon, Richard L.:

© Gustav Fischer Verlag · Stuttgart · Jena · New York · 1992
Wollgrasweg 49, D-7000 Stuttgart 70 (Hohenheim)
Das Werk einschließlich aller seiner Teile ist urheberrechtlich geschützt. Jede Verwertung außerhalb der engen Grenzen des Urheberrechtsgesetzes ist ohne Zustimmung des Verlags unzulässig und strafbar. Das gilt insbesondere für Vervielfältigungen, Übersetzungen, Mikroverfilmungen und die Einspeicherung und Verarbeitung in elektronischen Systemen.
Satz: Typobauer Filmsatz GmbH, Scharnhausen
Druck und Einband: Wilhelm Röck GmbH, Weinsberg
Printed in Germany                                               0  1  2  3  4  5

**Gewidmet unseren Frauen und Kindern**

Rosemarie    Ursula
Christoph    Julia
Michael      Matthias
Susanne

Ohne deren verständnisvolle Nachsicht und Geduld
wäre die arbeitsintensive Übersetzung dieses Buches
nicht möglich gewesen.

# Vorwort aus 1. amerikanischer Auflage

Eine optimale Narkoseführung verlangt mehr als nur ein entsprechendes Wissen um die Pharmakologie der perioperativ eingesetzten Medikamente und eine Geschicklichkeit bei der Durchführung fachspezifischer Maßnahmen. Daneben sind insbesondere Kenntnisse über die Pathophysiologie vorbestehender Erkrankungen sowie über die Auswirkungen einer eventuell durchgeführten medikamentösen Begleittherapie absolute Voraussetzung für eine optimale Narkoseführung von Patienten.

Das Ziel von «Anästhesie und Vorerkrankungen» ist es, die Pathophysiologie und die Therapie derjenigen Erkrankungen genau zu beschreiben, die im Rahmen der perioperativen Patientenbetreuung relevant ist. Erkrankungen und Besonderheiten bei Kindern, geriatrischen Patienten und schwangeren Patientinnen werden in speziellen Kapiteln abgehandelt. Anhand zahlreicher Abbildungen und Tabellen wird das im Text Beschriebene vertieft.

Bei der Beschreibung der einzelnen Krankheitsbilder wird zumeist in einem Abschnitt über Narkoseführung auch auf anästhesierelevante Probleme eingegangen. In diesen Abschnitten wird besprochen, was für Auswirkungen diese Erkrankung auf die Auswahl von Anästhetika und Anästhesietechniken sowie auf die Überwachungsverfahren in der perioperativen Phase hat.

Wir glauben, daß «Anästhesie und Vorerkrankungen» sowohl als Einführung als auch als Nachschlagewerk dienen kann. Daher sollte das Buch für den Anfänger genauso wie für den erfahrenen Anästhesisten geeignet sein. Obwohl mehrere Autoren an diesem Buch mitgearbeitet haben, zeichnet sich das Buch durch einen einheitlichen Stil aus, denn die Autoren haben sämtliche Beiträge nochmals überarbeitet, so daß sich das Buch liest, als ob es von einem einzelnen Autor verfaßt sei.

Die Autoren möchten sich für die unschätzbare Hilfe von Deanna Walker bei der Vorbereitung des Manuskripts bedanken. Von Lewis Reines (Präsident des Churchill Livingston Verlags) stammte die Idee zu diesem Buch, er hat uns mit seinem ansteckenden Enthusiasmus dazu begeistert. Die hervorragende Zusammenarbeit mit Bonna Balopole ermöglichte es uns, nachträglich noch wichtige neue Erkenntnisse und neueste Publikationen aufzunehmen. Dadurch wurde es möglich, auch die aktuellste Literatur mit aufzunehmen, die zum Teil nur sechs Monate vor Erscheinen des Buches publiziert wurde. Schließlich möchten wir auch unseren Kollegen und Familien für ihr Verständnis und ihre Unterstützung während der Vorbereitungszeit für dieses Buch danken.

Robert K. Stoelting, M.D.   Stephen F. Dierdorf, M.D.

# Vorwort aus der 2. amerikanischen Auflage

Seit ihrem Erscheinen im Jahre 1983 fand die erste Ausgabe von «Anästhesie und Vorerkrankungen» eine weite Verbreitung. Dieses Buch beschreibt, was für Auswirkungen vorbestehende Erkrankungen auf die Narkoseführung haben. Unsere Zielsetzung bei der ersten Ausgabe war es, die Pathophysiologie von Erkrankungen und deren Therapie exakt darzustellen, soweit dies für die perioperative Patientenbetreuung wichtig ist. Diesem Ziel sind wir in der 2. Auflage noch näher gekommen. Auch neue medizinisch relevante Entwicklungen und erst jetzt aktuell gewordene Erkrankungen (Organtransplantationen, Lithotripsie, AIDS, Alzheimer Krankheit) werden detailliert besprochen. R.L. McCammon brachte als weiterer Mitherausgeber sein Fachwissen in diese 2. Auflage ein.

Diese zweite Ausgabe von «Anästhesie und Vorerkrankungen» stammt aus der Feder der drei Herausgeber. Wir hoffen, daß dadurch das Buch einen einheitlichen Stil hat, was für den Leser von Vorteil sein sollte. Wir glauben, daß diese Ausgabe – genauso wie die erste Ausgabe – sowohl als Einführung als auch als Nachschlagewerk dienen kann. Daher sollte dieses Buch sowohl für den Anfänger als auch für den erfahrenen Anästhesisten wertvoll sein.

Die Herausgeber möchten sich nochmals bei Deanna Walker für die unschätzbare organisatorische Hilfe bei der Vorbereitung des Manuskripts bedanken. Auch die Mitarbeiter des Churchill Livingston Verlags haben einen enormen Beitrag geleistet, damit die 2. Ausgabe pünktlich erscheinen konnte. In diesem Zusammenhang möchten sich die Herausgeber insbesondere für die Unterstützung und Ermutigung durch Toni M. Trazy (Vorsitzender des Churchill Livingston Verlags) bedanken. Ann Ruzycka ermöglichte es durch ihren großartigen Einsatz, die Terminplanung einzuhalten, obwohl von den Herausgebern wiederholt neueste Literaturstellen nachgereicht wurden. Schließlich danken wir unseren Familien für ihre Unterstützung während der zeitaufwendigen Vorbereitung dieser 2. Auflage.

Robert K. Stoelting, M.D.
Stephen F. Dierdorf, M.D.
Richard L. McCammon, M.D.

# Vorwort der Übersetzer

Grundvoraussetzung zur Durchführung einer Anästhesie sind entsprechende Kenntnisse über die pharmakokinetischen und pharmakodynamischen Eigenschaften der zur Narkose verwendeten Medikamente sowie ein fundiertes Wissen über die verschiedenen Anästhesietechniken. Die notwendigen theoretischen Kenntnisse kann der Anfänger aus einer großen Anzahl deutschsprachiger Lehrbücher beziehen.
Für den erfahrenen Anästhesisten stellen sich jedoch in der täglichen Praxis häufig andere Probleme. Ihm werden oft schwerkranke Patienten anvertraut, die aufgrund bestimmter Vorerkrankungen ein deutlich erhöhtes Anästhesierisiko aufweisen. Die Betreuung dieser Patienten verlangt daher zusätzlich ein fundiertes Wissen um diese Vorerkrankungen und deren Einfluß auf die Narkoseführung.
Will sich der Anästhesist über anästhesierelevante Vorerkrankungen, deren Pathophysiologie, Symptomatik, Therapie sowie über deren Auswirkungen auf die Narkoseführung sachkundig machen, muß er oft entweder auf Zeitschriftenpublikationen oder auf englischsprachige Lehrbücher zurückgreifen. Die deutschsprachigen Anästhesiebücher gehen meist nur wenig auf diese Problematik ein.
Das von R.K. Stoelting, S.F. Dierdorf und R.L. McCammon verfaßte amerikanische Standardwerk «Anesthesia and Co-Existing Disease» ist unserer Meinung nach ein brillantes Lehrbuch, das diese Lücke auf das Beste füllt. Dies hat uns dazu veranlaßt, dieses Buch ins Deutsche zu übersetzen. Wir haben großen Wert darauf gelegt, den einheitlichen und durchgehenden Stil der Originalausgabe beizubehalten.
An dieser Stelle möchten wir uns ganz herzlich bei unseren Familien bedanken, deren Geduld und Verständnis diese Übersetzung erst ermöglichte.
Zu großem Dank verpflichtet sind wir auch folgenden Kolleginnen und Kollegen, die uns aufgrund ihres Fachwissens Übersetzungshilfen geleistet haben und uns beim Korrekturlesen und Erstellen des Stichwortregisters sehr hilfreich waren:
B. Schwall, M. Jahnke, U. Steinhoff, S. Toussaint, H. Kern, S. Metzdorf, B. Gottschalk, N. Boerger, G. Ebersbach, B. Goschenhofer, L. Iske, I. Keßler, I. Köster, K. Röbbert, I. Stollberg, Ch. Thumbeck, A. Triltsch, K. Waldhauser. Besonderer Dank gilt auch Herrn von Breitenbach vom Gustav Fischer Verlag für die ausgezeichnete Zusammenarbeit.

H.W. Striebel          Berlin, im Sommer 1991
K. Eyrich
U. Klettke

# Inhalt

| | | |
|---|---|---|
| **1** | **Koronare Herzerkrankung** | |
| 1.1 | Risikofaktoren für eine koronare Herzerkrankung | 1 |
| 1.1.1 | LDL-Rezeptoren | 2 |
| 1.2 | Anamnese | 3 |
| 1.2.1 | Kardiale Belastbarkeit | 3 |
| 1.2.2 | Angina pectoris | 3 |
| 1.2.3 | Frühere Myokardinfarkte | 4 |
| 1.2.4 | Vorbestehende, nicht kardiale Erkrankungen | 6 |
| 1.3 | Aktuelle Medikation | 6 |
| 1.3.1 | Beta-Rezeptorenblocker | 6 |
| 1.3.2 | Nitrate | 8 |
| 1.3.3 | Kalziumantagonisten | 8 |
| 1.3.4 | Antihypertensiva | 9 |
| 1.3.5 | Diuretika | 9 |
| 1.3.6 | Digitalis | 9 |
| 1.4 | Körperliche Untersuchung | 9 |
| 1.5 | EKG | 9 |
| 1.6 | Röntgenaufnahme des Thorax | 10 |
| 1.7 | Szintigraphische Verfahren | 10 |
| 1.8 | Herzkatheterisierung und Angiographie | 11 |
| 1.8.1 | Ejektionsfraktion | 11 |
| 1.8.2 | Linksventrikulärer enddiastolischer Druck | 11 |
| 1.8.3 | Cardiac-Index | 11 |
| 1.8.4 | Angiographie | 12 |
| 1.9 | Anatomie und Physiologie des Koronarkreislaufs | 12 |
| 1.9.1 | Rechte Koronararterie | 13 |
| 1.9.2 | Linke Koronararterie | 13 |
| 1.9.3 | Blutversorgung der Papillarmuskeln | 13 |
| 1.9.4 | Besonderheiten des koronaren Blutflusses | 13 |
| 1.9.5 | Coronary Steal-Phänomen | 14 |
| 1.10 | Narkoseführung | 15 |
| 1.10.1 | Myokardiales Sauerstoffangebot | 15 |
| 1.10.2 | Myokardialer Sauerstoffbedarf | 15 |
| 1.10.3 | Präoperative Medikation | 16 |
| 1.10.4 | Intraoperatives Vorgehen | 16 |
| 1.10.5 | Postoperative Phase | 24 |
| 1.11 | Diagnostik eines perioperativen Myokardinfarkts | 25 |
| 1.11.1 | EKG | 25 |
| 1.11.2 | Herzenzyme | 26 |
| 1.11.3 | Kardiogener Schock | 26 |
| 1.11.4 | Weitere Komplikationen eines akuten Myokardinfarktes | 26 |
| 1.12 | Koronarangioplastie | 26 |
| 1.13 | Herztransplantation | 26 |
| 1.13.1 | Narkoseführung | 27 |
| 1.13.2 | Immunsupression und deren Nebenwirkungen | 27 |
| | | |
| **2** | **Herzklappenfehler** | |
| 2.1 | Präoperative Beurteilung | 31 |
| 2.1.1 | Anamnese und körperliche Untersuchung | 31 |
| 2.1.2 | Apparative Untersuchungen | 32 |
| 2.2 | Mitralstenose | 33 |
| 2.2.1 | Pathophysiologie | 34 |
| 2.2.2 | Narkoseführung bei nicht-kardiochirurgischen Eingriffen | 34 |
| 2.3 | Mitralinsuffizienz | 37 |
| 2.3.1 | Pathophysiologie | 37 |
| 2.3.2 | Narkoseführung bei nicht-kardiochirurgischen Eingriffen | 38 |
| 2.4 | Aortenstenose | 39 |
| 2.4.1 | Pathophysiologie | 39 |
| 2.4.2 | Narkoseführung während nicht-kardiochirurgischer Operation | 40 |
| 2.5 | Aorteninsuffizienz | 41 |
| 2.5.1 | Pathophysiologie | 41 |
| 2.5.2 | Narkoseführung bei nicht-kardiochirurgischen Operationen | 41 |
| 2.6 | Trikuspidalinsuffizienz | 43 |
| 2.6.1 | Pathophysiologie | 43 |
| 2.6.2 | Narkoseführung bei nicht-kardiochirurgischen Eingriffen | 43 |
| 2.7 | Mitralklappenprolaps | 43 |
| 2.7.1 | Komplikationen | 44 |
| 2.7.2 | Narkoseführung bei nicht-kardiochirurgischen Operationen | 44 |
| 2.8 | Myxome im Herzen | 45 |

| | | | | | |
|---|---|---|---|---|---|
| 2.9 | Operationen bei Patienten mit künstlichen Herzklappen ............... | 45 | 4.4 | Störungen von Reizleitung und Herzrhythmus ....................... | 74 |
| | | | 4.4.1 | AV-Block ersten Grades .......... | 75 |
| | | | 4.4.2 | AV-Block zweiten Grades ......... | 75 |
| **3** | **Angeborene Herzfehler** | | 4.4.3 | Unifaszikulärer Block ............ | 75 |
| | | | 4.4.4 | Rechtsschenkelblock ............. | 75 |
| 3.1 | Intrakardialer Links-Rechts-Shunt .... | 47 | 4.4.5 | Linksschenkelblock .............. | 75 |
| 3.1.1 | Vorhofseptumdefekt vom Ostiumsekundum-Typ ................. | 48 | 4.4.6 | Intermittierender Schenkelblock ..... | 76 |
| 3.1.2 | Vorhofseptumdefekt vom Ostiumprimum-Typ (Defekt des Endokardkissens) ....................... | 48 | 4.4.7 | Bifaszikulärer Block .............. | 76 |
| | | | 4.4.8 | AV-Block dritten Grades ......... | 76 |
| | | | 4.4.9 | Sinustachykardie ................. | 77 |
| 3.1.3 | Ventrikelseptumdefekte ........... | 49 | 4.4.10 | Sinusbradykardie ................. | 77 |
| 3.1.4 | Offener Ductus arteriosus ......... | 51 | 4.4.11 | Sick-sinus-Syndrom .............. | 77 |
| 3.1.5 | Aortopulmonales Fenster ......... | 52 | 4.4.12 | Supraventrikuläre Extrasystolen ..... | 77 |
| 3.2 | Intrakardialer Rechts-Links-Shunt .... | 52 | 4.4.13 | Paroxysmale supraventrikuläre Tachykardien ........................ | 77 |
| 3.2.1 | Fallotsche Tetralogie .............. | 52 | | | |
| 3.2.2 | Eisenmenger-Syndrom ............ | 55 | 4.4.14 | Vorhofflattern ................... | 78 |
| 3.2.3 | Ebstein-Syndrom ................. | 56 | 4.4.15 | Vorhofflimmern .................. | 78 |
| 3.2.4 | Trikuspidalatresie ................ | 56 | 4.4.16 | AV-(Knoten-)Rhythmus ........... | 78 |
| 3.2.5 | Foramen ovale ................... | 56 | 4.4.17 | Wandernder Vorhofschrittmacher .... | 79 |
| 3.3 | Parallelschaltung von Pulmonal- und Systemkreislauf .................. | 56 | 4.4.18 | Ventrikuläre Extrasystolen ......... | 79 |
| | | | 4.4.19 | Ventrikuläre Tachykardie ......... | 79 |
| 3.3.1 | Transposition der großen Arterien .... | 57 | 4.4.20 | Kammerflimmern ................ | 79 |
| 3.4 | Vermischung des Blutes aus Pulmonal- und Systemkreislauf ............... | 58 | 4.5 | Präexzitationssyndrome ........... | 79 |
| | | | 4.5.1 | Wolff-Parkinson-Syndrom ......... | 80 |
| 3.4.1 | Truncus arteriosus ................ | 58 | 4.5.2 | Lown-Ganong-Levine-Syndrom ..... | 83 |
| 3.4.2 | Partielle Lungenvenenfehlmündung .. | 59 | 4.5.3 | Mahaim-Bündel .................. | 83 |
| 3.4.3 | Komplette Lungenvenenfehlmündung | 59 | 4.6 | QT-Syndrom .................... | 83 |
| 3.4.4 | Hypoplastisches Linksherz ......... | 59 | 4.6.1 | Therapie ........................ | 84 |
| 3.4.5 | Rechter Ventrikel mit doppelter Ausflußbahn ....................... | 61 | 4.6.2 | Narkoseführung .................. | 84 |
| 3.5 | Erhöhte myokardiale Belastung ...... | 62 | **5** | **Herzschrittmacher** | |
| 3.5.1 | Aortenstenose ................... | 62 | | | |
| 3.5.2 | Aortenisthmusstenose ............. | 63 | 5.1 | Schrittmachertypen ............... | 87 |
| 3.5.3 | Pulmonalstenose ................. | 64 | 5.1.1 | Asynchroner (starrfrequenter) ventrikelstimulierender Herzschrittmacher .. | 87 |
| 3.6 | Mechanische Trachealeinengung .... | 65 | | | |
| 3.6.1 | Doppelter Aortenbogen ........... | 65 | 5.1.2 | Vorhofstimulierender, starrfrequenter Herzschrittmacher ................ | 88 |
| 3.6.2 | Aberrierende linke Pulmonalarterie ... | 65 | | | |
| 3.6.3 | Fehlende Pulmonalklappe ......... | 66 | 5.1.3 | Ventrikelstimulierender (synchronisierter) Demandschrittmacher ....... | 89 |
| **4** | **Störungen von Reizleitung und Herzrhythmus** | | 5.1.4 | Vorhofstimulierende Demandschrittmacher .......................... | 90 |
| | | | 5.1.5 | Sequentielle Schrittmacher ......... | 90 |
| 4.1 | Elektrophysiologie ................ | 68 | 5.1.6 | Antitachykarde Funktion von Schrittmachern ........................ | 91 |
| 4.2 | Reizleitung ...................... | 70 | | | |
| 4.3 | Antiarrhythmika .................. | 70 | 5.2 | Hämodynamische Auswirkungen einer Schrittmacherstimulation .......... | 91 |
| 4.3.1 | Chinidin ........................ | 71 | | | |
| 4.3.2 | Procainamid ..................... | 71 | 5.3 | Bauteile eines Herzschrittmachers .... | 92 |
| 4.3.3 | Propranolol ..................... | 71 | 5.4 | Präoperative Beurteilung von Patienten mit einem künstlichen Herzschrittmacher .......................... | 92 |
| 4.3.4 | Lidocain ........................ | 72 | | | |
| 4.3.5 | Phenytoin ...................... | 72 | | | |
| 4.3.6 | Ecainid ......................... | 72 | 5.5 | Narkoseführung .................. | 93 |
| 4.3.7 | Disopyramid .................... | 72 | 5.5.1 | Elektrokauterisation .............. | 93 |
| 4.3.8 | Bretylium ....................... | 73 | 5.5.2 | Stimulationsschwelle .............. | 93 |
| 4.3.9 | Amiodaron ..................... | 73 | 5.5.3 | Narkoseführung bei Implantationen eines permanenten Herzschrittmachers | 94 |
| 4.3.10 | Verapamil ...................... | 73 | | | |
| 4.3.11 | Digitalis ........................ | 73 | | | |

## 6 Essentielle Hypertonie

- 6.1 Entwicklung der essentiellen Hypertonie ... 95
- 6.1.1 Latente Hypertonie (leichte Hypertonie, Stadium 1) ... 95
- 6.1.2 Manifeste Hypertonie mit konstant erhöhtem diastolischen Blutdruck (mittelschwere Hypertonie, Stadium 2) ... 96
- 6.1.3 Manifeste Hypertonie mit Schädigung an wichtigen Organsystemen (schwere Hypertonie, Stadium 3) ... 96
- 6.1.4 Akzelerierte Hypertonie (Stadium 4) ... 96
- 6.2 Pathophysiologie der essentiellen Hypertonie ... 97
- 6.3 Behandlung der essentiellen Hypertonie ... 97
- 6.4 Einsatz von antihypertensiven Medikamenten in der perioperativen Phase ... 97
- 6.4.1 Verminderte Aktivität des sympathischen Nervensystems ... 98
- 6.4.2 Veränderte Reaktion auf Sympathikomimetika ... 98
- 6.4.3 Überwiegen des Parasympathikotonus ... 99
- 6.4.4 Sedierung ... 99
- 6.5 Pharmakologie der antihypertensiven Medikamente ... 99
- 6.5.1 Alpha-Methyldopa ... 99
- 6.5.2 Clonidin ... 101
- 6.5.3 Guanethidin ... 102
- 6.5.4 Guanabenz ... 103
- 6.5.5 Guanadrel ... 103
- 6.5.6 Hydralazin ... 103
- 6.5.7 Prazosin ... 103
- 6.5.8 Minoxidil ... 103
- 6.5.9 Captopril ... 103
- 6.5.10 Beta-Rezeptoren-Blocker ... 104
- 6.5.11 Labetalol ... 104
- 6.6 Narkoseführung ... 105
- 6.6.1 Präoperative Untersuchung ... 105
- 6.6.2 Narkoseeinleitung und endotracheale Intubation ... 106
- 6.6.3 Aufrechterhaltung der Narkose ... 106
- 6.6.4 Postoperative Betreuung ... 107
- 6.7 Hypertensive Krise ... 107
- 6.7.1 Nitroprussid ... 107
- 6.7.2 Trimethaphan ... 108
- 6.7.3 Diazoxid ... 108
- 6.7.4 Hydralazin ... 108
- 6.7.5 Labetalol ... 108

## 7 Herzinsuffizienz

- 7.1 Herzinsuffizienz und kardiale Kompensationsmechanismen ... 111
- 7.1.1 Frank-Starling-Mechanismus ... 111
- 7.1.2 Inotropie ... 111
- 7.1.3 Herzfrequenz ... 112
- 7.1.4 Myokardiale Hypertrophie und Dilatation ... 113
- 7.2 Symptome einer Linksherzinsuffizienz ... 113
- 7.2.1 Anamnese ... 113
- 7.2.2 Körperliche Untersuchung ... 113
- 7.2.3 Röntgenbild des Thorax ... 114
- 7.3 Symptome einer Rechtsherzinsuffizienz ... 114
- 7.3.1 Venöse Stauung ... 114
- 7.3.2 Ödeme ... 114
- 7.4 Therapie der Herzinsuffizienz ... 114
- 7.4.1 Digitalis ... 114
- 7.5 Operative Eingriffe bei Vorliegen einer Herzinsuffizienz ... 117
- 7.5.1 Vollnarkose ... 117
- 7.5.2 Regionalanästhesieverfahren ... 118
- 7.6 Operative Eingriffe bei Vorliegen einer Digitalisintoxikation ... 118

## 8 Kardiomyopathien

- 8.1 Dilatative Kardiomyopathie ... 120
- 8.1.1 Ätiologie ... 120
- 8.1.2 Behandlung ... 121
- 8.1.3 Narkoseführung ... 121
- 8.2 Nicht-dilatative Kardiomyopathie ... 121
- 8.3 Hypertrophische Kardiomyopathie ... 122
- 8.3.1 Therapie ... 123
- 8.3.2 Narkoseführung ... 123

## 9 Cor pulmonale

- 9.1 Pathophysiologie ... 125
- 9.2 Klinik ... 125
- 9.2.1 Röntgenaufnahme des Thorax ... 126
- 9.2.2 EKG ... 126
- 9.3 Therapie des Cor pulmonale ... 126
- 9.3.1 Sauerstoffgabe ... 126
- 9.3.2 Antibiotika ... 126
- 9.3.3 Bronchodilatantien ... 127
- 9.3.4 Digitalis ... 127
- 9.3.5 Diuretika ... 127
- 9.4 Narkoseführung ... 127
- 9.4.1 Präoperative Medikation ... 127
- 9.4.2 Narkoseeinleitung ... 127
- 9.4.3 Aufrechterhaltung der Narkose ... 127
- 95 Primär pulmonale Hypertension ... 128

## 10 Erkrankung des Perikards

- 10.1 Herzbeuteltamponade ... 130
- 10.1.1 Pathophysiologie ... 130
- 10.1.2 Diagnose ... 131
- 10.1.3 Therapie ... 131

| | | |
|---|---|---|
| 10.1.4 | Narkoseführung | 133 |
| **10.2** | **Akute Perikarditis** | **134** |
| 10.2.1 | Diagnose | 134 |
| 10.2.2 | Perikarderguß | 135 |
| **10.3** | **Chronisch-konstriktive Perikarditis** | **135** |
| 10.3.1 | Diagnose | 135 |
| 10.3.2 | Therapie | 135 |
| 10.3.3 | Narkoseführung | 136 |

| | | |
|---|---|---|
| **11** | **Aneurysmen der thorakalen und abdominalen Aorta** | |
| **11.1** | **Aneurysmen der Aorta ascendens** | **137** |
| 11.1.1 | Symptome | 137 |
| 11.1.2 | Therapie | 138 |
| 11.1.3 | Narkoseführung | 139 |
| 11.1.4 | Postoperative Betreuung | 139 |
| **11.2** | **Aneurysmen der thorakalen Aorta descedens** | **139** |
| 11.2.1 | Herzkontusion | 139 |
| 11.2.2 | Therapie | 140 |
| 11.2.3 | Narkoseführung | 140 |
| 11.2.4 | Postoperativer Verlauf | 141 |
| **11.3** | **Aneurysmen der abdominalen Aorta** | **141** |
| 11.3.1 | Symptome | 141 |
| 11.3.2 | Narkoseführung | 141 |
| 11.3.3 | Postoperativer Verlauf | 142 |

| | | |
|---|---|---|
| **12** | **Periphere Gefäßerkrankungen** | |
| **12.1** | **Takayasu-Syndrom** | **144** |
| 12.1.1 | Symptome | 144 |
| 12.1.2 | Therapie | 145 |
| 12.1.3 | Narkoseführung | 145 |
| **12.2** | **Thrombangiitis obliterans** | **145** |
| 12.2.1 | Symptome | 145 |
| 12.2.2 | Therapie | 146 |
| 12.2.3 | Narkoseführung | 146 |
| **12.3** | **Wegenersche Granulumatose** | **146** |
| 12.3.1 | Symptome | 147 |
| 12.3.2 | Therapie | 147 |
| 12.3.3 | Narkoseführung | 147 |
| **12.4** | **Arteriitis temporalis** | **147** |
| **12.5** | **Periarteriitis nodosa** | **148** |
| **12.6** | **Purpura Schönlein-Henoch** | **148** |
| **12.7** | **Raynaud-Syndrom** | **148** |
| 12.7.1 | Symptome | 148 |
| 12.7.2 | Therapie | 148 |
| 12.7.3 | Narkoseführung | 148 |
| **12.8** | **Moyamoya-Syndrom** | **149** |
| **12.9** | **Akuter arterieller Verschluß** | **149** |
| 12.9.1 | Symptome | 149 |
| 12.9.2 | Therapie | 149 |
| **12.10** | **Chronisch-arterielle Verschlußkrankheit** | **149** |
| **12.11** | **Entstehung von venösen Thromben** | **150** |
| 12.11.1 | Prädisponierende Faktoren | 150 |
| 12.11.2 | Symptome | 150 |
| 12.11.3 | Prophylaxe | 150 |
| 12.11.4 | Therapie | 151 |

| | | |
|---|---|---|
| **13** | **Lungenembolie** | |
| **13.1** | **Pathophysiologie** | **152** |
| 13.1.1 | Symptome | 152 |
| 13.1.2 | Blutgase | 153 |
| 13.1.3 | EKG | 153 |
| 13.1.4 | Lungeninfarkt | 153 |
| 13.1.5 | Lungenembolien während der Narkose | 153 |
| **13.2** | **Labordiagnostik** | **153** |
| **13.3** | **Endgültige Diagnosestellung** | **154** |
| 13.3.1 | Perfusions-Ventilationsszintigraphie der Lunge | 154 |
| 13.3.2 | Angiographie der Arteria pulmonalis | 154 |
| **13.4** | **Therapie** | **154** |
| 13.4.1 | Unterstützende Maßnahmen | 154 |
| 13.4.2 | Systemische Antikoagulation | 155 |
| 13.4.3 | Thrombolytisch wirksame Medikamente | 155 |
| 13.4.4 | Chirurgisches Vorgehen | 155 |
| **13.5** | **Narkoseführung** | **156** |
| **13.6** | **Fettembolie** | **156** |

| | | |
|---|---|---|
| **14** | **Obstruktive Lungenerkrankung** | |
| **14.1** | **Asthma bronchiale** | **159** |
| 14.1.1 | Symptome | 159 |
| 14.1.2 | Entwicklung der verschiedenen Asthmaformen | 160 |
| 14.1.3 | Therapie | 161 |
| 14.1.4 | Narkoseführung | 163 |
| 14.1.5 | Ätiologie und Therapie eines intraoperativen Bronchospasmus | 166 |
| **14.2** | **Lungenemphysem** | **166** |
| 14.2.1 | Präoperative Beurteilung | 167 |
| 14.2.2 | Narkoseführung | 169 |
| 14.2.3 | Postoperative Ventilationskontrolle | 171 |
| **14.3** | **Chronische Bronchitis** | **172** |
| **14.4** | **Bronchiektasen** | **173** |
| 14.4.1 | Therapie | 173 |
| 14.4.2 | Narkoseführung | 173 |
| **14.5** | **Mukoviszidose** | **173** |
| 14.5.1 | Klinische Symptome | 173 |
| 14.5.2 | Narkoseführung | 174 |
| **14.6** | **Kartagener Syndrom** | **174** |
| **14.7** | **Trachealstenose** | **174** |
| **14.8** | **Auswirkungen operativer Eingriffe auf die Lungenfunktion** | **175** |
| 14.8.1 | Mechanische Veränderungen | 175 |

| | | | | | |
|---|---|---|---|---|---|
| 14.8.2 | Gasaustausch | 175 | 16.2.3 | Positiver endexspiratorischer Druck (PEEP) | 192 |
| 14.9 | Postoperative pulmonale Komplikationen | 177 | 16.2.4 | Ausgewogene Flüssigkeitstherapie | 194 |
| 14.10 | Prophylaktische Maßnahmen gegen postoperative pulmonale Komplikationen | 178 | 16.2.5 | Verbesserung der Tracheobronchialtoilette | 195 |
| | | | 16.2.6 | Therapie auftretender bronchopulmonaler Infektion | 195 |

## 14.10 Prophylaktische Maßnahmen gegen postoperative pulmonale Komplikationen ... 178

- 14.10.1 Deep Breath Exercises ............. 178
- 14.10.2 IPPB ............................... 178
- 14.10.3 Incenitive Spirometrie ............. 178
- 14.10.4 Exspiratorische Atemübungen ....... 179
- 14.10.5 Analgesie mit Opioiden ............ 179
- 14.10.6 Analgesie mittels Nervenblockaden ... 179
- 14.10.7 Periduralanalgesie mit Opioiden .... 179
- 14.10.8 Physiotherapie und Lagerung ....... 181
- 14.10.9 Ultraschallvernebeler .............. 181
- 14.10.10 Transkutane elektrische Nervenstimulation (TENS) .................... 181

## 15 Restriktive Lungenerkrankungen

### 15.1 Akute pulmonalbedingte restriktive Lungenerkrankung ... 183
- 15.1.1 ARDS (Adult Respiratory Distress Syndrom) ......................... 183
- 15.1.2 Aspirationspneumonitis ............ 185
- 15.1.3 Neurogenes Lungenödem .......... 186
- 15.1.4 Opioidinduziertes Lungenödem ..... 186
- 15.1.5 Lungenödem durch Aufenthalt in großer Höhe ..................... 186

### 15.2 Chronische pulmonalbedingte restriktive Lungenerkrankung ............. 186
- 15.2.1 Exogen allergische Alveolitis ........ 186
- 15.2.2 Sarkoidose ........................ 187
- 15.2.3 Eosinophiles Granulom (Histiozytosis X) ........................ 187
- 15.2.4 Alveolarproteinose ................ 187

### 15.3 Chronische extrapulmonalbedingte restriktive Lungenerkrankungen ...... 187
### 15.4 Präoperative Vorbereitungen ........ 187
### 15.5 Narkoseführung .................... 187

## 16 Diagnostik und Therapie der Ateminsuffizienz

### 16.1 Diagnostik ......................... 189
- 16.1.1 Hypoxämie bei normalem $CO_2$-Wert . 190
- 16.1.2 Hypoxämie bei erhöhtem $CO_2$-Wert (und primär gesunder Lunge) ....... 190
- 16.1.3 Hypoxämie bei erhöhtem $CO_2$-Wert (und vorbestehender Lungenschädigung) ............................ 190

### 16.2 Therapie der Ateminsuffizienz ....... 190
- 16.2.1 Erhöhung der inspiratorischen Sauerstoffkonzentration ................ 190
- 16.2.2 Endotracheale Intubation und maschinelle Beatmung ............. 191
- 16.2.3 Positiver endexspiratorischer Druck (PEEP) ........................... 192
- 16.2.4 Ausgewogene Flüssigkeitstherapie ... 194
- 16.2.5 Verbesserung der Tracheobronchialtoilette ........................... 195
- 16.2.6 Therapie auftretender bronchopulmonaler Infektion .................. 195

### 16.3 Überwachung der Therapie ......... 195
- 16.3.1 Sauerstoffaustausch ............... 195
- 16.3.2 $CO_2$-Austausch .................... 196
- 16.3.3 Gemischt-venöser Sauerstoffpartialdruck ............................ 196
- 16.3.4 Faktoren, die die Genauigkeit von Blutgasanalysen beeinflussen ....... 196
- 16.3.5 Arterieller pH-Wert ............... 197
- 16.3.6 Herzminutenvolumen ............. 197
- 16.3.7 Kardiale Füllungsdrucke ........... 197
- 16.3.8 Intrapulmonale Shunts ............ 197
- 16.3.9 Statische Lungencompliance ....... 199
- 16.3. Entwöhnung von der maschinellen Lungenblähung .................. 199
- 16.3.11 Extubation ....................... 200
- 16.3.12 Entwöhnung von einer erhöhten inspiratorischen Sauerstoffkonzentration 200

## 17 Störungen der Säure-Basen-Haushalts

### 17.1 Beurteilung von Störungen des Säure-Basen-Haushalte ................... 202
### 17.2 Respiratorische Azidose ............ 206
- 17.2.1 Kombinierte respiratorische und metabolische Azidose .................. 207

### 17.3 Respiratorische Alkalose ........... 207
### 17.4 Metabolische Azidose .............. 208
### 17.5 Metabolische Alkalose ............. 210

## 18 Erkrankungen des Nervensystems

### 18.1 Intrakranielle Tumoren ............ 211
- 18.1.1 Symptome ....................... 211
- 18.1.2 Einteilung der intrakraniellen Tumoren ............................. 212
- 18.1.3 Diagnose ........................ 214

### 18.2 Narkoseführung zur Exstirpation eines intrakraniellen Tumors ............ 214
- 18.2.1 Druck-Volumen-Compliance-Kurve .. 214
- 18.2.2 Überwachung des intrakraniellen Drucks .......................... 215
- 18.2.3 Methoden zur Senkung des intrakraniellen Drucks .................... 216
- 18.2.4 Faktoren, die die Hirndurchblutung beeinflussen .................... 218
- 18.2.5 Präoperative Medikation .......... 224
- 18.2.6 Narkoseeinleitung ................ 224
- 18.2.7 Narkoseführung .................. 225
- 18.2.8 Flüssigkeitstherapie ............... 226

| | | | | | |
|---|---|---|---|---|---|
| 18.2.9 | Überwachungsverfahren | 226 | 18.6.16 | Diabetes mellitus | 259 |
| 18.2.10 | Lagerung | 227 | 18.6.17 | Hypothyreose | 259 |
| 18.2.11 | Venöse Luftembolie | 228 | 18.6.18 | Urämie | 259 |
| 18.2.12 | Postoperative Betreuung | 229 | 18.6.19 | Porphyrie | 259 |
| **18.3** | **Zerebrovaskuläre Erkrankungen** | **230** | 18.6.20 | Karzinome | 259 |
| 18.3.1 | Transitorisch ischämische Attacken | 230 | 18.6.21 | Sarkoidose | 260 |
| 18.3.2 | Narkoseführung bei der Endarteriektomie der Arteria carotis | 233 | 18.6.22 | Gefäßerkrankungen im Rahmen von Kollagenosen | 260 |
| 18.3.3 | Überwachung einer adäquaten Hirndurchblutung während einer Endarteriektomie der Arteria carotis | 235 | 18.6.23 | Polyradikulitis | 260 |
| | | | 18.6.24 | Atrophie der Peronäusmuskulatur (Charcot-Marie-Tooth-Syndrom) | 261 |
| 18.3.4 | Postoperative Probleme nach einer Endarteriektomie der Arteria carotis | 237 | 18.6.25 | Refsum-Krankheit | 261 |
| 18.3.5 | Stenosen der intrakraniellen Gefäße | 237 | 18.6.26 | Möbius-Syndrom | 261 |
| 18.3.6 | Leichte und schwere Schlaganfälle | 238 | **18.7** | **Rückenmark** | **261** |
| 18.3.7 | Narkoseführung bei der Operation eines angeborenen intrakraniellen Aneurysmas | 240 | 18.7.1 | Pathophysiologie | 261 |
| | | | 18.7.2 | Atmung | 262 |
| | | | 18.7.3 | Autonome Hyperreflexie | 262 |
| | | | 18.7.4 | Urogenitalsystem | 263 |
| **18.4** | **Schädel-Hirn-Trauma** | **242** | 18.7.5 | Muskuloskeletales System | 263 |
| 18.4.1 | Epidurales Hämatom | 243 | 18.7.6 | Narkoseführung | 264 |
| 18.4.2 | Subdurales Hämatom | 243 | **18.8** | **Hirnprotektion und Wiederbelebung** | **266** |
| **18.5** | **Degenerative Erkrankungen des Nervensystems** | **243** | 18.8.1 | Herzstillstand | 266 |
| | | | 18.8.2 | Schlaganfall | 267 |
| 18.5.1 | Aquäduktstenose | 243 | 18.8.3 | Schädelhirntrauma | 268 |
| 18.5.2 | Arnold-Chiari-Syndrom | 244 | **18.9** | **Anfallsleiden** | **268** |
| 18.5.3 | Syringomyelie | 244 | 18.9.1 | Pathophysiologie | 268 |
| 18.5.4 | Amyotrophe Lateralsklerose | 244 | 18.9.2 | Therapie | 269 |
| 18.5.5 | Friedreich-Ataxie | 245 | 18.9.3 | Grand-mal-Anfälle | 270 |
| 18.5.6 | Morbus Parkinson | 245 | 18.9.4 | Narkoseführung | 270 |
| 18.5.7 | Hallervorden-Spatz-Syndrom | 247 | **18.10** | **Tourette-Syndrom** | **271** |
| 18.5.8 | Chorea Huntington | 247 | **18.11** | **Kopfschmerzen** | **271** |
| 18.5.9 | Torticollis spasticus | 248 | 18.11.1 | Migräne | 272 |
| 18.5.10 | Shy-Drager-Syndrom | 248 | 18.11.2 | Horton-Neuralgie | 272 |
| 18.5.11 | Familiäre Dysautonomie | 249 | 18.11.3 | Erhöhter intrakranieller Druck | 272 |
| 18.5.12 | Angeborenes Analgesie-Syndrom | 250 | 18.11.4 | Pseudotumor cerebri | 272 |
| 18.5.13 | Progressive Erblindung | 250 | **18.12** | **Bandscheibenvorfall** | **273** |
| 18.5.14 | Alzheimer-Krankheit | 251 | 18.12.1 | Zervikaler Bandscheibenvorfall | 273 |
| 18.5.15 | Jakob-Creutzfeldt-Erkrankung | 252 | 18.12.2 | Lumbaler Bandscheibenvorfall | 273 |
| 18.5.16 | Leigh-Enzephalomyelopathie | 252 | **18.13** | **Schlafstörungen** | **274** |
| 18.5.17 | Multiple Sklerose | 252 | 18.13.1 | Schlaflosigkeit | 274 |
| 18.5.18 | Neuritis nervi optici | 254 | 18.13.2 | Narkolepsie | 274 |
| 18.5.19 | Querschnittsmyelitis | 254 | 18.13.3 | Schlafapnoe | 274 |
| **18.6** | **Neuropathien** | **255** | **18.14** | **Abnormale Atemmuster** | **275** |
| 18.6.1 | Idiopathische Fazialisparese | 255 | 18.14.1 | Zentralbedingte neurogene Hyperventilation | 275 |
| 18.6.2 | Trigeminusneuralgie | 255 | | | |
| 18.6.3 | Glossopharyngeusneuralgie | 256 | 18.14.2 | Cheyne-Stokes-Atmung | 275 |
| 18.6.4 | Vestibularisneuronitis | 257 | 18.14.3 | Apneusis | 275 |
| 18.6.5 | Karzinombedingte Neuropathie von Hirnnerven | 257 | 18.14.4 | Biot-Atmen | 275 |
| | | | 18.14.5 | Apnoe nach einer Hyperventilation | 275 |
| 18.6.6 | Karpaltunnelsyndrom | 257 | **18.15** | **Nasenbluten** | **275** |
| 18.6.7 | Ulnarislähmung | 258 | **18.16** | **Ménière-Krankheit** | **276** |
| 18.6.8 | Neuropathie des Plexus brachialis | 258 | | | |
| 18.6.9 | Radialsparese | 258 | **18.17** | **Lachgasbedingte Mittelohrkomplikationen** | **276** |
| 18.6.10 | Meralgia paraesthetica | 258 | | | |
| 18.6.11 | Peronäuslähmung | 258 | | | |
| 18.6.12 | Fabella-Syndrom | 258 | **18.18** | **Glaukom** | **277** |
| 18.6.13 | Medikamentös bedingte Neuropathien | 259 | 18.18.1 | Therapie | 277 |
| 18.6.14 | Alkohol | 259 | 18.18.2 | Narkoseführung | 278 |
| 18.6.15 | Vitamin $B_{12}$-Mangel | 259 | | | |

| | | | | | |
|---|---|---|---|---|---|
| 18.19 | Kataraktoperation | 279 | 19.10.3 | Dubin-Johnson-Syndrom | 313 |
| 18.20 | Augenverletzungen | 279 | 19.11 | Erkrankungen der Gallenwege | 313 |
| 18.21 | Glomus jugulare-Tumor | 280 | 19.11.1 | Akute Cholezystitis | 314 |
| 18.21.1 | Symptome | 280 | 19.11.2 | Chronische Cholelithiasis und chronische Cholezystitis | 314 |
| 18.21.2 | Therapie | 280 | 19.11.3 | Narkoseführung | 314 |
| 18.21.3 | Narkoseführung | 280 | | | |

## 18.22 Karotissinus-Syndrom ... 280

## 18.23 Neurofibromatose ... 281
- 18.23.1 Symptome ... 281
- 18.23.2 Therapie ... 282
- 18.23.3 Narkoseführung ... 282

## 19 Leber- und Gallenwegserkrankungen

### 19.1 Physiologische Funktionen der Leber ... 288
- 19.1.1 Glukosehomöostase ... 288
- 19.1.2 Fettmetabolismus ... 289
- 19.1.3 Proteinsynthese ... 289
- 19.1.4 Medikamentenmetabolismus ... 291
- 19.1.5 Bilirubinbildung und -ausscheidung ... 291

### 19.2 Leberdurchblutung ... 291
- 19.2.1 Einflußgrößen auf den hepatischen Blutfluß ... 292
- 19.2.2 Auswirkungen der Anästhetika auf die Leberdurchblutung ... 293

### 19.3 Leberfunktionstest ... 294
- 19.3.1 Bilirubin ... 296
- 19.3.2 Transaminasen ... 297
- 19.3.3 Alkalische Phosphatase (AP) ... 297
- 19.3.4 Albumin ... 297

### 19.4 Differentialdiagnose postoperativer Leberfunktionsstörungen ... 297
- 19.4.1 Leberfunktionstests ... 298
- 19.4.2 Extrahepatische Ursachen einer Leberfunktionsstörung ... 298

### 19.5 Akute Hepatitis ... 299
- 19.5.1 Virushepatitis ... 299
- 19.5.2 Medikamentös bedingte Hepatitis ... 301

### 19.6 Chronische Hepatitis ... 304
- 19.6.1 Chronisch aggressive Hepatitis ... 304
- 19.6.2 Chronisch persistierende Hepatitis ... 304

### 19.7 Akutes Leberversagen ... 304
- 19.7.1 Therapie ... 305
- 19.7.2 Narkoseführung ... 305

### 19.8 Orthotope Lebertransplantation ... 305
- 19.8.1 Narkoseführung ... 306

### 19.9 Leberzirrhose ... 306
- 19.9.1 Alkoholisch bedingte Leberzirrhose ... 307
- 19.9.2 Perioperative Betreuung von alkoholkranken Patienten ... 309
- 19.9.3 Primär biliäre Zirrhose ... 312
- 19.9.4 Hämochromatose ... 312
- 19.9.5 Wilsonsche Krankheit ... 313

### 19.10 Idiopathische Hyperbilirubinämie ... 313
- 19.10.1 Gilbertsche Erkrankung ... 313
- 19.10.2 Crigler-Najjar-Syndrom ... 313

## 20 Magen-Darm-Trakt

### 20.1 Erkrankungen des Ösophagus ... 319
- 20.1.1 Ösophagospasmus ... 319
- 20.1.2 Chronische Reflux-Ösophagitis ... 319
- 20.1.3 Hiatushernie ... 321
- 20.1.4 Ösophaguskarzinom ... 321
- 20.1.5 Achalasie ... 321
- 20.1.6 Ösophagusdivertikel ... 321

### 20.2 Ulcusleiden ... 321
- 20.2.1 Duodenalgeschwüre ... 321
- 20.2.2 Gastrinsezernierende Tumoren (Gastrinome) ... 323
- 20.2.3 Magengeschwüre ... 323

### 20.3 Reizkolon (Colon irritabile, spastische Colitis, Colica mucosa) ... 324

### 20.4 Entzündliche Darmerkrankungen ... 324
- 20.4.1 Colitis ulcerosa ... 324
- 20.4.2 Enteritis regionalis (Morbus Crohn) ... 324
- 20.4.3 Pseudomembranöse Enterokolitis ... 325
- 20.4.4 Narkoseführung ... 325

### 20.5 Karzinoid ... 325
- 20.5.1 Karzinoidsyndrom ... 325
- 20.5.2 Narkoseführung ... 327

### 20.6 Pankreaserkrankungen ... 328
- 20.6.1 Akute Pankreatitis ... 328
- 20.6.2 Chronische Pankreatitis ... 328
- 20.6.3 Pankreaskarzinome ... 328

### 20.7 Gastrointestinale Blutungen ... 328

### 20.8 Erkrankungen, die zu einer Malabsorption führen ... 329
- 20.8.1 Dünndarmerkrankungen, die zu einer Malabsorption führen ... 329
- 20.8.2 Krankheiten des pankreatobiliären Systems, die zu einer Maldigestion führen ... 330

### 20.9 Divertikulose und Divertikulitis ... 330

## 21 Erkrankungen der Niere

### 21.1 Funktionelle Anatomie der Niere ... 332
- 21.1.1 Glomerulus ... 332
- 21.1.2 Tubulus ... 332

### 21.2 Glomeruläre Filtrationsrate ... 334

### 21.3 Renaler Blutfluß ... 335

### 21.4 Endokrine Funktionen der Nieren ... 335

### 21.5 Nierenfunktionstests ... 335
- 21.5.1 Harnstoffkonzentration im Blut ... 336

| | | | | |
|---|---|---|---|---|
| 21.5.2 | Kreatininkonzentration im Plasma .... 336 | | 22.1.2 | Hydrostatischer und onkotischer Druck .......... 363 |
| 21.5.3 | Kreatinin-Clearance ................ 337 | | | |
| 21.5.4 | Konzentrierung des Urins .......... 337 | | 22.2 | Elektrolytverteilung ............... 364 |
| 21.5.5 | Natriumausscheidung ............. 337 | | 22.3 | Elektrophysiologie der Zelle ........ 364 |
| 21.6 | Auswirkungen von Anästhetika auf die Nierenfunktion .................. 337 | | 22.4 | Überschuß an Körpergesamtwasser ... 365 |
| 21.6.1 | Systemischer Kreislauf .............. 338 | | 22.4.1 | Symptome ...................... 365 |
| 21.6.2 | Sympathisches Nervensystem ....... 339 | | 22.4.2 | Therapie ....................... 366 |
| 21.6.3 | Endokrine Funktion ............... 339 | | 22.4.3 | Narkoseführung................. 366 |
| 21.6.4 | Direkte Nephrotoxizität ........... 340 | | 22.5 | Unangemessene Sekretion des antidiuretischen Hormons .............. 366 |
| 21.7 | Typische Veränderungen bei chronischem Nierenversagen .............. 342 | | 22.6 | Iatrogene Wasserintoxikation ........ 367 |
| 21.7.1 | Chronische Anämie ................ 343 | | 22.7 | Defizit an Körpergesamtwasser ....... 367 |
| 21.7.2 | Gerinnungsstörungen .............. 344 | | 22.7.1 | Symptome ...................... 367 |
| 21.7.3 | Wasser- und Elektrolythaushalt ...... 344 | | 22.7.2 | Therapie ....................... 368 |
| 21.7.4 | Metabolische Azidose .............. 345 | | 22.7.3 | Narkoseführung................. 368 |
| 21.7.5 | Systemische Hypertonie ............ 345 | | 22.8 | Natriumüberschuß ................ 368 |
| 21.7.6 | Infektion ........................ 345 | | 22.8.1 | Symptome ...................... 368 |
| 21.7.7 | Störungen des zentralen und peripheren Nervensystems ................ 345 | | 22.8.2 | Therapie ....................... 368 |
| | | | 22.8.3 | Narkoseführung................. 368 |
| 21.7.8 | Gastrointestinale und endokrine Störungen ....................... 346 | | 22.9 | Natriummangel .................. 368 |
| | | | 22.9.1 | Symptome ...................... 369 |
| 21.8 | Narkoseführung bei chronischer Niereninsuffizienz ................. 346 | | 22.9.2 | Therapie ....................... 369 |
| | | | 22.9.3 | Narkoseführung................. 370 |
| 21.8.1 | Präoperative Vorbereitung .......... 346 | | 22.10 | Hyperkaliämie ................... 370 |
| 21.8.2 | Narkoseeinleitung ................ 346 | | 22.10.1 | Erhöhter Kaliumgehalt des Körpers ... 370 |
| 21.8.3 | Aufrechterhaltung der Narkose ...... 346 | | 22.10.2 | Störung der Kaliumverteilung ....... 371 |
| 21.8.4 | Regionalanästhesieverfahren ........ 348 | | 22.10.3 | Symptome ...................... 371 |
| 21.8.5 | Muskelrelaxantien ................. 348 | | 22.10.4 | Therapie ....................... 371 |
| 21.8.6 | Beatmung ....................... 349 | | 22.10.5 | Narkoseführung................. 372 |
| 21.8.7 | Flüssigkeitstherapie ................ 349 | | 22.11 | Hypokaliämie.................... 374 |
| 21.8.9 | Überwachung .................... 350 | | 22.11.1 | Erniedrigter Kaliumgesamtgehalt des Körpers ........................ 374 |
| 21.8.10 | Postoperative Betreuung ........... 350 | | | |
| 21.9 | Differentialdiagnose einer perioperativen Oligurie ..................... 351 | | 22.11.2 | Störungen der Kaliumverteilung ..... 374 |
| | | | 22.11.3 | Symptome ...................... 375 |
| 21.9.1 | Behandlung einer Oligurie ......... 351 | | 22.11.4 | Therapie ....................... 376 |
| 21.10 | Erkrankungen mit Nierenbeteiligung .. 353 | | 22.11.5 | Narkoseführung................. 376 |
| 21.10.1 | Glomerulonephritis ................ 353 | | 22.12 | Kalzium ........................ 377 |
| 21.10.2 | Zystennieren ..................... 354 | | 22.12.1 | Hyperkalzämie ................... 377 |
| 21.10.3 | Markschwammniere ............... 354 | | 22.12.2 | Hypokalzämie ................... 378 |
| 21.10.4 | Debré-de-Toni-Fanconi-Syndrom .... 354 | | 22.13 | Magnesium ..................... 379 |
| 21.10.5 | Bartter-Syndrom .................. 354 | | 22.13.1 | Hypermagnesiämie ............... 380 |
| 21.10.6 | Amyloidose ...................... 355 | | 22.13.2 | Hypomagnesiämie................ 380 |
| 21.10.7 | Renale Hypertonie ................ 355 | | | |
| 21.10.8 | Ablagerung von Harnsäurekristallen .. 355 | | **23** | **Endokrine Erkrankungen** |
| 21.10.9 | Lebererkrankung ................. 355 | | | |
| 21.10.10 | Nephrolithiasis ................... 355 | | 23.1 | Schilddrüse ..................... 383 |
| 21.11 | Narkoseführung bei Nierentransplantationen ........................ 357 | | 23.1.1 | Synthese und Sekretion von Schilddrüsenhormonen .................. 383 |
| | | | 23.1.2 | Schilddrüsenfunktionstests .......... 385 |
| 21.12 | Prostatahyperplasie ................ 358 | | 23.1.3 | Hyperthyreose ................... 386 |
| 21.12.1 | Narkoseführung.................. 358 | | 23.1.4 | Hypothyreose ................... 391 |
| | | | 23.1.5 | Schilddrüsenkarzinom ............. 394 |
| **22** | **Störungen des Wasser- und Elektrolythaushalts** | | 23.2 | Epithelkörperchen ................ 394 |
| | | | 23.2.1 | Hyperparathyreoidismus ........... 394 |
| 22.1 | Verteilung des Körperwassers ....... 361 | | 23.2.2 | Hypoparathyreoidismus ........... 396 |
| 22.1.1 | Osmotischer Druck ............... 362 | | | |

| | | | | | | |
|---|---|---|---|---|---|---|
| 23.2.3 | Di-George Syndrom | 398 | | 24.8.1 | Charakteristika der verschiedenen Lipoproteinfraktionen | 433 |
| **23.3** | **Nebennierenrinde** | **398** | | 24.8.2 | Behandlung der Hyperlipidämien | 433 |
| 23.3.1 | Glukokortikoide | 398 | | 24.8.3 | Narkoseführung | 433 |
| 23.3.2 | Mineralkortikoide | 399 | | **24.9** | **Störungen des Kohlenhydratstoffwechsels** | **433** |
| 23.3.3 | Androgene | 399 | | | | |
| 23.3.4 | Cushing-Syndrom | 399 | | 24.9.1 | Gierke-Krankheit | 434 |
| 23.3.5 | Unterfunktion der Nebennierenrinde | 401 | | 24.9.2 | Pompe-Krankheit | 434 |
| 23.3.6 | Hyperaldosteronismus | 403 | | 24.9.3 | Forbes-Syndrom | 434 |
| **23.4** | **Nebennierenmark** | **405** | | 24.9.4 | Andersen-Krankheit | 434 |
| 23.4.1 | Adrenalin | 406 | | 24.9.5 | McArdle-Krankheit | 434 |
| 23.4.2 | Noradrenalin | 406 | | 24.9.6 | Galaktosämie | 435 |
| 23.4.3 | Phäochromozytom | 407 | | 24.9.7 | Fruktose-1,6-diphosphatase-Mangel | 435 |
| **23.5** | **Hoden und Ovarien** | **412** | | 24.9.8 | Pyruvatdehydrogenase-Mangel | 435 |
| 23.5.1 | Klinefelter-Syndrom | 412 | | **24.10** | **Störungen des Aminosäurestoffwechsels** | **435** |
| 23.5.2 | Physiologische Menopause | 412 | | | | |
| 23.5.3 | Gonadendysgenesie (Turner-Syndrom) | 413 | | 24.10.1 | Phenylketonurie | 435 |
| 23.5.4 | Kleinzystische Degeneration der Ovarien (Stein-Leventhal-Syndrom) | 413 | | 24.10.2 | Homozystinurie | 436 |
| | | | | 24.10.3 | Ketoazidurie (Ahorn-Sirup-Krankheit) | 436 |
| **23.6** | **Hypophyse** | **413** | | **24.11** | **Mukopolysaccharidosen** | **436** |
| 23.6.1 | Hypophysenvorderlappen | 413 | | 24.11.1 | Pfaundler-Hurler-Krankheit | 437 |
| 23.6.2 | Hypophysenhinterlappen | 415 | | 24.11.2 | Hunter-Syndrom | 437 |
| | | | | 24.11.3 | Sanfilippo-Syndrom | 437 |
| **24** | **Stoffwechsel und Ernährung** | | | 24.11.4 | Morquio-Brailsford-Syndrom | 437 |
| | | | | 24.11.5 | Scheie-Syndrom | 437 |
| **24.1** | **Diabetes mellitus** | **419** | | 24.11.6 | Maroteaux-Lamy-Syndrom | 437 |
| 24.1.1 | Klassifikation | 419 | | 24.11.7 | «I-cell»-Erkrankung | 438 |
| 24.1.2 | Ätiologie | 420 | | **24.12** | **Gangliosidosen** | **438** |
| 24.1.3 | Insulin | 420 | | **24.13** | **Adipositas permagna** | **438** |
| 24.1.4 | Diagnostik | 420 | | 24.13.1 | Metabolische Probleme | 438 |
| 24.1.5 | Therapie | 420 | | 24.13.2 | Respiratorische Probleme | 438 |
| 24.1.6 | Folgeerkrankungen eines Diabetes mellitus | 421 | | 24.13.3 | Kardiovaskuläre Probleme | 439 |
| | | | | 24.13.4 | Leberprobleme | 439 |
| 24.1.7 | Narkoseführung | 423 | | 24.13.5 | Narkoseführung | 439 |
| **24.2** | **Nicht-ketoazidotisches hyperosmolares, hyperglykämisches Koma** | **426** | | **24.14** | **Pickwick-Syndrom** | **442** |
| | | | | **24.15** | **Mangelernährung** | **442** |
| 24.2.1 | Symptome | 426 | | **24.16** | **Anorexia nervosa** | **442** |
| 24.2.2 | Behandlung | 426 | | **24.17** | **Vitaminmangelstörungen** | **443** |
| **24.3** | **Hypoglykämie** | **426** | | 24.17.1 | Thiamin (Vitamin $B_1$) | 443 |
| 24.3.1 | Fastenbedingte Hypoglykämie | 427 | | 24.17.2 | Kardiovaskuläres System | 443 |
| **24.4** | **Porphyrie** | **428** | | 24.17.3 | Ascorbinsäure (Vitamin C) | 444 |
| 24.4.1 | Akute intermittierende Porphyrie | 429 | | 24.17.4 | Nikotinsäureamid (Nikotinamid) | 444 |
| 24.4.2 | Porphyria cutanea tarda | 430 | | 24.17.5 | Vitamin A | 444 |
| 24.4.3 | Porphyria variegata | 430 | | 24.17.6 | Vitamin D | 444 |
| 24.4.5 | Hereditäre Koproporphyrie | 430 | | 24.17.7 | Vitamin K | 445 |
| 24.4.6 | Uroporphyrie | 430 | | **24.18** | **Enterale und parentale Ernährung** | **445** |
| 24.4.7 | Erythropoetische Protoporphyrie | 430 | | 24.18.1 | Enterale Ernährung | 445 |
| **24.5** | **Gicht** | **431** | | 24.18.2 | Total parentale Ernährung (Hyperalimentation) | 445 |
| 24.5.1 | Primäre Gicht | 431 | | | | |
| 24.5.2 | Sekundäre Gicht | 431 | | **24.19** | **Perioperative auftretende endokrine und metabolische Veränderungen** | **446** |
| 24.5.3 | Symptome | 431 | | | | |
| 25.5.4 | Behandlung | 431 | | 24.19.1 | Endokrine Veränderungen | 446 |
| 24.5.5 | Narkoseführung bei Gicht | 431 | | 24.19.2 | Metabolische Störungen | 446 |
| **24.6** | **Pseudogicht** | **432** | | 24.19.3 | Endokrine und metabolische Reaktionsmuster | 447 |
| **24.7** | **Lesch-Nyphan-Syndrom** | **432** | | | | |
| **24.8** | **Hyperlipidämie** | **432** | | | | |

24.19.4 Beeinflussung der endokrinen und metabolischen Reaktionsmuster ..... 447

## 25 Anämie

25.1 Sauerstoffgehalt im arteriellen Blut .... 450
25.2 Kompensationsmöglichkeiten bei einer chronischen Anämie ................ 451
25.3 Narkoseführung bei chronischer Anämie ........................ 451
25.4 Akuter Blutverlust ................ 453
25.4.1 Symptome ....................... 453
25.4.2 Schock .......................... 453
25.5 Chronischer Blutverlust ............. 454
25.6 Chronische Erkrankungen und Eisenmangel ........................ 454
25.6.1 Nierenerkrankungen ............... 455
25.6.2 Lebererkrankungen ................ 455
25.7 Aplastische Anämie ................ 455
25.7.1 Sonderformen der aplastischen Anämie ........................ 455
25.7.2 Narkoseführung ................... 455
25.8 Megaloblastäre Anämien ............ 456
25.8.1 Vitamin $B_{12}$-Mangel ................ 456
25.8.2 Folsäuremangel ................... 456
25.9 Hämolytische Anämien ............. 457
25.9.1 Hereditäre Sphärozytose ........... 457
25.9.2 Paroxysmale nächtliche Hämoglubinurie ........................... 457
25.9.3 Glukose-6-phosphat-Dehydrogenase-Mangel ........................ 457
25.9.4 Pyruvatkinase-Mangel .............. 458
25.9.5 Immunhämolytische Anämien ...... 458
25.9.6 Sichelzellenanämie ................ 459
25.9.7 Thalassämie ..................... 461
25.9.8 Methämoglobinämie ............... 462
25.9.9 Sulfhämoglobinämie ............... 462
25.9.10 Sonstige Hämoglobinopathien ...... 463
25.10 Leukozyten ...................... 463
25.10.1 Neutrophile Granulozyten .......... 463
25.10.2 Lymphozyten .................... 463
25.10.3 Eosinophile und basophile Granulozyten ........................... 463

## 26 Hämorrhagische Diathese

26.1 Physiologie der Hämostase .......... 465
26.1.1 Vaskuläre Phase ................... 465
26.1.2 Thrombozytäre Phase .............. 465
26.1.3 Plasmatische Gerinnung ............ 466
26.2 Laborchemische Hämostasediagnostik 467
26.2.1 Blutungszeit ..................... 467
26.2.2 Thrombozytenzahl ................ 468
26.2.3 Thromboplastinzeit ............... 468
26.2.4 Partielle Thromboplastinzeit ........ 468
26.2.5 Thrombinzeit .................... 468
26.2.6 Fibrinogen ...................... 468
26.2.7 Fibrinspaltprodukte ............... 468
26.2.8 Bestimmung einzelner Gerinnungsfaktoren ....................... 469
26.2.9 Thrombelastographie .............. 469
26.3 Präoperative Diagnostik bei Patienten mit hämorrhagischer Diathese ....... 469
26.3.1 Anamnese ...................... 469
26.3.2 Körperliche Untersuchung .......... 469
26.3.3 Laborchemische Untersuchungen .... 469
26.4 Angeborene Gerinnungsstörungen ... 470
26.4.1 Hämophilie A .................... 470
26.4.2 Hämophilie B .................... 471
26.4.3 Willebrand-Jürgens-Syndrom ....... 471
26.4.4 Afibrinogenämie .................. 471
26.4.5 Hypoprothrominämie .............. 472
26.4.6 Faktor V-Mangel .................. 472
26.4.7 Faktor XIII-Mangel ................ 472
26.4.8 Protein-C-Mangel ................. 472
26.5 Erworbene Gerinnungsstörungen .... 472
26.5.1 Primärerkrankungen wichtiger Organsysteme ........................ 472
26.5.2 Antikoagulatientherapie ............ 473
26.5.3 Massivtransfusionen ............... 473
26.5.4 Disseminierte intravasale Gerinnung .. 474
26.5.5 Medikamentös bedingte Thrombozytenfunktionsstörung .............. 475
26.5.6 Durch Medikamente oder Primärerkrankungen verursachte Thrombozytopenie ...................... 476
26.5.7 Extrakorporaler Kreislauf ........... 476
26.5.8 Idiopathische thrombozytopenische Purpura ........................ 476
26.5.9 Thrombotische thrombozytopenische Purpura ........................ 477
26.5.10 Thrombosen und Thrombozytopenie durch intravasale Katheter ......... 477

## 27 Transfusionstherapie

27.1 Tests vor der Transfusion ........... 479
27.1.1 Blutgruppenbestimmung ........... 479
27.1.2 Die Kreuzprobe ................... 480
27.1.3 Blutgruppenbestimmung und Antikörpersuchtest ................... 480
27.1.4 Eigenblutspende ................. 480
27.2 Notfalltransfusion ................. 481
27.2.1 Blutgruppenidentisches, im Major-System übereinstimmendes Blut ..... 481
27.2.2 Blutgruppenidentisches, ungekreuztes Blut ............................ 481
27.2.3 O-Rh-negatives, ungekreuztes Blut ... 481
27.3 Blutkomponententherapie .......... 481
27.3.1 Erythrozytenkonzentrate ........... 482
27.3.2 Gefrorene Erythrozyten ............ 482
27.3.3 Leukozytenarmes Blut ............. 482
27.3.4 Thrombozytenkonzentrate ......... 483
27.3.5 Albumin ........................ 483

| | | | |
|---|---|---|---|
| 27.3.6 | Plasmaproteinlösungen ............. 484 | 28.12 | Polymyositis (Dermatomyositis) ...... 501 |
| 27.3.7 | Frisch gefrorenes Plasma ........... 484 | 28.12.1 | Quergestreifte Muskulatur .......... 501 |
| 27.3.8 | Kryopräzipitat .................... 484 | 28.12.2 | Systemische Symptome ............. 501 |
| 27.3.9 | Immunglobuline .................. 484 | 28.12.3 | Diagnose und Therapie ............. 501 |
| 27.3.10 | Faktor VIII-Konzentrate ............ 485 | 28.12.4 | Narkoseführung ................... 501 |
| 27.3.11 | Faktor IX-Konzentrate ............. 485 | 28.13 | Systemischer Lupus erythematodes ... 501 |
| 27.3.12 | Konzentrate spezieller Gerinnungs- | 28.13.1 | Gelenksymptomatik ................ 502 |
| | faktoren ........................ 485 | 28.13.2 | Systemische Symptomatik .......... 502 |
| 27.4 | **Dextrane** ........................ 485 | 28.13.3 | Laboruntersuchungen .............. 502 |
| 27.5 | **Stromafreie Hämoglobinlösungen** .... 485 | 28.13.4 | Therapie ......................... 503 |
| 27.6 | **Fluosol** .......................... 486 | 28.13.5 | Narkoseführung ................... 503 |
| 27.7 | **Hydroxyäthylstärke** ................ 486 | 28.14 | **Muskeldystrophien** ................ 503 |
| 27.8 | **Mögliche Komplikationen einer Blut-** | 28.14.1 | Muskeldystrophie Typ Duchenne (Pseudohypertrophische Dystrophie) .. 503 |
| | **transfusion** ...................... 486 | 28.14.2 | Fazio-skapulo-humerale Dystrophie .. 504 |
| 27.8.1 | Transfusionszwischenfälle .......... 486 | 28.14.3 | Dystrophie der Beckengürtelform .... 504 |
| 27.8.2 | Metabolische Störungen ............ 488 | 28.14.4 | Nemaline-Myopathie ............... 504 |
| 27.8.3 | Übertragung viraler Erkrankungen ... 492 | 28.15 | **Myotone Dystrophien** .............. 504 |
| 27.8.4 | Transfusion von Mikroaggregaten .... 492 | 28.15.1 | Dystrophia myotonica (Myotonia Curschmann-Steinert) ............... 505 |
| **28** | **Erkrankungen der Haut und des muskuloskeletalen Systems** | 28.15.2 | Myotonia congenita (Thomsen) ...... 506 |
| | | 28.15.3 | Paramyotonia congenita ............ 506 |
| | | 28.16 | **Stiff-baby-Syndrom** ................ 506 |
| 28.1 | Epidermolysis bullosa (Acantholysis bullosa) ......................... 494 | 28.17 | **Tracheomegalie** ................... 506 |
| 28.1.1 | Klassifikation .................... 494 | 28.18 | **Myasthenia gravis** ................. 507 |
| 28.1.2 | Therapie ......................... 494 | 28.18.1 | Pathophysiologie .................. 507 |
| 28.1.3 | Narkoseführung ................... 494 | 28.18.2 | Klinische Symptome ............... 508 |
| 28.2 | **Pemphigus** ....................... 495 | 28.18.3 | Klassifizierung .................... 508 |
| 28.2.1 | Ätiologie ......................... 495 | 28.18.4 | Therapie ......................... 508 |
| 28.2.2 | Therapie ......................... 495 | 28.18.5 | Narkoseführung ................... 509 |
| 28.2.3 | Narkoseführung ................... 495 | 28.19 | **Pseudomyasthenisches Syndrom (Lambert-Eaton-Rooke-Syndrom)** .... 510 |
| 28.3 | **Psoriasis** ......................... 496 | 28.20 | **Familiäre paroxysmale Lähmung** ..... 510 |
| 28.3.1 | Therapie ......................... 496 | 28.20.1 | Narkoseführung ................... 511 |
| 28.3.2 | Narkoseführung ................... 496 | 28.21 | **Pseudohyperkaliämie** ............... 511 |
| 28.4 | **Mastozytose** ...................... 496 | 28.22 | **Alkoholisch bedingte Myopathie** ..... 511 |
| 28.4.1 | Symptomatik ..................... 496 | 28.23 | **Freeman-Sheldon-Syndrom** ......... 511 |
| 28.4.2 | Narkoseführung ................... 497 | 28.24 | **Prader-Willi-Syndrom** .............. 512 |
| 28.5 | **Neurodermitis** .................... 497 | 28.24.1 | Narkoseführung ................... 512 |
| 28.6 | **Urtikaria** ......................... 497 | 28.25 | **«Prune-belly»-Syndrom** ............. 512 |
| 28.7 | **Kälteurtikaria** ..................... 497 | 28.26 | **Rheumatoide Arthritis** ............. 512 |
| 28.8 | **Erythema exsudativum multiforme** ... 497 | 28.26.1 | Gelenksymptome .................. 512 |
| 28.8.1 | Stevens-Johnson-Syndrom .......... 498 | 28.26.2 | Systemische Symptome ............. 513 |
| 28.9 | **Sklerodermie** ..................... 498 | 28.26.3 | Therapie ......................... 513 |
| 28.9.1 | Haut und muskuloskeletales System .. 498 | 28.26.4 | Narkoseführung ................... 514 |
| 28.9.2 | Nervensystem ..................... 498 | 28.27 | **Spondyloarthropathien** ............. 514 |
| 28.9.3 | Kardiovaskuläres System ........... 498 | 28.27.1 | Spondylarthritis ankylopoetica ....... 515 |
| 28.9.4 | Lunge ........................... 499 | 28.27.2 | Reiter-Syndrom ................... 516 |
| 28.9.5 | Nieren ........................... 499 | 28.27.3 | Juvenile rheumatische Arthritis ....... 516 |
| 28.9.6 | Gastrointestinaltrakt ............... 499 | 28.27.4 | Arthropathien bei Darmerkrankungen 516 |
| 28.9.7 | Narkoseführung ................... 499 | 28.28 | **Osteoarthritis** ..................... 516 |
| 28.10 | **Pseudoxanthoma elasticum** ......... 500 | 28.29 | **Osteoporose** ...................... 516 |
| 28.10.1 | Narkoseführung ................... 500 | 28.30 | **Osteomalazie** ..................... 517 |
| 28.11 | **Ehlers-Danlos-Syndrom** ............ 500 | 28.31 | **Morbus Paget** ..................... 517 |
| 28.11.1 | Narkoseführung ................... 500 | | |

| | | | | | |
|---|---|---|---|---|---|
| 28.32 | Osteogenesis imperfecta | 517 | 29.10 | Virusinfektionen der Atemwege | 532 |
| 28.32.1 | Narkoseführung | 518 | 29.10.1 | Influenzavirus | 532 |
| 28.33 | McCune-Syndrom | 518 | 29.10.2 | Rhinoviren | 532 |
| 28.34 | Myositis ossificans | 518 | 29.10.3 | Adenoviren | 533 |
| 28.35 | Marfan-Syndrom | 518 | 29.10.4 | RS-Virus (Respiratory-syncytial-Virus) | 533 |
| 28.35.1 | Skelettsystem | 518 | 29.10.5 | Parainfluenzavirus | 533 |
| 28.35.2 | Kardiovaskuläres System | 518 | 29.10.6 | Herpes simplex-Virus | 533 |
| 28.35.3 | Lunge | 519 | 29.10.7 | Varizellen-Zoster-Virus (VZV) | 533 |
| 28.35.4 | Augen | 519 | 29.10.8 | Zytomegalievirus (ZMV) | 533 |
| 28.35.5 | Narkoseführung | 519 | 29.10.9 | Epstein-Barr-Virus (EBV) | 534 |
| 28.36 | Skoliose | 519 | 29.11 | Röteln-Virus (Rubellavirus) | 534 |
| 28.36.1 | Physiologische Störungen | 519 | 29.12 | Jakob-Creutzfeldt-Krankheit | 534 |
| 28.36.2 | Narkoseführung | 519 | 29.13 | Virushepatitis (vgl. Kapitel 19) | 534 |
| 28.37 | Achondroplasie | 520 | 29.14 | Virale Darmerkrankungen | 534 |
| 28.37.1 | Narkoseführung | 520 | 29.15 | AIDS (acquired immuno-deficiency syndrome) | 535 |
| 28.38 | Hallermann-Streiff-Syndrom | 521 | 29.15.1 | Übertragungsmodus | 535 |
| 28.39 | Dutch-Kentucky-Syndrom | 521 | 29.15.2 | Symptome | 535 |
| 28.40 | Williams-Beuren-Syndrom | 521 | 29.15.3 | Medikamentöse Behandlung | 536 |
| 28.41 | Klippel-Feil-Syndrom | 521 | 29.15.4 | Narkoseführung | 536 |
| | | | 29.16 | Nosokomial-Infektionen | 537 |
| **29** | **Infektionskrankheiten** | | 29.17 | Narkoseausrüstung | 537 |
| | | | 29.17.1 | Bakteriämien durch gramnegative Keime | 538 |
| 29.1 | Infektionen durch grampositive Bakterien | 524 | 29.18 | Septischer Schock | 538 |
| 29.1.1 | Penumokokken | 524 | 29.18.1 | Frühe (hyperdyname) Phase | 538 |
| 29.1.2 | Streptokokken | 524 | 29.18.2 | Späte (hypovolämische) Phase | 538 |
| 29.1.3 | Staphylokokken | 525 | 29.18.3 | Diagnostik | 538 |
| 29.2 | Infektionen durch gramnegative Bakterien | 526 | 29.18.4 | Therapie | 538 |
| 29.2.1 | Salmonellose | 526 | 29.19 | Infektiöse Endokarditis | 540 |
| 29.2.2 | Shigellose | 527 | 29.19.1 | Prädisponierende Faktoren | 540 |
| 29.2.3 | Cholera | 527 | 29.19.2 | Antibiotikaprophylaxe | 540 |
| 29.2.4 | Diarrhoe durch Escherichia coli | 527 | 29.19.3 | Klinische Symptome | 541 |
| 29.3 | Infektionen durch sporenbildende Anaerobier | 527 | 29.20 | Infektionen der oberen Luftwege | 541 |
| | | | 29.20.1 | Sinusitis | 542 |
| 29.3.1 | Clostridium perfringens (Gasbranderreger) | 527 | 29.20.2 | Otitis media | 542 |
| | | | 29.20.3 | Pharyngitis | 542 |
| 29.3.2 | Tetanus | 528 | 29.20.4 | Peritonsillarabszeß | 542 |
| 29.3.3 | Botulismus | 529 | 29.20.5 | Retropharyngeale Infektionen | 542 |
| 29.4 | Infektionen durch Treponema pallidum | 529 | 29.20.6 | Angina Ludovici | 542 |
| | | | 29.20.7 | Epiglottitis | 542 |
| 29.4.1 | Symptome | 529 | 29.21 | Infektionen des Lungenparenchyms | 543 |
| 29.5 | Lyme-Krankheit | 529 | 29.21.1 | Bakterielle Pneumonie | 543 |
| 29.6 | Infektionen durch Mykobakterien | 530 | 29.21.2 | Legionärskrankheit | 543 |
| 29.6.1 | Übertragung | 530 | 29.21.3 | Bronchiektasen | 544 |
| 29.6.2 | Behandlung | 530 | 29.21.4 | Lungenabszeß | 544 |
| 29.7 | Systemische Pilzinfektionen | 531 | 29.22 | Intraabdominelle Infektionen | 544 |
| 29.7.1 | Blastomykose | 531 | 29.22.1 | Peritonitis | 544 |
| 29.7.2 | Kokzidioidomykose | 531 | 29.22.2 | Subphrenischer Abszeß | 544 |
| 29.7.3 | Histoplasmose | 531 | 29.23 | Infektionen des harnleitenden Systems | 544 |
| 29.8 | Infektionen durch Mykoplasmen | 531 | 23.24 | Unklares Fieber | 545 |
| 29.9 | Infektionen durch Rickettsien | 532 | 29.25 | Mukokutanes Lymphknotensyndrom (Kawasaki-Syndrom) | 545 |
| 29.9.1 | «Rocky Mountain spotted fever» | 532 | | | |
| 29.9.2 | Q-Fieber | 532 | 29.26 | Infektionen bei immunsupprimierten Patienten | 545 |

| | | | | | |
|---|---|---|---|---|---|
| 29.26.1 | Bakterielle Infektionen ............ 545 | | 31.2 | Allergische Reaktionen auf Medikamente ................................. 565 | |
| 29.26.2 | Pilzinfektionen .................... 545 | | 31.2.1 | Anaphylaxie ..................... 565 | |
| 29.27 | Nebenwirkungen einer Antibiotikatherapie ........................... 546 | | 31.2.2 | Anaphylaktoide Reaktionen ........ 568 | |
| 29.27.1 | Allergische Reaktionen ............ 546 | | 31.3 | Medikamente, die zu allergischen Reaktionen führen können .......... 569 | |
| 29.28 | Veränderte neuromuskuläre Übertragung ........................... 546 | | 31.3.1 | Muskelrelaxantien ................ 569 | |
| 29.28.1 | Direkte Organtoxizität ............ 547 | | 31.3.2 | Induktionshypnotika .............. 569 | |
| | | | 31.3.3 | Lokalanästhetika ................. 570 | |
| **30** | **Krebs** | | 31.3.4 | Opioide ........................ 571 | |
| | | | 31.3.5 | Chymopapain .................... 571 | |
| 30.1 | Pathophysiologische Veränderungen im Rahmen einer Krebserkrankung ... 551 | | 31.3.6 | Antibiotika ..................... 571 | |
| 30.1.1 | Fieber .......................... 551 | | 31.3.7 | Protamin ....................... 572 | |
| 30.1.2 | Appetitlosigkeit und Gewichtsverlust . 551 | | 31.3.8 | Intravenös zu verabreichende Kontrastmittel ........................... 572 | |
| 30.1.3 | Laktatazidose .................... 551 | | 31.3.9 | Blut- und Plasmaersatzmittel ....... 572 | |
| 30.1.4 | Anämie oder Polyzytämie .......... 551 | | 31.4 | Widerstandskraft gegenüber Infektionen und Krebserkrankungen ........ 572 | |
| 30.1.5 | Thrombozytopenie ................ 551 | | 31.4.1 | Resistenz gegenüber Infektionen ..... 573 | |
| 30.1.6 | Gerinnungsstörungen .............. 552 | | 31.4.2 | Resistenz gegenüber Krebserkrankungen ........................... 573 | |
| 30.1.7 | Neuromuskuläre Störungen ......... 552 | | 31.5 | Toxische Auswirkung der Anästhetika auf das Krankenhauspersonal ....... 574 | |
| 30.1.8 | Ektopische Hormonproduktion ...... 552 | | 31.6 | Störungen der Immunglobuline ..... 575 | |
| 30.1.9 | Hyperkalzämie ................... 552 | | 31.6.1 | X-chromosomale Agammaglobulinämie ........................... 575 | |
| 30.1.10 | Hyperurikämie ................... 552 | | 31.6.2 | Erworbenes Antikörper-Mangelsyndrom ........................ 575 | |
| 30.1.11 | Nebenniereninsuffizienz ............ 552 | | 31.6.3 | Selektiver Mangel an Immunglobulin-A ........................... 575 | |
| 30.1.12 | Nephrotisches Syndrom ............ 553 | | 31.6.4 | Wiskott-Aldrich-Syndrom .......... 575 | |
| 30.1.13 | Obstruktion der Ureters ............ 553 | | 31.6.5 | Ataxia teleangiectatica ............. 576 | |
| 30.1.14 | Pulmonale Osteoarthropathie ....... 553 | | 31.6.6 | Chronische Candidiasis von Haut und Schleimhäuten ................... 576 | |
| 30.1.15 | Verlegung der Vena cava superior .... 553 | | 31.6.7 | Kryoglobulinämie ................ 576 | |
| 30.1.16 | Perikarderguß und Perikardtamponade 553 | | 31.6.8 | Multiples Myelom ................ 576 | |
| 30.1.17 | Kompression des Rückenmarks ...... 553 | | 31.6.9 | Makroglobulinämie Waldenström ... 577 | |
| 30.1.18 | Hirnmetastasen .................. 553 | | 31.6.10 | Amyloidose ..................... 577 | |
| 30.2 | Klinisch relevante Karzinomarten .... 554 | | 31.7 | Störungen des Komplementsystems ... 577 | |
| 30.2.1 | Mammakarzinome ................ 554 | | 31.7.1 | Das angeborene Quincke-Ödem ..... 577 | |
| 30.2.2 | Lungenkarzinome ................ 554 | | 31.7.2 | Mangel an Komplementfaktor $C_2$ ... 578 | |
| 30.2.3 | Kolon- und Rektumkarzinome ...... 554 | | 31.7.3 | Mangel an Komplement $C_3$ ........ 578 | |
| 30.2.4 | Prostatakarzinome ................ 555 | | 31.8 | Autoimmunerkrankungen .......... 578 | |
| 30.2.5 | Hodentumoren ................... 555 | | | | |
| 30.2.6 | Morbus Hodgkin ................. 555 | | **32** | **Psychiatrische Erkrankungen** | |
| 30.2.7 | Leukämien und myeloproliferative Erkrankungen .................... 555 | | 32.1 | Depressionen .................... 581 | |
| 30.3 | Krebschemotherapeutika ........... 556 | | 32.1.1 | Trizyklische Antidepressiva ........ 581 | |
| 30.3.1 | Alkylierende Substanzen ........... 557 | | 32.1.2 | MAO-Hemmer ................... 583 | |
| 30.3.2 | Antimetabolite ................... 557 | | 32.1.3 | Malignes neuroleptisches Syndrom ... 585 | |
| 30.3.3 | Pflanzenalkaloide ................. 557 | | 32.1.4 | Elektroschock-Therapie ............ 585 | |
| 30.3.4 | Antibiotika ..................... 557 | | 32.2 | Manie .......................... 587 | |
| 30.3.5 | Nitroseharnstoffe ................. 560 | | 32.2.1 | Lithium ........................ 587 | |
| 30.3.6 | Enzyme ........................ 561 | | 32.3 | Schizophrenie ................... 588 | |
| 30.3.7 | Sonstige Krebschemotherapeutika .... 561 | | 32.4 | Alkoholismus .................... 589 | |
| 30.3.8 | Narkoseführung .................. 561 | | 32.5 | Autismus ....................... 589 | |
| 30.4 | Knochenmarktransplantation ....... 561 | | | | |

**31** **Das Immunsystem**

| | | |
|---|---|---|
| 31.1 | Grundlagen der Immunologie ....... 563 |
| 31.1.1 | Unspezifische Immunmechanismen ... 563 |
| 31.1.2 | Spezifische Immunmechanismen .... 564 |

## 33 Drogenmißbrauch und Überdosierung

- 33.1 Drogenmißbrauch ................. 591
- 33.2 Chronischer Drogenmißbrauch ...... 592
  - 33.2.1 Opioide ......................... 592
  - 33.2.2 Barbiturate ...................... 594
  - 33.2.3 Benzodiazepine ................... 595
  - 33.2.4 Amphetamine ..................... 595
  - 33.2.5 Kokain .......................... 595
  - 33.2.6 Lysergsäurediäthylamid ........... 596
  - 33.2.7 Marihuana ....................... 597
  - 33.2.8 Cyclohexylamine .................. 597
  - 33.2.9 Alkoholabusus (vgl. Kapitel 32) ...... 598
- 33.3 Überdosierung von Medikamenten ... 598
  - 33.3.1 Überdosierung von Opioiden ........ 599
  - 33.3.2 Überdosierung von Barbituraten ..... 600
  - 33.3.3 Überdosierung von Benzodiazepinen . 600
  - 33.3.4 Überdosierung von Amphetaminen ... 600
  - 33.3.5 Überdosierung von Kokain .......... 600
  - 33.3.6 Überdosierung von Lysergsäurediäthylamin (LSD) .................. 601
  - 33.3.7 Überdosierung von Cyclohexylaminen 601
  - 33.3.8 Überdosierung von Salicylsäure ...... 601
  - 33.3.9 Überdosierung von Paracetamol ..... 602
  - 33.3.10 Überdosierung von trizyklischen Antidepressiva ..................... 602
  - 33.3.11 Überdosierung von Äthylalkohol ..... 603
  - 33.3.12 Orale Aufnahme von Methylalkohol .. 604
  - 33.3.13 Aufnahme von Äthylenglykol ........ 604
  - 33.3.14 Aufnahme von Petroleumprodukten .. 604
  - 33.3.15 Überdosierung von Organophosphaten ......................... 604
  - 33.3.16 Kohlenmonoxid ................... 605

## 34 Die schwangere Patientin

- 34.1 Physiologische Veränderungen in der Schwangerschaft .................. 608
  - 34.1.1 Kardiovaskuläres System ........... 608
  - 34.1.2 Respiratorisches System ........... 610
  - 34.1.3 Veränderungen des Nervensystems ... 613
  - 34.1.4 Veränderungen der Nieren ......... 614
  - 34.1.5 Veränderungen der Leber .......... 614
  - 34.1.6 Veränderungen im Bereich des Gastrointestinaltrakts .............. 614
- 34.2 Physiologie des uteroplazentaren Kreislaufes ...................... 615
  - 34.2.1 Der uterine Blutfluß ............... 615
  - 34.2.2 Substrataustausch über die Plazenta ... 618
- 34.3 Pharmakologie in der Perinatalphase .. 619
  - 34.3.1 Der uterine Blutfluß zum intervillösen Raum ........................... 619
  - 34.3.2 Plazentagängige Medikamente im mütterlichen intervillösen Raum ..... 619
  - 34.3.3 Proteinbildung im mütterlichen Blut .. 619
  - 34.3.4 Medikamentenaufnahme in den Feten 620
  - 34.3.5 Medikamentenverteilung im Feten ... 621
- 34.4 Verabreichung von Medikamenten an die Mutter während der Geburt ...... 622
  - 34.4.1 Benzodiazepine ................... 622
  - 34.4.2 Opioide ......................... 622
  - 34.4.3 Ketamin ......................... 622
- 34.5 Geburtsablauf ..................... 623
- 34.6 Regionalanästhesieverfahren für Wehenschmerz und vaginale Entbindung . 624
  - 34.6.1 Parazervikalblockade .............. 625
  - 34.6.2 Intrathekale oder peridurale Opioidgabe ............................ 625
  - 34.6.3 Lumbale Periduralanästhesie ........ 626
  - 34.6.4 Kaudalblock ...................... 626
  - 34.6.5 Spinalanästhesie und Sattelblock ..... 626
  - 34.6.6 Pudendus-Block ................... 627
- 34.7 Inhalationsanalgetika für die vaginale Entbindung ....................... 627
- 34.8 Narkoseführung bei einer Sectio caesarea .............................. 628
  - 34.8.1 Allgemeinanästhesie ............... 628
  - 34.8.2 Regionalanästhesieverfahren ........ 630
- 34.9 Regelwidriger Geburtsverlauf und Mehrlingsgeburten ................. 632
  - 34.9.1 Hintere Hinterhauptlage ............ 632
  - 34.9.2 Beckenendlage .................... 632
  - 34.9.3 Entbindung durch eine Sectio caesarea 633
- 34.10 Vaginale Entbindung ............... 633
  - 34.10.1 Mehrlingsschwangerschaften ........ 633
- 34.11 Schwangerschaft und Herzerkrankungen .......................... 634
  - 34.11.1 Mitralstenose .................... 634
  - 34.11.2 Mitralinsuffizienz ................. 635
  - 34.11.3 Aorteninsuffizienz ................ 635
  - 34.11.4 Aortenstenose .................... 635
  - 34.11.5 Vorhof- oder Ventrikelseptumdefekt ... 635
  - 34.11.6 Offener Ductus arteriosus .......... 635
  - 34.11.7 Fallotsche Tetralogie .............. 635
  - 34.11.8 Eisenmengersyndrom .............. 636
  - 34.11.9 Kongenitale Pulmonalstenose ....... 637
  - 34.11.10 Primär pulmonalvaskuläre Hypertension .......................... 637
  - 34.11.11 Schwangerschaftsbedingte Kardiomyopathie ....................... 637
  - 34.11.12 Aneurysma dissecans der Aorta ...... 637
  - 34.11.13 Hypertrophe obstruktive Kardiomyopathie ....................... 638
  - 34.11.14 Mitral- oder Aortenklappenprothesen . 638
  - 34.11.15 Herzwirksame Medikation und deren Einfluß auf den Feten .............. 638
- 34.12 Spätgestosen ...................... 638
  - 34.12.1 Pathophysiologie .................. 639
  - 34.12.2 Therapie ......................... 639
  - 34.12.3 Narkoseführung ................... 641
- 34.13 Schwangerschaft und Diabetes mellitus 642
- 34.14 Myasthenia gravis und Schwangerschaft ........................... 642

| 34.15 | Blutungen bei schwangeren Patientinnen | 643 |
|---|---|---|
| 34.15.1 | Plazenta praevia | 643 |
| 34.15.2 | Plazentalösung | 644 |
| 34.15.3 | Uterusruptur | 644 |
| 34.15.4 | Retentio placentae | 645 |
| 34.15.5 | Uterusatonie | 645 |
| 34.16 | Fruchtwasserembolie | 645 |
| 34.17 | Narkoseführung bei Operationen während der Schwangerschaft | 645 |
| 34.17.1 | Vermeidung von teratogenen Medikamenten | 646 |
| 34.17.2 | Vermeidung einer intrauterinen fetalen Hypoxie und Azidose | 646 |
| 34.17.3 | Vermeidung von frühzeitigen Wehen | 646 |
| 34.17.4 | Narkoseführung | 647 |
| 34.18 | Diagnostik und Therapie einer drohenden fetalen Asphyxie | 647 |
| 34.18.1 | Elektronische Überwachung des Feten | 647 |
| 34.19 | Beurteilung des Feten | 650 |
| 34.19.1 | Östriol im mütterlichen Urin | 651 |
| 34.19.2 | Humanes plazentares Laktogen (HPL) | 651 |
| 34.19.3 | Fruchtwasseranalyse | 651 |
| 34.19.4 | Ultraschall | 652 |
| 34.20 | Beurteilung des Neugeborenen | 652 |
| 34.20.1 | Apgar-Schema | 652 |
| 34.20.2 | Zeitspanne bis zum Einsetzen einer suffizienten Atmung | 652 |
| 34.20.3 | Beurteilung des neurologischen Status und des Verhaltens | 653 |
| 34.21 | Die unmittelbar postportale Phase | 653 |
| 34.21.1 | Mekoniumaspiration | 653 |
| 34.21.2 | Choanalstenose und Choanalatresie | 654 |
| 34.21.3 | Zwerchfellhernie | 654 |
| 34.21.4 | Hypovolämie | 654 |
| 34.21.5 | Hypoglykämie | 654 |
| 34.21.6 | Ösophagotracheale Fistel | 654 |
| 34.21.7 | Larynxmißbildungen | 654 |
| 34.21.8 | Pierre-Robin-Syndrom | 655 |
| 34.22 | Postportale Tubenligatur | 655 |

## 35 Kinderanästhesie

| 35.1 | Anatomie der Luftwege | 659 |
|---|---|---|
| 35.2 | Physiologie | 660 |
| 35.2 | Das respiratorische System | 660 |
| 35.3.1 | Kardiovaskuläres System | 661 |
| 35.3.2 | Verteilung des Körperwassers | 662 |
| 35.3.3 | Nierenfunktion | 663 |
| 35.3.4 | Hämatologie | 663 |
| 35.3.5 | Temperaturregulation | 664 |
| 35.4 | Pharmakologie | 665 |
| 35.4.1 | Bedarf an Anästhetika | 665 |
| 35.4.2 | Barbiturate und Opioide | 665 |
| 35.4.3 | Nicht-depolarisierende Muskelrelaxantien | 665 |
| 35.4.4 | Succinylcholin | 668 |
| 35.4.5 | Pharmakokinetik | 668 |
| 35.4.6 | Überwachung während der perioperativen Phase | 669 |
| 35.4.7 | EKG | 669 |
| 35.4.8 | Blutdruck | 669 |
| 35.4.9 | Körpertemperatur | 669 |
| 35.4.10 | Stethoskop | 670 |
| 35.4.11 | Transkutane Sauerstoffmessung | 670 |
| 35.4.12 | Pulsoxymeter | 670 |
| 35.4.13 | Endexspiratorische $CO_2$-Messung | 670 |
| 35.4.14 | Der zentral-venöse Druck | 670 |
| 35.5 | Erkrankungen des Neugeborenenalters | 670 |
| 35.5.1 | Das Atemnotsyndrom (Syndrom der hyalinen Membranen) | 671 |
| 35.5.2 | Bronchopulmonale Dysplasie | 671 |
| 35.5.3 | Intrakranielle Blutungen | 672 |
| 35.5.4 | Retrolentale Fibroplasie | 672 |
| 35.5.5 | Apnoephasen | 673 |
| 35.5.6 | Kernikterus | 673 |
| 35.5.7 | Hypoglykämie | 674 |
| 35.5.8 | Hypokalzämie | 674 |
| 35.5.9 | Sepsis | 674 |
| 35.6 | Operativ angehbare Erkrankungen des Neugeborenenalters | 674 |
| 35.6.1 | Zwerchfellhernie | 675 |
| 35.6.2 | Ösophagotracheale Fistel | 677 |
| 35.6.3 | Omphalozele und Gastroschisis | 679 |
| 35.6.4 | Pylorusstenose | 681 |
| 35.6.5 | Lobäres Emphysem | 681 |
| 35.6.6 | Nekrotisierende Enterokolitis | 682 |
| 35.6.7 | Nervensystem | 683 |
| 35.6.8 | Hydrozephalus | 684 |
| 35.6.9 | Meningomyelozele | 685 |
| 35.6.10 | Kraniostenose (Kraniosynostosis) | 685 |
| 35.6.11 | Krampfleiden (Epilepsie) | 686 |
| 35.6.12 | Trisomie 21 (Down-Syndrom) | 687 |
| 35.6.13 | Neurofibromatose | 688 |
| 35.6.14 | Reye-Syndrom | 689 |
| 35.7 | Mißbildungen des Gesichtsschädels | 691 |
| 35.7.1 | Lippenspalte und Gaumenspalte | 691 |
| 35.7.2 | Hypoplasie des Unterkiefers | 692 |
| 35.7.3 | Pierre-Robin-Syndrom | 692 |
| 35.7.4 | Treacher-Collins-Syndrom | 693 |
| 35.7.5 | Goldenhar-Syndrom | 693 |
| 35.7.6 | Hypertelorismus | 694 |
| 35.8 | Störungen der oberen Luftwege | 695 |
| 35.8.1 | Epiglottitis | 695 |
| 35.8.2 | Laryngotracheobronchitis (Pseudo-Krupp, subglottische Infektion) | 697 |
| 35.8.3 | Intubationsbedingtes Larynxödem | 697 |
| 35.8.4 | Fremdkörperaspiration | 698 |
| 35.8.5 | Papillomatosis des Larynx | 699 |
| 35.8.6 | Lungenabszeß | 699 |
| 35.9 | Jeune-Krankheit | 700 |
| 35.10 | Maligne Hyperthermie | 700 |
| 35.10.1 | Pathophysiologie | 700 |
| 35.10.2 | Symptome | 701 |

| | | | | | |
|---|---|---|---|---|---|
| 35.10.3 | Therapie | 701 | 36.4.2 | Glomeruläre Filtrationsrate | 728 |
| 35.10.4 | Erfassung von MH-empfindlichen Patienten | 702 | 36.4.3 | Fähigkeit zur Konzentrierung des Urins | 729 |
| 35.10.5 | Narkoseführung | 703 | 36.4.4 | Regulationsmechanismen | 729 |
| **35.11** | **Familiäre Dysautonomie** | 704 | **36.5** | **Hepatobiliäres System** | 729 |
| 35.11.1 | Symptome | 704 | **36.6** | **Gastrointestinaltrakt** | 729 |
| 35.11.2 | Narkoseführung | 705 | **36.7** | **Endokrines System** | 729 |
| 35.11.3 | Postoperative Betreuung | 705 | **36.8** | **Pharmakokinetik** | 730 |
| **35.12** | **Solide Tumoren** | 706 | 36.8.1 | Verminderung der Clearance | 730 |
| 35.12.1 | Neuoblastom | 706 | **36.9** | **Renale Elimination** | 730 |
| 35.12.2 | Nephroblastom (Wilms-Tumor) | 707 | **36.10** | **Lebermetabolismus** | 731 |
| **35.13** | **Verbrennungen** | 708 | 36.10.1 | Zunahme des Verteilungsvolumens | 731 |
| 35.13.1 | Pathophysiologie | 710 | **36.11** | **Pharmakodynamik** | 732 |
| **35.14** | **Elektrische Verbrennungen** | 718 | **36.12** | **Präoperative Beurteilung** | 733 |
| **35.15** | **Trennung von siamesischen Zwillingen** | 718 | 36.12.1 | Medikamenteninteraktionen | 734 |
| | | | 36.12.2 | Intravasales Flüssigkeitsvolumen | 734 |
| **36** | **Geriatrische Patienten** | | 36.12.3 | Luftwege | 734 |
| | | | 36.12.4 | Hautveränderungen | 735 |
| **36.1** | **Nervensystem** | 724 | **36.13** | **Präoperative Medikation** | 735 |
| **36.2** | **Kardiovaskuläres System** | 725 | **36.14** | **Narkoseführung** | 735 |
| 36.2.1 | Herzminutenvolumen | 725 | 36.14.1 | Regionalanästhesie | 735 |
| 36.2.2 | Herzfrequenz | 727 | **36.15** | **Allgemeinanästhesie** | 736 |
| 36.2.3 | Blutdruck | 727 | **36.16** | **Postoperative Betreuung** | 740 |
| **36.3** | **Pulmonales System** | 727 | **36.17** | **Progerie (Hutchinson-Gilford-Syndrom)** | 740 |
| 36.3.1 | Atemmechanik | 727 | | | |
| 36.3.2 | Effektivität des Gasaustausches | 728 | **Sachregister** | | 743 |
| **36.4** | **Nieren** | 728 | | | |
| 36.4.1 | Renaler Blutfluß | 728 | | | |

# 1 Koronare Herzerkrankung

Es wird geschätzt, daß bei ungefähr 10 Millionen erwachsener Amerikaner eine koronare Herzerkrankung vorliegt. Die koronare Herzerkrankung ist in den USA für ungefähr ein Drittel aller Todesfälle im Alter von 35 bis 65 Jahren verantwortlich [1]. Die Prognose von Patienten mit koronarer Herzerkrankung hängt davon ab, welche bzw. wieviele Koronargefäße betroffen sind (Abb. 1.1), [1]. Vermutlich liegt bei 5 bis 10% aller Patienten, die sich einer Anästhesie und Operation unterziehen, eine koronare Herzerkrankung vor. Liegt eine solche vor, dann sind postoperative Morbidität und Mortalität erhöht [2, 3].

Anamnese, Überprüfung der momentanen Medikation, körperliche Untersuchung, EKG und Röntgenaufnahme des Thorax sind die fünf wichtigsten Punkte bei der präoperativen Beurteilung dieser Patienten [4, 5]. Anhand dieser Basisuntersuchungen werden eventuell noch speziellere Untersuchungen, wie Holter-Monitoring (ambulantes, zeitgerafftes Langzeit-EKG), Belastungs-EKG, Echokardiographie, Radionuklidventrikulographie oder Herzkatheterisierung durchgeführt. Es ist auch wichtig, den vorher behandelnden Arzt zu konsultieren, um das volle Ausmaß der koronaren Herzerkrankung für den Patienten erfassen zu können und um sicherzustellen, daß eine optimale präoperative Vorbereitung durchgeführt wurde. Letztendlich sollte aus den Unterlagen ersichtlich sein, ob sich der Patient vor einer elektiven nichtkardiochirurgischen Operation tatsächlich in bestmöglichem medizinischem Zustand befindet.

## 1.1 Risikofaktoren für eine koronare Herzerkrankung

Zu den Risikofaktoren für die Entwicklung einer koronaren Herzerkrankung gehören: 1. erhöhte Plasmakonzentrationen an Cholesterin, insbesondere Cholesterin der Low-density-Lipoprotein-Klasse (LDL); 2. Rauchen; 3. Hypertension; 4. Diabetes mellitus; 5. fortgeschrittenes Alter und 6. männliches Geschlecht (Tab. 1.1), [6]. Eine familiäre Belastung hängt davon ab, inwieweit diese sechs Risikofaktoren in der

**Tab. 1.1:** Risikofaktoren für koronare Herzerkrankung

Hypercholesterinämie (über 200 mg/dl)
Zigarettenrauchen
Bluthochdruck
Diabetes mellitus
zunehmendes Alter
männliches Geschlecht
Ernährung (zuviel an Cholesterin, gesättigten Fettsäuren und Kalorien)
Psychosoziale Faktoren

Familie vorkommen. Zwischen der Plasmakonzentration des Cholesterins und dem Risiko, eine koronare Herzerkrankung zu entwickeln, besteht eine lineare Korrelation (Abb. 1.2), [6]. Trotz ähnlicher Risikofaktoren kann eine Arteriosklerose bei verschiedenen Patienten unterschiedlich stark ausgeprägt sein. Dennoch läßt sich ungefähr abschätzen, wie stark die Arteriosklerose im Normalfall ausgebildet sein wird. Auch läßt sich ungefähr abschätzen, wie sich das Ausmaß der Arteriosklerose in Abhängigkeit von der Plasmacholesterinkonzentration verändern wird. Beträgt diese zum Beispiel unter 200 mg/dl und liegen keine weiteren Risikofaktoren vor, wird bei vielen Patienten erst im Alter von 70 Jahren ein kritisches Ausmaß der Arteriosklerose erreicht (d.h. ungefähr 60% der Koronararterienwände sind dann mit arteriosklerotischen Plaques übersät). Kommt der Risikofaktor Rauchen dazu, wird diese kritische Phase bereits im Alter von 60 Jahren erreicht. Kommt außerdem noch der Risikofaktor Hypertension dazu, erniedrigt sich dieses Alter auf 50 Jahre [6]. Der Risikofaktor Rauchen hat die gleichen Auswirkungen, wie wenn die Plasmacholesterinkonzentration um 50 bis 100 mg/dl ansteigen würde. Für Patienten über 30 Jahre wurde als ideale Plasmacholesterinkonzentration 200 mg/dl oder weniger vorgeschlagen. Wenn die Plasmakonzentration die 75. Perzentile überschreitet oder höher als 240 mg/dl ist, sollte versucht werden, die Plasmacholesterinkonzen-

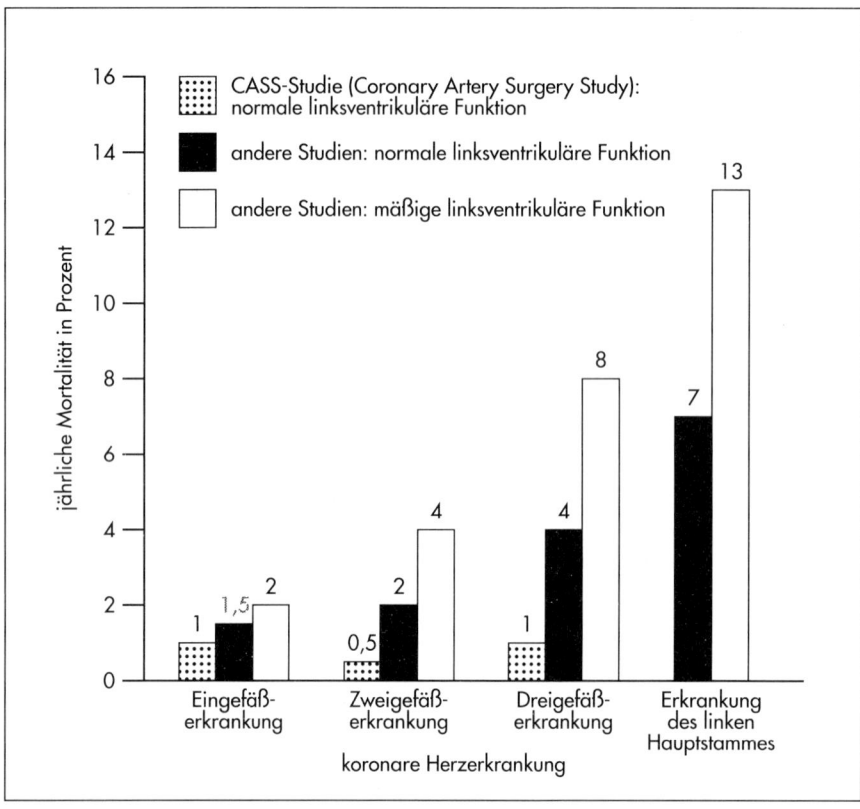

**Abb. 1.1:** Bei Patienten mit einer koronaren Herzerkrankung ist die jährliche prozentuale Sterberate erhöht, falls eine linksventrikuläre Funktionsstörung, eine Erkrankung mehrerer Koronararterien oder eine isolierte Erkrankung des Hauptstammes der linken Koronararterie vorliegt. (Redrawn from Silverman KJ, Grossman W. Angina pectoris. N Engl J Med 1984; 310: 1712–7.)

tration zu senken [7]. Werden diese Kriterien als Maßstab genommen, so haben ungefähr 15 bis 20 % der Bevölkerung in den USA eine Hypercholesterinämie. Eine Diät (Ersatz der gesättigten Fettsäuren durch mehrfach ungesättigte Fettsäuren) ist die entscheidende Maßnahme, um den Plasmacholesterinspiegel zu senken. Die Plasmacholesterinkonzentration kann durch eine Diät, die noch einigermaßen schmackhaft ist und von den Patienten akzeptiert wird, normalerweise nur um ungefähr 10 % oder weniger gesenkt werden. Bei der Behandlung einer nicht-familiären Hypercholesterinämie kann es sinnvoll sein, Medikamente einzusetzen, die das limitierende Enzym in der Cholesterinsynthese hemmen [8]. Es wird geschätzt, daß durch eine Erniedrigung der Plasmacholesterinkonzentrationen auf unter 200 mg/dl die Inzidenz einer Koronarsklerose bei Patienten um 30 bis 50 % gesenkt werden könnte [9].

### 1.1.1 LDL-Rezeptoren

Die Rezeptoren für Cholesterin der Low-density-Lipoprotein-Klasse (LDL) befinden sich in den Leberzellen und – in einem geringeren Ausmaß – auch in anderen Geweben [10]. Diese Rezeptoren sind für die Aufnahme des über die Lipoproteine der LDL-Klasse transportierten Cholesterins verantwortlich. Die Low-density-Lipoproteine (LDL) sind die wichtigsten cholesterintransportierenden Lipoproteine im Plasma. Normalerweise werden zwei funktionale Gene für die LDL-Rezeptoren ererbt, ein Gen von jedem Elternteil. Menschen, die ein nicht-funktionales Gen erben (heterozygot), können nur halbsoviel LDL-Rezeptoren synthetisieren und bei ihnen ist die LDL-Konzentration ungefähr doppelt so hoch wie normalerweise. Ungefähr eine von 500 Personen hat eine familiäre heterozygote Hypercholesterinämie. Diese Patienten neigen zu einer frühzeitigen (vor dem 65. Lebensjahr auftretenden) koronaren Herzerkrankung. Viel seltener ist die homozygote familiäre Hypercholesterinämie. Hierbei werden von beiden Elternteilen abnormale Gene für die LDL-Rezeptoren geerbt. Die Cholesterinkonzentrationen sind hierbei ungefähr viermal so hoch wie normalerweise und häufig tritt sehr frühzeitig eine Arteriosklerose auf. Neben diesen primären Genen, die für die Kodierung der LDL-Rezeptoren verantwortlich sind, können noch andere genetische Störungen vorliegen, die ebenfalls zu einer Aktivitätsminderung dieser Rezeptoren führen. Z.B. wird angenommen, daß die Anzahl der funktionsfähigen LDL-Rezeptoren vermindert sein kann, weil eine erhöhte

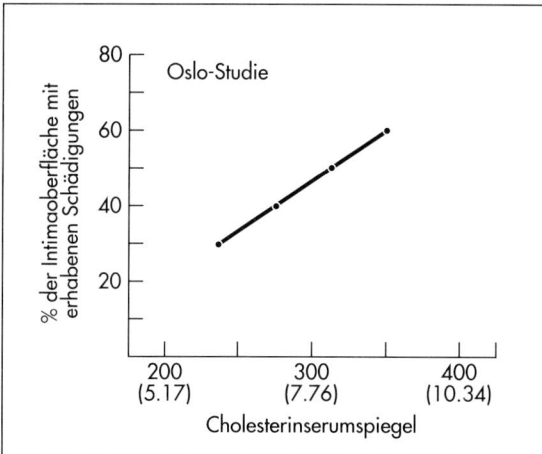

**Abb. 1.2:** Dargestellt ist die Beziehung zwischen der prämortalen Cholesterinserumkonzentration und dem Schweregrad der autoptisch festgestellten Arteriosklerose (% der Intimaoberfläche mit erhabenen Schädigungen). (Grundy SM. Cholesterol and coronary heart disease. A new era. JAMA 1986; 256: 2849–58. Copyright 1986, American Medical Association.)

Cholesterinkonzentration in den Hepatozyten oder ein gestörter Transportmechanismus für die LDL-Rezeptoren innerhalb der Zellen vorliegen [6]. Einige Patienten können auch ein abnormales LDL-Cholesterin haben, das eine verminderte Affinität zu diesen Rezeptoren aufweist. Eine andere Ursache für eine erhöhte Konzentration an LDL-Cholesterin ist eine erhöhte Synthese von Very-low-density-Lipoproteinen. Es ist nahezu sicher, daß – abgesehen von diesen genetischen Faktoren – oft auch die Ernährung (übermäßige Zufuhr an Cholesterin, gesättigten Fettsäuren, Kalorien) zu einer Hypercholesterinämie beiträgt.

## 1.2  Anamnese

Bei der Anamneseerhebung ist es wichtig, festzustellen, wie ausgeprägt die koronare Herzerkrankung ist, wie schnell sie fortschreitet und wie stark die dadurch bedingten Funktionseinschränkungen sind. Es muß jedoch beachtet werden, daß Patienten asymptomatisch sein können, obwohl bereits eine 50–70%ige Stenose einer großen Koronararterie vorliegt.

Zu einer sorgfältigen Anamneseerhebung gehört, daß auch die alten und aktuellen Patientenakten durchgesehen werden. Zusätzlich muß der Patient zu seiner Krankheit befragt werden. Bevor bei koronarsklerotischen Patienten eine nicht-kardiologische Operation durchgeführt wird, müssen unter anderem folgende anamnestische Punkte geklärt werden: 1. wie gut ist die kardiale Belastbarkeit; 2. wie stark sind eventuell vorhandene pektanginöse Beschwerden; 3. ist ein Herzinfarkt in der Anamnese bekannt und 4. bestehen nicht-kardiale Nebenerkrankungen. Außerdem müssen mögliche Interaktionen zwischen Anästhetika und denjenigen Medikamenten berücksichtigt werden, die zur Therapie der koronaren Herzerkrankung eingenommen werden.

### 1.2.1  Kardiale Belastbarkeit

Gezielte Fragen zur körperlichen Belastbarkeit sind wichtig, um die kardiale Belastbarkeit des Patienten einschätzen zu können. Falls ein Patient zwei oder drei Stockwerke problemlos hochsteigen kann, ist seine kardiale Belastbarkeit vermutlich ausreichend. Eine eingeschränkte körperliche Belastbarkeit dagegen ist – solange keine ausgeprägte Lungenerkrankung vorliegt – der beste Beweis für eine eingeschränkte kardiale Leistungsreserve. Kommt es nach Auftreten von pektanginösen Beschwerden zu einer Dyspnoe, ist zu vermuten, daß sich aufgrund der myokardialen Ischämie eine akute Linksherzinsuffizienz eingestellt hat. Es ist wichtig, diejenigen Patienten zu erfassen, die sich an der Grenze zur Herzinsuffizienz befinden, denn der zusätzliche Streß durch Narkose, Operation und perioperativen Flüssigkeitsumsatz kann vollends zur Insuffizienz führen.

### 1.2.2  Angina pectoris

Eine myokardiale Ischämie äußert sich in pektanginösen Beschwerden. Die myokardiale Ischämie ist Folge eines Mißverhältnisses zwischen myokardialem Sauerstoffangebot und myokardialem Sauerstoffbedarf. Für pektanginöse Beschwerden ist typisch: 1. daß es sich um substernale Schmerzen handelt, die in den linken Hals und Arm ausstrahlen können; 2. daß die Schmerzen durch körperliche Belastung ausgelöst werden und 3. daß sich der Schmerz durch Ruhe und/oder sublingual verabreichtes Nitroglyzerin bessert. Ösophageale Spasmen können allerdings ähnliche Schmerzen erzeugen, die sich nach Nitroglyzerin ebenfalls bessern, denn Nitroglyzerin führt allgemein zu einer Erschlaffung der glatten Muskulatur. Im Gegensatz zu pektanginösen Beschwerden strahlen jedoch Schmerzen aufgrund ösophagealer Spasmen selten in den linken Arm aus. Außerdem treten Schmerzen durch ösophageale Spasmen typischerweise im Liegen auf.

#### Merkmale pektanginöser Beschwerden

Präoperativ ist es wichtig, festzustellen, um was für eine Form von Angina pectoris es sich handelt. Von einer stabilen Angina pectoris wird gesprochen, wenn sich in den letzten 60 Tagen auslösende Faktoren, Häufigkeit und Dauer nicht verändert haben. Treten die pektanginösen Beschwerden jetzt bereits bei einer geringeren Anstrengung als früher auf oder dauern sie länger an als bisher, so ist dies für eine instabile Angina pectoris typisch. Eine instabile Angina pectoris kann auf einen drohenden Myokardinfarkt hindeuten.

### Vasospastische Angina pectoris

Die vasospastische Angina pectoris wird durch Spasmen der Koronararterien ausgelöst (Prinzmetal-Angina). Die vasospastische Angina pectoris unterscheidet sich von der klassischen Angina pectoris dadurch, daß sie während körperlicher Ruhe oder während einer normalen körperlichen Belastung, nicht dagegen bei schwerer körperlicher Belastung auftritt. Während der Schmerzattacken kommt es – aufgrund der Koronarspasmen – häufig zu Herzrhythmusstörungen. Während einer vasospastischen Angina pectoris ist der koronare Blutfluß vermindert. Dies scheint durch eine starke Tonuserhöhung der glatten Muskulatur in den großen epikardialen Koronararterien bedingt zu sein. Welche Ereignisse einen Koronarspasmus auslösen können, ist nicht bekannt. Die meisten Patienten mit einer vasospastischen Angina pectoris haben außerdem unterschiedlich stark ausgeprägte und fixierte, arteriosklerotisch bedingte Koronarstenosen.

### Therapie der Angina pectoris

Die Therapie der Angina pectoris sollte sich an den zugrundeliegenden pathophysiologischen Mechanismen orientieren [11]. Der Hauptmechanismus für das Auftreten pektanginöser Beschwerden während körperlicher Belastung scheint eine inadäquate Steigerung des myokardialen Sauerstoffangebotes zu sein. Im Normalfall kann der koronare Blutfluß um das vier- bis fünffache gesteigert werden. Diese Steigerung der koronaren Durchblutung ist der Hauptmechanismus, um das myokardiale Sauerstoffangebot zu erhöhen. Eine Zunahme der Sauerstoffextraktion aus dem Koronarblut ist dagegen kaum möglich, denn bereits unter normalen Bedingungen ist die koronare Sauerstoffextraktion nahezu maximal. Arteriosklerotische Plaques verhindern jedoch eine Steigerung der koronaren Durchblutung während körperlicher Belastung. Die Therapie einer Angina pectoris muß daher zum Ziel haben, den myokardialen Sauerstoffbedarf zu verringern. Unter diesem Gesichtspunkt eignen sich Nitroglyzerin, Beta-Rezeptorenblocker und Kalziumblokker. Es gibt jedoch letztlich keine Beweise dafür, daß bei einer belastungsbedingten Angina pectoris irgendein Beta-Rezeptorenblocker anderen Beta-Blockern überlegen wäre [11]. Zur Therapie pektanginöser Beschwerden aufgrund von Spasmen der Koronararterien sind Nitroglyzerin und Kalziumblocker indiziert.

### Rate-pressure product

Es ist bisher nicht bewiesen, daß diejenige Schwelle, bei der es beim wachen und aktiven Patienten zu pektanginösen Beschwerden kommt, identisch ist mit der Schwelle, bei der beim anästhesierten Patienten eine kardiale Ischämie auftritt. Dennoch ist es wichtig, bereits präoperativ zu wissen, bei welcher Herzfrequenz und/oder bei welchem systolischen Blutdruck es klinisch zu pektanginösen Beschwerden oder im EKG zu Zeichen einer myokardialen Ischämie kommt. Das

**Tab. 1.2:** Vergleich von zwei Patienten mit einem identischen rate-pressure-product

| | Herzfrequenz (Schläge/Minute) | systolischer Blutdruck (mm Hg) | rate-pressure product |
|---|---|---|---|
| Patient A | 120 | 100 | 12.000 |
| Patient B | 75 | 160 | 12.000 |

Trotz eines identischen rate-pressure-products kommt es bei Patient A viel eher zu einer myokardialen Ischämie, denn aufgrund der schnellen Herzfrequenz ist der myokardiale Sauerstoffbedarf erhöht und die für die koronare Durchblutung zur Verfügung stehende Zeit wegen der verkürzten Diastolendauer vermindert. Bei Patient B dagegen ist zwar aufgrund des erhöhten systolischen Blutdrucks der myokardiale Sauerstoffverbrauch erhöht, dies wird aber durch eine Verbesserung der druckabhängigen Koronarperfusion wieder ausgeglichen. Die Gefahr einer Ischämie ist daher vermindert.

Produkt aus Herzfrequenz und systolischem Blutdruck ist bekannt als «rate-pressure product». Es konnte gezeigt werden, daß beim wachen Patienten pektanginöse Beschwerden bei einem bestimmten rate-pressure product auftreten [12]. Es scheint sinnvoll zu sein, während der Narkose das rate-pressure product nicht über diesen Wert ansteigen zu lassen.

Das rate-pressure product verdeutlicht zwar, wie wichtig der myokardiale Sauerstoffbedarf ist, dennoch scheint es sinnvoller zu sein, die Auswirkungen von Herzfrequenz und Blutdruck auf den myokardialen Sauerstoffbedarf unabhängig voneinander zu betrachten (Tab. 1.2), [13]. Zum Beispiel kommt es bei einer Steigerung der Herzfrequenz viel eher als bei einer Hypertension zu pektanginösen Beschwerden oder im EKG zu Zeichen einer myokardialen Ischämie (Abb. 1.3), [14]. Dies ist auch zu erwarten, denn eine hohe Herzfrequenz erhöht einerseits den myokardialen Sauerstoffbedarf und verkürzt andererseits auch die Diastolendauer, während der die koronare Durchblutung und die Sauerstoffversorgung des Herzens stattfinden. Ein gesteigerter myokardialer Sauerstoffbedarf aufgrund eines erhöhten systolischen Blutdrucks wird dagegen dadurch wieder wettgemacht, daß die blutdruckabhängige Perfusion arteriosklerotischer Koronararterien während einer Hypertension verbessert wird.

## 1.2.3 Frühere Myokardinfarkte

Bei der präoperativen Beurteilung eines Patienten ist es wichtig zu erfahren, ob der Patient früher bereits einen Herzinfarkt erlitten hat. Zwei große retrospektive Studien bei erwachsenen Patienten haben nachgewiesen, daß die Gefahr eines perioperativen Reinfarktes davon abhängt, wieviel Zeit seit dem letzten Myokardinfarkt verstrichen ist (Tab. 1.3), [2, 3]. In diesen Untersuchungen nahm die Inzidenz perioperativer Herzinfarkte mit zunehmender Zeitspanne ab und erreichte sechs Monate nach einem vorausgegangenen Infarkt einen konstanten Wert von 5–6%. Darauf beruht auch die Empfehlung, daß elektive Operationen – insbesondere Thorax- und Oberbaucheingriffe – nach einem Herzin-

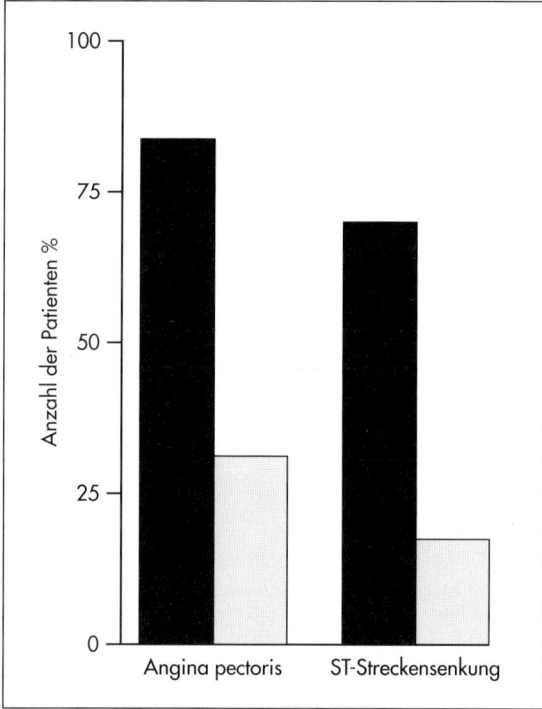

**Abb. 1.3:** Zwanzig Patienten mit einer koronaren Herzerkrankung wurden untersucht, während mittels einer Vorhofstimulation die Herzfrequenz bis auf 142 ± 4 Schläge/Minute (Mittelwert ± SE) und der systolische Blutdruck mit einer intravenösen Methoxamininfusion auf 196 ± 5 mmHg angehoben wurden. Während der Vorhofstimulation (schwarze Säulen) kam es bei 85 % der Patienten zu Angina pectoris und bei 70 % der Patienten zu einer ST-Streckensenkung im EKG. Während der induzierten Hypertension (schraffierte Säulen) kam es nur bei 30 % der Patienten zu Angina pectoris und bei 10 % der Patienten zu einer ST-Streckensenkung. Diese Daten belegen, daß eine Tachykardie häufiger zu einer myokardialen Ischämie führt als eine hypertoniebedürftige Erhöhung der linksventrikulären Nachlast. (Data adapted from Loeb RP, Talano JV, Klodnycky ML, Gumnar RM. Effects of pharmacologically-induced hypertension or myocardial ischemia and coronary hemodynamics in patients with fixed coronary obstruction. Circulation 1978; 57: 41–6. By permission of the American Heart Association Inc.)

farkt ungefähr sechs Monate hinausgezögert werden sollten. Die nach sechs Monaten noch bestehende Reinfarktrate von 5–6 % ist immer noch ungefähr 50mal höher als die Infarktrate bei Patienten, die bisher keine Herzprobleme hatten und sich einer ähnlichen Operation unterziehen. Bei diesen Patienten beträgt die perioperative Infarktrate 0,13 %.

In diesen beiden obengenannten Studien war die Letalität eines perioperativen Reinfarktes größer als 50 %. Diese Mortalität ist damit wesentlich höher als die mit 10–20 % angegebene Mortalität eines Infarktes, der unabhängig von einem operativen Eingriff auftritt. In diesem Zusammenhang ist es interessant zu wissen, daß die im Rahmen von aortokoronaren Bypass-Operationen auftretende Reinfarktrate zwar sehr hoch ist, die Mortalität nach diesen Operationen aber normalerweise unter 3 % beträgt. Vermutlich ist die niedrige Mortalität dadurch bedingt, daß das Herz

**Tab. 1.3:** Häufigkeit von myokardialen Reinfarkten in der perioperativen Phase

| Zeitspanne seit dem letzten Myokardinfarkt | Tarhan et al.[2] | Steen et al.[3] | Rao et al.[15*] |
|---|---|---|---|
| 3 Monate | 37 % | 27 % | 5,7 % |
| 3–6 Monate | 16 % | 11 % | 2,3 % |
| 6 Monate | 5 % | 6 % | |

*Die von Rao et al. angegebenen Zeiträume sind 0–3 Monate und 4–6 Monate.

nach einer Revaskularisierungsoperation ein verbessertes myokardiales Sauerstoffangebot hat.

Es konnte gezeigt werden, daß bei Hochrisikopatienten die Gefahr eines perioperativen Reinfarktes dadurch gesenkt werden kann, daß eine engmaschige hämodynamische Überwachung mit Hilfe einer blutig arteriellen Druckmessung und einem Pulmonalarterienkatheter durchgeführt wird und dadurch, daß Abweichungen hämodynamischer Parameter vom Normalbereich sofort entsprechend pharmakologisch oder mittels Flüssigkeitsinfusion therapiert werden [9]. Zum Beispiel betrug die Reinfarktrate bei engmaschig überwachten und sofort adäquat therapierten Patienten 5,7 % bzw. 2,3 %, falls seit dem vorausgehenden Myokardinfarkt bis zu drei Monate bzw. vier bis sechs Monate verstrichen waren (Tab. 1.3), [15]. Die entsprechende Mortalitätsrate betrug 5,3 bzw. 0 %. Diese Reinfarkt- und Mortalitätsraten sind allerdings wesentlich niedriger als die von anderen Autoren mitgeteilten Werte (Tab. 1.1) [2, 3].

### Faktoren, die die Reinfarktrate beeinflussen

Die Inzidenz eines Reinfarktes ist bei Patienten, die sich einem länger als drei Stunden dauernden thorakalen oder abdominellen Eingriff unterziehen, erhöht (Tab. 1.4). Auch ein länger als zehn Minuten anhaltender Abfall des systolischen Blutdruckes um mehr als 30 % unter den Normalwert ist mit einer erhöhten Reinfarktrate verbunden. Genauso sind intraoperative Hypertension und Tachykardie mit einem erhöhten Risiko eines myokardialen Reinfarktes verbunden [15]. Es gibt auch Beweise dahingehend, daß eine intraoperative myokardiale Ischämie – die meist im Rahmen einer Tachykardie auftritt – die Gefahr eines postoperativen Herzinfarktes erhöht [16].

Bei Patienten mit einer bekannten Drei-Gefäßerkrankung oder einer linken Hauptstammstenose ist

**Tab. 1.4:** Häufigkeit eines Reinfarktes

| Operationsdauer | Oberbaucheingriffe und intrathorakale Eingriffe | Operationen an anderen Körperstellen |
|---|---|---|
| < 3 Stunden | 5,9 % | 3,6 % |
| > 3 Stunden | 15,9 %* | 3,8 % |

*P < 0.05 im Vergleich mit Operationen an anderen Körperstellen. Daten aus: (Steen PA, Tinker JH, Tarhan S. Myocardial reinfarction after anesthesia and surgery. An update: Incidence, mortality, and predisposing factors. JAMA 1978; 239: 2566–70.)

nach nicht-kardiochirurgischen Operationen das Risiko eines postoperativen Herzinfarktes erhöht [17]. Dagegen scheint das Risiko eines postoperativen Myokardinfarktes nach nicht-kardiochirurgischen Operationen bei Patienten mit einer Ein- oder Zwei-Gefäßerkrankung relativ niedrig zu sein. Auch Patienten, bei denen bereits eine aortokoronare Bypassoperation durchgeführt wurde, haben bei einer späteren nicht-kardiochirurgischen Operation kein erhöhtes Risiko [17]. Es konnte nicht bewiesen werden, daß die Lokalisation eines vorausgegangenen Myokardinfarktes, der Operationsort (falls der Eingriff weniger als drei Stunden dauert), die Auswahl von Medikamenten und/oder Anästhesieverfahren (Regional- versus Allgemeinanästhesie) einen Einfluß auf die Reinfarktrate haben. Es wurde versucht, eine präoperative Checkliste zu erstellen (in der Alter, vorausgehende Myokardinfarkte, Aortenstenose, Hinweise auf eine Herzinsuffizienz, Herzrhythmusstörungen erfaßt werden), um damit lebensbedrohliche postoperative Komplikationen vorhersagen zu können. Es konnte jedoch nicht belegt werden, daß diese Checkliste der ASA-Klassifikation (nach der American Society of Anaesthesiologists) überlegen wäre [18, 19].

### 1.2.4 Vorbestehende, nicht kardiale Erkrankungen

Bei der Anamneseerhebung sollten auch vorbestehende, nicht kardiale Nebenerkrankungen sowie deren Symptomatik erfaßt werden. Patienten mit einer schweren koronaren Herzerkrankung haben zum Beispiel häufig auch eine periphere Gefäßerkrankung. Sind aus der Anamnese ein apoplektischer Insult oder eine Synkope bekannt, sollte eine ausgeprägte zerebrale Gefäßerkrankung vermutet werden. Besteht ein Nikotinabusus, sollte an eine chronisch-obstruktive Atemwegserkrankung gedacht werden. Ein Hypertonus dagegen ist häufig mit einer Nierenfunktionsstörung verbunden. Die häufigste endokrinologische Störung, die bei Patienten mit einer koronaren Herzerkrankung angetroffen wird, ist ein Diabetes mellitus.

## 1.3 Aktuelle Medikation

Das Ziel einer medikamentösen Therapie bei der koronaren Herzerkrankung ist es, einerseits den myokardialen Sauerstoffbedarf zu reduzieren und andererseits den koronaren Blutfluß zu steigern. Bereits bei der präoperativen Visite müssen die pharmakokinetischen und pharmakodynamischen Eigenschaften der hierfür eingesetzten Medikamente bekannt sein sowie mögliche Auswirkungen dieser Medikamente auf die Narkose beachtet werden. Welche Medikamente während der intraoperativen Phase verabreicht werden, kann von der präoperativen Medikation des Patienten abhängen. Die bei Patienten mit einer koronaren Herzerkrankung am häufigsten anzutreffenden Medikamente sind Beta-Rezeptorenblocker und Nitrate. Außerdem können Patienten mit einer koronaren Herzerkrankung auch Kalziumblocker, Antihypertensiva, Diuretika oder Digitalispräparate einnehmen.

### 1.3.1 Beta-Rezeptorenblocker

Die Beta-Rezeptorenblocker erniedrigen den myokardialen Sauerstoffbedarf, indem sie Herzfrequenz und myokardiale Kontraktilität vermindern (vgl. Abschnitt: Therapie der Angina pectoris). Eine suffiziente Beta-Rezeptorenblockade liegt vermutlich dann vor, wenn die Ruhefrequenz des Herzens zwischen 50 und 60 Schlägen pro Minute beträgt. Bei üblicher Aktivität kommt es dann normalerweise zu einer Steigerung der Herzfrequenz um nur 10–20%. Patienten, die optimal mit Beta-Rezeptorenblockern eingestellt sind, haben keine Anzeichen einer Herzinsuffizienz und im EKG keinen Hinweis auf einen AV-Block.

**Auswirkungen auf die Narkose**

Zwischen Beta-Rezeptorenblockern und einigen, häufig zur Narkose eingesetzten Medikamenten sind Wechselwirkungen zu erwarten [20]. Sind diese Wechselwirkungen dem Anästhesisten bekannt, kann er die Narkoseführung solcher Patienten sicherer gestalten. Die größte Sorge galt in diesem Zusammenhang der möglicherweise stärkeren myokarddepressiven Wirkung der volatilen Anästhetika. Bei Hunden konnte auch tatsächlich nachgewiesen werden, daß Halothan und Propranolol eine additive myokarddepressive Wirkung haben [21]. So ist zum Beispiel die myokarddepressive Wirkung von Propranolol in Kombination mit 1% Halothan vergleichbar stark ausgeprägt wie die myokarddepressive Wirkung von 1,5% Halothan. Diese additive myokarddepressive Wirkung kann jedoch nicht als sehr groß oder gar gefährlich bezeichnet werden. Ähnlich konzipierte Studien legen nahe, daß Isofluran in Kombination mit einer Beta-Rezeptorenblockade besser toleriert wird als Halothan [22]. Dagegen ist die myokarddepressive Wirkung von Enfluran in Kombination mit Propranolol [23] stärker ausgeprägt als bei der Kombination Beta-Rezeptorenblocker und Halothan. Trotz dieser Unterschiede kann aufgrund der klinischen Erfahrung nicht gesagt werden, daß bei Patienten, die mit Beta-Rezeptorenblockern behandelt werden, irgendein volatiles Inhalationsanästhetikum bevorzugt eingesetzt werden sollte. Es gibt überzeugende Beweise, daß Beta-Rezeptorenblocker (insbesondere Propranolol) das operative Risiko nicht erhöhen und präoperativ auch nicht abgesetzt werden sollten [24]. Steht der Patient unter einer Dauermedikation mit Beta-Rezeptorenblockern, so ist der Beta-Rezeptorenblocker auch im Rahmen der präoperativen Medikation zu verabreichen. Für unerwünschte Interaktionen zwischen Opioiden und Propranolol gibt es ebenfalls keine Beweise [20].

In der postoperativen Phase kann eine Therapie mit Beta-Rezeptorenblockern oft unbeabsichtigt unterbrochen werden. Da es innerhalb von 24 Stunden nach Absetzen dieser Medikamente zu einem unerwünschten Rebound-Phänomen kommen kann, ist es wichtig, daß die Patienten postoperativ so bald als möglich ihre Erhaltungsdosis des Beta-Rezeptorenblockers wieder erhalten.

### Antagonisierung einer Bradykardie und Hypotension, die durch Beta-Rezeptorenblocker bedingt ist

Sollten sich in der perioperativen Phase negativ-chronotrope und negativ-inotrope Wirkungen einer Beta-Rezeptorenblockade manifestieren, so können diese medikamentös wieder aufgehoben werden. Die wirksamsten Medikamente in dieser Hinsicht sind Atropin und Beta-Mimetika. Sie sollten sofort verfügbar sein, falls sich bei diesen Patienten während der Narkose eine Bradykardie oder Hypotension entwickelt.

Kommt es aufgrund einer Beta-Rezeptorenblockade zu einer Bradykardie, so ist Atropin das Mittel der Wahl. Die Dosierung beträgt 0,4–0,6 mg intravenös. Gegebenenfalls werden bis zu 2 oder 3 mg Atropin verabreicht. Aufgrund der vagolytischen Wirkung des Atropins ist es nun möglich, daß die noch verbleibende sympathische Innervation des Herzens zum Tragen kommt und die Herzfrequenz ansteigt.

Isoproterenol ist ein reiner Beta-Rezeptorenagonist. Es stellt daher einen spezifischen pharmakologischen Antagonisten für Propranolol oder ähnliche Beta-Rezeptorenblocker dar. Isoproterenol muß mittels kontinuierlicher intravenöser Infusion verabreicht werden. Initial werden 2 bis 5 $\mu$g/min verabreicht. Anschließend wird die Infusionsgeschwindigkeit so eingestellt, daß Herzfrequenz und Blutdruck im gewünschten Bereich liegen. Je nachdem, wie ausgeprägt die Beta-Rezeptorenblockade ist, können unter Umständen hohe Isoproterenoldosierungen notwendig werden. Auch das Katecholamin Dobutamin ist geeignet, nachteilige kardiale Auswirkungen einer Beta-Rezeptorenblockade aufzuheben. Wird Dopamin eingesetzt, so könnten hohen Dopamin-Dosierungen, die zur Antagonisierung einer Beta-Rezeptorenblockade unter Umständen notwendig sind, zu einem unerwünscht starken Anstieg des systemischen Gefäßwiderstandes führen, denn unter hohen Dopamin-Dosierungen kommt es zu einer fast reinen Alpha-Stimulation.

Kalzium bewirkt eine Steigerung der myokardialen Kontraktilität. Der Angriffspunkt ist jedoch ein anderer als bei den Beta-Mimetika. Da Kalzium nicht über die Beta-Rezeptoren wirkt, ist zu erwarten, daß – im Gegensatz zum Isoproterenol – bei diesem Medikament bereits übliche Dosierungen wirksam sind (500–1000 mg Kalziumchlorid oder Kalziumglukonat, intravenös über 10–20 Minuten injiziert). Auch Euphyllin (4–6 mg/kg, intravenös über 15 Minuten verabreicht) ist geeignet, um eine ß-Blockade zu antagonisieren, insbesondere dann, wenn dieses Medikament mit einem ß-Mimetikum kombiniert wird.

Zur Therapie einer verminderten myokardialen Kontraktilität kann auch Digitalis verabreicht werden, falls davon ausgegangen werden kann, daß die Beta-Rezeptorenblockade weder durch eine Bradykardie noch durch einen AV-Block kompliziert ist. Bei einigen Patienten kann auch eine intravenöse Injektion von Glukagon (5–10 mg) und eine anschließende kontinuierliche Glucoseinfusion mit 1 mg/min wirkungsvoll sein.

### Blutdruckabfall bei Patienten mit einer Beta-Rezeptorenblockade aufgrund einer Anästhetikaüberdosierung

Kommt es bei Patienten, die Beta-Rezeptorenblocker einnehmen, aufgrund einer Überdosierung von Anästhetika zu einem Blutdruckabfall, so müssen bei der

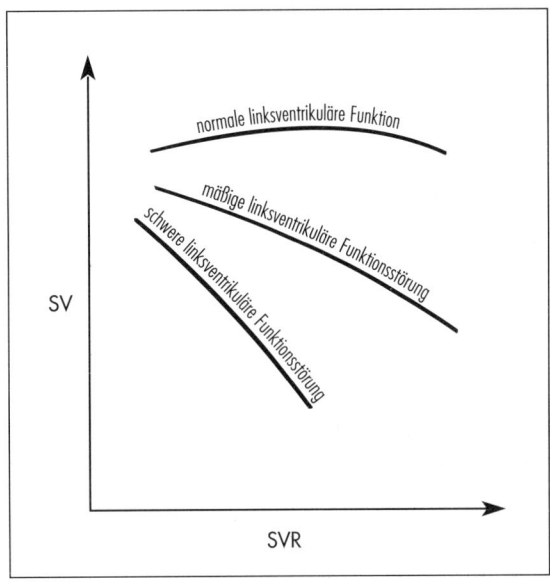

**Abb. 1.4:** Bei Patienten mit einer normalen linksventrikulären Funktion hat eine Erhöhung des systemischen Gefäßwiderstandes (SVR oder Nachlast) – wodurch der linksventrikuläre Auswurf in den systemischen Kreislauf behindert wird – nur geringe Auswirkungen auf das Schlagvolumen (SV). Dagegen führt eine Zunahme des systemischen Gefäßwiderstandes (SVR) bei Vorliegen einer mäßigen bis schweren linksventrikulären Funktionsstörung zu einem entsprechenden Abfall des Schlagvolumens.

Behandlung dieses Blutdruckabfalles spezielle Dinge beachtet werden. Theoretisch ist es denkbar, daß ein durch Beta-Rezeptorenblocker und Anästhetika deprimiertes Myokard eine Steigerung des ventrikulären Afterloads – z.B. aufgrund einer medikamentös bedingten Erhöhung des peripheren Gesamtwiderstandes – nicht mehr toleriert (Abb. 1.4). Wird z.B. bei gesunden Probanden Phenylephrin verabreicht, um einen halothanbedingten Blutdruckabfall zu therapieren, so kommt zu einem Abfall des Herzminutenvolumens und zu einer Steigerung des pulmonalkapillären Verschlußdruckes [25]. Es ist denkbar, daß diese Auswirkungen bei einer gleichzeitig bestehenden Beta-

Rezeptorenblockade noch stärker sind. Daher scheint es unter diesen Umständen sinnvoll zu sein, zur Therapie einer anästhetikabedingten myokardialen Depression mit begleitender Hypotension solche Sympathikomimetika einzusetzen, die sowohl eine betaagonistische als auch eine alphaagonistische Wirkung besitzen. Unter dieser Vorstellung scheint Ephedrin besser geeignet zu sein als Phenylephrin oder Methoxamin. Eine bestehende Beta-Rezeptorenblockade kann jedoch zu einer Abschwächung des beta-agonistischen Effektes von Ephedrin führen. Damit überwiegt die alphamimetische Wirkung dieses Medikamentes.

### 1.3.2 Nitrate

Daß durch die Gabe von Nitroglyzerin pektanginöse Beschwerden vermindert werden können, ist vermutlich dadurch zu erklären, daß Nitroglyzerin den myokardialen Sauerstoffbedarf senken kann. Durch Nitroglyzerin kommt es zu einer Dilatation der Venen und zu einer Zunahme der venösen Kapazität. Dies führt zu einer Abnahme des venösen Rückstroms zum Herzen (Verminderung des «preloads»). Hierdurch nehmen die ventrikulären enddiastolischen Drucke und Volumina und damit auch der myokardiale Sauerstoffbedarf ab. Nitroglyzerin ist auch in der Lage, selektiv die großen Koronararterien zu dilatieren. Diese Wirkung scheint wichtig zu sein, falls Nitroglyzerin zur Therapie einer vasospastischen Angina eingesetzt wird. Nitroglyzerin führt jedoch zu keiner Dilatation der Arteriolen des Koronarkreislaufs.

### 1.3.3 Kalziumantagonisten

In erregbaren Zellmembranen befinden sich Kalziumkanäle. Es wird angenommen, daß Kalziumblocker dadurch wirken, daß sie die Kalziumströme durch diese Kanäle beeinflussen. Diese Ionenbewegungen sind für die Phase 2 des Aktionspotentials erregbarer Zellmembranen verantwortlich. Im Sinus- und AV-Knoten sind sie auch für die Phase 4 des Aktionspotentials entscheidend (vgl. Kapitel 4). Diese Ionenkanäle, durch die das Kalzium wandert, werden als «langsame» Kanäle bezeichnet. Im Gegensatz dazu stehen die «schnellen» Natriumkanäle, die für die rasch ablaufende Phase 0 und Phase 1 der Depolarisation verantwortlich sind. Kalziumblocker werden daher auch als «slow-channel-blockers» bezeichnet.

Medikamente, die die Ionenbewegung über diese langsamen Kanäle beeinflussen, haben vermutlich negativ-chronotrope, negativ-dromotrope (Verlangsamung der Reizleitungsgeschwindigkeit), negativ-inotrope und vasodilatierende Wirkungen [26]. Die einzelnen Kalziumblocker unterscheiden sich bezüglich dieser verschiedenen Wirkungen. So ist zum Beispiel beim Verapamil die Verminderung von Herzfrequenz und Reizleitungsgeschwindigkeit stärker ausgeprägt als die negativ-inotrope Wikung an der Herzmuskulatur oder der glatten Gefäßmuskulatur. Ein großer Nachteil von Verapamil besteht darin, daß es einen AV-Block verursacht. Bei Nifedipin sind im Gegensatz zu Verapamil alle vier der obengenannten und für Kalziumblocker typischen pharmakologischen Wirkungen gleich stark ausgeprägt. Nifedipin führt seltener zu einem AV-Block. Bei Verapamil und Nifedipin scheinen die negativ-inotropen und vasodilatierenden Wirkungen ähnlich stark ausgeprägt zu sein. Kalziumblocker werden häufig zur Therapie einer supraventrikulären Tachykardie (vgl. Kapitel 4) sowie zur Behandlung einer myokardialen Ischämie eingesetzt, insbesondere auch bei pektanginösen Beschwerden, die durch Spasmen der Koronararterien bedingt sind.

Bei einer Behandlung mit Kalziumblockern können während der perioperativen Phase unerwünschte Medikamenteninteraktionen auftreten [26]. Dies ist deshalb zu erwarten, da Kalziumionen für ein normales Funktionieren von Myokardzelle, quergestreifter Muskelzelle und glatter Gefäßmuskelzelle notwendig sind. Eine durch volatile Anästhetika verursachte Myokarddepression und periphere Vasodilatation könnte durch Kalziumblocker verstärkt werden, da diese einen ähnlichen Angriffspunkt wie volatile Anästhetika haben. Falls bei Patienten – die unter einer Dauermedikation mit Kalziumblockern und Beta-Rezeptorenblockern stehen – volatile Anästhetika verabreicht werden, scheint es trotz dieser theoretischen Bedenken nur zu einer additiven und nicht zu einer potenzierenden negativ-inotropen Wirkung zu kommen [27–29]. Werden bei Patienten, die mit Halothan narkotisiert sind, Herzrhythmusstörungen mit Kalziumblockern therapiert, so kommt es nur vorübergehend zu einem Abfall des Blutdruckes und nur gelegentlich zu einer Verlängerung der PR-Dauer im EKG. Da Verapamil zu einem AV-Block führen kann, sollte es bei Patienten, die Digitalispräparate oder Beta-Rezeptorenblocker erhalten, nur mit Vorsicht eingesetzt werden. Patienten, die langfristig eine Kombinationstherapie aus Kalziumblockern und Beta-Rezeptorenblockern einnehmen und präoperativ keine Hinweise auf eine Reizleitungsstörung aufweisen, entwickeln normalerweise auch perioperativ keine Reizleitungsstörungen [30]. Bei Patienten mit einer vorbestehenden Reizleitungsstörung scheint es jedoch sinnvoll zu sein, Kalziumblocker vorsichtig zu titrieren. Eine durch Kalziumblocker verursachte Hypotension oder Bradykardie kann unter anderem durch eine intravenöse Gabe von Atropin, Isoproterenol oder Kalzium therapiert werden. Kalziumblocker können die Wirkungen von depolarisierenden und nicht-depolarisierenden Muskelrelaxantien verstärken und Erkrankungen, die mit einer Muskelschwäche verbunden sind, verschlimmern [31]. Da es unter einer Therapie mit Kalziumblockern zu einer verminderten präsynaptischen Freisetzung von Acetylcholin kommt, kann die Antagonisierung einer neuromuskulären Blockade unter diesen Bedingungen weniger effektiv sein [32].

### 1.3.4 Antihypertensiva

Während der perioperativen Phase sollten Antihypertensiva – wie zum Beispiel Beta-Rezeptorenblocker – weiter verabreicht werden. Es ist jedoch wichtig, die Nebenwirkungen der Antihypertensiva zu kennen. Außerdem muß bekannt sein, welche Auswirkungen eine verminderte Sympathikusaktivität – die für einige Antihypertensiva typisch ist – auf die kardiovaskulären Kompensationsmechanismen in der perioperativen Phase hat (vgl. Kapitel 6).

### 1.3.5 Diuretika

Das größte Problem bei Patienten, die unter einer Dauertherapie mit Diuretika stehen, ist die Hypokaliämie. Von elektiven Operationen wird oft abgeraten, wenn die präoperative Kalium-Plasma-Konzentration unter 3,5 mmol/l beträgt. Andere Autoren empfehlen, den operativen Eingriff zu unterlassen, falls die Plasma-Kalium-Konzentration unter 3,0 mmol/l liegt. Diese Empfehlungen basieren darauf, daß es bei Vorliegen einer Hypokaliämie gehäuft zu Herzrhythmusstörungen und zu nicht voraussehbaren Reaktionen auf nichtdepolarisierende Muskelrelaxantien kommen kann. Dennoch konnten bei chronisch hypokaliämischen Patienten (Plasma-Kalium-Konzentration zwischen 2,6 und 3,4 mmol/l), die sich einer elektiven Operation unterzogen, keine gehäuften Herzrhythmusstörungen nachgewiesen werden [33], (vgl. Kapitel 22). Es muß beachtet werden, daß der Kaliumgesamtgehalt des Körpers nicht mit der Kalium-Plasma-Konzentration korrelieren muß. Auch kann nicht davon ausgegangen werden, daß das Körpergesamtkalium vor einer Operation innerhalb von 24 bis 48 Stunden ausgeglichen werden kann (vgl. Kapitel 22).

Falls Diuretika akut verabreicht werden, kann es zu einer Verminderung des intravasalen Flüssigkeitsvolumens kommen. Diese medikamentös bedingte Hypovolämie muß natürlich bei der Narkoseführung beachtet werden. Bei chronischer Einnahme von Diuretika hat sich dagegen das intravasale Flüssigkeitsvolumen wieder normalisiert. Perioperativ auftretende Anzeichen einer Hypovolämie sind daher bei diesen Patienten nicht unbedingt durch die Diuretikatherapie bedingt.

### 1.3.6 Digitalis

Digitalispräparate können perioperativ weiter verabreicht werden, insbesondere dann, wenn diese Medikamente zur Therapie der Herzfrequenz (z.B. einer absoluten Arrhythmie bei Vorhofflimmern) verabreicht werden. Es ist jedoch zwingend, bei jedem Patienten, der Digitalis einnimmt, nach Symptomen einer Digitalisintoxikation zu suchen (vgl. Kapitel 7). Außerdem muß beachtet werden, daß eine – im Rahmen des operativen Eingriffes und der Narkose auftretende – Stimulation des sympathischen Nervensystems sowie eine Elektrolytverschiebung zu einer Digitalisintoxikation prädisponieren kann.

### 1.4 Körperliche Untersuchung

Selbst wenn eine ausgeprägte koronare Herzerkrankung vorliegt, ist der körperliche Untersuchungsbefund oft unauffällig. Zeichen einer beginnenden Linksherzinsuffizienz müssen jedoch unbedingt erkannt werden (vgl. Kapitel 7). Strömungsgeräusche über den Karotiden können auf eine bisher unbekannte zerebrovaskuläre Erkrankung hinweisen. Eine orthostatische Hypotension kann auf eine Dämpfung des vegetativen Nervensystems hinweisen. Dies kann z.B. im Rahmen einer Therapie mit Antihypertensiva der Fall sein. Bei der präoperativen körperlichen Untersuchung ist es wichtig, daß die oberen Luftwege beurteilt werden und daß abgeschätzt wird, ob die Intubation problemlos sein wird, ob periphere Venen gut punktierbar sind und ob – falls eine arterielle Kanülierung für die intraoperative Überwachung geplant ist – ein entsprechender Kollateralkreislauf besteht.

### 1.5 EKG

Ein entscheidender Punkt bei der präoperativen Einschätzung von Patienten mit einer koronaren Herzerkrankung ist die Beurteilung des Ruhe-EKGs. Es muß jedoch beachtet werden, daß selbst bei schweren koronaren Veränderungen das Ruhe-EKG normal sein kann, falls der Patient während der EKG-Ableitung keine pektanginösen Beschwerden hatte. Weist das EKG – insbesondere während pektanginöser Beschwerden – eine ST-Streckensenkung um mehr als 1 mm auf, so bestätigt dies, daß eine subendokardiale Ischämie vorliegt. Anhand derjenigen EKG-Ableitung, in der die Ischämiezeichen auftreten, kann eventuell auch festgestellt werden, welche Koronararterie betroffen ist (Tab. 1.5).

Das sicherste Kriterium für eine Belastungsischämie ist darin zu sehen, daß Patienten – die im Ruhe-EKG eine isoelektrische ST-Strecke haben – im Belastungs-EKG eine ST-Streckensenkung von 1 mm oder mehr haben. Bei Patienten mit einer Einengung des Hauptstammes der linken Koronararterie kann es im Belastungs-EKG zu einer ST-Streckensenkung von mehr als 2 mm kommen. Dabei treten oft auch pektanginöse Beschwerden, Herzrhythmusstörungen oder eine Hypotension auf. Kommt es während einer belastungsbedingten ST-Streckensenkung zu einem Blutdruckabfall, so ist davon auszugehen, daß große Teile des Myokards ischämisch sind. In diesem Falle ist die Wahrscheinlichkeit hoch, daß eine Drei-Gefäßerkran-

**Tab. 1.5:** Die eine Myokardischämie anzeigenden EKG-Ableitungen und die entsprechenden ischämischen Myokardareale

| EKG-Ableitung | der für die Ischämie verantwortliche Ast der Koronararterien | vermutlich betroffenes Myokardareal |
|---|---|---|
| II, III, aVF | rechte Koronararterie | rechter Vorhof<br>Vorhofseptum<br>rechter Ventrikel<br>Sinusknoten<br>AV-Knoten<br>posteriorer Faszikel des linken Tawara-Schenkels<br>hinteres Drittel des Ventrikelseptums<br>hinterer Papillarmuskel |
| V3–V5 | Ramus interventricularis der linken Koronararterie | anterolateraler Anteil des linken Ventrikels<br>rechter Tawara-Schenkel<br>anteriorer Faszikel des linken Tawara-Schenkels<br>posteriorer Faszikel des linken Tawara-Schenkels<br>vordere ⅔ des Ventrikelseptums<br>vorderer Papillarmuskel<br>hinterer Papillarmuskel |
| I, aVL | Ramus circumflexus der linken Koronararterie | lateraler Anteil des linken Ventrikels<br>Sinusknoten<br>AV-Knoten<br>posteriorer Faszikel des linken Tawara-Schenkels |

kung oder eine Erkrankung des Hauptstammes der linken Koronararterie vorliegt. Es wird angenommen, daß es durch eine Einengung einer großen Koronararterie um mehr als 50% (der Blutfluß verhält sich proportional zur vierten Potenz des Radius) zu einem unzureichendem Sauerstoffangebot kommt, falls der myokardiale Sauerstoffbedarf – zum Beispiel im Rahmen einer belastungsbedingten Hypertension und Tachykardie – erhöht ist. Bei der Durchführung eines Belastungs-EKG's kommt es zur Sympatikusstimulation, ähnlich wie dies auch bei bestimmten perioperativen Ereignissen, z. B. der Laryngoskopie oder der operativen Stimulation der Fall ist. Ein normales Belastungs-EKG besagt, daß der Koronarkreislauf relativ unauffällig ist. Es kann jedoch bei ungefähr 10% der Erwachsenen mit normalen Koronararterien zu einer ST-Streckenveränderung während eines Belastungs-EKG's kommen. Diese ST-Streckenveränderungen sind ähnlich wie bei Patienten mit einer koronaren Herzerkrankung. Aus diesem Grund ist die Durchführung eines Belastungs-EKG's bei asymptomatischen Patienten von zweifelhaftem Wert.

Bei einer vasospastischen Angina pectoris kommt es während einer myokardialen Ischämie typischerweise zu einer ST-Streckenhebung im EKG. Eine ST-Streckenhebung bedeutet eine schwere transmurale myokardiale Ischämie, während eine ST-Streckensenkung für eine subendokardiale Ischämie spricht.

Im präoperativen EKG sollte nicht nur nach Zeichen einer myokardialen Ischämie gesucht werden, sondern auch danach, ob Hinweise für 1. einen bereits durchgemachten Herzinfarkt; 2. eine Herzhypertrophie; 3. einen pathologischen Herzrhythmus und/oder Reizleitungsstörungen und 4. für Elektrolytstörungen vorliegen. Es muß jedoch beachtet werden, daß ein vorausgehender Herzinfarkt, insbesondere, wenn es sich um ein subendokardiales Ereignis handelte, nicht zu bleibenden Veränderungen im EKG führen muß. Liegen ventrikuläre Extrasystolen vor, muß damit gerechnet werden, daß diese auch intraoperativ auftreten. Eine PR-Dauer von mehr als 0,2 sec ist zumeist durch eine Digitalistherapie bedingt. Ist die Reizleitung unterhalb des AV-Knotens blockiert, so handelt es sich in der Regel um pathologisch-anatomische Veränderungen und seltener um medikamentöse Nebenwirkungen.

## 1.6 Röntgenaufnahme des Thorax

Es ist unwahrscheinlich, daß in der Röntgenaufnahme des Thorax Veränderungen zu finden sind, die auf eine koronare Herzerkrankung zurückzuführen wären. Im Röntgenbild sollte jedoch stets nach Hinweisen für Herzvergrößerung und Herzinsuffizienz gesucht werden. Eine chronische Lungenerkrankung kann vermutet werden, falls die Lungen überbläht sind und ein tiefstehendes Zwerchfell vorliegt.

## 1.7 Szintigraphische Verfahren

Bei der Szintigraphie werden Radionuklide (Gammastrahlen-emittierende, radioaktiv markierte Substanzen) intravenös verabreicht. Damit kann das Blut innerhalb des Herzens und der Lungen dargestellt werden. Mit Hilfe von radioaktivem Thallium kann die Durchblutung des linksventrikulären Myokards zur Darstellung gebracht werden. Sind Gebiete mit einer verminderten Perfusion (kalte Knoten) nur während einer kardialen Belastung vorhanden, so weist dies auf eine myokardiale Ischämie hin. Dagegen lassen konstante Perfusionsdefekte einen alten Myokardinfarkt vermuten. Technetium sammelt sich in Gebieten einer akuten Myokardnekrose an. Insbesondere wenn die Diagnose eines Myokardinfarktes nicht eindeutig ist, ist eine Isotopenuntersuchung mit Technetium sinnvoll. Diese Affinität von Technetium zu nekrotischen Bereichen hängt damit zusammen, daß es in nekrotischen Zellen zu einer Anhäufung von freiem Kalzium kommt. Durch eine Myokardszintigraphie mit Thallium kann ein Myokardinfarkt fast unmittelbar nach seiner Entstehung festgestellt werden. Mit Technetium kann dagegen eine Nekrose erst nach 24 bis 72 Stunden nachgewiesen werden. Szintigraphische Verfahren mit Technetium können auch eingesetzt werden, um die linksventrikuläre Ejektionsfraktion zu messen (Radionuklidventrikulographie, RNV).

## 1.8 Herzkatheterisierung und Angiographie

Herzkatheterisierung und Angiographie sind sehr spezielle Untersuchungen, die vor nicht-kardiochirurgischen Operationen nicht routinemäßig durchgeführt werden und die normalerweise auch nicht indiziert sind. Liegen diese Untersuchungsergebnisse jedoch vor, so kann daran objektiv die linksventrikuläre Funk-

**Tab. 1.6:** Beurteilung der linksventrikulären Funktion

| Gute Funktion | Funktionseinschränkung |
|---|---|
| *Anamnese und körperliche Untersuchung* | |
| Angina pectoris essentielle Hypertonie Kein Hinweis auf eine Herzinsuffizienz | vorausgegangener Myokardinfarkt Hinweise auf eine Herzinsuffizienz |
| *Herzkatheteruntersuchung* | |
| Ejektionsfraktion > 0.55 Linksventrikulärer, enddiastolischer Druck < 12 mm Hg Herzindex > 2.5 L · min$^{-1}$ · m$^{-2}$ keine ventrikuläre Dyskinesie | Ejektionsfraktion < 0.4 linksventrikulärer, enddiastolischer Druck > 18 mm Hg Herzindex < 2 L · min$^{-1}$ · m$^{-2}$ mehrere Areale einer ventrikulären Dyskinesie |

tion beurteilt werden. Außerdem kann damit auch die Reaktion des Patienten auf den anästhesiologischen und operativen Streß abgeschätzt werden. Anhand von Anamnese, körperlicher Untersuchung und der während einer Herzkatheterisierung erhobenen Daten (Ejektionsfraktion, linksventrikulärer enddiastolischer Druck, Herzminutenvolumen, Beurteilung der Wandbewegung des Ventrikels) kann die linksventrikuläre Funktion als normal oder eingeschränkt klassifiziert werden (Tab. 1.6).

### 1.8.1 Ejektionsfraktion

Die Ejektionsfraktion ist definiert als Schlagvolumen geteilt durch enddiastolisches Volumen. Das Schlagvolumen entspricht der Differenz zwischen enddiastolischem und endsystolischem Volumen. Die Ejektionsfraktion kann daher ein sinnvoller Parameter für die Ventrikelfunktion sein. Die Ejektionsfraktion kann mit Hilfe eines szintigraphischen Verfahrens (Radionuklidventrikulographie, RNV) oder mit der Echokardiographie gemessen werden.

Ein sich normal kontrahierender linker Ventrikel wirft bei jeder Herzkontraktion 55 bis 75 % (Ejektionsfraktion: 0,55–0,75) seines enddiastolischen Volumens als Schlagvolumen aus. Patienten mit einer verminderten myokardialen Kontraktilität (z.B. aufgrund eines vorausgegangenen Herzinfarktes) oder aufgrund eines erhöhten linksventrikulären Afterloads (z.B. im Rahmen einer essentiellen Hypertonie) haben meist eine Ejektionsfraktion von 0,4–0,55. Patienten mit einer Ejektionsfraktion in dieser Größenordnung sind normalerweise asymptomatisch. Beträgt die Ejektionsfraktion 0,25 bis 0,4, so treten vermutlich während körperlicher Belastung Symptome einer eingeschränkten kardialen Leistungsbreite auf. Beträgt die Ejektionsfraktion unter 0,25, so weisen die Patienten vermutlich bereits Ruhesymptome auf (Klasse IV der New York Heart Association). Es ist zu erwarten, daß Patienten mit einer so schweren linksventrikulären Funktionsstörung die Belastung einer Narkose und Operation schlecht tolerieren werden.

### 1.8.2 Linksventrikulärer enddiastolischer Druck

Ein insuffizienter linker Ventrikel ist nicht mehr in der Lage, während der Systole genügend Blut auszuwerfen. Daher sind linksventrikuläres enddiastolisches Volumen und linksventrikulärer enddiastolischer Druck erhöht. Der enddiastolische Druck kann nicht nur durch das enddiastolische Volumen, sondern auch durch die Compliance des linksventrikulären Myokards beeinflußt werden. Ein erhöhter linksventrikulärer enddiastolischer Druck kann also entweder durch ein erhöhtes enddiastolisches Volumen, durch eine verminderte Compliance des Ventrikels oder durch beide Mechanismen bedingt sein. Liegt kein Mitralvitium vor, entsprechen der linksatriale Druck und der pulmonal-kapilläre Verschlußdruck dem linksventrikulären enddiastolischen Druck.

Der linksventrikuläre enddiastolische Druck beträgt normalerweise 12 mmHg oder weniger. Der entsprechende Normalwert für den rechtsventrikulären enddiastolischen Druck liegt bei 5 mm Hg oder weniger. Beträgt der linksventrikuläre enddiastolische Druck mehr als 18 mmHg bei körperlicher Ruhe, so bedeutet dies eine stark verminderte linksventrikuläre Kontraktilität. Unter Bettruhe, Flüssigkeitsrestriktion und Diuretikagabe kann sich dieser Wert normalisieren, obwohl weiterhin eine schwere linksventrikuläre Funktionseinschränkung besteht. Unter solchen Umständen kann es zu starken Anstiegen des linksventrikulären enddiastolischen Druckes kommen, falls z.B. während einer Koronarangiographie Kontrastmittel injiziert wird. Dies weist auf eine schlechte linksventrikuläre Kompensationsbreite hin. Bei der Interpretation der linksventrikulären enddiastolischen Drucke muß stets die körperliche Belastbarkeit des Patienten berücksichtigt werden.

### 1.8.3 Cardiac-Index

Bei körperlicher Ruhe beträgt der Cardiac-Index normalerweise 2,5 bis 3,5 l/min × m$^2$. Patienten mit einer linksventrikulären Funktionsstörung können zwar in Ruhe ein normales Herzminutenvolumen haben, jedoch unter Umständen bei Streß oder körperlicher Belastung das Herzminutenvolumen nicht mehr steigern. Bei Patienten mit einer koronaren Herzerkrankung bedeutet ein Cardiac-Index von unter 2 l/

min × m² eine schwere linksventrikuläre Funktionsstörung. Ein Abfall des Herzminutenvolumens kann mit einer erhöhten arteriovenösen Sauerstoffdifferenz einhergehen, denn die Gewebe haben weiterhin den gleichen Sauerstoffbedarf, müssen diesen Sauerstoff aber aus einem verminderten Blutfluß entnehmen.

### 1.8.4 Angiographie

Anhand einer Ventrikulographie können die Bewegungen der linken Ventrikelwand als normal, eingeschränkt (hypokinetisch), fehlend (akinetisch) oder paradox (dyskinetisch) klassifiziert werden. Liegt ein Bericht über eine Koronarangiographie vor, so sollte dieser sorgfältig studiert werden. Hierbei müssen bestimmte anatomische Gegebenheiten des Koronarkreislaufs berücksichtigt werden (Tabelle 1.5). Es ist zum Beispiel davon auszugehen, daß Patienten mit einer ausgeprägten Stenose im Bereich des Ramus interventricularis anterior der linken Koronararterie während der perioperativen Phase ein erhöhtes Risiko haben, denn dieses Gefäß versorgt einen großen Teil des linken Ventrikels. Auch ist die Gefahr eines Myokardinfarkts während und nach einem nicht kardiochirurgischen Eingriff erhöht, falls koronarangiographisch eine Drei-Gefäßerkrankung festgestellt wurde [17]. Bei der Herzkatheteruntersuchung läßt sich feststellen, welche Arterie für die Versorgung des AV-Knotens verantwortlich ist. Diese Arterie stellt das dominierende Gefäß dar.

## 1.9 Anatomie und Physiologie des Koronarkreislaufs

Die arterielle Blutversorgung des Herzens erfolgt über die linke und rechte Koronararterie. Diese entspringen im Sinus valsalvae, der sich direkt hinter den Segeln der Aortenklappe im Bereich der Aortenwurzel befindet (Abb. 1.5), (Tab. 1.5). Anatomisch betrachtet, verlaufen diese Koronararterien und ihre Äste auf der epikardialen Oberfläche des Herzens. Sie dienen als reine Strömungsgefäße und stellen einen nur minimalen Widerstand für den Blutfluß dar. Im Gegensatz dazu verzweigen sich die kleinen Koronararteriolen in der Herzmuskulatur und können dem Blutfluß einen sehr unterschiedlichen Widerstand entgegensetzen. Dadurch regulieren sie den koronaren Blutfluß [34]. Koronare Herzerkrankungen betreffen die großen epikardialen Koronararterien und nicht die Arteriolen. Die Drosselung des Blutflusses im Bereich der Koronararteriolen kann konstant sein oder sich, je nach zugrundeliegendem Tonus der glatten Gefäßmuskulatur, auch dynamisch verändern.

Der koronare Blutfluß beträgt in Ruhe ungefähr 80–100 ml/100 g × min. Dies entspricht beim Herzen eines Erwachsenen mit 300 g ungefähr 3 bis 5% des Herzminutenvolumens. Das Blut, das den linken Ventrikel perfundiert hat, mündet zum größten Teil über den Sinus coronarius in den rechten Vorhof. Der Großteil des Koronarblutes aus dem rechten Ventrikel fließt über die Venae cordes anteriores ab. Diese münden

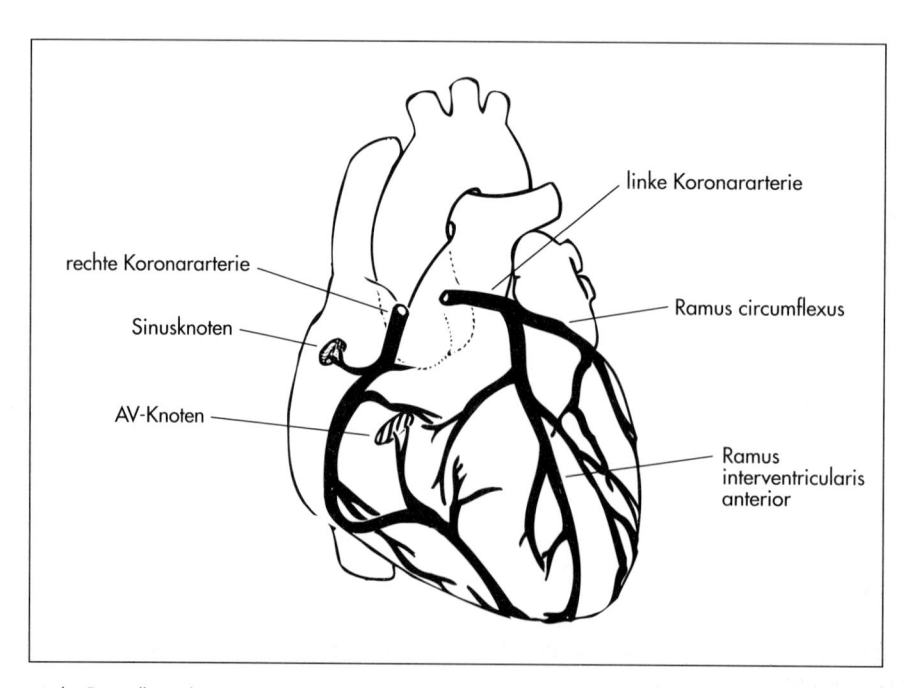

**Abb. 1.5:** Schematische Darstellung der Koronararterien. Die rechte und linke Koronararterie entspringen direkt hinter der Aortenklappe im Sinus valsalvae. Die rechte Koronararterie verläuft im rechten Sulcus coronarius zu der Hinterseite des Herzens. Die linke Koronararterie teilt sich in den Ramus interventrilucularis anterior und den Ramus circumflexus. Der Ramus interventricularis anterior verläuft zur Herzspitze, der Ramus circumflexus verläuft im Sulcus coronarius sinistra links um das Herz zur Hinterseite des Herzens.

unter Umgehung des Sinus coronarius direkt in den rechten Vorhof. Der myokardiale Sauerstoffbedarf in Ruhe beträgt 8 bis 10 ml/100 g × min. Dies macht ungefähr 10% des Sauerstoffbedarfs des gesamten Körpers aus. Die Koronararterien haben eine parasympathische (Vagus) und eine sympathische (Ganglion stellatum) Innervation. Außerdem sind in den Koronargefäßen Beta$_1$-, Beta$_2$- und Alpha$_2$-Rezeptoren vorhanden. Auch Histaminrezeptoren befinden sich in den Koronararterien. Eine Stimulation der Histamin$_1$-Rezeptoren bewirkt eine Vasokonstriktion, eine Stimulation der Histamin$_2$-Rezeptoren erzeugt eine Vasodilatation [35]. Wurden im Rahmen der präoperativen Medikation H$_2$-Antagonisten verabreicht, so besteht hierbei theoretisch das Problem, daß nun eine über Histamin$_1$-Rezeptoren vermittelte Konstriktion der Koronararterien uneingeschränkt wirken kann. Ein analoges Problem besteht, wenn die Histamin$_2$-Rezeptoren der Atemwege blockiert werden und damit die über die Histamin$_1$-Rezeptoren vermittelte Bronchokonstriktion uneingeschränkt wirken kann.

### 1.9.1 Rechte Koronararterie

Die rechte Koronararterie verläuft im Sulcus coronarius zur Hinterseite des Herzens. Sie gibt Äste ab, die rechten Vorhof, Vorhofseptum, rechten Ventrikel und posteriores Drittel des Ventrikelseptums versorgen. Bei 55% der Menschen versorgt ein Ast der rechten Koronararterie den Sinusknoten und in 90% versorgt ein weiterer, distal aus der rechten Koronararterie abgehender Ast den AV-Knoten. Auch das HIS-Bündel wird von proximalen und distalen Ästen der rechten Koronararterie versorgt. Ein Verschluß der rechten Koronararterie kann zu einem Infarkt im Bereich des Sinusknotens und damit zu supraventrikulären Rhythmusstörungen führen. Folge einer Infarzierung des AV-Knotens ist ein AV-Block dritten Grades. Eine Ischämie des AV-Knotens ist jedoch oft nur passager, da der AV-Knoten über eine bessere Kollateralversorgung verfügt als der Sinusknoten.

### 1.9.2 Linke Koronararterie

Die linke Koronararterie teilt sich in den Ramus interventricularis anterior und den Ramus circumflexus. Äste aus dem Ramus interventricularis anterior versorgen den anterolateralen Anteil des linken Ventrikels, den rechten Tawaraschenkel, den linksanterioren Faszikel des linken Tawaraschenkels und die anterioren zwei Drittel des Ventrikelseptums. Äste aus dem Ramus circumflexus versorgen den lateralen Anteil des linken Ventrikels. Ein Ast des Ramus circumflexus versorgt auch den Sinus- und AV-Knoten, sofern diese Strukturen nicht wie üblich über die rechte Koronararterie versorgt werden sollten. Der posteriore Faszikel des linken Tawaraschenkels wird aus Ästen aller drei großen Koronargefäße versorgt.

### 1.9.3 Blutversorgung der Papillarmuskeln

Die Blutversorgung der Papillarmuskeln verdient besondere Beachtung, denn diese Muskeln sind für die Schlußfähigkeit der Mitralklappe entscheidend. Der vordere Papillarmuskel wird normalerweise aus Ästen der linken Koronararterie versorgt. Der posteriore Papillarmuskel erhält typischerweise seine Blutversorgung sowohl aus der linken als auch aus der rechten Koronararterie. Die Kollateralversorgung im Bereich der Papillarmuskeln ist jedoch gut entwickelt, so daß der Verschluß einer Koronararterie normalerweise zu keinem Infarkt eines Papillarmuskels führt. Eine schwere Ischämie kann jedoch zu einer Dysfunktion der Papillarmuskeln und damit zu einer akuten Mitralinsuffizienz führen. Durch eine sofortige Therapie der Ischämie, z. B. mit Nitroglyzerin, kann normalerweise diese Mitralklappeninsuffizienz beseitigt werden.

### 1.9.4 Besonderheiten des koronaren Blutflusses

Zu den Besonderheiten der koronaren Durchblutung gehört, daß es keine Anastomosen zwischen linker und rechter Koronararterie gibt. Außerdem wird der Blutfluß zum linken Ventrikel während der Systole unterbrochen, denn während der Myokardkontraktion kommt es zu einer mechanischen Kompression der transmuralen Gefäße. Dagegen wird während der Systole der koronare Blutfluß des rechten Ventrikels weniger beeinflußt, da die rechtsventrikulären Drucke niedriger sind und es unwahrscheinlicher ist, daß die im Myokard gelegenen Gefäße hierbei komprimiert werden. Erhöhte intraventrikuläre Drucke im linken Herzen, wie sie z. B. bei einer Zunahme des ventrikulären enddiastolischen Volumens oder einer Zunahme des enddiastolischen Ventrikeldruckes auftreten, führen zu einer Kompression der subendokardialen Gefäße und vermindern damit den Blutfluß zum Subendokard (Abb. 1.6). Herzinfarkte sind zumeist im subendokardialen Bereich des linken Ventrikels lokalisiert. Schätzungsweise 70 bis 85% des koronaren Blutflusses zum linken Ventrikel finden während der Diastole statt. Ein adäquates myokardiales Sauerstoffangebot kann durch eine Tachykardie gefährdet werden, insbesondere dann, wenn die Koronararterien aufgrund einer Arteriosklerose eingeengt sind. Die Ursache ist darin zu sehen, daß der koronare Blutfluß vor allem während der Diastole stattfindet, und bei einer Tachykardie kommt es insbesondere zu einer Verkürzung der Diastolendauer. Der koronare Blutfluß im Bereich des rechten Ventrikels wird durch die Systole nur wenig beeinflußt. Dies ist dadurch zu erklären, daß der Druck in den Koronararterien größer als der rechtsventrikuläre Spitzendruck ist.

Lokale Bedarfsänderungen des Herzmuskels an Nährstoffen, insbesondere an Sauerstoff, führen zu Querschnittsänderungen der Koronararterien. Der koronare Blutfluß wird fast ausschließlich über solche

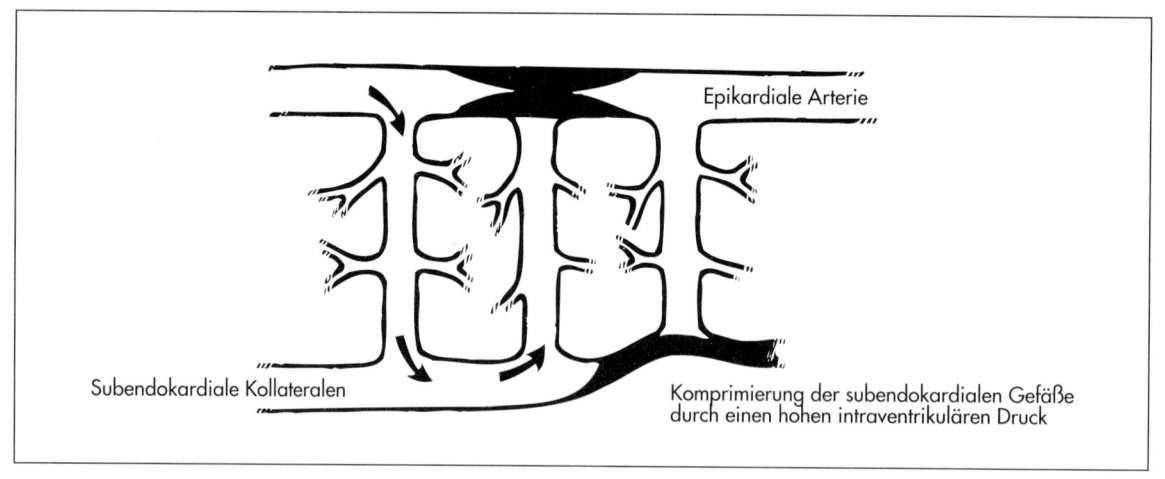

**Abb. 1.6:** Auf dem schematischen Querschnitt des Ventrikelmyokards wird die Auswirkung des intraventrikulären Druckes auf den subendokardialen Blutfluß dargestellt. Ein Anstieg des intraventrikulären Drucks kann die subendokardialen Gefäße komprimieren und zu einer subendokardialen Ischämie führen. Liegt eine arteriosklerotische Stenose der epikardialen Arterien vor, so kann durch eine Kompression der subendokardialen Gefäße der Kollateralkreislauf unterbrochen werden, der diese Stenose überbrückt.

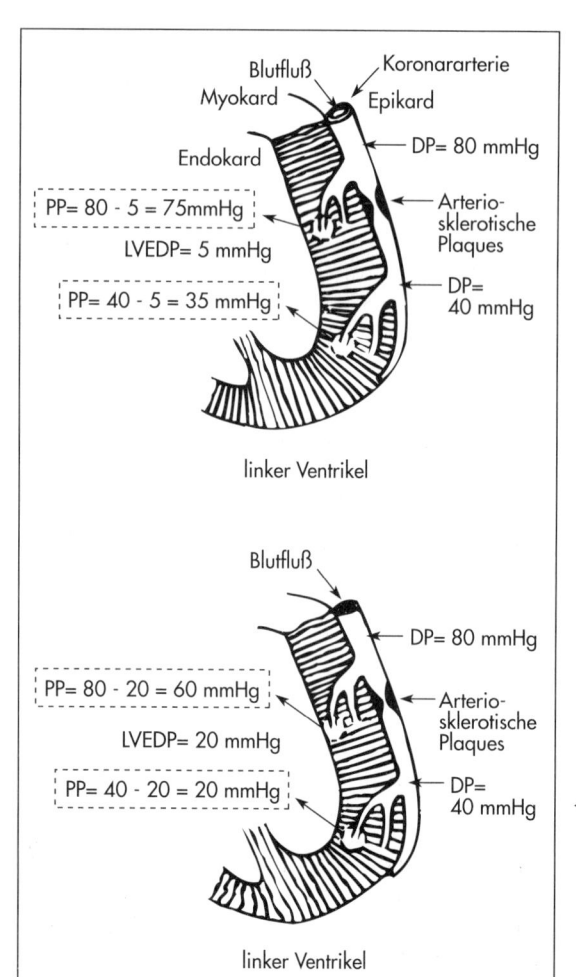

vaskuläre Mechanismen reguliert. Da die Sauerstoffextraktion durch die Myokardzellen schon in Ruhe nahezu maximal ist, kann einem erhöhten myokardialen Sauerstoffbedarf fast nur dadurch wirksam begegnet werden, daß der koronare Blutfluß gesteigert wird. Im Bereich von arteriosklerotischen Arterien, die sich nicht mehr dilatieren können, ist vor allem der Perfusionsdruck für die Aufrechterhaltung des koronaren Blutflusses verantwortlich (druckabhängige Perfusion, Abb. 1.7), [36].

### 1.9.5 Coronary Steal-Phänomen

Der Begriff Coronary Steal-Phänomen bedeutet, daß der Blutfluß durch ein bestimmtes Myokardareal zu einem anderen Myokardareal umgeleitet wird. Die Umleitung des Blutflusses von einem Koronararterienast zu einem anderen wird als Intercoronary Steal-Phänomen bezeichnet. Die Umleitung des Blutflusses von subendokardial nach subepikardial wird dagegen als transmurales Steal-Phänomen bezeichnet. In Myokardbereichen, die durch eine myokardiale Ischämie gefährdet sind (in denen also eine flow-abhängige Kollateralversorgung besteht), können die Koronararteriolen maximal dilatiert sein. Dadurch soll die Drosselung des Blutflusses im Bereich der arteriosklerotisch verengten Gefäße kompensiert werden. Bei einer medikamentös bedingten Vasodilatation der normalen Koronararteriolen könnte nun Blut aus den maximal dilatierten Koronararteriolen (die durch koronarsklerotische Gefäße versorgt werden) zu den sich jetzt dilatierenden normalen Gefäßen abströmen (Coronary Steal-Phänomen). Nitroprussid, Papaverin, Dipy-

**Abb. 1.7:** Der Perfusionsdruck (PP) in gesunden Koronararterien entspricht der Differenz aus diastolischem Blutdruck (DP) minus linksventrikulärem enddiastolischem Druck (LVEDP). Liegt ein arteriosklerotischer Plaque vor, so ist der Perfusionsdruck (PP) distal des Plaques vermindert (obere Abbildung). Auch bei einer Zunahme des linksventrikulären enddiastolischen Drucks (LVEDP) nimmt der Perfusionsdruck (PP) ab (untere Abbildung). (Shepherd JT, Vanhoutte PM. The human cardiovascular system: Facts and concepts. New York, Raven Press, 1979, p 222.)

ridamol und Adenosin sind z.B. in der Lage, ein Coronary Steal-Phänomen und damit Zeichen einer regionalen Myokardischämie zu erzeugen. Bei den Inhalationsanästhetika konnte im Tierversuch nachgewiesen werden, daß Isofluran – im Gegensatz zu Halothan – ein potenter Vasodilatator der Koronararteriolen ist und von daher zu einem Coronary Steal-Phänomen führen kann [37–39], (vgl. Abschnitt: Aufrechterhaltung der Narkose). Das Risiko, ob es bei einem Patienten zu einem medikamentös bedingten Coronary Steal-Phänomen und damit zu einer Myokardischämie kommt, hängt von mehreren Punkten ab, wie z.B. davon, 1. ob gleichzeitig der koronare Perfusionsdruck abfällt; 2. wie stark die Koronararterienstenose ausgeprägt ist; 3. ob es sich um eine dynamische oder fixierte Koronararterienstenose handelt; 4. ob es sich um eine singuläre oder multiple Gefäßerkrankung handelt; 5. ob eine insuffiziente oder gutausgebildete Kollateralversorgung besteht und 6. wie hoch der myokardiale Sauerstoffbedarf ist. Der myokardiale Sauerstoffbedarf hängt von Blutdruck, Herzfrequenz, Preload und Afterload ab [39]. Wie stark der myokardiale Sauerstoffbedarf und das myokardiale Sauerstoffangebot durch bestimmte Faktoren beeinflußt werden, hängt auch davon ab, ob gleichzeitig Beta-Rezeptorenblocker, oder ob während der Narkoseführung Opioide verabreicht werden und ob – unter Verzicht auf Lachgas – hohe inspiratorische Sauerstoffkonzentrationen verabreicht werden.

## 1.10 Narkoseführung

Bei der Narkoseführung von koronarsklerotischen Patienten, die sich einer nicht-kardiochirurgischen Operation unterziehen, müssen präoperative Medikation, Narkoseeinleitung und Aufrechterhaltung der Narkose einzeln betrachtet werden. Die optimale Patientenversorgung in diesen verschiedenen Phasen setzt voraus, daß die Determinanten des myokardialen Sauerstoffangebotes und des myokardialen Sauerstoffbedarfs bekannt sind (Tab. 1.7).

### 1.10.1 Myokardiales Sauerstoffangebot

Das myokardiale Sauerstoffangebot ist vom koronaren Blutfluß und vom Sauerstoffgehalt des Koronararterienblutes abhängig. Der koronare Blutfluß ist direkt abhängig vom koronaren Perfusionsdruck (diastolischer Blutdruck minus linksventrikulärer enddiastolischer Druck) und von der Perfusionszeit (Diastolendauer). Der koronare Blutfluß ist außerdem umgekehrt proportional zum koronaren Gefäßwiderstand. Der koronare Gefäßwiderstand ist von lokalen metabolischen Faktoren wie z.B. Sauerstoffgehalt des Myokardmuskels, Viskosität des Blutes, Aktivitätszustand des vegetativen Nervensystems und Durchgängigkeit

**Tab. 1.7:** Intraoperative Ereignisse, die das Gleichgewicht zwischen myokardialem Sauerstoffangebot und myokardialem Sauerstoffbedarf beeinflussen

| verminderter Sauerstoffbedarf | erhöhter Sauerstoffbedarf |
|---|---|
| verminderter koronarer Blutfluß | Stimulation des sympathischen Nervensystems |
| Tachykardie | Tachykardie |
| erniedrigter diastolischer Blutdruck | erhöhter systolischer Blutdruck |
| Hypokapnie (Koronarkonstriktion) | gesteigerte Myokard-Kontraktilität |
| Spasmus der Koronararterien | erhöhte Nachlast |
| verminderter Sauerstoffgehalt des Blutes | |
| Anämie | |
| arterielle Hypoxämie | |
| Verlagerung der Sauerstoffdissoziationskurve nach links | |
| erhöhte Vorlast (Wandspannung) | |

der Koronararterien abhängig. Die Autoregulation des koronaren Blutflusses wird durch Veränderungen des koronarvaskulären Widerstandes gesteuert. Der koronarvaskuläre Widerstand verändert sich je nach den lokalen metabolischen Bedürfnissen. Liegt jedoch eine Koronarsklerose vor, kann sich der koronarvaskuläre Widerstand nicht ändern und der koronare Blutfluß wird damit rein druckabhängig (Abb. 1.7), [36]. Diejenige Sauerstoffmenge, die im arteriellen Blut enthalten ist und dem Herzen angeboten wird, hängt vom Hämoglobinwert und von der arteriellen Sauerstoffsättigung ab. Die arterielle Sauerstoffsättigung hängt ihrerseits vom arteriellen Sauerstoffpartialdruck und von der Lage der Sauerstoffdissoziationskurve – was sich im $P_{50}$-Wert äußert – ab. Liegt weder eine arterielle Hypoxämie noch eine Anämie vor, ist es schwierig, das Sauerstoffangebot an das Herz zu steigern. Dies ist dadurch bedingt, daß das Herz den über das koronararterielle Blut angebotenen Sauerstoff bereits in Ruhe maximal ausschöpft.

### 1.10.2 Myokardialer Sauerstoffbedarf

Der myokardiale Sauerstoffbedarf hängt ab 1. von Herzfrequenz, 2. systolischem Blutdruck (afterload), 3. Ventrikelvolumen (preload oder venöser Rückstrom) und 4. von der myokardialen Kontraktilität. Diese Determinanten des myokardialen Sauerstoffbedarfs werden in hohem Maße durch den Aktivitätszustand des sympathischen Nervensystems beeinflußt. Wie bereits erwähnt, führt eine Steigerung der Herzfrequenz eher zu einer myokardialen Ischämie als eine Steigerung des systemischen Blutdrucks (Tab. 1.2), [14]. Im Gegensatz zu den Determinanten des myokardialen Sauerstoffangebots können die Determinanten des myokardialen Sauerstoffbedarfs durch perioperativ verabreichte Medikamente beeinflußt werden.

## 1.10.3 Präoperative Medikation

Hauptziel der präoperativen Medikation bei Patienten mit einer koronaren Herzerkrankung besteht darin, deren Angst zu vermindern. Angstzustände können zu einer Freisetzung von Katecholaminen und damit zu einer Steigerung von Blutdruck und Herzfrequenz führen. Dadurch ist mit einem erhöhten myokardialen Sauerstoffbedarf zu rechnen. Wenn Patienten mit einer koronaren Herzerkrankung im Operationssaal ankommen, sind im EKG oft myokardiale Ischämiezeichen zu sehen, die im präoperativen EKG nicht bestanden [16]. Es ist jedoch nicht klar, ob sich diese myokardialen Ischämien von solchen Ischämieereignissen unterscheiden, wie sie bei diesen Patienten auch unter Alltagsbedingungen auftreten können ohne daß jedoch pektanginöse Beschwerden oder hämodynamische Veränderungen entstehen [40].

Zur Angstverminderung sind sowohl psychologische als auch pharmakologische Maßnahmen notwendig. Die Patienten kommen ruhiger im Operationssaal an, wenn bei ihnen eine präoperative Visite durchgeführt wurde und wenn ihnen das anästhesiologische Vorgehen genau erklärt wurde. Die pharmakologische Anxiolyse kann mit einer Vielzahl von Medikamenten oder Medikamentenkombinationen erreicht werden. Wie die pharmakologische Anxiolyse durchgeführt wird, hängt häufig von der persönlichen Präferenz des Anästhesisten ab. Das Ziel dieser medikamentösen Therapie ist es, eine maximale Anxiolyse und Amnesie zu erreichen, ohne daß eine unerwünschte Kreislauf- und Atemdepression auftritt. Ein sinnvolles Vorgehen bei der präoperativen Medikation von Patienten mit einer koronaren Herzerkrankung besteht darin, intramuskulär Morphin (10–15 mg) und Scopolamin (0,4–0,6 mg) – mit oder ohne zusätzlichem Benzodiazepin – zu verabreichen. Scopolamin ist sinnvoll, da es stark sedierende sowie amnestische Wirkungen entfaltet, ohne daß es zu unerwünschten Veränderungen der Herzfrequenz führt. Die zur Therapie einer koronaren Herzerkrankung eingenommenen Medikamente sollten auch perioperativ verabreicht werden. Manchmal sollten diese Medikamente auch zusätzlich zur präoperativen Medikation verordnet werden (vgl. Abschnitt: Aktuelle Medikation), [24, 30]. Es ist gut belegt, daß ein plötzliches Absetzen von Beta-Rezeptorenblockern oder Antihypertensiva zu einer überschießenden Aktivitätszunahme des sympathischen Nervensystems führen kann. Dieser erhöhte Symathikotonus ist insbesondere bei Patienten mit einer koronaren Herzerkrankung unerwünscht. Zusammen mit der präoperativen Medikation kann auch ein Nitroglyzerinpflaster verabreicht werden. In der Phase unmittelbar vor Narkoseeinleitung sollten die Patienten sublingual applizierbares Nitroglyzerin stets griffbereit haben. Werden bei Patienten mit einer koronaren Herzerkrankung $H_2$-Blocker verabreicht, um den pH-Wert des Magensaftes anzuheben, so scheint dies keine nachteiligen Auswirkungen zu haben, auch wenn bei diesen Medikamenten theoretisch das Problem besteht, daß sie zu einer Vasokonstriktion der Koronararterien beitragen können, da die $H_1$-vermittelte vasokonstringierende Wirkung nun fast uneingeschränkt wirken kann.

## 1.10.4 Intraoperatives Vorgehen

Bei Patienten mit einer koronaren Herzerkrankung besteht die entscheidende Herausforderung während Narkoseeinleitung und Narkoseführung darin, eine myokardiale Ischämie zu vermeiden. Dieses Ziel wird dadurch erreicht, daß das Gleichgewicht zwischen myokardialem Sauerstoffangebot und myokardialem Sauerstoffbedarf nicht zur unerwünschten Seite verschoben wird. Intraoperative Ereignisse, die zu anhaltender Tachykardie, systolischer Hypertension, Stimulation des sympathischen Nervensystems, arterieller Hypoxämie oder diastolischer Hypotonie führen, können dieses kritische Gleichgewicht nachteilig stören (Tab. 1.7). Eine iatrogene Hyperventilation mit einem deutlichen Abfall des arteriellen Kohlendioxidpartialdruckes ist ebenfalls zu vermeiden, da gezeigt wurde, daß eine Hypokapnie zu einer Vasokonstriktion der Koronararterien führt. Letztendlich ist dieses Gleichgewicht zwischen Sauerstoffangebot und Sauerstoffbedarf vermutlich viel wichtiger, als die Wahl eines speziellen Narkoseverfahrens und/oder bestimmter Medikamente. Es ist ganz entscheidend, daß anhaltende und stärkere Veränderungen von Herzfrequenz und Blutdruck vermieden werden. Eine sinnvolle Empfehlung besagt, daß Herzfrequenz und Blutdruck nicht mehr als 20% vom Ausgangswert des wachen Patienten abweichen sollen. Dennoch ist es so, daß bei schätzungsweise 50% der vor Anschluß an die Herz-Lungen-Maschine auftretenden ischämischen Ereignisse keine stärkeren Veränderungen von Blutdruck oder Herzfrequenz bestehen oder vorausgingen [40]. Daher können bis zu 50% der in der perioperativen Phase auftretenden ischämischen Ereignisse nicht verhindert werden, selbst wenn durch ein optimales hämodynamisches Monitoring myokardiales Sauerstoffangebot und myokardialer Sauerstoffbedarf überwacht werden [40]. Bei mindestens 45% der Patienten ergeben sich während der endotrachealen Intubation mit der Thalliumszintigraphie Hinweise auf eine myokardiale Ischämie, auch dann, wenn es zu keinen hämodynamischen Veränderungen kommt [40, 41]. Vermutlich sind diese stillen Myokardischämien durch regionale Verminderungen von myokardialer Perfusion und Sauerstoffversorgung bedingt. Ihre Bedeutung ist unklar und sie entsprechen Episoden, wie sie bei diesen Patienten auch unter Alltagsbedingungen auftreten, ohne daß es zu pektanginösen Beschwerden kommt.

### Narkoseeinleitung

Zur Narkoseeinleitung bei Patienten mit einer koronaren Herzerkrankung eignet sich eine intravenöse Injektion eines Barbiturates, Benzodiazepins, Opioids oder die Gabe von Etomidate. Ketamin wird nur selten verabreicht, da es über eine Steigerung von Herzfrequenz und Blutdruck wahrscheinlich zu einer Zunahme des myokardialen Sauerstoffbedarfs führt. Zur Erleichterung der endotrachealen Intubation wird Succinylcholin oder ein nicht-depolarisierendes Muskelrelaxans verabreicht.

Eine im Rahmen der direkten Laryngoskopie und endotrachealen Intubation auftretende Sympathikusstimulierung kann zu einer myokardialen Ischämie führen [42]. Um Ausmaß und Dauer der im Rahmen einer endotrachealen Intubation auftretenden Kreislaufstimulation zu minimieren, ist es wichtig, die direkte Laryngoskopie möglichst kurz (im Idealfall kürzer als 15 Sekunden) zu gestalten. Falls abzusehen ist, daß die direkte Laryngoskopie vermutlich länger dauern wird, oder falls eine Hypertension besteht, sollte daran gedacht werden, zusätzliche Medikamente oder andere Techniken einzusetzen, um intubationsbedingte Blutdruckreaktionen zu minimieren. Wird z.B. unmittelbar vor Einführung des Endotrachealtubus Lidocain (2 mg pro kg) laryngotracheal verabreicht, kommt es bei der trachealen Stimulation zu einem weniger stark ausgeprägten und kürzer dauernden Blutdruckanstieg. Bei einigen Patienten kann auch eine intravenöse Lidocaininjektion von 1,5 mg pro kg wirksam sein. Lidocain ist hierbei ungefähr 90 Sekunden vor Beginn der direkten Laryngoskopie intravenös zu injizieren. Die Suffizienz einer solchen intravenösen Lidocaingabe wird inzwischen z.T. auch bestritten. Eine Alternative zu Lidocain stellt die intravenöse Injektion von Nitroprussid (1–2 mikro g pro kg) dar. Nitroprussid wird hierbei ungefähr 15 Sekunden vor Beginn der direkten Laryngoskopie verabreicht [43]. Diese Nitroprussiddosierung ist in der Lage, Blutdruckreaktionen auf die Laryngoskopie (nicht jedoch Herzfrequenzveränderungen) abzuschwächen. Mit Nitroprussid können auch nach der endotrachealen Intubation auftretende hypertensive Reaktionen behandelt werden. Durch diese Maßnahme ist es aber meistens nicht möglich, die durch die direkte Laryngoskopie ausgelösten Herzfrequenzveränderungen zu beeinflussen. Wird vor und während der direkten Laryngoskopie eine kontinuierliche intravenöse Infusion mit 100–300 mikro g pro kg × min Esmolol durchgeführt, so können die im Rahmen der endotrachealen Intubation auftretenden Herzfrequenzsteigerungen u.U. abgeschwächt werden (Abb. 1.8), [44]. Um diese Kreislaufreaktionen abzuschwächen, kann es sinnvoll sein, vor der direkten Laryngoskopie ein kurz wirksames Opioid wie z.B. Fentanyl (1–3 mikro g pro kg) oder Sufentanil (0,1–0,3 mikro g pro kg) zu verabreichen.

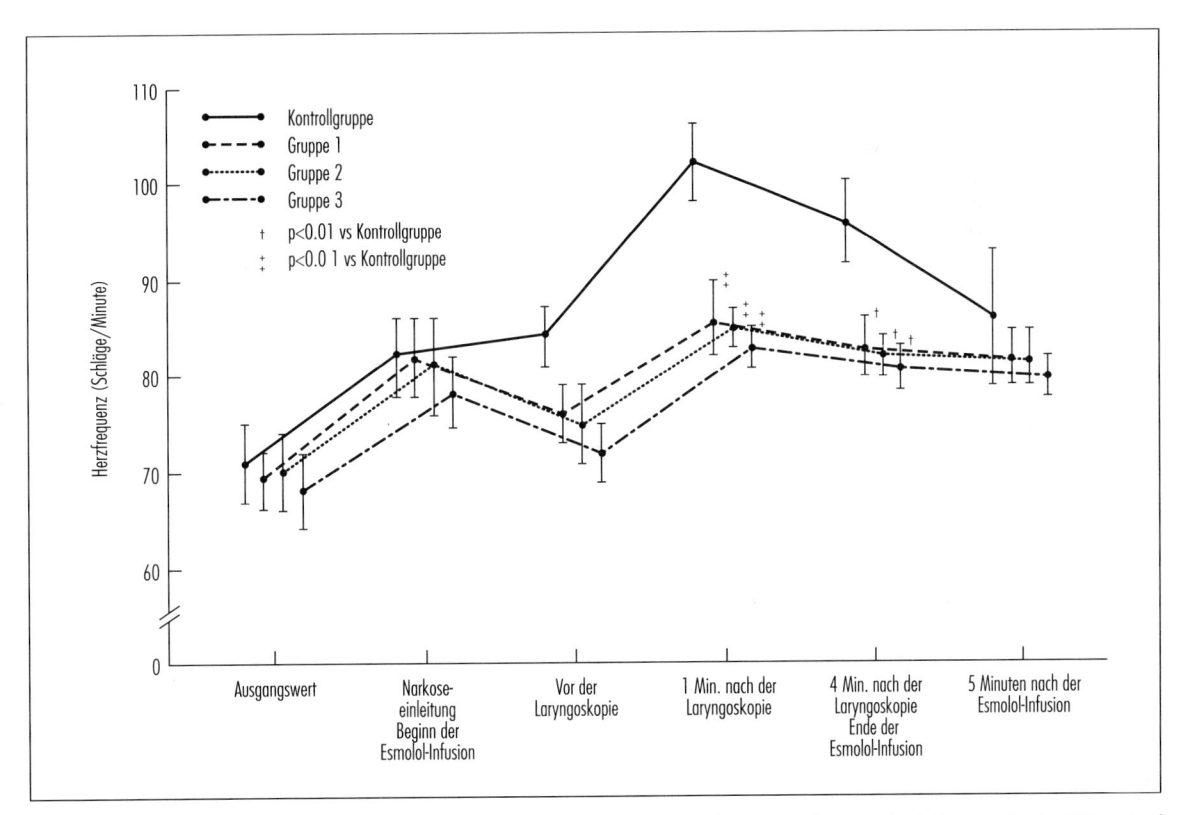

**Abb. 1.8:** Bei Patienten, die eine kontinuierliche Infusion von Esmolol mit 1,1 $\mu g \cdot kg^{-1}$ (Gruppe 1), 2,0 $\mu g \cdot kg^{-1}$ (Gruppe 2) oder 2,7 $\mu g \cdot kg^{-1}$ erhielten, wurden während der Laryngoskopie die Veränderungen der Herzfrequenz registriert. Die Kontrollgruppe erhielt kein Esmolol. Die Esmololinfusion wurde 3 Minuten vor der endotrachealen Intubation begonnen und danach noch für 4 Minuten weitergeführt. (Menkhaus PG, Reves JG, Kissin I, et al. Cardiovascular effects of esmolol in anesthetized humans. Anesth Analg 1985; 64: 327–34. Reprinted with permission from IARS.)

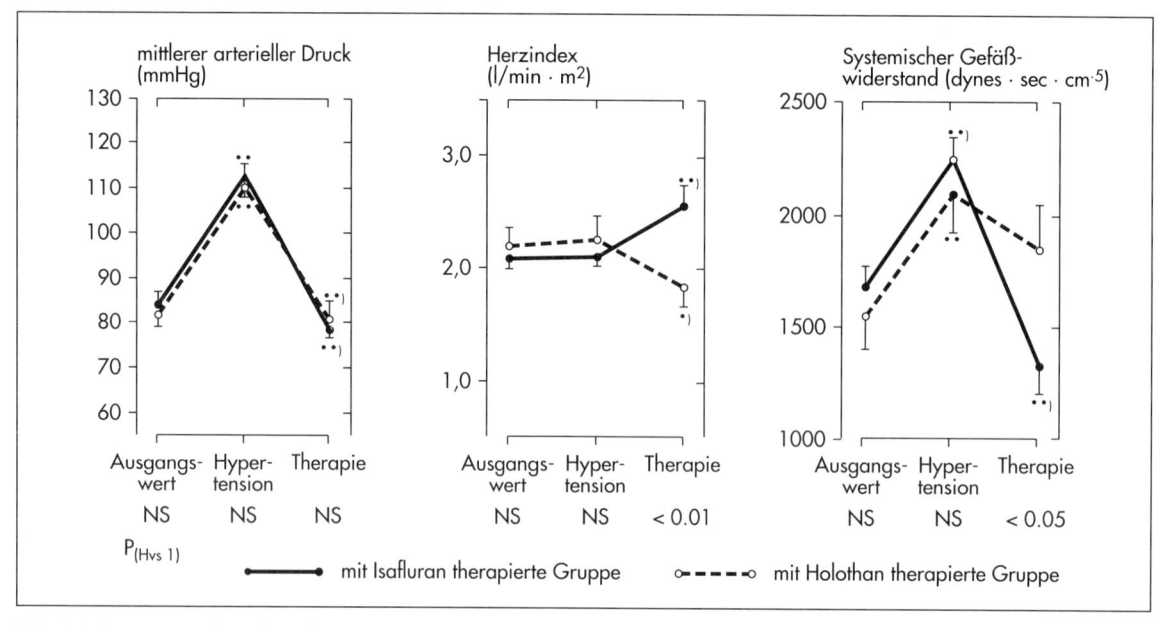

**Abb. 1.9:** Bei Patienten, die während einer aortakoronaren Bypass-Operation eine Hypertension entwickelten, konnte mit Halothan (inspiratorisch 1–1,5 Volumen %) und Isofluran (inspiratorisch 1,5–2 Volumen %) der arterielle Druck gleich gut wieder auf das Ausgangsniveau gesenkt werden. Während Halothan den Blutdruck aufgrund einer Verminderung der myokardialen Kontraktilität (Herzindex) senkt, erniedrigt Isofluran den Blutdruck aufgrund einer Verminderung des systemischen Gefäßwiderstandes. (Hess W, Arnold B, Schulte-Sasse U, Tarnow J. Comparison of isoflurane and halothane when used to control intraoperative hypertension in patients undergoing coronary artery bypass surgery. Anesth Anal 1983; 62: 15–20. Reprinted with permission from IARS.)

Um Koronarspasmen vorzubeugen, die bei prädisponierten Patienten zu einer myokardialen Ischämie führen können, wurde prophylaktisch auch eine kontinuierliche intravenöse Infusion von Nitroglyzerin (0,25–1 mikro g pro kg × min) durchgeführt. Obwohl diese Therapie sehr logisch erscheint, konnte anhand von kontrollierten Studien nicht sicher nachgewiesen werden, daß durch dieses Vorgehen die Anzahl der intraoperativ auftretenden Myokardischämien vermindert werden kann [45, 46]. Bei Patienten, die eine kontinuierliche intravenöse Nitroglyzerininfusion erhalten, treten jedoch während starker Stimulationen (wie z. B. der endotrachealen Intubation) seltener Hypertensionen auf [46].

### Aufrechterhaltung der Narkose

Welche Medikamente zur Aufrechterhaltung der Narkose verwendet werden, hängt oft von der linksventrikulären Funktion des Patienten ab. Diese kann anhand der Anamnese und körperlichen Untersuchung, eventuell auch anhand von Ergebnissen einer Herzkatheteruntersuchung beurteilt werden (Tab. 1.6). Patienten mit einer koronaren Herzerkrankung – bei denen aber die linksventrikuläre Funktion normal ist – können z. B. auf die direkte Laryngoskopie oder auf eine schmerzhafte operative Stimulation mit Tachykardie und Hypertension reagieren. Bei diesen Patienten ist es angebracht, mit Hilfe eines volatilen Anästhetikums eine kontrollierte Myokarddepression durchzuführen. Damit kann auch ein erhöhter Sympathikotonus und eine sich daraus ergebende Steigerung des myokardialen Sauerstoffbedarfs verhindert werden. Halothan, Enfluran und Isofluran sind gleich gut geeignet, um eine kontrollierte myokardiale Depression zu erzeugen. Halothan und Isofluran führen zu vergleichbaren Veränderungen von Blutdruck und Herzfrequenz, falls sie bei Patienten mit einer koronaren Herzerkrankung verabreicht werden [47]. Volatile Anästhetika können alleine oder in Kombination mit Lachgas verabreicht werden. Zur Aufrechterhaltung der Narkose kann aber genauso gut eine Lachgas-Opioid-Kombination durchgeführt werden. Um unerwünschte Blutdruckanstiege zu therapieren, die im Rahmen von schmerzhaften Manipulationen auftreten können, wird dann zusätzlich ein volatiles Anästhetikum verabreicht. Isofluran und Halothan sind beide gleich gut geeignet, um eine intraoperative Hypertension zu therapieren. Der Mechanismus jedoch, über den diese beiden Medikamente zu einem Blutdruckabfall führen, ist unterschiedlich. Bei Isofluran ist dies eine periphere Vasodilatation, bei Halothan vor allem eine Verminderung des Herzminutenvolumens (Abb. 1.9), [48].

Bei Patienten mit einer koronaren Herzerkrankung führt Isofluran zu einer stärkeren Dilatation der Koronararteriolen als Halothan [49]. Es ist denkbar, daß eine isofluranbedingte Vasodilatation der Koronararteriolen zu einem Coronary Steal-Phänomen und zu einer regionalen myokardialen Ischämie führt (vgl. Abschnitt: Coronary Steal-Phänomen), unabhängig davon, ob es zu einer Verminderung des koronaren Perfusionsdruckes kommt oder nicht. Daß es unter Isofluran zu einem Coronary Steal-Phänomen kommen kann, ist dadurch belegt, daß es bei einigen Patienten, die mit Isofluran narkotisiert werden, zu einer verminderten myokardialen Laktatausschöpfung und im EKG zu Ischämiezeichen kommt. Diese Phänomene treten bei Halothan nicht auf [49]. Die meisten Patienten mit einer koronaren Herzerkrankung entwickeln jedoch während einer Isoflurangabe keine Anzeichen einer myokardialen Ischämie. Damit wird deutlich, daß es wichtig ist, die dosisabhängige Dilatation der Koronararteriolen und/oder die Verminderung des koronaren Perfusionsdruckes möglichst gering zu halten [48, 50, 51]. Niedrige Isoflurankonzentrationen (ungefähr 0,4 MAC) verursachen in Kombination mit 50% Lachgas nur einen geringen Blutdruckabfall und verbessern bei Patienten mit einer koronaren Herzerkrankung die Toleranz gegenüber einer – mittels Herzschrittmacherstimulation induzierten – myokardialen Ischämie (Abb. 1.10), [52]. Außerdem führt Isofluran bei anästhesierten, hypertensiven Patienten zu einer Senkung des Blutdruckes auf akzeptable Bereiche. Dadurch können myokardiale Ischämiezeichen beseitigt werden (Abb. 1.9), [48, 50].

auch nachteilig sein, da es zu einer Blutdrucksenkung und damit zu einer Verminderung des koronaren Perfusionsdruckes führt. Außerdem kann Isofluran zu einer Vasodilatation der Koronararteriolen und damit zu einem Coronary Steal-Phänomen führen.

Patienten mit einer stark eingeschränkten linksventrikulären Funktion, wie z.B. nach vorausgegangenen Myokardinfarkten, können ungünstig auf eine anästhetikabedingte Myokarddepression reagieren. Bei diesen Patienten kann es besser sein, kurz wirksame Opioide den volatilen Anästhetika vorzuziehen. Bei Patienten, die selbst eine minimale myokardiale Depression nicht mehr tolerieren, wurde eine hochdosierte Fentanylgabe empfohlen (50–100 mikrog pro kg), [53]. Werden eher konventionelle Opioiddosierungen verabreicht, so müssen sie mit anderen Medikamenten wie z.B. Lachgas kombiniert werden, damit eine komplette Amnesie garantiert wird. Obwohl bei Patienten mit einer eingeschränkten Ventrikelfunktion die Kombination aus Lachgas und einem Opioid als sehr sicher beschrieben ist, können durch diese Kombi-

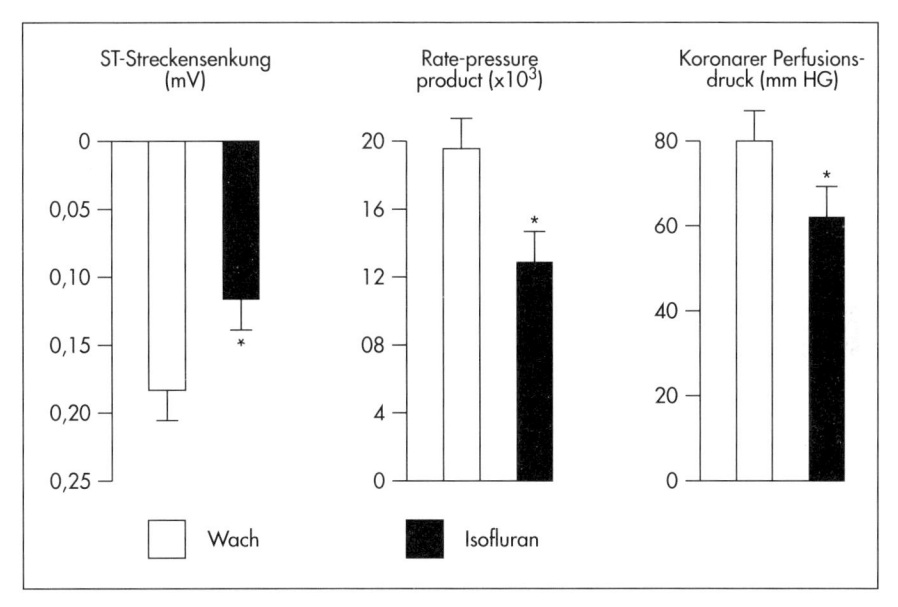

**Abb. 1.10:** Unter niedrigen Isoflurankonzentrationen (endexspiratorisch 0,5 %) in Kombination mit 50 % Lachgas kam es während einer mittels Schrittmacher induzierten Tachykardie (129 ± 5 Schläge/Min.; Mittelwert ± SE) im EKG ($V_5$-Ableitung) zu einer geringeren ST-Streckensenkung, als dies bei wachen Patienten der Fall war. (Tarnow J, Narchies-Hornung A, Schulte-Sasse U. Isoflurane improves tolerance to pacing-induced myocardial ischemia. Anesthesiology 1986; 64: 147–56.)

Da es von einer Großzahl von Faktoren abhängig ist, ob Isofluran – oder irgendeine andere Substanz, die zu einer Vasodilatation der Koronararteriolen führt – ein Coronary Steal-Phänomen und damit eine myokardiale Ischämie erzeugt, ist es im Einzelfall unmöglich vorauszusagen, wie ein Patient reagieren wird (vgl. Abschnitt: Coronary Steal-Phänomen). Abschließend kann gesagt werden, daß Isofluran (aber auch Halothan und Enfluran) bei Patienten mit einer koronaren Herzerkrankung von Vorteil sein kann, da es den myokardialen Sauerstoffbedarf verringert. Es kann jedoch

nation stärkere Kreislaufreaktionen wie z.B. eine Verminderung von Blutdruck und Herzminutenvolumen ausgelöst werden (Abb. 1.11), [54, 55]. Bei Patienten, die zuvor hohe Dosen an Morphin (1 mg pro kg) erhalten haben und zusätzlich Lachgas verabreicht bekommen, konnte bei Einatmen von Lachgas ein Anstieg des pulmonalkapillären Verschlußdruckes verzeichnet werden. Daraus läßt sich eine myokardiale Depression vermuten. [56]. Auch durch die Kombination von Diazepam und Fentanyl kommt es zu einem Abfall des Blutdruckes. Dieser Blutdruckabfall tritt jedoch nicht

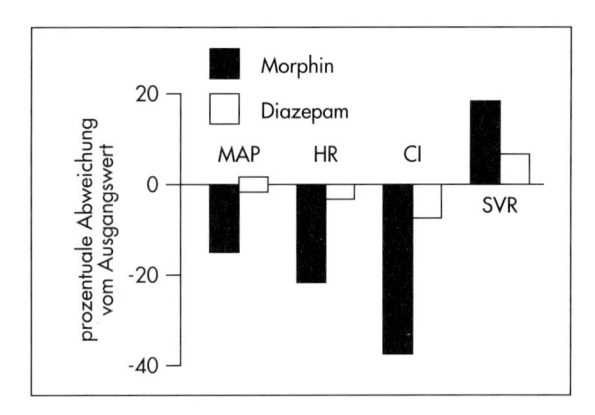

**Abb. 1.11:** Bei Patienten mit einer koronaren Herzerkrankung wurde, nachdem 1 mg/kg Morphin verabreicht wurde, 60 % Lachgas zugeführt. Im Vergleich zum Ausgangswert kam es zu einem signifikanten Abfall (P < 0,05) des arteriellen Mitteldruckes (MAP), der Herzfrequenz (HR) und des Herzindex (CI) sowie zu einem signifikanten Anstieg des systemischen Gefäßwiderstandes (SVR). Dagegen kam es bei der Zufuhr von 60 % Lachgas, nachdem vorher 0,5 mg/kg Diazepam verabreicht wurden, zu keinen signifikanten Veränderungen der kardiovaskulären Parameter. (Data adapted from Stoelting RK, Gibbs PS. Hemodynamic effects of morphine and morphine-nitrous oxide in valvular heart disease and coronary artery disease. Anesthesiology 1973; 38: 45–52; and from McCammon RL, Hilgenberg JC, Stoelting RK. Hemodynamic effects of diazepam and diazepam-nitrous oxide in patients with coronary artery disease. Anesth Analg 1980; 59: 438–41. Reprinted with permission from IARS.)

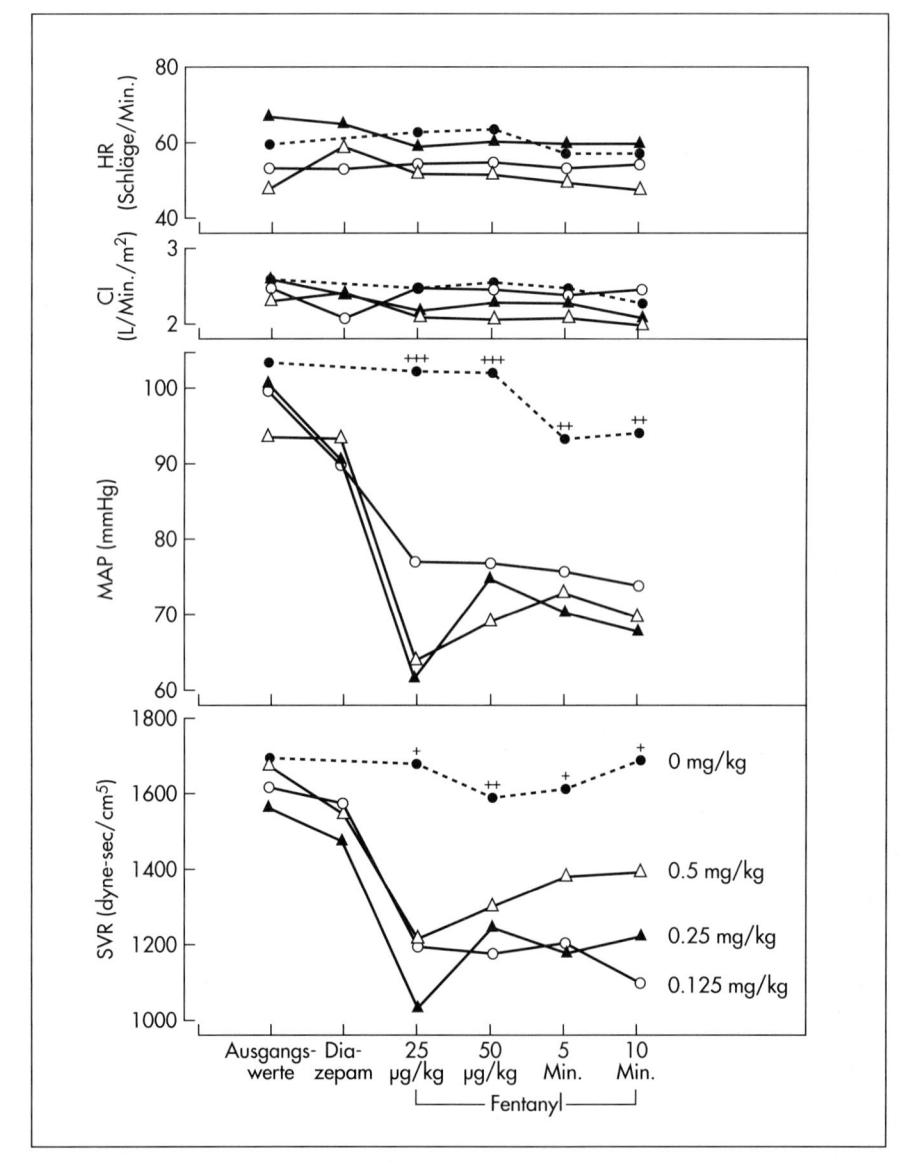

**Abb. 1.12:** Bei 20 Patienten, die sich einer aortokoronaren Venenbypassoperation unterzogen, wurde nach der Gabe von 0 bis 0,5 mg/kg Diazepam eine intravenöse Fentanylinfusion mit 400 μg/Min. bis zu einer Gesamtdosis von 50 μg/kg durchgeführt. Herzfrequenz (HR) und Herzindex (CI) änderten sich bei den Patienten, die Fentanyl bzw. Fentanyl und Diazepam erhielten, nicht. Der arterielle Mitteldruck (MAP) und der systemische Gefäßwiderstand (SVR) fielen bei den Patienten ab, denen vorher Diazepam verabreicht wurde.
+ P < 0,5; ++ P < 0,01; +++ P < 0,001. (Tomicheck RC, Rosow CE, Philbin DM, et al. Diazepam-fentanyl interaction – hemodynamic and hormonal effects in coronary artery surgery. Anesth Analg 1983; 62: 882–4. Reprinted with permission from IARS.)

auf, wenn eins dieser beiden Medikamente alleine verabreicht wird (Abb. 1.12), [57]. Wird dagegen Lachgas zusätzlich zu Diazepam (Abb. 1.11), [54, 55] oder einem volatilen Anästhetikum verabreicht, so treten keine Anzeichen einer myokardialen Depression auf [58]. Im Tiermodell verursacht Lachgas eine dosisabhängige Konstriktion der epikardialen Koronararterien. Im Bereich der Koronararteriolen kommt es dagegen zu keinen nachweisbaren Veränderungen [59].

Bei Patienten mit einer koronaren Herzerkrankung sind auch Regionalanästhesieverfahren gut geeignet. Obwohl es hierbei aufgrund einer peripheren Sympathikusblockade zu einer Verminderung des myokardialen Sauerstoffbedarfs kommt, muß beachtet werden, daß der Blutfluß im Bereich von arteriosklerotisch verengten Koronararterien druckabhängig ist. Deshalb sollte ein im Rahmen von Regionalanästhesieverfahren auftretender Blutdruckabfall nicht längere Zeit toleriert werden. Fällt der Blutdruck mehr als 20 % unter den Ausgangswert ab, so ist eine sofortige Therapie mit Hilfe einer intravenösen Flüssigkeitszufuhr oder mit sympathikomimetischen Medikamenten wie z.B. Ephedrin angezeigt.

**Auswahl des Muskelrelaxans**

Welches nicht depolarisierende Muskelrelaxans zur Aufrechterhaltung der Narkose bei Patienten mit einer koronaren Herzerkrankung eingesetzt wird, hängt davon ab, welche Auswirkungen dieses Medikament auf das Gleichgewicht zwischen myokardialem Sauerstoffangebot und myokardialem Sauerstoffbedarf haben könnte. Bei d-Tubocurarin ist es z.B. unwahrscheinlich, daß es zu einer Erhöhung des myokardialen Sauerstoffbedarfs kommt, denn dieses Medikament beeinflußt weder Herzfrequenz noch myokardiale Kontraktilität. Der d-Tubocurarin-bedingte Abfall des diastolischen Blutdruckes könnte jedoch zu einer Verminderung des myokardialen Sauerstoffangebotes führen. Gallamin ist bei Patienten mit einer koronaren Herzerkrankung nicht besonders geeignet, da es aufgrund einer Steigerung von Herzfrequenz und Blutdruck zu einem unerwünschten Anstieg des myokardialen Sauerstoffbedarfs kommen könnte. Auch Pancuronium führt zu einer Steigerung von Herzfrequenz und Blutdruck, aber diese Veränderungen (10-15 % über den Ausgangswert) scheinen zu gering zu sein, als daß sie das Gleichgewicht zwischen myokardialem Sauerstoffangebot und myokardialem Sauerstoffbedarf nachteilig beeinflussen könnten. Es gibt allerdings auch Hinweise darauf, daß selbst die durch Pancuronium verursachten geringen Anstiege der Herzfrequenz bei Patienten mit einer koronaren Herzerkrankung gelegentlich zu einer myokardialen Ischämie führen [60]. Die durch Pancuronium verursachten Kreislaufveränderungen können jedoch erwünscht sein, um die negativ inotropen und/oder negativ chronotropen Wirkungen der zur Narkose eingesetzten Medikamente aufzuheben. Die durch Pancuronium normalerweise ausgelöste Herzfrequenzsteigerung wird bei Patienten mit einer koronaren Herzerkrankung häufig dadurch abgeschwächt, daß bei ihnen meist eine medikamentös bedingte Beta-Rezeptorenblockade vorliegt. Bemerkenswert ist jedoch, daß eine Therapie mit Beta-Rezeptorenblockern eine pancuroniumbedingte Herzfrequenzsteigerung nicht ganz verhindert. Dies läßt vermuten, daß diese Frequenzsteigerung eher durch eine vagolytische als durch eine sympathikomimetische Wirkung dieses Muskelrelaxans bedingt ist [61]. Metocurin führt zu keiner Beeinflussung der Herzfrequenz, und auch der Blutdruck fällt nur mäßig ab, solange die Dosierung nicht höher als die 2-fache $ED_{95}$ beträgt. Zur Muskelrelaxation kann auch eine Kombination aus Metocurin und Pancuronium verwendet werden. Vorteil dieser Kombination ist, daß kleinere Dosen von Pancuronium benötigt werden, die noch keine Steigerung von Herzfrequenz oder Blutdruck verursachen (Abb. 1.13), [62].

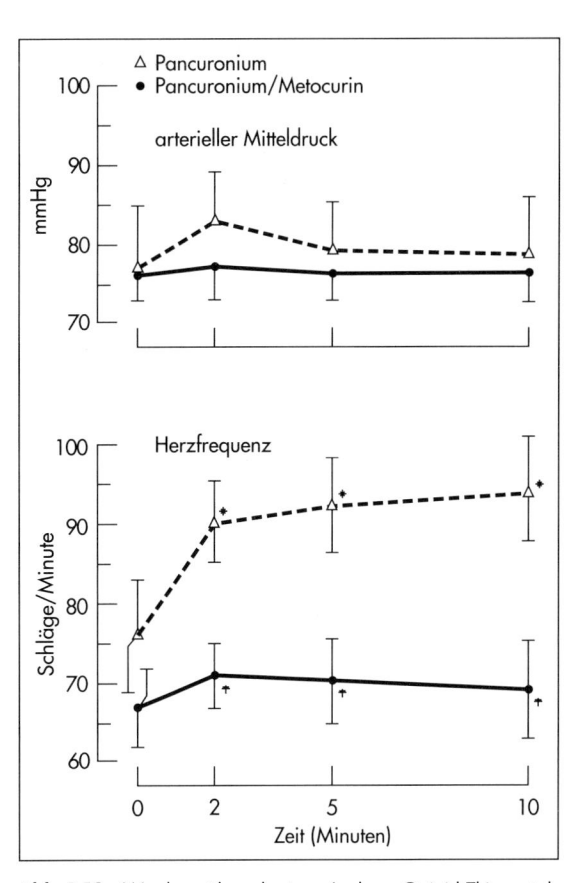

**Abb. 1.13:** Wurde während einer Lachgas-Opioid-Thiopental-Narkose schnell intravenös die zweifache $ED_{95}$ von Pancuronium injiziert, kam es zu einem leichten Anstieg des arteriellen Mitteldrucks und zu einer signifikanten Steigerung der Herzfrequenz.
Wurden dagegen äquipotente Dosen von Pancuronium und Metocurin verabreicht, so kam es zu keinen signifikanten Veränderungen des Blutdrucks oder der Herzfrequenz. * $P < 0,01$ vs. Ausgangswert; + $p < 0,02$ vs. Pancuronium plus Metocurin. (Lebowitz PW, Ramsey FM, Savarese JJ, et al. Combination of pancuronium and metocurine. Neuromuscular and hemodynamic advantages over pancuronium alone. Anesth Analg 1981; 60: 12-7. Reprinted with permission from IARS.)

Mittellang wirkende Muskelrelaxantien haben keine stärkeren kardiovaskulären Nebenwirkungen. Daher ist es unwahrscheinlich, daß sie den myokardialen Sauerstoffbedarf oder das myokardiale Sauerstoffangebot beeinflussen. Durch Vecuronium werden z.B. Blutdruck und Herzfrequenz nicht beeinflußt, solange die Vecuroniumdosierung nicht die 3-fache $ED_{95}$ überschreitet [61]. Nach einer schnellen Injektion von mehr als der 2.5-fachen $ED_{95}$ von Atracurium kann es zu einem geringen und kurzfristigen Blutdruckabfall kommen. Ursache ist vermutlich eine Histaminfreisetzung [63]. Werden hohe Atracuriumdosen jedoch langsam über beispielsweise 75 Sekunden verabreicht, so kommt es zu keiner Veränderung von Herzfrequenz oder Blutdruck [64]. Im Gegensatz zu Pancuronium kann bei Atracurium oder Vecuronium nicht davon ausgegangen werden, daß sie eine anästhetikabedingte Abnahme von Blutdruck oder Herzfrequenz aufheben [65]. Dies ist insbesondere dann zu beachten, falls nach Verabreichung hoher Opioiddosen eine Bradykardie auftritt. Bei Patienten, denen vorher hohe Dosen Fentanyl verabreicht wurden, kann es nach Vecuroniumgabe zu einem starken Abfall der Herzfrequenz kommen [66]. Was den myokardialen Sauerstoffbedarf betrifft, so kann es zwar wünschenswert sein, daß die Herzfrequenz abfällt, durch eine extreme Bradykardie kann es jedoch zu einem so starken Abfall des Herzminutenvolumens kommen, daß die koronare Perfusion unter den kritischen Wert abfällt. Außerdem steigt bei einer plötzlichen Bradykardie die Gefahr, daß es aufgrund eines Re-entry-Mechanismus zu Herzrhythmusstörungen kommt.

**Antagonisierung einer neuromuskulären Blockade**

Bei Patienten mit einer koronaren Herzerkrankung können nicht-depolarisierende Muskelrelaxantien gefahrlos mit einer Kombination aus Cholinesterasehemmer und Anticholinergikum antagonisiert werden. Falls übermäßige Herzfrequenzsteigerungen befürchtet werden, kann als Anticholinergikum Glykopyrrolat eingesetzt werden, das eine geringere chronotrope Wirkung haben soll als Atropin. Bei der Antagonierung von nicht-depolarisierenden Muskelrelaxantien kommt es jedoch selten zu einer stärkeren Steigerung der Herzfrequenz, und Atropin scheint in Kombination mit einem Cholinesterasehemmer genauso gut geeignet zu sein wie Glykopyrrolat. Theoretisch ist es denkbar, daß durch eine vorbestehende Beta-Rezeptorenblockade die muskarinartigen Wirkungen der Cholinesterasehemmer verstärkt werden könnten (vgl. Abschnitt: Auswirkungen auf die Narkose).

**Monitoring**

Das perioperative Monitoring hängt davon ab, wie ausgeprägt der operative Eingriff und wie schwer die koronare Herzerkrankung ist. Bei Patienten mit einer koronaren Herzerkrankung sollte die Auswahl der Überwachungsverfahren speziell unter dem Gesichtspunkt erfolgen, daß eine myokardiale Ischämie und/oder eine verminderte myokardiale Kontraktilität frühzeitig erkennbar sein müssen.

**EKG.** Das EKG ist gut geeignet, um intraoperativ das Gleichgewicht zwischen myokardialem Sauerstoffangebot und myokardialem Sauerstoffbedarf zu überwachen. Welche Myokardareale von der Koronarsklerose betroffen sind, läßt sich daran erkennen, in welchen EKG-Ableitungen es während einer myokardialen Ischämie zu ST-Streckenveränderungen kommt (Tab. 1.5). Z.B. weist eine präkordiale $V_5$-Ableitung (5. ICR in der vorderen Axillarlinie) eine Myokardischämie in dem Bereich des linken Ventrikels nach, der vom Ramus interventricularis anterior der linken Koronararterie versorgt wird [67]. Daher scheint es sinnvoll zu sein, bei Patienten mit einer Erkrankung der linken Koronararterie perioperativ die $V_5$-Ableitung oder eine entsprechende Ableitung anzulegen. Wird eine 3-Punkt-EKG-Ableitung durchgeführt, so läßt sich eine der $V_5$-Ableitung entsprechende Ableitung dadurch erzielen, daß die Elektrode des linken Arms in die $V_5$-Position geklebt und auf dem EKG-Monitor die Ableitung aVL gewählt wird [67]. Um Ischämien im Versorgungsbereich der rechten Koronararterien zu erfassen, ist die Ableitung II besser geeignet. Zudem eignet sich die Ableitung II sehr gut, um P-Wellen und Herzrhythmusstörungen zu beurteilen. Mit der Ableitung II können aber unter Umständen die im Bereich der anterioren oder lateralen Myokardwand auftretenden Ischämien nicht erfaßt werden. Diese Myokardischämien werden speziell durch präkordiale Ableitungen erfaßt. Ein im Ösophagus abgeleitetes EKG weist – aufgrund der Lage unmittelbar hinter Vorhof und Ventrikel – eine vergrößerte P-Zacke auf. Mit einer ösophagealen EKG-Ableitung können Herzrhythmusstörungen oder eine Ischämie der Myokardhinterwand unter Umständen besser beurteilt werden [68].

Kommt es zu einer ST-Streckensenkung um mehr als 1 mm unter die isoelektrische Linie, so kann von einer ausgeprägten myokardialen Ischämie gesprochen werden. Auch Herzrhythmusstörungen, Reizleitungsstörungen, Digitalistherapie, Elektrolytstörungen und Fieber können zu ähnlichen Veränderungen der ST-Strecke führen, ohne daß eine myokardiale Ischämie vorliegt. Plötzliche Anstiege des pulmonalkapillären Verschlußdruckes und gleichzeitig auftretende abnorme Wellenformen (av-Welle größer als 15 mm Hg oder v-Welle größer als 30 mm Hg) können auf eine myokardiale Ischämie hinweisen [69]. Veränderungen der pulmonalkapillären Verschlußdruckkurve können bei einer myokardialen Ischämie vor entsprechenden Veränderungen im EKG auftreten.

Treten myokardiale Ischämiezeichen im EKG auf, so müssen unerwünschte Veränderungen von Herzfrequenz und/oder Blutdruck sofort und aggressiv therapiert werden. Es gibt Beweise dafür, daß intraoperative Myokardischämien Vorläufer eines postoperativen Myokardinfarkts sind [16]. Eine längerdauernde Erhöhung der Herzfrequenz wird oft durch eine intravenöse Injektion von Beta-Rezeptorenblockern, wie z.B. Propranolol, therapiert. Exzessive Blutdruckanstiege, bei denen keine Hinweise auf eine myokardiale Ischämie bestehen, werden oft mit Nitroprussid behandelt. Kommt es dagegen im Rahmen eines normalen oder nur leicht erhöhten Blutdruckes zu Zeichen einer myokardialen Ischämie, so ist Nitroglyzerin besser geeignet. In einer solchen Situation verbessert eine nitroglyzerinbedingte Verminderung des Preloads den subendokardialen Blutfluß. Der systemische Blutdruck wird unter Nitroglyzerin nicht so stark gesenkt, daß eine Gefährdung des koronaren Perfusionsdruckes befürchtet werden muß. Eine Hypotension sollte mit Sympathikomimetika therapiert werden, damit sich die Perfusion in druckabhängigen arteriosklerotischen Arterien rasch wieder normalisiert. Häufig werden hierzu Medikamente gewählt, die eine Blutdruckerhöhung sowohl über eine Steigerung der myokardialen Kontraktilität als auch über eine Steigerung des peripheren Gesamtwiderstandes verursachen. In dieser Hinsicht kann Ephedrin den fast reinen Alpha-Agonisten wie z.B. Phenylephrin überlegen sein. Eine vorbestehende Beta-Rezeptorenblockade kann jedoch dazu führen, daß Ephedrin fast nur noch seine alphaadrenergen Wirkungen entfalten kann und damit ähnlich wie Phenylephrin wirkt. Durch niedrige Phenylephrindosierungen kann eine Venokonstriktion erzielt werden, zur Erzeugung einer Konstriktion arterieller Gefäße werden dagegen höhere Phenylephrindosierungen benötigt. Zur Steigerung des Blutdruckes ist neben einer medikamentösen Therapie auch eine intravenöse Flüssigkeitszufuhr sinnvoll, denn der myokardiale Sauerstoffbedarf für eine erhöhte Volumenbelastung ist geringer als für eine erhöhte Druckbelastung. Der Nachteil einer Flüssigkeitsinfusion bei der Therapie einer Hypotension besteht darin, daß es relativ lange dauert, bis diese Therapie wirksam wird. Eine weitere Gefahr einer schnellen Flüssigkeitsinfusion kann sein, daß das ansteigende Preload eventuell zu einer verminderten subendokardialen Perfusion und zu einer Ischämie führt. Unabhängig davon, welche Therapieform durchgeführt wird, ist entscheidend, daß der Blutdruck sofort normalisiert wird, um den druckabhängigen Blutfluß im Bereich arteriosklerotisch verengter Koronararterien aufrecht zu erhalten.

**Pulmonalarterienkatheter.** Falls intraoperativ große Flüssigkeitsumsätze erwartet werden, ist es sinnvoll, den pulmonalkapillären Verschlußdruck zu messen. Dieser entspricht normalerweise dem linksventrikulären Füllungsdruck. Bei Patienten mit einer koronaren Herzerkrankung können große Flüssigkeitsvolumina notwendig sein, denn aufgrund eines hohen Sympathikotonus kann ein intravasaler Volumenmangel vorliegen. Dieses Volumendefizit wird durch eine präoperative Nahrungskarenz noch verstärkt. Das kardiovaskuläre System kann während der operativen Phase dadurch stabil gehalten werden, daß der pulmonalkapilläre Verschlußdruck durch Infusion kristalloider oder kolloider Lösungen konstant gehalten wird. Mit Hilfe eines Pulmonalarterienkatheters ist der Flüssigkeitsersatz besser steuerbar. Außerdem können anhand eines Pulmonalarterienkatheters das Herzminutenvolumen bestimmt sowie systemische und pulmonalvaskuläre Widerstände errechnet werden. Diese Informationen sind wichtig, um die Reaktionen auf positiv-inotrope oder vasodilatierende Medikamente besser beurteilen zu können. Die Reproduzierbarkeit des über die Thermodilutionsmethode gemessenen Herzminutenvolumens kann dadurch noch verbessert werden, daß die Messung immer zum gleichen Zeitpunkt des Atemzyklus, möglichst endexspiratorisch durchgeführt wird [70]. Das über die Thermodilutionsmethode gemessene Herzminutenvolumen kann durch Temperatur und Volumen der injizierten Flüssigkeit beeinflußt werden [71]. Wird z.B. ein eisgekühltes Injektat verwendet, so kann eine bessere Relation zwischen Signalstärke und Hintergrundrauschen (Signal-to-noise ratio) erzielt werden. Über die Katheterwand und aufgrund von Manipulationen an der Injektionsspritze kann es auch zur Erwärmung der Injektionsflüssigkeit kommen. Pro Grad Erwärmung kommt es zu einer Überschätzung des Herzminutenvolumens um 2,9%. Wird eine 10 ml-Spritze in einer warmen Hand gehalten, so kommt es innerhalb von 13 Sekunden zu einem Temperaturanstieg um jeweils 1° Celsius [71]. Normalerweise wird ein Injektionsvolumen von 10 ml verwendet, denn ein großes Volumen führt zu einer Verbesserung der Signal-to-noise ratio, insbesondere wenn die Injektionsflüssigkeit Raumtemperatur hat. Ist das Injektionsvolumen jedoch geringer als erwartet (z.B. 9 ml anstatt 10 ml), so wird das errechnete Herzminutenvolumen falsch hoch angegeben, denn die Fläche unter der Kurve ist kleiner. Selbst unter optimalen Bedingungen muß sich das über die Thermodilutionsmethode gemessene Herzminutenvolumen um mindestens 10 bis 15% ändern, bevor von einer signifikanten Veränderung des Herzminutenvolumens gesprochen werden kann. Selbst wenn es zu signifikanten Veränderungen des Herzminutenvolumens gekommen ist, sollten diese Veränderungen stets im Zusammenhang mit der klinischen Situation wie z.B. der peripheren Perfusion und der Urinproduktion betrachtet werden. Plötzliche Anstiege des pulmonalkapillären Verschlußdruckes können eine akute myokardiale Ischämie anzeigen. Weist die pulmonalkapilläre Verschlußdruckkurve eine überhöhte V-Welle auf, so kann dies auf eine Mitralinsuffizienz hinweisen, deren Ursache eine Kapillarmuskelischämie sein kann. Eine überhöhte A-Welle entsteht meist nur dann, falls aufgrund einer myokardialen Ischämie die ventrikuläre Compliance vermindert ist.

Bei der Indikationsstellung für einen Pulmonalarterienkatheter müssen stets die dadurch erzielbaren Informationen gegen den finanziellen Aufwand abgewogen werden. So konnte z.B. gezeigt werden, daß bei Patienten mit einer koronaren Herzerkrankung zentraler Venendruck und pulmonalarterieller Verschlußdruck gut miteinander korrelieren, falls die Ejektions-

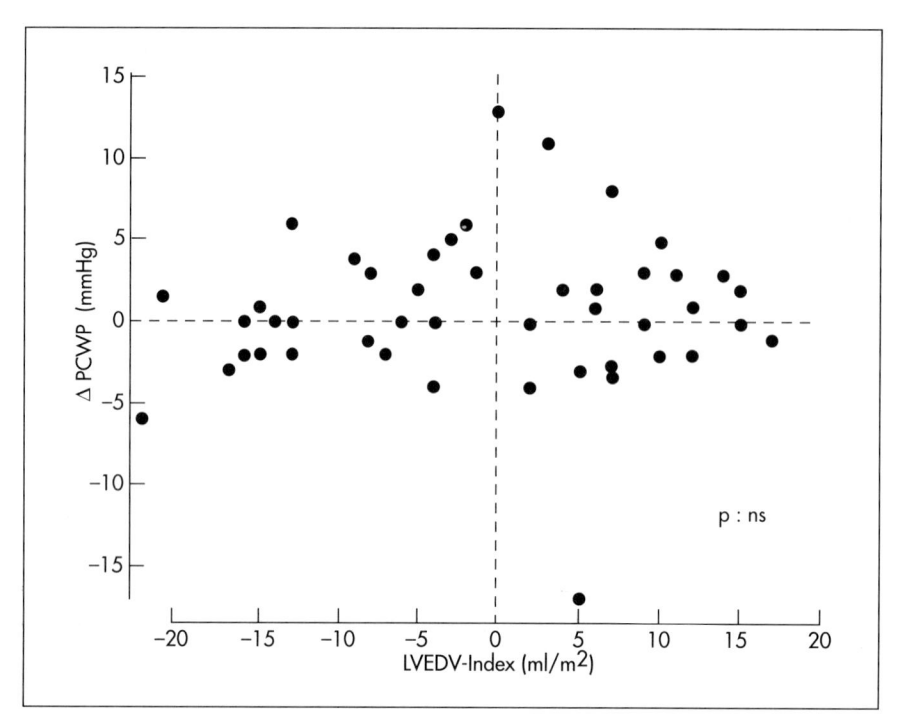

**Abb. 1.14:** Bei 12 Patienten wurde nach einer aortokoronaren Bypassoperation der pulmonalkapilläre Druck (PCWP) und der linksventrikuläre enddiastolische Volumenindex (LVEDV Index), der aus Ejektionsfraktion und Schlagvolumen errechnet wurde, gemessen. Es sollte festgestellt werden, ob sich der pulmonalkapilläre Verschlußdruck als Maß für den linksventrikulären Preload eignet. Pro Patient wurden im Abstand von jeweils einer Stunde drei Messungen durchgeführt. Es besteht keine Beziehung zwischen den beiden Größen. (Hansen RM, Viquerat CE, Matthay MA, et al. Poor correlation between pulmonary artery wedge pressure and left ventricular end-diastolic volume after coronary artery bypass graft surgery. Anesthesiology 1986; 64: 764–70.)

fraktion über 0,5 beträgt und keine Hinweise auf eine linksventrikuläre Dyskinesie vorliegen [72]. Beträgt die Ejektionsfraktion hingegen weniger als 0,5, so besteht keine Korrelation mehr, und die Füllungsdrucke können sich sogar entgegengesetzt verhalten. Nach einer aortokoronaren Bypass-Operation kommt es normalerweise zu einer Änderung der linksventrikulären Compliance. Dadurch stimmen der pulmonalkapilläre Verschlußdruck und das linksventrikuläre enddiastolische Volumen nur noch schlecht überein, wodurch bei diesen Patienten die Interpretation der Füllungsdrucke weiter erschwert ist (Abb. 1.14), [73,74].

**Transösophageale Echokardiographie.** Mit der transösophagealen Echokardiographie liegt ein Überwachungsverfahren vor, mit dem intraoperativ kontinuierlich die linksventrikuläre Funktion beurteilt werden kann [75]. Die globale linksventrikuläre Funktion wird dadurch beurteilt, daß enddiastolische und endsystolische Dimensionen des Herzens ausgemessen werden. Aus diesen Dimensionen lassen sich Ventrikelvolumen, Herzminutenvolumen und Ejektionsfraktion ableiten. Die transösophageale Echokardiographie kann bei Patienten mit einer koronaren Herzerkrankung sinnvoll sein oder bei Patienten, bei denen die Aorta abgeklemmt werden muß und bei denen das Risiko einer akuten ventrikulären Funktionsstörung besteht. [76, 77]. Anhand regionaler Veränderungen von Wanddicke oder Wandbewegung kann unter Umständen auch frühzeitig eine myokardiale Ischämie festgestellt werden. Eine Abnahme der myokardialen Kontraktilität äußert sich dagegen in einer Abnahme der Ejektionsfraktion [78].

### 1.10.5 Postoperative Phase

Ein intraoperativer Abfall der Körpertemperatur kann dazu führen, daß es in der Aufwachphase zu starkem Zittern und damit zu einem plötzlichen und enormen Anstieg des myokardialen Sauerstoffbedarfs kommt. Es ist daher wichtig, entsprechende Maßnahmen zu treffen, damit der Temperaturabfall möglichst gering bleibt. Außerdem ist es wichtig, in der unmittelbar postoperativen Phase zusätzlich Sauerstoff zu verabreichen. Auch durch postoperative Schmerzen kann es zu einer Stimulation des sympathischen Nervensystems und damit zu einem erhöhten myokardialen Sauerstoffbedarf und einer Myokardischämie kommen. Dies verdeutlicht, wie enorm wichtig eine adäquate postoperative Schmerztherapie bei Patienten mit einer koronaren Herzerkrankung ist. Postoperative Reinfarkte treten häufig 48–72 Stunden nach der Operation auf. Dies könnte vielleicht dem Zeitpunkt entsprechen, zu dem kein zusätzlicher Sauerstoff mehr verabreicht und die Schmerztherapie nicht mehr so konsequent durchgeführt wird [2, 3].

## 1.11 Diagnostik eines perioperativen Myokardinfarkts

Ein perioperativ auftretender Myokardinfarkt ist unter Umständen schwierig zu erkennen. Häufig handelt es sich auch um einen stummen Infarkt. Bei gefährdeten Patienten muß an einen Myokardinfarkt gedacht werden, falls sie in der perioperativen Phase unerklärliche Herzrhythmusstörungen, eine Hypotension oder eine Herzinsuffizienz entwickeln. Bei Patienten mit einem akuten Myokardinfarkt treten in über 90 % ventrikuläre Extrasystolen auf.

Auch eine Sinusbradykardie oder verschiedene Formen eines AV-Blockes können im Rahmen eines akuten Myokardinfarktes auftreten. Die meisten Todesfälle, die sich in den ersten Stunden nach einem Myokardinfarkt ereignen, sind durch Tachyarrhythmien oder Bradyarrhythmien bedingt. Häufig kommt es auch zu einem Temperaturanstieg. Nur bei ungefähr 25 % der Patienten, die in der postoperativen Phase einen Myokardinfarkt entwickeln, kommt es zu typischen pektanginösen Beschwerden [3].

Ein perioperativ auftretender akuter Myokardinfarkt kann meist anhand von EKG-Veränderungen und Konzentrationsänderungen der aus den geschädigten Herzmuskelzellen freigesetzten Enzyme diagnostiziert werden. Der kardiogene Schock ist eine gefürchtete und häufig letale Komplikation eines akuten Myokardinfarkts.

### 1.11.1 EKG

Nahezu alle Patienten, die in der perioperativen Phase einen akuten Myokardinfarkt erleiden, entwickeln eine Reihe von EKG-Veränderungen. Diese EKG-Veränderungen sind am wahrscheinlichsten dadurch bedingt, daß die Ionenpumpen der Myokardzellmembranen versagen. Veränderungen der ST-Strecke sind die ersten erkennbaren Zeichen. Typischerweise kommt es in den Ableitungen, die über dem geschädigten Myokardareal liegen, zu einer konvexen Hebung der ST-Strecke. Bleibt die ST-Streckenhebung länger als 2 bis 4 Tage bestehen, so sollte an ein Aneurysma des linken Ventrikels gedacht werden. ST-Streckenhebungen lassen einen transmuralen Myokardinfarkt vermuten, während ST-Streckensenkungen auf eine Ischämie oder einen subendokardialen Infarkt hindeuten. Wenn sich die ST-Streckenveränderungen wieder in Richtung isoelektrischer Nullinie zu verändern beginnt, wird die T-Zacke oft tief negativ und symmetrisch. Q-Zacken entwickeln sich nur, wenn der akute Myokardinfarkt die ganze Ventrikelwanddicke betrifft (transmuraler Infarkt). Außerdem entwickeln sich Q-Zacken nicht sofort, sondern erst einige Zeit, nachdem sich Muskelnekrosen eingestellt haben. Damit eine Q-Zacke als pathologisch bezeichnet werden kann, muß sie breiter als 0,4 Sekunden und tiefer als 25 % der nachfolgenden R-Amplitude sein.

### Lokalisation des Myokardinfarkts

Ein umschriebener Myokardinfarkt kann – je nach Lokalisation – in bestimmten EKG-Ableitungen besonders gut erkannt werden (Tab. 1.5). Z. B. ist ein inferiorer (diaphragmaler) Myokardinfarkt am besten in den Ableitungen II, III und aVF zu erkennen. Ein Vorderwandinfarkt zeigt sich in den Ableitungen I, aVL und in den präkordialen Ableitungen. Ein anteroseptaler Infarkt ist am besten in den Ableitungen $V_1$ – $V_3$ und ein anterolateraler Infarkt am besten in den Ableitungen $V_4$ – $V_6$ zu erkennen. Die elektrokardiographische Lokalisation eines subendokardialen Myokardinfarkts ist schwierig, denn die subendokardiale elektrische Aktivität kommt im EKG nur schlecht zum Ausdruck.

**Inferiorer Infarkt oder Vorderwandinfarkt.** Die Symptome eines Myokardinfarkts können davon abhängen, welches Gebiet die verschlossene Koronararterie versorgt. Daher ist es nicht überraschend, daß sich die Symptome eines inferioren Infarkts (der durch einen Verschluß der rechten Koronararterie verursacht wird) häufig von den Symptomen eines Vorderwandinfarktes (der durch einen Verschluß der linken Koronararterie bedingt ist) unterscheiden (Tab. 1.5). Bei einem inferioren Infarkt kann es – entsprechend dem Versorgungsgebiet der verschlossenen rechten Koronararterie – z. B. zu rechtsventrikulären Funktionsstörungen, Bradykardie und AV-Block kommen. Dagegen tritt ein Lungenödem – mit oder ohne kardiogenem Schock – eher bei einem Vorderwandinfarkt auf, der durch einen Verschluß von Ästen der linken Koronararterie bedingt ist. Kommt es im Rahmen eines Myokardinfarktes zu hämodynamisch wirksamen Blockbildern, kann ein passagerer Herzschrittmacher notwendig werden.

**Subendokardialer Infarkt.** Bei einem subendokardialen Myokardinfarkt kommt es zu einer Schädigung des inneren Drittels der Herzwand. Das Subendokard des linken Ventrikels ist besonders empfindlich für eine myokardiale Ischämie, denn während der Systole werden – aufgrund der hohen intramuralen Drucke bei der Kontraktion – die nutritiven Gefäße vollkommen komprimiert. Eine Koronarsklerose kann die Patienten eher zu einem subendokardialen als zu einem transmuralen Myokardinfarkt prädisponieren. Subendokardiale Myokardinfarkte sind jedoch genauso gefährlich wie transmurale Infarkte und auch die Inzidenz von Herzrhythmusstörungen ist hierbei ähnlich hoch.

## 1.11.2 Herzenzyme

Um die Diagnose eines akuten Myokardinfarktes zu bestätigen, ist es sinnvoll, die Konzentrationsveränderung der myokardspezifischen Isoenzymfraktion der Kreatininkinase (CK-MB) zu beurteilen. Innerhalb von drei Stunden nach Infarzierung des Herzmuskels ist ein Konzentrationsanstieg dieses Isoenzyms nachweisbar. Nach ungefähr 12 Stunden sind die maximalen Konzentrationen der CK-MB erreicht. 24 bis 36 Stunden nach dem Infarktereignis hat die CK-MB wieder fast normale Werte erreicht. Ungefähr 2 Tage nach dem Myokardinfarkt kommt es zu einem Konzentrationsanstieg der herzspezifischen Isoenzymfraktion der Laktatdehydrogenase. Die Maximalkonzentrationen dieses Isoenzyms sind nach 3 bis 5 Tagen erreicht. Die Laktatdehydrogenasekonzentration kehrt nach 10 bis 14 Tagen wieder langsam zur Normalkonzentration zurück.

## 1.11.3 Kardiogener Schock

Ein kardiogener Schock liegt dann vor, wenn es im Rahmen eines akuten Myokardinfarkts zu Hypotension und Oligurie kommt und diese Symptome persistieren, obwohl der Schmerz verschwindet, die Herzrhythmusstörungen erfolgreich therapiert und das intravasale Flüssigkeitsvolumen normalisiert ist. Typischerweise ist der arterielle Mitteldruck unter 60 mm Hg, der linksventrikuläre enddiastolische Druck höher als 18 mm Hg und der Cardiac Index unter 2 l pro min $\times$ m². Bei Patienten, die einen kardiogenen Schock entwickeln, liegt vermutlich eine Infarzierung von mehr als 40% der linksventrikulären Muskulatur vor. Um sowohl die myokardiale Kontraktilität als auch das Herzminutenvolumen zu steigern, kann eine intravenöse Infusion von Katecholaminen (z.B. Dopamin oder Doputamin) versucht werden. Digitalis ist hier wahrscheinlich wertlos.

### Intraaortale Ballongegenpulsation

Bei einigen Patienten, die einen kardiogenen Schock entwickeln, kann die intraaortale Ballongegenpulsation sinnvoll sein. Der intraaortale Ballon wird über das EKG gesteuert, so daß er unmittelbar vor der Systole entleert und während der Diastole gebläht wird. Durch die präsystolische Entleerung des Ballons werden systemischer Blutdruck und After-load vermindert. Hierdurch nehmen Herzarbeit und myokardialer Sauerstoffbedarf ab. Durch Blähung des Ballons während der Diastole wird der diastolische Blutdruck erhöht und damit koronarer Blutfluß und myokardiales Sauerstoffangebot verbessert. Als pharmakologische Alternative zu dieser mechanischen Gegenpulsation kommt die intravenöse Infusion einer Kombination aus Katecholaminen und Vasodilatantien in Frage. Trotz dieser aggressiven Therapieformen führt ein kardiogener Schock oft zum Tode.

## 1.11.4 Weitere Komplikationen eines akuten Myokardinfarkts

Bei 0,5 bis 1% der Patienten mit einem akuten Myokardinfarkt kommt es zur Ruptur des Ventrikelseptums. Dramatische Komplikation eines Infarktes ist die akute Mitralinsuffizienz aufgrund der Ruptur eines infarzierten Papillarmuskels. Typischerweise kann es 3 bis 10 Tage nach einem Infarkt zu einer Herzruptur kommen. Diese Komplikation führt normalerweise sofort zum Tod. Ungefähr 10% der Todesfälle nach einem Myokardinfarkt sind durch eine Herzruptur bedingt. Die Entwicklung eines linksventrikulären Aneurysmas ist normalerweise eine Spätkomplikation. Sie kann Monate oder gar Jahre nach einem akuten Myokardinfarkt auftreten. Bei einem großen Prozentsatz der Patienten, die einen akuten Myokardinfarkt erlitten haben, entwickelt sich eine Perikarditis. Diese äußert sich oft als Perikardreiben. Das nach einem Myokardinfarkt eventuell auftretende sogenannte Dressler-Syndrom ist eine verspätet auftretende Form einer Perikarditis. Es tritt bei ungefähr 3% der Patienten zwischen einer Woche und vielen Monaten nach einem akuten Myokardinfarkt auf.

## 1.12 Koronarangioplastie

Bei der perkutanen transluminalen Koronarangioplastie wird mit Hilfe eines Katheters ein kleiner Ballon in die erkrankte Koronararterie eingeführt [79]. Der Ballon wird im Bereich der Koronarobstruktion aufgeblasen. Der geblähte Ballon glättet die arteriosklerotischen Plaques und macht dadurch das Gefäß wieder durchgängig. Bei einer erfolgreich durchgeführten Koronarangioplastie kann eine Operation vermieden werden. Es scheint allerdings so zu sein, daß die Veränderungen nach einigen Monaten wieder auftreten können. Bei einer erfolglosen Koronarangioplastie kann allerdings eine vorher nur eingeengte Koronararterie vollends ganz verschlossen werden. Dadurch kann eine sofortige operative Revaskularisation erforderlich werden.

## 1.13 Herztransplantation

Die Herztransplantation ist die einzig verfügbare Therapiemöglichkeit, um Patienten mit einer Herzerkrankung im Endstadium (die meist durch eine koronare Herzerkrankung oder eine Kardiomyopathie bedingt ist) wieder zu einem aktiven Leben zu verhelfen [80, 81]. Für eine Herztransplantation müssen die durch die Herzerkrankung verursachten Organschädigungen reversibel und die Chancen für ein langfristiges Überleben gut sein (die Patienten sollten unter 50 bis

60 Jahre alt sein). Nach einer Herztransplantation leben ungefähr 60 bis 65% der Patienten noch länger als 3 Jahre. Beträgt die linksventrikuläre Ejektionsfraktion unter 0,2, so liegt die Lebenserwartung unter 12 Monaten. Eine fixierte pulmonale Hypertension, wie sie oft bei Patienten mit kongenitalen Herzfehlern vorliegt, stellt eine Kontraindikation für eine Herztransplantation dar.

### 1.13.1 Narkoseführung

Zur Narkoseeinleitung bei einer Herztransplantation können Ketamin und/oder ein Benzodiazepin und zur intraoperativen Analgesie können Opioide verabreicht werden [82]. Alternativ sind zur Einleitung und Aufrechterhaltung der Narkose auch Opioide einsetzbar. Bei volatilen Anästhetika besteht dagegen die Gefahr, daß es zu einer schweren myokardialen Depression und Vasodilatation kommt. Lachgas wird selten verabreicht, da es in Kombination mit Opioiden zu einer myokardialen Depression führt. Außerdem besteht bei Lachgas die Gefahr, daß sich ein versehentlich entstandener Luftembolus – der beim intraoperativen Eröffnen von großen Blutgefäßen auftreten kann – möglicherweise vergrößert. Pancuronium oder auch andere Muskelrelaxantien, die zu keinem Blutdruckabfall führen, sind sinnvoll. Das Anästhesiematerial, einschließlich des endotrachealen Tubus, muß steril sein und mit sterilen Handschuhen angefaßt werden. Bakterienfilter müssen eingesetzt und sowohl am Inspirations- als auch Exspirationsschenkel des Narkosegerätes angebracht werden. Viele Patienten, die sich einer Herztransplantation unterziehen müssen, haben Gerinnungsstörungen. Dies ist die Folge einer Leberstauung aufgrund der chronischen Herzinsuffizienz.

Das operative Vorgehen besteht darin, daß im kardiopulmonalen Bypass Aorta, Pulmonalarterie, linker und rechter Vorhof anastomosiert werden. Bereits in der präoperativen Phase wird mit einer immunsupressiven Therapie begonnen. Intravasale Katheter müssen daher unter streng aseptischen Kautelen gelegt werden. Das Monitoring entspricht dem, wie es bei einer Operation im kardiopulmonalen Bypass normalerweise durchgeführt wird. Einzige Ausnahme ist, daß – wegen der Sorge um Infektionen und katheterbedingte Herzrhythmusstörungen – eventuell auf einen Pulmonalarterienkatheter verzichtet wird. Falls ein Pulmonalarterienkatheter plaziert wird, ist es notwendig, ihn zurückzuziehen bzw. zu entfernen, wenn das Herz des Empfängers explantiert wird. Wird ein zentralvenöser Katheter über die linke Vena jugularis interna plaziert, so besteht postoperativ noch über die rechte Vena jugularis interna ein Zugangsweg, um Herzbiopsien durchzuführen. Kurzfristig können positiv inotrope Medikamente, insbesondere Isoproterenol notwendig werden, um beim Abgang vom kardiopulmonalen Bypass Kontraktilität und Herzfrequenz des implantierten Herzens aufrecht zu erhalten. Es können auch entsprechende Maßnahmen notwendig werden, um den pulmonalvaskulären Widerstand zu senken. Zur Antagonisierung von Heparin sollte Protamin nur mit Vorsicht eingesetzt werden, denn bei herztransplantierten Patienten kann Protamin zu einem stärkeren Blutdruckabfall führen [81].

Das denervierte transplantierte Herz schlägt mit einer Spontanfrequenz von ungefähr 110 Schlägen pro Minute. Dies ist dadurch bedingt, daß der normalerweise vorhandene Vagotonus fehlt. Bei einer Zunahme des preloads kommt es über den Frank-Starling-Mechanismus zu einer Zunahme des Schlagvolumens. Eine Hypovolämie wird von diesen Patienten schlecht toleriert. Auch eine plötzliche Vasodilatation, wie sie im Rahmen einer Spinal- oder Epiduralanästhesie auftreten kann, ist bei Patienten mit einem transplantierten Herzen unerwünscht.

Das transplantierte Herz spricht gut auf direkt wirkende Katecholamine an (unter Umständen sogar sensibler als ein normales Herz). Indirekt wirkende Katecholamine (wie z.B. Ephedrin) haben dagegen eine geringere Wirkung [81].

### 1.13.2 Immunsupression und deren Nebenwirkungen

Das immunsupressive Regime kann bei herztransplantierten Patienten unterschiedlich sein, es beinhaltet jedoch meistens Prednison, Azathioprin und Cyclosporin. In den ersten 6 postoperativen Wochen wird wöchentlich eine transvenöse rechtsventrikuläre endomyokardiale Biopsie durchgeführt. Damit können Frühsymptome einer Abstoßungsreaktion erkannt werden. Eine Niedervoltage im EKG und Symptome einer Herzinsuffizienz sind Spätzeichen einer Abstoßungsreaktion. Die häufigste Todesursache bei Patienten mit einer Herztransplantation sind opportunistische Infektionen. Dies verdeutlicht, wie wichtig es ist, daß in der perioperativen Phase auf ein streng aseptisches Vorgehen geachtet wird. Bei einer langfristigen Immunsupression scheint eine erhöhte Krebsgefahr – insbesondere des lymphoproliferativen Systems – zu bestehen. Bei nahezu 50% dieser Patienten kommt es innerhalb von 2 bis 5 Jahren nach der Herztransplantation zu einer vorzeitigen und sehr schnell fortschreitenden koronaren Herzerkrankung (80). Bei dieser Form der koronaren Herzerkrankung treten keine pektanginösen Beschwerden auf, denn das transplantierte Herz weist keine afferente Innervation mehr auf. Durch die Cyclosporintherapie kann es zu einer Nephrotoxizität und Hypertension kommen. Azathioprin kann eine Leukopenie verursachen. Osteoporose und Glukoseintoleranz sind bekannte Nebenwirkungen einer langfristigen Kortikosteroidmedikation.

## Literaturhinweise

1 Silverman KJ, Grossman W. Angina pectoris. N Engl J Med 1984; 310: 1712-7
2 Tarhan S, Moffitt EA, Taylor WF, Guiliani ER. Myocardial infarction after general anesthesia. JAMA 1972; 220: 1451-4
3 Steen PA, Tinker JH, Tarhan S. Myocardial reinfarction after anesthesia and surgery. An update: Incidence, mortality, and predisposing factors. JAMA 1978; 239: 2566-70
4 Goldberg AH. The patient with heart disease. Preoperative evaluation and preparation. Anesth Analg 1976; 55: 618-21
5 Foex P. Preoperative assessment of patients with cardiac disease. Br J Anaesth 1978; 50: 15-23
6 Grundy SM. Cholesterol and coronary heart disease. A new era. JAMA 1986; 256: 2849-58
7 Lowering blood cholesterol to prevent heart disease. Consensus Conference. JAMA 1; 985; 253: 2080-90
8 Therapeutic response to lovastatin (Mevinolin) in nonfamilial hypercholesterolemia. A multicenter study. JAMA 1986; 256: 2829-34
9 Stamler J, Wentworth D, Neaton J. Is the relationship between serum cholesterol and risk of death from coronary heart disease continuous and graded? JAMA 1986; 256: 2823-8
10 Kovanen PT, Bilheimer DW, Goldstein JL, et al. Regulatory role for hepatic low density lipoprotein receptors in vivo in the dog. Proc Natl Acad Sci USA 1981; 78: 1194-8
11 Chatterjee K, Rouleau J-L, Parmley WW. Medical management of patients with angina. Has firstline management changed? JAMA 1984; 252: 1170-7
12 Cokkinos DV, Voridis EM. Constancy of pressure rate product in pacing-induced angina pectoris. Br Heart J 1976; 38: 39-42
13 Barash PG, Kopriva CJ. The rate-pressure product in clinical anesthesia: boon or bane? (Editorial). Anesth Analg 1980; 59: 229-31
14 Loeb HS, Saudye A, Croke RP, et al. Effects of pharmacologically-induced hypertension on myocardial ischemia and coronary hemodynamics in patients with fixed coronary obstruction. Circulation 1978; 57: 41-6
15 Rao TLK, Jacobs KH, El-Etr AA. Reinfarction following anesthesia in patients with myocardial infarction. Anesthesiology 1983; 59: 499-505
16 Slogoff S, Keats AS. Does perioperative myocardial ischemia lead to postoperative myocardial infarction? Anesthesiology 1985; 62: 107-14
17 Mahar LJ, Steen PA, Tinker JH, et al. Perioperative myocardial infarction in patients with coronary artery disease with and without aorto-coronary artery bypass grafts. J Thorac Cardiovasc Surg 1978; 76: 533-7
18 Goldman L, Caldera DL, Nussbaum SR, et al. Multifactorial index of cardiac risk in noncardiac surgical procedures. N Engl J Med 1977; 297: 845-50
19 Jeffrey CC, Kunsman J, Cullen DJ, Brewster DC. A prospective evaluation of cardiac risk index. Anesthesiology 1983; 58: 462-4
20 Chung DC. Anaesthetic problems associated with the treatment of cardivascular disease. II. Beta-adrenergic antagonists. Can Anaesth Soc J 1981; 28: 105-13
21 Roberts JG, Foex P, Clarke NS, Bennett MJ. Haemodynamic interactions of high-dose propranolol pretreatment and anaesthesia in the dog. I. Halothane dose-response studies. Br J Anaesth 1976; 48: 315-25
22 Philbin DM, Lowenstein E. Lack of beta-adrenergic activity of isoflurane in the dogs: A comparison of circulatory effects of halothane and isoflurane after propranolol administration. Br. J Anaesth 1976; 48: 1165-70
23 Horan BF, Prys-Roberts C, Hamilton WK, Roberts JG. Haemodynamic responses to enflurane anaesthesia and hypovolaemia in the dog and their modification by propranolol. Br. J Anaesth 1977; 49: 1189-97
24 Slogoff S, Keats AS, Ott E. Preoperative propranolol therapy and aorto-coronary bypass operation. JAMA 1978; 240: 1487-90
25 Filner BE, Karliner JS. Alterations of normal left ventricular performance by general anesthesia. Anesthesiology 1976; 45: 610-21
26 Reves JG, Kissin I, Lell WA, Tosone S. Calcium entry blockers: Uses and implications for anesthesiologists. Anesthesiology 1982; 57: 504-18
27 Schulte-Sasse U, Hess W, Markschies-Harnung A, Tarnow J. Combined effects of halothane anesthesia and verapamil on systemic hemodynamics and left ventricular myocardial contractility in patients with ischemic heart disease. Anesth Analg 1984; 63: 791-8
28 Kapur PA, Bloor BC, Flacke WE, Olewine SK. Comparison of cardiovascular responses to verapamil during enflurane, isoflurane, or halothane anesthesia in the dog. Anesthesiology 1984; 61: 156-60
29 Merin RG. Calcium channel blocking drugs and anesthetics: Is the drug interaction beneficial of detrimental? Anesthesiology 1987; 66: 111-3
30 Henling CE, Slogoff S, Kodali SV, Arlund C. Heart block after coronary artery bypass-effect of chronic administration of calcium-entry blockers and beta-blockers. Anesth Analg 1984; 63: 515-20
31 Durant NN, Nguyen N, Katz R. Potentiation of neuromuscular blockade by verapamil. Anesthesiology 1984; 60: 298-303
32 Lawson NW, Kraynack BJ, Gintautas J. Neuromuscular and electrocardiographic responses to verapamil in dogs. Anesth Analg 1983; 62: 50-4
33 Vitez TS, Soper LE, Soper PC. Chronic hypokalemia and intraoperative dysrhythmias. Anesthesiology 1985; 63: 130-3
34 Sethna DH, Moffitt EA. An appreciation of the coronary circulation. Anesth Analg 1986; 65: 294-305
35 Bristow MR, Ginsberg R, Harrison DC. Histamine and the human heart: The other receptor system. Am J Cardiol 1982; 49: 249-51
36 Shepherd JT, Vanhoutte PM. The Human Cardiovascular System: Facts and Concepts. New York. Raven Press 1979: 1-375.
37 Sill JC, Bove AA, Nugent M, et al. Effects of isoflurane on coronary arterioles in the intact dog. Anesthesiology 1987; 66: 273-9
38 Buffington CW, Romson JL., Levine A, Duttlinger NC, Huang AH. Isoflurane induces coronary steal in a canine model of chronic coronary occlusion. Anesthesiology 1987; 66: 280-92
39 Priebe H-J, Foex P. Isoflurane causes regional myocardial dysfunction in dogs with critical coronary artery stenoses. Anesthesiology 1987; 66: 293-300
40 Slogoff S, Keats AS. Further observations on perioperative myocardial ischemia. Anesth 1986; 65: 539-42
41 Kleinman B, Henkin RE, Glisson SN, et al. Qualitative evaluation of coronary flow during anesthetic induction using thallium-201 perfusion scans. Anesthesiology 1986; 64: 157-64

42 Roy WL, Edelist G, Gilbert B. Myocardial ischemia during noncardiac surgical procedures in patients with coronary artery disease. Anesthesiology 1979; 51: 393–7

43 Stoelting RK. Attenuation of blood pressure response to laryngoscopy and tracheal intubation with sodium nitroprusside. Anesth Analg 1979; 58: 116–9

44 Menkhaus PG, Reves JG, Kisson I, et al. Cardiovascular effects of esmolol in anesthetized humans. Anesth Analg 1985; 64: 327–34

45 Thomson IR, Mutch WAC, Culligan JD. Failure of intravenous nitroglycerin to prevent intraoperative myocardial ischemia during fentanyl-pancuronium anesthesia. Anesthesiology 1984; 61: 385–93

46 Gallagher JD, Moore RA, Jose AB, Botros SB, Clark DL. Prophylactic nitroglycerin infusions during coronary artery bypass surgery. Anesthesiology 1986; 64: 785–9

47 Bastard OG, Carter JG, Moyers JR, Bross BA. Circulatory effects of isoflurane in patients with ischemic heart disease: A comparison with halothane. Anest Analg 1984; 63: 635–9

48 Hess W, Arnold B, Schulte-Sasse U, Tarnow J. Comparison of isoflurane and halothane when used to control intraoperative hypertension in patients undergoing coronary artery bypass surgery. Anesth Analg 1983; 62: 15–20

49 Reiz S, Balfors E, Sorensen MD, et al. Isoflurane a powerful coronary vasodilator in patients with ischemic disease. Anesthesiology 1983; 59: 91–7

50 O'Young J, Mastrocostopoulos G, Hilgenberg A, et al. Myocardial circulatory and metabolic effects of isoflurane and sufentanil during coronary artery surgery. Anesthesiology 1987; 66: 653–8

51 Smith JS, Cahalan MK, Benefiel DJ, et al. Fentanyl versus fentanyl and isoflurane in patients with impaired left ventricular function. Anesthesiology 1985; 63: A18

52 Tarnow J, Markschies-Hornung A, Schulte-Sasse U. Isoflurane improves the tolerance to pacing induced myocardial ischemia. Anesthesiology 1986; 64: 147–56

53 Lunn JK, Stanley TH, Eisele J, et al. High dose fentanyl anesthesia for coronary artery surgery: Plasma fentanyl concentrations and influence of nitrous oxide on cardiovascular responses. Anesth Analg 1979; 58: 390–5

54 Stoelting RK, Gibbs PS. Hemodynamic effects of morphine and morphine-nitrous oxide in valvular heart disease and coronary artery disease. Anesthesiology 1973; 38: 45–52

55 McCammon RL, Hilgenberg JC, Stoelting RK. Hemodynamic effects of diazepam and diazepamnitrous oxide in patients with coronary artery disease. Anesth Analg 1980; 59: 438–41

56 Lappas DG, Buckley MJ, Laver MB, et al. Left ventricular performance and pulmonary circulation following addition of nitrous oxide to morphine during coronary-artery surgery. Anesthesiology 1975; 43: 61–9

57 Tomicheck RC, Rosow CE, Philbin DM, et al. Diazepam-fentanyl interaction-hemodynamic and hormonal effects in coronary artery surgery. Anesth Analg 1983; 62: 881–4

58 Smith NT, Calverley RK, Prys-Roberts C, et al. Impact of nitrous oxide on the circulation during enflurane anesthesia in man. Anesthesiology 1978; 48: 345–9

59 Wilkowski DAW, Sill JC, Bonta W, Owen R, Bove AA. Nitrous oxide constricts epicardial coronary arteries without effect on coronary arterioles. Anesthesiology 1987; 66: 659–65

60 Thomson IR, Putnins CL. Adverse effects of pancuronium during high-dose fentanyl anesthesia for coronary artery bypass grafting. Anesthesiology 1985; 62: 708–13

61 Morris RB, Cahalan MK, Miller RD, et al. The cardiovascular effects of vecuronium (ORG NC45) and pancuronium in patients undergoing coronary artery bypass grafting. Anesthesiology 1983; 58: 438–40

62 Lebowitz PW, Ramsey FM, Savarese JJ, et al. Combination of pancuronium and metocurine: Neuromuscular and hemodynamic advantages over pancuronium alone. Anesth Analg 1981; 60: 12–7

63 Basta SJ, Ali HH, Savarese JJ, et al. Clinical pharmacology of atracurium besylate (BW33A): A new non-depolarizing muscle relaxant. Anesth Analg 1982; 61: 723–9

64 Scott RPF, Savarese JJ, Basta SJ, et al. Clinical pharmacology of atracurium given in high doses. Br J Anaesth 1986; 58: 834–8

65 Salmenpera M, Peltola K, Takkumen O, Heinonen J. Cardiovascular effects of pancuronium and vecuronium during high-dose fentanyl anesthesia. Anesth Analg 1983; 62: 1059–64

66 Starr NJ, Sethna DH, Estafanous FG. Bradycardia and asystole following rapid administration of sufentanil with vecuronium. Anesthesiology 1986; 64: 521–3

67 Kaplan JA, King SB. The precordial electrocardiographic lead ($V_5$) in patients who have coronary-artery disease. Anesthesiology 1976; 45: 570–4

68 Kates RA, Zaidan JR, Kaplan JA. Esophageal lead for intraoperative electrocardiographic monitoring. Anesth Analg 1982; 61: 781–5

69 Kaplan JA, Wells PH. Early diagnosis of myocardial ischemia using the pulmonary arterial catheter. Anesth Analg 1981; 60: 789–93

70 Stevens JH, Raffin TA, Mihm FG, Rosenthal MH, Stetz CW. Thermodilution cardiac output measurement. Effects of the respiratory cycle on its reproducibility. JAMA 1985; 253: 2240–42

71 Nadeau S, Noble WH. Limitations of cardiac output measurements by thermodilution. Can Anaesth Soc J 1986; 33: 780–4

72 Mangano DT. Monitoring pulmonary artery pressure in coronary-artery disease. Anesthesiology 1980; 53: 364–70

73 Hansen RM, Viquerat CE, Matthay MA, et al. Poor correlation between pulmonary arterial wedge pressure and left ventricular end-diastolic volume after coronary artery bypass graft surgery. Anesthesiology 1986; 64: 764–70

74 Calvin JE, Dreidger AA, Sibbald E. Does the pulmonary capillary wedge pressure predict left ventricular preload in critically ill patients? Crit Care Med 1981; 9: 437–43

75 Clements FM, deBruijn NP. Perioperative evaluation or regional wall motion by transesophageal two-dimensional echocardiography. Anesth Analg 1987; 66: 249–61

76 Konstadt SN, Thys D, Mindich BP, Kaplan JA, Goldman M. Validation of quantitative intraoperative transesophageal echocardiography. Anesthesiology 1986; 65: 418–21

77 LaMantia K, Lehmann K, Barash P. Echocardiography in the perioperative period. Acute Care 1985; 11: 106–16

78 Smith JS, Cahalan MK, Benefiel DJ. Intraoperative detection of myocardial ischemia in high risk patients. Circulation 1985; 72: 1015–21

79 Rentrop KP, Cohen M, Blanke H, Phillips RA. Changes in collateral filling after controlled coronary artery occlusion by an angioplasty balloon in human subjects. J Am Coll Cardiol 1985; 5: 587–93

80 Schroeder JS, Hunt SA. Cardiac transplantation: Where are we? N Engl J Med 1986; 315: 961–5

81 Borland LM, Cook DR. Anesthesia for organ transplantation. In: Stoelting RK, Barash PG, Gallagher TJ, eds. Advances in Anesthesia. Chicago. Year Book Medical Publishers 1986: 1–36

82 Demas K, Wyner J, Mihm FG, Samuels S. Anesthesia for heart transplantation. A retrospective study an review. Br J Anaesth 1986; 58: 1357–64

# 2 Herzklappenfehler

Um Patienten mit Herzklappenfehlern perioperativ optimal betreuen zu können, müssen die bei Herzklappenfehlern auftretenden hämodynamischen Veränderungen bekannt sein. Die häufigsten Herzklappenfehler führen zu einer Drucküberlastung (Mitralstenose, Aortenstenose) oder Volumenüberlastung (Mitralinsuffizienz, Aorteninsuffizienz) des linken Ventrikels. Welche Medikamente bei Patienten mit Herzklappenfehlern eingesetzt werden sollen, hängt davon ab, was für Auswirkungen die in Frage kommenden Medikamente auf Herzrhythmus, Herzfrequenz, Blutdruck, systemischen und pulmonalvaskulären Widerstand haben.

## 2.1 Präoperative Beurteilung

Bei der präoperativen Beurteilung von Patienten mit einem Herzklappenfehler müssen der Schweregrad der Herzerkrankung und das Ausmaß der myokardialen Kontraktilitätsverminderung beurteilt werden. Auch eventuell bestehende Erkrankungen wichtiger Organsysteme (z. B. Lunge, Niere, Leber) müssen berücksichtigt werden. Es muß auch geklärt werden, über welche Kompensationsmechanismen das Herzminutenvolumen aufrecht erhalten wird (z. B. erhöhter Sympathikotonus, Herzhypertrophie) und welche Bedeutung hierbei eine medikamentöse Therapie hat. Diese Informationen können anhand von Anamnese, körperlicher Untersuchung und apparativen Methoden erhoben werden.

### 2.1.1 Anamnese und körperliche Untersuchung

Um bei Patienten mit einem bekannten Herzklappenfehler die kardiale Leistungsreserve einschätzen zu können, muß gezielt nach der Belastbarkeit gefragt werden. Hierbei ist es sinnvoll, die Patienten entspre-

**Tab. 2.1:** Klassifikation von Patienten mit einer Herzerkrankung nach der New York Heart Association (NYHA)

| Schweregrad | Beschreibung |
|---|---|
| 1 | Asymptomatisch |
| 2 | Symptome bei normaler körperlicher Belastung, asymptomatisch in Ruhe |
| 3 | Symptome bei minimaler körperlicher Belastung, asymptomatisch in Ruhe |
| 4 | Symptome in Ruhe |

chend der New York Heart Association zu klassifizieren (Tab. 2.1). Bei Patienten mit einem lange bestehenden Herzklappenfehler liegt häufig zusätzlich eine Herzinsuffizienz vor. Falls die myokardiale Kontraktilität vermindert ist, klagen die Patienten oft über Dyspnoe, Orthopnoe oder leichte Erschöpfbarkeit. Eine kompensatorische Erhöhung des Sympathikotonus kann sich in Ängstlichkeit, Schwitzen und Ruhetachykardie äußern. Die Verdachtsdiagnose Herzinsuffizienz kann bekräftigt werden, falls bei der körperlichen Untersuchung basale Rasselgeräusche, hervortretende Jugularvenen und ein dritter Herzton festgestellt werden (vgl. Kap. 7). Ein elektiver Eingriff wird am besten so lange verschoben, bis eine Herzinsuffizienz ausreichend behandelt und die myokardiale Kontraktilität optimiert ist.

Es ist selten, daß bei einer Herzklappenerkrankung keine Herzgeräusche vorliegen. Herzgeräusche sind Folge von Blutturbulenzen im Bereich von pathologisch veränderten Herzklappen. Anhand von Klangcharakter, Lokalisation, Lautstärke und Fortleitung ergeben sich Hinweise auf Lokalisation und Schweregrad des Herzklappenfehlers (Abb. 2.1), [1]. Während der Systole sind Aorten- und Pulmonalklappe geöffnet, Mitral- und Trikuspidalklappe sind geschlossen. Daher sind systolische Herzgeräusche entweder durch eine Stenose der Aorten- oder Pulmonalklappe oder durch eine Insuffizienz der Mitral- oder Trikuspidalklappe bedingt. Während der Diastole sind Aorten- und Pulmonalklappe geschlossen, Mitral- und Trikuspidalklappe geöffnet. Daher sind systolische Herzgeräusche entweder auf eine Stenose der Aorten- oder

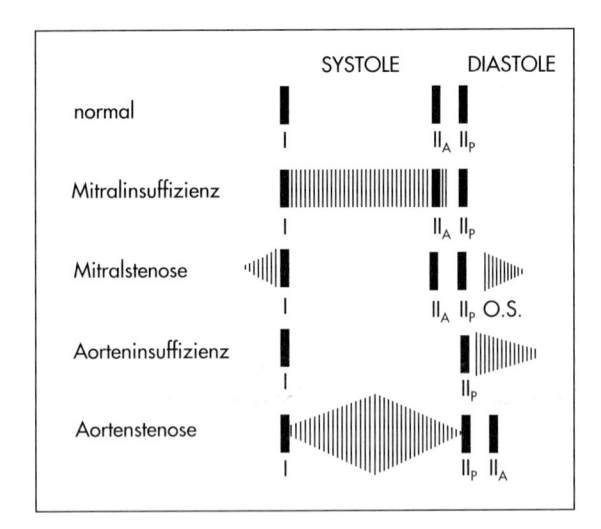

**Abb. 2.1:** Charakteristika der Herztöne und Herzgeräusche bei Vorliegen eines Herzklappenfehlers. (Fishman MC, Hoffman AR, Klausner RD, Rockson SG, Thaler MS. Medicine. Philadelphia. JB Lippincott Co. 1981; 42.)

Pulmonalklappe oder auf eine Insuffizienz von Mitral- oder Trikuspidalklappe zurückzuführen. Diastolische Herzgeräusche sind entweder durch eine Stenose der Mitral- oder Trikuspidalklappe oder durch eine Insuffizienz der Aorten- oder Pulmonalklappe bedingt.

Bei sämtlichen Herzklappenfehlern kann eine Vorhofarrhythmie auftreten. Ein Vorhofflimmern tritt vor allem im Rahmen einer rheumatischen Mitralklappenveränderung auf. Gleichzeitig besteht dann meist ein vergrößerter linker Vorhof. Eine unregelmäßige Herzfrequenz in Kombination mit einem Pulsdefizit lassen ein Vorhofflimmern vermuten. Anfangs liegt meist ein paroxysmales Vorhofflimmern vor. Nach einigen Jahren geht dies in ein permanentes Vorhofflimmern über.

Bei Patienten mit einem Herzklappenfehler können – auch ohne daß eine koronare Herzerkrankung vorliegt – pektanginöse Beschwerden auftreten. Dies ist durch einen erhöhten myokardialen Sauerstoffbedarf bedingt. Ursache des erhöhten myokardialen Sauerstoffbedarfs ist die vergrößerte Herzmuskelmasse. Die Muskelmasse kann so zunehmen, daß unter Umständen selbst normale Koronararterien nicht mehr in der Lage sind, genügend Sauerstoff anzubieten. Häufig liegen jedoch sowohl ein Herzklappenfehler als auch eine koronare Herzerkrankung vor. Bei über 50-jährigen Patienten mit einer Aortenstenose liegt in ca. 50% zusätzlich eine koronare Herzerkrankung vor.

Patienten mit einem Herzklappenfehler nehmen häufig unter anderem Digitalispräparate und Diuretika ein. Digitalis wird meist eingesetzt, um die myokardiale Kontraktilität zu verbessern und um bei Patienten mit einem Vorhofflimmern die Herzfrequenz zu erniedrigen. Es konnte gezeigt werden, daß durch eine Digitalisierung die Diastolendauer verlängert und damit die linksventrikuläre Füllung verbessert wird. Liegt die Ruhefrequenz der Ventrikel unter 80 Schlägen pro Minute und steigt die Herzfrequenz während leichter körperlicher Betätigung nicht um mehr als 15 Schläge pro Minute an, so ist die Herzfrequenz adäquat mit Digitalis eingestellt. Falls die Herzfrequenz präoperativ nicht adäquat eingestellt wurde, kann es bei einer Stimulation des sympathischen Nervensystems wie z.B. während der endotrachealen Intubation oder während sehr schmerzhafter operativer Manipulationen sehr leicht zu ungünstigen Herzfrequenzsteigerungen kommen. Durch die Tachykardie nehmen Dauer der diastolischen Ventrikelfüllung und Schlagvolumen ab. Auf Zeichen einer Digitalisintoxikation (verlängerte PQ-Zeit, ventrikuläre Extrasystolen, Klagen über gastrointestinale Beschwerden) muß stets geachtet werden. Die Gefahr einer Digitalisintoxikation ist erhöht, falls im Rahmen einer gleichzeitigen Diuretikatherapie ein Kaliummangel besteht.

### 2.1.2 Apparative Untersuchungen

Bei Herzklappenerkrankungen kann es oft zu typischen EKG-Veränderungen kommen. Liegt z.B. eine verbreiterte und doppelgipflige P-Welle vor, so läßt dies eine Vergrößerung des linken Vorhofs vermuten, die typisch für eine Mitralstenose ist. Eine ventrikuläre Hypertrophie spiegelt sich meist in einer Verlagerung der Herzachse nach links oder nach rechts wider.

Auf der Röntgenthoraxaufnahme sollten Größe und Form des Herzens und der großen Gefäße sowie die Lungengefäßzeichnung beurteilt werden. Auf einer posterior-anterioren Röntgenthoraxaufnahme sollte der Herzschatten nicht breiter als 50% des Thoraxinnendurchmessers sein. Der linke Herzrand wird – von oben nach unten betrachtet – durch Aorta, Arteria pulmonalis, linken Vorhof und linken Ventrikel gebildet. Der rechte Herzrand wird durch Vena cava superior und rechten Vorhof gebildet. Eine Vergrößerung des linken Vorhofs kann zu einer Anhebung des linken Hauptbronchus und zu einer Vergrößerung des Carina-Winkels auf mehr als 90° führen. Falls eine schwere pulmonalvaskuläre Hypertension vorliegt, ist die periphere Gefäßzeichnung unter Umständen nur sehr schwach ausgebildet.

Schwere Herzklappenfehler können die Oxygenierung und Ventilation beeinträchtigen, was sich anhand der arteriellen Blutgase nachweisen läßt. Eine langdauernde Erhöhung des linksatrialen Druckes kann sich bis in die Lungenvenen und unter Umständen bis ins Lungenparenchym zurück auswirken. Hierdurch kann es zu einer Beeinträchtigung des Ventilations-Perfusionsverhältnisses und zur Ausbildung eines Lungenödems mit Verminderung des arteriellen Sauerstoffpartialdrucks kommen.

Bei einer Herzkatheterisierung kann der Druckgradient im Bereich einer erkrankten Herzklappe bestimmt werden. Dies liefert wichtige Informationen über den Schweregrad eines Herzklappenfehlers. Von einer Mitral- bzw. Aortenstenose kann ausgegangen werden, falls der Druckgradient größer als 10 bzw. 50 mm Hg ist [2]. Diese Richtwerte für den Druckgradienten gelten nur, falls keine Herzinsuffizienz vorliegt. Liegt z.B. bei einer Aortenstenose zusätzlich eine Herzinsuffizienz vor, so weist bereits ein Druckgradient von nur 20 mm Hg auf eine schwere Klappenerkrankung hin. Der Schweregrad einer Klappeninsuffizienz kann anhand eines in den Ventrikel regurgitierenden Kontrastmittels sichtbar gemacht werden. Wird die pulmonalarterielle Verschlußdruckkurve aufgezeichnet, so ist die Größe der V-Wellen ein gutes Maß für den Schweregrad einer Mitralinsuffizienz (Abb. 2.2), [3]. Falls bei Patienten mit einer Mitralstenose oder Mitralinsuffizienz die pulmonalarteriellen Drucke und der rechtsventrikuläre Füllungsdruck gemessen werden, können sich daraus Hinweise auf eine pulmonalarterielle Hypertension oder eine Rechtsinsuffizienz ergeben. Anhand einer Koronarangiographie ist bei Patienten mit einer Herzklappenerkrankung unter Umständen eine gleichzeitig vorliegende koronare Herzerkrankung nachweisbar. Eine myokardiale Ischämie oder ein vorausgegangener Myokardinfarkt können z.B. aufgrund einer Papillarmuskelstörung zu einer Mitralinsuffizienz führen.

Die Echokardiographie ist ein nichtinvasives Verfahren, bei dem mit Hilfe von Ultraschallwellen Herzklappen und linksventrikuläre Wandbewegungen beurteilt werden können [4]. Dieses Verfahren ist besonders nützlich, um eine Mitralstenose nachweisen oder den Schweregrad einer Aortenstenose beurteilen zu können.

## 2.2 Mitralstenose

Eine Mitralstenose ist fast immer dadurch bedingt, daß es bei Abheilung einer akuten rheumatischen Endokarditis zu einer Verwachsung der Mitralklappensegel an der Klappenkommissur kommt. Symptome aufgrund der zunehmenden Verkleinerung der Mitralklappenöffnung entwickeln sich normalerweise erst ungefähr 20 Jahre nach dem ersten rheumatischen Fieberschub. Symptome treten normalerweise erst auf, wenn die Mitralklappenöffnung (normalerweise 4–6 cm$^2$) auf mindestens 50% verringert ist. Falls die Mitralklappenöffnung kleiner als 1,0 cm$^2$ ist, ist ein

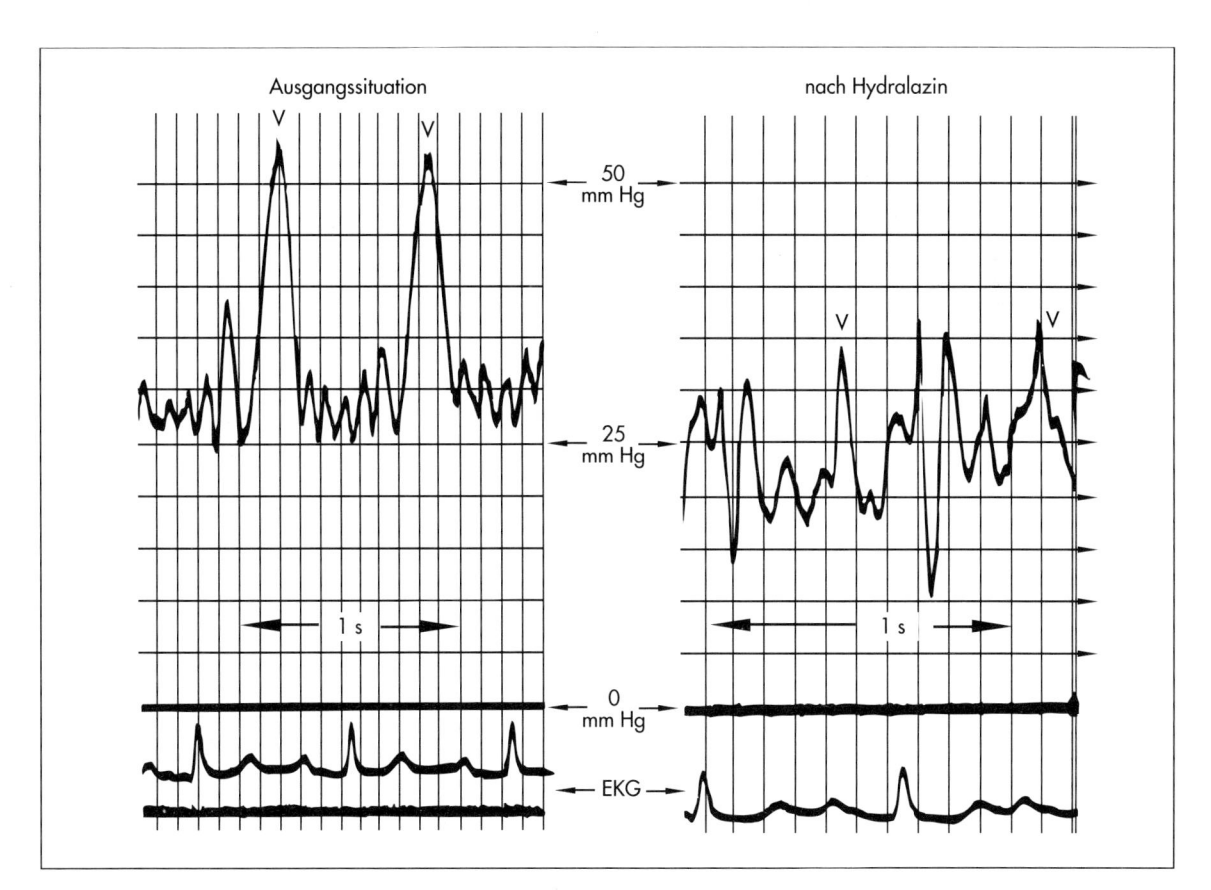

**Abb. 2.2:** Diese Aufzeichnungen der pulmonalkapillären Verschlußdruckkurve wurden bei einem Patienten mit einer Mitralinsuffizienz registriert. Das in den linken Vorhof regurgitierende Blut verursacht in der pulmonalkapillären Verschlußdruckkurve eine große V-Welle. Durch die Verabreichung eines Vasodilators (Hydralazin) nimmt der Widerstand für den linksventrikulären Auswurf ab. Infolgedessen ist das Regurgitationsvolumen in den linken Vorhof geringer, die V-Welle in der pulmonalvaskulären Verschlußdruckkurve wird niedriger. (Greenberg BH, Rahimtoola SH. Vasodilator therapy for valvular heart disease. JAMA 1981; 246: 269–72. Copyright 1981, American Medical Association.)

mittlerer linksatrialer Druck von ca. 25 mm Hg notwendig, damit unter Ruhebedingungen ein adäquates Herzminutenvolumen aufrechterhalten werden kann. Von Symptombeginn bis zur völligen Arbeitsunfähigkeit vergehen im Mittel 7 Jahre.

Eine Mitralklappenstenose wird typischerweise an einem charakteristischen frühdiastolischen Öffnungsklick und einem gießenden, hauchenden diastolischen Geräusch, das am besten über der Herzspitze gehört wird, erkannt. Der Öffnungsklick entsteht dadurch, daß es beim Öffnen der noch beweglichen, aber stenosierten Mitralklappe zu Vibrationen kommt. Falls es zu Verkalkungen der Klappe kommt, kann der Öffnungsklick verschwinden. Die Vergrößerung des linken Vorhofs ist in Röntgenthoraxaufnahmen dadurch zu erkennen, daß die Herzbucht ausgefüllt, der Carina-Winkel vergrößert, und daß auf der lateralen Aufnahme der bariumgefüllte Ösophagus verlagert ist. Falls kein Vorhofflimmern besteht, deutet die verbreiterte biphasische P-Welle auf eine Vergrößerung des linken Vorhofs hin. Letztendlich kann ein operativer Ersatz der erkrankten Klappe notwendig werden. Bei einzelnen Patienten kann eine Klappensprengung mit Hilfe eines transvenös und transseptal eingeführten Ballonkatheters durchgeführt werden [5].

### 2.2.1 Pathophysiologie

Bei der Mitralstenose kommt es aufgrund einer fortschreitenden Verringerung der Mitralklappenöffnung zu einer mechanischen Behinderung der linksventrikulären diastolischen Füllung. Damit kommt es zu einer linksatrialen Druckzunahme sowie zu einer Vergrößerung des linken Vorhofs. Unter Ruhebedingungen wird bei einer leichten Mitralstenose das Schlagvolumen über den erhöhten linksatrialen Druck aufrecht erhalten. Das Schlagvolumen kann jedoch abfallen, falls es zu einer streßbedingten Tachykardie kommt, oder falls aufgrund eines AV-Rhythmus oder eines Vorhofflimmerns keine effektiven Vorhofkontraktionen mehr stattfinden.

Mit Steigerung des linksatrialen Drucks kommt es auch zu einer Druckzunahme in den Pulmonalvenen. Falls der Druck in den Pulmonalvenen den onkotischen Druck der Plasmaproteine überschreitet, droht ein Lungenödem. Steigt der pulmonale Venendruck nur langsam an, kommt es zu einer gesteigerten pulmonalen Lymphdrainage und zu einer Verdickung der kapillären Basalmembranen. Dadurch werden höhere pulmonalvenöse Drucke toleriert, ohne daß ein Lungenödem auftritt. Aus ungeklärten Gründen kommt es bei ungefähr 30% der Patienten mit einer Mitralstenose zu einer schnellen Zunahme des pulmonalarteriellen Druckes, des pulmonalvaskulären Widerstandes und zu einer fixierten pulmonalvaskulären Hypertension. Falls der linksatriale Druck dauerhaft über 25 mm Hg liegt, kommt es meist zu einer Konstriktion der Lungenarteriolen und damit zu einer Zunahme des pulmonalvaskulären Widerstandes. Veränderungen des pulmonalen Gefäßsystems führen außerdem zu einer Verminderung der Lungencompliance und zu einer Zunahme der Atemarbeit.

Obwohl aufgrund der stenosierten Mitralklappe die diastolische Füllung des linken Ventrikels behindert ist, bleiben linksventrikuläres enddiastolisches Volumen und linksventrikulärer enddiastolischer Druck zumeist normal. Hohe enddiastolische linksventrikuläre Volumina oder Drucke lassen vermuten, daß eine Mitralinsuffizienz, eine Aorteninsuffizienz oder eine primäre Myokarderkrankung vorliegt.

Aufgrund der Blutstase im überdehnten linken Vorhof entstehen dort leicht Thromben. Insbesondere mit Beginn eines Vorhofflimmerns können diese in den systemischen Kreislauf embolisieren. Bei einem niedrigen Herzminutenvolumen und einer eingeschränkten Mobilität dieser Patienten ist außerdem die Gefahr von venösen Thromben erhöht. Daher erhalten manche Patienten, bei denen eine Mitralstenose vorliegt, eine Dauertherapie mit Antikoagulantien. Während körperlicher Anstrengung, Schwangerschaft oder plötzlich beginnendem Vorhofflimmern können Dyspnoe, Orthopnoe oder ein Lungenödem auftreten.

### 2.2.2 Narkoseführung bei nicht-kardiochirurgischen Eingriffen

Bei Patienten mit einer Mitralstenose, bei denen ein nicht-kardiochirurgischer Eingriff geplant ist, wird normalerweise eine prophylaktische Antibiotikagabe empfohlen. Diese Antibiotikaprophylaxe wird bereits präoperativ begonnen und soll die Entstehung einer Endokarditis verhindern. Bei Patienten, die wegen eines Vorhofflimmerns zur Verlangsamung der Ventrikelfrequenz Digitalispräparate einnehmen, sollte diese Digitalismedikation präoperativ nicht unterbrochen werden. Da diese Patienten häufig zusätzlich Diuretika einnehmen, sollte präoperativ die Plasmakaliumkonzentration überprüft werden. Besteht bei diesen Patienten eine orthostatische Hypotension, so weist dies auf eine diuretikaindizierte Hypovolämie hin. Ob es ratsam ist, vor einem elektiven operativen Eingriff die Antikoagulantien abzusetzen, ist umstritten. In einer Untersuchung war die Inzidenz der Thromboembolien nicht erhöht, nachdem die Antikoagulantien 1 bis 3 Tage vor der Operation ausschleichend reduziert wurden. Bei dieser Untersuchung wurde ein Anstieg des Quick-Werts zugelassen, so daß er maximal 20% unterhalb des Normalbereichs lag [6]. Es scheint sinnvoll zu sein, präoperativ die Dosierung der Antikoagulantien langsam zu reduzieren, so daß die Gerinnungswerte (Prothrombinzeit, partielle Thromboplastinzeit) nahezu normal sind.

Da bei einer Mitralstenose die Mitralklappenöffnung verringert und die linksventrikuläre Füllung behindert sind, muß bei diesen Patienten darauf geachtet werden, daß die während der Narkose verabreichten Medikamente die Herzfrequenz nicht steigern. Durch eine ausgeprägte Steigerung der Herzfrequenz kann die während der Diastole stattfindende Füllung des linken Ventrikels so stark beeinträchtigt werden, daß Schlagvolumen, Herzminutenvolumen und Blutdruck abfallen. Beispielsweise können sich präoperative Angstzustände über eine Steigerung der Herzfrequenz nachteilig auf das Schlagvolumen auswirken.

Bei Patienten mit einer Mitralstenose muß auch beachtet werden, was für Auswirkungen die eingesetzten Medikamente auf den peripheren Gesamtwiderstand oder pulmonalvaskulären Widerstand haben. Durch eine plötzliche, medikamentös bedingte Erniedrigung des peripheren Gesamtwiderstandes kann es – falls das linksventrikuläre Schlagvolumen nicht gesteigert werden kann, oder falls zusätzlich eine Verminderung des intravasalen Flüssigkeitsvolumens vorliegt – zu übermäßig starken Blutdruckabfällen kommen. Andererseits können eine arterielle Hypoxämie, Azidose oder die Gabe von alpha-agonistischen Medikamenten zu einem weiteren Anstieg des bereits erhöhten pulmonalvaskulären Widerstandes führen.

Die präoperative Vorbereitung von Patienten mit einer Mitralstenose sollte darauf abzielen, Angstzustände und Herzfrequenzsteigerungen mit der Gefahr von unerwünschten Herzkreislaufveränderungen zu verhindern. Während der Prämedikationsvisite sollten dem Patienten nicht nur die auf ihn zukommenden Ereignisse erklärt werden, sondern es ist auch meist sinnvoll, eine medikamentöse Anxiolyse durchzuführen. Welches Medikament oder welche Medikamentenkombination hierzu am besten geeignet ist, ist nicht klar. Es muß jedoch beachtet werden, daß diese Patienten auf atemdepressive Wirkungen von Medikamenten empfindlicher reagieren können. Auch der Einsatz von Anticholinergika ist umstritten, denn es muß befürchtet werden, daß diese Medikamente zu einem unerwünschten Anstieg der Herzfrequenz führen könnten. Falls im Rahmen der Prämedikation dennoch anticholinerge Medikamente verabreicht werden sollen, scheint es sinnvoll, Scopolamin oder Glykopyrrolat zu verwenden, denn diese Medikamente haben eine geringere positiv chronotrope Wirkung als Atropin.

Die Narkoseeinleitung bei Patienten mit einer Mitralstenose kann durch eine intravenöse Gabe eines Barbiturats, Benzodiazepins oder Etomidate durchgeführt werden. Zur Erleichterung der endotrachealen Intubation kann anschließend Succinylcholin verabreicht werden. Bei Patienten, die unter einer Digitalistherapie stehen, wurden zwar nach Verabreichung von Succinylcholin gehäuft ventrikuläre Rhythmusstörungen beschrieben, dies wird jedoch von anderen Autoren nicht bestätigt [7]. Ketamin scheint zur Narkoseeinleitung nicht geeignet zu sein, da es die Herzfrequenz erhöhen kann.

Die zur Aufrechterhaltung der Narkose eingesetzten Medikamente sollten nur zu minimalen Veränderungen von Herzfrequenz, peripherem Gesamtwiderstand und pulmonalvaskulärem Widerstand führen. Die Medikamente sollten auch die myokardiale Kontraktilität nicht wesentlich beeinflussen. Dieses Ziel ist am besten mit Lachgas in Kombination mit Opioiden

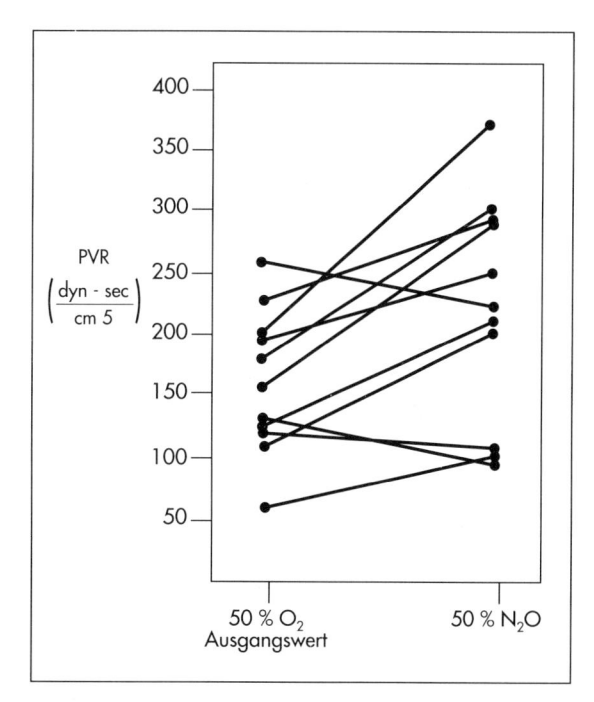

**Abb. 2.3:** Bei 11 Patienten, die aufgrund eines Mitralklappenfehlers eine pulmonale Hypertension hatten, wurde die Auswirkung von Lachgas auf den pulmonalvaskulären Widerstand (PVR) gemessen. Jeder Punkt repräsentiert einen Patienten. Im Vergleich zum Ausgangswert unter Einatmen von 50% Sauerstoff stieg bei 8 von 11 Patienten der pulmonalvaskuläre Widerstand nach einer 10-minütigen Zufuhr von 50% Lachgas an. Die Zunahme des pulmonalvaskulären Widerstandes war jedoch nicht signifikant. Bei Patienten mit einer vorbestehenden pulmonalarteriellen Hypertension braucht der regelmäßige Verzicht auf Lachgas nicht empfohlen werden. (Hilgenberg JC, McCammon RL, Stoelting RK. Pulmonary and systemic vascular responses to nitrous oxide in patients with mitral stenosis and pulmonary hypertension. Anesth Analg 1980; 59: 323–6. Reprinted with permission from IARS.)

oder einer niedrigen Konzentration eines volatilen Anästhetikums zu erreichen. Lachgas kann zwar den pulmonalvaskulären Widerstand erhöhen – da diese Widerstandserhöhung jedoch normalerweise relativ gering ist – scheint es nicht gerechtfertigt zu sein, bei Patienten mit einer Mitralstenose auf dieses Medikament zu verzichten (Abb. 2.3), [8]. Am besten ist es, eine kontrollierte Beatmung bei Normokapnie anzustreben. Es muß beachtet werden, daß eine respiratorische Alkalose und eine dadurch bedingte Verminderung der Plasmakaliumkonzentration vor allem bei digitalisierten Patienten unerwünscht ist.

Welches nicht depolarisierende Muskelrelaxans gewählt wird, hängt davon ab, was für Auswirkungen diese Medikamente auf den Kreislauf haben können. D-Tubocurarin z.B. führt zu einer peripheren Vasodilatation und könnte zu einem unerwünscht starken Blutdruckabfall führen. Pancuronium sollte deshalb vermieden werden, da es die AV-Überleitung beschleunigen und damit zu einer starken Zunahme der Herzfrequenz führen kann [9]. Eine solche Steigerung der Herzfrequenz ist insbesondere bei Vorliegen eines Vorhofflimmerns zu erwarten, denn hierbei wird die

Ventrikelfrequenz vor allem durch die Verzögerung im AV-Knoten bestimmt. Bei Patienten mit einer Mitralstenose eignen sich vor allem Medikamente mit nur minimalen Kreislaufauswirkungen (Atracurium, Vecuronium, Metocurin). Es gibt keine Gründe, warum eine pharmakologische Antagonisierung nicht-depolarisierender Muskelrelaxantien vermieden werden sollte. Die Nebenwirkungen einer medikamentös bedingten Tachykardie müssen hierbei jedoch beachtet werden. Theoretisch scheint es daher besser zu sein, einen Cholinesterasehemmer mit Glykopyrrolat anstatt mit Atropin zu kombinieren. Diese Empfehlung beruht darauf, daß Glykopyrrolat eine geringere positiv chronotrope Wirkung als Atropin hat.

Ob invasive Überwachungsverfahren eingesetzt werden, hängt vom Ausmaß des operativen Eingriffes und davon ab, wie ausgeprägt die Mitralstenose ist. Eine kontinuierliche blutig-arterielle Druckmessung und eine Überwachung der Füllungsdrucke sind indiziert, falls große operative Eingriffe geplant sind. Dies gilt insbesondere für Patienten mit einer Mitralstenose, die bereits in Ruhe Symptome zeigen oder bei denen eine chronische pulmonalvaskuläre Hypertension besteht. Anhand dieses Monitorings kann beurteilt werden, ob Ventilation, Oxygenierung und intravasale Flüssigkeitszufuhr adäquat sind, und welche Auswirkungen die eingesetzten Medikamente auf die myokardiale Kontraktilität haben. Ein Anstieg des rechtsatrialen Druckes könnte durch eine lachgasbedingte Steigerung des pulmonalvaskulären Widerstandes bedingt sein und nahelegen, das Lachgas abzuschalten [8]. Die intraoperative Flüssigkeitszufuhr muß sehr sorgfältig titriert werden, da diese Patienten empfindlich auf eine Volumenüberladung reagieren und leicht eine Linksherzinsuffizienz und ein Lungenödem entwickeln. Auch eine Oberkörpertieflage wird von diesen Patienten nur schlecht toleriert, da das intrapulmonale Blutvolumen bereits vorher erhöht ist.

Während einer oberflächlichen Narkose kann eine operative Stimulation zu einer Steigerung von peripherem Gesamtwiderstand und pulmonalvaskulärem Widerstand und damit zu einer Hypertension im

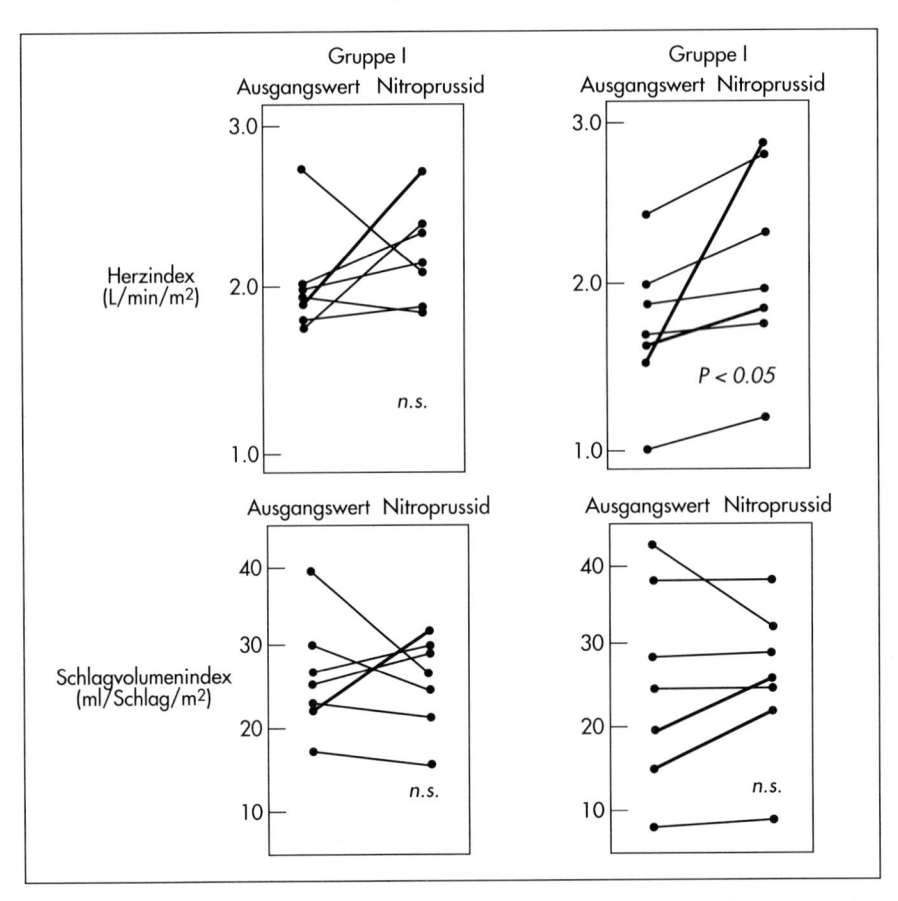

**Abb. 2.4:** Bei 7 Patienten mit einer reinen Mitralstenose (Gruppe 1) und 7 Patienten mit einem kombinierten Mitralvitium (Stenose und Insuffizienz) (Gruppe 2) wurden intraoperativ die kardiovaskulären Auswirkungen einer intravenösen Nitropussidinfusion (0,2–4 $\mu g \cdot kg^{-1} \cdot Min.^{-1}$) untersucht. Bei keinem Patienten kam es nach der Nitropussidinfusion zu nachteiligen Auswirkungen. Dagegen nahmen bei Patienten mit einer schweren pulmonalen Hypertension (dicke Linien) durch die Nitropussidinfusion Herzindex und Schlagvolumenindex deutlich zu. Diese Daten bestätigen, daß die durch Nitropussid ausgelöste Erniedrigung des systemischen Gefäßwiderstandes bei Patienten mit einer reinen Mitralstenose nicht nachteilig für die Herzfunktion ist. Wenn gleichzeitig eine schwere pulmonale Hypertension vorliegt, kann die medikamentös bedingte Verminderung der Nachlast sogar von Vorteil sein. (Stone JG, Hoar PF, Faltas AN, Khambatta HJ. Nitroprusside and mitral stenosis. Anesth Analg 1980; 59: 662–5. Reprinted with permission from IARS.)

großen Kreislauf und zum Abfall des Herzminutenvolumens führen. In einem solchen Falle können unter Umständen mit einer intravenösen Nitroprussidinfusion (0,2 bis 4 mikrog/min und kg) peripherer Gesamtwiderstand, pulmonalarterieller Druck und linksatrialer Druck gesenkt werden [10]. Bei einer nitroprussidbedingten Verminderung des systemischen Gesamtwiderstandes nimmt das linksventrikuläre Schlagvolumen zu, insbesondere dann, falls eine ausgeprägte pulmonalvaskuläre Hypertension oder außer der Mitralstenose auch eine Mitralinsuffizienz vorliegt (Abb. 2.4), [10].

Ein intraoperativer Blutdruckabfall kann mit Sympathikomimetika wie Ephedrin oder Phenylephrin therapiert werden. Ein Vorteil von Ephedrin ist z.B. dessen Beta-Rezeptoren-stimulierende Wirkung, wodurch es zu einer Steigerung von myokardialer Kontraktilität und Herzminutenvolumen kommt, selbst wenn die ventrikuläre Nachlast erhöht ist. Der Nachteil von Ephedrin ist darin zu sehen, daß es die Herzfrequenz steigern kann. Phenylephrin führt zwar zu keiner Steigerung der Herzfrequenz, nach Verabreichung dieses vor allem alpha-agonistisch wirkenden Medikaments kommt es jedoch zur Erhöhung des ventrikulären After-loads und damit unter Umständen zu einer Erniedrigung des linksventrikulären Schlagvolumens [11].

Intraoperativ auftretende und hämodynamisch wirksame Tachykardien können durch kleine intravenöse Boli von Propranolol (0,1 mg pro Minute bis maximal 50 mikrog pro kg) oder mit Digoxin (0,25 bis 0.75 mg) therapiert werden. Kommt es im Rahmen von operativen Stimulationen zur Steigerung der Herzfrequenz, können zusätzlich niedrige Konzentrationen eines volatilen Anästhetikums geeignet sein, um die Narkose zu vertiefen und die Herzfrequenz zu senken. Bei einer exzessiven Tachykardie, die zu einem lebensbedrohlichen Abfall von Schlagvolumen, Herzminutenvolumen und Blutdruck führt, wird am besten eine Kardioversion durchgeführt.

In der postoperativen Phase besteht bei Patienten mit einer Mitralstenose das hohe Risiko, daß sich Lungenödem oder Rechtsherzinsuffizienz ausbilden. Schmerzen, respiratorische Azidose und arterielle Hypoxämie können hierbei auslösend für eine Steigerung von Herzfrequenz oder pulmonalvaskulärem Widerstand sein. Dies verdeutlicht nochmals, wie wichtig es ist, auch in der postoperativen Phase die kardiale Situation zu überwachen. Bei Patienten mit einer chronischen Mitralstenose ist die Compliance der Lunge oft vermindert und der Sauerstoffbedarf für die Atemarbeit erhöht. Hierdurch kann postoperativ eine maschinelle Unterstützung der Ventilation notwendig werden, dies gilt insbesondere nach großen Thorax- oder Abdominaleingriffen.

## 2.3 Mitralinsuffizienz

Eine Mitralinsuffizienz ist meist Folge eines rheumatischen Fiebers und fast immer mit einer Mitralstenose kombiniert. Bei einer isolierten Mitralinsuffizienz, die nicht durch ein vorausgehendes rheumatisches Fieber bedingt ist, handelt es sich meist um eine akut auftretende Mitralinsuffizienz. Diese kann z.B. durch Funktionstörungen eines Papillarmuskels bedingt sein. Eine Beeinträchtigung der Papillarmuskelfunktion kann Folge eines Herzinfarktes oder einer infektiösen Endokarditis mit Ruptur der Chordae tendineae sein. Ursache einer Mitralinsuffizienz kann auch eine Dilatation des Mitralklappenrings aufgrund einer linksventrikulären Hypertrophie sein. Hierbei ist stets ein Systolikum mit einem Punctum maximum über der Herzspitze zu hören. Letztendlich kann auch ein operativer Klappenersatz notwendig werden.

### 2.3.1 Pathophysiologie

Die wichtigste pathophysiologische Veränderung im Rahmen einer Mitralinsuffizienz ist die Volumenüberlastung des linken Vorhofs. Das entscheidende hämodynamische Problem bei einer Mitralinsuffizienz ist der verminderte linksventrikuläre Auswurf in die Aorta, denn ein Teil des Schlagvolumens regurgitiert durch die insuffiziente Mitralklappe in den linken Vorhof zurück. Ist die Regurgitationsfraktion größer als 0,6, liegt eine schwere Mitralinsuffizienz vor. Diese Regurgitation ist für die V-Wellen verantwortlich, die auf der pulmonalarteriellen Verschlußdruckkurve zu sehen sind (Abb. 2.3), [3]. Die Höhe der V-Wellen korreliert mit dem Regurgitationsvolumen.

Wie groß der in den linken Vorhof regurgitierte Anteil des linksventrikulären Schlagvolumens ist, hängt davon ab, 1. wie groß die Mitralöffnung, 2. wie hoch die Herzfrequenz (denn durch die Herzfrequenz wird die Dauer der ventrikulären Auswurfszeit vorgegeben) und 3. wie groß der Druckgradient im Bereich der Mitralklappe ist. Eine leichte Steigerung der Herzfrequenz kann das in die Aorta ausgeworfene linksventrikuläre Schlagvolumen erhöhen. Eine Bradykardie könnte zu einer akuten Volumenüberlastung des linken Vorhofs führen. Der Druckgradient im Bereich der Mitralklappe hängt von der Compliance des linken Ventrikels und davon ab, welchen Widerstand der linke Ventrikel beim Auswurf in die Aorta überwinden muß. Eine medikamentöse Veränderung dieses Auswurfwiderstandes hat enorme Auswirkungen darauf, wie groß das Regurgitationsvolumen und wie groß das in die Aorta ausgeworfene Volumen ist. Bei Patienten mit einer Mitralinsuffizienz kann es bei einer Erniedrigung des systemischen Gesamtwiderstandes – z.B. bei Verabreichung von Hydralazin oder Nitroprussid – zu einer deutlichen Steigerung des in die Aorta ausgeworfenen Volumens kommen [3]. Vasodilatantien sind zur Erhöhung des Herzminutenvolumens insbesondere dann geeignet, falls es aufgrund einer akuten Mitralinsuffizienz zu einer plötzlichen Steigerung des linksatrialen Druckes und zu einem Lungenödem kommt. Ist die Regurgitation durch eine Funktionsstörung eines Papillarmuskels (z.B. nach einem Myokardinfarkt) bedingt, kann durch Gabe von Vasodilatantien das Herzminutenvolumen unter Umständen soweit gesteigert werden, daß ein operativer Mitralklappenersatz hinausgeschoben werden kann, bis sich der Zustand des Patienten wieder stabilisiert hat.

Im Gegensatz zu Patienten mit einer Mitral- oder Aortenstenose ist es bei Patienten mit einer isolierten Mitralinsuffizienz für die linksventrikuläre Füllung nicht so wichtig, daß eine genaue zeitliche Koordination zwischen Vorhof- und Ventrikelkontraktionen bestehen. Durch die Umwandlung eines Vorhofflimmerns in einen normalen Sinusrhythmus wird bei diesen Patienten das Herzminutenvolumen kaum beeinflußt. Bei einer Mitralinsuffizienz tritt normalerweise keine myokardiale Ischämie auf, denn die ventrikuläre Wandspannung nimmt während der Systole schnell ab, da das Schlagvolumen rasch – sowohl in die Aorta als auch in den linken Vorhof – ausgeworfen wird. Falls sich eine Mitralinsuffizienz langsam entwickelt, ist der dehnbare linke Vorhof in der Lage, auch große Regurgitationsvolumina aufzunehmen, ohne daß es zu einer Drucksteigerung im Vorhof kommt.

Die häufig auftretende Kombination aus Mitralinsuffizienz und Mitralstenose führt sowohl zu einer erhöhten Volumen- als auch Druckbelastung für das Herz. Bei diesen Patienten muß aufgrund des Regurgitationsvolumens mehr Blut durch die stenosierte Klappe fließen. Hierdurch kommt es zu einem deutlichen Anstieg des linksatrialen Druckes. Diese Patienten zeigen schneller ein Vorhofflimmern, Lungenödem und eine pulmonalvaskuläre Hypertension als Patienten mit einer isolierten Mitralinsuffizienz.

### 2.3.2 Narkoseführung bei nicht-kardiochirurgischen Eingriffen

Patienten mit einer Mitralinsuffizienz sollten bereits präoperativ eine Antibiotikaprophylaxe erhalten, um einer infektiösen Endokarditis vorzubeugen. Darüber hinaus erfordert die präoperative Medikation bei diesen Patienten keine weiteren Besonderheiten. Bei der Narkoseführung muß darauf geachtet werden, daß es möglichst weder zu einem Abfall der Herzfrequenz noch zu einer Zunahme des systemischen Gefäßwiderstandes kommt. Hierdurch würde die in die Aorta ausgeworfene Ejektionsfraktion vermindert. Das Herzminutenvolumen kann dagegen durch eine leichte Steigerung der Herzfrequenz bzw. durch eine Erniedrigung des peripheren Gesamtwiderstandes erhöht werden.

Bei Patienten mit einer Mitralinsuffizienz bietet sich eine Allgemeinanästhesie an. Obwohl eine Erniedrigung des peripheren Gesamtwiderstandes theoretisch von Vorteil ist, werden rückenmarksnahe Regionalanästhesieverfahren eher zurückhaltend eingesetzt, da diese Widerstandserniedrigung schlecht kontrollierbar ist. Zur Narkoseeinleitung können ein Barbiturat, Benzodiazepin oder Etomidat verabreicht werden. Um die endotracheale Intubation zu erleichtern, kann anschließend Succinylcholin verabreicht werden. Aufgrund eines Verdünnungseffektes durch das Regurgitationsvolumen könnten die Wirkungen intravenös verabreichter Medikamente vermindert sein. So könnte z.B. die Wirkungsdauer des Succinylcholins verkürzt sein. Als Ursachen kämen neben dem Verdünnungseffekt auch ein schnellerer Metabolismus (da das Medikament hierdurch länger der Plasmacholinesterase ausgesetzt ist) in Frage. Es liegen allerdings keine Untersuchungen vor, die diese theoretischen Überlegungen bestätigen würden.

Falls keine schwere linksventrikuläre Funktionsstörung vorliegt, kann die Narkose mit Lachgas und einem volatilen Anästhetikum aufrecht erhalten werden. Volatile Anästhetika können auch eingesetzt werden, um die während einer operativen Stimulation eventuell auftretenden unerwünschten Steigerungen von Blutdruck und peripherem Gesamtwiderstand zu senken. Falls eine schwere myokardiale Funktionseinschränkung vorliegt, scheint jedoch eine Kombination aus Lachgas und einem Opioid besser geeignet zu sein, da diese Kombination die myokardiale Kontraktilität nur minimal beeinflußt. Welches nicht-depolarisierende Muskelrelaxans eingesetzt wird, hängt davon ab, was für Auswirkungen diese Medikamente auf den Kreislauf haben. D-Tubocurarin führt zwar zu einer Erniedrigung des peripheren Gesamtwiderstandes, das Ausmaß dieser Widerstandserniedrigung ist jedoch nicht voraussehbar. Daher eignen sich besonders solche nicht-depolarisierenden Relaxantien, die nur minimale oder keine Kreislaufauswirkungen haben, wie z.B. Atracurium, Vecuronium oder Metocurin. Auch Pancuronium ist geeignet. Die durch Pancuronium ausgelöste leichte Herzfrequenzsteigerung erhöht vermutlich das in die Aorta ausgeworfene Blutvolumen.

Es sollte eine kontrollierte Beatmung bei nahezu normalem Kohlendioxidpartialdruck durchgeführt werden. Bei der Einstellung des Beatmungsmusters ist darauf zu achten, daß zwischen den einzelnen Atemhüben genügend Zeit für den venösen Rückstrom gewährleistet wird. Damit kardiale Füllungsvolumina und linksventrikulärer Blutauswurf in die Aorta optimal sind, ist es wichtig, Blutverluste umgehend zu ersetzen.

Falls bei Patienten mit einer asymptomatischen Mitralinsuffizienz kleinere Operationen durchgeführt werden, ist kein invasives Monitoring notwendig. Liegt eine schwere Mitralinsuffizienz vor, kann mit Hilfe eines invasiven Monitorings erkannt werden, ob sich eine unerwünschte myokardiale Kontraktilitätsminderung einstellt. Außerdem ist damit der intraoperative Flüssigkeitsersatz besser steuerbar.

Werden zur Steigerung des linksventrikulären Auswurfs in die Aorta Vasodilatantien verabreicht, sollte ein Pulmonalarterienkatheter plaziert werden. Durch Bestimmung des Herzminutenvolumens mit Hilfe der Thermodilutionsmethode kann überprüft werden, wie der Patient auf eine nitroprussidbedingte Erniedrigung des peripheren Gesamtwiderstandes reagiert. Durch die Regurgitation in den linken Vorhof kommt es, wie bereits erwähnt, zu V-Wellen in der pulmonalarteriellen Verschlußdruckkurve. Auch anhand der Amplitude dieser V-Wellen kann ungefähr abgeschätzt werden, wie ausgeprägt die Mitralinsuffizienz ist (Abb. 2.2), [3].

## 2.4 Aortenstenose

Eine isolierte, nicht rheumatisch bedingte Aortenstenose entwickelt sich zumeist aufgrund einer fortschreitenden Verkalkung und Stenosierung einer angeborenen, mißgebildeten (meist bikuspidalen) Klappe (vgl. Kap. 3). Eine rheumatisch bedingte Aortenstenose tritt fast immer in Kombination mit einer Erkrankung der Mitralklappe auf. Bei beiden Formen wird normalerweise eine lange Latenzphase (oft 30 Jahre oder länger) durchlaufen, bevor die Aortenstenose symptomatisch wird.

Klinisch kann eine Aortenstenose an dem typischen Systolikum erkannt werden, das Punctum maximum liegt im zweiten ICR rechts. Da viele Patienten mit einer Aortenstenose asymptomatisch sind, ist es wichtig, daß bei allen Patienten, bei denen eine Operation durchgeführt werden soll, bei der Auskultation nach diesem Herzgeräusch gesucht wird. Aufgrund einer poststenotischen Dilatation kann auf der Röntgenthoraxaufnahme eine prominente Aorta ascendens imponieren. Zu den typischen anamnestischen Symptomen einer Aortenstenose gehört die Trias aus Angina pectoris, Belastungsdyspnoe und Synkopen. Die Synkopen treten normalerweise während körperlicher Belastung auf. Die Ursache ist darin zu sehen, daß es während körperlicher Belastung zu einer peripheren Vasodilatation kommt, das Herz jedoch nicht in der Lage ist, ein entsprechendes Herzminutenvolumen und einen entsprechenden systemischen Blutdruck zu gewährleisten.

Bei Patienten mit einer Aortenstenose ist die Gefahr eines plötzlichen Todes erhöht. Liegt eines der drei genannten Hauptsymptome vor, beträgt die Lebenserwartung dieser Patienten – falls keine Operation durchgeführt wird – unter 5 Jahren, und 15 bis 20% dieser Patienten versterben plötzlich. Die Aortenstenose ist nach elektiven, nicht-kardiochirurgischen Operationen ein wichtiger Risikofaktor für die postoperative kardiale Morbidität [12]. Letztendlich kann auch ein operativer Klappenersatz, bei einigen Patienten alternativ auch eine Klappensprengung mit einem Ballonkatheter notwendig werden [5].

### 2.4.1 Pathophysiologie

Ist die Aortenklappe stenosiert, wird der systolische Blutauswurf in die Aorta behindert. Um das Schlagvolumen aufrecht erhalten zu können, sind während der Systole erhöhte linksventrikuläre Drucke notwendig. Sind die systolischen linksventrikulären Drucke erhöht, ist die Öffnungsfläche der Aortenklappe normalerweise bereits auf ungefähr 25 % ihrer normalen Fläche (2,5 bis 3,5 cm$^2$) vermindert. Außer zu einer Erhöhung der systolischen linksventrikulären Drucke kommt es auch zu einer Verdickung des linksventrikulären Myokards, das Ventrikelvolumen ist dagegen fast unverändert. Es wird von einer konzentrischen Linksherzhypertrophie gesprochen. Schließlich kann es jedoch zu einer Dilatation des linken Ventrikels und zu einer myokardialen Kontraktilitätsminderung kommen.

Der Schweregrad der Aortenstenose kann anhand des Druckgradienten über der Aortenklappe abgeschätzt werden. Bei einer hämodynamisch wirksamen Aortenstenose ist dieser Druckgradient höher als 50 mm Hg. Eine Aortenstenose ist außerdem fast immer mit einer gewissen Aorteninsuffizienz verbunden.

Auch ohne daß eine koronare Herzerkrankung vorliegt, kommt es bei Patienten mit einer Aortenstenose oft zu pektanginösen Beschwerden. Ursache ist der erhöhte myokardiale Sauerstoffbedarf, bedingt durch die konzentrische Herzhypertrophie und die damit verbundene Zunahme der ventrikulären Muskelmasse. Gleichzeitig ist jedoch das myokardiale Sauerstoffangebot vermindert, denn während der Systole ist der linksventrikuläre Druck erhöht und dadurch werden die subendokardialen Koronargefäße stärker komprimiert und weniger durchblutet.

Bei Patienten mit einer Aortenstenose ist die linksventrikuläre Füllung sehr stark von koordinierten Vorhofkontraktionen, der Herzfrequenz und einem normalen intravasalen Flüssigkeitsvolumen abhängig. Kommt es zu keiner normalen Vorhofkontraktion wie z.B. im Rahmen eines AV-Rhythmus oder eines Vorhofflimmerns, kann es zu einem ausgeprägten Abfall von Schlagvolumen und Blutdruck kommen. Die Herzfrequenz ist bei diesen Patienten sehr wichtig, denn durch sie wird die Zeit vorgegeben, die für die diastolische Ventrikelfüllung und für den Auswurf des linksventrikulären Schlagvolumens zur Verfügung steht. Bei einer starken Erhöhung der Herzfrequenz sind die für die linksventrikuläre Füllung und den linksventrikulären Auswurf zur Verfügung stehenden Zeitintervalle verkürzt. Hierdurch kann es zu einem unerwünschten Abfall des Schlagvolumens kommen. Bei einer plötzlichen Erniedrigung der Herzfrequenz ist dagegen mit einer akuten Überdehnung des linken Ventrikels zu rechnen.

## 2.4.2 Narkoseführung während nicht-kardiochirurgischer Operationen

Das Ziel bei der Narkoseführung von Patienten mit einer Aortenstenose besteht während nicht-kardiochirurgischer Eingriffe darin, einen normalen Sinusrhythmus aufrechtzuerhalten sowie stärkere und längerdauernde Veränderungen von Herzfrequenz, peripherem Gesamtwiderstand und intravasalem Flüssigkeitsvolumen zu verhindern. Damit ein optimales linksventrikuläres enddiastolisches Volumen garantiert werden kann, sind zeitlich richtig koordinierte Vorhofkontraktionen notwendig. Es ist daher sehr wichtig, einen normalen Sinusrhythmus aufrechtzuerhalten. Ein leichter Anstieg von Herzfrequenz und Blutdruck ist zwar tolerabel, deren Auswirkungen auf den myokardialen Sauerstoffbedarf sind jedoch zu beachten. Es muß allerdings berücksichtigt werden, daß es bei einer Aortenstenose zu einem starken Abfall des Blutdrucks kommen kann, falls der periphere Gesamtwiderstand abnimmt. Andererseits können eine Zunahme von peripherem Gesamtwiderstand und Blutdruck zu einer Abnahme des Schlagvolumens führen. Während der Narkose bei Patienten mit einer Aortenstenose sollte stets ein Defibrillator verfügbar sein. Bei einem Herzstillstand ist eine externe Herzdruckmassage vermutlich unwirksam, denn bei einer mechanischen Kompression des Sternums ist es wegen der stenosierten Aortenklappe schwierig, ein adäquates Schlagvolumen aufzubauen.

Es wird empfohlen, bei diesen Patienten eine präoperative Antibiotikaprophylaxe durchzuführen, um einer infektiösen Endokarditis vorzubeugen. Dies ist besonders dann wichtig, falls die Aortenstenose im Rahmen einer rheumatischen Herzerkrankung auftritt. Die Gefahr einer peripheren Widerstandserniedrigung durch die präoperative Medikation sollte möglichst gering bleiben. Eine Allgemeinanästhesie ist den Regionalanästhesieverfahren vorzuziehen, denn durch eine Sympathikusblockade kann es zu einem unerwünschten Abfall des peripheren Gesamtwiderstandes kommen. Falls Regionalanästhesieverfahren eingesetzt werden, ist zu beachten, daß die periphere Sympathikusblockade bei Spinalanästhesien wesentlich schneller einsetzt als bei einer Periduralanästhesie.

Bei Patienten mit einer Aortenstenose kann die Narkose durch eine intravenöse Injektion eines Barbiturates, Benzodiazepins oder Etomidat eingeleitet werden. Zur Erleichterung der endotrachealen Intubation eignet sich Succinylcholin.

Zur Aufrechterhaltung der Narkose wird eine Kombination aus Lachgas und volatilem Anästhetikum bzw. Lachgas und Injektionsanästhetikum eingesetzt. Ein Nachteil der volatilen Anästhetika (insbesondere Halothan) ist in der Hemmung der Spontanaktivität des Sinusknotens zu sehen. Hierdurch kann ein AV-Knotenrhythmus auftreten, und die zeitlich richtig koordinierten Vorhofkontraktionen fallen dann weg.

Ist die linksventrikuläre Funktion aufgrund der Aortenstenose stark vermindert, ist es wichtig, eine zusätzliche Minderung der myokardialen Kontraktilität aufgrund hoher Konzentrationen volatiler Anästhetika zu vermeiden. Bei schwerer linksventrikulärer Funktionsstörung aufgrund einer Aortenstenose wurde zur Aufrechterhaltung der Narkose Lachgas in Kombination mit einem Opioid oder nur die hochdosierte Gabe eines Opioids (50 bis 100 mikrog/kg Fentanyl) empfohlen [13].

Sinnvoll ist es, solche nicht depolarisierenden Muskelrelaxantien einzusetzen, die nur minimale Kreislaufauswirkungen haben. Dennoch ist der unter Pancuronium typischerweise auftretende leichte Anstieg von Blutdruck und Herzfrequenz tolerabel. Bei der kontrollierten maschinellen Beatmung muß darauf geachtet werden, daß der intermittierend positive intrathorakale Druck einen möglichst minimalen Abfall des Schlagvolumens verursacht. Dies kann z.B. dadurch erreicht werden, daß eine niedrige Atemfrequenz eingestellt wird. Dadurch besteht zwischen den einzelnen Atemhüben genügend Zeit für den venösen Rückstrom. Das intravasale Flüssigkeitsvolumen muß konstant gehalten werden, Blutverluste sind umgehend zu ersetzen und es muß eine großzügige Flüssigkeitszufuhr (5 ml/kg × Stunde$^{-1}$) durchgeführt werden.

Bei Patienten mit einer Aortenstenose sollte intraoperativ eine solche EKG-Ableitung gewählt werden, mit der eine linksventrikuläre Ischämie gut erkannt werden kann. Ob eine arterielle Kanüle und ein Pulmonalarterienkatheter gelegt werden, hängt von der Größe des operativen Eingriffs und dem Schweregrad der Aortenstenose ab. Diese Überwachungsmaßnahmen sind entscheidend, falls intraoperativ geklärt werden muß, ob eine Hypotension durch eine Hypovolämie oder durch eine Herzinsuffizienz bedingt ist. Es ist jedoch zu beachten, daß anhand des pulmonalkapillären Verschlußdruckes der linksventrikuläre enddiastolische Druck überschätzt werden kann, denn bei einer chronischen Aortenstenose ist die Compliance des linken Ventrikels vermindert.

Falls intraoperativ ein AV-Knotenrhythmus oder eine Bradykardie auftreten, sollte dies umgehend durch eine intravenöse Injektion von Atropin therapiert werden. Längerfristige Tachykardien können durch eine intravenöse Gabe von Propranolol therapiert werden. Hohe Propranololdosierungen müssen jedoch vermieden werden, denn diese Patienten sind unter Umständen auf eine endogene Beta-Rezeptorenstimulation angewiesen, damit sie ihr Schlagvolumen aufrechterhalten können. Dies ist vor allem dann der Fall, falls aufgrund der operativen Stimulation der systemische Gefäßwiderstand ansteigt. Eine supraventrikuläre Tachykardie sollte sofort mittels Kardioversion beendet werden. Auch Lidocain sollte stets griffbereit sein, denn diese Patienten neigen dazu, ventrikuläre Rhythmusstörungen zu entwickeln.

## 2.5 Aorteninsuffizienz

Es muß zwischen akuter und chronischer Aorteninsuffizienz unterschieden werden. Eine akute Aorteninsuffizienz ist meist durch eine infektiöse Endokarditis, eine Verletzung oder eine thorakale Aortendissektion bedingt. Die Therapie besteht in einem sofortigen operativen Aortenklappenersatz. Ursache einer chronischen Aorteninsuffizienz ist normalerweise ein vorausgehendes rheumatisches Fieber oder eine chronische systemische Hypertonie. Typisch für eine Aorteninsuffizienz sind ein Diastolikum mit punctum maximum im zweiten ICR rechts, sowie Hinweise auf eine Vergrößerung des linken Ventrikels in Röntgen-Thoraxbild und EKG. Im Gegensatz zu einer Aortenstenose kommt es bei einer Aorteninsuffizienz selten zu einem plötzlichen Versterben der Patienten. Letztendlich kann ein operativer Klappenersatz notwendig werden.

### 2.5.1 Pathophysiologie

Das entscheidende hämodynamische Problem bei einer Aorteninsuffizienz ist darin zu sehen, daß ein Teil des ausgeworfenen Schlagvolumens aus der Aorta wieder in den linken Ventrikel regurgitiert. Das Ausmaß des Regurgitationsvolumens hängt davon ab, 1. wieviel Zeit für die Regurgitation zur Verfügung steht (diese Zeitspanne wird durch die Herzfrequenz vorgegeben) und 2. wie hoch der Druckgradient über der Aortenklappe ist (dies ist abhängig vom peripheren Gesamtwiderstand). Die Größe des Regurgitationsvolumens kann durch eine Steigerung der Herzfrequenz und durch eine Erniedrigung des peripheren Gesamtwiderstandes vermindert werden. Unter einer Steigerung der Herzfrequenz mittels Herzschrittmacher oder durch eine Erniedrigung des peripheren Gesamtwiderstandes durch körperliche Belastung kommt es zu einer Verminderung des Regurgitationsvolumens und damit zu einer Zunahme des effektiven Schlagvolumens. Dies stimmt mit der Beobachtung überein, daß Patienten mit einer Aorteninsuffizienz oft körperliche Belastung eher tolerieren, während sie unter körperlicher Ruhe dagegen ein Lungenödem entwickeln können.

Bei einer sich langsam entwickelnden Aorteninsuffizienz kommt es zu einer starken Zunahme der linksventrikulären Muskelmasse. Aufgrund dieser linksventrikulären Hypertrophie ist der myokardiale Sauerstoffbedarf erhöht. Außerdem sind typischerweise der diastolische Aortendruck und damit auch der koronare Blutfluß vermindert. Hierdurch kann es zu subendokardialer Ischämie und pektanginösen Beschwerden kommen, obwohl keine koronare Herzerkrankung vorliegt. Eine akute Aorteninsuffizienz führt zu einer schnell eintretenden Volumenzunahme des linken Ventrikels, bevor sich eine linksventrikuläre Hypertrophie einstellen kann. Kompensationsmechanismen wie Steigerung der Herzfrequenz und Erhöhung der myokardialen Kontraktilität – über die normalerweise ein adäquates Herzminutenvolumen aufrecht erhalten werden kann – sind bei einer akuten Aorteninsuffizienz daher weniger wirksam.

Im Vergleich zu Patienten mit einer chronischen Aorteninsuffizienz kommt es bei Patienten mit einer akuten Aorteninsuffizienz bei einer Veränderung von Herzfrequenz, Herzrhythmus oder myokardialer Kontraktilität leichter zu einem Abfall von Herzminutenvolumen und Blutdruck. Falls die akute Aorteninsuffizienz zu einer linksventrikulären Volumenüberladung und zu einem Abfall des Herzminutenvolumens führt, kann eine Nitroprussidinfusion geeignet sein, das effektive Schlagvolumen zu erhöhen.

### 2.5.2 Narkoseführung bei nicht-kardiochirurgischen Operationen

Ziel bei der Narkoseführung von Patienten mit einer Aorteninsuffizienz während nicht-kardiochirurgischer Eingriffe ist es, das linksventrikuläre effektive Schlagvolumen aufrechtzuerhalten. Hierzu ist es wichtig, daß möglichst keine plötzlichen stärkeren Veränderungen von Herzfrequenz, peripherem Gefäßwiderstand, myokardialer Kontraktilität oder intravasalem Flüssigkeitsvolumen auftreten. Im Idealfall ist die Herzfrequenz leicht erhöht und der periphere Gesamtwiderstand mäßig erniedrigt. Dadurch kann der Widerstand, gegen den der linke Ventrikel auswerfen muß, verringert und das effektive linksventrikuläre Schlagvolumen erhöht werden. Bereits präoperativ sollte eine Antibiotikaprophylaxe durchgeführt werden, um einer infektiösen Endokarditis vorzubeugen. Bezüglich der medikamentösen Prämedikation gibt es keine speziellen Empfehlungen.

Üblicherweise wird eine Allgemeinanästhesie durchgeführt. Bei einer Regionalanästhesie kommt es zwar zu einem wünschenswerten Abfall des peripheren Gesamtwiderstandes, das Ausmaß dieser Widerstandsverminderung ist jedoch schlecht kontrollierbar. Die Narkoseeinleitung kann mit intravenös injiziertem Barbiturat, Benzodiazepin oder Etomidat durchgeführt werden. Ketamin scheint zwar von Vorteil zu sein, da es die Herzfrequenz erhöht, aber die gleichzeitig auftretende Erhöhung des peripheren Gesamtwiderstandes könnte nachteilig sein, da dadurch der linksventrikuläre Aufwurf behindert wird und es zu einer Erhöhung des Regurgitationsvolumens kommen kann. Ist das intravasale Volumen jedoch vermindert, scheint Ketamin zur Narkoseeinleitung gut geeignet zu sein. Zur Erleichterung der endotrachealen Intubation wird häufig Succinylcholin eingesetzt. Es muß jedoch beachtet werden, daß eine medikamentös bedingte Bradykardie zu einer plötzlichen linksventrikulären Volumenüberladung führen kann.

Liegen eine mäßige Aorteninsuffizienz und eine minimale kardiale Funktionsstörung vor, kann die Narkose durch eine Kombination aus Lachgas und einem Opioid bzw. Lachgas und einem volatilen Anästhetikum aufrecht erhalten werden. Durch eine medikamentös bedingte Erniedrigung des peripheren Gesamtwiderstandes kann das effektive linksventrikuläre Schlagvolumen verbessert werden. Die Verbesserung des effektiven linksventrikulären Schlagvolumens sollte jedoch nicht auf Kosten einer medikamentös bedingten Kontraktilitätsminderung oder Hypotension erkauft werden. Patienten mit einer schweren linksventrikulären Funktionsstörung tolerieren unter Umständen selbst eine minimale weitere Verringerung der myokardialen Kontraktilität nicht. Bei diesen Patienten sollte eine Kombination aus Lachgas und Opioid den volatilen Anästhetika vorgezogen werden. Niedrige Konzentrationen an volatilen Anästhetika führen wahrscheinlich zu keiner stärkeren Verminderung der myokardialen Kontraktilität. Außerdem muß beachtet werden, daß Lachgas oder Benzodiazepine in Kombination mit einem Opioid zu einer Kreislaufdepression führen kann. Diese Kreislaufdepression tritt dagegen nicht auf, wenn das Opioid oder Lachgas alleine verabreicht wird [14, 15]. Liegt eine extreme kardiale Funktionsstörung vor, so kann es am sinnvollsten sein, zur Aufrechterhaltung der Narkose nur kurzwirksame Opioide wie Fentanyl in einer hohen Dosierung (50 bis 100 mikrog/kg) zu verabreichen. Hierdurch kann eine ausreichende Amnesie erreicht werden, ohne daß es zu einer weiteren myokardialen Depression kommt [13].

Welches nicht-depolarisierende Muskelrelaxans gewählt wird, hängt von dessen kardiozirkulatorischen Nebenwirkungen ab. Da beim d-Tubocurarin nicht voraussehbar ist, wie stark der systemische Gefäßwiderstand abfällt, ist dieses Medikament wenig geeignet. Da es nach Verabreichung von Atracurium, Vecuronium oder Metocurin zu keinen nennenswerten kardiozirkulatorischen Veränderungen kommt und nach Pancuronium nur eine leichte Steigerung der Herzfrequenz auftritt, sind diese Medikamente gut geeignet. Beim Pancuronium muß jedoch beachtet werden, daß es über eine Steigerung der Herzfrequenz zu einer Erhöhung des myokardialen Sauerstoffbedarfs führen kann. Während einer kontrollierten Beatmung kann das Herzminutenvolumen dadurch optimiert werden, daß eine niedrige Beatmungsfrequenz eingestellt wird (hierdurch besteht zwischen den einzelnen Atemhüben genügend Zeit für den venösen Rückstrom) und daß das intravasale Flüssigkeitsvolumen normal gehalten oder leicht erhöht wird.

Bei Patienten mit einer Aorteninsuffizienz sind eine Bradykardie oder ein AV-Rhythmus unerwünscht. Dies trifft insbesondere für solche Patienten zu, die eine schlechte linksventrikuläre Compliance haben und bei denen die linksventrikuläre diastolische Ventrikelfüllung stark von den Vorhofkontraktionen abhängt. Falls es intraoperativ zu solchen Rhythmusstörungen kommt, sollte dies sofort durch eine intravenöse Injektion von Atropin therapiert werden.

Bei Patienten mit einer schweren Aorteninsuffizienz kann ein Abfall des Herzminutenvolumens durch eine kontinuierliche Nitroprussidinfusion therapiert werden, falls als Ursache eine Steigerung des peripheren Gesamtwiderstandes und eine systemische Hypertension anzuschuldigen sind. Es konnte gezeigt werden, daß während eines operativen Herzklappenersatzes durch eine Kombination präoperativer Flüssigkeitszufuhr und intraoperativer Nitroprussidinfusion der periphere Gesamtwiderstand und das Herzminutenvolumen günstiger beeinflußt werden können als durch alleinige Gabe von Vasodilatantien (Abb. 2.5), [16].

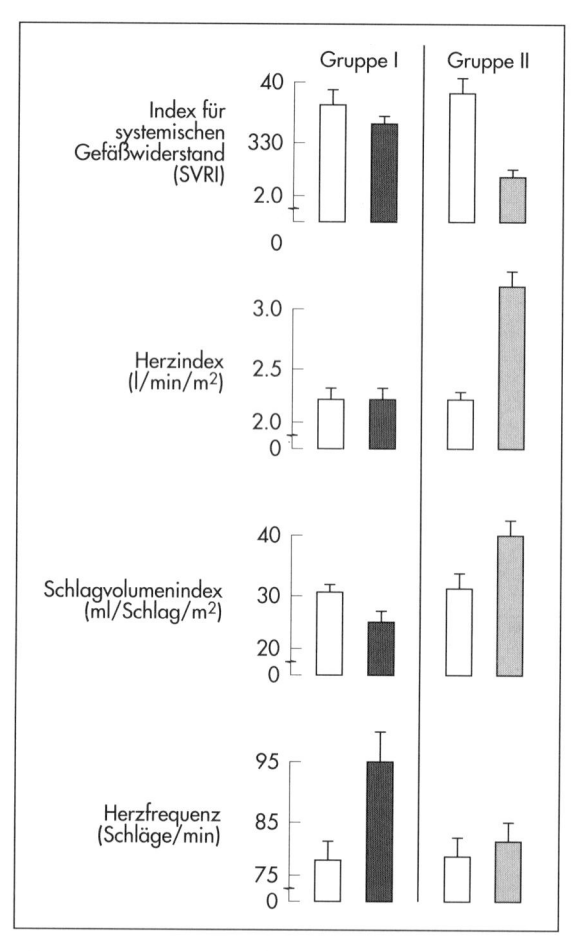

**Abb. 2.5:** Die Daten (Mittelwert ± SE) wurden bei 17 Patienten mit einer Herzklappeninsuffizienz (7 Patienten mit einer Mitralinsuffizienz, 7 Patienten mit einer Aorteninsuffizienz und 3 Patienten mit einer Mitral- und Aorteninsuffizienz) vor Narkoseeinleitung (leere Balken) und während der Operation (volle Balken) erhoben. Bei allen Patienten wurde jeweils die insuffiziente Klappe erstellt. Nach der ersten Messung bei den wachen Patienten erhielten beide Gruppen eine kontinuierliche, intravenöse Nitropussidinfusion (1,3–3,7 $\mu g \cdot kg^{-1} \cdot min^{-1}$).
Bei den Patienten der Gruppe II wurden präoperativ außerdem noch ca. 2 Liter Ringerlaktat zugeführt. Die vorliegenden Daten belegen, daß die Kombination einer Verminderung von Nachlast und Erhöhung der Vorlast (Gruppe 2) positivere Auswirkungen auf die Herzkreislauffunktion hat als eine alleinige Nachlastsenkung (Gruppel). Der Index für den systemischen Gefäßwiderstand (SVRI) wird in Einheiten angegeben. Diese sind definiert als (MAP-CVP): CI. (Stone JG, Hoar PF, Calabro JR, et al. Afterload reductions and preload augmentation of patients with cardiac failure and valvular regurgitation. Anesth Analg 1980; 59: 737–42. Reprinted with permission from IARS.)

Zum intraoperativen Monitoring sollte auch eine solche EKG-Ableitung gehören, mit der linksventrikuläre Ischämien leicht erkannt werden können. Falls es sich um einen großen operativen Eingriff oder um eine schwere Aorteninsuffizienz handelt, muß unter Umständen ein invasives Monitoring durchgeführt werden. Ein Pulmonalarterienkatheter ist sinnvoll, um die intravenöse Volumenzufuhr zu steuern und um zu überprüfen, wie sich das Herzminutenvolumen bei Gabe von Vasodilatantien verhält.

## 2.6 Trikuspidalinsuffizienz

Eine Trikuspidalinsuffizienz ist normalerweise durch eine rechtsventrikuläre Dilatation bedingt. Ursache der rechtventrikulären Dilatation ist meist eine pulmonalvaskuläre Hypertension. Falls es im Rahmen einer Aorten- oder Mitralklappenerkrankung zu einer linksventrikulären Insuffizienz kommt, kann diese zu einer pulmonalvaskulären Hypertension und einer Volumenüberladung des rechten Ventrikels und damit zu einer Trikuspidalinsuffizienz führen. Auch bei einem intravenösen Medikamentenabusus kann es aufgrund einer infektiösen Endokarditis häufig zu einer Trikuspidalinsuffizienz kommen. Falls es nach einem rheumatischen Fieber zur Mitralklappeninsuffizienz kommt, liegt stets auch eine zusätzliche Stenose vor.

### 2.6.1 Pathophysiologie

Das entscheidende hämodynamische Problem bei einer Trikuspidalinsuffizienz ist die Volumenüberlastung des rechten Vorhofs. Normalerweise wird dies gut toleriert. Da rechter Vorhof und Venae cavae eine hohe Compliance haben, steigt der rechtsatriale Druck nur minimal an, selbst wenn ein großes Regurgitationsvolumen vorliegt. Selbst eine operative Entfernung der gesamten Trikuspidalklappe, etwa bei Patienten mit einer infektiösen Endokarditis, wird normalerweise gut toleriert.

Eine reine Trikuspidalinsuffizienz ist zwar relativ harmlos, falls es jedoch aufgrund einer Linksherzinsuffizienz oder einer pulmonalvaskulären Hypertension zusätzlich zu einer rechtsventrikulären Drucküberlastung kommt, stellt sich leicht eine Rechtsherzinsuffizienz ein. Bei einer Rechtsherzinsuffizienz kommt es zu einer weiteren Zunahme des Regurgitationsvolumens. Hierdurch nimmt auch das linksventrikuläre Schlagvolumen weiter ab, da die Lungendurchblutung vermindert ist. Liegen eine Rechtsherzinsuffizienz und gleichzeitig ein vermindertes Volumenangebot an das linke Herz vor, können die rechtsatrialen Drucke höher als die linksatrialen Drucke sein. Hierdurch kann es bei einigen Patienten über einen inkompletten Verschluß eines Foramen ovale zu einem Rechts-Links-Shunt auf Vorhofebene kommen.

### 2.6.2 Narkoseführung bei nicht-kardiochirurgischen Eingriffen

Für die Narkoseführung bei Patienten mit einer Trikuspidalinsuffizienz gelten – unabhängig davon, ob es sich um eine isolierte Trikuspidalinsuffizienz handelt oder ob gleichzeitig eine Aorten- oder Mitralklappenerkrankung vorliegt – die gleichen anästhesiologischen Richtlinien. Intravasales Flüssigkeitsvolumen und zentraler Venendruck müssen hierbei im oberen Normbereich gehalten werden, um ein ausreichendes rechtsventrikuläres Schlagvolumen und eine ausreichende linksventrikuläre Füllung sicherzustellen. Hohe intrathorakale Drucke im Rahmen einer positiven Überdruckbeatmung oder ein medikamentös bedingtes venöses Pooling führen zu einer Verminderung des venösen Rückstroms und können unter Umständen zu einer Verminderung des linksventrikulären Schlagvolumens führen. Auch arterielle Hypoxämie, Hyperkapnie sowie sonstige Ereignisse, die zu einer Steigerung des pulmonalvaskulären Widerstands führen, sollten vermieden werden.

Bei Patienten mit einer Trikuspidalinsuffizienz brauchen keine speziellen Anästhetika oder Narkoseverfahren eingesetzt werden. Halothan wurde empfohlen, da ihm eine vasodilatierende Wirkung auf die Pulmonalgefäße nachgesagt wird. Auch Ketamin scheint geeignet, da es den venösen Rückstrom aufrecht erhält. Lachgas kann jedoch zu einer leichten Erhöhung des pulmonalvaskulären Widerstands führen, falls es mit Opioiden kombiniert wird. Daher könnte Lachgas das Regurgitationsvolumen bei einer Trikuspidalinsuffizienz erhöhen. Falls Lachgas eingesetzt wird, scheint es sinnvoll zu sein, den zentralen Venendruck zu überwachen. Steigt der rechtsatriale Druck an, sollte an diese Lachgaswirkungen gedacht werden.

Um die intravenöse Flüssigkeitszufuhr überwachen und um nachteilige Auswirkungen von Anästhetika oder Narkosetechniken auf das Regurgitationsvolumen beurteilen zu können, sollte intraoperativ der rechtsatriale Druck überwacht werden. Bei intravenösen Injektionen und Infusionen müssen Luftembolien vermieden werden, da bei Vorliegen eines inkomplett verschlossenen Foramen ovale auf Vorhofebene ein Rechts-Links-Shunt bestehen könnte.

## 2.7 Mitralklappenprolaps

Bei einem Mitralklappenprolaps (Klick-Syndrom, Barlow-Syndrom) kommt es während der Systole zu einem Prolaps der Mitralklappensegel in den linken Vorhof [17]. Ein Mitralklappenprolaps kann vermutet werden, falls auskultatorisch ein systolischer Klick zu hören ist. Dieses Klick-Phänomen kann am besten über der Herzspitze gehört werden. Zusätzlich kann unter Umständen ein spätsystolisches Geräusch aufgrund einer Mitralinsuffizienz vorhanden sein. Bei ungefähr 5 % der Bevölkerung finden sich diese Auskultationsphänomene. Der Mitralklappenprolaps ist einer der häufigsten Herzfehler. Falls das typische Klick-Phänomen nicht zu hören ist, kann die Diagnose eines Mitralklappenprolapses nur mit Hilfe der Echokardiographie oder mittels angiographischer Untersuchungen gestellt werden. Bei Patienten mit einem Mitralklappenprolapssyndrom liegen histologische und anatomische Veränderungen der Mitralklappen vor. Es finden sich schlaffe und myxomatös degenerierte Klappensegel, ein dilatierter Mitralklappenring und verlängerte und verdünnte Chordae tendinae.

Die Ursache eines Mitralklappenprolapses ist unbekannt, eine deutliche familiäre Häufung ist jedoch zu beobachten [18]. Patienten mit einem Mitralklappenprolaps sind oft schlank und groß. Zusätzlich können z.B. hohes Gaumengewölbe, Trichterbrust, Kyphoskoliose oder überstreckbare Gelenke bestehen. Ein Mitralklappenprolaps kommt typischerweise auch beim Marfan-Syndrom vor. Auch bei Patienten mit einem von Willebrand-Syndrom findet sich dieser Herzfehler häufig [19]. Im Zusammenhang mit einem Mitralklappenprolaps können auch eine verminderte linksventrikuläre Kontraktilität aufgrund einer muskulären Dystrophie, einer Kardiomyopathie oder einer koronaren Herzerkrankung vorliegen. Dieser Klappenfehler kann auch bei Patienten mit Vorhofseptumdefekt oder Trikuspidalinsuffizienz auftreten. Auch eine rheumatische Herzerkrankung kann zu einer Mitralklappenbeschädigung und damit zu einem Mitralklappenprolaps führen.

### 2.7.1 Komplikationen

Ein Mitralklappenprolaps tritt zwar häufig auf, die Mehrzahl der Patienten ist jedoch asymptomatisch. Es handelt sich also normalerweise um eine harmlose Abnormalität. Dennoch kann es bei einem Mitralklappenprolaps unter Umständen auch zu schwerwiegenden Komplikationen kommen (Tab. 2.2), [17]. Ein Mitralklappenprolaps ist vermutlich die häufigste Ursache für eine reine Mitralinsuffizienz. Diese kann sich soweit verschlechtern, daß eine operative Intervention notwendig wird. Eine mögliche und wichtige Komplikation eines Mitralklappenprolapssyndroms ist die infektiöse Endokarditis. Sie tritt bei ungefähr 10 bis 15 % der Patienten auf. Bei der Mehrzahl der Patienten, bei denen es zu einer Ruptur der Chordae tendinae kommt, liegt ein Mitralklappenprolaps ohne gleichzeitige Endokarditis vor. Bei ungefähr 40 % der Patienten, die vor dem 45. Lebensjahr eine transitorisch ischämische Attacke erleiden, ist hierfür ein Mitralklappenprolaps verantwortlich. Diese Patienten können anschließend mit einem Thrombozytenaggregationshemmer (Acetylsalicylsäure, Dipyridamol) oder mit Antikoagulantien (Cumarin) behandelt werden. Es wurde postuliert, daß eventuell auftretende Embolien von der aufgerauhten Oberfläche der prolabierten Mitralklappe oder der angrenzenden, traumatisierten Oberfläche

**Tab. 2.2:** Mögliche Komplikationen bei einem Mitralklappenprolaps

Mitralinsuffizienz
infektiöse Endokarditis
Ruptur der Chordae tendinae
transitorische ischämische Attacken
Herzrhythmusstörungen – ventrikuläre Extrasystolen
ST-Strecken- und T-Zackenveränderungen
plötzlicher Tod (äußerst selten)

des linken Vorhofs stammen. Nicht selten kommt es zu supraventrikulären oder ventrikulären Rhythmusstörungen, am häufigsten treten ventrikuläre Extrasystolen auf. Zur Therapie dieser Herzrhythmusstörungen sind am besten Beta-Rezeptorenblocker geeignet. Dies ist vielleicht dadurch zu erklären, daß Beta-Rezeptorenblocker eine unspezifische antiarrhythmische Wirkung haben, oder dadurch, daß sie zu einer Zunahme des enddiastolischen linksventrikulären Volumens und damit zu einer Verminderung des Mitralklappenprolapses führen. Auch supraventrikuläre Tachyarrhythmien können bei diesen Patienten auftreten. Dies paßt zu der Tatsache, daß ein Mitralklappenprolaps gelegentlich mit einem Präexzitationssyndrom vergesellschaftet sein kann. Bei einer Bradykardie in Verbindung mit einem AV-Block sprechen die Patienten häufig nicht auf Atropin an und es kann unter Umständen eine intravenöse Isoproterenol-Infusion oder der Einsatz eines künstlichen Herzschrittmachers notwendig werden. Das EKG ist zwar normalerweise unauffällig, es kann jedoch eine abgeflachte oder negative T-Welle mit oder ohne zusätzlicher ST-Streckensenkung auftreten [18]. Extrem selten kommt es zum plötzlichen Versterben der Patienten. Als Ursache werden ventrikuläre Rhythmusstörungen angenommen. Da diese Komplikation so selten ist, braucht sie dem Patienten bzw. seiner Familie nicht mitgeteilt zu werden, um nicht unnötige Ängste auszulösen [17].

### 2.7.2 Narkoseführung bei nicht-kardiochirurgischen Operationen

Bei Patienten mit einem bekannten Mitralklappenprolapssyndrom muß unbedingt beachtet werden, daß es bei verstärkter systolischer Ventrikelentleerung zu einer Zunahme des Mitralklappenprolapses und damit zu Herzrhythmusstörungen und/oder einer akuten Mitralinsuffizienz kommen kann [19]. Zu den perioperativ eventuell auftretenden Bedingungen, die die systolische linksventrikuläre Ventrikelentleerung verstärken können, gehören 1. erhöhter Sympathikotonus, 2. Erniedrigung des peripheren Gesamtwiderstandes und 3. eine aufrechte Körperhaltung. Eine Angstminderung muß das Ziel der Prämedikationsvisite und der medikamentösen Prämedikation sein. Bei der Wahl der Prämedikationsmedikamente müssen unerwünschte, medikamentös bedingte Herzfrequenzsteigerungen (z.B. durch Atropin) oder eine Erniedrigung des peripheren Gesamtwiderstandes (z.B. durch Opioide) beachtet werden. Zur Prophylaxe einer infektiösen Endokarditis sollten Antibiotika verabreicht werden.

Zur intravenösen Narkoseeinleitung eignen sich Barbiturate, Benzodiazepine oder Etomidat. Es muß jedoch beachtet werden, daß ein übermäßiger Abfall des peripheren Gesamtwiderstandes unerwünscht ist. In Anbetracht dieser Tatsache scheint es wichtig, bereits präoperativ das intravasale Flüssigkeitsvolumen zu optimieren. Ketamin ist wegen seiner Sympathikusstimulation bei Patienten mit einem Mitralklappenprolaps nicht zu empfehlen.

Bei der Aufrechterhaltung der Narkose muß darauf geachtet werden, daß schmerzhafte operative Stimulationen möglichst nur zu einer minimalen Sympathikusaktivierung führen. Um einen erhöhten Sympathikotonus zu senken, eignen sich volatile Anästhetika in Kombination mit Lachgas und/oder Opioiden. Es muß jedoch beachtet werden, daß diese Medikamente streng nach Wirkung titriert werden müssen, um so einen starken Abfall des systemischen Gesamtwiderstandes zu vermeiden. Rückenmarksnahe Regionalanästhesieverfahren sind wegen einer eventuell unkontrollierbaren peripheren Vasodilatation und den damit verbundenen unerwünschten Auswirkungen nicht zu empfehlen.

Zur Relaxierung eignen sich Atracurium, Vecuronium oder Metocurin. Diese Muskelrelaxantien verursachen nur minimale oder keine kardiozirkulatorischen Veränderungen. Pancuronium scheint nicht gut geeignet zu sein, da es die Herzfrequenz und die myokardiale Kontraktilität steigert. Auch eine nach Gabe von d-Tubocurarin auftretende periphere Vasodilatation wäre unerwünscht.

Da bei diesen Patienten während der Narkose öfters Herzrhythmusstörungen auftreten, ist stets eine EKG-Überwachung notwendig [20]. Ventrikuläre Rhythmusstörungen drohen vor allem bei Operationen in sitzender Position oder bei einer Kopf-hoch-Bein-tief-Lagerung. Die Ursache ist darin zu sehen, daß es bei diesen Lagerungen zu einer verstärkten systolischen Ventrikelentleerung und damit zu einer Zunahme des Mitralklappenprolapses kommt. Lidocain und Propranolol sollten für die Therapie intraoperativ auftretender Herzrhythmusstörungen stets verfügbar sein. Ein auftretender Volumenmangel muß durch einen sofortigen Volumenersatz und durch eine großzügige intravenöse Flüssigkeitszufuhr (5 ml/kg × h) Stunde$^{-1}$) therapiert werden. Durch Vermeiden eines Volumenmangels können auch eventuell auftretende hämodynamische Nebenwirkungen durch eine intermittierende Überdruckbeatmung minimiert werden. Auch falls es intraoperativ zu einer Mitralinsuffizienz kommt, kann das in die Aorta ausgeworfene Blutvolumen dadurch optimiert werden, daß das intravasale Flüssigkeitsvolumen im oberen Normbereich gehalten wird. Wird ein Vasopressor benötigt, eignet sich ein Alpha-Rezeptoragonist wie z.B. Phenylephrin. Eine kontrollierte Hypotension mit peripher wirkenden Vasodilatantien ist nicht zu empfehlen, da hierbei aufgrund der peripheren Widerstandserniedrigung der Mitralklappenprolaps eventuell verstärkt werden kann.

## 2.8 Myxome im Herzen

Bei ungefähr 50% der primären Herztumore handelt es sich um ein Myxom [21]. Im Normalfall sind es benigne Tumore, 75% gehen vom linken Vorhof, 20% vom rechten Vorhof aus. Gestielte Myxome des Herzens gehen meist von der Fossa ovalis aus.

Symptome eines Herzmyxoms können dadurch entstehen, daß die Tumoren die Füllung oder Entleerung der betroffenen Herzkammer behindern und daß es zu Embolien entweder von Myxommaterial oder von Thromben kommt, die sich am Myxom gebildet haben. Myxome des linken Vorhofs können einen Mitralklappenfehler vorspiegeln und können zu einer Obstruktion der Pulmonalvenen und zu einem Lungenödem führen. Dagegen täuschen Myxome des rechten Vorhofes eine Trikuspidalklappenerkrankung vor, sie können zu einer Behinderung des venösen Rückstroms und zu Zeichen einer Rechtsherzinsuffizienz oder einer Pericarditis constrictiva führen. Bei Patienten mit einer isolierten Trikuspidalstenose sollte stets auch an ein Myxom des rechten Vorhofes gedacht werden. Jeder operativ entfernte Embolus ist mikroskopisch daraufhin zu untersuchen, ob er myxomatöses Material enthält. Patienten mit einem Myxom zeigen häufig Synkopen, ungefähr 30% dieser Patienten haben eine Anämie.

Bei einem lageabhängigen Herzgeräusch muß an einen intrakardialen Tumor gedacht werden. Mit der Echokardiographie steht ein nichtinvasives Verfahren zur Diagnostik eines Myxoms zur Verfügung. Auch der Einsatz von Radionuklidverfahren kann hierfür sinnvoll sein.

Die Therapie eines Myxoms des Herzens besteht in dessen operativer Exzision unter Einsatz einer Herzlungenmaschine. Gelegentlich können die Herzklappen hierbei so stark geschädigt sein, daß ein Klappenersatz notwendig wird. Da es manchmal zu lokalen Rezidiven kommt, kann die Entfernung des Anteils des Vorhofseptums notwendig werden, von dem der Tumor ausgeht.

## 2.9 Operationen bei Patienten mit künstlichen Herzklappen

Bei der präoperativen Einschätzung von Patienten mit einer künstlichen Herzklappe muß 1. beurteilt werden, ob neben der künstlichen Herzklappe ein Leck oder eine sonstige mechanische Funktionsstörung der

Klappe besteht oder ob eine Herzinsuffizienz vorliegt und 2. muß die Antikoagulantientherapie überprüft bzw. geändert werden (vgl. Abschnitt: Mitralstenose). Um eine okkulte Hämolyse aufgrund einer Klappenfunktionsstörung aufdecken zu können, kann es sinnvoll sein, präoperativ die Plasmabilirubinkonzentration und die Retikulozytenzahl zu bestimmen. Auf Änderungen der Klappengeräusche oder neu auftretende Herzgeräusche muß geachtet werden.

Um die Herzklappenfunktion beurteilen zu können, kann eine Echokardiographie oder gelegentlich eine Herzkatheterisierung notwendig werden.

Bei Patienten mit einer künstlichen Herzklappe ist es zwingend, präoperativ eine Antibiotikaprophylaxe durchzuführen.

Eine Mitralklappenprothese hat eine durchschnittliche Klappenfläche von 2,1–2,6 cm$^2$, und bei einem normalen Herzminutenvolumen besteht über der Klappenprothese ein diastolischer Druckgradient von 4–7 mm Hg. Nach einem operativen Mitralklappenersatz fällt bei den meisten Patienten ein vorher erhöhter pulmonalvaskulärer Widerstand wieder auf Normalwerte ab. Aortenklappenprothesen haben eine durchschnittliche Klappenfläche von 1,3–2 cm$^2$. Der systolische Druckgradient beträgt bei diesen Klappenprothesen 7–19 mm Hg.

## Literaturhinweise

1 Fishman MC, Hoffmsn AR, Klausner RD, Rockson SG, Thaler MS. Medicine. Philadelphia. J.B. Lippincott Co. 1981: 42
2 Rapaport E. Natural history of aortic and mitral valve disease. Am J Cardiol 1975; 35: 221–7
3 Greenberg BH, Rahimtoola SH. Vasodilator therapy for valvular heart disease. JAMA 1981; 246: 269–72
4 Clements FM, deBruijn NP. Perioperative evaluation of regional wall motion by transesophageal two-dimensional echocardiography. Anesth Analg 1987; 66: 249–61
5 McKay CR, Kawanishi DT, Rahimtoola SH. Catheter balloon valvuloplasty of the mitral valve in adults using a double-balloon technique. JAMA 1987; 257: 1753–61
6 Tinker JH, Tarhan S. Discontinuing anticoagulant therapy in surgical patients with cardiac prosthesis. JAMA 1978; 239: 738–9
7 Perez HR. Cardiac arrhythmias after succinylcholine. Anesth Analg 1970; 49: 33–8
8 Hilgenberg JC, McCammon RL, Stoelting RK. Pulmonary and systemic vascular responses to nitrous oxide in patients with mitral stenosis and pulmonary hypertension. Anesth Analg 1980; 59: 323–6
9 Geha DG, Rozelle BC, Raessler KL, et al. Pancuronium bromide enhances atrioventricular conduction in halothane-anesthetized dogs. Anesthesiology 1977; 46: 342–5
10 Stone JG, Hoar PF, Faltas AN, Khambatta HJ. Nitroprusside and mitral stenosis. Anesth Analg 1980; 59: 662–5
11 Bolen JL, Lopes MG, Harrison DC, Alderman EL. Analysis of left ventricular function in response to afterload changes in patients with mitral stenosis. Circulation 1975; 52: 894–900
12 Goldman L, Caldera DL, Nussbaum SR, et al. Multifactorial index of cardiac risk in noncardiac surgical procedures. N Engl J Med 1977; 297: 845–50
13 Stanley TH, Webster LR. Anesthetic requirements and cardiovascular effects of fentanyl-oxygen and fentanyl-diazepam-oxygen anesthesia in man. Anesth Analg 1978; 57: 411–6
14 Stoelting RK, Gibbs PS. Hemodynamic effects of morphine and morphine-nitrous oxide in valvular heart disease and coronary-artery disease. Anesthesiology 1973; 38: 45–52
15 Tomicheck RC, Rosow CE, Philbin DM, Moss J, Teplick RS, Schneider RC. Diazepam-fentanyl interaction – hemodynamic and hormonal effects in coronary artery surgery. Anesth Analg 1983; 62: 881–4
16 Stone JG, Hoar PF, Calabro JR, Khambatta HJ. Afterload reduction and preload augmentation improve the anesthetic management of patients with cardiac failure and valvular regurgitation. Anesth Analg 1980; 59: 737–42
17 Jeresaty RM. Mitral valve prolapse: An update. JAMA 1985; 254: 793–5
18 Kowalski SE. Mitral valve prolapse. Can Anaesth Soc J 1985; 32: 138–41
19 Krantz EM, Viljoen JF, Schermer R, Canas MS. Mitral valve prolapse. Anesth Analg 1980; 59: 379–83
20 Berry FA, Lake CL, Johns RA, Rogers BM. Mitral valve prolapse – another cause of intraoperative dysrhythmias in the pediatric patient. Anesthesiology 1985; 62: 662–4
21 Harvey WP. Clinical aspects of cardiac tumors. Am J Cardiol 1968; 21: 328–36

# 3 Angeborene Herzfehler

Ungefähr 8 von 1000 Lebendgeborenen haben einen angeborenen Herzfehler [1]. Die Ursachen dieser kongenitalen Herzfehler sind zwar zumeist unbekannt, mögliche Gründe können jedoch z.B. mütterliche Infektionen (z.B. Rötelninfektion der Mutter während des ersten Schwangerschaftstrimesters) oder eine Medikamenteneinnahme durch die Mutter während der Schwangerschaft sein. Liegt bei Eltern oder Geschwistern bereits ein angeborener Herzfehler vor, ist für das Neugeborene das Risiko eines angeborenen Herzfehlers auf das Vierfache erhöht. Auch bei Frühgeborenen, sowie bei Müttern, die zum wiederholten Male schwanger sind und bei Vorliegen anderer nicht-kardialer angeborener Mißbildungen ist die Inzidenz kardialer Mißbildungen erhöht.

Obwohl mehr als 100 verschiedene angeborene Herzfehler bekannt sind, lassen sich ca. 90% davon einer von 10 Kategorien zuteilen (Tab. 3.1). Zu den Symptomen eines angeborenen Herzfehlers gehören meist eine Dyspnoe und eine verzögerte körperliche Entwicklung (Tab. 3.2). Für die Narkoseführung von Patienten mit angeborenen Herzfehlern ist die genaue Kenntnis der Pathophysiologie des entsprechenden Herzfehlers notwendig. Es ist sinnvoll, angeborene Herzfehler in folgende sechs Gruppen zu unterteilen: 1. Herzfehler mit einem intrakardialen Links-Rechts-Shunt, 2. Herzfehler mit einem intrakardialen Rechts-Links-Shunt, 3. Herzfehler mit einer Parallelschaltung von Pulmonal- und Systemkreislauf, 4. Herzfehler mit einer Vermischung des Blutes aus Pulmonal- und Systemkreislauf, 5. Herzfehler mit einer erhöhten myokardialen Belastung und 6. Herzfehler mit einer mechanischen Verlegung der Luftwege.

## 3.1 Intrakardialer Links-Rechts-Shunt

Ein intrakardialer Links-Rechts-Shunt kann auf Vorhofebene, Ventrikelebene oder im Bereich der vom Herzen abgehenden großen Arterien vorliegen (Tab. 3.3). Folge eines solchen Shunts sind – unabhängig davon, auf welcher Ebene er stattfindet – erhöhter pulmonaler Blutfluß, pulmonalvaskuläre Hypertension, rechtsventrikuläre Hypertrophie und möglicherweise eine Herzinsuffizienz. Je jünger der Patient zum Zeitpunkt der operativen Korrektur des Herzfehlers ist, desto größer ist die Wahrscheinlichkeit, daß sich der erhöhte pulmonale Gefäßwiderstand wieder normalisiert. Auch bei älteren Patienten ist es unwahrscheinlich, daß es nach der operativen Korrektur noch zu einer fortschreitenden pulmonalen Gefäßerkrankung kommt, falls der pulmonale Gefäßwiderstand ein Drittel oder weniger des systemischen Gefäßwi-

**Tab. 3.1:** Häufige angeborene Herzfehler

| Herzfehler | prozentualer Anteil an allen Herzfehlern |
|---|---|
| Ventrikelseptumdefekt | 28 |
| Vorhofseptumdefekt vom **Ostium-sekundum-Typ** | 10 |
| offener Ductus arteriosus | 10 |
| Fallotsche Tetralogie | 10 |
| Pulmonalstenose | 10 |
| Aortenstenose | 7 |
| Aortenisthmusstenose | 5 |
| Transposition der großen Arterien | 5 |
| Vorhofseptumdefekt vom **Ostium-primum-Typ** | 3 |
| Totale Lungenvenenfehlmündung | 1 |

**Tab. 3.2:** Symptomatik der angeborenen Herzerkrankungen

| Säuglinge | Kinder |
|---|---|
| Tachypnoe | Dyspnoe |
| mangelnde Gewichtszunahme | verzögerte körperliche Entwicklung |
| Herzfrequenz über 200 Schläge/Min. | geringe körperliche Belastbarkeit |
| Herzgeräusch | Herzgeräusche |
| Herzinsuffizienz | Herzinsuffizienz |
| Zyanose | Zyanose |
| | Trommelschlegelfinger |
| | Hockstellung |
| | erhöhter Blutdruck |

derstandes beträgt [2]. Beginn und Schweregrad der klinischen Symptomatik hängen von Lage und Größe des Shunts ab.

**Tab. 3.3:** Angeborene Herzfehler, die zu einem Links-Rechts-Shunt führen

Vorhofseptumdefekt vom Ostium-sekundum-Typ
Vorhofseptumdefekt vom Ostium-primum-Typ
Ventrikelseptumdefekt
Aortopulmonales Fenster

### 3.1.1 Vorhofseptumdefekt vom Ostium-sekundum-Typ

Vorhofseptumdefekte vom Ostium-sekundum-Typ (Atriumseptumdefekt – ASD II) befinden sich meistens in der Mitte des Vorhofseptums. Diese Vorhofseptumdefekte können von einer solitären Öffnung bis hin zu einem mehrfach gefensterten Septum reichen (Abb. 3.1). Isolierte Vorhofseptumdefekte werden während der Kindheit in der Regel gut toleriert und oft erst im zweiten oder dritten Lebensjahrzehnt symptomatisch.

#### Symptome

Die Verdachtsdiagnose eines Vorhofseptumdefekts vom Ostium-sekundum-Typ wird häufig dann zum erstenmal gestellt, wenn gehäuft Lungeninfektionen auftreten oder wenn bei der körperlichen Routineuntersuchung ein systolisches Geräusch über dem Auskultationsgebiet der Pulmonalklappe zu hören ist. Weniger als 20 % der Neugeborenen mit einem Vorhofseptumdefekt haben ein charakteristisches Herzgeräusch. Bei Fünfjährigen beträgt die Inzidenz eines Systolikums im Auskultationsbereich der Arteria pulmonalis jedoch 80 %. Bei Vorliegen eines Vorhofseptumdefektes ist der zweite Herzton weit gespalten. Der bei diesen Herzfehlern gesteigerte pulmonale Blutfluß führt zu einer erhöhten rechtsventrikulären Belastung, zu einer pulmonalvaskulären Hypertension und rechtsventrikulärer Insuffizienz. Die Röntgenthoraxaufnahme zeigt aufgrund des gesteigerten pulmonalen Blutflusses einen vergrößerten Truncus pulmonalis und eine Hypertrophie von rechtem Vorhof und rechtem Ventrikel. Das EKG weist typischerweise Zeichen eines Rechtsschenkelblocks und einer Verschiebung der Herzachse nach rechts auf. Auch ein AV-Block ersten Grades kann vorhanden sein. Mit Hilfe der Echokardiographie kann oft ein vergrößerter rechter Ventrikel und paradoxe Bewegungen des Vorhofseptums nachgewiesen werden. Ein Mitralklappenprolaps, der bei 30 % dieser Patienten vorliegt, kann ebenfalls mittels Echokardiographie festgestellt werden. Anhand einer Herzkatheteruntersuchung läßt sich in der Regel eine erhöhte venöse Sauerstoffsättigung nachweisen. Da das Shuntblut in den Ventrikel weiterströmt, kann oft erst auf Höhe des rechten Ventrikels eine erhöhte Sauerstoffsättigung nachgewiesen werden.

#### Therapie

Der operative Verschluß eines Vorhofseptumdefekts vom Ostium-sekundum-Typ ist indiziert, falls der pulmonale Blutfluß mindestens doppelt so groß wie der systemische Blutfluß ist. Ein operativer Eingriff ist nicht mehr sinnvoll, falls die pulmonale Hypertension so weit fortgeschritten ist, daß der pulmonalvaskuläre Druck fast dem systemischen Blutdruck entspricht, da unter diesen Umständen der Verschluß des Defekts mit einer hohen Mortalität verbunden ist.

### 3.1.2 Vorhofseptumdefekt vom Ostium-primum-Typ (Defekt des Endokardkissens)

Charakteristisch für einen Vorhofseptumdefekt vom Ostium-primum-Typ (Atriumseptumdefekt – ASD I) sind große Öffnungen, die unten im interatrialen Septum liegen. Häufig werden dabei die Mitral- und Trikuspidalklappe in Mitleidenschaft gezogen. Bei ungefähr 50 % der Patienten liegt aufgrund eines gespaltenen anterioren Segels der Mitralklappe eine Mitralinsuffizienz vor. Unter pathophysiologischen Gesichtspunkten sind Vorhofseptumdefekte vom Ostium-primum- und vom Ostium-sekundum-Typ vergleichbar.

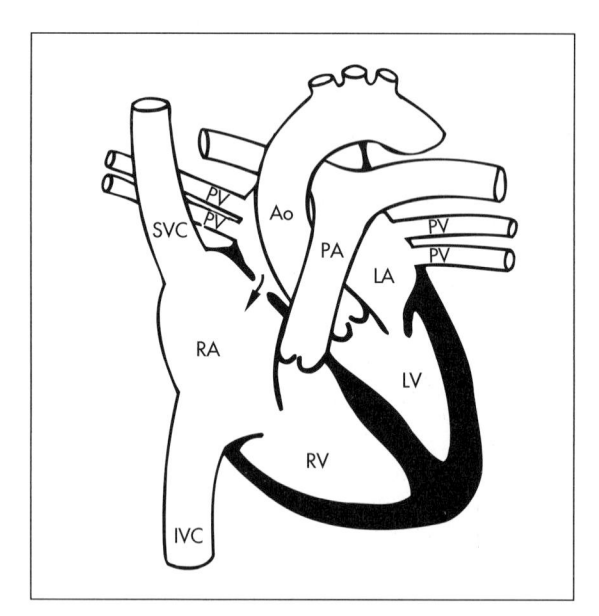

**Abb. 3.1:** Schematische Darstellung eines in der Mitte des Vorhofseptums gelegenen Vorhofseptumdefekts vom Ostium-secundum-Typ. Das Blut fließt entsprechend des Druckgradienten vom linken Vorhof (LA) zum rechten Vorhof (RA). Der daraus resultierende intrakardiale links-rechts-Shunt ist mit einem gesteigerten Blutfluß in der Arteria pulmonalis (PA) verbunden. Ein operativer Verschluß dieses Defektes ist indiziert, wenn der Blutfluß in der Arteria pulmonalis doppelt so hoch ist wie in der Aorta (Ao). Ein Abfall des systemischen Gefäßwiderstandes oder eine Zunahme des pulmonalvaskulären Widerstandes führen zu einer Abnahme des Druckgradienten im Bereich des Vorhofseptumdefektes und damit zu einer Abnahme des Shunts. RV = rechter Ventrikel; LV = linker Ventrikel; SVC = Vena cava superior; IVC = Vena cava inferior; PV = Venae pulmonalis.

**Symptome**

Die klinischen Symptome eines Vorhofseptumdefekts vom Ostium-primum-Typ treten normalerweise schon bei Kleinkindern oder in der frühen Kindheit auf. Sie sind durch häufig auftretende pulmonale Infekte, Entwicklungsstörungen, Tachykardie und eine Herzinsuffizienz charakterisiert. Anhand der körperlichen Untersuchung kann ein ASD vom Ostium-primum-Typ nur dann von einem ASD vom Ostium-sekundum-Typ unterschieden werden, falls eine Mitral- und/oder Trikuspidalklappeninsuffizienz vorliegt. Auch auf einer Röntgenthoraxaufnahme und im EKG zeigen sich ähnliche Veränderungen wie beim Ostium-sekundum-Defekt. Echokardiographie und Angiokardiographie sind wichtig, um die anatomischen Verhältnisse der Mitral- und Trikuspidalklappe festzustellen. Anhand einer Herzkatheteruntersuchung lassen sich normalerweise eine pulmonalvaskuläre Hypertension und eine erhöhte Sauerstoffsättigung sowohl im Vorhof als auch im rechten Ventrikel nachweisen.

**Therapie**

Die operative Korrektur eines Vorhofseptumdefekts vom Ostium-primum-Typ wird in der Regel im ersten Lebensjahrzehnt durchgeführt, damit eine irreversible pulmonalvaskuläre Hypertension verhindert werden kann. Initial kann eine palliative Bändelung («banding») der Pulmonalarterie durchgeführt werden, um den intrakardialen Links-Rechts-Shunt zu drosseln. Die Mortalität bleibt trotz «banding» hoch. Aus diesem Grunde wird von einigen Operateuren selbst bei sehr jungen Patienten primär eine vollständige Korrektur bevorzugt [3]. Eine komplette operative Korrektur gelingt jedoch oft nicht, da es unter Umständen nicht möglich ist, aus den rudimentären Mitral- und Trikuspidalklappensegeln funktionierende Klappen herzustellen. Selbst eine nur teilweise gespaltene Mitralklappe kann besonders anfällig für eine infektiöse Endokarditis sein. Auch eine trotz Operation fortbestehende leichte pulmonalvaskuläre Hypertension kann postoperativ Bedeutung haben, denn hierdurch kann es zu einer Trikuspidalinsuffizienz und einer rechtsventrikulären Herzinsuffizienz kommen. Bei einem operativen Eingriff besteht auch die Gefahr, daß ein AV-Block dritten Grades entsteht, da diese Defekte häufig in der unmittelbaren Nähe des Reizleitungssystems liegen. Auch noch Jahre nach einer erfolgreichen operativen Korrektur können Störungen des SA- oder des AV-Knotens oder ein Vorhofflimmern auftreten.

**Narkoseführung**

Vorhofseptumdefekte mit einem intrakardialen Links-Rechts-Shunt haben nur geringe Auswirkungen auf die Narkoseführung. Solange der systemische Blutfluß normal ist, verändert sich die Pharmakokinetik der volatilen Anästhetika nicht, selbst falls der pulmonale Blutfluß erhöht ist [4]. Bei einem erhöhten pulmonalen Blutfluß kann es jedoch bei der intravenösen Gabe von Medikamenten zu einem Verdünnungseffekt kommen. Es ist aber unwahrscheinlich, daß dieser eventuell auftretende Verdünnungseffekt klinisch relevant ist, denn die Zirkulationszeit im Pulmonalkreislauf ist sehr kurz. Bei einem erhöhten pulmonalen Blutfluß wird eine intermittierende positive Überdruckbeatmung gut toleriert.

Perioperative Veränderungen des systemischen Gefäßwiderstandes können bei Patienten mit einem Vorhofseptumdefekt wichtige Folgen haben. Es sollten solche Medikamente oder Ereignisse vermieden werden, die zu einem längerdauernden Anstieg des systemischen Gefäßwiderstandes führen. Dadurch würde es zu einer Zunahme des Links-Rechts-Shunts auf Vorhofebene kommen, insbesondere dann, falls ein Ostium-primum-Defekt mit einer Mitralinsuffizienz vorliegt. Dagegen kommt es bei einem Abfall des systemischen Gefäßwiderstandes – wie es nach Gabe volatiler Anästhetika der Fall sein kann – zu einer Verminderung des Shuntvolumens. Dies ist auch bei einer Steigerung des pulmonalvaskulären Widerstandes aufgrund einer intermittierenden positiven Druckbeatmung der Fall.

Falls ein Vorhofseptumdefekt vorliegt, müssen präoperativ Antibiotoka verabreicht werden, um einer infektiösen Endokarditis vorzubeugen. Außerdem muß peinlich darauf geachtet werden, daß keine Luft in den Kreislauf eintritt. Dies ist z. B. bei Infusionsbestecken möglich. In der frühen postoperativen Phase nach der operativen Korrektur eines Vorhofseptumdefekts treten häufig vorübergehende supraventrikuläre Arrhythmien und atrioventrikuläre Überleitungsstörungen auf.

### 3.1.3 Ventrikelseptumdefekte

Ventrikelseptumdefekte (VSD) stellen die häufigsten angeborenen Herzfehler dar (Tab. 3.1). Die Inzidenz dieses Herzfehlers ist bei Frühgeburten viermal höher als bei Reifgeborenen. Ungefähr 90% dieser Defekte liegen unterhalb der Crista supraventricularis, einem Muskelzug, der den Corpus des rechten Ventrikels von dem pulmonalarteriellen Ausflußtrakt trennt (Abb. 3.2). Ventrikelseptumdefekte können einfache Öffnungen im muskulären Anteil des Ventrikelseptums sein oder aus mehreren Defekten bestehen, wodurch ein gefenstertes Septum entsteht.

**Symptome**

Die Symptome eines Ventrikelseptumdefekts hängen von der Größe des Defekts und vom pulmonalvaskulären Widerstand ab. Patienten mit einem kleinen Defekt sind in der Regel asymptomatisch, haben aber laute pansystolische Geräusche mit einem Punctum maximum über dem linken Sternalrand. Die Röntgenthoraxaufnahme und das EKG sind typischerweise unauffällig. Der intrakardiale Links-Rechts-Shunt ist hier-

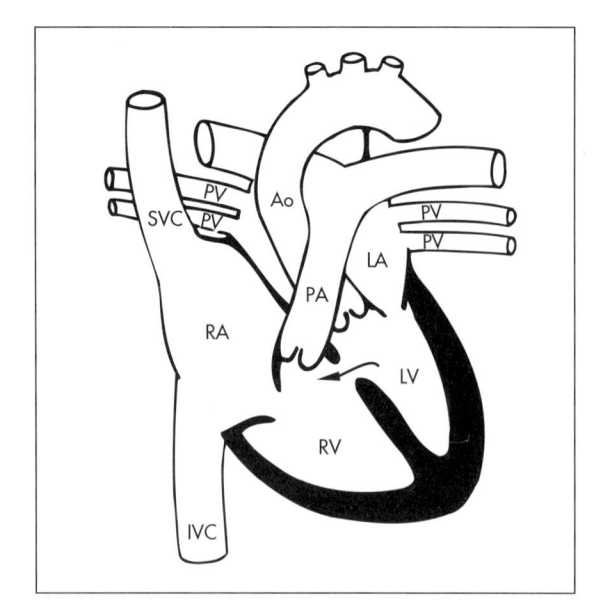

**Abb. 3.2:** Schematische Darstellung eines Ventrikelseptumdefektes, der unmittelbar unterhalb des Muskelwalls liegt, der den rechten Ventrikel (RV) von der pulmonalarteriellen Ausflußbahn trennt. Das Blut fließt entlang des Druckgradienten vom linken Ventrikel (LV) in den rechten Ventrikel (RV). Der dadurch bedingte intrakardiale Links-Rechts-Shunt führt dazu, daß der Blutfluß in der Arteria pulmonalis (PA) größer ist als in der Aorta (Ao). Bei einem Abfall des systemischen Gefäßwiderstandes fällt auch der Druckgradient im Bereich des Ventrikelseptumdefektes und damit nimmt auch die Größe des Shunts ab.

bei in der Regel gering, so daß das Verhältnis von pulmonalem zu systemischem Blutfluß weniger als 1,5 : 1 beträgt.

Patienten mit einem mittelgroßen Ventrikelseptumdefekt können asymptomatisch sein, aber die Röntgenthoraxaufnahme zeigt typischerweise eine biventrikuläre Herzvergrößerung und Zeichen eines erhöhten pulmonalen Blutflusses. Anhand einer Herzkatheteruntersuchung kann normalerweise nachgewiesen werden, daß der pulmonale Blutfluß 1,5–3 mal so groß ist wie der systemische Blutfluß. Der pulmonalvaskuläre Widerstand kann leicht erhöht sein. Im Bereich des Ausflußtraktes der Arteria pulmonalis kann sich ein Gradient von 15–20 mm Hg entwickeln, denn eine rechtsventrikuläre Hypertrophie kann an dieser Stelle zu einer Behinderung des Blutflusses führen.

Bei einem großen Ventrikelseptumdefekt kommt es typischerweise zu einem intrakardialen Links-Rechts-Shunt. Dadurch beträgt der pulmonale Blutfluß das 3–5fache des systemischen Blutflusses. Die Symptome treten früh auf (häufig im Alter von 4 Wochen). Dazu gehören Tachypnoe, verminderte Gewichtszunahme, rezidivierende pulmonale Infekte und Herzinsuffizienz. Röntgenaufnahme des Thorax und EKG weisen Anzeichen einer biventrikulären Hypertrophie und einer pulmonalvaskulären Hypertension auf.

Reicht der Ventrikelseptumdefekt bis in die rechtsventrikuläre Ausflußbahn, kann als Komplikation auch eine Aortenklappeninsuffizienz auftreten. Ursache ist der Vorfall eines Aortenklappensegels in den Ventrikelseptumdefekt. Entsteht durch den Defekt eine Verbindung zwischen linkem Ventrikel und rechtem Vorhof, wird von einem Gerbode-Defekt gesprochen. Der Gerbode-Defekt ist mit einer Störung des Reizleitungssystems und einer Trikuspidalinsuffizienz verbunden.

### Therapie

Ungefähr 25 % aller Ventrikelseptumdefekte verschließen sich spontan ohne operative Intervention. Ca. 50 % der Kinder, die eine Herzinsuffizienz aufgrund eines Ventrikelseptumdefekts entwickeln, können internistisch erfolgreich behandelt werden. Schlägt die internistische Behandlung fehl, muß ein palliativer operativer Eingriff, wie z.B. eine Bändelung (banding) der Arteria pulmonalis in Erwägung gezogen werden. Dieses »banding«, das zu einer Einengung der Arteria pulmonalis führt, soll den rechtsventrikulären Auswurf drosseln. Durch die Widerstandserhöhung in der Arteria pulmonalis nimmt der Rechts-Links-Shunt auf Ventrikelebene ab. Dadurch kann unter Umständen auch verhindert werden, daß sich eine irreversible pulmonalvaskuläre Hypertension entwickelt. Eine Erhöhung des pulmonalvaskulären Widerstandes scheint reversibel zu sein, falls das »banding« vor dem 2. Lebensjahr durchgeführt wird.

### Narkoseführung

Falls bei Patienten mit einem Ventrikelseptumdefekt ein nichtkardialer operativer Eingriff vorgesehen ist, muß zur Prophylaxe einer bakteriellen Endokarditis eine Antibiotikatherapie durchgeführt werden. Die Pharmakokinetik der volatilen und intravenösen Anästhetika wird durch diese Defekte nicht wesentlich verändert. Genauso wie bei einem Vorhofseptumdefekt sollten ein plötzlicher und längerdauernder Anstieg des systemischen Gefäßwiderstands oder eine Verringerung des pulmonalvaskulären Widerstands vermieden werden, denn hierdurch kann der Links-Rechts-Shunt auf Ventrikelebene zunehmen. Volatile Anästhetika, die den systemischen Gefäßwiderstand verringern, sowie eine intermittierende Überdruckbeatmung, die den pulmonalvaskulären Widerstand erhöht, werden daher gut toleriert. Falls der koronare Blutfluß aufgrund der hypertrophierten Ventrikel gesteigert ist, können jedoch myokarddepressive Medikamente vermehrt am Myokard anfluten. Es ist durchaus denkbar, daß hohe inspiratorische Konzentrationen volatiler Anästhetika – wie sie häufig bei gesunden Kindern verabreicht werden, um eine schnelle Narkoseeinleitung zu ermöglichen – zu einer starken kardialen Depression führen, bevor sich die anästhetische Wirkung am ZNS bemerkbar macht.

Bei einigen Patienten mit einem Ventrikelseptumdefekt kann eine infundibuläre rechtsventrikuläre Hypertrophie vorliegen. Normalerweise ist dies von Vorteil, da hierdurch der Widerstand für den rechtsventrikulä-

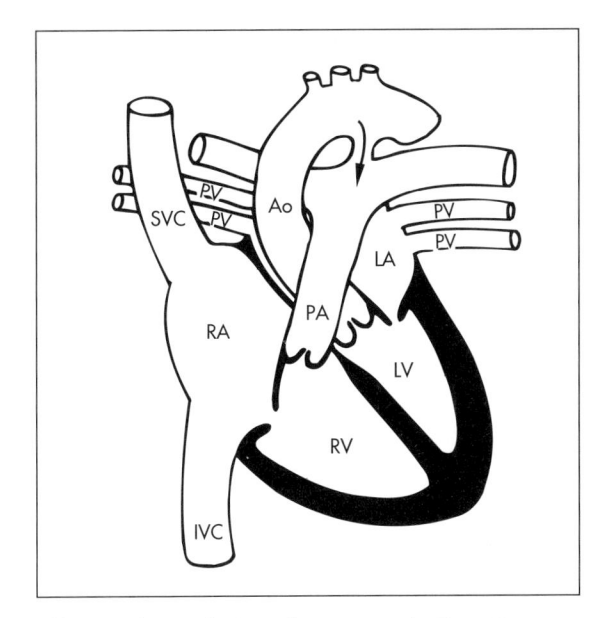

**Abb. 3.3:** Schematische Darstellung eines noch offenen Ductus arteriosus, der den Aortenbogen (Ao) mit der Arteria pulmonalis (PA) verbindet. Entsprechend dem Druckgradienten fließt das Blut von der Aorta (Ao) in die Arteria pulmonalis (PA). Dieser Shunt zwischen dem systemischen und dem pulmonalen Kreislauf (Links-Rechts-Shunt) führt zu einer Zunahme der Lungendurchblutung. Bei einem Abfall des systemischen Gefäßwiderstandes oder bei einer Zunahme des pulmonalvaskulären Widerstandes nimmt die Shuntmenge über den Ductus arteriosus ab.

ren Auswurf erhöht und die Größe des Links-Rechts-Shunts verkleinert wird. Trotzdem sollten perioperativ Ereignisse möglichst vermieden werden, die eine solche Obstruktion der rechtsventrikulären Ausflußbahn verstärken, wie z.B. eine Steigerung der myokardialen Kontraktilität oder eine Hypovolämie. Aus diesem Grunde werden diese Patienten oft mit volatilen Anästhetika narkotisiert. Das intravasale Flüssigkeitsvolumen sollte konstant gehalten, ein Blutverlust schnell ersetzt werden.

Zur Narkoseführung bei einem »banding« der Arteria pulmonalis werden am besten solche Medikamente eingesetzt, die nur eine minimale kardiodepressive Wirkung haben. Um Bewegungen des Patienten zu vermeiden, werden auch Muskelrelaxantien verabreicht. Kommt es während des operativen Eingriffs zu einer Bradykardie oder einer Hypotension, muß unter Umständen das »banding« der Pulmonalarterie schnell wieder entfernt werden. Eine kontinuierliche blutige Überwachung des arteriellen Drucks ist sinnvoll. Liegt eine Herzinsuffizienz vor, kann es angebracht sein, einen positiven endexspiratorischen Druck (PEEP) einzuschalten. Dieser sollte aber nach Anlegen des »bandings« wieder ausgeschaltet werden. Die hohe Mortalität beim Anlegen des pulmonalarteriellen bandings hat dazu geführt, daß meist schon im frühen Alter eine komplette operative Korrektur im kardiopulmonalen Bypass versucht wird. Bei der operativen Korrektur kann ein AV-Block dritten Grades auftreten, falls der Septumdefekt in der Nähe des Reizleitungssystems liegt. Nach der operativen Ventrikulotomie können ventrikuläre Extrasystolen aufgrund einer elektrischen Instabilität der Ventrikel auftreten. Falls postoperativ die Füllungsdrucke im Normbereich liegen, ist das Risiko einer ventrikulären Tachykardie gering.

### 3.1.4 Offener Ductus arteriosus

Schließt sich der Ductus arteriosus nach der Geburt nicht, tritt oxygeniertes Blut aus der Aorta in die Pulmonalarterie über (Abb. 3.3). Das Verhältnis von pulmonalarteriellem zu systemischem Blutfluß hängt 1. von dem Druckgradienten zwischen der Aorta und der Pulmonalarterie, 2. von dem Verhältnis von pulmonalvaskulärem zu systemischem Gefäßwiderstand und 3. von dem Durchmesser und der Länge des Ductus arteriosus ab.

#### Symptome

Die meisten Patienten mit einem offenen Ductus arteriosus sind asymptomatisch und haben nur einen mäßigen Links-Rechts-Shunt. Dieser Herzfehler wird oft bei einer Routineuntersuchung entdeckt. Es ist ein charakteristisches kontinuierliches systolisches und diastolisches Geräusch zu hören. Liegt ein großer Links-Rechts-Shunt vor, können im Röntgenbild des Thorax und im EKG Zeichen einer linksventrikulären Hypertrophie und eines erhöhten pulmonalvaskulären Blutflusses festgestellt werden.

#### Therapie

Die Therapie besteht in der operativen Ligatur des Ductus arteriosus durch eine linksseitige Thorakotomie. Am besten wird der Eingriff erst durchgeführt, nachdem der Patient zwei Jahre alt ist. Ohne operative Korrektur bleiben die meisten Patienten bis zur Adoleszenz asymptomatisch, dann können sich eine pulmonalvaskuläre Hypertension und eine Herzinsuffizienz einstellen. Durch Gabe von Indometacin kann bei Frühgeborenen mit einem Atemnot-Syndrom eventuell ein Verschluß des offenen Ductus arteriosus erreicht werden [5].

#### Narkoseführung

Bei Patienten mit einem offenen Ductus arteriosus sollten – falls ein nicht-kardiochirurgischer Eingriff durchgeführt werden soll – zur Endokarditisprophylaxe Antibiotika verabreicht werden. Ist eine operative Ligatur des Ductus arteriosus geplant, sollten entsprechende Vorbereitungen getroffen werden, damit eventuell auftretende große Blutverluste beherrscht werden können. Eine Narkoseführung mit volatilen Anästhetika ist sinnvoll, da diese Medikamente den Blutdruck eher senken, so daß die Gefahr geringer ist, daß beim Durchtrennen des Ductus arteriosus die Gefäßklemme abgeht oder der Ductus einreißt. Durch eine Erniedrigung des systemischen Gefäßwiderstandes mittels volatiler Anästhetika kann der systemische Blutfluß erhöht und dadurch der Links-Rechts-Shunt vermindert werden. Auch eine intermittierende positive Druckbeatmung wird gut toleriert, da es hierbei über den erhöhten Atemwegsdruck zu einer Zunahme des pulmonalvaskulären Widerstandes kommt und dadurch der Druckgradient über dem Ductus arteriosus abnimmt. Dagegen sollten ein Anstieg des systemischen Gefäßwiderstandes oder eine Verminderung des pulmonalvaskulären Widerstands vermieden werden, da es hierbei zu einer Zunahme des Shunts kommen würde. Eine kontinuierliche blutige Überwachung des arteriellen Drucks ist während der intraoperativen Phase sinnvoll.

Bei der Ligatur des Ductus arteriosus kommt es in der frühen postoperativen Phase häufig zu einer deutlichen systemischen Hypertension. Zur Behandlung dieser Hypertension werden kontinuierlich Vasodilatantien wie Nitroprussid infundiert. Bleibt die Hypertension bestehen, kann Nitropussid schrittweise durch länger wirksame antihypertensive Medikamente (wie z. B. Hydralazin) ersetzt werden.

### 3.1.5 Aortopulmonales Fenster

Charakteristisch für ein aortopulmonales Fenster ist eine Verbindung zwischen der linken Seite der aszendierenden Aorta und der rechten Wand der Arteria pulmonalis. Das aortopulmonale Fenster liegt unmittelbar vor dem Abgang der rechten Pulmonalarterie. Diese Verbindung entsteht dadurch, daß ein Verschluß des spiralförmigen aortopulmonalen Septums und damit eine vollständige Trennung von Aorta und Pulmonalarterie ausbleibt.

Die klinischen und hämodynamischen Auswirkungen einer aortopulmonalen Verbindung sind ähnlich denen eines großen offenen Ductus arteriosus. Die Diagnose wird mittels Angiokardiographie gestellt. Die Behandlung ist operativ und muß im kardiopulmonalen Bypass durchgeführt werden. Die Narkoseführung entspricht den Richtlinien, wie sie für Patienten mit einem offenen Ductus arteriosus beschrieben wurden.

## 3.2 Intrakardialer Rechts-Links-Shunt

Eine Vielzahl angeborener Herzfehler führt zu einem intrakardialen Rechts-Links-Shunt, zu einem verminderten pulmonalvaskulären Blutfluß und zu einer arteriellen Hypoxämie (Tab. 3.4). Bei einem intrakardialen Rechts-Links-Shunt müssen zusätzlich eine Verbindung zwischen System- und Pulmonalkreislauf und eine Obstruktion der rechtsventrikulären Ausfluß-

**Tab. 3.4:** Angeborene Herzfehler, die zu einem intrakardialen Rechts-Links-Shunt führen

Fallotsche Tetralogie
Eisenmenger-Syndrom
Ebstein-Anomalie der Trikuspidalklappe
Pulmonalatresie mit Ventrikelseptumdefekt (Pseudotruncus aortalis)
Trikuspidalatresie
Foramen ovale

bahn vorhanden sein. Beginn und Schwere der Symptomatik hängen normalerweise von dem Grad dieser Obstruktion ab.

Die Fallotsche Tetralogie ist der Prototyp dieses Herzfehlers. Die Richtlinien für die Narkoseführung sind bei all diesen Defekten dieselben.

### 3.2.1 Fallotsche Tetralogie

Die Fallotsche Tetralogie ist der häufigste angeborene Herzfehler mit intrakardialem Rechts-Links-Shunt, vermindertem pulmonalem Blutfluß und arterieller Hypoxämie. Zu den anatomischen Mißbildungen dieser Tetralogie gehören ein Ventrikelseptumdefekt, eine über der pulmonalen Ausflußbahn reitende Aorta, eine Obstruktion des pulmonalarteriellen Ausflußtraktes und eine rechtsventrikuläre Hypertrophie (Abb. 3.4). Es besteht typischerweise ein großer und solitärer Ventrikelseptumdefekt. Außerdem liegt eine ausgeprägte Stenose der Pulmonalarterie im Bereich des Infundibulums vor und ungefähr 70% der Patienten haben eine bicuspidale Aortenklappe. Die distale Pulmonalarterie kann hypoplastisch sein oder ganz fehlen. Je ausgeprägter die Stenose der Pulmonalarterie, desto stärker reitet die Aorta über der pulmonalen Ausflußbahn. Die rechtsventrikuläre Hypertrophie entsteht dadurch, daß der rechte Ventrikel aufgrund des großen Ventrikelseptumdefekts kontinuierlich den hohen Druckverhältnissen im linken Ventrikel ausgesetzt ist.

#### Symptome

Die klinischen Symptome der Fallotschen Tetralogie hängen von der Größe des rechtsventrikulären Ausflußtraktes ab. Normalerweise tritt eine Zyanose innerhalb von sechs Monaten auf. Trommelschlegelfinger sind selten vor dem 6. Lebensmonat zu beobachten. Der häufigste auskultatorische Befund ist ein Austreibungsgeräusch links parasternal. Ursache ist die Blutströmung im Bereich der infundibulären Pulmonalstenose. Eine Herzinsuffizienz entwickelt sich nur selten, da es über dem großen Ventrikelseptumdefekt zu einem Ausgleich von intraventrikulären Druckverhältnissen und kardialer Arbeitsbelastung kommt. Die Röntgenaufnahme des Thorax zeigt typischerweise eine verminderte Gefäßzeichnung der Lungen. Im EKG fallen eine Verschiebung der Herzachse nach rechts und eine rechtsventrikuläre Hypertrophie auf. Die arteriellen Blutgase zeigen meist einen normalen

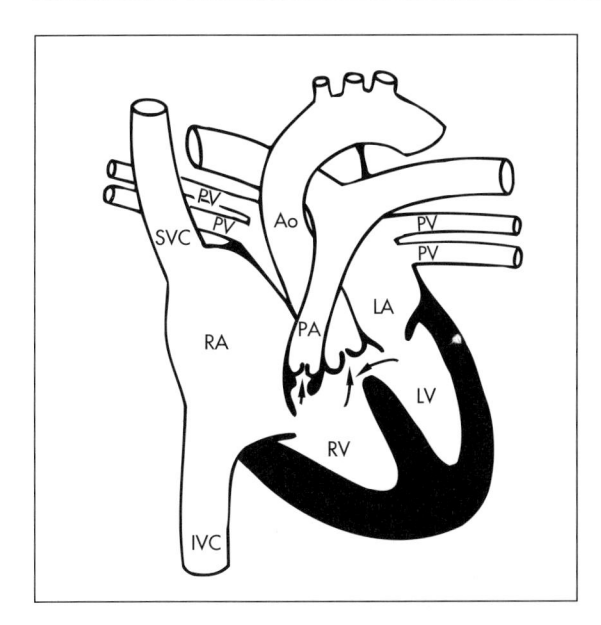

**Abb. 3.4:** Schematische Darstellung der bei einer Fallotschen Tetralogie auftretenden Herzfehler. Diese Herzfehler umfassen 1. einen Ventrikelseptumdefekt, 2. eine über der pulmonalarteriellen Ausflußbahn reitende Aorta (Ao), 3. eine Behinderung des Blutflusses aufgrund einer verengten Arteria pulmonalis (PA) oder einer Pulmonalklappenstenose und 4. eine Rechtsherzhypertrophie. Die Obstruktion der rechtsventrikulären Ausflußbahn führt zu einem Druckgradienten, der eine Blutströmung vom rechten Ventrikel (RV) über den Ventrikelseptumdefekt in den linken Ventrikel (LV) begünstigt. Der daraus resultierende intrakardiale Rechts-Links-Shunt und die gleichzeitige Behinderung des rechtsventrikulären Auswurfs führen dazu, daß der Blutfluß in der Arteria pulmonalis stark vermindert ist und sich eine arterielle Hypoxämie entwickelt. Ereignisse, die den pulmonal-vaskulären Widerstand erhöhen oder den systemischen Gefäßwiderstand verringern, führen zu einer Zunahme der Shuntgröße und verschlechtern die arterielle Hypoxämie.

$CO_2$-Partialdruck, einen normalen pH-Wert und einen deutlich erniedrigten arteriellen Sauerstoffpartialdruck (in der Regel unter 50 mm Hg), selbst bei einer Atmung von 100% Sauerstoff.

Die sogenannte Hockstellung ist bei Kindern mit Fallotscher Tetralogie häufig anzutreffen. Es wird davon ausgegangen, daß durch die Hockstellung der systemische Gefäßwiderstand durch Abknicken der großen Arterien in der Inguinalgegend erhöht wird [6].

Der so erzielte Anstieg des systemischen Gefäßwiderstandes verringert das Ausmaß des intrakardialen Rechts-Links-Shunts, führt zu einer Zunahme des pulmonalarteriellen Blutflusses und verbessert dadurch die arterielle Oxygenierung und die $CO_2$-Elimination.

**Hypoxische Anfälle.** Bei ungefähr 35% der Kinder mit Fallotscher Tetralogie kommt es zu hypoxischen Anfällen (»spells«), d.h. zu einer akuten Verschlimmerung der vorbestehenden Hypoxie, zu Bewußtlosigkeit und Krampfanfällen. Diese Attacken können ohne äußeren Reiz auftreten, sind aber häufig mit Schreien oder körperlicher Anstrengung verbunden. Hyperventilation und Synkopen können akute hypoxische Anfälle begleiten. Der Pathomechanismus dieser Attacken ist unbekannt. Die wahrscheinlichste Erklärung ist jedoch eine plötzliche Verminderung des pulmonalvaskulären Blutflusses aufgrund eines Spasmus des Myokards im Infundibulumbereich oder eines plötzlichen Abfalls des systemischen Gefäßwiderstands. Morphin, Propranolol oder Phenylephrin wurden bereits zur Behandlung dieser Anfälle eingesetzt. Die besten Ergebnisse wurden nach der Gabe von Phenylephrin beobachtet. Vermutlich führt Phenylephrin über eine Steigerung des systemischen Gefäßwiderstands zu einer Zunahme der Lungendurchblutung. Falls die Attacke durch einen Spasmus des Myokards im Infundibulumbereich bedingt ist, wirkt Propranolol am besten. Bei Patienten mit rezidivierenden hypoxischen Anfällen, die durch einen Spasmus des Myokards im Infundibulumbereich bedingt sind, ist eine orale Dauertherapie mit Propranolol indiziert. Rezidivierende hypoxische Anfälle sind eine Indikation zur operativen Korrektur der Fallotschen Tetralogie.

**Zerebrovaskuläre Komplikation.** Bei Kindern mit schwerer Fallotscher Tetralogie sind zerebrovaskuläre Komplikationen häufig. Zerebralvaskuläre Thrombosen oder schwere arterielle Hypoxämien sind vermutlich die Erklärung hierfür. Auch eine Dehydrierung und eine Polyzythämie können eine Thrombose begünstigen. Eine Hämoglobinkonzentration über 20 g/dl ist bei diesen Patienten häufig.

**Hirnabszesse.** Ein Hirnabszeß kann vermutet werden, falls plötzlich Kopfschmerzen, Fieber und Lethargie und anschließend dauernde anhaltende Übelkeit sowie Krampfanfälle auftreten. Die wahrscheinlichste Erklärung hierfür ist eine bakterielle Besiedelung alter zerebraler Infarktgebiete.

**Infektiöse Endokarditis.** Die infektiöse Endokarditis ist eine stets drohende Gefahr bei Patienten mit Fallotscher Tetralogie. Diese Komplikation ist mit einer hohen Mortalität verbunden. Falls zahnärztliche oder operative Eingriffe geplant werden, sollten zur Endokarditisprophylaxe stets Antibiotika verabreicht werden.

### Behandlung

Operativ werden bei der Fallotschen Tetralogie initial palliative Maßnahmen durchgeführt, um den pulmonalen Blutfluß zu erhöhen. Hierzu wird eine Verbindung zwischen einer Arterie des großen Kreislaufs und einer Pulmonalarterie hergestellt. Nach der erfolgreichen Durchführung dieser systemisch-pulmonalarteriellen Anastomose kommt es normalerweise zu einer Aufdehnung des pulmonalen Gefäßbetts, der arterielle Sauerstoffpartialdruck nimmt zu und die Polyzythämie geht zurück. Eine vollständige Korrektur des Herzfehlers wird später unter Einsatz eines kardiopulmonalen Bypasses durchgeführt, wenn die Patienten zwischen drei und sechs Jahre alt sind.

An palliativen operativen Maßnahmen zur Verbesserung des pulmonalen Blutflusses sind 1. die Potts-Operation, 2. der Waterston-Shunt und 3. der Blalock-Taussig-Shunt möglich. Bei der Potts-Operation wird eine direkte Anastomose zwischen der deszendierenden thorakalen Aorta und der linken Pulmonalarterie angelegt. Diese Operation wird nur noch selten durchgeführt, da es über eine exzessive Steigerung des pulmonalen Blutflusses zu einer pulmonalvaskulären Hypertension und einer Herzinsuffizienz kommen kann. Außerdem gestaltete sich die Entfernung dieser Anastomose bei der späteren vollständigen operativen Korrektur als schwierig.

Der Waterston-Shunt ist eine direkte Anastomose zwischen der aszendierenden thorakalen Aorta und der rechten Pulmonalarterie. Die Entfernung dieser Anastomose bei der späteren vollständigen operativen Korrektur ist leichter als bei der Potts-Operation. Die richtige Größe eines Waterston-Shunts ist jedoch schwierig herzustellen. Auch hier kann es zu einem exzessiven Anstieg der pulmonalen Durchblutung und einer pulmonalvaskulären Hypertension kommen. Bei einigen Patienten kann außerdem die rechte Pulmonalarterie nach diesem Eingriff thrombosieren.

Der Blalock-Taussig-Shunt besteht in einer Anastomose zwischen einem Ast der thorakalen Aorta und einem Pulmonalarterienast. Ein häufig gewähltes Vorgehen ist die End-zu-Seit-Anastomose zwischen der Arteria subclavia und der Pulmonalarterie. Durch die lange Arteria subclavia wird der pulmonale Blutfluß durch den Shunt eingeschränkt. Selten kommt es zu einem exzessiven Anstieg der pulmonalen Durchblutung und zu einer pulmonalvaskulären Hypertension. Die häufigste Komplikation dieser Gefäßanastomose ist eine Thrombose des Shunts und die Entwicklung eines Subclavian-Steal-Syndroms.

Bei der vollständigen operativen Korrektur der Fallotschen Tetralogie wird normalerweise der Ventrikelseptumdefekt mit einem Dacron-Patch verschlossen und die rechtsventrikuläre Ausflußbahn mit einem Kunststofflicken erweitert. Durch die operative Korrektur kommt es meist zu einer Pulmonalklappeninsuffizienz aufgrund einer schlußunfähigen Pulmonalklappe. Dies führt in der Regel aber zu keinen Problemen, solange die distalen Pulmonalarterien nicht hypoplastisch sind. Falls dies der Fall ist, kann es zu einer Überlastung des rechten Ventrikels durch das regurgitierende Blut kommen. Die größten Komplikationen bei der kompletten operativen Korrektur können ein AV-Block dritten Grades und Schwierigkeiten bei der Blutstillung sein. Eine Thrombozytenfunktionsstörung und eine Hypofibrinogenämie sind bei diesen Patienten häufig und können zu einer postoperativen Blutungsneigung beitragen. Postoperativ entwickelt sich oft ein intrakardialer Rechts-Links-Shunt über das Foramen ovale. Der Shunt über das Foramen ovale hat die Funktion eines Sicherheitsventils, falls der rechte Ventrikel nicht in der Lage sein sollte, genauso effektiv zu arbeiten wie der linke Ventrikel.

**Narkoseführung**

Für die Narkoseführung bei Patienten mit Fallotscher Tetralogie muß dem Anästhesisten klar sein, durch welche Ereignisse und durch welche Medikamente die Größe des Rechts-Links-Shunts verändert werden kann. Kommt es z.B. zu einer plötzlichen Zunahme der Shuntmenge, bedeutet dies eine Abnahme des pulmonalen Blutflusses und des arteriellen Sauerstoffpartialdrucks. Außerdem beeinflußt eine Änderung der Shuntmenge die Pharmakokinetik sowohl der Inhalations- als auch der Injektionsanästhetika.

Die Größe des Rechts-Links-Shunts kann erhöht werden 1. durch eine Abnahme des systemischen Gefäßwiderstands, 2. durch eine Erhöhung des pulmonalvaskulären Widerstands und 3. durch eine Steigerung der myokardialen Kontraktilität. Eine Kontraktilitätssteigerung führt über eine Tonuszunahme der Infundibulummuskulatur zu einer weiteren Behinderung des rechtsventrikulären Blutauswurfs. Die Behinderung des rechtsventrikulären Blutauswurfs in den pulmonalarteriellen Ausflußtrakt ist relativ starr und daher ist die Größe des Shunts vor allem umgekehrt proportional zum systemischen Gefäßwiderstand. Eine pharmakologisch bedingte Erniedrigung des systemischen Gefäßwiderstandes (z.B. durch volatile Anästhetika, Histaminfreisetzung, Ganglienblockade, Alpha-Rezeptorenblockade und direkte periphere Vasodilatation) führt zu einer Zunahme der Shuntmenge und zu einer Verstärkung der arteriellen Hypoxämie. Die Lungendurchblutung kann abnehmen, falls der pulmonalvaskuläre Gefäßwiderstand zunimmt. Dies ist durch eine intraoperative intermittierende positive Druckbeatmung (IPPV) oder durch einen positiven endexspiratorischen Druck (PEEP) möglich. Bei der Eröffnung des Brustkorbs kommt es zusätzlich durch den Verlust des negativen intrapleuralen Drucks zu einem weiteren Anstieg des pulmonalvaskulären Widerstands und einer Zunahme des Shuntvolumens. Trotzdem wiegen die Vorteile einer kontrollierten Beatmung während des operativen Eingriffs diese möglichen Probleme auf. Eine Verschlechterung der arteriellen Oxygenierung ist bei Patienten mit einer Fallotschen Tetralogie normalerweise weder bei intermittierender positiver Überdruckbeatmung noch nach Eröffnung des Brustkorbes festzustellen.

Präoperativ ist es wichtig, daß eine Dehydrierung vermieden wird. Bei sehr jungen Patienten sollte bis zu 4 Stunden präoperativ oral Flüssigkeit verabreicht werden oder bereits vor Ankunft im Operationssaal mit einer intravenösen Flüssigkeitszufuhr begonnen werden. Fängt ein Kind bei der intramuskulären Prämedikation an zu schreien, kann es zu einem hypoxischen Anfall kommen. Aus diesem Grunde scheint es ratsam, eine intramuskuläre Medikamentengabe nur vorzunehmen, falls eine Intensivüberwachung gewährleistet ist und alpha-agonistische Medikamente wie Phenylephrin oder Methoxamin sofort verfügbar sind, um einen hypoxischen Anfall behandeln zu können. Sympathikomimetika mit beta-agonistischen Eigenschaften sollten nicht verabreicht werden, da sie zu einer Tonuserhöhung der Infundibulummuskulatur führen können. Erhalten die Patienten einen Beta-Rezeptorenblocker, um schweren zyanotischen Anfällen vorzubeugen, sollte diese Medikamentengabe bis zur Narkoseeinleitung fortgesetzt werden.

Zur Narkoseeinleitung bei Patienten mit einer Falotschen Tetralogie wird häufig Ketamin intramuskulär (3–4 mg/kg) oder intravenös (1–2 mg/kg) verabreicht. Nach Injektion von Ketamin kann es zu einer Verbesserung der arteriellen Oxygenierung kommen. Dies ist höchstwahrscheinlich durch eine Zunahme der Lungendurchblutung bedingt, da Ketamin zu einer Steigerung des systemischen Gefäßwiderstandes und damit zu einer Abnahme des Rechts-Links-Shunts führt. Ketamin soll angeblich auch den pulmonalvaskulären Gefäßwiderstand steigern; dies wäre bei Patienten mit einem Rechts-Links-Shunt jedoch unerwünscht. Da Patienten mit einer Fallotschen Tetralogie sehr gut auf Ketamin ansprechen, scheint diese Befürchtung klinisch nicht relevant zu sein. Die endotracheale Intubation kann durch Gabe von Muskelrelaxantien erleichtert werden. Es sollte jedoch beachtet werden, daß der Wirkungsbeginn intravenös verabreichter Medikamente bei einem Rechts-Links-Shunt beschleunigt ist, da es in der Lunge zu keinem Verdünnungseffekt kommt. Aus diesem Grunde scheint es ratsam, die Injektionsgeschwindigkeit intravenös verabreichter Medikamente zu vermindern.

Eine Narkoseeinleitung mit volatilen Anästhetika ist bei Patienten mit einer Fallotschen Tetralogie nicht zu empfehlen. Obwohl aufgrund des verminderten pulmonalen Blutflusses die anästhetische Konzentration im Blut langsamer erreicht wird, besteht hierbei die große Gefahr, daß es zu einem Abfall von systemischem Gefäßwiderstand und Blutdruck kommt. Schon bei Gabe niedriger Konzentrationen an volatilen Anästhetika können schwere Zyanosen auftreten.

Zur Aufrechterhaltung der Narkose wird häufig Lachgas in Kombination mit Ketamin verabreicht. Der Vorteil dieser Kombination ist darin zu sehen, daß der systemische Gefäßwiderstand aufrecht erhalten wird. Lachgas kann zwar auch den pulmonalvaskulären Gefäßwiderstand steigern, aber diese möglicherweise auftretende Nebenwirkung wird durch dessen positive Auswirkungen auf den systemischen Kreislauf mehr als aufgewogen.

Der Hauptnachteil von Lachgas ist darin zu sehen, daß die inspiratorische Sauerstoffkonzentration reduziert werden muß. Theoretisch können erhöhte inspiratorische Sauerstoffkonzentrationen den pulmonalvaskulären Gefäßwiderstand senken, den pulmonalen Blutfluß steigern und den arteriellen Sauerstoffpartialdruck erhöhen. Aus diesem Grunde scheint es ratsam, die inspiratorische Lachgaskonzentration auf 50% zu beschränken. Auch Opioide und Benzodiazepine können zur Aufrechterhaltung der Narkose in Erwägung gezogen werden, aber Dosierung und Injektionsgeschwindigkeit sollten so angepaßt werden, daß ein Abfall von Blutdruck und systemischem Gefäßwiderstand möglichst vermieden wird.

Zur intraoperativen Relaxierung wird häufig Pancuronium eingesetzt, da dieses Medikament Blutdruck und systemischen Gefäßwiderstand aufrechterhält. Die bei Gabe von Pancuronium auftretende leichte Steigerung der Herzfrequenz ist erwünscht, um das linksventrikuläre Herzminutenvolumen aufrechtzuerhalten. Vecuronium und Atracurium sind ebenfalls einsetzbar, eine vorteilhafte hämodynamische Stimulation ist von ihnen aber nicht zu erwarten. D-Tubocurarin scheint dagegen nicht geeignet, da dieses Medikament aufgrund einer Histaminfreisetzung und einer Ganglienblockade den systemischen Gefäßwiderstand erniedrigen und dadurch den Rechts-Links-Shunt verstärken könnte.

Es sollte eine kontrollierte Beatmung durchgeführt werden, aber es muß beachtet werden, daß übermäßig hohe Beatmungsdrucke den pulmonalen Blutfluß behindern können. Das intravasale Flüssigkeitsvolumen sollte durch intravenöse Flüssigkeitszufuhr aufrechterhalten werden, denn bei einer akuten Hypovolämie droht eine Zunahme des Rechts-Links-Shunts. Solange der Blutverlust unter 20% beträgt, scheint ein Erythrozytenersatz nicht notwendig, denn bei diesen Patienten liegt eine Polyzythämie vor. Es ist besonders wichtig, akribisch darauf zu achten, daß über das Infusionssystem keine Luftblasen ins Gefäßsystem gelangen. Ansonsten droht eine Luftembolisation in den großen Kreislauf. Alpha-Agonisten wie z.B. Phenylephrin sollten unmittelbar verfügbar sein, um unerwünschte Abfälle des systemischen Blutdrucks auf Grund einer Abnahme des systemischen Gefäßwiderstands behandeln zu können.

### 3.2.2 Eisenmenger-Syndrom

Mit dem Begriff Eisenmenger-Syndrom wird eine Steigerung des pulmonalvaskulären Gefäßwiderstands bezeichnet, die so ausgeprägt ist, daß der pulmonalvaskuläre Widerstand genauso hoch oder höher als der systemische Gefäßwiderstand wird. Hierdurch kommt es zu einer Umkehrung des intrakardialen Links-Rechts-Shunts. Bei ungefähr 50% der unbehandelten Patienten mit einem großen Ventrikelseptumdefekt, aber nur bei 10% der Patienten mit einem Vorhofseptumdefekt kommt es zu einer solchen Shunt-Umkehr. Die Symptome der Shunt-Umkehr sind durch die Abnahme des pulmonalen Blutflusses und der daraus resultierenden arteriellen Hypoxämie bedingt. Liegt ein Eisenmenger-Syndrom vor, ist dies eine Kontraindikation für die operative Korrektur eines angeborenen Herzfehlers, da die pulmonalvaskuläre Widerstandserhöhung irreversibel ist.

Die Narkoseführung für nicht-kardiochirurgische Eingriffe bei Patienten mit einem Eisenmenger-Syndrom entspricht dem Vorgehen, wie es bei der Fallotschen Tetralogie beschrieben wurde [7]. Trotz der Gefahr eines unerwünschten Blutdruckabfalls und einer

Abnahme des systemischen Gefäßwiderstandes wurde bei solchen Patienten der erfolgreiche Einsatz einer Periduralanästhesie zur Tubenligatur oder Sectio caesarea beschrieben [8]. Soll eine Periduralanästhesie angewendet werden, scheint es sinnvoll, kein adrenalinhaltiges Lokalanästhetikum zu verabreichen. Diese Empfehlung basiert auf der Beobachtung, daß der im Rahmen der Periduralanästhesie auftretende Abfall von Blutdruck und systemischem Gefäßwiderstand noch deutlich verstärkt wird, falls die geringe Adrenalinmenge aus dem Periduralraum resorbiert wird und die für niedrige Adrenalindosen typische periphere beta 2-adrenerge Wirkung entfaltet.

### 3.2.3 Ebstein-Syndrom

Das Ebstein-Syndrom kommt bei weniger als 1 % der Patienten mit einem angeborenen Herzfehler vor. Die wesentliche anatomische Fehlbildung dieses Syndroms ist die Verlagerung des Trikuspidalklappenansatzes in den rechten Ventrikel hinein. Auch die Mitralklappensegel können eine veränderte anatomische Lage aufweisen. Der rechte Vorhof ist hierbei fast immer vergrößert. Häufig besteht ein Rechts-Links-Shunt bei einem gleichzeitig offenen Foramen ovale oder einem Vorhofseptumdefekt. Die Fehlbildung der Trikuspidalklappe behindert die rechtsventrikuläre Füllung. Gleichzeitig führt dies zu einer Verkleinerung des rechten Ventrikelvolumen und einer Trikuspidalinsuffizienz. Folge ist eine Rechtsherzinsuffizienz. Die Vergrößerung des rechten Vorhofs kann so enorm sein, daß die apikalen Lungenanteile komprimiert werden und es zu einer restriktiven Lungenerkrankung kommt. Leichte Ermüdbarkeit, Dyspnoe und Tachyarrhythmien werden bei diesen Patienten häufig beobachtet. Während der Narkose besteht die Gefahr, daß es aufgrund einer Zunahme des Rechts-Links-Shunts zu Tachyarrhythmie und arterieller Hypoxämie kommt [9]. Erhöhte rechtsatriale Drucke können auf eine Rechtsherz-Insuffizienz hindeuten. Ein verzögerter Wirkungsbeginn nach intravenöser Medikamentengabe ist in der Regel durch ein Pooling und einen Verdünnungseffekt im vergrößerten rechten Vorhof bedingt.

### 3.2.4 Trikuspidalatresie

Die Trikuspidalatresie ist durch eine arterielle Hypoxämie, einen kleinen rechten Ventrikel, einen vergrößerten linken Ventrikel und eine deutlich verringerte Lungendurchblutung gekennzeichnet. Das sauerstoffarme Blut des rechten Vorhofes gelangt über einen Vorhofseptumdefekt in den linken Vorhof, vermischt sich mit dem dortigen sauerstoffreichen Blut und wird dann über den linken Ventrikel in den systemischen Kreislauf ausgeworfen. Die Lungendurchblutung erfolgt über einen Ventrikelseptumdefekt, einen offenen Ductus arteriosus und die Bronchialgefäße.

**Behandlung**

Operativ wird mit Hilfe einer klappentragenden Gefäßprothese eine Anastomose zwischen rechtem Vorhof und der linken Pulmonalarterie angelegt, um so den rudimentären rechten Ventrikel auszuschalten (Operation nach Fontan). Diese Operationsmethode wird auch bei einer Transposition der großen Gefäße und bei einer Atresie der Pulmonalarterie eingesetzt. Zur Narkoseführung bei solchen Eingriffen sind erfolgreich Opioide und volatile Anästhetika eingesetzt worden [10]. Direkt nach Abgang vom kardiopulmonalen Bypass sowie auch in der frühen postoperativen Phase ist es wichtig, einen erhöhten rechtsatrialen Druck (16 bis 20 mm Hg) aufrechtzuerhalten, um die Lungendurchblutung zu verbessern. Ein Anstieg des pulmonalvaskulären Widerstandes aufgrund von Azidose, Hypothermie, hohen Beatmungsdrucken (über 15 cm $H_2$) oder als Reaktion auf den Endotrachealtubus können eine Rechts-Herzinsuffizienz verursachen. Eine frühzeitige Extubation und Spontanatmung sind wünschenswert. Oft werden positiv inotrope Medikamente (z.B. Dopamin) – eventuell in Kombination mit Vasodilatantien (z.B. Nitroprussid) – notwendig, um das Herzminutenvolumen zu verbessern und um den pulmonalvaskulären Widerstand niedrig zu halten. Pleuraergüsse, Aszites und Ödeme der unteren Extremitäten sind postoperativ nicht selten, verschwinden aber meist innerhalb weniger Wochen spontan wieder.

### 3.2.5 Foramen ovale

Das Foramen ovale wird postpartal mechanisch dadurch verschlossen, daß der linksatriale Druck höher ist als der Druck im rechten Vorhof. Schließlich verschließt sich das Foramen ovale permanent. Bei ungefähr 30 % der Bevölkerung bleibt das Foramen ovale jedoch offen [11]. In diesen Fällen kann es zu einem Rechts-Links-Shunt durch das Foramen ovale kommen, falls der rechtsatriale Druck höher als der linksatriale Druck wird. Perioperativ auftretende unerklärliche arterielle Hypoxämien oder paradoxe Luftembolien können dadurch bedingt sein, daß Blut oder Luft durch das nun offene Foramen ovale vom rechten in den linken Vorhof übertritt [12].

## 3.3 Parallelschaltung von Pulmonal- und Systemkreislauf

Die Transposition der großen Arterien gehört zu den Herzfehlern, die durch eine Parallelschaltung von Pulmonal- und Systemkreislauf gekennzeichnet sind.

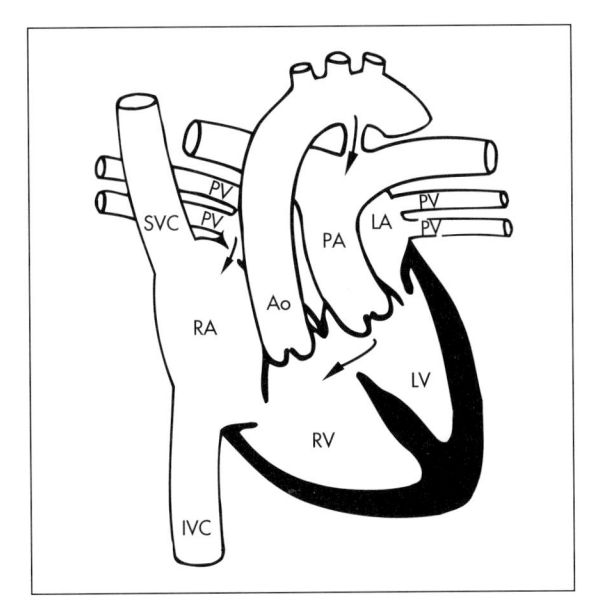

**Abb. 3.5:** Schematische Darstellung einer Transposition der großen Arterien. Der rechte Ventrikel (RV) und der linke Ventrikel (LV) sind nicht in Serie geschaltet. Stattdessen sind die beiden Ventrikel parallel und unabhängig voneinander geschaltet. Die Aorta (Ao) entspringt dem rechten Ventrikel (RV) und die Arteria pulmonalis (PA) dem linken Ventrikel. Ein Überleben ist nur möglich, wenn sich das Blut aus den beiden Kreisläufen über einen Vorhofseptumdefekt, einen Ventrikelseptumdefekt oder einen offenen Ductus arteriosus vermischt. Die initiale Therapie bei einer Transposition der großen Arterien besteht darin, einen Vorhofseptumdefekt zu schaffen bzw. den vorhandenen Vorhofseptumdefekt zu vergrößern.

### 3.3.1 Transposition der großen Arterien

Die Transposition der großen Arterien entsteht durch eine fehlende Rotation des Truncus arteriosus (Abb. 3.5). Dadurch entspringt die Aorta aus dem rechten und die Pulmonalarterie aus dem linken Ventrikel. Anatomisch bedeutet die Transposition, daß linker und rechter Ventrikel nicht hintereinander geschaltet sind. Pulmonal- und Systemkreislauf sind unabhängig voneinander. Dadurch entsteht eine schwere arterielle Hypoxämie. Ein Überleben ist nur möglich, falls zwischen den beiden Kreisläufen aufgrund eines Vorhofseptumdefekts, Ventrikelseptumdefekts oder eines offenen Ductus arteriosus ein Kurzschluß besteht und damit eine Blutvermischung zustande kommt. Ungefähr 10% der Kinder mit einer präduktalen Aortenisthmusstenose haben zusätzlich eine Transposition der großen Arterien.

#### Klinische Symptomatik

Eine postpartal persistierende Zyanose ist häufig der erste Hinweis für eine Transposition der großen Arterien. Bereits im frühen Alter kommt es zur Herzinsuffizienz. Das EKG ist bei Geburt normal. Bei einer Transposition der großen Arterien bleiben jedoch die neonatalen Zeichen einer rechtsventrikulären Hypertrophie über die Neugeborenenphase hinaus bestehen. Eine Herzkatheteruntersuchung zeigt normale arterielle Drucke im System- und Pulmonalkreislauf und eine schwere arterielle Hypoxämie. Mit Hilfe der Echokardiographie kann gezeigt werden, daß die Pulmonalklappe früher öffnet und später als die Aortenklappe schließt, also genau umgekehrt wie normalerweise.

#### Therapie

Initial werden bei der Transposition der großen Arterien palliative Maßnahmen durchgeführt, um den Blutaustausch zwischen den zwei Kreisläufen und damit die systemische Oxygenierung zu verbessern. Diese Maßnahme wird mittels Herzkatheter sobald als möglich nach der Diagnosestellung durchgeführt. Die definitive operative Korrektur wird dann im Alter von sechs bis neun Monaten unter Einsatz eines kardiopulmonalen Bypasses durchgeführt. Die häufigste palliative Maßnahme besteht darin, einen Vorhofseptumdefekt herzustellen. Hierzu wird ein Ballonkatheter durch das Foramen ovale geführt, anschließend wird der Ballon gebläht und der geblockte Katheter durch das Foramen ovale zurückgezogen, um dadurch die Öffnung zu vergrößern. Diese Vorhofseptostomie mittels Ballonkatheter wird als Ballonseptostomie nach Rashkind bezeichnet [13]. Nach einer Ballonseptostomie kann ein AV-Block III. Grades auftreten. Aus diesem Grunde müssen positiv chronotrope Medikamente wie Atropin und Isoproterenol zur sofortigen intravenösen Infusion bereit stehen.

Es kann notwendig sein, ein »banding« der Pulmonalarterie durchzuführen, um die Entwicklung einer unbehandelbaren Herzinsuffizienz zu verhindern, falls neben einer Transposition der großen Arterien auch ein großer Ventrikelseptumdefekt vorliegt. Bei Patienten mit einer Transposition der großen Arterien und einer Obstruktion der linksventrikulären Ausflußbahn kann ein Blalock-Taussig-Shunt notwendig werden, damit ein Überleben bis zur operativen Korrektur des Herzfehlers möglich ist.

Bei der vollständigen operativen Korrektur der Transposition der großen Arterien wird häufig das Vorhofseptum entfernt und durch einen Flicken, der aus Perikard hergestellt wird, ersetzt. Dieser Perikardflicken wird jedoch so angebracht, daß das Blut aus der Vena cava superior und der Vena cava inferior zur Mitralklappe geleitet, das Blut aus den Pulmonalvenen zur Trikuspidalklappe geleitet wird. Diese operativ erzielte Flußumkehr auf Vorhofebene wird als Vorhofumkehr nach Mustard bezeichnet [14]. Mögliche Komplikationen dieses Eingriffs sind die Entwicklung eines AV-Blocks III. Grades und eine Obstruktion der Vena cava. In wieweit der rechte Ventrikel in der Lage ist, die Funktion des linken Ventrikels zu übernehmen, ist nicht bekannt. Insbesondere die koronare Durchblutung und die Funktion der Trikuspidalklappe sind langfristig gefährdet.

Bei Patienten mit einer Transposition der großen Arterien und einer Obstruktion der linksventrikulären

Ausflußbahn wird ein intraventrikulärer Dacrontunnel vom Ventrikelseptum zur Aorta angelegt. Die Arteria pulmonalis wird abgesetzt, die Öffnung am Ventrikel verschlossen. Von einer rechtsventrikulären Inzision wird ein klappentragender Conduit zur Aorta pulmonalis eingesetzt. Diese Operation wird als Eingriff nach Rastelli bezeichnet [15]. Im Gegensatz zur Operation nach Mustard stellt dieser Eingriff die normalen anatomischen Verhältnisse wieder her, der linke Ventrikel pumpt Blut in den Systemkreislauf, der rechte Ventrikel pumpt Blut in den Pulmonalkreislauf. Auch die Operation nach Fontan kann zur Behandlung dieser Patienten durchgeführt werden (vgl. Kapitel: Trikuspidalatresie).

### Narkoseführung

Bei der Narkoseführung von Patienten mit einer Transposition der großen Gefäße muß berücksichtigt werden, daß eine Trennung von Pulmonal- und Systemkreislauf vorliegt. Intravenös verabreichte Medikamente fluten an den Organen wie z.B. Herz und Gehirn an, ohne daß es zu einer größeren Vermischung gekommen wäre. Aus diesem Grunde kann es notwendig sein, Dosierung und Injektionsgeschwindigkeit intravenöser Medikamente zu reduzieren. Dagegen wird der Narkosebeginn bei Gabe von volatilen Anästhetika verzögert sein, da nur kleine Mengen des Medikaments den systemischen Kreislauf erreichen. Zur Einleitung und Aufrechterhaltung der Narkose wird häufig Ketamin in Kombination mit Muskelrelaxantien eingesetzt.

Zusätzlich zu Ketamin können zur Aufrechterhaltung der Narkose noch ein Opioid oder ein Benzodiazepin verabreicht werden. Der Einsatz von Lachgas wird dadurch limitiert, da es wichtig ist, diesen Patienten eine hohe inspiratorische Sauerstoffkonzentration anzubieten. Nachteil volatiler Anästhetika ist deren mögliche negativ inotrope Wirkung. Deshalb werden sie normalerweise nicht eingesetzt. Falls intraoperativ eine Muskelrelaxation notwendig ist, bietet sich Pancuronium an.

In der perioperativen Phase muß eine Dehydratation vermieden werden. Der Hämatokrit kann z.T. über 70% betragen. Auch dadurch kann die hohe Inzidenz venöser zerebraler Thrombosen begünstigt werden. Bei diesen Patienten ist es deshalb auch wichtig, daß die orale Flüssigkeitszufuhr nicht über einen längeren Zeitraum unterbrochen wird. Falls perioperativ eine orale Flüssigkeitsaufnahme nicht möglich ist, dann sollte eine intravenöse Flüssigkeitszufuhr durchgeführt werden. Postoperativ kann es bei diesen Patienten zu supraventrikulären Rhythmusstörungen und Überleitungsstörungen kommen.

## 3.4 Vermischung des Blutes aus Pulmonal- und Systemkreislauf

Bei einigen seltenen angeborenen Herzfehlern kommt es zur Vermischung von oxygeniertem Blut des Systemkreislaufs und nicht-oxygeniertem Blut des Pulmonalkreislaufs. Hierdurch hat das pulmonalarterielle Blut eine höhere Sauerstoffsättigung als das venöse Blut des Systemkreislaufs, und das systemische arterielle Blut hat eine geringere Sauerstoffsättigung als das Blut in den Pulmonalvenen. Die arterielle Hypoxämie kann verschieden stark ausgeprägt sein. Dies hängt von der Größe des pulmonalen Blutflusses ab.

### 3.4.1 Truncus arteriosus

Beim Truncus arteriosus entspringen die Aorta und die Pulmonalarterie aus einem gemeinsamen arteriellen Gefäß (Abb. 3.6). Dieses gemeinsame arterielle Gefäß reitet über beiden Ventrikeln, die durch einen Ventrikelseptumdefekt miteinander verbunden sind. Die Mortalität ist hoch, die mittlere Überlebensdauer beträgt nur fünf bis sechs Wochen.

### Symptome

Hauptsymptome eines Truncus arteriosus sind Gedeihstörungen, eine arterielle Hypoxämie und eine Herzinsuffizienz kurz nach der Geburt. Es kann eine

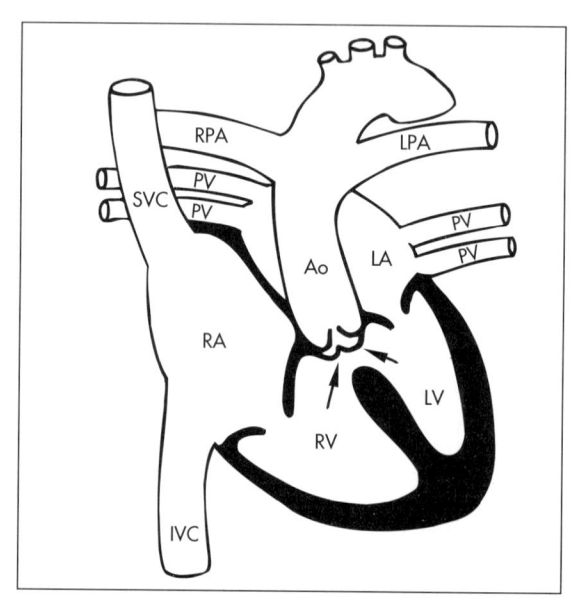

**Abb. 3.6:** Schematische Darstellung eines Truncus arteriosus (TA), bei dem die Arteria pulmonalis (RPA = rechte Arteria pulmonalis; LPA = linke Arteria pulmonalis) und die Aorta (Ao) aus nur einem arteriellen Hauptstamm entspringen. Dieser Truncus arteriosus reitet über dem linken (LV) und rechten Ventrikel (RV). Aufgrund eines Ventrikelseptumdefekts fließt über den Truncus arteriosus Blut aus beiden Ventrikeln.

ausgeprägte periphere Pulsamplitude imponieren. Ursache ist der schnelle diastolische Blutabstrom in das pulmonale Gefäßbett. Auskultation des Thorax und Auswertung des EKGs geben keine typischen Informationen und haben keinen diagnostischen Wert. Die Röntgenuntersuchung des Thorax zeigt ein großes Herz und eine vermehrte Gefäßzeichnung der Lungenfelder. Die Diagnose kann während einer Herzkatheteruntersuchung angiographisch bestätigt werden.

### Therapie

Zur operativen Behandlung eines Truncus arteriosus gehört eine Bändelung (banding) der rechten und linken Pulmonalarterie, falls der pulmonale Blutfluß sehr hoch ist. Zusätzlich können die Ventrikelseptumdefekte verschlossen werden. Dadurch wird nur das linksventrikuläre Blut in den Truncus arteriosus ausgeworfen. Danach wird ein Dacron-Conduit mit einer Klappe zwischen rechtem Ventrikel und Pulmonalarterie angelegt.

### Narkoseführung

Die Narkoseführung bei einem Truncus arteriosus hängt davon ab, wie groß der pulmonale Blutfluß ist. Ist der pulmonale Blutfluß erhöht, ist der Einsatz eines positiven endexspiratorischen Drucks (PEEP) von Vorteil. Dadurch können die Symptome einer Herzinsuffizienz vermindert werden. Bei Patienten mit einem verminderten pulmonalen Blutfluß und einer arteriellen Hypoxämie sollte die Narkose wie bei der Fallotschen Tetralogie durchgeführt werden.

### 3.4.2 Partielle Lungenvenenfehlmündung

Eine partielle Lungenvenenfehlmündung ist dadurch ausgezeichnet, daß die rechten oder linken Pulmonalvenen anstatt in den linken Vorhof in den rechten Kreislauf münden. Bei ungefähr der Hälfte der Fälle münden diese abnormen Pulmonalvenen in die Vena cava superior. In den übrigen Fällen münden sie in rechten Vorhof, Vena cava inferior, Vena azygos oder Sinus coronarius. Eine partielle Lungenvenenfehlmündung scheint häufiger zu sein als bisher angenommen. Dafür spricht die Tatsache, daß bei ungefähr 0,5 % der Routineautopsien eine partielle Lungenvenenfehlmündung zu finden ist.

Beginn und Schweregrad der Symptomatik hängen davon ab, wieviel pulmonalvenöses Blut in das rechte Herz fließt. Leichte Ermüdbarkeit und Belastungsdyspnoe sind die häufigsten Frühsymptome. Sie treten in der Regel im frühen Erwachsenenalter auf. Münden mehr als 50 % des pulmonalvenösen Blutes in das rechte Herz, muß mit einer Zyanose und einer Herzinsuffizienz gerechnet werden.

Die Angiographie ist die zuverlässigste Methode, um die Diagnose einer partiellen Lungenvenenfehlmündung zu stellen. Die Herzkatheteruntersuchung zeigt normale intrakardiale Drucke und eine erhöhte Sauerstoffsättigung im rechten Herzen. Die Behandlung besteht in einer operativen Korrektur.

### 3.4.3 Komplette Lungenvenenfehlmündung

Die komplette Lungenvenenfehlmündung ist dadurch gekennzeichnet, daß alle vier Pulmonalvenen in den venösen Schenkel des systemischen Kreislaufes einmünden. Bei ungefähr 50 % der Fälle münden die vier Pulmonalvenen in den Truncus brachiocephalicus. Gleichzeitig liegt eine persistierende linksseitige Vena cava superior vor. Das sauerstoffreiche Blut erreicht über einen Vorhofseptumdefekt den linken Vorhof. Bei ungefähr einem Drittel der Patienten liegt außerdem ein offener Ductus arteriosus vor.

### Symptome

Die komplette Lungenvenenfehlmündung führt bei 50 % der Patienten schon im Alter von einem Monat und bei 90 % der Patienten im Alter von einem Jahr zu einer Herzinsuffizienz. Die endgültige Diagnosestellung erfolgt mittels Angiokardiographie. Die Mortalität im ersten Lebensjahr beträgt ungefähr 80 %, falls nicht eine operative Korrektur im kardiopulmonalen Bypass durchgeführt wird.

### Narkoseführung

Bei der Narkoseführung für eine komplette Lungenvenenfehlmündung kann ein positiver endexspiratorischer Druck (PEEP) eingeschaltet werden. So gelingt es vielleicht, den stark erhöhten pulmonalen Blutfluß zu drosseln. Patienten mit einem Lungenödem sollten vor der Herzkatheteruntersuchung intubiert und mit intermittierender positiver Druckbeatmung ventiliert werden. Operative Manipulationen im Bereich des rechten Vorhofs, die von gesunden Patienten toleriert würden, können bei diesen Patienten den Bluteinstrom in den rechten Vorhof behindern. Hierdurch kann es zu einem plötzlichen Blutdruckabfall und zu einer Bradykardie kommen. Eine größere intravenöse Volumengabe ist problematisch, da ein Anstieg des rechten Vorhofdrucks auf die Pulmonalvenen übertragen wird. Hierdurch kann es zu einem Lungenödem kommen.

### 3.4.4 Hypoplastisches Linksherz

Das Syndrom des hypoplastischen Linksherzens (hypoplastic left heart syndrome, HLHS) kommt bei ungefähr 7,5 % der Kinder mit einem angeborenen Herzfehler vor und ist durch linksventrikuläre Hypoplasie, Mitralklappenhypoplasie, Aortenklappenatresie und Hypoplasie der Aorta ascendens gekennzeichnet [16]. Bei diesem Syndrom liegen normalerweise keine ange-

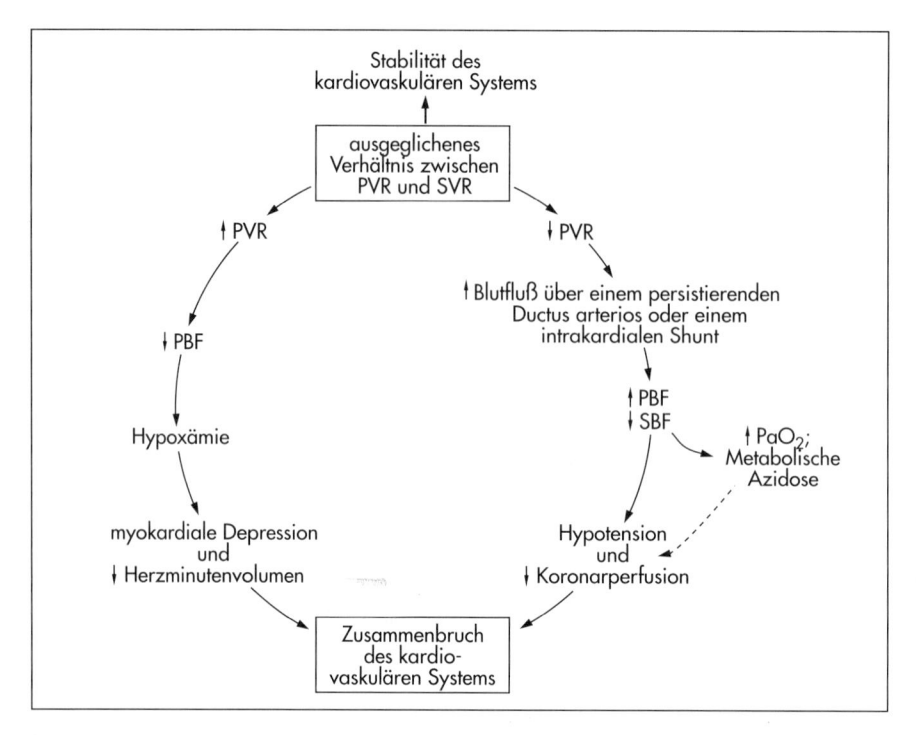

**Abb. 3.7:** Damit bei dem Syndrom des hypoplastischen linken Ventrikels (hypoplastic left heart syndrome, HLHS) das kardiovaskuläre Septum stabil bleibt, muß ein ausgeglichenes Verhältnis zwischen dem pulmonal-vaskulären Widerstand (PVR) und dem systemischen Gefäßwiderstand (SVR) bestehen. Nach der Geburt kann aufgrund des plötzlich abfallenden pulmonalvaskulären Widerstandes der pulmonale Blutfluß (PBF) wesentlich stärker zunehmen als der systemische Blutfluß (SBF). Hierdurch kann es zu einem Zusammenbruch des kardiovaskulären Systems kommen, obwohl keine arterielle Hypoxämie besteht. Postnatale Veränderungen, die zu einem Anstieg des pulmonalvaskulären Widerstandes führen, können ebenfalls zu einem Zusammenbruch des kardiovaskulären Systems führen. Hierbei besteht eine arterielle Hypoxämie. (Hansen DD, Hickey PR. Anesthesia for hypoplastic left heart syndrome: Use of high-dose fentanyl in 30 neonates. Anesth Analg 1986; 65: 127–32. Reprinted with permission from IARS.)

borenen extrakardialen Anomalien vor. Es kommt zu einer kompletten Durchmischung von pulmonalvenösem Blut und Blut aus dem Systemkreislauf im singulär angelegten Ventrikel. Pulmonal- und Systemkreislauf sind durch den gemeinsamen Ventrikel parallel geschaltet. Wie hoch der systemische Blutfluß ist, hängt davon ab, ob ein offener Ductus arteriosus vorhanden ist. Damit das Kind überleben kann, muß nicht nur ein offener Ductus arteriosus vorhanden sein, es muß auch eine gewisse Relation zwischen systemischem und pulmonalem Gefäßwiderstand vorliegen, denn die beiden Kreisläufe werden parallel von einem einzigen Ventrikel versorgt. Durch den plötzlichen Abfall des pulmonalen Gefäßwiderstands nach der Geburt kommt es beim Neugeborenen zu einer Zunahme des pulmonalen Blutflusses zu Lasten des systemischen Blutflusses (pulmonary steal-Phänomen). Hierdurch kommt es zu einem insuffizienten Blutfluß im Koronar- und Systemkreislauf. Trotz eines zunehmend hohen arteriellen Sauerstoffpartialdrucks aufgrund des hohen pulmonalen Blutflusses können dadurch eine metabolische Azidose, ein «high-output-failure» und Kammerflimmern entstehen (Abb. 3.7), [16]. Dagegen können postnatale Ereignisse, die zu einem Anstieg des pulmonalen Gefäßwiderstands führen, die pulmonale Durchblutung so stark erniedrigen, daß sich die arterielle Hypoxämie verschlimmert und es zu einer fortschreitenden metabolischen Azidose und einem Kreislaufzusammenbruch kommt (Abb. 3.7), [16]. Da sich in der postnatalen Phase der pulmonale Gefäßwiderstand schnell ändert, ist das notwendige Gleichgewicht zwischen pulmonalem und systemischem Gefäßwiderstand labil und nur schwer aufrecht zu erhalten.

### Therapie

Ein hypoplastisches Linksherz wird operativ therapiert. Initial wird ein palliativer Eingriff durchgeführt. Damit muß der Ductus arteriosus nicht mehr offen bleiben. Präoperativ kann eine kontinuierliche intravenöse Gabe von Prostaglandin $E_1$ notwendig werden, um den physiologischen Verschluß des Ductus arteriosus zu verhindern. Auch positiv inotrop wirkende Medikamente und Natriumbikarbonat können benötigt werden.

Der palliative Eingriff besteht darin, daß zur Rekonstruktion der Aorta ascendens die proximale Pulmonalarterie verwendet wird (Abb. 3.8), [16]. Zwischen der wiederhergestellten Aorta und der distalen Pulmonalarterie wird ein systemo-pulmonaler Shunt angelegt, um den pulmonalen Blutfluß sicherzustellen. In

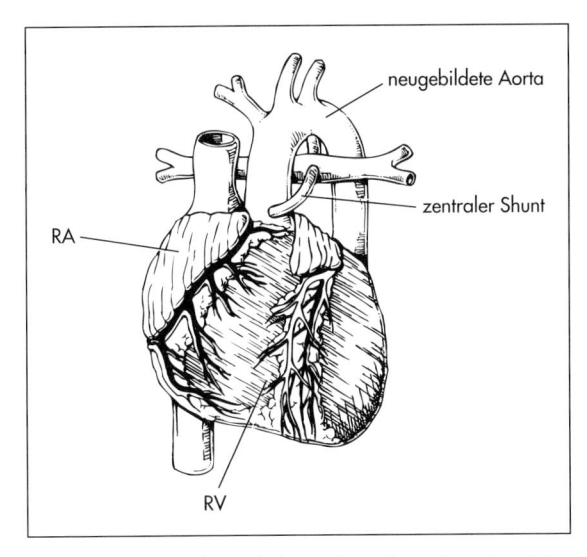

**Abb. 3.8:** Anatomische Verhältnisse beim hypoplastischen linken Ventrikel, nachdem beim Neugeborenen die erste palliative Korrektur durchgeführt wurde. Aus dem proximalen Anteil der Arteria pulmonalis wurde eine neue Aorta ascendens gebildet. (Hansen DD, Hickey PR. Anesthesia for hypoplastic left heart syndrome: Use of high-dose fentanyl in 30 neonates. Anesth Analg 1986; 65: 127–32. Reprinted with permission from IARS.)

der Regel wird bei den Kindern eine Hypothermie im kardiopulmonalen Bypass erzeugt. Die Rekonstruktion der Aorta wird während eines 40–60minütigen Kreislaufstillstands durchgeführt. Der systemo-pulmonale Shunt wird nach Wiederaufnahme des kardiopulmonalen Bypasses und während der Wiedererwärmungsphase angelegt. Trotz des palliativen Eingriffs bleiben System- und Pulmonalkreislauf über den gemeinsamen rechten Ventrikel parallel geschaltet. Damit sind die Voraussetzungen für eine spätere Operation nach Fontan geschaffen. Diese wird durchgeführt, wenn der pulmonale Gefäßwiderstand auf normale Erwachsenenwerte abgefallen ist (vgl. Abschnitt: Trikuspidalatresie). Durch die Operation nach Fontan und durch die Beseitigung des systemo-pulmonalen Shunts werden die zwei Kreisläufe getrennt und sind nun in Serie geschaltet. Dadurch ist es eher möglich, daß eine normale arterielle Sauerstoffsättigung entsteht.

### Narkoseführung

Schon bevor die Neugeborenen in den Operationssaal gebracht werden, sind normalerweise ein Nabelarterienkatheter und ein intravenöser Katheter gelegt. Nachdem das entsprechende Monitoring (Blutdruck-, EKG- und Temperaturüberwachung) angelegt wurde, erfolgt die Narkoseführung in der Regel mit 50–75 mikrog/kg Fentanyl und 0,1–0,15 mg/kg Pancuronium [16]. Solange der palliative Eingriff noch nicht durchgeführt wurde, sind diese Kinder besonders durch ein Kammerflimmern aufgrund eines ungenügenden koronaren Blutflusses gefährdet. Die Gefahr eines Kammerflimmerns und die grenzwertige kardiale Situation sprechen gegen den Einsatz volatiler Anästhetika bei diesen Kindern. Die Neugeborenen werden mit 100% Sauerstoff beatmet und endotracheal intubiert. Bevor der kardiopulmonale Bypass durchgeführt wird, werden 10–15 ml/kg einer kristalloiden Lösung infundiert. Nach Narkoseeinleitung und endotrachealer Intubation wird die Beatmung entsprechend den arteriellen Blutgasanalysen korrigiert. Bei einem hohen arteriellen Sauerstoffpartialdruck ist die pulmonale Durchblutung vermutlich auf Kosten des systemischen Blutflusses erhöht. Beträgt der arterielle Sauerstoffpartialdruck initial über 100 mm Hg, sollten Maßnahmen getroffen werden, um den pulmonalen Gefäßwiderstand zu steigern und den pulmonalen Blutfluß zu senken. Eine Erniedrigung des Atemminutenvolumens führt z.B. zu einem Anstieg des arteriellen $CO_2$-Drucks und einem Abfall des pH-Wertes. Dadurch nimmt der pulmonale Gefäßwiderstand zu und der pulmonale Blutfluß ab. Bleibt der arterielle Sauerstoffpartialdruck weiterhin zu hoch, können mittels eines positiven endexspiratorischen Drucks (PEEP) die Lungenvolumina und damit auch der pulmonale Gefäßwiderstand erhöht werden. In extremen Fällen kann eine Pulmonalarterie vorübergehend verschlossen werden, um den arteriellen Sauerstoffpartialdruck zu senken.

Bei Beendigung des kardiopulmonalen Bypasses werden Dopamin oder Isoproterenol verabreicht, falls positiv inotrope Medikamente notwendig werden. Welches positiv inotrope Medikament verabreicht wird, hängt vom pulmonalen Gefäßwiderstand ab. Das häufigste Problem nach Abgang vom kardiopulmonalen Bypass ist eine zu geringe pulmonale Durchblutung und eine damit verbundene arterielle Hypoxämie (arterieller Sauerstoffpartialdruck unter 20 mm Hg), [16]. Mittels Hyperventilation kann versucht werden, die arterielle Oxygenierung zu verbessern und den arteriellen $CO_2$-Partialdruck auf 20–25 mm Hg zu senken. Auch eine Erhöhung des pH-Werts und eine Infusion von Isoproterenol können versucht werden, um den pulmonalen Gefäßwiderstand zu senken. Beträgt der arterielle Sauerstoffpartialdruck nach dem kardiopulmonalen Bypass über 50 mm Hg, kann dies ein Zeichen dafür sein, daß der systemische Blutfluß unzureichend ist. Dabei besteht die Gefahr einer fortschreitenden metabolischen Azidose, falls nicht entsprechende Schritte eingeleitet werden, um den pulmonalen Blutfluß zu senken.

### 3.4.5 Rechter Ventrikel mit doppelter Ausflußbahn

Bei einem rechten Ventrikel mit doppelter Ausflußbahn (double outlet right ventricle) entspringt die Aorta an der hinteren Wand des rechten Ventrikels. Der linksventrikuläre Ausfluß erfolgt über einen Ventrikelseptumdefekt in den rechten Ventrikel. Eine arterielle Hypoxämie tritt hierbei nur auf, falls eine Obstruktion des pulmonalen Ausflußtrakts besteht. Dieser Herzfehler ist selten, er kommt nur bei ungefähr 0,5% der Patienten mit einem angeborenen Herzfehler vor.

Die meisten dieser Patienten weisen Zeichen einer Herzinsuffizienz auf. Die Symptome sind nicht von denen bei einem großen Ventrikelseptumdefekt zu unterscheiden. Die Diagnose wird in der Regel angiokardiographisch während der Herzkatheteruntersuchung gestellt, denn Röntgenthoraxaufnahme und EKG sind unspezifisch.

Im Rahmen der operativen Korrektur können auch eine Bändelung (banding) der Pulmonalarterie und ein Blalock-Taussig-Shunt durchgeführt werden. Dies hängt davon ab, wie groß der pulmonale Blutfluß ist. Eine vollständige Korrektur kann versucht werden, indem eine Verbindung (aus künstlichem Material) zwischen dem Ventrikelseptumdefekt und der Aorta hergestellt wird. Die Narkoseführung hängt davon ab, wie groß der pulmonale Blutfluß ist.

## 3.5 Erhöhte myokardiale Belastung

Aortenstenose, Aortenisthmusstenose und Pulmonalstenose sind Beispiele für angeborene Herzfehler, bei denen es aufgrund einer Obstruktion der links- oder rechtsventrikulären Ausflußbahn zu einer erhöhten myokardialen Belastung kommt. Bei diesen Veränderungen muß das Myokard eine wesentlich höhere Druckbelastung als normalerweise überwinden.

### 3.5.1 Aortenstenose

Die Aortenstenose ist die häufigste Ursache für eine Behinderung des linksventrikulären Schlagvolumens. Die Obstruktion kann subvalvulär (hypertrophe obstruktive Kardiomyopathie), valvulär oder supravalvulär sein (vgl. Kapital 2 und 8). Um festzustellen, wo die Obstruktion liegt und um den Druckgradienten über der Aortenklappe zu messen, ist eine Herzkatheteruntersuchung notwendig. Unabhängig davon, um welche Form einer Aortenstenose es sich handelt, muß das Myokard intraventrikuläre Drucke entwickeln, die zwei- bis dreimal höher als normalerweise sind. Der Druck in der Aorta bleibt dagegen im Normalbereich. Die daraus resultierende konzentrische myokardiale Hypertrophie führt zu einem erhöhten myokardialen Sauerstoffbedarf. Aufgrund der hohen Flußgeschwindigkeit im Bereich der Stenose besteht die Gefahr, daß es zu einer infektiösen Endokarditis und poststenotisch zu einer Dilatation der Aorta kommt.

### Symptome

Bei der Auskultation einer Aortenstenose fällt ein systolisches Auswurfgeräusch mit Punctum maximum über dem zweiten Interkostalraum rechts auf, das in den Hals fortgeleitet wird. Die meisten Patienten mit einer angeborenen Aortenstenose sind bis in das Erwachsenenalter asymptomatisch. Kinder mit einer schweren Aortenstenose können jedoch Zeichen einer Herzinsuffizienz entwickeln. Die meisten dieser Kinder entwickeln außerdem eine Fibroelastosis endocardiaca, die das linke Herz befällt. Eine subvalvuläre Aortenstenose manifestiert sich selten in der Kindheit. Das EKG weist bei einer angeborenen Aortenstenose typischerweise Zeichen einer linksventrikulären Hypertrophie auf. Eine ST-Streckensenkung unter Belastung tritt besonders dann auf, wenn der Druckgradient über der Aortenklappe größer als 50 mm Hg ist. Die Röntgenthoraxaufnahme zeigt Anzeichen einer linksventrikulären Hypertrophie, evtl. auch Zeichen einer poststenotischen Aortendilatation. Eine Verkalkung der Aortenklappe tritt in der Regel nicht vor dem 15. Lebensjahr auf.

Ein plötzliches Versterben ist bei Kindern mit einer Aortenstenose selten, kann aber bei erwachsenen Patienten vorkommen und ist vermutlich durch Herzrhythmusstörungen bedingt. Auch Angina pectoris ist bei sehr jungen Patienten selten, tritt aber im Alter zwischen 15 und 30 Jahren in ungefähr 20% auf. Angina pectoris bei fehlender koronarer Herzerkrankung ist dadurch bedingt, daß der koronare Blutfluß nicht ausreicht, um den gesteigerten myokardialen Sauerstoffbedarf des hypertrophierten linken Ventrikels zu decken. Falls der Druckgradient über der Aortenklappe mehr als 50 mm Hg beträgt, können Synkopen auftreten.

Patienten mit einer supravalvulären Stenose können z.B. typische Gesichtsveränderungen mit prominenten Gesichtsknochen, eine runde Stirn und eine breite Oberlippe aufweisen. Auch ein Strabismus, Leistenhernien, Zahnanomalien und eine mittelschwere geistige Retardierung liegen meist vor. Der Blutdruck in den beiden oberen Extremitäten kann stärker differieren, je nachdem, wie der mit hoher Geschwindigkeit durch die stenosierte Aortenklappe gepreßte «Düsenstrahl» auf die Arteria anonyma trifft.

### Behandlung

Es kann nicht davon ausgegangen werden, daß eine konservative Behandlung von Patienten mit einer angeborenen Aortenstenose erfolgreich verläuft. Die Ausnahme bilden hierbei die Patienten mit einer subvalvulären Stenose. Bei ihnen kann eine Verminderung der myokardialen Kontraktilität durch Gabe von Beta-Rezeptorenblockern solange sinnvoll sein, bis eine operative Korrektur durchgeführt werden kann.

Die operative Korrektur ist angezeigt, wenn der Ruhedruckgradient über der Aortenklappe mehr als 50 mm Hg beträgt oder wenn Synkopen oder pektanginöse Beschwerden auftreten. Auch Druckgradienten von ca. 40 mm Hg bei einer supravalvulären Aortenstenose werden als Indikation für eine operative Korrektur angesehen, denn aufgrund der hohen Druckverhältnisse in den Koronararterien kann es zu einer frühzeitigen Koronarsklerose kommen. Bei Kindern mit einer angeborenen Aortenklappenstenose wird in der Regel eine Valvulotomie im kardiopulmonalen Bypass durchgeführt. Im späteren Alter wird häufig ein Aortenklappenersatz notwendig. Bei einer subvalvulären Aortenstenose wird eine Resektion des abnormen Muskelgewebes vorgenommen. Bei der supravalvulären Aortenstenose wird eine Erweiterung des Aortenvolumens durch einen künstlichen Patch durchgeführt.

### Narkoseführung

Die Narkoseführung ist in den Kapiteln 2 und 8 beschrieben.

## 3.5.2 Aortenisthmusstenose

Ungefähr 5% der Patienten mit einem angeborenen Herzfehler weisen eine Aortenisthmusstenose auf. Je nachdem, wie die Aortenisthmusstenose in Bezug zum Ductus arteriosus liegt, wird von einer präduktalen (infantiler Typ) oder postduktalen Aortenisthmusstenose (Erwachsenentyp) gesprochen.

### Präduktale Aortenisthmusstenose

Pathologisch-anatomisch gesehen, liegt bei der präduktalen Aortenisthmusstenose meistens eine lokale Verengung der Aorta unmittelbar proximal des Ductus arteriosus oder aber eine diffuse Einengung des Aortenbogens vor. Zusätzlich können Herzfehler wie beispielsweise ein offener Ductus arteriosus (bei ungefähr 2 von 3 Fällen), ein Ventrikelseptumdefekt (bei einem Drittel der Patienten) und eine bikuspidale Aortenstenose (in ungefähr einem Viertel der Fälle) auftreten. Daneben kommt bei ungefähr 10% der Fälle eine Transposition der großen Arterien vor. Zur Diagnose dieser zusätzlichen Herzfehler ist eine Herzkatheteruntersuchung notwendig. Die Röntgenuntersuchung des Thorax zeigt eine biventrikuläre Vergrößerung. Auffällige Schwankungen des Femoralispulses sind hierbei charakteristisch.

Eine Herzinsuffizienz als Folge dieses Herzfehlers tritt normalerweise innerhalb der ersten Lebenswochen auf. Die initiale Behandlung erfolgt mit Digitalis und Diuretika. Läßt sich kein schneller Therapieerfolg erreichen, sollte eine operative Korrektur vorgenommen werden. Bei der operativen Korrektur wird eine Resektion des stenotischen Anteils der Aorta durchgeführt und der offene Ductus arteriosus verschlossen. Es kann notwendig sein, während dieser Operation auch eine Bändelung (banding) der Arteria pulmonalis vorzunehmen, falls zusätzlich ein Ventrikelseptumdefekt besteht.

Bei der Narkoseführung von Patienten mit einer präduktalen Aortenisthmusstenose kann eine medikamentöse Reanimation notwendig sein, da diese Kinder meist schwerstkrank sind. Ein positiver endexspiratorischer Druck (PEEP) kann bei Vorliegen einer Linksherzinsuffizienz sinnvoll sein. Dadurch kann auch ein exzessiv erhöhter pulmonaler Blutfluß aufgrund eines Ventrikelseptumdefekts vermindert werden. Ein offener Ductus arteriosus muß vor der Korrektur der Aortenisthmusstenose ligiert werden. Diese initiale Ligatur kann dazu führen, daß ein Großteil des Blutflusses zur unteren Körperhälfte solange unterbrochen ist, bis die Korrektur des verengten Aortensegments durchgeführt ist. Aus diesem Grunde kann sich während dieser Phase der Operation eine metabolische Azidose entwickeln, die eine Therapie mit Natriumbikarbonat erforderlich macht. Zur Überwachung des arteriellen Blutdrucks wird am besten die rechte Arteria radialis kanüliert, denn die linke Arteria subclavia wird während des operativen Eingriffes evtl. vorübergehend abgeklemmt.

### Postduktale Aortenisthmusstenose

Wird eine Aortenisthmusstenose erst im frühen Erwachsenenalter symptomatisch, ist in der Regel die Aorta direkt distal des Abgangs der linken Arteria subclavia stenosiert. Oft handelt es sich um eine Zufallsdiagnose, die während einer körperlichen Routineuntersuchung aufgrund einer Hypertension oder eines systolischen Geräuschs gestellt wurde. Typischerweise finden sich eine Hypertension in den oberen Extremitäten, ein verringerter Blutdruck in den Beinen und eine tastbare Pulsverzögerung in der Arteria femoralis. Die Hypertension entsteht dadurch, daß das linksventrikuläre Schlagvolumen gegen den konstanten Widerstand der verengten Arterie ausgeworfen wird. Die arteriellen Pulse sind in den oberen Extremitäten kräftig und in den Beinen schwach oder fehlend. Die systolischen Geräusche haben ihr Punctum maximum über dem stenotischen Gebiet der Aorta im linksparavertebralen Bereich. Bei besonders starker Obstruktion fließt das Blut über sich kräftig entwickelnde Kollateralkreisläufe, z.B. die Arteria mammaria interna und die Intercostalarterien, in die untere Körperhälfte. Über diesen Kollateralgefäßen können kontinuierliche Strömungsgeräusche hörbar sein.

Die Röntgenthoraxaufnahme zeigt unter Umständen eine linksventrikuläre Hypertrophie und Rippenusuren an den Unterkanten der Rippen, die durch einen Kollateralkreislauf über die Interkostalarterien bedingt sind. Das EKG weist in der Regel Veränderungen im Sinne einer linksventrikulären Hypertrophie auf. Eine Herzkatheteruntersuchung und eine Angiokardiographie sind notwendig, um den Druckgradienten über der Stenose zu bestimmen und um die anatomischen Besonderheiten der Stenose aufzeigen zu können. Auch eine Echokardiographie kann hilfreich sein, um die Lokalisation und den Schweregrad der

Aortenisthmusstenose zu beurteilen. Ungefähr die Hälfte dieser Patienten haben außerdem eine bikuspidale Aortenstenose.

Auch im Rahmen einer postduktalen Aortenisthmusstenose können Komplikationen wie Hirnblutungen, zerebrale Thrombosen, Aortenrupturen und eine nekrotisierende Arteriitis auftreten. Eine bikuspidale Aortenklappe ist besonders anfällig für eine infektiöse Endokarditis. Aus diesem Grunde sollten die Patienten vor einem zahnärztlichen oder operativen Eingriff mit Antibiotika behandelt werden.

Eine operative Korrektur ist indiziert, falls der systolische Blutdruck über 180 mm Hg oder der Druckgradient über der Stenose in Ruhe mehr als 40 mm Hg beträgt. Die operative Korrektur wird mittels Resektion des stenotischen Aortenanteils und einer End-zu-End-Anastomose erreicht. Auch der Einsatz von synthetischem Gefäßmaterial kann zur End-zu-End-Anastomose der Aorta notwendig werden, falls der resezierte stenotische Bereich ungewöhnlich groß war.

Bei der Narkoseführung zur Korrektur einer Aortenisthmusstenose muß beachtet werden, daß 1. die Perfusion der unteren Körperhälfte während des Abklemmens der Aorta unzureichend ist, daß 2. während des Abklemmens der Aorta die Gefahr einer Hypertension in der oberen Körperhälfte besteht und daß 3. durch die Ischämie des Rückenmarks die Gefahr neurologischer Schädigungen besteht. Die kontinuierliche Überwachung des arteriellen Blutdrucks ober- und unterhalb der Stenose ist dadurch zu gewährleisten, daß die rechte Arteria radialis und die rechte Arteria femoralis kanüliert werden. Werden diese Drucke gleichzeitig überwacht, kann während des Abklemmens der Aorta die Suffizienz der Kollateralkreisläufe beurteilt werden. Der arterielle Mitteldruck sollte in den unteren Extremitäten mindestens 40 mm Hg betragen, um eine ausreichende Blutversorgung von Nieren und Rückenmark sicherzustellen. Kann ein solcher Blutdruck in der unteren Körperhälfte nicht aufrechterhalten werden, ist unter Umständen ein partieller Bypass notwendig.

Ein exzessiver systolischer Blutdruckanstieg während des Abklemmens der Aorta kann zu einer nachteiligen Mehrbelastung des Herzens führen und die operative Korrektur erschweren. In diesem Fall ist der Einsatz volatiler Anästhetika sinnvoll, um normale Blutdruckverhältnisse wiederherzustellen. Bleibt die Hypertension bestehen, sollte eine kontinuierliche intravenöse Gabe von Nitroprussid oder Trimetaphan in Erwägung gezogen werden. Obwohl beide Medikamente wirksam sind, ist Trimetaphan besonders geeignet, da es zusätzlich das Herzminutenvolumen erniedrigt. Nachteile einer Blutdrucksenkung auf normotone Werte sind eine Hypotonie in der unteren Körperhälfte und die sich daraus ergebende Ischämie von Rückenmark und Nieren. Aus diesem Grunde ist die Ableitung somatosensorisch evozierter Potentiale sinnvoll, um die Funktion des Rückenmarks und dessen Blutversorgung während des Abklemmens der Aorta überwachen zu können.

Postoperativ kann ein paradoxer Anstieg des Blutdrucks auftreten. Barorezeptorenreflexe, eine Aktivierung des Renin-Angiotensin-Aldosteron-Systems und eine vermehrte Katecholaminfreisetzung wurden als mögliche Gründe in Erwägung gezogen. Unabhängig von der Ursache des Blutdruckanstiegs ist die intravenöse Gabe von Nitroprussid oder Trimethaphan, evtl. in Kombination mit Propranolol, wirksam, um diese systemische Hypertonie in der frühen postoperativen Phase zu behandeln. Bleibt die Hypertension bestehen, können länger wirkende Antihypertensiva, wie z.B. Hydralazin oder Labetalol, eingesetzt werden. In der postoperativen Phase können auch Bauchschmerzen auftreten. Es wird davon ausgegangen, daß diese Schmerzen durch einen plötzlichen Anstieg des Blutflusses zum Gastrointestinaltrakt entstehen. Eine intraoperative Schädigung des Rückenmarks aufgrund einer längeren Hypotension oder einer Ligatur von Kollateralgefäßen kann sich postoperativ in einer Paraplegie äußern.

Selbst nach einer erfolgreichen Korrektur der Aortenisthmusstenose kann eine Hypertonie bestehen bleiben. Je jünger der Patient zur Zeit der operativen Korrektur ist, um so größer ist die Wahrscheinlichkeit, daß der Blutdruck postoperativ wieder normal ist [2]. Eine frühzeitige Koronarsklerose ist Folge der präoperativen Hypertension. Die Gefahren einer bikuspidalen Aortenklappe bleiben auch nach dem operativen Eingriff bestehen. Dazu gehört z.B. die Gefahr, daß sich eine infektiöse Endokarditis und eine Aorteninsuffizienz entwickelt.

### 3.5.3 Pulmonalstenose

Bei ungefähr 10% aller Patienten mit einem angeborenen Herzfehler liegt eine Pulmonalstenose vor. Die angeborene Pulmonalstenose ist in 90% der Fälle valvulär und in 10% der Fälle infundibulär bedingt. Etwa 75% der Patienten haben ein sondierbares Foramen ovale und 10% haben zusätzlich einen Vorhofseptumdefekt. Eine infundibuläre Pulmonalstenose ist häufig mit einem Ventrikelseptumdefekt vergesellschaftet.

#### Symptome

Die Symptomatik der angeborenen Pulmonalstenose hängt davon ab, wie stark der Auswurf des rechtsventrikulären Schlagvolumens behindert ist. Eine leichte bis mittelschwere Pulmonalstenose ist in der Regel asymptomatisch. Ein systolisches Auswurfgeräusch mit Punctum maximum über dem zweiten Interkostalraum links ist häufig der erste Hinweis. Intensität und Dauer des Herzgeräusches korrelieren mit dem Schweregrad der Stenose. Bei einer schweren Stenose können eine Hypertrophie von rechtem Vorhof und rechtem Ventrikel sowie eine rechtsventrikuläre Insuffizienz auftreten. Bei Neugeborenen kann sich eine schwere Pulmonalstenose in einer arteriellen Hypoxämie und einer Herzinsuffizienz äußern. Bei Neugeborenen können die Symptome mit Verschluß des Ductus arteriosus auftreten. Ältere Patienten entwickeln oft Synkopen oder eine Angina pectoris. Es kann zu einem plötzlichen Versterben der Patienten kommen. Es wird angenommen, daß es sich hierbei um einen Infarkt des rechten Ventrikels handelt. Die Röntgenthoraxuntersuchung und das EKG weisen Zeichen einer rechtsatrialen und rechtsventrikulären Vergrößerung auf. Die Pulmonalstenose wird als schwer eingestuft, wenn die Herzkatheteruntersuchung über der Pulmonalklappe einen Gradienten von mehr als 50 mm Hg nachweist.

**Therapie**

Als operative Therapie der angeborenen Pulmonalstenose wird häufig eine Valvulotomie im kardiopulmonalen Bypass durchgeführt. Alternativ kann auch eine Valvuloplastik mit einem Ballonkatheter sinnvoll sein. Die infundibuläre Pulmonalstenose wird durch eine Resektion der überschüssigen Ventrikelmuskulatur behandelt.

**Narkoseführung**

Bei der Narkoseführung muß darauf geachtet werden, daß es zu keinem Anstieg des rechtsventrikulären Sauerstoffbedarfs kommt. Stärkere Anstiege von Pulsfrequenz und myokardialer Kontraktilität sind aus diesem Grunde nicht erwünscht. Eine Veränderung des pulmonalvaskulären Widerstandes hat nur minimale Folgen, da die Obstruktion der Pulmonalklappe keinen Änderungen unterliegt. Daher führt ein Anstieg des pulmonalvaskulären Widerstandes aufgrund einer positiven Überdruckbeatmung nur selten zu stärkeren Anstiegen von rechtsventrikulärem Afterload und rechtsventrikulärem Sauerstoffbedarf. Eine mechanische Wiederbelebung ist bei diesen Patienten im Falle eines Herzstillstands sehr schwierig, denn bei einer Herzdruckmassage ist es kaum möglich, Blut durch die stenotische Pulmonalklappe zu pressen. Aus diesem Grunde sollte ein Blutdruckabfall sofort mit Sympathomimetika behandelt werden. Auch Herzrhythmusstörungen oder ein Anstieg der Herzfrequenz sollten, falls sie hämodynamisch wirksam werden, schnell unter Einsatz von Medikamenten wie z.B. Lidocain oder Propranolol therapiert werden. Falls bei Patienten mit einer Pulmonalstenose eine Narkose durchgeführt wird, sollte ein Defibrillator verfügbar sein.

## 3.6 Mechanische Trachealeinengung

Die Trachea kann durch Gefäßanomalien wie Gefäßringe oder durch eine Dilatation der Pulmonalarterie aufgrund einer fehlenden Pulmonalklappe komprimiert sein. An solche Veränderungen ist zu denken, falls Kinder mit einem unklaren Stridor oder anderen Zeichen einer Obstruktion der Luftwege diagnostiziert werden müssen. Kommt es nach Einführen einer Magensonde oder eines Ösophagusstethoskops zu einer Obstruktion der Luftwege, sollte differentialdiagnostisch auch an einen Gefäßring gedacht werden.

### 3.6.1 Doppelter Aortenbogen

Ein doppelter Aortenbogen ist ein Gefäßring, der die Trachea oder den Ösophagus einengen kann. Diese Kompression kann zu einem inspiratorischen Stridor, zu Schwierigkeiten beim Abhusten und zu einer Dysphagie führen. Diese Patienten ziehen es vor, mit überstrecktem Hals zu liegen, denn bei einer Beugung des Halses wird die Kompression der Trachea verstärkt.

Die operative Durchtrennung des kleineren Aortenbogens ist bei Patienten mit Symptomen die Behandlung der Wahl. Für den operativen Eingriff sollte der Endotrachealtubus bis unterhalb der trachealen Kompression eingeführt werden, falls dies möglich ist. Eine endobronchiale Intubation ist zu vermeiden. Es muß jedoch beachtet werden, daß ein Ösophagusstethoskop oder eine Magensonde zu einer Verlegung der Trachea führen können, falls der Endotrachealtubus oberhalb der Gefäßkompression endet. Häufig kommt es sofort nach der operativen Durchtrennung zu einer klinischen Verbesserung. Kam es aufgrund einer langfristigen Kompression zu einer Tracheomalazie, kann die Durchgängigkeit der Trachea gefährdet sein.

### 3.6.2 Aberrierende linke Pulmonalarterie

Eine Tracheal- oder Bronchialobstruktion kann dadurch entstehen, daß die linke Pulmonalarterie nicht angelegt wurde und die arterielle Versorgung der linken Lunge durch einen Ast der rechten Pulmonalarterie erfolgt, der zwischen Trachea und Ösophagus verläuft. Diese anatomische Variante wird als Gefäßschlinge bezeichnet, da es sich nicht um einen vollständigen Ring handelt. Die Schlinge kann eine Obstruktion des rechtem Hauptbronchus, der distalen Trachea oder selten des linken Hauptbronchus verursachen.

Symptome einer aberrierenden linken Pulmonalarterie sind Stridor, pfeifendes Atemgeräusch und gelegentlich eine arterielle Hypoxämie. Im Gegensatz zu einem echten Gefäßring ist hierbei eine Ösophagusobstruktion selten und der Stridor ist eher exspiratorisch als inspiratorisch.

Auf der Röntgenthoraxaufnahme ist unter Umständen ein vergrößerter Abstand zwischen Ösophagus und Trachea sichtbar. Es kann eine übermäßige Lungenblähung oder eine Atelektase sowohl der rechten als auch der linken Lunge vorliegen. Zur Bestätigung der Diagnose ist insbesondere die Angiographie geeignet.

Die Behandlung der Wahl ist die operative Durchtrennung der aberrierenden linken Pulmonalarterie an ihrem Ursprung und ihre Verlegung vor die Trachea. Anschließend wird eine Anastomose mit dem Truncus pulmonalis durchgeführt. Es wurden operative Korrekturen in den ersten Lebensmonaten beschrieben, die in tiefer Hypothermie, aber ohne kardiopulmonalen Bypass, durchgeführt wurden [17]. Theoretisch sollten ein kontinuierlicher positiver Atemwegsdruck oder ein positiver endexspiratorischer Druck die Obstruktion der Luftwege und den Stridor verringern.

### 3.6.3 Fehlende Pulmonalklappe

Bei einem Fehlen der Pulmonalklappe kommt es zu einer Dilatation der Pulmonalarterie. Dadurch kann es zu einer Kompression von Trachea und linkem Hauptbronchus kommen. Diese Veränderung kann isoliert oder in Verbindung mit einer Fallotschen Tetralogie auftreten.

Als Symptome können Zeichen einer trachealen Obstruktion auftreten. Gelegentlich entwickelt sich eine arterielle Hypoxämie und eine Herzinsuffizienz. Jeder Anstieg im pulmonalvaskulären Widerstand, wie dies z.B. bei einer arteriellen Hypoxämie oder Hyperkapnie der Fall ist, verstärkt die Obstruktion der Luftwege.

Die endotracheale Intubation und ein kontinuierlicher positiver Atemwegsdruck von 4–6 mm Hg können angewandt werden, um die Trachea gebläht zu halten und dadurch das Ausmaß der Atemwegsobstruktion zu vermindern.

Die endgültige Behandlung besteht darin, daß eine künstliche Pulmonalklappe eingepflanzt wird [18].

### Literaturhinweise

1 Keith JD. Prevalance, incidence, and epidemiology. In: Keith JD, Rowe RD, Vlad P, eds. Heart disease in infancy an childhood. New York: Macmillan, 1978; 1–13
2 Perloff JK. Adults with surgically treated congenital heart disease. JAMA 1983; 250: 2033–6
3 McCabe JC, Engle MA, Gay WA, Ebert PA. Surgical treatment of endocardial cushion defects. Am J Cardiol 1977; 39: 72–7
4 Eger II EI. Effect of ventilation/perfusion abnormalities. In: Eger II EI. Anesthetic uptake and action. Baltimore: Williams & Wilkins, 1974; 146–59
5 Brash AR, Hickey DE, Graham TP, et al. Pharmacokinetics of indomethacin in the neonate: relation of plasma indomethacin levels to response of the ductus arteriosus. N Engl J Med 1981; 305: 62–62
6 O'Donnell TV, McIlroy MB. The circulatory effects of squatting. Am Heart J 1962; 64: 347–56
7 Lumley J, Whitwam JG, Morgan M. General anesthesia in the presence of Eisenmenger's syndrome. Anesth Analg 1977; 56: 543–7
8 Spinnato JA, Kraynack BJ, Cooper MW. Eisenmenger's syndrome in pregnancy: epidural anesthesia for elective cesarean section. N Engl J Med 1981; 304–1215–6
9 Elsten JL, Kim YD, Hanowell ST, Macnamara TE. Prolonged induction with exaggerated chamber enlargement in Ebstein's anomaly. Anesth Analg 1981; 60: 909–10
10 Fyman PN, Goodman K, Casthely PA, et al. Anesthetic management of patients undergoing Fontan procedure. Anesth Analg 1986; 65: 516–9
11 Hagen PT, Scholtz DG, Edwards WD. Incidence and size of patent foramen ovale during the first 10 decades of life: An autopsy study of 965 normal hearts. Mayo Clin Proc 1984; 59: 17–20
12 Moorthy SS, LoSasso AM. Patency of the foramen ovale in the critically ill patient. Anesth 1974; 41: 405–7
13 Rashkind WJ, Miller WW. Creation of an atrial septal defect without thoracotomy. JAMA 1966; 196: 991–2
14 Mustard WT, Keith JD, Trusler GA, et al. The surgical management of transposition of the great vessels. J Thorac Cardiovasc Surg 1964; 48: 953–8
15 Rastelli GC, McGoon DC, Wallace RB. Anatomic correction of the great arteries with ventricular septal defect and subpulmonary stenosis. J Thorac Cardiovasc Surg 1969; 58: 545–52
16 Hansen DD, Hickey PR. Anesthesia for hypoplastic left heart syndrome: Use of high-dose fentanyl in 30 neonates. Anesth Analg 1986; 65: 127–32
17 McLeskey CH, Martin WE. Anesthesia for repair of a pulmonary-artery sling in an infant with severe tracheal stenosis. Anesthesiology 1977; 46: 368–70
18 Litwin SB, Rosenthal A, Fellows K. Surgical management of young infants with tetralogy of Fallot, absence of the pulmonary valve, and respiratory distress. J Thorac Cardiovasc Surg 1973; 65: 552–8

# 4 Störungen von Reizleitung und Herzrhythmus

Perioperativ auftretende Herzrhythmusstörungen können in Reizleitungsstörungen und Reizbildungsstörungen unterteilt werden. Die häufigste Erklärung für Herzrhythmusstörungen ist ein «Reentry»-Mechanismus. Hierbei wird das Myokard durch denselben, im Sinne einer kreisenden Erregung wiederkehrenden Impuls erregt (Abb. 4.1), [1]. Damit ein Impuls einen Reentry-Mechanismus auslösen kann, muß initial ein unidirektionaler Block vorliegen. Normalerweise entsteht (aufgrund der Automatie des Herzens) für jede Herzkontraktion ein neuer Impuls. Ist die Automatie eines bestimmten Myocardbereichs erhöht, so können von diesem Zentrum frühzeitige Erregungen ausgehen und damit Herzrhythmusstörungen ausgelöst werden.

Perioperativ auftretende Ereignisse können oft die Automatie des Herzens oder die Reizleitung beeinflussen und damit einen Reentry-Mechanismus begünstigen (Tab. 4.1). Z.B. kann es bei einem Blutdruckanstieg – wie dies im Rahmen der endotrachealen Intubation oder bei operativen Manipulationen der Fall sein kann – zu einer Dehnung der Purkinjefasern kommen. Dadurch wird die kardiale Automatie gesteigert, gleichzeitig wird die Reizleitungsgeschwindigkeit verzögert. Hierdurch wird ein Reentry-Mechanismus begünstigt. Auch die im Rahmen einer Halothangabe eventuell auftretenden Herzrhythmusstörungen sind zumeist durch einen Reentry-Mechanismus bedingt. Es konnte gezeigt werden, daß Halothan zu einer dosisabhängigen Verzögerung der Reizleitung im Bereich von AV-Knoten und His-Bündel führt [2]. Außerdem hemmt Halothan die Reizbildung im Sinusknoten. Daher treten während einer Halothangabe häufig ein wandernder Vorhofschrittmacher oder ein AV-Rhythmus auf. Diese Veränderungen sind dadurch bedingt, daß die Aktivität des Sinusknotens gehemmt ist und daß solche Schrittmacherzentren aktiv werden, die näher beim AV-Knoten liegen. Auch Enfluran verzögert die Reizleitung im Bereich des AV-Knotens. Im Gegensatz zu Halothan führt es jedoch zu keiner Verzögerung im Bereich des His-Bündels [3]. Dies kann zumindest teilweise die Erklärung dafür sein, daß die Kombination Enfluran

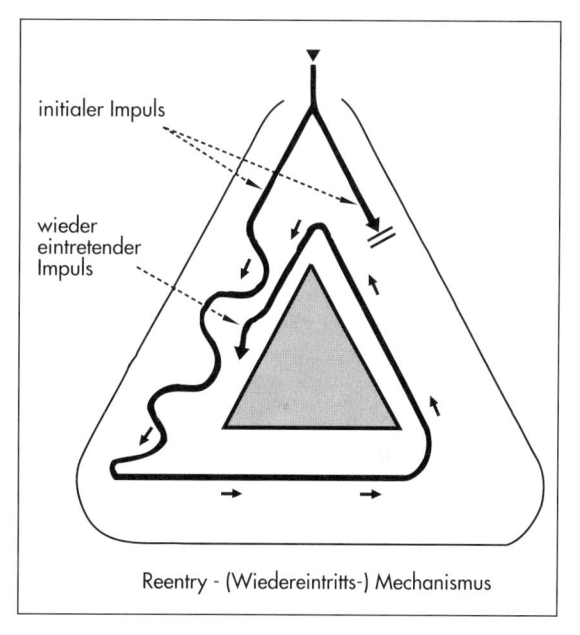

**Abb. 4.1:** Die entscheidende Voraussetzung für einen Reentry-(Wiedereintritts-)Mechanismus ist ein unidirektionaler Block, der eine normale anterograde Ausbreitung des initialen Impulses hemmt. Der gleiche Impuls kann unter entsprechenden Bedingungen die Blockierung von retrograd überqueren und damit kann ein Reentry-(Wiedereintritts-)Mechanismus entstehen. (Akhtar M. Management of ventricular tachyarrytmias. JAMA 1982; 247: 671–4. Copyright 1982, American Medical Association.)

**Tab. 4.1:** Ereignisse, die in der perioperativen Phase zu Rhythmusstörungen führen können

volatile Anästhetika
arterielle Hypoxämie
Hyperkapnie
Hypertension
endogene oder exogene Katecholamine
Elektrolytstörungen
endotracheale Intubation
vorbestehende kardiale Erkrankungen

und Adrenalin seltener zu Herzrhythmusstörungen führt als Halothan plus Adrenalin. Auch beim Isofluran ist es unwahrscheinlich, daß es in Kombination mit Adrenalin Herzrhythmusstörungen auslöst. In dieser Hinsicht gleicht das Isofluran dem Enfluran [4]. Für Pancuronium konnte nachgewiesen werden, daß es die Reizleitung durch den AV-Knoten beschleunigt (Abb. 4.2), [5]. Dies stimmt damit überein, daß es nach Pancuroniumgabe zu einer Zunahme der Herzfrequenz kommt.

Vorbestehende Herzrhythmusstörungen müssen bei der Narkoseführung beachtet werden, denn sie können unter Umständen Auswirkungen auf das Herzminutenvolumen haben, und es können Wechselwirkungen zwischen Antiarrhythmika und Anästhetika auftreten. Sind die Elektrophysiologie und die Anatomie des Reizleitungssystems bekannt, dann wird leichter verständlich, warum sich manchmal Herzrhythmusstörungen entwickeln und warum Antiarrhythmika in der Lage sind, Rhythmusstörungen zu unterdrücken.

## 4.1 Elektrophysiologie

Zur besseren Veranschaulichung werden die elektrophysiologischen Veränderungen der spontandepolarisierenden Zellen des Reizleitungssystems in 5 Phasen unterteilt (Abb. 4.3). Diese verschiedenen Phasen sind durch transmembranöse Ionenbewegungen bedingt. Die verschiedenen Ionenkanäle der Zellmembranen werden als schnelle Natrium- und langsame Kalzium-, sowie als Chlorid- und Kaliumkanäle bezeichnet. Die Phase 0 entspricht der schnellen Membrandepolarisation. Diese Phase 0 wird ausgelöst, wenn während der spontanen Depolarisation in Phase 4 das Schwellenpotential von ungefähr –70 mV erreicht wird. Es kommt dann zu einem Einstrom von Natriumionen nach intrazellulär durch die entsprechenden, nun aktivierten Natriumkanäle. Diese Phase 0 entspricht dem QRS-Komplex im EKG. Die Phasen 1 bis 3 entsprechen der Repolarisation, wobei die Phase 3 sich im EKG als T-Welle darstellt. Die Phase 2 dauert 150 bis 200 msec und ist dadurch bedingt, daß es zum Verschluß der schnellen Natriumkanäle und zum Einstrom von Kalziumionen durch die langsamen Kalziumkanäle nach intrazellulär kommt. Gleichzeitig nimmt die Permeabi-

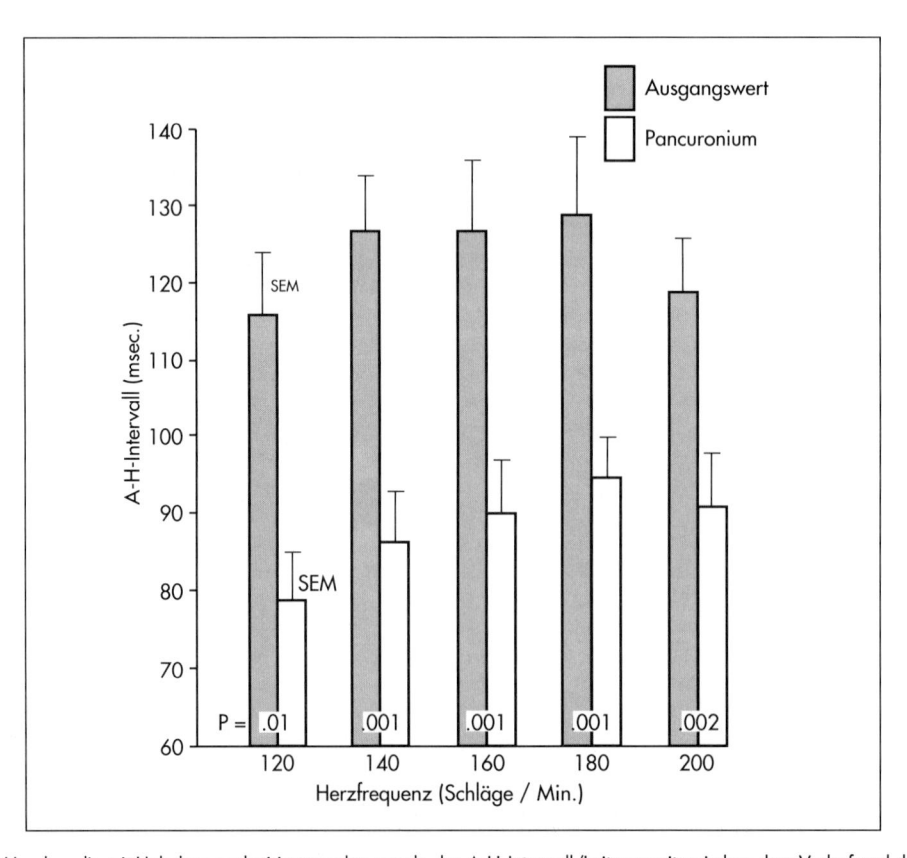

**Abb. 4.2:** Bei Hunden, die mit Halothan narkotisiert wurden, wurde das A-H-Intervall (Leitungszeit zwischen dem Vorhof und dem His-Bündel in der His-Bündel-Elektrographie) vor und nach der intravenösen Injektion von Pancuronium gemessen. Die Herzfrequenz wurde mittels eines Schrittmachers auf den gewünschten Wert eingestellt. Bei allen untersuchten Herzfrequenzen führte Pancuronium zu einer Verkürzung des A-H-Intervalls. Dies bestätigt, daß Pancuronium die Impulsleitung im AV-Knoten beschleunigt. (Pancuronium bromide enhances atrioventricular conduction in halothane-anesthetized dogs. Anesthesiology 1977; 46: 432–5.)

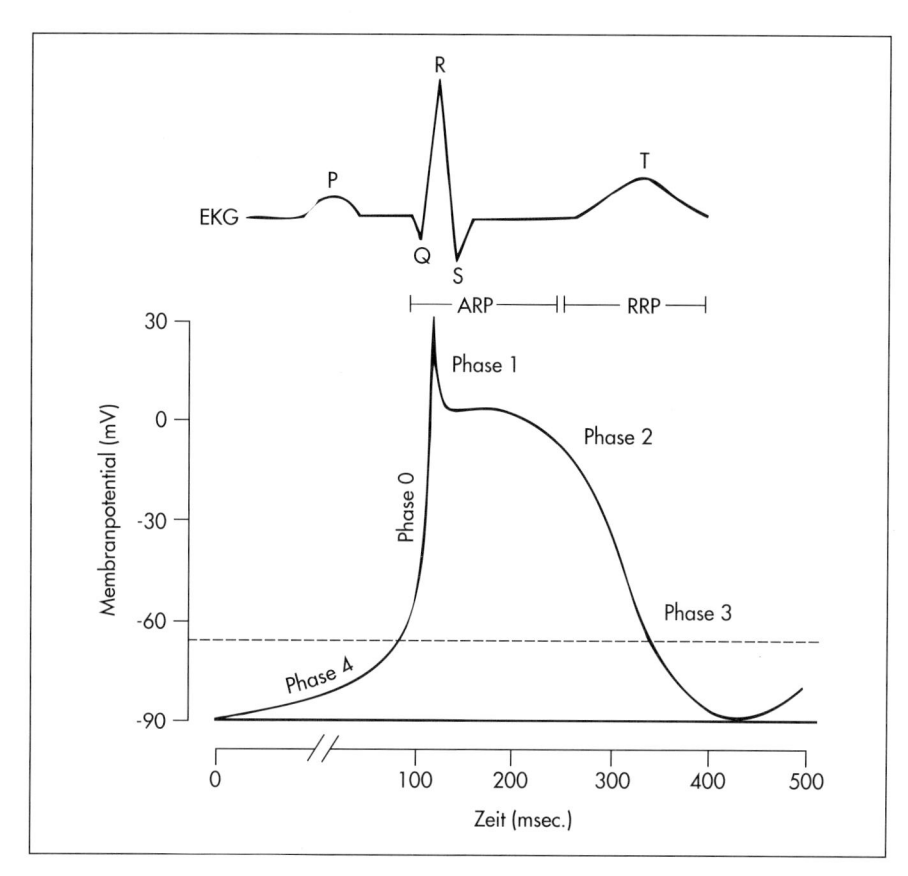

**Abb. 4.3:** Schematische Darstellung eines Aktionspotentials, das durch automatische Schrittmacherzellen des Herzens ausgelöst wird. Das Aktionspotential und die mittels EKG ableitbaren Veränderungen sind gegenübergestellt. Ausgehend von einem Ruhemembranpotential (−90 mV) kommt es während der Phase 4 soweit zu einer langsamen Depolarisation, bis das Schwellenpotential (unterbrochene Linie) erreicht ist. Ist das Schwellenpotential erreicht, so kommt es zur schnellen Depolarisation (Phase 0). Die schnelle Depolarisation entspricht im EKG dem QRS-Komplex. Die Phasen 1 bis 3 entsprechen der Repolarisation, wobei die Phase 3 der T-Welle im EKG entspricht. Die absolute Refraktärphase (ARP) ist diejenige Zeitspanne, während der ein Impuls nicht weitergeleitet werden kann, unabhängig davon, wie stark dieser Impuls ist. Während der relativen Refraktärphase (RRP) kann ein übernormal starker Reiz ein Aktionspotential auslösen. Das Aktionspotential des nichtautomatischen Arbeitsmyokards unterscheidet sich vom Aktionspotential einer Schrittmacherzelle dadurch, daß in der Phase 4 keine spontane langsame Depolarisation stattfindet.

lität der Kaliumkanäle ab. Dadurch wird ein schneller Kaliumausstrom verhindert und die Phase 2 verlängert. Dieses Plateau der Phase 2 ermöglicht erst eine längerdauernde Kontraktion des Myokards und damit einen Blutauswurf aus den Ventrikeln. Dieses Plateau unterscheidet das Aktionspotential von Zellen des Reizleitungssystems von dem Aktionspotential einer quergestreiften Muskelzelle. Während der Phase 3 normalisiert sich die Membranpermeabilität im Bereich des Reizleitungssystems für Natriumionen wieder. Gleichzeitig kommt es zu einer plötzlichen Permeabilitätszunahme für Kaliumionen. Dadurch können Kaliumionen nach extrazellulär wandern, und es kann sich wieder ein Membranpotential von −90 mV aufbauen. Phase 4 stellt das instabile diastolische Ruhepotential dar. Unter der absoluten Refraktärphase wird derjenige Zeitraum eines Aktionspotentials verstanden, in dem kein neuer Impuls weitergeleitet werden kann, unabhängig davon, wie stark die Reizintensität ist. Während der relativen Refraktärphase kann durch einen überdurchschnittlich starken Reiz ein Aktionspotential ausgelöst werden. Die Schrittmacherzellen des Herzens unterscheiden sich von den Myokardzellen dadurch, daß sie während der Phase 4 kein stabiles Membranpotential haben, sondern daß es bei ihnen während der Phase 4 zu einer langsamen spontanen Depolarisation kommt. Wird während dieser spontanen Depolarisation das Schwellenpotential erreicht, wird ein neues Aktionspotential ausgelöst. Die Schrittmacherzellen des Sinusknotens haben die schnellste spontane Depolarisation in Phase 4 und geben damit die Herzfrequenz vor. Die anderen Schrittmacherzellen des Reizleitungssystems (Vorhof, AV-Knoten, Ventrikel) weisen eine langsamere spontane Depolarisationsfrequenz auf.

Das Maß für die Automatie ist der Anstiegswinkel des instabilen Membranpotentials in Phase 4. Ein steilerer Anstiegswinkel in Phase 4 – d.h. eine schnellere Spontandepolarisation – bedeutet eine erhöhte Automatie und führt damit zu einer höheren Herzfrequenz und zu einer leichteren ventrikulären Erregbarkeit. Z. B. führen beta-adrenerge Stimulation (arterielle Hypoxämie, Hyperkapnie, Freisetzung endogener Katecholamine, Sympathikomimetika, exogene Adrenalinzufuhr), akute Hypokaliämie und Hyperthermie zu einer schnelleren Depolarisation während der Phase 4. Auch eine stärkere Dehnung der Fasern des Reizleitungssystems und der Myokardzellen, wie dies im Rahmen einer Hypertension oder einer Zunahme der Ventrikelfüllung (z.B. bei einer Herzinsuffizienz) der Fall ist, führt zu einer schnelleren Depolarisation während der Phase 4. Ventrikuläre Rhythmusstörungen, die beim anästhesierten Patienten während einer schmerzbedingten Hypertension auftreten, sind ebenfalls meistens durch diesen Mechanismus bedingt. Die Automatie kann auch dadurch erhöht sein, daß das Ruhemembranpotential weniger stark negativ oder daß das Schwellenpotential weiter in den negativen Bereich verschoben ist (Abb. 4.3). Z.B. ist das Ruhemembranpotential bei einer Hyperkaliämie nicht so stark negativ. Dadurch nimmt die Erregbarkeit der Membranen zu (siehe auch Abb. 22.4).

Verlangsamt wird die spontane Depolarisation in der Phase 4 z.B. durch Vagusstimulation, positiven Atemwegsdruck, plötzlichen Anstieg der Plasmakaliumkonzentration und durch eine Hypothermie. Eine vagale Innervation findet vor allem im Bereich der Vorhöfe statt. Daher kommt es bei Änderung des Vagotonus zu keiner wesentlichen Beeinflussung der Automatie der Ventrikel. Je langsamer die Spontandepolarisation während der Phase 4 ist, desto länger braucht es, bis das Schwellenpotential erreicht ist. Dadurch kommt es bei einer Vagusstimulation zu einem Abfall der Herzfrequenz. Schrittmacherzellen in der Nähe des AV-Knotens oder in den Ventrikeln werden dann oft zum reizauslösenden Erregungszentrum.

## 4.2 Reizleitung

Die Reizbildung erfolgt im Sinusknoten. Der Reiz wird dann über den Vorhof zum AV-Knoten geleitet (Abb. 4.4). Die Impulsüberleitung vom Vorhof auf die Ventrikel wird vor allem im Bereich des AV-Knotens verzögert. Diese Verzögerung beträgt normalerweise 60–140 msec und entspricht der AH-Zeit im His-Bündel-Elektrogramm. Ist die Blutversorgung des Sinus- und des AV-Knotens bekannt, dann können die im Rahmen einer Arteriosklerose der großen Koronararterien eventuell auftretenden Herzrhythmusstörungen besser verstanden werden. Die rechte Koronararterie versorgt bei ungefähr 55 % der Patienten den Sinusknoten. Bei den anderen Patienten wird der Sinusknoten über den Ramus circumflexus der linken Koronararterie versorgt. Der AV-Knoten bezieht etwa 90 % seiner Blutversorgung aus der rechten Koronararterie. Es ist daher zu erwarten, daß arteriosklerotische Veränderungen der rechten Koronararterie leicht zu Funktions-

störungen des Sinusknotens und/oder zu einer Überleitungsstörung im Bereich des AV-Knotens führen.

Nachdem ein Reiz den AV-Knoten passiert hat, tritt er in das His-Bündel ein. Das His-Bündel teilt sich in den linken und den rechten Tawara-Schenkel (Abb. 4.4). Der rechte Schenkel ist dünn und zieht zum rech-

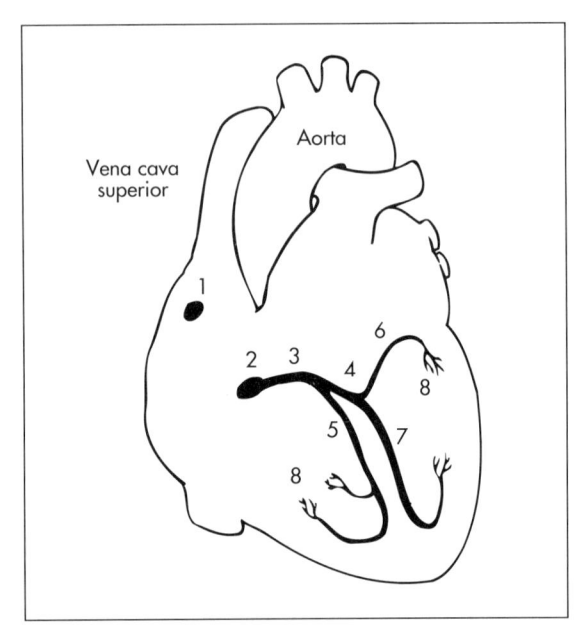

**Abb. 4.4:** Schematische Darstellung des Reizleitungsseptums des Herzens. Der Impuls entsteht im Sinusknoten (1) und gelangt schnell zum AV-Knoten (2). Nach Passage des AV-Knotens tritt der Impuls in das His-Bündel (3) über. Das His-Bündel unterteilt sich in einen dikken linken Tawara-Schenkel (4) und einen dünnen rechten Tawara-Schenkel (5). Der linke Tawara-Schenkel unterteilt sich seinerseits in einen anterioren (6) und einen dickeren posterioren (7) Schenkel. Die Äste des Reizleitungssystems enden in den Purkinje-Fasern (8), die die Innenfläche beider Ventrikel überziehen.

ten Ventrikel. Der linke Tawara-Schenkel teilt sich in einen linksanterioren Schenkel, der die anterioren Anteile des linken Ventrikels versorgt, und einen stärkeren linksposterioren Schenkel, der den restlichen Anteil des linken Ventrikels versorgt. Die über den linken und rechten Tawara-Schenkel geleiteten Impulse gelangen zum Subendokard beider Ventrikel. Das HV-Intervall des His-Bündel-Elektrogramms (normalerweise 30 bis 55 msec) entspricht der Erregungsleitungszeit vom His-Bündel bis zur Kammer.

## 4.3 Antiarrhythmika

Antiarrhythmika werden verabreicht, falls es trotz Korrektur der zugrundeliegenden Störung (Tab. 4.1) nicht gelingt, Herzrhythmusstörungen zu beseitigen. Die Antiarrhythmika wirken dadurch, daß sie die elektrophysiologischen Vorgänge in den Myokardzellen

**Tab. 4.2:** Elektrophysiologische und elektrokardiographische Eigenschaften von Antiarrhythmica

|  | Aktivität der Schrittmacherzellen | Erregbarkeit des Herzens | Dauer der absoluten Refraktärzeit | Dauer des Aktionspotentials | Dauer des P-R Intervalls | Dauer des QRS-Komplexes |
|---|---|---|---|---|---|---|
| Chinidin | vermindert | vermindert | verlängert | verlängert | verlängert | verlängert |
| Procainamid | vermindert | vermindert | verlängert | verlängert | verlängert | verlängert |
| Propranolol | vermindert | vermindert | verlängert | verlängert | verlängert | verlängert |
| Lidocain | vermindert | vermindert | vermindert | vermindert | unverändert | unverändert |
| Phenytoin | vermindert | vermindert | vermindert | vermindert | unverändert | unverändert |
| Disopyramid | vermindert | vermindert | verlängert | verlängert | unverändert | unverändert |
| Bretylium | unverändert | unverändert | verlängert | verlängert | verlängert | verlängert |
| Amiodaron | unverändert | unverändert | vermindert | vermindert | unverändert | unverändert |
| Verapamil | vermindert | unverändert | vermindert | vermindert | verlängert | unverändert |

beeinflussen (Tab. 4.2). Die meisten Antiarrhythmika hemmen die Automatie der Schrittmacherzellen, indem sie die Geschwindigkeit der Spontandepolarisation in Phase 4 vermindern. Chinidin, Procainamid und Propranolol verzögern die Reizleitung und verlängern die absolute Refraktärphase. Durch eine Verlängerung der absoluten Refraktärphase können Reentry-Mechanismen unterdrückt werden, denn hierdurch kann ein unidirektionaler Block in einen bidirektionalen Block umgewandelt werden. Lidocain und Phenytoin verbessern dagegen die Reizleitung. Dadurch kann ein unidirektionaler Block beseitigt und können Herzrhythmusstörungen aufgrund eines Reentry-Mechanismus verhindert werden. Antiarrhythmika können auch zu typischen EKG-Veränderungen führen (Tab. 4.2).

### 4.3.1 Chinidin

Chinidin ist gut zur Therapie supraventrikulärer und ventrikulärer Tachyarrhythmien sowie zur Überführung eines Vorhofflatterns oder Vorhofflimmerns in einen normalen Sinusrhytmus geeignet. Bevor ein Vorhofflimmern mit Chinidin behandelt wird, ist normalerweise eine Digitalisierung durchzuführen, denn bei einigen Patienten kann es unter Chinidin zu einer schnelleren ventrikulären Überleitung und damit zu einer paradoxen Tachykardie kommen. Chinidin wird intravenös in einer Dosierung von 50–75 mg/h verabreicht. Die therapeutischen Plasmaspiegel liegen zwischen 2–4 mikrog/ml. Chinidin kann zu einer direkten Myokarddepression, zu einer peripheren Vasodilatation und zu einer Hypotension führen, insbesondere wenn es intravenös verabreicht wird. Eine EKG-Überwachung ist hierbei sinnvoll, um eine Verzögerung der Reizleitungsgeschwindigkeit erkennen zu können. Unter Chinidin kann es selten zu einer Thrombozytopenie kommen. Diese kann so schwer ausgeprägt sein, daß es zu klinisch relevanten Blutungen kommt. Chinidin beeinflußt die neuromuskuläre Übertragung und kann daher die Wirkung nicht-depolarisierender Muskelrelaxantien verstärken [6, 7].

### 4.3.2 Procainamid

Procainamid ist bei der Therapie von ventrikulären Tachyarrhythmien und ventrikulären Extrasystolen genauso wirksam wie Chinidin. Auch zur Therapie von supraventrikulären Rhythmusstörungen ist Procainamid ähnlich gut geeignet wie Chinidin. Die Initialdosis kann intravenös verabreicht werden. Es sollten jedoch nicht mehr als 100 mg pro 5 Minuten injiziert werden. Procainamid wird so lange infundiert, bis der erwünschte therapeutische Effekt eintritt oder eine Gesamtdosis von 700–1000 mg erreicht ist. Der therapeutische Plasmaspiegel von Procainamid liegt zwischen 4 und 8 mikrog/ml. Flecainid ist ein fluoriertes Lokalanästhetikum und stellt ein Analogon zum Procainamid dar. Es kann oral verabreicht werden, um passagere ventrikuläre Rhytmusstörungen zu therapieren.

Procain führt zu einer stärkeren Myokarddepression als Chinidin, die auftretende periphere Vasodilation ist jedoch geringer als beim Chinidin. Eine unter Procainamid auftretende Hypotension ist daher am ehesten durch die direkte myokarddepressive Wirkung bedingt. Sehr hohe Plasmakonzentrationen an Procainamid können die Reizleitung im Bereich von AV-Knoten und intraventrikulärem Reizleitungssystem verzögern. Eine Dauertherapie mit Procainamid kann zu Lupus-erythematodesartigen Veränderungen führen, die sich zumeist als Arthralgie und Hepatomegalie äußern. Im Tierexperiment führen hohe Dosen an Procainamid (5 mg/kg) zu einer Potenzierung nichtdepolarisierender Muskelrelaxantien [6, 7].

### 4.3.3 Propranolol

Propranolol senkt bei einem Vorhofflimmern die Herzfrequenz und ist auch zur Therapie ventrikulärer Rhythmusstörungen geeignet. Eine Propranololgabe ist sinnvoll, um ein Vorhofflattern oder eine paroxysmale Vorhoftachykardie in einen Sinusrhythmus umzuwandeln. Propranolol und Chinidin können kombiniert verabreicht werden, denn ihre Wirkungen auf supraventrikuläre Tachyarrhythmien addieren sich. Es wird angenommen, daß die antiarrhythmische Wirkung von Propranolol darauf beruht, daß es über eine Beta-Blockade die reizbildenden und reizleitenden

Strukturen des Herzens hemmt. Bei üblicher therapeutischer Dosierung von Propranolol sind dessen direkte Wirkungen auf die Zellmembranen fast bedeutungslos. Zur Therapie akuter Herzrhythmusstörungen werden 0,1–0,2 mg/min Propranolol intravenös verabreicht. Eine Gesamtdosis von 50 mikrog/kg sollte im Normalfall nicht überschritten werden.

Bei der Therapie von digitalisbedingten supraventrikulären oder ventrikulären Rhythmusstörungen hat Propranolol den Nachteil, daß es die myokardiale Kontraktilität hemmt und die Reizleitung im Bereich des AV-Knotens weiter verzögert. Daher ist Propranolol bei der Therapie digitalisbedingter Herzrhythmusstörungen nicht das Medikament der ersten Wahl. Propranolol ist sicher nicht gut geeignet, falls im Rahmen einer Digitalisintoxikation ein AV-Block besteht. Propranolol sollte auch bei Patienten mit einem Asthma bronchiale vermieden werden, da es aufgrund der Beta-Blockade (bei dafür empfindlichen Patienten) zu einem Bronchospasmus führen kann. Falls intraoperativ Herzrhythmusstörungen mit Propranolol therapiert werden, dann muß beachtet werden, daß die durch ein volatiles Anästhetikum bedingte myokardiale Kontraktilitätsminderung durch Propranolol noch verstärkt werden kann (siehe: Kapitel 1).

### 4.3.4 Lidocain

Lidocain ist bei der Therapie ventrikulärer Rhythmusstörungen und bei der Therapie einer digitalisbedingten ventrikulären Übererregbarkeit das Mittel der Wahl. Durch therapeutische Plasmakonzentrationen an Lidocain (2–5 mikrog/ml) kann die Automatie untergeordneter Schrittmacherzentren vermindert werden, ohne daß die myokardiale Kontraktilität oder die Reizleitung im Bereich des AV-Knotens beeinflußt werden. Durch Lidocain wird die Schwelle für ein Kammerflimmern erhöht. Bei der Therapie supraventrikulärer Rhyhtmusstörungen ist Lidocain nicht immer wirksam. Tocainid ist ein oral wirksames Aminderivat des Lidocains. Es kann zur Therapie ventrikulärer Rhythmusstörungen eingesetzt werden.

Lidocain wird großteils in der Leber inaktiviert. Die zur Erzielung einer antiarrhythmisch wirksamen Lidocainplasmakonzentration notwendige Dosierung ist daher von Leberfunktion und -durchblutung abhängig. Bei wachen Patienten mit einer intakten Leberfunktion sollten normalerweise mit einer intravenösen Initialdosis von 1–2 mg/kg und einer anschließenden Infusion von 30 bis 60 mikrog/kg × min (2–4 mg/min beim 70 kg schweren Patienten) therapeutische Plasmakonzentrationen erreicht werden. Falls die Leberdurchblutung aufgrund eines erniedrigten Herzminutenvolumens (akuter Herzinfarkt, Herzinsuffizienz, Allgemeinanästhesie) vermindert ist, dann sollte die Initialdosis auf 1–1,5 mg/kg vermindert und anschließend eine kontinuierliche Infusion von ungefähr 30 mikrog/kg × min verabreicht werden. Bei einer verminderten Lidocainanflutung in der Leber wird vermutlich durch diese reduzierte Dosierung ein ähnlicher Plasmaspiegel erreicht, wie dies bei Patienten mit einer normalen Leberdurchblutung und einer höheren Lidocaindosierung der Fall ist. Es ist auch zu beachten, daß während einer Allgemeinanästhesie möglicherweise niedrigere Lidocaindosierungen als beim wachen Patienten verabreicht werden müssen. Durch hohe Lidocaindosen (5 mg/kg) kann im Tierexperiment die Intensität und die Dauer einer d-Tubocurarin-bedingten neuromuskulären Blockade verstärkt werden [7].

### 4.3.5 Phenytoin

Kommt es im Rahmen einer Digitalisintoxikation zu supraventrikulären oder ventrikulären Rhythmusstörungen, so ist zu deren Therapie Phenytoin sehr gut geeignet. Zur Therapie supraventrikulärer Tachyarrhythmien eignet sich Phenytoin jedoch nicht. Phenytoin hat keinen Einfluß auf die myokardiale Kontraktilität. Außerdem hat es den Vorteil, daß es die Reizleitung im Bereich des AV-Knotens beschleunigt. Daher ist Phenytoin zur Therapie digitalisbedingter Herzrhythmusstörungen gut geeignet, unabhängig davon, ob hierbei ein AV-Block vorliegt oder nicht. Phenytoin wird normalerweise solange intravenös (in einer Dosierung von 20 mg/min) verabreicht, bis die Herzrhythmusstörungen verschwinden oder eine Gesamtdosis von 1000 mg erreicht ist. Eine myokardiale Depression ist nicht zu erwarten, falls Phenytoin langsam und schrittweise verabreicht wird. Nach einer schnellen intravenösen Verabreichung von mehr als 300 mg wurden jedoch schwere Hypotension, Bradykardie und ein AV-Block beobachtet. Zu den Symptomen einer ZNS-Intoxikation gehören Nystagmus, Sedierung und Ataxie. Es muß beachtet werden, daß Phenytoin in einer 5%igen Glukoselösung ausfällt.

### 4.3.6 Ecainid

Ecainid ist ein besonderes Antiarrhythmikum, das die elektrophysiologischen Eigenschaften von Chinidin und Lidocain kombiniert. Es eignet sich zur Therapie ventrikulärer Herzrhythmusstörungen. Im Gegensatz zu Chinidin kommt es nach oraler oder intravenöser Ecainidgabe nur selten zu Blutdruckveränderungen.

### 4.3.7 Disopyramid

Disopyramid führt zu ähnlichen elektrophysiologischen Veränderungen am Herzen wie Chinidin. Durch dieses Medikament können supraventrikuläre und ventrikuläre Rhythmusstörungen gut therapiert werden. Der therapeutische Plasmaspiegel liegt zwischen 2 und 4 mikrog/ml. Die häufigsten Nebenwirkungen dieses Medikaments sind Mundtrockenheit und verzögerte Miktion. Die Nebenwirkungen sind durch die anticholinergen Wirkungen dieses Medikaments bedingt. Da die Elimination des Medikaments von der renalen Clearance abhängt, kommt es bei Patienten mit einer schweren Nierenfunktionsstörung zu einer Wirkungsverlängerung. Unter einer Therapie mit Disopyramid können die neuromuskulären Endplatten eventuell empfindlicher auf nicht-depolarisierende Muskelrelaxantien ansprechen [8].

### 4.3.8 Bretylium

Bretylium ist bei der Therapie von ventrikulären Tachykardien oder eines Kammerflimmerns häufig noch wirksam, wenn andere Therapieformen wie z. B. Lidocain, Procainamid oder wiederholte Kardioversionen versagt haben. Zur Therapie hartnäckiger oder rezidivierender ventrikulärer Tachykardien werden 5–10 mg/kg Bretylium langsam intravenös (über 5–10 Minuten) verabreicht. Anschließend an diese «loading dose» kann eine kontinuierliche intravenöse Infusion mit 1–2 mg/min notwendig werden. Es muß jedoch beachtet werden, daß es bei Gabe von Bretylium zu einer Hypotension kommen kann. Bei bisher therapieresistentem Kammerflimmern können 5 mg/kg Bretylium schnell intravenös injiziiert werden. Falls das Kammerflimmern weiterbesteht, kann die Dosis auf 10 mg/kg erhöht werden und alle 15–20 Minuten sooft wiederholt werden, bis eine Maximaldosierung von 30 mg/kg erreicht ist.

Es wird angenommen, daß Bretylium über adrenerge Rezeptoren antiarrhythmisch wirkt. Initial führt es zu einer vermehrten Neurotransmitterfreisetzung, danach wird die Noradrenalinfreisetzung gehemmt. Zur Therapie einer Digitalisintoxikation wird Bretylium nicht empfohlen, denn durch die initial vermehrte Katecholaminfreisetzung können die toxischen Digitaliswirkungen verstärkt werden.

### 4.3.9 Amiodaron

Amiodaron ist ein Benzofuranderivat, das strukturell dem Thyroxin ähnelt. Es eignet sich zur Therapie rezidivierender supraventrikulärer und ventrikulärer tachykarder Rhythmusstörungen. Wird über 2–5 Minuten eine Dosis von 5 mg/kg intravenös verabreicht, kann eine sofortige antiarrhythmische Wirkung erzielt werden. Bei einer oralen Dauertherapie mit Amiodaron kommt es zu langanhaltenden therapeutischen Wirkungen, selbst wenn das Medikament bereits wieder abgesetzt ist. Dies paßt zu der langen Eliminationshalbwertszeit von 29 Tagen.

Die antiadrenergen Wirkungen von Amiodaron können während einer Allgemeinanästhesie verstärkt werden. Dies kann sich in einer atropinresistenten Bradykardie und Hypotension äußern [9]. Bei Patienten, die mit Amiodaron therapiert werden und bei denen eine Operation geplant ist, sollte daran gedacht werden, daß eventuell ein künstlicher Herzschrittmacher und Sympathikomimetika (z. B. Isoproterenol) notwendig werden können. Außerdem kann es zu Lungenfibrose und neurologischen Störungen (z. B. proximaler Muskelschwäche und peripherer Neuropathie) kommen. Zumeist kommt es zu einer vorübergehenden Konzentrationserhöhung der Transaminasen. Bei einer chronischen Amiodarontherapie tritt eine Veränderung der Schilddrüsenfunktion auf. Es kann sowohl zu einer Hyper- als auch einer Hypothyreose kommen. Selten stellt sich eine zyanotische Verfärbung des Gesichts ein, die auch nach Absetzen des Medikaments weiterbesteht bleibt.

### 4.3.10 Verapamil

Eine intravenöse Gabe von 50–150 mikrog/kg Verapamil (über 1–3 Minuten verabreicht) ist besonders wirkungsvoll, um rezidivierende supraventrikuläre Tachyarrhythmien zu therapieren [10]. Verapamil scheint deshalb so effektiv zu sein, weil es den Kalziumeintritt nach intrazellulär drosseln kann (siehe Kapitel 1). Dadurch wird die Überleitungszeit im AV-Knoten verzögert, und es werden weniger Impulse aus dem schnell depolarisierenden Sinusknoten auf die Ventrikel übergeleitet. Es konnte gezeigt werden, daß bei Patienten mit einem chronischen Vorhofflimmern durch Verapamil die Ventrikelfrequenz stärker gesenkt werden kann als durch Digitalis. Kalziumblocker sind jedoch zur Therapie ektoper ventrikulärer Schrittmacherzentren relativ wirkungslos.

Da Kalziumblocker den Kalziumhaushalt beeinflussen, ist es denkbar, daß sie möglicherweise die myokarddepressive Wirkung volatiler Anästhetika verstärken. Wird Verapamil bei anästhesierten Patienten mit einer vorbestehenden linksventrikulären Funktionsstörung verabreicht, dann kommt es zu einer Verminderung des Herzminutenvolumens [11]. Liegt keine vorbestehenden Herzerkrankung vor, so kommt es nur zu minimalen Interaktionen zwischen Kalziumblockern und volatilen Anästhetika [12]. Verapamil verstärkt – ähnlich wie Aminoglykosid-Antibiotika – die Wirkung sowohl depolarisierender als auch nicht-depolarisierender Muskelrelaxantien [13]. Da es unter Verapamil zu einer verminderten präsynaptischen Freisetzung von Acetylcholin kommt, kann die Wirkung einer Antagonisierung nicht-depolarisierender Muskelrelaxantien abgeschwächt sein [14]. Wird bei Patienten, die unter einer Dauertherapie mit Beta-Blokkern stehen, akut Verapamil verabreicht, muß daran gedacht werden, daß es hierdurch unter Umständen zu einem AV-Block dritten Grades kommen kann.

### 4.3.11 Digitalis

Digitalispräparate haben eine vagomimetische Wirkung auf den Sinus- und AV-Knoten. Daher sind diese Medikamente zur Verringerung der Herzfrequenz besonders gut geeignet, insbesondere bei Vorliegen einer supraventrikulären Tachykardie oder eines Vorhofflimmerns. Intraoperativ kann zur Verlangsamung der ventrikulären Überleitung – vor allem bei Patienten, die ein schnelles Vorhofflimmern entwickeln – intravenös (alle 20–30 Minuten) 0,25 mg Digoxin (bis zu einer Gesamtdosis von 0,5–0,75 mg) verabreicht werden. Bei dem intraoperativen Einsatz von Digoxin muß jedoch berücksichtigt werden, daß dieses Medikament nahezu vollständig über die Nieren ausgeschieden wird. Außerdem muß beachtet werden, daß geriatrische Patienten besonders empfindlich auf Digitalis reagieren. Dies kann dadurch bedingt sein, daß diese Patienten weniger quergestreifte Muskelmasse aufweisen. Dadurch kann ein größerer Anteil des Medikaments am Herzmuskel wirksam werden [15].

## 4.4 Störungen von Reizleitung und Herzrhythmus

Entscheidende Maßnahme bei Diagnostik und Therapie von Reizleitungs- und Herzrhythmusstörungen ist das EKG. In deutschsprachigen Ländern wird normalerweise mit einer Papiergeschwindigkeit von 50 mm/sec abgeleitet und der Ausschlag der Eichzacke entspricht bei 1 mV bei üblicher Verstärkung 1,0 cm. Das normale EKG enthält drei Zacken, die P-Zacke, den QRS-Komplex und die T-Welle. Die P-Zacke stellt die Depolarisation der Vorhöfe dar, der QRS-Komplex entspricht der Depolarisation der Ventrikel (Abb. 4.3), und die T-Welle repräsentiert die Repolarisation der Ventrikel. Das PQ-Intervall entspricht dem Zeitraum, den der Impuls benötigt, um durch den AV-Knoten geleitet zu werden. Der vom Sinusknoten ausgehende Impuls wird über ein hierfür spezialisiertes sogenanntes Reizleitungssystem – das sich im Bereich von Vorhöfen und Ventrikeln befindet – fortgeleitet (Abb. 4.4). Bei der Interpretation eines EKGs sollten folgende Fragen beantwortet werden:
1. Wie hoch ist die Herzfrequenz?
2. Sind P-Zacken vorhanden und wie ist deren Beziehung zum QRS-Komplex?
3. Wie lange ist die PQ-Dauer?
4. Wie breit ist der QRS-Komplex?
5. Ist der Ventrikelrhythmus regelmäßig?
6. Liegen frühzeitige Kammerkomplexe (Extrasystolen) vor oder ist die Pause nach dem QRS-Komplex pathologisch verändert?

Die Herzfrequenz kann aus dem EKG-Streifen abgeleitet werden. Bei einer Papiergeschwindigkeit von 50 mm/sec bedeutet jede dünne Linie auf dem EKG-Papier 0,02 Sekunden. Der Abstand zwischen zwei dicken Linien auf dem EKG-Papier entspricht 0,1 Sekunden. Die P-Zacken sind normalerweise positiv, Ausnahme bildet lediglich die Ableitung aVR. Negative P-Zacken liegen vor, falls abnormale Reizleitungswege vorliegen oder falls der Reiz nicht dem Sinusknoten, sondern einem anderen Fokus entspringt. Die P-Zacke sollte nicht höher als 2,5 mm und die Dauer nicht länger als 0,11 Sekunden sein. Bei einer Vorhofhypertrophie ist die P-Zacke entweder zu hoch oder zu breit. Es muß stets überprüft werden, ob jedem QRS-Komplex eine P-Zacke vorausgeht. In der Ableitung II kommen die P-Zacken am besten zur Darstellung. Falls perioperativ der vorliegende Herzrhythmus geprüft werden soll, wird daher zumeist die Ableitung II gewählt.

Das PQ-Intervall beträgt bei normaler Herzfrequenz 0,12 bis 0,2 Sekunden. Ist die Reizleitung im Bereich des AV-Knotens verzögert, dann ist das PQ-Intervall verlängert. Bei Vorliegen eines AV-Knotenrhythmus ist es dagegen verkürzt. Der QRS-Komplex ist normalerweise 0,05 bis 0,1 Sekunden breit. Falls der QRS-Komplex länger als 0,12 Sekunden dauert, muß eine intraventrikuläre Reizleitungsstörung angenommen werden. Ein pathologisches Q liegt dann vor, falls es breiter als 0,04 Sekunden ist. Die ST-Strecke ist normalerweise isoelektrisch, sie kann jedoch in den Standardableitungen sowie in den präkordialen Ableitungen bis zu 1 mm angehoben sein, ohne daß eine kardiale Störung vorliegt. Die ST-Strecke ist normalerweise jedoch nie erniedrigt. Die T-Welle schlägt in die gleiche Richtung aus wie der QRS-Komplex. In den Standardableitungen sollte die T-Welle nicht höher als 5 mm, in den präkordialen Ableitungen nicht höher 10 mm sein. Bei der Beurteilung der QT-Intervalle muß stets die Herzfrequenz mitberücksichtigt werden. Die QT-Dauer sollte weniger als 50% des vorausgehenden PQ-Intervalls betragen.

Reizleitungsstörungen können danach klassifiziert werden, wo sich der Reizleitungsblock in Bezug zum AV-Knoten befindet (Tab. 4.3). Ein Reizleitungsblock oberhalb des AV-Knotens ist normalerweise harmlos und nur vorübergehend. Ein Reizleitungsblock unterhalb des AV-Knotens ist dagegen meistens bleibend und verschlimmert sich im Laufe der Zeit.

**Tab. 4.3:** Einteilung der Blockbilder

**AV-Block I. Grades**
**AV-Block II. Grades**
  Mobitz Typ I (Wenckebach)
  Mobitz Typ II

**Unifaszikuläre Blockbilder**
  linksanteriorer Hemiblock
  linksposteriorer Hemiblock

**Rechtsschenkelblock**

**Vollständiger Linksschenkelblock** (linksanteriorer und linksposteriorer Hemiblock)

**Bifaszikuläre Blockbilder**
  Rechtsschenkelblock und linksanteriorer Hemiblock
  Rechtsschenkelblock und linksposteriorer Hemiblock

**AV-Block III. Grades** (Trifaszikulärer Block, totaler AV-Block)
  nodal
  infranodal

### 4.4.1 AV-Block ersten Grades

Bei einem AV-Block ersten Grades liegt eine Reizleitungsverzögerung im Bereich des AV-Knotens vor. Diagnostisches Merkmal ist ein PQ-Intervall, das länger als 0,2 Sekunden dauert. Die Herzfrequenz ist dabei normal. Ein verlängertes PQ-Intervall kann durch altersbedingte degenerative Veränderungen des AV-Knotens bedingt sein. Andere Ursachen für einen AV-Block ersten Grades sind z. B. erhöhter Vagotonus (Halothan, Digitalis), Ischämie des AV-Knotens, Myokarditis, Kardiomyopathie oder eine Aorteninsuffizienz. Ein AV-Block ersten Grades ist normalerweise asymptomatisch. Durch eine intravenöse Atropingabe kann die Reizleitung durch den AV-Knoten beschleunigt werden.

### 4.4.2 AV-Block zweiten Grades

Ein AV-Block zweiten Grades kann in einen Typ Mobitz I (Wenckebach) und Typ Mobitz II unterteilt werden. Beim Block vom Typ Mobitz I liegt im Bereich des AV-Knotens eine Reizleitungsverzögerung vor. Dadurch kommt es zu einer zunehmenden Verlängerung des PQ-Intervalls, bis schließlich ein QRS-Komplex fehlt. Diese Sequenz wiederholt sich regelmäßig. Dagegen liegt bei einem Block Typ Mobitz II eine Störung im Bereich des His-Bündels vor. Hierdurch kommt es zu einer plötzlichen Reizleitungshemmung unterhalb des AV-Knotens. Nur jeder zweite, dritte oder vierte Vorhofimpuls wird auf die Ventrikel übergeleitet (2:1-, 3:1-, 4:1-AV-Block).

Das PQ-Intervall ist hierbei nicht verlängert. Ein Block vom Typ Mobitz II hat eine deutlich schlechtere Prognose als ein Block vom Typ Mobitz I, denn er geht häufig in einen AV-Block dritten Grades über. Selbst wenn Patienten mit einem Block vom Typ Mobitz II keine Synkopen in der Anamnese haben, ist dennoch die Implantation eines künstlichen Herzschrittmachers gerechtfertigt [16].

### 4.4.3 Unifaszikulärer Block

Eine Reizleitungsblockade im Bereich des linksanterioren oder des linksposterioren Faszikels des linken Tawara-Schenkels wird als unifaszikulärer Block bezeichnet (Abb. 4.4). Bei einer Blockade im Bereich des linksanterioren oder linksposterioren Faszikels kann auch von einem Hemiblock gesprochen werden.

#### Linksanteriorer Hemiblock

Bei einem Block im Bereich des anterioren Faszikels des linken Tawara-Schenkels wird von einem linksanterioren Hemiblock (LAH) gesprochen. Charakteristisch für einen linksanterioren Hemiblock ist eine Abweichung der Herzachse im EKG auf mehr als −30 Grad. Obwohl der linksanteriore Hemiblock eine intraventrikuläre Blockform darstellt, ist die Dauer des QRS-Komplexes normal oder nur minimal verlängert.

#### Linksposteriorer Hemiblock

Das posteriore Faszikel des linken Tawara-Schenkels ist dicker und wird besser perfundiert als der linksanteriore Faszikel. Daher kommt es nur selten zu einer Schädigung des linksposterioren Faszikels, ein linksposteriorer Hemiblock ist ungewöhnlich. Typisch für einen linksposterioren Hemiblock ist eine Verlagerung der Herzachse auf mehr als +120 Grad. Die Dauer des QRS-Komplexes ist hierbei normal oder nur minimal verlängert.

### 4.4.4 Rechtsschenkelblock

Bei ungefähr 1 % der hospitalisierten erwachsenen Patienten liegt ein Block im Bereich des rechten Tawara-Schenkels vor [17]. Bei einem Rechtsschenkelblock muß nicht immer eine Herzerkrankung zugrunde liegen. Er ist oft ohne klinische Relevanz. Im EKG kann ein Rechtsschenkelblock dadurch erkannt werden, daß der QRS-Komplex breiter als 0,1 Sekunden ist. In den Ableitungen $V_1$ und $V_3$ ist der RSR-Komplex verbreitert. Ein inkompletter Rechtsschenkelblock (Dauer des QRS-Komplexes zwischen 0,09 und 0,1 Sekunden) ist häufig bei Patienten mit erhöhten rechtsventrikulären Drucken anzutreffen (z. B. bei einer chronischen Lungenerkrankung oder einem Vorhofseptumdefekt).

### 4.4.5 Linksschenkelblock

Wesentliches EKG-Merkmal eines Linksschenkelblocks sind ein QRS-Komplex, der breiter als 0,12 Sekunden ist, sowie plumpe und aufgesplittete R-Zacken in sämtlichen Ableitungen. Liegen ähnliche Veränderungen bei einer QRS-Dauer zwischen 0,1 und 0,12 Sekunden vor, handelt es sich um einen inkompletten Linksschenkelblock. Im Gegensatz zum Rechtsschenkelblock tritt ein Linksschenkelblock häufig im Rahmen einer koronaren Herzerkrankung auf. Außerdem weist ein Linksschenkelblock häufig auf eine linksventrikuläre Hypertrophie hin. Dies ist z.B. im Rahmen einer chronischen Hypertension oder einer Erkrankung der Herzklappen möglich.

Falls ein Linksschenkelblock besteht, muß dies bei der Einschwemmung eines Pulmonalarterienkatheters beachtet werden [18]. Bei ungefähr 5 % der Patienten mit koronarer Herzerkrankung kommt es während des Einschwemmens eines Pulmonalarterienkatheters zu einem Rechtsschenkelblock. Daher könnte es bei vorbestehendem Linksschenkelblock während des Einführens eines Pulmonalarterienkatheters theoretisch zu einem AV-Block dritten Grades kommen. Die klinische Erfahrung spricht jedoch dagegen, daß es beim Einführen eines Pulmonalarterienkatheters öfters zu einem AV-Block dritten Grades kommt.

### 4.4.6 Intermittierender Schenkelblock

Ob ein intermittierender Rechts- oder Linksschenkelblock auftritt oder nicht, kann von der aktuellen Herzfrequenz oder dem momentanen Blutdruck abhängen. Ein plötzlich auftretender Linksschenkelblock kann intraoperativ unter Umständen beobachtet werden, falls die Herzfrequenz über 115 Schläge/min ansteigt [19,20] oder falls es zu hypertensiven Phasen kommt. Intraoperativ kann sich auch ein intermittierender Linksschenkelblock manifestieren, ohne daß eine Tachykardie oder eine Hypertension vorliegen [21]. Es ist wichtig, daß ein intraoperativ plötzlich auftretender Linksschenkelblock erkannt wird, denn er kann z. B. Anzeichen für einen akuten Myokardinfarkt sein. Es sollte auch beachtet werden, daß die Diagnose eines Myokardinfarktes anhand des EKGs schwierig sein kann, falls z. B. ein Linksschenkelblock und eine Tachykardie vorliegen. Die verbreiterten QRS-Komplexe können als eine ventrikuläre Tachykardie fehlinterpretiert werden.

### 4.4.7 Bifaszikulärer Block

Ein bifaszikulärer Block liegt vor, falls neben einem Rechtsschenkelblock zusätzlich noch der linksanteriore oder der linksposteriore Faszikel des linken Tawara-Schenkels blockiert ist. Am häufigsten ist die Kombination eines Rechtsschenkelblockes mit einem linksanterioren Hemiblock. Im EKG äußert sich dieser bifaszikuläre Block als Rechtsschenkelblock und gleichzeitige Linksverschiebung der Herzachse. Bei ungefähr 1 % der (bei Erwachsenen registrierten) EKGs läßt sich dies nachweisen [22]. Pro Jahr kommt es bei ungefähr 1–2 % der Patienten mit solch einem Blockbild zu einem AV-Block dritten Grades [16]. Die Kombination eines Rechtsschenkelblockes mit einem linksposterioren Hemiblock ist selten. Im Gegensatz zum linksanterioren Hemiblock geht der linksposteriore Hemiblock oft in einen AV-Block dritten Grades über.

Ein theoretisches Risiko bei Patienten mit einem bifaszikulären Block besteht darin, daß es durch perioperative Ereignisse wie z. B. Veränderungen von Blutdruck, arterieller Oxygenierung, oder bei Störungen des Elektrolythaushalts zu einer Beeinträchtigung der Reizleitung in dem noch verbleibenden intakten Faszikel kommen kann. Dadurch kann plötzlich ein AV-Block dritten Grades auftreten. Es gibt jedoch keine Beweise, daß eine Allgemein- oder eine Regionalanästhesie bei Patienten mit einem vorbestehenden bifaszikulären Block zur Ausbildung eines AV-Blocks dritten Grades prädisponiert [22–24]. Daher wird bei Patienten mit einem bifaszikulären Block nicht empfohlen, vor Durchführung einer Regional- oder Allgemeinanästhesie prophylaktisch einen künstlichen Herzschrittmacher zu legen [22–24]. Diese Empfehlung basiert auf Erfahrungen bei Patienten mit bifaszikulärem Block, die im präoperativen EKG eine normale PQ-Dauer hatten und auch anamnestisch keine unerklärlichen Synkopen ausweisen, was auf einen vorübergehenden AV-Block dritten Grades hätte schließen lassen. Möglicherweise sollte vor großen operativen Eingriffen transvenös ein passagerer Schrittmacher gelegt werden, falls im präoperativen EKG zusätzlich die PQ-Strecke verlängert oder falls anamnestisch eine Synkope bekannt ist. Dies gilt insbesondere bei Patienten mit einem Rechtsschenkelblock und einem gleichzeitig bestehenden linksposterioren Block. Auch bei solchen symptomatischen Patienten wurden allerdings schon problemlos operative Eingriffe durchgeführt, ohne daß vorher prophylaktisch ein künstlicher Herzschrittmacher gelegt wurde [25].

### 4.4.8 AV-Block dritten Grades

Bei einem AV-Block dritten Grades (trifaszikulärer, kompletter AV-Block) besteht ein totaler Reizleitungsblock zwischen Vorhof und Ventrikel. Die Ventrikelstimulation erfolgt durch Schrittmacherzentren distal des Reizleitungsblocks. Ist der Reizleitungsblock nahe des AV-Knotens lokalisiert, dann beträgt die Herzfrequenz 45–55 Schläge/min und der QRS-Komplex ist normal konfiguriert. Falls sich der Block wesentlich unterhalb des AV-Knotens befindet, beträgt die Herzfrequenz 30–40 Schläge/min und die QRS-Komplexe sind verbreitert.

Die häufigste Ursache für einen AV-Block dritten Grades ist bei Erwachsenen eine altersbedingte, primär fibröse Degeneration des Reizleitungssystems (Lenègre-Krankheit) [26]. Auch durch degenerative Gewebsveränderungen in der unmittelbaren Nachbarschaft des Mitralklappenrings kann es zu einer Unterbrechung der Reizleitung kommen (Lev-Krankheit), [27]. Weitere mögliche Ursachen für einen AV-Block dritten Grades sind in Tab. 4.4 aufgelistet.

**Tab. 4.4:** Ursachen eines AV-Blocks III. Grades

---
idiopathische fibröse Degeneration des Reizleitungssystems des Herzens (Lenègre-Krankheit, Lev-Krankheit)
Koronare Herzerkrankung (akuter Herzinfarkt)
Kardiomyopathie
Myokarditis
iatrogen nach einer kardiochirurgischen Operation
kongenital
erhöhter Parasympathikotonus
Medikamente (Digitalis, Beta-Blocker, Chinidin)
Elektrolytstörungen (Hyperkaliämie)

---

Der Beginn eines AV-Blocks dritten Grades kann zu Schwindel und zu einer Synkope führen. Treten gleichzeitig eine Synkope und ein zerebraler Krampfanfall auf, wird von einem Adams-Stokes-Syndrom gesprochen. Da es bei einem AV-Block dritten Grades zu einer Erniedrigung der Herzfrequenz kommt, droht ein Abfall des Herzminutenvolumens. Falls die dadurch ausgelöste kompensatorische Zunahme des Schlagvolumens nicht ausreicht, droht eine Herzinsuffizienz.

Die Therapie eines AV-Block dritten Grades besteht in der Implantation eines permanenten künstlichen

Herzschrittmachers. Bevor zur Anlage eines permanenten Herzschrittmachers die Narkose eingeleitet wird, sollte transvenös ein passagerer Herzschrittmacher angelegt werden. Diese Empfehlung basiert auf der klinischen Erfahrung, daß es bei der Narkoseeinleitung von Patienten mit einem AV-Block dritten Grades häufiger zu einem Herzstillstand kommt. In Einzelfällen kann eine kontinuierliche intravenöse Infusion von Isoproterenol (1–4 mikrog/min) notwendig werden, um so lange eine entsprechende Ventrikelfrequenz aufrecht erhalten zu können, bis der Herzschrittmacher implantiert ist. Es muß beachtet werden, daß Antiarrhythmika ektope Schrittmacherzentren in den Ventrikeln unterdrücken können. Sie sollten daher bei Patienten mit einem AV-Block dritten Grades nicht verabreicht werden, solange noch kein künstlicher Herzschrittmacher plaziert ist.

### 4.4.9 Sinustachykardie

Von eine Sinustachykardie wird gesprochen, falls die Herzfrequenz höher als 120 Schläge pro Minute beträgt. In der perioperativen Phase liegt häufig eine erhöhte Herzfrequenz vor. Ursachen können Angst, Schmerzen, Sepsis, Hypovolämie, Fieber, zu flache Narkoseführung oder eine Herzinsuffizienz sein. Es sollte stets die der Tachykardie zugrundeliegende Ursache therapiert werden. Falls die Sinustachykardie zu einer myokardialen Ischämie führt, sollte die Herzfrequenz mit Beta-Blockern wie z.B. Propranolol gesenkt werden.

### 4.4.10 Sinusbradykardie

Von einer Sinusbradykardie wird gesprochen, falls die Herzfrequenz unter 60 Schläge pro Minute beträgt. Bei körperlich aktiven Patienten mit einem hohen Parasympathikotonus kann dies normal sein. Auch bei einem Hinterwandinfarkt oder bei schweren Schmerzzuständen kann es zu einer sehr langsamen Entladungsfrequenz des Sinusknotens kommen. Halothan kann zu einem Abfall der Herzfrequenz führen, da es die Automatie des Sinusknotens dämpft [1]. Außer durch eine Vagusstimulation, kann die Spontanaktivität des Sinusknotens (und damit die Herzfrequenz) auch durch andere Faktoren wie z.B. durch Beta-Blocker, Hypothermie, Hypothyreose und einen Ikterus vermindert werden. Bei einem hypersensitiven Sinus caroticus kann es bereits bei einem minimalen Druck auf den Sinus caroticus zu einer längerfristigen Asystolie kommen. Falls es aufgrund einer Sinusbradykardie zu signifikanten hämodynamischen Veränderungen kommt, besteht die Therapie der Wahl in einer intravenösen Atropingabe.

### 4.4.11 Sick-sinus-Syndrom

Kommt es im Rahmen degenerativer Veränderungen des Sinusknotens zu einer unangemessenen Sinusbradykardie, dann wird vom Sick-sinus-Syndrom (dem «Syndrom des kranken Sinusknotens») gesprochen. Im Rahmen einer solchen Bradykardie kommt es oft auch zu Episoden einer supraventrikulären Tachykardie. Die Patienten können zwar asymptomatisch sein, sie klagen aber oft über Herzklopfen und Synkopen. Die eingeschränkte Automatie des Sinusknotens wird auch dadurch deutlich, daß es während körperlicher Belastung oder nach einer intravenösen Atropingabe zu einer geringeren Frequenzsteigerung kommt.

Bei Patienten mit einem Sick-sinus-Syndrom werden oft unnötigerweise künstliche Herzschrittmacher implantiert, da schwere Bradykardien befürchtet werden, falls Antiarrhythmika verabreicht werden müssen [16]. Dies ist jedoch nur dann gerechtfertigt, falls sich nachweisen ließe, daß eine symptomatische Bradykardie auf den zur Therapie tachykarder Rhythmusstörungen notwendigen, und im therapeutischen Bereich gelegenen Plasmaspiegel eines Lokalanästhetikums zurückzuführen war. Viele Patienten tolerieren die zur Therapie der Vorhoftachyarrhythmie notwendigen Medikamente gut, ohne daß es zu einer Funktionsbeeinträchtigung des Sinusknotens kommt. Da bei diesen Patienten eine erhöhte Gefahr für Lungenembolien besteht, empfiehlt sich eine Antikoagulation.

### 4.4.12 Supraventikuläre Extrasystolen

Supraventrikuläre Extrasystolen entstehen in ektopen Schrittmacherzentren des Vorhofs. Sie sind im EKG daran zu erkennen, daß die P-Zacke verfrüht auftritt und atypisch aussieht. Die Dauer des QRS-Komplexes ist normal, denn die Erregung der Ventrikel verläuft über die normalen Reizleitungswege. Falls der Impuls jedoch über abnormale Wege weitergeleitet wird, sind die QRS-Komplexe verbreitert und es können ventrikuläre Extrasystolen vorgetäuscht werden. Nach supraventrikulären Extrasystolen kommt es – im Gegensatz zu ventrikulären Extrasystolen – normalerweise zu keiner kompensatorischen Pause. Supraventrikuläre Extrasystolen können sowohl bei Herzgesunden als auch bei Patienten mit einer Herzerkrankung auftreten. Sie sind normalerweise harmlos, es sei denn, sie gehen dem Beginn einer Tachyarrhythmie unmittelbar voraus. Durch eine atropinbedingte Steigerung der Herzfrequenz können diese supraventrikulären Extrasystolen normalerweise beseitigt werden.

### 4.4.13 Paroxysmale supraventrikuläre Tachykardien

Unter einer paroxysmalen supraventrikulären Tachykardie werden schnell aufeinanderfolgende supraventrikuläre Extrasystolen verstanden, die von einem

Schrittmacherzentrum außerhalb des Sinusknotens ausgehen. Diese Tachyarrhythmie ist durch einen plötzlichen Beginn gekennzeichnet. Unmittelbar vor Beginn der paroxysmalen supraventrikulären Tachykardie kommt es zu einer supraventikulären Extrasystole. Der Herzrhythmus ist hierbei absolut regelmäßig und die Frequenz liegt zwischen 150–200 Schlägen pro Minute. Dieser Tachykardieform liegt zumeist ein Reentry-Mechanismus zugrunde [28].

Die Initialtherapie besteht darin, daß manuell Druck auf den Sinus caroticus ausgeübt wird. Damit soll der Vagotonus erhöht werden [29]. Der Sinus caroticus befindet sich dort, wo im Bereich des Halses die stärksten Pulsationen der Arteria carotis getastet werden können. Dies ist normalerweise unmittelbar neben dem Schildknorpel der Fall. Unter konstanter EKG-Überwachung wird hier 10–20 Sekunden lang Druck auf den Sinus caroticus ausgeübt. Der Druck auf den rechten Sinus caroticus ist häufiger erfolgreich als eine Kompression im Bereich des linken Sinus caroticus. Unter keinen Umständen sollte gleichzeitig beidseits gedrückt werden. Falls es durch einseitigen Druck auf den Sinus caroticus nicht gelingt, die Tachykardie zu durchbrechen, kann durch die intravenöse Verabreichung verschiedener Medikamente versucht werden, die Herzfrequenz zu senken. Verapamil ist z.B. sehr gut geeignet, um eine solche Arrhythmie zu therapieren (siehe Abschnitt: Verapamil). Alternativ kommen Phenylephrin (0,1–0,5 mg), Propranolol (0,1 mg/min – maximal 50 mikrog/kg) und Digoxin (0,25–0,75 mg) in Frage. Falls sämtliche Maßnahmen versagen, kann eine Kardioversion notwendig werden.

Ist eine paroxysmale supraventrikuläre Tachykardie durch eine Digitalisintoxikation bedingt, sollte die Plasmakaliumkonzentration normalisiert und so lange Phenytoin (20 mg/min) intravenös verabreicht werden, bis die Herzfrequenz abfällt oder eine Phenytoingesamtdosis von 1000 mg erreicht ist. Auch eine intravenöse Propranololgabe kann effektiv sein. Wird hierbei zur Therapie einer supraventrikulären Tachykardie eine Kardioversion durchgeführt, kann es zu ventrikulären Rhythmusstörungen kommen [30].

### 4.4.14 Vorhofflattern

Bei Vorhofflattern liegt eine regelmäßige Vorhoffrequenz von 250–350 Schlägen/min vor. Hierbei kann es zu einer wechselnden Überleitung über den AV-Knoten kommen. Normalerweise kommt es zu einer 2:1-Überleitung. Die Grundlinie des EKGs weist Flatterwellen («F»-Wellen) auf, es kommt zum typischen «Sägezahn»-Phänomen. Die Initialtherapie bei einem Vorhofflattern besteht in der intravenösen Gabe von Digoxin (0,25–0,75 mg). Sollten hämodynamisch bedeutsame Rhythmusstörungen auftreten, kann eine Kardioversion notwendig werden. Gegen rezidivierendes Vorhofflattern kann prophylaktisch eine Dauertherapie mit Digitalis und – falls notwendig – zusätzlich Chinidin oder Propranolol verabreicht werden.

### 4.4.15 Vorhofflimmern

Bei einem Vorhofflimmern liegen völlig unregelmäßige Vorhofaktivitäten (350–500 Schläge/min) vor. Die Ventrikelfrequenz ist dagegen langsamer und unregelmäßig. Im EKG sind keine P-Zacken zu erkennen. Wird keine Therapie durchgeführt, um die Reizleitung durch den AV-Knoten zu verzögern, dann kann die Herzfrequenz mehr als 140 Schläge/min betragen. Das Fehlen synchronisierter Vorhofkontraktionen und eine hohe Herzfrequenz können zu einem deutlichen Abfall des Herzminutenvolumens und bei einigen Patienten zu einer Herzinsuffizienz führen.

Die Initialtherapie eines Vorhofflimmerns besteht bei Erwachsenen in der intravenösen Verabreichung von Verapamil oder Digoxin (siehe Abschnitte Verapamil bzw. Digitalis). Eine Herzfrequenz von 70–90 Schlägen/min spricht für eine suffiziente Digitalisierung. Durch die Kombination von Propranolol (0,25–0,5 mg intravenös) mit Digitalis kommt es zu einer additiven Wirkung. Diese Kombination kann sowohl zur akuten Behandlung als auch zur Dauereinstellung der Herzfrequenz eingesetzt werden. Vorhofflimmern tritt insbesondere häufig nach herzchirurgischen oder thoraxchirurgischen Eingriffen auf und wurde einer nach diesen Eingriffen auftretenden Entzündung des Perikards und/oder des Myokards zugeschrieben. Obwohl dies kontrovers diskutiert wird, kann doch bei thorax- oder herzchirurgischen Eingriffen eine prophylaktische Digitalisierung erwogen werden, falls bei einem Patienten ein besonders hohes Risiko für ein Vorhofflimmern vermutet wird [31]. Kommt es nach einem kardio- oder thoraxchirurgischen Eingriff erstmalig zu einem Vorhofflimmern, kann eine Kardioversion notwendig werden.

Ein großes Problem bei Patienten mit einem Vorhofflimmern sind Embolisationen in den Systemkreislauf. Dadurch kann eine dauernde Antikoagulation notwendig werden. Aufgrund der unkoordinierten Vorhofkontraktionen kommt es dort zu einer Blutstase. Hierdurch können sich Vorhofthromben entwickeln.

### 4.4.16 AV-(Knoten-)Rhythmus

Bei einem AV-(Knoten-)Rhythmus entspringen die Impulse aus ektopischen Schrittmacherzentren, die sich in der Nähe des AV-Knotens befinden. Die von diesen Schrittmacherzentren ausgehenden Impulse wandern über die normalen Reizleitungswege zu den Ventrikeln. Außerdem kommt es zu einer retrograden Erregung der Vorhöfe. Je nachdem, wo sich das Schrittmacherzentrum befindet, gehen die P-Zacken entweder dem QRS-Komplex voraus, wobei das PQ-Intervall auf weniger als 0,1 Sekunden verkürzt ist, oder die P-Zacken befinden sich hinter dem QRS-Komplex oder aber die P-Zacken verschwinden im QRS-Komplex. Während der Allgemeinanästhesie – insbesondere falls Halothan verabreicht wird – kommt es häufig zu einem AV-Rhythmus mit Abfall von Blutdruck und Herzminutenvolumen. Falls der AV-Rhythmus hämodynamische Auswirkungen hat, ist eine Atropingabe indiziert.

### 4.4.17 Wandernder Vorhofschrittmacher

Sind verschiedene Orte in den Vorhöfen als Schrittmacherzentren tätig, so wird von einem wandernden Vorhofschrittmacher gesprochen. Das EKG zeigt dabei P-Zacken mit unterschiedlicher Konfiguration und unterschiedlichen PQ-Intervallen, die mit jedem QRS-Komplex variieren. Eine Behandlung ist normalerweise nicht notwendig. Kommt es durch den Verlust an koordinierten Vorhofkontraktionen zu einem Blutdruckabfall, kann Atropin intravenös verabreicht werden.

### 4.4.18 Ventrikuläre Extrasystolen

Ventrikuläre Extrasystolen gehen von ektopen Schrittmacherzentren unterhalb des AV-Knotens aus. Im EKG sind ventrikuläre Extrasystolen daran zu erkennen, daß sie 1. vorzeitig auftreten, 2. daß vor dem QRS-Komplex die P-Zacke fehlt, 3. daß der QRS-Komplex breit und oft bizarr verformt ist, 4. daß die ST-Strecke in die entgegengesetzte Richtung verschoben ist wie der deformierte QRS-Komplex ausschlägt, 5. daß eine negative T-Welle und 6. daß eine anschließende kompensatorische Pause vorliegen.

Die kompensatorische Pause entsteht dadurch, daß sich der Ventrikel aufgrund der Extrasystole noch in der Refraktärphase befindet, wenn die reguläre Vorhoferregung auf das Ventrikelmyokard trifft. Ventrikuläre Extrasystolen kommen gehäuft bei koronarer Herzerkrankung, Digitalis-Intoxikation, arterieller Hypoxämie, Hyperkapnie, Hypertension und mechanischer Irritation der Ventrikel (wie z.B. beim Legen eines Pulmonalarterienkatheters) vor.

Ventrikuläre Extrasystolen sollten therapiert werden, falls sie häufig (mehr als 6/min) auftreten, polytop sind, in Salven von drei oder mehr Extrasystolen erscheinen oder falls sie während des absteigenden Astes der T-Welle (R-auf-T-Phänomen) vorkommen. Der absteigende Teil der T-Welle entspricht der relativen Refraktärphase der Ventrikel (Abb. 4.3). Bei einem R-auf-T-Phänomen ist mit einem höheren Risiko von ventrikulären Tachykardien und Kammerflimmern zu rechnen. Die erste Maßnahme besteht darin, Ursachen zu beseitigen, die zu einem starken Anstieg des Sympathikotonus führen können, wie z.B. eine arterielle Hypoxämie. Bleiben die ventrikulären Extrasystolen weiterhin bestehen, so ist - unabhängig von der Ätiologie - Lidocain das Mittel der Wahl. Die initiale intravenöse Lidocaindosierung beträgt 1–2 mg/kg. Anschließend an diese initiale Bolusgabe kann eine kontinuierliche intravenöse Infusion von 30–60 mikrog/kg × min Lidocain durchgeführt werden, um therapeutische Blutspiegel und eine kontinuierliche Unterdrückung der ventrikulären Extrasystolen sicherzustellen. Auch eine orale Therapie mit Chinidin oder Procainamid kann sinnvoll sein, um die Aktivität ektoper ventrikulärer Schrittmacherzentren dauerhaft zu unterdrücken.

### 4.4.19 Ventrikuläre Tachykardie

Von einer ventrikulären Tachykardie wird gesprochen, falls drei oder mehr aufeinanderfolgende ventrikuläre Extrasystolen auftreten und die Herzfrequenz über 120 Schläge pro Minute beträgt. Der QRS-Komplex ist hierbei aufgrund der atypischen intraventrikulären Reizleitung verbreitert, P-Wellen sind nicht identifizierbar. Es ist zu beachten, daß eine ventrikuläre Tachykardie einer paroxysmalen supraventrikulären Tachykardie mit gestörter Überleitung ähnlich sein kann.

Nach einem akuten Myokardinfarkt oder bei entzündlichen bzw. infektiösen Erkrankungen des Herzens tritt oft eine ventrikuläre Tachykardie auf. Die Kardioversion ist die Therapie der Wahl, falls die ventrikuläre Tachykardie hämodynamisch wirksam wird. Wird die Arrhythmie jedoch gut toleriert, so kann als Initialtherapie eine intravenöse Gabe von 1–2 mg/kg Lidocain verabreicht werden. Bleiben Kardioversion und Lidocaingabe ohne Erfolg, kann die intravenöse Gabe von Bretylium eventuell noch wirksam sein (vgl. Abschnitt: Bretylium).

### 4.4.20 Kammerflimmern

Typische EKG-Veränderungen für ein Kammerflimmern sind ungeordnete Ventrikelkontraktionen ohne sichtbare QRS-Komplexe. Bei diesem Herzrhythmus wird kein Blut mehr ausgeworfen. Daher ist eine sofortige kardiopulmonale Reanimation notwendig. Kammerflimmern tritt gehäuft bei Patienten mit myokardialer Ischämie, Elektrolytstörungen, arterieller Hypoxämie, Hypothermie und bei der Gabe von Medikamenten auf, die kardiale Automatiezentren stimulieren. Die Defibrillation ist hierbei die einzige wirksame Therapie. Bleibt das Kammerflimmern bestehen, können durch eine intravenöse Bretyliumgabe die Erfolgsaussichten einer erneuten Defibrillation verbessert werden (s. Abschnitt: Bretylium).

## 4.5 Präexzitationssyndrome

Präexzitationssyndrome zeichnen sich dadurch aus, daß die aus dem Vorhof kommenden Impulse über akzessorische (anomale) atrioventrikuläre Leitungsbahnen zu den Ventrikeln geleitet werden und zu einer Erregung von Teilen der Kammermuskulatur führen. [32]. Als Ursache dieser akzessorischen Leitungsbahnen wird vermutet, daß sich aufgrund kardialer Entwicklungsstörungen atrioventrikuläre Leitungsbahnen, die nur während der Kardiogenese vorhanden

## 4 Störungen von Reizleitung und Herzrhythmus

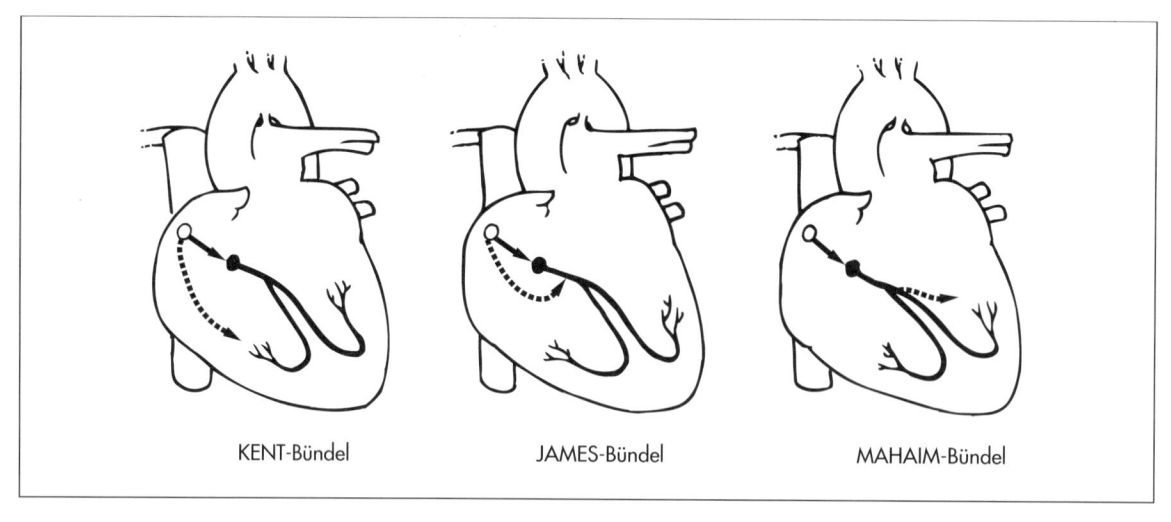

**Abb. 4.5:** Schematische Darstellung der drei häufigsten akzessorischen atrioventrikulären Leitungsbahnen, die zu einer Präexzitation führen. Das Kent-Bündel verbindet typischerweise den Vorhof mit dem Ventrikel, ohne daß es durch den AV-Knoten läuft. Das James-Bündel umgeht den AV-Knoten und mündet in das His-Bündel. Das Mahaim-Bündel leitet den Impuls vom His-Bündel oder einem Schenkel des Reizleitungssystems zur Septummuskulatur. ○ Sinusknoten; ● AV-Knoten.

sind, nicht vollständig zurückgebildet haben. Die drei akzessorischen Leitungsbahnen, die für ein Präexzitationssyndrom verantwortlich sind, werden als Kent-Bündel, James-Bündel und Mahaim-Bündel bezeichnet (Tab. 4.5, Abb. 4.5) [32]. Für eine verfrühte (d.h. präexzitatorische) Erregung der Ventrikel ist am häufigsten das Kent-Bündel verantwortlich. Die anderen akzessorischen Leitungsbahnen (James-, Mahaim-Bündel) sind selten und können nur mit anspruchsvollen intrakardialen Stimulationstechniken und Aufzeichnungsmethoden nachgewiesen werden. Diese präexzitatorischen Leitungsbahnen umgehen den AV-Knoten. Dadurch erfolgt die Ventrikelerregung früher als bei einer normalen Impulsüberleitung durch den AV-Knoten. Die Reizweiterleitung wird normalerweise im AV-Knoten verzögert, so daß die PQ-Strecke 0,12 bis 0,2 Sekunden beträgt. Die EKG-Veränderungen eines Präexzitationssyndroms sind davon abhängig, welche akzessorische Leitungsbahn vorliegt und wie

**Tab. 4.5:** EKG-Veränderungen im Rahmen von Präexzitationssyndromen

**Kent-Bündel oder akzessorische Leitungsbahn zwischen Vorhof und Ventrikel** (Wolff-Parkinson-White Syndrom)
kurzes PR-Intervall (< 0.12 Sekunden)
breiter QRS-Komplex (> 0.12 Sekunden)
Delta-Welle

**James-Bündel oder intranodales Bypassbündel**
(Lown-Ganong-Levine Syndrom)
kurzes P-R-Intervall
normale Dauer des QRS-Komplexes
Keine Delta-Welle

**Mahaim-Bündel oder nodoventrikuläre, nodofaszikuläre oder faszikuloventrikuläre Leitungsbahn**
normales bis leicht verkürztes P-R-Intervall
verbreiterter QRS-Komplex (> 0.12 Sekunden)
Delta-Welle

groß die frühzeitig erregte ventrikuläre Muskelmasse ist (Tab. 4.5) [32]. Präexzitationssyndrome können intermittierend auftreten. Sämtliche Faktoren, die das Gleichgewicht zwischen normaler und akzessorischer Reizleitung beeinflussen, können dazu führen, daß entsprechende EKG-Veränderungen verstärkt werden oder verschwinden.

Die häufigste Rhythmusstörung bei einem Präexzitationssyndrom ist die supraventrikuläre Tachykardie. Gelegentlich kommt es auch zu Vorhofflimmern oder -flattern. Die supraventrikuläre Tachykardie entsteht durch eine retrograde Reizleitung (d.h. Kreisbewegung) über akzessorische Leitungsbahnen. Eine Extrasystole (die das Gleichgewicht zwischen den verschiedenen atrioventrikulären Leitungsbahnen stört) stellt hierbei normalerweise den auslösenden Mechanismus dar. Normalerweise treten die Rhythmusstörungen bei diesen Patienten sporadisch auf und werden gut toleriert, denn die Patienten sind in der Regel jung und haben keine koronare Herzerkrankung. Es können allerdings auch ernste ventrikuläre Rhythmusstörungen auftreten. Akzessorische Leitungsbahnen mit einer kurzen anterograden Refraktärphase können im Falle eines Vorhofflimmerns zu lebensbedrohlichen Ventrikeltachykardien führen. Beispiele für ein Präexzitationssyndrom sind das Wolff-Parkinson-White-Syndrom (WPW-Syndrom), das Lown-Ganong-Levine-Syndrom (LGL-Syndrom) sowie Störungen aufgrund einer Reizleitung über ein Mahaim-Bündel.

### 4.5.1 Wolff-Parkinson-White-Syndrom

Das Wolff-Parkinson-White-Syndrom (WPW-Syndrom) ist das häufigste Präexzitationssyndrom. Es tritt in der Allgemeinbevölkerung mit einer Inzidenz von beinahe 0,3% auf [32]. Bei den Verwandten ersten Grades von Patienten mit diesem Syndrom kann die Inzidenz höher sein [33]. Beim WPW-Syndrom werden die Impulse des Sinusknotens sowohl über die normalen Leitungsbahnen, zusätzlich aber auch über das akzessorische Kent-Bündel weitergeleitet (Abb. 4.5). Da es im Kent-Bündel zu keiner physiologischen Verzögerung der Reizleitung kommt, tritt eine charakteristische Verkürzung der PQ-Strecke auf. Breite QRS-Komplexe und Deltawellen sprechen dafür, daß die Ventrikel sowohl über das normale als auch über das akzessorische Leitungssystem erregt werden. Die QRS-Komplexe beginnen mit einer Deltawelle. Diese wird durch eine frühzeitige Erregung der Ventrikel über die akzessorischen Leitungsbahnen verursacht. Eine paroxysmale supraventrikuläre Tachykardie (120–140 Schläge pro Minute) ist die häufigste Rhythmusstörung bei diesem Syndrom. Diese Rhythmusstörung beginnt in der Regel durch einen Reentry-Mechanismus. In extremen Fällen führt die schnelle Herzfrequenz zu Synkopen und/oder einer Herzinsuffizienz.

### Therapie

Bei der Initialbehandlung einer supraventrikulären Tachykardie aufgrund eines Präexzitationssyndroms vom Typ eines Wolff-Parkinson-White-Syndroms sollte eine Vagusstimulation in Erwägung gezogen werden (Tab. 4.6), [32]. Diese Stimulation sollte sofort nach Beginn der supraventrikulären Tachykardie

**Tab. 4.7:** Behandlung von Vorhofflimmern bei Patienten mit einem Präexzitationssyndrom

| |
|---|
| Kardioversion |
| Procainamid 10 mg · kg$^{-1}$ |
| Ajmalin 1 mg · kg$^{-1}$ |
| Disopyramid 5–10 mg · kg$^{-1}$ oral |

Chinidin und Procainamid sind geeignet. Welches Medikament zur Prophylaxe am besten geeignet ist, muß unter Umständen bei jedem einzelnen Patienten nach dem Versuch- und Irrtums-Prinzip individuell herausgefunden werden.

Die Initialbehandlung eines Vorhofflimmerns bei Patienten mit einem WPW-Syndrom hängt von der Ventrikelfrequenz und den hämodynamischen Folgen der Herzrhythmusstörung ab (Tab. 4.7), [32]. Eine Kardioversion wird notwendig, falls eine hohe Ventrikelfrequenz während des Vorhofflimmerns zu einer lebensbedrohlichen Hypotension führt. Wird bei diesem Vorhofflimmern nicht kardiovertiert, sollten solche Medikamente verabreicht werden, die die Refraktärphase der akzessorischen Leitungsbahnen verlängern (Procainamid, Ajmalin, Disopyramid). Digitalis und Verapamil können die Refraktärphase der akzessorischen Leitungsbahnen verkürzen. Hierdurch kann die Ventrikelfrequenz unter Umständen zunehmen [32, 34]. Auch falls es nach Einsetzen des Vorhofflimmerns zu einer Erhöhung des Sympathikotonus kommt, wird dadurch eine Verkürzung der Refraktärphase im Bereich der akzessorischen Leitungsbahnen

**Tab. 4.6:** Behandlung einer supraventrikulären Tachykardie bei Patienten mit einem Präexzitationssyndrom

| Vagusstimulation | intravenöse Injektion von Medikamenten | Stimulation über einen Schrittmacher (Pacing) | Kardioversion |
|---|---|---|---|
| Valsalva Manöver<br>Würgereflex auslösen<br>Gesicht in kaltes Wasser tauchen (Tauchreflex) | Verapamil 0,05–0,15 mg · kg$^{-1}$<br>Diltiazem 0,25 mg · kg$^{-1}$<br>Propranolol 0,025–0,05 mg · kg$^{-1}$<br>Ajmalin 1 mg · kg$^{-1}$<br>Procainamid 10 mg · kg$^{-1}$ | | |

durchgeführt werden, denn später kommt es zu einem Anstieg des Sympathikotonus und damit nimmt die Wahrscheinlichkeit einer erfolgreichen Vagusstimulation ab. Ist eine Vagusstimulation erfolglos, sollten intravenös Medikamente verabreicht werden, die die Refraktärphase des AV-Knotens (Verapamil, Diltiazem, Propranolol) oder der akzessorischen Leitungsbahn (Ajmalin, Procainamid) verlängern, um dadurch die supraventrikuläre Tachykardie zu durchbrechen (Tab. 4.6) [32, 34]. Um die supraventrikuläre Tachykardie zu durchbrechen, wird selten ein Herzschrittmacher (mit antitachykarder Funktion) oder eine Kardioversion notwendig werden. Zur Vorbeugung gegen supraventrikuläre Tachykardien eignen sich oft Medikamente wie Amiodaron, Ecainid oder Sotalol [32]. Diese Medikamente bremsen die Reizleitung und steigern die relative Refraktärphase sowohl im AV-Knoten als auch in den akzessorischen Leitungsbahnen. Auch

begünstigt. Zur Prophylaxe gegen ein paroxysmales Vorhofflimmern können bei diesen Patienten Medikamente eingesetzt werden, die die Refraktärphase der akzessorischen Leitungsbahnen verlängern (Amiodaron, Chinidin). Oft werden sie zusammen mit Beta-Blockern verabreicht [32].

In therapieresistenten Fällen kann eine operative Durchtrennung der akzessorischen Leitungsbahnen versucht werden [32]. Zur operativen Durchtrennung der akzessorischen Leitungsbahnen wird entweder ein endokardialer Zugang unter Einsatz einer Herzlungenmaschine gewählt oder es wird am geschlossenen Herzen (extern) eine Durchtrennung und/oder eine kryochirurgische Zerstörung der akzessorischen Leitungsbahnen durchgeführt. Beim externen Zugang ist keine Eröffnung des Vorhofs, kein kardiopulmonaler Bypass und kein Herzstillstand notwendig. Da dieser Zugang keine Eröffnung des Herzens notwendig macht, kann während des Eingriffs die atrioventrikuläre Überleitung kontinuierlich überwacht werden. Auf diese Weise kann die Gefahr einer versehentlichen Durchtrennung normaler Reizleitungsbahnen vermindert werden. Bei diesen Operationen konnte (unter einer elektrisch induzierten supraventrikulären Tachykardie) mittels intrakardialer Ableitungen und mittels eines epikardialen «mappings» aufgezeigt werden, daß akzessorische Leitungsbahnen zumeist den linken Vorhof mit dem linken Ventrikel verbinden [32].

### Narkoseführung

Ziel bei der Narkoseführung von Patienten mit einem Wolff-Parkinson-White-Syndrom muß es sein, solche Ereignisse zu vermeiden, die das Gleichgewicht der Reizleitung über normale und akzessorische Leitungsbahnen verändern und dadurch eine akute Tachyarrhythmie auslösen können [35, 36]. Insbesondere sollte eine Steigerung des Sympathikotonus vermieden werden. Eine antiarrhythmische Dauermedikation sollte auch während der perioperativen Phase fortgesetzt werden. Eine Prämedikation mit Medikamenten, die die Herzfrequenz steigern können, verbietet sich. Obwohl Atropin zur Prämedikation eingesetzt wurde, ohne daß kardiale Nebenwirkungen auftraten [36], scheinen Scopolamin oder Glykopyrrolat besser geeignet zu sein, falls ein Anticholinergikum notwendig erscheint. Die Prämedikation mit einem Anxiolytikum ist wünschenswert. Es gibt jedoch kein Anxiolytikum, das bei diesen Patienten bevorzugt eingesetzt werden sollte.

Eine sichere Narkoseeinleitung kann durch intravenöse Gabe eines Barbiturats, eines Benzodiazepins oder durch Etomidate erreicht werden. Thiopental wurde nachgesagt, daß es die Reizleitung in den akzessorischen Leitungsbahnen beschleunigt, dies wurde bisher aber klinisch nicht bestätigt [36]. Von dem Einsatz von Ketamin ist bei diesen Patienten aufgrund seiner sympathikomimetischen Wirkung abzuraten. Zur endotrachealen Intubation und zur Aufrechterhaltung der Narkose sollten solche Medikamente verabreicht werden, mit denen die Gefahr, daß es im Rahmen von direkter Laryngoskopie und Operation zu einer Zunahme des Sympathikotonus kommt, verhindert werden kann.

Zur Aufrechterhaltung der Narkose wurde bei diesen Patienten z.B. Lachgas in Kombination mit einem volatilen Anästhetikum erfolgreich eingesetzt [36]. Theoretisch führt Halothan, das die Reizleitung in AV-Knoten, His-Bündel und den Purkinje-Fasern verlangsamt, eher zu Herzrhythmusstörungen im Sinne eines Reentry-Mechanismus als Enfluran, das nur die Überleitung im AV-Knoten verlangsamt [2, 3]. Obwohl diese Wirkungen an normalen Leitungsbahnen auftreten, bedeutet dies jedoch noch nicht, daß es auch an akzessorischen Leitungsbahnen zu gleichen Veränderungen kommt. Für Thiopental, Diazepam und Fentanyl konnte nachgewiesen werden, daß sie keine Wir-

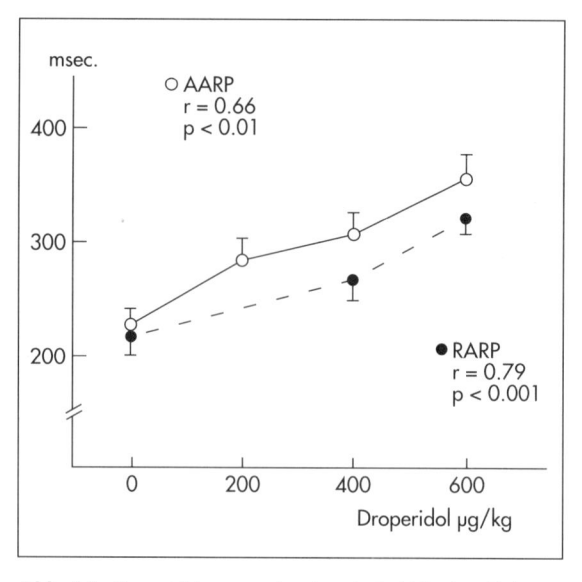

**Abb. 4.6:** Droperidol verursacht eine dosisabhängige Verlängerung der anterograden (AARP) und retrograden (RARP) absoluten Refraktärphase von akzessorischen Leitungsbahnen. (Gomez-Arnau J, Marquez-Montes J, Avello F. Fentanyl and droperidol effects on the refractoriness of the accessory pathway in the Wolff-Parkinson-White syndrome. Anesthesiology 1983; 58: 307–13.)

kung auf die Reizleitung in den akzessorischen Leitungsbahnen haben. Es wird empfohlen, solche Konzentrationen an volatilen Anästhetika zu verabreichen, die ausreichend sind, um auch bei starken Stimulationen eine Steigerung des Sympathikotonus zu verhindern.

Vor Beginn einer endotrachealen Intubation sollte eine ausreichend tiefe Narkose mittels eines volatilen Anästhetikums und/oder mit einem Opioid sichergestellt werden. Große Mengen von Droperidol (200–600 mikrog/kg) verlängern sowohl die anterograde als auch die retrograde absolute Refraktärphase der akzessorischen Leitungsbahnen. Dadurch wird die Gefahr einer Tachyarrhythmie bei diesen Patienten vermindert (Abb. 4.6), [37]. Zur Relaxierung während der endotrachealen Intubation und – falls nötig – auch für den operativen Eingriff sind solche nicht-depolarisierenden Muskelrelaxantien zu empfehlen, die nur eine geringe Auswirkung auf die Herzfrequenz und den Blutdruck haben. Pancuronium sollte vermutlich nicht eingesetzt werden, da es die Reizüberleitung durch den AV-Knoten beschleunigen kann (Abb. 4.2), [5]. Daß Pancuronium bei diesen Patienten auch zu einer Steigerung der Reizleitungsgeschwindigkeit im Bereich der akzessorischen Leitungsbahnen führt, konnte jedoch nicht nachgewiesen werden. Das zur Antagonisierung nicht-depolarisierender Muskelrelaxantien eingesetzte Neostigmin soll bei diesen Patienten angeblich gehäuft zu Herzrhythmusstörungen führen [38]. Dies konnte jedoch durch klinische Erfahrungen nicht bestätigt werden [36]. Eine perioperativ plötzlich auftretende und hämodynamisch wirksame Tachyarrhythmie kann durch eine Kardioversion wirksam behandelt werden.

Eine wachsende Anzahl von Patienten mit einem Wolff-Parkinson-White-Syndrom wird mittels operativer Durchtrennung der akzessorischen Leitungsbahnen behandelt. Die anatomische Lage der akzessorischen Leitungsbahnen wird durch intraoperatives endokardiales «mapping» festgestellt. Obwohl hierzu nur wenig Erfahrungen vorliegen, scheint es doch angebracht zu sein, während der intraoperativen Phase solche Medikamente zu vermeiden, die die kardiale Reizleitung durch die akzessorischen Leitungsbahnen beeinflussen. Zur Einleitung und Aufrechterhaltung der Narkose sind ein Benzodiazepin und ein Opioid in Kombination mit einem Muskelrelaxans – das eine nur möglichst geringe Kreislaufwirksamkeit hat – zu empfehlen. Es scheint ratsam, solche Antiarrhythmika oder Sympathikomimetika zu vermeiden, die eventuell die akzessorischen Leitungsbahnen beeinflussen und deren Identifizierung während des endokardialen «mappings» erschweren, auch wenn dies durch keine speziellen Studien belegt ist. Eine Kardioversion oder eine Stimulation mittels Herzschrittmachers (mit antitachykarder Funktion) sind zur Therapie einer hämodynamisch wirksamen Tachyarrhythmie geeignet, falls diese während der Identifizierung der akzessorischen Leitungsbahnen auftreten sollte.

### 4.5.2 Lown-Ganong-Levine-Syndrom

Das Lown-Ganong-Levine-Syndrom (LGL-Syndrom) entsteht durch akzessorische Leitungsbahnen, die als James-Bündel bezeichnet werden. Diese Bündel umgehen den AV-Knoten und münden direkt in das His-Bündel (Abb. 4.5). Hierdurch entfällt die normale physiologische Reizleitungsverzögerung im AV-Knoten. Im EKG besteht bei diesem Syndrom typischerweise eine verkürzte PQ-Strecke, der QRS-Komplex ist normal konfiguriert und Deltawellen fehlen. Ein Vorhofflimmern oder Vorhofflattern sind die häufigsten Herzrhythmusstörungen bei diesem Syndrom. Therapie und Narkoseführung sind bei diesen Patienten gleich wie bei Patienten mit einem Wolff-Parkinson-White-Syndrom.

### 4.5.3 Mahaim-Bündel

Typisch für diese Variante der Präexzitationssyndrome sind eine normale bis leicht verkürzte PQ-Strecke, ein breiter QRS-Komplex und Deltawellen. Dieses Syndrom ist Folge von akzessorischen Leitungsbahnen, die als Mahaim-Bündel bezeichnet werden. Sie entspringen unterhalb des AV-Knotens und münden direkt in das Ventrikelmyokard (Abb. 4.5). Behandlung und Narkoseführung ist wie bei Patienten mit einem Wolff-Parkinson-White-Syndrom.

## 4.6 QT-Syndrom

Ein QT-Syndrom ist eine seltene vererbbare Erkrankung, die wichtige Auswirkungen auf die Narkoseführung hat [39, 40]. Diagnostisches Merkmal ist eine verlängerte QT-Dauer (mehr als 0,44 Sekunden). Die QT-Dauer ist auch dann noch verlängert, wenn die frequenzkorrigierte QT-Dauer zugrunde gelegt wird. Es ist wichtig, einen Schenkelblock (d.h. verbreiterte QRS-Komplexe) als Ursache einer verlängerten QT-Dauer auszuschließen. Eine verlängerte QT-Dauer in Kombination mit einer angeborenen neutral bedingten Schwerhörigkeit wird als Jervell-Lange-Nielsen-Syndrom bezeichnet. Ungefähr 0,25 – 1 % der Patienten mit einer angeborenen Schwerhörigkeit weisen eine verlängerte QT-Dauer auf. Eine verlängerte QT-Dauer ohne angeborene Schwerhörigkeit wird als Romano-Ward-Syndrom bezeichnet. Auch eine radikale rechtsseitige Neck dissection kann zu einer verlängerten QT-Dauer und zu postoperativen Herzrhythmusstörungen führen (Abb. 4.7), [41]. Ähnliche Veränderungen sind dagegen nach einer radikalen linksseitigen Neck dissection nicht festzustellen (Abb. 4.7), [41]. Eine erworbene verlängerte QT-Dauer ist zumeist auf Antiarrhythmika, wie z.B. Chinidin und Disopyramid zurückzuführen. Patienten, bei denen eine unerkannte verlängerte QT-Dauer vorliegt, können gefährdet sein, falls ihnen bestimmte Antiarrhythmika verabreicht werden. Auch Phenothiazine, Lithium, trizyklische Antidepressiva, eine diuretikainduzierte Hypokaliämie und eine Hypokalzämie können zu einer Verlängerung der QT-Dauer führen. Falls postoperativ nach

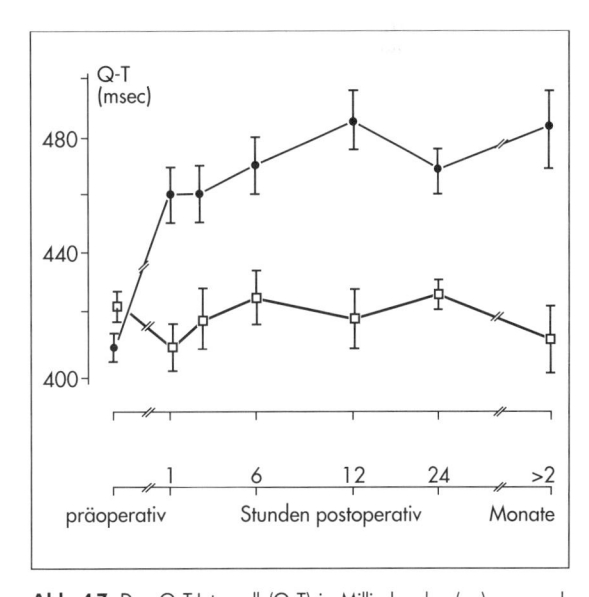

**Abb. 4.7:** Das Q-T-Intervall (Q-T) in Millisekunden (ms) war nach einer rechtsseitigen Neck dissection (volle Kreise) verlängert, nicht jedoch nach einer linksseitigen Neck dissection (leere Kästchen). Mittelwerte ± SE. (Otteni JC, Pottecher T, Bronner G, Flesch H, Diebolt JR. Prolongation of the Q-T interval and sudden cardiac arrest following right radical neck dissection. Anesthesiology 1982; 59: 358–61.)

einer radikalen rechtsseitigen Neck dissection eine (operativ bedingte) Verlängerung der QT-Dauer auftritt, ist es besonders wichtig, daß Elektrolytstörungen vermieden werden.

Ein angeborenes QT-Syndrom manifestiert sich häufig bereits im Säuglingsalter oder in der frühen Kindheit und kann mit einem Krampfanfall verwechselt werden, falls keine EKG-Kontrolle durchgeführt wird. Plötzliche Synkopen aufgrund einer Sympathikusstimulation werden häufig durch körperliche Anstrengung oder Furcht ausgelöst. Eine verlängerte QT-Dauer ist häufig nur bei körperlicher Anstrengung oder aber intermittierend nachweisbar. Synkopen oder gelegentlich sogar ein plötzlicher Tod sind bei diesen Patienten vermutlich durch ventrikuläre Herzrhythmusstörungen bedingt. Ein präoperatives EKG zum Ausschluß eines QT-Syndroms ist bei Kindern mit angeborener Schwerhörigkeit oder plötzlichen Todesfällen in der Familie zu empfehlen, denn die körperliche Untersuchung ergibt häufig keinen pathologischen Befund. Auch bei den Familienangehörigen der betroffenen Patienten sollte eine EKG-Kontrolle durchgeführt werden.

Eine verzögerte Repolarisation der Ventrikel, wie sie bei einer verlängerten QT-Dauer vorliegt, erhöht die Anfälligkeit für Herzrhythmusstörungen. Als Grund für ein QT-Syndrom wird zumeist eine kongenitale asymmetrische sympathische Innervation des Herzens angenommen. Ursache ist ein gesteigerter linksventrikulärer oder ein verminderter rechtsventrikulärer Sympathikotonus. Eine zweite Hypothese geht davon aus, daß die primäre Störung ein angeborener Defekt derjenigen Mechanismen ist, die während der Phase III des kardialen Aktionspotentials für den Kaliumausstrom aus den Zellen notwendig sind.

### 4.6.1 Therapie

Die Therapie eines QT-Syndroms beruht auf empirischen Erfahrungen. Es wird versucht, pharmakologisch und operativ den Sympathikotonus des Herzens zu senken. Die Initialbehandlung ist daher häufig eine medikamentöse Beta-Blockade. Die Mortalität beträgt bei unbehandelten Patienten über 70% und fällt bei einer Beta-Blockade auf weniger als 10% ab. Beta-Blocker verkürzen die QT-Dauer, vermindern den Sympathikotonus und steigern die Schwelle für ein Kammerflimmern. Bleibt diese Behandlung erfolglos, können stattdessen andere Medikamente wie z.B. Phenytoin, Primidon, Verapamil oder Bretylium verabreicht werden. Bleibt die medikamentöse Therapie erfolglos, kann eine linksseitige Stellatum-Blockade in Erwägung gezogen werden, um vorübergehend das Ungleichgewicht zwischen den links- und rechtsseitigen kardialen Sympathikusfasern aufzuheben. Eine erfolgreiche Blockade kann am besten an einer Verkürzung der QT-Dauer erkannt werden. Die Wirkung einer linksseitigen Stellatum-Blockade ist jedoch nur vorübergehend. Sie kann nur dazu dienen, akute Herzrhythmusstörungen zu therapieren oder die Erfolgsaussichten einer operativen Entfernung des Ganglion stellatum einschätzen zu können und unbehandelte Patienten auf einen Noteingriff vorzubereiten. Patienten, bei denen präoperativ ein solches Syndrom nicht diagnostiziert und vorbehandelt wurde, neigen zu lebensbedrohlichen Herzrhythmusstörungen während der Narkose. Bei Patienten, die nach der Behandlung mit Beta-Blockern eine symptomatische Bradykardie entwickeln, kann gelegentlich ein Herzschrittmacher notwendig werden.

### 4.6.2 Narkoseführung

Voraussetzung für die Narkoseführung bei Patienten mit einem QT-Syndrom ist eine vorher durchgeführte Beta-Blockade oder eine prophylaktische linksseitige Stellatum-Blockade. Ereignisse, die die QT-Dauer verlängern können, wie z.B. eine plötzliche Erhöhung des Sympathikotonus aufgrund präoperativer Angstzustände oder starke intraoperative Reize bei unzureichender Narkosetiefe bzw. eine akute Hypokaliämie wegen einer iatrogenen Hyperventilation, müssen möglichst vermieden werden. Zur Angstminderung ist eine entsprechende präoperative Medikation angebracht. Der Einsatz von Anticholinergika im Rahmen der Prämedikation ist fragwürdig, da hierdurch eine Veränderung des Gleichgewichts zwischen Sympathikotonus und Parasympathikotonus auftreten kann. Eine Verringerung der Plasmakonzentrationen von Kalzium, Kalium oder Magnesium sind ebenfalls unerwünscht, da diese Eletrolytveränderungen zu einer Verlängerung der PQ-Dauer führen können.

Eine sichere Narkoseeinleitung kann mit Thiopental durchgeführt werden, obwohl dieses Medikament die QT-Dauer bei herzgesunden Patienten verlängern kann. Ketamin sollte aufgrund seiner sympathikomimetischen Wirkung nicht verabreicht werden. Die endotracheale Intubation sollte erst unter einer ausreichend tiefen Narkose mit volatilen Anästhetika erfolgen, um Reaktionen auf den Intubationsreiz unterdrücken zu können. Die volatilen Medikamente sind so zu dosieren, daß eine schmerzbedingte Steigerung des Sympathikotonus sicher unterdrückt wird.

Außerdem dürfen die verwendeten volatilen Anästhetika das Herz nicht für die arrhythmogene Wirkung der Katecholamine sensibilisieren. Isofluran oder Enfluran – eventuell in Kombination mit Lachgas – sind aus diesem Grunde empfehlenswert [39, 42]. Da es bei einer erhöhten Katecholaminkonzentration und bei gleichzeitiger Halothangabe gehäuft zu Herzrhythmusstörungen kommt, ist Halothan nicht das Mittel der Wahl. Auch Opioide sind geeignet, sie müssen aber oft mit einem volatilen Anästhetikum kombiniert werden, um schmerzbedingte Sympathikusstimulationen abzuschwächen. Die Extubation sollte in noch tiefer Narkose erfolgen, um hierbei eine Sympathikusstimulation möglichst zu vermeiden.

Bei der Wahl der Muskelrelaxantien sollte darauf geachtet werden, daß sie keine direkten oder indirekten sympathikomimetischen Nebenwirkungen haben. Succinylcholin verlängert die QT-Dauer bei gesunden Patienten und kann bei diesen Patienten ein Kammerflimmern verursachen [42]. Succinylcholin wurde bei diesen Patienten aber auch schon ohne Zwischenfälle verabreicht. Auch Pancuronium wurde zur Muskelrelaxierung ohne Zwischenfälle benutzt, obwohl es eine sympathikomimetische Wirkung hat. Vecuronium oder Atracurium sind für die endotracheale Intubation oder zur intraoperativen Relaxierung geeignet [42]. Die Antagonisierung nicht-depolarisierender Muskelrelaxantien scheint bei diesen Patienten keine Veränderung der QT-Dauer zu bewirken.

Ein Defibrillator sollte stets bereitstehen, da eine erhöhte Gefahr eines perioperativen Kammerflimmerns besteht. Zur Behandlung akuter intraoperativer ventrikulärer Rhythmusstörungen wird häufig Propranolol eingesetzt. Lidocain, Procainamid und Chinidin sind zur Behandlung akuter Herzrhythmusstörungen nicht zu empfehlen, da diese Medikamente die QT-Dauer verlängern können [41].

Es wurde allerdings auch berichtet, daß bei einem Patienten mit einem QT-Syndrom Lidocain erfolgreich zur intraoperativen Behandlung einer ventrikulären Tachykardie eingesetzt wurde. Phenytoin ist in der Lage, die QT-Dauer zu verkürzen. Aus diesem Grunde ist postoperativ eine orale Phenytoingabe zu empfehlen.

## Kapitel 4

1. Akhtar M. Management of ventricular tachyarrhythmias. JAMA 1982; 247: 671-4
2. Atlee JL, Rusy BF. Halothane depression of A-V conduction studied by electrograms of the bundle of His in dogs. Anesthesiology 1972; 36: 112-8
3. Atlee JL, Rusy BF. Atrioventricular conduction times and atrioventricular nodal conductivity during enflurane anesthesia in dogs. Anesthesiology 1977; 47: 498-503
4. Johnston RR, Eger EI, Wilson C. A comparative interaction of epinephrine with enflurane, isoflurane, and halothane in man. Anesth Analg 1976; 55: 709-12
5. Geha DG, Rozelle BC, Raessler KL, et al. Pancuronium bromide enhances atrioventricular conduction in halothane-anesthetized dogs. Anesthesiology 1977; 46: 342-5
6. Miller RD, Way WL, Katzung BG. The potentiation of neuromuscular blocking agents by quinidine. Anesthesiology 1967; 28: 1036-41
7. Harrah MD, Way WL, Katzung BG. The interaction of d-tubocurarine with antiarrhythmic drugs. Anesthesiology 1970; 33: 406-10
8. Healy TEJ, O'Shea MD, Massey J. Disopyramide and neuromuscular transmission. Br J Anaesth 1981; 53: 495-8
9. Liberman BA, Teasdale SJ. Anaesthesia and amiodarone. Can Anaesth Soc J 1985; 32: 629-38
10. Wu D. Supraventricular tachycardias. JAMA 1983; 249: 3357-60
11. Chew CYC, Hecht HS, Collett JT, McAllister RG, Singh BN. Influence of severity of ventricular dysfunction on hemodynamic responses to intravenously administered verapamil in ischemic heart disease. Am J Cardiol 1981; 47: 917-22
12. Schulte-Sasse U, Hess W, Markschies-Harnung A, Tarnow J. Combined effects of halothane anesthesia and verapamil on systemic hemodynamics and left ventricular myocardial contractility in patients with ischemic heart disease. Anesth Analg 1984; 63: 791-8
13. Durant NN, Nguyen N, Katz R. Potentiation of neuromuscular blockade by verapamil. Anesthesiology 1984; 60; 298-303
14. Lawson NW, Kraynack BJ, Gintautas J. Neuromuscular and electrocardiographic responses to verapamil in dogs. Anesth Analg 1983; 62: 50-4
15. Chung DC. Anaesthetic problems associated with the treatment of cardiovascular disease. I. Digitalis toxicity. Can Anaesth Soc J 1981; 28: 6-16
16. Phibbs B, Friedman HS, Graboys TB, et al. Indications for pacing in the treatment of bradyarrhytmias. Report of an independent study group. JAMA 1984; 252: 1307-11
17. Mulcahy R, Hickey N, Mauser B. An etiology of bundle branch block. Br Heart J 1968; 30: 34-7
18. Thomson IR, Dalton BC, Lappas DG, Lowenstein E. Right bundle-branch block and complete heart block caused by the Swan-Ganz catheter. Anesthesiology 1979; 51: 359-62
19. Rorie DK, Muldoon SM, Krabill DR. Transient bundle branch block occurring during anesthesia. Anesth Analg 1972; 51: 633-7
20. Pratila M, Pratilas V, Dimich I. Transient left-bundle branch block during anesthesia. Anesthesiology 1979; 51: 461-3
21. Edelman JD, Hurlbert BJ. Intermittent left bundle branch block during anesthesia. Anesth Analg 1981; 59: 628-30
22. Rooney S-M, Goldiner PL, Muss E. Relationship of right bundle-branch block and marked left axis deviation to complete heart block during general anesthesia. Anesthesiology 1976; 44: 64-6
23. Venkataraman K, Madias JE, Hood WB. Indications for prophylactic preoperative insertion of pacemaker in patients with right bundle branch block and left anterior hemiblock. Chest 1975; 68: 501-6
24. Coriat P, Harari A, Ducardonet A, et al. Risk of advanced heart block during extradural anaesthesia in patients with right bundle branch block and left anterior hemiblock. Br J Anaesth 1981; 53: 545-8
25. Bellocci F, Santarelli P, Di-Gennaro M, et al. The risk of cardiac complications in surgical patients with bifascicular block: A clinical and electrophysiologic study in 98 patients. Chest 1980; 77: 343-8
26. Davies M, Harris A. Pathological basis of primary heart block. Br Heart J 1966; 31: 219-26
27. Lev M. Anatomic basis for atrioventricular block. Am J Med 1964; 37: 742-8

28 Jones RM, Broadbent MP, Adams AP. Anaesthetic considerations in patients with paroxysmal supraventricular tachycardia. A review and report of cases. Anaesthesia 1984; 39: 307–13
29 Sprague DH, Mandel SD. Paroxysmal supraventricular tachycardia during anesthesia. Anesthesiology 1977; 46: 75–7
30 Kleiger R, Lown B. Cardioversion and digitalis. II. Clinical studies. Circulation 1966; 33: 878–87
31 Chee TP, Prakash NS, Desser KB, Benchimil A. Postoperative supraventricular arhythmias and the role of prophylactic digoxin in cardiac surgery. Am Heart J 1982; 104: 941–7
32 Wellens HJJ, Brugada P, Penn OC. The management of preexcitation syndromes. JAMA 1987; 257: 2325–33
33 Vidaillet HJ, Pressley JC. Henke E, Harrell FE, German LD. Familial occurrence of accessory atrioventricular pathways (preexcitation syndrome). N Engl J Med 1987; 317: 65–9
34 Prystowsky EN. Pharmacologic therapy of tachyarrhythmias in patients with Wolff-Parkinson-White syndrome. Herz 1983; 8: 133–43
35 vanderStarre PJA. Wolff-Parkinson-White syndrome during anesthesia. Anesthesiology 1978; 48: 369–72

36 Sadowski AR, Moyers JR. Anesthetic management of the Wolff-Parkinson-White syndrome. Anesthesiology 1979; 51: 553–6
37 Gomez-Arnau J, Marques-Montes J, Avello F. Fentanyl and droperidol effects on the refractoriness of the accessory pathway in the Wolff-Parkinson-White syndrome. Anesthesiology 1983; 58: 307–13
38 Hannington-Kiff JG. The Wolff-Parkinson-White syndrome and general anesthesia. Br J Anaesth 1968; 40: 791–5
39 Galloway PA, Glass PSA. Anesthetic implications of prolonged QT interval syndromes. Anesth Analg 1985; 64: 612–20
40 Moss AJ. Prolonged QT interval syndromes. JAMA 1986; 256: 2985–8
41 Otteni JC, Pottecher T, Bronner G, Flesch H, Diebold JR. Prolongation of the Q-T interval and sudden cardiac arrest following right radical neck dissection. Anesthesiology 1983; 59: 358–61
42 Wilton NCT, Hantler CB. Congenital long QT syndrome: Changes in QT interval during anesthesia with thiopental, vecuronium, fentanyl and isoflurane, Anesth Analg 1987; 66: 357–60

# 5 Herzschrittmacher

Bisher haben in den USA ca. 500.000 Patienten einen permanenten Herzschrittmacher und jedes Jahr kommen ungefähr 100.000 weitere Patienten hinzu [1]. Damit wird deutlich, daß Schrittmacherpatienten häufig auch perioperativ betreut werden müssen. Ungefähr die Hälfte dieser Patienten ist über 70 Jahre alt. Ein weiteres Problem in diesem Zusammenhang besteht darin, daß es immer mehr Schrittmachertypen gibt und daher ein stets aktuelles Wissen auf diesem Gebiet erforderlich ist.

Ein artifizieller Herzschrittmacher kann nur deshalb funktionieren, da sich das Myokard bei einer elektrischen Stimulation kontrahiert. Im Einzelfall kann es große Kontroversen darüber geben, ob bei einem Patienten ein Schrittmacher indiziert ist oder nicht. Eine Schrittmacherimplantation sollte jedoch immer dann in Erwägung gezogen werden, falls anamnestisch bekannt ist, daß im Rahmen einer Bradykardie eine Synkope oder eine Herzinsuffizienz auftrat. Auch wenn im Rahmen eines akuten Herzinfarkts bestimmte Reizleitungsstörungen (z. B. Schenkelblock; AV-Block II. Grades, Typ Mobitz 2) auftreten, kann ein passagerer Herzschrittmacher indiziert sein.

Kommt es im Rahmen einer Medikamentenüberdosierung zu einem AV-Block III. Grades, reicht oft ein passagerer Schrittmacher aus. Ein solcher kann auch notwendig werden, falls nach einer Operation im kardiopulmonalen Bypass vorübergehend ein AV-Block III. Grades auftritt. Ein bifaszikulärer Block oder ein Sick-sinus-Syndrom sind dagegen keine Indikation für den prophylaktischen Einsatz eines Herzschrittmachers (vgl. Kap. 4). Patienten, die einen asymptomatischen angeborenen AV-Block III. Grades haben, benötigen keinen künstlichen Herzschrittmacher.

Eine fehlende Symptomatik weist bei diesen Patienten darauf hin, daß sich die Herzfrequenz ausreichend gut an unterschiedliche Belastungen anpassen kann. Falls sowohl eine Überwachung der kardialen Füllungsdrucke als auch die Möglichkeit zur elektrischen Herzstimulation erforderlich ist, kann ein Pulmonalarterienkatheter mit einer integrierten Stimulationselektrode eingesetzt werden.

Durch Bewegungen des Patienten kann ein solcher Katheter jedoch so stark dislozieren, daß eine Stimulation nicht mehr möglich ist.

## 5.1 Schrittmachertypen

Was für ein Schrittmacher ausgewählt wird, hängt 1. von der speziellen Indikation, 2. von der Dringlichkeit der Schrittmacherimplantation und 3. von der Lebenserwartung des Patienten ab. Schrittmacher können entweder über das venöse System (endokardial) oder über einen subkostalen Zugang (epikardial oder myokardial) eingeführt werden. Alle Schrittmacher bestehen aus zwei Hauptkomponenten, nämlich dem Impulsgeber und den Stimulationselektroden (Tab. 5.1), [2]. Die elektrischen Impulse werden im Impulsgeber gebildet und zum Endokard oder zum Epikard des Herzens geleitet, wo eine mechanische Kontraktion ausgelöst wird. Der Impulsgeber ist in einem dicht verschlossenen Metallgehäuse untergebracht. Er wiegt 30–130 g und wird zumeist von einer Lithiumbatterie versorgt. Bei implantierten, modernen Impulsgebern können nichtinvasiv (transkutan) verschiedene Funktionsarten programmiert werden (Tab. 5.2), [1]. Durch einen aus fünf Buchstaben bestehenden Code können die verschiedenen Schrittmacherfunktionen beschrieben werden (Tab. 5.3), [1, 2]. Es stehen inzwischen zahlreiche verschiedene Schrittmachertypen zur Verfügung.

### 5.1.1 Asynchroner (starrfrequenter) ventrikelstimulierender Herzschrittmacher

Ein asynchroner (starrfrequenter) ventrikelstimulierender Herzschrittmacher (VOO) gibt in einstellbaren, regelmäßigen Intervallen (normalerweise mit einer effektiven Herzfrequenz von 70–72 Schlägen pro Minute) elektrische Impulse an den Ventrikel ab. Diese

**Tab. 5.1:** Erklärung der im Rahmen eines Herzschrittmachers häufig gebrauchten Begriffe

| Begriffe | Definition |
| --- | --- |
| Schrittmacheraggregat | besteht aus einer Energiequelle (Batterie) und elektrischen Stromkreisen, die für die Schrittmacherstimulation und die Detektionsfunktionen (sensing) notwendig sind. |
| intern oder extern | Anatomische Lokalisierung des Schrittmacheraggregats in Bezug zur Haut. |
| Schrittmachersonde Schrittmacherelektrode | Isolierter Draht, der das Schrittmacheraggregat mit der Elektrode verbindet. freies Metallende der Schrittmachersonde, die mit dem Endokard oder dem Epikard in Kontakt ist. |
| endokardiale Stimulation | Stimulation (pacing) des rechten Vorhofs oder des rechten Ventrikels durch Elektrodenkontakt mit dem Endokard nach transvenöser Sondeneinführung. |
| epikardiale Stimulation | Stimulation (pacing) des rechten Vorhofs oder des rechten Ventrikels durch eine Elektrode, die unter Sicht im Myokard plaziert wird. |
| unipolare Stimulation | das distale, negative (stimulierende) Sondenende (Schrittmacherelektrode) wird im Vorhof oder Ventrikel, der positive (proximale, indifferente Erdungs-)Pol wird weit entfernt vom Herzen plaziert (Metallteil des Schrittmacheraggregats oder im Subkutangewebe). |
| bipolare Stimulation | die negative und positive Elektrode werden im Ventrikel plaziert. Die Stimulation erfolgt wie bei einem passageren Ventrikelschrittmacher. |
| Reizschwelle | minimale Stromstärke (Ampère) oder Spannung (Volt) die notwendig ist, um eine Kontraktion des stimulierten Ventrikels auszulösen. |
| Widerstand (resistance) | Bestimmung des Gesamtwiderstandes am Übergang von der Schrittmacherelektrode zum Myokard. Mit Hilfe des Ohmschen Gesetzes und den Schwellenwerten für Stromstärke und Spannung wird dieser Gesamtwiderstand errechnet. Der Normalwert liegt zwischen 350–1000 Ohm. |
| R-Zacken-Detektionsempfindlichkeit (sensivity) | Erforderliche Mindestspannung der spontanen R-Zacke um die Detektionsfunktion des Schrittmacheraggregates zu aktivieren und damit die Stimulation zu hemmen oder triggern. Eine R-Zacken-Detektionsempfindlichkeit von ungefähr 3 mV ermöglicht bei einem externen Impulsgeber eine ventrikel-inhibierte Schrittmacherstimulation. |
| Hysterese | wird bei einem Schrittmacher, der eine Stimulationsfrequenz von 70 Schlägen/min hat, eine Hysterese von 60 Schlägen/min programmiert, so beginnt der Schrittmacher erst bei einer Eigenfrequenz von unter 60 Schlägen/min mit einer Frequenz von 70 Schlägen/min zu stimulieren. Dem Patienten werden also größere Frequenzschwankungen erlaubt. |

Impulse sind von der spontanen Herzfrequenz des Patienten unabhängig (Abb. 5.1), [1]. Die elektrischen Impulse können daher in einem völlig willkürlichen Verhältnis zur spontanen Herzfrequenz des Patienten auftreten. Zu einer elektrisch stimulierten Ventrikelkontraktion kommt es, wenn der Generatorimpuls ausreichend Energie besitzt und nicht in die Refraktärphase des Ventrikels fällt. Am sinnvollsten ist solch ein Schrittmachertyp bei der Behandlung einer Bradykardie aufgrund eines plötzlich auftretenden AV-Blocks III. Grades. VOO-Schrittmacher werden nur sehr selten als permanente Schrittmacher eingesetzt [2].

Vorteile eines VOO-Schrittmachers sind seine Einfachheit und Zuverlässigkeit. Probleme die sich bei dessen Einsatz ergeben können, sind 1. sein kontinuierlicher Energieverbrauch (der Generator gibt auch dann Impulse ab, wenn der Patient eine normale Herzfrequenz hat) und 2. eine Konkurrenz mit den spontanen Impulsen des Reizleitungssystems. Durch einen solchen Schrittmacher kann unter Umständen eine Kammertachykardie oder ein Kammerflimmern ausgelöst werden, falls sich das Myokardgewebe, das die Schrittmacherelektrode umgibt, in dem Moment repolarisiert, wenn ein Schrittmacherimpuls ankommt (R-auf-T-Phänomen). Diese Situation tritt selten auf, da die zur Ventrikelerregung notwendige Energie wesentlich geringer ist als die zur Auslösung eines Kammerflimmerns notwendige Energie. Die notwendige Mindestenergie, um in der vulnerablen Phase ein Kammerflimmern auszulösen, ist ungefähr 100 mal größer als die maximale Energieabgabe des Impulsgebers [3]. Deshalb ist das Risiko eines iatrogen ausgelösten Kammerflimmerns sehr gering.

### 5.1.2 Vorhofstimulierender, starrfrequenter Herzschrittmacher

Die vorhofstimulierenden, starrfrequenten Schrittmacher (AOO) sind weitgehend mit VOO-Schrittmachern identisch. Der einzige Unterschied besteht darin, daß die Schrittmacherelektrode nicht im rechten Ventrikel, sondern im rechten Vorhof plaziert wird (Abb. 5.1), [1]. Liegt ein atrioventrikulärer Block vor, ist der Einsatz eines AOO-Schrittmachers wertlos. Der Einsatz dieser Schrittmacher ist vor allem dann sinnvoll, falls eine Bradykardie therapiert werden muß und die Überleitung des AV-Knotens normal ist.

**Tab. 5.2:** Programmierbare Funktionen eines Schrittmacheraggregates

Stimulationsfrequenz

ans Myokard abgegebene Stimulationsenergie (in mA)

Refraktärphase

R-Zacken-Detektionsempfindlichkeit (sensitivity)

Hysterese

Funktionsmodus des Impulsgebers (definiert durch die ersten drei Anfangsbuchstaben des ICDH-Codes; vgl. Tab. 5.3 und 5.4)

untere Frequenzgrenze

obere Frequenzgrenze

AV-Verzögerung (P-R-Intervall)

### 5.1.3 Ventrikelstimulierender (synchronisierter) Demandschrittmacher

Ventrikelstimulierende Demandschrittmacher sind so konzipiert, daß sie den Ventrikel nur dann stimulieren, falls innerhalb eines vorgegebenen Zeitintervalls keine spontane Eigenerregung erfolgt (synchronisierter Schrittmacher), (Abb. 5.1), [1]. Daher kann es zu keiner Konkurrenz zwischen den spontanen Impulsen des Reizleitungssystems und den Schrittmacherimpulsen kommen. Es kann daher auch kein iatrogenes Kammerflimmern ausgelöst werden [1, 2]. Im Vergleich zu den asynchronen Schrittmachern sind diese Herzschrittmacher energiesparender. Ventrikelstimulierende synchronisierte Herzschrittmacher sind bei Patienten indiziert, bei denen chronisches Vorhofflattern und -flimmern mit intermittierender oder konstanter AV-Blockierung vorliegt, oder 2. bei denen ein hämodynamischer Vorhofstillstand oder eine Vorhofbradykardie besteht (und Vorhofkontraktionen aus hämodynamischen Gründen nicht notwendig sind).

Elektromagnetische Wellen können von diesen Demandschrittmachern als Eigenaktivität des Herzens fehlinterpretiert werden. Durch elektromagnetische Wellen kann es daher zu einer Unterdrückung der Schrittmacherimpulse kommen (vgl. Abschnitt: Elektrokauter). Diese Schrittmacher können durch externes Aufsetzen eines Magneten in eine ventrikelstimulierende, asynchrone Arbeitsweise umgeschaltet werden. Dadurch wird die Impulserkennung (Impulsdetektion, Sensing-Funktion) abgeschaltet. Durch Auflegen eines Magneten und Umschalten auf einen asynchronen Stimulationsmodus kann präoperativ – falls der Demandschrittmacher aufgrund eines schnelleren Eigenrhythmus nicht aktiv ist – überprüft werden, ob die Impulse auch zu Herzkontraktionen führen (Capture-Funktion). Die Schrittmacherfrequenz muß bei Auflegen des Magneten normalerweise der vorprogrammierten Frequenz entsprechen. Ist die Fre-

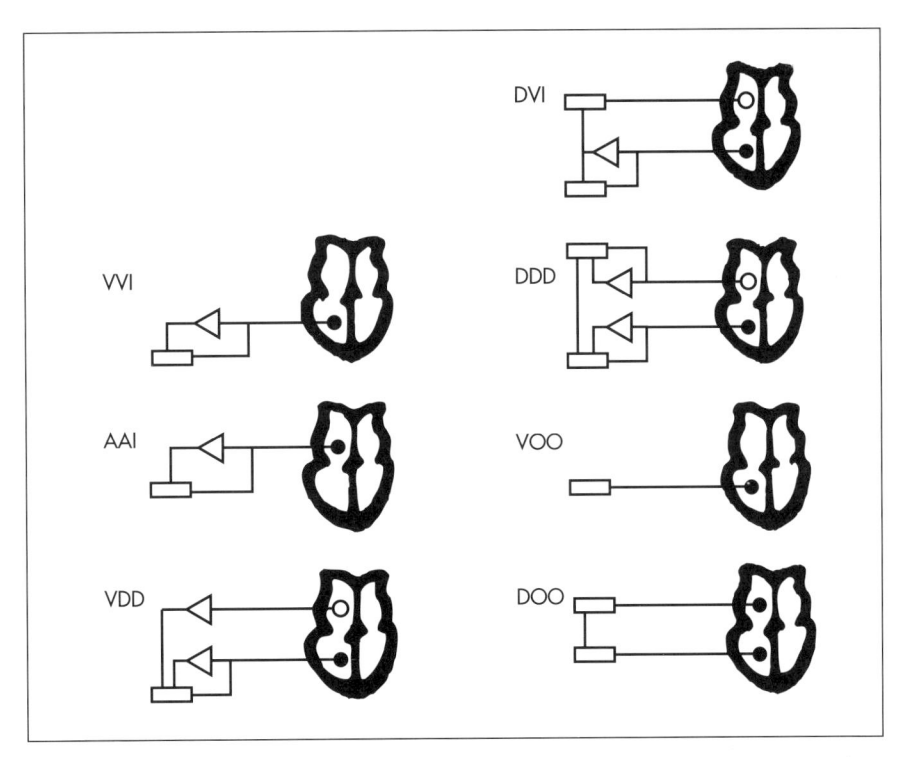

**Abb. 5.1:** Dargestellt sind die Funktionsprinzipien verschiedener Schrittmachersysteme. Der dreistellige Identifikationscode ist in Tab. 5.4 erklärt.
□ Stimulation
◁ Sensing
(Ludmer PL, Goldschlager N, Cardiac pacing in the 1980's. N Engl J Med 1986:311:1671–80.)

**Tab. 5.3:** Internationaler 3–5 Buchstaben-Code zur Kennzeichnung unterschiedlicher Schrittmacherfunktionsarten (ICHD-Code: Inter-Society Commisson for heart disease resources)

| 1. Buchstabe | 2. Buchstabe | 3. Buchstabe | 4. Buchstabe | 5. Buchstabe |
| --- | --- | --- | --- | --- |
| Stimulierte Kammer | Ort des sensing (Impulsdetektion) | Reaktion des SM-Aggregates auf eine registrierte R- und P-Zacke | Programmierbare Funktionen des Schrittmacheraggregates | spezifische antitachykarde Funktion des Schrittmacheraggregates |
| V-Ventricle (Ventrikel) | V-Ventricle (Ventrikel) | T-Triggerung | P-programmierbar (Frequenz und/oder Amplitude) | B-Burst-Stimulation |
| A-Atrium (Vorhof) | A-Atrium (Vorhof) | I-Inhibition | M-multiprogrammierbar (vgl. Tabelle 5.2) | N-kompetive Stimulation mit normaler Frequenz |
| D-Dual (Vorhof und Ventrikel) | D-Dual (Vorhof und Ventrikel) | D-Dual (R-inhibiert und P-synchron) | | S-Scanning (Abtasten in Intervallen mit veränderlicher Dauer) |
| | 0-kein Sensing (Asynchron) | 0-keines (Asynchron) | 0-nicht programmierbar | E-Externe Steuerung |

quenz erniedrigt, so spricht dies für eine Erschöpfung der Batterie.

Die ventrikelstimulierenden Demandschrittmacher werden eingeteilt in ventrikulär inhibierte (VVI) oder ventrikulär getriggerte (VVT) Schrittmacher. Diese Einteilung hängt davon ab, wie der Schrittmacher auf eine Eigenerregung (R-Zacken) der Ventrikel reagiert (Tab. 5.3), [1, 2].

**Ventrikulär inhibierte Schrittmacher**

Ein VVI-Schrittmacher wird dann unterdrückt (inhibiert), wenn die Eigenfrequenz des Herzens (Frequenz der R-Zacken) über der eingestellten Frequenz des Schrittmachers liegt. Fällt die spontane Herzfrequenz des Patienten unter diese eingestellte Schrittmacherfrequenz ab, führt das Ausbleiben der R-Zacken zur Aktivierung des Impulsgebers. Der VVI-Schrittmacher ist der am häufigsten eingesetzte Schrittmachertyp.

**Ventrikulär getriggerte Schrittmacher**

VVT-Schrittmacher werden durch jede spontane Depolarisation des Herzens getriggert. Sie stimulieren dadurch während der absoluten Refraktärphase, es kommt hierbei zu keiner Kontraktion. Tritt keine elektrische Spontanaktivität des Herzens auf, dann stimulieren diese Schrittmacher mit einer vorgegebenen Frequenz. Da diese Schrittmacher durch jede R-Zacke stimuliert werden, verbrauchen sie sehr viel Energie. Deshalb werden diese Schrittmacher nur selten eingesetzt.

### 5.1.4 Vorhofstimulierende Demandschrittmacher

Die vorhofstimulierenden Demandschrittmacher sind weitgehend mit den ventrikelstimulierenden Demandschrittmachern identisch. Der einzige Unterschied besteht darin, daß der elektrische Impuls an den Vorhof und nicht an den Ventrikel abgegeben wird (Abb. 5.1), [1]. Diese vorhofstimulierenden Schrittmacher können entweder durch den Vorhof inhibiert (AAI) oder getriggert (AAT) werden. Diese Einteilung hängt davon ab, wie der Schrittmacher auf eine spontane Vorhofdepolarisation (P-Welle) reagiert (Tab. 5.3), [1, 2]. Die Stimulation der Ventrikel entsteht dadurch, daß die Erregung aus den elektrisch stimulierten Vorhöfen über den AV-Knoten und das His-Purkinje-System in die Ventrikel weitergeleitet wird. Eine synchronisierte Vorhofstimulation ist sinnvoll, falls eine symptomatische Sinusbradykardie vorliegt, die Impulsweiterleitung über den AV-Knoten jedoch normal ist.

### 5.1.5 Sequentielle Schrittmacher

Sequentielle Schrittmacher (DVI, DDD, VDD) sind so konstruiert, daß das zeitliche Nacheinander von Vorhof- und Ventrikelkontraktion erhalten bleibt (Tab. 5.3), [1, 2]. Die Vorhofkontraktion bewirkt eine Verbesserung der diastolischen Ventrikelfüllung und führt – im Vergleich zu einer reinen Ventrikelstimulation – zu einer 20–30%igen Erhöhung des Herzzeitvolumens (vergleiche Abschnitt: Hämodynamische Auswirkung eines Herzschrittmachers). Die Elektroden dieser Schrittmacher werden sowohl im Vorhof als auch im Ventrikel plaziert. Bei diesen sequentiellen Schrittmachern kann das P-R-Intervall programmiert werden (Abb. 5.1), [1]. Ein wesentlicher Vorteil dieser Schrittmacher besteht darin, daß bei einer Zunahme der spontanen Vorhoffrequenz – wie es z.B. unter Belastung der Fall ist – auch die Ventrikelfrequenz entsprechend gesteigert werden kann. Damit können physiologische Verhältnisse imitiert werden.

VDD-Schrittmacher sind weitgehend durch DDD-Schrittmacher ersetzt worden [1]. DDD-Schrittmacher sind die hochentwickeltsten verfügbaren Schrittmacher. Sowohl in den Vorhöfen als auch in den Ventrikeln sind eine Impulsdetektion (sensing) und eine entsprechende Stimulation möglich (Tab. 5.3), (Abb. 5.1), [1]. Diese Schrittmacher können z.B. bei Patienten, bei denen zwar eine Vorhofbradykardie, aber eine intakte AV-Überleitung vorliegt, den Vorhof nach Bedarf stimulieren. Bei Patienten mit einer Vorhofbradykardie und einem AV-Block können Vorhöfe und Ventrikel sequentiell stimuliert werden. Die Ventrikel können

**Tab. 5.4:** Verschiedene Typen von Schrittmacheraggregaten

| Buchstabencode* | | | Beschreibung |
|---|---|---|---|
| I | II | III | |
| A | O | O | asynchrone (fixfrequente) Vorhofstimulation |
| V | O | O | asynchrone (fixfrequente) Ventrikelstimulation ohne Sensing und ohne Inhibierung oder Triggerung |
| A | A | I | Vorhofstimulation im demand-Modus. Sensing im Vorhof. Der Impulsgeber wird durch spontane Vorhoferregungen (P-Zacke) blockiert |
| V | V | I | Ventrikelstimulation im demand-Modus. Sensing im Ventrikel. Der Impulsgeber wird durch spontane Ventrikelerregungen (R-Zacken) blockiert |
| A | A | T | Vorhofgetriggerte Schrittmacherstimulation. Die Schrittmacherimpulse werden von spontanen Vorhoferregungen (P-Zacken) getriggert |
| V | V | T | Ventrikelgetriggerte Schrittmacherstimulation. Die Schrittmacherimpulse werden von spontanen Ventrikelerregungen (P-Zacken) getriggert |
| D | V | I | sequentielle Stimulation des Vorhofs und des Ventrikels. Die P-Zacken werden nicht detektiert, die R-Zacken werden detektiert. |
| D | D | D | Stimulation und Reizwahrnehmung in Vorhof und Ventrikel. Stimulation von Vorhof und Kammer in physiologischer Reihenfolge, falls keine herzeigene Erregung in Vorhof oder Ventrikel wahrgenommen wird. Bei herzeigenen Erregungen im Vorhof oder Ventrikel wird der Schrittmacher völlig oder teilweise inhibiert. |
| V | D | D | Ventrikelstimulation, die von herzeigenen Vorhofaktionen getriggert wird. Reizdetektion in Vorhof und Ventrikel. Inhibierung durch herzeigene Aktionen. Die Stimulation ist mit der Vorhofaktivität synchronisiert. Der Ventrikel wird mit einer vorgegebenen Verzögerung nach der Vorhoferregung stimuliert |

* = Definition des Buchstabencodes vgl. Tab. 5.3

auch im Rhythmus einer noch intakten Vorhofaktivität stimuliert werden. Die meisten Funktionen dieser DDD-Schrittmacher können sowohl für den Vorhof als auch für den Ventrikel einzeln programmiert werden (Tab. 5.1). Die Nachteile einer Zweikammerstimulation sind – im Vergleich zur Einkammerstimulation – 1. die kürzere Lebensdauer der Batterien (da der Energieverbrauch höher ist) und 2. die Gefahr von schrittmacherinduzierten Tachykardien (aufgrund einer retrograden ventrikuloatrialen Überleitung der Impulse) [1]. Die multiprogrammierbaren DDD-Schrittmacher werden in Zukunft vermutlich immer dann bevorzugt, falls eine Zweikammerstimulation durchgeführt werden soll [1].

### 5.1.6 Antitachykarde Funktion von Schrittmachern

Neuere Entwicklungen auf dem Gebiet der Herzschrittmacher machen es inzwischen möglich, entsprechende Geräte zu implantieren, die durch Reentry-Tachyarrhythmien aktiviert werden und diese dann durchbrechen können. Spezielle Schrittmacher können z.B. anhand gespeicherter Informationen supraventrikuläre Tachykardien erkennen und durchbrechen. Inzwischen gibt es auch Herzschrittmacher mit integrierten Defibrillatoren. Diese Geräte sind in der Lage, rezidivierende Kammertachykardien oder rezidivierendes Kammerflimmern zu erkennen und zu durchbrechen. Solche implantierbaren Geräte liefern 25 Joule pro Defibrillation. Ihre verfügbare Energie reicht für ungefähr 100 Defibrillationen [2].

## 5.2 Hämodynamische Auswirkungen einer Schrittmacherstimulation

Ein optimales Herzminutenvolumen hängt von der myokardialen Kontraktilität, der Herzfrequenz und einer entsprechenden zeitlichen Koordinierung von Vorhof- und Kammerkontraktion ab. Wird bei einer Bradykardie die Herzfrequenz mittels Herzschrittmacher gesteigert, steigt auch das Herzminutenvolumen an. Voraussetzung ist jedoch, daß eine normale myokardiale Kontraktilität vorliegt. Trotz Normalisierung der Herzfrequenz wird nicht immer das für eine bestimmte Herzfrequenz höchstmögliche Herzminutenvolumen erreicht. Dies unterstreicht, wie wichtig die Vorhofkontraktionen und wie wichtig ein gewisses zeitliches Nacheinander von Vorhof- und Kammerkontraktionen sind. Liegt eine normale AV-Überleitung vor, so führt eine Vorhofstimulation zu einem um 20–30 % höheren Herzminutenvolumen als eine Ventrikelstimulation [2].

Um bei Vorliegen eines AV-Blocks ein genaues zeitliches Nacheinander von Vorhof- und Ventrikelkontraktion zu gewährleisten, muß eine sequentielle Vorhof- und Kammerstimulation durchgeführt werden. Bei einer sequentiellen Stimulation ist das Herzzeitvolumen höher als bei einer Ventrikelstimulation. Eine Vorhofkontraktion hat auf die Ventrikelfüllung jedoch wenig Einfluß, falls der linksventrikuläre enddiastolische Druck über 20 mm Hg beträgt [2]. Um die optimale Vorhofstimulationsfrequenz ermitteln zu können, müssen oft Messungen des Herzminutenvolumens vorgenommen werden.

## 5.3 Bauteile eines Herzschrittmachers

Ein fundiertes Wissen über künstliche Herzschrittmacher ist besonders dann wichtig, wenn das Herz vorübergehend von extern stimuliert werden soll. Dies kann z.B. unmittelbar nach einer Operation im kardiopulmonalen Bypass notwendig sein. Ein typischer externer Herzschrittmacher zur Ventrikelstimulation besteht aus 1. einem Ein- und Ausschaltknopf, 2. einem Regler, mit dem die an die Ventrikel abgegebene Stimulationsenergie eingestellt wird (in mA), 3. einem Regler für die Empfindlichkeit, mit dem eingestellt wird, wie leicht der Schrittmacher durch die spontanen, herzeigenen R-Zacken gehemmt wird (in mV) und 4. einem Regler für die gewünschte Herzfrequenz (in Schlägen pro Minute). Übliche Schrittmacher arbeiten – je nachdem, wie die Empfindlichkeit eingestellt wird – entweder als VOO- (asynchroner) oder VVI- (Demand-) Schrittmacher. Ein typischer externer Schrittmacher zur sequentiellen Vorhof- und Ventrikel-Stimulation (DDD oder DVI) enthält 1. einen Ein- und Ausschaltknopf, 2. getrennte Regler für die abgegebene Stimulationsenergie (in mA) für Vorhof und Ventrikel, 3. einen Regler, um das AV-Intervall einzustellen (in msec), 4. einen Empfindlichkeitsregler, mit dem eingestellt wird, wie leicht der Schrittmacher durch die spontanen, herzeigenen R-Zacken gehemmt wird (in mV) und 5. einen Regler für die gewünschte Herzfrequenz (in Schlägen pro Minute). Das AV-Intervall wird normalerweise primär auf 150 ms programmiert. Die Herzfrequenz wird bei externen Schrittmachern üblicherweise auf 70–90 Schläge pro Minute eingestellt. Wurde bei dem Patienten ein Pulmonalarterienkatheter eingeschwemmt, kann durch Bestimmung des Herzminutenvolumens (mit Hilfe der Thermodilutionsmethode) die optimale Herzfrequenz ermittelt werden. Interne Schrittmacher mit sorgfältig plazierten Elektroden haben normalerweise eine Stimulationsschwelle zwischen 0,3 und 1 mA. Normalerweise steigt die Stimulationsschwelle in den ersten Tagen nach Einsetzen eines Schrittmachers an. Deshalb werden die Stimulationsschwellen häufig auf ungefähr das Doppelte der ursprünglich ermittelten Stimulationsschwelle eingestellt. Permanente künstliche Herzschrittmacher enthalten Quecksilberzinkbatterien, Lithiumbatterien oder nukleare Batterien. Die übliche Lebensdauer für die Quecksilberzinkbatterien liegt zwischen 4 bis 6 Jahren, für die Lithiumbatterien zwischen 7 bis 10 Jahren und für die nuklearen Batterien bei 10 bis 20 Jahren.

## 5.4 Präoperative Beurteilung von Patienten mit einem künstlichen Herzschrittmacher

Bei der präoperativen Beurteilung von Patienten mit einem künstlichen Herzschrittmacher muß geklärt werden, warum und wann der Schrittmacher implantiert wurde und um welchen Schrittmachertyp es sich handelt. Außerdem muß überprüft werden, ob der Schrittmacher zur Zeit zuverlässig funktioniert. Ist der 3–5-stellige Schrittmachercode bekannt, so kann daraus abgeleitet werden, nach welchem Prinzip der Schrittmacher arbeitet (Tab. 5.3), [1, 2]. Schwindel oder eine Synkope in der Anamnese können Ausdruck einer Funktionsstörung des Schrittmachers sein. Bei asynchronen (starrfrequenten) vorhof- oder ventrikelstimulierenden Schrittmachern ist die Stimulationsfrequenz der wichtigste Parameter für die Funktion des Impulsgenerators. Eine konstante Herzfrequenz von 70–72 deutet darauf hin, daß ein nichtinhibierter VVI-Impulsgeber vorliegt. Liegt die Herzfrequenz konstant über 70–72 Schlägen pro Minute, kann dies bedeuten, daß der Patient einen funktionierenden, aber unterdrückten VVI-Schrittmacher trägt. Dies kann aber auch Zeichen eines nicht mehr richtig funktionierenden VVI- oder VOO-Schrittmachers sein. Ein Abfall der Herzfrequenz um 10% unter die ursprünglich eingestellte Frequenz ist Ausdruck dafür, daß die Batterie erschöpft ist. Eine unregelmäßige Herzfrequenz ist eventuell dadurch bedingt, daß eine Konkurrenz zwischen einem VOO-Schrittmacher und der Eigenfrequenz des Patienten vorliegt oder daß ein VVI-Schrittmacher vorliegt, der jedoch die R-Zacken nicht mehr erfassen (detektieren) kann (sensing-Defekt).

Um bei Schrittmacherpatienten sicherzustellen, daß jeder Schrittmacherimpuls zu einer Ventrikelkontraktion führt, muß der Puls getastet und gleichzeitig das EKG beobachtet werden. Dieses Vorgehen ist allerdings bei Patienten mit einem VVI-Schrittmacher nicht sinnvoll, falls deren spontane Herzfrequenz höher ist als die eingestellte Schrittmacherfrequenz. Bei diesen Patienten kann durch Valsalva-Preßdruckversuche die spontane Herzfrequenz gesenkt und so eine Überprüfung der Schrittmacherfunktion ermöglicht werden. Synchronisierte ventrikelstimulierende Schrittmacher oder sequentielle Schrittmacher können dadurch überprüft werden, daß sie durch Auflegen eines Umschaltmagneten auf den Impulsgeber in einen starrfrequenten Funktionsmodus umgeschaltet werden. Jetzt müssen sämtliche auf dem EKG sichtbaren Schrittmacherimpulse zu peripher tastbaren Pulsschlägen führen. Bei Patienten mit Angina pectoris sollte jedoch nicht versucht werden, die Herzfrequenz zu verlangsamen. Auch eine Massage des Sinus caroticus sollte nicht durchgeführt werden, da hierdurch arteriosklerotische Plaques abgelöst werden könnten. Um sich davon zu überzeugen, daß kein Kabelbruch der Schrittmacherelektroden vorliegt, ist eine Röntgen-Thoraxaufnahme sinnvoll.

## 5.5 Narkoseführung

Bei der Narkoseführung von Patienten mit einem künstlichen Herzschrittmacher muß die Schrittmacherfunktion kontinuierlich überwacht werden. Außerdem müssen entsprechende Ausrüstungen und Medikamente greifbar sein, um gegebenenfalls eine ausreichende spontane Herzfrequenz aufrechterhalten zu können (Tab. 5.5). Wenn die EKG-Ableitung durch den Elektrokauter gestört wird, kann durch Palpation einer peripheren Arterie und/oder durch Auskultation mittels eines ösophagealen Stethoskops die Herzaktivität kontinuierlich überwacht werden. Durch Einführen eines Pulmonalarterienkatheters werden epikardiale Schrittmacherelektroden nicht beeinflußt. Kurz zuvor transvenös eingeführte (endokardiale) Elektroden können jedoch dislozieren oder der Katheter kann sich mit ihnen verknoten. Eine Dislokation von endokardialen Elektroden, die bereits länger als 4 Wochen liegen, ist bisher nicht beschrieben worden [2]. Ein künstlicher Herzschrittmacher hat keinen Einfluß darauf, welche Anästhetika zur Narkose eingesetzt werden sollen. Künstliche Herzschrittmacher, die präoperativ normal funktionierten, arbeiten im Normalfall auch intraoperativ störungsfrei weiter. Trotzdem kann unter Umständen durch den intraoperativen Einsatz eines Elektrokauters oder durch andere Ereignisse, die die Stimulationsschwelle verändern, eine Funktionsstörung des Schrittmachers ausgelöst werden.

### 5.5.1 Elektrokauterisation

Durch einen Elektrokauter können elektromagnetische Artefakte ausgelöst werden, die von einem VVI-Schrittmacher als R-Zacken interpretiert werden. Falls diese elektromagnetischen Artefakte die am Schrittmacher eingestellte R-Zackenempfindlichkeit überschreiten, wird der Schrittmacher gehemmt. Deswegen könnte durch wiederholte Artefakte, wie sie beim kurz aufeinander folgenden Gebrauch eines Elektrokauters auftreten können, ein VVI-Schrittmacher abgeschaltet werden. Folge wäre ein Abfall von Herzfrequenz und Herzminutenvolumen [2]. Falls die R-Zackenempfindlichkeit durch längerdauernde elektromagnetische Artefakte aus dem Elektrokauter unterdrückt wird, schalten VVI-Schrittmacher auf einen asynchronen (starrfrequenten) Betriebsmodus (VVO) um. Nach Beendigung des Kautereinsatzes sollten diese Schrittmacher wieder in ihren normalen VVI-Modus zurückschalten. Neuere Schrittmacher haben komplexe Schaltungen, um Störungen durch externe elektrische Impulse zu minimieren.

Durch Auflegen eines externen Umschaltmagneten auf einen VVI-Impulsgeber kann dieser auf einen VVO-Modus umgestellt werden. Dadurch kann eine Funktionsstörung durch den Elektrokauter nahezu ausgeschlossen werden. Anders als bei einem normalen VVI-Schrittmacher sollte aber bei einigen programmierbaren Schrittmachertypen während des Elektrokauterns kein externer Umschaltmagnet aufgelegt werden, da dadurch die Gefahr einer Neuprogrammierung besteht [4]. Falls der Elektrokauter mit sehr hoher Energie betrieben wird, kann auch der extern aufgelegte Magnet versagen. Deshalb scheint es sinnvoll, Medikamente wie Atropin und Isoproterenol (4 mikrog/ml) für den Fall bereit zu halten, daß der künstliche Herzschrittmacher versagt und ein hämodynamisch wirksamer AV-Block III. Grades auftritt. VOO-Schrittmacher werden durch Elektrokauter nicht beeinflußt, denn der Schrittmacher wird weder über Vorhof- noch Kammererregungen gesteuert. Dennoch wird für alle Herzschrittmacher empfohlen, daß 1. die Erdungselektrode des Elektrokauters soweit wie möglich vom Herzschrittmacher entfernt plaziert wird (damit die auf den Schrittmacher wirkenden Ströme möglichst niedrig sind), daß 2. bei intermittierendem Einsatz des Elektrokauters die Abstände zwischen dem Kautern länger als 10 Sekunden sind (vor allem dann, wenn der Kauter in der Nähe des Schrittmachers eingesetzt wird) und daß 3. die Spannung des Elektrokauters so niedrig wie möglich eingestellt wird [5]. Müssen Patienten mit einem permanenten künstlichen Herzschrittmacher wegen eines Kammerflimmerns defibrilliert werden, sollte in der üblichen Weise verfahren werden. Als einziges muß beachtet werden, daß die Defibrillationselektroden nicht direkt über dem Impulsgeber plaziert werden.

### 5.5.2 Stimulationsschwelle

Die Stimulationsschwelle (Reizschwelle) eines Schrittmachers bleibt nicht immer konstant. Sie kann durch eine Vielzahl physiologischer und pharmakologischer Vorgänge verändert werden (Tab. 5.6). Eine Erhöhung der Stimulationsschwelle kann bewirken, daß ein abgegebener Herzschrittmacherimpuls zu keiner Herzkontraktion mehr führt. Es kann auch zu einem Versagen der Impulserkennung (Sensing-Funktion) kom-

**Tab. 5.5:** Sinnvolle Hilfsmittel für die Narkoseführung bei Patienten mit einem Herzschrittmacher

Kontinuierliche Ableitung des EKG
Kontinuierliche Überwachung des peripheren Pulses
Defibrillator
Magnet (um gegebenenfalls einen internen Schrittmacher durch Auflegen des Magneten in einen starrfrequenten Funktionsmodus umzuschalten)
Medikamente: Atropin, Isoproterenol

**Tab. 5.6:** Ereignisse, die die Stimulationsschwelle eines Herzschrittmachers beeinflussen können

Hyperkaliämie
Hypokaliämie
arterielle Hypoxämie
myokardiale Ischämie
Herzinfarkt
Katecholamine

men. Eine Erniedrigung der Stimulationsschwelle führt zu einer erhöhten Empfindlichkeit für Kammerflimmern.

Das Ruhemembranpotential von Zellen wird durch den transmembranösen Kaliumgradienten aufrechterhalten. Kommt es zu einem schnellen Abfall der Plasmakaliumkonzentration, dann wird das Ruhemembranpotential noch negativer und entfernt sich somit weiter vom Schwellenpotential. Dadurch könnte die Stimulationsschwelle erhöht werden und das «Pacing» kann versagen. Bei einem plötzlichen Anstieg der Plasmakaliumkonzentration nähert sich dagegen das Ruhemembranpotential dem Schwellenpotential, das Ruhemembranpotential ist weniger negativ. Dadurch reicht an der Grenzfläche zwischen Elektrode und Gewebe eine geringe Stromdichte, um ein Aktionspotential auszulösen. Die Stimulation durch einen künstlichen Herzschrittmacher wird erleichtert (die Stimulationsschwelle ist erniedrigt). Künstliche Herzschrittmacher funktionieren zwar auch bei einer akuten Hyperkaliämie, es besteht hierbei aber die Gefahr, daß eine ventrikuläre Tachykardie oder ein Kammerflimmern ausgelöst werden könnte, falls der Schrittmacherimpuls auf repolarisierendes Herzgewebe trifft [2]. Trotz dieser Bedenken scheinen Ereignisse, die die Stimulationsschwelle verändern können, die intraoperative Funktion eines Herzschrittmachers nicht zu beeinflussen. Dennoch sollte ein akuter Anstieg oder ein akuter Abfall der Plasmakaliumkonzentration (wie z.B. durch eine Hyperventilation oder eine diuretische Therapie) vermieden werden. Neurochirurgische Patienten sind während Narkose und Operation stärker durch eine akute Hypokaliämie gefährdet, da bei ihnen oft intraoperativ sowohl eine Hyperventilation als auch eine Diuretikatherapie durchgeführt werden. Nach der Gabe von Succinylcholin kann die Plasmakaliumkonzentration dagegen plötzlich ansteigen. Wichtiger in diesem Zusammenhang ist jedoch, daß durch das succinylcholinbedingte Muskelfaszikulieren ein ansonsten normal funktionierender Schrittmacher blockiert werden kann, falls diese Muskelpotentiale vom Herzschrittmacher als R-Zacken interpretiert werden können. Deshalb sollte vor Gabe von Succinylcholin mit einem nicht depolarisierenden Muskelrelaxans die Faszikulation verhindert werden. Weder durch Anästhetika – einschließlich Halothan, Enfluran und Isofluran – noch durch bestimmte Narkosetechniken wird die Stimulationsschwelle von Herzschrittmachern so verändert, daß deren Funktion beeinflußt wird. Bei transvenös gelegten Schrittmachern kann es sehr selten auch einmal vorkommen, daß durch eine intermittierende Überdruckbeatmung der Kontakt zwischen Schrittmacherelektroden und Endokard verloren geht. Ursache sind die hierbei plötzlich auftretenden Volumenveränderungen im Herzen sowie eine Verlagerung des Ventrikelseptums [6].

### 5.5.3 Narkoseführung bei Implantation eines permanenten Herzschrittmachers

Wird bei Patienten mit einem AV-Block III. Grades eine Narkose zur Implantation eines permanenten künstlichen Herzschrittmachers durchgeführt, muß hierbei in einem hohen Prozentsatz mit einem Herzstillstand gerechnet werden [5]. Deshalb wird empfohlen, vor Narkoseeinleitung transvenös einen passageren Herzschrittmacher zu legen. Falls der transvenös gelegte Schrittmacher über eine Armvene plaziert wurde, sollte der Arm des Patienten nicht übermäßig abgespreizt werden. Es muß stets beachtet werden, daß durch einen transvenös eingeführten Schrittmacher eine direkte Verbindung zwischen Körperoberfläche und Endokard geschaffen wird. Bei den Patienten besteht daher die Gefahr, daß bereits durch geringe externe Ströme ein Kammerflimmern ausgelöst werden kann.

**Kapitel 5**

1 Ludmer PL, Goldschlager N. Cardiac pacing in the 1980's. N Engl J Med 1984; 311: 1671–80
2 Zaidan JR. Pacemakers. Anesthesiology 1984; 60: 319–34
3 Lown B, Kosowsky B. Artificial cardiac pacemakers. I. N Engl J Med 1970; 283: 907–16
4 Domino KB, Smith TC. Electrocautery – induced reprogramming of a pacemaker using a precordial magnet. Anesth Analg 1983; 62: 609–12
5 Simon AB. Perioperative management of the pacemaker patient. Anesthesiology 1977; 46: 127–31
6 Thiagarajah S, Azar I, Agres M, Lear E. Pacemaker malfunction associated with positive-pressure ventilation. Anesthesiology 1983; 58: 565–6

# 6 Essentielle Hypertonie

Unter einer essentiellen Hypertonie wird ein konstant erhöhter arterieller Blutdruck verstanden, dessen Ursache nicht bekannt ist. 80–85% aller 30–55-jährigen Patienten, die einen erhöhten Blutdruck aufweisen, haben eine solche essentielle Hypertonie. Bei etwa 10% der Patienten sind renale Ursachen für die Hypertonie verantwortlich. Seltene Ursachen einer Hypertension sind z.B. eine Überfunktion der Nebennierenrinde, ein primärer Hyperaldosteronismus und ein Phäochromozytom.

Es gibt bisher keine genauen Richtlinien, anhand derer ein Mensch als Hypertoniker eingestuft werden kann. Trotz des Bewußtseins, daß jegliche Klassifikation willkürlich sein muß, hat die Weltgesundheitsorganisation inzwischen festgelegt, daß eine Hypertension dann vorliegt, wenn der systolische Blutdruck über 160 mm Hg und/oder der diastolische Blutdruck über 95 mm Hg beträgt. Wird diese Definition zugrunde gelegt, so kann geschätzt werden, daß in den USA 35 Millionen Erwachsene eine essentielle Hypertonie haben [1]. Gegenwärtig erhalten in den USA mehr als 10 Millionen Hypertoniker antihypertensive Medikamente. Die dadurch entstehenden Therapiekosten sind höher als bei jeder anderen Erkrankung. Durch eine antihypertensive Therapie kann einem Schlaganfall, einer Herzinsuffizienz, einer Linksherzhypertrophie und einer sich zunehmend verschlimmernden Hypertension vorgebeugt werden. Diese Tatsache ist klar bewiesen.

Dagegen gibt es keine überzeugenden Beweise dafür, daß durch die Behandlung von Patienten mit einem diastolischen Blutdruck zwischen 90 und 99 mm Hg deren Gesamtmortalität oder deren Komplikationen bezüglich einer koronaren Herzerkrankung deutlich gesenkt werden könnten [1].

## 6.1 Entwicklung der essentiellen Hypertonie

Die Entwicklung einer essentiellen Hypertonie kann in 3 Stadien eingeteilt werden: 1. eine latente Hypertonie (leichte Hypertonie, Stadium 1), 2. eine Hypertonie mit konstant erhöhtem diastolischem Blutdruck (mittelschwere Hypertonie, Stadium 2) und 3. eine Hypertonie mit Schädigungen an wichtigen Organsystemen (schwere Hypertonie, Stadium 3). Bis diese drei Stadien durchlaufen sind, vergehen 15 bis 20 Jahre. Werden diese 3 Stadien jedoch schnell durchlaufen, wird von einer akzelerierten Hypertonie gesprochen (Stadium 4).

### 6.1.1 Latente Hypertonie (leichte Hypertonie, Stadium 1)

Die latente Hypertonie ist durch eine gelegentliche Erhöhung des systolischen Blutdrucks über 160 mm Hg oder eine gelegentliche Erhöhung des diastolischen Drucks über 95 mm Hg gekennzeichnet. Die übrige Zeit sind diese Patienten normotensiv. Bei Patienten mit latenter Hypertonie besteht eine Erhöhung des Herzminutenvolumens um ungefähr 15%. Der periphere Gesamtwiderstand kann unterschiedlich sein. Unter Belastung ist er jedoch stets erhöht.

### 6.1.2 Manifeste Hypertonie mit konstant erhöhtem diastolischen Blutdruck (mittelschwere Hypertonie, Stadium 2)

Nach längeren Phasen einer latenten Hypertonie wird ein Stadium erreicht, das durch eine dauerhafte Erhöhung des diastolischen Blutdrucks über 95 mm Hg charakterisiert ist. Diese Phase der manifesten Hypertonie mit dauerhafter Erhöhung des diastolischen Blutdrucks wird weiter unterteilt in eine milde, mäßige

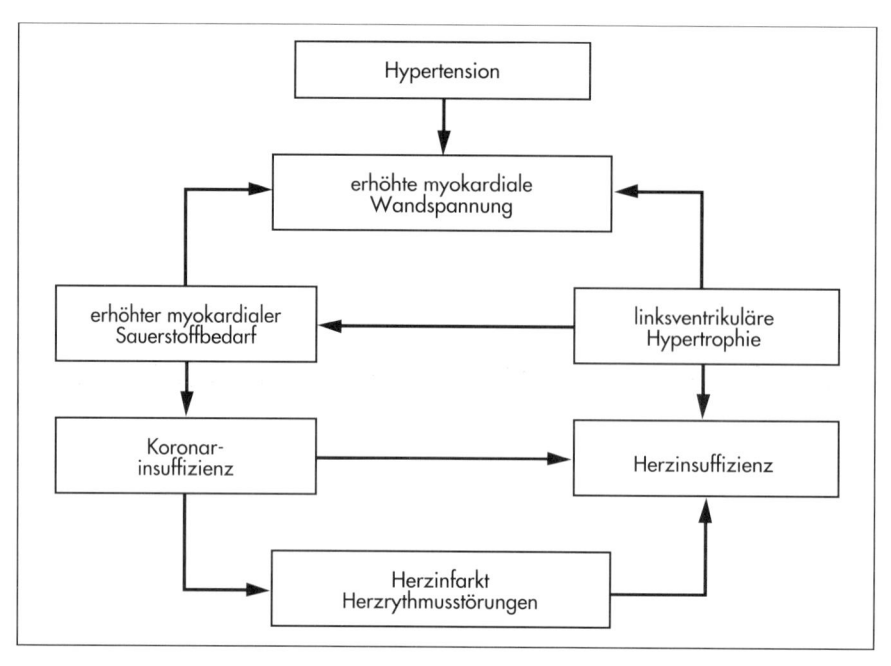

```
┌─────────────────────────────────────────────────────────────┐
│                      ┌──────────────┐                       │
│                      │ Hypertension │                       │
│                      └──────┬───────┘                       │
│                             ▼                               │
│              ┌──────────────────────────┐                   │
│         ┌───▶│  erhöhte myokardiale     │◀───┐              │
│         │    │     Wandspannung         │    │              │
│         │    └──────────────────────────┘    │              │
│         │                                    │              │
│   ┌─────┴──────────┐              ┌──────────┴──────┐       │
│   │erhöhter myokar-│◀─────────────│ linksventrikuläre│      │
│   │dialer Sauer-   │              │   Hypertrophie   │      │
│   │stoffbedarf     │              └─────────┬────────┘      │
│   └─────┬──────────┘                        │               │
│         ▼                                   ▼               │
│   ┌───────────┐                    ┌─────────────────┐      │
│   │ Koronar-  │───────────────────▶│ Herzinsuffizienz│      │
│   │insuffizienz│                   └─────────────────┘      │
│   └─────┬─────┘                             ▲               │
│         ▼                                   │               │
│   ┌──────────────────┐                      │               │
│   │ Herzinfarkt      │──────────────────────┘               │
│   │ Herzrythmusstörungen│                                   │
│   └──────────────────┘                                      │
└─────────────────────────────────────────────────────────────┘
```

**Abb. 6.1:** Eine chronische Hypertonie verursacht eine Reihe von pathophysiologischen Veränderungen, die letztendlich zu einer Linksherzinsuffizienz führen können.

(105–115 mm Hg) und in eine schwere Form. Das Herzminutenvolumen ist hierbei normal oder leicht erniedrigt. Der periphere Gesamtwiderstand ist in diesem Stadium stets erhöht.

### 6.1.3 Manifeste Hypertonie mit Schädigung an wichtigen Organsystemen (schwere Hypertonie, Stadium 3)

Durch eine langdauernde Erhöhung des peripheren Gesamtwiderstandes kommt es zu nachweisbaren Organschädigungen, insbesondere am Gehirn, am Herzen und an den Nieren. Die wichtigsten Organkomplikationen im Zusammenhang mit einer manifesten Hypertonie sind eine zerebrale Blutung, eine Nierenfunktionsstörung und eine Herzinsuffizienz (Abb. 6.1). Die manifeste Hypertonie stellt auch einen Risikofaktor für eine Koronarerkrankung dar. Es konnte eine klare Beziehung zwischen einer dauerhaften Erhöhung des systemischen Blutdrucks und der schnelleren Entwicklung einer Arteriosklerose nachgewiesen werden. Es wird vermutet, daß eine manifeste Hypertonie zu einer erhöhten mechanischen Belastung der arteriellen Gefäßwände führt. Diese mechanische Belastung wird vor allem für Mikrotraumata der Gefäßwände verantwortlich gemacht. Hierdurch kommt es in den arteriellen Gefäßwänden zu einer Proliferation von glatten Muskelzellen (response-to-injury-Hypothese). Auch die Tatsache, daß arteriosklerotische Veränderungen vor allem in den Arterien des großen Kreislaufs und kaum in den Arterien des Niederdrucksystems der Lungen auftreten, steht im Einklang mit dieser Hypothese. Turbulenzen im Blutstrom führen zu einer zusätzlichen mechanischen Belastung der Gefäßwände. Hierdurch kann es an bestimmten Stellen wie zum Beispiel an den Arterienbifurkationen gehäuft zu arteriosklerotischen Veränderungen kommen. Außerdem verschlimmert eine manifeste Hypertonie die klinischen Symptome einer koronaren Herzerkrankung, denn hier ist die linksventrikuläre Belastung größer, und es entwickelt sich eine linksventrikuläre Hypertrophie (Abb. 6.1). Beide Veränderungen erhöhen den myokardialen Sauerstoffbedarf. Gleichzeitig sind Koronardurchblutung und myokardiales Sauerstoffangebot aufgrund des eingeengten Lumens der pathologisch veränderten Koronararterien vermindert. Darüberhinaus kommt es zu einer Kompression der subendokardialen Arteriolen. Ursache ist der erhöhte linksventrikuläre enddiastolische Druck, Folge ist eine Drosselung des Blutflusses in diesem Bereich.

### 6.1.4 Akzelerierte Hypertonie (Stadium 4)

Bei ungefähr 1% aller Patienten mit einer essentiellen Hypertonie entwickelt sich eine akzelerierte Hypertonie. Dies scheint mit einer Aktivierung des Renin-Angiotensin-Systems in Verbindung zu stehen. Patienten mit einer renovaskulären Hypertonie entwickeln sehr wahrscheinlich eine akzelerierte Hypertonie.

Bei der akzelerierten Hypertonie kommt es typischerweise zu einem schnellen Anstieg des diastolischen Blutdrucks auf normalerweise über 130 mm Hg. Außerdem ist eine Retinopathie typisch. Das Auftreten einer Linksherzinsuffizienz und einer Nierenfunktionsstörung (Proteinurie, Azotämie, Oligurie) sind unvermeidlich, falls der Blutdruck nicht aggressiv gesenkt wird. Liegt zusätzlich ein Papillenödem vor, kann von einer malignen Hypertonie gesprochen werden.

## 6.2 Pathophysiologie der essentiellen Hypertonie

Die wichtigsten pathophysiologischen Merkmale einer essentiellen Hypertonie sind ein Ödem und eine Hypertrophie der glatten Gefäßmuskulatur der Arteriolen [2]. Diese Veränderungen führen zu einer Lumeneinengung der Blutgefäße und zu einer Erhöhung des Gefäßwiderstandes. Um den Blutfluß durch diese verengten Arterien konstant zu halten, muß der Blutdruck gesteigert werden. Diese Blutgefäße reagieren auf vasokonstringierende Impulse des sympathischen Nervensystems zwar normal, da jedoch das Lumen aufgrund der Muscularishypertrophie bereits eingeengt ist, führt selbst eine normale Konstriktion nach einer Sympathikusstimulation zu einer wesentlich stärkeren Abnahme des Gefäßquerschnitts, als dies bei normalen Blutgefäßen der Fall wäre. Dadurch wird die bereits vorbestehende Strömungsbehinderung noch weiter verschlimmert. Dies erklärt auch, warum es bei Patienten mit einer essentiellen Hypertonie durch Schmerzreize, wie zum Beispiel die direkte Laryngoskopie im Rahmen einer endotrachealen Intubation oder bei operativen Reizen zu einem übermäßigen Druckanstieg kommt [3,4].

Das Blutvolumen ist bei Hypertonikern normal bis reduziert. Es kommt jedoch zu einer Umverteilung dieses Volumens nach zentral, wahrscheinlich als Folge eines veränderten Tonus der Kapazitätsgefäße [3]. Diese Umverteilung ist notwendig, um das Herzminutenvolumen aufrechtzuerhalten, denn aufgrund der linksventrikulären Hypertrophie wird die diastolische Compliance und damit auch die Ventrikelfüllung deutlich einschränkt. Hochdruckpatienten reagieren empfindlich auf eine Weitstellung der Kapazitätsgefäße, falls es hierdurch zu einer Verminderung des venösen Rückstroms kommt.

## 6.3 Behandlung der essentiellen Hypertonie

Zu den antihypertensiven Medikamenten, die zur Behandlung der essentiellen Hypertonie eingesetzt werden, gehören Diuretika, Sympathikolytika und Vasodilatantien [5]. Der häufige Einsatz einer Kombination mehrerer Medikamente beruht auf der Feststellung, daß es bei Einsatz eines einzelnen Antihypertensivums häufig aufgrund eines Kompensationsmechanismus des Körpers zu dessen Wirkungsaufhebung kommt. So führen zum Beispiel Diuretika zu einer kompensatorischen Steigerung der Reninaktivität. Ursache ist wahrscheinlich die Verminderung des intravasalen Flüssigkeitsvolumens. Dagegen führen Medikamente, die den Sympathikotonus vermindern, oft zu einer kompensatorischen Erhöhung des intravasalen Flüssigkeitsvolumens. Vasodilatantien, die die Reflexaktivität der Barorezeptoren nicht vermindern, führen typischerweise zu einer kompensatorischen Erhöhung der Herzfrequenz. Hierdurch kann der blutdrucksenkende Effekt dieser Medikamente wieder aufgehoben werden. Unter Berücksichtigung dieser Kompensationsmechanismen kann es oft sinnvoll sein, eine Kombination von antihypertensiven Medikamenten zu verordnen. Ziel dieser Kombinationen ist es, den Blutdruck zu senken und unerwünschte Kompensationsmechanismen zu blockieren (Tab. 6.1). Durch eine Kombination von Medikamenten kann auch ein größtmöglicher Therapieerfolg erzielt werden. Außerdem können hierbei die einzelnen Medikamente niedrig dosiert und unerwünschte dosisabhängige Nebenwirkungen vermindert werden. Dennoch wird geschätzt, daß sich mit nur einem Medikament bei 50% der Patienten mit einer leichten Hypertonie die Blutdruckwerte unter 140/90 mm Hg senken lassen und daß bei mehr als 90% der Patienten mit einer essentiellen Hypertonie der Blutdruck mit zwei Medikamenten in den Griff zu bekommen ist [1].

Ein häufig vernachlässigter Aspekt bei der Auswahl von Antihypertensiva sind deren Auswirkungen auf die Lebensqualität des Patienten. Unter diesem Aspekt sind Medikamente, die auf das zentrale und/oder periphere sympathische Nervensystem wirken, weniger geeignet als Medikamente, bei denen solche Wirkungen nicht auftreten (Tab. 6.1).

## 6.4 Einsatz von antihypertensiven Medikamenten in der perioperativen Phase

Die Frage, ob antihypertensive Medikamente präoperativ weitergegeben werden sollten, ist in der Literatur ausführlich diskutiert worden [7,8]. Daß diese Fragestellung so ausführlich untersucht wurde, liegt daran, daß viele Medikamente, die zur Hochdrucktherapie eingesetzt werden, das vegetative Nervensystem beeinflussen. Da ein zuverlässig funktionierendes vegetatives Nervensystem zur Aufrechterhaltung der Homöostase notwendig ist, wäre es denkbar, daß Patienten, die mit antihypertensiven Medikamenten behandelt werden, möglicherweise ein erhöhtes Narkoserisiko haben.

Die bei antihypertensiv behandelten Patienten erhobenen Daten haben allerdings zu widersprüchlichen Ergebnissen geführt. Da bei Patienten, die unter einer antihypertensiven Therapie stehen, eine während Nar-

**Tab. 6.1:** Kombinationsmöglichkeiten von Antihypertensiva zur Therapie der essentiellen Hypertonie

| primär verabreichtes Medikament | Diuretika | Alpha-Methyldopa | Clonidin | Guanethidin, Guanabenz, Guanadrel | Hydralazin | Prazosin | Minoxidil | Captopril | Beta-Blocker | Labetalol |
|---|---|---|---|---|---|---|---|---|---|---|
| Diuretika |  | Ja | Ja | Ja | Ja | Ja | Ja | Ja | Ja | normalerweise |
| Alpha-Methyldopa | Ja |  | Nein | Ja | Ja | Ja | Ja | möglich | Ja | unbekannt |
| Clonidin | Ja | Nein |  | unbekannt | Ja | Nein | Ja | unbekannt | Nein | unbekannt |
| Guanethidin | Ja | Ja | unbekannt |  | Ja | Nein | Ja | unbekannt | möglich | unbekannt |
| Guanabenz | Ja | Ja | unbekannt |  | Ja | Nein | Ja | unbekannt | möglich | unbekannt |
| Guanadrel | Ja | Ja | unbekannt |  | Ja | Nein | Ja | unbekannt | möglich | unbekannt |
| Hydralazin | normalerweise | Ja | Ja | Ja |  | möglich | Nein | möglich | normalerweise | unbekannt |
| Prazosin | Ja | Ja | Nein | Nein | möglich |  | unbekannt | Ja | Ja | unbekannt |
| Minoxidil | immer | Ja | Ja | Ja | Nein | unbekannt |  | möglich | immer | unbekannt |
| Captopril | Ja | möglich | unbekannt | unbekannt | möglich | Ja | möglich |  | Ja | unbekannt |
| Beta-Blocker | Ja | Ja | Nein | möglich | Ja | Ja | Ja | Ja |  | Nein |
| Labetalol | Ja | unbekannt | unbekannt | unbekannt | unbekannt | unbekannt | unbekannt | unbekannt | Nein |  |

koseeinleitung oder Aufrechterhaltung der Narkose auftretende Hypotension schlecht auf Sympathikomimetika anspricht, wurde dies der antihypertensiven Therapie angelastet. Dies war auch die Grundlage für die frühere Empfehlung, diese Medikamente vor elektiven Operationen abzusetzen. Andere Autoren haben dagegen während der Narkoseführung auch bei nicht antihypertensiv behandelten Hochdruckpatienten gehäuft eine Hypotonie beobachtet [9]. Mit Ephedrin ließ sich jedoch der Blutdruck bei diesen Patienten immer wieder auf normale Werte anheben [9]. Wieder andere Studien haben gezeigt, daß sowohl bei behandelten als auch bei nicht behandelten Hypertoniepatienten gehäuft stärkere Blutdruckschwankungen während einer Narkose auftreten [4,8]. Diese extremen Blutdruckwerte sind häufig im EKG von Zeichen einer myokardialen Ischämie begleitet [8]. Anhand aller verfügbaren Daten läßt sich der Schluß ziehen, daß antihypertensive Medikamente während der perioperativen Phase weiter verabreicht werden sollten. Damit ist eine optimale medikamentöse Kontrolle des Blutdruckes zu gewährleisten.

Um antihypertensiv behandelte Patienten in der perioperativen Phase gut führen zu können, ist es wichtig, mögliche Wechselwirkungen der Antihypertensiva mit den verwendeten Anästhetika zu kennen. Bei der Narkoseführung dieser Patienten ist besonders auf 1. eine verminderte Aktivität des sympathischen Nervensystems, 2. eine veränderte Reaktion auf Sympathikomimetika, 3. ein Überwiegen des Parasympathikotonus und 4. eine Sedierung zu achten. Bei 20–30% der Patienten, die eine essentielle Hypertonie haben und mit einem Diuretikum behandelt werden, liegt die Plasmakaliumkonzentration trotz einer Kaliumsubstitution unter 3,5 mval/l [10]. Jedoch konnte weder bei wachen, noch bei narkotisierten Patienten nachgewiesen werden, daß es aufgrund dieser medikamentös bedingten Hypokaliämie zu einer höheren Inzidenz von Herzrhythmusstörungen kommt [10,11].

### 6.4.1 Verminderte Aktivität des sympathischen Nervensystems

Eine Verminderung des Sympathikotonus im Rahmen einer Therapie mit antihypertensiven Medikamenten macht sich am Herzen und am peripheren Gefäßsystem bemerkbar. Präoperativ kann sich dies in einer orthostatischen Hypotonie äußern. Kommt es intraoperativ bereits aufgrund eines relativ geringen Blutverlustes, einer PEEP-Beatmung oder einer plötzlichen Lageveränderung des Körpers zu einem übermäßigen Blutdruckabfall, so kann dies Ausdruck einer unzureichenden kompensatorischen Vasokonstriktion des peripheren Gefäßsystems sein. Ursache hierfür kann sein, daß das sympathische Nervensystem durch antihypertensive Medikamente blockiert ist. Theoretisch können durch antihypertensive Medikamente der Sympathikotonus am Herzen und damit die myokardiale Kontraktilität so stark vermindert sein, daß es – bei einer übermäßigen Flüssigkeitszufuhr – leicht zu einem Lungenödem kommt.

### 6.4.2 Veränderte Reaktionen auf Sympathikomimetika

Die Reaktion auf Sympathikomimetika (Vasopressoren) hängt bei einer gleichzeitigen Therapie mit Antihypertensiva davon ab, über welche Mechanismen diese beiden Medikamentengruppen wirken. Sympathikomimetika wirken entweder über eine direkte Stimulation von Alpha-Rezeptoren (direkt wirkende Vasopressoren) oder über eine Freisetzung von Nor-

**Tab. 6.2:** Zur Therapie der essentiellen Hypertonie geeignete Medikamente

| Genericname | Handelsname | orale Erhaltungsdosis bei Erwachsenen (mg/Tag) |
|---|---|---|
| Alpha-Methyldopa | Presinol | 250–300 |
| Clonidin | Catapresan | 0,2–2,4 |
| Guanethidin | Ismelin | 10–300 |
| Guanabenz | in Deutschland nicht im Handel | 8–64 |
| Guanadrel | in Deutschland nicht im Handel | 25–75 |
| Hydralazin | Nepresol, Apresolin | 40–300 |
| Prazosin | Minipress | 3–20 |
| Minoxidil | Lonolox | 5–40 |
| Captopril | Lopirin | 100–450 |
| Propranolol | Dociton | 40–960 |
| Metoprolol | Beloc | 100–400 |
| Nadolol | Solgol | 40–320 |
| Atenolol | Tenormin | 50–200 |
| Labetalol | Trandate | 400–1600 |

adrenalin (indirekt wirkende Vasopressoren) blutdrucksteigernd. Die meisten sympathikomimetischen Medikamente wirken zwar über beide Mechanismen, normalerweise steht jedoch einer dieser Wirkungsmechanismen im Vordergrund. Antihypertensiva, die die Noradrenalinspeicher entleeren oder die direkt auf die glatte Gefäßmuskulatur wirken, führen zu einem verminderten Ansprechen auf (vor allem) indirekt wirkende Sympathomimetika, wie zum Beispiel Ephedrin [12]. Bei einer Blockade des sympathischen Nervensystems wird die Erregung der Alpha-Rezeptoren blockiert. Dadurch kommt es zu einer erhöhten Empfindlichkeit dieser Rezeptoren für Noradrenalin. Hierdurch kann es bei Verabreichung eines direkt wirkenden Sympathikomimetikums zu einem überschießenden Blutdruckanstieg kommen [12].

### 6.4.3 Überwiegen des Parasympathikotonus

Wird mit Hilfe von Antihypertensiva eine selektive Aktivitätsverminderung des sympathischen Nervensystems induziert, so überwiegt nun die Aktivität des parasympathischen Nervensystems. Dies äußert sich in Trockenheit der Nase, Bradykardie, erhöhter $H^+$-Ionen-Sekretion im Magen und Diarrhoe. Es ist denkbar, daß durch eine so induzierte Bradykardie die normalerweise im Rahmen eines intraoperativen Blutdruckabfalls auftretende kompensatorische Tachykardie vermindert wird. Außerdem kann es im Rahmen einer solchen medikamentös bedingten Bradykardie vorkommen, daß die normalerweise bei operativen Stimulationen in ungenügender Narkosetiefe auftretende Herzfrequenzsteigerung weitgehend ausbleibt. Ebenso kann die bei akutem Volumenmangel oder hypoventilationsbedingtem $pCO_2$-Anstieg normalerweise auftretende Tachykardie ausbleiben. Obwohl nicht bewiesen, ist es doch vorstellbar, daß es bei antihypertensiv behandelten Patienten zu einem übermäßigen Abfall der Herzfrequenz kommt, falls Medikamente verabreicht werden, die den Vagotonus erhöhen (z.B. Cholinesterasehemmer).

### 6.4.4 Sedierung

Diejenigen Antihypertensiva, die den Blutdruck über eine Erniedrigung der Katecholaminkonzentration im ZNS senken, wirken häufig auch sedierend. Zu dieser sedierenden Nebenwirkung paßt, daß bei Patienten, die solche zentral wirkenden Antihypertensiva einnehmen, der Anästhetikabedarf meist vermindert ist.

## 6.5 Pharmakologie der antihypertensiven Medikamente

Bei der Narkoseführung von antihypertensiv behandelten Patienten müssen die übliche Dosierung (Tab. 6.1) und die Pharmakologie der einzelnen Antihypertonika bekannt sein. Bei Patienten, die antihypertensiv behandelt werden, werden neben Diuretika auch noch Medikamente wie Alpha-Methyldopa, Clonidin, Guanethidin, Hydralazin, Prazosin, Minoxidil, Captopril, Beta-Blocker oder kombinierte Alpha- und Beta-Rezeptorenblocker eingesetzt (Tab. 6.2).

### 6.5.1 Alpha-Methyldopa

Die antihypertensive Wirkung von Alpha-Methyldopa läßt sich vermutlich am ehesten dadurch erklären, daß über eine Anhäufung von alpha-methylierten Aminen eine Stimulation der inhibitorischen $\alpha_2$-Rezeptoren im zentralen Nervensystem ausgelöst wird. Hierdurch kommt es zu einer Abnahme der Sympathikusaktivität [13]. Als Folge dessen fallen peripherer Gefäßwiderstand und Blutdruck ab. Alpha-Methyldopa kann auch dadurch wirken, daß es – anstelle von Noradrenalin – als falscher Neurotransmitter fungiert. Es wird angenommen, daß Alpha-Methyldopa in die postganglionären sympathischen Nervenendigungen aufgenommen und dort zu Alpha-Methyldopamin umgewandelt wird. Alpha-Methyldopamin wird dann zu Alpha-Methylnoradrenalin umgewandelt und bei einer Stimulation des sympathischen Nervensystems freigesetzt. Alpha-Methylnoradrenalin hat jedoch eine schwächere sympathikomimetische Wirkung als Noradrenalin, der natürliche endogene Neurotransmitter.

Eine Behandlung mit Alpha-Methyldopa führt selten zu einer orthostatischen Hypotension. Aufgrund

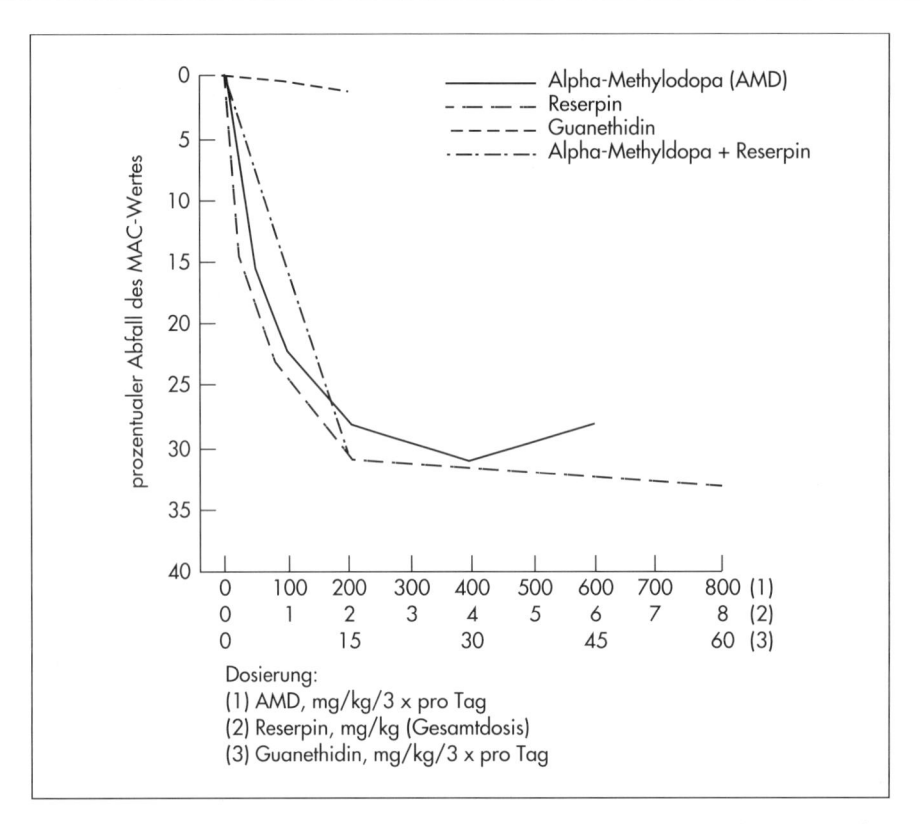

**Abb. 6.2:** Antihypertensive Medikamente, die die Blut-Hirn-Schranke überwinden, die Katecholaminspeicher im ZNS entleeren und sedierend wirken, führen zu einer Erniedrigung des Halothanbedarfs (MAC). Guanethidin kam die Blut-Hirn-Schranke nicht überwinden und bewirkt keine Veränderung des Anästhetikabedarfs. (Miller RD, Way WL, Eger El. The effects of alpha-methyldopa, reserpine, guanethidine, and iproniazid on minimum alveolar anesthetic requirement (MAC). Anesthesiology 1969; 29: 1153–8)

eines Überwiegens des Parasympathikotonus kann es jedoch zu einer Bradykardie kommen. Eine durch Alpha-Methyldopa verursachte Sedierung paßt zu tierexperimentellen Beobachtungen, nach denen der Bedarf an Anästhetika vermindert ist, falls die Tiere mit diesem Medikament behandelt werden (Abb. 6.2), [14]. Außerdem kam es bei Tieren, die mit Alpha-Methyldopa vorbehandelt waren, nach Gabe von Ephedrin zu einem verminderten Blutdruckanstieg. Ob dies allerdings beim Menschen irgendeine Bedeu-

tung hat, ist bisher nicht klar (Tabelle 6.3), [14]. Alpha-Methyldopa eignet sich gut bei Patienten mit Nierenerkrankungen, da hierbei der renale Blutfluß konstant gehalten oder sogar erhöht wird.

Bei ungefähr 20 % der mit Alpha-Methyldopa behandelten Patienten fand sich ein positiver Coombs – Test. Hieraus könnten sich Schwierigkeiten bei der Durchführung der Blut-Kreuzprobe ergeben. Eine seltene, aber wichtige Nebenwirkung der Behandlung mit diesem Medikament ist eine Leberfunktionsstö-

**Tab. 6.3:** Auswirkungen von Antihypertensiva auf das Blutdruckverhalten bei Hunden, denen während einer Halothannarkose Ephedrin verabreicht wird

| Medikament | Anstieg des systolischen Blutdruckes (Mittelwert ± SD) nach intravenöser Verabreichung von Ephedrin (0,5 mg/kg) | |
|---|---|---|
| | vor Gabe des Antihypertensivums | nach Gabe des Antihypertensivums |
| Alpha-Methyldopa (50 mg · kg$^{-1}$ Tag$^{-1}$ für 3 Tage) | 86 ± 14 | 30 ± 14 |
| Alpha-Methyldopa (100 mg · kg$^{-1}$ Tag$^{-1}$ für 3 Tage) | 86 ± 14 | 23 ± 7 |
| Alpha-Methyldopa (200 mg · kg$^{-1}$ Tag$^{-1}$ für 3 Tage) | 86 ± 14 | 14 ± 6 |
| Guanethidin (15 mg · kg$^{-1}$ Tag$^{-1}$ für 3 Tage) | 78 ± 21 | 19 ± 7 |

(Daten aus: Miller RD, Way WL, Eger El. The effects of alpha-methyldopa, reserpine, guanethidine, and iproniazid on minimum alveolar anesthetic requirement (MAC). Anesthesiology 1969; 29: 1153–8)

rung. Liegen bei Patienten, die mit Alpha-Methyldopa behandelt werden, präoperativ erhöhte Plasmakonzentrationen der Transaminasen vor, so sollte dies als Hinweis auf eine eventuell medikamentös bedingte Leberfunktionsstörung gewertet werden. Nach Gabe von Propranolol kann es bei Patienten, die mit Alpha-Methyldopa behandelt werden, zu einem starken Blutdruckanstieg kommen [15]. Der Grund für diese Hypertension ist vermutlich darin zu sehen, daß Propranolol die normalerweise beim Alpha-Methylnoradrenalin ebenfalls vorhandene vasodilatierende Wirkung blockiert. Dadurch kommen nur noch die stark Alphastimulierenden Wirkungen des Alpha-Methylnoradrenalin zum Tragen. Es kommt dann zu Blutdruckveränderungen, ähnlich wie sie nach einer Noradrenalinfreisetzung zu erwarten sind. Auch von Naloxon ist beschrieben worden, daß es die antihypertensive Wirkung von Alpha-Methyldopa beeinflußt [16].

Wird Alpha-Methyldopa plötzlich abgesetzt, kann es zu einer überschießenden Hypertension kommen [17]. Diese Komplikation scheint insgesamt jedoch seltener aufzutreten, als dies beim Absetzen anderer zentral wirksamer Antihypertensiva der Fall ist.

Bei Patienten, die außer mit Alpha-Methyldopa zusätzlich mit Butyrophenonen (z.B. Haloperidol) behandelt werden, konnte eine Demenz beobachtet werden [18]. Diese Demenz könnte dadurch verursacht sein, daß beide Medikamente den Neurotransmitter Dopamin daran hindern, an seinen spezifischen Rezeptoren im zentralen Nervensystem zu wirken. Logischerweise wäre auch beim Einsatz von Thalamonal Vorsicht geboten, da in diesem Kombinationspräparat das Butyrophenonderivat Droperidol enthalten ist.

### 6.5.2 Clonidin

Es wird angenommen, daß Clonidin die inhibitorischen $\alpha_2$-Rezeptoren im zentralen Nervensystem stimuliert. Diese $\alpha_2$-Blockade führt zu einer Abnahme der Sympathikusaktivität. Hierdurch kommt es zu einer Abnahme des peripheren Gesamtwiderstandes und des Blutdruckes. Clonidin ist insbesondere bei solchen Patienten wirksam, bei denen die Hypertonie durch eine übermässig hohe Reninkonzentration bedingt ist. Da unter Clonidin die homöostatischen Kompensationsmechanismen weitgehend erhalten bleiben, kommt es nur selten zu einer orthostatischen Hypotension. Eine Behandlung mit Clonidin kann von Bradykardie und von Mundtrockenheit begleitet sein. Eine sedierende Wirkung kann im Vordergrund stehen und die Erklärung dafür sein, daß im Tierversuch nach intravenöser Gabe von Clonidin (5 mikrog/kg oder 20 mikrog/kg) der Halothanbedarf um fast 50% verringert ist (Abb. 6.3), [19]. Patienten, denen Clonidin oral verabreicht wird, haben während der Narkose einen verminderten Bedarf an Fentanyl [20]. Wie auch bei anderen Antihypertensiva, kommt es während einer Clonidintherapie häufig zu einer Natrium- und Wasserretention. Deshalb muß Clonidin oft mit einem Diuretikum kombiniert werden.

Nach Absetzen einer Clonidintherapie sind Rebound-Hypertensionen beobachtet worden. Wurde vor elektiven Eingriffen eine Behandlung mit Clonidin unterbrochen, so konnten starke Blutdruckanstiege sowohl vor der Narkoseeinleitung als auch postoperativ im Aufwachraum beobachtet werden [21,22]. Die Rebound-Hypertension tritt am wahrscheinlichsten

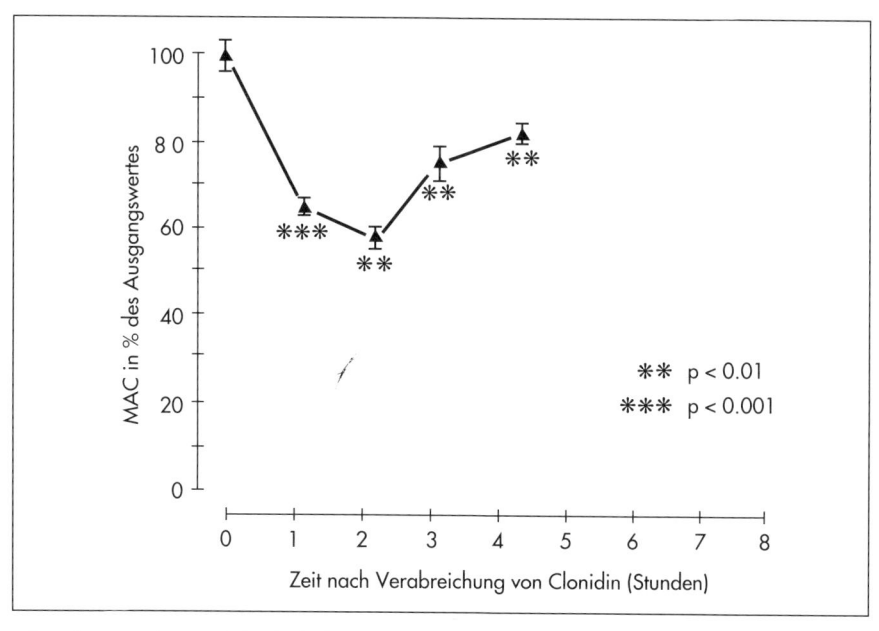

**Abb. 6.3:** Dargestellt ist der veränderte Halothanbedarf (MAC; Mittelwert ± SE) nach intravenöser Verabreichung von 5 mikrog/kg Clonidin beim Hund. (Bloor BC, Flacke WE. Reduction in halothane anesthetic requirement by clonidine, an alpha-adrenergic ahonist. Anesth Analg 1982; 61: 741–5 Reprinted with permission from IARS.)

bei solchen Patienten auf, die mehr als 1,2 mg Clonidin pro Tag erhalten. Als Mechanismus für diese Rebound-Hypertonie wird ein abrupter Anstieg des systemischen Gefäßwiderstandes aufgrund einer Katecholaminfreisetzung vermutet. Durch eine Beta-Rezeptorenblockade kann das Ausmaß dieser Rebound-Hypertonie sogar verstärkt werden, da Beta-Blocker die vasodilatierenden Effekte der Katecholamine blokkieren und dadurch nur noch die vasokonstriktorischen Wirkungen der Katecholamine erhalten bleiben. Es sollte jedoch beachtet werden, daß die Rebound-Hypertonie nicht typisch für Clonidin ist und auch beim Absetzen anderer zentralnervös wirkender antihypertensiver Medikamente auftreten kann. Antihypertensiva, die unabhängig vom vegetativen Nervensystem wirken (Hydralazin, Captopril) scheinen dagegen keine Rebound-Hypertonie zu verursachen.

Durch eine transdermale Applikation von Clonidin kann eine therapeutische Wirkung von bis zu 7 Tagen erzielt werden [23].

Bei mehr als 50% der Patienten ließ sich eine clonidinbedingte Hypotension und Erniedrigung der Herzfrequenz durch eine intravenöse Gabe von 0,4 mg Naloxon aufheben [24]. Deshalb kann es sinnvoll sein, Opioidantagonisten bei Patienten zu vermeiden, die Clonidin einnehmen.

Clonidin wurde auch erfolgreich eingesetzt, um Symptome eines Opioidentzugs zu therapieren. Es wird vermutet, daß Clonidin eine opioidbedingte Hemmung des Sympathikus durch eine $\alpha_2$-vermittelte Sympatikusblockade ersetzen kann [25]. Clonidin ist auch bei der Differentialdiagnose solcher Hypertonien nützlich, die durch ein Phäochromozytom bedingt sein könnten (vgl. Kapitel 23). Bei intrathekaler Applikation wirkt Clonidin analgetisch. Falls sich bei chronischen Schmerzpatienten eine Opioidtoleranz entwikkelt hat, kann Clonidin daher an Stelle von Morphium eingesetzt werden [26].

### 6.5.3 Guanethidin

Guanethidin wirkt selektiv auf das periphere sympathische Nervensystem und dämpft dort die Aktivität der postganglionären sympathischen Neurone. Diese selektive Wirkung ist dadurch zu erklären, daß Guanethidin über den gleichen Mechanismus wie Noradrenalin in die postganglionären Nervenendigungen aufgenommen wird. Hierdurch wird die Speicherfähigkeit für Katecholamine vermindert. Befindet sich Guanethidin einmal in diesen Speichervesikeln, so bewirkt es eine direkte Noradrenalinentleerung dieser Vesikel. Außerdem verhindert es die Erregungsausbreitung in den sympathischen Nervenfasern. Die daraus resultierende Aktivitätsminderung des Sympathikus führt über eine verminderte Stimulation der peripheren Alpha- und Beta-Rezeptoren zu einer Vasodilatation. Dadurch kommt es zu einer Verminderung des venösen Rückstroms, des Herzminutenvolumens und zu einem Blutdruckabfall. Guanethidin wird zur Behandlung solcher Hypertonien eingesetzt, die auf schwächere Medikamente nicht ansprechen.

Die durch Guanethidin verursachte Aktivitätsminderung des peripheren sympathischen Nervensystems ist auch für dessen Nebenwirkungen verantwortlich. Die häufigste unerwünschte Nebenwirkung ist eine orthostatische Hypotension. Diese ist dadurch bedingt, daß die Widerstands- und Kapazitätsgefäße auf eine Sympathikusstimulation des sympathischen Nervensystems weniger ansprechen. Ein Überwiegen des Parasympathikotonus äußert sich häufig in einer Bradykardie oder einer Diarrhoe. Falls zusätzlich keine Diuretika eingesetzt werden, kann – aufgrund einer Flüssigkeitsretention – der antihypertensive Effekt ausbleiben.

Wie Alpha-Methyldopa führt auch Guanethidin zu einer erhöhten Empfindlichkeit der postsynaptischen Rezeptoren für Noradrenalin und direkt wirkende Sympathikomimetika. Deshalb sollte Guanethidin z.B. bei Patienten mit einem Phäochromozytom nicht eingesetzt werden. Dagegen werden die Wirkungen indirekt wirkender Sympathomimetika durch Guanethidin abgeschwächt (Tab. 6.3) [14].

Guanethidin wird, anders als Alpha-Methyldopa, nicht in das zentrale Nervensystem aufgenommen. Folglich tritt auch keine Sedierung auf und es ist daher bei diesen Patienten auch nicht notwendig, die Dosis der Anästhetika zu reduzieren (Abb. 6.2). Vereinzelt wurde unter einer Guanethidintherapie auch eine Schwäche der Skelettmuskulatur – wahrscheinlich aufgrund einer verminderten neuromuskulären Übertragung – beobachtet. Eine erhöhte Empfindlichkeit auf Muskelrelaxantien ist jedoch nicht beobachtet worden.

Die antihypertensive Wirkung von Guanethidin kann blockiert sein, falls gleichzeitig Medikamente verabreicht werden, die die Wiederaufnahme von Noradrenalin in die postganglionären sympathischen Nervenendigungen hemmen. Der Grund ist darin zu sehen, daß Guanethidin über dieselben Mechanismen wie Noradrenalin in die Nervenenden aufgenommen wird. Werden Patienten wegen einer Depression zusätzlich mit einem trizyklischen Antidepressivum behandelt, dann kann es trotz einer bisher erfolgreichen Guanethidintherapie zum erneuten Auftreten einer Hypertonie kommen [27]. Da trizyklische Antidepressiva die Aufnahme von Noradrenalin in die postganglionären sympathischen Nervenendigungen blockieren, wird vermutet, daß durch sie auch die Aufnahme von Guanethidin in die Nervenendigungen verhindert wird. Weitere Medikamente, die die Aufnahme von Noradrenalin und damit wahrscheinlich auch die Aufnahme von Guanethidin in die postganglionären Nervenendigungen verhindern, sind Ephedrin (enthalten in freiverkäuflichen Erkältungsmitteln), Ketamin, Kokain, Alpha-Blocker und wahrscheinlich auch Pancuronium.

## 6.5.4 Guanabenz

Guanabenz senkt – ähnlich wie Clonidin – den Blutdruck über eine Verminderung des zentralen Sympathikotonus. Die häufigsten Nebenwirkungen sind Sedierung und Mundtrockenheit. Eine orthostatische Hypotension ist seltener als bei den mit Guanethidin behandelten Patienten. Plötzliches Absetzen des Medikamentes führt zu einer Rebound-Hypertonie. Wegen der langen Eliminationshalbwertszeit von Guanabenz tritt diese Rebound-Hypertonie jedoch erst verzögert auf.

## 6.5.5 Guanadrel

Guanadrel ähnelt Guanethidin, hat aber einen schnelleren Wirkungseintritt, eine kürzere Wirkdauer, und die orthostatische Hypotension ist geringer.

## 6.5.6 Hydralazin

Hydralazin interferiert wahrscheinlich mit dem Kalziumtransport an der glatten Muskulatur der Arterien und senkt so den Blutdruck durch eine arterielle Vasodilatation. Die Aktivität des Barorezeptorreflexes bleibt voll erhalten. Deshalb führt eine durch Hydralazin verursachte Blutdrucksenkung zu einem erhöhten Sympathikotonus am Herzen und am peripheren Gefäßsystem. Dieser erhöhte Sympathikotonus kann die erwünschte antihypertensive Wirkung von Hydralazin zunichte machen. Die Stimulation des Barorezeptorreflexes kann durch die Kombination von Hydralazin mit einem anderen Antihypertensivum (z.B. Guanethidin) oder einem Beta-Rezeptorenblocker (z.B. Propranolol) verhindert werden. Hydralazin wird meistens als das dritte Medikament bei einer Dreierkombination aus Beta-Rezeptorenblockern und einem Diuretikum eingesetzt.

Hydralazin verursacht im Gegensatz zu anderen Antihypertensiva keine orthostatische Hypotension, denn der Barorezeptorreflex bleibt erhalten und die Gefäßdilatation betrifft überwiegend die Arteriolen und weniger die Venen. Hydralazin wird häufig bei Patienten mit Nierenerkrankungen eingesetzt, da dieses Medikament den renalen Blutfluß aufrechterhält oder sogar steigert. Bei 10–20% der Patienten, die länger als 6 Monate mit Hydralazin behandelt wurden – insbesondere, wenn die tägliche Dosis über 400 mg betrug – trat ein Lupus erythematodes-ähnliches Syndrom auf [28]. Davon sind hauptsächlich Patienten betroffen, die «Langsam-Acetylierer» sind. Bei längerer Behandlung mit Hydralazin können auch die Symptome einer rheumatoiden Arthritis auftreten. Obwohl unbewiesen, ist es doch denkbar, daß es während der Narkose zu einem überschießenden Blutdruckabfall kommen kann, wenn vasodilatierende Anästhestika eingesetzt werden.

## 6.5.7 Prazosin

Prazosin senkt den Blutdruck über eine Verringerung des systemischen Gefäßwiderstandes. Ursache ist eine selektive Blockade der postsynaptischen $\alpha_1$-Rezeptoren. Da Prazosin zu keiner Blockade der präsynaptischen $\alpha_2$-Rezeptoren führt, bleibt die normalerweise bestehende negative Feedback-Hemmung der Noradrenalinfreisetzung intakt. Das aus noradrenergen Nervenendigungen freigesetzte Noradrenalin erregt nicht nur die postsynaptischen Alpha- und Beta-Rezeptoren, sondern auch präsynaptisch gelegene $\alpha_2$-Rezeptoren. Durch die Erregung der präsynaptischen $\alpha_2$-Rezeptoren wird eine weitere Noradrenalinfreisetzung gehemmt, es wird von einer negativen Feedback-Hemmung gesprochen. Im Gegensatz zu Hydralazin verursacht Prazosin keine Reflextachykardie. Außerdem wirkt dieses Medikament im Unterschied zu Hydralazin hauptsächlich auf die Alpha-Rezeptoren der Venen. Es kann daher eine orthostatische Hypotension verursachen. Eine Flüssigkeitsretention macht die zusätzliche Gabe eines Diuretikums notwendig. Am Anfang der Behandlung können Synkopen auftreten, insbesondere bei hypovolämischen Patienten.

## 6.5.8 Minoxidil

Minoxidil senkt den Blutdruck durch eine direkte Relaxierung der glatten Muskulatur der Arteriolen. Es hat nur eine geringe Wirkung auf die venösen Kapazitätsgefäße. Dieses Medikament verursacht eine starke Flüssigkeitsretention und eine Tachykardie, weshalb die gleichzeitige Gabe eines Diuretikums und Beta-Rezeptorenblockers notwendig ist. Die orthostatische Hypotension ist bei Patienten, die mit Minoxidil behandelt werden, nicht stark ausgeprägt. Bei ca. 3% der Patienten entwickelt sich ein Perikarderguß und eine Perikardtamponade. Dies ist insbesondere der Fall, wenn eine schwere Nierenfunktionsstörung vorliegt [17]. Bei fast allen Patienten, die länger als einen Monat behandelt wurden, trat eine Hypertrichose auf, hauptsächlich im Gesicht und an den Armen.

## 6.5.9 Captopril

Captopril wirkt über eine kompetitive Hemmung des Angiotensin I Converting Enzyms. Dieses Enzym ist für die Umwandlung von inaktivem Angiotensin I in Angiotensin II notwendig (Abb. 6.4). Angiotensin II ist für die Stimulation der Aldosteronsekretion aus der Nebennierenrinde verantwortlich. Die Folgen dieser Enzymhemmung sind ein Abfall der Plasmakonzentrationen von Angiotensin II und von Aldosteron. Da die negative Rückkoppelung durch Angiotensin II wegfällt, finden sich häufig erhöhte Reninspiegel. Die verminderte Aldosteronsekretion führt zu einer leichten Erhöhung der Plasmakaliumkonzentration [29]. Es wird vermutet, daß die Erniedrigung der Angiotensin-

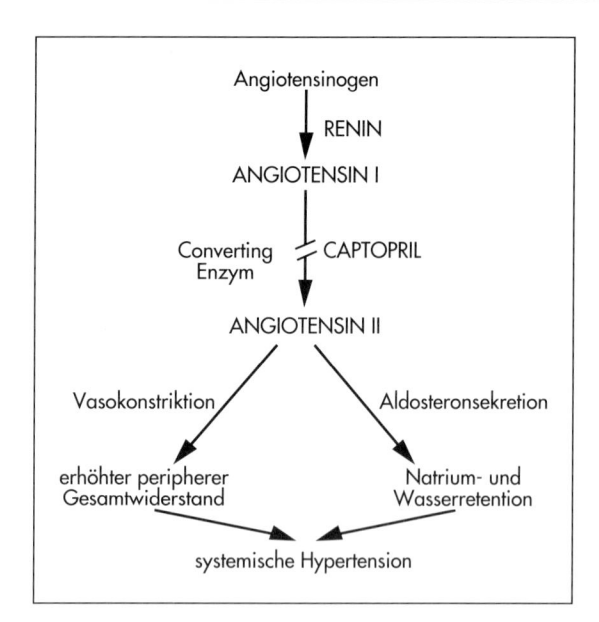

**Abb. 6.4:** Captoril hemmt kompetitiv das Converting-Enzym, das normalerweise Angiotensin I in Angiotensin II umwandelt. Als Folge dessen ist die Bildung von Angiotensin II vermindert und die durch Angiotensin II ausgelösten und eine Blutdrucksteigerung begünstigenden Veränderungen sind abgeschwächt.

II-Aktivität zu einer verminderten Natrium- und Wasserretention und somit zu einer nachfolgenden Erniedrigung des peripheren Gesamtwiderstandes und des Blutdruckes führt. Bei der Blutdrucksenkung können auch die vasodilatierenden Effekte der Kinine eine Rolle spielen, denn das durch Captopril gehemmte Converting Enzym ist auch für den Metabolismus von Bradykinin wichtig.

Die häufigste Nebenwirkung einer Captopriltherapie, die ca. 10% der Patienten betrifft, ist eine Hautrötung. Sie wird manchmal von Fieber und einer Arthritis begleitet. Bei einer längeren Behandlung von Patienten mit einer chronischen Nierenerkrankung ist eine Proteinurie beobachtet worden. Bei hypovolämischen Patienten und bei Patienten mit Nierenerkrankungen kann Captopril zu einer deutlichen Erhöhung der Plasmakreatininkonzentration führen. Bei Patienten mit eingeschränkter Nierenfunktion kann eine Hyperkaliämie auftreten, besonders falls kaliumsparende Diuretika mit Captopril kombiniert werden [30]. Bei Patienten mit einer chronisch obstruktiven Lungenerkrankung kann die Behandlung mit Captopril – über eine Hemmung des Kininmetabolismus – zu einer Exazerbation der Lungenerkrankung führen [31]. Bei ungefähr 0,3% der mit Captopril behandelten Patienten wurde eine Neutropenie beobachtet. Deshalb sollte während der ersten Monate einer Captopril-Behandlung die Leukozytenzahl kontrolliert werden.

Im Vergleich zu Alpha-Methyldopa und Propranolol beeinträchtigt Captopril das allgemeine Wohlbefinden (wie kognitive Funktionen, Belastbarkeit, körperliche Symptome) weniger. Daher wird von den Patienten Captopril eher akzeptiert als solche Antihypertensiva, die das zentrale Nervensystem beeinflussen [6].

### 6.5.10 Beta-Rezeptoren-Blocker

Zur Behandlung der Hypertonie eignen sich z.B. die Beta-Rezeptorenblocker Propranolol, Metoprolol, Nadolol, Atenolol und Timolol (Tab. 6.2). Eine Hemmung der renalen Reninfreisetzung kann zur antihypertensiven Wirkung der Beta-Rezeptorenblocker beitragen, insbesondere bei Patienten mit einem hohen Plasmareninspiegel. Da die Beta-Blocker-bedingte Verminderung der Reninsekretion zu einer verringerten Freisetzung von Aldosteron führt, verhindern Beta-Rezeptorenblocker eine kompensatorische Natrium- und Wasserretention, wie sie sonst im Rahmen einer Behandlung mit Antihypertensiva meist auftritt. Weiterhin verhindern Beta-Rezeptorenblocker, die normalerweise bei einer Therapie mit Vasodilatantien auftretende – und über den Barorezeptorenreflex vermittelte – Herzfrequenzsteigerung. Einer der größten Vorteile bei den zur Behandlung der essentiellen Hypertonie eingesetzten Beta-Rezeptorenblockern ist darin zu sehen, daß es zu keiner orthostatischen Hypotension kommt.

Beta-Blocker verursachen auch eine geringere Sedierung als zentral wirkende Substanzen. Es muß jedoch berücksichtigt werden, daß das abrupte Absetzen von Beta-Rezeptorenblockern mit einem massiven Anstieg des Sympathikotonus einhergehen kann. Während der gesamten perioperativen Phase sollte eine Behandlung mit Beta-Blockern weitergeführt werden. Es ist wichtig, die Pharmakologie der Beta-Rezeptorenblocker und die möglicherweise auftretenden unerwünschten Interaktionen der Beta-Rezeptorenblocker mit den zur Narkose verwendeten Medikamenten zu kennen (vgl. Kap. 1).

### 6.5.11 Labetalol

Labetalol ist ein selektiver $\alpha_1$- und ein nicht-selektiver Beta-Rezeptorenblocker [32]. Eine längerfristige orale Gabe von Labetalol senkt den Blutdruck hauptsächlich über eine Verminderung des peripheren Gesamtwiderstandes. Herzzeitvolumen und Herzfrequenz bleiben dagegen konstant. In Bezug auf die Alpha-Rezeptorenblockade ist Labetalol nur halb so wirksam wie Phentolamin und nur ein Viertel so wirksam wie der Beta-Rezeptorenblocker Propranolol. Die antianginöse Wirkung von Labetalol ist geringer als die von Propranolol, Bronchospasmen treten seltener auf. Die wichtigste Nebenwirkung von Labetalol ist eine orthostatische Hypotension. Wegen einer Flüssigkeitsretention wird Labetalol oft in Kombination mit einem Diuretikum verabreicht. Bei exzessiv hohen Plasmakonzentrationen von Labetalol können Bradykardien auftreten.

## 6.6 Narkoseführung

In Tabelle 6.4 sind Empfehlungen für die perioperative Führung von Patienten aufgeführt, die sich einer elektiven oder einer notfallmäßigen Operation unterziehen müssen und bei denen eine essentielle Hypertonie besteht. Muß bei Patienten mit einer unkontrollierten Hypertonie eine Notfalloperation durchgeführt werden, so stellt sich die Frage, wie hoch der Blutdruck perioperativ gehalten werden sollte. Der systemische Blutdruck sollte hierbei auf ungefähr 140/90 mm Hg abgesenkt werden, falls weder zentralnervöse Erkrankungen noch eine Nierenfunktionseinschränkung bestehen (vgl. Abschnitt: Die hypertensive Krise). Wird der Blutdruck auf dieses Niveau gesenkt, kann eine ausreichende Nierendurchblutung gewährleistet werden. Durch die gleichzeitige Verminderung des systemischen Gefäßwiderstands wird die Herzleistung vermutlich verbessert.

**Tab. 6.4:** Narkoseführung bei Patienten mit einer essentiellen Hypertonie

**Präoperative Beurteilung**
Beurteilen Sie, ob die antihypertensive Therapie suffizient ist
Beachten Sie die pharmakologischen Eigenschaften der eingesetzten Antihypertensiva

**Überprüfen Sie, ob begleitende Organfunktionsstörungen vorliegen**
orthostatische Hypotension
koronare Herzerkrankung
cerebrolvaskuläre Erkrankung
periphere Gefäßerkrankung
Nierenfunktionsstörung

**Narkoseeinleitung und endotracheale Intubation**
Rechnen Sie mit stärkeren Blutdruckschwankungen
Die Blutdruckveränderungen können dadurch minimiert werden, daß die Laryngoskopie möglichst kurz ist

**Narkoseführung**
Setzen Sie zur Therapie von Blutdrucksteigerung volatile Anästhetika ein
Suchen Sie im EKG nach Anzeichen einer myokardialen Ischämie

**Postoperative Therapie**
Seien Sie auf überschießende Blutdrucksteigerungen gefaßt
Führen Sie das intraoperative Monitoring auch postoperativ weiter

### 6.6.1 Präoperative Untersuchung

Bei der präoperativen Beurteilung von Patienten mit einer essentiellen Hypertonie sollte überprüft werden, ob eine adäquate antihypertensive Therapie durchgeführt wird. Es ist wichtig zu erfragen, welche Medikamente bisher zur Behandlung der essentiellen Hypertonie eingesetzt wurden. Besteht eine orthostatische Hypotension, so kann dies dafür sprechen, daß durch die Antihypertensiva die normale Funktion des sympathischen Nervensystems beeinflußt wird. Stets muß nach Funktionsstörungen der wichtigen Organe gesucht werden, insbesondere nach einer beginnenden Herzinsuffizienz.

Bei Patienten mit einer essentiellen Hypertonie ist bis zum Beweis des Gegenteils von einer Erkrankung der Herzkranzgefäße auszugehen. Zusätzlich weisen Hochdruckpatienten häufig eine Hypertrophie des linken Ventrikels auf. Dies ist zumeist Ausdruck der gesteigerten Herzarbeit. Ursache ist ein erhöhter systemischer Gesamtwiderstand. Bei einer Erkrankung der Herzkranzgefäße und einer linksventrikulären Hypertrophie können weitere Probleme auftreten, wie z.B. ein vermindertes myokardiales Sauerstoffangebot und ein erhöhter myokardialer Sauerstoffbedarf. Die in dieser Hinsicht beim normotensiven Patienten vorliegenden großen Sicherheitsreserven sind bei Patienten mit einer essentiellen Hypertonie massiv eingeschränkt.

Auch eine bestehende periphere Gefäßerkrankung muß beachtet werden, insbesondere wenn für die perioperative Phase eine intraarterielle Kanülierung vorgesehen ist. Auch auf Symptome einer zerebralen Gefäßerkrankung muß geachtet werden. Bei einer essentiellen Hypertonie besteht außerdem eine Rechtsverschiebung der zerebralen Autoregulationskurve. Diese Rechtsverschiebung bedeutet, daß die zerebrale Durchblutung bei diesen Patienten stärker vom Perfusionsdruck abhängig ist als bei normotensiven Patienten. Liegt aufgrund einer langdauernden Hypertonie eine Nierenfunktionsstörung vor, so ist dies ein Zeichen dafür, daß die Hypertonie weit fortgeschritten ist und das Narkoserisiko erhöht ist.

Idealerweise sollten alle Patienten mit einer essentiellen Hypertonie vor einer elektiven Operation auf normale Blutdruckwerte eingestellt werden. Diese Empfehlung beruht auf der Beobachtung, daß es bei Patienten, die vor Narkoseeinleitung hyperton sind, während der Narkoseführung häufiger zu einer Hypotonie und im EKG häufiger zu Anzeichen einer Myokardischämie kommt, als dies bei normotensiven Patienten der Fall ist [3,8]. Außerdem sind Blutdruckabfälle bei Hypertoniepatienten stärker ausgeprägt als bei normotensiven Patienten [4]. Bei Patienten mit einer essentiellen Hypertonie in der Anamnese kommt es intraoperativ auch häufiger zu einem Blutdruckanstieg. Dies ist unabhängig davon, wie suffizient die antihypertensive Therapie vor Narkoseeinleitung war (Tab. 6.5), [4]. Es gibt jedoch keine Beweise dafür, daß es bei Hypertoniepatienten unmittelbar nach elektiven Eingriffen häufiger zu kardialen Komplikationen kommt – sofern die präoperativen diastolischen Blutdruckwerte nicht über 110 mm Hg liegen (Tab. 6.5), [4]. Bei bestimmten Operationen wie z.B. einer Endarteriektomie der Arteria carotis konnte jedoch gezeigt werden, daß ein Zusammenhang zwischen ungenügend eingestelltem Hypertonus und dem Auftreten sowohl von passageren als auch bleibenden neurologischen Defiziten besteht [33]. Weiterhin können Patienten mit einer Hypertonie und einem Herzinfarkt in der Anamnese ein erhöhtes Risiko eines postoperativen Reinfarktes haben [34].

Patienten, die präoperativ antihypertensiv eingestellt sind, sollten ihre Medikamente auch perioperativ erhalten. Es gibt keine Hinweise dafür, daß eine anti-

**Tab. 6.5:** Risiken einer Allgemeinanästhesie und einer elektiven Operation bei hypertensiven Patienten

| Blutdruckverhalten vor der Operation | Inzidenz perioperativ auftretender hypertensiver Phasen | Inzidenz postoperativer kardialer Komplikationen |
|---|---|---|
| normotensiv | 8 %* | 11 % |
| unter Behandlung normotensiv | 27 % | 24 % |
| trotz Behandlung hypertensiv | 25 % | 7 % |
| unbehandelt und hypertensiv | 20 % | 12 % |

* $P < 0,05$ im Vergleich zu den anderen Gruppen der gleichen Spalte

(Daten aus: Goldman L, Caldera DL. Risks of general anesthesia and elective operation in the hypertensive patient. Anesthesiology 1979; 50: 285–92)

hypertensive Therapie Nachteile auf die Narkoseführung hätte. Es läßt sich im Gegenteil eindeutig zeigen, daß ein präoperativ schlecht eingestellter Blutdruck die Narkose nachteilig beeinflussen kann [3,4,8].

### 6.6.2 Narkoseeinleitung und endotracheale Intubation

Die Narkose kann bei Hypertonikern mittels intravenöser Gabe eines Barbiturates, Benzodiazepins oder Etomidat eingeleitet werden. Insbesondere wenn präoperativ ein hoher Blutdruckwert besteht, sind überschießende Blutdruckabfälle möglich. Der wahrscheinlichste Grund hierfür ist eine medikamentös bedingte periphere Vasodilatation bei gleichzeitig bestehendem intravasalem Volumenmangel. Bei einer diastolischen Hypertonie kann das Plasmavolumen vermindert sein [35]. Ketamin wird selten zur Narkoseeinleitung eingesetzt, denn dessen kreislaufstimulierende Wirkung kann insbesondere bei Hypertonikern zu einem Blutdruckanstieg führen.

Die Intubation ist bei diesen Patienten nicht ungefährlich. Es muß beachtet werden, daß Patienten mit einer essentiellen Hypertonie – auch wenn sie präoperativ normotensiv eingestellt wurden – auf Reize, die das sympathische Nervensystem stimulieren, mit einem überschießenden Blutdruckanstieg reagieren können [10]. Die durch direkte Laryngoskopie und endotracheale Intubation bedingten Blut- und Herzfrequenzsteigerungen sind häufig im EKG von Zeichen einer myokardialen Ischämie begleitet [36].

Oft besteht die Sorge, daß die zur Narkoseeinleitung verabreichten Hypnotika eventuell keine ausreichende Narkosetiefe garantieren, um Kreislaufreaktionen bei der endotrachealen Intubation sicher zu verhindern. Deshalb kann es sinnvoll sein, unmittelbar vor der endotrachealen Intubation die Narkose z.B. durch ein Opioid oder ein volatiles Anästhetikum zu vertiefen. Die klinische Erfahrung lehrt, daß durch die vorherige intravenöse Gabe von Fentanyl (50–150 mikrog) oder Sufentanil (10–30 mikrog) der intubationsbedingte Blutdruckanstieg verringert werden kann. Es wurde gezeigt, daß durch Gabe von 1,5 MAC Enfluran oder Halothan bei 50 % der Patienten sympathikotone Reaktionen auf einen Hautschnitt verhindert werden konnten [37]. Wie hoch die Konzentration des Inhalationsanästhetikums sein muß, um intubationsbedingte Reaktionen zu unterdrücken, ist nicht bekannt. Es muß jedoch beachtet werden – unabhängig davon, welche Medikamente zur Intubation verabreicht werden – daß eine sehr tiefe Narkose zu einem Blutdruckabfall führen kann. Dies ist ebenso unerwünscht wie ein Blutdruckanstieg.

Um den Blutdruckanstieg nach der Intubation möglichst gering zu halten, ist es wichtig, daß die direkte Laryngoskopie nicht länger als 15 Sekunden dauert [38]. Wird zusätzlich kurz vor der Intubation laryngotracheal Lidocain (2 mg/kg) verabreicht, so kann der reaktive Blutdruckanstieg weiter vermindert werden [39]. Läßt sich die Dauer der direkten Laryngoskopie nicht auf höchstens 15 Sekunden begrenzen, so kann es vernünftig sein, eine intravenöse Gabe von Nitroprussid (1–2 mikrog/kg) [40] oder Lidocain (1,5 mg/kg) [39] in Erwägung zu ziehen. Diese Medikamente müssen unmittelbar vor Beginn der direkten Laryngoskopie verabreicht werden. Ziel hierbei ist, die durch die endotracheale Intubation verursachten Blutdruckreaktionen zu dämpfen.

### 6.6.3 Aufrechterhaltung der Narkose

Ziel während der Narkose ist es, die Narkosetiefe so zu steuern, daß keine größeren Blutdruckschwankungen auftreten. Unter diesem Gesichtspunkt ist der Einsatz von volatilen Anästhetika sinnvoll, da sie bei Blutdruckschwankungen eine rasche Veränderung der Narkosetiefe ermöglichen. Die intraoperative Steuerung eines labilen Blutdruckes kann wichtiger sein, als die präoperative Einstellung der Hypertonie [4].

Die häufigsten intraoperativen Blutdruckveränderungen sind hypertone Phasen, die durch schmerzhafte operative Stimulationen verursacht werden. Es sei nochmals darauf hingewiesen, daß es bei Patienten mit einer essentiellen Hypertonie perioperativ häufiger zu hypertonen Phasen kommt, selbst wenn sie präoperativ mit antihypertensiven Medikamenten normotensiv eingestellt wurden (Tab. 6.5)[4]. Volatile Anästhetika sind ideal, um die Sympathikusaktivität zu dämpfen. Dies ist wünschenswert, da Stimulationen des Sympathikus für die Blutdruckschwankungen verantwortlich sind. Mit Halothan, Enfluran und Isofluran läßt sich der Blutdruck dosisabhängig senken. Obwohl jedes dieser Medikamente über unterschiedliche Mechanismen den Blutdruck senkt, gibt es keinen Beweis dafür, daß einem dieser volatilen Anästhetika zur Kontrolle einer intraoperativen Hypertonie der Vorzug gegeben werden sollte (Abb. 1.9), [41]. Zur Aufrechterhaltung der Narkose ist auch der Einsatz einer Kombination von Lachgas mit einem Opioid akzeptabel. Wird diese

Kombination gewählt, so sollte jedoch beachtet werden, daß zur Therapie von unerwünschten Blutdruckanstiegen zusätzlich ein volatiles Anästhetikum notwendig werden kann, insbesondere während starker operativer Stimulation. Alternativ zur Verabreichung eines volatilen Anästhetikums kann auch eine Nitroprussidinfusion durchgeführt werden.

Ein Blutdruckabfall während der Narkose wird oft dadurch behandelt, daß die Narkotika niedriger dosiert werden. Zusätzlich wird Flüssigkeit infundiert, um das intravasale Flüssigkeitsvolumen zu erhöhen. Zur Aufrechterhaltung des Perfusionsdrucks kann es auch notwendig sein, ein sympathikomimetisches Medikament (z.B. Ephedrin) zu verabreichen, bis die Ursache der Hypotension beseitigt ist. Ein weiterer Grund für einen akuten Blutdruckabfall kann ein plötzlich auftretender AV-Knotenrhythmus sein. Werden extrem niedrige arterielle $CO_2$-Konzentrationen und sehr hohe Konzentrationen volatiler Anästhetika (insbesondere Halothan) vermieden, so läßt sich diese Gefahr verringern. Bleibt ein hämodynamisch wirksamer AV-Knotenrhythmus bestehen, so ist die intravenöse Gabe von Atropin Therapie der Wahl.

Der Umfang des perioperativen Monitorings hängt bei Patienten mit einer essentieller Hypertonie von der Größe des operativen Eingriffes ab. Das EKG ist stets zu überwachen, um frühzeitig Anzeichen für eine myokardiale Ischämie zu entdecken. Eine eventuelle myokardiale Ischämie stellt eines der Hauptprobleme dar. Daß häufig eine myokardiale Ischämie auftritt, ist vermutlich dadurch bedingt, daß der während der Diastole erhöhte linksventrikuläre Druck die subendokardialen arteriellen Gefäße komprimiert. Hierdurch kommt es zu einer subendokardialen Ischämie. Ein invasives Monitoring mittels arterieller Druckmessung und Pulmonalarterienkatheter ist oft indiziert, wenn größere Operationen geplant und präoperativ Anzeichen für eine linksventrikuläre Funktionseinschränkung vorhanden sind. Ein invasives Monitoring ist auch notwendig, falls es sich um Notoperationen bei Patienten mit einer nicht eingestellten Hypertonie handelt.

Es gibt keinen Beweis dafür, daß ein bestimmtes Muskelrelaxans bei Patienten mit einer essentiellen Hypertonie besonders geeignet ist. Medikamente wie z.B. Atracurium oder Vecuronium scheinen sich wegen ihrer minimalen bis fehlenden Wirkung auf den Blutdruck anzubieten. Theoretisch sind Gallamin und d-Turbocurarin wegen ihrer Wirkungen auf Herzfrequenz und Blutdruck weniger geeignet. Obwohl Pancuronium den Blutdruck steigern kann, gibt es keine Hinweise darauf, daß es bei Patienten mit einer Hypertonie zu einem stärkeren Blutdruckanstieg führt.

Der Einsatz eines Regionalanästhesieverfahrens ist in Frage zu stellen, wenn für die geplante Operation ein hohes sensibles Niveau und damit eine ausgeprägte Sympathikusblockade notwendig ist. Dieses Gebot beruht darauf, daß es möglicherweise zu starken und unvorhersehbaren Blutdruckabfällen kommen kann, falls durch die auftretende Vasodilatation ein vermindertes intravasales Flüssigkeitsvolumen demaskiert wird. Es sollte auch beachtet werden, daß die essentielle Hypertonie nicht nur mit einer Verringerung des intravasalen Flüssigkeitsvolumens, sondern häufig auch mit einer Erkrankung der Herzkranzgefäße einhergeht. Deshalb kann bei diesen Patienten ein Blutdruckabfall schneller zu einer myokardialen Ischämie führen.

### 6.6.4 Postoperative Betreuung

Bei Patienten mit einer Hypertonie treten in der postoperativen Phase häufig Hypertensionen auf. Der zugrunde liegende Mechanismus ist nicht bekannt. Es handelt sich aber wahrscheinlich um eine überschießende Reaktion auf Sympathikusstimulationen. Bleibt die Hypertension trotz ausreichender Gabe eines Schmerzmittels bestehen, so kann es notwendig werden, Antihypertensiva einzusetzen, insbesondere solche, die auf die glatte Gefäßmuskulatur wirken (vgl. Abschnitt: Hypertensive Krise). Um Anzeichen einer myokardialen Ischämie sofort erfassen zu können, ist es wichtig, auch in der postoperativen Phase das EKG zu überwachen.

## 6.7 Hypertensive Krise

Eine plötzlich auftretende und anhaltende Hypertension in der perioperativen Phase wird am häufigsten mit Nitroprussid, Trimethaphan, Diazoxid, Hydralazin oder Labetalol behandelt.

### 6.7.1 Nitroprussid

Durch Nitroprussid kann der Blutdruck schnell auf normotensive Werte gesenkt werden. Da Nitroprussid ein sehr potentes Medikament ist, ist es notwendig, dieses Medikament vorsichtig zu titrieren oder es sind Infusionspumpen für eine kontinuierliche Infusion notwendig. Während einer Nitroprussidinfusion ist es sinnvoll, den Blutdruck kontinuierlich über eine intraarterielle Kanüle zu überwachen. Gelegentlich ist auch der Einsatz einer nicht-invasiven Technik, wie z.B. der Dopplersonographie, ausreichend. Während der Narkose und in der frühen postoperativen Phase reicht normalerweise eine Infusion von 0,5–5,0 mikrog/kg × min Nitroprussid aus, um den Blutdruck auf normotensive Werte zu senken. Bei längerer Anwendung sollte die Dosierung 0,5 mg/kg × h (8 mikrog/kg × min) nicht übersteigen [42].

Da Nitroprussid weder das Myokard noch das vegetative Nervensystem beeinflußt, bleibt das Herzminutenvolumen während der Blutdrucksenkung normalerweise konstant oder ist sogar erhöht. Während der Verabreichung von Nitroprussid kann die Herzfrequenz ansteigen. Hierdurch wird möglicherweise die blutdrucksenkende Wirkung aufgehoben. Diese Frequenzerhöhung ist Ausdruck eines intakten Barorezeptorreflexes, der auf die medikamentös bedingte Blutdruckerniedrigung reagiert. Durch die zusätzliche intravenöse Gabe von Propranolol läßt sich die Herzfrequenz und auch die notwendige Nitroprussiddosis reduzieren.

Bei Patienten, die 1. eine Toleranz gegenüber der blutdrucksenkenden Wirkung von Nitroprussid entwickeln (Bedarf größer als 8 mikrog/kg × min), die 2. eine Tachyphylaxie, oder 3. eine metabolische Azidose entwickeln, ist eine Nitroprussid-bedingte Zyanidvergiftung zu vermuten. Bei diesen Patienten sollte Nitroprussid sofort abgesetzt werden. Bleiben die Symptome einer Zyanidvergiftung weiterhin bestehen, ist die Verabreichung eines Zyanidantagonisten wie z.B. Thiosulfat (150 mg/kg, intravenös über 15 Minuten) zu empfehlen [42,43].

### 6.7.2 Trimethaphan

Trimetaphan bewirkt eine Ganglienblockade und hat einen sehr schnellen Wirkungsbeginn. Die Wirkung ist aber so kurz, daß es als kontinuierliche intravenöse Infusion gegeben werden muß. Normalerweise reicht eine Infusionsrate von 0,5–2 mg/min aus, um den Blutdruck auf normale Werte zu senken. Wie bei Nitroprussid ist es wichtig, den Blutdruck intraarteriell oder dopplersonographisch kontinuierlich zu überwachen.

Trimethaphan senkt den Blutdruck dadurch, daß es zu einer Vasodilatation der Arteriolen und zu einer Verminderung des Herzminutenvolumens führt. Durch eine Reflextachykardie kann die Blutdrucksenkung aufgehoben werden. Dies führt gelegentlich dazu, daß dieses Medikament bei der Blutdrucksenkung unwirksam ist. Durch die intravenöse Gabe von Propranolol kann die Herzfrequenz gesenkt und die blutdrucksenkende Wirkung von Trimethaphan verbessert werden. Da Trimethaphan zu einer Histaminfreisetzung führt, ist dieses Medikament zur Therapie einer Hypertonie im Rahmen eines Phäochromozytoms ungeeignet. Bei hohen Dosen von Trimethaphan kann die Wirkung nicht depolarisierender Muskelrelaxantien verstärkt werden. Die Ursache hierfür ist unbekannt [44].

### 6.7.3 Diazoxid

Diazoxid ist ein nicht diuretisch wirksames Thiazidderivat. Es senkt den systolischen und diastolischen Blutdruck dadurch, daß es zu einer direkten Relaxierung der glatten Muskulatur der Arteriolen führt. Der Barorezeptorenreflex wird nicht unterdrückt, so daß die Senkung des peripheren Gesamtwiderstandes von einer Erhöhung der Herzfrequenz und des Herzminutenvolumens begleitet ist.

Durch eine intravenöse Gabe von Diazoxid (2,5–5 mg/kg) kann ein abnorm hoher Blutdruck innerhalb von 2–5 Minuten auf normotensive Werte gesenkt werden. Die Wirkungsdauer beträgt 6–12 Stunden. Frühere Empfehlungen, nach denen das Medikament schnell gespritzt werden sollte (in weniger als 20 Sekunden), um dadurch die hohe Plasmaeiweißbindung (von 90%) zu umgehen und den Blutdruck stärker zu senken, sind wahrscheinlich nicht richtig. Bei der Anwendung von Diazoxid bei hypertensiven Patienten ist vermutlich kein kontinuierliches Verfahren zur Blutdrucküberwachung notwendig.

Obwohl exzessive Blutdruckabfälle nach der Gabe von Diazoxid unwahrscheinlich sind, ist es als Nachteil von Diazoxid zu werten, daß im Vergleich zu Nitroprussid oder Trimethaphan die blutdrucksenkende Wirkung nicht dosisabhängig ist. Bei Patienten, die mit Beta-Rezeptorenblockern behandelt werden, kann die blutdrucksenkende Wirkung von Diazoxid stärker ausgeprägt sein. Dies ist dadurch zu erklären, daß die normalerweise während einer Blutdrucksenkung auftretende und über die Barorezeptoren vermittelte Herzfrequenzsteigerung blockiert ist. Bei Patientinnen mit einer Eklampsie bewirkt Diazoxid eine starke Uterusrelaxierung. Durch eine Oxytoxingabe können die Uteruskontraktionen wieder stimuliert werden. Diazoxid hemmt die Insulinfreisetzung aus dem Pankreas. Nach einer einmaligen Gabe von Diazoxid ist jedoch mit keiner Hyperglykämie zu rechnen. Da es durch Diazoxid zu einer Katecholaminfreisetzung kommt, verbietet sich dessen Einsatz bei Patienten mit einem Phäochromozytom.

### 6.7.4 Hydralazin

Hydralazin wirkt auf die glatte Gefäßmuskulatur erweiternd und ist speziell bei der Behandlung einer postoperativen diastolischen Hypertonie wirksam. Bei Erwachsenen kann eine intravenöse Injektion von Hydralazin (5–10 mg) alle 10–20 Minuten wiederholt werden, bis der diastolische Blutdruck auf Werte unter 110 mm Hg gesenkt ist. Hydralazin ist nicht sehr wirkungsvoll, wenn es darum geht, einen nur systolisch erhöhten Blutdruck zu senken.

### 6.7.5 Labetalol

Die intravenöse Gabe von Labetalol (20–40 mg über 2 Minuten) senkt den Blutdruck dadurch, daß es zu einer gleichzeitigen Erniedrigung des Herzminutenvolumens und des peripheren Gefäßwiderstandes kommt. Da der Blutdruck nach der intravenösen Gabe von Labetalol schnell abfällt, ist Labetalol für die Behandlung einer hypertensiven Krise geeignet [45].

## Literaturhinweise

1. Chobanian AV. Antihypertensive therapy in evolution. N Engl J Med 1986; 314: 1701–2
2. Folkow B. Cardiovascular structural adaptation; its role in the initiation and maintenance of primary hypertension. Clin Sci Mol Med 1978; 55: 3–22
3. Prys-Roberts C. Anaesthesia and hypertension. Br J Anaesth 1984; 56: 711–24
4. Goldman L, Caldera DL. Risks of general anesthesia and elective operation in the hypertensive patient. Anesthesiology 1979; 50: 285–92
5. Gottlieb TR, Chidsey CA. The clinicians' guide to pharmacology of antihypertensive agents. Geriatrics 1976; 31: 99–110
6. Croog SH, Levine S, Testa MA, et al. The effects of antihypertensive therapy on the quality of life. N Engl J Med 1986; 314: 1657–64
7. Dingle HR, Antihypertensive drugs and anaesthesia. Anaesthesia 1966; 21: 151–72
8. Prys-Roberts C, Meloche R, Foex P. Studies of anesthesia in relation to hypertension. I. Cardiovascular responses to treated and untreated patients. Br J Anaesth 1971; 43: 122–37
9. Katz RL, Weintraub HD, Papper EM. Anesthesia, surgery, and rauwolfia. Anesthesiology 1964; 25: 142–7
10. Papademetrious V, Burris J, Kukich S, Freis ED. Effectiveness of potassium chloride or triamterene in thiazide hypokalemia. Arch Intern Med 1985; 145: 1986–90
11. Vitez TS, Soper LE, Wong KC, Soper P. Chronic hypokalemia and intraoperative dysrhythmias. Anesthesiology 1985; 63: 130–3
12. Eger EI, Hamilton WK. The effect of reserpine on the action of various vasopressors. Anesthesiology 1959; 20: 641–5
13. Frohlich ED. Methyldopa: Mechanisms and treatment 25 years later. Arch Intern Med 1980; 140: 954–9
14. Miller RD, Way WL, Eger EI. The effects of alphamethyldopa, reserpine, guanethidine, and iproniazid on minimum alveolar anesthetic requirement (MAC). Anesthesiology 1969; 29: 1153–8
15. Nies AS, Shand DG. Hypertensive responses to propranolol in a patient treated with methyldopa-a proposed mechanism. Clin Pharmacol Ther 1973; 14: 823–6
16. Kunos G, Farsang C, Ramirez-Gonzolez MD. Beta-endorphin: Possible involvement in the antihypertensive effect of central alpha-receptor activation. Science 1981; 211: 82–3
17. Husserl FE, Messerli FH. Adverse effects of antihypertensive drugs. Drugs 1981; 22: 188–210
18. Thornton WE. Dementia induced by methyldopa with haloperidol. N Engl J Med 1976; 294: 1222
19. Bloo: BC, Flacke WE. Reduction in halothane anesthetic requirements by clonidine, an alpha-adrenergic agonist. Anesth Analg 1982; 61: 741–5
20. Ghignone M, Quintin L, Duke PC et al. Effects of clonidine on narcotic requirements and hemodynamic response during induction of fentanyl anesthesia and endotracheal intubation. Anesthesiology 1986; 64: 36–42
21. Bruce DL, Croley TF, Lee JS. Preoperative clonidine withdrawal syndrome. Anesthesiology 1979; 51: 90–2
22. Brodsky JB, Bravo JJ. Acute postoperative clonidine withdrawal syndrome. Anesthesiology 1976; 44: 519–20
23. Weber MA, Drayer JIM, McMahon FG, et al. Transdermal administration of clonidine for treatment of high blood pressure. Arch Intern Med 1984; 144: 1211–3
24. Farsang C, Kapocsi J, Vajda L, et al. Reversal by naloxone of the antihypertensive action of clonidine: Involvement of the sympathetic nervous system. Circulation 1984; 69: 461–7
25. Gold MS, Pottash AC, Sweeney DR, Kleber HD. Opiate withdrawal using clonidine. A safe, effective, and rapid nonopiate treatment. JAMA 1980; 243: 343–6
26. Milne B. Cervenko FW, Jhamandas K, Sutak M. Local clonidine: Analgesia and effect on opiate withdrawal in the rat. Anesthesiology 1985; 62: 34–8
27. Mitchell JR, Oates JA. Guanethidine and related agents. I. Mechanism of the selective blockade of adrenergic neurons and its antagonism by drugs. J Pharmacol Exp Ther 1970; 172: 100–7
28. Lee SL, Chase PH. Drug-induced systemic lupus erythematosus: A critical review. Semin Arthritis Rheum 1975; 5: 83–103
29. Johnston CI, Millar JA, McGrath BP, Matthews PG. Long-term effects of captopril (SQ14225) on blood-pressure and hormone levels in essential hypertension. Lancet 1979; 2: 493–6
30. Vidt DG, Bravo EL, Fouad FM. Captopril. N Engl J Med 1982; 214–9
31. Semple PF, Herd GW. Cough and wheeze caused by inhibitors of angiotensin-converting enzyme. N Engl J Med 1986; 314: 61
32. Wallin JD, O'Neill WM. Labetalol. Current research and therapeutic status. Arch Intern Med 1983; 143: 485–90
33. Asiddas CB, Donegan JH, Whitesell RC, Kalbfleisch JH. Factors associated with perioperative complications during carotid endarter-ectomy. Anesth Analg 1982; 61: 631–7
34. Steen PA, Tinker JH, Tarhan S. Myocardial reinfarction after anesthesia and surgery. An update, incidence, mortality and predisposing factors. JAMA 1978; 239: 2566–70
35. Tarazi RC, Frohlich ED, Dustan HP. Plasma volume in men with essential hypertension. N Engl J Med 1968; 278: 762–5
36. Roy WL, Edelist G, Gilbert B. Myocardial ischemia during noncardiac surgical procedures in patients with coronary artery disease. Anesthesiology 1979; 51: 393–7
37. Roizen MF, Horrigan RW, Frazer BM. Anesthetic doses blocking adrenergic (stress) and cardiovascular responses to incision-MAC BAR. Anesthesiology 1981; 54: 390–8
38. Stoelting RK. Blood pressure and heart rate changes during short duration laryngoscopy for tracheal intubation: Influence of viscous or intravenous lidocaine. Anest Analg 1978; 57: 197–9
39. Stoelting RK. Circulatory changes during direct laryngoscopy and tracheal intubation: Influence of duration of laryngoscopy with or without prior lidocaine. Anesthesiology 1977; 47: 381–3
40. Stoelting RK: Attenuation of blood pressure response to laryngoscopy and tracheal intubation with sodium nitroprusside. Anesth Analg 1979; 58: 116–9
41. Hess W, Arnold B, Schulte-Sasse U, Tarnow J. Comparison of isoflurane and halothane when used to control intraoperative hypertension in patients undergoing coronary artery bypass surgery. Anesth Analg 1983; 62: 15–20
42. Michenfelder JD, Tinker JH. Cyanide toxicity and thiosulfate protection during chronic administration of sodium nitroprusside in the dog: Correlation with a human case. Anesthesiology 1977; 47: 441–8

43 Perschau RA, Modell JH, Bright RW, Shirley PD. Suspected sodiumnitroprusside-induced cyanide intoxication. Anesth Analg 1977; 56: 533–7
44 Wilson SL, Miller RN, Wright C, Hasse D. Prolonged neuromuscular blockade associated with trimethaphan: A case report. Anesth Analg 1976; 55: 353–6
45 Morel DR, Forster A, Suter PM. I.V. Labetalol in the treatment of hypertension following coronary-artery surgery. Br J Anaesth 1982; 54: 1191–6

# 7 Herzinsuffizienz

Ursache einer Herzinsuffizienz ist meist eine Veränderung der Herzklappen, eine verminderte myokardiale Kontraktilität (aufgrund einer Erkrankung der Koronararterien) oder eine Kardiomyopathie. Kennzeichen einer Herzinsuffizienz ist die verringerte myokardiale Kontraktilität. Es ist sinnvoll, die Herzinsuffizienz in eine linksventrikuläre, rechtsventrikuläre und biventrikuläre Form zu unterteilen. Bei einer Linksherzinsuffizienz liegen Zeichen einer pulmonalen Stauung vor. Bei einer Rechtsherzinsuffizienz kommt es dagegen zu einer venösen Hypertension im großen Kreislauf. Häufigste Ursache einer Rechtsherzinsuffizienz ist die Insuffizienz des linken Herzens. Eine präoperative Herzinsuffizienz stellt den wichtigsten Risikofaktor für die postoperative kardial bedingte Morbidität und Mortalität dar [1].

## 7.1 Herzinsuffizienz und kardiale Kompensationsmechanismen

Das Herz verfügt über eine Reihe von Kompensationsmechanismen, um den Anforderungen, die durch erkrankte Herzklappen oder verminderte myokardiale Kontraktilität entstehen, begegnen zu können. Zu diesen Mechanismen gehören 1. der Frank-Starling-Mechanismus, 2. die Änderung der Inotropie, 3. die Änderung der Herzfrequenz, 4. die myokardiale Hypertrophie und die Herzdilatation.

### 7.1.1 Frank-Starling-Mechanismus

Der Frank-Starling-Mechanismus besagt, daß es bei einer Steigerung des linksventrikulären enddiastolischen Drucks zu einer Erhöhung des linksventrikulären Schlagvolumens kommt (Abb. 7.1). Das Schlagvolumen nimmt unter diesen Bedingungen deshalb zu, da der sich kontrahierende Herzmuskel einen höheren Druck erzeugt, wenn die Vordehnung der Muskelfasern größer ist. Die Vordehnung der Muskelfasern wird durch das enddiastolische Volumen bestimmt. Das enddiastolische Volumen korreliert eng mit dem enddiastolischen Füllungsdruck. Wie stark das Schlagvolumen durch eine stärkere Vordehnung der Herzmuskelfasern zunimmt, hängt vom Kontraktilitätszustand des Myokards ab. Ist die myokardiale Kontraktilität verringert (wie z.B. bei einer Herzinsuffizienz), dann ist das – bei einem vorgegebenen linksventrikulären enddiastolischen Füllungsdruck – ausgeworfene Schlagvolumen vermindert (Abb. 7.1). Durch eine Kontraktion der venösen Kapazitätsgefäße kommt es zu einer Verlagerung eines großen Teils des Bluts nach zentral. Diese Verschiebung des Blutvolumens trägt dazu bei, das Herzminutenvolumen über den Frank-Starling-Mechanismus aufrecht zu erhalten.

### 7.1.2 Inotropie

Die Inotropie ist ein Maß für Geschwindigkeit und Kraft, mit der sich die myokardialen Fasern kontrahieren und eine Spannung entwickeln. Bei einer Inotropiesteigerung – wie dies bei einer Stimulation des sympathischen Nervensystems der Fall ist – kontrahieren sich die myokardialen Muskelfasern schneller und erzeugen einen höheren Druck. Die maximale Kontraktionsgeschwindigkeit wird als $V_{max}$ bezeichnet. Wird die Inotropie des Herzens etwa durch Katecholamine gesteigert, dann ist $V_{max}$ erhöht. Umgekehrt ist $V_{max}$ erniedrigt, falls die myokardiale Kontraktilität vermindert ist. Es konnte gezeigt werden, daß volatile Anästhetika $V_{max}$ reduzieren (Abb. 7.2), [2]. Klinisch stellt die ventrikuläre Druckanstiegsgeschwindigkeit (dp/dt) eine gute Annäherung an $V_{max}$ dar und wird als brauchbares Maß für die Inotropie des Herzens angesehen.

Bei einer Herzinsuffizienz kommt es zu einer Verarmung des Herzens an Katecholaminen. Dadurch nimmt die Inotropie ab. Diese Verarmung an Katecholaminen ist höchstwahrscheinlich Folge einer Aktivitätsminderung des Enzyms Tyrosinhydroxylase.

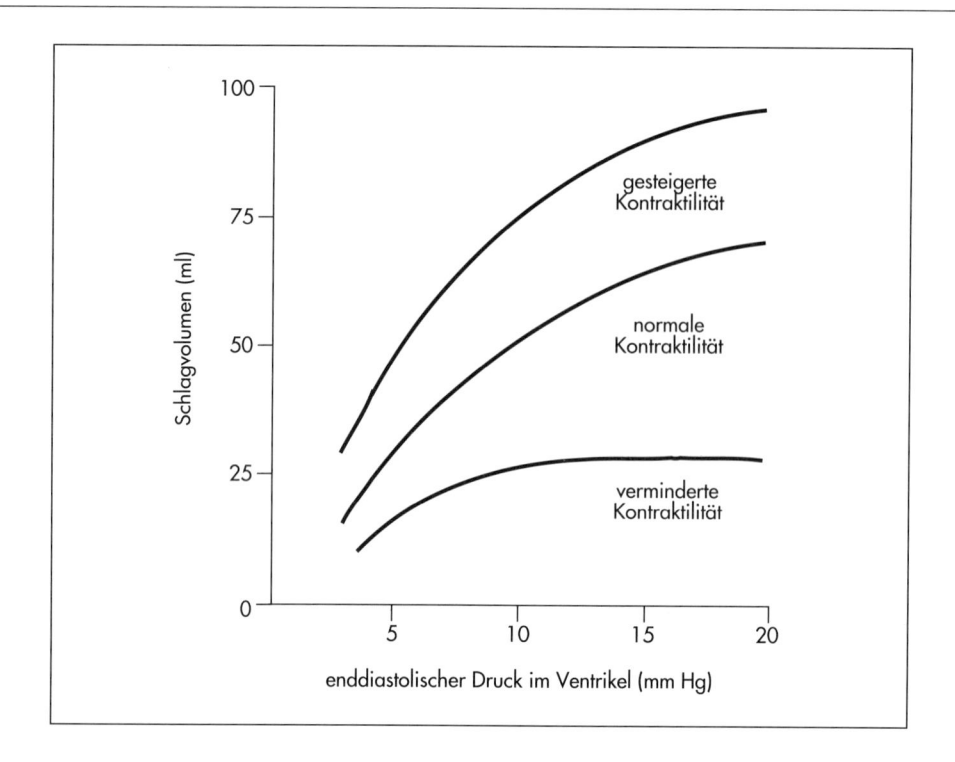

**Abb. 7.1:** Der Frank-Starling-Mechanismus bedeutet, daß es bei einer Zunahme des links- oder rechtsventrikulären enddiastolischen Drucks zu einer Steigerung des Schlagvolumens kommt.
Anhand dieser schematischen Funktionskurven des Herzens wird der Frank-Starling-Mechanismus für 3 verschiedene myokardiale Kontraktilitätszustände dargestellt.

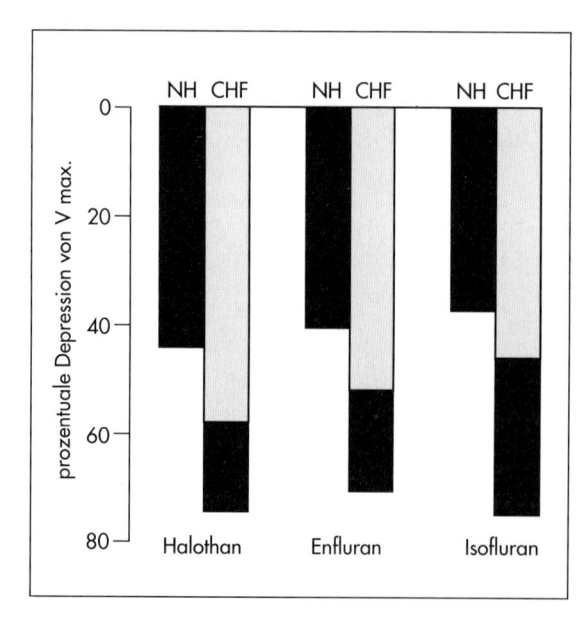

**Abb. 7.2:** Dargestellt sind die Auswirkungen äquipotenter Konzentrationen (1 MAC) von Halothan, Enfluran und Isofluran auf die maximale Verkürzungsgeschwindigkeit (V max) von isolierten Papillarmuskeln. Die Untersuchungen wurden an den isolierten Papillarmuskeln von ausgewachsenen Katzen mit einem gesunden Herzen (NH) oder mit einer experimentell induzierten Herzinsuffizienz (CHF) durchgeführt. Die Depression der Papillarmuskel-Kontraktilität (V max) war bei Muskelfasern, die dem gesunden Herzen (NH) entnommen und dem Anästhetikum ausgesetzt werden (schwarze Säulen) weniger stark ausgeprägt als bei Muskelfasern, die dem insuffizienten Herzen (schraffierte Säulen) entnommen und dem Anästhetikum ausgesetzt wurden (schwarze Säulen) (Daten aus: Kemmotsu O, Hashimoto Y, Shimosato S. The effects of fluroxene and enflurane on contractile performance of isolated papillary muscles from failing hearts. Anesthesiology 1974; 40:252–60)

Dieses Enzym ist der limitierende Faktor bei der Umwandlung von Tyrosin zu Dopa und der nachfolgenden Bildung des Neurotransmitters Noradrenalin (Abb. 7.3). Während bei Patienten mit einer Herzinsuffizienz die myokardialen Katecholaminspeicher entleert werden, steigen die Plasmakonzentrationen und die Urinausscheidung der Katecholamine stets an [3]. Außerdem nimmt die Dichte der Beta-Rezeptoren in der insuffizienten Herzmuskulatur ab und es läßt sich eine verringerte Inotropiesteigerung bei einer Betastimulation feststellen. [4]

### 7.1.3 Herzfrequenz

Eine Herzfrequenzänderung führt beim gesunden Herzen aufgrund von kompensatorischen Veränderungen des Schlagvolumens zu keiner wesentlichen Veränderung des Herzminutenvolumens. Eine Erhöhung der Herzfrequenz führt jedoch zu einer Inotropiesteigerung des Myokards. Eine Steigerung der

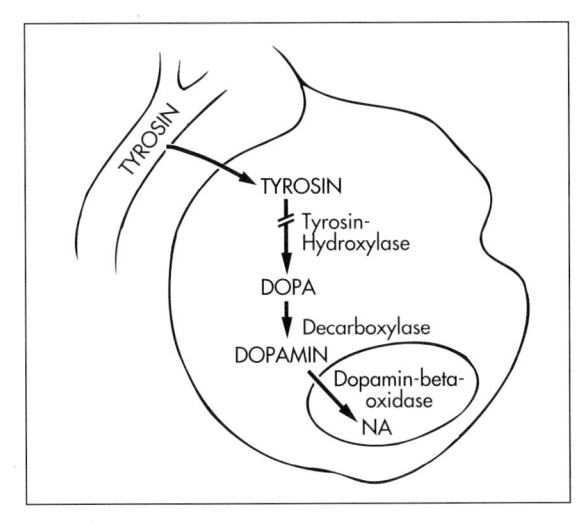

**Abb. 7.3:** Die Synthese des Neurotransmitters Noradrenalin (NA) beginnt damit, daß Tyrosin aus dem Blutkreislauf in Varikositäten der postganglionären sympathischen Nervenendigungen aufgenommen wird. Über eine Reihe von enzymatisch gesteuerten Prozessen findet die Umwandlung von Tyrosin zu Dopa, von Dopa zu Dopamin und schließlich von Dopamin zu Noradrenalin statt. Noradrenalin wird in Vesikeln der Nervenendigungen gespeichert. Die Tyrosin-Hydroxylase ist das limitierende Enzym bei diesen Prozessen. Liegt eine chronische Herzinsuffizienz vor, so kommt es zu einem Tyrosin-Hydroxylasemangel des Myokards und damit zu einer verminderten Noradrenalinproduktion.

myokardialen Kontraktilität aufgrund einer Erhöhung der Herzfrequenz wird als Bowditch-Effekt (rate-treppe phenomenon) bezeichnet. Bei Vorliegen einer Herzinsuffizienz ist das Schlagvolumen relativ fixiert und das Herzminutenvolumen hängt direkt von der Herzfrequenz ab. Das Auftreten einer Tachykardie ist typisch für die Herzinsuffizienz. Ursache ist eine Aktivierung des sympathischen Nervensystems.

### 7.1.4 Myokardiale Hypertrophie und Dilatation

Hypertrophie und Dilatation des Herzens sind als myokardiale Kompensationsmechanismen zu betrachten. Sie sind die Reaktion auf eine chronische Druck- und/oder Volumenüberlastung des Herzens. Bei einer systemischen Hypertension, einer pulmonalvaskulären Hypertension und bei einer Mitral- oder Aortenklappenstenose kommt es zu einer chronischen Drucküberlastung und Hypertrophie des Herzens. Die Hypertrophie des Myokards dient dazu, die Druckbelastung des Herzens zu kompensieren. Dieser Kompensationsmechanismus hat jedoch Grenzen, denn ein hypertrophierter Herzmuskel hat im Vergleich zu einem nicht-hypertrophierten Herzmuskel ein niedrigeres Inotropieniveau.

Bei einer Mitral- und Aorteninsuffizienz treten eine chronische Volumenüberlastung und Dilatation des Herzens auf. Eine kardiale Dilatation führt entsprechend dem Frank-Starling-Mechanismus zu einer kompensatorischen Steigerung des Herzminutenvolumens. Eine erhöhte myokardiale Wandspannung aufgrund eines vergrößerten Ventrikelradius führt jedoch auch zu einer Steigerung des myokardialen Sauerstoffbedarfs und zu einer Erniedrigung des kardialen Wirkungsgrades.

## 7.2 Symptome einer Linksherzinsuffizienz

### 7.2.1 Anamnese

Eine Dyspnoe ist das häufigste und oft auch das früheste Symptom einer Linksherzinsuffizienz. Sie ist durch ein interstitielles Lungenödem bedingt. Dadurch kommt es zu einer verminderten Dehnbarkeit der Lunge und es wird eine größere Atemarbeit notwendig. Kommt es zu einer ausgeprägten Dyspnoe, sobald sich der Patient auf den Rücken legt, wird von Orthopnoe gesprochen. Hierbei wird Flüssigkeit aus vorher abhängigen Körperpartien mobilisiert und der linke Ventrikel ist nicht mehr in der Lage, dieses erhöhte intravasale Flüssigkeitsvolumen wegzupumpen. Husten im Rahmen einer Orthopnoe läßt sich differentialdiagnostisch dadurch von Husten bei chronischer Bronchitis unterscheiden, daß bei der Bronchitis mehr Sputum produziert wird. Schlaflosigkeit und unerklärliche Müdigkeit können ebenfalls durch eine Linksherzinsuffizienz bedingt werden. Das wichtigste Merkmal einer eingeschränkten kardialen Leistungsreserve und eines verminderten Herzminutenvolumens ist die schon in Ruhe oder bei geringer Belastung auftretende Müdigkeit.

### 7.2.2 Körperliche Untersuchung

Bei einem Linksherzversagen ist der Sympathikotonus kompensatorisch gesteigert. Dies äußert sich in Ruhetachykardie und peripherer Vasokonstriktion. Bei einer unerklärlichen präoperativen Ruhetachykardie sollte stets an eine Herzinsuffizienz gedacht werden, insbesondere bei älteren Patienten oder bei bekannten kardialen Vorerkrankungen. Eine Vasokonstriktion hilft – trotz eines verringerten Herzminutenvolumens – den Blutdruck und damit die Versorgung von Gehirn und Herz aufrecht zu erhalten. Allerdings wird auch die Blutversorgung von Nieren, Eingeweiden und Skelettmuskulatur durch diese Vasokonstriktion gedrosselt. Der renale Blutfluß kann bis auf 25% des Normalwertes erniedrigt sein. Dadurch kann es zu einer Erhöhung der Harnstoffkonzentration und zu einer Oligurie kommen.

Ein wichtiges Merkmal der Linksherzinsuffizienz sind Rasselgeräusche über der Lunge. Sie können bei leichter Herzinsuffizienz auf die Lungenbasis beschränkt sein. Tachypnoe und Akzentuierung des pulmonalen Anteils des zweiten Herztons sind frühe Hinweise auf ein interstitielles Lungenödem. Ein dritter Herzton (ventrikulärer diastolischer Galopprhythmus) weist auf eine schwere Störung des linken Ventrikels hin und kann erstes Zeichen einer ernsten Herzerkrankung oder Herzinsuffizienz sein. Dieser Ton entsteht durch den Bluteinstrom und die Dehnung des relativ steifen linken Ventrikels. Ein vierter Herzton (Vorhof-Galopp) ist oft mit einer ventrikulären Hypertrophie vergesellschaftet und weist nicht unbedingt auf eine Herzerkrankung hin.

### 7.2.3 Röntgenbild des Thorax

Frühestes radiologisches Zeichen einer Linksherzinsuffizienz und einer damit verbundenen pulmonalvenösen Hypertension ist eine verstärkte Venenzeichnung in den oberen Lungenabschnitten. Bei einem interstitiellen Lungenödem kommt es zu einer Verdickung der interlobären Septumlinien (Kerley-Linien). Ursache ist der erhöhte venöse Druck. Weiteres Zeichen ist ein perivaskuläres Ödem, das sich auf dem Röntgen-Thoraxbild als hiläre und perihiläre Verschattung darstellt. In späteren Stadien einer Herzinsuffizienz kommt es aufgrund eines alveolären Lungenödems zu einer ausgedehnten homogenen Verschattung der Lunge. Diese Verschattungen sind zumeist zentral und nehmen häufig eine sogenannte «Schmetterlings»-Form an.

Bei einer Stauung der Pulmonalvenen treten radiologische Veränderungen erst 12 Stunden nach einem akuten Anstieg des linksatrialen Drucks auf. Andererseits können röntgenologische Zeichen noch für 1–4 Tage nach Normalisierung der kardialen Füllungsdrucke bestehen bleiben.

## 7.3 Symptome einer Rechtsherzinsuffizienz

### 7.3.1 Venöse Stauung

Wichtigstes Zeichen einer Rechtsherzinsuffizienz ist eine venöse Stauung im großen Kreislauf. Sie kann am deutlichsten an den Jugularvenen beurteilt werden. Treten bei sitzenden Patienten die Venae jugularis externae oberhalb der Clavicula hervor, so ist eine Rechtsherzinsuffizienz zu vermuten. Bei der Inspiration fällt der negative intrathorakale Druck weiter ab. Der venöse Rückfluß wird verbessert, der Jugularvenendruck sinkt ab. Ist der rechte Ventrikel insuffizient, führt jede Steigerung des venösen Rückflusses nicht zum Abfall, sondern zum weiteren Anstieg des Jugularvenendrucks. Daher kann es während der Inspiration zu einer verstärkten Zeichnung der Halsvenen kommen (Kußmaul'sches Zeichen). Ein ähnliches Symptom kann bei einer Herztamponade beobachtet werden.

### 7.3.2 Ödeme

Eindrückbare Ödeme an abhängigen Körperteilen, besonders an den Knöcheln, sind ein frühes Zeichen einer Rechtsherzinsuffizienz. Auch die Leber ist vergrößert. Eine schnelle Lebervergrößerung führt zu einer Kapselspannung und verursacht Schmerzen im rechten oberen Quadranten. Bei einer nur leichten Herzinsuffizienz kommt es zu einer Veränderung der Leberfunktionstests und zu einem Anstieg der Plasmakonzentrationen von Bilirubin und Transaminasen. Bei einer starken Lebervergrößerung kann es auch zu einer verlängerten Prothrombinzeit kommen. Ein Aszites gilt als spätes Zeichen der Rechtsherzinsuffizienz und tritt meistens bei Patienten mit einer Herzinsuffizienz auf, die durch eine Pericarditis constrictiva oder eine Trikuspidalstenose verursacht ist.

## 7.4 Therapie der Herzinsuffizienz

Die pharmakologische Behandlung einer Herzinsuffizienz besteht in Gabe von Digitalispräparaten und Diuretika. Zur Steigerung des Herzminutenvolumens können bei einer akuten oder chronischen Herzinsuffizienz auch Vasodilatantien eingesetzt werden [5, 6].

### 7.4.1 Digitalis

Digitalis ist bei Patienten mit einer Herzinsuffizienz das wichtigste Medikament, um die myokardiale Kontraktilität und das Herzminutenvolumen zu steigern. Die positiv inotrope Wirkung von Digitalis entsteht sowohl durch eine direkte Wirkung auf das Herz, wodurch dessen mechanische und elektrische Aktivität verändert wird, als auch durch eine indirekte Wirkung aufgrund einer Beeinflussung der vegetativen Reflexe. Am Herzen bewirkt Digitalis eine Hemmung der Natrium-Pumpe. Dadurch wird die intrazelluläre Kalziumkonzentration erhöht und die Kontraktilität der myokardialen Fasern verbessert. Durch therapeutische Digitaliskonzentrationen wird auch der Parasympathikotonus erhöht. Dadurch kommt es zu einer Verlangsamung der Herzfrequenz. Dies ist insbesondere bei Patienten mit Vorhofflimmern von Vorteil. Verschiedene Digitalispräparate sind im Handel, das gebräuchlichste ist Digoxin (Tab. 7.1).

Es muß beachtet werden, daß Digoxin über die Nieren ausgeschieden wird. Die renale Elimination von Digoxin korreliert mit der Kreatinin-Clearance. Patienten mit einer normalen Nierenfunktion scheiden täglich ungefähr 40 % des verabreichten Digoxins über die Nieren aus. Die tägliche Digoxindosis sollte deshalb an die tägliche Digoxinausscheidung angepaßt werden. Verschlechtert sich in der perioperativen Phase die Nierenfunktion, so kann die Empfindlichkeit fürs Digoxin zunehmen.

## Prophylaktische Digitalisgabe

Der prophylaktische Einsatz von Digitalis bei Patienten, die sich einer elektiven Operation unterziehen müssen und die keine Hinweise auf eine Herzinsuffizienz bieten, wird kontrovers diskutiert. Das Problem einer solchen Prophylaxe ist, daß ein Medikament mit nur geringer therapeutischer Breite verabreicht wird, ohne daß dafür eine klinische Indikation vorliegt. Außerdem kann es dann schwierig sein, anästhesiebedingte Herzrhythmusstörungen von Rhythmusstörungen aufgrund einer Digitalisintoxikation zu unterscheiden [7]. Desweiteren kommt es intraoperativ häufig zu einer Zunahme des Sympathikotonus, einem Abfall der Natriumplasmakonzentration und einer Verschlechterung der Nierenfunktion. Dadurch können die pharmakologischen Wirkungen von Digitalispräparaten verstärkt werden. Andererseits konnte gezeigt werden, daß Patienten mit einer eingeschränkten kardialen Leistungsreserve unter Umständen von einer prophylaktischen Digitalisgabe profitieren können. Z.B. kann bei alten Patienten, bei denen thorakale oder abdominale Eingriffe durchgeführt werden, durch eine präoperative orale Gabe von Digoxin (insgesamt 0,75 mg in mehreren Dosen am präoperativen Tag und 0,25 mg vor Narkoseeinleitung) die Inzidenz von Vorhofflimmern vermindert werden [8]. Auch bei Patienten mit einer koronaren Herzerkrankung kann durch eine prophylaktische Digoxingabe eine postoperative Verschlechterung der Herzfunktion vermindert werden (Abb. 7.4) [9]. Daraus läßt sich schließen, daß bei ausgewählten Patienten die Vorteile einer prophylaktischen präoperativen Digitalismedikation das Risiko einer Digitalisintoxikation aufwiegen können. Insgesamt besteht heute aber weitgehende Übereinstimmung darüber, daß auf eine nicht klar indizierte präoperative Digitalisierung verzichtet werden sollte. Eine bereits präoperativ durchgeführte Digitalismedikation sollte jedoch nicht unterbrochen werden, besonders wenn diese der Regulierung der Herzfrequenz dient.

## Digitalisintoxikation

Bei Patienten, die mit Digitalis behandelt werden, besteht stets die Gefahr einer Digitalisintoxikation. Falls

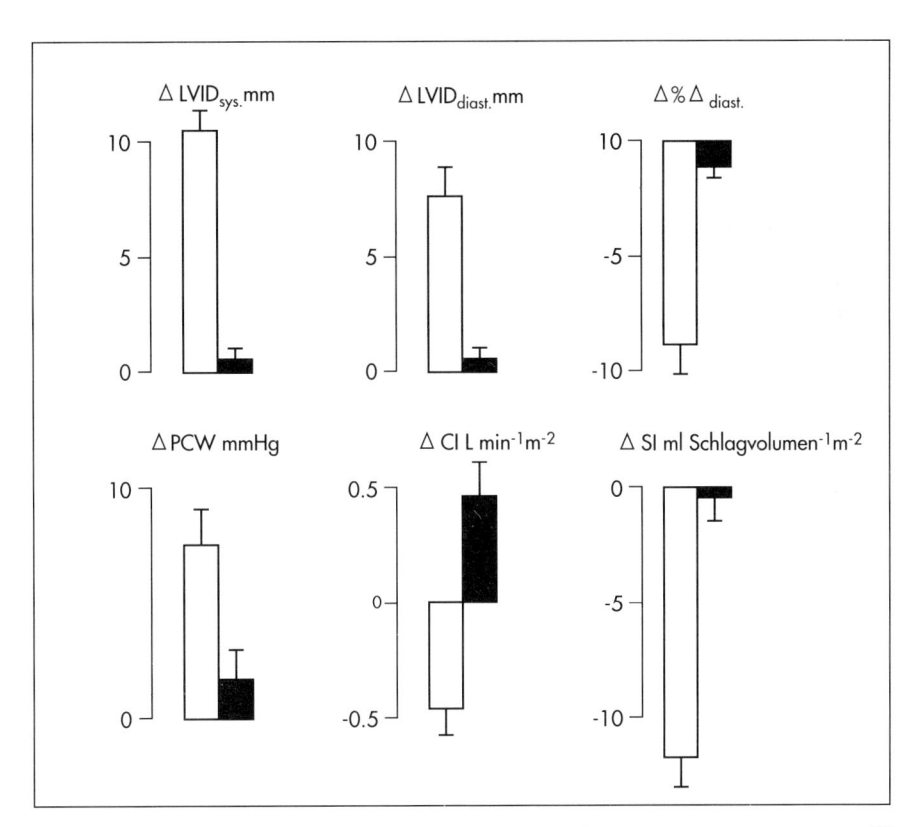

**Abb. 7.4:** Bei Patienten mit einer koronaren Herzerkrankung, die 48, 24 und 3 Stunden präoperativ Digoxin intravenös (10 μg/kg) erhielten (schwarze Säulen) bzw. kein Digoxin erhielten (leere Säulen) wurde eine M-mode Echokardiographie durchgeführt und die hämodynamischen Parameter bestimmt. Dargestellt sind jeweils die Differenzen zwischen den präoperativen und den postoperativen Werten.
Beim linksventrikulären Durchmesser (LVID, left ventricular internal dimension), beim pulmonal-kapillären Verschlußdruck (PCWP), beim Herzindex (CI) und beim Schlagvolumen (SI) gab es signifikante Unterschiede zwischen den beiden Gruppen.
Bei diesen koronarkranken Patienten konnte durch eine prophylaktische präoperative intravenöse Digoxingabe eine postoperative kardiale Funktionsstörung vermindert werden. (Nachgezeichnet nach den Daten von: Pinaud MLJ, Blanloeil YAG, Souron HJ. Preoperative prophylactic digitalization of patients with coronary artery disease – a randomized echocardiographic and hemodynamic study. Anesth Analg 1983; 62:865–9. Reprinted with permission from IARS.)

Patienten präoperativ über Übelkeit oder Erbrechen klagen, sollte die Möglichkeit einer Digitalisintoxikation in Erwägung gezogen werden. Auch bei Vorliegen einer Hypokaliämie sollte an eine Digitalisintoxikation gedacht werden.

**Kardiale Symptome einer Digitalisintoxikation.** Bei ungefähr einem Drittel der Patienten sind Herzrhythmusstörungen das erste Zeichen einer Digitalisintoxikation. Obwohl keine bestimmte Herzrhythmusstörung pathognomonisch für eine Digitalisintoxikation ist, treten doch oft ventrikuläre Extrasystolen (insbesondere ein Bigeminus) sowie verschiedene Formen eines AV-Blocks auf. Eine ST-Streckensenkung und eine Erniedrigung der T-Zacken sind unspezifische Zeichen, die nicht unbedingt durch eine Digitalisintoxikation verursacht sein müssen. Kammerflimmern ist die häufigste Todesursache einer Digitalisintoxikation.

**Plasmakonzentrationen von Digitalispräparaten.** Da sich therapeutische und toxische Plasmakonzentrationen der Digitalispräparate überlappen, sind Zweifel aufgekommen, ob die Bestimmung der Plasmakonzentrationen als einziger Parameter zur Beurteilung einer Digitalisintoxikation ausreicht (Tabelle 7.1). Dennoch weisen Digoxinplasmakonzentrationen über 3 ng/ml normalerweise auf eine Intoxikation hin [10].

**Therapie digitalisbedingter Herzrhythmusstörungen.** Bei der Behandlung von Herzrhythmusstörungen aufgrund einer Digitalisintoxikation müssen begünstigende Faktoren (wie Hypokaliämie, arterielle Hypoxämie) korrigiert und bestimmte Medikamente (wie z. B. Lidocain, Phenytoin oder Atropin) verabreicht werden. Falls ein AV-Block III. Grades vorliegt, kann die Implantation eines temporären Herzschrittmachers notwendig werden [11]. Durch Kalium wird die Bindung von Digitalis an das Myokard vermindert. Dadurch können kardiotoxische Effekte von Digitalis direkt antagonisiert werden. Eine Kaliumgabe kann zwar zu einer Hemmung ektopischer Schrittmacherzentren in den Ventrikeln, aber auch zu einer Verstärkung eines digitalisbedingten AV-Blocks und damit zu einem kompletten AV-Block führen. Wichtig ist, daß die Plasmakaliumkonzentration bestimmt wird, bevor zusätzliches Kalium verabreicht wird. Falls die Nierenfunktion normal ist und kein AV-Block vorliegt, können 0,025–0,05 mval/kg Kalium i. v. verabreicht werden, um lebensbedrohliche Herzrhythmusstörungen aufgrund einer Digitalisintoxikation zu therapieren.

Die intravenöse Gabe von 0,5–1 mg/kg Lidocain stellt eine sinnvolle initiale Therapiemaßnahme bei digitalisbedingten ventrikulären Herzrhythmusstörungen dar [7], falls keine zusätzliche Hypokaliämie vorliegt. Therapeutische Lidocainspiegel unterdrücken ektope ventrikuläre Schrittmacherzentren. Die myokardiale Kontraktilität und die Überleitungsverzögerung im AV-Knoten werden dagegen nicht beeinflußt. Zur Behandlung digitalisbedingter supraventrikulärer Rhythmusstörung ist Lidocain nicht besonders wirksam. Hierfür ist Phenytoin das Mittel der Wahl. Dies wird in einer Dosierung von 20 mg/min solange intravenös verabreicht, bis die Herzrhythmusstörungen entweder verschwinden oder bis eine Gesamtdosis von 1 g verabreicht wurde [7]. Zur Steigerung der Herzfrequenz kann Atropin verabreicht werden. Atropin ist in der Lage, den durch die Digitalisintoxikation enorm erhöhten Parasympathikotonus zu durchbrechen. Kommt es durch die Digitalisintoxikation zu einer gesteigerten kardialen Automatizität, ist der Einsatz von Propranolol sinnvoll. Da Propranolol jedoch die Überleitungszeit im AV-Knoten eher verzögert, ist es nur eingeschränkt einsetzbar, wenn bereits ein AV-Block vorliegt. Bleibt die Herzfrequenz trotz entsprechender medikamentöser Therapie zu niedrig, kann es notwendig werden, einen temporären Herzschrittmacher zu implantieren.

Eine lebensbedrohliche Digitalisintoxikation kann dadurch therapiert werden, daß Antikörper (Fab-Fragmente) gegen Digitalis verabreicht werden. Hierdurch kann die Digitalismenge, die sich an die Zellmembranen des Myokards bindet, vermindert werden [12]. Eine Kardioversion sollte bei digitalisbedingten supraventrikulären Herzrhythmusstörungen nur mit Vorsicht durchgeführt werden. Denn hierdurch können noch schwerere Herzrhythmusstörungen ausgelöst werden, wie z. B. ein Kammerflimmern [13].

### Diuretika

Diuretika sind zur Behandlung einer Herzinsuffizienz geeignet. Sie führen zur renalen Ausscheidung von überschüssigem Körperwasser. Die Thiaziddiuretika (Chlorothiazid, Hydrochlorothiazid) wirken dadurch diuretisch, daß sie die Rückresorption von Natrium und Chlorid im distalen Tubuluskonvolut hemmen. Diese Medikamente führen außerdem zu einer vermehrten tubulären Sekretion und damit zu einer erhöhten Kaliumausscheidung über den Urin. Die häufigste Nebenwirkung einer diuretischen Therapie mit

**Tab. 7.1:** Eigenschaften von häufig eingesetzten Digitalispräparaten

| Beschreibung | Digoxin | Digitoxin |
| --- | --- | --- |
| Resorption aus dem Gastrointestinaltrakt | gut | sehr gut |
| Wirkungsbeginn nach intravenöser Injektion (Minuten) | 5–30 | 30–120 |
| maximale Wirkung (Stunden) | 1,5–5 | 4–12 |
| Eliminationshalbwertszeit (Stunden) | 31–33 | 120–168 |
| Eliminationsweg | renal | hepatisch |
| durchschnittliche Vollwirkdosis (mg) intravenös | 0,5–1 | 0,8–1,2 |
| oral | 0,75–1,5 | 0,8–1,2 |
| durchschnittliche tägliche Erhaltungsdosis (oral, mg) | 0,125–0,5 | 0,05–0,2 |
| therapeutische Plasmakonzentration (ng/ml) | 0,5–2 | 10–35 |

Thiaziden ist die Hypokaliämie. Häufig kommt es gleichzeitig zu einer hypochlorämischen Alkalose. Diese Veränderungen sind besonders bei solchen Patienten unerwünscht, die mit einem Digitalispräparat behandelt werden, denn die Gefahr einer symptomatischen Digitalisintoxikation wird durch Hypokaliämie und metabolische Alkalose erhöht. Eine diuretikabedingte akute Hypovolämie kann zu einer orthostatischen Hypotension führen.

Die Schleifendiuretika (Furosemid, Ethacrynsäure) wirken dadurch, daß sie die Natriumrückresorption im Bereich der Henle-Schleife hemmen. Die Nebenwirkungen der Schleifendiuretika ähneln den Nebenwirkungen der Thiaziddiuretika. Spironolacton und Triamteren sind dagegen kaliumsparende Diuretika. Sie wirken über eine Hemmung der Aldosteronwirkung im Bereich des distalen Tubulus. Kaliumsparende Diuretika wirken der Kaliumausscheidung der Thiazid- und Schleifendiuretika entgegen. Sinnvoll ist daher eine Kombination kaliumsparender Diuretika mit Thiazid- oder Schleifendiuretika.

**Vasodilatantien**

Periphere Vasodilatantien können zur Therapie einer akuten oder chronischen Herzinsuffizienz geeignet sein [5]. Sinnvoll sind u. a. Nitroprussid, Nitroglyzerin, Trimetaphan, Phentolamin und Hydralazin. Zumeist sollten diese Medikamente intravenös per infusionem zugeführt werden. Hierbei ist ein invasives Monitoring wie z. B. eine blutig arterielle Druckmessung und ein Pulmonalarterienkatheter notwendig, um Veränderungen der kardialen Füllungsdrucke, des Schlagvolumens und der systemischen und pulmonalvaskulären Widerstände durch diese Medikamente erfassen zu können. Vasodilatantien erhöhen dadurch das Herz-Minuten-Volumen, daß sie den Widerstand verringern, gegen den das Ventrikelvolumen ausgeworfen werden muß. Dadurch nehmen Schlagvolumen und Herz-Minuten-Volumen zu.

Eine Therapie mit Vasodilatantien ist vor allem dann wirkungsvoll, wenn eine Herzinsuffizienz aufgrund einer plötzlich auftretenden mechanischen Störung therapiert werden muß. Beispiele einer mechanischen Störung sind 1. eine akute Mitralklappeninsuffizienz aufgrund von Myokardinfarkt, rupturierter Cordae tendineae oder infektiöser Endokarditis, 2. eine akute Aorteninsuffizienz aufgrund eines Aortenaneurysmas oder einer infektiösen Endokarditis oder 3. eine akute Perforation des Ventrikelseptums im Rahmen eines Herzinfarkts. Die Behandlung einer akuten Herzinsuffizienz mit Vasodilatantien wird durch den Abfall des systemischen Blutdruckes eingeschränkt. Eine Behandlung mit Vasodilatantien scheint nicht mehr sinnvoll, wenn der mittlere arterielle Druck unter Vasodilatantiengabe um mehr als 20% unter den Ausgangsdruck abfällt.

## 7.5 Operative Eingriffe bei Vorliegen einer Herzinsuffizienz

Bei Patienten mit Zeichen einer manifesten Herzinsuffizienz sollten keine elektiven Eingriffe vorgenommen werden. Eine manifeste Herzinsuffizienz ist der wichtigste Faktor, was die postoperative kardiale Morbidität betrifft [1]. Falls der operative Eingriff nicht verschoben werden kann, sollten die zur Anästhesie eingesetzten Medikamente sowie die Anästhesieverfahren so gewählt werden, daß ein optimales Herzminutenvolumen erreicht werden kann.

### 7.5.1 Vollnarkose

Zur Narkoseeinleitung bei Patienten mit einer Herzinsuffizienz eignet sich z. B. Ketamin. Der Einsatz volatiler Anaesthetika zur Aufrechterhaltung der Narkose ist fragwürdig, da diese Medikamente eine dosisabhängige myokarddepressive Wirkung haben. Werden volatile Anästhetika bei Vorliegen einer Herzinsuffizienz verabreicht, kommt es zu einer starken myokardialen Depression (Abb. 7.2), [2]. Auch Opioide oder Benzodiazepine sind bei diesen Patienten geeignet, da sie keine direkte myokardiale Depression verursachen. Es muß jedoch beachtet werden, daß es durch die Kombination von Lachgas mit Opioiden oder durch die Kombination von Benzodiazepinen mit Opioiden zu einer deutlichen Verminderung von Herzminutenvolumen und Blutdruck kommt [14, 15]. Dagegen führt eine Kombination von Lachgas und Diazepam zu keiner myokardialen Depression [16]. Bei Vorliegen einer schweren Herzinsuffizienz kann es gerechtfertigt sein, zur Aufrechterhaltung der Narkose nur Opioide zu verabreichen. Eine intermittierende positive Überdruckbeatmung kann sinnvoll sein, um ein Lungenödem zu vermindern und die arterielle Oxygenierung zu verbessern. Muß bei Vorliegen einer Herzinsuffizienz ein größerer Eingriff durchgeführt werden, ist ein invasives Monitoring des arteriellen Blutdrucks und der kardialen Füllungsdrucke gerechtfertigt. Perioperativ kann zur Unterstützung des Herz-Minuten-Volumens der Einsatz von Dopamin oder Dobutamin notwendig sein.

Bei Patienten, die Digitalis erhalten, muß auf Medikamenteninteraktionen geachtet werden. Bei Succinylcholin oder anderen Medikamenten, die eine plötzliche Steigerung des Parasympathikotonus verursachen können, kann es theoretisch zu einer additiven Wirkung mit Digitalis kommen. Die klinische Erfahrung widerspricht jedoch der theoretischen Annahme, daß es bei digitalisierten Patienten, die Succinylcholin erhalten, häufiger zu Herzrhythmusstörungen kommt [17]. Durch Sympathicomimetika mit beta-agonistischer Wirkung, aber auch durch Pancuronium kann bei digitalisierten Patienten die Gefahr zunehmen, daß es zu Herzrhythmusstörungen kommt. Durch eine Kalziumgabe ist eine Wirkungsverstärkung therapeutischer Digitaliskonzentrationen möglich. Eine Hyperventilation mit akutem Abfall der Plasmakaliumkonzentration sollte bei digitalisierten Patienten vermieden werden. Durch die gleichzeitige Gabe von oralen Antazida und Digitalis kann die gastrointestinale Resorption von Digitalispräparaten vermindert werden [18]. Ob dies jedoch klinische Relevanz hat, ist nicht erwiesen.

### 7.5.2 Regionalanästhesieverfahren

Bei Vorliegen einer Herzinsuffizienz sind Regionalanästhesieverfahren sinnvolle Narkoseverfahren für Eingriffe an der Körperperipherie. Bei einer leichten Erniedrigung des systemischen Gefäßwiderstandes kann das Herzminutenvolumen ansteigen. Jedoch ist die Abnahme des systemischen Gefäßwiderstands im Rahmen von Peridural- oder Spinalanästhesien nur schwer kontrollierbar.

## 7.6 Operative Eingriffe bei Vorliegen einer Digitalisintoxikation

Ob bei einer vermuteten oder einer sicher nachgewiesenen Digitalisintoxikation eine Narkose und ein operativer Eingriff durchgeführt wird, sollte nur von der Dringlichkeit des Eingriffes abhängen. Ein elektiver Eingriff sollte sicherlich so lange verschoben werden, bis die Digitalisintoxikation abgeklungen ist. Handelt es sich um eine lebensbedrohliche, operativ therapierbare Erkrankung, muß der Eingriff trotz der Digitalisintoxikation durchgeführt werden. In diesem Falle sollten Ereignisse und Medikamente (z.B. Ketamin) vermieden werden, die zu einer Stimulation des autonomen Nervensystems führen können. Im Tierexperiment konnte gezeigt werden, daß Halothan (und vermutlich auch andere volatile Anästhetika) die kardialen Wirkungen von Digitalis antagonisieren [19]. Aufgrund dieser Untersuchungen scheinen volatile Anästhetika bei einer Digitalisintoxikation gut geeignet zu sein. Eine Hyperventilation muß vermieden werden, da es hierdurch zu einer akuten Erniedrigung der Plasmakaliumkonzentration kommen kann. Medikamente zur Behandlung digitalisbedingter Herzrhythmusstörungen sollten stets griffbereit sein (siehe Abschnitt: Therapie digitalisbedingter Herzrhythmusstörungen).

### Literaturhinweise

1 Goldman L, Caldera DL, Nussbaum SR, et al. Multifactorial index of cardiac risk in noncardiac surgical procedures. N Engl J Med 1977; 297: 845–50
2 Kemmotsu O, Hashimoto Y, Shimosato S. The effects of fluroxene and enflurane on contractile performance of isolated papillary muscles from failing hearts. Anesthesiology 1974; 40: 252–60
3 Francis GS, Goldsmith SR, Ziesche SM, Cohn JN. Response of plasma norepinephrine and epinephrine to dynamic exercise in patients with congestive heart failure. Am J Cardiol 1982; 49: 1152–6
4 Bristox MR, Ginsburg R, Monobe W, et al. Decreased catecholamine sensitivity and B-adrenergic-receptor density in failing human hearts. N Engl J Med 1982; 307: 205–11
5 Rubin SA, Swan HJC. Vasodilator therapy for heart failure. Concepts, applications, and challenges. JAMA 1981; 245: 761–3
6 Sodums MT, Walsh RA, O'Rourke RA. Digitalis in heart failure. Farewell to the foxglove? JAMA 1981; 246: 158–60
7 Chung DC. Anesthetic problems associated with the treatment of cardiovascular disease. I. Digitalis toxicity. Can Anaesth Soc J 1981; 28: 6–16
8 Chee TP, Prakash NS, Desser KB, Benchimol A. Postoperative supraventricular arrhythmias and the role of prophylactic digoxin in cardiac surgery. Am Heart J 1982; 104: 974–7
9 Pinaud MLJ, Blanloeil YAG, Souron RJ. Preoperative prophylactic digitalization of patients with coronary artery disease – a randomized echocardiographic and hemodynamic study. Anesth Analg 1983; 62: 865–9
10 Doherty JA. How and when to use digitalis serum levels. JAMA 1978; 239: 2594–6
11 Mason DT, Zelis R, Lee G, et al. Current concepts and treatment of digitalis toxicity. Am J Cardiol 1971; 27: 546–59
12 Ochs HR, Smith TW. Reversal of advanced digitoxin toxicity and modification of pharmacokinetics by specific antibodies and Fab fragments. J Clin Invest 1977; 60: 1303–13
13 Lown B. Electrical reversion of cardiac arrhythmias. Br Heart J 1967; 29: 469–89
14 Stoelting RK, Gibbs PS. Hemodynamic effects of morphine and morphine-nitrous oxide in valvular heart disease and coronary artery disease. Anesthesiology 1973; 38: 45–52
15 Tomicheck RC, Rosow CE, Philbin DM, et al. Diazepam-fentanyl interaction – hemodynamic and hormonal effects in coronary artery surgery. Anesth Analg 1983; 62: 881–4

16 McCammon RL, Hilgenberg JC, Stoelting RK. Hemodynamic effects of diazepam and diazepam-nitrous oxide in patients with coronary artery disease. Anesth Analg 1980; 59: 438–41
17 Bartolone RS, Rao TLK. Dysrhythmias following muscle relaxant administration in patients receiving digitalis. Anesthesiology 1983; 58: 567–9.
18 Brown DD, Juhl RP. Decreased bioavailability of digoxin due to antacids and kaolin-pectin. N Engl J Med 1976; 295: 1034–7
19 Morrow DH, Townley NT. Anesthesia and digitalis toxicity: An experimental study. Anesth Analg 1964; 43: 510–19

# 8 Kardiomyopathien

Unter Kardiomyopathien werden Erkrankungen verstanden, die das Myokard eines oder auch beider Ventrikel betreffen. Sie können zu einer Herzinsuffizienz führen [1]. Eine Herzinsuffizienz im Rahmen einer Kardiomyopathie kann meist nicht auf eine Erkrankung der Koronararterien oder der Herzklappen, nicht auf eine Perikarderkrankung oder einen Bluthochdruck zurückgeführt werden. Kardiomyopathien werden in eine dilatative (kongestive), eine nicht dilatative (restriktive) und eine hypertrophe obstruktive Form eingeteilt (Tab. 8.1). Diese Einteilung basiert im Prinzip auf – mittels Echokardiographie oder Radionuklid-Ventrikulographie gemessener – linksventrikulärer Ejektionsfraktion und linksventrikulärem Volumen.

## 8.1 Dilatatavie Kardiomyopathie

Die dilatative (kongestive) Kardiomyopathie ist durch eine starke Verminderung der linksventrikulären Ejektionsfraktion (oft unter 0,4) und durch eine deutliche linksventrikuläre Dilatation gekennzeichnet (Tab. 8.1). Das Herzminutenvolumen kann (normal oder) erniedrigt, der linksatriale Druck (normal oder) erhöht sein. Die meisten Patienten entwickeln irgendwann eine linksventrikuläre und einige sogar eine biventrikuläre Insuffizienz. Die ventrikuläre Dilatation kann allerdings so ausgeprägt sein, daß eine funktionelle Mitral- und/oder Trikuspidalinsuffizienz entsteht.

Typische EKG-Veränderungen sind ein Linksschenkelblock sowie Zeichen einer Linksherzhypertrophie. ST-Strecken- und T-Wellenveränderungen sind stets nachweisbar. Ventrikuläre Extrasystolen oder Vorhofflimmern sind häufig. Unerklärbare Q-Zacken täuschen frühere Myokardinfarkte vor. Anhand der Röntgenaufnahmen des Thorax lassen sich oft eine pulmonalvaskuläre Hypertension und eine biventrikuläre Dilatation nachweisen. In den dilatierten und hypokinetischen Ventrikeln bilden sich häufig wandständige Thromben. Bei diesen Patienten kommt es daher oft zu Thrombembolisationen in den großen Kreislauf.

Der Verlauf einer dilatativen Kardiomyopathie ist durch eine wiederholt auftretende Herzinsuffizienz und Embolisationen in den großen Kreislauf gekennzeichnet. Auch eine Angina pectoris kann im Vordergrund stehen. Die Prognose ist schlecht. Die Fünfjahres-Überlebensrate nach angiographischer Diagnosestellung liegt bei nur 25 bis 40%. Ein plötzliches Versterben der Patienten ist zumeist durch akute Herzrhythmusstörungen bedingt. Die Haupttodesursache ist jedoch die nicht beherrschbare Herzinsuffizienz.

### 8.1.1 Ätiologie

Häufigste Ursache einer dilatativen Kardiomyopathie sind wiederholte Myokardinfarkte aufgrund einer schweren koronaren Herzerkrankung [1]. Es besteht auch ein deutlicher Zusammenhang dieser Kardiomyopathieform mit einem chronischen Alkoholabusus. Eine dilatatative Kardiomyopathie kann auch bei Patientinnen im Rahmen einer Entbindung auftreten. Meistens manifestiert sie sich dann 1–6 Wochen nach der Entbindung. Auch kollagene Gefäßerkrankungen

**Tab. 8.1:** Klassifikation der Kardiomyopathien und typische hämodynamische Veränderungen

| Typ der Kardiomyopathie | linksventrikuläre Ejektionsfraktion | Ventrikelvolumen | ventrikulärer Füllungsdruck | Schlagvolumen |
|---|---|---|---|---|
| dilatative (kongestive) Kardiomyopathie | stark vermindert | stark erhöht | normal bis erhöht | normal bis erniedrigt |
| nichtdilatative (restriktive) Kardiomyopathie | normal bis erniedrigt | normal bis erniedrigt | stark erhöht | normal bis erniedrigt |
| hypertrophe obstruktive Kardiomyopathie | stark erhöht | stark erniedrigt | normal bis erhöht | normal bis erhöht |

und die Sarkoidose wurden mit der dilatativen Kardiomyopathie in Verbindung gebracht. Gelegentlich können auch Medikamente, die zur Krebs-Chemotherapie eingesetzt werden, eine solche Kardiomyopathie verursachen (vgl. Kapitel 30), [2]. Viele Fälle der dilatativen Kardiomyopathie sind jedoch idiopathisch. Es wird aber auch eine virale Ätiologie diskutiert, da der kardialen Funktionsstörung häufig eine febrile Erkrankung vorausgeht.

### 8.1.2 Behandlung

Eine Herzinsuffizienz im Rahmen dieser Kardiomyopathie wird mit Digitalis und Diuretika behandelt. Falls die Herzinsuffizienz auf diese Therapie nicht anspricht, kann eine Verabreichung von peripheren Vasodilatantien diskutiert werden. Kortikosteroide können bei der dilatativen (kongestiven) Kardiomyopathie – falls sie durch eine kollagene Gefäßerkrankung oder eine Sarkoidose verursacht wurde – einen gewissen Wert haben. Da es häufig zu Embolisationen in den großen Kreislauf kommt, erscheint eine Therapie mit Antikoagulantien angebracht, obwohl der Nutzen dieser Prophylaxe bisher noch nicht nachgewiesen werden konnte [1]. Beta-Rezeptorenblocker sind nicht zu empfehlen, da diese Medikamente eine Herzinsuffizienz verschlechtern können.

### 8.1.3 Narkoseführung

Zu den Zielen bei der Narkoseführung von Patienten mit einer dilatativen Kardiomyopathie gehört 1. daß eine medikamentös bedingte myokardiale Depression vermieden wird, 2. daß eine Normovolämie aufrecht erhalten wird und 3. daß einem Anstieg des ventrikulären Afterloads vorgebeugt wird. Theoretisch wären die vasodilatierenden Eigenschaften von Enfluran und Isofluran erwünscht, die myokarddepressiven Wirkungen dieser Medikamente müssen jedoch berücksichtigt werden. Halothan sollte wegen seiner myokarddepressiven Wirkungen möglichst nicht verabreicht werden. Ketamin kann über eine Aktivierung des sympathischen Nervensystems und durch eine Erhöhung des systemischen Gefäßwiderstands das Herzminutenvolumen noch weiter erniedrigen. Ein Narkoseverfahren, bei dem Opioide verwendet werden, scheint sich anzubieten. Dadurch kann die Gefahr einer anästhetikabedingten Myokarddepression möglichst gering gehalten werden. Falls Lachgas verwendet wird, muß berücksichtigt werden, daß dieses Medikament in Kombination mit Opioiden myokarddepressiv wirkt. Das gleiche Problem ist bei der Kombination von Benzodiazepinen und Opioiden zu beachten. Den Inspirationsgasen können eventuell auch niedrige Dosierungen eines volatilen Anästhetikums zugefügt werden, falls es durch die operativen Manipulationen zu einem unerwünschten Anstieg von Herzfrequenz oder systemischem Gefäßwiderstand kommt. Zur Senkung der Herzfrequenz sollten Beta-Rezeptorenblocker und auch höhere Konzentrationen an volatilen Anästhetika nur mit Vorsicht eingesetzt werden, da diese Medikamente eine myokardiale Depression erzeugen können. Eine Muskelrelaxation wird häufig mit solchen nicht-depolarisierenden Muskelrelaxantien durchgeführt, die nur minimale kardiovaskuläre Nebenwirkungen haben. Infusionen kristalloider Lösungen oder auch Bluttransfusionen sollten sich an den kardialen Füllungsdrucken orientieren, um das Risiko einer Volumenüberladung zu minimieren. Da mit Hilfe eines Pulmonalarterienkatheters Herzminutenvolumen und kardiale Füllungsdrucke bestimmt werden können, ist damit frühzeitig feststellbar, ob eine positiv inotrope Unterstützung oder eine Verabreichung peripherer Vasodilatantien notwendig wird. Eine intraoperative Hypotension wird am besten mit Medikamenten wie z.B. Ephedrin behandelt, die eine gewisse Beta-mimetische Wirkung haben. Eine überwiegende Alpha-adrenerge Stimulation, wie sie z.B. durch Phenylephedrin erzeugt wird, kann über eine Steigerung des systemischen Gefäßwiderstandes einen nachteiligen Anstieg des ventrikulären Afterloads verursachen.

Regionalanästhesieverfahren können bei einigen Patienten mit dilatativer Kardiomyopathie eine gute Alternative zur Allgemeinanästhesie darstellen [3]. Eine Periduralanästhesie führt zu einer Erniedrigung von Preload und Afterload, was den pharmakologischen Therapiezielen bei dieser Krankheit entspricht. Die klinische Erfahrung ist hierbei allerdings begrenzt, und es ist Vorsicht geboten, um eine plötzlich auftretende hohe Sympathikusblockade zu vermeiden.

## 8.2 Nicht-dilatative Kardiomyopathie

Die nicht-dilatative (restriktive, obliterative) Kardiomyopathie ähnelt der konstriktiven Perikarditis und ist durch deutlich erhöhte ventrikuläre Füllungsdrucke – oft in Verbindung mit einem erniedrigten Herzminutenvolumen – gekennzeichnet (Tabelle 8.1). Zeichen einer Rechtsherzinsuffizienz (Hepatosplenomegalie und Aszites) stehen im Vordergrund. Aufgrund einer Infiltration des Myokards durch pathologisches Gewebe sind Dehnbarkeit des Myokards und diastolische Ventrikelfüllung behindert. Die nicht dilatative Kardiomyopathie wird meist durch infiltrierende Erkrankungen wie Amyloidose, Hämochromatose oder Glykogenspeicherkrankheiten ausgelöst. Es gibt keine effektive Behandlung für die nicht-dilatative Kardiomyopathie; der Tod des Patienten ist normalerweise die Folge von Herzrhythmusstörungen oder einer irreversiblen Herzinsuffizienz. Bei der Narkoseführung sind dieselben Richtlinien, wie sie für Patienten mit einer Herzbeuteltamponade beschrieben sind, zu beachten (vgl. Kapitel 10).

## 8.3 Hypertrophische Kardiomyopathie

Die hypertrophische obstruktive Kardiomyopathie (auch als idiopathische hypertrophe subvalvuläre Aortenstenose oder asymmetrische Septumhypertrophie bezeichnet) ist durch eine Obstruktion der linksventrikulären Ausflußbahn gekennzeichnet. Ursache ist eine asymmetrische Hypertrophie der interventrikulären Septummuskulatur. Zusätzlich kann der linksventrikuläre Auswurf auch durch das septale Blatt der Mitralklappe behindert werden, da dieses während des raschen systolischen Auswurfs in die linksventrikuläre Ausflußbahn gezogen wird.

Die Diagnose einer hypertrophischen obstruktiven Kardiomyopathie wird in der Regel mittels Echokardiographie oder Herzkatheteruntersuchung gestellt. Echokardiographisch können ein Ventrikelseptum (dessen Dicke mehr als das 1,3-fache der linksventrikulären Hinterwand beträgt), ein verminderter Innendurchmesser der linksventrikulären Ausflußbahn und eine systolische Ventralverlagerung des septalen Mitralklappensegels festgestellt werden. Mittels Herzkatheteruntersuchung kann ein Druckgradient innerhalb der linksventrikulären Ausflußbahn festgestellt werden, während der Druckgradient im Bereich der Aortenklappe normal ist. Provokationstests wie z. B. der Valsalva-Versuch können notwendig sein, um während einer Echokardiographie oder Herzkatheteruntersuchung eine Obstruktion der linksventrikulären Ausflußbahn nachweisen zu können. Auch hierdurch wird das dynamische Verhalten dieser Obstruktion deutlich. Bei einigen Patienten zeigt die Herzkatheteruntersuchung eine Einengung des linken Ventrikelvolumens oder Hinweise auf eine Mitralinsuffizienz.

Eine linksventrikuläre Muskelhypertrophie ist notwendig, um die Behinderung des linksventrikulären Auswurfs zu überwinden. Diese linksventrikuläre Hypertrophie kann so gewaltig sein, daß das Fassungsvolumen des linken Ventrikels vermindert ist. Trotz dieser nachteiligen Veränderungen bleibt das Schlagvolumen aufgrund der Hyperkontraktilität des Myokards meist normal (Tabelle 8.1). Die linksventrikuläre Ejektionsfraktion kann bis 80 % erreichen.

Eine hypertrophische Kardiomyopathie ist oft familiär bedingt und wird autosomal dominant vererbt [4]. Die Diagnose dieser Erkrankung wird zumeist am Anfang des fünften oder des siebten Lebensjahrzehnts gestellt (zweigipflige Häufigkeitsverteilung). Falls alte Patienten eine hypertrophische Kardiomyopathie entwickeln, handelt es sich meist um Frauen. In Einzelfällen scheint eine hypertrophische Kardiomyopathie auch in Verbindung mit einer chronischen Hypertonie oder einer abnormen Reaktion der Herzmuskulatur auf eine längerfristige Katecholaminstimulation zu stehen. Auch bei ansonsten asymptomatischen geriatrischen Patienten, bei denen sich im Rahmen einer lang bestehenden Hypertonie systolische Geräusche entwickeln, sollte eine hypertrophische obstruktive Kardiomyopathie in Erwägung gezogen werden [5]. Eine vorher nicht erkannte hypertrophische Kardiomyopathie kann sich intraoperativ in einer Hypotension und einer plötzlichen Intensitätszunahme des systolischen Herzgeräusches äußern. Dies tritt typischerweise in Verbindung mit einer akuten Blutung oder einer medikamentös bedingten Vasodilatation auf [6, 7].

Hauptsymptome einer hypertrophischen obstruktiven Kardiomyopathie sind Synkopen, Angina pectoris und Herzinsuffizienz. Eine ausgeprägte linksventrikuläre Hypertrophie prädestiniert diese Patienten besonders für Myokardischämien, insbesondere dann, falls die subendokardiale Durchblutung aufgrund von exzessiv hohen Drucken im linken Ventrikel vermindert ist. Auch die Inzidenz von koronaren Herzerkrankungen ist bei diesen Patienten erhöht, woraus sich ein erhöhtes perioperatives Risiko ergibt [8]. Vor allem im Alter zwischen 10 und 30 Jahren können Patienten mit einer hypertrophischen obstruktiven Kardiomyopathie völlig unerwartet versterben [4]. Herzrhythmusstörungen, besonders ventrikuläre Tachykardien, sind die häufigsten Ursachen eines solchen plötzlichen Todes.

Das EKG zeigt oft Veränderungen, die einer Linksherzhypertrophie entsprechen. Ca. 15 % der Patienten haben jedoch trotz einer erhöhten Herzmuskelmasse im EKG keine Zeichen einer Linksherzhypertrophie. Eventuell vorhandene Q-Zacken im EKG ähneln denen nach einem alten Myokardinfarkt. Q-Zacken bei Patienten mit einer hypertrophischen obstruktiven Kardiomyopathie sind jedoch höchstwahrscheinlich Folge der septalen Hypertrophie. Ventrikuläre Extrasystolen und Vorhofflimmern sind bei diesen Patienten häufig.

**Tab. 8.2:** Behinderung des linksventrikulären Auswurfs bei der hypertrophischen Kardiomyopathie

**Faktoren, die die Obstruktion verstärken**
Zunahme der myokardialen Kontraktilität
    Stimulation des sympathischen Nervensystems (Medikamente oder schmerzhafte Reize)
    Digitalis
    Tachykardie
verminderte Vorlast
    vermindertes intravasales Flüssigkeitsvolumen
    Vasodilatantien (Nitroprussid)
verminderte Nachlast
    verminderter peripherer Gesamtwiderstand (Hypotension)
    Vasodilatantien (z.B. Nitroprussid)

**Faktoren, die die Obstruktion vermindern**
verminderte myokardiale Kontraktilität
    Beta-Rezeptorenblocker
    volatile Anästhetika
Zunahme der Vorlast
    Zunahme des intravasales Flüssigkeitsvolumens
    Bradykardie
Zunahme der Nachlast
    Stimulation der Alpha-Rezeptoren (Phenylephrin)
    erhöhtes intravasales Volumen

## 8.3.1 Therapie

Therapieziel bei einer hypertrophischen obstruktiven Kardiomyopathie ist es, die linksventrikuläre Auswurfbehinderung zu vermindern, um dadurch das linksventrikuläre Schlagvolumen zu steigern. Die linksventrikuläre Auswurfbehinderung ist entweder nur intermittierend oder kontinuierlich vorhanden. Bei der Behandlung dieser Patienten muß unbedingt berücksichtigt werden, daß das Ausmaß der Obstruktion variabel ist. So können zum Beispiel Medikamente oder bestimmte Ereignisse, die Kontraktilität des Myokards, Preload oder Afterload verändern, das Ausmaß dieser linksventrikulären Ausflußbehinderung beeinflussen (Tabelle 8.2).

Eine durch Beta-Rezeptorenblocker wie Propranolol verursachte Senkung von Herzfrequenz und myokardialer Kontraktilität ist in der Lage, die linksventrikuläre Auswurfbehinderung zu vermindern und das Schlagvolumen zu steigern. Durch die Gabe von Amiodaron kann bei diesen Patienten die Gefahr von Herzrhythmusstörungen vermindert werden. Diuretika könnten theoretisch durch eine Erniedrigung des Preloads die Obstruktion der Ausflußbahn verschlimmern. Diuretika vermindern jedoch die Symptome einer pulmonalvenösen Stauung, falls sie mit Beta-Rezeptorenblockern oder Verapamil kombiniert werden. Falls ein chronisches Vorhofflimmern besteht, können bei diesen Patienten Medikamente wie z.B. Verapamil verabreicht werden, ohne daß eine Verstärkung der linksventrikulären Auswurfbehinderung zu befürchten ist.

Die operative Therapie einer hypertrophischen obstruktiven Kardiomyopathie besteht meistens in der Entfernung von septalem Muskelgewebe [8]. Hierbei werden während einer Aortotomie 2–5 g des basalen Septums reseziert. Alternativ kann auch eine septale Myotomie ohne Gewebsentfernung durchgeführt werden. Ziel der operativen Therapie ist eine Verringerung der linksventrikulären Auswurfbehinderung mit gleichzeitiger Verringerung des linksventrikulären systolischen Drucks. Die Mortalität kann hierbei 8% erreichen und deshalb ist die operative Therapie in der Regel für Patienten mit einem Ausflußgradienten von über 50 mmHg vorbehalten [4]. Kommt es bei diesen Patienten aufgrund einer Veränderung, die auf die Mitralklappe beschränkt ist, zu einer Mitralinsuffizienz, dann kann ein Mitralklappenersatz indiziert sein.

## 8.3.2 Narkoseführung

Ziel der Narkoseführung bei Patienten mit einer hypertrophischen Kardiomyopathie ist es, den Druckgradienten im Bereich der linksventrikulären Ausflußbahn zu minimieren [8]. Es muß berücksichtigt werden, daß eine Verminderung der myokardialen Kontraktilität und ein Anstieg von Preload und Afterload die linksventrikuläre Obstruktion verringern (Tabelle 8.2). Eine leichte myokardiale Depression durch volatile Anästhetika und eine Erhöhung des intravasalen Volumens führen über eine Volumenzunahme des linken Ventrikels zu einer Steigerung des Schlagvolumens. Intraoperative Ereignisse, die mit einer Steigerung der myokardialen Kontraktilität verbunden sind (Beta-adrenerge Stimulation durch Medikamente oder Steigerung des Sympathikotonus aufgrund starker operativer Manipulationen bei zu flacher Narkose), eine Verminderung des Preloads (intermittierende Überdruckbeatmung) und eine Verminderung des Afterloads (akute Hypovolämie, medikamentös bedingte Senkung des systemischen Gefäßwiderstands) müssen vermieden werden, da hierdurch die Behinderung des linksventrikulären Auswurfs verstärkt wird.

### Präoperative Vorbereitung

Die präoperative Medikation sollte im Idealfall die Angst und die damit verbundene Steigerung des Sympathikotonus vermindern. Der Einsatz von Atropin ist fragwürdig, da eine Steigerung der Herzfrequenz zu einer Verminderung des Herzminutenvolumens führen kann. Dagegen verursacht Scopolamin eine wünschenswerte Sedierung, falls es in Verbindung mit anderen ZNS-dämpfenden Medikamenten eingesetzt wird. Veränderungen der Herzfrequenz sind bei Gabe von Scopolamin eher unwahrscheinlich. Eine Vergrösserung des intravasalen Flüssigkeitsvolumens ist in der präoperativen Phase wichtig, um intraoperativ das Schlagvolumen aufrechtzuerhalten und um die negativen Auswirkungen einer intermittierenden Überdruckbeatmung zu minimieren.

### Narkoseeinleitung

Die Narkoseeinleitung kann mit Barbituraten, Benzodiazepinen oder mit Etomidat durchgeführt werden. Ketamin ist keine gute Wahl, da es über eine Steigerung der myokardialen Kontraktilität die Obstruktion der linksventrikulären Ausflußbahn verstärken und das Schlagvolumen vermindern kann. Um eine Stimulation des sympathischen Nervensystems zu minimieren, sollte die direkte Laryngoskopie möglichst von kurzer Dauer sein. Vor der Intubation kann es sinnvoll sein, ein volatiles Anästhetikum zu verabreichen.

### Aufrechterhaltung der Narkose

Bei der Aufrechterhaltung der Narkose sollte darauf geachtet werden, daß die myokardiale Kontraktilität leicht vermindert und gleichzeitig der systemische Gefäßwiderstand normal gehalten wird. Eine Kombination von Lachgas mit einem volatilen Anästhetikum wie Halothan ist hierzu geeignet. Theoretisch scheinen Enfluran und Isofluran weniger geeignet als Halothan, da diese Medikamente den systemischen Gefäßwiderstand stärker vermindern als Halothan [9, 10]. Trotzdem wurde Enfluran bei diesen Patienten eingesetzt, ohne daß nachteilige Wirkungen auftraten [8]. Opioide sind weniger geeignet, da sie keine myokardiale

Depression verursachen, aber den systemischen Gefäßwiderstand vermindern können. Eine Regionalanästhesie ist bei diesen Patienten nicht ratsam, da die auftretende Sympathikusblockade den systemischen Gefäßwiderstand vermindert und das venöse Pooling verstärkt. Hierdurch kann die linksventrikuläre Ausflußbehinderung zunehmen.

Nicht-depolarisierende Muskelrelaxantien (Vecuronium, Atracurium, Metocurin), die nur eine minimale oder keine Auswirkung auf den Kreislauf haben, sind zur Muskelrelaxation geeignet. Pancuronium ist nicht zu empfehlen, da es die Herzfrequenz und die myokardiale Kontraktilität steigern kann. Genausowenig kann eine durch d-Tubocurarin bedingte plötzliche Erniedrigung des systemischen Gefäßwiderstandes toleriert werden.

Eine invasive Überwachung von arteriellem Druck und kardialen Füllungsdrucken ist sinnvoll. Falls es aufgrund einer Verminderung der diastolischen Ventrikelfüllung oder einer Verminderung des systemischen Gefäßwiderstandes zu einer intraoperativen Hypotension kommt, kann mit vorwiegend Alpha-adrenergen Medikamenten (z.B. Phenylephrin) zuverlässig ein Anstieg des Blutdrucks und eine Verringerung der links-ventrikulären Ausflußbehinderung erzielt werden. Medikamente mit Beta-adrenerger Wirkung (Isoproterenol, Dopamin, Dobutamin, Ephedrin) sind für die Therapie der Hypotension nicht zu empfehlen, weil ein medikamentös bedingter Anstieg von myokardialer Kontraktilität und Herzfrequenz die Behinderung des linksventrikulären Auswurfs verstärken kann [7]. Ein umgehender Ersatz von Blutverlusten und eine großzügige Flüssigkeitssubstitution sind zur Aufrechterhaltung des intravasalen Volumens und eines normalen Blutdruckes notwendig. Bei der Volumensubstitution sollte man sich an den kardialen Füllungsdrucken orientieren. Höhere inspiratorische Konzentrationen an volatilen Anästhetika sind zur Behandlung einer länger anhaltenden Hypertension sinnvoll. Vasodilatantien wie Nitroprussid oder Nitroglyzerin sind zur Blutdrucksenkung nicht zu empfehlen, da eine Erniedrigung des systemischen Gefäßwiderstandes die linksventrikuläre Auswurfbehinderung verstärken kann [7].

Wichtig ist, daß ein normaler Sinusrhythmus aufrechterhalten wird, denn eine optimale Ventrikelfüllung ist von koordinierten Kontraktionen des linken Vorhofs abhängig. Falls der Rhythmus von einem Sinus- in einen AV-Knotenrhythmus wechselt, sollte die Konzentration des volatilen Anästhetikums erniedrigt werden. Bleibt der AV-Knotenrhythmus bestehen, ist eine intravenöse Atropingabe angezeigt. Propranolol ist sinnvoll, um eine länger anhaltende Herzfrequenzsteigerung zu therapieren. Insgesamt scheint das Risiko einer Allgemeinanästhesie bei diesen Patienten vertretbar zu sein [8].

### Literaturhinweise

1 Johnson RA, Palacios I. Dilated cardiomyopathies of the adult. N Engl J Med 1982; 307: 1051–8
2 Appelbaum FR, Strauchen JA, Craw RG, et al. Acute lethal carditis caused by high-dose combination chemotherapy: A unique clinical and pathological entity. Lancet 1976; 1: 56–62
3 Amaranath L, Eskandiari S, Lockrem J, Rollins M. Epidural analgesia for total hip replacement in a patient with dilated cardiomyopathy. Can Anaesth Soc J 1986; 33: 84–8
4 Maron BJ, Bonow RO, Canon RO, et al. Hypertrophic cardiomyopathy. Interrelations of clinical manifestations, pathophysiology and therapy. N Engl J Med 1987; 316: 780–90; 844–51
5 Petrin TJ, Tavel ME. Idiopathic hypertrophic subaortic stenosis as observed in a large community hospital. Relation to age and history of hypertension. J Am Geriatr Soc 1979; 27: 43–6
6 Lanier W, Prough DS. Intraoperative diagnosis of hypertrophic obstructive cardiomyopathy. Anesthesiology 1984; 60: 61–3
7 Pearson J, Reves JG. Unusual cause of hypotension after coronary artery bypass grafting: Idiopathic hypertrophic subaortic stenosis. Anesthesiology 1984; 60: 592–4
8 Thompson RC, Liberthson RR, Lowenstein E. Perioperative anesthetic risk of noncardiac surgery in hypertrophic obstructive cardiomyopathy. JAMA 1985; 254: 2419–21
9 Calverley RK, Smith NT, Prys-Roberts C, et al. Cardiovascular effects of enflurane anesthesia during controlled ventilation in man. Anesth Analg 1978; 57: 619–28
10 Eger EI, Smith NT, Stoelting RK, et al. Cardiovascular effects of halothane in man. Anesthesiology 1970; 32: 396–409

# 9 Cor pulmonale

Von einem Cor pulmonale wird gesprochen, wenn es aufgrund einer chronischen pulmonalarteriellen Hypertension zu einer rechtsventrikulären Hypertrophie kommt. Ein Cor pulmonale kann eventuell zu einer kardialen Funktionsstörung führen [1, 2]. Zumeist liegt einem Cor pulmonale eine chronische Bronchitis oder ein Lungenemphysem zugrunde. Männer sind fünfmal häufiger betroffen als Frauen. 75 % der Patienten sind über 50 Jahre alt. Es wird geschätzt, daß ungefähr 10 – 30 % der Patienten, die mit einer Herzinsuffizienz ins Krankenhaus eingeliefert werden, Zeichen eines Cor pulmonale aufweisen.

Die Prognose von Patienten mit einem Cor pulmonale hängt vor allem von der Lungenerkrankung ab, die zum Anstieg des pulmonalvaskulären Widerstandes geführt hat. Patienten mit einer chronisch obstruktiven Lungenerkrankung, bei denen die arterielle Oxygenierung noch nahezu normal ist, haben eine günstige Lebenserwartung. Ist dagegen das Cor pulmonale Folge einer langsam fortschreitenden Zerstörung der Pulmonalgefäße aufgrund von Gefäßerkrankungen oder Lungenfibrose, dann ist die Lebenserwartung schlecht. Solche anatomischen Veränderungen führen zu irreversiblen Schädigungen im Pulmonalkreislauf und damit zu einer fixierten pulmonalvaskulären Hypertension.

## 9.1 Pathophysiologie

Das Lungengefäßbett ist normalerweise sehr dehnungsfähig und stellt für den Blutfluß nur einen geringen Widerstand dar. Die Druckverhältnisse sind im Pulmonalkreislauf niedrig. Der pulmonalarterielle Mitteldruck beträgt normalerweise weniger als 20 mm Hg. Auch eine deutliche Zunahme der pulmonalarteriellen Durchblutung wird im allgemeinen ohne stärkere Erhöhung des pulmonalarteriellen Drucks toleriert. Dennoch kann es letztendlich aufgrund einer Zunahme des pulmonalvaskulären Widerstandes zu einer Steigerung des pulmonalarteriellen Drucks und zu einem Cor pulmonale kommen. Eine mäßige pulmonalarterielle Hypertension liegt vor, falls der pulmonalarterielle Mitteldruck knapp über 35 mm Hg beträgt.

Ein erhöhter pulmonalvaskulärer Widerstand kann durch anatomische und/oder vasomotorische Mechanismen bedingt sein. Eine anatomische Rarefizierung des pulmonalen Gefäßbettes kann Folge einer Zerstörung von Lungenkapillaren sein. Dies ist z. B. im Rahmen von chronisch obstruktiven Lungenerkrankungen, Lungenembolien, entzündlichen Veränderungen der Pulmonalgefäße oder einer Lungenfibrose möglich. Vasomotorisch bedingte Steigerungen des pulmonalarteriellen Widerstandes sind meistens durch eine arterielle Hypoxämie bedingt.

Bei einer arteriellen Hypoxämie kommt es unter anderem zu einer Konstriktion der pulmonalen präkapillaren Gefäße und der pulmonalen Arteriolen. Bei fortbestehender pulmonaler Vasokonstriktion kommt es zu einer Hypertrophie der glatten Gefäßmuskulatur und es entwickelt sich eine irreversible pulmonalvaskuläre Widerstandserhöhung. Auch eine systemische Azidose verursacht eine Vasokonstriktion der Pulmonalgefäße und hat die gleichen Folgen wie eine arterielle Hypoxämie.

## 9.2 Klinik

Die klinischen Symptome eines Cor pulmonale sind häufig unspezifisch. Oft werden sie durch eine gleichzeitig bestehende chronisch obstruktive Lungenerkrankung verschleiert. Erhöhte pulmonalarterielle Drucke führen anfangs meistens zu leichter Ermüdbarkeit und Brustschmerzen. Falls sich die Funktion des rechten Ventrikels weiter verschlechtert, kommt es zu einer zunehmenden Belastungsdyspnoe. Außerdem können belastungsabhängige Synkopen auftreten. Eine Verstärkung des Pulmonalanteils des zweiten Herztones und ein Diastolikum (aufgrund einer Pulmonalklappeninsuffizienz) weisen auf eine schwere pulmonalarterielle Hypertension hin. Mit einem Pulmonalarterienkatheter können hierbei erhöhte pulmonalarterielle Drucke, aber normale pulmonalkapilläre Verschlußdrucke nachgewiesen werden. Bei einem Rechtsherzversagen treten ein dritter Herzton, erhöhte Drucke in den Jugularvenen, eine Hepatosplenomegalie und lageabhängige periphere Ödeme auf.

Wie schnell sich eine rechtsventrikuläre Funktionseinschränkung entwickelt, ist davon abhängig, wie hoch der Druck im Pulmonalkreislauf ist und wie schnell sich dieser Druckanstieg entwickelt. Lungenembolien können zum Beispiel zu einem Rechtsherzversagen führen, obwohl der pulmonalarterielle Mitteldruck nur ca. 30 mm Hg beträgt. Bei einem langsamen Anstieg des pulmonalarteriellen Drucks, wie dies zum Beispiel bei einer chronisch obstruktiven Lungenerkrankung der Fall ist, hat der rechte Ventrikel dagegen genügend Zeit zur Kompensation. Hierbei tritt eine Herzinsuffizienz selten auf, solange der pulmonalarterielle Mitteldruck nicht über 50 mm Hg beträgt [2].

Patienten mit einer chronisch obstruktiven Lungenerkrankung können während eines pulmonalen Infektes eine Rechtsherzinsuffizienz entwickeln. Diese Rechtsherzinsuffizienz kann sich spontan wieder zurückbilden, wenn der pulmonale Infekt erfolgreich therapiert wird, denn unter einer erfolgreichen Therapie nimmt der pulmonalvaskuläre Gefäßwiderstand wieder ab.

### 9.2.1 Röntgenaufnahme des Thorax

Bei einem Cor pulmonale sind auf der Röntgenaufnahme des Thorax typischerweise Zeichen einer chronisch obstruktiven Lungenerkrankung und Hinweise auf eine Rechtsherzhypertrophie zu sehen. Die seitliche Aufnahme zeigt – aufgrund der rechtsventrikulären Hypertrophie – eine Verkleinerung des retrosternalen Raumes. Prominente Pulmonalarterien und verminderte Lungengefäßzeichnungen sind Hinweise auf eine pulmonalvaskuläre Hypertension. Bei Patienten mit chronisch obstruktiver Lungenerkrankung kann die Herzgröße enorm variieren, je nach dem, ob im Moment eine akute Lungenfunktionsstörung vorliegt oder nicht.

### 9.2.2 EKG

Bei einem Cor pulmonale können sich im EKG Zeichen einer Hypertrophie von rechtem Vorhof und rechtem Ventrikel zeigen. Eine rechtsatriale Hypertrophie ist anzunehmen, wenn erhöhte P-Wellen in den Ableitungen II, III oder aVF vorliegen. Bei einer rechtsventrikulären Hypertrophie findet sich im EKG häufig eine Verlagerung der Herzachse nach rechts und ein inkompletter oder kompletter Rechtsschenkelblock.

## 9.3 Therapie des Cor pulmonale

Ziel bei der Therapie eines Cor pulmonale ist es, den pulmonalvaskulären Widerstand und damit die Belastung des rechten Ventrikels zu vermindern. Dies wird am besten dadurch erreicht, daß arterieller Sauerstoffpartialdruck, $CO_2$-Partialdruck und pH-Wert normalisiert werden. Voraussetzung ist allerdings, daß die Vasokonstriktion der Pulmonalarterien und -arteriolen reversibel ist. Dies trifft normalerweise bei einer chronischen obstruktiven Lungenerkrankung zu, insbesondere während einer Exazerbation im Rahmen eines akuten pulmonalen Infektes. Dagegen spricht ein erhöhter pulmonalvaskulärer Widerstand auf eine Behandlung nicht an, falls er durch anatomische Gefäßverschlüsse bedingt ist. Zur Therapie eines Cor pulmonale gehören Gaben von Sauerstoff, Antibiotika, Bronchodilatantien, Digitalis und Diuretika.

### 9.3.1 Sauerstoffgabe

Die wichtigste Initialbehandlung von Patienten mit einem Cor pulmonale besteht darin, zusätzlich Sauerstoff zu verabreichen. Hierdurch sollte der arterielle Sauerstoffpartialdruck auf Werte von ungefähr 60 mm Hg gehoben werden [3]. Dies genügt, um die Vasokonstriktion im Bereich der Pulmonalarterien und -arteriolen und den pulmonalarteriellen Gefäßwiderstand zu senken und die rechtsventrikuläre Funktion zu verbessern. Durch die bessere Oxygenierung kommt es meist auch zu einer Verbesserung der zerebralen Situation und längerfristig zu einem Abfall des erhöhten Hämatokritwerts. Bei einigen hypoxischen Patienten wird der gesamte Atmungsanreiz über die Karotiskörperchen vermittelt. Bei diesen Patienten kann durch eine Erhöhung des arteriellen Sauerstoffpartialdruckes auf Werte über 50–60 mm Hg der hypoxische Atemreiz unterdrückt werden mit der Folge einer Hypoventilation. Falls sich eine respiratorische Azidose trotz entsprechender Sauerstofftherapie verschlechtert, wird eine maschinelle Unterstützung der Atmung notwendig. Eine Alternative zur maschinellen Beatmung ist die kontinuierliche intravenöse Infusion von Doxapram (2 - 3 mg/min), wodurch die Ventilation aufrecht erhalten wird. Gleichzeitig wird Sauerstoff verabreicht [4].

### 9.3.2 Antibiotika

Bei akuten pulmonalen Infektionen kann durch eine sofortige Antibiotikatherapie ein weiterer Anstieg des pulmonalvaskulären Widerstandes minimiert werden. Das Sputum des Patienten sollte auf Erreger und Resistenz gegen Antibiotika untersucht werden. Eine Antibiotikatherapie sollte jedoch nicht solange hinausgezögert werden, bis die Ergebnisse dieser Untersuchungen vorliegen. Zumeist handelt es sich um Haemophilus-

oder Pneumokokkusstämme, die in der Regel auf Ampicillin empfindlich sind. Als Alternative bietet sich ein Cephalosporin-Antibiotikum an.

### 9.3.3 Bronchodilatantien

Die reversible Komponente einer Bronchokonstriktion kann mit Euphyllin oder Beta-adrenergen Agonisten, wie zum Beispiel Terbutalin oder Albuterol behandelt werden. Falls eine Herzinsuffizienz vorliegt, muß eine Euphyllindosierung sorgfältig angepaßt werden, denn während einer Herzinsuffizienz kann die hepatische Clearance dieses Medikaments vermindert sein.

### 9.3.4 Digitalis

Falls eine Herzinsuffizienz vorliegt, kann durch Digitalis sowohl die rechtsventrikuläre als auch die linksventrikuläre Funktion verbessert werden. Trotzdem sollte Digitalis mit Vorsicht eingesetzt werden, denn das Risiko einer Digitalisintoxikation ist bei Patienten mit Cor pulmonale erhöht, falls eine arterielle Hypoxämie, Azidose oder Elektrolytentgleisung vorliegt.

### 9.3.5 Diuretika

Liegt aufgrund eines erhöhten pulmonalvaskulären Widerstandes eine Herzinsuffizienz vor, führen Diuretika zu einer deutlichen Verbesserung [5]. Bei einer übermäßigen Flüssigkeitsansammlung in der Lunge kommt es zu einer Verschlechterung des Ventilations-/Perfusionsverhältnisses. Eine Flüssigkeitsüberladung der Lunge kann außerdem zu einer Erhöhung des pulmonalvaskulären Widerstandes beitragen.

Während einer Behandlung mit Diuretika müssen die Plasmaelektrolytkonzentrationen sorgfältig überwacht werden. Hypokaliämie und metabolische Alkalose sind mögliche Komplikationen einer Diuretikatherapie. Eine stärkere metabolische Alkalose ist unerwünscht, denn hierdurch wird der $CO_2$-bedingte Atemanreiz gedämpft. Durch eine metabolische Alkalose bei gleichzeitig bestehender Hypochlorämie kommt es außerdem zu einer Verminderung der Bikarbonatausscheidung. Hierdurch wird eine vorbestehende Störung des Säure-Basenhaushalts möglicherweise noch verschlimmert. Eine diuretikainduzierte Verminderung des intravasalen Flüssigkeitsvolumens verursacht eventuell einen unerwünschten Abfall des Herzminutenvolumens.

## 9.4 Narkoseführung

Bei Patienten mit einem Cor pulmonale dürfen elektive Eingriffe erst dann durchgeführt werden, wenn reversible Komponenten einer gleichzeitig bestehenden chronisch obstruktiven Lungenerkrankung behandelt wurden. Die präoperative Vorbereitung zielt darauf ab, 1. akute und/oder chronische pulmonale Infektionen unter Kontrolle zu bekommen bzw. zu beseitigen, 2. Bronchospasmen zu durchbrechen, 3. die tracheobronchiale Sekretclearance zu verbessern, 4. kollabierte oder schlecht belüftete Alveolen aufzudehnen, 5. einen guten Hydrationszustand herzustellen und 6. Elektrolytstörungen zu korrigieren. Auch die arteriellen Blutgase und der pH-Wert sollten bestimmt werden, um Ausgangswerte für die intra- und postoperative Behandlung dieser Patienten zu haben.

### 9.4.1 Präoperative Medikation

Bei der präoperativen Medikation sind atemdepressiv wirkende Medikamente möglichst zu vermeiden. Obwohl Opioide in dieser Hinsicht am gefährlichsten sind, kann auch jede andere Medikation, die eine Sedierung verursacht, zu einer Atemdepression führen. Mit Hilfe eines präoperativen Gesprächs ist oft eine Verminderung der Ängste des Patienten zu erreichen, wodurch eine pharmakologische Prämedikation unter Umständen überflüssig wird.

Anticholinergika hemmen die mukoziliare Aktivität und möglicherweise die Sekretclearance. Diese Nachteile überwiegen oft die Vorteile, die durch eine präoperative Verabreichung dieser Medikamente zu erwarten sind. Falls eine anticholinerge Medikation notwendig erscheint, stellt deren intravenöse Verabreichung unmittelbar vor Narkoseeinleitung eine gute Alternative dar.

### 9.4.2 Narkoseeinleitung

Die Narkose wird meistens mit einer intravenösen Gabe eines Barbiturates, Benzodiazepins oder von Etomidat eingeleitet. Vor der endotrachealen Intubation sollte eine ausreichende Narkosetiefe erreicht sein, denn bei Intubation in zu flacher Narkose kann ein reflektorischer Bronchospasmus ausgelöst werden. Bei zu niedriger Dosierung der Anästhetika können während der endotrachealen Intubation sowohl der systemische als auch der pulmonalvaskuläre Gefäßwiderstand ansteigen [6].

### 9.4.3 Aufrechterhaltung der Narkose

Zur Aufrechterhaltung der Narkose wird normalerweise eine Kombination aus Lachgas und einem volatilen Anästhetikum oder Lachgas und einem kurzwirksamen Opioid verabreicht. Zur Therapie einer allergischen Bronchokonstriktion sind beim Hund Enfluran und Isofluran genauso wirksam wie Halothan [7]. Falls beim Menschen eine vergleichbare Wirkung auftritt, sind diese volatilen Anästhetika gut geeignet, um erhöhte Atemwegswiderstände aufgrund einer reversiblen Bronchokonstriktion zu therapieren (vgl. Kapitel 16). Hohe Opioiddosierungen sollten wegen einer eventuell verlängerten postoperativen Atemdepression intraoperativ vermieden werden. Es wurde auch nachgewiesen, daß Lachgas in Kombination mit hohen Opioiddosen den pulmonalvaskulären Widerstand erhöht. Dagegen kommt es bei Kombination von Lachgas mit Diazepam oder einem volatilen Anästhetikum zu keinem Anstieg des pulmonalvaskulären Widerstandes [8-10]. Bei diesen Patienten kann Lachgas sicher verabreicht werden, solange dessen Wirkung auf den pulmonalvaskulären Widerstand anhand des rechtsatrialen Drucks überwacht wird. Welches nichtdepolarisierende Muskelrelaxans bei diesen Patienten verabreicht wird, ist nicht entscheidend. Bei Verabreichung einiger Muskelrelaxantien kommt es allerdings zu einer Histaminausschüttung, was nachteilige Auswirkungen auf den Gefäß- und Atemwegswiderstand haben könnte.

Regionalanästhesieverfahren stellen bei oberflächlichen oder Extremitäteneingriffen eine sinnvolle Alternative bei Patienten mit Cor pulmonale dar. Falls allerdings ein hohes sensibles Niveau notwenig ist, sind Regionalanästhesieverfahren bei Patienten mit einer pulmonalvaskulären Hypertension nicht gut geeignet, denn ein Abfall von systemischem Gefäßwiderstand und systemischem Blutdruck kann zu einer unerwünschten Verminderung des rechtsventrikulären Schlagvolumens führen.

### Monitoring

Das intraoperativ notwendige Monitoring bei Patienten mit einem Cor pulmonale ist von der Größe des Eingriffs abhängig. Eine blutig arterielle Druckmessung ist bei großen Operationen wünschenswert. Dadurch können regelmäßig die arteriellen Blutgase kontrolliert und inspiratorische Sauerstoffkonzentration und Atemminutenvolumen entsprechend korrigiert werden. Es sollte nicht vergessen werden, daß viele Medikamente, einschließlich Vasodilatantien, Barbituraten, Lachgas und volatilen Anästhetika eine hypoxisch bedingte pulmonale Vasokonstriktion durchbrechen können. Eine pulmonale Vasokonstriktion könnte zu einer weiteren Verschlechterung des Ventilations-/Perfusionsquotienten und damit zu einem weiteren Abfall der arteriellen Oxygenierung führen [11].

Ein Kavakatheter liefert entscheidende Informationen über die rechtsventrikuläre Funktion und darüber, ob die intravenöse Flüssigkeitszufuhr adäquat ist. Ein plötzlicher intraoperativer Druckanstieg im rechten Vorhof signalisiert eine rechtsventrikuläre Funktionsstörung. Dann muß nach den Ursachen der pulmonalvaskulären Widerstandserhöhung gesucht werden. Ursache können zum Beispiel eine unentdeckte arterielle Hypoxämie, eine Hypoventilation oder Medikamente wie z. B. Lachgas sein. Um ein optimales rechtsventrikuläres Schlagvolumen sicherzustellen, muß außerdem ein adäquater rechtsventrikulärer Füllungsdruck aufrechterhalten werden. Eine angemessene Flüssigkeitszufuhr ist auch für eine Verflüssigung des Tracheobronchialsekrets und für dessen leichtere Entfernung aus den kleinen Bronchiolen wichtig.

Falls bei einem Cor pulmonale gleichzeitig eine Funktionsstörung des linken Ventrikels besteht und aufgrund der Größe des Eingriffs ein hoher Flüssigkeitsumsatz zu erwarten ist, ist es sinnvoll, einen Pulmonalarterienkatheter zu plazieren. Damit können intravasales Flüssigkeitsvolumen und Herzminutenvolumen mit Hilfe von Volumenzufuhr und positiv ionotropen Medikamenten optimal eingestellt werden.

### Beatmung

Bei Patienten mit einem Cor pulmonale wird für die intraoperative Beatmung meist eine intermittierende positive Überdruckbeatmung (IPPV) bevorzugt. Obwohl durch den positiven Druck, der auf Luftwege und Alveolen ausgeübt wird, der pulmonalvaskuläre Widerstand ansteigen kann, wird diese mögliche Nebenwirkung durch die verbesserte arterielle Oxygenierung mehr als wettgemacht. Die bessere arterielle Oxygenierung während einer intermittierenden Überdruckbeatmung ist vermutlich durch eine Verbesserung des Perfusions-/Ventilationsverhältnisses bedingt. Eine starke Erniedrigung des arteriellen $CO_2$-Partialdruckes sollte während der kontrollierten Beatmung vermieden werden, da eine metabolische Alkalose zu einer Hypokaliämie führen kann. Dies ist besonders bei Patienten mit einer Digitalis-Medikation wichtig, denn eine akute Erniedrigung der Plasmakaliumkonzentration begünstigt eine Digitalisintoxikation. Eine Anfeuchtung der Inspirationsgase hilft, den Feuchtigkeitsverlust über die Lungen zu minimieren und die Tracheobronchialsekrete zu verflüssigen.

## 9.5 Primär pulmonale Hypertension

Die primär pulmonale Hypertension ist eine Ausschlußdiagnose. Sie basiert darauf, daß andere Ursachen für den erhöhten pulmonalarteriellen Druck, wie z. B. Lungenembolien oder chronisch obstruktive Lungenerkrankungen ausgeschlossen wurden [12]. Die primär pulmonale Hypertension tritt häufig in Verbindung mit Leberzirrhose, kollagenen Gefäßerkrankungen und einem Morbus Raynaud auf. Kommt es im Rahmen einer fortgeschrittenen Lebererkrankung zu einer primär pulmonalen Hypertension, spielen vasoaktive Substanzen eine Rolle, die dem hepatischen Abbau über Umgehungskreisläufe entgehen. Tritt eine primär pulmonale Hypertension im Rahmen einer kollagenen Gefäßerkrankung auf, liegt eine Vaskulitis zugrunde. Besteht gleichzeitig ein Morbus Raynaud, weist dies auf pulmonale Vasospasmen hin. Auch familiäre Häufungen einer primär pulmonalen Hypertension sind sicher nachgewiesen.

Der Verlauf einer primär pulmonalen Hypertension ist nicht genau bekannt. Obwohl die mittlere Überlebenszeit nach Diagnosestellung zwei Jahre beträgt, gibt es Patienten, die 15–20 Jahre überlebt haben. Im Rahmen der konservativen Therapie wurden Antikoagulantien und Vasodilatantien eingesetzt. Eine prophylaktische Gabe von Antikoagulantien wird durchgeführt, weil bei vielen Patienten, die an einer primär pulmonalen Hypertension verstarben, Thromben in den kleinen Pulmonalgefäßen nachgewiesen werden konnten. Eine kleine Lungenembolie, die bei gesunden Patienten nur wenig Auswirkungen hat, kann bei Patienten mit einer pulmonalen Hypertension katastrophale Folgen zeigen. Das anfänglich gute Ansprechen auf die Gabe von Vasodilatantien ist meist nicht von Dauer, und nur selten normalisieren sich bei diesen Patienten die pulmonalarteriellen Drucke.

In einem Tiermodell zur pulmonalvaskulären Hypertension gelang es, den pulmonalarteriellen Druck und den pulmonalen Gefäßwiderstand mit Nitroglyzerin – nicht jedoch mit einer Gabe Nitroprussid – zu senken [13].

## Literaturhinweise

1 Fishman AP. Chronic cor pulmonale. Am Rev Respir Dis 1976; 114: 775–94
2 Robotham JL. Cardiovascular disturbance in chronic respiratory insufficiency. Am J Cardiol 1981; 47: 941–9
3 Flick MR, Block AJ. Chronic oxygen therapy. Med Clin North Am 1977; 61: 1397–1408
4 Moser KM, Luchsinger PC, Adamson JS, et al. Respiratory stimulation with intravenous doxapram in respiratory failure. A double blind cooperative study. N Engl J Med 1973; 288: 427–31
5 Heinemann HO. Right-side heart failure and the use of diuretics. Am J Med 1978; 64: 367–70
6 Sorensen MB, Jacobsen E. Pulmonary hemodynamics during induction of anesthesia. Anesthesiology 1977; 46: 246–51
7 Hirshman Ca, Edelstein G, Peetz S, et al. Mechanism of action of inhalational anesthesia on airways. Anesthesiology 1982; 56: 107–11
8 Hilgenberg JC, McCammon RL, Stoelting RK. Pulmonary and systemic vascular responses to nitrous oxide in patients with mitral stenosis and pulmonary hypertension. Anesth Analg 1980; 59: 323–6
9 McCammon RL, Hilgenberg JC, Stoelting RK. Hemodynamic effects of diazepam and diazepam-nitrous oxide in patients with coronary artery disease. Anesth Analg 1980; 59: 438–41
10 Stoelting RK, Reis RR, Longnecker DE. Hemodynamic responses to nitrous oxide-halothane and halothane in patients with valvular heart disease. Anesthesiology 1972; 37: 430–5
11 Mathers J, Benumof JL, Wahrenbrock EA. General anesthetics and regional hypoxic pulmonary vasoconstriction. Anesthesiology 1977; 46: 111–4
12 Rich S, Brundage BH. Primary pulmonary hypertension. JAMA 1984; 251: 2252–4
13 Pearl RG, Rosenthal MH, Ashton JPA. Pulmonary vasodilator effects of nitroglycerin and sodium nitroprusside in canine oleic acid-induced pulmonary hypertension. Anesthesiology 1983; 58: 514–8

# 10 Erkrankungen des Perikards

Zu den Erkrankungen des Perikards gehören die Herzbeuteltamponade sowie die akute und chronisch-konstriktive Perikarditis. Wird bei einem Patienten, der eine dieser Erkrankungen hat, eine Narkose durchgeführt, so müssen die kardiovaskulären Auswirkungen von Perikarderkrankung bekannt sein, denn wenn bei einer Erkrankung des Perikards eine unsachgemäße Narkose durchgeführt wird, können die sie begleitenden kardiovaskulären Probleme verschlimmert werden [1].

Die Flüssigkeit eines Perikardergusses ist ein Ultrafiltrat des Plasmas. Unter normalen Umständen befinden sich 20–25 ml dieser Flüssigkeit im Perikardbeutel. Im Perikardraum herrscht ein negativer Druck, der bei der Inspiration weiter abnimmt und bei der Exspiration ansteigt. Das Perikard ist zwar nicht lebensnotwendig, es dient jedoch dazu, das Herz von den umliegenden Strukturen abzugrenzen und verhindert, daß es zu Adhäsionen kommt und daß Infektionen anderer Strukturen auf das Herz übergreifen. Gleichzeitig wird durch den Herzbeutel eine optimale Herzlage und -form gewährleistet. Das Perikard unterstützt auch die Lymphdrainage des Myokards.

## 10.1 Herzbeuteltamponade

Charakteristisch für eine Herzbeuteltamponade ist eine Verringerung von Schlagvolumen und Blutdruck. Grund ist ein erhöhter Druck im Perikardbeutel. Dieser ist durch die Flüssigkeitsansammlung im Herzbeutel bedingt. Flüssigkeitsansammlungen im Herzbeutel können durch Verletzung, postoperative Blutungen nach herzchirurgischen Eingriffen, Perforation des Ventrikels, z. B. aufgrund eines Herzschrittmacherkabels oder aufgrund eines (zur Überwachung des zentralvenösen Druckes gelegten) Katheters, durch Metastasen (im Rahmen einer malignen Grunderkrankung), durch Infektionen oder durch ein chronisches Nierenversagen verursacht werden.

Die Inzidenz von Herzbeuteltamponaden liegt nach herzchirurgischen Eingriffen zwischen 3–6 % [1]. Auch bei bis zu 6 % der Patienten mit einem Nierenversagen und bei 15–55 % der Patienten mit einer urämischen Perikarditis kann eine Herzbeuteltamponade auftreten [2].

### 10.1.1 Pathophysiologie

Die Herzbeuteltamponade ist Folge einer ungenügenden diastolischen Füllung des Herzens. Ursache hierfür ist eine kontinuierliche Druckerhöhung im Perikardbeutel. Die auftretenden hämodynamischen Veränderungen sind abhängig davon, wie groß die Flüssigkeitsmenge im Herzbeutel ist und wie schnell sie sich angesammelt hat.

Wenn sich der Perikarderguß langsam entwickelt und es zu einer Dehnung des Perikards kommt, können große Mengen von Flüssigkeit (80–100 ml) toleriert werden. Entwickelt sich ein Perikarderguß dagegen schnell, so kann bereits ein kleines Flüssigkeitsvolumen zu einer Herztamponade führen.

Ein Druckanstieg im Perikardbeutel behindert die diastolische Füllung des linken und rechten Ventrikels. Dadurch nimmt das Schlagvolumen ab. Um Herzminutenvolumen und Blutdruck aufrechtzuerhalten, kommt es zur Sympathikusstimulation und dadurch zu Tachykardie und peripherer Vasokonstriktion. Herzminutenvolumen und Blutdruck können so lange aufrechterhalten werden, wie der zentrale Venendruck höher ist als der rechtsventrikuläre enddiastolische Druck.

Steigt der Druck im Herzbeutel weiter an, versagen die Kompensationsmechanismen und es kommt zu einem schweren Herzkreislaufversagen. Es kann hierbei zu einer myokardialen Ischämie kommen, denn die koronare Durchblutung ist aufgrund von Tachykardie und Hypotension verringert. Außerdem ist der transmurale Druck in den Ventrikeln und damit der koronararterielle Widerstand erhöht.

## 10.1.2 Diagnose

Ein hohes Maß an Aufmerksamkeit ist notwendig, um die Diagnose einer Herzbeuteltamponade sofort stellen zu können (Tabelle 10.1). Die Patienten können über Dyspnoe klagen und einen Schweißausbruch bekommen. Es können auch Zeichen einer peripheren Vasokonstriktion, eine Tachykardie, eine Hypotension und ein erhöhter zentralvenöser Druck auftreten. Die Herztöne können leise sein. Viele dieser Symptome täuschen eine Lungenembolie vor (Tab. 10.1).

Bei erhöhtem Druck im Perikardbeutel kommt es während der Inspiration zu einem ausgeprägten Abfall des systolischen Blutdruckes. Dies wird als Pulsus paradoxus bezeichnet. Unter normalen Bedingungen fällt der systolische Blutdruck während der Inspiration dagegen um weniger als 6 mm Hg ab. Dieser physiologisch auftretende und atemabhängige Druckabfall ist dadurch bedingt, daß es während der Inspiration zu einer Kapazitätszunahme des pulmonalen Gefäßbettes kommt und dadurch vorübergehend der venöse Rückfluss und damit auch das ventrikuläre Schlagvolumen abnehmen. Typischerweise kommt es bei einem erhöhten Druck im Herzbeutel während der Inspiration zu einem Abfall des systolischen Blutdrucks um mehr als 10 mm Hg (Abb. 10.1), [3]. Wird der intraarterielle Druck nicht kontinuierlich aufgezeichnet, kann ein Pulsus paradoxus auch durch die auskultatorische Messung festgestellt werden. Der Druck in der Blutdruckmanschette wird hierbei soweit abgelassen, bis der erste Herzton intermittierend zu hören ist. Anschließend wird der Druck der Blutdruckmanschette soweit abgelassen, bis alle Schläge hörbar sind. Die Differenz zwischen diesen zwei auskultierten Blutdruckwerten ist der Pulsus paradoxus. Ein Pulsus paradoxus kann bei einer akuten Herzbeuteltamponade fehlen, falls gleichzeitig ein Vorhofseptumdefekt oder eine linksventrikuläre Funktionsstörung vorliegt [4]. Auch prominente Halsvenen, die während der Inspiration noch stärker hervortreten (Kußmaul'sches Venenzeichen) sind Zeichen eines gesteigerten Drucks im Herzbeutel. Dieses Kussmaul'sche Venenzeichen wird jedoch bei einer Herzbeuteltamponade selten beobachtet (Abb. 10.1).

Eine zunehmende Erhöhung von rechtsatrialem Druck, rechtsventrikulärem enddiastolischem Druck und pulmonalkapillärem Verschlußdruck sind ebenfalls Zeichen eines erhöhten Drucks im Herzbeutel. Diese – über einen Pulmonalarterienkatheter gemessenen – kardialen Füllungsdrucke können Werte von ungefähr 20 mm Hg erreichen [5]. Es muß auch beachtet werden, daß es nach herzchirurgischen Eingriffen häufig zu einer Ansammlung von Blut und Blutkoageln über dem rechten Ventrikel kommt. Dadurch kann es zu einem Anstieg des rechtsatrialen Druckes kommen, obwohl der pulmonalkapilläre Verschlußdruck normal bleibt.

Das EKG kann bei einer Herztamponade aufgrund der Flüssigkeit im Perikardbeutel eine Niedervoltage von QRS-Komplexen und T-Wellen zeigen. Auch Zeichen einer myokardialen Ischämie können auftreten. Ein elektrischer Alternans ist bei 10–15 % der Patienten mit einem Perikarderguß möglich [1].

Das Echokardiogramm ist eine zuverlässige und klinisch brauchbare Methode, um selbst kleinste Mengen von Flüssigkeit im Herzbeutel nachzuweisen. Auf der Röntgenaufnahme des Thorax verändert sich der Herzschatten erst, wenn die Flüssigkeit im Pericard über 250 ml beträgt. Weitere radiologische Zeichen sind z.B. eine plötzliche und unspezifische Vergrößerung des Herzens sowie verminderte kardiale Pulsationen bei der Durchleuchtung.

**Tab. 10.1:** Symptome einer Herzbeuteltamponade

| |
|---|
| Stimulation des sympathischen Nervensystems |
| Hypotension |
| erhöhter Venendruck |
| leise Herzgeräusche |
| Pulsus paradoxus |
| Kussmaulsches Venenzeichen* |
| Angleichung des rechtsatrialen Füllungsdrucks an den enddiastolischen pulmonalarteriellen Druck |

* tritt eher bei Patienten mit einer chronisch-konstriktiven Perikarditis auf

## 10.1.3 Therapie

Die definitive Therapie einer Herzbeuteltamponade mit nicht-traumatischer Ursache besteht in der Drainage der Flüssigkeit. Hierzu wird in Lokalanästhesie mit 1–1,5 %igem Lidocain über einen subxyphoidalen oder einen subkostalen Zugang eine perkutane Perikardpunktion durchgeführt. Hierbei ist kontinuierlich das EKG zu überwachen. Selbst nach Entfernung nur kleiner Mengen eines Perikardgusses kommt es oft zu einem starken Druckabfall im Perikardbeutel. Eine Perikardpunktion im Operationssaal unter Lokal- oder Allgemeinanästhesie ist dann zu empfehlen, wenn die Herzbeuteltamponade Folge eines Traumas ist oder sich nach einem thoraxchirurgischen Eingriff entwickelt hat.

Um das Schlagvolumen des Herzens solange aufrecht zu erhalten, bis eine definitive Behandlung der Herzbeuteltamponade durchgeführt werden kann, können vorübergehend das intravasale Flüssigkeitsvolumen erhöht, Katecholamine zur Steigerung der myokardialen Kontraktilität verabreicht und eine metabolische Azidose ausgeglichen werden [1]. Eine Vergrößerung des intravasalen Flüssigkeitsvolumens kann durch Infusion kristalloider oder kolloidaler Lösungen (500 ml über 5–10 Minuten) erreicht werden. Um die Auswirkungen der Druckerhöhung im Herzbeutel zu kompensieren und um den gedrosselten venösen Rückfluß zum rechten Vorhof zu steigern, kann es notwendig sein, so viel Volumen zu infundieren, daß der Druck im rechten Vorhof auf 25–30 mm Hg ansteigt. Als Folge dieses erhöhten venösen Rückflusses

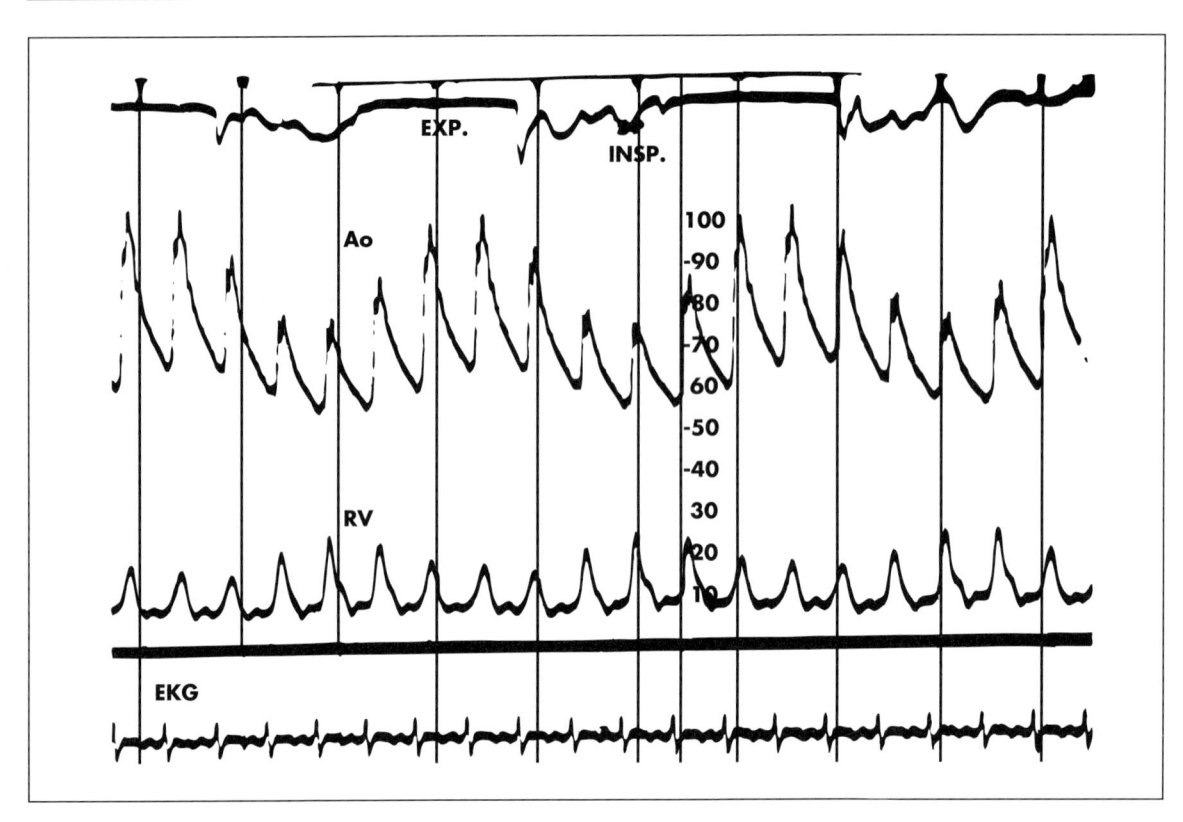

**Abb. 10.1:** Der bei einer konstriktiven Perikarditis bestehende Pulsus paradoxus äußert sich dadurch, daß es während der Inspiration (INSP) zu einem stärkeren Abfall des systolischen Blutdrucks (AO) kommt. (Shabetal R, Fowler NO, Guntheroth WG. The hemodynamics of cardiac tamponade and constrictive pericarditis. Am J Cardiol 1970; 26:480–9)

kann das linksventrikuläre Schlagvolumen ansteigen [6]. Die akute Erhöhung des intravasalen Flüssigkeitsvolumens ist bei einer Herzbeuteltamponade zwar erfolgreich, die dadurch erzielte Verbesserung der hämodynamischen Situation kann jedoch nur von begrenzter Dauer sein. Eine Perikardpunktion sollte nicht hinausgezögert werden (Tab. 10.2), [7].

Die kontinuierliche intravenöse Zufuhr von Isoproterenol oder von anderen Katecholaminen kann vorübergehend geeignet sein, myokardiale Kontraktilität und Pulsfrequenz zu steigern. Im Tiermodell mit einer experimentell erzeugten Herzbeuteltamponade konnte die gute Wirkung dieser Medikamente nachgewiesen werden. Diese Ergebnisse konnten jedoch bei Patienten mit einer Herzbeuteltamponade nicht bestätigt werden [8]. Ob bei einem erniedrigten Herzminutenvolumen im Rahmen einer Herzbeuteltamponade eine Digitalisierung sinnvoll ist, konnte bisher nicht nachgewiesen werden. Bei der Verabreichung von Alpha-adrenergen Agonisten, wie zum Beispiel hohen Dosen von Dopamin, kann eine unerwünschte Steigerung des systemischen Gefäßwiderstands auftreten. Vasodilatantien wie Nitroprussid oder Hydralazin können theoretisch das Herzzeitvolumen verbessern, aber ihr Einsatz kann nur bei optimalem intravasalem Flüssigkeitsvolumen in Erwägung gezogen werden. Genauso

**Tab. 10.2:** Auswirkungen einer Volumenzufuhr bzw. einer Perikardiozentese bei Patienten mit akuter Herzbeuteltamponade

|  | Herzbeuteltamponade | Herzbeuteltamponade und Volumenzufuhr (500 ml nach 0,9%) | nach Perikardiozentese |
| --- | --- | --- | --- |
| arterieller Mitteldruck (mmHg) | 83 ± 16 | 82 ± 19 | 80 ± 13 |
| rechtsatrialer Druck (mmHg) | 15 ± 3 | 17 ± 4 | 8 ± 4* |
| Pulsus paradoxus (mmHg) | 25 ± 12 | 25 ± 15 | 8 ± 4* |
| Herzminutenvolumen (L/min) | 5.1 ± 2.6 | 5.5 ± 2.6 | 9.1 ± 3* |
| Herzfrequenz (Schläge/min) | 118 ± 11 | 112 ± 11 | 121 ± 16 |

$P < 0.05$ vs. im Vergleich zu Kolumne 1 und 2
(Daten aus: Kerber RE, Gascho JA, Litchfield R, et al. Hemodynamic effects of volume expansion and nitroprusside compared with pericardiocentesis in patients with acute cardiac tamponade. N Engl J Med 1982; 307: 929–31).

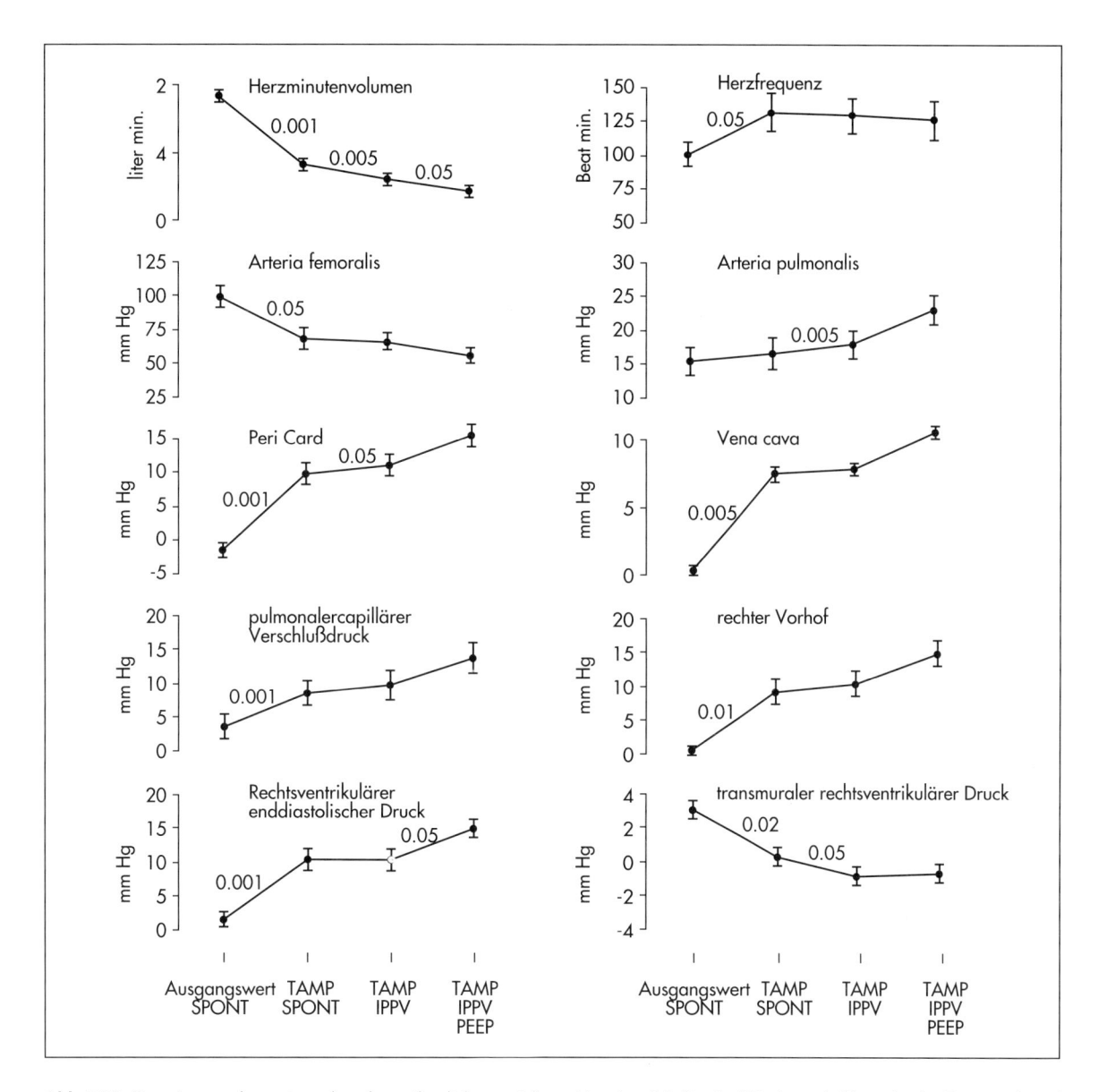

**Abb. 10.2:** Herzminutenvolumen intrapleurale, perikardiale, arterielle und intrakardiale Drucke (Mittelwert ± SE) wurden bei Tieren während einer akuten Herzbeuteltamponade unter verschiedenen Beatmungsmustern gemessen. SPONT=Spontanatmung; TAMP: Herzbeuteltamponade; IPPV=intermittierende positive Überdruckbeatmung; PEEP=positiver endexspiratorischer Druck. (Moller CT, Schoonbee CG, Rosendorff C. Haemodynamics cardiac tamponade during various modes of ventilation. Br J Anaesth 1979; 51: 409–15. Copyright © Macmillan Magazines Ltd.)

wie durch eine intravasale Flüssigkeitszufuhr, sollte auch durch die medikamentöse Therapie niemals eine definitive Therapie einer Herzbeuteltamponade (Perikardpunktion) hinausgezögert werden [7].

Eine metabolische Azidose – wie sie im Rahmen eines erniedrigten Herzminutenvolumens auftreten kann – wird durch eine intravenöse Gabe von 0,5–1 mval/kg Natriumbikarbonat behandelt. Der Ausgleich einer metabolischen Azidose ist wichtig, da eine erhöhte Wasserstoffionenkonzentration die myokardiale Kontraktilität vermindern und die positiv inotropen Wirkungen der Katecholamine abschwächen

kann. Zur Behandlung einer Bradykardie kann die Gabe von Atropin notwendig werden. Die Bradykardie ist Folge eines vagalen Reflexes, der bei einer Druckerhöhung im Herzbeutel ausgelöst wird [9].

### 10.1.4 Narkoseführung

Einleitung einer Allgemeinanästhesie und intermittierende Überdruckbeatmung können bei einer hämodynamisch wirksamen Herzbeuteltamponade zu einer schweren Hypotension und sogar zu einem Herzstillstand führen. Gründe für die Hypotension können eine anästhetikabedingte periphere Vasodilatation, eine direkte Myokarddepression und ein verminderter venöser Rückfluß sein. Bei Patienten, die im Rahmen einer Herzbeuteltamponade eine Hypotension aufgrund eines geringen Herzminutenvolumens haben, wird die Perikardpunktion vorzugsweise unter Lokalanästhesie durchgeführt [10]. Bei den meisten Patienten kann eine subxyphoidale Fensterung des Perikards unter Lokalanästhesie (mit Lidocain) durchgeführt werden. Bei ausgewählten Patienten kann auch eine intravenöse Gabe von Ketamin zur Sedierung eingesetzt werden [1]. Hat sich die hämodynamische Situation nach teilweisem Ablassen der angesammelten Flüssigkeit im Perikardbeutel verbessert, ist die Einleitung einer Allgemeinanästhesie und eine intermittierende Überdruckbeatmung möglich, um eine operative Exploration des Thorax und eine ursächliche Behandlung der Herzbeuteltamponade durchzuführen. Zur Einleitung und Aufrechterhaltung der Narkose werden häufig Ketamin oder ein Benzodiazepin in Kombination mit Lachgas eingesetzt. Aufgrund der Kreislaufwirkungen ist Pancuronium gut zur Relaxierung dieser Patienten geeignet. An Überwachungsmaßnahmen sollten auch eine intraarterielle und zentralvenöse Druckmessung durchgeführt werden.

Falls es nicht möglich ist, den für die Herzbeuteltamponade verantwortlichen hohen Druck im Perikardbeutel vor Einleitung der Narkose zu senken, muß streng darauf geachtet werden, daß das Herzminutenvolumen konstant bleibt. Eine narkosebedingte Verminderung von myokardialer Kontraktilität, systemischem Gefäßwiderstand oder der Herzfrequenz müssen vermieden werden. Bei Patienten mit einem erhöhten Druck im Herzbeutel kann es durch eine Steigerung der intrathorakalen Druckverhältnisse – aufgrund von Pressen oder Husten während der Narkoseeinleitung oder während der kontrollierten Beatmung – zu einer weiteren Drosselung des venösen Rückflusses kommen (Abb. 10.2), [11]. Daher erscheint es sinnvoll, eine Beatmung mit hohen Drucken solange zu unterlassen, bis der Thorax eröffnet und die Drainage des Perikardbeutels durchgeführt ist. Ketamin eignet sich bei diesen Patienten zur Einleitung und Aufrechterhaltung der Narkose, denn Ketamin steigert die myokardiale Kontraktilität, den systemischen Gefäßwiderstand und die Herzfrequenz. Zur Einleitung wurde bei diesen Patienten auch Diazepam, zur Narkoseweiterführung Lachgas in Kombination mit Fentanyl und zur Relaxierung Pancuronium erfolgreich eingesetzt [12]. Bereits vor der Narkoseeinleitung sollte eine kontinuierliche Überwachung des zentralvenösen und systemischen Blutdruckes angelegt werden. Es ist notwendig, durch großzügige intravenöse Flüssigkeitsgabe einen hohen zentralvenösen Druck aufrecht zu erhalten, um damit den venösen Rückfluß sicherzustellen. Bis zur operativen Drainage des Perikardbeutels kann eine kontinuierliche Gabe von Katecholaminen wie z.B. Isoproterenol, Dopamin oder Dobutamin notwendig sein, um damit die myo-kardiale Kontraktilität aufrecht zu erhalten. Außerdem sollte für den Fall, daß es nach der Narkoseeinleitung zu einer kardiopulmonalen Dekompensation kommt, entsprechendes Personal und Ausrüstung zur Verfügung stehen, um gegebenenfalls eine notfallmäßige Perikardpunktion oder schnell eine Thorakotomie durchführen zu können.

## 10.2 Akute Perikarditis

Unter akuter Perikarditis wird ein entzündlicher Prozeß des Perikards verstanden, der durch verschiedene Ursachen bedingt sein kann (Tab. 10.3). Die häufigste Ursache ist eine akute, gutartige Entzündung des Perikards und es wird angenommen, daß sie auf eine virale Infektion zurückzuführen ist [13]. Eine Perikarditis ist auch eine häufige Komplikation eines akuten Myokardinfarktes. Nach einem Herzinfarkt kann sich mit einer gewissen Verzögerung eine akute Perikarditis einstellen. Es wird dann von einem Dressler-Syndrom gesprochen.

### 10.2.1 Diagnose

Typisch für die Diagnose einer akuten Perikarditis ist ein plötzliches Auftreten von starken Thoraxschmerzen, die sich bei Inspiration oder in Rückenlage verschlimmern. Der Schmerz kann dadurch vermindert werden, daß sich der Patient aufsetzt. Die fehlenden Veränderungen der Kreatininkinasekonzentration im Plasma und die Abhängigkeit des Thoraxschmerzes von der Inspiration ermöglichen es, differentialdiagnostisch eine Problematik von Seiten der Koronararterien auszuschließen. Bei der urämischen Perikarditis fehlt manchmal auffallenderweise der Thoraxschmerz. In einigen Fällen kann der Schmerz der akuten Perikardi-

**Tab. 10.3:** Ursachen einer akuten Perikarditis

**Infektiös**
 viral
 bakteriell
 Pilzinfektion
 Tuberkulose

**idiopathisch – akute benigne Perikarditis**
 nach einem Myokardinfarkt
 plötzlicher Beginn
 langsamer Beginn (Dressler-Syndrom)

**systemische Erkrankungen**
 rheumatoide Arthritis
 systemischer Lupus erythematodes
 Sklerodermie

**posttraumatisch**

**Tumormetastasierung**

**chronische Niereninsuffizienz**

**medikamentös**

**Bestrahlung**

tis ins Abdomen ausstrahlen und eine operativ angehbare Krankheit vortäuschen.

Subfebrile Temperaturen und eine Sinustachykardie sind häufige Symptome einer akuten Perikarditis. Die Auskultation des Thorax ergibt oft ein lauter- und leiserwerdendes reibendes Geräusch von lederner Qualität, dessen Intensität bei der Ausatmung zunimmt. Kommt es zu einer konkaven Hebung der ST-Strecke im EKG, so bedeutet dies höchstwahrscheinlich, daß sich die Entzündung vom Perikard auf die Herzoberfläche ausgedehnt hat. Falls kein Perikarderguß besteht, führt eine akute Perikarditis zu keiner Beinträchtigung der Herzfunktion.

### 10.2.2 Perikarderguß

Die für eine akute Perikarditis charakteristische entzündliche Reaktion kann von einer Flüssigkeitsansammlung im Herzbeutel begleitet sein. Die Echokardiographie ist die genaueste und einfachste Methode, um einen Perikarderguß nachzuweisen. Die Symptome eines Perikardergusses hängen davon ab, wie groß der Perikarderguß ist und wie schnell er sich entwickelt hat. Wie bereits erwähnt, kann ein sich langsam entwickelnder Erguß zu einer Dehnung des Perikards führen und es können sich dann große Flüssigkeitsmengen ansammeln, ohne daß ein signifikanter Druckanstieg im Perikardbeutel auftritt. Eine kleine, sich schnell ansammelnde Flüssigkeitsmenge kann dagegen leicht zu einer Herzbeuteltamponade führen.

## 10.3 Chronisch-konstriktive Perikarditis

Die chronisch-konstriktive Perikarditis ähnelt insofern einer Herzbeuteltamponade, als sowohl die diastolische Füllung der Ventrikel vermindert, als auch das Schlagvolumen reduziert sind. Bei den meisten Fällen einer chronisch-konstriktiven Perikarditis ist die Ursache unbekannt. Mögliche Ursachen einer konstriktiven Perikarditis sind Strahlentherapie, chronisches Nierenversagen, rheumatoide Arthritis, Neoplasmen und Tuberkulose.

### 10.3.1 Diagnose

Die konstriktive Perikarditis befällt beide Seiten des Herzens. Im Vordergrund stehen aber oft Symptome einer Rechtsherzinsuffizienz, die aufgrund eines venösen Rückstaus als Hepatosplenomegalie und Aszites imponiert. Der Druck im rechten Vorhof, der diastolische Druck in der Arteria pulmonalis und der pulmonalarterielle Verschlußdruck sind erhöht. Unter Umständen sind diese Drucke alle ungefähr gleich hoch. Dies ist sowohl bei der chronisch-konstriktiven Perikarditis als auch bei der Herzbeuteltamponade möglich. Bei Patienten mit chronisch-konstriktiver Perikarditis treten häufig Vorhofarrhythmien auf. Als Ursache wird ein Befall der oberflächlichen Anteile des Sinusknotens durch den Krankheitsprozeß angenommen. Vorhofflimmern oder -flattern ist bei 25% der Patienten nachzuweisen. Bei Patienten mit einer chronisch-konstriktiven Perikarditis treten häufiger als bei Patienten mit einer Herzbeuteltamponade die Halsvenen während der Inspiration stark hervor (Kußmaul'sches Venenzeichen). Dagegen kommt es bei Patienten mit einer Herzbeuteltamponade während der Inspiration häufiger zu starken Abfällen des systolischen Blutdruckes (Pulsus paradoxus). Röntgenaufnahmen des Thorax zeigen ein normales oder sogar kleines Herz, und im Perikard sind häufig Verkalkungen sichtbar. Die Echokardiographie kann, obwohl sie bei der Diagnose der Herzbeuteltamponade von größerem Nutzen ist, auch die für eine konstriktive Perikarditis charakteristischen Anzeichen (Trennung des Perikards vom Epikard durch einen kleinen, echofreien Raum und verstärkte Echos am anterioren und posterioren Perikard) aufzeigen. Die Computertomographie hat sich ebenfalls als nützliches Verfahren bei der Diagnosestellung einer konstriktiven Perikarditis oder eines Perikardergusses erwiesen. Das EKG hat in der Regel keinen diagnostischen Wert; es können aber niedrige QRS-Amplituden, eine Inversion der T-Wellen und Kerben in der P-Welle auftreten. Im Gegensatz zur Herzbeuteltamponade fehlt bei einer konstriktiven Perikarditis ein elektrischer Alternans im EKG.

### 10.3.2 Therapie

Die Behandlung der chronisch-konstriktiven Perikarditis besteht in einer operativen Entfernung des Perikards. Bei der Perikardektomie wird in der Regel eine Herz-Lungen-Maschine bereit gehalten, da es vorkommen kann, daß es während der Abtrennung des verklebten Perikards vom Herzen zu einem Einriß in das Vorhof- oder Ventrikelmyokard kommen kann. Hierbei kann ein kardiopulmonaler Bypass notwendig werden. Blutungen aus der aufgerauhten Herzoberfläche können massive Bluttransfusionen notwendig machen. Im Gegensatz zur Therapie bei der Herzbeuteltamponade – bei der sofort eine hämodynamische Verbesserung eintritt – bringt die operative Entfernung nur des parietalen Perikardblatts bei einer konstriktiven Perikarditis keinen sofortigen Abfall des rechten Vorhofdrucks oder Anstieg des Herzminutenvolumens. Der Druck im rechten Vorhof fällt typischerweise zwei bis fünf Tage nach der Operation ab. Dies legt nahe, daß die verminderte myokardiale Compliance nach einer chronischen Konstriktion zumindest teilweise reversibel ist. Bleibt eine baldige hämodynamische Verbesserung aus, so kann dies ein Hinweis auf eine stattgefundene Atrophie der Herzmuskulatur (aufgrund einer langandauernden Konstriktion) sein oder durch ein anderes Herzleiden bzw.

durch eine weiterbestehende Konstriktion (aufgrund eines sklerotischen Epikards, das bei der Abtragung des parietalen Blattes nicht entfernt wurde) bedingt sein.

### 10.3.3 Narkoseführung

Liegt keine Hypotension aufgrund eines erhöhten Drucks im Herzbeutel vor, so können alle Narkotika und Anästhesieverfahren eingesetzt werden, die keine stärkere Verminderung des venösen Rückflusses, keine Bradykardie oder direkte Hemmung des Myokards verursachen. Kombinationen aus Benzodiazepinen, Opioiden und Lachgas sind erfolgreich bei Patienten angewendet worden, die sich einer Perikardektomie unterziehen mußten. Die durch Pancuronium bedingten Kreislaufeffekte sind bei diesen Patienten noch akzeptabel, obwohl ein übermäßiger Anstieg der Herzfrequenz vermieden werden sollte. Muskelrelaxantien, die nur eine minimale oder keine Wirkung auf den Kreislauf haben, wie z.B. Metocurin, Atracurium oder Vecuronium, stellen gute Alternativen zu Pancuronium dar. Wenn es aufgrund des erhöhten Drucks im Herzbeutel zu schweren Kreislaufproblemen kommt, wird die gleiche Therapie und die gleiche Narkoseführung, wie sie für eine Herzbeuteltamponade beschrieben wurde, durchgeführt (vgl. Abschnitt: Herzbeuteltamponade).

Ein invasives Monitoring des arteriellen und zentralvenösen Drucks ist sinnvoll, da die langwierige Entfernung des verklebten Perikards mit Blutdruckabfällen und Verminderungen des Herzminutenvolumens verbunden sein kann. Herzrhythmusstörungen sind häufig, antiarrhythmische Medikamente und ein Defibrillator sollten in unmittelbarer Nähe bereitstehen. Ein venöser Zugang und eine entsprechende Flüssigkeitszufuhr sind notwendig, um die bei einer Perikardektomie gelegentlich auftretenden massiven Blutverluste therapieren zu können. Eine postoperative Ateminsuffizienz kann eine Fortsetzung der maschinelllen Beatmung notwendig machen. Herzrhythmusstörungen und ein niedriges Herzminutenvolumen können auch in der postoperativen Phase weiterbestehen. Eine ungewöhnliche Komplikation der subtotalen Perikardektomie ist das Pneumoperikard.

### Literaturhinweise

1 Lake CL. Anesthesia and pericardial disease. Anesth Analg 1983; 62: 431–43
2 Singh S, Newmark K, Ishikawa I. Pericardectomy in uremia, treatment of choice for cardiac tamponade in chronic renal failure. JAMA 1974; 228: 1132–5
3 Shabetai R, Fowler NO, Guntheroth WG. The hemodynamics of cardiac tamponade and constrictive pericarditis. Am J Cardiol 1970; 26: 480–9
4 Winer HL, Kronzon I Absence of paradoxical pulse in patients with cardiac tamponade and atrial septal defect. Am J Cardiol 1979; 44: 378–9
5 Weeks KR, Chatterjee K, Block S, et al. Bedside hemodynamic monitoring: Its value in the diagnosis of tamponade complicating cardiac surgery. J Thorac Cardiovasc Surg 1976; 71: 250–2
6 DeCrestofaro D, Liu CK. The hemodynamic of cardiac tamponade and blood volume overload in dogs. Cardiovasc Res 1969; 3: 292–8
7 Kerber RE, Gascho JA, Litchfield R, et al. Hemodynamic effects of volume expansion and nitroprusside compared with pericardiocentesis in patients with acute cardiac tamponade. N Engl J Med 1982; 307: 929–31
8 Martins JB, Manuel JB, Marcus ML, Kerber RE. Comparative effects of catecholamines in cardiac tamponade: Experimental and clinical studies. Am J Cardiol 1980; 46: 59–66
9 Friedman HS, Lajam F, Gomes JA, et al. Demonstration of a depressor reflex in acute cardiac tamponade. J Thorac Cardiovasc Surg 1977; 73: 278–86
10 Stanley TH, Weidauer HE. Anesthesia for the patient with cardiac tamponade. Anesth Analg 1973; 52: 110–4
11 Moller CT, Schoonbee CG, Rosendorff C. Haemodynamics of cardiac tamponade during various modes of ventilation. Br J Anaesth 1979; 51: 409–15
12 Konchigeri HN, Levitsky S. Anesthetic considerations for pericardectomy in uremic pericardial effusion. Anesth Analg 1976; 55: 378–82
13 Fowler NO, Manitsas GT. Infectious pericarditis. Prog Cardiovasc Dis 1973; 16: 323–36

# 11 Aneurysmen der thorakalen und abdominalen Aorta

Thorakale Aortenaneurysmen können die Aorta ascendens oder die Aorta descendens betreffen. Aortenaneurysmen können aber auch subdiaphragmal (abdominell) gelegen sein. Bei einem Aneurysma dissecans liegt ein Riß in der Intima der Aorta vor, durch den sich das Blut zwischen die Gefäßwandschichten einwühlt. Das zwischen den Gefäßwandschichten entstehende «falsche» Lumen kann sich über eine unterschiedlich lange Strecke ausdehnen. Hierdurch können aus der Aorta abgehende Arterien komprimiert werden. Die Dissektion kann durch einen zweiten Intimariß wieder Anschluß an das eigentliche Gefäßlumen der Aorta erhalten. Es kann aber auch zu einem Einriß der Adventitia und einer Ruptur nach außen kommen.

Das Aneurysma dissecans der thorakalen Aorta wird in drei große Gruppen unterteilt [1]. Typ I entspringt aus der Aorta ascendens und dehnt sich nach proximal in Richtung Herz und/oder nach distal in Richtung abdominale Aorta aus (Abb. 11.1). Diese Form liegt bei ungefähr 70 % aller Patienten mit einem thorakalen Aortenaneurysma vor. Auch Typ II entspringt aus der Aorta ascendens, und setzt sich über den Aortenbogen bis in die deszendierende Aorta fort. Typ III beginnt unmittelbar distal der linken Arteria subclavia und dehnt sich nach distal bis zu den Arteriae iliacae aus (Abb. 11.1). Etwa 20 % aller Aortendissektionen sind dem Typ III zuzuordnen.

Viele Erklärungsversuche wurden angeboten, was den Entstehungsmechanismus von Aortenaneurysmen betrifft. Die meisten Patienten sind Hypertoniker und viele haben eine begleitende Arteriosklerose. In der Regel wird davon ausgegangen, daß eine Degeneration der Aortenmedia (zystische Medianekrose, idiopathische Medianecrosis cystica) am Anfang einer Aortendissektion steht. Dezelerationsverletzungen, wie sie im Rahmen von Autounfällen vorkommen, sind eine weitere mögliche Ursache für eine Dissektion.

## 11.1 Aneurysmen der Aorta ascendens

Aneurysmen der Aorta ascendens (Typ I und II) sind in der Regel eher spindel- als sackförmig und zumeist durch eine Arteriosklerose bedingt [2]. Diese Aneurysmen treten meistens bei Patienten im mittleren Lebensalter auf. Nicht immer liegt ein Hypertonus vor. Weniger als 5 % dieser Aneurysmen werden durch Lues verursacht. Patienten mit einem Marfan-Syndrom sind besonders dazu prädestiniert, ein Typ II-Aneurysma zu entwickeln.

### 11.1.1 Symptome

Die bei einem Aneurysma der Aorta ascendens auftretenden Symptome entstehen durch die unmittelbare Nachbarschaft zu Trachea, Ösophagus und laryngealen Nerven. Inspiratorischer Stridor, Dysphagie und Heiserkeit können auftreten. Eine retrograde Ausdehnung dieser Aneurysmen kann zu einer Obstruktion der Arteriae carotes und der Koronararterien oder zu einer Herztamponade führen. Aus diesen Gründen ist vor dem operativen Eingriff eine genaue Beurteilung der zerebralen und kardialen Funktionen notwendig. Die wichtigste Komplikation dieser Aneurysmen ist die retrograde Ausdehnung, die zu einer akuten Aortenklappeninsuffizienz führen kann [3]. Etwa die Hälfte der Patienten mit einem Aneurysma vom Typ I haben eine Beteiligung der Aortenklappe.

Das Röntgenbild des Thorax zeigt normalerweise eine verbreiterte aortomediastinale Verschattung. Die Echokardiographie kann bei der Diagnose eines Perikardergusses – der durch eine retrograde Ausbreitung eines Aneurysmas bedingt ist – hilfreich sein. Mit einer Aortographie können Ausgangspunkt und Ausdehnung des Aneurysmas dargestellt werden. Wie weit sich das Aneurysma ausdehnt, muß bereits präoperativ bekannt sein, um eine Kanüle zur intraarteriellen Blutdruckmessung richtig (linke oder rechte Arteria

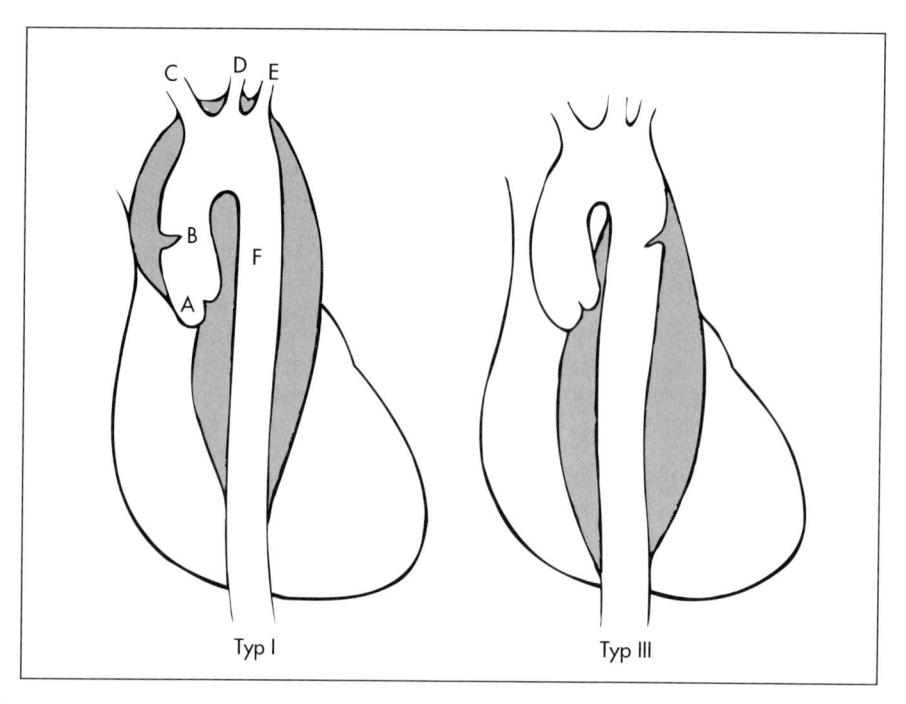

**Abb. 11.1:** Schematische Darstellung einer Typ I- und Typ III-Dissektion der thorakalen Aorta. Eine Typ I-Dissektion geht von einem Intimaeinriß in der Aorta ascendens aus. Die daraus resultierende Dissektion (gepunkteter Bereich) kann sich retrograd ausdehnen und die Aortenklappen mitbetreffen oder zu einer Herzbeuteltamponade führen. Eine Typ I-Dissektion kann sich auch anterograd ausbreiten und die von der Aorta abgehenden Arterien mit einschließen. Eine Typ II-Dissektion geht ebenfalls von der aszendierenden Aorta aus, setzt sich aber über den Aortenbogen bis in die deszendierende Aorta fort. Eine Typ III-Dissektion geht von einem Intimaeinriß der deszendierenden thorakalen Aorta aus, im Normalfall unmittelbar distal der linken Arteria subclavia. Eine Typ III-Dissektion (gepunkteter Bereich) breitet sich anterograd aus und kann im Extremfall die Aa. iliacae mitbetreffen. A = Aortenklappe; B = aszendierende thorakale Aorta; C = Truncus brachiocephalicus; D = linke Arteria carotis communis; E = linke Arteria subclavia; F = deszendierende thorakale Aorta.

radialis) plazieren zu können. Die Ausdehnung des Aneurysmas muß auch deshalb bekannt sein, um sagen zu können, ob eventuell der zerebrale Perfusionsdruck überwacht werden muß (wegen einer Beteiligung der vom Aortenbogen abgehenden Cerebralgefäße).

### 11.1.2 Therapie

Die pharmakologische Therapie eines Aneurysma dissecans der Aorta ascendens zielt darauf ab, die Druckbelastung der Aortenwand zu verringern, um damit eine weitere Ausdehnung oder eine Ruptur zu verhindern und die Möglichkeit einer Wandheilung zu erleichtern. Eine Erniedrigung von Blutdruck und myokardialer Kontraktilität kann durch Trimethaphan oder durch Nitroprussid in Kombination mit z. B. Propranolol erreicht werden.

Bei einem Aneurysma dissecans der Aorta ascendens ist eine operative Intervention indiziert. Dadurch soll eine retrograde Ausbreitung des Aneurysmas verhindert werden. Hierdurch könnte es zu einer schweren Aorteninsuffizienz oder Herztamponade kommen. Eine Aorteninsuffizienz ist oft die Indikation für ein operatives Vorgehen. Die operative Therapie umfaßt in der Regel die Resektion des erkrankten Aortensegments und dessen Ersatz mit synthetischem Transplantat. Auch ein operativer Verschluß des falschen Lumens kann gelegentlich eine adäquate Behandlung sein. Bei einer Aorteninsuffizienz muß entweder eine Anuloplastik oder ein künstlicher Klappenersatz durchgeführt werden. Es kann auch notwendig werden, die Koronararterien zu reimplantieren, falls ihre Abgänge durch die Ausdehnung des Aneurysmas bis in den Sinus valsalvae eingeengt sind. Bei Patienten mit Marfan-Syndrom wurde der Ersatz der Aorta ascendens durch ein Transplantat empfohlen, falls der Durchmesser der Aorta ascendens größer als 6 cm ist und zwar unabhängig davon, was für Symptome aufgetreten sind oder ob bereits eine Aorteninsuffizienz vorliegt [4].

Für die Resektion eines Aneurysmas der Aorta ascendens kann eine Operation im kardiopulmonalen Bypass mit Kanülierung des rechten Vorhofs und der Arteria femoralis notwendig sein, um so eine retrograde Perfusion sicherzustellen. Damit die zerebrale Perfusion garantiert wird, müssen unter Umständen die einzelnen Gefäße des Aortenbogens kanüliert werden. Werden heparinbeschichtete Shunts verwendet, um das Aneurysma zu überbrücken, entfällt die Notwendigkeit einer systemischen Heparinisierung und eines kardiopulmonalen Bypasses [6]. Wird das zu ersetzende Aortensegment durch einen Shunt überbrückt, so kann auch ein stärkerer Anstieg des systemischen Blutdruckes vermindert werden, was während des Abklemmens der Aorta oft der Fall ist.

### 11.1.3 Narkoseführung

Wo eine arterielle Kanüle zur intraoperativen Überwachung des Blutdruckverhaltens am besten plaziert wird, hängt von der Lage des Aneurysmas ab. Da eine Aortendissektion häufig den Truncus brachiocephalicus mitbetrifft, muß eine arterielle Kanüle oft auf der linken Seite gelegt werden. Anhand eines Pulmonarterien-Katheters kann beurteilt werden, ob eine Linksherzinsuffizienz vorliegt oder nicht. Eine präkordiale EKG-Ableitung ist sinnvoll, damit eine linksventrikuläre myokardiale Ischämie frühzeitig erkannt werden kann. Zur Beurteilung einer adäquaten zerebralen Perfusion sind eine Überwachung des Blutflusses in den Carotiden (mit Hilfe einer Doppler-Sonde) und eine kontinuierliche Aufzeichnung des EEGs sinnvoll. Genauso nützlich ist die Registrierung der somatosensorisch evozierten Potentiale, um die suffiziente Blutversorgung von Gehirn und Rückenmark zu überprüfen. Anhand der kontinuierlichen Überwachung der Urinausscheidung und gegebenenfalls einer Diuresestimulation durch Furosemid oder Mannitol kann überprüft werden, ob durch die Readaptation der Aortenwände der renale Blutfluß beeinträchtigt wurde.

Während Narkoseeinleitung und endotrachealer Intubation sollten unerwünschte Blutdrucksteigerungen auf ein Minimum beschränkt sein, damit es zu keiner Ausdehnung der Aortendissektion kommt. Auch während der Narkoseführung ist es wichtig, daß durch Einsatz geeigneter Medikamente (volatiler Anästhetika, peripherer Vasodilatantien) die Blutdruckanstiege nach operativen Reizen oder nach dem Abklemmen der Aorta minimal bleiben. Im Idealfall sollte sich der arterielle Mitteldruck im Bereich von 70–80 mm Hg bewegen. Eine Allgemeinanästhesie bietet außerdem die Möglichkeit, durch Gabe von Barbituraten den zerebralen Metabolismus zu erniedrigen, falls bei dem operativen Eingriff auch die vom Aortenbogen abgehenden Gefäße angegangen werden müssen.

### 11.1.4 Postoperative Betreuung

Der postoperative Verlauf nach Resektion eines Aneurysmas der Aorta ascendens kann durch Hypertension, Tachykardie und zentralbedingte, neurologische Ausfälle kompliziert sein [7]. Eine Blutdrucksteigerung ist nicht erwünscht, denn dadurch ist die Gefahr einer myokardialen Ischämie und eines Einreissens der angelegten Gefäßanastomose erhöht. Aus diesem Grunde kann es notwendig werden, Vasodilatantien und/oder Beta-Blocker zu verabreichen. Um Herzrhythmusstörungen oder Veränderungen der ST-Strecke, die Hinweise auf eine myokardiale Ischämie sein können, frühzeitig zu erkennen, ist auch eine postoperative EKG-Überwachung sinnvoll.

Luftembolien oder Thromboembolien, die während der operativen Aortenresektion entstehen, können zu zerebrovaskulären Störungen führen [8]. Besonders Patienten mit vorbestehenden zerebrovaskulären Erkrankungen sind für solche Komplikationen prädestiniert. Hierdurch wird nochmals unterstrichen, wie wichtig eine prä- und postoperative neurologische Untersuchung ist.

## 11.2 Aneurysmen der thorakalen Aorta descendens

Aneurysmen der thorakalen Aorta descendens (Typ III) sind normalerweise asymptomatisch und weisen nur eine geringe Tendenz zur Ruptur auf. Dezelerationstraumen des Thorax, wie sie bei Autounfällen möglich sind, können zu solch einem Aneurysma führen [9]. Diese Dezelerationstraumen sind vor allem dadurch zu erklären, daß die Aorta unmittelbar distal des Abgangs der linken Arteria subclavia fixiert ist. Eine traumatische Einwirkung an dieser Stelle kann zu einem Einriß der Aortenintima führen, wodurch Blut in die Gefäßmedia eintreten kann. Eine Dissektion vom Typ III setzt sich in der Regel nach distal bis unterhalb des Diaphragmas fort. Eine akute Aorteninsuffizienz oder eine Herztamponade sind daher eher unwahrscheinliche Komplikationen. Diese Aneurysmen kommen zumeist bei geriatrischen Patienten mit einer Arteriosklerose vor.

### 11.2.1 Herzkontusion

Dezelerationsverletzungen der vorderen Thoraxwand können nicht nur zu einem Aneurysma der thorakalen Aorta descendens führen, sondern sind auch häufigste Ursache für eine Herzkontusion [10]. Plötzliche Dezelerationen bei Geschwindigkeiten von nur 30 km/h können zu Verletzungen des Herzens führen, ohne daß äußerlich sichtbare Verletzungszeichen vorliegen. Dabei betrifft die Verletzung in der Regel den rechten Ventrikel, da dieser unmittelbar substernal liegt. Bei schweren Verletzungen kann eine selektive Insuffizienz des rechten Ventrikels auftreten. Brustschmerzen wie bei einer Angina pectoris, die aber nicht auf Nitratgabe ansprechen, kommen bei einem großen Prozentsatz dieser Patienten vor. Stumpfe Thoraxtraumen können auch zu Thrombosen der Koronararterien führen. Treten Brustschmerzen und EKG-Veränderungen ähnlich wie bei einem Myokardinfarkt auf, dann sollte besonders bei jungen Menschen sofort nach einem vor kurzem erlittenen Thoraxtrauma gefragt werden, auch wenn dieses Trauma dem Patienten als unbedeutend erschien.

Bei jeder EKG-Veränderung nach einem stumpfen Thoraxtrauma ist der Verdacht auf eine Herzkontusion zu stellen. Die Interpretation des EKG's ist jedoch schwierig, denn es kann zu zahlreichen Veränderungen kommen, zum Beispiel zu supraventrikulären und ventrikulären Rhythmusstörungen, zu einer Störung des Sinus- oder AV-Knotens, zu einem Rechts- und Linksschenkelblock und zu einem verlängerten QT-Intervall [10]. Die Aussagekraft eines Röntgenthoraxbildes ist bei der Diagnostik einer Herzkontusion darauf beschränkt, eventuell zusätzliche Verletzungen zu erkennen. In einem hohen Prozentsatz kommen in Kombination mit einer Herzverletzung z.B. Frakturen des Sternums vor. Bei einer Herzkontusion kann ein Anstieg des Enzyms $CK_{MB}$ auftreten, es wurden aber auch schon bei Patienten mit autoptisch gesicherter Herzkontusion normale $CK_{MB}$-Spiegel beschrieben. Die Radionuklidangiographie und die 2-D-Echokardiographie sind geeignet, kardiale Funktionsstörungen bei einer Herzkontusion festzustellen (z.B. Veränderungen des systolischen und diastolischen Volumens, der Herzwandbewegungen und der Ejektionsfraktion).

Bei Verkehrsopfern mit Thoraxtraumata sollten wiederholt EKGs geschrieben werden. Bleiben die Patienten hämodynamisch stabil, so ist die Herzkontusion im allgemeinen nicht sehr ausgeprägt und es wird eine konservative Behandlung durchgeführt. Der Flüssigkeitsersatz orientiert sich an den zu überwachenden atrialen Füllungsdrucken, am Herzminutenvolumen und an der Urinausscheidung.

### 11.2.2 Therapie

Die Therapie einer Aortendissektion vom Typ III ist im allgemeinen konservativ. Zur Aufrechterhaltung eines arteriellen Mitteldruckes von 70 - 80 mm Hg werden Vasodilatantien wie Trimethaphan oder Nitroprussid eingesetzt. Häufig wird zusätzlich zu den Vasodilatantien auch Propranolol verwendet um die Ejektionsgeschwindigkeit des linken Ventrikels zu senken. Bei der Verabreichung dieser Medikamente sollten jedoch ständig der arterielle Druck sowie der linksatriale Füllungsdruck überwacht werden. Die Urinausscheidung ist kontinuierlich zu überwachen und gegebenenfalls müssen Diuretika verabreicht werden, um eine adäquate Urinausscheidung aufrechtzuerhalten.

Aortendissektionen vom Typ III, die auf die thorakale Aorta begrenzt bleiben, sind einer operativen Resektion zugänglich. Dissektionen, die bis unterhalb des Diaphragmas oder bis zum Aortenbogen reichen, sind in der Regel zu ausgedehnt, als daß sie operativ reseziert werden könnten. Aneurysmen der deszendierenden thorakalen Aorta, die traumatisch verursacht wurden, sollten elektiv operiert werden, ansonsten droht eine Ausdehnung des Aneurysmas. Diese Aneurysmen werden über eine linksseitige Thorakotomie angegangen.

### 11.2.3 Narkoseführung

Bei Patienten, bei denen ein Aneurysma der thorakalen Aorta descendens reseziert werden soll, ist ein adäquates Monitoring wichtiger als die Auswahl bestimmter Narkosemedikamente. Insbesondere ist die Kontrolle des arteriellen Blutdruckes oberhalb (rechte Arteria radialis) und unterhalb (Arteria femoralis) des Aneurysmas entscheidend. Damit können während des Abklemmens der Aorta zerebrale Perfusion, renaler Blutfluss und Durchblutung des Rückenmarks beurteilt werden. Die Registrierung der somatosensorisch evozierten Potentiale stellt ein weiteres Verfahren zur Überprüfung eines adäquaten Blutflusses zu Gehirn und Rückenmark dar. Sympathikomimetika und/oder Vasodilatantien können zur Regulierung der Perfusionsdrucke unter- und oberhalb des Aneurysmas notwendig sein. Der mittlere arterielle Blutdruck sollte in der oberen Körperhälfte bei ungefähr 100 mm Hg und distal des Aneurysmas bei ungefähr 50 mm Hg liegen. Wird Nitroprussid zur Behandlung von Blutdrucksteigerungen oberhalb der abgeklemmten Aorta eingesetzt, muß dies gegen das Risiko abgewogen werden, daß es zu einer gefährlichen Verminderung des renalen Blutflusses und der Perfusion des Rückenmarks kommen kann, falls der Perfusionsdruck auch unterhalb der abgeklemmten Aorta abfällt [11]. Es wurde der Einsatz eines temporären externen Bypasses (vom linken Vorhof zur linken Femoralarterie) mit einer Pumpleistung von ungefähr 35 ml/kg vorgeschlagen, um so in der distalen Aorta einen adäquaten Blutfluß und Blutdruck sicherzustellen [12]. Nachteil solcher Shunts ist deren hoher Widerstand für den Blutfluß. Die linksventrikuläre Funktion sollte mittels eines Pulmonalarterien-Katheters überwacht werden. Eine entsprechende Diurese sollte schon präoperativ, aber auch während des Eingriffs – gegebenenfalls unter Einsatz von osmotischen Diuretika oder Furosemid – sichergestellt werden.

Durch eine selektive endobronchiale Intubation, bei der die linke Lunge kollabiert, ist während der Resektion dieser Aneurysmen eine bessere Darstellung des Operationssitus möglich [13]. Der Einsatz eines Endobronchialtubus wird für diese Eingriffe jedoch nicht als zwingend erachtet [14]. Nachteil dieser einseitigen Lungenbeatmung ist ein iatrogen verursachter intrapulmonaler Shunt, der trotz hoher inspiratorischer Sauerstoffkonzentrationen zu einer arteriellen Hypoxämie führen kann. Die Größe dieses iatrogenen Shunts kann dadurch vermindert werden, daß die Durchblutung der kollabierten linken Lunge minimiert wird. Auch ein kontinuierlicher Atemwegsdruck von 5–10 cm Wassersäule auf die obenliegende, nicht ventilierte Lunge kann die arterielle Oxygenierung verbessern [15]. Falls dies hierdurch nicht zu erreichen ist, kann auch die Anwendung eines PEEP's von 5–10 cm Wassersäule auf die untenliegende, ventilierte Lunge von Vorteil sein.

## 11.2.4 Postoperativer Verlauf

Ein ausgedehnter operativer Eingriff an der thorakoabdominalen Aorta kann neurologische Ausfälle, besonders an den unteren Extremitäten, zur Folge haben. Diese Komplikation ist meistens Folge einer Ischämie des Rückenmarks. Sie wird durch eine Hypotension oder durch eine operativ bedingte Unterbrechung der die Arteria spinalis anterior versorgenden Gefäße verursacht. Sind Blutfluß und Blutdruck in der distalen Aorta ausreichend und kann eine Diurese aufrecht erhalten werden, so scheint es seltener zu akuten Nekrosen der Nierentubuli zu kommen.

## 11.3 Aneurysmen der abdominalen Aorta

Aneurysmen der abdominalen Aorta sind meistens durch arteriosklerotische Veränderungen bedingt und kommen vor allem bei Männern über 60 Jahren vor. Oft sind ausgedehnte arteriosklerotische Veränderungen nachweisbar. Es scheint eine familiäre Disposition für die Entstehung eines Aortenaneurysmas zu bestehen, denn die Inzidenz dieser Aneurysmen ist bei Patienten, die einen bereits erkrankten Verwandten ersten Grades haben, um ein 11-faches höher als normalerweise [16]. Da die Frühdiagnose und elektive Operation von Abdominalaneurysmen zu einer signifikanten Lebensverlängerung führt, ist ein nicht-invasives Screening bei Verwandten eines Erkrankten sinnvoll. Dadurch kann ein abdominales Aortenaneurysma im Frühstadium erkannt werden.

### 11.3.1 Symptome

Klinisch stellt sich das abdominale Aortenaneurysma in der Regel als schmerzlose und pulsierende abdominale Masse dar. Die Größe des Aneurysmas korreliert mit der Rupturgefahr. Die Rupturinzidenz beträgt nur ca. 5%, falls das Aneurysma einen Druchmesser von weniger als 5 cm hat [17]. Die Rupturgefahr erhöht sich auf über 70%, falls der Durchmesser 7 cm übersteigt. Aus diesem Grunde ist ein elektiver operativer Eingriff dann angezeigt, wenn der geschätzte Durchmesser des Aneurysmas größer als 5 cm ist. Ein ernstes Problem, das bei 5% der Patienten auftritt, ist darin zu sehen, daß die Nierenarterien in das abdominale Aortenaneurysma mit einbezogen sind.

### 11.3.2 Narkoseführung

Für die Resektion eines abdominalen Aortenaneurysmas wird wegen der Möglichkeit plötzlicher und großer intraoperativer Blutverluste in der Regel eher eine Allgemeinnarkose als eine Regionalanästhesie durchgeführt. Ein invasives Monitoring des arteriellen Drucks und des rechtsatrialen Füllungsdrucks ist notwendig. Es ist auch sinnvoll, den pulmonalarteriellen Verschlußdruck mittels eines Pulmonalarterienkatheters zu überwachen. Damit können solche Patienten erfaßt werden, die während des Abklemmens der Aorta aufgrund der Hypertension eine linksventrikuläre Funktionsstörung entwickeln [18]. Patienten mit einer koronaren Herzerkrankung neigen zu einer myokardialen Ischämie, falls der Blutdruck nach dem Abklemmen der Aorta ansteigt. Im Rahmen einer myokardialen Ischämie steigt der pulmonalarterielle Verschlußdruck oft um 7 mm Hg und mehr an oder es können V-Wellen in der pulmonararteriellen Verschlußdruckkurve auftreten (Abb. 11.2), [18]. Es wird angenommen, daß diese Druckanstiege während des Abklemmens der Aorta dadurch bedingt sind, daß es – aufgrund einer myokardialen Ischämie – zu einem verminderten linksventrikulären Auswurf kommt. Es ist daher sinnvoll, eine präkordiale EKG-Ableitung vorzunehmen, um frühzeitig eine myokardiale Ischämie erkennen zu können. Die Überwachung des zentralvenösen Drucks ist bei einer vorbestehenden Erkrankung der Koronararterien kein verläßlicher Parameter für den linksventrikulären Auswurf und kann deshalb einen Pulmonalarterienkatheter nicht ersetzen. Eine intraoperative myokardiale Ischämie wird dadurch behandelt, daß Blutdruck und Herzfrequenz mittels volatiler Anästhetika, peripherer Vasodilatantien und/oder Betarezeptorenblockern auf akzeptable Werte gesenkt werden. Die Urinausscheidung sollte mittels entsprechender intravenöser Flüssigkeitszufuhr aufrecht erhalten werden. Bei persistierender Oligurie und fehlender Hypovolämie ist die Anwendung von Diuretika angezeigt.

Eine Hypotension, die durch unkontrollierten Blutverlust oder durch das plötzliche Öffnen der abgeklemmten abdominalen Aorta verursacht wird, kann ebenfalls eine myokardiale Ischämie auslösen. Der Grund für die nach Öffnen der Aortenklemme auftretende Hypotension ist unklar. Höchstwahrscheinlich ist sie durch ein plötzliches venöses Pooling bedingt. Auch die Freisetzung saurer Metabolite, die sich in den ischämischen Extremitäten angesammelt haben, kann eine myokardiale Depression und eine periphere Vasodilatation bewirken. Ein Blutdruckabfall bei Entfernung der Aortenklemme kann dadurch minimiert werden, daß vor Öffnen der Aortenklemme der pulmonalarterielle Verschlußdruck durch intravenöse Volumenzufuhr auf 10 und 20 mm Hg eingestellt wird [19]. Auch durch ein schrittweises Öffnen der Aortenklemme kann der Blutdruckabfall möglichst klein gehalten werden. Dadurch hat das gepoolte venöse Blut Zeit, in den kleinen Kreislauf zurückzufließen. Eine intravenöse Gabe von Natriumbikarbonat kann sinnvoll sein, falls der arterielle pH nach Öffnen der Aortenklemme unter 7,2 abfällt.

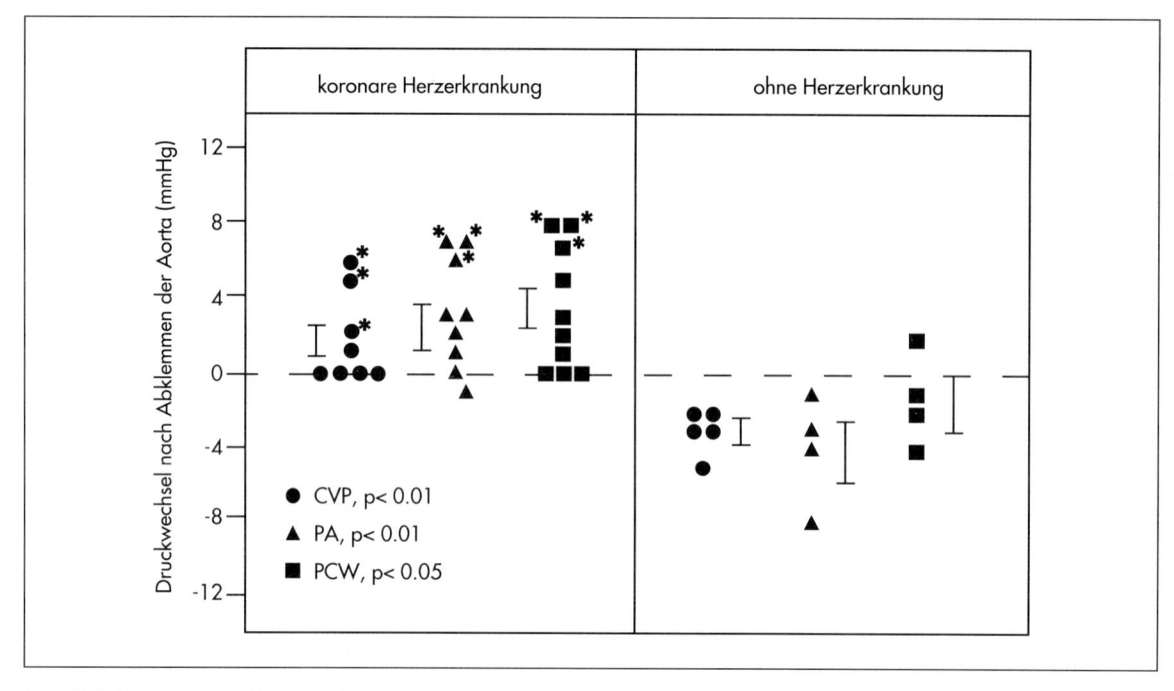

**Abb. 11.2:** Bei Patienten mit bzw. ohne koronare Herzerkrankung wurden nach infrarenalem Abklemmen der Aorta abdominalis der zentrale Venendruck (CVP), der pulmonalarterielle Druck (PA) und der pulmonalkapilläre Verschlußdruck (PCWP) gemessen. Die Sternchen stellen Werte dar, bei denen auf dem EKG Zeichen einer myokardialen Ischämie auftraten. Bei einem Anstieg des pulmonalkapillären Verschlußdruckes (PCWP) von 7 oder mehr mmHg kam es zu Anzeichen einer myokardialen Ischämie. Die Angabe des Signifikanzniveaus bezieht sich auf den Vergleich der beiden Patientengruppen. (Attia RR, Murphy JD, Snider M, et al. Myocardial ischemia due to infrarenal aortic cross-clamping during aortic surgery in patients with severe coronary artery disease. Circulation 1976; 53:961–5. By permission of the American Heart Association, Inc.)

### 11.3.3 Postoperativer Verlauf

Patienten, bei denen die Resektion eines abdominalen Aortenaneurysmas durchgeführt wird, haben postoperativ ein erhöhtes Risiko, ein akutes Nierenversagen zu entwickeln. Der Mechanismus hierfür ist nicht geklärt. Ursache kann eine Verteilungsstörung des intrarenalen Blutflusses sein, z. B. aufgrund einer Hypotension oder aufgrund von stattgehabten Embolisationen in die Nierenarterien [20]. Die Inzidenz eines akuten Nierenversagens kann durch eine aggressive intraoperative Flüssigkeitstherapie, eine invasive Blutdruckkontrolle und durch Aufrechterhaltung der perioperativen Urinausscheidung vermindert werden [21].

### Literaturhinweise

1 Anagnostopoulos CE, Prabhakar MJS, Kittle CF. Aortic dissections and dissecting aneurysms. Am J Cardiol 1972; 30: 263–73
2 Liddicoat JE, Bekassy SM, Rubio PA, et al. Ascending aortic aneurysms: Review of 100 consecutive cases. Circulation 1975; 51: 202–9
3 Najafi H, Dye WS, Hushang J, et al. Aortic insufficiency secondary to aortic root aneurysm dissection. Arch Surg 1975; 110: 1401–7
4 Gott VL, Pyeritz RE, Magovern GJ, et al. Surgical treatment of aneurysms of the ascending aorta in the Marfan syndrome. Results of compositegraft repair in 50 patients. N Engl J Med 1986; 314: 1070–4
5 Ruben JC. Dissecting aneurysms of the ascending aorta. J Cardiovasc Surg 1977; 18: 267–72
6 Wolfe WG, Kleinman LH, Wechsler AS, Sabiston DC. Heparin-coated shunts for lesions of the descending thoracic aorta. Arch Surg 1977; 112: 1481–7
7 Sabawala PB, Strong MJ, Keats AS. Surgery of the aorta and its branches. Anesthesiology 1970; 33: 229–59
8 Crawford ES, Salwa AS, Schuessler JS. Treatment of aneurysm of transverse aortic arch. J Thorac Cardovasc Surg 1979; 78: 383–93
9 Schwartz ML, Fisher R, Sako Y, et al. Posttraumatic aneurysms of the thoracic aorta. Surgery 1975; 78: 589–93
10 Rothstein RJ. Myocardial contusion. JAMA 1983; 250: 2189–91
11 Gelman S, Reves JG, Fowler K, et al. Regional blood flow during cross-clamping of the thoracic aorta and infusion of sodium nitroprusside. J Thorac Cardiovasc Surg 1983; 85: 287–91
12 Kopman EA, Ferguson TB. Intraoperative monitoring of

aneurysm of descending thoracic aorta. Anesth Analg 1977; 56: 603–5
13 Das BB, Fenstermacher JM, Keats AS. Endobronchial anesthesia resection of aneurysms of the descending aorta. Anesthesiology 1970; 32: 152–5
14 Romagnoli A, Cooper JR. Anesthesia for aortic operations. Cleve Clin Q 1981; 48: 147–52
15 Alfery DD, Benumof JL, Trousdale FR. Improving oxygenation during one lung ventilation: The effects of PEEP and blood flow restriction to the nonventilated lung. Anesthesiology 1981; 55: 381–5
16 Johansen K, Loepsell T. Familial tendency for abdominal aortic aneurysms. JAMA 1986; 256: 1934–6
17 Thompson JE, Garret WV. Peripheral-arterial surgery. N Engl J Med 1980; 302: 491–503
18 Attia RR, Murphy JD, Snider MT, et al. Myocardial ischemia due to infrarenal aortic crossclamping during aortic surgery in patients with severe coronary artery disease. Circulation 1976; 53: 961–5
19 Silverstein PR, Caldera DI, Cullen DJ, et al. Avoiding the hemodynamic consequences of aortic cross-clamping and unclamping. Anesthesiology 1979; 50: 462–6
20 Berkowitz HD, Shantharam S. Renin release and renal cortical ischemia following aortic cross-clamping. Arch Surg 1974; 109: 612–7
21 Thompson JE, Hollier LH, Patman RD, Pearson AV. Surgical management of abdominal aortic aneurysm. Factors influencing mortality and morbidity – a 20 year experience. Ann Surg 1975; 181: 654–61

# 12 Periphere Gefäßerkrankungen

Periphere Gefäßerkrankungen befallen häufiger Arterien und Arteriolen als venöse Gefäße. Die Blutgefäße können sowohl in lokalisierter als auch in generalisierter Form betroffen sein. Ein gemeinsames Merkmal aller angiitischen Syndrome ist die nekrotisierende Gefäßentzündung (Tab. 12.1).

## 12.1 Takayasu-Syndrom

Die Bezeichnung Takayasu-Syndrom (Takayasu-Angiitis) oder auch pulslose Krankheit (pulseless disease) steht für eine Gruppe von Erkrankungen, die durch fehlende oder minimale Pulsation am Hals und an den Extremitäten (insbesondere den oberen Extremitäten) gekennzeichnet ist [1]. Die fehlenden peripheren Pulse sind Folge einer chronischen Entzündung der Aorta und ihrer großen Äste. Das venöse System ist von dem Entzündungsprozeß nicht betroffen. Die beteiligten Gefäße sind typischerweise verkürzt und verdickt, außerdem neigen sie zu Thrombosierung und Stenosierung. Die Ursache dieser nekrotisierenden Arteriitis ist unbekannt. In mehr als 85 % der Fälle sind Frauen zwischen 20 und 50 Jahren betroffen. Viele Patienten sind asiatischer oder mexikanischer Abstammung [2].

### 12.1.1 Symptome

Die Symptome des Takayasu-Syndroms betreffen mehrere Organsysteme (Tab. 12.2). Sind die Karotiden von dem entzündlich stenosierenden und thrombosierenden Prozeß betroffen, so führt dies zu einer Verminderung der Hirndurchblutung. Diese kann sich in Schwindel, Sehstörungen, Krampfanfällen und zerebrovaskulären Durchblutungsstörungen mit Hemiparese oder Hemiplegie äußern. Über den stenosierten Aa. carotes oder Aa. subclaviae sind Strömungsgeräusche zu hören. Eine Überstreckung im Bereich der Halswirbelsäule kann zu einer Minderperfusion im Bereich der Karotiden führen, da hierbei die verkürzten Arterien gestreckt werden. Patienten mit einem Takayasu-Syndrom nehmen oft eine gebeugte Kopfhaltung ein, um Synkopen vorzubeugen.

Die nekrotisierende Vaskulitis befällt in über 50 % der Fälle auch die Pulmonalarterien und kann sich dann in einer pulmonalvaskulären Hypertension äußern. Ventilations-Perfusionsstörungen und ein damit verbundener Anstieg der alveoloarteriellen Sauerstoffpartialdruckdifferenz sind sehr verdächtig auf den Befall kleiner Pulmonalarterien durch das Entzündungs-

**Tab. 12.1:** Klassifikation der entzündlichen Gefäßerkrankungen

Takayasu-Krankheit (Arteriitis des Aortenbogens, pulseless disease)
Thromboangiitis obliterans (Winiwarter-Buerger-Krankheit)
Wegenersche Granulomatose
Periarteriitis nodosa
Purpura Schönlein-Henoch

**Tab. 12.2:** Symptome der Takayasu-Krankheit

**zentrales Nervensystem**
 Schwindel
 Sehstörungen
 Synkopen
 Krampfanfälle
 Probleme im Bereich der cerebralen Gefäße
 verkürzte und stenosierte Aa. carotes

**kardiovaskuläres System**
 multiple Verschlüsse in peripheren Arterien
 koronare Herzerkrankung
 Funktionsstörungen der Herzklappen
 Störungen der Reizleitung

**pulmonales System**
 pulmonalvaskuläre Hypertension
 Ventilations-/Perfusionsstörungen

**Nieren**
 Nierenarterienstenose
 Nierenfunktionsstörungen
 renal bedingte Hypertension

**muskuloskelettales System**
 ankylosierende Spondylitis
 rheumatoide Arthritis

geschehen. Als Folge einer Entzündung der Koronararterien sind myokardiale Ischämien möglich. Eine Beteiligung von Herzklappen und Reizleitungssystem ist ebenfalls möglich. Liegt eine Stenosierung der Nierenarterien vor, so kann dies sowohl zur einer Verminderung der Nierenfunktion führen als auch schließlich eine renale Hypertension auslösen. Das Takayasu-Syndrom kann mit einer ankylosierenden Spondylitis oder einer rheumatoiden Arthritis einhergehen.

### 12.1.2 Therapie

Das Takayasu-Syndrom wird normalerweise mit Kortikosteroiden behandelt. Bei einigen Patienten ist auch eine Antikoagulation indiziert. Lebensbedrohliche oder stark beeinträchtigende arterielle Verschlüsse sind manchmal einer chirurgischen Intervention zugänglich [2].

### 12.1.3 Narkoseführung

Im Rahmen von geburtshilflicher Anästhesie, Unfallchirurgie oder gefäßchirurgischen Eingriffen wie z.B. einer Endarteriektomie der Arteria carotis kann der Anästhesist überraschend mit einem Takayasu-Syndrom konfrontiert werden. Für die Planung der Narkoseführung müssen sowohl die medikamentöse Therapie des Takayasu-Syndroms als auch der multiple Organbefall durch die nekrotisierende Gefäßentzündung beachtet werden [3, 4]. Beispielsweise kann eine Langzeittherapie mit Kortikosteroiden zu einer Nebennierenunterfunktion führen, so daß eine perioperative Kortikosteroidsubstitution erforderlich wird. Erhält ein Patient Antikoagulantien, so sollte keine Regionalanästhesie durchgeführt werden. Eventuell gleichzeitig bestehende muskuloskeletale Veränderungen können technisch die Durchführung einer Peridural- oder Spinalanästhesie erschweren.

Mit den herkömmlichen Methoden kann es schwierig sein, den Blutdruck zu messen. Da die Dopplersonographie eher Strömungsgeschwindigkeiten als die Arterienwandbewegungen mißt, ist sie bei diesen Patienten zur Blutdruckmessung gut geeignet. Dennoch können die dopplersonographisch bestimmten Blutdruckwerte niedriger als der zentral gemessene Aortendruck sein. Aufgrund des krankheitsbedingt verminderten Gefäßquerschnittes ist an den oberen Extremitäten ein niedrigerer Blutdruck zu erwarten.

Ein theoretisches, bisher jedoch nicht bewiesenes Problem betrifft die Punktion von Arterien, die von dem entzündlichen Prozeß betroffen sein könnten. Um bei größeren Eingriffen ausreichende Perfusionsdrucke zu gewährleisten, ist dennoch eine Kanülierung der A. radialis sinnvoll. Auch eine kontinuierliche Blutdrucküberwachung in der A. femoralis ist möglich, wobei jedoch beachtet werden muß, daß die Blutdruckwerte an den unteren Extremitäten höher als der tatsächliche koronare oder zerebrale Perfusionsdruck sein können. Zusätzlich ergeben die fortlaufende EKG-Kontrolle und eine kontinuierliche Überwachung der Urinausscheidung einen Hinweis auf die Qualität der koronaren bzw. renalen Durchblutung. Auch ein Pulmonalarterienkatheter kann plaziert werden, falls es der Umfang des operativen Eingriffs erforderlich macht [4]. Bei Patienten, bei denen eine Minderperfusion der Aa. carotes bekannt ist, kann ein intraoperatives EEG-Monitoring sinnvoll sein, um zerebrale Ischämien zu erkennen.

Es muß beachtet werden, daß eine Überstreckung des Kopfes bei der endotrachealen Intubation die Durchblutung in entzündlich verkürzten Karotiden reduzieren kann. Bei der präoperativen Visite sollte der Anästhesist klären, welchen Einfluß eine Änderung der Kopfhaltung auf die zerebralen Funktionen hat.

Das wichtigste Ziel besteht darin – unabhängig davon, welche Anästhetika verwendet werden – während der operativen Phase adäquate Perfusionsdrucke aufrecht zu halten. Daher muß ein anästhetikabedingter Abfall von Herzminutenvolumen oder peripherem Gesamtwiderstand sofort erkannt werden, da es hierdurch zu einem Abfall des Blutdrucks kommt. Ein Blutdruckabfall muß sofort behandelt werden, indem z.B. die Konzentration der Anästhetika reduziert oder Volumen zugeführt wird. Bis die dem Blutdruckabfall zugrunde liegende Ursache behoben werden kann, ist – zur Aufrechterhaltung des Perfusionsdrucks – auch der Einsatz von Sympathomimetika indiziert. Bei einem Befall der Arteriae carotes sollte eine stärkere Hyperventilation vermieden werden und es empfiehlt sich, auf den Einsatz von volatilen Anästhetika zu verzichten. Dadurch ist es möglich, den zerebralen Perfusionsdruck besser aufrecht zu erhalten [4].

## 12.2 Thrombangiitis obliterans

Die Thrombangiitis obliterans (Morbus Winiwarter-Buerger) ist eine entzündlich stenosierende Erkrankung, die das arterielle und venöse System befällt [5]. Am häufigsten betrifft die Erkrankung Männer zwischen 20 und 40 Jahren, oft sind es Menschen jüdischer Abstammung. Obwohl die Ursache der Erkrankung unbekannt ist, gibt es doch eine nicht zu leugnende Beziehung zum Nikotinabusus. Sowohl Kälteexposition als auch traumatische Ereignisse können zu einer Exazerbation des Krankheitsprozesses führen.

### 12.2.1 Symptome

Frühzeitig kommt es durch die charakteristischen entzündlichen Infiltrate zu einer Einengung des Gefäßlumens von Arterien und Venen. Im allgemeinen wechseln sich fokale Läsionen mit Bezirken einer unveränderten Gefäßwand ab.

In vielerlei Hinsicht ist die Abgrenzung dieser Erkrankung von der Arteriosklerose schwierig. Die Diagnose einer Thrombangiitis obliterans kann nur anhand einer Biopsie der akut entzündeten Gefäßwandläsion gestellt werden.

Die auffallendsten klinischen Frühsymptome sind Vasospasmen, die sich mit beschwerdefreien Perioden abwechseln. Die Gefäßveränderungen finden sich typischerweise an den Extremitäten, obwohl in seltenen Fällen auch zerebrale, koronare und mesenteriale Gefäße betroffen sein können. Eine Claudicatio intermittens ist durch eine verminderte Durchblutung der Skelettmuskulatur bedingt, die zu einer Anhäufung von schmerzauslösenden Metaboliten führt. In einem hohen Prozentsatz der Fälle findet sich auch eine Thrombophlebitis migrans, die normalerweise die unteren Extremitäten befällt.

### 12.2.2 Therapie

Die Behandlung der Thrombangiitis obliterans besteht darin, daß Nikotin und eine Traumatisierung der ischämischen Extremitäten vermieden werden. Auch kalte Umgebungstemperaturen sollten gemieden werden, da sie den Vasospasmus verstärken können. Kortikosteroide und periphere Vasodilatantien sind eingesetzt worden, ohne daß deren Wirksamkeit erwiesen worden wäre. Reicht die medikamentöse Therapie allein nicht aus, so kann eine operative Sympathektomie (Resektion der sympathischen Ganglien $L_{1-3}$) in Betracht gezogen werden.

### 12.2.3 Narkoseführung

Bei der Narkoseführung von Patienten mit einer Thrombangiitis obliterans muß eine Schädigung der bereits ischämischen Extremitäten vermieden werden. Die Lagerung während der Operation muß gewährleisten, daß die Extremitäten keinem zusätzlichen Druck ausgesetzt sind. Um die Körpertemperatur aufrecht zu erhalten, scheint es ratsam, die Temperatur im Operationssaal zu erhöhen und die Inspirationsgase anzuwärmen und zu befeuchten. Die Überwachung des Blutdrucks ist dopplersonographisch sehr gut durchführbar. Da die Durchblutung der Extremitäten wahrscheinlich vermindert ist, sind arterielle Punktionen zum Zwecke der Blutdruck- oder Blutgasüberwachung nicht empfehlenswert. Da die Patienten häufig Zigarettenraucher sind, müssen zusätzliche pulmonale Erkrankungen in Betracht gezogen werden. Ein exzessiver Nikotinabusus führt zu einer Erhöhung des Carboxihämoglobinspiegels. Hierdurch wird die Sauerstofftransportkapazität des Hämoglobins vermindert. Außerdem kann bei einem Nikotinabusus die Sauerstoffdissoziationskurve nach links verschoben sein. Dadurch wird zusätzlich die Sauerstoffabgabe ans Gewebe erschwert (vgl. Kapitel 14). Aus den genannten Gründen empfiehlt es sich, perioperativ die inspiratorische Sauerstoffkonzentration zu erhöhen.

Perioperativ sollte eine mögliche Interaktion der Anästhetika mit den zur Therapie der Thrombangiitis obliterans eingesetzten peripheren Vasodilatantien beachtet werden. Außerdem kann eine Kortikosteroidsubstitution erforderlich werden. Bei Patienten mit einer Thrombangiitis obliterans kann sowohl eine Regional- als auch eine Allgemeinanästhesie durchgeführt werden. Wird eine Regionalanästhesie durchgeführt, so sollte das Lokalanästhetikum kein Adrenalin enthalten, um eine Verstärkung der vorbestehenden Vasospasmen zu vermeiden.

## 12.3 Wegenersche Granulomatose

Bei der Wegenerschen Granulomatose kommt es typischerweise in der Nachbarschaft von befallenen Gefäßen zur Ausbildung von Granulomen. Diese nekrotisierende Gefäßentzündung kann generalisiert sein und befällt sowohl kleine Arterien als auch Venen. Die Ätiologie dieser Erkrankung ist umstritten. Als mögliche Ursachen werden sowohl eine immunologische Dysregulation als auch eine allergische Reaktion auf ein unbekanntes Antigen diskutiert [6].

### 12.3.1 Symptome

Die Symptomatik der Wegenerschen Granulomatose ist davon abhängig, welche Organe betroffen sind. Häufig sind respiratorisches und kardiovaskuläres System sowie Nervensystem und Nieren beteiligt.

**Respirationstrakt**

Die nekrotisierenden Granulome können Nase, Sinus maxillaris, harten Gaumen, Larynx und obere Trachea infiltrieren. Im Vordergrund kann eine Sinusitis stehen. Die Schleimhaut des Kehlkopfes kann durch Granulationsgewebe ersetzt sein, das möglicherweise die Glottisöffnung einengt. Einschmelzungen der Epiglottis sind häufig. Die Vaskulitis kann zum Verschluß von Pulmonalgefäßen und damit zu Ventilations-/Perfusionsstörungen führen. Die pulmonalen Granulome können willkürlich über das gesamte interstitielle Lungengewebe verteilt sein, und in ihrer Umgebung treten möglicherweise sowohl Infektionen als auch Ergüsse und Blutungen auf. Pneumonien und Lungenblutungen gehören zu den Komplikationen einer Wegenerschen Granulomatose. Kommt es zu einem zentralen Zerfall der Granulome, so bilden sich unter Umständen dickwandige Hohlräume in verschiedenen Lungenabschnitten aus. Das entzündliche Exsudat kann die Bronchien arrodieren und zum Verschluß der Atemwege führen. Hierdurch kann es zu einer Zunahme des intrapulmonalen Shuntvolumens kommen.

**Kardiovaskuläres System**

Im Bereich des Herz-Kreislauf-Systems führt die Wegenersche Granulomatose sowohl zu einer Vaskulitis der peripheren Arterien und Venen als auch zu nekrotischen Wandveränderungen der Koronargefäße. Bei entsprechender Infiltration durch die nekrotisierenden Granulome können auch Herzklappenveränderungen und Reizleitungstörungen auftreten. Es kann auch eine linksventrikuläre Hypertrophie bestehen. Eine Beteiligung der peripheren Gefäße führt zu Nekrosen an den Fingerspitzen.

**Nervensystem**

Die Granulome können sowohl Hirnnerven, Gehirn als auch knöchernen Schädel befallen. Aufgrund einer Entzündung der Hirngefäße können sich an den Hirnarterien Aneurysmen ausbilden und es können zerebrale Durchblutungstörungen auftreten. Häufig tritt auch eine periphere Neuropathie auf, denn die Arteriitis befällt auch die Vasa nervorum der peripheren Nerven. Durch die Neuritis oder eine nekrotisierende Myopathie kommt es zum Untergang von Skelettmuskulatur.

**Nieren**

Die Wegenersche Granulomatose der Nieren kann zum vollständigen Untergang der Glomeruli führen. Häufige Befunde sind eine Hämaturie und eine Azotämie. Die häufigste Todesursache der Patienten mit Wegenerscher Granulomatose ist die fortschreitende Niereninsuffizienz.

### 12.3.2 Therapie

Mittel der Wahl zur Behandlung der Wegenerschen Granulomatose ist Cyclophosphamid. Mit diesem Medikament werden bei fast jedem Patienten beeindruckende Remissionen erreicht. Auch Kortikosteroide wurden zur Therapie der Wegenerschen Granulomatose eingesetzt.

### 12.3.3 Narkoseführung

Bei der Narkoseführung von Patienten mit Wegenerscher Granulomatose muß beachtet werden, daß bei dieser Erkrankung normalerweise viele Organe befallen sind. Auch mögliche Nebenwirkungen der zur Therapie eingesetzten Medikamente müssen in Betracht gezogen werden. Beispielsweise führt Cyclophosphamid zu einer schwerwiegenden Immunsuppression. Außerdem kann es im Zusammenhang mit Cyclophosphamid zu Leukopenie, hämolytischer Anämie und verminderter Aktivität der Plasmacholinesterase kommen. Ein unterschiedliches Ansprechen auf Succinylcholin wurde mit der cyclophosphamidbedingten Aktivitätsverminderung der Cholinesterase in Verbindung gebracht. Eine Verlängerung der neuromuskulären Blockade, wie sie bei Patienten mit atypischer Cholinesterase vorkommt, ist jedoch nicht beobachtet worden [7]. Bei Patienten, die eine Langzeittherapie mit Kortikosteroiden erhalten, kann eine perioperative Substitution indiziert sein.

Bei der direkten Laryngoskopie muß sehr vorsichtig vorgegangen werden, da es sonst zu Blutungen aus den Granulomen und zur Verschleppung von bröckeligem, ulzeriertem Gewebe kommen kann. Sollte die Glottisöffnung durch granulomatöse Veränderungen eingeengt sein, so muß zur Intubation unter Umständen ein kleinerer Tubus verwendet werden. Möglicherweise müssen die Luftwege abgesaugt werden, um nekrotisches Material zu entfernen. Da von pulmonalen Schädigungen auszugehen ist, sollte daran gedacht werden, eine höhere inspiratorische Sauerstoffkonzentration zu verabreichen. Eine arterielle Kanülierung sollte ebenso wie arterielle Einmalpunktionen möglichst selten durchgeführt werden, da die Arteriitis vermutlich auch die peripheren Gefäße befallen hat. Bevor die Entscheidung für eine Regionalanästhesie getroffen wird, muß eine sorgfältige neurologische Untersuchung erfolgen, um nicht eine periphere Neuropathie zu übersehen. Die Auswirkungen von Cyclophosphamid auf die Plasmacholinesterase und die vorbestehende, krankheitsbedingte Niereninsuffizienz müssen bei Auswahl und Dosierung der Muskelrelaxantien berücksichtigt werden. Besteht aufgrund der Neuritis eine Atrophie der Skelettmuskulatur, ist dies beim Einsatz von Succinylcholin zu berücksichtigen. Es ist vorstellbar, daß volatile Anästhetika zu einer verstärkten Myokarddepression führen, falls sich der Krankheitsprozeß auch auf Myokard und Herzklappen ausgedehnt hat. Um Herzrhythmusstörungen festzustellen, ist eine kontinuierliche EKG-Überwachung sinnvoll. Letztlich orientiert sich die Narkoseführung von Patienten mit einer Wegenerschen Granulomatose an Art und Ausmaß der krankheitsbedingten Organschädigungen.

## 12.4 Arteriitis temporalis

Die Arteriitis temporalis ist eine Gefäßentzündung, die zu einer plötzlichen einseitigen Erblindung führen kann. Die Erblindung ist Folge eines arteriitischen Verschlusses von Ästen der Arteria ophthalmica. Bei jedem Patienten über 60 Jahre, der über einseitigen Kopfschmerz klagt, muß an eine Arteriitis temporalis gedacht werden. In über 90% der Fälle kann die Diagnose aufgrund einer Biopsie der Arteria temporalis gestellt werden. Die Ätiologie der Arteriitis temporalis ist unbekannt. Um die Symptomatik beherrschen und eine irreversible Erblindung verhindern zu können, sind hochdosiert Kortikosteroide (normalerweise Prednisolon) erforderlich.

## 12.5 Periarteriitis nodosa

Die Periarteriitis nodosa ist eine Multiorganerkrankung unbekannter Ätiologie. Sie ist durch akute Entzündungen und fibrinoide Nekrosen der kleinen Arterien gekennzeichnet. In über 75 % der Fälle kommt es zur Nierenbeteiligung, und dies stellt auch die häufigste Todesursache dar. Kennzeichnend für die Nierenbeteiligung ist eine nekrotisierende Glomerulitis, die zu Hämaturie, Proteinurie und Azotämie führt. Häufig findet sich ein Hypertonus, der vermutlich durch die Nierenbeteiligung bedingt ist. Aufgrund einer Beteiligung der Koronararterien können auch myokardiale Ischämien und Infarkte auftreten. Die Therapie der Periarteriitis nodosa ist unspezifisch, oft werden jedoch Kortikosteroide verabreicht.

Bei der Narkoseführung von Patienten mit einer Periarteriitis nodosa sollte beachtet werden, daß vermutlich eine renale und kardiale Beteiligung vorliegt. Ebenso sind die Folgen eines gleichzeitig bestehenden Hypertonus zu berücksichtigen. Falls die Patienten zur Behandlung der Grunderkrankung präoperativ Kortikosteroide erhielten, ist perioperativ eine Kortikosteroidsubstitution angezeigt.

## 12.6 Purpura Schönlein-Henoch

Die Purpura Schönlein-Henoch ist eine Vaskulitis, von der angenommen wird, daß sie auf einer immunologisch vermittelten Überempfindlichkeitsreaktion beruht. Die Krankheit befällt in erster Linie Kinder. Hauptsächlich betroffen sind Gelenke, Nieren und Gastrointestinaltrakt. Die Nierenbeteiligung kann letztlich bis zum Nierenversagen führen. Zur Therapie werden häufig Kortikosteroide eingesetzt.

## 12.7 Raynaud-Syndrom

Das Raynaud-Syndrom bezeichnet eine Überempfindlichkeit der kleinen Arterien und Arteriolen gegenüber vasokonstringierenden Stimuli. Die Ätiologie dieser Erkrankung ist unbekannt. Eine Überaktivität des sympathischen Nervensystems mit exzessiver Neurotransmitterproduktion oder einer Hemmung der Noradrenalininaktivierung sind jedoch mögliche Erklärungen. Durch eine Kälteexposition kommt es bei diesen Patienten bekanntermaßen zu schweren Arteriospasmen. Überwiegend sind Frauen von dieser Krankheit betroffen und häufig liegt auch eine emotionale Labilität vor.

Das Raynaud-Phänomen ist fast immer mit einer anderen Grunderkrankung assoziiert. Zumeist liegt entweder eine Sklerodermie oder ein systemischer Lupus Erythematodes vor. Auch eine primäre pulmonalvaskuläre Hypertension kann mit einem Raynaud-Phänomen vergesellschaftet sein. Letztlich hängt die Prognose von der Grunderkrankung ab. Häufig schreitet das Raynaud-Phänomen nur langsam fort und es können jahrelange stationäre Phasen auftreten.

### 12.7.1 Symptome

Die ersten klinischen Symptome des Raynaud-Phänomens sind Blässe und Zyanose der Finger. Anschließend kommt es zu Rötung und einem Ödem. Für die initiale Blässe ist eine Vasokonstriktion der Digitalarterien verantwortlich. Die Blutstase führt zur Zyanose. Rötung und Ödem entstehen dadurch, daß plötzlich eine Wiederdurchblutung entsteht. Meist kommt es durch Kälteexposition zu diesen Anfällen, bei denen anfänglich eventuell nur ein Finger betroffen ist. Schließlich greift die Erkrankung auf weitere Finger über und in einigen Fällen werden Finger und Zehen ischämisch. Häufig kommt es während der Anfälle zu Parästhesien und Schweißabsonderung. Typischerweise setzen nach der ischämischen Phase brennende und pochende Schmerzen ein.

### 12.7.2 Therapie

Die Therapie des Raynaud-Phänomens besteht darin, daß auslösende Faktoren wie Kälteexposition und Nikotin vermieden werden. Arteriospasmen und Schmerzen können gelegentlich durch die intravenöse Gabe von Reserpin [8] oder Guanethidin [9] in die gestaute Extremität durchbrochen werden. In schweren Fällen mit trophischen Störungen kann eine operative Durchtrennung der die Hand versorgenden sympathischen Fasern erwogen werden (Durchtrennung der präganglionären Fasern des Grenzstrangs bei $Th_2$ und $Th_3$). Die Resultate sind jedoch nicht immer gut und außerdem schlecht vorhersehbar.

### 12.7.3 Narkoseführung

Für die Durchführung einer Allgemeinnarkose bei Patienten mit einem Raynaud-Phänomen gibt es hinsichtlich der Medikamentenauswahl keine spezifischen Empfehlungen. Die Aufrechterhaltung der Körpertemperatur und Erhöhung der Umgebungstemperatur im Operationsraum sind logische Forderungen. Der Blutdruck wird am besten mit nichtinvasiven Methoden wie z. B. der Dopplersonographie überwacht. Die Risiken, in einer potentiell ischämischen Extremität eine periphere Arterie zu kanülieren, müssen gegen die Vorteile abgewogen werden, die eine kontinuierliche arterielle Blutdrucküberwachung bringt.

Für periphere Operationen ist bei Patienten mit einem Raynaud-Phänomen eine Regionalanästhesie möglich. Zu diagnostischen Zwecken werden oft regionalanästhesiologische Verfahren herangezogen. Hierdurch kann die sympathische Innervation einer Extremität blockiert werden. Wird eine Regionalanästhesie angestrebt, sollte das Lokalanästhetikum kein Adrenalin enthalten, da Katecholamine eine unerwünschte Vasokonstriktion provozieren können.

## 12.8 Moyamoya-Syndrom

Das Moyamoya-Syndrom ist eine seltene neurovaskuläre Erkrankung, bei der beide Arteriae carotes internae verengt oder verschlossen sind. Sowohl Kinder als auch Erwachsene können von der Erkrankung betroffen sein. Es ist eine familiäre Disposition möglich. Im Kindesalter manifestiert sich die Krankheit meist in Form transitorisch ischämischer Attacken, während sie im Erwachsenenalter meist zu intrazerebralen Blutungen führt. Die Inzidenz von intrakraniellen Aneurysmen wird bei diesen Erwachsenen auf 14% geschätzt. Im Kindesalter treten sie dagegen selten auf [10].

Bei der Behandlung dieser Patienten werden u.a. Thrombozytenaggregationshemmer (Acetylsalicylsäure) und zerebrale Vasodilatantien (Verapamil) eingesetzt. An operativen Eingriffen wurden sowohl eine Bypassoperation (Anastomose der Arteria temporalis superficialis mit der Arteria cerebri media) als auch revaskularisierende Operationen durchgeführt. Bei der Narkoseführung muß besonders darauf geachtet werden, daß zerebrale Perfusion und zerebraler Sauerstoffverbrauch ausgewogen sind. Isofluran wurde empfohlen, weil es zum einen nur eine geringe Dilatation der Zerebralgefäße verursacht und zum anderen den zerebralen Stoffwechsel stark reduzieren kann [11]. Um eventuell schädigende Auswirkungen eines veränderten arteriellen $CO_2$-Partialdruckes auf die zerebrale Perfusion zu vermeiden, wird eine Normokapnie angestrebt. Neurologische Veränderungen können den Einsatz von Succinylcholin verbieten. Aufgrund einer Therapie mit Thrombozytenaggregationshemmern kann es intraoperativ zu einer verstärkten Blutungsneigung kommen. Herzrhythmusstörungen sind während Narkose und operativem Eingriff beschrieben worden. Patienten mit einem Anfallsleiden in der Anamnese sollten weiterhin ihre antikonvulsive Medikation erhalten.

## 12.9 Akuter arterieller Verschluß

Normalerweise entstehen akute arterielle Verschlüsse einer Extremität durch eine embolische Streuung von Thromben, die im Bereich des Herzens entstehen. Diese Embolien können folgendermaßen entstehen: 1. durch Thrombenbildung in akinetischen Abschnitten des linken Ventrikels bei Patienten mit einem früheren Herzinfarkt; 2. aufgrund eines dilatierten und dann häufig flimmernden linken Vorhofs; 3. aufgrund künstlicher Herzklappen; 4. durch Wucherungen einer infektiösen Endokarditis und 5. aufgrund eines Myxoms im linken Vorhof. Normalerweise bleiben die Emboli an den Bifurkationen der großen Arterien hängen.

### 12.9.1 Symptome

Das typische klinische Bild eines akuten arteriellen Verschlusses sind Ischämiezeichen distal des Gefäßverschlusses. Die betroffene Extremität zeigt eine deutliche Verfärbung und die Haut unterhalb des Verschlusses fühlt sich kalt an. Außerdem sind die Venen kollabiert und die distalen Arterienpulse nicht palpabel. Die Patienten klagen meist über einen plötzlich einsetzenden Schmerz in dem ischämischen Gebiet. Parästhesien und eine Muskelschwäche können in der betroffenen Extremität ebenfalls auftreten.

### 12.9.2 Therapie

Die Prognose nach einem akuten arteriellen Verschluß hängt von der Größe der betroffenen Arterie ab und davon, ob ein Kollateralkreislauf besteht. Wenn konservative Versuche, die Perfusion in der ischämischen Region innerhalb von ca. 2 Stunden zu steigern, fehlschlagen, dann ist eine operative Entfernung des Embolus indiziert. Alle operativ entfernten Emboli sollten mikroskopisch daraufhin untersucht werden, ob es sich um Material aus einem Myxom handelt, damit ein eventuell bestehendes Vorhofmyxom nicht übersehen wird (vgl. Kapitel. 2).

## 12.10 Chronisch-arterielle Verschlußkrankheit

Die chronisch-arterielle Verschlußkrankheit entsteht fast immer auf dem Boden einer Arteriosklerose. Die Mehrzahl der Patienten weist zusätzlich klinische Befunde einer koronaren und/oder zerebralen Arteriosklerose auf. Aortoiliakale Verschlüsse können operativ durch eine Endarteriektomie oder durch einen aortofemoralen Bypass behandelt werden. Bei Verschlußlokalisationen distal der Arteria poplitea verspricht eine operative Revision mittels Bypass wenig Chancen.

## 12.11 Entstehung von venösen Thromben

Eine venöse Thrombenbildung ohne lokale Reaktion oder offensichtliche Symtomatik wird als Phlebothrombose bezeichnet. Ist der venöse Thrombus mit einer lokalentzündlichen Reaktion verbunden, liegt eine Thrombophlebitis vor. Es wird allgemein angenommen, daß der Thrombophlebitis eine Phlebothrombose vorausgeht. Die venöse Thrombenbildung kann sowohl oberflächliche als auch tiefe Venen betreffen. Eine oberflächliche Thrombosierung kann Folge von intravenösen Injektionen oder Infusionen sein. Sie führt selten zu einer Lungenembolie. Der Grund dafür ist vermutlich, daß oberflächliche Venenthrombosen mit einer stark entzündlichen Reaktion einhergehen, die schnell zu einem vollständigen Verschluß der Vene führen. Bei tiefen Venenthrombosen besteht dagegen das Risiko einer Lungenembolie (vgl. Kapitel. 13).

**Tab. 12.3:** Faktoren, die eine venöse Thrombose begünstigen

**venöse Stase**
  Operationen
  Schwangerschaft
  Herzinsuffizienz
  Herzinfarkt

**pathologische Veränderungen der Venenwand**
  Varizen
  medikamentös bedingte Reizung der Venenwand

**veränderter Gerinnungsstatus**
  orale Kontrazeptiva
  Karzinome

**orthopädische Eingriffe an den unteren Extremitäten**
  Hüftoperationen
  rekonstruktive Eingriffe am Knie

**Adipositas per magna**

**alte Patienten**

### 12.11.1 Prädisponierende Faktoren

Prädisponierende Faktoren für eine venöse Thrombenbildung sind 1. eine venöse Stase; 2. Veränderungen der Venenwand und 3. ein veränderter Gerinnungsstatus (Tab. 12.3). Der wichtigste Faktor ist die venöse Stase. Die häufigsten Ursachen für eine venöse Stase sind 1. eine langdauernde Immobilisation nach operativen Eingriffen; 2. eine Schwangerschaft und 3. ein vermindertes Herzminutenvolumen bei dekompensierter Herzinsuffizienz oder infolge eines akuten Myokardinfarktes. Bei einer venösen Stase können aktivierte Gerinnungsfaktoren nicht mehr schnell genug aus den Venen abtransportiert werden, und dies prädisponiert zur Bildung von Thromben. Zusätzlich bestehende Endothelschäden und eine Hyperkoagulabilität (orale Kontrazeption, Karzinome, insbesondere Lungenkarzinome) erhöhen das Risiko einer Thrombenbildung. Unklar ist, ob operative Eingriffe allgemein eine Prädisposition zur Hyperkoagulabilität darstellen. Allerdings gehen bestimmte operative Eingriffe mit einer erhöhten Inzidenz an tiefen Venenthrombosen einher, insbesondere orthopädische Eingriffe an den unteren Extremitäten und Prostatektomien. Das Risiko für eine tiefe Venenthrombose wird z.B. bei Patienten, die sich einem orthopädischen Eingriff an den unteren Extremitäten unterziehen, auf 45–70% geschätzt [12]. Patienten mit einer Adipositas per magna wie auch geriatrische Patienten scheinen ein erhöhtes Risiko für eine Venenthrombose zu haben.

### 12.11.2 Symptome

Eine lokale Erhöhung des Venendrucks und entzündliche Reaktionen sind die Ursache für die initiale Symptomatik der Venenthrombose. Die Phlebothrombose ist mit einer nur geringen Symptomatik verbunden. Jedoch kann auch bei einer Phlebothrombose eine erhöhte Schmerzempfindlichkeit auf Manipulationen bestehen. Bei einer Thrombophlebitis von oberflächlichen Venen ist die Umgebung überwärmt, gerötet und schmerzhaft. Die thrombosierte Vene ist als derbe strangförmige Struktur zu tasten. Typisch für die Thrombophlebitis der tiefen Venen ist ein gleichbleibender pochender Schmerz, der die ganze Zeit vorhanden sein kann. Es können sich ein Ödem und Muskelkrämpfe entwickeln. Oft findet sich eine erhöhte Blutsenkungsgeschwindigkeit und eine Leukozytose.

Letztlich beruht die Diagnose der tiefen Venenthrombose auf Laboruntersuchungen, da die klinische Symptomatik unspezifisch und unsicher ist. Z.B. kann lediglich bei ca. 50% der Patienten mit schmerzhaft geschwollenem Unterschenkel eine tiefe Venenthrombose in der Phlebographie nachgewiesen werden. Die Phlebographie ist zwar die invasivste, aber auch die zuverlässigste Methode, um tiefe Venenthrombosen nachzuweisen. Die Impedanzplethysmographie und die Dopplersonographie sind für den Nachweis von Thromben oberhalb der Knieregion sinnvoll. Zum Nachweis von Thromben unterhalb des Knies ist die Szintigraphie mit radioaktiv markiertem Fibrinogen geeignet. Oberhalb des Knies fangen dagegen die großen Weichteilmassen die radioaktiven Strahlen der verwendeten Isotrope ab. Außerdem können Fibrinogenablagerungen außerhalb der Venen im Bereich von Entzündungen oder Blutungen zu falsch positiven Ergebnissen führen. Dies ist z.B. nach Hüftoperationen zu beachten.

### 12.11.3 Prophylaxe

Durch niedrige subkutan applizierte Dosen von Heparin kann in der postoperativen Phase die Inzidenz von Venenthrombosen und damit von Lungenembolien vermindert werden (vgl. Kapitel 13). Bei der üblichen Heparinisierung wird eine Injektion von 5.000 Einheiten Heparin zwei Stunden präoperativ und anschließend in den ersten 4-5 postoperativen Tagen eine 8-12 stündliche Injektion durchgeführt [13].

### 12.11.4 Therapie

Die Therapie der oberflächlichen Venenthrombose besteht in lokaler Wärmeapplikation, Hochlagerung und Schonung der betroffenen Extremität. Die medikamentöse Behandlung der tiefen Venenthrombose erfolgt mit systemischer Antikoagulation durch Heparin, absoluter Bettruhe, Hochlagerung der betroffenen Extremität und kontinuierlicher Wärmeapplikation. Die Antikoagulation ist indiziert, um die Inzidenz von Appositionsthromben und Lungenembolien zu senken. Die konsequente medikamentöse Therapie wird so lange fortgeführt, bis sich das Ödem und die lokale Schmerzhaftigkeit zurückgebildet haben. Sind große venöse Gefäße betroffen, wie z.B. bei einer Thrombophlebitis der Iliofemoralgefäße, kann eine operative Thrombusentfernung notwendig sein. Kann keine Antikoagulation durchgeführt werden, oder treten trotz Antikoagulation Lungenembolien auf, muß eine Ligatur der Vena cava inferior in Betracht gezogen werden.

### Literaturhinweise

1. Nasu T. Pathology of pulseless disease: A systematic study and critical review of twentyone cases reported in Japan. Angiology 1963; 16: 225–42
2. Gupta S. Surgical and immunological aspects of Takayashu's disease. Ann R Coll Surg Engl 1982; 63: 325–32
3. Ramanathan S, Gupta U, Chalon J, Turndorf H. Anesthetic considerations in Takayashu arteritis. Anesth Analg 1979; 58: 247–9
4. Warner MA, Hughes DR, Messick JM, Anesthetic management of a patient with pulseless disease. Anesth Analg 1983; 62: 532–5
5. Williams G. Recent view of Buerger's disease. J Clin Pathol 1969; 22: 573–8
6. Lake CL. Anesthesia and Wegener's granulomatosis: Case report and review of the literature. Anesth Analg 1978; 57: 353–9
7. Dillman JF. Safe use of succinylcholine during repeated anesthetics in a patient treated with cyclophosphamide. Anesth Analg 1987; 66: 351–3
8. Gorsky BH. Intravenous perfusion with reserpine for Raynaud's phenomenon. Regional Anesth 1977; 2: 5
9. Holland AJC, Davies KH, Wallace DH, Sympathetic blockade of isolated limbs by intravenous guanethidine. Can Anaesth Soc J 1977; 24: 597–602
10. Waga S, Tochio H. Intracranial aneurysm associated with Moyamoya disease in childhood. Surg Neurol 1985; 23: 237–43
11. Brown SC, Lam AM. Moyamoya disease – a review of clinical experience and anesthetic management. Can J Anaesth 1987; 34: 71–5
12. Hirsh J, Gallus AS. $^{125}$I-labelled fibrinogen scanning. JAMA 1975; 233: 970–3
13. Sherry S. Low dose heparin prophylaxis for postoperative venous thromboembolism. N Engl J Med 1975; 293: 300–2

# 13 Lungenembolie

Tiefe Venenthrombosen mit anschließender Lungenembolie sind eine der häufigsten Ursachen für die postoperative Morbidität und Mortalität. Obwohl die tatsächliche Häufigkeit von Lungenembolien nicht bekannt ist, wird geschätzt, daß in den USA tiefe Beinvenenthrombosen und Lungenembolien jährlich zu 300.000 bis 600.000 Krankenhauseinweisungen führen und daß jährlich mindestens 50.000 Menschen an den Folgen einer Lungenembolie sterben [1].

Normalerweise entwickelt sich eine Lungenembolie nur bei Patienten, bei denen Risikofaktoren für eine venöse Stase bestehen. Die üblichen Stellen, an denen sich venösen Thromben bilden, die zu einer Lungenembolie führen können, sind die tiefen Beinvenen, die Beckenvenen und bei Patienten mit Vorhofflimmern auch der rechte Vorhof. Venöse Thromben, die sich unterhalb des Knies oder in den oberen Extremitäten bilden, sind selten die Ursache einer größeren Lungenembolie. Lungenembolien können außer durch Thromben aus den Venen auch durch Fett, Luft, Fruchtwasser und in seltenen Fällen durch Karzinomzellen verursacht werden.

## 13.1 Pathophysiologie

Lungenembolien bewirken komplexe Veränderungen von Lungenfunktion und Kreislauf [1]. Zum Beispiel nimmt der alveoläre Totraum zu, wenn die Perfusion eines Lungensegments unterbrochen, dieser Lungenanteil aber weiterhin ventiliert wird. Kompensationsmechanismen wie z.B. eine Bronchokonstriktion dienen dazu, die Ventilation des nichtperfundierten Lungenareals zu reduzieren, und dadurch das Ventilations-Perfusionsverhältnis wieder annäherungsweise zu normalisieren. Nach 12–24 Stunden kommt es in den nicht mehr perfundierten Alveolen zu einem Mangel an Surfactant und zur Ausbildung von Atelektasen. In der Folge sinken Lungencompliance und Lungenvolumina ab, der Atemwegwiderstand steigt an. Diese Lungenveränderungen spielen eine entscheidende Rolle bei der Entwicklung einer arteriellen Hypoxämie, wie sie im Rahmen einer Lungenembolie oft auftritt. Der Verschluß einer Pulmonalarterie durch einen Embolus führt oft zur Ausbildung von Gewebsnekrosen distal der Gefäßverlegung.

Wird die Lungendurchblutung durch einen Embolus behindert, so steigt der pulmonalvaskuläre Widerstand akut an. Zusätzlich kann die lokale Freisetzung vasoaktiver Substanzen, wie z.B. Serotonin, zu einer Konstriktion der Pulmonalgefäße beitragen. Die pulmonalvaskuläre Hypertension ist die wichtigste pathophysiologische Veränderung des kardiovaskulären Systems. Durch einen extremen Anstieg des pulmonalvaskulären Widerstands kann sich ein Rechtsherzversagen entwickeln.

### 13.1.1 Symptome

Die klinischen Symptome einer Lungenembolie sind unspezifisch. Die Diagnose nur aufgrund der Klinik zu stellen, ist häufig schwierig (Tab. 13.1) [1]. Trotzdem sind Anamnese und körperliche Untersuchung die Grundlage für die Verdachtsdiagnose einer Lungenembolie. Häufig sind die Symptome einer Lungenembolie ähnlich denen anderer kardiopulmonaler Erkran-

**Tab. 13.1:** Symptome einer Lungenembolie

| Symptome | Prozent der Patienten |
|---|---|
| akute Dyspnoe | 80–85 |
| Tachypnoe (> 20 Atemzüge/Min.) | 75–85 |
| pleuritischer Brustschmerz | 65–70 |
| nichtproduktiver Husten | 50–60 |
| verstärkter Pulmonal-Klappenschlußton | 50–60 |
| Rasselgeräusche | 50–60 |
| Tachykardie (> 100 Schläge/Min.) | 45–65 |
| Fieber (38–39 °Celsius) | 40–50 |
| Hämoptoe | 30 |

kungen. Dies verlangt ein hohes Maß an Aufmerksamkeit, damit eine Lungenembolie erkannt wird. Das häufigste Symptom ist eine plötzlich auftretende Luftnot [2]. Dies ist am wahrscheinlichsten die Folge eines plötzlich vergrößerten alveolaren Totraumes und einer verminderten pulmonalen Compliance.

Die Stimulation pulmonaler Rezeptoren und eine lokale Freisetzung von Serotonin aus dem Embolus können ebenfalls zur Dyspnoe beitragen. Häufig scheint ein Mißverhältnis zwischen der Dyspnoe und dem Angstzustand des Patienten einerseits und den objektiv feststellbaren Störungen andererseits zu bestehen. Typischerweise ist die Atmung schnell (30–50 Atemzüge/min) und flach. Substernale Brustschmerzen, die von pektanginösen Schmerzen unter Umständen nicht abgrenzbar sind, begleiten häufig eine große Lungenembolie. Hypotension und Anstieg des zentralvenösen Druckes passen zu der Diagnose einer Lungenembolie. Trotzdem ist der Pulmonalarteriendruck bei sonst gesunden Patienten meist nicht signifikant erhöht, solange nicht mehr als 50 % der Lungenstrombahn durch den Thrombus verschlossen sind. Andererseits kann bei Patienten mit vorbestehenden kardiopulmonalen Erkrankungen schon ein relativ kleiner Embolus einen akuten Anstieg des pulmonalarteriellen Drucks verursachen. Bei der Auskultation der Lungen kann ein Pfeifen zu hören sein. Häufig ist auch eine Tachykardie zu finden.

### 13.1.2 Blutgase

Die arterielle Blutgasanalyse muß nicht unbedingt eine arterielle Hypoxämie aufzeigen. Ventilations-Perfusionsstörungen sind die wahrscheinlichste Erklärung für das im Rahmen einer Lungenembolie auftretende Absinken des arteriellen Sauerstoffpartialdrucks. Anhand eines erniedrigten $CO_2$-Partialdrucks läßt sich oft eine leichte Hyperventilation feststellen.

### 13.1.3 EKG

Der hauptsächliche Sinn des EKGs bei der Diagnostik einer Lungenembolie besteht darin, eine myokardiale Ischämie oder einen Infarkt als Ursache der Brustschmerzen auszuschließen. Die für ein akutes Cor pulmonale typischen EKG-Veränderungen sind häufig flüchtig, es sei denn, daß es sich um eine große Lungenembolie handelt. Trotzdem deutet im EKG eine akute Rechtsverschiebung der Herzachse im Zusammenhang mit einem inkompletten oder kompletten Rechtsschenkelblock und einer überhöhten T-Zacke – bei einem vorher symptomlosen Patienten – auf eine Lungenembolie hin.

Weitere Symptome, die zu einem akuten Cor pulmonale passen, sind ein Systolikum mit Punktum maximum über dem Gebiet der Pulmonalklappe sowie eine breite und fixierte Spaltung des 2. Herztones. Weiterhin können auf der Röntgenaufnahme des Thorax eine Vergrößerung von Pulmonalarterien und rechtem Ventrikel zu sehen sein.

### 13.1.4 Lungeninfarkt

Die Verlegung einer Lungenarterie durch einen Embolus kann zur Entwicklung eines Infarktes und einer Nekrose des distal davon gelegenen Lungengewebes führen. Es wird geschätzt, daß sich bei 10–15 % der Patienten mit einer Lungenembolie ein Lungeninfarkt ausbildet. Wenn das infarzierte Areal bis zur Lungenoberfläche reicht, entwickelt sich eine reaktive Pleuritis. Die Trias Husten, Hämoptoe und pleuritischer Brustschmerz weist auf die Ausbildung eines Lungeninfarktes hin. Diese Trias entwickelt sich erst einige Stunden oder Tage nach der Lungenembolie. Röntgenaufnahmen des Thorax können bei Lungeninfarkten eine keilförmige Verschattung und einen Pleuraerguß zeigen. Außerdem kann auf der Röntgenthoraxaufnahme ein gleichseitiger Zwerchfellhochstand bestehen. Er ist Ausdruck des verkleinerten Lungenvolumens, dessen Ursache in einer die Lungenembolie begleitenden Atelektase zu suchen ist. Ein isoliertes Lungeninfiltrat kann als Pneumonie fehlinterpretiert werden. In Verbindung mit einem gleichseitigen Zwerchfellhochstand sollte es jedoch an eine Lungenembolie denken lassen. Häufig sind Lungeninfarkte stumm und manifestieren sich nur in einer geringen Temperaturerhöhung. Kommt es zu einem Anstieg der Körpertemperatur, so ist die Abgrenzung eines Lungeninfarktes von einer Lungenentzündung schwierig.

### 13.1.5 Lungenembolien während der Narkose

Die Symptome einer in Narkose auftretenden Lungenembolie sind unspezifisch und häufig nur kurzfristig nachweisbar [3]. Veränderungen, die auf eine Lungenembolie hindeuten, sind ungeklärte arterielle Hypoxämie, Hypotension, Tachykardie und Bronchospasmus. Mittels EKG und zentralem Venendruck können die plötzlich auftretende pulmonalvaskuläre Hypertension und das Rechtsherzversagen nachgewiesen werden. Bei Überwachung des arteriellen und endexspiratorischen $CO_2$ fällt eine erhöhte arterio-alveoläre $CO_2$-Differenz (aufgrund einer Ventilation von minderperfundierten Alveolen) auf.

## 13.2 Labordiagnostik

Die üblichen Laborwerte sind bei einer Lungenembolie wenig hilfreich. Die Trias aus erhöhten LDH- und Bilirubinplasmaspiegeln bei normaler GOT-Konzentration hat sich nicht als zuverlässiger Parameter für eine Lungenembolie erwiesen. Trotzdem kann durch die Plasma-Enzymspiegel die Abgrenzung einer Lungenembolie von einem akuten Herzinfarkt erleichtert werden. Zum Beispiel deutet eine verzögerte und unspezifische Erhöhung des Isoenzyms $LDH_3$ auf eine Lungenembolie hin. Dagegen lassen erhöhte Plasmakonzentrationen der GOT und der herzspezifischen Isoenzymfraktion der Kreatinkinase eher einen akuten Herzinfarkt als eine Lungenembolie vermuten. Bei Lungeninfarkten wird häufig auch eine Leukozytose und eine erhöhte BSG gefunden.

## 13.3 Endgültige Diagnosestellung

Die endgültige Sicherung der Diagnose einer Lungenembolie kann sowohl invasive als auch nichtinvasive diagnostische Maßnahmen erforderlich machen, wie z.B. die Perfusions- und Ventilationsszintigraphie der Lunge oder die Arteriographie der Lungengefäße.

### 13.3.1 Perfusions-Ventilationsszintigraphie der Lunge

Die Perfusions-Ventilationsszintigraphie der Lunge ist ein wertvoller, nicht invasiver Test, bei dem gammaemittierende Isotope verwendet werden, um den pulmonalen Blutfluß aufzuzeigen [4]. Dies ist ein empfindliches Untersuchungsverfahren und fällt bei klinisch relevanter Lungenembolie fast immer pathologisch aus. Ein normales Ventilationsszintigramm über einem Gebiet, das einen Perfusionsdefekt aufweist, ist zum Beispiel hoch verdächtig auf eine abgelaufene Lungenembolie. Szintigramme, die sowohl eine eingeschränkte Ventilation als auch eine eingeschränkte Perfusion zeigen, weisen auf andere Erkrankungen hin, wie z.B. eine chronisch obstruktive Lungenerkrankung.

### 13.3.2 Angiographie der Arteria pulmonalis

Die selektive Angiographie der Arteria pulmonalis ist das sicherste Verfahren, um eine Lungenembolie nachzuweisen. Eine intravasale Aussparung und ein abrupt endendes arterielles Gefäß werden als Beweis für die Diagnose einer Lungenembolie angesehen. Eine Verminderung der Lungengefäßzeichnung und eine asymmetrische Lungendurchblutung sind zwar verdächtige Anzeichen einer Lungenembolie, können aber auch Ausdruck einer anderen Lungenerkrankung sein. Durch serielle Angiographien kann u.U. innerhalb von mehreren Tagen die Auflösung des Lungenembolus nachgewiesen werden.

Die Angiographie ist ein invasives Verfahren und ist mit erheblichen Risiken verbunden. Die Risiken entstehen 1. durch die Rechtsherzkatheterisierung, 2. durch das mögliche Auslösen von Herzrhythmusstörungen und 3. durch eventuelle allergische Reaktionen auf das Kontrastmittel. Deshalb sollte dieses Untersuchungsverfahren nur dann angewandt werden, wenn eine schwere Lungenembolie vermutet wird, die Perfusions-Ventilations-Szintigraphie der Lunge aber keine diagnostische Klarheit bringt.

Tritt bei Patienten, die aus Überwachungsgründen einen Pulmonalarterienkatheter haben, eine Lungenembolie auf, so kann dieser Katheter für die Angiographie der Arteria pulmonalis verwendet werden [5]. Das Kontrastmittel wird durch das distale Lumen injiziert, während der Katheter in einer proximalen Lungenarterie plaziert wird.

## 13.4 Therapie

Therapieziel bei einer Lungenembolie ist es, die kardiopulmonalen Funktionen aufrecht zu erhalten und eine Vergrößerung des Embolus oder eine erneute Embolie zu verhindern. Hierzu werden systemische Antikoagulantien verabreicht. In bestimmten Fällen ist auch eine operative Intervention indiziert. Wie wichtig eine schnelle Diagnosestellung und Behandlung sind, läßt sich daran erkennen, daß die Mortalität, die bei Patienten mit nicht behandelter Lungenembolie ca. 18–35% beträgt, auf ungefähr 8% bei entsprechend therapierten Patienten gesenkt werden kann [1].

### 13.4.1 Unterstützende Maßnahmen

Zur Korrektur der im Rahmen einer Lungenembolie auftretenden arteriellen Hypoxämie wird die inspiratorische Sauerstoffkonzentration erhöht. Herzrhythmusstörungen lassen sich normalerweise durch die intravenöse Gabe von Lidocain behandeln. Eine Hypotension infolge eines verminderten Herzminutenvolumens kann eine Behandlung mit Katecholaminen wie Isoproterenol, Dopamin oder Dobutamin erforderlich machen. Isoproterenol ist hierzu gut geeignet, weil es vermutlich den pulmonalvaskulären Widerstand stärker senkt als die anderen Katecholamine. Trotzdem ist der Wert von Vasodilatantien, die den pulmonalarteriellen Widerstand senken sollen, bei der Behandlung der Lungenembolie nicht gut belegt. Bleibt das Herzminutenvolumen erniedrigt, so kann eine Digitalisierung in Betracht gezogen werden.

Tritt ein Bronchospasmus auf, so ist die intravenöse Gabe von Aminophyllin hilfreich. Wird eine Lungenembolie durch ein Lungenödem kompliziert, können eine Intubation und eine kontrollierte PEEP-Beatmung notwendig werden. Um die bei einer Lungenembolie auftretenden Schmerzen zu therapieren, ist die Gabe von Analgetika wichtig. Es sollte dabei jedoch die Kreislaufsituation des Patienten berücksichtigt werden.

## 13.4.2 Systemische Antikoagulation

Bei Patienten mit einer Lungenembolie ist eine systemische Antikoagulation durch intravenöse Gabe von Heparin indiziert. Heparin wirkt fast sofort und kann eine Vergrößerung des venösen Thrombus oder das Auftreten weiterer Embolisationen in die Lungenstrombahn verhindern. Weiterhin trägt Heparin dazu bei, die lokale Freisetzung von Serotonin zu blockieren. Serotonin verstärkt die im Rahmen einer Lungenembolie auftretende Vasokonstriktion der Pulmonalgefäße. Die Therapie sollte mit der intravenösen Injektion von 5000 I.E. Heparin beginnen. Anschließend sollte eine kontinuierliche Heparininfusion (1200–1800 I.E./h)) durchgeführt werden, um die partielle Thromboplastinzeit auf das 2–2,5-fache des Normalwertes zu erhöhen. Die Thrombozytenzahl im Plasma sollte kontrolliert werden, da 5–30% der Patienten 2–10 Tage nach Beginn der Antikoagulantientherapie eine Heparin-induzierte Thrombozytopenie entwickeln [6]. Die Inzidenz einer Thrombozytopenie ist bei Patienten, die aus Rinderlungen hergestelltes Heparin erhalten, höher als bei Patienten, die Heparin erhalten, das aus Präparaten der Darmmukosa hergestellt ist [6].

Die größte Gefahr bei einer systemischen Antikoagulation besteht in dem Auftreten einer spontanen Blutung. Bei ungefähr 10% der Patienten treten spontane, durch Heparin ausgelöste Blutungen auf. Die Inzidenz spontaner Blutungen ist bei Patienten mit einer Heparin-induzierten Thrombozytopenie noch größer [6]. Gefürchtete Komplikation einer Heparintherapie ist eine intrakranielle Blutung. Die einzige absolute Kontraindikation für den Einsatz von Heparin ist eine bekannte Gerinnungsstörung oder eine aktuelle Blutung. Eine durch einen Lungeninfarkt hervorgerufe Hämoptoe ist dagegen keine Kontraindikation für eine Heparintherapie.

In Tierversuchen wurde gezeigt, daß es sieben bis zwölf Tage dauert, bis ein Thrombus fest mit der Venenwand verwachsen ist. Folglich ist eine Heparintherapie mindestens über diesen Zeitraum durchzuführen. Anschließend ist eine Umstellung auf orale Antikoagulantien wie zum Beispiel Warfarin notwendig, um eine langfristige Antikoagulation zu ermöglichen.

Obwohl es keine Übereinstimmung über die optimale Dauer einer langfristigen oralen Antikoagulantientherapie gibt, wird oft ein Zeitraum von drei bis sechs Monaten als adäquat angesehen. Durch regelmäßige Bestimmungen des Quickwertes wird die richtige Dosierung der oralen Antikoagulantien überprüft. Als Richtwert für eine adäquate Antikoagulation wird eine Erniedrigung des Quickwertes auf ca. 20–25% angesehen.

### Prophylaxe

Durch eine Low-dose-Heparinisierung (5000 I.E., 2 h präoperativ und alle 8–12 h postoperativ bis zur Mobilisierung des Patienten) kann die Inzidenz von tiefen Beinvenenthrombosen nach thorakoabdominalen Eingriffen von über 30% auf weniger als 10% gesenkt werden [9]. Eine Prävention von Lungenembolien und eine Verringerung der Mortalität durch eine Low-dose-Heparinisierung ist jedoch bei diesen Patienten nicht gesichert [10]. Die Häufigkeit tiefer Beinvenenthrombosen ließ sich durch eine Low-dose-Heparinprophylaxe bei Patienten, die sich einem totalen endoprothetischen Hüftersatz unterzogen, vermindern, nicht dagegen bei Patienten, bei denen eine offene Prostatektomie durchgeführt wurde [11]. Bei Patienten mit Hüftoperationen konnte die Inzidenz tiefer Beinvenenthrombosen auch durch eine Prophylaxe mit Acetylsalicylsäure, Dextran (10 ml/kg während der Operation und für einige Tage postoperativ) und Warfarin gesenkt werden. Auch durch einen pneumatischen Kompressionstiefel, durch den die unteren Extremitäten komprimiert werden und der venöse Blutfluß beschleunigt wird, kann die Inzidenz tiefer Beinvenenthrombosen bei neurochirurgischen Patienten stark gesenkt werden [12]. Auch die elektrische Stimulation der Wadenmuskeln beschleunigt den venösen Blutstrom und reduziert die Inzidenz tiefer Beinvenenthrombosen fast genauso stark wie eine Low-dose-Heparinisierung [13]. Eine frühzeitige Mobilisierung ist die beste Prophylaxe sowohl gegen eine venöse Stase mit nachfolgender tiefer Beinvenenthrombose, als auch gegen das Risiko einer anschließend drohenden Lungenembolie.

## 13.4.3 Thrombolytisch wirksame Medikamente

Thrombolytisch wirksame Medikamente, wie zum Beispiel Urokinase und Streptokinase, können die Auflösung eines Lungenembolus beschleunigen [7]. Das größte Risiko dieser Medikamente ist eine spontane Blutung. Deshalb ist die Behandlung mit thrombolytischen Medikamenten nur bei massiven Lungenembolien (bei denen mehr als 50% des Lungengefäßbetts betroffen sind und die mit Hilfe einer Angiographie der Arteria pulmonalis nachgewiesen wurden) oder bei einem schweren Kreislaufversagen indiziert. Weil thrombolytische Medikamente auch ältere Gerinnsel auflösen können, sollten Patienten, die kürzlich operiert wurden, und Patienten nach schweren Verletzungen nicht mit diesen Medikamenten behandelt werden.

## 13.4.4 Chirurgisches Vorgehen

Ein chirurgisches Vorgehen ist indiziert, wenn es trotz systemischer Antikoagulation zu erneuten Lungenembolien kommt oder bei Patienten, von denen eine Antikoagulation nicht toleriert wird oder bei denen sie kontraindiziert ist. Da mehr als 90% aller Lungenembolien ihren Ursprung in Thromben im Bereich der unteren Extremitäten haben, zielen chirurgische Eingriffe häufig darauf ab, den Blutfluß in der Vena cava inferior zu unterbrechen. Ein unter Röntgenkontrolle durchgeführtes Einsetzen eines Schirmfilters in die V. cava inferior (unterhalb der Nierenvenen) ist mit einer geringeren Morbidität und Mortalität verbunden als die chirurgische Ligatur der V. cava inferior. Eine ernste Gefahr stellt hierbei jedoch das Wandern des Schirmfilters dar. Es tritt bei ungefähr 5 % dieser Patienten auf.

Die unter Einsatz eines kardiopulmonalen Bypasses durchgeführte Embolektomie aus der A. pulmonalis ist auf Patienten mit einer massiven Lungenembolie beschränkt, bei denen der Embolus mittels einer Arteriographie der A. pulmonalis nachgewiesen wurde und die auf eine medikamentöse Therapie nicht ansprechen. Bei einigen Patienten konnte unter Einsatz eines Saugglockenkatheters, der in die Pulmonalarterien eingeschwemmt wurde, auch eine erfolgreiche transvenöse Entfernung eines Lungenembolus durchgeführt werden [8].

## 13.5 Narkoseführung

Ziel der Narkoseführung bei der operativen Behandlung einer lebensbedrohlichen Lungenembolie ist, die lebenswichtigen Organfunktionen aufrecht zu erhalten und eine durch Anästhetika bedingte myokardiale Depression möglichst gering zu halten. Die Mehrzahl der Patienten kommt bereits intubiert und mit einer hohen inspiratorischen Sauerstoffkonzentration unter kontrollierter Beatmung in den Operationssaal. Die Überwachung des arteriellen Druckes und der kardialen Füllungsdrucke ist notwendig. Es ist wichtig, den rechten Vorhofdruck zu überwachen und die intravenöse Flüssigkeitszufuhr so zu steuern, daß das Schlagvolumen des rechten Ventrikels optimiert ist. Während der Operation kann es notwendig sein, die Herzauswurfleistung durch kontinuierliche intravenöse Gabe von Katecholaminen zu unterstützen. Isoproterenol steigert die myokardiale Kontraktilität und senkt den pulmonalvaskulären Widerstand. Der Nachteil von Isoproterenol liegt allerdings darin, daß der diastolische Blutdruck abfällt, wodurch der koronare Blutfluß gefährdet werden kann. Dopamin oder Dobutamin sind akzeptable Alternativen zu Isoproterenol, aber keines dieser Medikamente ist in der Lage, den Lungengefäßwiderstand zu senken. Dopamin kann in hohen Dosen den Lungengefäßwiderstand sogar erhöhen.

Bei der Einleitung und Aufrechterhaltung der Narkose sollte eine Verstärkung der vorbestehenden arteriellen Hypoxämie, Hypotension und pulmonalvaskulären Hypertension vermieden werden. Die Narkoseeinleitung wird häufig mit einem Benzodiazepin durchgeführt. Möglich ist auch der Einsatz von Ketamin, es muß jedoch dessen u. U. ungünstige Wirkung auf den pulmonalvaskulären Widerstand berücksichtigt werden. Die Aufrechterhaltung der Narkose kann mit allen Medikamenten oder Medikamentenkombinationen durchgeführt werden, die keine stärkere Myokarddepression verursachen. Auch Lachgas kann verabreicht werden. Es sollte jedoch wieder abgesetzt werden, wenn durch seinen Einsatz der pulmonalvaskuläre Widerstand ansteigt. Auch die Notwendigkeit hoher inspiratorischer Sauerstoffkonzentrationen kann den Einsatz von Lachgas begrenzen. Pancuronium ist zur Relaxierung gut geeignet. Mittellang wirkende Muskelrelaxantien, die nur geringe bzw. keine Nebenwirkungen auf den Kreislauf haben, sind ebenfalls akzeptabel.

Ein Embolus kann aus einer distalen Lungenarterie dadurch leichter entfernt werden, daß dann eine PEEP-Beatmung durchgeführt wird, wenn der Chirurg über die Arteriektomie in der Arteria pulmonalis Sog anlegt. Obwohl die Herzkreislaufsituation dieser Patienten vor der Operation sehr schlecht ist, kommt es postoperativ zumeist zu einer wesentlichen Verbesserung der hämodynamischen Situation.

## 13.6 Fettembolie

Eine Fettembolie sollte bei denjenigen Patienten mit in Betracht gezogen werden, die 12–72 Stunden nach einem Trauma mit multiplen Frakturen oder schweren Frakturen langer Röhrenknochen eine Dyspnoe, Tachykardie, geistige Verwirrtheit, Fieber und häufig auch einen petechialen Hautausschlag der oberen Körperhälfte entwickeln [14]. Woher das Fett stammt, wird widersprüchlich diskutiert. Es stammt vielleicht aus zerrissenen Fettstrukturen des Knochenmarks. Die intravasalen Fettablagerungen können eine Ischämie von Organen und eine pulmonalvaskuläre Hypertension verursachen. Häufig tritt ein diffuses alveolokapilläres Leak – Syndrom auf, das einer akuten respiratorischen Insuffizienz ähnelt. Bei einer Fettembolie ist stets eine arterielle Hypoxämie vorhanden. Durch das zirkulierende Fett kann auch eine Thrombozytenaggregation verursacht werden. Manchmal sind Fettröpfchen in den Gefäßen der Retina nachweisbar.

Bei den Laboruntersuchungen kann sich eine leichte bis schwere Thrombozytopenie und eine leichte Anämie herausstellen. Eine erhöhte Konzentration der Plasmalipase oder im Urin auftretende Fettröpfchen deuten auf eine Fettembolie hin, können aber auch nach Traumen ohne Fettembolie auftreten. Die Ausbildung einer Fettembolie mehr als 72 Stunden nach einem Trauma ist untypisch.

Die Behandlung einer Fettembolie besteht in unterstützenden Maßnahmen. Dazu gehören bei Patienten, die ein akutes Atemversagen entwickeln, die endotracheale Intubation und maschinelle Ventilation. Hohe Dosen von Corticosteroiden (10–15 mg/kg Methylprednisolon für 4–5 Tage) können sinnvoll sein [14]. Eine Heparinisierung oder eine intravenöse Gabe von Äthanol sind nicht sinnvoll.

## Literaturhinweise

1 Sasahara AA, Sharma GVRK, Barsamian EM, et al. Pulmonary thromboembolism. Diagnosis and treatment. JAMA 1983; 249: 2945–9
2 Stein PD, Willis PW, DeMets DL. History and physical examination in acute pulmonary embolism in patients without preexisting cardiac or pulmonary disease. Am J Cardiol 1981; 47: 218–23
3 Divekan VM, Kamdar BM, Pansare SN. Pulmonary embolism during anaesthesia: Case report. Can Anaesth Soc J 1981; 28: 277–9
4 McNeil BJ. Ventilation-perfusion studies and the diagnosis of pulmonary embolism: Concise communication. J Nucl Med 1980; 21: 319–23
5 Berry AJ. Pulmonary embolism during spinal anesthesia: Angiographic diagnosis via a flowdirected pulmonary artery catheter. Anesthesiology 1982; 57: 57–9
6 Bell WR, Royall RM. Heparin-associated thrombocytopenia: A comparison of three heparin preparations. N Engl J Med 1980; 303: 902–7
7 Sasahara AA, Sharma GVRK, Tow DE, et al. Clinical use of thrombolytic agents in venous thromboembolism. Arch Intern Med 1982; 142: 684–8
8 Greenfield LJ, Peyton MD, Brown PP, Elkins RC. Transvenous management of pulmonary embolic diseases. Ann Surg 1974; 1980: 461–8
9 Kakkar VV, Spindler J, Plute PT, et al. Efficacy of low doses of heparin in prevention of deep vein thrombosis after major surgery: A double-blind randomized trial. Lancet 1972; 2: 101–4
10 International Multi-centre trial: Prevention of fatal postoperative pulmonary embolism by low doses of heparin. Lancet 1975; 2: 45–8
11 Leyvraz PF, Richard J, Bachman F, et al. Adjusted versus fixed-dose subcutaneous heparin in the prevention of deep-vein thrombosis after total hip replacement. N Engl J Med 1983; 309: 954–8
12 Skellman JJ, Collins RCC, Coe NP, et al. Prevention of deep vein thrombosis in neurosurgical patients: A controlled randomized trial of external pneumatic compression boots. Surgery 1978; 83: 354–60
13 Sasahara AA, Sharma GVRK, Parisi AF. New developments in detection and prevention of venous thromboembolism. Am J Cardiol 1979; 43: 1214–9
14 Gossling HR, Donahue TA. The fat embolism syndrome. JAMA 1979; 241: 2740–6

# 14 Obstruktive Lungenerkrankung

Eine obstruktive Lungenerkrankung ist die häufigste Ursache für Lungenfunktionsstörungen. Gemeinsames pathophysiologisches Charakteristikum dieser Erkrankungen ist ein erhöhter Strömungswiderstand in den Luftwegen. Für diesen erhöhten Atemwegswiderstand können verschiedene Pathomechanismen verantwortlich sein. Der Atemwegswiderstand kann akut oder chronisch erhöht sein, kann reversibel oder irreversibel sein und er kann auch unterschiedliche Abschnitte der Luftwege befallen. Regional unterschiedliche Atemwegswiderstände führen dazu, daß in bestimmten Lungenbezirken das Verhältnis von Ventilation zu Perfusion pathologisch verändert ist. Die Folge ist ein gestörter Sauerstoffaustausch in den betreffenden Lungenabschnitten. Bei Atmung von Raumluft kann sich daher eine arterielle Hypoxämie ausbilden. Liegt eine ausgeprägte regionale Hypoventilation vor, dann kann es auch zu einer $CO_2$-Retention mit Ausbildung einer respiratorischen Azidose kommen. Zusätzlich zum erhöhten Atemwegswiderstand ist die obstruktive Lungenerkrankung auch durch eine Dyspnoe charakterisiert. Dies ist Ausdruck einer vermehrten Atemarbeit aufgrund des erhöhten Strömungswiderstands in den Atemwegen.

Bei der körperlichen Untersuchung von Patienten mit einer obstruktiven Lungenerkrankung finden sich Zeichen eines erhöhten intrathorakalen Luftvolumens. Der anterior-posteriore Durchmesser des Brustkorbs ist vergrößert, das Zwerchfell steht tiefer. Über dem Thorax ergibt sich bei der Perkussion ein hypersonorer Klopfschall und die Interkostalräume sind erweitert. Bei der Auskultation der Lunge ist während der Expiration ein pfeifendes Atemgeräusch zu hören. Das Pfeifen entsteht durch Gasturbulenzen in engen Atemwegen. Wenn die Obstruktion zunimmt, wird das Pfeifen deutlicher und ist bereits zu einem früheren Zeitpunkt während der Expiration zu hören. Unter Umständen kann ein Pfeifen erst bei forcierter Ausatmung auftreten, während es bei einer ruhigen Ausatmung nicht zu hören ist.

Die Röntgenthoraxaufnahme zeigt überblähte Lungen mit einer erhöhten Strahlendurchlässigkeit. Ursache ist eine verminderte Lungendurchblutung. Das Zwerchfell steht tief, dies ist besonders auf der seitlichen Thoraxaufnahme zu erkennen. Im Thoraxbild scheint der Herzdurchmesser vermindert zu sein, es sei denn, daß eine pulmonale Hypertension zu einer Rechtsherzvergrößerung geführt hat.

Bei Vorliegen einer obstruktiven Lungenerkrankung kann – infolge der erhöhten Atemwegswiderstände – bei der Lungenfunktionsprüfung eine Erniedrigung des expiratorischen Flows nachgewiesen werden. Z.B. beträgt bei einer obstruktiven Lungenerkrankung das forcierte Exspirationsvolumen in einer Sekunde ($FEV_1$) weniger als 80% der Vitalkapazität (VK). Es wird deshalb der Quotient $FEV_1/VK$ bestimmt (Tab. 14.1), [1]. Wird nur das $FEV_1$ gemessen, so kann dies irreführend sein, denn dieser Wert kann niedrig sein, weil z.B. auch die Vitalkapazität reduziert ist oder die Patienten unkooperativ sind. Die forcierte mittelexspiratorische Atemstromstärke ($FEF_{25-75}$, gemessen zwischen 25 und 75%iger exspiratorischer FVC) ist bei einer obstruktiven Atemwegserkrankung ebenfalls erniedrigt. Im Gegensatz zur Messung des $FEV_1$ ist die forcierte mittelexspiratorische Atemstromstärke ($FEF_{25-75}$) nicht von der Mitarbeit des Patienten abhängig. Das $FEV_1$ stellt in erster Linie einen empfindlichen Parameter für Obstruktionen der größeren Atemwege, nicht jedoch für leichte Veränderungen in den weiter peripher gelegenen Atemwegen dar. Die $FEF_{25-75}$ ist dagegen besser als das $FEV_1$ zur Beurteilung der kleineren Atemwege geeignet.

Alle pathologischen Meßwerte bezüglich der exspiratorischen Flußraten sollten nach Gabe eines bronchodilatierenden Medikaments wiederholt werden. Nur so ist es möglich, reversible Anteile erhöhter Atemwegswiderstände zu ermitteln. Nimmt dabei das $FEV_1$ um mehr als 15% zu, so ist dies Ausdruck dafür, daß die Atemwegsobstruktion deutlich reversibel ist. Es ist dann eine medikamentöse Therapie indiziert, um die Atemwegsobstruktion zu vermindern. Zusätzlich zu einer erniedrigten exspiratorischen Atemstromstärke ist bei Patienten mit einer obstruktiven Lungenerkrankung auch die totale Lungenkapazität infolge

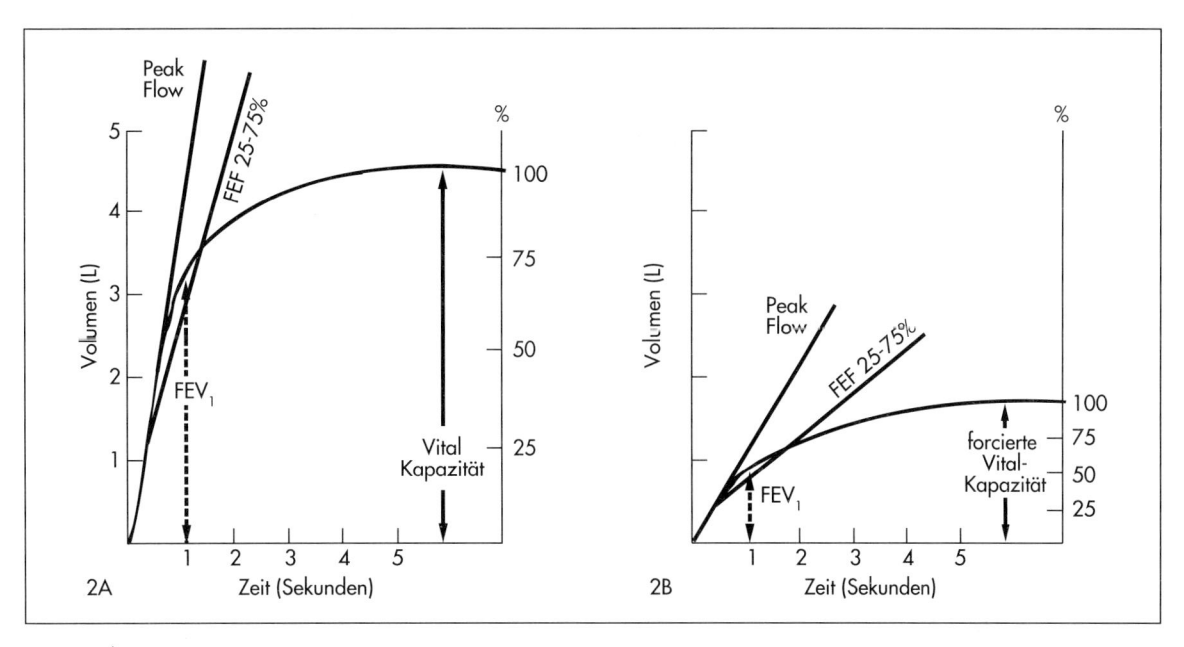

**Abb. 14.1:** Spirometrische Werte bei einem lungengesunden Menschen (2a) und einem Patienten mit einem Bronchospasmus (2b). Das forcierte Exspirationsvolumen in 1 Sekunde ($FEV_1$) beträgt bei einer obstruktiven Atemwegserkrankung typischerweise weniger als 80 % der Vitalkapazität. Der »peak flow« und die forcierte mittelexspiratorische Atemstromstärke (FEF 25 – 75) sind bei diesen Patienten ebenfalls erniedrigt. (Kingston HGG, Hirshman CA. Perioperative management of the patient with asthma. Anesth Analg 1984; 63:844–55. Reprinted with permission from IARS)

des erhöhten Residualvolumens vergrößert. Eine Erhöhung des Verhältnisses von Residualvolumen zu totaler Lungenkapazität ist ein Hinweis auf eine obstruktive Lungenerkrankung. Bei obstruktiven Erkrankungen ist dagegen die Vitalkapazität normalerweise unverändert. Anhand von normaler Vitalkapazität und verminderter exspiratorischer Atemstromstärke können Patienten mit einer obstruktiven Lungenerkrankung von Patienten mit einer restriktiven Lungenerkrankung unterschieden werden.

Obstruktive Lungenerkrankungen können in reversible und irreversible Erkrankungen unterteilt werden. Das Asthma bronchiale ist das klassische Beispiel einer obstruktiven Lungenerkrankung. Es ist durch eine akute, reversible Erhöhung des Atemwegswiderstandes charakterisiert. Im Gegensatz dazu finden sich beim Lungenemphysem, bei der chronischen Bronchitis, bei Bronchiektasien, bei der Mukoviszidose und dem Kartagener Syndrom eine therapieresistente, permanente und progrediente Erhöhung der Atemwegswiderstände. Unabhängig davon, ob eine obstruktive Lungenerkrankung vorliegt oder nicht, sollte der Anästhesist die Auswirkungen eines operativen Eingriffs auf die Lungenfunktion kennen. Eventuell auftretende postoperative pulmonale Komplikationen müssen erahnt und entsprechende prophylaktische Maßnahmen veranlaßt werden.

## 14.1 Asthma bronchiale

Das Asthma bronchiale ist eine häufige Form einer obstruktiven Lungenerkrankung und betrifft 3–5 % der Bevölkerung [2]. 65 % dieser Patienten entwickeln bereits vor dem 5 Lebensjahr Symptome. Das Verhältnis männlicher zu weiblicher Patienten beträgt ungefähr 2 zu 1. Es wird geschätzt, daß jedes Jahr in den USA ca. 5.000 Patienten infolge eines Bronchialasthmas versterben [3].

### 14.1.1 Symptome

Das Asthma bronchiale ist durch eine generalisierte und normalerweise reversible Verengung der Atemwege gekennzeichnet. Bei der Auskultation der Lunge ist ein Pfeifen zu hören. Eine Hyperreaktivität der Atemwege z. B auf chemische Substanzen, Pharmaka oder mechanische Reize (wie z. B. einer endotrachealen Intubation) ist eine wesentliche Komponente des Asthma bronchiale. Das Ausmaß der Atemwegsverengung und damit auch der Schweregrad der Symptomatik können sich abrupt verändern. Eine Parasympathikusstimulation kann eine Konstriktion der glatten Atemwegsmuskulatur begünstigen und scheint beim Asthma bronchiale für die typischerweise plötzlich auftretende Querschnittsänderung der Luftwege verantwortlich zu sein. Neben einer Hyperreaktivität der Atemwege liegen häufig auch eine erhöhte Schleimsekretion und ein Ödem der Atemwege vor. Dadurch

**Tab. 14.1:** Schweregrad der Atemwegsobstruktion

| | $FEV_1$ (% des Sollwertes) | $FEF_{25-75}$ (% des Sollwertes) | $PaO_2$ | $PaCO_2$ |
|---|---|---|---|---|
| asymptomatisch oder leicht | 65–80 | 60–75 | normal | normal |
| mäßig | 50–64 | 45–59 | | |
| stark | 35–49 | 30–44 | | |
| schwer (Status asthmaticus) | nicht bestimmbar | nicht bestimmbar | | |

(Daten aus: Kingston HGG, Hirshman CA. Perioperative management of the patient with asthma. Anesth Analg 1984; 63: 844–55)

kommt es zu einer weiteren Erhöhung des Atemwegswiderstandes. Die Behinderung des Luftstroms aufgrund von Hyperreaktivität der Atemwege, übermäßiger Schleimproduktion und Ödem der Atemwege führt zu Veränderungen von Lungenvolumina, peak flow und Thoraxwandmechanik. Außerdem kommt es zu einer Veränderung des Ventilations- und Perfusionverhältnisses. Hierdurch kann es zu arterieller Hypoxämie, Hyperkapnie und Beeinflussung des kardiovaskulären Systems kommen. Diese Veränderungen sind Ausdruck einer schweren Atemwegsobstruktion und können selbst dann bestehen bleiben, wenn der Patient symptomfrei ist (Tab. 14.1), [1, 4]. Das Verhältnis von $FEV_1$ zu Vitalkapazität ($FEV_1$/VK) ist meist unter 80%. Die totale Lungenkapazität und das Verhältnis von Residualvolumen zu totaler Lungenkapazität sind erhöht. Bei einem leichten Asthma bronchiale sind die arteriellen Sauerstoff- und Kohlendioxidpartialdrucke im allgemeinen normal. Wenn der Schweregrad des Bronchialasthmas zunimmt, sind diese beiden Partialdrucke meist erniedrigt. Eine noch stärkere Verschlechterung des Bronchialasthmas führt zu einem weiteren Abfall des Sauerstoffpartialdrucks, der Kohlendioxidpartialdruck steigt dagegen weiter an. Ein akutes Asthmaleiden ist häufig von einer Eosinophilie (über 300/mm$^3$) begleitet. Bei adäquat behandelten Asthmatikern beträgt die Eosinophilenzahl normalerweise unter 50/mm$^3$. Einer Erhöhung dieser Zellzahlen geht häufig eine Verschlechterung der klinischen Symptomatik voraus.

Auf der Röntgen-Thoraxaufnahme können Zeichen einer Lungenüberblähung sichtbar sein. Eine Röntgen-Thoraxaufnahme ist aber vor allem wichtig, um eine Pneumonie oder eine Herzinsiffizienz auszuschließen, die im Rahmen eines Bronchialasthmas eventuell auftreten können. Während eines akuten Anfalls können häufig im EKG Anzeichen einer akuten Rechtsherzinsuffizienz sowie ventrikuläre Rhythmusstörungen auftreten.

### 14.1.2 Entwicklung der verschiedenen Asthmaformen

Das Asthma bronchiale stellt keine einheitliche Erkrankung dar, sondern umfaßt eine Gruppe von Störungen mit verschiedenen pathophysiologischen Mechanismen. Die Einteilung des Asthma bronchiale umfaßt normalerweise 1. das Immunglobulin E-vermittelte Asthma, 2. das belastungsinduzierte Asthma, 3. das Acetylsalizylsäure-induzierte Asthma, 4. das berufsbedingte Asthma und 5. das infektiöse Asthma.

### Immunglobulin E-vermitteltes Asthma

Das Immunglobulin E – vermittelte Bronchialasthma ist die häufigste Form einer reversiblen obstruktiven Lungenerkrankung. Da beim Bronchialasthma oder anderen Immunglobulin E – vermittelten Erkrankungen eine familiäre Häufung vorliegt, wird angenommen, daß diese Erkrankungen erblich bedingt ist.

Der – bei einem Immunglobulin E – vermittelten Asthma auftretende – erhöhte Atemwegswiderstand ist 1. Folge eines erhöhten Muskeltonus der glatten Atemwegsmuskulatur mit nachfolgender Bronchokonstriktion, 2. Folge eines Ödems der Bronchialschleimhaut und 3. Folge einer Sekretion viskösen Schleims. Diese Veränderungen werden durch Freisetzung vasoaktiver Substanzen (einschließlich Histamin) aus den Mastzellen der Lungen verursacht. Vermutlich führt eine Inhalation von Antigenen zur Bildung von Antikörpern der Immunglobulin E – Klasse. Wiederholte Reexpositionen gegenüber diesen Inhalations-Antigenen führen auf der Oberfläche von Mastzellen zur Ausbildung von Antigen-Antikörper-Komplexen. Dadurch kommt es zur Degranulation der Mastzellen und zur Freisetzung vasoaktiver Substanzen. Die sich daraus ergebende Widerstandserhöhung in den großen Atemwegen führt außerdem oft zu einem vagusvermittelten Reflex, wodurch sich auch die Ductuli alveolares verengen.

### Belastungsinduziertes Asthma

Das belastungsinduzierte Asthma ist dadurch gekennzeichnet, daß es im Rahmen einer stärkeren körperlichen Anstrengung zu einer Bronchokonstriktion kommt [5]. Der Pathomechanismus dieser Asthmaform ist nicht geklärt. Ursache könnte aber eine Veränderung des transmukösen Temperaturgradienten bei Inhalation trockener und kalter Luft sein.

### Acetylsalicylsäure-induziertes Asthma

Das Acetylsalicylsäure-induzierte Bronchialasthma ist dadurch gekennzeichnet, daß es nach Acetylsalicylsäureeinnahme zu einer akuten Bronchokonstriktion kommt. Patienten mit dieser Asthmaform haben häufig Nasenpolypen. Diese Patienten sind oft auch empfindlich gegenüber Derivaten der Benzoesäure. Deshalb ist beim Einsatz von Lokalanästhetika des Estertyps Vorsicht geboten.

**Berufsbedingtes Asthma**

Zu einem berufsbedingten Asthma bronchiale kann es durch Inhalation verschiedenster Substanzen kommen, z.B. durch Tierhaare, Getreidestaub, Plastik- und Metallstäube. Diese Stoffe wirken direkt auf die Luftwege und nicht über immunologische Prozesse.

**Infektiöses Asthma**

Beim infektiösen Asthma bronchiale besteht ein erhöhter Atemwegswiderstand aufgrund einer akuten Entzündung des Bronchialbaums. Ursächliches Agens können Viren, Bakterien oder Mykoplasmen sein. Bei einer Beseitigung des Infektionsherdes kommt es zu einer schnellen Besserung der Bronchokonstriktion.

## 14.1.3 Therapie

Eine Erhöhung der Eosinophilenzahl ist Ausdruck einer akuten Exazerbation des Asthma bronchiale und erfordert den sofortigen Beginn einer spezifischen pharmakologischen Therapie mit bronchodilatorisch wirkenden Substanzen. Zusätzlich sind eine orale und/ oder intravenöse Flüssigkeitszufuhr sowie eine Anfeuchtung der Einatemluft wichtig. Dadurch kann die Produktion von viskösem Schleim, der die bereits verengten Atemwege weiter verlegt, vermindert werden. Falls die arterielle Blutgasanalyse einen erhöhten $CO_2$-Partialdruck zeigt, können eine endotracheale Intubation und eine maschinelle Beatmung notwendig werden [6]. Eine Erhöhung des arteriellen $CO_2$-Partialdrucks auf über 50 mm Hg ist bei Patienten mit einem akuten Asthmaanfall Hinweis auf eine drohende Erschöpfung und es muß daran gedacht werden, daß eventuell eine sofortige maschinelle Atmung notwendig wird.

Die medikamentöse Therapie eines Asthma bronchiale umfaßt meist die Gabe von Beta-Sympathomimetika, Euphyllin und Kortikosteroiden. Eventuell sinnvoll sind auch anticholinerge Substanzen und Mastzellstabilisatoren wie Chromoglykat. Werden die Medikamente in Form eines Aerosols verabreicht, dann können hohe Konzentrationen in den Atemwegen erzielt und die systemischen Nebenwirkungen geringer gehalten werden. Während der Narkose ist es mit Hilfe eines T-Stücks und entsprechender Verbindungsstücke möglich, Aerosole während der Inspiration direkt in das Kreissystem einzubringen [7].

**Beta-Sympathomimetika**

Betamimetika bewirken sehr wahrscheinlich dadurch eine Bronchodilatation, daß das Enzym Adenylzyklase stimuliert wird. Dieses Enzym ist für die Umwandlung von Adenosintriphosphat (ATP) zu zyklischem Adenosinmonophosphat verantwortlich. Über eine Erhöhung der intrazellulären Konzentration an zyklischem Adenosinmonophosphat kommt es zu einer Tonusverminderung der glatten Muskulatur und damit zu einer Bronchodilatation.

Adrenalin und Isoproterenol sind geeignete Beta-Sympathomimetika, um eine Bronchodilatation zu erzeugen. Da diese Medikamente aber auch zu einer Stimulation der $\beta_1$-Rezeptoren am Herzen führen, kann es zu Herzrhythmusstörungen kommen, insbesondere bei Vorliegen einer arteriellen Hypoxämie und/oder einer Hyperkapnie. Medikamente, die selektiv die $\beta_2$-Rezeptoren der glatten Bronchialmuskulatur stimulieren, haben weniger kardiale Nebenwirkungen. $\beta_2$-Sympathomimetika, die in Form eines Aerosols verabreicht werden können, sind z.B. Isoetarin, Orciprenalin, Salbutamol und Terbutalin (Tab. 14.2). Isoetarin und Orciprenalin sind kürzer wirksame und weniger spezifische $\beta_2$-Mimetika als Salbutamol oder Terbutalin.

Nebenwirkungen einer Behandlung mit Beta-Sympathomimetika ist eine Hypokaliämie. Über eine $\beta_2$-Stimulation kommt es zu einer Umverteilung des Kaliums nach intrazellulär. Durch die Hypokaliämie können gefährliche Herzrhythmusstörungen verursacht werden, vor allem während eines Asthmaanfalls, wenn zusätzlich Veränderungen der arteriellen Blutgase auftreten. Im Zusammenhang mit einem Asthma bronchiale sind auch Todesfälle beschrieben worden, die auf einen Mißbrauch von bronchodilatierenden Aerosolen zurückzuführen waren [3].

**Isoetarin** Isoetarin hat die gleiche bronchodilatierende Wirkung wie Isoproterenol, jedoch weniger Nebenwirkungen. Als übliche Erwachsenendosis wird die Inhalation von 5 mg über 15–20 Minuten angegeben.

**Metaproterenol** Durch 0,65 mg Metaproterenol wird eine sofortige und anhaltende Verminderung des Atemwegswiderstandes erreicht. Durch wiederholte Anwendung dieses Medikaments ist eine Toleranzentwicklung möglich.

**Salbutamol** Salbutamol ist ein potenter Bronchodilatator. Wird Salbutamol als Aerosol verabreicht, dann fällt beim Erwachsenen der Atemwegswiderstand sofort für 4–6 Stunden ab. Die normierte Aerosolmenge pro Hub beträgt 100 mikrog, die normale Dosis für einen Erwachsenen sind 1–4 Hübe. Bei dieser Aerosolmenge treten normalerweise keine kardialen Nebenwirkungen auf. Genauso wie bei anderen Betaadrenergen Medikamenten tritt bei häufigem Gebrauch eine Toleranzentwicklung auf.

**Terbutalin** Terbutalin kann als Aerosol (0,75 mg bis 1,5 mg in 2 ml Lösung) oder subkutan (0,25 mg) verabreicht werden. Dieses Medikament darf – ebenso wie andere $\beta_2$-Sympathomimetika – nur mit Vorsicht bei Schwangeren eingesetzt werden, da sie wehenhemmend wirken können.

**Tab. 14.2:** Inhalierbare Beta-Rezeptorenagonisten

|  | Selektivität zum $\beta_2$-Rezeptor | Wirkungsmaximum (Minuten) | Wirkungsdauer (Stunden) |
|---|---|---|---|
| Isoproterenol | 0 | 5–15 | 1–2 |
| Isoetarin | + | 15–60 | 1–2 |
| Orciprenalin | ++ | 30–60 | 3–4 |
| Salbutamol | +++ | 30–60 | 4–6 |
| Terbutalin | +++ | 30–60 | 4–6 |

### Euphyllin

Euphyllin gilt als Standardtherapie bei Patienten mit einem Bronchospasmus. Die durch Euphyllin bedingte Bronchodilatation wird meist einer Hemmung der Phosphodiesterase zugeschrieben. Dadurch kommt es zu einer Erhöhung der intrazellulären Konzentration an zyklischem Adenosinmonophosphat und zu einer Relaxierung der glatten Bronchialmuskulatur. Vermutlich wichtiger als diese Enzyminhibition sind die adenosin-antagonistischen Wirkungen von Euphyllin, wodurch die endogene Katecholaminfreisetzung erleichtert wird [8]. Bei Erstgabe wird Euphyllin in einer Dosierung von 5 mg/kg intravenös über 15 Minuten verabreicht, anschließend wird eine Infusion von 0,5 bis 1 mg/hg × h durchgeführt. Während der Behandlung ist es wichtig, einen Euphyllinplasmaspiegel zwischen 10 und 20 mg/l aufrecht zu erhalten. Bei Plasmaspiegeln über 20 mg/l treten zerebrale Krampfanfälle und kardiale Nebenwirkungen, wie z.B. Herzrhythmusstörungen, auf. Durch eine akute, nicht aber durch eine chronische Euphyllingabe nimmt diejenige Adrenalindosis ab, die bei halothannarkotisierten Tieren Herzrhythmusstörungen auslöst [9]. Eine gestörte Leberfunktion oder eine Veränderung der Leberdurchblutung beeinflussen (bei vorgegebener Infusionsrate) die Euphyllinplasmaspiegel. Dies unterstreicht, wie wichtig häufige Messungen der Plasmakonzentration dieses Medikaments sind. Euphyllin ist leicht plazentagängig und kann für das ungeborene Kind toxisch sein, falls die Mutter dieses Medikament während der Schwangerschaft einnimmt. Dieses Risiko ist bei Frühgeborenen erhöht, denn bei ihnen wird Euphyllin in einem großen Prozentsatz zu Koffein umgebaut [1]. Im Tiermodell läßt sich durch Euphyllingabe eine Barbituratnarkose verkürzen. Dies ist vermutlich dadurch bedingt, daß Euphyllin zu einer Freisetzung von Noradrenalin führt. Daher sollte diese mögliche Medikamenteninteraktion beachtet werden, insbesondere wenn Barbiturate bei solchen Patienten zur Narkoseeinleitung verwendet werden und die Patienten mit Euphyllin behandelt werden. Da unter Euphyllin der Bedarf an volatilen Anästhetika höher ist, könnte es zu einer unerwartet flachen Narkose kommen. Dennoch ist im Tierversuch der Halothanbedarf (MAC-Wert) nicht verändert, falls eine akute Euphyllintherapie durchgeführt wird [10].

Bei Asthmapatienten sollte stets eine tiefe Narkose angestrebt werden, da bei einer oberflächlichen Narkose das Risiko eines Bronchospasmus erhöht ist.

### Kortikosteroide

Kortikosteroide werden sehr häufig zur Behandlung einer akuten Exazerbation eines Asthma bronchiale, aber auch zur Therapie im asymptomatischen Intervall eingesetzt. Wird bei einem akuten Asthma bronchiale intravenös Methylprednisolon verabreicht, müssen diese Patienten seltener stationär aufgenommen werden [11]. Es gibt hierbei keine Unterschiede zwischen Cortisol (Hydrocortison), Methylprednisolon und Dexametason, was die Effektivität bei der Behandlung eines Asthma bronchiale betrifft [12]. Der therapeutische Effekt der Kortikosteroide beruht wahrscheinlich auf ihrer entzündungshemmenden Wirkung sowie auf ihrer membranstabilisierenden Wirkung und der damit zusammenhängenden geringeren Histaminfreisetzung aus den Mastzellen. Außerdem können Kortikosteroide die Effektivität bei eventuell zusätzlich verabreichter Beta-Sympathomimetika verstärken.

Die wichtigste Nebenwirkung einer Dauertherapie mit Kortikosteroiden ist die Hemmung der Nebennierenrindenfunktion. Die Suppression der Nebennierenrinde ist von der verabreichten Kortikosteroiddosis abhängig. Durch die Gabe der (möglichst niedrigen) Kortikosteroiddosis in den frühen Morgenstunden können Nebenwirkungen verringert werden, denn die körpereigene Sekretion ist zu diesem Zeitpunkt niedrig. Die systemischen Nebenwirkungen einer Kortikosteroidtherapie können durch die Anwendung eines Dosieraerosols vermindert werden. Z.B. ist die Gabe von Beclometason als Dosieraerosol oft ähnlich gut wirksam wie eine orale Kortikosteroidgabe. Trotzdem sollte auch hierbei eine Suppression der Nebennierenrinde in Betracht gezogen werden, denn ein großer Anteil des inhalierten Medikamentes kann im Mund abgelagert und anschließend verschluckt werden. Hierdurch kann es zu einer systemischen Resorption kommen.

### Anticholinergika

Es konnte gezeigt werden, daß anticholinerge Medikamente wie z.B. Atropin oder Glykopyrrolat bei gesunden Patienten zu einer Abnahme des Atemwegswiderstandes führen [13]. Dies ist wahrscheinlich Folge einer Inhibition der Acetylcholinwirkung an den postganglionären cholinergen Rezeptoren der glatten Atemwegsmuskulatur. Hierdurch kommt es zu einer Abnahme der intrazellulären Konzentration an zyklischem Guanosinmonophosphat. Die bei einer Stimulation des parasympathischen Nervensystems auftretende Bronchokonstriktion ist meistens durch eine Erhöhung der intrazellulären Konzentration an zyklischem Guanosinmonophosphat bedingt.

Der Einsatz anticholinerger Medikamente bei der Behandlung des Asthma bronchiale wird durch die kardiovaskulären Nebenwirkungen dieser Medikamente eingeschränkt. Außerdem wird durch die Gabe anticholinerger Medikamente die Viskosität des Tracheobronchialsekrets eventuell erhöht, wodurch der Abtransport aus den Atemwegen erschwert wird. Bei den Anticholinergika kann dadurch eine selektive Wirkung auf die Atemwege erzielt werden, daß diese Medikamente inhaliert werden. Ipratropiumbromid ist ein Derivat des Atropins, das bei einem Bronchospasmus in Form eines Dosieraerosols verabreicht werden kann [13]. Dieses Medikament wird gastrointestinal nur gering resorbiert. Dadurch ist die Gefahr systemischer Nebenwirkungen bei einem Verschlucken dieses Medikamentes geringer.

### Chromoglykat

Chromoglykat ist ein Membranstabilisator, der die Degranulation von Mastzellen und damit die Freisetzung vasoaktiver Substanzen – die für eine Bronchokonstriktion verantwortlich sind – verhindert. Dieses Medikament wird eingesetzt, um einem akuten Asthmaanfall vorzubeugen. Chromoglykat hat keinen Wert in der Behandlung einer bereits bestehenden Bronchokonstriktion, da dieses Medikament die Wirkung bereits freigesetzter vasoaktiver Substanzen nicht beeinflußt. Chromoglykat führt auch zu keiner Bronchodilatation. Da die gastrointestinale Resorption schlecht ist, wird dieses Medikament als Aerosol verabreicht.

## 14.1.4 Narkoseführung

Für die Narkoseführung von Patienten mit einem Asthma bronchiale ist es wichtig, die zugrundeliegenden pathophysiologischen Prozesse und die zur Behandlung eines Asthma bronchiale eingesetzten Medikamente zu kennen [1]. Bei präoperativer Beurteilung, Prämedikation, Einleitung und Aufrechterhaltung der Narkose müssen stets die einem Asthma bronchiale zugrundeliegenden pathophysiologischen Veränderungen berücksichtigt werden.

### Präoperative Beurteilung

Zur präoperativen Beurteilung eines Patienten mit Asthma bronchiale gehört die Auskultation des Thorax und die Bestimmung der eosinophilen Granulozyten. Ist während ruhiger Atmung kein pfeifendes Atemgeräusch zu hören und liegt die Gesamtzahl an eosinophilen Granulozyten unter 50 pro $mm^3$, deutet dies darauf hin, daß bei dem Patienten keine akute Exazerbation vorliegt. Vor einer größeren elektiven Operation sollte ein Lungenfunktionstest mit und ohne Gabe von Bronchodilatoren durchgeführt werden. Durch Atemtherapie, Flüssigkeitszufuhr, Gabe entsprechender Antibiotika und durch eine bronchodilatorische Therapie lassen sich in der perioperativen Phase die reversiblen Anteile eines Asthma bronchiale oft positiv beeinflussen, was sich durch Lungenfunktionstests auch nachweisen läßt. Der Vergleich einer aktuellen Röntgen-Thoraxaufnahme mit früheren Aufnahmen ist hilfreich, um ein eventuelles Fortschreiten der Erkrankung erkennen zu können. Falls irgendwelche Zweifel bezüglich ausreichender Ventilation oder arteriellen Oxygenierung bestehen, sollte vor elektiven Eingriffen stets eine arterielle Blutgasanalyse durchgeführt werden.

### Prämedikation

Für Patienten mit einem Asthma bronchiale konnte bisher nicht nachgewiesen werden, daß irgendein Medikament oder eine Medikamentenkombination zur Prämedikation besonders geeignet wäre. Auch gibt es keine Beweise dafür, daß Opioide in den zur Prämedikation üblichen Dosierungen eine direkte oder eine reflektorische Bronchokonstriktion auslösen oder die Freisetzung vasoaktiver Substanzen aus den Mastzellen stimulieren. Wichtiger ist es, die eventuell möglichen atemdepressiven Wirkungen der Opioide zu berücksichtigen. Über den Einsatz anticholinerger Medikamente sollte jeweils im Einzelfall entschieden werden. Es muß jedoch beachtet werden, daß diese Medikamente die Viskosität des Bronchialsekrets erhöhen und damit die Sekret-Clearance erschweren können. Daß die im Rahmen der Prämedikation verabreichten Dosen an Anticholinergika über eine Hemmung postganglionärer cholinerger Rezeptoren zu einer Erniedrigung des Atemwegswiderstandes führen, ist unwahrscheinlich. Auch der Einsatz von $H_2$-Antagonisten (z.B. Cimetidin) ist bei Patienten mit einem Asthma bronchiale fragwürdig. Histamine bewirken über die $H_1$-Rezeptoren eine Bronchokonstriktion, während über $H_2$-Rezeptoren eine Bronchodilatation verursacht wird [14]. Denkbar ist, daß es durch eine Antagonisierung von $H_2$-Rezeptoren eventuell zu einer Demaskierung einer über $H_1$-Rezeptoren vermittelten histaminbedingten Bronchokonstriktion kommt. Dadurch könnte bei Patienten mit einem Asthma bronchiale ein akuter Anstieg des Atemwegswiderstandes auftreten.

Die zur Behandlung eines Asthma bronchiale eingesetzten bronchodilatierenden Medikamente sollten während der Narkoseeinleitung fortgesetzt werden. Z.B. bestehen keine Interaktionen zwischen Chromoglykat und den zur Anästhesie eingesetzten Medikamenten. Daher kann Chromoglykat auch in der unmittelbaren präoperativen Phase gefahrlos verabreicht werden. Eine zusätzliche Gabe von Kortikosteroiden kann bei größeren operativen Eingriffen notwendig sein, falls es im Rahmen der medikamentösen Behandlung des Asthma bronchiale zu einer Suppression der Nebennierenrinde gekommen war.

### Einleitung und Aufrechterhaltung der Narkose

Ziel während Einleitung und Aufrechterhaltung einer Narkose bei Patienten mit Asthma bronchiale muß es sein, die Atemwegsreflexe durch entsprechende Anästhetika zu unterdrücken, damit es bei deren mechanischer Irritation zu keiner Bronchokonstriktion kommt. Bei Patienten mit einem Asthma bronchiale können Stimuli, die bei Patienten ohne Bronchialasthma keine Probleme verursachen, eine lebensbedrohliche Bronchokonstriktion auslösen.

Falls es sich um eine oberflächliche Operation oder um eine Extremitätenoperation handelt, sind Regionalanästhesieverfahren gut geeignet. Auch falls eine endotracheale Intubation vermieden werden soll, bieten sich Regionalanästhesieverfahren an. Für die Mehrzahl der Patienten ist jedoch meist eine Vollnarkose notwendig. Zur Narkoseeinleitung eignet sich ein Barbiturat, Benzodiazepin oder Etomidat. Es sollte jedoch beachtet werden, daß diese Medikamente die Atemwegsreflexe nicht immer ausreichend unterdrücken. Bei der endotrachealen Intubation kann es eventuell trotzdem zu einem Bronchospasmus kommen. Was die Vorbeugung einer Widerstandserhöhung im Bereich der Atemwege betrifft, so ist Ketamin aufgrund seiner sympathikomimetischen Effekte in dieser Hinsicht dem Thiopental überlegen (Abb. 14.2), [15]. Ketamin eignet sich in einer Dosierung von 1–2 mg/kg gut zur Narkoseeinleitung. Der Einsatz von Ketamin wird bei Patienten mit einem Asthma bronchiale allerdings dadurch eingeschränkt, daß dieses Medikament eine verstärkte Sekretion verursacht.

Nach einer intravenösen Einleitung wird häufig auch ein volatiles Anästhetikum verabreicht. Ziel ist es, eine ausreichende Narkosetiefe für die Intubation zu erzielen, damit die hyperaktiven Atemwegsreflexe wirksam unterdrückt sind und so eine endotracheale Intubation ohne die Gefahr einer Bronchokonstriktion möglich ist. Vor allem durch die endotracheale Intubation kann eine Bronchokonstriktion ausgelöst werden, falls die Atemwegsreflexe noch nicht durch eine ausreichende Narkosetiefe sicher ausgeschaltet sind [16]. Am häufigsten wird bei diesen Patienten Halothan eingesetzt, da es eine dilatierende Wirkung auf die verengten Atemwege aufweist. Dennoch ist Halothan kein ideales Medikament, denn es sensibilisiert das Myokard für die arrhythmogene Wirkung einer Beta-adrenergen Stimulation. Dies ist bei der Kombination von Beta-Sympathomimetika und Euphyllin zu beachten (siehe Abschnitt: Euphyllin). Während der Gabe von Euphyllin scheinen Herzrhythmusstörungen seltener aufzutreten, falls andere volatile Anästhetika, wie z.B. Enfluran oder Isofluran, verabreicht werden. Sie führen zu keiner Sensibilisierung des Myokards gegen Katecholamine. Zu dieser Vermutung paßt auch, daß es bei Tieren, die mit Euphyllin behandelt werden, während einer Narkoseeinleitung mit Enfluran zu keinen Herzrhythmusstörungen kommt [17]. Vermutlich stellen Enfluran und Isofluran bei Patienten mit einem erhöhten Atemwegswiderstand aufgrund eines Asthma bronchiale gleichwertige Alternativen zum Halothan dar. Es konnte auch gezeigt werden, daß Enfluran und Isofluran einen günstigen Effekt auf die Atemwege bei Patienten mit Status asthmaticus haben [18]. Außerdem sind bei Hunden Enfluran und Isofluran genauso wirksam wie Halothan, was die Behandlung einer allergischen Bronchokonstriktion betrifft (Abb. 14.3), [19].

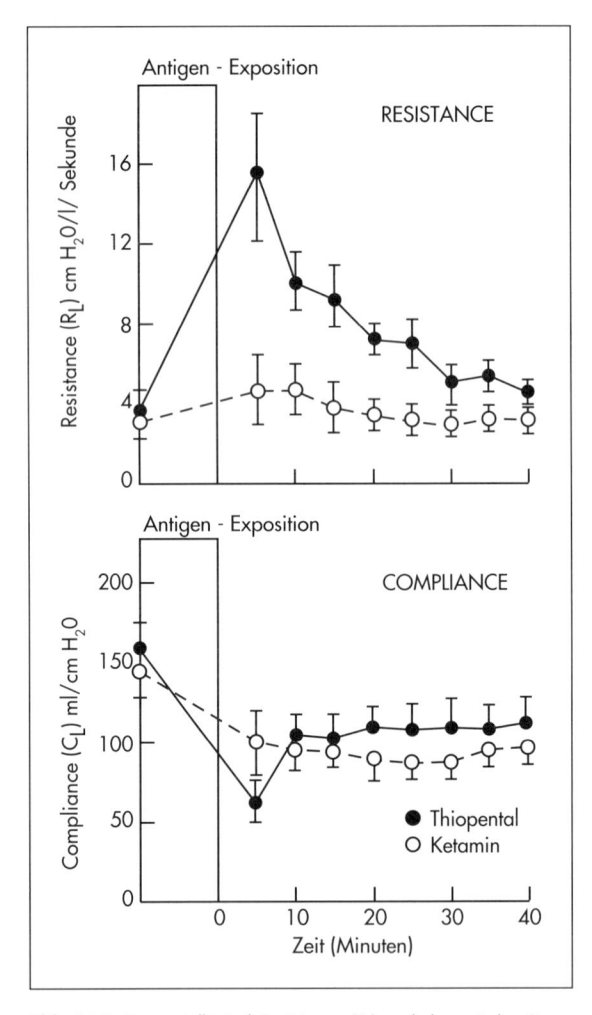

**Abb. 14.2:** Dargestellt sind Resistance ($R_L$) und dynamische Compliance ($C_L$) der Lunge von Hunden, bevor und nachdem sie einem Askariden-Antigen-Aerosol ausgesetzt wurden. (Hirshman CA, Downes H, Farbood A, Bergman NA. Ketamine block of bronchospasm in experimental canine asthma. Br J Anaesth 1979; 51:713–8)

Es kann notwendig sein, intraoperativ die Infusionsrate von Euphyllin zu erniedrigen, denn bei einer verminderten Leberdurchblutung ist der Abbau von Euphyllin in der Leber herabgesetzt. Infusionsraten, die bei wachen Patienten zu einer therapeutischen Plasmakonzentration an Euphyllin führen (0,5–1 ml/kg × h), können während der Narkose aufgrund der verminderten Leberdurchblutung zu toxischen Plasmakonzentrationen führen. Deshalb scheint es sinnvoll, die Infusionsgeschwindigkeit um ungefähr 30 % zu senken. Dadurch können die Auswirkungen des ebenfalls

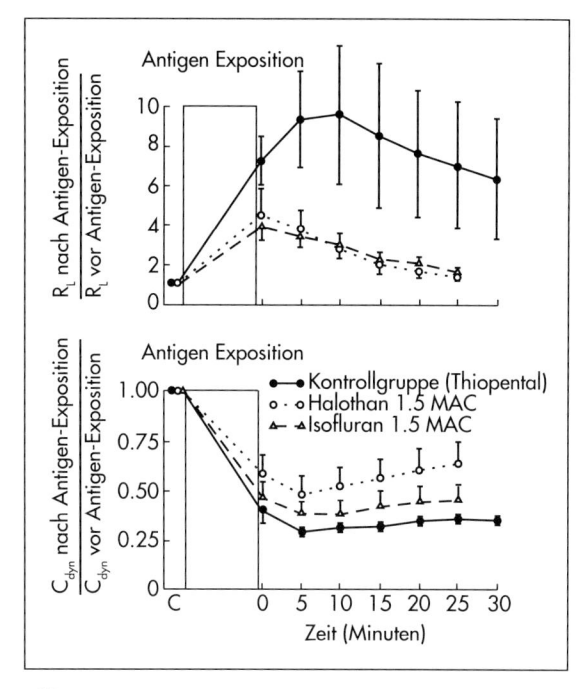

**Abb. 14.3:** Dargestellt sind Resistance ($R_L$) und dynamische Compliance ($C_{dyn}$) von Hunden, bevor und nachdem sie während einer Thiopental-, Halothan- oder Isofluran-Narkose einem Askariden-Antigen ausgesetzt wurden. (Hirshman CA, Edelstein G, Peetz S, et al. Mechanism of action of inhalation anesthesia on airways. Anesthesiology 1982;56:107–11)

um 30% erniedrigten hepatischen Blutflusses während Narkosen und operativer Stimulation – insbesondere bei Operationen im oberen Abdomen – weitgehend ausgeglichen werden. Zur Unterdrückung der Atemwegsreflexe kann – neben der Gabe eines volatilen Anästhetikums – vor der endotrachealen Intubation auch intravenös Lidocain verabreicht werden [20]. Eine intravenöse Gabe von 1–2 mg/kg Lidocain, unmittelbar vor der endotrachealen Intubation gegeben, ist nach einigen Autoren sinnvoll, um einer reflektorischen Bronchokonstriktion vorzubeugen, wie sie durch instrumentelle Manipulationen an den Atemwegen provoziert werden kann. Falls eine tiefe Narkose notwendig ist, um die Reflexaktivität der hyperreaktiven Atemwege zu unterdrücken, kann bei Patienten mit einer eingeschränkten kardialen Leistungsreserve anstelle eines volatilen Anästhetikums nach Meinung einiger Autoren auch eine kontinuierliche intravenöse Gabe von Lidocain (1–3 mg/kg × h) durchgeführt werden. Wird unmittelbar vor der endotrachealen Intubation eine intratracheale Lidocaingabe durchgeführt, muß daran gedacht werden, daß eine Lokalanästhesie zwar sinnvoll ist, daß aber durch die lokale Applikation im Bereich der hyperreaktiven Atemwege möglicherweise ein Bronchospasmus ausgelöst werden könnte. Es liegen zwar keine speziellen Daten vor, anhand derer bei Patienten mit einem Asthma bronchiale eine intratracheale Lidocaingabe empfohlen werden könnte, die klinischen Erfahrungen zeigen jedoch, daß es – eine adäquate Narkosetiefe vorausgesetzt – nach intratrachealer Gabe von Lidocain zu keinem Bronchospasmus kommt.

Zur Relaxierung der quergestreiften Muskulatur wird während der Narkose häufig ein nicht-depolarisierendes Muskelrelaxans eingesetzt. Es scheinen jedoch Medikamente sinnvoll zu sein, bei denen nur eine geringere Gefahr einer Histaminfreisetzung besteht, wie z.B. Vecuronium, Pancuronium oder Atracurium. Falls Atracurium verabreicht wird, sollte es möglichst langsam injiziert werden, um so die – wenn auch unwahrscheinliche – medikamentös bedingte Histaminfreisetzung zu verringern. Obwohl dem Succinylcholin eine Histaminfreisetzung nachgesagt wird, gibt es keine Hinweise, daß dieses Medikament bei Patienten mit Asthma bronchiale zu einer Zunahme des Atemwegswiderstandes führt [21]. Dagegen kann d-Tubocurarin eine stärkere Histaminfreisetzung stimulieren und damit eine Erhöhung des Atemwegswiderstandes verursachen. Theoretisch kann die Antagonisierung von nicht-depolarisierenden Muskelrelaxantien durch Cholinesterasehemmer zu einem Bronchospasmus führen, denn hierbei kommt es zu einer Stimulation postganglionärer cholinerger Rezeptoren in der glatten Muskulatur der Atemwege. Daß es nach Gabe von Cholinesterasehemmern nicht zwangsläufig zu einem Bronchospasmus kommt, kann dadurch bedingt sein, daß gleichzeitig ein Anticholinergikum verabreicht wird.

Um intraoperativ bei intubierten Patienten eine ausreichende arterielle Oxygenierung und Ventilation sicherzustellen, wird am besten eine maschinelle Beatmung durchgeführt. Durch eine niedrige inspiratorische Strömungsrate (flow rate) kann eine optimale Verteilung der Ventilation erzielt werden. Für die passive Exspiration ist ausreichend Zeit notwendig, um ein «air-trapping» aufgrund des erhöhten Atemwegswiderstands zu vermeiden. Daher scheint ein positiver endexspiratorischer Druck nicht sinnvoll zu sein, denn bei Vorliegen verengter Luftwege würde dadurch eine adäquate Exspiration möglicherweise behindert. Es scheint – insbesondere bei Patienten mit einem belastungsbedingten Asthma bronchiale – sinnvoll zu sein, die Inspirationsgase anzufeuchten und anzuwärmen, denn bei diesen Patienten wird die Bronchokonstriktion unter anderem auf einen Wärmeverlust über die Mukosa zurückgeführt. Es sollte jedoch beachtet werden, daß spezielle Anfeuchtungsverfahren, z.B. Ultraschallvernebler und Düsenvernebler sogar eine Bronchokonstriktion auslösen können [22]. Eine großzügige intravenöse Gabe kristalloider Lösungen ist in der perioperativen Phase sinnvoll, um eine adäquate Hydratation sicherzustellen und um so ein nur wenig visköses Sekret zu ermöglichen, das leichter aus den Atemwegen abgehustet werden kann.

Bei elektiven Eingriffen ist es am Ende einer Narkose sinnvoll, die Extubation in tiefer Narkose durchzuführen, solange die hyperreaktiven Atemwegsreflexe noch blockiert sind. Falls es notwendig ist, den Endotrachealtubus so lange zu belassen, bis der Patient wach ist, sollte eine Reizung der Atemwege durch Manipulationen am Tubus möglichst vermieden werden. In diesem Falle könne – nach Angabe einiger Autoren – eine kontinuierliche intravenöse Gabe von Lidocain 1–3 mg/kg × h sinnvoll sein.

In den wenigen Fällen, in denen ein lebensbedrohlicher Status asthmaticus trotz einer agressiven pharmakologischen Therapie bestehen bleibt, kann diskutiert werden, ob der Patient in Narkose versetzt werden soll, um eine Bronchodilatation zu erzielen. Hierzu haben sich Halothan, Enfluran und Isofluran bewährt [18, 23]. Dies ist natürlich bei schwerstkranken Patienten nicht ungefährlich und sollte nur befürwortet werden, falls die möglichen Vorteile die damit verbundenen Risiken überwiegen.

### 14.1.5 Ätiologie und Therapie eines intraoperativen Bronchospasmus

Ein intraoperativer Bronchospasmus kann nicht nur durch ein Asthma bronchiale, sondern auch durch andere Faktoren ausgelöst werden. Medikamente, die zur Behandlung einer asthmatisch bedingten Bronchokonstriktion geeignet sind, sollten natürlich erst dann verabreicht werden, wenn wahrscheinlichere Gründe für ein exspiratorisches Pfeifen und einen erhöhten Beatmungsspitzendruck ausgeschlossen werden. Außer einem Asthma bronchiale kommen für ein pfeifendes Atemgeräusch auch 1. eine mechanische Verlegung des Endotrachealtubus durch Sekrete, eine Tubusabknickung oder eine Blockerhernie, 2. eine für die operative Stimulation ungenügende Narkosetiefe (wodurch es zu aktiven Exspirationsversuchen und damit zu einer Verminderung der funktionellen Residualkapazität und einer Verengung der Atemwege kommt), 3. eine endobronchiale Intubation, 4. ein Lungenödem, 5. die Aspiration von Magensaft und 6. ein Pneumothorax in Frage [7].

Eine intraoperativ auftretende Zunahme des Atemwegswiderstandes, die nicht durch ein Asthma bronchiale bedingt ist, wird dadurch therapiert, daß die Narkose mit einem volatilen Anästhetikum und/oder mit Muskelrelaxantien vertieft wird. Ein echter Bronchospasmus wird vermutlich auf eine Vertiefung der Narkose, aber nicht auf die Gabe von Muskelrelaxantien reagieren. Volatile Anästhetika führen zu einer Verringerung des Atemwegswiderstandes, da sie eine direkte Relaxierung der glatten Bronchialmuskulatur verursachen, da sie die parasympathisch vermittelten bronchokonstriktiven Reflexe hemmen und da sie die Freisetzung bronchoaktiver Mediatoren wie z.B. Histamin hemmen. Der letztere Mechanismus konnte jedoch experimentell nicht bestätigt werden [24]. Kommt es bei Patienten mit einem Asthma bronchiale zu einem Bronchospasmus, der nicht auf eine Narkosevertiefung anspricht, muß medikamentös vorgegangen werden. Eckpfeiler der pharmakologischen Behandlung eines akuten Bronchospasmus ist eine intravenöse Euphyllininfusion in einer Dosierung von 0,5 bis 1 mg/kg × h. Initial wird zuerst über 15 Minuten ein Bolus von 5 mg/kg verabreicht. Euphyllin wird häufig mit Dosieraerosolen aus der Gruppe der $\beta_2$-Sympathomimetika (z.B. Salbutamol) kombiniert. Salbutamol kann – falls entsprechende Konnektorstücke vorhanden sind – direkt in den Inspirationsschenkel des Narkosekreissystems verabreicht werden (siehe Abschnitt: Betamimetika). Falls es sich um einen schweren Bronchospasmus handelt, oder falls der Bronchospasmus trotz einer intravenösen Gabe von Euphyllin und trotz Inhalation von Salbutamol bestehen bleibt, dann sollte die intravenöse Gabe von Kortikosteroiden in Betracht gezogen werden (siehe Abschnitt: Kortikosteroide).

## 14.2 Lungenemphysem

Das Lungenemphysem ist durch eine irreversible Erweiterung der Atemwege distal der Bronchioli terminales gekennzeichnet. Gleichzeitig liegt ein Schwund der Alveolarstrukturen vor. Die zugrundeliegende pathophysiologische Veränderung ist ein Verlust der elastischen Rückstellkräfte der Lunge. Dadurch kommt es während der Exspiration zu einem Kollaps der Atemwege. Hierdurch nimmt der Atemwegswiderstand zu (Tab. 14.3). Diese Behinderung des exspiratorischen Flows kann zur Bildung von Emphysemblasen mit Kompression des umliegenden Lungengewebes führen. Eine schwere Dyspnoe ist charakteristisch für ein Lungenemphysem. Diese Dyspnoe ist Ausdruck der erhöhten Atemarbeit, Ursache ist der Verlust an elastischen Lungenstrukturen. Der Grund für diesen Elastizitätsverlust ist nicht bekannt. Der wichtigste prädisponierende Faktor für ein Lungenemphysem ist das Zigarettenrauchen. Bei einigen Patienten kann sich

**Tab. 14.3:** Vergleich der Merkmale eines Lungenemphysems und einer chronischen Bronchitis

| Merkmale | Lungenemphysem | Chronische Bronchitis |
| --- | --- | --- |
| Ursache der Atemwegsobstruktion | Verlust der elastischen Rückstellkräfte | vermindertes Lumen der Luftwege aufgrund von Schleim und Entzündung |
| forciertes Exspirationsvolumen in 1 Sekunde ($FEV_1$) | vermindert | vermindert |
| Totalkapazität | stark erhöht | stark erhöht |
| Dyspnoe | schwer | mäßig |
| Arterielle Hypoxämie und $CO_2$-Retention | spät | früh |
| Cor pulmonale | spät | früh |
| Prognose | gut | gut |

auch aufgrund eines angeborenen Mangels an $\alpha_1$-Antitrypsin eine erhöhte Aktivität proteolytischer Enzyme entwickeln, wodurch es zu einer Zerstörung von Lungengewebe kommt. Dieser angeborene Defekt ist jedoch vermutlich nur für weniger als 15 % aller Lungenemphysemerkrankungen verantwortlich. Auch zwischen der Schadstoffkonzentration in der Luft und der Ausbildung eines Lungenemphysems existiert manchmal eine positive Korrelation.

### 14.2.1 Präoperative Beurteilung

Anhand präoperativer Untersuchungen sollte bei Patienten mit einem Lungenemphysem der Schweregrad der Erkrankung eruiert und eventuell vorhandene reversible Komponenten – wie z.B. eine Infektion oder ein Bronchospasmus – sollten erkannt werden. Es ist eindeutig belegt, daß durch eine präoperative Erfassung und entsprechende Behandlung chronisch obstruktiver Lungenerkrankungen – wie z.B. eines Lungenemphysems und einer chronischen Bronchitis – die Inzidenz postoperativer pulmonaler Komplikationen gesenkt werden kann [25, 26]. Anamnese, Lungenfunktionstests und Bestimmung der arteriellen Blutgase sowie des pH-Wertes sind die wichtigsten Größen, um den Schweregrad und die Bedeutung eines Lungenemphysems vor einer elektiven Operation beurteilen zu können.

Bei Dyspnoe, Husten, vermehrter Sputumproduktion und bei einer verminderten körperlichen Belastbarkeit sollten Lungenfunktionstests durchgeführt werden. Die Bestimmung des Quotienten $FEV_1/VK$ (forciertes Exspirationsvolumen in 1 Sekunde/Vitalkapazität) ist hilfreich, um den Schweregrad der Lungenerkrankung einschätzen zu können. Das Risiko einer postoperativen Ateminsuffizienz ist z.B. erhöht, falls dieser Quotient weniger als 50 % beträgt. [25]. Außerdem ist dieser Quotient ein hervorragender Parameter dafür, ob der Patient ausreichend abhusten und die Atemwege von Sekreten befreien kann.

Bei Patienten, die unter einer schweren Dyspnoe und einer verminderten Belastbarkeit leiden, sollten vor großen elektiven Eingriffen die arteriellen Blutgase und der pH-Wert bestimmt werden. Zu einer Kohlendioxidretention kommt es normalerweise erst dann, wenn der Quotient $FEV_1$ zu Vitalkapazität unter 0,35 liegt. Patienten mit einem Lungenemphysem können die arteriellen Blutgase zumeist im Normbereich halten. Dies ist dadurch bedingt, daß sie über ein hohes Atemminutenvolumen die erhöhten Atemwegswiderstände zu überwinden versuchen. Diese Patienten werden häufig als «Pink Puffer» bezeichnet. Ein arterieller $CO_2$-Partialdruck von über 50 mm Hg spricht gegen die Durchführung eines elektiven operativen Eingriffs, da hierbei das Risiko einer postoperativen Ateminsuffizienz erhöht ist [27].

Entscheidend sind das präoperative Erkennen und Behandeln eines Cor pulmonale (siehe Kapitel 9). Es ist zu beachten, daß eine chronische obstruktive Lungenerkrankung die häufigste Ursache für ein Cor pulmonale darstellt. Eine pulmonalvaskuläre Hypertension – die zur Ausbildung eines Cor pulmonale prädisponieren kann – liegt vor, wenn der mittlere pulmonalarterielle Druck über 20 mm Hg beträgt. Die primäre Behandlung eines Cor pulmonale besteht darin, den erhöhten pulmonalvaskulären Gefäßwiderstand durch eine Verbesserung der arteriellen Oxygenierung und eine Korrektur der Azidose zu vermindern. Durch den Einsatz von Diuretika und positiv inotropen Substanzen kann die kardiale Funktion verbessert werden. Es sollte aber beachtet werden, daß das Cor pulmonale nicht eine vom Herzen selbst ausgehende Störung, sondern Folge einer Lungenerkrankung ist, die zu einer Erhöhung des pulmonalvaskulären Widerstandes führt.

Vor elektiven Eingriffen ist es wichtig, einen akuten Infekt durch eine entsprechende Antibiotikagabe zu therapieren, insbesondere dann, wenn die Infektion eine Ateminsuffizienz verstärkt und zu einem Anstieg des Kohlendioxidpartialdruckes führt. Die Produktion von purulentem Sputum weist auf eine aktive Infektion hin und erfordert eine Antibiotikatherapie. Antibiotika sollten jedoch nicht eingesetzt werden, nur um ein steriles Sputum zu erzeugen. Hierdurch kann es zu einer Überwucherung mit resistenten Bakterien oder Pilzen kommen. Physiotherapie sowie eine adäquate Hydratation des Patienten sind sinnvoll, um das Abhusten der Tracheobronchialsekrete zu erleichtern.

Zur präoperativen Kräftigung der Atemmuskulatur sind z.B. eine gute Ernährung und die Behandlung einer eventuell vorliegenden Hypokaliämie wichtig, die die Ursache einer Muskelschwäche sein kann. Damit der Patient nach operativen Eingriffen gut bei der Atemtherapie mitarbeiten kann, ist es entscheidend, ihn bereits präoperativ mit den entsprechenden Atemgeräten und Atemtechniken vertraut zu machen. Durch den präoperativen Einsatz von IPPB-Geräten konnte die Inzidenz postoperativer pulmonaler Komplikationen allerdings nicht gesenkt werden [28].

Die Lungenfunktionstests und auch die Bestimmung der arteriellen Blutgase sollten nach Antibiotikatherapie und nach Gabe von Bronchodilatantien wiederholt werden. Im Idealfall sollten sich vor einer Operation die vorher verlängerte Exspirationszeit und der erhöhte Kohlendioxidpartialdruck wieder normalisiert haben und die Sputumproduktion sollte vermindert sein. Pfeifende Atemgeräusche sollten gebessert oder sogar beseitigt sein. Falls dies erzielt werden konnte, war die Therapie erfolgreich. Durch eine suffiziente präoperative Therapie kann bei Patienten mit einer chronisch obstruktiven Lungenerkrankung das Risiko für postoperative pulmonale Komplikationen gesenkt werden.

### Nikotinabstinenz

Bei Zigarettenrauchern kommt es häufiger zu postoperativen pulmonalen Komplikationen [29]. Deshalb wäre es sinnvoll, das Zigarettenrauchen in der präoperativen Phase einzustellen. Allerdings reicht die Dauer der Nikotinabstinenz häufig nicht für die Rückbildung der vorhandenen Schädigungen aus. Die durch Kohlenmonoxid bedingte Erniedrigung der Sauerstofftransportkapazität und die nikotinbedingten Einflüsse auf das kardiovaskuläre System sind jedoch nur von kurzer Dauer [29]. Z.B. beträgt die Eliminationshalbwertszeit von Kohlenmonoxid ungefähr 4–6 Stunden, so daß ein rauchfreies Intervall von 12–18 Stunden zu einem deutlichen Abfall der Kohlenmonoxidhämoglobin-Konzentration (HbCO-Konzentration), zu einer Verminderung der Gewebshypoxie und zu einer Normalisierung der Sauerstoffdissoziationskurve führt. Nach einer 12-stündigen Nikotinabstinenz steigt der p50-Wert von 22,9 mm Hg auf 26,4 mm Hg an und die HbCO-Konzentration fällt von 6,5 auf 1,1 % ab [30]. Eine pathologisch erhöhte HbCO-Konzentration (z.B. infolge einer Rauchvergiftung) führt dazu, daß Pulsoximeter einen falsch hohen arteriellen Sättigungswert anzeigen (siehe Kapitel 33 und 35). Es scheint jedoch unwahrscheinlich, daß es aufgrund der relativ niedrigen HbCO-Konzentration, wie sie beim Zigarettenrauchen entstehen, zu klinisch relevanten Überhöhungen pulsoximetrischer Sättigungswerte kommt. Kohlenmonoxid kann auch negativ inotrope Wirkungen haben. Die sympathikomimetische Wirkung des Nikotins am Herzen ist passager und dauert nur ca. 20–30 Minuten. Trotz dieser vielen günstigen Auswirkungen konnte nicht nachgewiesen werden, daß eine kurzdauernde Nikotinabstinenz zu einer Verminderung postoperativer pulmonaler Komplikationen führt.

Durch Zigarettenrauchen kommt es zu einer vermehrten Schleimsekretion, zu einer verminderten mukoziliaren Clearance und zu einer Verengung der kleinen Luftwege. Während es bei einer kurzdauernden Nikotinabstinenz zwar zu günstigen Auswirkungen auf die HbCO-Spiegel kommt, stellt sich erst nach einer wochenlangen Nikotinabstinenz eine langsame Verbesserung der Ziliartätigkeit und der Funktion der kleinen Luftwege sowie eine Verminderung der Sekretproduktion ein. Es konnte gezeigt werden, daß bei Operationen an den Herzkranzgefäßen die Inzidenz postoperativer pulmonaler Komplikationen nur dann gesenkt werden kann, wenn mindestens 8 Wochen lang nicht mehr geraucht wurde (Abb. 14.4), [31].

Durch Zigarettenrauch können auch die normalen Immunreaktionen beeinflußt werden. Die bereits durch Narkose und Operation verminderten Immunreaktionen können durch Rauchen noch weiter gehemmt werden. Damit sich die Immunreaktionen wieder normalisieren, kann eine mindestens 6-wöchige Nikotinabstinenz notwendig sein. [27]. Durch einige Rauchbestandteile können Leberenzyme stimuliert werden. Hierdurch kann der perioperative Analgetikabedarf verändert sein. Auch hier ist eine 6 bis 8-wöchige Abstinenz notwendig, bis sich die Aktivität dieser Leberenzyme wieder normalisiert hat. Paradoxerweise ist die Inzidenz tiefer Beinvenenthrombosen nach einem Herzinfarkt oder nach operativen Unterbaucheingriffen bei Rauchern im Vergleich zu Nichtrauchern stark erniedrigt [32, 33]. Dies ist sehr erstaunlich, denn chronisches Zigarettenrauchen führt häufig zu einer Erhöhung des Hämatokritwertes und damit zu einer Zunahme der Blutviskosität. Obwohl es hierfür keine Untersuchungen gibt, ist es doch denkbar, daß Raucher – die postoperativ zur Nikotinabstinenz gezwungen werden – unruhiger sind und sich deshalb mehr bewegen als Nichtraucher. Dadurch könnte die venöse Stase abnehmen [33].

Die logische Konsequenz sollte jedoch sein, den Patienten vor elektiven operativen Eingriffen dringend

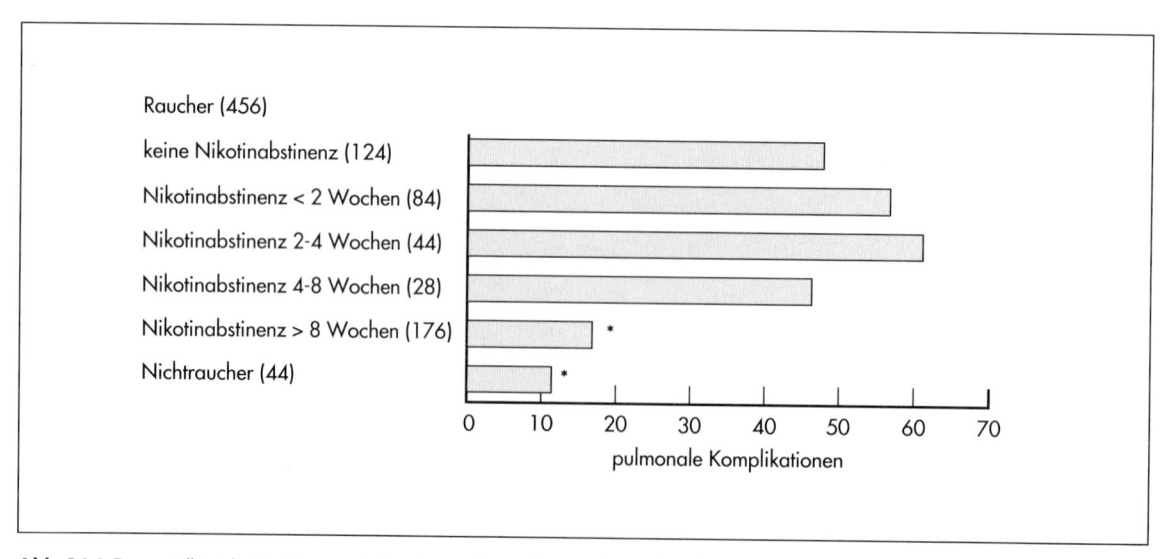

**Abb. 14.4:** Dargestellt ist die Beziehung zwischen Dauer einer präoperativen Nikotinabstinenz und der Inzidenz von pulmonalen Komplikationen nach aortokoronaren Bypassoperationen. Bei diesen Operationen ist die Inzidenz von postoperativen pulmonalen Komplikationen nur bei einer präoperativen Nikotinabstinenz von länger als 8 Wochen vermindert. (Warner MA, Divertie MB, Tinker JH. Preoperative cessation of smoking and pulmonary complications in coronary artery bypass patients. Anesthesiology 1984;60:380–3)

nahezulegen, das Zigarettenrauchen einzustellen. Selbst eine kurze Abstinenz verbessert die Sauerstofftransportkapazität des Blutes. Das Argument, daß eine kurzfristige Nikotinabstinenz nutzlos ist, ist nicht überzeugend. Es scheint auch unlogisch, in der Praxis bewährte Dinge zu unterlassen, nur weil theoretisch das Tracheobronchialsekret visköser und folglich schwieriger abzuhusten ist, falls der Patient plötzlich das Rauchen einstellt.

### 14.2.2 Narkoseführung

Bei einem Lungenemphysem müssen keine bestimmten Medikamente oder Anästhesieverfahren eingesetzt werden. Für Operationen, bei denen das Peritoneum nicht eröffnet werden muß oder für Operationen an den Extremitäten sind Regionalanästhesieverfahren am besten geeignet [26, 34]. Für Unterbauchoperationen sind Regionalanästhesieverfahren und eine Vollnarkose gleichgut geeignet [34]. Bei Oberbauchoperationen und Thoraxeingriffen ist die Vollnarkose das Verfahren der Wahl.

Wichtiger als die eingesetzten Medikamente oder Anästhesietechniken ist es, die Tatsache zu berücksichtigen, daß bei diesen Patienten in der postoperativen Phase die Gefahr einer akuten Ateminsuffizienz besteht. Daher kann es – insbesondere nach großen Operationen – notwendig sein, die Patienten weiterhin maschinell zu beatmen.

#### Regionalanästhesieverfahren

Bei Patienten mit pulmonalen Begleiterkrankungen bieten sich Regionalanästhesieverfahren an, falls zusätzlich keine sedierenden Medikamente notwendig sind. Es muß z.B. beachtet werden, daß diese Patienten extrem empfindlich auf die depressiven Wirkungen systemisch verabreichter Sedativa sein können. Bei sehr ängstlichen Patienten ist es jedoch möglich, intravenös kleine Dosen eines Benzodiazepins (z.B. Midazolam in Repetitionsdosen von 1-2 mg) zu verabreichen, ohne daß ein größeres Risiko einer unerwünschten Atemdepression zu erwarten ist. Regionalanästhesieverfahren mit einem sensiblen Niveau über $Th_6$ sind nicht empfehlenswert, da es hierbei zu einer Abnahme des exspiratorischen Reservevolumens kommen kann. Die wichtigste Nebenwirkung einer dadurch bedingten Abnahme des Exspirationsflows ist es, daß nicht mehr effektiv abgehustet werden kann. Hierdurch kann es zu einer verminderten Sekret-Clearance kommen.

#### Allgemeinanästhesie

Bei Patienten mit einer pulmonalen Begleiterkrankung wird für eine Vollnarkose häufig ein volatiles Anästhetikum eingesetzt. Gleichzeitig werden oft die Atemgase angefeuchtet und es wird eine maschinelle Beatmung vorgenommen. Volatile Anästhetika können schnell über die Lungen ausgeschieden werden. Dadurch kann in der unmittelbar postoperativen Phase die Gefahr einer Atemdepression vermindert werden. Außerdem sind die volatilen Anästhetika auch aufgrund ihrer bronchodilatierenden Wirkung günstig. Halothan, Enfluran und Isofluran sind bei Patienten mit einem Lungenemphysem gleich gut geeignet.

Häufig wird in Verbindung mit einem volatilen Anästhetikum auch Lachgas eingesetzt. Beim Einsatz von Lachgas muß jedoch beachtet werden, daß dieses Gas auch in die Emphysemblasen gelangt. Es ist denkbar, daß Lachgas zu einer Überdehnung und Ruptur von Emphysemblasen und zu einem Spannungspneumothorax führen könnte [35]. Ein weiterer Nachteil beim Einsatz von Lachgas ist darin zu sehen, daß damit die inspiratorische Sauerstoffkonzentration nicht sehr hoch eingestellt werden kann. Wichtig ist auch, daß Inhalationsanästhetika eine regionale, hypoxisch bedingte Konstriktion von Pulmonalgefäßen abschwächen können. Dadurch kann es zu einer Zunahme des Rechts-Links-Shunts kommen. Daher ist eventuell eine erhöhte inspiratorische Sauerstoffkonzentration notwendig, um diese möglicherweise auftretende Nebenwirkung volatiler Anästhetika auszugleichen.

Zur Aufrechterhaltung der Narkose sind bei diesen Patienten Opioide nicht so gut geeignet. Z.B. können Opioide aufgrund ihrer langsame Inaktivierung in der Leber und/oder ihrer langsamen Elimination über die Nieren zu einer längerdauernden Atemdepression führen. Auch eine Atemdepression durch andere Medikamente – wie z.B. Thiopental oder Midazolam – ist bei Patienten mit einer chronisch obstruktiven Lungenerkrankung verlängert [36]. Werden zur Aufrechterhaltung der Narkose Opioide verabreicht, dann können hohe inspiratorische Lachgaskonzentrationen notwendig sein, um eine Amnesie zu gewährleisten. Einerseits wird also eine hohe Lachgaskonzentration, andererseits aber oft auch eine hohe inspiratorische Sauerstoffkonzentration notwendig. Dies schließt sich jedoch gegenseitig aus.

Um ein Austrocknen der Atemwege während der Narkose zu verhindern, ist eine Anfeuchtung der Inspirationsgase wichtig, denn es sollte bedacht werden, daß durch einen Endotrachealtubus nahezu der gesamte physiologische Anfeuchtungsmechanismus der Atemwege ausgeschaltet wird. Zusätzlich wird durch den hohen Flow an trockenen Narkosegasen eine Anfeuchtung der Einatemgase besonders wichtig. Ist der Patient aufgrund einer unzureichenden präoperativen Flüssigkeitszufuhr dehydriert, kann es zu einem starken Eintrocknen der Tracheobronchialsekrete kommen, auch wenn die Inspirationsgase angefeuchtet werden.

Falls sich Patienten mit einem Lungenemphysem einer großen Operation unterziehen müssen, ist eine kontrollierte Beatmung sinnvoll, um die arterielle Oxygenierung zu optimieren [27]. Durch ein hohes Atemhubvolumen (10-15 ml/kg) in Verbindung mit einem gleichzeitig niedrigen Inspirationsflow kann die Gefahr von Turbulenzen in den Atemwegen verringert und ein optimales Ventilations-/Perfusionsverhältnis aufrechterhalten werden. Eine niedrige Atemfrequenz (6–10 Atemhübe pro Minute) garantiert genügend Zeit für den venösen Rückstrom zum Herzen. Bei einer niedrigen Atemfrequenz besteht auch genügend Zeit für eine vollständige Exspiration. Dies ist besonders dann wichtig, wenn bei Patienten mit einer chronisch obstruktiven Lungenerkrankung einem «Airtrapping» vorgebeugt werden muß. Bei Patienten mit Emphysemblasen sollte die Gefahr eines Barotraumas beachtet werden, insbesondere dann, wenn hohe positive Atemwegsdrucke notwendig sind, um eine ausreichende Ventilation zu erzielen. Insgesamt ist der intraoperative Einsatz eines hohen Hubvolumens und einer niedrigen Atemfrequenz genauso effektiv, was die arterielle Oxygenierung anbetrifft, wie der Einsatz eines positiven endexspiratorischen Druckes (PEEP). Die kardiovaskulären Nebenwirkungen, die durch einen kontinuierlichen positiven Atemwegsdruck erzeugt werden, entfallen hierbei. Falls der Patient während der Narkose spontan atmet, sollte beachtet werden, daß die durch Halothan und wahrscheinlich auch die durch andere volatile Anästhetika bedingte Atemdepression bei Patienten mit einer chronisch obstruktiven Lungenerkrankung stärker ausgeprägt ist [27]. Unabhängig davon, wie der Patient während eines operativen Eingriffes beatmet wird – eine objektive Korrektur der Beatmungsparameter ist nur dadurch möglich, daß die arteriellen Blutgase und der pH-Wert des Blutes gemessen werden.

Bei einer Vollnarkose kommt es unweigerlich zu einer Verminderung des Gasaustausches über die alveolo-kapilläre Membran. Das Ausmaß dieser Verminderung hängt von einer Reihe von Faktoren ab, wie 1. von einer vorbestehenden pulmonalen Erkrankung, 2. vom Herzminutenvolumen, 3. von der funktionellen Residualkapazität, 4. vom Alter des Patienten und 5. von der für die Operation notwendigen Lagerung des Patienten. Alle diese Faktoren wirken letztendlich dadurch auf den pulmonalen Gasaustausch, daß sie die Verteilung (Distribution) von Ventilation und pulmonalen Blutfluß beeinflussen. Ein optimaler Gasaustausch liegt dann vor, wenn Inspirationsgase und pulmonaler Blutfluß gleichmäßig auf die Alveolen verteilt sind. Ein Hinweis auf ein Mißverhältnis zwischen Ventilation und Perfusion ist ein Anstieg der arterio-alveolären Partialdruckdifferenz für Sauerstoff und Kohlendioxid. Bereits in gesunden Lungen liegt ein gewisses Ventilations-/Perfusionsmißverhältnis vor. Dieses Mißverhältnis nimmt aber bei einer vorbestehenden Lungenerkrankung und aufgrund der perioperativ auftretenden Veränderungen weiter zu.

Bei einer normalen Verteilung von Ventilation und Perfusion liegt eine relative Hyperventilation der obenliegenden Lungenbereiche und eine relative Luxusperfusion der unteren Lungenanteile vor. Dieses physiologische Mißverhältnis nimmt zu, wenn ein größerer Anteil des pulmonalen Blutflusses zu den untenliegenden Anteilen der Lunge geleitet wird oder wenn die Ventilation in den obenliegenden Lungenregionen zunimmt. Die Verteilung des pulmonalen Blutflusses ist von der Schwerkraft, sowie von den Wechselwirkungen zwischen pulmonalarteriellem Druck, pulmonalvenösem Druck und dem intraalveolären Druck abhängig. Wird der intraalveoläre Druck in einem bestimmten Lungenareal mittels eines positiven Atemwegdrucks über den pulmonalvenösen Druck angehoben, dann ist dieser Lungenabschnitt zwar ventiliert, aber nicht mehr perfundiert. Auch eine anästhesiebedingte myokardiale Depression oder eine Verringerung des intravaskulären Flüssigkeitsvolumens führt über eine Verminderung des Herzminutenvolumens zu einer Abnahme des pulmonalarteriellen Drucks und zu einer Zunahme des Ventilations-/Perfusionsquotienten. Hinweis auf eine anästhesiebedingte Veränderung des pulmonalen Blutflusses mit nachfolgender Verminderung des Gasaustausches ist ein Anstieg der arterio-alveolaren Partialdruckdifferenz für Kohlendioxid während der Narkose. Diese Differenz ist beim wachen Patienten normalerweise kleiner als 1 mm Hg, kann aber während einer Vollnarkose bis auf 5–6 mm Hg ansteigen. Ein eventuell vorliegender höherer Kohlendioxidgradient muß berücksichtigt werden, wenn die endexspiratorische Kohlendioxidkonzentration (als Maß für den arteriellen Kohlendioxidpartialdruck) überwacht wird.

Die Verteilung des pulmonalen Blutflusses kann normalerweise dadurch verändert werden, daß es im Bereich von Alveolen mit einem niedrigen Sauerstoffpartialdruck zu einer Vasokonstriktion der entsprechenden Arteriolen kommt. Diese hypoxiebedingte pulmonale Vasokonstriktion verringert die Durchblutung in schlecht ventilierten Alveolen und führt so zu einer Verbesserung des Ventilations-Perfusionverhältnisses und damit der arteriellen Oxygenierung. Einige, aber nicht alle Studien deuten darauf hin, daß Inhalationanästhetika diese Kompensationsmechanismen abschwächen oder blockieren. Die Folgen dieser anästhetikabedingten Auswirkungen können durch eine perioperativ erhöhte Sauerstoffgabe ausgeglichen werden.

Die Verteilung der Ventilation hängt 1. von den elastischen Eigenschaften der Alveolen, 2. dem endexspiratorisch in den Alveolen verbleibenden Volumen und 3. davon ab, wie die Thoraxbewegungen zustande kommen. Die Verteilung des Ventilationsvolumens wird dadurch beeinflußt, ob sich das Zwechfell aktiv kontrahiert oder ob es passiv bewegt wird. Bei einer Spontanatmung in Rücken- oder Seitenlage kommt es z.B. bei einer Kontraktion des Zwerchfells vor allem zu einer Belüftung der unten liegenden Lungenanteile. Halothan und wahrscheinlich auch andere Inhalationsanästhetika hemmen die Aktivität der Interkostalmuskulatur. Dadurch wird die Stabilität des knöchernen Thorax beeinträchtigt [37]. Wenn sich das Zwerchfell kontrahiert, kann die Thoraxwand nachgeben. Deshalb neigen die Patienten während der Narkose und in der frühen postoperativen Phase (wenn noch ein Überhang an Anästhetika besteht) zu einer Hypoventilation. Wenn das Zwerchfell relaxiert ist und nur noch passiv bewegt wird, dann hängt die Verteilung des Ventilationsvolumens auch vom intraabdominellen Druck ab. Wird mit einem bestimmten intrathorakalen Druck beatmet, dann finden die größten Bewegungen des Zwerchfells im Bereich der obenliegenden Zwerchfellanteile statt. Dies führt zu einer Ventilationszunahme in den oben liegenden Lungenpartien, während der schwerkraftabhängige pulmonale Blutfluß weiterhin vor allem zu den untenliegenden Lungenbezirken strömt. Die Folge ist eine Verstärkung des Ventilations-Perfusionsmißverhältnisses und eventuell eine Verschlechterung der Oxygenierung.

Der Gasaustausch wird während einer Narkose auch durch Veränderungen der funktionellen Residualkapazität beeinflußt. Die Einleitung einer Vollnarkose sowie die Gabe von Muskelrelaxantien können zu einer Abnahme der funktionellen Residualkapazität führen. Atemwege mit einem Durchmesser von 1 mm und weniger neigen dadurch zum Kollabieren. Die Folge ist eine Zunahme des Ventilations-Perfusionsmißverhältnisses, was sich in einem Anstieg der arterio-alveolären Sauerstoffpartialdruckdifferenz zeigt. Dasjenige Volumen, das sich bei einer forcierten Ausatmung noch in der Lunge befindet, wenn sich die kleinen Atemwege zu verschließen beginnen, wird als Closing capacity bezeichnet (Abb. 14.5), [38]. Die Closing capacity minus dem Residualvolumen ergibt das Closing volume. Durch eine maschinelle Beatmung mit hohem Atemhubvolumen – mit oder ohne zusätzlichem positiven endexspiratorischen Druck – ist es leichter möglich, die funktionelle Residualkapazität aufrecht zu erhalten und den Kollaps der kleinen Atemwege zu verhindern.

### 14.2.3 Postoperative Ventilationskontrolle

Bei Patienten mit einer pulmonalen Vorerkrankung kann postoperativ eine Ventilationskontrolle mittels umfangreichem Monitoring oder gar eine maschinelle Beatmung für einige Tage notwendig werden [39]. Bei Patienten mit einer schweren pulmonalen Vorerkrankung ist in der unmittelbaren postoperativen Phase oft eine maschinelle Beatmung notwendig. Bei Patienten, bei denen der präoperative Quotient $FEV_1$ zu Vitalkapazität unter 0,5 betrug, wird in der frühen postoperativen Phase oft eine maschinelle Unterstützung der Ventilation notwendig, insbesondere falls ein Oberbauch- oder Thoraxeingriff durchgeführt wurde [25]. Auch falls der präoperative arterielle Kohlendioxidpartialdruck über 50 mm Hg liegt, muß postoperativ oft maschinell beatmet werden. Es sollte jedoch beachtet werden, daß der präoperativ bestimmte arterielle Kohlendioxidpartialdruck fälschlich niedrig sein

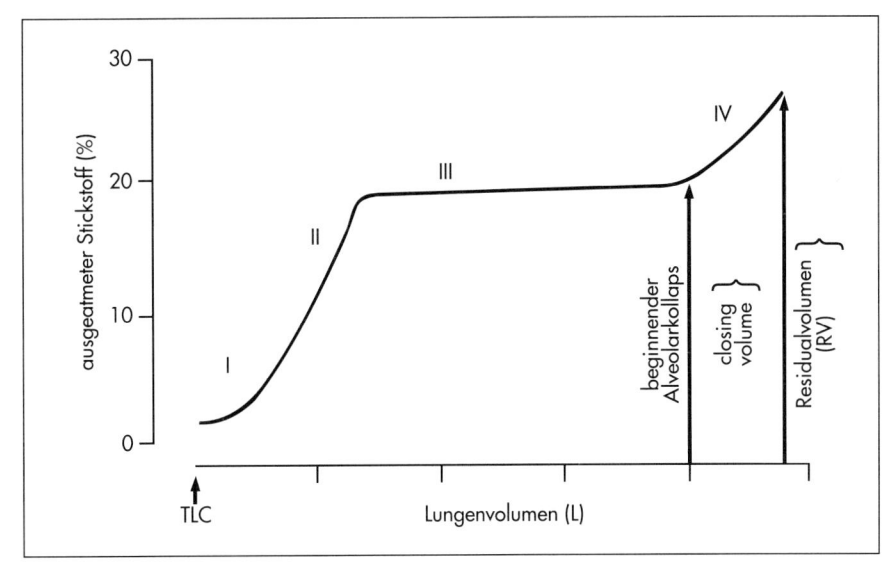

**Abb. 14.5:** Das Closing volume kann dadurch bestimmt werden, daß während einer maximalen Ausatmung, an deren Ende nur noch das Residualvolumen (RV) in der Lunge verbleibt, die Stickstoffkonzentration aufgezeichnet wird. Vor dieser maximalen Ausatmung wird maximal mit 100 % Sauerstoff eingeatmet, so daß die Totalkapazität (TLC) erreicht ist. Diese initiale Inspiration enthält auch stickstoffreiches Gasgemisch aus dem Totraum. Dieses stickstoffhaltige Gas gelangt in die Alveolen der oberen Lungenabschnitte. Der andere Teil dieses Atemzuges, der aus reinem Sauerstoff besteht, gelangt in die unteren Lungenabschnitte. Als Folge dessen ist die Stickstoffkonzentration in den oberen Lungenbereichen höher. In der Phase I wird das Gas des Totraumvolumens ausgeatmet. Es enthält reinen Sauerstoff. Anschließend kommt es zu einem plötzlichen Anstieg der ausgeatmeten Stickstoffkonzentration (Phase II). Dies ist durch eine Vermischung von Gas aus dem Totraumvolumen und aus den Alveolen bedingt. Die Phase III repräsentiert Gas aus den Alveolen der gesamten Lunge. Bei weiterer Ausatmung beginnen die Luftwege der basalen Lungenanteile zu kollabieren und die Stickstoffkonzentration steigt plötzlich stark an (Phase IV), denn das Gas stammt nun vor allem aus den oberen Lungenabschnitten. Bei demjenigen Lungenvolumen, bei dem die Stickstoffkonzentration plötzlich wieder ansteigt, beginnt der Verschleiß der kleinen Luftwege (airway closure). Das in diesem Moment noch in der Lunge befindliche Volumen wird als »Closing capacity« bezeichnet. Während der Phase III besteht nur dann eine konstante Stickstoffkonzentration, wenn eine gleichmäßige Verteilung (Distribution) vorliegt. Ist die Verteilung ungleichmäßig, dann enthält das während der Ausatmung aus den Alveolen stammende Gas unterschiedliche Stickstoffkonzentrationen und während der Phase III kommt es zu einem kontinuierlichen Anstieg.

kann, wenn die arterielle Punktion sehr schmerzhaft war und zu einer schmerzbedingten Ventilationssteigerung führte. Eine erhöhte Plasmabikarbonatkonzentration bei gleichzeitig normalem arteriellem Kohlendioxidpartialdruck weist darauf hin, daß eine chronische Hyperkapnie durch eine akute Hyperventilation maskiert ist. Falls der arterielle $CO_2$-Partialdruck chronisch erhöht ist, sollte der erhöhte $CO_2$-Wert nicht akut korrigiert werden. Eine plötzliche $CO_2$-Erniedrigung kann zu einer schweren Alkalose führen, denn Bikarbonat kann nur langsam über die Nieren ausgeschieden werden. Bei der dadurch entstehenden Alkalose kann es zu Herzrhythmusstörungen und einer Stimulation des ZNS kommen, im Extremfall können zerebrale Krampfanfälle auftreten.

Falls in der postoperativen Phase eine maschinelle Beatmung notwendig wird, sollte beachtet werden, daß die inspiratorische Sauerstoffkonzentration so gewählt wird und der Respirator so einzustellen ist, daß ein arterieller Sauerstoffpartialdruck zwischen 60 und 100 mm Hg und ein solcher arterieller $CO_2$-Partialdruck erreicht wird, daß der arterielle pH-Wert zwischen 7,36 und 7,44 liegt. Bis diese Parameter in der postoperativen Phase kontrolliert werden können, werden normalerweise mindestens 50% Sauerstoff, ein Atemhubvolumen von 10–15 ml/kg und einer Beatmungsfrequenz von 6–10 Atemzügen pro Minute eingestellt. Ein positiver endexspiratorischer Druck kann notwendig werden, wenn der arterielle Sauerstoffpartialdruck trotz einer inspiratorischen Sauerstoffkonzentration von 50% nicht höher als 60 mm Hg ist (siehe: Kapitel 16). Es sollte beachtet werden, daß bei Patienten mit einer chronisch obstruktiven Lungenerkrankung ein positiver endexspiratorischer Druck zu einem verstärkten «air trapping» führen kann.

Neben der Messung von arteriellen Blutgasen und pH-Werten können auch durch die Bestimmung der Differenz zwischen dynamischer und statischer Lungencompliance Rückschlüsse auf den Atemwegswiderstand gezogen werden. Die dynamische Lungencompliance ist der Quotient aus exspiratorischem Atemhubvolumen und Atemspitzendruck. Dieser Quotient ist ein Maß für den Widerstand, gegen den die Gase durch die Atemwege strömen müssen. Dieser Quotient ist auch eine Maß für die Compliance von Lungen und Thorax. Die statische Lungencompliance kann dadurch gemessen werden, daß das exspiratorische Atemhubvolumen durch den Atemwegsplateaudruck (bei Aufrechterhalten der Inspiration für 1–1,5 Sekunden) dividiert wird. Die statische Lungencompliance ist lediglich ein Maß für die Lungen- und Thoraxcompliance. Deshalb ist die Differenz zwischen dynamischer und statischer Lungencompliance (sowie der Trend dieser Messungen) eine Maß für den Atemwegswiderstand. Die Entscheidung, ob eine maschinelle Beatmung beendet und der Patient extubiert werden kann, richtet sich nach dem klinischen Status und objektiven Lungenfunktionsparametern (siehe: Kapitel 16).

## 14.3 Chronische Bronchitis

Bei einer chronischen Bronchitis liegt typischerweise eine chronische oder rezidivierende Sekretion großer Mengen an muköses Bronchialsekret vor. Vergrößerte Schleimhautdrüsen und die stark erhöhte Sekretion mukösen Schleims führen zu einer Einengung des Atemweglumens und damit zu einer Widerstandserhöhung für den Gasfluß. Viele Patienten haben jedoch eine stark erhöhte Schleimsekretion, ohne daß Anzeichen einer obstruktiven Lungenerkrankung vorliegen. Auf der anderen Seite haben manche Patienten eine schwere obstruktive Atemwegserkrankung, obwohl die Sekretion von muköses Schleim nicht besonders gesteigert ist. Schließlich entwickeln einige Patienten mit einer chronischen Bronchitis auch eine Eosinophilie. Häufig kann bei diesen Patienten der obstruktive Anteil der Lungenerkrankung durch Verabreichung bronchodilatierender Medikamente – wie sie zur Behandlung eines Asthma bronchiale eingesetzt werden – verringert werden.

Das Zigarettenrauchen ist der wichtigste prädisponierende Faktor für die Entwicklung einer chronischen Bronchitis. Auch die Umweltverschmutzung scheint einen gewissen Einfluß zu haben, aber deren Bedeutung ist im Vergleich zu dem des Zigarettenrauchens wesentlich geringer. Viele Patienten mit einer chronischen Bronchitis haben rezidivierende bronchopulmonale Infekte. Diese bronchialen Infekte werden durch Bakterien (z. B. Diplococcus pneumoniae, Hämophilus influenzae), Viren oder Mykoplasmen verursacht. Normalerweise ist die chronische Bronchitis zwar Folge einer Infektion der Atemwege, manchmal kann aber auch eine primäre chronische Bronchitis zu rezidivierenden Atemwegsinfekten führen. Eine Infektion kann zu Entzündung und Fibrose führen und damit zu einer Verengung der Atemwege beitragen.

Die klinischen Symptome von Patienten mit einer chronischen Bronchitis können denen bei einem Lungenemphysem gleichen, sich aber auch stark davon unterscheiden (Tab. 14.3). Patienten mit einer chronischen Bronchitis werden häufig als «blue bloaters» bezeichnet, da es im Verlauf dieser Erkrankung – im Gegesatz zum Lungenemphysem – frühzeitig zu einer arteriellen Hypoxämie und $CO_2$-Retention kommt. Da die kleinen Atemwege nur einen geringen Anteil des totalen Atemwegswiderstands ausmachen, muß eine chronische Bronchitis bereits weit fortgeschritten sein, bevor eine Dyspnoe auftritt. Auch hierin unterscheidet sich die chronische Bronchitis vom Lungenemphysem. Die exspiratorische Strömungsgeschwindigkeit ist bei einer chronischen Bronchitis ähnlich wie bei einer Obstruktion. Die Totalkapazität der Lunge ist nicht so stark erhöht wie bei Patienten mit einem Lungenemphysem und die Lunge enthält mehr Blut. Dadurch sind die Lungen weniger strahlendurchlässig. Die Röntgen-Thoraxaufnahmen müssen bei einer obstruktiven Lungenerkrankung keine charakteristischen Veränderungen zeigen. Bei Patienten mit einer chronischen Bronchitis bildet sich relativ früh ein Cor pulmonale aus (siehe: Kapitel 9). Obwohl primär nur das rechte Herz betroffen ist, kann es bei ungefähr der Hälfte dieser Patienten auch zu einer linksventrikulären Funktionsstörung kommen. Der pulmonalkapilläre Verschlußdruck ist bei diesen Patienten häufig erhöht. Dies ist meist Ausdruck einer verminderten linksventrikulären Compliance, denn der erweiterte rechte Ventrikel führt zu einer Vorwölbung des Ventrikelseptums in den linken Ventrikel.

Die Prognose einer chronischen Bronchitis ist schlecht. Häufig tritt der Tod innerhalb von 5 Jahren nach dem erstmaligen Auftreten einer akuten Ateminsuffizienz ein. Bei der präoperativen Untersuchung und der Narkoseführung sind die gleichen Dinge zu beachten, wie sie bereits für Patienten mit einem Lungenemphysem beschrieben wurden.

## 14.4 Bronchiektasen

Bronchiektasen sind durch eine bleibende abnorme Erweiterung der Bronchien gekennzeichnet. Bei vielen Lungenerkrankungen wie z.B. auch beim Lungenemphysem oder einer chronischen Bronchitis kommt es zu einer Erweiterung verschiedener Anteile der Atemwege. Bronchiektasen können dadurch diagnostiziert werden, daß (mittels Bronchographie) während des gesamten Atemzyklus eine permanente Erweiterung der Brochien in vielen Abschnitten des Bronchialbaumes nachweisbar ist.

Sämtliche Prozesse, die zu wiederholten bronchialen Infektionen führen, können Bronchiektasen verursachen. Die betroffenen Bronchien enthalten häufig purulente Sekrete. Dadurch kommt es zu einem purulenten Auswurf. Die ektatischen Bronchien enthalten häufig auch stark vaskularisiertes Granulationsgewebe. Dies kann die Ursache für wiederholt auftretende Hämoptysen sein. Ausgehend von den Bronchial- und Interkostalarterien, können sich umfangreiche Kollateralkreisläufe ausbilden. Falls sich eine Verbindung dieser Blutgefäße mit dem Lungenkreislauf herstellt, wird der hohe systemische Blutdruck auf das pulmonale Gefäßsystem übertragen und es können sich eine pulmonalvaskuläre Hypertension und ein Cor pulmonale entwickeln. Falls diese Kollateralgefäße Verbindungen zu Pulmonalvenen haben, kann es durch die Übertragung des hohen systemischen Blutdrucks zu einem Lungenödem kommen.

Häufig treten auch rezidivierende Infektionen der Nasennebenhöhlen auf. Chronische Bronchiektasen können zu Trommelschlegelfingern, einer pulmonal bedingten Osteoathropathie oder einer Amyloidose führen. Welche pulmonalen Funktionsstörungen auftreten werden, ist nicht vorauszusagen. Lungenfunktionsstörungen können fehlen oder bis zu den charakteristischen obstruktiven oder restriktiven Lungenveränderungen reichen.

### 14.4.1 Therapie

Zur Therapie von Bronchiektasen gehören z.B. Atemgymnastik und Drainagelagerung, um die Sekret-Clearance aus den Luftwegen zu erleichtern. Bei akuten Exazerbationen ist eine zusätzliche Antibiotikatherapie angezeigt. Eine operative Resektion der erkrankten Lungenanteile ist zu empfehlen, falls – ausgehend von bestimmten Bronchialabschnitten – rezidivierende Infektionen und Hämoptysen auftreten.

### 14.4.2 Narkoseführung

Bei der Narkoseführung von Patienten mit chronischen Bronchiektasen sollte der Einsatz eines doppellumigen Endotrachealtubus in Erwägung gezogen werden, um so eine Verschleppung von purulentem Sputum in gesunde Lungenbezirke zu verhindern. Instrumentelle Manipulationen in der Nase sollten nicht durchgeführt werden, da häufig chronische Entzündungen der Nasennebenhöhlen vorliegen.

## 14.5 Mukoviszidose

Die Mukoviszidose ist eine Erbkrankheit, die autosomal rezessiv vererbt wird. Die Erkrankung befällt die exokrinen Drüsen und führt zur Sekretion von chemisch abnormalem Schweiß und von hochviskösem Schleim. Die Diagnose einer Mukoviszidose wird anhand der erhöhten Natrium-, Kalium- und Chloridkonzentration (ungefähr 60 mval/l) im Schweiß gestellt. Diese Veränderungen sind bereits bei der Geburt vorhanden und bleiben das gesamte Leben nachweisbar. Da heutzutage Antibiotika verfügbar sind und eine bessere unterstützende Behandlung wie z.B. Drainagelagerung und Physiotherapie durchgeführt wird, überleben inzwischen eine größere Anzahl von Patienten bis in das Erwachsenenalter. Bei mild verlaufenden Varianten einer Mukoviszidose kommt es typischerweise häufig zu Lungeninfektionen.

### 14.5.1 Klinische Symptome

Eine pulmonale Beteiligung mit Verlegung der Atemwege durch viskösen Schleim ist das wichtigste klinische Symptom der Mukoviszidose. Es liegen eine chronische Infektion der Bronchien und irreversible fibrotische Veränderungen der Atemwege vor. Zu den häufig auftretenden pulmonalen Komplikationen gehören Abszesse, Empyem und Hämoptysis. Normalerweise werden große Mengen von dickem, grünlichem und purulentem Tracheobronchialsekret expektoriert. Häufig treten auch Nasenpolypen auf. Im Bereich der Lunge kommt es letztendlich zur Ausbildung von Bronchiektasen und zu einer diffusen parenchymatösen Fibrose. Der Expirationsflow ist erniedrigt, der Atemwegswiderstand, das Residualvolumen und das Ventilations-/Perfusionsmißverhältnis sind erhöht. Bei älteren Kindern und Erwachsenen tritt oft ein Spontanpneumothorax auf. Im Endstadium kommt es häufig zu arterieller Hypoxämie, Hypoventilation und respiratorischer Azidose.

Eine Pankreasinsuffizienz ist Folge einer Verlegung der Pankreasgänge mit zähem Sekret. Es bilden sich auch eine Leberzirrhose und eine portalvenöse Hypertension aus. Die Gallengänge werden langsam durch viskösen Schleim verlegt. Unmittelbar nach der Geburt kann eine Mukoviszidose zu einem Mekonium ileus und damit zu einer gastrointestinalen Obstruktion führen. Bei Säuglingen mit einer Mukoviszidose besteht ein erhöhtes Blutungsrisiko. Ursache ist ein Vitamin K-Mangel aufgrund einer Malabsorption fettlöslicher Vitamine.

### 14.5.2 Narkoseführung

Bei der Narkoseführung von Patienten mit einer Mukoviszidose sind die gleichen Prinzipien zu beachten, wie sie für Patienten mit einem Lungenemphysem beschrieben wurden. Elektive operative Eingriffe sollten so lange hinausgeschoben werden, bis eine optimale Lungenfunktion erreicht ist, bronchopulmonale Infekte unter Kontrolle sind und die Sekret-Clearance sich verbessert hat. Bei eingeschränkter Leberfunktion oder verminderter Resorption fettlöslicher Vitamine aus dem Gastrointestinaltrakt kann eine Behandlung mit Vitamin K notwendig werden. Eine Prämedikation ist wahrscheinlich nicht notwendig. Eine Sedierung kann zu einer unerwünscht starken Atemdepression führen und anticholinerge Medikamente könnten die Viskosität der Sekrete weiter erhöhen. Wird zur Aufrechterhaltung der Narkose ein volatiles Anästhetikum eingesetzt, können problemlos hohe inspiratorische Sauerstoffkonzentrationen verabreicht werden. Damit kann auch der Atemwegswiderstand über eine Tonusverminderung der glatten Bronchialmuskulatur gesenkt werden. Durch volatile Anästhetika kann die Empfindlichkeit der – im Rahmen der Mukoviszidose – typischerweise hyperreaktiven Atemwege vermindert werden. Eine Anfeuchtung der Inspirationsgase ist wichtig, damit die Sekrete möglichst wenig zähflüssig sind. Während der Operation muß häufig endotracheal abgesaugt werden.

### 14.6 Kartagener-Syndrom

Zum Kartagener-Syndrom gehören Situs inversus, chronische Sinusitiden und Bronchiektasen [40]. Dieses Syndrom wird autosomal rezessiv vererbt und betrifft ungefähr 0,5 % aller Patienten mit einer Dextrokardie. Ab dem Kindheitsalter treten bei diesen Patienten wiederholt pulmonale Infekte und eine chronische Otitis media auf. Normalerweise bestehen ein produktiver Husten und eine Hämoptyse. Auffallendstes Merkmal dieses Syndroms sind Bronchiektasen. Eine isolierte Dextrokardie ist fast immer mit angeborenen Herzfehlern verbunden. Bei einem totalen Situs inversus dagegen ist die Inzidenz von Herzfehlern niedrig.

Der Hauptdefekt bei Patienten mit einem Kartagener-Syndrom besteht darin, daß eine allgemeine Störung der Ziliarfunktion vorliegt und der Schleimtransport in Richtung Glottis nicht ausreichend ist. Dieser Defekt der Ziliarmotilität betrifft auch die Spermien, und die meisten Männer mit dieser Erkrankung sind daher nicht zeugungsfähig.

### 14.7 Trachealstenose

Die Trachealstenose stellt ein extremes Beispiel einer obstruktiven Lungenerkrankung dar. Sie ist eine typische Folge einer Langzeitbeatmung über einen Endotrachealtubus oder ein Tracheostoma. Eine Ischämie der Trachealschleimhaut, die letztlich zu einer Zerstörung von Knorpelstangen mit nachfolgender ringförmiger Narbenkontraktur führen kann, läßt sich bei einer Langzeitbeatmung meist dadurch vermindern, daß Endotrachealtuben mit einem hohen Cuffvolumen eingesetzt werden, da hierbei ein geringerer Druck auf die umliegende Schleimhaut ausgeübt wird (high-volume/low-pressure cuff). Auch Infektionen und eine systemische Hypotension können eine Trachealstenose begünstigen.

Eine Trachealstenose wird klinisch symptomatisch, wenn bei Erwachsenen der Trachealdurchmesser auf weniger als 5 mm reduziert ist. Es ist möglich, daß sich die Symptomatik erst einige Wochen nach der Extubation entwickelt. Im Vordergrund steht eine Dyspnoe, die auch in Ruhe vorliegt, denn diese Patienten müssen während des gesamten Atemzyklus ihre Atemhilfsmuskulatur einsetzen. Die Patienten können nicht effektiv abhusten, und häufig ist ein Stridor zu hören. Patienten mit einer Trachealstenose atmen langsam, denn sie können ihr Hubvolumen selbst durch erhöhte Muskelarbeit nicht steigern. Der exspiratorische «peak flow» ist erniedrigt. Die Aufzeichnung eines Fluß-Volumen-Diagramms während der Bestimmung von forcierter exspiratorischer Vitalkapazität (FVC) und inspiratorischer Vitalkapazität kann für die Diagnostik sinnvoll sein. Durch eine Schichtaufnahme der Trachea läßt sich die Trachealeinengung meist gut nachweisen.

Bei einigen Patienten kann eine Dilatation der Trachea sinnvoll sein, aber meist ist eine operative Resektion des stenosierten Trachealsegments mit einer primären Anastomose notwendig [41]. Die Anästhesie für eine Trachealresektion kann dadurch kompliziert werden, daß es während der operativen Mobilisierung der Trachea zu einer totalen Atemwegsverlegung kommt. Initial wird ein translaryngealer Endotrachealtubus plaziert. Nach der operativen Freilegung wird die normale Trachea distal der Stenose eröffnet, ein steriler blockbarer Tubus eingeführt und an das Narkosegerät angeschlossen. Zur Aufrechterhaltung der Narkose ist ein volatiles Anästhetikum sinnvoll. Bei bestimmten Patienten mag eine Hochfrequenzbeatmung sinnvoll sein. Durch Zusatz von Helium (50–75%) zu den Inspirationsgasen kann die Dichte der Inspirationsgase erniedrigt und so der Flow im Bereich der Trachealstenose erhöht werden.

## 14.8 Auswirkungen operativer Eingriffe auf die Lungenfunktion

Der wichtigste Parameter dafür, wie stark die in der frühen postoperativen Phase auftretenden mechanischen Lungenveränderungen sind und wie stark der Gasaustausch an den alveolarkapillären Membranen beeinflußt wird, ist die Frage, wie weit der operative Eingriff vom Zwerchfell entfernt ist [39]. Die Veränderungen von Lungenmechanik und Gasaustausch sind z.B. nach Oberbauchoperationen am größten, geringer nach Thorax- oder Unterbaucheingriffen und am geringsten nach oberflächlichen Eingriffen oder Operationen an den Extremitäten. Durch diese postoperativ auftretenden Lungenveränderungen kommt es zu einer Verminderung von Atemzugvolumen, Vitalkapazität, funktioneller Residualkapazität, $FEV_1$, arteriellem Sauerstoffpartialdruck und zu einer Erhöhung der Atemfrequenz. Diese Veränderungen sind 24–48 Stunden nach dem operativen Eingriff am stärksten ausgeprägt.

### 14.8.1 Mechanische Veränderungen

Am ersten postoperativen Tag nach einem Oberbaucheingriff ist die Vitalkapazität auf ungefähr 40% des präoperativen Wertes erniedrigt. Selbst 7 Tage nach der Operation beträgt die Vitalkapazität noch 60–70% des präoperativen Wertes. Erst ungefähr 10–14 Tage nach einem Oberbaucheingriff hat die Vitalkapazität annähernd die präoperativen Werte wieder erreicht.

Unterbaucheingriffe und intrathorakale Operationen, bei denen kein Lungengewebe reseziert wird, haben ähnliche starke Auswirkungen auf die Lungenfunktion. Am Operationstag ist hierbei z.B. die Vitalkapazität auf ungefähr 60% der präoperativen Werte erniedrigt. Die Vitalkapazität steigt dann langsam wieder an und am 7. postoperativen Tag sind wieder ca. 80% des präoperativen Wertes erreicht.

Nach Oberbaucheingriffen ist die $FEV_1$ im gleichen Ausmaß erniedrigt wie die Vitalkapazität (VK). Deshalb ist der Quotient $FEV_1/VK$ postoperativ nicht verändert. Bei einem unveränderten Verhältnis $FEV_1/VK$ nach Oberbaucheingriffen ist zu vermuten, daß keine größere Atemwegsobstruktion vorliegt. Mit empfindlicheren Tests wäre jedoch nach Oberbaucheingriffen vermutlich ein erhöhter Atemwegswiderstand nachweisbar.

Im Gegensatz zur Vitalkapazität ist die funktionelle Residualkapazität unmittelbar nach Oberbaucheingriffen noch unverändert [39]. Erst 16–24 Stunden postoperativ nimmt die funktionelle Residualkapazität (FRC) auf ungefähr 70% des präoperativen Wertes ab. Anschließend steigt sie dann innerhalb von 7–10 Tagen wieder langsam auf den Ausgangswert an. Dieser verzögerte Abfall der funktionellen Residualkapazität deutet darauf hin, daß Veränderungen des Atemmusters für diesen erst spät einsetzenden FRC-Abfall Veränderung verantwortlich sind. Die gängige Erklärung besteht darin, daß es aufgrund der Operationsschmerzen zu einer Abnahme von Atemzugvolumen und Vitalkapazität kommt, was sich letztendlich in einem Abfall der funktionellen Residualkapazität äußert. Trotz kompletter Ausschaltung der postoperativen Schmerzen (z.B. durch eine Interkostalblockade oder eine Periduralanalgesie) kommt es nur zu einer partiellen Normalisierung der Vitalkapazität. Die funktionelle Residualkapazität wird hierdurch nur minimal verbessert [39]. Außerdem ist die Vitalkapazität nach operativen Oberbaucheingriffen auch dann vermindert, wenn bereits beim Erwachen aus der Narkose eine Analgesie über einen Periduralkatheter vorliegt [42]. Dies deutet darauf hin, daß zusätzlich zum Atemmuster noch andere Veränderungen für die postoperative Erniedrigung der funktionellen Residualkapazität verantwortlich sind. Da es trotz einer kompletten Analgesie nicht möglich ist, diese Veränderungen zu verhindern, muß vermutet werden, daß das Operationstrauma selbst die normale Funktion der Thoraxwand beeinflußt und das physiologische Zusammenspiel von Zwerchfell, Interkostalmuskulatur und Abdominalmuskulatur verändert.

Eine postoperativ auftretende Verminderung der funktionellen Residualkapazität hat entscheidende Auswirkungen auf die Durchgängigkeit der kleinen Atemwege, speziell derjenigen mit einem Durchmesser von weniger als 1 mm. Diese kleinen Atemwege werden nicht durch Knorpelspangen offengehalten. Der intrapleurale Druck überträgt sich daher auf diese kleinen Atemwege. Normalerweise ist der intrapleurale Druck niedriger als der auf die Alveolen wirkende atmosphärische Druck. Dadurch ist der transpulmonale Druck positiv, wodurch die Lunge und die kleinen Atemwege gedehnt werden. Falls die funktionelle Residualkapazität erniedrigt ist, kann in den abhängigen Lungenanteilen der intrapulmonale Druck unter den intrapleuralen Druck abfallen. Dadurch kommt es zu einer Einengung oder zum Verschluß kleiner Atemwege. Folge eines Verschlusses kleiner Atemwege ist ein Abfall des arteriellen Sauerstoffpartialdrucks. Die Ursache ist darin zu suchen, daß es in den betroffenen Lungenanteilen zu einer Verminderung der Ventilation kommt, obwohl der pulmonale Blutfluß konstant bleibt.

## 14.8.2 Gasaustausch

Der Gasaustausch an der alveolokapillären Membran ist in der postoperativen Phase dadurch charakterisiert, daß es zu einem Abfall des arteriellen Sauerstoffpartialdrucks kommt. Wie sich der arterielle $CO_2$-Partialdruck oder der pH-Wert verändern, ist nicht vorhersehbar. Es kann eventuell zu einer nur kurzdauernden oder aber auch zu einer längerfristigen Verminderung des arteriellen Sauerstoffpartialdrucks kommen.

### Kurzdauernde Verminderung der arteriellen Oxygenierung

Ein postoperativ sofort auftretender Abfall des arteriellen Sauerstoffpartialdrucks ist am ehesten Folge der verwendeten Anästhetika und Folge intraoperativer Ereignisse. Z. B. können noch postoperativ anhaltende Auswirkungen der volatilen Anästhetika eine regionale, hypoxisch bedingte pulmonale Vasokonstriktion behindern. Ist diese hypoxisch bedingte pulmonale Vasokonstriktion gehemmt, haben minderventilierte lokale Lungenbezirke größere Auswirkungen auf die arterielle Oxygenierung, denn die in diesen Gebieten nun normalerweise einsetzenden kompensatorische Drosselung des pulmalen Blutflusses ist vermindert. Die volatilen Anästhetika können außer diesen Kompensationsmechanismen auch die Atemantwort auf erhöhte Kohlendioxidpartialdrucke, auf eine arterielle Hypoxie und eine Azidose abschwächen. Durch subanästhetische Konzentrationen (0,2 MAC) an Halothan oder Enfluran (Abb. 14.6) wird die Atemantwort, die normalerweise durch einen arteriellen Sauerstoffpartialdruck von unter 60 mmHg hervorgerufen wird, fast vollständig unterdrückt [43]. Diese subanästhetischen Konzentrationen vermindern auch die Atemantwort auf eine Azidose um mehr als 50%. Ebenso unterdrücken geringe Opioiddosen die Atemantwort auf erhöhte $CO_2$-Konzentrationen oder auf einen erniedrigten Sauerstoffgehalt des arteriellen Blutes [44]. Aufgrund dieser Tatsachen verfügen die Patienten nur über eingeschränkte Möglichkeiten, um die unmittelbar postoperativ drohende Hypoxämie zu kompensieren. Die in der frühen postoperativen Phase drohende Verschlechterung der arteriellen Oxygenierung kann auch dadurch begünstigt werden, daß die $CO_2$-Speicher aufgrund einer intraoperativen Hyperventilation entleert wurden (dadurch kann das Atemminutenvolumen in der postoperativen Phase vermindert sein) [45] und daß ein erniedrigtes Herzminutenvolumen und – aufgrund einer erhöhten Muskelaktivität (durch Zittern) – ein erhöhter Sauerstoffverbrauch vorliegen. Falls keine präoperativen Lungenfunktionsstörungen bestanden, normalisieren sich die arteriellen Sauerstoffpartialdrucke nach einer problemlosen Narkose und einer kleineren Operation innerhalb von 2 Stunden wieder.

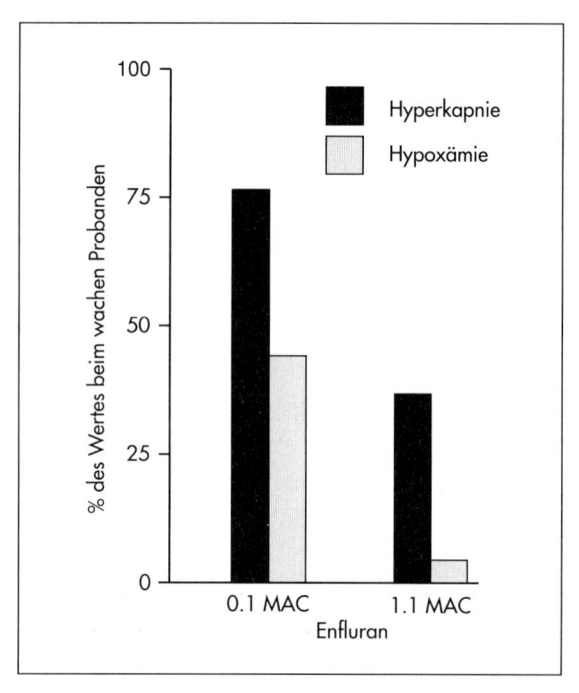

**Abb. 14.6:** Bei gesunden, freiwilligen Probanden wurde im Wachzustand während einer Sedierung mit 0,1 MAC Enfluran und während einer Enflurannarkose mit 1,1 MAC die ventilatorische Antwort auf eine normoxämische Hyperkapnie und eine normokapnische Hypoxämie untersucht. Enfluran erzeugt eine dosisabhängige Verminderung der ventilatorischen Antwort auf Hyperkapnie und Hypoxämie. Den größten Einfluß hatte Enfluran auf die ventilatorische Antwort bei einer Hypoxämie. Diese ventilatorische Antwort wird über die peripher gelegenen Karotiskörperchen vermittelt. Dagegen wird die ventilatorische Antwort auf eine Hyperkapnie durch Enfluran weniger gedämpft. Diese ventilatorische Antwort wird über die medullären Chemorezeptoren vermittelt. (Daten modifiziert nach: Knill RL, Manninen PH, Clement JL. Ventilation and chemoreflexes during enflurane sedation and anesthesia in man. Can Anaesth Soc J 1979;26:353–60)

### Längerdauernde Verminderung der arteriellen Oxygenierung

Eine über die frühe postoperative Periode andauernde Verminderung der arteriellen Sauerstoffpartialdrucke ist meist Folge einer mechanischen Lungenfunktionsstörung. Dies zeigt sich u. a. in einer erniedrigten funktionellen Residualkapazität [39]. Kommt es z. B. durch eine Abnahme der funktionellen Residualkapazität zu einem Kollaps von Alveolen, dann führt dies – aufgrund der weiterbestehenden Perfusion dieser unbelüfteten Alveolen – zu einer venösen Beimischung (Rechts-Links-Shunt). Die arterielle Oxygenierung erreicht unter Umständen erst 10–14 Tage nach dem operativen Eingriff wieder präoperative Werte. Oberbaucheingriffe haben den größten Einfluß auf die funktionelle Residualkapazität und führen zum stärksten Abfall des arteriellen Sauerstoffpartialdrucks. Die postoperative Verschlechterung der arteriellen Oxygenierung ist bei älteren Patienten noch stärker ausgeprägt. Eine verminderte arterielle Oxygenierung aufgrund eines erniedrigten Ventilations-/Perfusionsquotienten kann oft schon durch eine leichte Erhöhung der inspiratorischen Sauerstoffkonzentration verbessert werden. Ist der erniedrigte arterielle Sauerstoffpartialdruck durch eine Perfusion nicht-ventilierter Alveolen (intrapulmonaler Rechts-links-Shunt) bedingt, dann kann dagegen durch eine Erhöhung der inspiratorischen Sauerstoffkonzentration der arterielle Sauerstoffpartialdruck nicht wesentlich beeinflußt werden.

## 14.9 Postoperative pulmonale Komplikationen

Die Inzidenz postoperativer pulmonaler Komplikationen ist schwer anzugeben, denn es gibt keine allgemeingültige Definition dafür, was unter postoperativen pulmonalen Komplikationen eigentlich zu verstehen ist. Häufig sind mit postoperativen pulmonalen Komplikationen Atelektasen gemeint, die in der Folge zu einer Pneumonie führen. Je stärker die Lungenvolumina vermindert sind, desto ausgeprägter die pulmonalen Komplikationen. Sind Vitalkapazität und funktionelle Residualkapazität vermindert, kann vermutlich nicht mehr suffizient abgehustet werden. Außerdem wird dadurch die Kollapsneigung der Alveolen begünstigt. Folge sind eine verminderte Sekret-Clearance im Bereich der Atemwege sowie Atelektasen. Dadurch drohen eine Pneumonie und eine Abnahme des arteriellen Sauerstoffpartialdrucks (Abb. 14.7).

Wie bereits aufgrund der veränderten Lungenmechanik zu erwarten ist, treten postoperative pulmonale Komplikationen am häufigsten nach Oberbaucheingriffen auf [39]. Neben dem Ort der Operation beeinflussen aber auch andere Faktoren, wie z.B. vorbestehende Lungenerkrankungen, Fettleibigkeit, fortgeschrittenes Alter und Zigarettenrauchen die Inzidenz postoperativer pulmonaler Komplikationen (siehe Abschnitt: Nikotinabstinenz). Postoperative pulmonale Komplikationen treten bei solchen Patienten häufiger auf, bei denen präoperativ Lungenerkrankungen mit einer vermehrten Sekretproduktion, einer erniedrigten Vitalkapazität oder einer verminderten $FEV_1$ bestehen. Liegt das Körpergewicht 30% über dem Normalgewicht, ist das Risiko für pulmonale Komplikationen erhöht. Wahrscheinlich wird dann das Zwerchfell nach kranial verlagert und dadurch kommt es zu einer Abnahme des Lungenvolumens in den unteren Lungenbezirken. Folge ist ein Ventilations-/Perfusionsmißverhältnis. Die Auswirkungen der Narkosedauer auf die Inzidenz postoperativer pulmonaler Komplikationen ist nicht eindeutig geklärt, auch wenn in einigen Publikationen eine positive Korrelation beschrieben wurde [39]. Bei Oberbaucheingriffen wird auch die Auswirkung der Schnittführung auf die Inzidenz postoperativer pulmonaler Komplikationen kontrovers diskutiert. Viele Autoren vermuten, daß eine Querinzision im Oberbauch weniger Veränderungen auf die Lungenmechanik hat als eine Längsinzision. In einer Studie waren bei der Patientengruppe mit einer subkostalen Schnittführung zur Cholezystektomie die Vitalkapazität und die arteriellen Sauerstoffpartialdrucke weniger stark abgefallen als bei derjenigen Gruppe, bei der für die gleiche Operation eine mediale abdominelle Inzision durchgeführt wurde [46]. Wahrscheinlich erleichtert auch der geringere Schmerz bei Querinzisionen im Oberbauch die tiefe Einatmung und die Sekret-Clearance aus den Atemwegen. In einer anderen Studie konnte jedoch, was die postoperative Reduktion von Atemzugvolumen, Vitalkapazität, funktioneller Residualkapazität und arteriellem Sauerstoffpartialdruck betraf, keine Differenz zwischen den zwei verschiedenen Schnittführungen festgestellt werden [47]. Vermutlich besteht daher auch kein Unterschied hinsicht-

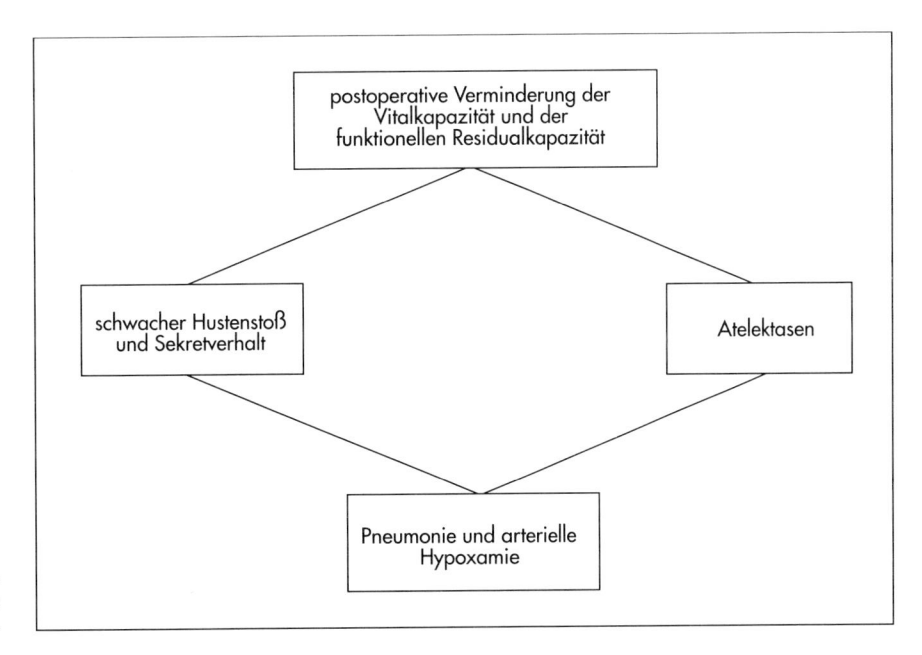

**Abb. 14.7:** Pathogenese von postoperativen pulmonalen Komplikationen.

lich der Inzidenz postoperativer pulmonaler Komplikationen.

Durch die zur Narkose eingesetzten Medikamente oder durch die Anästhesietechniken wird die Inzidenz postoperativer pulmonaler Infektionen vermutlich nicht beeinflußt. Z. B. konnte in wiederholt durchgeführten Studien bei Patienten mit einer normalen Lungenfunktion keine unterschiedliche Inzidenz pulmonaler Komplikationen festgestellt werden, egal ob eine Vollnarkose oder ein Regionalanästhesieverfahren durchgeführt wurde [39].

Vergleichbare Studien, die bei Patienten mit einer chronisch obstruktiven Lungenerkrankung durchgeführt wurden, zeigten allerdings eine höhere Inzidenz postoperativer Ateminsuffizienzen bei Patienten, die eine Vollnarkose erhielten [26]. Dieser Unterschied könnte jedoch dadurch bedingt sein, daß die Entscheidung zu einer Vollnarkose oft von der Art der Operation abhängig war.

## 14.10 Prophylaktische Maßnahmen gegen postoperative pulmonale Komplikationen

Ziel der prophylaktischen Maßnahmen gegen postoperative pulmonale Komplikationen ist es, die erniedrigten Lungenvolumina zu erhöhen und ein effektives Abhusten zu ermöglichen. Dadurch soll der Abtransport der Tracheobronchialsekrete aus den Atemwegen verbessert werden. Unter anästhesiologischen Gesichtspunkten ist die funktionelle Residualkapazität das wichtigste Lungenvolumen der postoperativen Phase und steht im Mittelpunkt der Therapie. Therapiemaßnahmen, durch die ein Abfall der funktionellen Residualkapazität (FRC) verhindert werden kann oder die die FRC erhöhen, können sowohl die Atemmechanik als auch den Gasaustausch verbessern. Schon die Tatsache, daß es eine große Anzahl therapeutischer Ansätze zur Prophylaxe postoperativer Lungenkomplikationen gibt, deutet darauf hin, daß keiner dieser Therapieansätze bisher allgemein anerkannt ist. Häufig läßt sich durch die Kombination verschiedener Maßnahmen der beste klinische Erfolg erreichen.

### 14.10.1 Deep Breath Exercises

Bei «deep breath exercises» (DBE) wird langsam inspiriert und die Inspiration in maximaler Einatmungsstellung für 3–5 Sekunden beibehalten. Dadurch werden hohe transpulmonale Druckgradienten erzeugt. Dies ermöglicht die Wiederausdehnung kollabierter Alveolen und die Renormalisierung der Lungenvolumina [48]. Diese Behandlung erfordert einerseits motivierte Patienten, andererseits eine gute Schmerztherapie, damit eine maximale Inspiration möglich ist.

Die frühzeitige Mobilisierung hat einen großen therapeutischen Nutzen, was die Vorbeugung postoperativer pulmonaler Komplikationen betrifft. Z. B. erhöht bereits ein Wechsel von der liegenden zur sitzenden Position die funktionelle Residualkapazität. Ein Wechsel von Sitzen im Bett zum Sitzen im Stuhl führt (zusammen mit der Mobilisierung, die notwendig ist, um den Stuhl zu erreichen), zu einer weiteren Erhöhung der funktionellen Residualkapazität. Auch nach Oberbaucheingriffen wird die arterielle Oxygenierung im Sitzen verbessert. Wahrscheinlich kommt es aufgrund der erhöhten funktionellen Residualkapazität zu einer Verbesserung des Ventilations-/Perfusionsverhältnisses. Es gibt Hinweise dafür, daß «deep breath exercises» zusammen mit einer Mobilisierung genauso effektiv und in einigen Fällen sogar besser sind, als der Einsatz von IPPB, um postoperative pulmonale Komplikationen zu verhindern [49].

### 14.10.2 IPPB

Der Einsatz von IPPB (intermittend posivite pressure breathing) zur Verminderung postoperativer pulmonaler Komplikationen wird kontrovers diskutiert. Es wird vermutet, daß durch die positiven Atemwegsdrucke bei IPPB kollabierte Alveolen aufgedehnt werden. Hierdurch soll es zu einer Erhöhung der Lungenvolumina mit Verbesserung der Sekret-Clearance aus den Atemwegen und zu einer Erhöhung des arteriellen Sauerstoffpartialdrucks kommen. Trotzdem waren Studien über die Effektivität dieser Therapie widersprüchlich [50]. Die Ursache für das Versagen von IPPB kann darin zu sehen sein, daß oft großer Wert auf den Spitzendruck, den das Gerät abgibt, gelegt wird, anstatt daß auf ein optimales Atemhubvolumen geachtet wird. Speziell bei unkooperativen Patienten korrelieren die Spitzendrucke und die Hubvolumina nicht. Damit die IPPB-Behandlung effektiv ist, sollten die Patienten das vorgegebene Hubvolumen idealerweise 3–6 mal einatmen. Das eingeatmete Hubvolumen sollte durch ein Spirometer am Ausatemventil gemessen werden.

### 14.10.3 Incentive Spirometrie

Die incentive Spirometrie ist eine Art maximale willkürliche Inspiration (substained maximal inspiration, SMI). Dem Patienten wird als Ziel ein bestimmtes Inspirationsvolumen vorgegeben. Bei der incentiven Spirometrie sollte die maximale Inspiration eine gewisse Zeit beibehalten werden. Diese längerfristige Lungenblähung ist für die Ausdehnung der kollabierten Alveolen wichtig. Der größte Nachteil dieses Verfahrens besteht darin, daß der Patient kooperativ sein muß.

### 14.10.4 Exspiratorische Atemübungen

Exspiratorische Atemübungen, wie z.B. das Aufblähen von Luftballons, der Einsatz von «blow-bottles» oder Übungen ähnlich wie bei der Bestimmung der forcierten Vitalkapazität sind nicht zu empfehlen, da hierbei die Patienten bis unter die funktionelle Residualkapazität ausatmen. Z.B. muß ein Patient, um einen Ballon aufzublasen, den intrapleuralen Druck über den Atemwegsdruck erhöhen. Dadurch kann es zu einer Verkleinerung der Alveolen oder zu deren Kollaps kommen. Der einzige therapeutische Nutzen bei diesen exspiratorischen Atemübungen ist der tiefe Atemzug, der vorher genommen werden muß.

### 14.10.5 Analgesie mit Opioiden

Ziel der postoperativen Schmerztherapie mit Opioiden soll es auch sein, daß die Patienten Therapiemaßnahmen, wie z.B. Umlagerungen oder eine Mobilisierung besser tolerieren. Die postoperative Schmerzintensität und der Bedarf an Opioiden können auch durch psychologische Faktoren beeinflußt werden. Ebenso können entsprechendes präoperatives Atemtraining und sachgerechte Patientenführung den postoperativen Bedarf an Opioiden vermindern. Durch eine patientengesteuerte Analgesie, bei der die intravenöse Opioidinfusion vom Patient selbst gesteuert wird (patient controlled analgesia, PCA), können interindividuelle pharmakokinetische und pharmakodynamische Unterschiede kompensiert werden [51]. Mit diesen Geräten können sich die Patienten ein fast optimales Analgesieniveau bei nur minimaler Sedierung und nur minimalen Nebenwirkungen einstellen.

### 14.10.6 Analgesie mittels Nervenblockaden

Der Einsatz von Interkostalblockaden oder einer Periduralanästhesie im Rahmen der postoperativen Analgesie wird kontrovers diskutiert. Es gibt keinen Zweifel daran, daß diese Techniken eine gute Schmerzfreiheit garantieren, aber ob diese Verfahren zu einer Reduktion postoperativer pulmonaler Komplikationen führen, ist nicht klar.

#### Interkostalblockade

Die von intrathorakal durchgeführte Blockade der Interkostalnerven am Ende eines thoraxchirurgischen Eingriffes ist eine wirkungsvolle Methode, um Veränderungen der Vitalkapazität möglichst gering zu halten [52]. Nach intrathorakalen Blockaden wurden allerdings schon Blutdruckabfälle [53] und eine totale Spinalanästhesie [54] beschrieben. Die Ursache für den Blutdruckabfall ist nicht klar. Das Bild einer totalen Spinalanästhesie ist nur schwer von dem einer unbemerkten, intraoperativ aufgetretenen zerebralen Hypoxie zu unterscheiden. Die Patienten sind schlapp und apnoisch, die Pupillen sind postoperativ weit und lichtstarr. Bei einer bilateralen Interkostalblockade ist es unter Umständen möglich, daß die Fähigkeit zum Abhusten und damit die Effektivität der Sekret-Clearance eingeschränkt ist.

#### Periduralanästhesie

Durch eine postoperative Analgesie mittels periduraler Gabe eines Lokalanästhetikums kann die eingeschränkte Vitalkapazität wieder erhöht werden. Die funktionelle Residualkapazität kann dadurch jedoch nicht beeinflußt werden [39]. Trotzdem ist die Analgesie mittels Periduralanästhesie einer intravenösen Opioidgabe überlegen, was die Verringerung postoperativer pulmonaler Komplikationen betrifft [55]. Da eine Periduralanästhesie jedoch relativ aufwendig ist, wenden die meisten Autoren diese Technik nur bei Patienten mit einem hohen Risiko einer postoperativen Ateminsuffizienz an. Bei einer Periduralanästhesie kann es außerdem durch die Blockade der sympathischen und motorischen Nerven zu einer orthostatischen Hypotension und zu Problemen bei der frühen postoperativen Mobilisierung kommen.

### 14.10.7 Periduralanalgesie mit Opioiden

Durch die peridurale Injektion von Opioiden kann eine langanhaltende und gute postoperative Analgesie erzielt werden [56]. Bei der periduralen Analgesie mit Opioiden werden – im Gegensatz zur Gabe von Lokalanästhetika – keine sympathischen und propriorezeptiven Nerven blockiert. Deshalb können Patienten, die peridural Opioide erhalten, frühzeitig wieder mobilisiert werden. In einer Studie war die peridurale Opioidgabe nach abdominalchirurgischen Eingriffen mehr als doppelt so effektiv wie eine intravenöse Medikamentengabe, was die Wiederherstellung der $FEV_1$ betraf [56]. In dieser Studie war die Verbesserung der $FEV_1$ nach epiduraler Opioidgabe vergleichbar der $FEV_1$-Verbesserung nach epiduraler Gabe von Lokalanästhetika (Abb. 14.8), [56]. Bei der periduralen Gabe von Opioiden kommt es allerdings häufiger zu einer Sedierung der Patienten. Besonders zu beachten ist jedoch, daß es in seltenen Fällen 6–12 Stunden nach einer periduralen Opioidgabe zu einer schweren Atemdepression kommen kann. Wahrscheinlich werden die Opioide in den Subarachnoidalraum resorbiert und können letztendlich mit der Liquorzirkulation in das Gebiet des vierten Ventrikels gelangen, wo es zu einer Hemmung des Atemzentrums im Bereich der Medulla oblongata kommen kann. Durch Verabreichung fettlöslicher Opioide, durch Injektion beim sitzenden Patienten, durch Vermeiden starker Zwerchfellbewegungen kurz nach der Injektion und durch Verwendung möglichst niedriger Medikamentendosen kann die Gefahr vermindert werden, daß größere Opioidmengen Richtung Gehirn wandern und zu einer Atemdepression führen.

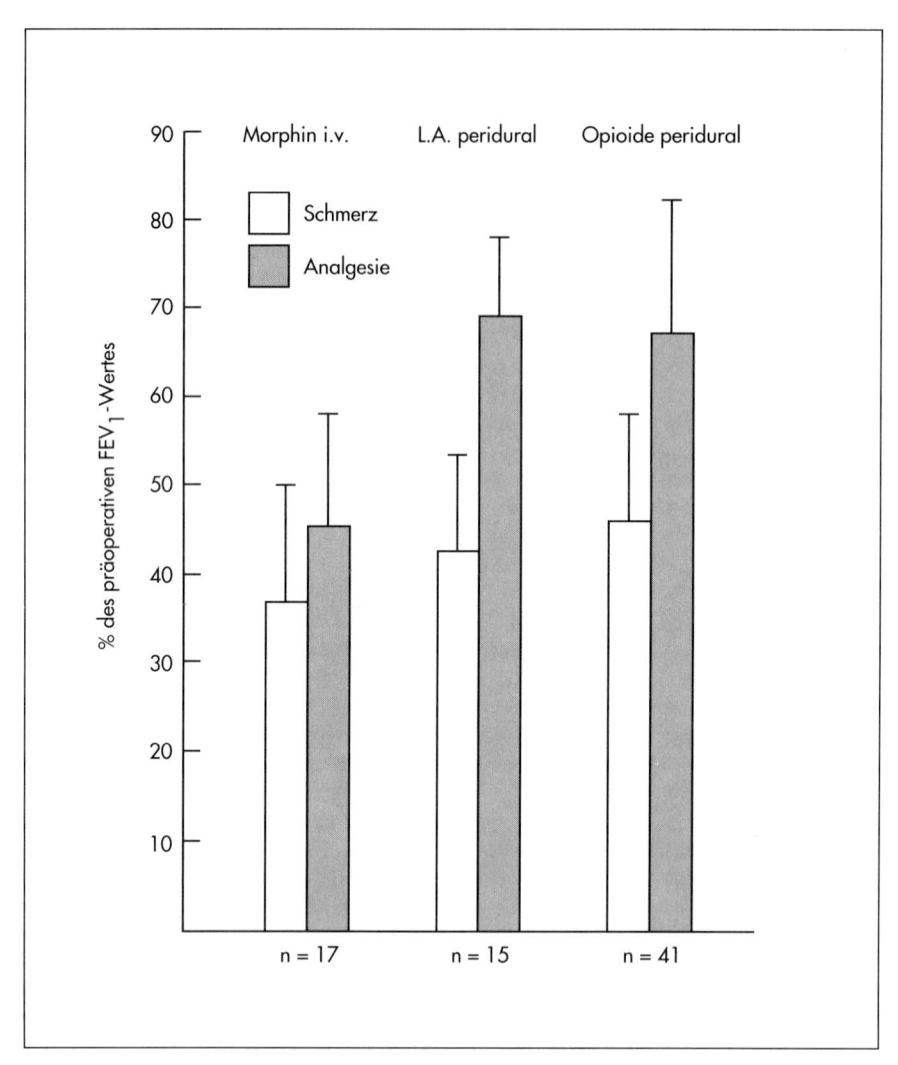

**Abb. 14.8:** Bei erwachsenen Patienten wurde nach einem Oberbaucheingriff (n = Anzahl der untersuchten Patienten) das forcierte Exspirationsvolumen in 1 Sekunde ($FEV_1$) gemessen und als Prozentsatz des präoperativen Wertes dargestellt. Durch eine Analgesie mittels intravenösen Morphins konnte die $FEV_1$ nicht signifikant gesteigert werden. Dagegen führte eine Analgesie, die mittels einer periduralen Lokalanästhetikum- oder Opioidgabe erzielt wurde, zu einer Zunahme des $FEV_1$-Werts auf ungefähr 70 % des präoperativen Wertes. (Bromage PR, Comporesi E, Chestnut D. Epidural narcotics for postoperative analgesia. Anesth Analg 1980; 59:473–80. Reprinted with permission from IARS.)

## 14.10.8 Physiotherapie und Lagerung

Wird mit dem Patienten bereits präoperativ eine Kombination aus Physiotherapie, Drainagelagerung und »deep breath exercises« (DBE) geübt, dann ist es möglich, nach Cholezystektomien die Inzidenz radiologisch diagnostizierbarer Atelektasen zu vermindern [39]. Wahrscheinlich kommt es durch die Vibrationen der Thoraxwand während der Physiotherapie zum Loslösen von Schleimpfropfen aus den peripheren Atemwegen. Durch eine entsprechende Lagerung kann auch das Abhusten der losgelösten Schleimpfropfen aus den Atemwegen erleichtert werden. Eine genaue Überwachung durch einen Physiotherapeuten ist notwendig, um beurteilen zu können, wieviel Tracheobronchialsekret abgehustet wird, und um sicherzustellen, daß die Patienten ausreichend tiefe Atemzüge machen.

## 14.10.9 Ultraschallvernebler

Ultraschallvernebler produzieren aus destilliertem Wasser ein dichtes Aerosol, das Larynx und obere Trachea irritiert. Dies führt zu unfreiwilligem Abhusten und unterstützt die Sekretelimination aus den Atemwegen. Um von dieser Behandlungsform zu profitieren, muß bei den Patienten die Hustenmechanik intakt sein. Außerdem kann bei Patienten mit hyperreaktiven Atemwegen eine Bronchokonstriktion durch das Aerosol ausgelöst werden. Einige Patienten sprechen auf diese Therapie nicht an und husten selbst während der ersten Behandlung nicht, andere werden im Laufe der Behandlung unempfindlich.

## 14.10.10 Transkutane elektrische Nervenstimulation (TENS)

Die transkutane elektrische Nervenstimulation (TENS) ist aufgrund ihrer Einfachheit ein attraktives Verfahren zur postoperativen Analgesie und zur Verringerung der Inzidenz postoperativer pulmonaler Komplikationen. Durch diese Analgesiemethode kann die Reduktion von Vitalkapazität und funktioneller Residualkapazität nach Oberbaucheingriffen vermindert werden [57].

### Literaturhinweise

1 Kingston HGG, Hirshman CA. Perioperative management of the patient with asthma. Anesth Analg 1984; 63: 844–55
2 Cockcroft DW, Berscheid BA, Murdoch KY. Unimodal distribution of bronchial responsiveness to inhaled histamine in a random human population. Chest 1983; 751–4
3 Benatar SR. Fatal asthma. N Engl J Med 1986; 314:423–8
4 McFadden ER, Kiser R, deGroot WJ. Acute bronchial asthma: Relations between clinical and physiologic manifestations. N Engl J Med 1973; 288: 221–5
5 Deal EC, McFadden ER, Ingram RH, et al. Airway responsiveness to cold air and hyperpnea in normal subjects and in those with hay fever and asthma. Am Rev Respir Dis 1980; 121: 621–8
6 Bernstein IL, Raghuprasad PK. Status asthmaticus: Treat aggressively for best result. J Respir Dis 1980; 1: 64–72
7 Sprague DH. Treatment of intraoperative bronchospasm with nebulized isoetharine. Anesthesiology 1977; 46: 222–4
8 Fredholm BB. Are methylxanthine's effects due to the antagonism of endogenous adenosine? Trends Pharm Sci 1980; 1: 129–32
9 Prokocimer PG, Nichols E, Gaga DM, Maze M. Epinephrine arrhythmogenicity is enhanced by acute, but not by chronic aminophylline administration during halothane anesthesia in dogs. Anesthesiology 1986; 65: 13–8
10 Nichols EA, Louie GL, Prokocimer PG, Maze M. Halothane anesthetic requirements are not affected by aminophylline treatment in rats and dogs. Anesthesiology 1986; 65: 637–41
11 Littenberg IB, Gluck EH. A controlled trial of methylprednisolone in the emergency treatment of acute asthma. N Engl J Med 1973; 289: 600–3
12 Sue MA, Kwong FK, Klaustermeyer WB. A comparison of intravenous hydrocortisone, methylprednisolone, and dexamethasone in acute bronchial asthma. Ann Allergy 1986; 56: 406–9
13 Gal TJ, Suratt PM. Atropine and glycopyrrolate effects on lung mechanics in normal man. Anesth Analg 1981; 60: 85–90
14 Nathan R, Segall N, Schocket A. A comparison of the actions of H-1 and H-2 antihistamine on histamine-induced bronchoconstriction and cutaneous wheal response in asthmatic patients. J Allergy Clin Immunol 1981; 67: 171–7
15 Hirshman CA, Downes H, Farbood A, Bergman NA. Ketamine block of bronchospasm in experimental canine asthma. Br J Anaesth 1979; 51: 713–8
16 Shnider SM, Papper EM. Anesthesia for the asthmatic patient. Anesthesiology 1961; 22: 886–92
17 Stirt JA, Berger JM, Roe SD, et al. Safety of enflurane following administration of aminophylline in experimental animals. Anesth Analg 1981; 60: 871–3
18 Parnass SM, Feld JM, Chamberlin WH, Segil LJ. Status asthmaticus treated with isoflurane and enflurane. Anesth Analg 1987; 66: 193–5
19 Hirshman CA, Edelstein G, Peetz S, et al. Mechanism of action of inhalational anesthesia on airways. Anesthesiology 1982; 56: 107–11
20 Downes H, Gerber N, Hirshman Ca. I.V. lignocaine in reflex and allergic bronchoconstriction. Br J Anaesth 1980; 52: 873–8
21 Koga Y, Downes H, Leon D, Hirshman CA. Mechanism of tracheal constriction by succinylcholine. Anesthesiology 1981; 55: 138–42

22 Cheney FU, Hornbein TF, Crawford EW. The effects of ultrasonically-produced aerosols on airway resistance in man. Anesthesiology 1968; 29: 1099–1106
23 Schwartz SH. Treatment of status asthmaticus with halothane. JAMA 1984; 151: 2688–9
24 Hermens JM, Edelstein G, Hanifin JM, et al. Inhalational anesthesia and histamine release during bronchospasm. Anesthesiology 1984; 61: 69–72
25 Stein M, Cassara EL. Preoperative pulmonary evaluation and therapy for surgery patient. JAMA 1970; 211: 878–90
26 Tarhan S, Moffit EA, Sessler AD, et al. Risk of anesthesia and surgery in patients with chronic bronchitis and chronic obstructive pulmonary disease. Surgery 1973; 74: 720–6
27 Pietak S, Weenig CS, Hickey RF, Fairley HB. Anesthetic effects on ventilation in patients with chronic obstructive pulmonary disease. Anesthesiology 1975; 42: 160–6
28 Cottrell JE, Siker ES. Preoperative intermittent positive pressure breathing therapy in patients with chronic obstructive lung disease: Effect on postoperative pulmonary complications. Anesth Analg 1973; 52: 258–62
29 Pearce AC, Jones RM. Smoking and anesthesia: Preoperative abstinence and perioperative morbidity. Anesthesiology 1984; 61: 576–84
30 Kambam JR, Chen LH, Hyman SA. Effect of shortterm smoking halt on carboxyhemoglobin levels and $P_{50}$ values. Anesth Analg 1986; 65: 1186–8
31 Warner MA, Divertie MB, Tinker JH. Preoperative cessation of smoking and pulmonary complications in coronary artery bypass patients. Anesthesiology 1984; 60: 380–3
32 Clayton JK, Anderson JA, McNicol GP. Effect of cigarette smoking on subsequent postoperative thromboembolic disease in gynaecological patients. Br Med J 1978; 2: 402–3
33 Bucknall TE, Bowker T, Leaper DJ. Does increased movement protect smokers from postoperative deep vein thrombosis? Br Med J 1980; 1: 447–8
34 Ravin MB. Comparison of spinal and general anesthesia for lower abdominal surgery in patients with chronic obstructive pulmonary disease. Anesthesiology 1971; 35: 319–22
35 Gold MI, Joseph SI. Bilateral tension pneumothorax following induction of anesthesia in two patients with chronic obstructive airway disease. Anesthesiology 1973; 38: 93–6
36 Gross JB, Zebrowski ME, Carel WD, et al. Time course of ventilatory depression after thiopental and midazolam in normal subjects and in patients with chronic obstructive pulmonary disease. Anesthesiology 1983; 58: 540–4
37 Tusiewicz K, Bryan AC, Froese AB. Contributions of changing rib cage-diaphragm interactions to the ventilatory depression of halothane anesthesia. Anesthesiology 1977; 47: 327–37
38 Rehder K, Marsh HM, Rodarte JR, Hyatt RE. Airway closure. Anesthesiology 1977; 47: 40–52
39 Craig DB. Postoperative recovery of pulmonary function. Anesth Analg 1981; 60: 46–52
40 Woodring JH, Royer JM, McDonagh D. Kartagener's syndrome. JAMA 1982; 247: 2814–6
41 Boyan CP, Privitera PA. Resection of stenotic trachea: A case presentation. Anesth Analg 1976; 55: 191–4
42 Spence AA, Smith G. Postoperative analgesia and lung function: A comparison of morphine with extradural block. Br J Anaesth 1971; 43: 144–8
43 Knill RL, Manninen PH, Clement JL. Ventilation and chemoreflexes during enflurane sedation and anesthesia in man. Can Anaesth Soc J 1979; 26: 353–60
44 Weil JV, McCullough RE, Kline JS, Sodal IE. Diminished ventilatory response to hypoxia and hypercapnia after morphine in normal man. N Engl J Med 1975; 292: 1103–6
45 Sullivan SF, Patterson RW. Posthyperventilation hypoxia: Theoretical considerations in man. Anesthesiology 1968; 29: 981–6
46 Ali J, Kahn TA. The comparative effects of muscle transection and median upper abdominal incisions on postoperative pulmonary function. Surg Gynecol Obstet 1979; 148: 863–6
47 Williams CD, Brenowitz JB. Ventilatory patterns after vertical and transverse upper abdominal incisions. Am J Surg 1975; 130: 725–8
48 Bartlett RH, Gazzaniga AB, Geraghty TR. Respiratory maneuvers to prevent postoperative pulmonary complications. JAMA 1973; 224: 1017–21
49 Ali J. The effects of intermittent positive pressure breathing (IPPB) on postoperative pulmonary function (abstract). Ann R Coll Phys Surg (Can) 1979; 12: 36
50 McConnell DH, Maloney JV, Buckberg GD. Postoperative intermittent positive-pressure breathing treatments. J Thorac Cardiovasc Surg 1974; 68: 944–52
51 White PF. Postoperative pain management with patient controlled analgesia. Semin Anes 1986; 4: 116–22
52 Toledo-Pereyra LH, DeMeester TR. Prospective randomized evaluation of intrathoracic nerve block with bupivacaine on postoperative ventilatory function. Ann Thorac Surg 1979; 27: 203–5
53 Brodsky JB, James MBD. Hypotension from intraoperative intercostal nerve blocks. Regional Anes 1979; 4: 17–8
54 Benumof JL, Semenza J. Total spinal anesthesia following intrathoracic intercostal nerve blocks. Anesthesiology 1975; 43: 124–5
55 Modig J. Lumbar epidural nerve blockade versus parenteral analgesics. Acta Anaesthesiol Scand (Suppl) 1978; 70: 30–5
56 Bromage PR, Camporesi E, Chestnut D. Epidural narcotics for postoperative analgesia. Anesth Analg 1980; 59: 473–80
57 Ali J, Yaffe C, Serrette C. The effect of transcutaneous electric nerve stimulation on postoperative pain and pulmonary function. Surgery 1981; 89: 507–12

# 15 Restriktive Lungenerkrankungen

Ursachen einer restriktiven Lungenerkrankung sind zumeist Prozesse, die die Eigenelastizität der Lunge vermindern. Restriktive Lungenerkrankungen können – unabhängig von der Ursache – in akute und chronische Erkrankungen eingeteilt werden. Gelegentlich ist jedoch die Eigenelastizität der Lunge normal und die restriktive Lungenerkrankung ist Folge einer Mißbildung des Brustkorbes, der Pleura oder der Abdominalorgane. Liegen solche nicht pulmonal bedingten Ursachen vor, so wird von einer chronischen extrapulmonalbedingten restriktiven Lungenerkrankung gesprochen.

Charakteristisch für pulmonal- und extrapulmonalbedingte restriktive Lungenerkrankungen ist eine verminderte Compliance des gesamten Atmungsapparates, also von Lunge und Thorax zusammen. Bei rein pulmonalbedingten restriktiven Lungenerkrankungen ist typischerweise nur die Compliance der Lunge vermindert. Verantwortlich für die verminderte Compliance der Lunge sind ein Verlust der Eigenelastizität der Lunge sowie die Entwicklung einer Lungenfibrose. Eine Lungenerkrankung kann auch zu einer Verringerung des Lungengefäßquerschnitts führen. Hierdurch können sich eine pulmonale vaskuläre Hypertension und ein Cor pulmonale entwickeln. Die Compliance des Atmungsapparates kann aber auch durch extrapulmonale Veränderungen erniedrigt sein. Es kommt – unabhängig davon, wodurch die verminderte Compliance des Atmungsapparates verursacht wird – zu einer Abnahme sämtlicher Lungenvolumina (Abb. 15.1). Als typisches Zeichen für eine restriktive Lungenerkrankung wird eine Verminderung der Vitalkapazität (normal 70 ml / kg) angesehen. Bei einer restriktiven Erkrankung ist – im Gegensatz zu obstruktiven Lungenerkrankungen – die exspiratorische Strömungsgeschwindigkeit jedoch normal.

Patienten mit einer restriktiven Lungenerkrankung klagen über Atemnot. Dies ist Folge der erhöhten Atemarbeit. Diese erhöhte Atemarbeit ist notwendig, um den Atmungsapparat mit seiner verminderten Compliance zu dehnen. Charakteristisch ist eine schnelle und flache Atmung, denn dadurch läßt sich bei einer verminderten Lungencompliance die Atemarbeit vermindern. Die flache und schnelle Atmung bedingt eine Hyperventilation und einen Abfall des $CO_2$-Partialdrucks. Erst wenn die restriktive Lungenerkrankung sehr weit fortgeschritten ist, steigt der $CO_2$-Partialdruck an.

## 15.1 Akute pulmonalbedingte restriktive Lungenerkrankung

Die akute pulmonalbedingte restriktive Lungenerkrankung entsteht häufig dadurch, daß intravasale Flüssigkeit in Lungeninterstitium und Alveolen übertritt. Dies äußert sich klinisch als Lungenödem. Daß es zu einem Übertritt intravasaler Flüssigkeit in die Lungen kommt, kann dadurch bedingt sein, daß eine Schädigung des Lungenkapillarendothels vorliegt, oder daß infolge eines Linksherzversagens der Druck in den Lungengefäßen pathologisch hoch ist. Beispiele für akute pulmonalbedingte restriktive Lungenerkrankungen sind das ARDS (Adult Respiratory Distress Syndrom), die Aspirationspneumonitis, das neurogene Lungenödem, das opioidbedingte Lungenödem sowie ein Lungenödem, das bei Aufenthalt in großer Höhe auftritt.

### 15.1.1 ARDS (Adult Respiratory Distress Syndrom)

Das ARDS ist durch eine abnorme Durchlässigkeit des Endothels der Lungenkapillaren charakterisiert. Hierdurch tritt Flüssigkeit mit hohem Proteingehalt in das Lungenparenchym und in die Alveolen über [1, 2]. Die damit verbundene Abnahme von funktioneller Residualkapazität und Lungencompliance sowie die gleichzeitig vermehrte Perfusion nichtventilierter Alveolen führen zu einer erhöhten venösen Beimischung und zu einer schweren arteriellen Hypoxämie.

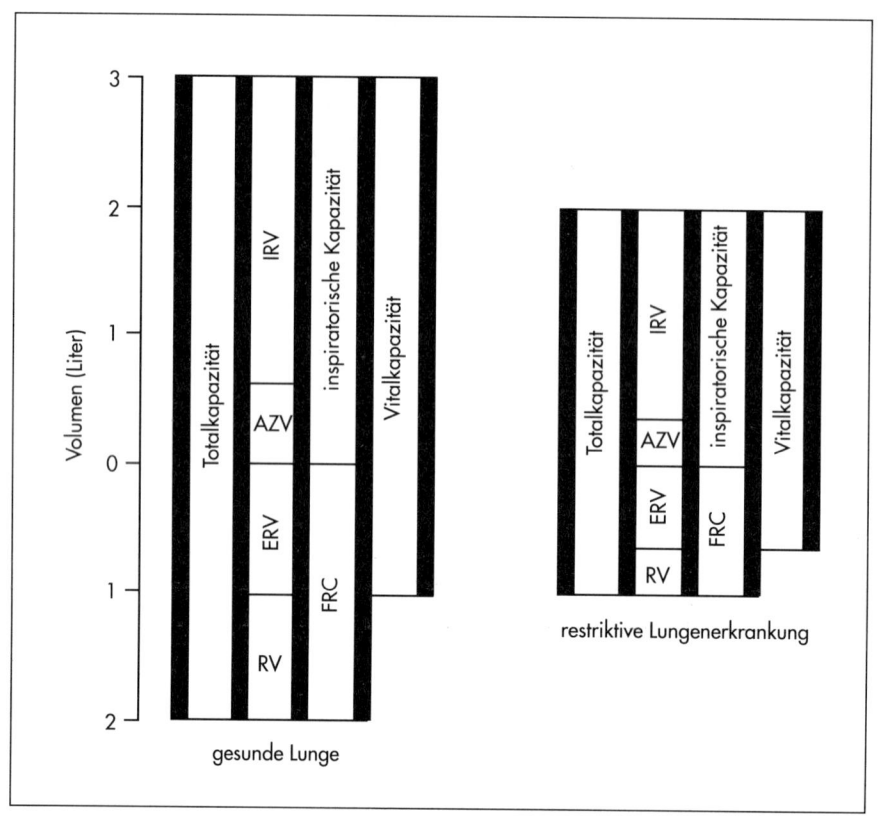

**Abb. 15.1:** Für erwachsene Patienten mit normaler Lungenfunktion bzw. einer restriktiven Lungenerkrankung sind schematisch die Totalkapazität der Lunge sowie die Volumina, aus denen sich die Totalkapazität zusammensetzt, dargestellt. Bei einer restriktiven Lungenerkrankung sind typischerweise die Totalkapazität der Lunge sowie alle Volumina, aus denen sich die Totalkapazität zusammensetzt, erniedrigt. Die klinisch auffallendsten Veränderungen sind ein vermindertes Atemzugvolumen und eine erniedrigte Vitalkapazität. IRV=Inspiratorisches Reservevolumen; AZV=Atemzugvolumen; ERV=Exspiratorisches Reservevolumen; RV=Residualvolumen; FRC=Funktionelle Residualkapazität.

## Ätiologie

Das ARDS tritt zumeist im Rahmen massiver Blutungen oder eines septischen Schocks auf. Im Rahmen von Traumata und Sepsis kann eine Aktivierung des Komplementsystems auftreten, die zu einer Leukozytenaggregation in der Lunge mit Schädigung der Lungenkapillaren prädisponiert. Auch im Rahmen einer akuten Pankreatitis kann es – durch freigesetzte Proteinasen und Lipasen – zu einer Schädigung des Endothels der Lungenkapillaren kommen. Die Epithelien des Bronchialsystems und der Alveolen können auch durch hohe Sauerstoffkonzentrationen geschädigt werden. Daher sollte stets die niedrigste inspiratorische Sauerstoffkonzentration gewählt werden, mit der gerade noch eine ausreichende arterielle Oxygenierung möglich ist. Auch bei einer Rauchvergiftung eventuell eingeatmete Phosgene und Nitrosegase können zu einer Lungenschädigung führen. Bei einer disseminierten intravasalen Gerinnung werden die Lungengefäße ebenso wie das übrige Gefäßbett geschädigt. Häufig führt auch eine Lungenkontusion zu einem ARDS. Selbst wenn durch ein direktes Trauma nur eine Thoraxhälfte betroffen ist, können letztlich beide Lungen geschädigt sein. Vermutlich werden die mechanischen Kräfte auf beide Lungen übertragen. Auch Patienten, die sich nach einem «Beinaheertrinken» zuerst anscheinend gut erholen, können noch ein diffuses Lungenödem entwickeln, das alle Merkmale eines ARDS aufweist [3]. Dieses Lungenödem scheint Folge einer direkten osmotischen Schädigung der Lungen durch die aspirierten hyper- oder hypotonen Flüssigkeiten zu sein. Schließlich können Krebschemotherapeutika, insbesondere Bleomycin und Busulfan zu einer dosisabhängigen Lungenfibrose und zur Ausbildung eines ARDS führen (vgl. Kapitel 30).

## Symptome

Patienten, die ein ARDS entwickeln, weisen typischerweise eine zunehmende Tachypnoe auf; die Röntgenthoraxaufnahmen zeigen bilaterale diffuse Infiltrate. Das Röntgenbild, das an ein Lungenödem erinnert, kann im Extremfall eine «weiße» Lunge zeigen. Klinisch geht ein solches Lungenödem nicht mit den Zeichen eines Linksherzversagens einher. Die Compliance der Lunge nimmt immer weiter ab. Dies ist Folge einer Transsudation intravasaler Flüssigkeit in die Lunge. Daher sind immer höhere Atemwegsdrucke notwendig, um ein vorgegebenes Atemhubvolumen aufrechtzuerhalten. Die pulmonale Hypertension kann zum Teil Folge einer Obliteration der Kapillaren aufgrund fibrotischer Prozesse sein.

Die Entwicklung von Atelektasen ist ein hervorstechendes Merkmal eines ARDS. Bei einem ARDS kommt es oft schon in den Frühstadien zu einer arteriellen Hypoxämie. Häufig besteht gleichzeitig eine Hypokapnie. Auch eine Thrombozytopenie kann im Vordergrund stehen. Häufig treten Superinfektionen mit Pilzen und Bakterien auf. Außerdem kann ein multiples Organversagen auftreten.

**Therapie**

Um eine ausreichende arterielle Oxygenierung aufrecht zu erhalten, muß die inspiratorische Sauerstoffkonzentration zunehmend erhöht werden (vgl. Kapitel 16). Spätestens wenn die benötigte inspiratorische Sauerstoffkonzentration über 50% liegt, sind eine endotracheale Intubation und eine maschinelle Beatmung zu empfehlen. Ein schlechtes Zeichen beim noch spontan atmenden Patienten ist ein Anstieg des arteriellen $CO_2$-Partialdruckes. Dieser ist als Ausdruck einer Erschöpfung des Patienten zu werten. Der arterielle pH-Wert ist am Anfang normal oder leicht erhöht, erst im Endstadium fällt er rasch ab. In extremen Fällen reichen selbst 100% Sauerstoff und eine PEEP-Beatmung nicht mehr aus, um eine arterielle Hypoxämie zu verhindern.

In hoffnungslosen Situationen ist schon die extrakorporale Membranoxygenierung eingesetzt worden. Hierdurch soll der Lunge Zeit gegeben werden, sich von der Schädigung, die das Lungenversagen verursacht hat, zu erholen. Während der extrakorporalen Membranoxygenierung muß eine systemische Heparinisierung durchgeführt werden. Bei dieser Therapieform können zahlreiche Komplikationen auftreten. Insgesamt hat diese Therapie die Überlebenschancen bisher nicht verbessern können [4].

Bei der Schädigung der Lungenkapillarmembranen und bei der Ausbildung einer Lungenfibrose sind vermutlich das Komplementsystem, die Aggregation von neutrophilen Granulozyten und Prostaglandine beteiligt. Diese Prozesse stellen im Moment einen neuen Ansatz für die pharmakologische Therapie des ARDS dar. Zum Beispiel kann es bei diesen Patienten theoretisch sinnvoll sein, Corticosteroide zu verabreichen, um eine komplementinduzierte Granulozytenaggregation zu verabreichen. Um bei Patienten mit einem ARDS die Überlebensrate wesentlich zu verbessern, ist es sicherlich wichtig, spezielle Therapieformen zu entwickeln, mit denen die pathophysiologischen Prozesse, die zu einer Zerstörung der Lungenstrukturen führen, verhindert werden können, als daß die Beatmungstechniken (PEEP – Beatmung, Hochfrequenzbeatmung, extrakorporale Membranoxygenierung) weiter verfeinert werden [1, 2].

### 15.1.2 Aspirationspneumonitis

Kommt es zu einer Aspiration von Magensaft mit einem pH-Wert unter 2,5 und einem Volumen von über 0,4 ml/kg, so wird normalerweise angenommen, daß es sehr wahrscheinlich zu einer Aspirationspneumonitis kommt [5]. Das saure Magensekret verteilt sich rasch bis in die Alveolen, führt zu einer Zerstörung der surfactantproduzierenden Alveolarzellen und zu einer Endothelschädigung der Lungenkapillaren. Es treten Atelektasen auf, intravasale Flüssigkeit tritt in die Lungen über. Das klinische Bild nach einer Aspiration von Magensaft ähnelt dem eines ARDS.

**Symptome**

Das häufigste Zeichen einer Aspirationspneumonitis ist die arterielle Hypoxämie. Zusätzlich können Tachypnoe, Bronchospasmus und eine Vasokonstriktion der Lungengefäße und damit eine pulmonale Hypertension auftreten. Röntgenaufnahmen des Thorax weisen innerhalb der ersten sechs bis zwölf Stunden nach der Magensaftaspiration unter Umständen noch keine Anzeichen einer Aspirationspneumonitis auf [6]. Zeichen einer Aspirationspneumonitis sind am häufigsten im rechten Unterlappen zu sehen.

**Therapie**

Falls sofort nach der Aspiration von Magensaft endotracheal intubiert wurde, ist es sinnvoll, kleinere Mengen Kochsalzlösung (5 ml) in den Tubus zu injizieren und anschließend endotracheal abzusaugen. Es muß jedoch beachtet werden, daß sich der Magensaft rasch bis in die peripheren Lungenbezirke verteilt und daß eine Lavage mit großen Flüssigkeitsvolumina diese Ausbreitung begünstigen kann. Der pH-Wert des Magensaftes sollte gemessen werden, denn er entspricht dem pH-Wert der aspirierten Flüssigkeit. Die Volumenbestimmung des Aspirats aus der Trachea ist fragwürdig, denn vermutlich wird der aspirierte Magensaft schnell durch Sekrete des Tracheobronchialsystems verdünnt.

Die effektivste Behandlung einer Aspirationspneumonitis besteht in zusätzlicher Sauerstoffgabe und maschineller Beatmung mit PEEP (vgl. Behandlung der Ateminsuffizienz; Kapitel 16). Ein Bronchospasmus kann dadurch behandelt werden, daß intravenös Euphyllin oder ein vernebeltes $\beta_2$-Sympathomimetikum verabreicht wird. Obwohl eine säuregeschädigte Lunge für eine bakterielle Infektion anfällig ist, gibt es keine Beweise dafür, daß sich durch die prophylaktische Gabe von Antibiotika die Häufigkeit dieser Sekundärinfektionen senken oder daß sich die Überlebensrate verbessern ließe. Auch die Behandlung der Aspirationspneumonitis mit Kortikosteroiden wird kontrovers diskutiert. Im Tierversuch konnte gezeigt werden, daß eine sofort nach der Aspiration von Magensaft durchgeführte Kortikosteroid-Gabe die Lungenschädigungen vermindern kann [7]. Andere Untersuchungen konnten dies dagegen nicht bestätigen [8, 9] oder weisen gar darauf hin, daß durch den Einsatz von Kortikosteroiden das Auftreten einer durch gramnegative Bakterien verursachten Pneumonie begünstigt wird [10]. Obwohl es nicht gesichert ist, daß die Gabe von Kortikosteroiden sinnvoll ist, wird berichtet, daß in den USA bei der Behandlung einer Aspirationspneumonitis öfters Methylprednisolon (30 mg/kg) oder Dexamethason (1 mg/kg) verabreicht wird. In deutschsprachigen Ländern wird inzwischen von einer Kortikosteroidgabe Abstand genommen. Aus den Lungengefäßen austretende proteinhaltige Flüssigkeit kann zu einer Hypoalbuminämie führen. Diese wird logischerweise mit Albuminlösungen behandelt. Hierbei sollte jedoch berücksichtigt werden, daß diese Lösungen ebenfalls durch das geschädigte Endothel der Lungenkapillaren wandern und so zusätzlich intravasale Flüssigkeit in das Lungeninterstitium ziehen können (vgl. Kapitel 16).

### 15.1.3 Neurogenes Lungenödem

Ein Verletzung des ZNS führt zu einer enormen Sympathikusaktivität. Hierdurch kann ein neurogenes Lungenödem ausgelöst werden [11]. Diese zentralgesteuerte Überaktivität des Sympathikus tritt typischerweise bei Verletzungen im Gebiet des Hypothalamus auf. Folge dieser exzessiven Sympathikusaktivität ist eine massive und generalisierte periphere Vasokonstriktion. Hierdurch kommt es zu einer Verlagerung des Blutvolumens in den zentralen Lungenkreislauf. Der erhöhte pulmonalkapilläre Druck führt zu einer Transsudation von Flüssigkeit in das Lungeninterstitium. Durch die pulmonale Hypertension und die Hypervolämie können außerdem die Blutgefäße der Lunge geschädigt werden. Infolge dieser Gefäßschädigungen kann selbst nach einer Normalisierung der systemischen und pulmonalvaskulären Drucke die veränderte Permeabilität der Lungenkapillaren bestehen bleiben. Bei der Behandlung des neurogenen Lungenödems ist Digitalis nicht indiziert, denn die Herzfunktion ist normal. Dies ist auch an den normalen pulmonalarteriellen Verschlußdrucken erkennbar.

### 15.1.4 Opioidinduziertes Lungenödem

Eine Überdosierung von Opioiden, insbesondere von Heroin, kann zu einem fulminanten Lungenödem führen [12]. Da diese Ödemflüssigkeit sehr proteinreich ist, wird eine veränderte Permeabilität der Lungenkapillaren angenommen. Ebenso wie bei Patienten mit einem neurogenen Lungenödem ist die Funktion des linken Ventrikels nicht eingeschränkt, was sich auch hier in normalen pulmonalarteriellen Verschlußdrucken äußert.

### 15.1.5 Lungenödem durch Aufenthalt in großer Höhe

Wenn sich Personen in größerer Höhe überanstrengen, bevor sie sich akklimatisiert haben, kann es zu einem Lungenödem kommen, ohne daß ein Linksherzversagen vorliegt [13]. Die Pathogenese dieses Lungenödems ist unbekannt, kann aber Folge einer massiven hypoxiebedingten Vasokonstriktion der Lungenarterien oder Folge einer enormen hypoxiebedingten Aktivierung des sympathischen Nervensystems sein. Die Behandlung dieses Lungenödems besteht darin, daß Sauerstoff verabreicht und der Patient in niedrigere Höhenlagen gebracht wird.

## 15.2 Chronische pulmonalbedingte restriktive Lungenerkrankungen

Für eine chronische pulmonalbedingte restriktive Lungenerkrankung ist eine Lungenfibrose charakteristisch. Bei einer fortschreitenden Lungenfibrose kommt es zu einer Rarefizierung der Pulmonalgefäße. Dadurch kann es zu einer pulmonalen Hypertension und zur Ausbildung eines Cor pulmonale kommen. Bei weit fortgeschrittener Lungenfibrose tritt häufig ein Pneumothorax auf. Beispiele für eine chronische pulmonalbedingte restriktive Lungenerkrankung sind die exogen allergische Alveolitis, die Sarkoidose, das eosinophile Granulom und die Alveolarproteinose.

### 15.2.1 Exogen allergische Alveolitis

Die exogen allergische Alveolitis ist dadurch charakterisiert, daß es nach der Inhalation von Staub, der Pilze, Sporen, tierisches oder pflanzliches Material enthält, zu diffusen interstitiellen granulomatösen Reaktionen der Lungen kommt [14]. Zu den Symptomen einer exogen allergischen Alveolitis gehören Luftnot und Husten, die vier bis sechs Stunden nach Inhalation des Antigens auftreten. Anschließend kommt es zu einer Leukozytose und einer Eosinophilie. Trotz einer Hyperventilation kann eine arterielle Hypoxämie auftreten. Die Röntgen-Thoraxaufnahme zeigt multiple Lungeninfiltrate.

Wiederholte Episoden einer exogen allergischen Alveolitis führen zu einer ausgeprägten Lungenfibrose. Ein weiterer Grund einer Lungenfibrose kann eine Bestrahlung z. B. im Rahmen der Therapie eines Brust- oder Mediastinaltumors sein. Auch inhalierter Asbest, silikathaltiger Staub und Quarzstaub können in den Lungen verbleiben und ebenfalls zu Vernarbungen und einer Fibrose der Lunge führen.

## 15.2.2 Sarkoidose

Die Sarkoidose tritt hauptsächlich im Bereich der Lungen auf und führt zu einer ausgedehnten Lungenfibrose mit pulmonaler Hypertension und einem Cor pulmonale. Die Diffusionskapazität kann vermindert sein, obwohl die arteriellen Blutgase normal sind. Bei 1–5% der Patienten kommt es zu einer Sarkoidose des Kehlkopfes. Hierdurch können Probleme bei der Intubation auftreten, wenn ein normal großer Tubus verwendet wird [15]. Welche Bedeutung eine erhöhte Aktivität des Angiotensin-Konverting-Enzyms im Endothel der Lungenkapillaren dieser Patienten hat, ist nicht bekannt. Dieses Enzym ist für die Inaktivierung von Bradykinin und für die Umwandlung von Angiotensin I in aktives Angiotensin II verantwortlich. Ist eine Sarkoidose von einer restriktiven Lungenerkrankung begleitet, dann werden zur Therapie häufig Kortikosteroide eingesetzt.

## 15.2.3 Eosinophiles Granulom (Histiozytosis X)

Auch im Rahmen eines eosinophilen Granuloms kommt es zu einer Lungenfibrose. Solange der fibrotische Umbau der Lunge nicht zu weit fortgeschritten ist, ist der Einsatz von Kortikosteroiden erfolgversprechend.

## 15.2.4 Alveolarproteinose

Die Alveolarproteinose ist dadurch charakterisiert, daß die Alveolen mit zerstörten Typ II-Alveolarzellen angefüllt sind [16]. Dieser Prozeß kann von alleine auftreten oder Folge von Krebschemotherapeutika vom Typ der Alkylantien sein. Eine Pneumocystis carinii-Infektion ist eine weitere Ursache der Alveolarproteinose. Die typischen Symptome dieser Erkrankung sind Atemnot und eine schwere arterielle Hypoxämie.

## 15.3 Chronische extrapulmonalbedingte restriktive Lungenerkrankungen

Eine restriktive Lungenerkrankung, bei der die Eigenelastizität der Lungen normal ist, ist zumeist Ausdruck einer extrapulmonalen Störung. Hierdurch wird die Ausdehnung der Lungen behindert. Dazu gehören z.B. Erkrankungen der Pleura (Fibrose, Erguß), des Brustkorbs (Kyphoskoliose, Trichterbrust) und des Zwerchfells (Adipositas, Aszites, Schwangerschaft). Die Lungen werden zusammengepreßt und die Lungenvolumina sind vermindert. Die Atemarbeit ist erhöht. Ursachen sind die abnormen Thoraxverhältnisse und die erhöhten Atemwegswiderstände aufgrund der verminderten Lungenvolumina. Durch die Thoraxdeformität werden auch die Lungengefäße komprimiert, wodurch der pulmonal-vaskuläre Widerstand steigt und sich eventuell ein Rechtsherzversagen ausbildet. Durch ungenügendes Abhusten kommt es gehäuft zu pulmonalen Infekten. Hierdurch kann es auch zu einer obstruktiven Komponente bei diesen Lungenerkrankungen kommen.

## 15.4 Präoperative Vorbereitungen

Präoperativ sollte bei Patienten mit einer restriktiven Lungenerkrankung die Schwere der Erkrankung abgeschätzt werden. Sind die Symptome besserungsfähig, müssen sie präoperativ therapiert werden. Eine Atemnot in der Anamnese, die die körperliche Aktivität einschränkt und die auf eine restriktive Lungenerkrankung zurückgeführt werden kann, ist ein Grund, um Lungenfunktionstests und eine arterielle Blutgasanalyse durchzuführen. Eine Verringerung der Vitalkapazität von normalerweise ca. 70 ml/kg auf weniger als 15 ml/kg oder ein erhöhter $CO_2$-Partialdruck in Ruhe sind Hinweise darauf, daß bei diesen Patienten ein hohes Risiko besteht, postoperativ erhebliche Lungenfunktionsstörungen zu entwickeln. Es sollte jedoch berücksichtigt werden, daß auch mangelnde Mitarbeit des Patienten, Schmerzen, fortgeschrittenes Alter (die Vitalkapazität nimmt ab dem 30. Lebensjahr alle zehn Jahre um 3–4 ml/kg ab) oder eine obstruktive Lungenerkrankung dazu beitragen können, daß bei der Lungenfunktionsprüfung eine erniedrigte Vitalkapazität gemessen wird. Zur präoperativen Vorbereitung gehört auch, daß Infekte der Atemwege beseitigt, der Sekrettransport verbessert, eine kardiale Funktionsstörung behandelt und Übungen zur Stärkung der Atemmuskulatur durchgeführt sowie solche Atemtechniken geübt werden, die postoperativ angewandt werden.

## 15.5 Narkoseführung

Eine restriktive Lungenerkrankung hat keinen Einfluß darauf, was für Medikamente zur Einleitung und Unterhaltung einer Vollnarkose einzusetzen sind. Bei der Auswahl der Medikamente sollte jedoch berücksichtigt werden, daß eine möglichst geringe Atemdepression anzustreben ist, da diese bis in die postoperative Phase andauern könnte. Eine Regionalanästhesie kann bei peripheren Operationen in Betracht gezogen werden. Es sollte aber beachtet werden, daß ein sensibles Niveau über $Th_{10}$ mit einer Schwächung der Atemmuskulatur verbunden sein kann. Eine kräftige Atemmuskulatur ist aber für Patienten mit einer restriktiven Lungenerkrankung notwendig, damit sie eine akzeptable Ventilation aufrecht erhalten können.

Während der perioperativen Phase scheint es sinnvoll zu sein, eine kontrollierte Beatmung durchzuführen, um so die Oxygenierung und Ventilation zu optimieren. Hat die Lunge oder der Thorax eine schlechte Compliance, können hohe inspiratorische Drucke notwendig sein, um die Lungen zu blähen. Bei Patienten, bei denen präoperativ eine Einschränkung der Lungenfunktion festgestellt wurde, ist es postoperativ oft notwendig, eine maschinelle Beatmung durchzuführen. Selbstverständlich sollte erst extubiert werden, wenn die Patienten die üblichen Kriterien für eine Extubation erfüllen (vgl. Kapitel 16). Es sollte beachtet werden, daß eine restriktive Lungenerkrankung zu einer Erniedrigung der Lungenvolumina führt. Hierdurch kann in der postoperativen Phase ein effektives Abhusten von Sekret erschwert sein.

## Literaturhinweise

1 Rinaldo JE, Rogers RM. Adult respiratory-distress syndrome. Changing concepts of lung injury and repair. N Engl J Med 1982; 306: 900–9
2 Bone RC, Jacobs ER. Advances in pharmacologic treatment of acute lung injury and septic shock. In: Stoelting RK, Barash PG, Gallagher TJ, eds. Advances in Anesthesia. Chicago. Year Book Medical Publishers 1986; 4: 327–45
3 Orlowski JP. Prognostic factors in drowning and the postsubmersion syndrome. Crit Care Med 1978; 6: 94
4 Zapol WM, Snider MT, Hill JD, et al. Extracorporeal membrane oxygenation in severe acute respiratory failure. A randomized prospective study. JAMA 1979; 242: 2193–2201
5 Roberts RB, Shirley MA. Reducing the risk of acid aspiration during cesarean section. Anesth Analg 1974; 53: 859–68
6 Browne CH, Chew HER, Clarke E, et al. The management of pulmonary aspiration syndrome. Intensive Care Med 1977; 3: 257–66
7 Dudley WR, Marshall BE. Steroid treatment for acid-aspiration pneumonia. Anesthesiology 1974; 40: 136–41
8 Downs JB, Chapman RL, Modell JH, Hood CI. An evaluation of steroid therapy in aspiration pneumonitis. Anesthesiology 1974; 40: 129–35
9 Wynne JW, DeMarco FJ, Hood CI. Physiological effects of corticosteroids in food-stuff aspiration. Arch Surg 1981; 116: 46–9
10 Wolfe JE, Bone RC, Ruth WE. Effects of corticosteroids in the treatment of patients with gastric aspiration. Am J Med 1977; 63: 719–22
11 Robin ED, Theodore J. Speculations on neurogenic pulmonary edema (NPE) (editorial). Am Rev Respir Dis 1976; 113: 405–11
12 Katz S, Aberman A, Frand UI, et al. Heroin pulmonary edema: Evidence for increased pulmonary capillary permeability. Am Rev Respir Dis 1972; 106: 472–4
13 Straub NC. Pulmonary edema. Physiol Rev 1974; 54: 678–811
14 Pepys J, Simon G. Asthma, pulmonary eosinophilia, and allergic alveolitis. Med Clin North Am 1973; 57: 573–91
15 Wills MH, Harris MM. An unusual airway complication with sarcoidosis. Anesthesiology 1987; 66: 554–5
16 Phillips J, Simon L, Robin ED, et al. Pulmonary alveolar proteinosis: Respiratory medicine rounds of Stanford University Hospital. West J Med 1976; 124: 29–35

# 16 Diagnostik und Therapie der Ateminsuffizienz

Die Ateminsuffizienz stellt kein einheitliches Krankheitsbild dar. Sie ist vielmehr durch mehrere pathophysiologische Veränderungen bedingt, die verschiedenste Ursachen haben können (Tab. 16.1). Eine Ateminsuffizienz kann akut oder chronisch sein. Sie kann auch durch eine Exazerbation eines chronischen Krankheitsprozesses entstehen. Um eine sinnvolle Therapie einleiten zu können, ist es wichtig, Ursachen sowie pathophysiologische Veränderungen der Ateminsuffizienz zu kennen.

## 16.1 Diagnostik

Bei einer Ateminsuffizienz liegt immer eine arterielle Hypoxämie aufgrund einer Störung des Ventilations-Perfusions-Verhältnisses vor. Funktionelle Residualkapazität und Compliance der Lunge sind vermindert, die Ventilation nicht perfundierter Alveolen ist gesteigert. Auf der Thorax-Röntgenaufnahme ist häufig eine bilaterale diffuse Verschattung der Lungen zu sehen. Der pulmonalkapilläre Verschlußdruck ist normalerweise niedriger als 15 mm Hg, obwohl häufig ein Lungenödem vorliegt. Bleibt die Ateminsuffizienz längere Zeit bestehen, so kommt es meist zu einer Erhöhung des pulmonalvaskulären Widerstands und zu der Entwicklung einer pulmonalvaskulären Hypertension.

Wenn trotz zusätzlicher Sauerstoffverabreichung der arterielle Sauerstoffpartialdruck unter 50 mm Hg beträgt, so ist dies ein wichtiges Kriterium, das für die Diagnose einer akuten Ateminsuffizienz spricht. Dabei wird jedoch vorausgesetzt, daß kein intrakardialer Rechts-Links-Shunt vorliegt. Bei einer Ateminsuffizienz kann der arterielle Kohlendioxidpartialdruck erhöht, normal oder vermindert sein, je nachdem, wie sich die Relation zwischen alveolärer Ventilation und $CO_2$-Produktion verhält. Falls es sich nicht um eine respiratorische Kompensation einer metabolischen Alkalose handelt, spricht ein arterieller $CO_2$-Partialdruck von über 50 mm Hg für die Diagnose einer akuten

**Tab. 16.1:** Ursachen einer Ateminsuffizienz

**Primäre Lungenfunktionsstörung**
obstruktive Lungenerkrankung
restriktive Lungenerkrankung
Pneumonie
adult respiratory distress syndrome (ARDS)
Inhalation von Toxinen, Mageninhalt, Rauch, Phosgen
Sauerstofftoxizität
Fettembolie
Lungenkontusion
instabile Thoraxwand

**kardiovaskuläre Funktionsstörung**
hämorrhagischer Schock
Sepsis
Linksherzinsuffizienz
Flüssigkeitsüberladung
Mikroembolien
Massivtransfusion
disseminierte intravasale Gerinnung
nach Abgang von der Herz-Lungen-Maschine

**zentralnervöse Funktionsstörungen**
erhöhter intrakranieller Druck
Überdosierung von zentral dämpfenden Medikamenten
zentral bedingte alveoläre Hypoventilation

**Neuromuskuläre Funktionsstörungen**
Myasthenia gravis
spinale Querschnittssymptomatik
Guillain-Barré-Syndrom
Tetanus
Muskeldystrophie
medikamentös bedingte neuromuskuläre Blockade (Muskelrelaxantien, Antibiotika)

**Sonstige Ursachen**
Pankreatitis
Urämie
Adipositas permagna

Ateminsuffizienz. Ob eine akute oder eine chronische Ateminsuffizienz vorliegt, läßt sich anhand des pH-Wertes unterscheiden. Bei einer akuten Ateminsuffizienz kommt es häufig zu einem plötzlichen Anstieg des $CO_2$-Partialdruckes und zu einem entsprechenden Abfall des pH-Wertes. Bei der chronischen Ateminsuffizienz hingegen liegt der arterielle pH-Wert normalerweise zwischen 7,36 und 7,44, obwohl der $CO_2$-Partialdruck erhöht ist. Dieser normale pH-Wert ist

Ausdruck der gesteigerten kompensatorischen Rückresorption von Bikarbonat in den Nierentubuli.

Mehrfache arterielle Blutgasanalysen sind notwendig, um 1. die Diagnose einer Ateminsuffizienz stellen zu können, 2. gegebenenfalls die Notwendigkeit einer maschinellen Beatmung erkennen zu können, 3. die Suffizienz der Therapie überwachen und um 4. auch erkennen zu können, wann eine künstliche Beatmung beendet werden kann. Eine Ateminsuffizienz kann eingeteilt werden: in 1. arterielle Hypoxämie bei normalem $CO_2$-Wert, in 2. arterielle Hypoxämie bei erhöhtem $CO_2$-Wert (und primär gesunder Lunge) und in 3. arterielle Hypoxämie bei erhöhtem $CO_2$-Wert (und vorbestehender Lungenschädigung).

### 16.1.1 Hypoxämie bei normalem $CO_2$-Wert

Eine Ateminsuffizienz, die durch eine arterielle Hypoxämie bei normalem oder gar vermindertem arteriellem $CO_2$-Partialdruck charakterisiert ist, wird häufig auch als ARDS (Adult Respiratory Distress Syndrome) bezeichnet (vgl. Kap. 15). Diese Form der Ateminsuffizienz kann bei primär gesunder Lunge, aber auch bei vorbestehender Lungenerkrankung auftreten. Eine dabei auftretende Transsudation intravasaler Flüssigkeit in das interstitielle Lungengewebe oder in die Alveolen ist durch eine diffuse Schädigung der Lungenkapillaren bedingt. Diese Kapillarschädigung ist typisch für das ARDS, ihre Ursache ist jedoch weitgehend unbekannt. Als mögliche Mechanismen werden Freisetzung von vasoaktiven Substanzen, Aktivierung des Komplementsystems, Freisetzung von Prostaglandinen und Produktion von Endotoxinen angenommen.

### 16.1.2 Hypoxämie bei erhöhtem $CO_2$-Wert (und primär gesunder Lunge)

Eine Ateminsuffizienz, die sich in arterieller Hypoxämie bei erhöhtem $CO_2$-Wert äußert und bei Patienten mit primär gesunder Lunge auftritt, ist auf eine alveoläre Hypoventilation zurückzuführen. Ursachen der Hypoventilation können 1. eine Depression des zentralen Nervensystems, 2. Störungen der neuromuskulären Übertragung oder 3. pathologisch-anatomische Veränderungen der Thoraxwand sein. Hypoventiliert ein Patient bei Raumluftatmung, so sinkt der arterielle Sauerstoffpartialdruck in dem Maße ab, wie der arterielle $CO_2$-Partialdruck ansteigt. Als Richtwert gilt, daß pro Anstieg des arteriellen $CO_2$-Partialdrucks um 1 mm Hg der arterielle Sauerstoffpartialdruck um 1 mm Hg abfällt. Ist eine arterielle Hypoxämie durch eine alveoläre Hypoventilation bedingt, kann sie leicht dadurch behoben werden, daß die inspiratorische Sauerstoffkonzentration erhöht wird. Im Gegensatz zum ARDS besteht bei dieser Form der Ateminsuffizienz keine erhöhte alveolo-arterielle Sauerstoffpartialdruckdifferenz. Um den $CO_2$-Partialdruck zu normalisieren, muß so lange eine maschinelle Beatmung durchgeführt werden, bis die Ursache der alveolären Hypoventilation beseitigt ist.

### 16.1.3 Hypoxämie bei erhöhtem $CO_2$-Wert (und vorbestehender Lungenschädigung)

Eine Ateminsuffizienz, die durch arterielle Hypoxämie bei gleichzeitiger Hyperkapnie gekennzeichnet ist und die bei Patienten mit vorbestehender Lungenerkrankung auftritt, entwickelt sich meist im Rahmen einer chronisch-obstruktiven Lungenwegserkrankung. Bei diesen Patienten ist die arterielle Hypoxämie durch ein Ventilations-Perfusions-Mißverhältnis bedingt. Der pulmonale Gasaustausch kann so insuffizient werden, daß trotz eines normalen oder gar erhöhten Atemminutenvolumens Kohlendioxid nicht ausreichend abgeatmet werden kann.

## 16.2 Therapie der Ateminsuffizienz

Das Ziel der Therapie einer Ateminsuffizienz besteht darin, die Lungenfunktion solange zu unterstützen, bis die Lunge wieder in der Lage ist, ihre Funktion selbständig aufrecht zu erhalten. Zu den spezifischen therapeutischen Maßnahmen gehören 1. eine Erhöhung der inspiratorischen Sauerstoffkonzentration, 2. die endotracheale Intubation und maschinelle Beatmung, 3. ein positiver endexspiratorischer Druck (PEEP), 4. eine ausgewogene Flüssigkeitstherapie, 5. eine Verbesserung der Tracheobronchialtoilette und schließlich 6. eine Therapie auftretender bronchopulmonaler Infektionen.

### 16.2.1 Erhöhung der inspiratorischen Sauerstoffkonzentration

Eine erhöhte inspiratorische Sauerstoffkonzentration wird verabreicht, um den arteriellen Sauerstoffpartialdruck über 60 mm Hg zu halten. Aufgrund der S-förmigen Sauerstoffbindungskurve (vgl. Abb. 25.1) kommt es bei einem Abfall des arteriellen Sauerstoffpartialdruckes unter 60 mm Hg zu einer rapiden Abnahme der Sauerstoffsättigung des Hämoglobins und damit des arteriellen Sauerstoffgehalts. Es hat wenig Sinn, den arteriellen Sauerstoffpartialdruck wesentlich über 100 mm Hg anzuheben, denn die Sauerstoffsättigung des Hämoglobins beträgt bei 100 mm Hg beinahe 100%. Im Idealfall sollte die inspiratorische Sauerstoffkonzentration, mit der noch eine zufriedenstellende Oxygenierung erreicht werden kann, nicht längere Zeit über 50% betragen. Eine länger als 24 Stunden dauernde Beatmung mit einer inspiratorischen Sauerstoffkonzentration von über 50% birgt das

Risiko, daß sich eine sauerstofftoxische Lungenschädigung entwickelt. Ist es durch eine Beatmung mit einer inspiratorischen Sauerstoffkonzentration von unter 50% nicht möglich, einen Sauerstoffpartialdruck von über 60 mm Hg zu erreichen, wird empfohlen, einen positiven endexspiratorischen Druck anzuwenden.

Eine erhöhte Sauerstoffkonzentration kann über eine Nasensonde, eine Venturi-Gesichtsmaske oder über eine Gesichtsmaske mit Reservoir und Nicht-Rückatmungsventil verabreicht werden. Bei vielen Patienten kann eine ausreichende Oxygenierung schon dadurch erzielt werden, daß Sauerstoff über eine Nasensonde (mit einem niedrigen Flow von 1–2 l/min) oder über eine Venturi-Gesichtsmaske verabreicht wird. Mit der Venturi-Gesichtsmaske kann eine inspiratorische Sauerstoffkonzentration von 24–40% verabreicht werden. Bei der Venturi-Gesichtsmaske wird Sauerstoff mit einem hohen Flow verwendet, so daß die inspiratorischen Sauerstoffkonzentration nicht von der Atemfrequenz und dem Atemzugvolumen des Patienten beeinflußt wird. Wird über die Venturi-Gesichtsmaske ein niedriger Sauerstoffflow verabreicht, ändert sich die dadurch erreichbare inspiratorische Sauerstoffkonzentration umgekehrt zum Atemminutenvolumen des Patienten. Über eine Gesichtsmaske mit Reservoirbeutel und Nicht-Rückatmungsventil kann eine inspiratorische Sauerstoffkonzentration von nahezu 80% verabreicht werden. Unabhängig davon, wie der Sauerstoff zugeführt wird, kann der Therapieerfolg immer nur anhand der arteriellen Sauerstoffpartialdrucke kontrolliert werden.

### 16.2.2 Endotracheale Intubation und maschinelle Beatmung

Endotracheale Intubation und maschinelle Beatmung sollten spätestens dann in Betracht gezogen werden, 1. wenn die arteriellen Sauerstoffpartialdrucke unter 60 mmHg bleiben, obwohl die inspiratorische Sauerstoffkonzentration über 50% beträgt, 2. wenn der $CO_2$-Partialdruck ansteigt und gleichzeitig der arterielle pH-Wert abfällt, 3. wenn Anzeichen einer Erschöpfung der Atemmuskulatur auftreten, 4. wenn die Schutzreflexe der oberen Luftwege fehlen und 5. wenn der Patient nur unzureichend abhusten kann. Bei Patienten mit einer pulmonalen Infektion besteht häufig eine Hypophosphatämie. Diese kann zu einer Schwächung der quergestreiften Muskulatur und zu einer Kontraktilitätsminderung des Zwerchfells beitragen. Dies ist manchmal bei einer Ateminsuffizienz der Fall. In tierexperimentellen Untersuchungen über Sepsis konnte bei spontanatmenden Tieren gezeigt werden, daß während einer Sepsis die Durchblutung des Zwerchfells von einem Ausgangswert von weniger als 5% des Herzminutenvolumens auf bis zu 20% oder mehr zunahm. Die künstliche Beatmung verhindert diesen hohen Blutbedarf der Atemmuskulatur und verbessert somit die Sauerstoffversorgung der anderen Gewebe.

### Die endotracheale Intubation

Die endotracheale Intubation kann primär oral oder nasal durchgeführt werden. Nasale Tuben sind einfacher zu fixieren und werden von Patienten besser toleriert. Bei der oralen Intubation können allerdings Tubi mit einem gößeren Innendurchmesser (mindestens 8 mm) verwendet werden, wodurch Tracheobronchialsekrete leichter abzusaugen sind und ein Fiberbronchoskop leichter eingeführt werden kann.

Die zur endotrachealen Intubation verwendeten Tubi sollten einen high-volume/low-pressure cuff haben, so daß die Gefahr einer Schädigung der Trachealschleimhaut möglichst gering ist. Die Blockermanschette ist nur soweit aufzublasen, daß während der intermittierenden positiven Druckbeatmung ein hörbares Entweichen von Gas gerade verhindert wird. Der notwendige Cuffdruck, der gerade noch eine Undichtigkeit des Tubus verhindern kann, sollte nicht über 25 cm $H_2O$ betragen. Obwohl durch die Verwendung von sehr elastischen Cuffs die Verletzungsgefahr der darunterliegenden Trachealschleimhaut vermindert werden konnte, bleibt während einer länger andauernden translaryngealen Intubation das Risiko einer Stimmbänder- oder Larynxverletzung bestehen. Aus diesem Grund wird oft eine Tracheotomie in Erwägung gezogen, wenn abzusehen ist, daß eine endotracheale Intubation voraussichtlich über einen längeren Zeitraum erforderlich sein wird. Außerdem kann die Tracheotomie gegenüber der translaryngealen Intubation Vorteile haben, falls eine sehr starke Tracheobronchialsekretion besteht. In der Bundesrepublik Deutschland wurde die Diskussion über Tracheostomie oder Langzeitintubation inzwischen meist zugunsten der Langzeitintubation entschieden.

### Maschinelle Beatmung

Die maschinelle Beatmung wird zumeist mit volumengesteuerten, seltener mit druckgesteuerten Beatmungsgeräten durchgeführt. Daß die volumengesteuerten Respiratoren zumeist vorgezogen werden, beruht darauf, daß mit diesen Beatmungsgeräten das Atemhubvolumen besser konstantgehalten werden kann, selbst wenn Änderungen des Atemwegswiderstands und/oder der Lungencompliance auftreten. Bei den druckgesteuerten Beatmungsgeräten kommt es bei einem Anstieg des Atemwegswiderstands zu einem Abfall des abgegebenen Atemhubvolumens, andererseits kommt es bei zunehmender Lungencompliance zu einer Vergrößerung des Atemhubvolumens. Der Nachteil der volumengesteuerten Beatmungsgeräte ist jedoch darin zu sehen, daß diese Geräte Lecks im System nicht kompensieren können. Zum Beispiel kann ein Leck aufgrund eines undichten Cuffs zu einer Hypoventilation führen, obwohl das Gerät weiterhin das vorgegebene inspiratorische Atemminutenvolumen abgibt. Die druckgesteuerten Beatmungsgeräte geben dagegen auch bei einer Leckage ein konstantes inspiratorisches Volumen an den Patienten ab, solange eine für die Inspiration vorgegebene Zeitspanne oder ein vorgebener Atemwegsdruck nicht überschritten wird.

Bei der initialen Einstellung des Beatmungsgeräts werden normalerweise eine Atemfrequenz von 6–12 Atemzügen /min, ein Atemzugvolumen von 10–15 ml/kg und eine inspiratorische Sauerstoffkonzentration von ungefähr 50% eingestellt. Insbesondere bei Patienten mit einer chronisch-obstruktiven Atemwegserkrankung sollte eine langsame Atemfrequenz gewählt werden, da diese Patienten für die Ausatmung eine längere Zeit benötigen. Dadurch kann die Gefahr des sogenannten Air-Trappings vermindert werden (vgl. Kap. 14). Durch die Wahl eines großen Atemhubvolumens und eines niedrigen inspiratorischen Flows kann die Verteilung der Atemgase in der Lunge optimiert werden, besonders dann, wenn regionale Unterschiede in den Atemwegswiderständen vorliegen. Spätere Feineinstellungen des Beatmungsgerätes und Änderungen der inspiratorischen Sauerstoffkonzentration orientieren sich an arteriellen Blutgasanalysen und am pH-Wert. Ziel der Beatmungstherapie ist es, einen arteriellen Sauerstoffpartialdruck zwischen 60 und 100 mm Hg, einen arteriellen $CO_2$-Partialdruck zwischen 36 und 44 mm Hg und einen pH-Wert zwischen 7,36 und 7,44 zu erreichen.

**High frequency positive pressure ventilation.** Die «high frequency positive pressure ventilation» wurde als Alternative zu der üblichen intermittierenden positiven Druckbeatmung eingeführt [5,6]. Zu den Charakteristika der «high frequency positive pressure ventilation» gehören 1. eine Beatmungsfrequenz von 60–100 Atemzügen/min; 2. ein Inspirations-Exspirationsverhältnis kleiner als 0,3; 3. kleine Atemhubvolumina, wodurch der mittlere Atemwegsdruck während der Inspiration gering gehalten wird und 4. die Aufrechterhaltung eines kontinuierlich positiven intratrachealen Druckes. Der intrapleurale Druck bleibt während des gesamten Atemzyklus negativ. Ein Hauptvorteil dieser Beatmungsmethode ist darin zu sehen, daß die Effektivität dieser Beatmung durch Atemwegswiderstände und die Compliance der Lunge nicht beeinflußt wird. Zusätzlich führt der konstant niedrige mittlere Atemwegsdruck zu nur minimalen Auswirkungen auf das Herzminutenvolumen und außerdem ist die Gefahr eines Barotraumas der Lunge vermindert. Daneben wurde beobachtet, daß die «high frequency positive pressure ventilation» zu einer reflektorischen Unterdrückung der Spontanatmung führt. Dadurch wird unter Umständen eine künstliche Beatmung ohne den Einsatz von Sedativa, Muskelrelaxantien und ohne maschinelle Hyperventilation möglich. Nachteile der «high frequency positive pressure ventilation» sind die hohen Kosten und die komplizierte Apparatur.

Es bleibt jedoch unklar, wie der Gasaustausch während der «high frequency positive pressure ventilation» stattfindet. Dessen ungeachtet hat sich diese Beatmungsform bei der Therapie einer akuten Ateminsuffizienz, bei der Laryngoskopie, bei der Bronchoskopie und bei der operativen Versorgung von bronchopleuralen Fisteln als zuverlässige Methode erwiesen [7, 8]. Nicht alle Berichte bestätigen jedoch, daß bei der Behandlung einer akuten Ateminsuffizienz oder einer bronchopleuralen Fistel die «high frequency positive pressure ventilation» entscheidende Vorteile im Vergleich zu den herkömmlichen Beatmungstechniken hat [9,10]. Falls bei Patienten mit einem erhöhten intrakraniellen Druck eine maschinelle Beatmung erforderlich ist, kann die «high frequency positive pressure ventilation» in Betracht gezogen werden, denn hierbei sind die mittleren Atemwegdrucke niedrig. Außerdem sind bei Patienten mit Kreislaufversagen und akuter Ateminsuffizienz während einer «high frequency positive pressure ventilation» arterieller Mitteldruck, Herzminutenvolumen und Sauerstoffabgabe an das Gewebe höher [11].

Die «high frequency oscillation» ist der «high frequency positive pressure ventilation» ähnlich. Die beiden Verfahren unterscheiden sich durch unterschiedliche Beatmungsfrequenzen. Bei der «high frequency oscillation» liegt die Beatmungsfrequenz in einem Bereich von 15 Hz bzw. 900 Oszillationen/min. Es konnte gezeigt werden, daß auch mit der «high frequency oscillation» ein zufriedenstellender Gasaustausch bei nur minimaler Beinträchtigung des Kreislaufs möglich ist [6]. Außerdem soll die Inzidenz eines Barotraumas der Lunge niedrig sein.

### 16.2.3 Positiver endexspiratorischer Druck (PEEP)

Bei einer Beatmung mit einem positiven endexspiratorischen Druck (PEEP) bestehen während des gesamten Beatmungszyklus ein positiver Atemwegsdruck und ein positiver intrathorakaler Druck. Durch zusätzliche intermittierende Erhöhungen des positiven Druckes werden die Lungen rhythmisch gebläht. Ein positiver endexspiratorischer Druck wird häufig dann empfohlen, wenn der arterielle Sauerstoffpartialdruck trotz einer inspiratorischen Sauerstoffkonzentration von 50% nicht über 60 mm Hg beträgt [1, 2]. Um eine adäquate arterielle Oxygenierung zu erreichen, ist kurzfristig eine inspiratorische Sauerstoffkonzentration von mehr als 50% akzeptabel. Falls mehr als 50% Sauerstoff für länger als 24 Stunden verabreicht werden, muß aber an die Gefahr einer Lungenschädigung durch die hohe Sauerstoffkonzentration gedacht werden (3). Es wird angenommen, daß ein positiver endexspiratorischer Druck dadurch arterielle Oxygenierung, Lungencompliance und funktionelle Residualkapazität erhöht, daß kollabierte, aber noch perfundierte Alveolen wieder aufgedehnt werden [11]. Daraus resultiert eine Verbesserung des Ventilations-Perfusions-Verhältnisses und eine Verminderung des intrapulmonalen Rechts-Links-Shunts. Es muß jedoch beachtet werden, daß ein positiver endexspiratorischer Druck die arterielle Oxygenierung nicht verbessert, falls die arterielle Hypoxämie auf einer Hypoventilation beruht oder falls die funktionelle Residualkapazität normal oder erhöht ist.

Die Anwendung eines positiven endexspiratorischen Drucks ist auch sinnvoll, um Resorptionsatelektasen vorzubeugen. Zu Resorptionsatelektasen kommt es meistens in Alveolen, die kaum ventiliert sind und gleichzeitig Gase enthalten, die im Blut löslich sind. Das Gas diffundiert aus den Alveolen ins Blut und die kaum ventilierte Alveole kollabiert. Lachgas und Sauerstoff sind z.B. Gase, die gut im Blut löslich sind und zu Resorptionsatelektasen prädisponieren. Stickstoff ist dagegen schlecht löslich in Blut. Folglich bleibt Stickstoff in den Alveolen zurück. Sollte ein Teil der Lunge schlechter ventiliert werden, so vermindert der in den Alveolen verbleibende Stickstoff die Gefahr von Resorptionsatelektasen. Dennoch bleibt es letztendlich umstritten, für wie sinnvoll die Anwendung von Stickstoff zur Verhinderung von Resorptionsatelektasen angesehen werden kann.

Ein positiver endexspiratorischer Druck wird in Schritten von 2,5 bis 5 cm $H_2O$ solange gesteigert, bis bei einer inspiratorischen Sauerstoffkonzentration von unter 50% die arteriellen Sauerstoffpartialdrucke höher als 60 mm Hg sind. Ziel ist es, den PEEP so hoch einzustellen, daß die arterielle Oxygenierung maximal verbessert wird, ohne daß jedoch das Herz-Minuten-Volumen wesentlich vermindert oder das Risiko eines Barotraumas der Lunge deutlich erhöht wird. Das optimale PEEP-Niveau ist dann erreicht, wenn die Sauerstofftransportkapazität (arterieller Sauerstoffgehalt × Herzminutenvolumen) maximal hoch ist. Das optimale PEEP-Niveau geht oft auch mit der größtmöglichen Verbesserung der statischen Lungencompliance einher (Abb. 16.1) [12]. Dasjenige PEEP-Niveau, bei dem eine maximale Sauerstofftransportkapazität vorliegt, ohne daß die Alveolen überdehnt werden (was anhand der statischen Lungencompliance erkennbar ist), wird auch als sogenannter «best-PEEP» bezeichnet [12]. Bei der Mehrzahl der Patienten tritt bei einem PEEP von weniger als 15 cm $H_2O$ eine maximale Verbesserung der arteriellen Sauerstofftransportkapazität und der Lungencompliance auf (Abb. 16.1).

Eine wichtige Nebenwirkung eines positiven endexspiratorischen Drucks ist eine Erniedrigung des Herzminutenvolumens. Dies ist dadurch zu erklären, daß es hierbei zu einer Behinderung des venösen Rückstroms und zu einer Linksverlagerung des Ventrikelseptums kommt, wodurch die linksventrikuläre Füllung behindert wird [13]. Es ist denkbar, daß eine Verbesserung der arteriellen Oxygenierung aufgrund eines PEEP's dadurch wieder aufgehoben wird, daß es wegen eines nun gesenkten Herzminutenvolumens zu einer Verminderung der Gewebsperfusion kommt. Die Auswirkungen eines positiven endexspiratorischen Drucks auf das Herzminutenvolumen sind dann besonders stark ausgeprägt, wenn ein vermindertes intravasales Flüssigkeitsvolumen und/oder normale Lungenverhältnisse vorliegen, denn bei einer gesunden Lunge werden die erhöhten Atemwegsdrucke maximal auf die intrapulmonalen Gefäße übertragen [14]. Die nachteiligen Auswirkungen eines positiven endexspiratorischen Drucks auf das Herzminutenvolumen können dadurch, daß das intravasale Flüssigkeitsdefizit ausgeglichen und daß kontraktilitätssteigernde Medikamente verabreicht werden, möglichst gering gehalten werden. Ein Pulmonalarterienkatheter ist zur Überwachung einer adäquaten Gewebsperfusion besonders dann geeignet, wenn hohe positive endexspiratorische Drucke (über 15 cm $H_2O$) angewendet werden. Eine adäquate Gewebsperfusion kann anhand des Herzminutenvolumens und anhand des gemischt-venösen Sauerstoffpartialdrucks erkannt werden. Es muß beachtet werden, daß ein positiver endexspiratorischer Druck von über 10 cm $H_2O$ die Interpretation des pulmonalarteriellen Verschlußdrucks – der als Maß für den linksatrialen Druck gilt – beeinflussen kann. Dies ist dadurch bedingt, daß sich der intraalveoläre Druck auf die Lungenkapillaren überträgt, wodurch der pulmonalarterielle Verschlußdruck beeinflußt wird. Auf ähnliche Weise bewirkt ein positiver endexspiratorischer Druck eine Kompression der Lungenkapillaren und führt damit zu einer Behinderung der Lungendurchblutung. Die dadurch bedingte Steigerung des pulmonalvaskulären Widerstan-

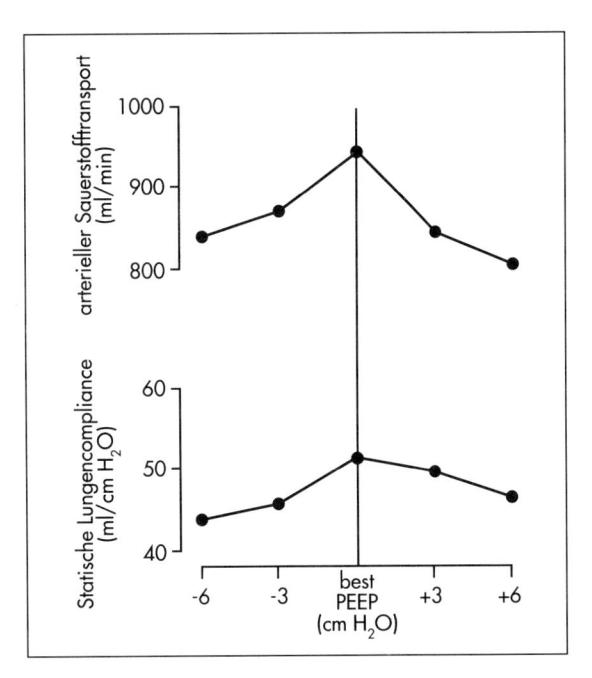

**Abb. 16.1:** 15 Patienten wurden wegen einer akuten Ateminsuffizienz maschinell mit verschiedenen PEEP-Niveaus beatmet. Bei ihnen wurde der arterielle Sauerstofftransport (arterieller Sauerstoffgehalt × Herzminutenvolumen) und die statische Lungencompliance gemessen. Bei dem PEEP-Niveau mit dem höchsten arteriellen Sauerstofftransport war stets auch die statische Lungencompliance am größten. Dieses PEEP-Niveau wird als «best PEEP» bezeichnet. Ist der PEEP 3 oder 6 cm $H_2O$ höher oder niedriger als der «best PEEP», so sind arterieller Sauerstofftransport und die statische Lungencompliance vermindert. (Daten modifiziert nach: Suter PM, Fairley HB, Isenberg MD. Optimum and -expiratory airway pressure in patients with acute pulmonary failure. N Engl J Med 1975; 292:284–9)

des führt zu einer Zunahme des pulmonalarteriellen Drucks und letztlich auch zu einem erhöhten rechtsventrikulären Füllungsdruck.

Eine andere Gefahr eines positiven endexspiratorischen Drucks ist ein Barotrauma der Lunge. Es wird angenommen, daß ein Barotrauma bei exzessiv hohen PEEP-Werten aufgrund einer Überdehnung und Ruptur von Alveolen entstehen kann. Die Überdehnung von Alveolen kann sich in einer verminderten Lungencompliance widerspiegeln. Ein Pneumothorax, ein Pneumomediastinum und ein subkutanes Emphysem sind Beispiele für Barotraumen der Lunge, wie sie bei exzessiv hohen PEEP-Werten entstehen können. Eine plötzliche Verschlechterung von arterieller Oxygenierung und kardiovaskulärer Situation während einer Beatmung mit einem PEEP sollte stets an einen Pneumothorax denken lassen.

### 16.2.4 Ausgewogene Flüssigkeitstherapie

Bei der Behandlung von Patienten mit einer Ateminsuffizienz ist es wichtig, einerseits einen optimalen Flüssigkeitsgehalt der Lunge anzustreben, andererseits muß aber auch das intravasale Flüssigkeitsvolumen aufrecht erhalten werden. Für viele Formen von Ateminsuffizienz ist eine exzessive Flüssigkeitsansammlung in der Lunge charakteristisch, insbesondere für das ARDS. Dagegen ist bei einer Ateminsuffizienz, die im Rahmen einer chronisch-obstruktiven oder chronisch-restriktiven Lungenerkrankung auftritt, der Wassergehalt der Lunge normalerweise nicht erhöht. Unabhängig von der Ätiologie der Ateminsuffizienz kann es während einer maschinellen Beatmung – insbesondere bei Anwendung eines positiven endexspiratorischen Drucks – zu einer Flüssigkeitsretention kommen [15].

Der zentralvenöse Druck ist bei Patienten mit einer Ateminsuffizienz kein zuverlässiger Parameter, um den intravasalen Volumenstatus zu überwachen. Ein zuverlässigerer Parameter ist der pulmonalarterielle Verschlußdruck. Die Normalwerte liegen zwischen 12 und 15 mm Hg. Werte, die ober- oder unterhalb dieses Bereiches liegen, können eine intravasale Flüssigkeitsüberladung oder ein intravasales Flüssigkeitsdefizit anzeigen. Es muß jedoch daran gedacht werden, daß die pulmonalarteriellen Verschlußdrucke aufgrund eines positiven endexspiratorischen Drucks fälschlich hoch sein können. Zusätzliche Überwachungsparameter zur Beurteilung des intravasalen Volumenstatus stellen Urinausscheidung und Körpergewicht dar. Eine Urinausscheidung von 0,5–1 ml/kg × h spricht für ein adäquates Herz-Minuten-Volumen und ein adäquates intravasales Flüssigkeitsvolumen. Ein täglicher Gewichtsverlust von 0,2–0,4 kg ist bei erwachsenen Patienten zu erwarten, wenn sie eine übliche intravenöse Flüssigkeitstherapie erhalten. Ein konstant bleibendes oder ein zunehmendes Körpergewicht deutet auf eine exzessive Flüssigkeitsretention hin.

Ein vergrößertes intravasales Volumen und eine Erhöhung des Wassergehaltes der Lunge werden dadurch therapiert, daß die Diurese medikamentös stimuliert und /oder daß versucht wird, die pulmonale Lymphdrainage zu steigern.

### Medikamentöse Stimulation der Diurese

Zur Therapie einer exzessiven Flüssigkeitsansammlung in der Lunge bietet sich eine medikamentöse Diuresesteigerung an. Als Diuretikum eignet sich v. a. Furosemid. Die positiven Auswirkungen einer Diuresesteigerung äußern sich in einer Verbesserung der arteriellen Oxygenierung und in der Röntgen-Thoraxaufnahme in einem Verschwinden von pulmonalen Verschattungen. Die Diurese muß jedoch vorsichtig stimuliert werden, damit eine starke Verminderung des intravasalen Flüssigkeitsvolumens vermieden wird, denn hierdurch könnte es zu einem Abfall des Herzminutenvolumens und zu einer Gewebsischämie kommen.

### Pulmonale Lymphdrainage

Die entscheidenden Faktoren, die den Flüssigkeitsübertritt aus dem pulmonalen Gefäßsystem in das Lungeninterstitium begünstigen, sind ein Anstieg des pulmonalvaskulären Drucks und ein Abfall des onkotischen Drucks im Plasma. Unter normalen Bedingungen wird die interstitielle Flüssigkeit durch die pulmonale Lymphdrainage wieder abtransportiert. Solange die interstitielle Flüssigkeit kontinuierlich drainiert wird, bleibt die Diffusionsstrecke für die Atemgase klein und es kann ein adäquater Gasaustausch aufrechterhalten werden. Übersteigt die in das Lungeninterstitium eintretende Flüssigkeitsmenge die Drainagekapazität der pulmonalen Lymphgefäße, so bildet sich ein Lungenödem aus und der Gasaustausch verschlechtert sich. Durch einen Anstieg des systemischen Venendrucks, wie z.B. nach Gabe volumenwirksamer Infusionen und bei einer intermittierenden Überdruckbeatmung, kann es zu einer Verschlechterung des pulmonalen Lymphabflusses kommen. Gleichzeitig führt eine Infusion kristalloider Lösungen über eine Verminderung des onkotischen Drucks im Plasma und über einen Anstieg des pulmonalarteriellen Drucks zu einer vermehrten Flüssigkeitssequestration ins Lungeninterstitium. Auch Endoxine, die im Rahmen einer Sepsis auftreten und eine Schädigung der Lungenkapillarendothelien verursachen, führen zu einer vermehrten Flüssigkeitsansammlung im Lungeninterstitium. Nach Infusion kristalloider Lösungen versucht die Lunge, den pulmonalen Lymphfluß zu steigern und die überschüssige Ödemflüssigkeit zu entfernen. Da jedoch zur Stabilisierung der kardialen Funktion eventuell große Mengen an kristalloiden Lösungen infundiert werden müssen, kann dadurch der systemische Venendruck so stark erhöht sein, daß der pulmonale Lymphfluß drastisch vermindert ist. In einer solchen Situation kann die Gabe von kolloidalen Lösungen – wie z.B. hitzebehandelter Plasma-Proteinfraktionen – sinnvoller sein. Hierbei genügt ein geringes Gesamtvolumen, und auch ein Verdünnungseffekt in bezug auf den onkotischen Druck tritt nicht auf. Gleichzeitig kommt es nur zu minimalen Anstiegen des systemischen Venendrucks und des pulmonalarteriellen Drucks. Hierdurch kann die Effizienz der pulmonalen Lymphdrainage verbessert werden (16). Um diese Behandlungsprinzipien erfolgreich anwenden zu können, muß eine sorgfältige Überwachung des systemischen Venendrucks, des pulmonalarteriellen Drucks und des onkotischen Drucks im Plasma durchgeführt werden. Auch Medikamente, die zur Verbesserung der myokardialen Kontraktilität und/oder zur Verminderung des pulmonalvaskulären Widerstandes verabreicht werden, können eine Flüssigkeitssequestration in das Lungeninterstitium weiter vermindern und damit den Lymphabfluß in der Lunge verbessern.

### 16.2.5 Verbesserung der Tracheobronchialtoilette

Die Entfernung des Tracheobronchialsekrets kann dadurch erleichtert werden, daß eine adäquate Flüssigkeitszufuhr durchgeführt wird und die Atemgase angefeuchtet werden. Zusätzlich ist eine Physiotherapie wichtig, um die lageabhängige Sekret-Drainage zu fördern und ein effektives Abhusten anzuregen. Auch ein steriles endotracheales Absaugen ist hilfreich, um ein aktives Abhusten des Tracheobronchialsekrets zu stimulieren. Schleimpfröpfe, die Atelektasen begünstigen, können mit einem Fiberbronchoskop entfernt werden.

### 16.2.6 Therapie auftretender bronchopulmonaler Infektionen

Bei der Behandlung der Ateminsuffizienz spielt die Antibiotikatherapie eine wichtige Rolle. Sie muß sich an der Erreger- und Resistenzbestimmung aus dem Tracheobronchialsekret orientieren. Dagegen wird eine prophylaktische Gabe von Antibiotika – also ohne daß die infektionsauslösenden Mikroorganismen nachgewiesen wurden – nicht empfohlen, denn dieses Vorgehen kann zu einer Selektion von resistenten Bakterien oder Pilzen führen. Bei Patienten mit einer Ateminsuffizienz ist das erste Anzeichen einer pulmonalen Infektion oft eine weitere Verschlechterung der Lungenfunktion.

## 16.3 Überwachung der Therapie

Die Therapie einer Ateminsuffizienz wird anhand des pulmonalen Gasaustausches und der kardialen Funktion überwacht. Um das Ausmaß einer Ateminsuffizienz einschätzen und das Ansprechen auf die Therapie beurteilen zu können, eignen sich am besten 1. die arteriellen, zentral- und gemischt-venösen Blutgase, 2. der arterielle pH-Wert, 3. das Herzminutenvolumen, 4. die kardialen Füllungsdrucke, 5. die Größe des intrapulmonalen Shunts und 6. die statische Lungencompliance. Mit Hilfe eines Pulmonalarterienkatheters können viele dieser Parameter überwacht werden.

### 16.3.1 Sauerstoffaustausch

Ob der Sauerstoffaustausch über die alveolo-kapilläre Membran ausreichend ist, zeigt sich im arteriellen Sauerstoffpartialdruck. Wie suffizient dieser Sauerstoffaustausch ist, äußert sich in der Differenz zwischen dem errechenbaren Sauerstoffpartialdruck in den Alveolen und dem im arteriellen Blut gemessenen Sauerstoffpartialdruck (Tab. 16.2).

Die während der Beatmung mit 100% Sauerstoff berechnete alveolo-arterielle Sauerstoffpartialdruck-

**Tab. 16.2:** Berechnung der alveolo-arteriellen Sauerstoffpartialdruckdifferenz

$$A\text{-}aDO_2 = P_AO_2 - PaO_2$$

$$P_A = (P_B - P_{H2O}) F_iO_2 - \frac{PaCO_2}{0.8}$$

| | | |
|---|---|---|
| $A\text{-}aDO_2$ | = | alveolo-arterielle Sauerstoffpartialdruckdifferenz, mmHg |
| $P_AO_2$ | = | alveolärer Sauerstoffpartialdruck, mmHg |
| $PaO_2$ | = | arterieller Sauerstoffpartialdruck, mmHg |
| $P_B$ | = | Barometerdruck, mmH |
| $P_{H2O}$ | = | Partialdruck des Wasserdampfes im Tracheobronchialsystem; 47 mmHg bei 37 °Celsius |
| $F_iO_2$ | = | inspiratorische Sauerstoffkonzentration |
| $PaCO_2$ | = | arterieller $CO_2$-Partialdruck, mmHg |
| 0.8 | = | respiratorischer Quotient; Korrekturfaktor dafür, daß weniger Kohlendioxid in die Alveolen abgegeben als Sauerstoff aus den Alveolen aufgenommen wird. |
| Beispiel: | | Die arteriellen Blutgase betragen: $P_aO_2 = 100$ mmHg ($F_iO_2 = 0,5$) und $PaCO_2 = 40$ mmHg. Der Barometerdruck ist 747 mmHg, der Wasserdampfdruck im Tracheobronchialsystem beträgt 47 mmHg. Die Berechnung des $P_AO_2$ und der $A\text{-}aDO_2$ erfolgt folgendermaßen:<br>$P_AO_2 = (747 - 47) \, 0.5 - 40/0.8$<br>$P_AO_2 = 350 - 50$<br>$P_AO_2 = 300$ mmHg<br>$A\text{-}aDO_2 = 300 - 100$<br>$A\text{-}aDO_2 = 200$ mmHg |

differenz (AaDO$_2$) stellt ein Maß für die Größe des intrapulmonalen Rechts-Links-Shunts dar. Bei Atmung von Raumluft ist die Berechnung der alveoloarteriellen Sauerstoffpartialdruckdifferenz dagegen sowohl ein Maß für ein Ventilations-Perfusions-Mißverhältnis als auch für einen intrapulmonalen Rechts-Links-Shunt. Als klinisch sinnvolle Richtlinie kann gelten, daß für eine alveolo-arterielle Sauerstoffpartialdruckdifferenz von jeweils 20 mm Hg (bei Atmung von 100% Sauerstoff) eine venöse Beimischung von jeweils 1% des Herzminutenvolumens vorliegt. Beträgt jedoch die arterielle Sauerstoffsättigung weniger als 100% oder ist das Herzminutenvolumen erhöht, wird mit dieser groben Richtlinie das tatsächliche Ausmaß der venösen Beimischung unterschätzt.

Ein Problem bei der Überwachung der alveolo-arteriellen Sauerstoffpartialdruckdifferenz besteht darin, daß die Größe der physiologischen AaDO$_2$ von der inspiratorischen Sauerstoffkonzentration abhängt. Aus diesem Grund kann es sinnvoll sein, den Quotienten aus den alveolären und den arteriellen Sauerstoffpartialdrucken zu bilden, da dieser Quotient weniger von der inspiratorischen Sauerstoffkonzentration abhängt (Tab. 16.3) [17]. Bei einem alveolo-arteriellen Sauer-

**Tab. 16.3:** Berechnung des arterio-alveolären PO$_2$-Quotienten

$$aA = PaO_2/P_AO_2$$

| | | |
|---|---|---|
| a/A | = | arterio-alveolärer PO$_2$-Quotient |
| PaO$_2$ | = | arterieller Sauerstoffpartialdruck mmHg |
| P$_A$O$_2$ | = | alveolärer Sauerstoffpartialdruck, (Berechnung des P$_A$O$_2$: vgl. Tab. 16-2) |
| Beispiel | | Bei Atmung von 50% Sauerstoff sei der PaO$_2$ 250 mmHg, der PaCO$_2$ 40 mmHg. Der Barometerdruck beträgt 747 mmHg, der PH$_2$O 47 mmHg. P$_A$O$_2$ = (747 – 47) 0.5 – 40/0.8 P$_A$O$_2$ = 350 – 50 P$_A$O$_2$ = 300 mmHg a/A = 250/300 a/A = 0.83 (normalerweise größer als 0,75) |

stoffpartialdruckverhältnis von z.B. 0,5 beträgt der arterielle Sauerstoffpartialdruck 50% des alveolären Sauerstoffpartialdrucks und zwar unabhängig von der jeweiligen inspiratorischen Sauerstoffkonzentration. Ist das Verhältnis kleiner als 0,75, so ist anzunehmen, daß der Sauerstoffaustausch in der Lunge gestört ist.

### 16.3.2 CO$_2$-Austausch

An den arteriellen CO$_2$-Partialdrucken ist zu erkennen, ob die alveoläre Ventilation und die CO$_2$-Produktion im Stoffwechsel in einem adäquaten Verhältnis stehen. Wie effektiv der CO$_2$-Transport über die alveolo-kapilläre Membran ist, kann an dem Verhältnis von Totraumventilation zu Atemzugvolumen abgelesen werden (Tab. 16.4). Dieser Quotient erfaßt Lungenareale, die adäquat ventiliert, aber vermindert oder gar nicht perfundiert werden. Normalerweise ist das Verhältnis

**Tab. 16.4:** Berechnung des Quotienten aus physiologischem Totraum und Atemzugvolumen (Totraumquotient)

$$V_D/V_T = \frac{PaCO_2 - P_ECO_2}{PaCO_2}$$

| | | |
|---|---|---|
| V$_D$/V$_T$ | = | Quotient aus physiologischem Totraum und Atemzugvolumen |
| PaCO$_2$ | = | arterieller CO$_2$-Partialdruck, mmHg |
| P$_E$CO$_2$ | = | CO$_2$-Partialdruck in der gesammelten Exspirationsluft, mmHg |
| Beispiel: | | Während einer kontrollierten Beatmung mit Sauerstoff und Isofluran seien der PaCO$_2$ 40 mmHg, der P$_E$CO$_2$ 30 mmHg. Der rechnerische Totraumquotient V$_D$/V$_T$ beträgt: $V_D/V_T = \frac{40-30}{40}$ $V_D/V_T = 10/40$ $V_D/V_T = 0.25$ |

von Totraumvolumen zu Atemzugvolumen kleiner als 0,3, es kann aber bis auf 0,6 oder auf noch höhere Werte ansteigen, falls die Anzahl der ventilierten, aber nicht perfundierten Alveolen zunimmt. Das Verhältnis von Totraum- zu Atemzugvolumen kann z.B. bei 1. einem erniedrigten Herzminutenvolumen (aufgrund von Anästhetika oder aufgrund einer Verminderung des intravasalen Flüssigkeitsvolumens), 2. bei einer Lungenembolie und 3. bei einer Ateminsuffizienz erhöht sein (Tab. 16.4).

### 16.3.3 Gemischt-venöser Sauerstoffpartialdruck

Der gemischt-venöse Sauerstoffpartialdruck und die arterio-venöse Sauerstoffgehaltsdifferenz sind vom Herzminutenvolumen und von der Sauerstoffextraktion durch die Gewebe abhängig. Nimmt das Herz-Minuten-Volumen ab, während der Sauerstoffverbrauch der Gewebe gleichbleibt, so kommt es zu einem Abfall des gemischt-venösen Sauerstoffpartialdrucks und zu einer Erhöhung der arterio-venösen Sauerstoffgehaltsdifferenz. Sinkt der gemischt-venöse Sauerstoffpartialdruck unter 30 mm Hg ab oder steigt die arterio-venöse Sauerstoffgehaltsdifferenz über 6 ml/dl an, muß das Herz-Minuten-Volumen erhöht werden, um eine adäquate Gewebsoxygenierung sicherzustellen. Gemischt-venöses Blut kann über die distale Öffnung eines korrekt plazierten Pulmonalarterienkatheters abgenommen werden.

### 16.3.4 Faktoren, die die Genauigkeit von Blutgasanalysen beeinflussen

Die Empfehlung, bei der Bestimmung einer arteriellen Blutgasanalyse eine Korrektur für die Temperaturdifferenz zwischen Körpertemperatur des Patienten und Temperatur der Meßelektrode durchzuführen, basiert darauf, daß die Löslichkeit von Sauerstoff und Kohlendioxid im Blut temperaturabhängig ist. Wird die Blutprobe eines Patienten, dessen Körpertemperatur unter

37 °C liegt, in eine Meßelektrode mit 37 °C gegeben, so treten nun mehr Moleküle in die Gasphase über (als dies in vivo bei der niedrigeren Körpertemperatur der Fall ist) und werden als Partialdruck gemessen. Es gibt Nomogramme zur Temperaturkorrektur für Blutgase und pH-Wert. Es wurde jedoch behauptet, daß ein (mit einer 37 °C warmen Elektrode gemessener) normaler $CO_2$-Partialdruck und normaler pH-Wert einen normalen Säure-Basen-Haushalt widerspiegeln und daß dies unabhängig davon sei, bei welcher Körpertemperatur die Blutprobe entnommen wurde [18]. Wird dies akzeptiert, so ist es für die Bestimmung des $CO_2$-Partialdrucks und des pH-Wertes nicht notwendig, eine Temperaturkorrektur vorzunehmen. Für die zuverlässige Bestimmung der Oxygenierung, also des Sauerstoffpartialdrucks, muß jedoch eine Temperaturkorrektur vorgenommen werden. Auch bei der Berechnung der alveolo-arteriellen Sauerstoffpartialdruckdifferenz ist eine Temperaturkorrektur für die Sauerstoff- und Kohlendioxidpartialdrucke erforderlich. Für die Temperaturkorrektur der Blutgase und des pH-Wertes gibt es Nomogramme.

Ist solch ein Nomogramm jedoch nicht verfügbar, ist für klinische Zwecke eine Temperaturkorrektur dadurch möglich, daß für jedes Grad Celsius, um das die Körpertemperatur des Patienten unter der Elektrodentemperatur (von normalerweise 37 °C) liegt, für den arteriellen Sauerstoffpartialdruck 6 % und für den $CO_2$-Partialdruck 4 % von dem gemessenen Wert abgezogen werden.

Bei der Interpretation der arteriellen Blutgase ist außerdem zu beachten, daß die Leukozyten und Thrombozyten Sauerstoff verbrauchen. Dies kann bei einer in vitro-Messung zu einer Erniedrigung des Sauerstoffpartialdrucks führen. Aus diesem Grund müssen die Blutproben in Eiswasser gekühlt werden, insbesondere dann, wenn die Zeit zwischen Entnahme und Analyse der Blutprobe über 20 Minuten betragen wird [19]. Eine weitere Fehlerquelle stellen Luftblasen in der Blutprobe dar. So kann z.B. das Kohlendioxid entlang des Partialdruckgradienten aus dem Blut in die Luftblase diffundieren, was zu einer falsch-niedrigen Partialdruckbestimmung für Kohlendioxid führt. Ebenso kann Sauerstoff entweder aus dem Blut in die Luftblase oder aus der Luftblase ins Blut diffundieren, je nachdem, wie hoch der Sauerstoffpartialdruck im Blut ist. Hierdurch können die Sauerstoffpartialdrucke fälschlich zu hoch oder zu niedrig bestimmt werden.

### 16.3.5 Arterieller pH-Wert

Bestimmungen des arteriellen pH-Wertes sind notwendig, um eine Azidose oder Alkalose zu diagnostizieren. Es kann davon ausgegangen werden, daß es bei einer Hypoxämie und einer ungenügenden Sauerstoffabgabe an das Gewebe zu einer metabolischen Azidose kommt. Außerdem führen eine metabolische oder eine respiratorische Azidose häufig zu Herzrhythmusstörungen und aufgrund einer Konstriktion der Pulmonalgefäße zu einem Anstieg des pulmonalvaskulären Widerstands.

Eine Alkalose, die sich in einer Erhöhung des arteriellen pH-Wertes ausdrückt, ist oft durch eine iatrogene maschinelle Hyperventilation bedingt oder durch eine medikamentös stimulierte Diurese verursacht, die zu Chlorid- und Kaliumverlusten führt. Wie bei einer Azidose, so treten auch bei einer metabolischen oder respiratorischen Alkalose häufiger Herzrhythmusstörungen auf [20]. Liegt bei einem Patienten, der sich von einer Ateminsuffizienz erholt, eine Alkalose vor, kann dies die Entwöhnung von der maschinellen Beatmung verzögern oder gar unmöglich machen, denn der Patient versucht nun, über eine kompensatorische Hypoventilation den $CO_2$-Gehalt des Körpers zu erhöhen. Dieses Phänomen ist auch als posthyperventilatorische Hypoxämie bekannt. Diese arterielle Hypoxämie entwickelt sich – falls der Patient keinen zusätzlichen Sauerstoff verabreicht bekommt – aufgrund einer Hypoventilation, deren Ursache die vorausgegangene maschinelle Hyperventilation und die dabei entleerten $CO_2$-Speicher ist [21].

### 16.3.6 Herzminutenvolumen

Um eine adäquate Sauerstoffabgabe an das Gewebe sicherstellen zu können, ist es wichtig, daß das Herzminutenvolumen gemessen und daß ein normales Herzminutenvolumen aufrechterhalten wird. Dies ist auch wichtig, um Erfolg oder Mißerfolg der Behandlung einer Ateminsuffizienz beurteilen zu können. Das Herzminutenvolumen wird meistens mit Hilfe der Thermodilutionsmethode gemessen. Hierzu ist ein korrekt plazierter Pulmonalarterienkatheter notwendig.

### 16.3.7 Kardiale Füllungsdrucke

Ein richtig plazierter Pulmonalarterienkatheter ermöglicht es, den rechtsatrialen Druck und den pulmonalkapillären Verschlußdruck zu messen. Diese kardialen Füllungsdrucke erlauben es, zusammen mit dem ebenfalls meßbaren Herzminutenvolumen, die Funktion des rechten und linken Ventrikels zu beurteilen. Diese Parameter stellen die Richtschnur für eine differenzierte Flüssigkeitszufuhr und eine medikamentöse Therapie dar. Zusätzlich können anhand der – mit Hilfe eines Pulmonalarterienkatheters gemessenen – kardialen Füllungsdrucke, des mittleren pulmonalarteriellen Drucks und des arteriellen Mitteldruckes die pulmonalvaskulären und systemischen Gefäßwiderstände errechnet werden (Tab. 16.5).

### 16.3.8 Intrapulmonale Shunts

Zu einem intrapulmonalen Rechts-Links-Shunt kommt es, wenn perfundierte Alveolen nicht ventiliert

**Tab. 16.5:** Berechnung des pulmonalvaskulären Widerstandes und des systemischen Gefäßwiderstandes

$$PVR = \frac{MPAP - PA_O}{CO} \times 80$$

$$SVR = \frac{MAP - CVP}{CO} \times 80$$

| | | |
|---|---|---|
| PVR | = | pulmonalvaskulärer Widerstand, dynes × sec./cm$^5$ |
| MPAP | = | mittlerer pulmonalarterieller Druck, mmHg |
| PA$_O$ | = | pulmonalarterieller Verschlußdruck, mmHg |
| CO | = | Herzminutenvolumen, l/min |
| SVR | = | systemischer Gefäßwiderstand dynes × sec × cm$^{-5}$ |
| MAP | = | arterieller Mitteldruck, mmHg |
| CVP | = | zentraler Venendruck, mmHg |
| 80 | = | Umrechnungsfaktor von mmHg in dynes × sec × cm$^{-5}$ |
| Beispiel: | | Die folgenden kardiovaskulären Parameter wurden mit Hilfe eines Pulmonalarterienkatheters und einer arteriellen Druckmessung in der Arteria radialis erhoben: MPAP = 15 mmHg; PA$_O$ = 8 mmHg; MAP = 90 mmHg; CVP = 5 mmHg; CO = 5 L · min$^{-1}$. Der errechnete PVR und der SVR betragen: |

$$PVR = \frac{15-8}{5} \times 80$$

PVR = 112 dynes × sec × cm$^{-5}$
(Normalwert: 50–140 dynes × sec/cm$^5$)

$$SVR = \frac{90-5}{5} \times 80$$

SVR = 1360 dynes × sec × cm$^{-5}$
(Normalwert: 900–1500 dynes × sec/cm$^5$)

**Tab. 16.6:** Berechnung der intrapulmonalen Shuntfraktion

$$Qs/Qr = \frac{CcO_2 - CaO_2}{CcO_2 - CvO_2}$$

| | | |
|---|---|---|
| $Q_S$ | = | Anteil des pulmonalen Blutflusses, der nichtventilierte Alveolen durchströmt |
| $Q_T$ | = | gesamte Lungendurchblutung |
| $CcO_2$ | = | Sauerstoffgehalt der Lungenkapillaren, die ventilierte Alveolen durchströmten, ml/dl |
| $CaO_2$ | = | Sauerstoffgehalt von arteriellem Blut, ml/dl |
| $CvO_2$ | = | Sauerstoffgehalt von gemischt-venösem Blut, ml/dl |

Der Sauerstoffgehalt des arteriellen (bzw. des venösen oder kapillaren) Blutes errechnet sich folgendermaßen:

| | | |
|---|---|---|
| $CaO_2$ | = | (Hb × 1.39) $SaO_2$ + $PaO_2$ × 0.003 |
| Hb | = | Hämoglobinkonzentration, g/dl |
| 1.39 | = | Hüfnersche Zahl, 1gr gesättigtes Hämoglobin kann 1.39 ml $O_2$ binden, ml/g |
| $SaO_2$ | = | Sauerstoffsättigung des Hämoglobins, Prozent |
| $PaO_2$ | = | arterieller Sauerstoffpartialdruck, mmHg |
| 0.003 | = | Löslichkeitskoeffizient für Sauerstoff in Plasma, ml/mmHg × dl |

Voraussetzung für die Berechnung der Shuntfraktion ist ein Pulmonalarterienkatheter, denn es werden hierfür der Sauerstoffgehalt im Lungenkapillarblut, im gemischtvenösen Blut und im arteriellen Blut benötigt. Da zahlreiche Berechnungen notwendig sind, ist diese Formel zur Berechnung der Shuntfraktion jedoch zu kompliziert für die tägliche Routine. Eine akzeptable alternative Berechnungsmöglichkeit wird in Tabelle 16.7 dargestellt.

**Tab. 16.7:** Berechnung der intrapulmonalen Shuntfraktion

$$^*Q_S/Q_T = \frac{A\text{-}aDO_2 \, (0.003)}{(CaO_2 - CvO_2 + (A\text{-}aDO_2) \, (0.003)}$$

| | | |
|---|---|---|
| $Q_S$ | = | Anteil des pulmonalen Blutflusses, der nichtventilierte Alveolen durchströmt |
| $Q_T$ | = | gesamte Lungendurchblutung |
| A-a$DO_2$ | = | alveolo-arterielle Sauerstoffpartialdruckdifferenz (Zu Berechnung der A-a$DO_2$ vgl. Tabelle 16–2) |
| $CaO_2$–$CvO_2$ | = | arterio-venöse Sauerstoffgehaltsdifferenz (wird als 5 ml/dl angenommen oder anhand von Tabelle 16–6 errechnet) |
| 0.003 | = | Löslichkeitskoeffizient für Sauerstoff in Plasma |
| Beispiel: | | Die A-a$DO_2$ bei einem Patienten, der 100% Sauerstoff atmet, sei 200 mmHg. Bei einer angenommenen arteriovenösen-Sauerstoffgehaltsdifferenz von 5 ml/dl errechnet sich die intrapulmonale Shuntfraktion folgendermaßen: |

$$Q_S/Q_T = \frac{A\text{-}aDO_2 \, (0.003)}{(CaO_2 - CvO_2 + (A\text{-}aDO_2) \, (0.003)}$$

$$Q_S/Q_T = \frac{200 \times 0.003}{5 + (200) \, (0.003)}$$

$$Q_S/Q_T = \frac{0.6}{5.6}$$

$Q_S/Q_T$ = 0.107 oder 10.7 Prozent der gesamten Lungendurchblutung

* Diese Gleichung kann verwendet werden, wenn die Patienten 100% Sauerstoff atmen und der arterielle Sauerstoffpartialdruck über 150 mmHg beträgt. Damit kann sichergestellt werden, daß eine maximale Sauerstoffsättigung des Hämoglobins vorliegt.

werden. Folge ist ein erniedrigter arterieller Sauerstoffpartialdruck. Dies ist dadurch bedingt, daß oxygeniertes Blut aus ventilierten Alveolen mit sauerstoffarmem Blut aus nicht ventilierten, aber perfundierten Alveolen vermischt wird. Die Berechnung der Shuntfraktion ermöglicht es, das Ventilations-Perfusions-Verhältnis zuverlässig zu beurteilen. Die Shuntfraktion ist ein sinnvoller Parameter, um Erfolg oder Mißerfolg der Therapie einer Ateminsuffizienz zu beurteilen (Tab. 16.6, 16.7).

Normalerweise besteht ein physiologischer Shunt von 2–5% des Herzminutenvolumens. Dieser physiologische intrapulmonale Rechts-Links-Shunt ist dadurch bedingt, daß pulmonalarterielles Blut über die Venae bronchiales (Vasa privata) und die Venae Thebesii (unter Umgehung der Lungenkapillaren) direkt in den großen Kreislauf münden. Wird die Shuntfraktion – wie zumeist üblich – während der Atmung von reinem Sauerstoff bestimmt, so ist zu beachten, daß hierbei die Shuntfraktion falsch-hoch sein kann, da Resorptionsatelektasen vorliegen können und da hohe alveoläre Sauerstoffkonzentrationen die hypoxische pulmonale Vasokonstriktion hemmen.

## 16.3.9 Statische Lungencompliance

Wird das Atemzugvolumen durch die Differenz aus endinspiratorischem und endexspiratorischem Atemwegsdruck geteilt, so ergibt sich die statische Lungencompliance [12]. Der Atemwegsdruck am Ende der Inspiraton wird abgelesen, wenn für 1-1,5 Sekunden kein Gasfluß vorhanden ist. Die statische Lungencompliance ist ein guter Parameter für die Lungenvolumina und ist hilfreich, um bei der Therapie einer Ateminsuffizienz die ideale Höhe eines positiven endexspiratorischen Drucks zu ermitteln (vgl. Abschnitt: Positiver endexspiratorischer Druck). Wenn es darum geht, den «best-PEEP» zu ermitteln, stellt die Bestimmung der statischen Lungencompliance eine praktische Alternative zur Messung von gemischt-venösem Sauerstoffpartialdruck und Herzminutenvolumen dar.

### Beendigung einer maschinell unterstützten Atmung

Die Entwöhnung von einer maschinell unterstützten Atmung kann in drei Phasen unterteilt werden. Der erste Schritt besteht darin, daß die Lungen nicht mehr maschinell gebläht werden, der zweite Schritt besteht in der Extubation und als letzter Schritt wird eine Entwöhnung von der erhöhten inspiratorischen Sauerstoffkonzentration durchgeführt.

## 16.3.10 Entwöhnung von der maschinellen Lungenblähung

Es sind willkürliche Richtlinien vorgeschlagen worden, wann eine maschinelle Lungenblähung beendet werden kann. Zu diesen Richtlinien gehören 1. eine Vitalkapazität größer als 15 ml/kg; 2. eine alveolo-arterielle Sauerstoffpartialdruckdifferenz (bei 100% Sauerstoff) kleiner als 350 mm Hg; 3. ein arterieller Sauerstoffpartialdruck von über 60 mmHg (bei Atmung von weniger als 50% Sauerstoff); 4. ein maximaler inspiratorischer Sog von mehr als 20 cm $H_2O$ (bei Verschluß der Atemwege) und 5. ein Verhältnis zwischen Totraum- und Atemzugvolumen von weniger als 0,6 [22]. Letztendlich muß die Entscheidung, wann eine maschinelle Lungenblähung beendet werden soll, individuell getroffen werden. Dabei sollte nicht nur die Lungenfunktion, sondern es sollten auch andere Probleme berücksichtigt werden. So müssen z. B. vorher Bewußtseinsgrad, kardiale Funktion, arterielle Sauerstofftransportkapazität, intravasales Flüssigkeitsvolumen, Elektrolythaushalt und Ernährungszustand optimiert werden, bevor ein Versuch gestartet wird, den Patienten von der maschinellen Lungenblähung zu entwöhnen. Ebenso wichtig ist eine Infektionskontrolle, bevor dieser Schritt des Entwöhnungsprozesses begonnen wird. Der Einsatz eines T-Stückes oder eine IMV (intermittent mandatory ventilation) sind die beiden Verfahren, mit denen der erste Schritt in der Entwöhnung von einer maschinellen Beatmung eingeleitet wird.

### T-Stück (Querflöte)

Die Entwöhnung mit dem T-Stück wird so durchgeführt, daß der Tubus des Patienten mit einem T-Stück verbunden wird, über das angefeuchtete und sauerstoffangereicherte Atemgase zugeführt werden. Zusätzlich wird über ein T-Stück häufig ein kontinuierlicher positiver Atemwegsdruck von 2,5-5 cm $H_2O$ erzeugt. Durch Anwendung eines kontinuierlichen positiven Atemwegsdrucks kann einem Abfall der funktionellen Residualkapazität, der sich bei Beendigung einer intermittierenden positiven Überdruckbeatmung einstellt, vorgebeugt werden [23]. Der translaryngeal eingeführte Endotrachealtubus verhindert den Glottisverschluß, wodurch die Aufrechterhaltung einer normalen funktionellen Residualkapazität verhindert werden kann.

Anfänglich dürfen die Patienten stündlich für 5-10 Minuten spontan über das T-Stück atmen. Eine Tachykardie, eine Tachypnoe (mehr als 35 Atemzüge/min) oder eine Änderung des Bewußtseinsgrades während dieser kurzen Spontanatmungsphasen bestätigen, daß der Entwöhnungsversuch zu früh begonnen wurde und es muß sofort wieder eine maschinelle Beatmung durchgeführt werden. Ist die Entwöhnung von der maschinellen Beatmung indiziert, dann ist es möglich, diese Spontanatmungsperioden schrittweise zu verlängern.

### Intermittierende maschinelle Beatmung

Die intermittierende maschinelle Beatmung (intermittent mandatory ventilation; IMV) erlaubt es dem Patienten, zwischen maschinell verabreichten Atemhüben spontan zu atmen und zwar bei der gleichen inspiratorischen Sauerstoffkonzentration und dem gleichen PEEP-Niveau [24]. Die maschinellen Atemhübe können als nicht-synchronisierte maschinelle Atemhübe mit einem vorgegebenen starren Rhythmus (IMV) oder als synchronisierte Atemhübe – die durch die Eigenatmung des Patienten getriggert werden (SIMV) – erfolgen. Die Beendigung der maschinellen Beatmung wird dadurch eingeleitet, daß die IMV/SIMV-Frequenz schrittweise vermindert wird. Solange der arterielle $CO_2$-Partialdruck in einem Bereich liegt, der einen arteriellen pH-Wert zwischen 7,36 und 7,44 garantiert, können die maschinellen Atemhübe pro Minute Schritt für Schritt weiter reduziert werden.

Ein Vorteil der intermittierenden maschinellen Beatmung besteht darin, daß der Übergang zur Spontanatmung nicht abrupt, sondern schrittweise erfolgt. Außerdem sind bei diesem Beatmungstyp die mittleren Atemwegsdrucke niedrig. Dadurch wird der venöse Rückfluß nur wenig behindert und die Gefahr eines Barotraumas ist reduziert. Während einer intermittierenden maschinellen Beatmung ist die Spontanatmung erhalten, die Atemmuskulatur wird also weiterhin beansprucht. Dadurch ist die Gefahr einer Inaktivitätsatrophie der Atemmuskulatur vermindert. Da auch während einer rein maschinellen Beatmung die Atemmuskulatur intermittierend gedehnt wird, kommt es auch hierbei meist zu keiner ausgeprägten Inaktivitätsatrophie.

### 16.3.11 Extubation

Die Extubation sollte in Betracht gezogen werden, wenn der Patient eine zweistündige Spontanatmung über ein T-Stück toleriert oder wenn bei der intermittierenden maschinellen Beatmung eine Atemfrequenz von 1–2 maschinellen Atemhüben/min ausreicht und es dabei zu keiner Verschlechterung der arteriellen Blutgase, des Sensoriums oder der Herzkreislauffunktion kommt. Die Sauerstoffpartialdrucke sollten über 60 mm Hg betragen, auch wenn der Patient weniger als 50% Sauerstoff atmet. Außerdem sollte der arterielle $CO_2$-Partialdruck unter 50 mm Hg und der arterielle pH-Wert über 7,3 betragen. Es muß jedoch beachtet werden, daß bei Patienten mit einer chronisch-obstruktiven Lungenerkrankung hohe arterielle $CO_2$-Partialdrucke bestehen können. Der arterielle pH-Wert ist hierbei aufgrund einer kompensatorischen Erhöhung der Plasma-Bikarbonatkonzentration nahezu normal. Weitere wichtige Kriterien, die erfüllt sein müssen, bevor der Tubus entfernt werden kann, sind: 1. der positive endexspiratorische Druck sollte unter 5 cm $H_2O$ betragen; 2. die Atemfrequenz sollte unter 30 Atemzüge/min liegen und 3. die Vitalkapazität sollte größer als 15 ml/kg sein. Zusätzlich sollten die Patienten wach und die laryngealen Reflexe vorhanden sein. Außerdem sollte ein kräftiger Hustenstoß möglich sein, um Sekrete aus den Atemwegen abhusten zu können.

### 16.3.12 Entwöhnung von einer erhöhten inspiratorischen Sauerstoffkonzentration

Nach der Extubation wird häufig noch eine erhöhte inspiratorische Sauerstoffkonzentration ($FiO_2$) benötigt. Wird eine erhöhte $FiO_2$ benötigt, so beweist das, daß noch in bestimmten Lungengebieten ein Ventilations-Perfusions-Mißverhältnis vorliegt. Die Entwöhnung von dieser erhöhten inspiratorischen Sauerstoffkonzentration wird durch eine schrittweise Reduktion der $FiO_2$ versucht. Dieses Vorgehen orientiert sich an den wiederholt gemessenen arteriellen Sauerstoffpartialdrucken. Bei Patienten mit einer chronisch-obstruktiven Atemwegserkrankung – bei denen normalerweise ein erhöhter $CO_2$-Partialdruck besteht – muß die inspiratorische Sauerstoffkonzentration sorgfältig eingestellt werden. Bei diesen Patienten wird die inspiratorische Sauerstoffkonzentration häufig so gewählt, daß der arterielle Sauerstoffpartialdruck ca. 60 mm Hg (was einer arteriellen Sättigung von ca. 90% entspricht) beträgt. Früher wurde als Grund für diese Empfehlung angegeben, daß hohe Sauerstoffpartialdrucke den hypoxisch vermittelten Atemantrieb über die Karotiskörperchen aufheben können. Dies würde zu einer Verminderung des Atem-Minuten-Volumens und einem Anstieg des $CO_2$-Partialdrucks führen. Es scheint jedoch so zu sein, daß eine vermehrte Totraumventilation und nicht ein Wegfall des hypoxischen Atemantriebs die Haupterklärung für den Anstieg des $CO_2$-Partialdrucks ist, der bei Verabreichung einer erhöhten inspiratorischen Sauerstoffkonzentration bei Patienten mit einer chronisch-obstruktiven Atemwegserkrankung manchmal auftritt [25].

### Literaturhinweise

1 Bone RC, Jacobs ER. Advances in pharmacologic treatment of acute lung injury and septic shock. In: Stoelting RK, Barash PG, Gallagher TJ, eds. Advances in Anesthesia. Chicago. Year Book Medical Publishers 1986; 327–45

2 Hudson LD. Causes of the adult respiratory distress syndrome: Clinical recognition. Clin Chest Med 1982; 3: 195–212

3 Deneke SM, Fanburg BL. Normobaric oxygen toxicity of the lung. N Engl J Med 1980; 303: 76–86

4 Bernard AV, Cotrell JE, Sivakumaran C, et al. Adjustment of intracuff pressure to prevent aspiration. Anesthesiology 1979; 50: 363–6

5 Sjostrand U. High-frequency positive-pressure ventilation (JEPPV): A review. Crit Care Med 1980; 8: 345–64

6 O'Rourke PP, Crone RK. High-frequency ventilation. A new approach to respiratory support. JAMA 1983; 250: 2845–7

7 Borg U, Eng Erikson I, Sjostrand U. High-frequency positive-pressure ventilation (HEPPV): A review based upon its use during bronchoscopy and laryngoscopy and microlaryngeal surgery under general anesthesia. Anesth Analg 1980; 59: 594–603

8 Carlon GC, Ray C, Klain M, McCormick PM. High-frequency positive-pressure ventilation in management of a patient with bronchopleural fistula. Anesthesiology 1980; 52: 160–2

9 Brichant JF, Rouby JJ, Viars P. Intermittent positive pressure ventilation with either positive end-expiratory pressure of high frequency jet ventilation (HFJV), or HFJV alone in human acute respiratory failure. Anesth Analg 1986; 65: 1135–42

10 Bishop MJ, Benson MS, Sato P, Pierson DJ. Comparison of high-frequency jet ventilation with conventional mechanical ventilation for bronchopleural fistula. Anesth Analg 1987; 66: 833–8

11 Fusciardi J, Rouby JJ, Barakat T, DMai H, Godet G, Viars P. Hemodynamic effects of high-frequency jet ventilation in patients with and without circulatory shock. Anesthesiology 1986; 65: 485–91

12 Suter PM, Fairley HB, Isenberg MD. Optimum end-expiratory airway pressure in patients with acute pulmonary failure. N Engl J Med 1975; 292: 284–9
13 Jardin F, Farcot J-C, Boisante L, et al. Influence of positive end-expiratory pressure on left ventricular performance. N Engl J Med 1981; 304: 387–92
14 Trichet B, Falke K, Togut A, Laver MB. The effect of preexisting pulmonary vascular disease on the response to mechanical ventilation with PEEP following open-heart surgery. Anesthesiology 1975; 42: 56–67
15 Kumar A, Pontoppidan H, Baratz RA, Laver MB. Inappropriate response to increased plasma ADH during mechanical ventilation in acute respiratory failure. Anesthesiology 1974; 40: 215–21
16 Laine GA, Allen SJ, William JP et al. A new look at pulmonary edema. NIPS 1986; 1: 150–3
17 Doyle DJ. Arterial/alveolar oxygen tension ratio: A critical appraisal. Can Anaesth Soc J 1986; 33: 471–4
18 Ream AK, Reitz BA, Silverberg G. Temperature correction of $PCO_2$ and pH in estimating acidbase status: An example of the emperor's new clothes? Anesthesiology 1982; 56: 41–4
19 Nanji AA, Whitlow KJ. Is it necessary to transport arterial blood samples on ice for pH and gas analysis. Can Anaesth Soc J 1984; 31: 568–71
20 Lawson NW, Butler GH, Ray CT. Alkalosis and cardiac arrhythmias. Anesth Analg 1973; 52: 951–64
21 Sullivan SF, Patterson RW. Posthyperventilation hypoxia: Theoretical considerations in man. Anesthesiology 1968; 29: 981–6
22 Feeley TW, Hedley-White J. Weaning from controlled ventilation and supplemental oxygen. N Engl J Med 1975; 292: 903–6
23 Annest SJ, Gottlieb M, Paloski WH, et al. Detrimental effects of removing end-expiratory pressure prior to endotracheal extubation. Ann Surg 1980; 191: 539–45
24 Downs JB, Kirby RR. Intermittent mandatory ventilation. A new approach to weaning patients from mechanical ventilators. Chest 1973; 64: 331–5
25 Aubier M, Murciano D, Milic-Emili J, et al. Effects of the administration of oxygen on ventilation and blood gases in patients with chronic obstructive pulmonary disease during acute respiratory failure. Am Rev Dis 1980; 122: 747–54

# 17 Störungen des Säure-Basen-Haushalts

Im arteriellen Blut muß die Wasserstoffionenkonzentration innerhalb eines engen Bereiches konstant gehalten werden, um 1. eine optimale Funktion der Enzymsysteme sicherzustellen, 2. eine normale Elektrolytverteilung zu garantieren, 3. eine Abnahme der myokardialen Kontraktilität zu verhindern, 4. Veränderungen im systemischen und pulmonalvaskulären Gefäßwiderstand minimal zu halten und um 5. bei einem vorgegebenen arteriellen Sauerstoffpartialdruck eine optimale Sauerstoffsättigung des Hämoglobins zu garantieren. Eine Alkalose hat geringere Auswirkungen auf die myokardiale Kontraktilität als eine Azidose. Eine Azidose vermindert die myokardiale Kontraktilität. Solange der pH-Wert jedoch über 7,2 liegt, treten nur minimale klinisch relevante Effekte auf. Da eine Azidose auch zu einer vermehrten Freisetzung von Katecholaminen führt, werden die direkt mykarddepressiven Wirkungen einer leichten Azidose dadurch weitgehend ausgeglichen. Liegt der arterielle pH-Wert jedoch unter 7,1, so ist die Ansprechbarkeit des Herzens auf Katecholamine vermindert, und deren kompensatorische positiv inotrope Wirkung ist abgeschwächt. Herzrhythmusstörungen können durch die im Rahmen einer Alkalose auftretende Hypokaliämie verschlimmert werden. Eine Alkalose verursacht außerdem eine Vasokonstriktion der Zerebral- und Koronararterien und führt zu einer Linksverschiebung der Sauerstoffdissoziationskurve. Hierdurch wird die Oxygenierung des Gewebes beeinträchtigt.

Die normale Wasserstoffionenkonzentration von arteriellem Blut und extrazellulärer Flüssigkeit beträgt 36–44 nmol/l. Diese Konzentration wird als pH-Wert angegeben. Der pH-Wert stellt den negativ genommenen 10er-Logarithmus der Wasserstoffionenkonzentration dar. Eine Wasserstoffionenkonzentration von 36–44 nmol/l entspricht einem pH-Wert von 7,44–7,36 (Tab. 17.1). Trotz kontinuierlicher Produktion fixer Säuren kann der pH-Wert innerhalb eines engen Bereiches dadurch konstant gehalten werden, daß die Wasserstoffionen durch körpereigene Puffersysteme neutralisiert werden. Die im Plasma vorliegenden wichtigsten Puffersysteme sind Proteine, Bikarbonat

**Tab. 17.1:** Beziehung zwischen der $H^+$-Ionen-Konzentration und dem pH-Wert

| $H^+$-Ionen-Konzentration nM/l | pH |
|---|---|
| 80 | 7.10 |
| 63 | 7.20 |
| 50 | 7.30 |
| 44 | 7.36 |
| 42 | 7.38 |
| 40 | 7.40 |
| 38 | 7.42 |
| 36 | 7.44 |
| 32 | 7.50 |
| 25 | 7.60 |
| 20 | 7.70 |

und reduziertes Hämoglobin. Zusätzlich sind die Nieren für die Ausscheidung fixer Säuren wichtig.

## 17.1 Beurteilung von Störungen des Säure-Basen-Haushaltes

Zur Beurteilung von Störungen des Säure-Basen-Haushaltes müssen arterieller pH-Wert, arterieller $pCO_2$ und (mit Hilfe eines Nomogrammes) die Plasmabikarbonatkonzentration bestimmt werden (Abb. 17.1) [1, 2]. Diese Bestimmungen sind notwendig, um sagen zu können, ob 1. eine respiratorische Azidose, 2. eine respiratorische Alkalose, 3. eine metabolische Azidose oder 4. eine metabolische Alkalose vorliegt. Ob eine Azidose oder Alkalose respiratorisch oder metabolisch bedingt ist, muß letztendlich anhand des arteriellen $pCO_2$ und der Plasmabikarbinatkonzentration beurteilt werden (Abb. 17.1, Abb. 17.2, Abb. 17.3 und Abb. 17.4, Tabelle 17.2).

Im arteriellen Blut liegt ein normaler Säure-Basen-Haushalt vor, wenn 1. die Wasserstoffionenkonzentration 40 ± 4 nmol/l, 2. der pH-Wert 7,36–7,44, 3. der $pCO_2$ 40 ± 4 mm Hg und 4. die Plasmabikarbonatkonzentration 24 ± 2 nmol/l beträgt. Eine Azidose

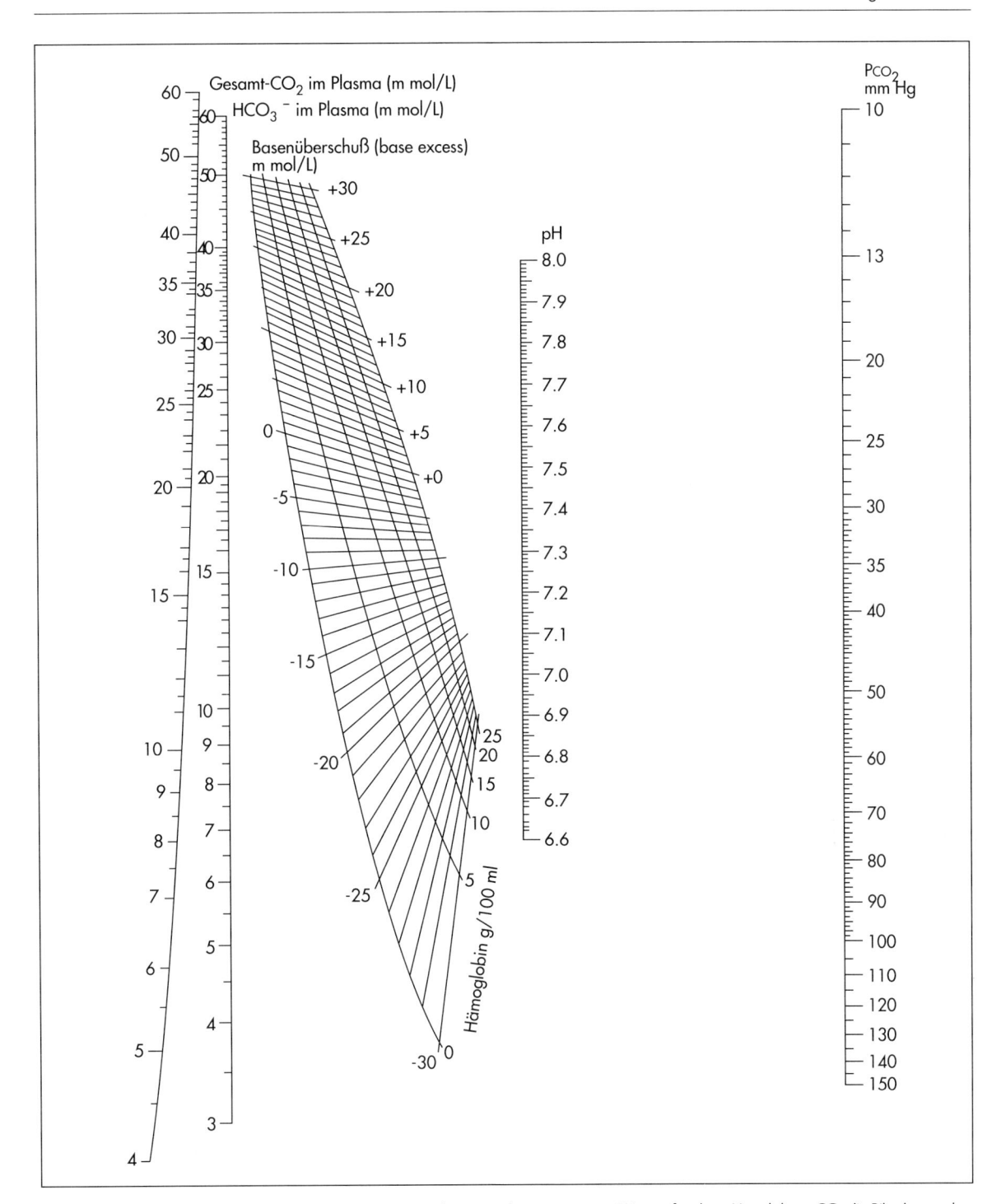

**Abb. 17.1:** Mit Hilfe des Siggaard-Anderson Nomogramms kann aus den gemessenen Werten für den pH und dem $pCO_2$ die Bikarbonatplasmakonzentration abgeleitet werden. Beispielsweise wird eine Gerade, die die $pCO_2$-Skala bei 40 mmHg und die pH-Skala bei 7,4 schneidet, die Bikarbonatskala bei 24 mmol/C kreuzen. (Siggaard-Andersen O. Blood acid-base alignment nomogram. Scand J Clin Lab Invest 1963;15:211–7)

## pH 7.36 bis 7.44

- **erhöhter Pa CO₂** → **erhöhtes HCO₃**: respiratorische Azidose plus metabolische Alkalose
- **normaler Pa CO₂** → **normales HCO₃**: ausgeglichener Säurebasenhaushalt
- **erniedrigter Pa CO₂**:
  - **erniedrigtes HCO₃**: chronische metabolische Azidose (Nierenerkrankung)
  - **erniedrigtes HCO₂**: chronische metabolische Alkalose (Lungenfunktionsstörung)

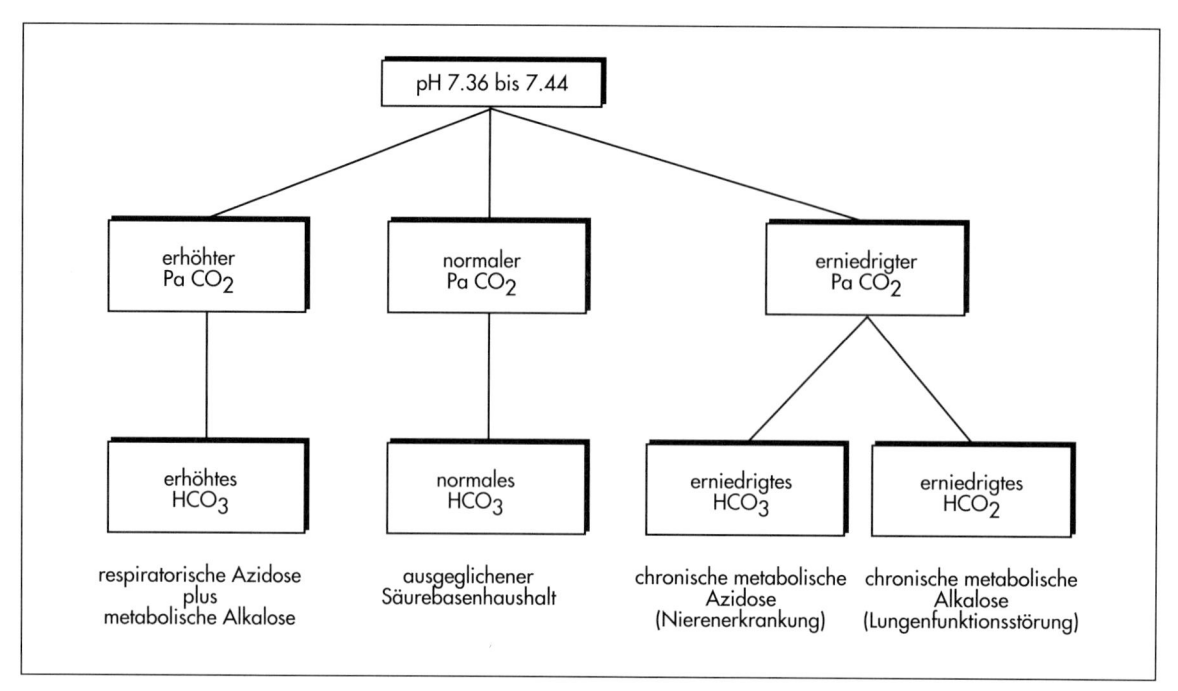

**Abb. 17.2:** Dargestellt ist, wie ein normaler arterieller pH-Wert anhand des arteriellen CO₂-Partialdruckes (Pk Co₂) und der Bikarbonatkonzentration (H Co₃) zu interpretieren ist.

## pH unter 7.36

- **erhöhter Pa CO₂**:
  - **erhöhtes HCO₃**: respiratorische Azidose
  - **unverändertes oder erniedrigtes HCO₃**: respiratorische Azidose plus metabolische Azidose
- **normaler Pa CO₂** → **erniedrigtes HCO₃**: metabolische Azidose plus respiratorische Azidose
- **erniedrigter Pa CO₂** → **erniedrigtes HCO₂**: metabolische Azidose

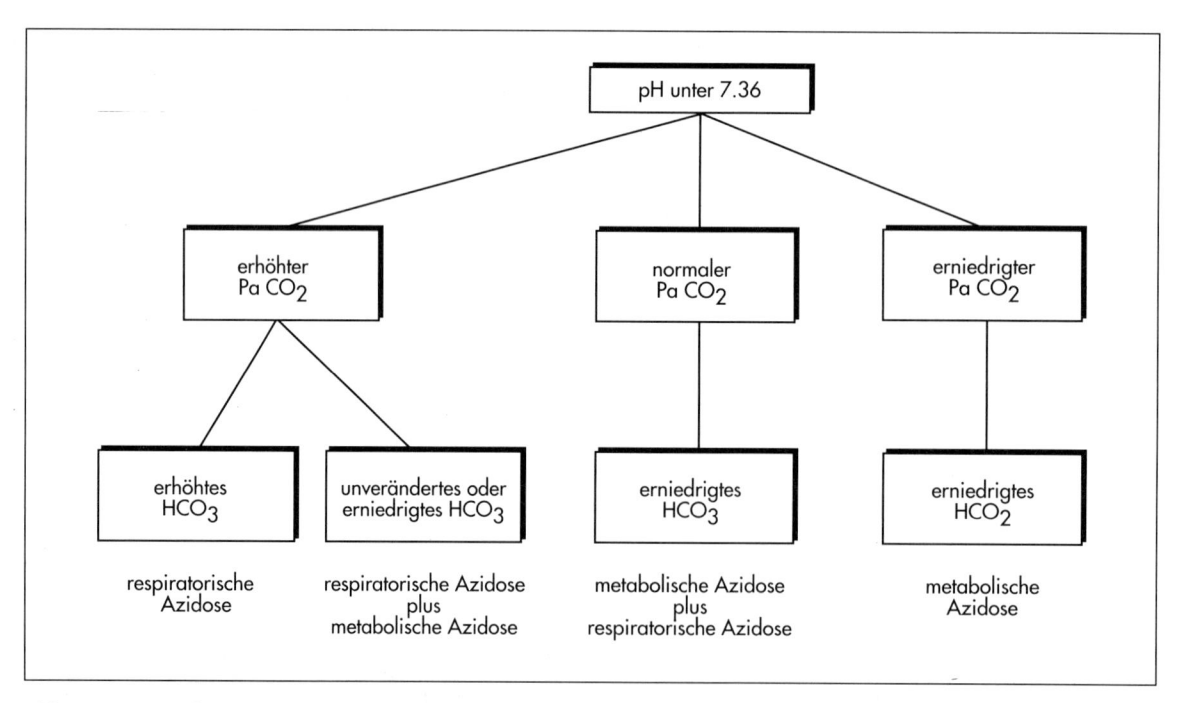

**Abb. 17.3:** Dargestellt ist, wie ein arterieller pH-Wert unter 7,36 anhand des arteriellen CO₂-Partialdruckes (Pa Co₂) und der Bikarbonatkonzentration (H Co₃) zu interpretieren ist.

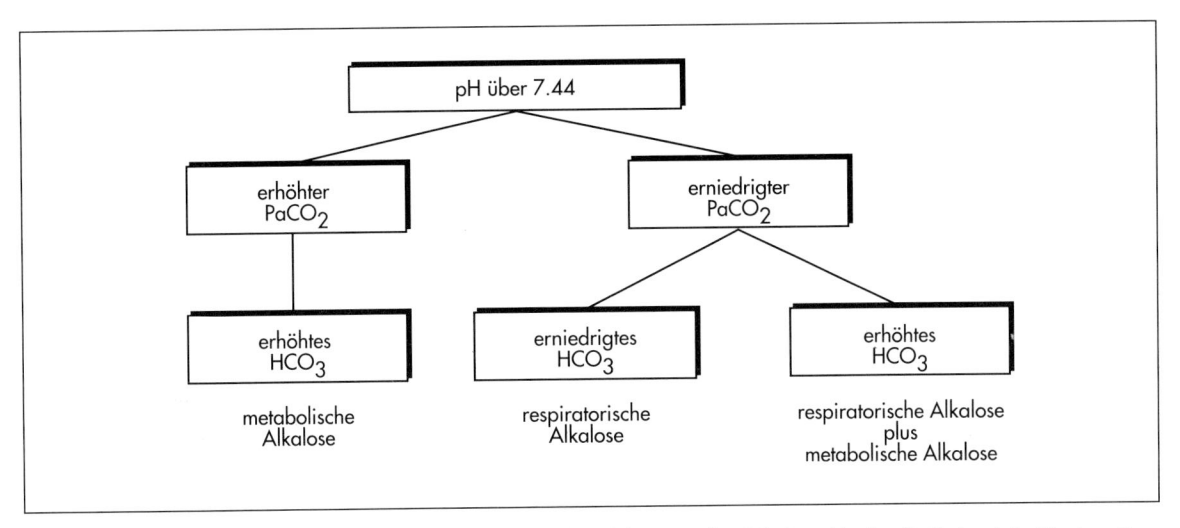

```
                        pH über 7.44
                       /            \
              erhöhter              erniedrigter
               PaCO₂                  PaCO₂
                 |                   /        \
             erhöhtes          erniedrigtes   erhöhtes
              HCO₃                HCO₃         HCO₃
          metabolische        respiratorische  respiratorische Alkalose
           Alkalose              Alkalose              plus
                                              metabolische Alkalose
```

**Abb. 17.4:** Dargestellt ist, wie ein arterieller pH-Wert über 7,44 anhand des arteriellen $CO_2$-Partialdruckes (Pa $CO_2$) und der Bikarbonatkonzentration (H $CO_3$) zu interpretieren ist.

**Tab. 17.2:** Veränderungen während akuten bzw. chronischen Störungen des Säure-Basen-Haushaltes

|  | pH | PaCO₂ | HCO₃ |
|---|---|---|---|
| **respiratorische Azidose** | | | |
| akut | mäßiger Abfall | starker Anstieg | leichter Anstieg |
| chronisch | leichter Abfall | starker Anstieg | mäßiger Anstieg |
| **respiratorische Alkalose** | | | |
| akut | mäßiger Anstieg | starker Abfall | leichter Abfall |
| chronisch | leichter Anstieg bis unverändert | starker Abfall | mäßiger Abfall |
| **metabolische Azidose** | | | |
| akut | mäßiger bis starker Abfall | leichter Abfall | starker Abfall |
| chronisch | leichter Abfall | mäßiger Abfall | starker Abfall |
| **metabolische Alkalose** | | | |
| akut | starker Anstieg | mäßiger Anstieg | starker Anstieg |
| chronisch | starker Anstieg | mäßiger Anstieg | starker Anstieg |

liegt vor, falls der arterielle pH-Wert niedriger als 7,36 ist, eine Alkalose liegt vor, falls der arterielle pH-Wert mehr als 7,44 beträgt. Laut Definition bedeutet ein arterieller $pCO_2$ von mehr als 44 mm Hg eine Hypoventilation. Eine Hyperventilation liegt vor, wenn der arterielle $pCO_2$ unter 36 mm Hg liegt. Eine Hypoventilation entspricht einer respiratorischen Azidose und eine Hyperventilation einer respiratorischen Alkalose. Eine Azidose oder Alkalose, die nicht durch Veränderungen des arteriellen $pCO_2$ bedingt ist, wird als primär metabolische Störung bezeichnet.

Um Störungen des Säure-Basen-Haushaltes interpretieren und einsetzende Kompensationsmechanismen voraussagen zu können, muß die Henderson-Hasselbalch-Gleichung bekannt sein (Tab. 17.3). Diese Gleichung besagt, daß ein normaler pH-Wert davon abhängt, daß ein optimales Verhältnis zwischen Bikarbonatkonzentration und $CO_2$-Konzentration von 20:1 aufrecht erhalten werden kann. Störungen des Säure-Basen-Haushaltes, die durch eine Veränderung der Plasmabikarbonatkonzentration gekennzeichnet sind, führen normalerweise – aufgrund einer Änderung der alveolären Ventilation – zu entsprechenden kompensatorischen Veränderungen der $CO_2$-Konzentration. Wenn die Veränderungen der Bikarbonat- und $CO_2$-Konzentration im Plasma proportional verlaufen, so daß das Verhältnis von 20:1 gewahrt ist, bleibt der pH-Wert innerhalb oder nahe des Normalbereiches, auch wenn eine Störung des Säure-Basen-Haushaltes vorliegt (Abb. 17.2). Störungen des Säure-Basen-Haushaltes aufgrund einer respiratorischen Azidose oder respiratorischen Alkalose können z.B. über eine renal bedingte Veränderung der Plasmabikarbonatkonzentration kompensiert werden. Die Auswirkungen eines chronisch veränderten arteriellen $pCO_2$ auf den arteriellen pH-Wert können durch Veränderungen der Plasmabikarbonatkonzentration abgeschwächt werden. Durch diese renale Kompensation wird das Verhältnis von Bikarbonat- zu $CO_2$-Konzentration wieder auf ungefähr 20:1 zurückgeführt werden. Dadurch bleibt der arterielle pH-Wert bei einer chronisch respiratorischen Azidose oder bei einer chronisch respiratorischen Alkalose nahezu normal, obwohl der arterielle $pCO_2$ weiterhin verändert ist (Tab. 17.2). Störungen des Säure-Basen-Haushaltes aufgrund einer metabolischen Azidose oder metabolischen Alkalose werden durch eine ventilationsbedingte Veränderung des arteriellen $pCO_2$ kompensiert (Tab. 17.2).

**Tab. 17.3:** Henderson-Hasselbalch'sche Gleichung

$$pH_a = pK + \log \frac{HCO_3}{0.03 \times PaCO_2}$$

$pH_a$ = negativer dekadischer Logarithmus der arteriellen H$^+$-Ionen-Konzentration
pK = 6.1 bei 37 ° Celsius
$HCO_3$ = Bikarbonatkonzentration (mmol/l)
0.03 = Löslichkeitskoeffizient für Kohlendioxid im Plasma (ml/mmHg × dl)
$PaCO_2$ = arterieller CO$_2$-Partialdruck (mmHg)
Werden in die Henderson-Hasselbalch'scher Gleichung Durchschnittswerte für den arteriellen pH (ph: 7,4) und den arteriellen CO$_2$-Partialdruck (PaCo$_2$: 40 mmHg) eingesetzt, so läßt sich eine Bicarbonatkonzentration (HCo$_3$) von 24 mmol/l errechnen. Ist eine im Verhältnis zur CO$_2$-Konzentration normale Bikarbonatkonzentration vorhanden, so liegt ein optimales Verhältnis von HCO$_3$ zu PaCo$_2$ wie 20 zu 1 vor (24 mmol/l geteilt durch 0,03 · 40). Wird dieses Verhältnis von 20:1 konstant gehalten, so kann ein relativ normaler pH-Wert (7,36–7,44) garantiert werden, auch wenn die Bikarbonatkonzentration und der CO$_2$-Partialdruck von den Normalwerten abweichen.

Die zur Beurteilung metabolischer Störungen des Säure-Basen-Haushaltes mit Hilfe eines Nomogramms ermittelten Plasmabikarbonatkonzentrationen müssen – je nach Ventilationsparameter – noch korrigiert werden, denn die Ventilation beeinflußt den Bikarbonatwert. Eine Erhöhung des pCO$_2$ führt z.B. zu einer Hydratation von Kohlendioxid zu Kohlensäure, wodurch die Plasmabikarbonatkonzentration ansteigt (Abb. 17.5). Dagegen führt eine Erniedrigung des arteriellen pCO$_2$ zu einer Umkehrung dieser Reaktion; hierdurch nimmt die Plasmabikarbonatkonzentration ab. Da diese Veränderungen nahezu linear sind, ist es möglich, für die klinische Interpretation und die Therapie von Störungen des Säure-Basen-Haushaltes die in Tab. 17.4 aufgeführten praktikablen Richtlinien

**Tab. 17.4:** Auswirkungen von Ventilationsstörungen auf die Bikarbonatkonzentration im Plasma

| Veränderungen des arteriellen CO$_2$-Partialdruckes | Abweichungen der Bikarbonatkonzentration von 24 mmol/l |
|---|---|
| plötzlicher Anstieg um 10 mmHg | Anstieg um 1 mmol/L$^{-1}$ |
| plötzlicher Abfall um 10 mmHg | Abfall um 2 mmol/L$^{-1}$ |
| chronischer Anstieg um 10 mmHg | Anstieg um 3 mmol/L$^{-1}$ |
| chronischer Abfall um 10 mmHg | Abfall um 5 mmol/L$^{-1}$ |

anzuwenden. Werden diese Richtlinien zugrunde gelegt, würde z.B. eine Hypoventilation mit akutem Anstieg des arteriellen pCO$_2$ auf 70 mm Hg zu einem Anstieg des Bikarbonats auf 27 mmol/l führen. Voraussetzung ist, daß der Bikarbonatwert vorher 24 mmol/l betrug. (Moderne Blutgasanalysatoren geben den Bikarbonat- und den Standardbikarbonatwert an. Der Standardbikarbonatwert ist bei standartisierten CO$_2$-Werten (40 mmHg) gemessen. Damit kann der Einfluß der Ventilation (des CO$_2$-Wertes) auf dem Bikarbonatwert eliminiert werden.)

## 17.2 Respiratorische Azidose

Eine respiratorische Azidose ist Folge eines erhöhten arteriellen pCO$_2$. Ursache ist eine alveoläre Hypoventilation. Diese kann 1. durch eine verminderte zentralnervöse Atemstimulation (z.B. aufgrund zentraldämpfender Medikamente), 2. durch eine Störung der neuromuskulären Funktion (z.B. aufgrund dämpfender Medikamente oder Erkrankungen) und 3. durch Lungenerkrankungen bedingt sein. Sehr selten kann eine respiratorische Azidose auch durch eine erhöhte CO$_2$-Produktion im Stoffwechsel bedingt sein.

Ein Anstieg des arteriellen pCO$_2$ führt – aufgrund einer Hydratation des Kohlendioxids – initial zu einer Erhöhung der Wasserstoffionenkonzentration (Abb. 17.5). Da Kohlendioxid leicht Lipidmembranen wie z.B. die Bluthirnschranke überschreiten kann, führt ein Abfall des pH-Wertes aufgrund einer Hydratation des Kohlendioxids zu ähnlich starken Veränderungen des pH-Werts im arteriellen Blut und im Liquor cerebrospinalis. Als Reaktion auf diese pH-Erniedrigung erfolgt eine Stimulation der Ventilation. Diese wird über die Karotiskörperchen und die Chemorezeptoren der Medulla oblongata, die an der ventrolateralen Oberfläche des vierten Hirnventrikels liegen, ausge-

$$CO_2 + H_2O \rightleftharpoons H_2CO_3 \rightleftharpoons HCO_3^- + H^+$$

**Abb. 17.5:** Durch die Hydratation von Kohlendioxid entsteht Kohlensäure (H$_2$Co$_3$), die anschließend in Bikarbonat und H$^+$ dissoziiert.

löst [3]. Es wird geschätzt, das ungefähr 85 % des durch Kohlendioxid vermittelten Atemantriebes über eine Stimulation der medullären Chemorezeptoren vermittelt wird, während die Karotiskörperchen eine untergeordnete Rolle spielen. Durch einen aktiven Bikarbonattransport in den Liquor cerebrospinalis wird mit der Zeit wieder ein normaler pH-Wert im Liquor cerebrospinalis hergestellt [3]. Dadurch fällt der über die medullären Chemorezeptoren vermittelte Atemantrieb wieder weg. Das Atemminutenvolumen ist daher nach Wiederherstellung eines normalen pH-Wertes im Liquor cerebrospinalis niedriger als während der Initialphase einer respiratorischen Azidose.

Wie stark der arterielle pH-Wert während einer respiratorischen Azidose tatsächlich abfällt, hängt zum einen davon ab, wie stark der arterielle $pCO_2$ erhöht ist und zum anderen davon, wie stark der Kompensationsmechanismus, d.h. eine sekundäre Erhöhung der Plasmabikarbonatkonzentration, ausgeprägt ist. Es wird geschätzt, daß für jede 10 mm Hg, die der arterielle $CO_2$-Partialdruck über 40 mm Hg ansteigt, die Plasmabikarbonatkonzentration um ungefähr 1 mmol/l zunimmt (Tab. 17.4). Dieser kompensatorische Anstieg der Plasmabikarbonatkonzentrationen tritt innerhalb von Sekunden nach Anstieg des arteriellen $pCO_2$ auf. Dadurch fällt der pH-Wert weniger stark ab (Abb. 17.5).

Die Nieren haben hierbei ebenfalls eine wichtige Funktion. Bei einem Konzentrationsanstieg von Kohlendioxid im Plasma kommt es über renale Kompensationsmechanismen durch eine vermehrte Bikarbonatrückresorption auch zu einem Anstieg der arteriellen Bikarbonatkonzentration. Steigt der arterielle $pCO_2$ an, wird die Ausscheidung von $H^+$-Ionen über die Nierentubuli verstärkt. Gleichzeitig nimmt die Rückresorption von Bikarbonat zu. Während es bei der Hydratation von Kohlendioxid zu einem schnellen Anstieg der Bikarbonatkonzentration im arteriellen Blut kommt, laufen die renalen Kompensationsmechanismen langsam ab. Sie benötigen 48 bis 72 Stunden, bis die maximale Wirkung eintritt. Das rückresorbierte Bikarbonat kann die Lipidmembranen der Zellen nur schwer überschreiten. Daher wird sich der intrazelluläre pH-Wert nicht im selben Ausmaß verändern wie der pH-Wert des Blutes oder der extrazellulären Flüssigkeit. Kohlendioxid dagegen kann die Lipidmembranen der Zellen leicht überschreiten, und das durch Hydratation aus Kohlendioxid entstehende Bikarbonat kann daher in sämtlichen Körperkompartimenten eine ähnlich gute Pufferwirkung entfalten. Durch die Rückresorption von Bikarbonat in den Nierentubuli kommt es zu einem Anstieg der Bikarbonatplasmakonzentration um ungefähr 2 mval/l pro Erhöhung des arteriellen $pCO_2$ um 10 mm Hg (Tab. 17.4). Aufgrund der Hydratation von Kohlendioxid und der renalen Rückresorption von Bikarbonat steigt die Bikarbonatkonzentration im arteriellen Blut insgesamt pro Erhöhung des arteriellen $pCO_2$ um jeweils 10 mm Hg (über den Normalwert von 40 mm Hg) um ungefähr 3 mval/l an (Tab. 17.4). Im Plasma verändert sich die Chlorid- und Ammoniumkonzentration umgekehrt zur Bikarbonatkonzentration ($HCO_3^-$). Aufgrund der verstärkten Bikarbonatrückresorption kommt es daher zu einer vermehrten Ausscheidung von Chlorid- und Ammoniumionen und dadurch zu der für eine chronisch respiratorische Azidose typische Hypochlorämie.

Eine respiratorische Azidose wird dadurch behandelt, daß die der Hypoventilation zugrundeliegende Störung beseitigt wird. Ist der arterielle $pCO_2$ stark erhöht, wird eine maschinelle Beatmung notwendig. Wird ein chronisch erhöhter arterieller $pCO_2$ mittels maschineller Beatmung schnell gesenkt, muß beachtet werden, daß die $CO_2$-Reserven des Körpers schneller abnehmen, als es über die Nieren zu einer entsprechenden Erniedrigung der Plasmabikarbonatkonzentrationen kommen kann. Die sich daraus eventuell ergebende metabolische Alkalose kann zu einer neuromuskulären Übererregbarkeit und zu einer Übererregbarkeit des zentralen Nervensystems führen. Hierdurch kann es zu zerebralen Krampfanfällen kommen. Daher ist es zwingend, chronisch erhöhte arterielle $pCO_2$ langsam zu senken, damit genügend Zeit für eine Bikarbonatausscheidung über die Nierentubuli besteht.

### 17.2.1 Kombinierte respiratorische und metabolische Azidose

Eine respiratorische Azidose kann durch eine metabolische Azidose noch kompliziert werden, falls die Nierendurchblutung so stark vermindert ist, daß die renalen Rückresorptionsmechanismen eingeschränkt sind (Abb. 17.3). So können z.B. bei Patienten mit einer chronisch obstruktiven Lungenerkrankung und einem Cor pulmonale das Herzminutenvolumen und der renale Blutfluß so stark erniedrigt sein, daß sich eine Azidose einstellt.

Falls neben einer primär respiratorischen Azidose auch eine metabolische Azidose auftritt, steigt pro Erhöhung des arteriellen $pCO_2$ um jeweils 10 mm Hg (über den Normalwert von 40 mm Hg) die Plasmabikarbonatkonzentration um mehr als 3 mval/l an.

## 17.3 Respiratorische Alkalose

Eine respiratorische Alkalose ist stets durch eine alveoläre Hyperventilation bedingt (Tab. 17.5). Ein Abfall des arteriellen $pCO_2$ vermindert den Atemanreiz, der normalerweise über medulläre Chemorezeptoren und zum Teil auch über die Karotiskörperchen vermittelt wird. Bei einer längerfristigen Hyperventilation wird Bikarbonat aktiv aus dem zentralen Nervensystem ausgeschleust. Dadurch normalisiert sich der pH-Wert des Liquor cerebrospinalis wieder. Deshalb bleibt das Atemminutenvolumen relativ zu hoch, obwohl der

**Tab. 17.5:** Ursachen einer alveolären Hyperventilation

iatrogen (maschinelle Hyperventilation) oder spontan
erniedrigter Luftdruck
Verletzung des ZNS
arterielle Hypoxämie
pulmonalvaskuläre Druckerhöhung
Lebererkrankung
Sepsis
Erhöhung der Körpertemperatur
Schwangerschaft
Überdosierung von Salizylaten

arterielle $pCO_2$ weiterhin erniedrigt ist. Über denselben Mechanismus führt eine zweistündige intraoperative Hyperventilation bis auf einen arteriellen $pCO_2$ von 20 mm Hg dazu, daß es bereits bei einem niedrigeren arteriellen $pCO_2$ zu einer Spontanatmung kommt, als dies vor der Hyperventilation der Fall war (Abb. 17.6), [4]. Diese früher einsetzende Spontanatmung weist auf einen normalen pH-Wert des Liquor cerebrospinalis hin. Hierbei wird die Ventilation über eine Stimulation der medullären Chemorezeptoren aufrecht erhalten, obwohl eine Hypokapnie besteht. Auch die nach Abstieg aus großen Höhen weiterbestehende Hyperventilation wird über die noch medullären Chemorezeptoren vermittelt, die noch einem normalen pH-Wert des Liquor cerebrospinalis ausgesetzt sind.

Während einer Hyperventilation setzen drei verschiedene Mechanismen gleichzeitig ein, um die Plasmabikarbonatkonzentration zu senken. Dadurch soll der bei einer Erniedrigung des arteriellen $pCO_2$ auftretende Anstieg des arteriellen pH-Werts verhindert werden. Der erste Mechanismus besteht darin, daß die Puffersubstanzen des Blutes und des Körpers mit dem Bikarbonat reagieren. Hierbei entsteht Kohlendioxid. Der zweite Kompensationsmechanismus ist eine Milchsäurebildung im Rahmen der Glykolyse. Ursache ist eine Stimulation der Phosphofruktokinase, des limitierenden Enzyms der Glykolyse. Bei einem Anstieg des arteriellen pH-Wertes nimmt die Aktivität dieses Enzyms zu. Beide Mechanismen greifen sehr schnell und erniedrigen die Plasmabikarbonatkonzentration um jeweils ungefähr 1 mval/l pro Abfall des arteriellen $pCO_2$ um 10 mm Hg (unter den Normalwert von 40 mm Hg) (Tab. 17.4). Der dritte Kompensationsmechanismus besteht in einer vermehrten renalen Rückresorption von $H^+$-Ionen. Er erreicht nach 48–72 Stunden sein Maximum. Hierdurch kann die Plasmabikarbonatkonzentration pro Erniedrigung des arteriellen $pCO_2$ um jeweils 10 mm Hg um ungefähr 3 mval/l vermindert werden. Durch diese drei Kompensationsmechanismen wird die Plasmabikarbonatkonzentration pro Erniedrigung des arteriellen $pCO_2$ um jeweils 10 mm Hg um ungefähr 5 mval/l gesenkt (Tab. 17.4).

Diese metabolischen Kompensationsmechanismen reichen aus, um bei Patienten mit einem chronisch erniedrigten arteriellen $pCO_2$ den arteriellen pH-Wert wieder zu normalisieren (Tab. 17.2). Um den Abfall der Plasmabikarbonatkonzentration auszugleichen und um die Elektroneutralität aufrecht zu erhal-

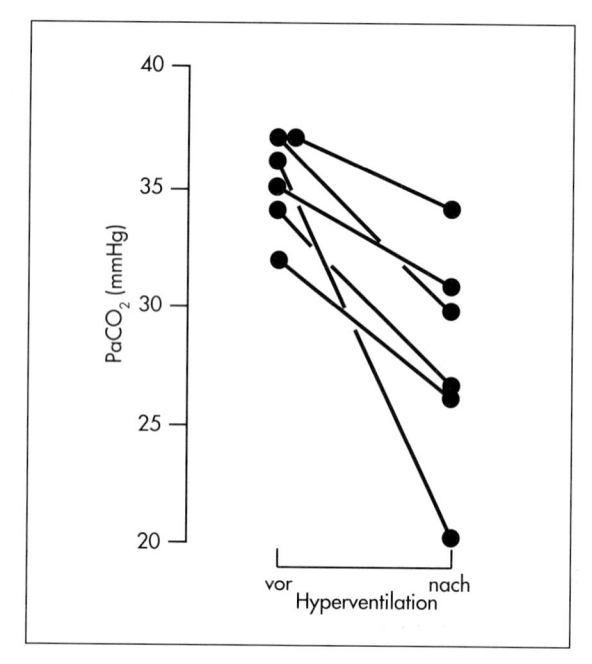

**Abb. 17.6:** Dargestellt sind die arteriellen $CO_2$-Partialdrucke ($PaCo_2$), die bei 6 erwachsenen und spontanatmenden Patienten gemessen wurden, bevor und nachdem sie für 2 Stunden maschinell (bei einem $PaCO_2$: 20 mmHg) hyperventiert wurden. Daß es nach Ende der maschinellen Hyperventilation unter Spontanatmung zu erniedrigten $PaCO_2$-Werten kommt, ist dadurch bedingt, daß der initial erhöhte pH-Wert des Liquor cerebrospinalis während des kontinuierlich erniedrigten $CO_2$-Partialdruckes langsam wieder auf den Normalwert einreguliert wurde. Dies entspricht einer Empfindlichkeitsänderung der medullären Chemorezeptoren auf Kohlendioxid. (Edelist G, Osorio A. Postanesthetic initiation of spontaneous ventilation after passive hyperventilation. Anesthesiology 1969;31:22–7)

ten, wird Chlorid zurückgehalten. Daher ist eine respiratorische Alkalose durch eine leichte Hypokaliämie und Hyperchlorämie gekennzeichnet.

Therapieziel bei einer chronischen respiratorischen Alkalose muß es sein, die der Hyperventilation zugrunde liegende Störung zu beseitigen. Während einer Narkose kann durch eine entsprechende Änderung der Respiratoreinstellung die alveoläre Ventilation vermindert werden. Zusätzlich kann auch der Totraum erhöht werden, um dadurch die Rückatmung $CO_2$-haltiger Exspirationsluft zu erhöhen.

## 17.4 Metabolische Azidose

Eine metabolische Azidose ist durch eine Erniedrigung des arteriellen pH-Wertes gekennzeichnet. Ursache ist eine Anhäufung fixer Säuren. Eine metabolische Azidose tritt häufig während schwerer Organfunktionsstörungen auf (Tab. 17.6). Aufgrund einer Pufferung der fixen Säuren im Kreislauf durch Bikarbonat fällt die Plasmabikarbonatkonzentration ab.

**Tab. 17.6:** Ursachen einer metabolischen Azidose

anaerobe Glykolyse aufgrund einer verminderten Gewebsversorgung mit oxygeniertem Blut

Leberzirrhose mit vermindertem hepatischem Abbau von Laktat

diabetische Ketoazidose

verminderte H$^+$-Ionen-Ausscheidung aufgrund einer Nierenfunktionsstörung

---

Auch bei einer metabolischen Azidose werden entsprechende Kompensationsmechanismen ausgelöst. Damit verursacht der Körper, trotz einer Erniedrigung der Plasmabikarbonatkonzentration den arteriellen pH-Wert im Normbereich zu halten. So kommt es z. B. über die Nierentubuli zu einer vermehrten Ausscheidung von H$^+$-Ionen in Form von Ammoniumionen (NH$_4^+$).

Ein anderer Kompensationsmechanismus bei einer akuten metabolischen Azidose besteht darin, daß es zu einer Steigerung der alveolären Ventilation kommt; Ursache ist eine Stimulation der Karotiskörperchen durch die erhöhte Wasserstoffionenkonzentration. Der sich ergebende Abfall des arteriellen pCO$_2$ führt sehr schnell auch zu einem entsprechenden Abfall des pCO$_2$ im Liquor cerebrospinalis, denn CO$_2$ kann im Gegensatz zu Bikarbonat oder H$^+$-Ionen sehr schnell Membranen wie z. B. die Blut-Hirn-Schranke überschreiten. Infolgedessen steigt der pH-Wert im Liquor cerebrospinalis an. Dadurch nimmt die Aktivität der medullären Chemorezeptoren wieder ab und auch die über die Karotiskörperchen vermittelte Ventilationssteigerung wird dadurch abgeschwächt. Mit der Zeit normalisiert sich jedoch der pH-Wert des Liquors cerebrospinalis wieder. Dies ist durch einen aktiven, langsam stattfindenden Transport von Bikarbonat in das zentrale Nervensystem bedingt. Dadurch wird die anfängliche Hemmung der Ventilation durch die medullären Chemorezeptoren aufgehoben und es kommt zu einem weiteren, wenn auch verspäteten Anstieg der alveolären Ventilation.

Ein dritter Kompensationsmechanismus besteht darin, daß im Knochen vorhandene Puffersubstanzen verbraucht werden, um die im Kreislauf vorhandenen fixen Säuren zu neutralisieren. Eine chronische metabolische Azidose führt daher normalerweise zu einer Verminderung der Knochenmasse.

Bei einer metabolischen Azidose nimmt der arterielle pCO$_2$ pro Erniedrigung der Plasmabikarbonatkonzentration um 1 mval/l um jeweils 1 mm Hg ab. Falls eine metabolische Azidose durch eine respiratorische Azidose kompliziert ist, fällt der arterielle pCO$_2$ pro Erniedrigung der Plasmabikarbonatkonzentration um 1 mval/l um jeweils weniger als 1 mm Hg ab. Patienten mit einer Laktatazidose hyperventilieren stärker als Patienten mit einer anderen Form von metabolischer Azidose (z. B. einer Ketoazidose). Dies kann dadurch bedingt sein, daß auch das Gehirn an der Milchsäureproduktion beteiligt ist. Dadurch werden die Chemorezeptoren direkt den sauren Valenzen ausgesetzt und die H$^+$-Ionen brauchen nicht mehr wie sonst erst langsam aus der Körperperipherie in den Liquor cerebrospinalis eingeschleust zu werden. Anders als bei einer Laktatazidose werden die bei Diabetikern entstehenden Ketosäuren ausschließlich in der Leber synthetisiert und müssen daher erst über die Blut-Hirnschranke transportiert werden, bevor sie zu einer Atemstimulation führen können.

Die Therapie einer metabolischen Azidose besteht darin, die zu einer Anhäufung nichtflüchtiger Säuren im Kreislauf führenden Ursache zu beseitigen. Falls es im Rahmen der metabolischen Azidose zu einer myokardialen Depression oder zu Herzrhythmusstörungen kommt, ist eine intravenöse Gabe von Natriumbikarbonat angezeigt. Um die zur Therapie einer metabolischen Azidose benötigte Natriumbikarbonatmenge zu berechnen, wird in den USA häufig eine Formel benutzt, in der die Abweichung der Plasmabikarbonatkonzentration vom Normalwert (24 mval/l), der Anteil des Extrazellulärvolumens am Gesamtkörpergewicht (schätzungsweise 20%) und das Idealgewicht des Patienten berücksichtigt werden (Tab. 17.7). In deutschsprachigen Ländern wird die benötigte Natriumbikarbonatmenge normalerweise nach folgender Formel berechnet: Base excess × 1/3 × kg KG = ml 8,4 %iges Natriumbikarbonat. Sinnvoll ist es, initial ungefähr die Hälfte der errechneten Natriumbikarbonatmenge zu verabreichen. Anschließend sollte wiederholt der arterielle pH-Wert bestimmt werden, um den Therapieerfolg beurteilen zu können. Bei einem akuten Ausgleich

**Tab. 17.7:** Berechnung der zur Therapie einer metabolischen Azidose notwendigen Natrium-Bikarbonat-Dosierung

| Natriumbikarbonat | = | Körpergewicht | × | Plasma-Bicarbonatkonzentration | × | Anteil des extrazellulären Flüssigkeitsvolumens am Körpergewicht (0,2) |
|---|---|---|---|---|---|---|

**Beispiel:** Ein vorher gesunder 30-jähriger und 80 kg schwerer Mann wird nach einem Herz-Kreislauf- und Atemstillstand aufgrund einer versehentlichen Überdosierung eines volatilen Anästhetikums erfolgreich reanimiert. Die arterielle Blutgasanalyse, die 3 Minuten nach der erfolgreichen Reanimation abgenommen wurde, ergibt einen pH-Wert von 7,2, einen arteriellen PCO$_2$ von 60 mmHg und eine Plasmabikarbonatkonzentration von 16 mmol/l. Um den erhöhten PCO$_2$ auszugleichen, müßte die Bikarbonatkonzentration 26 mmol/l betragen (vgl. Tab. 17–4). Die Differenz zwischen dem Sollwert und dem Istwert der Plasmabicarbonatkonzentration beträgt demnach 10 mmol/l. Rechnerisch wäre eine Natriumbicarbonatdosis von 160 mmol notwendig, um das Bicarbonatdefizit auszugleichen (80 kg × 10 mmol/l × 0,2). Ungefähr die Hälfte dieser errechneten Natriumbikarbonatmenge sollte intravenös verabreicht werden. Anschließend sollte wiederholt der arterielle pH-Wert gemessen werden, damit der Therapieerfolg beurteilt werden kann. In deutschsprachigen Ländern wird zur Berechnung der benötigten Bikarbonatmenge auch folgende Formel verwendet: **Base excess × kg KG × 1/3 = ml 0,84 %-ige Natriumbikarbonatlösung.** Ungefähr die Hälfte dieser errechneten Natriumbikarbonatlösung sollte intravenös verabreicht werden. Anschließend sollte wiederholt der arterielle pH-Wert gemessen werden. Weitere Natriumbikarbonatgaben sollten sich am pH-Wert orientieren.

einer chronischen metabolischen Azidose bleibt die Ventilation noch so lange auf einem erhöhten Niveau, bis sich auch der pH-Wert des Liquor cerebrospinalis normalisiert hat.

## 17.5 Metabolische Alkalose

Bei einer metabolischen Alkalose liegt ein Mangel an nichtflüchtigen Säuren in der Extrazellulärflüssigkeit vor (Tab. 17.8). Zum Beispiel führen Erbrechen oder Absaugen des Magensekrets zu einem Verlust von Salzsäure und damit zu einer metabolischen Alkalose. Diuretika, die die Rückresorption von Natrium und Kalium in den proximalen Nierentubuli hemmen, führen zu einer vermehrten Ausscheidung von Kalium und Wasserstoffionen. Hierdurch kommt es ebenfalls zu einer metabolischen Alkalose. Eine weitere Ursache einer metabolischen Alkalose kann eine überschießende intravenöse Verabreichung von Natriumbikarbonat während der Behandlung einer metabolischen Azidose sein. Auch dadurch, daß das in Infusionslösungen eventuell enthaltene Laktat in der Leber zu Bikarbonat umgewandelt wird, kann eine metabolische Alkalose begünstigt werden.

Im Rahmen einer metabolischen Alkalose kann es kompensatorisch zu einer verminderten Wasserstoffionenausscheidung über die Nierentubuli und zu einer alveolären Hypoventilation kommen. Eine Zunahme des arteriellen $pCO_2$ führt (aufgrund des schnellen Übertritts von $CO_2$ in den Liquor cerebrospinalis) zu einem Abfall des pH-Werts im Liquor cerebrospinalis und zu einer Stimulation der medullären Chemorezeptoren. Dadurch wird die kompensatorische alveoläre Hypoventilation wieder gedrosselt.

Mit der Zeit normalisiert sich der pH-Wert des Liquor cerebrospinalis und das Atemminutenvolumen fällt wieder ab. Falls der arterielle $pCO_2$ wieder ansteigt, kommt es erneut zu einem Abfall des pH-Wertes im Liquor und die gleichen Vorgänge wiederholen sich. Die respiratorische Kompensation einer rein metabolischen Azidose ist niemals vollständig. Infolgedessen bleibt der arterielle pH-Wert bei Patienten mit einer primär metabolischen Alkalose leicht erhöht (Tab. 17.2).

Vor allem ein intravasaler Flüssigkeitsmangel ist oft für eine fortbestehende metabolische Alkalose verantwortlich. Bei Patienten, die in der postoperativen Phase eine metabolische Alkalose entwickeln, sollte daher stets eine Hypovolämie in Erwägung gezogen werden, denn ein Natriumverlust wird oft von einem Kaliumverlust begleitet. Wird eine metabolische Alkalose durch eine Hypovolämie kompliziert, dann liegt oft eine Hypokaliämie vor. Eine Hypokaliämie kann auch von einer Muskelschwäche begleitet sein. Liegen eine metabolische Alkalose und ein intravasaler Flüssigkeitsmangel vor, ist die Chloridausscheidung im Urin normalerweise niedriger als 10 mval/l [5].

Behandlungsziel einer metabolischen Azidose ist es, die der Störung des Säure-Basen-Gleichgewichtes zugrundeliegenden Ursachen zu beseitigen. Außerdem ist auf eine adäquate Elektrolytsubstitution zu achten. Gelegentlich wird eine intravenöse Zufuhr von Wasserstoffionen in Form einer Ammoniumchlorid- oder einer 0,1-normalen Salzsäurelösung (nicht mehr als 0,2 mval/kg × h) durchgeführt, um so den arteriellen pH-Wert weitgehend zu normalisieren. Bei Verabreichung von Säuren muß ein zentralvenöser Katheter gelegt werden, denn eine periphere Injektion kann zu einer Sklerosierung der Venen und zu einer Hämolyse führen.

**Tab. 17.8:** Ursachen einer metabolischen Alkalose

Erbrechen
kontinuierliche Absaugung über eine Magensonde
Diarrhoe mit Chloridverlust
villöse Adenome des Colons
Therapie mit Diuretika
Hyperaldosteronismus
Cushing-Syndrom
exogene Zufuhr von Kortikosteroiden
Bartter-Syndrom (= unangemessene ADH-Sekretion)
orale Aufnahme von alkalischen Substanzen

## Literaturhinweise

1 Narins RG, Emmett M. Simple and mixed acidbase disorder: A practiacal approach. Medicine 1980; 59: 161–87

2 Siggard-Andersen O. Blood acid base alignment nomogram. Scand J Clin Lab Invest 1963; 15: 211–7

3 Mitchell RA, Singer MM. Respiration and cerebrospinal fluid pH in metabolic acidosis and alkalosis. J Appl Physiol 1965; 20: 905–11

4 Edelist G, Osorio A. Postanesthetic initiation of spontaneous ventilation after passive hyperventilation. Anesthesiology 1969; 31: 222–7

5 Sherman RA, Eisinger RP. The use (and misuse) of urinary sodium and chloride measurements. JAMA 1982; 247: 3121–4

# 18 Erkrankungen des Nervensystems

Vermutlich ist in keinem anderen Bereich der Anästhesie die Auswahl der einzusetzenden Medikamente, die anzuwendende Beatmungstechnik und die Wahl der Überwachungsverfahren wichtiger als bei der Betreuung von Patienten mit einer Erkrankung des zentralen Nervensystems. Bei diesen Patienten spielen außerdem die zum Schutz und eventuell zur Wiederbelebung des Gehirns einsetzbaren Therapiemaßnahmen eine zentrale Rolle.

## 18.1 Intrakranielle Tumoren

Bei intrakraniellen Tumoren kann es sich um Primärtumoren oder um Metastasen handeln. Primärtumoren treten am häufigsten bei Patienten im Alter von 40–60 Jahren auf. Die Mehrzahl der bei Erwachsenen vorkommenden intrakraniellen Tumoren liegen supratentoriell. Im Gegensatz dazu sind bei Kindern die meisten intrakraniellen Tumoren infratentoriellen Ursprungs.

### 18.1.1 Symptome

Die im Rahmen intrakranieller Tumoren auftretenden Symptome sind zumeist durch einen erhöhten intrakraniellen Druck bedingt. Merkmale eines erhöhten intrakraniellen Drucks sind z.B. Kopfschmerz, Übelkeit, Erbrechen, mentale Veränderungen und Bewußtseinsstörungen. Zu Beginn einer intrakraniellen Drucksteigerung sind diese Symptome in den frühen Morgenstunden am stärksten ausgeprägt. Die Patienten wachen mit dumpfen Kopfschmerzen auf und erbrechen danach spontan. Die Symptome lassen dann bis zum nächsten Morgen wieder nach. Vermutlich führt ein während des Schlafs auftretender Anstieg des arteriellen $pCO_2$ und die damit verbundene zerebrale Vasodilatation zu einer nicht mehr kompensierbaren Volumenzunahme des Schädelinhalts. Die Folge ist ein Anstieg des intrakraniellen Drucks (Abb. 18.1). Ein langsam progredienter Anstieg des intrakraniellen Drucks kann zu unklarer Müdigkeit und Benommenheit führen. Ein Papillenödem wird oft von Sehstörungen begleitet. Im Erwachsenenalter auftretende generalisierte und/oder fokale Krampfanfälle können Hinweise auf einen intrakraniellen Tumor sein. Der systemische Blutdruck ist hierbei erhöht, damit der zerebrale Perfusionsdruck trotz des erhöhten intrakraniellen Druckes aufrecht erhalten werden kann. Im Rahmen des Blutdruckanstiegs kommt es zu einem Abfall der Herzfrequenz. Ursache ist eine hypertoniebedingte reflektorische Stimulation des Sinus caroticus. Die durch lokale Gewebszerstörung, durch Infiltration oder Kompression auftretenden Symptome sind davon abhängig, welche Region des Gehirns betroffen ist. Z.B. sind mentale Veränderungen und Verhaltensstörungen besonders bei solchen Patienten ausgeprägt, bei denen sich ein Tumor im Bereich des Frontalhirns entwickelt. In der Umgebung von schnellwachsenden intrakraniellen Tumoren kommt es häufig zu einem Hirnödem. Dieses perifokale Ödem kann mit zu einem neuronalen Funktionsverlust beitragen und mit zu der Fehleinschätzung führen, daß es sich um einen großen, destruktiv wachsenden Tumor handelt. Es wird vermutet, daß die Ödementstehung in der Umgebung eines intrakraniellen Tumors auf einer erhöhten Permeabilität der Tumorkapillaren beruht. Hierdurch können Proteine und Flüssigkeiten in das angrenzende normale Hirngewebe übertreten. Diese abnormale Permeabilität ist auch dafür verantwortlich, daß es bei der Hirnszintigraphie zu einer nachweisbaren Aufnahme von Isotopen kommt und daß bei der zerebralen Computertomographie ein hypodenser Bereich festzustellen ist.

Intrakranielle Tumore können zu einer Verlagerung des Gehirns und zur Kompression selbst von entfernten Nervenstrukturen führen. Häufigstes Beispiel sind supratentorielle Tumore, die dazu führen, daß der Uncus des Temporallappens in den Tentoriumschlitz eindringt. Dadurch kommt es zu einer Kompression des Nervus oculomotorius und zu einer weiten und

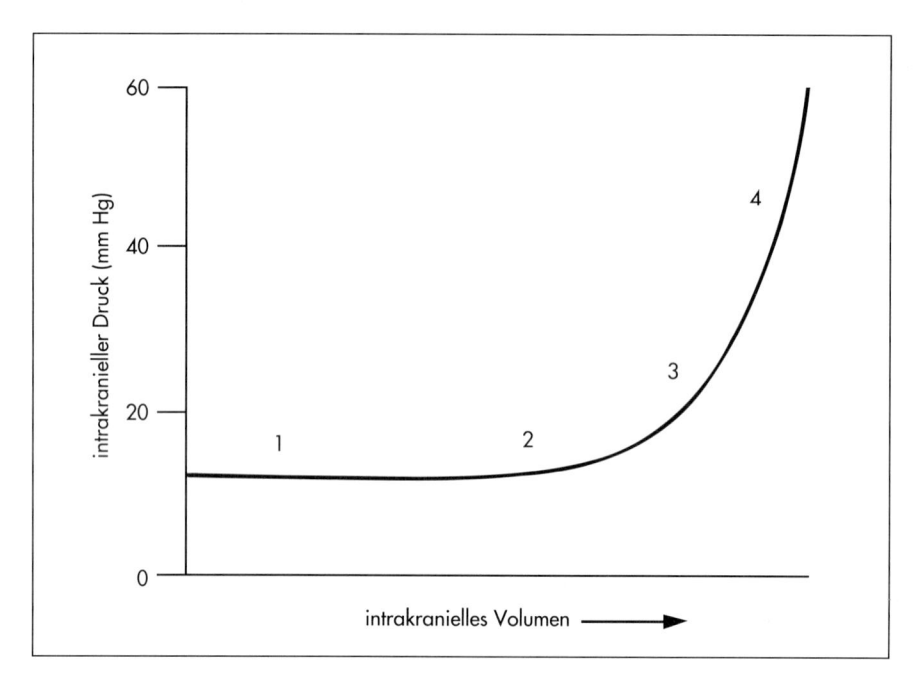

**Abb. 18.1:** Die Druck-Volumen-Compliance-Kurve zeigt auf, welche Auswirkungen eine Zunahme des intrakraniellen Volumens auf den intrakraniellen Druck hat. Nimmt das intrakranielle Volumen von 1 nach 2 zu, so kommt es zu keiner Steigerung des intrakraniellen Drucks, denn Liquor cerebrospinalis wird aus dem zerebralen in den spinalen Subarachnoidalraum verlagert. Patienten, die einen intrakraniellen Tumor haben, sich aber auf der Druck-Volumen-Kurve zwischen den Punkten 1 und 2 befinden, entwickeln vermutlich keine klinischen Symptome eines erhöhten intrakraniellen Drucks. Patienten, die sich auf dem aufsteigenden Teil der Druck-Volumen-Kurve (Punkt 3) befinden, können eine intrakranielle Volumenzunahme nicht mehr kompensieren; der intrazerebale Druck beginnt zu steigen. Es treten vermutlich klinische Symptome eines erhöhten Hiondrucks auf. Kommt es an diesem Punkt (3) zu einer weiteren Zunahme des intrakraniellen Volumens, wie es z.B. aufgrund einer Steigerung des zerebalen Blutflusses während der Narkose der Fall sein kann, so kann es plötzlich zu einem übermäßigen Anstieg des intrakraniellen Druckes kommen.

reaktionslosen homolateralen Pupille. Apnoe und Bewußtlosigkeit treten auf, falls hierbei das Mittelhirn komprimiert wird. Eine Kompression der Arteria cerebralis posterior am Rand des Tentoriums kann dagegen zu einem Infarkt des Occipitallappens und zu einer kontralateralen Hemianopsie führen. Eine Kompression des Hirnstiels verursacht eine kontralaterale Hemiplegie. Ein Tumor der hinteren Schädelgrube kann zu einer Behinderung der normalen Liquorzirkulation führen. Ein dadurch bedingter Anstieg des intrakraniellen Drucks bringt die Gefahr mit sich, daß die Kleinhirntonsillen durch das Foramen magnum treten. Dies äußert sich in einer Bewußtseinstrübung und in einer verlangsamten Atemfrequenz.

### 18.1.2 Einteilung der intrakraniellen Tumoren

Die Häufigkeit von intrakraniellen Tumoren wird auf 5 pro 100.000 Personen geschätzt [1]. Gliome stellen die Mehrzahl dieser Tumore dar (Tab. 18.1),[1]. Die Häufigkeit von Hirnmetastasen ist wahrscheinlich wesentlich höher als angenommen, da sie häufig nicht entdeckt werden.

**Tab. 18.1:** Verschiedene Typen von Hirntumoren und deren Häufigkeit

| Tumortyp | ungefähre Häufigkeit (% der gesamten Hirntumoren) |
|---|---|
| Gliome | |
| Glioblastom | 10–12 |
| Astrozytom | 6–10 |
| Medulloblastom | 3–4 |
| Meningeom | 13–18 |
| Hypophysenadenom | 8–18 |
| Akustikusneurinom | 8–9 |
| Metastasen | 4 |

### Glioblastome

Glioblastome sind hochmaligne und infiltrativ wachsende intrakranielle Tumoren, die zumeist in den Hemisphären entstehen. Nekrotische Bereiche und perifokale Ödeme ergeben im zerebralen Computertomogramm eine inhomogene Dichteverteilung. Patienten mit einem Glioblastom haben eine schlechte Prognose. Nach Diagnosestellung beträgt die durchschnittliche Überlebensdauer weniger als 6 Monate.

### Astrozytome

Astrozytome sind langsam wachsende Tumoren in den Hemisphären. Sie führen zu den Symptomen eines erhöhten intrakraniellen Drucks. Diese Tumoren treten bei Kindern häufiger auf als bei Erwachsenen. Die Behandlung besteht in der operativen Exzision, die oft mit einer Strahlentherapie kombiniert wird. Nach einer operativen Exzision ist bei pädiatrischen Patienten ein Rezidiv des Astrozytoms unwahrscheinlich. Dagegen neigen Astrozytome bei Erwachsenen zu Rezidiven.

### Medulloblastome

Medulloblastome sind die häufigsten intrakraniellen Tumoren bei Kindern. Diese Tumoren entstehen typischerweise im Kleinhirn. Die Überlebensrate dieser Patienten konnte durch die Behandlung mit einer Kombinationstherapie aus operativer Exzision, Bestrahlung und Chemotherapie verbessert werden.

### Meningeome

Meningeome sind langsam wachsende, gutartige intrakranielle Tumoren, die zumeist aus Arachnoidealzellen entstehen. Die starke Vaskularisierung dieser Tumoren ist der Grund dafür, daß sie sich mittels Hirnszintigraphie leicht darstellen lassen. Meningeome infiltrieren oft in die Schädeldecke und provozieren eine osteoplastische Aktivität, die sich anhand einer Röntgenaufnahme des Schädels nachweisen läßt. Diese Tumoren können in jedem Alter auftreten, finden sich aber am häufigsten bei Frauen im mittleren Lebensalter. Die Behandlung besteht in der operativen Abtragung, die Prognose ist gut.

### Tumoren des Hypophysenvorderlappens

Tumoren des Hypophysenvorderlappens machen 8–18% aller intrakraniellen Tumoren aus. Annähernd 80% der Tumoren des Hypophysenvorderlappens, die bei Erwachsenen auftreten, können als chromophobe Adenome klassifiziert werden. Entsprechende Tumoren bei Kindern werden als Kraniopharyngeome bezeichnet. Basophile und eosinophile Adenome stellen die restlichen Typen der Hypophysenvorderlappentumoren dar. Die Klassifikation der Hypophysenadenome basiert darauf, wie sich die in den Tumorzellen vorhandenen Granula anfärben lassen.

### Chromophobe Adenome

Chromophobe Adenome sezernieren nur selten Hormone. Statt dessen führen diese Tumoren durch expansives Wachstum und Kompression des Hypophysenvorderlappens zu einer globalen Hypophysenunterfunktion. Die Symptome eines Hormonmangels bei einer so ausgelösten globalen Hypophyseninsuffizienz können sehr variabel und oft unvorhersehbar sein (vgl. Kap. 23). Eine suprasselläre Ausdehnung dieser Adenome führt außerdem zu einer Kompression des Chiasma opticum und dadurch charakteristischerweise zu einer bitemporalen Hemianopsie. Zeichen eines erhöhten intrakraniellen Drucks können auftreten, wenn das Adenom die Liquordrainage behindert. Kommt es durch die Ausdehnung eines solchen Tumors zu Druck auf den Boden des dritten Ventrikels oder auf den Hypothalamus, kann eine Bewußtseinsstörung auftreten. Letztlich können chromophobe Adenome des Hypophysenvorderlappens auch im Rahmen eines erblichen Syndroms auftreten. Dieses Syndrom ist durch multiple endokrine Neoplasien charakterisiert. Es liegen hierbei auch Störungen von Schilddrüse, Nebenschilddrüsen und Nebennierenrinde vor (vgl. Kap. 23).

**Basophile Adenome.** Basophile Adenome produzieren oft adrenokortikotropes Hormon (ACTH) und sind häufig Ursache für eine Überfunktion der Nebennierenrinden. Gesichtsfeldausfälle oder ein erhöhter intrakranieller Druck sind selten, da diese Adenome nur in späten Stadien die Grenzen der Sella turcica überschreiten.

**Eosinophile Adenome.** Eosinophile Adenome sezernieren häufig Wachstumshormon (STH), wodurch eine Akromegalie entsteht (vgl. Kap. 23).

**Therapie.** Eine operative Exzision über einen transfrontalen oder einen transsphenoidalen Zugang sowie eine Zerstörung durch Strahlentherapie sind die häufigsten Behandlungsverfahren für Tumoren des Hypophysenvorderlappens. Eventuell auftretende Hormondefizite, insbesondere eine Nebennierenrindeninsuffizienz, müssen bei der Vorbereitung der Patienten für Narkose und Operation erkannt werden (vgl. Kap. 23).

Eine alternative Initialbehandlung ist die Therapie mit dem Dopaminagonisten Bromocriptin [2]. Es wurde festgestellt, daß eine Hypersekretion von Wachstumshormon und/oder Prolaktin aufgrund eines Hypophysenvorderlappentumors durch Bromocriptin kontrolliert werden kann. Außerdem kann durch Bromocriptin die Größe dieser Tumore vermindert werden. Hierdurch klingen auch die Symptome ab, die aus der suprasellären Ausdehnung dieser Tumoren resultieren. Daher ist es denkbar, daß bei bestimmten Patienten anstatt einer operativen Exzision eine Behandlung mit Bromocriptin durchgeführt wird.

### Akustikusneurinome

Akustikusneurinome sind gutartige Neurofibrome des achten Hirnnervens. Diese Tumore entstehen im inneren Gehörgang, wo sie zu einer Arrosion und Erweiterung des Gehörgangs führen können. Erstsymptom eines Akustikusneurinoms ist eine progrediente einseitige Innenohrtaubheit. Bei weiterem Tumorwachstum kann es zu einem Druck auf das Kleinhirn kommen, was sich in einer Ataxie äußert. Die Prognose für Patienten mit einem Akustikusneurinom ist nach erfolgreicher operativer Exzision gut.

## Intrakranielle Metastasen

Bei intrakraniellen Metastasen sind die Primärtumoren zumeist Lungen- oder Mammakarzinome. Maligne Melanome, Hypernephrome und intestinale Karzinome metastasieren ebenfalls häufig in das zentrale Nervensystem. Können mehrere Läsionen nachgewiesen werden, so handelt es sich wahrscheinlich um Hirnmetastasen. Durch eine Exzision von operativ angehbaren Hirnmetastasen kann die Hirndrucksymptomatik vermindert und das Leben der Patienten verlängert werden. Gutartige, primär intrakranielle Tumoren können auch gemeinsam mit Karzinomen anderer Lokalisation auftreten. Das häufigste Beispiel ist das gleichzeitige Auftreten eines Meningeoms und eines Mammakarzinoms.

### 18.1.3 Diagnose

Intrakranielle Tumoren können nicht nur anhand der klassischen Symptome und der klinisch-neurologischen Untersuchung, sondern auch durch spezifische diagnostische Verfahren objektiviert werden. Dazu gehören Computertomographie, Röntgenaufnahme des Schädels, Angiographie, Pneumoenzephalogramm und EEG.

#### Computertomographie

Die Computertomographie ist die beste Methode, einen intrakraniellen Tumor nachzuweisen. Bei der Computertomographie kann es schwierig sein, intrakranielle Tumoren und Hirninfarkte zu differenzieren.

#### Röntgenaufnahmen des Schädels

Röntgenaufnahmen des Schädels können, falls ein Hypophysenadenom vorliegt, eine Vergrößerung der Sella turcica oder, falls ein Akustikusneuronom vorliegt, eine Erweiterung des inneren Gehörgangs aufzeigen. Sind osteoplastische Läsionen auf der Röntgenaufnahme des Schädels zu erkennen, so kann dies ein Hinweis auf eine Metastase sein. Auch bei Patienten mit einem Meningeom können osteoplastische Aktivitäten auftreten.

#### Angiographie

Mittels Angiographie kann die Gefäßversorgung von intrakraniellen Tumoren aufgezeigt werden. Damit kann die spätere operative Exzision erleichtert werden.

#### Pneumenzephalographie

Die Pneumenzephalographie wird nur noch in sehr seltenen Fällen eingesetzt, da die neuere Computertomographie nicht invasiv und ungefährlicher ist. Trotzdem kann eine Pneumenzephalographie manchmal noch notwendig werden, um z.B. zu beurteilen, ob ein parasellärer Tumor transsphenoidal angehbar ist.

#### EEG

Das EEG ist besonders bei der initialen Diagnostik von intrakraniellen Tumoren hilfreich. Mit Hilfe des EEGs kann vor allem festgestellt werden, ob intrakranielle Tumoren Krampfpotentiale verursachen.

## 18.2 Narkoseführung zur Exstirpation eines intrakraniellen Tumors

Um bei der Exzision von intrakraniellen Tumoren die Narkose richtig führen zu können, muß der Anästhesist über Probleme wie Druck-Volumen-Compliance-Kurve, Überwachungsverfahren für den intrakraniellen Druck, mögliche hirndrucksenkende Maßnahmen und Einflußgrößen auf die Hirndurchblutung Bescheid wissen. Bei der perioperativen Betreuung dieser Patienten ist es besonders wichtig, daß vor allem ein normaler intrakranieller Druck aufrecht erhalten und eine eventuell auftretende Störung der zerebralen Autoregulation erkannt wird.

### 18.2.1 Druck-Volumen-Compliance-Kurve

Größer werdende intrakranielle Tumoren führen zu Volumenveränderungen im Schädelinnern. Diese Veränderungen spiegeln sich in der Druck-Volumen-Compliance-Kurve wider (Abb. 18.1). Diese Kurve zeigt auf, wie sich der intrakranielle Druck in Abhängigkeit von intrakraniellen Volumenänderungen (z.B. im Rahmen eines wachsenden intrakraniellen Tumors) verändert. Während eines langsamen Tumorwachstums wird Liquor cerebrospinalis aus dem Schädel in den spinalen Subarachnoidalraum verlagert. Dadurch wird ein Anstieg des intrakranialen Drucks über seinen Normalwert von 15 mm Hg lange Zeit vermieden. Zusätzlich wird durch eine erhöhte Liquorresorption ein – durch das Tumorwachstum bedingter – Anstieg des intrakraniellen Drucks vermindert. In diesem Stadium bestehen nur geringe Symptome, die auf einen intrakraniellen Tumor hinweisen. Mit der Zeit wird aber auf der Druck-Volumen-Compliance-Kurve ein Punkt erreicht, an dem selbst eine geringe Erhöhung des intrakraniellen Volumens (z.B. aufgrund des Tumorwachstums) zu einem ausgeprägten Anstieg des intrakraniellen Drucks führt. Ist dieser Punkt auf der Druck-Volumen-Compliance-Kurve erreicht, können Anästhetika und Narkosetechniken, die Auswirkungen auf das zerebrale Blutvolumen haben, zu unerwünschten und abrupten Steigerungen des intrakraniellen Drucks führen.

Bei einem starken Anstieg des intrakraniellen Drucks kann der zerebrale Blutfluß abnehmen. Der zerebrale Perfusiondruck kann anhand der Differenz aus arteriellem Mitteldruck und rechtsatrialem Druck abgeschätzt werden. Wenn der intrakranielle Druck (ICP) höher als der rechtsatriale Druck ist, muß der zerebrale Perfusionsdruck (CPP) aus der Differenz zwischen arteriellem Mitteldruck (MAP) und intrakraniellem Druck bestimmt werden (CPP = MAP – ICP). Ist der zerebrale Perfusiondruck aufgrund eines erhöhten intrakraniellen Drucks deutlich vermindert, kommt es zu einem kompensatorischen Blutdruckanstieg. Der Körper versucht so, den zerebralen Perfusiondruck wiederherzustellen und den zerebralen Blutfluß konstant zu halten. Im Extremfall versagt jedoch dieser Kompensationsmechanismus und es kommt zu einer zerebralen Ischämie.

## 18.2.2 Überwachung des intrakraniellen Drucks

Der intrakranielle Druck kann kontinuierlich mittels eines Katheters (der durch ein Bohrloch in einen Hirnventrikel plaziert wird), mittels einer epiduralen Druck-Sonde oder mittels eines auf der Hirnoberfläche plazierten Transducers (Richmond-Bolzen) überwacht werden. Die normale Hirndruckkurve ist pulsatil und verändert sich in Abhängigkeit von Herzaktion und Atmung. Der mittlere intrakranielle Druck sollte weniger als 15 mm Hg betragen. Wie wichtig die Hirndrucküberwachung bei Patienten mit raumfordernden intrakraniellen Tumoren ist, wird dadurch unterstrichen, daß Veränderungen des intrakraniellen Drucks nicht zwangsläufig von einem neurologischen Defizit oder von Störungen der Vitalfunktionen begleitet sind. Bei nicht ansprechbaren Patienten kann der erste Hinweis auf eine gefährliche Erhöhung des intrakraniellen Drucks eine plötzliche, beidseitige Pupillenerweiterung sein. Ursache ist hierbei eine Herniation des Hirnstamms durch das Foramen magnum occipitale. Die hirndrucksenkende Therapie darf nicht so lange herausgezögert werden, bis diese Zeichen auftreten, denn hierbei droht eine irreversible Hirnschädigung.

### Plateauwellen

Während einer kontinuierlichen Überwachung werden oft plötzliche Steigerungen des intrakraniellen Drucks beobachtet. Diese Drucksteigerungen sind als Plateauwellen bekannt (Abb. 18.2), [3]. Charakteristischerweise steigt hierbei der Hirndruck von normalen oder annähernd normalen Werten auf bis zu 100 mm Hg an. Während dieser Anstiege zeigen die Patienten oft deutliche Symptome, z.B. kann es zu einer spontanen Hyperventilation kommen. Üblicherweise dauern diese Plateauwellen 10–20 Minuten, danach kommt es zu einem raschen Abfall des intrakraniellen Drucks auf Werte unterhalb des Ausgangsbereichs. Der Grund dieser plötzlichen Druckanstiege ist unbekannt. Es wird angenommen, daß plötzliche Steigerungen des intrakraniellen Blutvolumens hierfür verantwortlich sind. Dieses erhöhte Blutvolumen führt nun möglicherweise zur Verminderung des Liquorvolumens, wodurch es dann zu dem anschließenden Abfall des intrakraniellen Drucks kommt.

### Ursachen der Plateauwellen

Es konnte gezeigt werden, daß Angstzustände, Schmerzreize und eine Narkoseeinleitung mögliche auslösende Ursachen für diese Plateauwellen sind. Bei

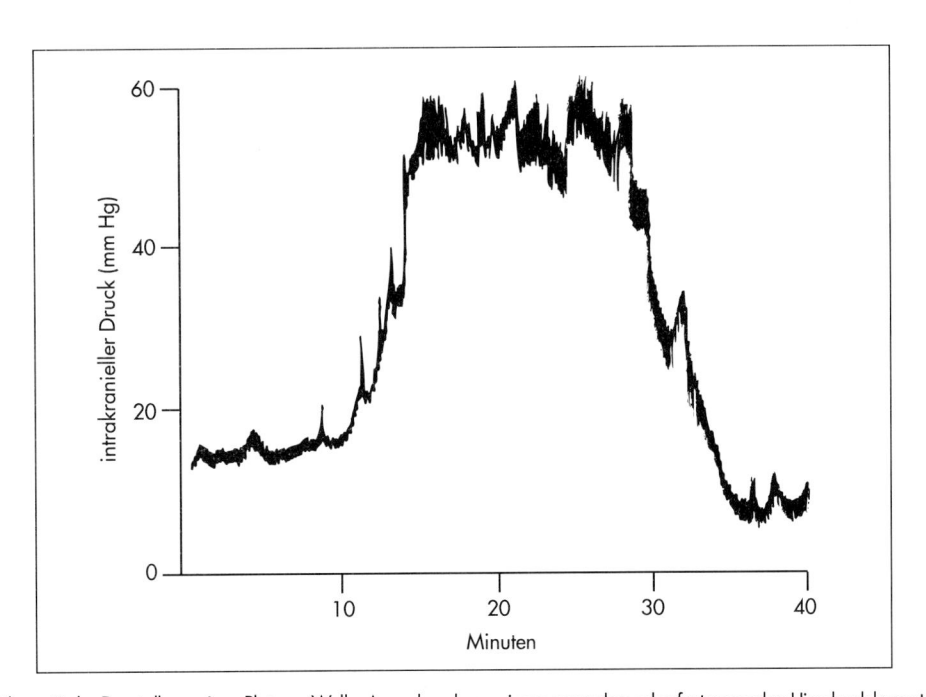

**Abb. 18.2:** Schematische Darstellung einer Plateau-Welle. Ausgehend von einem normalen oder fast normalen Hirndruck kommt es typischerweise zu einem plötzlichen Anstieg des intrakraniellen Drucks. Plateau-Wellen bleiben für 10–20 Minuten bestehen. Anschließend kommt es zu einem schnellen Abfall des intrakraniellen Drucks, oft auf Werte, die unterhalb des Ausgangsniveaus liegen.

gesunden Patienten können Angstzustände und Schmerzreize zu einer deutlichen Steigerung der Sauerstoffaufnahme und des zerebralen Blutflusses führen. Liegt ein intrakranieller Tumor vor, so kann diese Steigerung eine plötzliche Erhöhung des intrakraniellen Drucks auslösen. Aus diesem Grunde sollten bei Patienten mit einem intrakraniellen Tumor Schmerzreize vermieden werden, und zwar unabhängig von der Bewußtseinslage des Patienten. Der großzügige Einsatz von Analgetika zur Schmerzprophylaxe ist daher auch bei nicht ansprechbaren Patienten indiziert. Selbstverständlich wird bei Einsatz von Opioiden eine assistierte Beatmung notwendig, um eine Hyperkapnie aufgrund einer medikamentös bedingten Atemdepression zu vermeiden. Genauso wichtig ist es, eine ausreichend tiefe Narkose zu garantieren, damit Reaktionen auf Laryngoskopie oder operative Schmerzreize blockiert werden.

### 18.2.3 Methoden zur Senkung des intrakraniellen Drucks

Zu den Methoden, mit denen der intrakranielle Druck gesenkt werden kann, zählen Oberkörperhochlagerung, Hyperventilation, Liquordrainage, sowie die Gabe hyperosmolarer Medikamente, Diuretika, Kortikosteroide und Barbiturate. Beim einzelnen Patienten ist es nicht möglich, sicher denjenigen intrakraniellen Druck zu eruieren, bei dem es zu einer Drosselung des zerebralen Blutflusses kommt. Aus diesem Grunde wird häufig empfohlen, bereits eine konstante Erhöhung des intrakraniellen Drucks über 20 mm Hg zu therapieren. Eine Behandlung kann auch bei einem intrakraniellen Druck von weniger als 20 mm Hg indiziert sein, und zwar dann, wenn vereinzelt auftretende Plateauwellen auf eine geringe intrakranielle Compliance hinweisen.

#### Oberkörperlagerung

Die Lagerung des Patienten ist wichtig, um einen optimalen venösen Abstrom aus dem Gehirn zu gewährleisten. Eine Anhebung des Oberkörpers um etwa 30 Grad begünstigt z.B. den venösen Abfluß aus dem Gehirn. Dadurch nimmt der intrakranielle Druck ab. Außerdem sollte beachtet werden, daß eine extreme Beugung oder Rotation des Kopfes die Jugularvenen komprimieren und den venösen Abfluß aus dem Gehirn behindern kann. Eine Kopftieflagerung muß vermieden werden, da diese Lagerung eine deutliche Steigerung des intrakraniellen Drucks ermöglicht.

#### Hyperventilation

Die Hyperventilation ist eine effektive und schnell wirksame Methode, um den intrakraniellen Druck zu senken. Bei Erwachsenen wird empfohlen, den arteriellen $CO_2$-Partialdruck zwischen 25 und 30 mm Hg einzustellen. Theoretisches Risiko einer massiven Hyperventilation ist, daß es zu einer starken Verminderung des zerebralen Blutflusses, im Extremfall zu einer zerebralen Ischämie kommt. Es gibt allerdings keine Beweise dafür, daß es zu einer zerebralen Ischämie kommt, so lange der arterielle $CO_2$-Partialdruck über 20 mm Hg gehalten wird [4]. Da eine extreme Senkung des arteriellen $CO_2$-Partialdrucks keinen weiteren therapeutischen Nutzen bringt, scheint es sinnvoll, bei der Behandlung eines erhöhten intrakraniellen Drucks einen Bereich von 25–30 mm Hg anzustreben. Wie lange eine Hyperventilation zur Verminderung des Hirndrucks sinnvoll ist, ist unbekannt. Bei gesunden Versuchspersonen läßt die Wirkung einer Hyperventilation mit der Zeit nach und die zerebrale Durchblutung kehrt nach etwa 6 Stunden auf den Normalwert zurück [5].

Bei Kindern ist möglicherweise die Hyperventilation agressiver als bei Erwachsenen durchzuführen. So kann es sinnvoll sein, den arteriellen $CO_2$-Partialdruck bis auf Werte zwischen 20 und 25 mm Hg zu senken. Daß dieser niedrigere arterielle $CO_2$-Partialdruck bei Kindern einen größeren therapeutischen Nutzen hat, beruht vermutlich darauf, daß bei Kindern – insbesondere bei einem akuten Schädeltrauma – eine relativ hohe zerebrale Durchblutung besteht. Außerdem liegen für Kinder – im Gegensatz zu Erwachsenen – auch Hinweise dafür vor, daß eine Hyperventilation zu einer länger als 6 Stunden dauernden Verminderung der zerebralen Durchblutung führt.

#### Liquordrainage

Die Liquordrainage im Bereich der Seitenventrikel oder des lumbalen Spinalraums ist eine wirkungsvolle Methode, um das intrakranielle Volumen und damit den intrakraniellen Druck zu senken. Eine lumbale Liquordrainage ist bei Patienten mit erhöhtem intrakraniellen Druck nicht empfehlenswert, da es hierbei zu einem Durchtritt von Kleinhirnanteilen durch das Foramen occipitale magnum kommen kann. Aus diesem Grund ist die lumbale Drainage vorwiegend solchen Patienten vorbehalten, bei denen eine Hypophysenoperation durchgeführt oder ein intrakranielles Aneurysma operativ angegangen werden soll und bei denen eine schwierige operative Freilegung erwartet wird.

#### Hyperosmolare Lösungen

Hyperosmolare Lösungen wie Mannitol oder Harnstoff sind wichtige und wirksame Mittel, um den intrakraniellen Druck zu senken. Diese Medikamente bewirken einen vorübergehenden Anstieg der Plasmaosmolarität, wodurch Wasser den Geweben und damit auch dem Gehirn entzogen wird. Das Ziel der Therapie mit hyperosmolaren Lösungen ist nicht die Dehydratation des Patienten, sondern vielmehr ein Flüssigkeitsentzug nur aus dem Gehirn aufgrund eines osmotischen Gradienten. Daher wäre es falsch, wenn die im Rahmen einer Osmotherapie über die Nieren ausgeschiedene intravasale Flüssigkeit nicht wenigstens zum Teil wieder ersetzt würde (vgl. Abschnitt: Flüssigkeitstherapie). Wird das ausgeschiedene intravasale Flüssigkeitsvolumen nicht ersetzt, kann es zu einer Hypotension kommen, wodurch die Aufrechterhaltung des zerebralen Perfusionsdrucks gefährdet wird. Auch der Elektrolytverlust über den Urin (vor allem von Kalium) macht eine sorgfältige Überwachung und Substitutionstherapie notwendig. Es ist jedoch wichtig, zu beachten, daß eine intakte Blut-Hirn-Schranke Voraussetzung dafür ist, daß Mannitol oder Harnstoff ihre volle Wirkung am Gehirn entfalten können. Ist die Blut-Hirn-Schranke gestört, können diese Medikamente ins Gehirn übertreten und zu einem Hirnödem und einer Zunahme des Hirnvolumens führen. Mit der Zeit adaptiert sich das Gehirn an eine langdauernde Erhöhung der Plasmaosmolarität, so daß es bei chronischem Einsatz von hyperosmolaren Lösungen vermutlich zu einem Wirkungsverlust kommt.

**Mannitol.** Mannitol wird intravenös in einer Dosierung von 0,25 bis 1,0 g/kg KG über 15–30 Minuten verabreicht. Was die Erniedrigung des intrakraniellen Drucks betrifft, bestehen innerhalb dieses Dosierungsbereichs keine großen Unterschiede, höhere Dosierungen können allerdings eine längere Wirkung haben [6]. Bei niedrigeren Dosierungen ist ein geringeres Flüssigkeitsvolumen notwendig und auch das Risiko einer Serumhyperosmolarität wird vermieden. Liegt die Dosierung von Mannitol in dem angegebenen Bereich, werden dem Gehirn schätzungsweise 100 ml Wasser entzogen. Nach Gabe des Medikaments sinkt der intrakranielle Druck innerhalb von 30 Minuten ab, die maximale Wirkung tritt nach 1–2 Stunden auf. In der ersten Stunde nach Beginn der Mannitolgabe kann die Urinausscheidung 1–2 Liter betragen. Oft ist eine angemessene Infusion kristalloider und kolloidaler Lösungen notwendig, um – aufgrund einer gesteigerten Diurese – unerwünschte Veränderungen der Plasmaelektrolytkonzentrationen und des intravasalen Flüssigkeitsvolumens zu vermeiden. Bei einer Mannitolgabe kann es aber auch anfänglich zu einer überproportionalen Zunahme des intravasalen Flüssigkeitsvolumens kommen. Bei Patienten mit einem sehr hohen intrakraniellen Druck oder bei Patienten mit einer eingeschränkten kardialen Reserve ist daher eine sorgfältige Überwachung notwendig. Mannitol hat auch direkt gefäßerweiternde Eigenschaften, die zu einer Erhöhung des zerebralen Blutvolumens und des intrakraniellen Drucks beitragen können. Die Dauer der hyperosmotischen Wirkung von Mannitol beträgt ungefähr 6 Stunden. Nach Mannitol kommt es nur selten zu einem Rebound-Anstieg des intrakraniellen Drucks. Die Inzidenz venöser Thrombosen ist nach Gabe von Mannitol gering.

**Harnstoff.** Harnstoff wird intravenös in einer Dosierung von 1–1,5 g/kg KG über 15–30 Minuten verabreicht. Etwa 30 Minuten nach Gabe des Medikaments beginnt der intrakranielle Druck abzufallen. Rebound-Anstiege des intrakraniellen Drucks treten nach 3–7 Stunden auf und halten ungefähr 12 Stunden an. Anschließend sinkt der Druck langsam wieder ab. Der Rebound-Effekt mit Steigerung des intrakraniellen Drucks ist dadurch bedingt, daß Harnstoffmoleküle in das Gehirn übertreten. Wenn die Harnstoffkonzentration im Blut wieder abfällt, dringt nun Wasser entlang eines Konzentrationsgradienten in das Gehirn ein. Weitere Nachteile des Harnstoffs sind die hohe Inzidenz venöser Thrombosen und die Möglichkeit von Gewebsnekrosen, falls es zu einer paravasalen Injektion kommt.

### Diuretika

Diuretika (insbesondere Furosemid und Etacrynsäure) wurden mit dem Ziel eingesetzt, den intrakraniellen Druck zu senken. Diuretika sind besonders dann nützlich, wenn Hinweise auf eine Hypervolämie oder auf ein Lungenödem vorliegen. In diesen Situationen kann durch eine Diuresesteigerung und eine systemische Entwässerung die arterielle Sauerstoffsättigung verbessert und gleichzeitig der intrakranielle Druck gesenkt werden.

**Furosemid.** Wenn bei Patienten mit einem normalen intrakraniellen Druck – zur Behandlung eines intrakraniellen Tumors oder wegen eines Aneurysmas – eine Kraniotomie durchgeführt wird, dann läßt sich durch eine intravenöse Gabe von Furosemid (1 mg/kg KG) der intrakranielle Druck besser senken als durch Mannitol (1 g pro kg KG), (Abb. 18.3), [7]. Furosemid führt zu keinen signifikanten Veränderungen der Plasmaosmolarität oder der Kaliumplasmakonzentration. Dagegen führt Mannitol zu einem Anstieg der Plasmaosmolarität und zu einem Abfall der Kaliumplasmakonzentration. Aufgrund dieser Beobachtungen wurde empfohlen, bei der Behandlung von Patienten mit erhöhtem intrakraniellen Druck Furosemid anstelle von Mannitol einzusetzen, insbesondere dann, wenn eine Störung der Blut-Hirn-Schranke oder ein erhöhter Wassergehalt der Lunge vorliegt [7].

### Kortikosteroide

Ein erhöhter intrakranieller Druck läßt sich durch Kortikosteroide wirksam senken, falls er durch ein perifokales Hirnödem (im Rahmen eines intrakraniellen Tumors) bedingt ist. Die am häufigsten angewandten Kortikosteroide sind Dexamethason und Methylprednisolon. Über welchen Mechanismus Kortikosteroide diese Wirkung entfalten, ist nicht bekannt. Möglicherweise beruht sie auf einer Stabilisierung der Kapillarmembranen und/oder einer verminderten Liquorproduktion. Patienten mit intrakraniellen Metastasen oder einem Glioblastom sprechen am besten auf Kortikosteroide an. Häufig kommt es 12–36 Stunden nach dem Beginn einer Kortikosteroidbehandlung zu einer Verbesserung des neurologischen Status und der Symptome Kopfschmerz, Übelkeit und Erbrechen. Zudem findet sich bei Patienten, die vor und nach der operati-

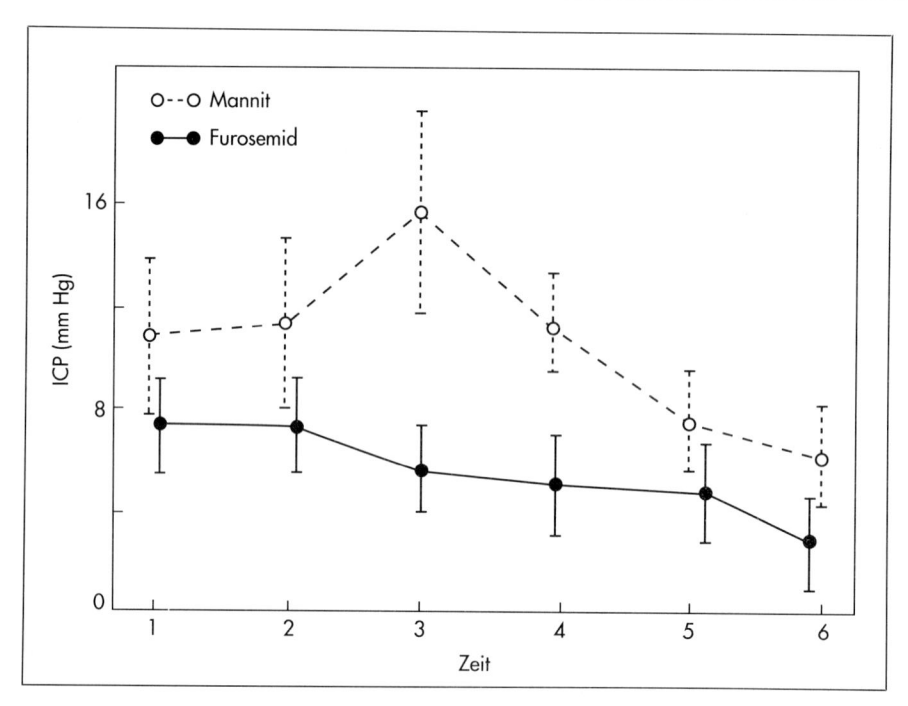

**Abb. 18.3:** Bei 20 erwachsenen Patienten, bei denen ein intrakranieller Tumor entfernt werden sollte, wurde präoperativ (1) und nach Narkoseeinteilung (2) der intrakranielle Druck (Mittelwert ± SE) gemessen. Anschließend wurden beim Hautschnitt nach Randomschema entweder Mannit (1 g/kg) oder Furosemid (1 mg/kg) schnell intravenös verabreicht. Anschließend wurde bei Beginn der einsetzenden Diurese (3), zum Zeitpunkt der maximalen Diurese (4), nach Ende der Dieresesteigerung (5) und postoperativ (6) der intrakranielle Druck gemessen. Zu Beginn der Mannit-induzierten Dieresesteigerung (3) war der intrakranielle Druck erhöht. Im Gegensatz dazu war nach Verabreichung von Furosemid der intrakranielle Druck zu allen Meßzeitpunkten erniedrigt. (Cottrell JE, Robustelli A, Post K, Turndorf Furosemide- and mannitol-induced changes in intracranial pressure and serum osmolality and electrolytes. Anesthesiology 1977; 47: 28–30)

ven Entfernung eines supratentoriellen Tumors mit Dexamethason behandelt wurden, eine geringere Mortalität als bei Patienten, die keine Kortikosteroide erhielten. Ob die Mortalität auch bei Patienten, die nach einem akutem Schädeltrauma mit Kortikosteroiden behandelt werden, vermindert werden kann, ist inzwischen eher zu verneinen. Bei Patienten, die mit Kortikosteroiden behandelt werden, sollte die Blutzuckerkonzentration überwacht werden. Bei einer kurzdauernden Anwendung von Kortikosteroiden besteht keine erhöhte Inzidenz an Pneumonien oder gastrointestinalen Blutungen.

### Barbiturate

Eine hochdosierte Barbituratgabe ist vor allem dann wirksam, wenn ein erhöhter intrakranieller Druck aufgrund eines akuten Schädelhirntraumas behandelt werden muß. Dies gilt insbesondere dann, wenn die üblichen Therapiemaßnahmen versagt haben (vgl. Abschnitt: Schädelhirntrauma).

### 18.2.4 Faktoren, die die Hirndurchblutung beeinflussen

Die Hirndurchblutung wird beeinflußt durch 1. arteriellen $CO_2$-Partialdruck, 2. arteriellen Sauerstoffpartialdruck, 3. arteriellen Blutdruck und zerebrale Autoregulation, 4. zentralen Venendruck und 5. Anästhetika sowie Narkosetechniken. Die Hirngefäße werden zwar durch das vegetative Nervensystem innerviert, dieses hat jedoch nur einen minimalen Einfluß auf die Hirndurchblutung. Es wird geschätzt, daß über diese neurogene Kontrolle die Hirndurchblutung nur um 5–10% verändert werden kann [8]. Auch eine Stellatum-Blockade führt zu keinem signifikanten Anstieg der Hirndurchblutung.

### Arterieller Kohlendioxidpartialdruck

Veränderungen des arteriellen $CO_2$-Partialdrucks führen zu gleichsinnigen Veränderungen der Hirndurchblutung (Abb. 18.4). Als Richtwert gilt, daß die Hirndurchblutung (normalerweise 50 ml/100 g/min) pro Erhöhung des arteriellen $CO_2$-Partialdrucks um 1 mm Hg (über den Normalwert von 40 mm Hg) jeweils um 1 ml/100 g/min zunimmt. Bei einer Hypokapnie kommt es zu einer entsprechenden Verminderung der Hirndurchblutung. Bei einem arteriellen $CO_2$-Partialdruck von nur 20 mm Hg ist der zerebrale Blutfluß auf 50% erniedrigt. Der arterielle $CO_2$-Partialdruck beeinflußt insofern die Hirndurchblutung, daß es zu einer pH-Veränderung in den Arteriolen und in dem die Hirngefäße umgebenden Liquor kommt. Ein Abfall des pH-Wertes verursacht eine starke zerebrale

Gefäßerweiterung. Ein erhöhter pH-Wert führt zur Gefäßengstellung. Dadurch bedingte Veränderungen des zerebralen Gefäßwiderstandes haben einen entsprechenden Einfluß auf die Hirndurchblutung.

Die Möglichkeit, über eine Hypokapnie die Hirndurchblutung und den intrakraniellen Druck zu senken, ist Grundlage der modernen Neuroanästhesie. Befürchtungen, daß es aufgrund dieser zerebralen Gefäßengstellung zu einem Sauerstoffmangel im Gehirn kommen könnte, falls der arterielle $CO_2$-Partialdruck auf Werte unter 20 mm Hg gesenkt wird, haben sich nicht bestätigt [4]. Da es jedoch keinen Hinweis darauf gibt, daß ein extrem niedriger Partialdruck einen größeren therapeutischen Nutzen ergibt, scheint es ratsam, den arteriellen $CO_2$-Partialdruck während einer Narkose zur Exstirpation eines intrakraniellen Tumors zwischen 25 und 30 mm Hg zu halten.

Eine langfristige Hypokapnie zur Senkung des intrakraniellen Drucks ist zwecklos, da sich der pH-Wert des Liquors cerebrospinalis wieder normalisiert. Hierdurch kommt es trotz eines weiterhin niedrigen arteriellen $CO_2$-Partialdruckes wieder zu einem Anstieg der Hirndurchblutung [5]. Diese adaptiven Veränderungen sind dadurch bedingt, daß Bikarbonationen in den Liquor hinein oder aus dem Liquor heraus transportiert werden. Es dauert ungefähr 6 Stunden, bis der pH-Wert des Liquors wieder im Normbereich liegt. Ist es zu einer Adaptation an den erniedrigten $CO_2$-Partialdruck gekommen, ist es besonders wichtig, daß eine arterielle Hypoxämie vermieden und daß mit geeigneten Medikamenten eine effektive Sedierung und Analgesie garantiert wird.

Die Auswirkungen einer $CO_2$-Partialdruckänderung auf die lokale Hirndurchblutung können im Randgebiet von intrakraniellen Tumoren verändert sein. Es kann dort z.B. zu einer Diffusion saurer Stoffwechselprodukte des Tumors in das angrenzende Gewebe mit Ausbildung einer Azidose kommen. Hierdurch entsteht eine maximale Gefäßerweiterung und eine erhöhte Durchblutung im peritumorösen Bereich. Die Gefäße in diesem Gebiet haben ihre Ansprechbarkeit auf Kohlendioxid verloren und die Vasomotorik ist gelähmt. Eine erhöhte Durchblutung im Bereich intrakranieller Tumore wird als «Luxusperfusion» bezeichnet [8]. Wird bei solchen Patienten ein Anstieg des arteriellen $CO_2$-Partialdrucks toleriert, kommt es zu einer Verminderung des Blutgehalts im Tumorbereich. Dies ist dadurch bedingt, daß es hierbei zu einer Dilatation der normalen Gefäße, nicht hingegen zu einer weiteren Dilatation der bereits maximal erweiterten Gefäße kommt. Der für den Blutfluß entscheidende Druckgradient tendiert nun dazu, sich umzukehren. Dieses Phänomen wurde als intrazerebrales Steal-Phänomen bezeichnet. Dagegen führt eine Hypokapnie zu einer Engstellung normaler Gefäße, während die Gefäße mit einer gelähmten Vasomotorik nicht beeinflußt werden. Dadurch wird ein Einstrom von Blut in die azidotischen peritumorösen Bereiche begünstigt. Dieses Phänomen wird als umgekehrter Steal-Effekt oder als Robin-Hood-Phänomen bezeichnet. Wie wichtig diese Phänomene sind, ist nicht geklärt; sie treten aber wahrscheinlich nur selten auf. Nur wenn die regionale Hirndurchblutung gemessen wird, läßt sich sagen, ob ein bestimmter Patient normal oder paradox auf Veränderungen des arteriellen $CO_2$-Partialdruckes reagieren wird. Aus diesem Grund ist die Behandlung fokaler zerebraler Ischämien mittels Hypo- oder Hyperventilation zweifelhaft. Wenn zerebrale Steal-Phänomene in Betracht gezogen werden müssen, scheint es sinnvoll zu sein, einen normalen oder leicht erniedrigten arteriellen $CO_2$-Partialdruck anzustreben. Wird eine Erniedrigung des intrakraniellen Drucks beabsichtigt, so gilt weiterhin die Empfehlung, den arteriellen $CO_2$-Partialdruck zwischen 25 und 30 mm Hg zu halten. Die Ansprechbarkeit der Hirndurchblutung auf Veränderungen des arteriellen $CO_2$-Partialdrucks wird durch volatile Anästhetika nicht verändert.

**Arterieller Sauerstoffpartialdruck**

Erst wenn der arterielle Sauerstoffpartialdruck unter einen Grenzwert von etwa 50 mm Hg abfällt, kommt es zu einem siknifikanten Anstieg der Hirndurchblutung (Abb. 18.4), [9]. Unterhalb dieses Grenzwertes kommt es zu einer ausgeprägten zerebralen Gefäßerweiterung und einer Steigerung der Hirndurchblutung. Bei einer Kombination aus arterieller Hypoxämie und Hyperkapnie steigt die Hirndurchblutung stärker an als durch eine Hyperkapnie oder eine Hypoxämie allein.

**Arterieller Blutdruck und zerebrale Autoregulation**

Die Fähigkeit des Gehirns, den zerebralen Blutfluß trotz Veränderungen des arteriellen Mitteldrucks auf einem konstanten Niveau zu halten, wird als zerebrale Autoregulation bezeichnet (Abb. 18.4). Der zerebralen Autoregulation liegen aktive Gefäßreaktionen zugrunde. Typischerweise kommt es bei einem Blutdruckanstieg zu einer Engstellung der Arterien, bei einem Blutdruckabfall zu einer Dilatation. Die oberen und unteren Grenzen des arteriellen Mitteldrucks, innerhalb derer eine Aufrechterhaltung der Autoregulation möglich ist, sind inzwischen bekannt. Bei normotensiven Patienten liegt z.B. die untere Grenze des arteriellen Mitteldrucks, die noch eine Autoregulation erlaubt, ungefähr bei 60 mm Hg. Unterhalb dieses Grenzwertes kommt es zu einer Verminderung der Hirndurchblutung, die dann direkt abhängig vom arteriellen Mitteldruck wird. Bei einem arteriellen Mitteldruck von 40–55 mm Hg treten Symptome einer zerebralen Ischämie wie Übelkeit, Schwindel und Verlangsamung der neurologischen Aktivität auf. Die Autoregulation der Gehirndurchblutung hat auch eine obere Grenze. Wird diese überschritten, so steigt die Durchblutung direkt proportional zum arteriellen Mitteldruck an. Bei normotensiven Patienten liegt diese obere Grenze der Autoregulation bei einem arteriellen Mitteldruck von etwa 150 mm Hg. Oberhalb dieses

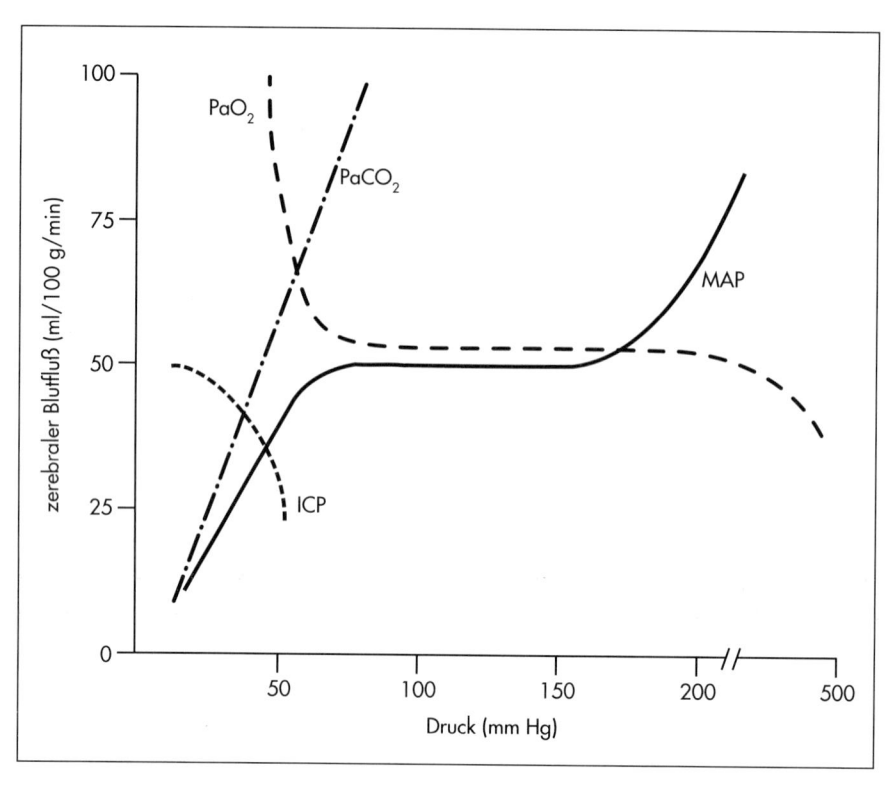

**Abb. 18.4:** Schematische Darstellung, welche Auswirkungen der intrakranielle Druck (ICP), der arterielle Sauerstoffpartialdruck (PaO$_2$), der arterielle CO$_2$-Partialdruck (PaCO$_2$) und der mittlere arterielle Blutdruck (MAP) auf den zerebralen Blutfluß haben.

Grenzwertes nimmt die Hirndurchblutung zu. Dies führt zu einer Überdehnung der zerebralen Gefäße. Dadurch wird Flüssigkeit durch die Gefäßwände ins Hirngewebe gepreßt; es entwickelt sich ein Hirnödem [10].

Bei einer chronischen Hypertonie kommt es zu Veränderungen der Autoregulationsmechanismen der Hirndurchblutung. Die Autoregulationskurve wird hierbei nach rechts verlagert, so daß ein höherer arterieller Mitteldruck toleriert wird, bevor die Hirndurchblutung blutdruckabhängig zunimmt. Die Adapatation der Gehirngefäße an einen erhöhten Blutdruck dauert allerdings 1–2 Monate. Bei einem akutem Bluthochdruck, wie z. B. bei Kindern mit einer Glomerulonephritis oder bei Patientinnen mit einer EPH-Gestose finden sich daher oft auch Symptome einer Fehlfunktion des zentralen Nervensystems. Diese Fehlfunktionen treten bereits bei einem Mitteldruck auf, der von chronisch hypertensiven Patienten noch toleriert wird. Genauso können auch bei akuten Hochdruckkrisen – z.B. im Rahmen einer Laryngoskopie oder einer Operation – die Grenzen der Autoregulation überschritten werden. Die untere Grenze der Autoregulation ist bei chronisch hypertensiven Patienten nach oben verschoben. Daher tolerieren diese Patienten akute Blutdruckabfälle nicht bis zu solch niedrigen Werten, wie dies bei normotensiven Patienten der Fall ist. Kommt es im Rahmen einer antihypertensiven Therapie zu einer allmählichen Erniedrigung des Blutdruckes, kann sich die Toleranz des Gehirns für Blutdruckabfälle verbessern, da sich hierbei die Autoregulationskurve wieder der Ausgangslage nähert [10].

Es gibt zahlreiche Umstände, unter denen es zu einem Ausfall oder einer Beeinträchtigung der zerebralen Autoregulation kommt. Dazu zählen ein intrakranieller Tumor oder ein Schädelhirntrauma sowie die Verabreichung volatiler Anästhetika. In den Blutgefäßen, die sich in der Umgebung eines intrakraniellen Tumors befinden, fallen die Autoregulationsmechanismen aus. Ursache ist eine dort vorliegende Azidose, die zu einer maximalen Gefäßerweiterung führt, so daß der Blutfluß druckabhängig wird.

Bei Tieren bleibt die Autoregulation der Hirndurchblutung während der Gabe von 1 MAC Isofluran, nicht jedoch bei 1 MAC Halothan erhalten (Abb. 18.5), [11]. Der Ausfall der zerebralen Autoregulation unter Halothan ist vermutlich dafür verantwortlich, daß es bei Tieren, die mit Halothan anästhesiert werden, zu einer stärkeren Hirnschwellung als bei Verwendung von Isofluran kommt.

### Zentraler Venendruck

In Rückenlage oder stehender Position ist der venöse Druck im Gehirn normalerweise niedrig, so daß der zerebrale Perfusionsdruck in erster Linie vom arteriellen Mitteldruck abhängt. Da die venösen Durchtrittsstellen aus dem Schädel von unnachgiebigen, knöcher-

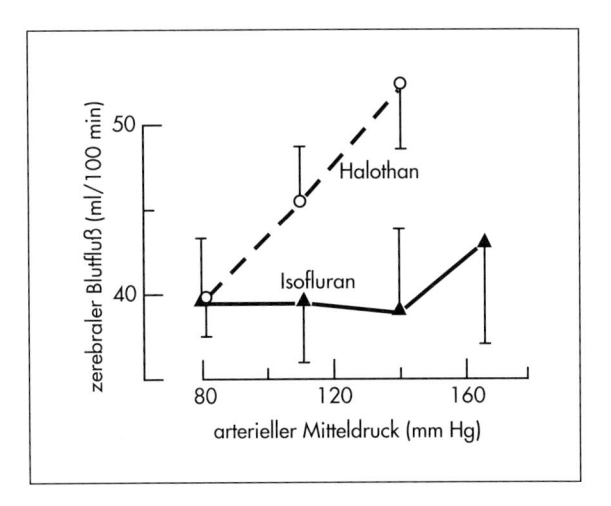

**Abb. 18.5:** Bei Tieren ist die Autoregulation des zerebralen Blutflusses bei 1 MAC Isofluran unabhängig vom arteriellen Mitteldruck. Bei Verabreichung von 1 MAC Halothan ist dagegen der zerebrale Blutfluß abhängig vom arteriellen Mitteldruck. (Eger EI. Pharmacology of isoflurane. Br J Anaesth 1984; 56: 71 S–99 S)

nen Öffnungen umgeben sind, wird bei einem Anstieg der Hirndurchblutung der Abfluß behindert und der Druck in den Hirnvenen erhöht. Außerdem kann es bei einer gesteigerten Hirndurchblutung auch aufgrund der starren Duraschichten, die die intrakraniellen venösen Sinus umgeben, zu einer Erhöhung des Venendrucks kommen. Eine Erhöhung des zentralen Venendrucks überträgt sich direkt auf die intrakraniellen Venen. Falls im Rahmen eines intrakraniellen operativen Eingriffes – oder bei Patienten mit einem erhöhten intrakraniellen Druck – die Anwendung einer intermittierenden Überdruckbeatmung erwogen wird, muß beachtet werden, daß der hierdurch ansteigende zentrale Venendruck auch Auswirkungen auf den zerebralen Perfusionsdruck und den intrakraniellen Druck hat. Auch bei der Beatmung mit einem positiven endexspiratorischen Druck sind unerwünschte Steigerungen des intrakraniellen Drucks zu erwarten. Hierdurch kann bei Patienten mit einem intrakraniellen Tumor der zerebrale Perfusionsdruck abfallen [6, 12]. Letztlich trägt ein erhöhter Venendruck auch zu verstärkten Blutungen während einer intrakraniellen Operation bei.

### Anästhetika

Werden unter normokapnischen Bedingungen volatile Anästhetika in einer Konzentration von über 0,6 MAC verabreicht, kommt es zu einer starken Erweiterung der Gehirngefäße und zu einem dosisabhängigen Anstieg der Hirndurchblutung (Abb. 18.6), [13]. Dieser medikamentös bedingte Anstieg der Hirndurchblutung ist am stärksten bei Anwendung von Halothan, er ist mäßig bei Einsatz von Enfluran und am geringsten bei Verabreichung von Isofluran. Dieser Anstieg der Hirndurchblutung tritt auf, obwohl in Narkose der zerebrale Sauerstoffbedarf erniedrigt ist. Ketamin ist ebenfalls eine potenter zerebraler Vasodilatator. Eine intrakranielle Drucksteigerung aufgrund einer Erhöhung der Hirndurchblutung wird normalerweise dadurch vermieden, daß Liquor aus dem Schädel verdrängt wird. Bei Patienten mit einem intrakraniellen Tumor kann dieser Kompensationsmechanismus allerdings erschöpft sein, so daß eine medikamentös bedingte Steigerung der Hirndurchblutung zu einer plötzlichen Erhöhung des intrakraniellen Drucks führt. Im Gegensatz zu volatilen Anästhetika und zu Ketamin werden Barbiturate und Opioide als zerebrale Vasokonstriktoren eingestuft. Solche Medikamente, die eine zerebrale Vasokonstriktion bewirken, führen zu einer Verminderung der Hirndurchblutung.

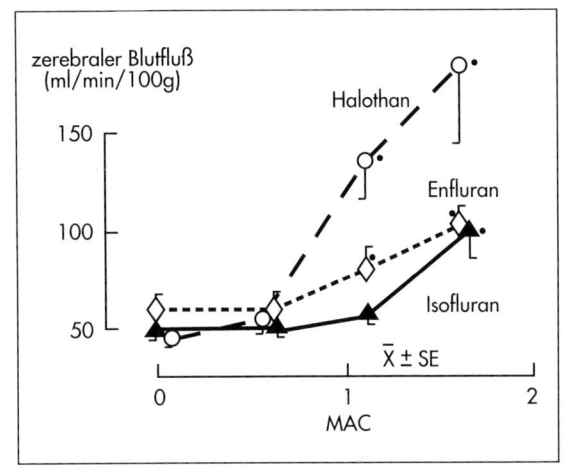

**Abb. 18.6:** Volatile Anästhetika sind, wenn sie während normokapnischen Bedingungen in Konzentrationen von über 0,6 MAC verabreicht werden, potente zerebrale Vasodilatatoren und führen zu einer dosisabhängigen Zunahme des zerebralen Blutflusses. Diese medikamentös bedingte Zunahme des zerebralen Blutflusses ist bei Halothan am größten, bei Isofluran am geringsten, die Wirkung von Ethrane liegt dazwischen. (Eger EI. Isoflurane (Forane). A Compendium and Reference. Anaquest, A Divison of BOC, Inc., Madison, WI, 1986; 1–160)

### Halothan

Halothan bewirkt eine dosisabhängige Steigerung der Hirndurchblutung. Während z. B. 0,6 MAC Halothan nur zu minimalen Veränderungen der Hirndurchblutung und des intrakraniellen Drucks führen, können 1,1 MAC Halothan die Hirndurchblutung fast um das Dreifache steigern (Abb. 18.6), [13]. Wird Halothan unmittelbar bei Beginn einer maschinellen Hyperventilation (bei der der arterielle $CO_2$-Partialdruck auf etwa 25 mm Hg gesenkt wird) den Atemgasen zugesetzt, kann bei Patienten mit einem intrakraniellen Tumor eine halothanbedingte Steigerung der Hirndurchblutung und des intrakraniellen Drucks nicht sicher vermieden werden [14]. Wird dagegen Halothan zu den Atemgasen zugemischt, nachdem schon 10 Minuten vorher eine Hyperventilation begonnen wurde, kommt es zu keinem Anstieg des intrakraniellen Drucks. Wahrscheinlich führt eine vorbestehende

Hypokapnie dazu, daß eine halothanbedingte zerebrale Gefäßdilatation (die für die Steigerung der Hirndurchblutung verantwortlich ist) abgeschwächt oder verhindert wird.

Im Tierversuch kommt es unter Halothangabe initial zu einer erhöhten Hirndurchblutung, nach etwa 30 Minuten nimmt die Hirndurchblutung jedoch wieder ab und erreicht nach 150 Minuten wieder den Ausgangswert [15]. Diese Renormalisierung der Hirndurchblutung ist dadurch bedingt, daß nach 30 Minuten der zerebrale Gefäßwiderstand ansteigt.

### Enfluran

Bei Patienten mit einem intrakraniellen Tumor kann Enfluran wie auch Halothan zu einem plötzlichen Anstieg des intrakraniellen Drucks führen. Wie beim Halothan, so läßt sich durch eine Verabreichung von Enfluran bereits bei Beginn einer Hyperventilation ein Anstieg des intrakranialen Drucks nicht immer vermeiden. Dieser erhöhte intrakranielle Druck ist nicht nur Ausdruck einer gesteigerten Hirndurchblutung, sondern kann auch darauf beruhen, daß Enfluran sowohl die Produktionsrate des Liquors steigert, als auch dessen Resorption behindert [16]. Ein weiterer typischer Nachteil von Enflurane besteht darin, daß dieses volatile Anästhetikum zentralnervöse Krampfaktivitäten verursachen kann [17].

### Isofluran

Es wurde gezeigt, daß bei Patienten, die einen intrakraniellen Tumor haben und normoventiliert werden, durch Isofluran der intrakranielle Druck gesteigert wird [18]. Die unter normokapnischen Bedingungen durch Isofluran ausgelöste intrakranielle Drucksteigerung läßt sich – im Gegensatz zu Halothan – bereits vermeiden, wenn mit Einsetzen der Isoflurangabe mit einer Hyperventilation begonnen wird. Anders als Enfluran hat Isofluran keinen Einfluß auf die Liquorproduktion [19]. Isofluran erleichtert sogar die Liquorresorption. Obwohl Isofluran und Enfluran chemische Isomere sind, wird die durch Enfluran hervorgerufene Erregung des zentralen Nervensystem bei Isofluran nicht beobachtet [17].

Bei äquipotenten MAC-Konzentrationen bewirkt Isofluran eine stärkere Verminderung des zerebralen Sauerstoffbedarfs als Halothan [20]. Diese stärkere Verminderung des zerebralen Sauerstoffbedarfs durch Isofluran könnte eine Erklärung dafür sein, daß unterhalb von 1,1 MAC Isofluran nur eine minimale Steigerung des zerebralen Blutflusses auftritt (Abb. 18.6) [13]. Folge einer verminderten zerebralen Stoffwechsellage ist z.B. eine geringere $CO_2$-Produktion. Sie wirkt der isofluranbedingten Dilatation der Zerebralgefäße entgegen. Es ist jedoch denkbar, daß Isofluran zu einer unerwartet starken Zunahme der Hirndurchblutung führen kann, wenn es bei Patienten eingesetzt wird, bei denen die Hirndurchblutung medikamentös oder krankheitsbedingt vermindert ist.

### Lachgas

Im Gegensatz zu den volatilen Anästhetika, hat Lachgas nur eine geringe Auswirkung auf die Hirndurchblutung. Aus diesem Grund ist es auch unwahrscheinlich, daß es bei normoventilierten Patienten, die einen intrakraniellen Tumor haben, durch Lachgasgabe zu einer intrakraniellen Drucksteigerung kommt. Es gibt allerdings auch einen indirekten Hinweis darauf, daß Lachgas zu einer Erweiterung der Zerebralgefäße führen kann. Dieser indirekte Hinweis besteht darin, daß Lachgas zu einer Abnahme der zerebralen Stoffwechselrate führt. Da unter Lachgas die Hirndurchblutung jedoch trotz einer verminderten zerebralen Stoffwechselrate konstant bleibt, ist dies einem relativen Anstieg der Hirndurchblutung gleichzusetzen. In dieses Konzept paßt auch, daß bei Patienten, die einen intrakraniellen Tumor hatten und die 66% Lachgas einatmeten, ein Anstieg des intrakraniellen Drucks beobachtet wurde [21, 22]. Trotz dieser Beobachtung scheint es bei Patienten mit einem intrakraniellen Tumor so zu sein, daß unter Lachgas – im Gegensatz zu volatilen Anästhetika – ein Anstieg des intrakraniellen Drucks weniger wahrscheinlich ist. Vielleicht ist dies dadurch bedingt, daß Lachgas nur niedriger als 1 MAC dosiert werden kann. Im Gegensatz zu den volatilen Anästhetika hat Lachgas auch keinen Einfluß auf die zerebrale Autoregulation. Es muß berücksichtigt werden, daß es bei Patienten, bei denen vor kurzem eine Pneumenzephalographie durchgeführt wurde, durch die Gabe von Lachgas zu einem plötzlichen Anstieg des intrakraniellen Drucks kommen kann [23]. Die Ursache ist darin zu sehen, daß Lachgas einen größeren Blut-/Gas-Verteilungskoeffizienten als Stickstoff hat. Hierdurch dringt Lachgas schneller in Lufträume ein als der Stickstoff herausdiffundieren kann. Die durch Lachgas bedingte Zunahme des Gasvolumens führt zu einem Anstieg des intrakraniellen Drucks. Bei jedem Patienten, bei dem kurz vorher eine Pneumenzephalographie durchgeführt wurde, sollte vor der Gabe von Lachgas eine Röntgenaufnahme des Schädels durchgeführt werden, um verbliebene Luft auszuschließen. Eine willkürlich gewählte Wartezeit von 48–72 Stunden ist keine verläßliche Garantie dafür, daß die gesamte Luft resorbiert worden ist. Dies wird durch Röntgenaufnahmen belegt, mit denen sich bis zu 5 Tagen nach einer Pneumoenzephalographie noch Restluft in den Hirnventrikeln feststellen ließ [24]. Wird bei einer Kraniotomie nach dem Duraverschluß Lachgas verabreicht, kann dies zur Entwicklung eines Spannungspneumozephalus beitragen. Ein solcher Spannungspneumozephalus entsteht dadurch, daß Lachgas in Luftnischen diffundiert, die sich im Subduralraum befinden [25].

### Ketamin

Ketamin verursacht eine starke Dilatation der Zerebralgefäße. Unter normokapnischen Bedingungen kann Ketamin die Hirndurchblutung um mehr als 60% steigern [26]. Diese ketaminbedingte Gefäßerweiterung ist so ausgeprägt, daß es zu einem Anstieg des intrakraniellen Drucks kommen kann, auch wenn kein intrakranieller Tumor vorliegt. Bei Patienten mit intrakraniellen Erkrankungen ist der Druckanstieg noch stärker. Durch vorherige Gabe von Thiopental kann dieser Druckanstieg normalerweise verhindert werden [26], ebenso kann er auch noch durch eine nachfolgende Gabe von Thiopental abgefangen werden. Die hirndrucksenkende Wirkung von Thiopental in Kombination mit Ketamin ist allerdings nicht zuverlässig. Daher ist die Anwendung von Ketamin bei Patienten mit einem intrakraniellen Tumor – auch bei zusätzlicher Verabreichung von Thiopental – nicht zu rechtfertigen.

Es hat sich gezeigt, daß Ketamin genauso wie Enfluran stimulierend auf die Gehirnaktivität wirkt. Hierdurch können Krampfaktivitäten ausgelöst werden [27]. Es wäre denkbar, daß lokale Steigerungen der neuronalen Aktivität – unabhängig von den direkten gefäßerweiternden Wirkungen des Ketamins – für den Anstieg der Hirndurchblutung verantwortlich sind.

### Barbiturate

Barbiturate wie Thiopental sind potente zerebrale Vasokonstriktoren. Liegt ein erhöhter intrakranieller Druck vor, können die Barbiturate zu einer Verminderung der Hirndurchblutung und damit zu einem Abfall des Hirndrucks führen. Die barbituratbedingte zerebrale Gefäßengstellung und die sich daraus ergebende Auswirkung auf die Hirndurchblutung und den intrakraniellen Druck sind dosisabhängig. Besteht gleichzeitig eine Hypokapnie, ist die barbituratbedingte Verminderung der Hirndurchblutung noch ausgeprägter. Während einer tiefen Thiopentalnarkose fallen sowohl der zerebrale Sauerstoffverbrauch als auch die Hirndurchblutung unter normokapnischen Bedingungen um etwa 50 % ab.

### Opioide

Im Tierversuch bewirken Opioide eine Vasokonstriktion der Zerebralgefäße. Hierdurch wird die Hirndurchblutung vermindert. Fentanyl führt dagegen beim Menschen unter normokapnischen Bedingungen zu keiner Veränderung der Hirndurchblutung. Unter normokapnischen Bedingungen (beim gesunden Menschen) hat auch die kombinierte Gabe von Lachgas und Morphin keinen siknifikanten Einfluß auf die Hirndurchblutung oder die Autoregulation. Bei gleichzeitiger Gabe von Droperidol und Fentanyl kommt es jedoch sowohl bei Patienten mit normalen Liquorwegen als auch bei Patienten mit einem intrakraniellen Tumor zu einer Verminderung der Hirndurchblutung und des intrakraniellen Drucks. Obwohl Opioide normalerweise als zerebrale Vasokonstriktoren eingestuft werden, muß doch berücksichtigt werden, daß sich diese Wirkung leicht ins Gegenteil umkehren kann, falls es zu einer opioid-bedingten Atemdepression kommt.

### Muskelrelaxantien

Solche Muskelrelaxantien, die eine Histaminfreisetzung auslösen, könnten eine Erweiterung der Hirngefäße und damit einen Anstieg der Hirndurchblutung und des intrakraniellen Drucks verursachen. Es wird angenommen, daß d-Tubocurarin durch Stimulation einer Histaminfreisetzung zu einem Anstieg des intrakraniellen Drucks führt [28]. Ein weiterer Nachteil von d-Tubocurarin ist seine blutdrucksenkende Wirkung. Hierdurch kann – besonders bei Patienten mit einem bereits vorher erhöhten intrakraniellen Druck – der zerebrale Perfusionsdruck gefährdet werden.

Bei anästhesierten Patienten, bei denen ein intrakranieller Tumor reseziert werden soll, kommt es nach Verabreichung von Atracurium oder Vecuronium zu keiner Veränderung des intrakraniellen Drucks [29, 30]. Diese Tatsache läßt vermuten, daß Atracurium zur Muskelrelaxation während neurochirurgischer Operationen eingesetzt werden kann, obwohl es möglicherweise zu einer Histaminfreisetzung und Stimulation des zentralen Nervensystems führt.

Die Verabreichung von Succinylcholin hat bei Patienten mit einem intrakraniellen Tumor geringe und in der Regel nur kurzfristige Anstiege des intrakraniellen Drucks zur Folge (Abb. 18.7), [31]. Dies könnte Ausdruck einer Histaminfreisetzung und/oder eines erhöhten zentralvenösen Drucks sein. Der erhöhte zentrale Venendruck ist Folge des gesteigerten intraabdominellen und intrathorakalen Drucks aufgrund der succinylcholinbedingten initialen Kontraktionen der quergestreiften Muskulatur. Werden die succinylcho-

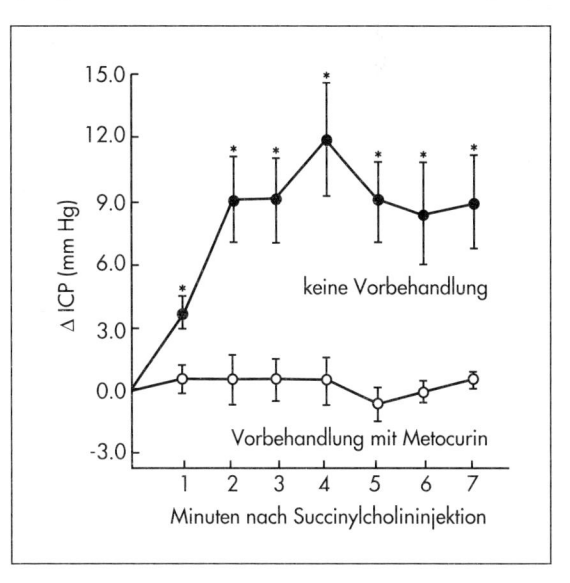

**Abb. 18.7:** Dargestellt sind die Veränderungen des intrakraniellen Drucks (ICP) bei Patienten mit einem Hirntumor, nachdem ihnen 1 mg/kg Succinylcholin (keine Präcurarisierung) oder erst 0,03 mg/kg Metocurin und danach Succinylcholin (Präcurarisierung mit Metocurin) verabreicht wurden. Mittelwert ± SE *$P<0,05$ beim Vergleich mit dem Ausgangswert vor Verabreichung von Succinylcholin. (Stirt JA, Grosslight KR, Bedford RF, Vollmer D. «Defasciculation» with metocurine prevents succinylcholine-induced increases in intracranial pressure. Anesthesiology 1987; 67: 50-3)

linbedingten Muskelfaszikulationen durch die vorhergehende Gabe eines nicht-depolarisierenden Muskelrelaxans verhindert, so lassen sich succinylcholinbedingte Steigerungen des intrakraniellen Drucks vermeiden (Abb. 18.7) [31].

**Präoperative Beurteilung**

Bei der präoperativen Beurteilung von Patienten mit einem intrakraniellen Tumor sollte geklärt werden, ob der intrakranielle Druck erhöht ist oder nicht. Zu den Symptomen eines erhöhten intrakraniellen Drucks gehören Übelkeit und Erbrechen, Bewußtseinsveränderungen, Pupillenerweiterung und verzögerte Pupillenreaktion auf Licht, Papillenödem, Bradykardie, Bluthochdruck sowie Atemstörungen. Eine Mittellinienverlagerung des Gehirns (mehr als 0,5 cm) im zerebralen Computertomogramm ist ebenfalls ein Hinweis auf einen erhöhten intrakraniellen Druck.

### 18.2.5 Präoperative Medikation

Eine Medikation, die zur Sedierung oder Atemdepression führt, sollte bei Patienten mit einem intrakraniellen Tumor vermieden werden. Es muß berücksichtigt werden, daß Patienten mit intrakraniellen Prozessen extrem empfindlich auf die ZNS-depressive Wirkung von Medikamenten – wie z.B. den Opioiden – reagieren. Eine opioid-bedingte Hypoventilation kann zu einer Zunahme der Hirndurchblutung und damit zu einer Steigerung des intrakraniellen Drucks führen. Falls nach Verabreichung der präoperativen Medikation Übelkeit und Erbrechen auftreten, ist es schwierig, zu unterscheiden, ob dies durch die Prämedikation oder durch einen zunehmenden intrakraniellen Druck bedingt ist. Eine medikamentös-bedingte Sedierung kann auch eine Bewußtseinsveränderung verschleiern, die durch einen erhöhten Hirndruck bedingt ist. Werden alle eventuell nachteiligen Wirkungen einer präoperativen Medikation berücksichtigt, muß festgestellt werden, daß eine medikamentöse Prämedikation bei Patienten mit einem intrakraniellen Tumor nur sehr zurückhaltend, wenn überhaupt durchgeführt werden sollte. Auf jeden Fall sollten bei Patienten, die eine eingeschränkte Vigilanz aufweisen, präoperativ keine stark dämpfenden Medikamente verabreicht werden. Bei wachen und erwachsenen Patienten mit einem intrakraniellen Tumor kann durch die orale Gabe von Diazepam (5–10 mg) eine angstmindernde Wirkung erreicht werden, ohne daß die Gefahr einer Atemdepression auftritt. Anticholinergika oder $H_2$-Rezeptorenblocker können unabhängig vom intrakraniellen Druck eingesetzt werden.

### 18.2.6 Narkoseeinleitung

Die Narkoseeinleitung muß mit schnell und zuverlässig wirkenden Medikamenten durchgeführt werden. Diese Medikamente dürfen nur minimale Auswirkung auf die Hirndurchblutung haben. Dieses Ziel läßt sich oft durch die intravenöse Injektion von Thiopental (4–6 mg/Kg) erreichen. Zuvor muß der Patient präoxygeniert und zur Hyperventilation aufgefordert werden. Da Thiopental die Hirndurchblutung vermindert und das Verhältnis der zerebralen Perfusion zum zerebralen Stoffwechsel erhöht, ist es zur Narkoseeinleitung bei Patienten mit erhöhtem intrakraniellem Druck geeignet. Benzodiazepine und Etomidat vermindern ebenfalls die Hirndurchblutung und wären unter diesem Gesichtspunkt ebenfalls für die Narkoseeinleitung geeignet. Nach der Thiopentalinjektion wird eine 2–3 fache $ED_{95}$-Dosis an Vecuronium, Atracurium oder Pancuronium verabreicht. Der Einsatz von d-Tubocurarin ist nicht empfehlenswert, da es aufgrund einer Histaminfreisetzung und eines Blutdruckabfalls zu nachteiligen Auswirkungen auf die Hirndurchblutung kommt. Die Gabe von Succinylcholin kann mit geringen und kurzfristigen intrakraniellen Druckanstiegen verbunden sein (Abb. 18.7), [31]. Nach der Gabe von Muskelrelaxantien ist mit einer maschinellen Hyperventilation zu beginnen, wobei ein arterieller $CO_2$-Partialdruck von 25–30 mm Hg anzustreben ist.

Die laryngoskopische endotracheale Intubation wird dann durchgeführt, wenn sich mittels einer peripheren Nervenstimulation eine ausgeprägte Muskelrelaxation festellen läßt. Die zusätzliche Verabreichung eines Thiopentalbolus oder die Gabe eines starken, kurz wirksamen Opioids vor Beginn der direkten Laryngoskopie kann Blutdruckreaktionen auf diesen schmerzhaften Reiz vermindern. Auch eine intravenöse Gabe von 1,5 mg/kg Lidocain – eine Minute vor Beginn der direkten Laryngoskopie – kann nach Angabe einiger Autoren einen Anstieg von Blutdruck und intrakraniellem Druck wirksam vermindern (Abb. 18.8) [32]. Durch laryngotracheal verabreichtes Lidocain können diese Reaktionen anscheinend nicht in gleichem Maße abgeschwächt werden, wie dies durch intravenös verabreichtes Lidocain der Fall sein soll. Es muß beachtet werden, daß plötzliche Blutdruckanstiege in den Hirnbereichen, in denen die zerebrale Autoregulation gestört ist, zu einem Hirnödem und zu unerwünschten Steigerungen von Hirndurchblutung und intrakraniellem Druck führen können. Auch eine Hypotension sollte vermieden werden, denn bei einer gestörten Autoregulation kann es durch Abfall des zerebralen Perfusionsdrucks zur Ischämie des Gehirns kommen. Während der endotrachealen Intubation kann es – aufgrund einer unzureichenden Muskelrelaxation – über eine Erhöhung des zentralen Venendrucks zu einem weiteren Anstieg des intrakraniellen Drucks kommen. Genauso muß vermieden werden, daß bei einer späteren Lageänderung des Endotrachealtubus solche Reaktionen ausgelöst werden. Dies

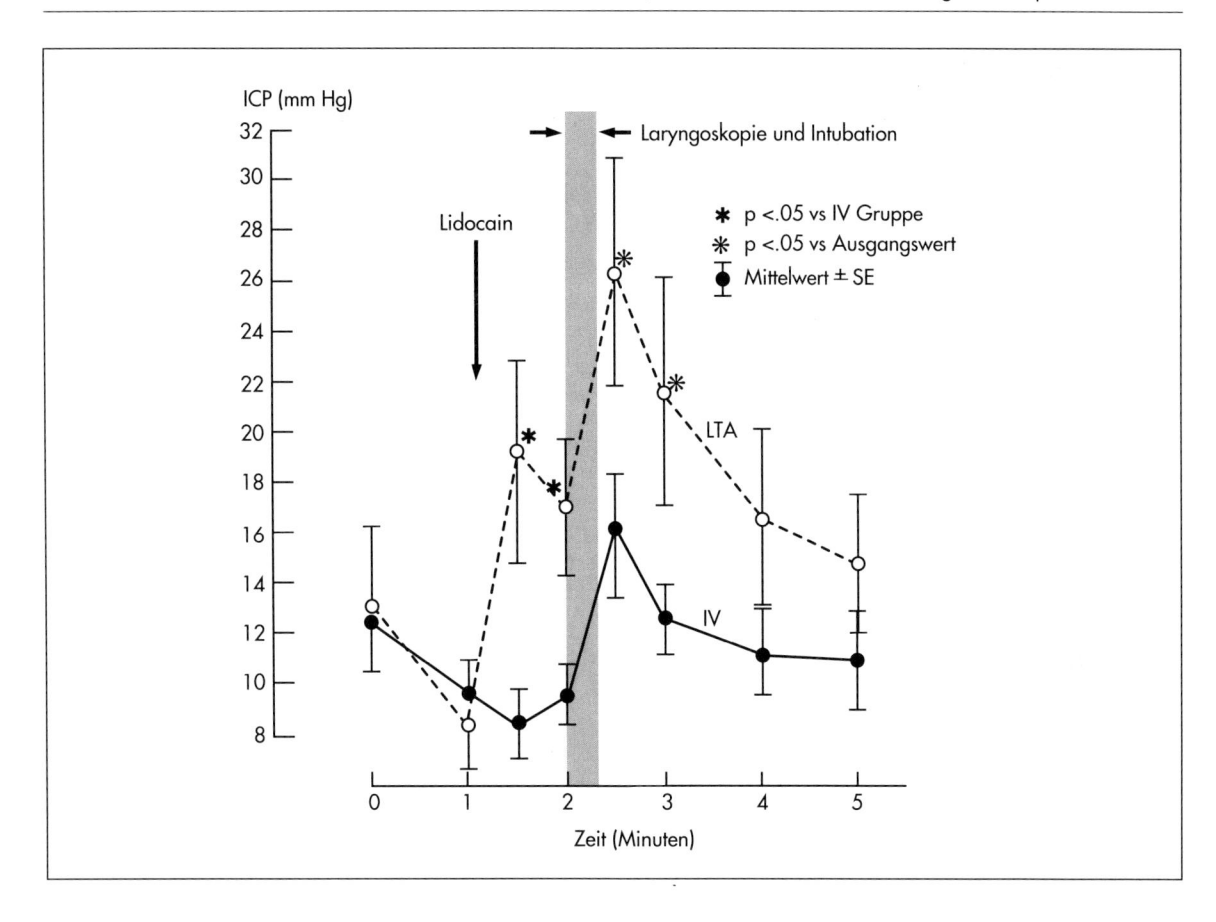

**Abb. 18.8:** Bei erwachsenen Patienten, die sich wegen eines intrakraniellen Tumors einer Kraniotomie unterziehen mußten, wurden – nachdem vorher entweder laryngotracheal (LTA) oder intravenös (IV) Lidocain verabreicht wurde – die Veränderungen des intrakraniellen Drucks (ICP) nach der direkten Laryngoskopie und der endotrachealen Intubation gemessen. Nach der laryngotrachealen Instillation (LTA) von Lidocain kam es zu einem Anstieg des ICP's. Außerdem konnte durch die lokale laryngotracheale Instillation (LTA) von Lidocain ein Anstieg des intrakraniellen Drucks bei der endotrachealen Intubation nicht verhindert werden. Dagegen kam es nach der intravenösen Gabe von Lidocain zu keinem Anstieg des ICP's, und auch die Steigerungen des intrakraniellen Drucks waren nach der endotrachealen Intubation minimal. (Hamill JF, Bedford RF, Weaver DC, Colohan AR. Lidocaine before endotracheal intubation: Intravenous or laryngotracheal? Anesthesiology 1981; 55: 578–81)

verdeutlicht, daß eine Muskelrelaxation auch noch nach der Laryngoskopie notwendig ist. Eine angemessene Narkosetiefe sowie eine vollständige Muskelrelaxation sind notwendig, denn bei Wahrnehmung von schmerzhaften Reizen droht ein plötzlicher Anstieg von zerebralem Sauerstoffbedarf und Hirndurchblutung. Nach der endotrachealen Intubation wird die Beatmung so durchgeführt, daß der arterielle $CO_2$-Partialdruck möglichst zwischen 25 und 30 mm Hg liegt. Eine Beatmung mit PEEP ist nicht empfehlenswert, da hierdurch der venöse Abstrom aus dem Gehirn behindert wird und es zu einem Anstieg des intrakraniellen Drucks kommen könnte [6, 12].

### 18.2.7 Narkoseführung

Die Narkose wird oft mit Lachgas und zusätzlichen intravenösen Gaben eines Opioids und/oder Barbiturats aufrecht erhalten. Fentanyl oder ähnliche Opioide sind geeignet, denn bei ihnen ist es unwahrscheinlich, daß es zu unerwünschten Veränderungen des intrakraniellen Drucks kommt. Von manchen Autoren wird die Frage gestellt, ob es sinnvoll ist, Lachgas zu verabreichen, wenn eine große Gefahr von Luftembolien besteht, wie z. B. bei Operationen in sitzender Position. Volatile Anästhetika müssen mit Vorsicht eingesetzt werden, da sie möglicherweise zu einem Anstieg der Hirndurchblutung führen und die zerebrale Autoregulation beeinträchtigen können. Trotzdem können niedrige Konzentrationen volatiler Anästhetika (weniger als 0,6 MAC) nützlich sein, um Blutdruckanstiege im Rahmen von schmerzhaften operativen Manipulationen zu vermeiden oder, um sie zu therapieren. Durch volatile Anästhetika kann der Blutdruck gesenkt und die Narkose vertieft werden. Außerdem ist während der Verabreichung volatiler Anästhetika die Gefahr vermindert, daß es durch schmerzhafte Reize zu einem Anstieg der Hirndurchblutung kommt. Der Einsatz volatiler Anästhetika setzt jedoch eine mäßige Hyperventilation voraus. Der arterielle $CO_2$-Partialdruck sollte zwischen 25 und 30 mm Hg gehalten werden. Da Isofluran im Vergleich zu anderen volatilen Anästhetika nur eine geringe Wirkung auf die Hirndurchblutung hat und bereits mit Beginn der Hyperventilation verabreicht werden kann, stellt Isofluran bei intrakraniellen Operationen ein geeignetes volatiles Anästhetikum dar.

Periphere Vasodilatantien wie Trimethaphan, Nitroprussid oder Nitroglyzerin steigern die Hirndurchblutung und den intrakraniellen Druck, obwohl sie gleichzeitig zu einem Abfall des systemischen Blutdrucks führen [33]. Aus diesem Grunde ist es fraglich, ob peripher wirksame gefäßdilatierende Medikamente geeignet sind, um bei Patienten mit erhöhtem intrakraniellem Druck intraoperative Blutdruckanstiege zu therapieren.

Während intrakranieller Operationen müssen spontane Bewegungen der Patienten strikt vermieden werden. Bewegungen können zu fatalen intrakraniellen Druckanstiegen, zu starken Blutungen im Operationsbereich und zu einer Vorwölbung des Gehirns in den Operationssitus führen, wodurch das operative Vorgehen erschwert wird. Deshalb wird während intrakranieller Operationen neben einer entsprechenden Narkosetiefe meist auch eine Muskelrelaxation durchgeführt.

### 18.2.8 Flüssigkeitstherapie

Die Verabreichung ungeeigneter Infusionslösungen oder die Infusion exzessiver Mengen an kristalloiden Lösungen kann bei Patienten mit einem intrakraniellen Tumor eine nachteilige Wirkung auf den intrakraniellen Druck haben. Glukoselösungen sowie elektrolytfreie Lösungen sind nicht empfehlenswert, da sie sich schnell und gleichmäßig im Körpergesamtwasser verteilen. Wenn die Glukosekonzentration im Blut schneller abfällt als im Gehirn, dann wird die Flüssigkeit in den Hirnzellen im Vergleich zum Plasma hyperosmolar. Es kommt dann zu einem Übertritt von Wasser in das Gehirn und damit zu einem Hirnödem. Wird die Glukose im Gehirn verstoffwechselt, so entsteht außerdem ein Überschuß an freiem Wasser. Als Infusionslösung eignet sich dagegen eine hypertone Salzlösung, wie z.B. 5% Glukose in Ringer-Laktat-Lösung. Diese Lösung bewirkt einen Anstieg der Plasmaosmolarität und führt zunächst eher dazu, dem Gehirn Wasser zu entziehen. Unabhängig davon, was für eine kristalloide Lösung verwendet wird, muß berücksichtigt werden, daß jede in großen Mengen verabreichte Infusionslösung zu einer Zunahme des Wassergehaltes im Gehirn und damit bei Patienten mit einem intrakraniellen Tumor zu einem intrakraniellen Druckanstieg führen kann. Aus diesem Grunde sollte die perioperative Infusionsgeschwindigkeit $1-3$ ml/kg × h nicht übersteigen. Eine zusätzliche Verminderung des intravasalen Flüssigkeitsvolumens aufgrund perioperativer Blutverluste sollte durch Vollblut oder kolloidale Lösungen und nicht durch große Volumina an balancierten Elektrolytlösungen ausgeglichen werden.

### 18.2.9 Überwachungsverfahren

Eine kontinuierliche blutige Drucküberwachung in einer peripheren Arterie ist zwingend notwendig, um einen übermäßigen Anstieg oder Abfall des zerebralen Perfusionsdrucks sofort erkennen zu können. Außerdem ist es wichtig, eine Möglichkeit zu haben, um zur Kontrolle von Oxygenierung und Ventilation sofort arterielles Blut abnehmen zu können. Auch eine Überwachung des endexspiratorischen $CO_2$-Partialdrucks ist sinnvoll. Dadurch kann der arterielle $CO_2$-Partialdruck indirekt kontinuierlich überwacht werden. Eine endexspiratorische $CO_2$-Messung ist auch nützlich, um venöse Luftembolien erfassen zu können (vgl. auch Abschnitt: Venöse Luftembolie). Eine kontinuierliche Überwachung des intrakraniellen Drucks scheint zwar sinnvoll zu sein, kann jedoch nicht bei jedem Patienten, bei dem ein intrakranieller Tumor operiert wird, routinemäßig durchgeführt werden. Die nasopharyngeale oder ösophageale Temperatur sollte stets überwacht werden, um unerwartete Veränderungen der Körpertemperatur zu erfassen und um eine entsprechende Temperaturkorrektur bei der Bestimmung der Blutgase durchführen zu können. Soll intraoperativ eine Diurese provoziert werden, so ist ein Blasenkatheter zwingend erforderlich.

Um die intravenöse Flüssigkeitszufuhr besser steuern zu können, ist ein Kavakatheter hilfreich. Außerdem kann ein liegender Kavakatheter notwendig sein, um im Falle einer venösen Luftembolie Luft aus dem Herzen absaugen zu können (vgl. Abschnitt: Venöse Luftembolie). Die Lage der Katheterspitze kann durch 1. eine Röntgen-Thoraxaufnahme, 2. anhand der P-Wellenveränderung bei der intrakardialen EKG-Ableitung (wobei der mit Kochsalzlösung gefüllte Katheter als unipolare Elektrode dient) oder 3. anhand der aufgezeichneten Venendruckkurve überprüft werden. Der Nachteil des röntgenologischen Verfahrens besteht darin, daß es oft schwierig ist, im Operationssaal eine Röntgen-Thoraxaufnahme durchzuführen. Für die Ableitung des intrakardialen EKGs über den Katheter liegen inzwischen entsprechende Spezialkabel vor, so daß keine Gefahr eines Elektrounfalls mehr besteht.

In Ausnahmefällen scheint es auch akzeptabel zu sein, die zentralvenöse Lage der Katheterspitze anhand der dann auftretenden biphasischen Druckkurve zu überprüfen. Ein ähnliches Vorgehen besteht darin, den Katheter in Ausnahmefällen so weit vorzuschieben, bis eine rechtsventrikuläre Druckkurve ableitbar ist und dann den Katheter wieder soweit zurückzuziehen, bis eine Vorhofdruckkurve abgeleitet wird. Die Mortalität bei einer venösen Luftembolie läßt sich dadurch senken, daß die Luft aus dem rechten Vorhof abgesaugt wird. Falls während der Operation mit einer venösen Luftembolie gerechnet werden muß, erscheint es ratsam, eine Plazierung der Katheterspitze im rechten Vorhof zu erwägen. Alternativ könnte auch empfohlen werden, statt eines Kavakatheters einen Pulmonalarterienkatheter zu legen [34].

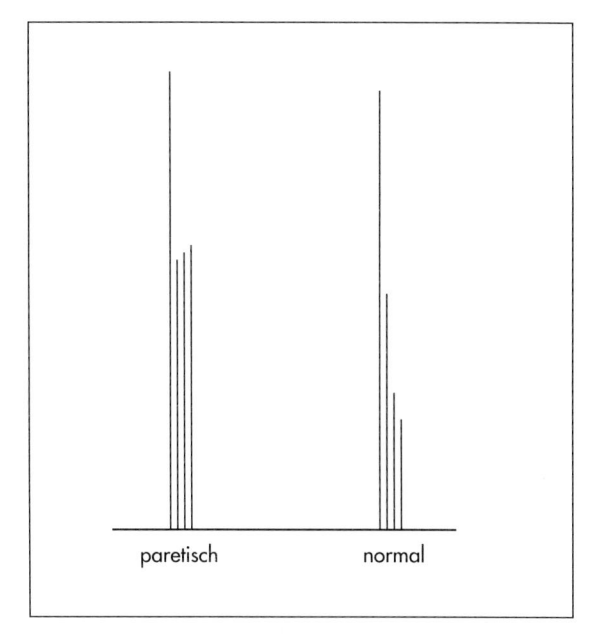

**Abb. 18.9:** Schematische Darstellung der train-of-four-Quotienten, die von einer paretischen und einer normalen oberen Extremität eines Patienten abgeleitet wurden, der Metocurin erhalten hatte. Der train-of-four-Quotient war an der paretischen Extremität größer (0,6) als am gesunden Arm (0,3). Dies ist Ausdruck dafür, daß der paretische Arm gegenüber nicht-depolarisierenden Muskelrelaxantien eine gewisse Resistenz aufweist. (Moorthy SS, Hilgenberg JC. Resistance of non-depolarizing muscle in paretic upper extremities of patients with residual hemiplegia. Anesth Analg 1980; 59: 624-7. Reprinted with permission from IARS.)

Um den Grad der Muskelrelaxation zu überwachen, ist ein peripherer Nervenstimulator notwendig. Falls jedoch im Rahmen eines intrakraniellen Tumors eine Parese oder Lähmung einer oberen Extremität vorliegt, muß berücksichtigt werden, daß die paretische im Vergleich zur gesunden Extremität weniger empfindlich auf nicht-depolarisierende Muskelrelaxantien reagiert (Abb. 18.9) [35]. Unter diesen Bedingungen kann die Überwachung der Relaxation irreführend sein, falls die Elektroden des peripheren Nervenstimulators am paretischen Arm plaziert werden. Dann kann z.B. eine auslösbare Muskelzuckung als unzureichende Relaxation fehlinterpretiert werden. Außerdem kann es sein, daß die gleiche Muskelzuckung gegen Ende der Operation als Ausdruck einer nachlassenden Muskelrelaxation gewertet wird, obwohl in Wirklichkeit noch eine deutliche neuromuskuläre Blockade vorliegt. Diese Unempfindlichkeit gegenüber Muskelrelaxantien könnte dadurch bedingt sein, daß es innerhalb von 48-72 Stunden nach einer Denervierung zu einer Vermehrung von extrasynaptischen Acetylcholin-empfindlichen cholinergen Rezeptorstellen kommt (vgl. Abschnitt: Chronisches spinales Querschnittsyndrom).

Bei intrakraniellen Operationen sollte mit Hilfe der präkordialen Dopplersonographie kontrolliert werden, ob venöse Luftembolien auftreten. Der Schallkopf wird rechts parasternal im 3.-6. Interkostalraum plaziert. Die korrekte Lage wird dadurch überprüft, daß schnell 5-10 ml einer kristalloiden Lösung in den Kavakatheter injiziert werden. Durch diese Flüssigkeitsinjektion entstehen Turbulenzen, wodurch ein fauchendes Geräusch (ähnlich wie bei einer Luftembolie) entsteht. Selbst Luftmengen von nur 0,25 ml können durch die Doppler-Sonographie erfaßt werden. Luftblasen führen zu einer Veränderung des Dopplersignals, denn das Dopplersignal wird durch die Grenzfläche zwischen Luft und Blut wesentlich besser reflektiert als durch Erythrozyten. Außerdem können anhand des Dopplergeräusches auch Veränderungen der Herzfrequenz oder des Herzrhythmus sofort erkannt werden.

Stets muß eine EKG-Überwachung durchgeführt werden, um Herzrhythmusstörungen zu erfassen, die z.B. durch den intrakraniellen Tumor oder durch die operative Manipulation an medullären Zentren ausgelöst werden können. Das EKG kann bei Patienten mit einem intrakraniellen Tumor Veränderungen aufweisen. Es wird angenommen, daß sie Ausdruck einer gesteigerten Sympathikusaktivität infolge des erhöhten intrakraniellen Drucks sind [36]. Wichtiger sind Veränderungen von Herzfrequenz oder Herzrhythmus sowie plötzliche Atembewegungen, die durch Zug oder operative Manipulationen an Hirnstamm oder Hirnnerven ausgelöst werden können. Herzkreislaufzentrum, Atemzentrum und die Kerne der kaudalen Hirnnerven liegen im Hirnstamm eng nebeneinander. Bei einer Manipulation am Hirnstamm können daher Hypotonus und Bradykardie oder Hypertonus und Tachykardie auftreten. Die Herzrhythmusstörungen können von plötzlichen Sinusarrhythmien bis zu ventrikulären Extrasystolen oder ventrikulären Tachykardien reichen.

## 18.2.10 Lagerung

Um den venösen Abfluß aus dem Gehirn zu erleichtern, wird eine Kraniotomie zur Extirpation eines supratentoriellen Tumors normalerweise in Rückenlage durchgeführt. Hierbei wird der Kopf des Patienten um 10-15 Grad angehoben. Eine übermäßige Beugung oder Drehung des Kopfes sollte jedoch vermieden werden, da hierdurch die Jugularvenen eingeengt und der venöse Abfluß behindert werden können.

Die sitzende Lagerung wird oft dann durchgeführt, wenn die hintere Schädelgrube exploriert werden muß. Dies kann notwendig sein, wenn intrakranielle Tumoren exstirpiert, Aneurysmen abgeklemmt, Hirnnerven dekomprimiert oder Elektroden zur Kleinhirnstimulierung implantiert werden sollen. Die Vorteile der sitzenden Lagerung sind z.B., daß der Operateur einen hervorragenden Zugang zum Operationsgebiet hat und daß ein guter Abfluß von venösem Blut und Liquor besteht. Hierdurch können sowohl Blutverluste als auch Anstiege des intrakraniellen Drucks minimiert werden. Diesen Vorteilen der sitzenden Lagerung stehen ein lagerungsbedingter Abfall von Blutdruck und Herzminutenvolumen sowie die potentielle Gefahr einer Hirnnervenschädigung und einer venösen Luftembolie gegenüber. Aus diesen Gründen kann stattdessen eine Seiten- oder Bauchlagerung gewählt werden. Wird die sitzende Lagerung angewandt, so ist es unbedingt erforderlich, mit äußerster Wachsamkeit auf eventuell auftretende venöse Luftembolien zu achten (vgl. Abschnitt: Venöse Luftembolie). Eine schwere postoperative Komplikation nach einer Kraniotomie in der hinteren Schädelgrube kann ein Atemstillstand aufgrund einer intrakraniellen Blutung sein. Kommt es zu einer Verletzung derjenigen Hirnnerven, die an der Innervierung von Pharynx und Larynx beteiligt sind, sind die Patienten durch eine Aspiration gefährdet.

## 18.2.11 Venöse Luftembolie

Immer wenn sich der Operationsort oberhalb des Herzenniveaus befindet und in den Venen ein negativer Druck herrscht, besteht die Gefahr einer venösen Luftembolie. Obgleich diese Komplikation am häufigsten bei neurochirurgischen Eingriffen besteht, kann es auch bei anderen Operationen zu einer venösen Luftembolie kommen. Dazu gehören Operationen an Hals, Thorax, Abdomen und Becken sowie Eingriffe am offenen Herzen, Zerreißungen von Leber und Vena cava, Totalendoprothesen der Hüfte, sowie vaginale Entbindungen bei einer Placenta prävia. Während eines intrakraniellen Eingriffes ist das Risiko nicht nur deshalb erhöht, weil der Operationsort in der Regel über dem Herzniveau liegt, sondern auch dadurch, daß die intrakraniellen Venen z.T. mit dem Knochen oder der Dura verwachsen sind und daher nicht kollabieren können. An den Schnitträndern der Schädelknochen kommt es häufig zum Lufteintritt, da hier die Venen durch den Knochen offen gehalten werden.

### Pathophysiologie

Der genaue Mechanismus, wie es durch eine Luftembolie zu einem Herzkreislaufversagen kommt, ist unbekannt. Vermutlich wird der Blutfluß in die Pulmonalarterien behindert, wenn Luft in den rechten Ventrikel eindringt. Falls die Luft in den Lungenkreislauf gelangt, kann es zu einem Lungenödem und einer reflektorischen Bronchokonstriktion kommen. Da der Blutstrom aus dem rechten Ventrikel in die Pulmonalarterien behindert wird, sind Todesfälle in der Regel Folge eines akuten Cor pulmonale, eines Herzkreislaufversagens oder einer zusätzlich auftretenden arteriellen Hypoxämie.

Kleine Luftmengen können die Lungengefäße passieren und so den Koronar- und Zerebralkreislauf erreichen. Liegt ein intrakardialer Rechts-Links-Shunt (z.B. ein offenes Foramen ovale) vor, dann können große Luftmengen direkt in den systemischen Kreislauf übertreten. Bei der sitzenden Lagerung während neurochirurgischer Operationen ist das Risiko einer paradoxen Luftembolie erhöht, denn hierbei kehrt sich der normale Druckgradient zwischen den beiden Vorhöfen oft um [37]. Wenn die Gefahr einer venösen Luftembolie erhöht ist, ist es zwar nicht zwingend, aber doch sinnvoll, vor Operationsbeginn einen Kavakatheter zu plazieren (vgl. Abschnitt: Überwachung). Todesfälle aufgrund einer paradoxen Luftembolie können dadurch bedingt sein, daß es durch Luftblasen zu einer Verlegung der Koronararterien kommt. Dies führt zu myokardialer Ischämie und Kammerflimmern. Gelangen paradoxe Luftembolien ins Gehirn, treten neurologische Defizite auf.

### Diagnostik

Um eine venöse Luftembolie erfolgreich behandeln zu können, muß sie sofort erkannt werden. Die rechtspräkordiale Doppler-Sonographie ist das empfindlichste Verfahren, um intrakardiale Luft festzustellen [38]. Die mittels Doppler-Sonographie erfaßten Luftmengen sind allerdings klinisch oft bedeutungslos. Die Doppler-Sonographie gibt keine Information darüber, wieviel Luft in den venösen Kreislauf eingetreten ist. Ein plötzlicher Abfall des endexspiratorischen $CO_2$-Partialdrucks kann Ausdruck einer Totraumvergrößerung sein. Der Grund für die erhöhte Totraumventilation ist darin zu sehen, daß nicht mehr perfundierte Alveolen weiterhin ventiliert werden, während die entsprechenden Gefäße durch Luft verschlossen sind. Ein Anstieg der Drucke im rechten Vorhof und in der Pulmonalarterie sind Ausdruck eines akuten Cor pulmonale. Sie sind mit einem pötzlichen Abfall des endexspiratorischen $CO_2$-Partialdrucks verbunden [34]. Diese Veränderungen sind zwar nicht so empfindlich für eine venöse Luftembolie wie die Doppler-Sonographie, sie korrelieren jedoch mit dem eingetretenen Luftvolumen [38]. Auch ein Anstieg der endexspiratorischen Stickstoffkonzentration kann (während einer kontinuierlichen Massenspektrometrie) einen Hinweis auf eine venöse Luftembolie geben. Veränderungen der endexspiratorischen Stickstoffkonzentration treten schon auf, bevor es zu einem Abfall des endexspiratorischen $CO_2$-Partialdruckes und zu einem Anstieg des pulmonalarteriellen Druckes kommt [39].

Während einer kontrollierten Beatmung können plötzliche Atembewegungen des Patienten erstes Anzeichen für eine eingetretene venöse Luftembolie sein. Im Tiermodell führt die langsame Injektion von Luft regelmäßig zu einer Veränderung des Atemmusters. Es kommt zu einer plötzlichen «Schnappatmung» [40]. Spätzeichen einer venösen Luftembolie sind Blutdruckabfall, Tachykardie, Herzrhythmusstörungen und Zyanose. Das charakteristische «Mühlrad-Geräusch», das mit einem Ösoghagusstethoskop festgestellt werden kann, ist sicherlich ein spätes Zeichen einer katastrophalen venösen Luftembolie.

### Therapie

Falls sich das dopplersonographische Signal ändert, sollte dies den Operateur dazu veranlassen, den Ort

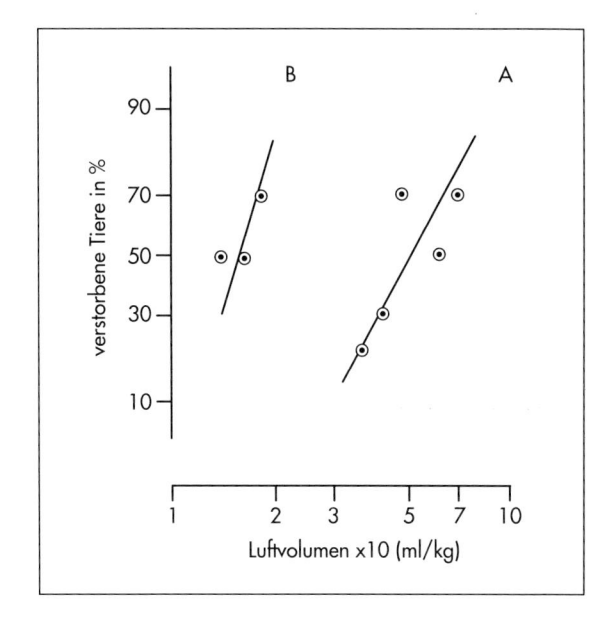

**Abb. 18.10:** Während einer Halothannarkose (A) oder während einer Narkose mit Halothan plus Lachgas (B) wurden diejenigen Luftvolumina gemessen, die nach einer intravenösen Injektion zum Tode der Versuchstiere führten. Wurde Lachgas verabreicht, so betrug das errechnete Luftvolumen, das bei 50% der Tiere tödlich war, 0,16 ml/kg (B). Wurde lediglich Halothan verabreicht, so betrug dieses Luftvolumen 0,55 ml/kg (A). Vermutlich war die rasche Diffusion des Lachgases in die Luftblasen und die dadurch bedingte Volumenzunahme dieser Luftblasen dafür verantwortlich, daß unter Lachgasverabreichung die Letalität von venösen Luftembolien höher ist (B). (Munson ES, Merrick HC. Effect of nitrous oxide on venous air embolism. Anesthesiology 1966; 27: 783–7)

des venösen Lufteintritts zu identifizieren und zu verschließen. Letzteres geschieht dadurch, daß z.B. der Operationssitus unter Wasser gesetzt und an allen Knochenrändern okkludierendes Material aufgebracht wird. Außerdem sollte versucht werden, durch den mit der Spitze im rechten Vorhof plazierten Kavakatheter Luft abzusaugen. Welches die beste Position für die Katheterspitze ist, wird kontrovers diskutiert. Es gibt jedoch Hinweise dafür, daß die Katheterspitze am besten in der Vena cava superior (an der Grenze zwischen Vena cava superior und rechtem Vorhof) zu liegen kommen sollte. Hierbei kann die Luft anscheinend am schnellsten aspiriert werden [41]. Bei einem Vorhofkatheter mit mehreren distalen Öffnungen ist es möglich, ein größeres Luftvolumen abzusaugen als bei Kathetern mit nur einer Öffnung. Ein Pulmonalarterienkatheter ist zum Absaugen von Luft nicht besonders nützlich, denn das entsprechende Lumen ist eng und damit ist die Fließgeschwindigkeit niedrig. Ein Anstieg des pulmonalarteriellen Drucks ist jedoch ein zusätzlicher Hinweis dafür, daß eine venöse Luftembolie stattgefunden hat. Die Zufuhr von Lachgas muß sofort gestoppt werden, um eine Vergrößerung der im venösen System befindlichen Luftblasen zu vermeiden (Abb. 18.10), [42]. Wird nach der Feststellung einer venösen Luftembolie die Zufuhr von Lachgas unterbrochen, so kommt es zu einem Abfall des pulmonaarteriellen Druckes. Es kann sinnvoll sein, in dem Moment, in dem die Lachgaszufuhr unterbrochen und 100% Sauerstoff eingestellt wird, gleichzeitig einen PEEP einzuschalten, um dadurch den Venendruck zu steigern. Obwohl dieses Vorgehen theoretisch logisch erscheint, hat sich die prophylaktische Anwendung eines PEEP's zur Vorbeugung gegen venöse Luftembolien nicht bewährt. Außerdem kann durch einen PEEP der Druckgradient zwischen den beiden Vorhöfen umgekehrt werden, wodurch der Übertritt von Luft durch ein offenes Foramen ovale in den linken Vorhof begünstigt wird. Kommt es zu einem extremen Blutdruckabfall, kann die Gabe sympathomimetischer Medikamente notwendig werden. Bei einem stärkeren Abfall des Herzminutenvolumens ist die Infusion von Betaadrenerg wirkenden Medikamenten wie Dopamin oder Dobutamin zu erwägen. Bronchospasmen sollten zunächst mit Euphyllin behandelt werden. Bleibt der Bronchospasmus bestehen, kann der Einsatz von $\beta_2$-Sympathomimetika als Aerosol oder als intravenöse Injektion notwendig werden. Der übliche Ratschlag, die Patienten in Linksseitenlage zu bringen, läßt sich während intrakranieller Operationen oft nicht befolgen und ist auch nicht ungefährlich. Außerdem geht bei dem Versuch, den Patienten in diese Lage zu bringen, wertvolle Zeit verloren. Diese kann sinnvoller dazu verwendet werden, Luft abzusaugen und den Kreislauf zu unterstützen. Durch entsprechende Überwachungsmaßnahmen sollte es möglich sein, eine venöse Luftembolie so frühzeitig zu erkennen, daß es erst gar nicht zu einer schweren Verlegung der rechtsventrikulären Ausflußbahn kommt.

Nach der erfolgreichen Behandlung einer venösen Luftembolie kann der operative Eingriff fortgesetzt werden. Allerdings muß die Entscheidung darüber, ob Lachgas wieder eingeschaltet wird, jeweils individuell getroffen werden. Ohne Lachgas muß zur Aufrechterhaltung einer angemessenen Narkosetiefe vermutlich auf volatile Anästhetika zurückgegriffen werden. Wird Lachgas den Atemgasen wieder zugesetzt, ist es möglich, daß die im Kreislauf noch verbliebene Luft erneut zu Symptomen führt. Kommt es deshalb nach erneuter Zufuhr von Lachgas zu einem Anstieg des pulmonalarteriellen Drucks, sollte dies als Hinweis darauf gewertet werden, daß trotz einer anscheinend erfolgreichen Behandlung der venösen Luftembolie sich noch Luft im Kreislauf befindet [34]. Die Verlegung des Patienten in eine Überdruckkammer – um damit die Größe der Luftblasen zu verringern und den Blutfluß im Gehirn zu verbessern – ist wahrscheinlich nur dann sinnvoll, wenn diese Verlegung innerhalb von 8 Stunden möglich ist.

### 18.2.12 Postoperative Betreuung

Im Idealfall sind die Wirkungen der Anästhetika und Muskelrelaxantien am Ende der Operation abgeklungen oder sie werden pharmakologisch antagonisiert. Dadurch kann der neurologische Status wieder überwacht werden und auch intraoperativ gesetzte Schädigungen können erkannt werden. Es ist wichtig, daß beim Wachwerden des Patienten unerwünschte Reaktionen auf den noch liegenden Endotrachealtubus vermieden werden. Durch eine intravenöse Gabe von Lidocain (0,5 – 1,5 mg/kg) kann – nach Ansicht verschiedener Autoren – in der Aufwachphase versucht werden, unerwünschte Reaktionen auf den noch liegenden Endotrachealtubus abzuschwächen. Es muß allerdings beachtet werden, daß dieses Lokalanästhetikum die Aktivität des zentralen Nervensystems beeinträchtigen und die Schutzreflexe der oberen Luftwege vermindern kann. Falls die Patienten präoperativ wach waren, kann es sinnvoll sein, den Tubus bereits am Ende der Operation wieder zu entfernen. Dadurch lassen sich eventuell in der Aufwachphase auftretende unerwünschte Reaktionen auf den Tubus vermeiden. War die Vigilanz dagegen bereits präoperativ vermindert, ist es am besten, mit der Extubation solange zu warten, bis die Schutzreflexe sicher vorhanden sind und die Spontanatmung ausreicht, so daß es zu keiner $CO_2$-Retention kommt. Eine mögliche Ursache für ein verzögertes postoperatives Erwachen kann ein intraoperativer Abfall der Körpertemperatur (unter 34°C) sein. Unabhängig von der präoperativen Bewußtseinslage, sollte bei einer Hypothermie der Endotrachealtubus postoperativ vorerst noch belassen werden.

## 18.3 Zerebrovaskuläre Erkrankungen

Eine Erkrankung der Hirngefäße kann sich 1. als transitorisch ischämische Attacke mit einer vorübergehenden Verschlechterung der zerebralen Funktionen, 2. als leichter Schlaganfall (mit einer kompletten oder fast kompletten Restitutio ad integrum), und 3. als schwerer Schlaganfall (der oft zu einer schweren und bleibenden Behinderung oder zum Tode führt) äußern. Der Schlaganfall ist die dritthäufigste Todesursache in den Vereinigten Staaten. Nur Herzerkrankungen und Krebsleiden führen häufiger zum Tode als ein Schlaganfall. Die größten Risikofaktoren für das Entstehen einer zerebrovaskulären Erkrankung sind Diabetes mellitus und Bluthochdruck. Durch die wirksame antihypertensive Therapie konnte die Inzidenz von Schlaganfällen gesenkt werden.

### 18.3.1 Transitorisch ischämische Attacken

Transitorisch ischämische Attacken (TIA's) äußern sich in kurzfristigen und umschriebenen neurologischen Funktionsstörungen, die plötzlich auftreten und nur wenige Minuten bis mehrere Stunden, nie jedoch länger als 24 Stunden andauern. Die transitorisch ischämischen Attacken klingen schnell ab, bleibende neurologische Schäden treten nicht auf. Transitorisch ischämische Attacken treten bevorzugt zwischen dem 60. und 70. Lebensjahr auf. Diese Attacken können bis zu mehrmals täglich auftreten. Ohne Therapie kommt es bei etwa einem Drittel dieser Patienten innerhalb von 5 Jahren zu einem leichten oder schweren Schlaganfall. Patienten, die nach transitorisch ischämischen Attacken einen Schlaganfall bekommen, erleiden diesen in 20 % innerhalb des ersten Monats und in etwa 50 % innerhalb des ersten Jahres. In den Jahren nach einer transitorisch ischämischen Attacke kommt es pro Jahr in ca. 5 % zu einem Schlaganfall.

Als Ursachen der transitorisch ischämischen Attacken werden Thromboembolien durch Fibrin- und Thrombozytenaggregate oder auch Absprengungen von arteriosklerotischen Plaques aus extrakraniellen Gefäßen angenommen. Daß die Attacken nur von kurzer Dauer sind, wird dadurch erklärt, daß es zu einer schnellen Spaltung und Auflösung der Mikroemboli kommt. Erkrankungen der Karotiden oder des vertebrobasilären Kreislaufs sind am häufigsten für transitorisch ischämische Attacken verantwortlich (Abb. 18.11). Aufgrund der unterschiedlichen Prognose und Therapie ist es wichtig zu unterscheiden, ob die neurologische Funktionsstörung durch eine Erkrankung der Karotiden oder durch eine Erkrankung des Vertebralis-basilaris-Kreislaufs bedingt ist. Auch die Radionuklidangiographie kann eingesetzt werden, um eine Karotisstenose nachzuweisen. Eine zerebrale Computertomographie ist vor allem sinnvoll, um einen intrakraniellen Tumor oder ein subdurales Hämatom auszuschließen.

### Erkrankungen der Karotiden

Arteriosklerotische Veränderungen finden sich häufig an der Bifurkation der Arteria carotis communis. Ein passagerer Visusverlust läßt einen in der ipsilateralen Arteria carotis lokalisierten Prozeß vermuten. Zusätzlich tritt hierbei oft eine kontralaterale Lähmung oder Sensibilitätsstörung auf. Ein vorübergehender Visusverlust (Amaurosis fugax) ist durch eine Ischämie der Netzhaut bedingt. Ursache ist eine Einschwemmung eines Embolus in die Arteria ophthalmica. Mit einer Einschwemmung von Mikroemboli in die Arteria ophthalmica muß deshalb manchmal gerechnet werden, weil die Arteria ophthalmica als erster Ast aus der Arteria carotis interna abgeht. Wird während einer solchen passageren Erblindung der Augenhintergrund gespiegelt, kann unter Umständen ein Embolus in einer Netzhautarterie nachgewiesen werden.

Nach einer transitorisch ischämischen Attacke ist der neurologische Untersuchungsbefund vermutlich normal, denn die Veränderungen sind meist diskret und bilden sich innerhalb kürzester Zeit wieder zurück. Ist die dominante Hemisphäre betroffen, kann es zu Dysästhesien, Taubheitsgefühl, Ungeschicklichkeit bei Bewegungen der Extremitäten, oder zu kurzdauernden Störungen des Denkens oder Sprechens kommen. Bewußtseinsstörungen sind selten.

Bei der Auskultation kann sich am Hals ein Strömungsgeräusch über der Arteria carotis communis

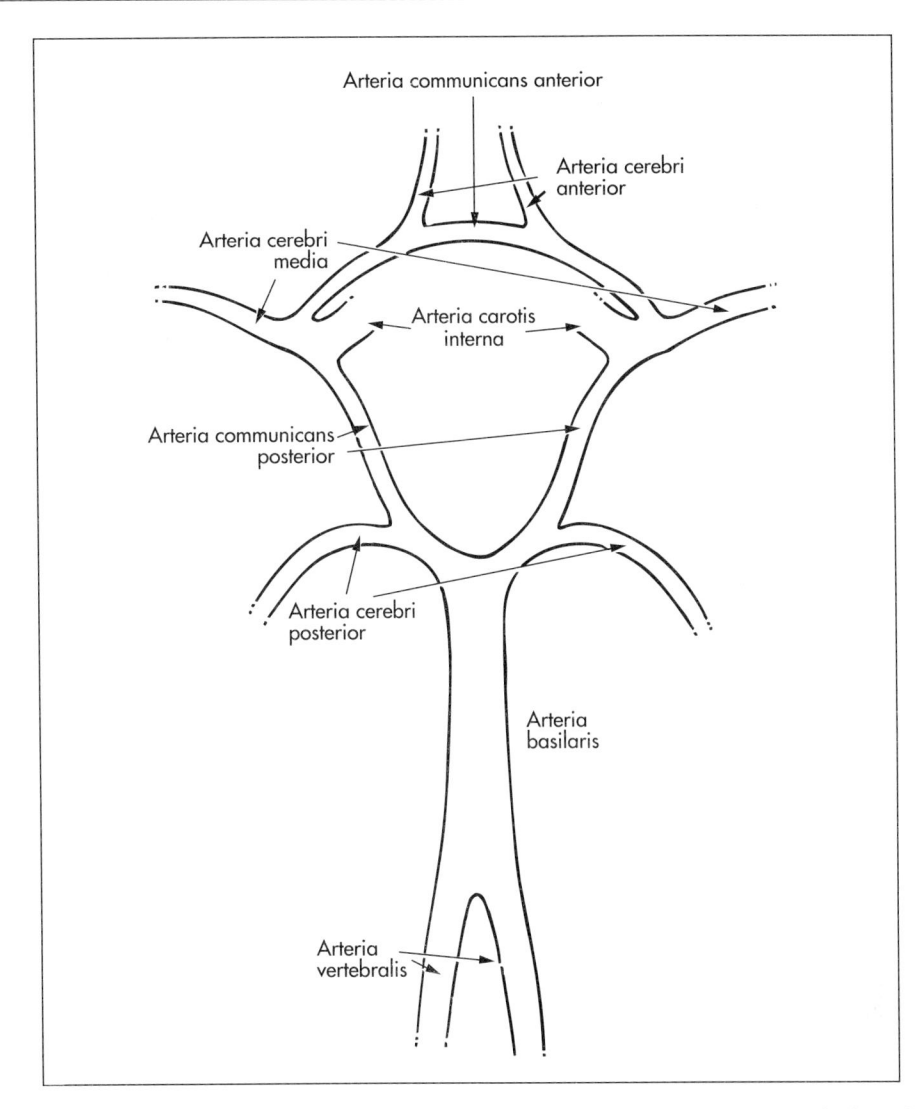

**Abb. 18.11:** Schematische Darstellung des zerebralen Kreislaufs und des Zirkulus Willisii. Die beiden Aa. vertebrales und die beiden Aa. carotes versorgen das Gehirn mit Blut. Die okzipitalen Anteile des Gehirnes werden von den Aa. vertebrales, die frontalen Hirnanteile werden von den Aa. carotes versorgt. Die Aa. vertebrales entspringen aus den Aa. subclaviae und vereinigen sich zur A. basilaris. Die A. basilaris teilt sich in die beiden Aa. cerebri posteriores. Die Aa. carotes internae teilen sich in die Aa. cerebri anteriores und Aa. cerebri mediales. Die Aa. communicans posteriores entspringen aus den Aa. carotes internae, während die A. communicans anterior die beiden Aa. cerebri anteriores verbindet und damit den Zirculus Willisii schließt.

finden. Asymptomatische Strömungsgeräusche am Hals treten allerdings bei 4% aller Personen über 40 Jahre auf. Bei diesen Personen ist jedoch das Risiko für einen Herzinfarkt größer als für einen Schlaganfall [43]. Es gibt keine Beweise, daß bei diesen Patienten nach einer nicht-neurochirurgischen Operation die Inzidenz eines postoperativen Schlaganfalls erhöht wäre [44].

Liegt kein Strömungsgeräusch über den Karotiden vor, ist damit eine signifikante Stenose nicht ausgeschlossen. Ist die Stenose z.B. so eng, daß nur noch ein minimaler Blutfluß besteht, kann das Strömungsgeräusch verschwinden. Das Fehlen eines palpablen Karotispulses am Hals ist sicherlich ein Hinweis für eine schwere Verschlußkrankheit.

Läßt sich auf der gleichen Seite, auf der der Karotispuls fehlt, auch die Arteria temporalis superficialis nicht tasten, so beweist dies, daß die Arteria carotis communis verschlossen ist. Bei vielen Formen einer Karotisstenose können auch sympathische Fasern mitbeteiligt sein und es kann ein Horner-Syndrom bestehen.

### Erkrankungen der Vertebralis-basilaris-Arterien

Erkrankungen der Vertebralis-basilaris-Arterien äußern sich in Symptomen, die auf eine Minderdurchblutung der hinteren Hirnanteile (einschließlich des Occipitallappens und des Hirnstamms) zurückzuführen sind. Bei Durchblutungsstörungen in den Arteriae cerebri posteriores, die den visuellen Cortex versorgen, kommt es zu bilateralen Sehstörungen. Diese Sehstörungen reichen von verschwommenem Sehen bis hin zu völliger Erblindung. Häufig wird über Doppelbilder geklagt. Schwindelattacken, Ataxie, Übelkeit und Erbrechen weisen auf Kreislaufstörungen im Labyrinth des Innenohrs oder in den Vestibulariskernen der Medulla oblongata hin. Dysarthrie, Dysphagie, periorales Taubheitsgefühl und Schwäche oder Parästhesien an allen vier Extremitäten sind ebenfalls Symptome einer Hirnstammischämie.

Charakteristisch für eine Basilarisinsuffizienz ist ein plötzlicher Verlust des Haltetonus in den Beinen. Das Bewußtsein bleibt dabei erhalten. Typischerweise stürzen die Patienten plötzlich zu Boden, oft in eine kniende Stellung. Durch den Versuch, sofort wieder aufzustehen, läßt sich dieses Ereignis von einer Synkope infolge eines AV-Blocks dritten Grades unterscheiden.

Episoden einer vorübergehenden totalen Amnesie sind am ehesten auf eine Erkrankung der Vertebralis-basilaris-Arterien zurückzuführen. Charakteristischerweise treten ganz abrupt Gedächtnisverlust und Verwirrung auf. Während der Attacken besteht eine retrograde Amnesie. Der Patient bleibt jedoch zur eigenen Person orientiert. Die Attacken verschwinden nach einigen Minuten bis Stunden wieder. Letztlich bleibt nur für die Phase der ischämischen Episode eine Amnesie bestehen. Es wird angenommen, daß hierfür eine Mangeldurchblutung von Teilen des Temporallappens oder des Thalamus verantwortlich ist.

Im Gegensatz zu Patienten mit einer Verschlußkrankheit der Karotiden, beschreiben Patienten mit Durchblutungsstörungen der Vertebralis-basilaris-Arterien häufiger einen Zusammenhang ihrer Symptome mit einem plötzlichen Lagewechsel. Oft findet sich eine orthostatische Hypotension oder ein für das Alter des Patienten relativ niedriger Blutdruck. Die Vertebralarterien können auch bei Kopfbewegungen – besonders bei Überstreckung des Kopfes – komprimiert werden, falls eine Osteoarthritis im HWS-Bereich vorliegt. Gelegentlich besteht bei einer Insuffizienz der Vertebrobasilararterien ein Strömungsgeräusch über der Arteria subclavia. Auf der Röntgenaufnahme der Halswirbelsäule kann sich dann eine Verkalkung der Arteriae vertebralis darstellen.

### Subclavia-Steal-Syndrom

Zum Subclavia-Steal-Syndrom gehören eine rasche Erschöpfung des Armes, sowie Symptome einer Minderdurchblutung im Vertebralis-basilaris-Bereich. Ein Verschluß der Arteria subclavia oder des Truncus brachiocephalicus kann – falls die großen Hirngefäße durchgängig sind – zu einer Umkehrung der Strömungsrichtung in der Arteria vertebralis führen. Hierdurch können die Symptome einer Vertebralis-basilaris-Insuffizienz auftreten. Diese hämodynamischen Veränderungen werden besonders bei Bewegungen des gleichseitigen Armes verstärkt.

Um die Diagnose eines Subclavia-Steal-Syndroms stellen zu können, müssen aus der Anamnese Durchblutungsstörungen im Vertebralis-basilaris-Bereich und eine belastungsabhängige Claudicatio des Armes bekannt sein. Zusätzlich kann sich bei der körperlichen Untersuchung ein Strömungsgeräusch über der Arteria subclavia finden. Auf der betroffenen Seite kann – im Vergleich zum anderen Arm – ein verspätet tastbarer Radialispuls vorliegen. Außerdem kann zwischen beiden Armen eine systolische Blutdruckdifferenz von über 20 mm Hg vorhanden sein. Bei 70% der Patienten ist eine Stenose der linken Arteria subclavia für diese Symptomatik verantwortlich. Durch eine Endarteriektomie der Arteria subclavia kann diese Erkrankung kausal therapiert werden.

### Medikamentöse Behandlung einer transitorisch ischämischen Attacke

Die medikamentöse Behandlung einer transitorisch ischämischen Attacke wird vorzugsweise bei solchen Patienten durchgeführt, bei denen eine Vertebralis-basilaris-Insuffizienz oder multiple Gefäßveränderungen vorliegen. Die medikamentöse Therapie wird in Form einer Dauermedikation mit Thrombozytenaggregationshemmern oder eventuell mit Antikoagulantien vom Cumarin-Typ durchgeführt. Ob auch die orale Gabe von Cumarin-Derivaten einen Schutz vor Schlaganfällen bietet – ähnlich wie die prophylaktische Gabe von Acetylsalicylsäure – ist nicht sicher nachgewiesen. Trotzdem wird bei Patienten mit transitorisch ischämischen Attacken, die kein Aspirin vertragen, Warfarin eingesetzt. Die größte Gefahr bei der Therapie mit oralen Antikoagulantien sind spontane Blutungen. Es muß auch berücksichtigt werden, daß bestimmte Medikamente, die bei diesen Patienten häufig angewandt werden (wie Phenytoin, Barbiturate, Salicylate), die Prothrombinzeit beeinflussen können. Nach einer transitorisch ischämischen Attacke sollte für 6–12 Monate eine Behandlung mit oralen Antikoagulantien durchgeführt werden, da in dieser Phase das Risiko eines Schlaganfalls am größten ist.

Patienten mit einer Insuffizienz der Vertebralis-basilaris-Arterien, bei denen es durch einen niedrigen Blutdruck oder durch Lageveränderungen zu entsprechenden Symptomen kommt, können von einer oralen Ephedringabe profitieren. Wenn die Symptome durch Überstreckung oder Drehung des Kopfes verursacht werden, kann eine Halskrause hilfreich sein.

### Operative Behandlung von transitorisch ischämischen Attacken

Der am häufigsten durchgeführte operative Eingriff zur Behandlung von Patienten mit transitorisch ischämischen Attacken ist die Endarteriektomie der Arteria carotis. Ungefähr 75% der Patienten haben eine Gefäßobstruktion an einer operativ zugänglichen Stelle, am häufigsten an der Bifurkation der Arteria carotis communis. Normalerweise wird die Endarteriektomie nur bei solchen Patienten in Erwägung gezogen, bei denen eine mehr als 80%-ige Carotisstenose vorliegt und die außerdem in der Anamnese transitorisch ischämische Attacken oder einen Schlaganfall mit guter neurologischer Rückbildung aufweisen. Auch ulzerierende arteriosklerotische Plaques sind eine Indikation für die Endarteriektomie der Arteria carotis. Bei ungefähr 80% der Patienten kommt es nach einer Endarteriektomie der Arteria carotis zu einer Besserung oder sogar zu einem völligen Verschwinden der klinischen Symptome. Es gibt allerdings keine Beweise dafür, daß die operierten Patienten eine niedrigere Inzidenz an Schlaganfällen oder eine längere Überlebenszeit als medikamentös behandelte Patienten haben. Bei Patienten mit einem frischen Schlaganfall oder einer sich verschlimmernden Hemiparese kommt die Endarteriektomie der Arteria carotis normalerweise nicht in Betracht. In diesen Fällen tritt bei über der Hälfte der Patienten postoperativ ein hämorrhagischer Hirninfarkt auf. Wenn die Gefäßstenose bis nach intrazerebral reicht, kann die operative Anlage eines Bypasses zwischen einer extra- und einer intrakraniellen Arterie in Betracht gezogen werden (vgl. Abschnitt: Stenosen der intrakraniellen Gefäße).

## 18.3.2 Narkoseführung bei der Endarteriektomie der Arteria carotis

Das Ziel der Narkoseführung bei einer Endarteriektomie der Arteria carotis besteht darin, den zerebralen Perfusionsdruck und die Hirndurchblutung aufrecht zu erhalten. Die gefährlichste Phase ist die Zeitspanne, während der die Arteria carotis communis, also Arteria carotis interna und externa, abgeklemmt ist. Die Mehrzahl der Patienten toleriert diesen Verschluß aufgrund der Kollateralversorgung über den Circulus willisii (Abb. 18.11). Der Verschluß einer Arteria carotis wird normalerweise toleriert, weil ein Kollateralkreislauf über die kontralaterale Arteria carotis und über die Vertebralarterien besteht. Andere wichtige arterielle Kollateralkreisläufe sind eine Verbindung zwischen Arteria carotis externa und Arteria ophtalmica sowie eine Verbindung zwischen Arteria occipitalis und den distalen Ästen der Arteria carotis interna. Trotzdem kann es bei einigen Patienten zu einer unzureichenden Hirndurchblutung kommen, falls während der Endarteriektomie die Arteria carotis vorübergehend verschlossen werden muß.

### Präoperative Beurteilung

Zusätzlich zu der neurologischen Untersuchung sollte bei diesen Patienten sorgfältig nach kardiovaskulären und renalen Erkrankungen gesucht werden. Patienten mit einer zerebrovaskulären Verschlußkrankheit weisen häufig auch Verschlüsse an anderen Arterien auf. Eine koronare Herzerkrankung ist die Hauptursache für die Morbidität und Mortalität nach einer Endarteriektomie der Arteria carotis. Die Mortalität nach diesem Eingriff kann vermindert werden, wenn bei Patienten mit Angina pectoris vor der Endarteriektomie ein aorto-koronarer Bypass angelegt wird oder wenn diese beiden Operationen gleichzeitig durchgeführt werden [45]. Häufig findet sich bei diesen Patienten ein chronischer Bluthochdruck. Es ist wichtig, präoperativ den normalen Blutdruckbereich dieser Patienten zu eruieren, damit bei der intraoperativen Blutdrucküberwachung ein verläßlicher Richtwert zur Verfügung steht. Es sollte bei diesen Patienten Klarheit darüber bestehen, welche Auswirkungen eine Lageveränderung des Kopfes auf die Hirnfunktion hat. Denn bei Patienten mit einer Erkrankung der Arteriae vertebrales kann durch eine extreme Drehung, Beugung oder Streckung des Kopfes eine Abknickung oder Kompression der Arteriae vertebrales verursacht werden. Wird dies bereits präoperativ festgestellt, können gefährliche Kopfstellungen (insbesondere eine Überstreckung) während der Allgemeinnarkose und vor allem während der endotrachealen Intubation vermieden werden. Eine Palpation der Arteria carotis ist nicht zu empfehlen, denn dadurch können Bruchstücke aus dem Thrombus abgelöst werden und in den Zerebralkreislauf embolisieren.

### Wahl des Anästhesieverfahrens

Die Endarteriektomie der Arteria carotis kann in Regional- oder in Allgemeinanästhesie durchgeführt werden.

**Regionalanästhesie.** Eine Blockade des Plexus cervicalis kann dadurch erzielt werden, daß ein Lokalanästhetikum (Lidocain oder Bupivacain) an den Querfortsätzen $C_3$ bis $C_4$ (tiefe Blockade des Plexus cervicalis) injiziert und anschließend eine Infiltration mit Lokalanästhetikum entlang des hinteren unteren Randes des Musculus sternocleidomastoideus (oberflächliche Blockade des Plexus cervicalis) durchgeführt wird. Die Blockade des Plexus cervicalis und die Operation in Lokalanästhesie haben den Vorteil, daß während des Abklemmens der Arteria carotis die zerebrale Funktion des Patienten anhand des Sprachkontakts überwacht werden kann. Auch wenn während der Regionalanästhesie die zerebrale Funktion anscheinend normal war, kann es postoperativ noch zu einem Schlaganfall kommen [46]. Zu den Nachteilen einer Operation in Regionalanästhesie gehört, daß es – im Vergleich zur Operation in Allgemeinnarkose – zu stärkeren kardiovaskulären Reaktionen auf Manipulationen im Bereich des Carotissinus kommt. Außerdem entfällt die hirnprotektive Wirkung der zur Allgemeinnarkose eingesetzten Medikamente.

**Allgemeinnarkose.** Eine Allgemeinanästhesie läßt sich gut dadurch erreichen, daß zur Narkoseeinleitung Barbiturate, Benzodiazepine oder Etomidat und anschließend zur Aufrechterhaltung der Narkose Lachgas und ein volatiles Anästhetikum bzw. ein Opioid verabreicht werden. Oft wird eine Relaxierung durchgeführt.

Damit ist im Falle eines Blutdruckabfalls eine flache Narkoseführung möglich, ohne daß das Risiko besteht, daß der Patient plötzlich unerwünschte Bewegungen macht. Was das neurologische Ergebnis nach einer Endarteriektomie der Arteria carotis betrifft, so sind keine Unterschiede zwischen den verschiedenen volatilen Anästhetika festzustellen. Soll ein volatiles Anästhetikum eingesetzt werden, scheint Isofluran eine gewisse hirnprotektive Wirkung zu gewährleisten [46]. Z.B. ist der kritische zerebrale Blutfluß (also derjenige Blutfluß, unterhalb dessen die Mehrzahl der Patienten drei Minuten nach Abklemmung der Arteria carotis im EEG Zeichen einer ipsilateralen Ischämie entwickeln) unter Isofluran niedriger (8–10 ml/100 g/min) als unter Enfluran oder Halothan (18–20 ml/100 g/min). Trotzdem bleibt Thiopental in speziellen Situationen, in denen ein pharmakologischer Schutz des Gehirns angezeigt ist, das Mittel der ersten Wahl.

Bei der Narkoseführung wird versucht, den arteriellen Blutdruck in dem, für den jeweiligen Patienten normalen Bereich zu halten. Durch einen längerdauernden und stärkeren Blutdruckabfall können der zerebrale Perfusionsdruck und eine adäquate zerebrale Durchblutung über die Kollateralkreisläufe gefährdet werden. Falls der Blutdruck unter den Normalbereich des Patienten abgefallen ist, aber nicht auf eine Verminderung der Anästhetikakonzentration anspricht, kann es notwendig werden, den Blutdruck mittels kontinuierlicher Infusion eines Sympathomimetikums wie z.B. Phenylephrin oder Metaraminol wieder in den Normalbereich (jedoch nicht darüber) anzuheben. Für die verbreitete Ansicht, ein Blutdruckabfall könne zu einem Schlaganfall führen, gibt es keine Beweise. Es gibt eher gewisse Hinweise darauf, daß ein Blutdruckabfall nicht zu den Prädilektionsfaktoren für einen Schlaganfall zu rechnen ist [47].

Obwohl der Einfluß eines Blutdruckabfalls für die Entstehung eines Schlaganfalls fragwürdig ist, sollte dies nicht als Freibrief dafür angesehen werden, daß der Blutdruck während der Narkose unterhalb des Normalbereichs bleiben kann. Dies gilt insbesondere für den Zeitraum des Abklemmens der Arteria carotis. Es ist jedoch zu beachten, daß vorübergehende Blutdruckabfälle während der intraoperativen Phase nicht automatisch als einzige Ursache für postoperativ feststellbare neurologische Defizite angeschuldigt werden können.

Die Gefahr eines unkontrollierten intraoperativen Blutdruckanstiegs besteht darin, daß sich hierbei ein Hirnödem entwickeln kann. Diese Gefahr besteht insbesondere in pathologisch veränderten Hirnbereichen, in denen die Fähigkeit zur Autoregulation der Hirndurchblutung beeinträchtigt ist (vgl. Abschnitt: Narkoseführung zur Exstirpation eines intrakraniellen Tumors). Bei Patienten mit einer koronaren Herzerkrankung kann durch den Versuch, den Blutdruck auf Werte oberhalb des individuellen Normalbereichs anzuheben, ein postoperativer Herzinfarkt begünstigt werden. Bei ihnen ist die Inzidenz von postoperativen Herzinfarkten deutlich erhöht, wenn intraoperativ der Blutdruck durch Sympathomimetika wie Metaraminol angehoben wurde [48].

Während der Mobilisierung der Arteria carotis kann es durch die operativen Manipulationen im Bereich des Sinus caroticus zu einer Stimulation der afferenten Nervenendigungen und damit zu Auswirkungen ähnlich wie bei einer Dehnung des Sinus caroticus kommen. Hierdurch können eine reflektorische Bradykardie und ein Blutdruckabfall ausgelöst werden (vgl. Abschnitt: Sinus caroticus-Syndrom). Im Gegensatz dazu kann es während des Abklemmens der Arteria carotis zu Tachykardie und Blutdruckanstieg kommen. Ursache hierfür ist wohl der Druckabfall in der abgeklemmten Arteria carotis und im Bereich des Sinus caroticus, wodurch das sympathische Nervensystem aktiviert wird. Diese intraoperativen Blutdruck- und Herzfrequenzveränderungen können durch die intravenöse Gabe von Atropin oder auch durch eine lokale Infiltration im Bereich des Sinus caroticus mit 3–5 ml 1%igem Lidocain (da hierdurch die Afferenzen der Barorezeptoren blockiert werden) beeinflußt werden.

Die vorliegenden Daten weisen darauf hin, daß Barbiturate unter Umständen die Toleranz des Gehirns für fokale Ischämien – wie sie im Rahmen des Abklemmens der Arteria carotis während einer Endarteriektomie eventuell entstehen – verlängern können (vgl. Abschnitt: Hirnprotektion und Wiederbelebung). Unter diesem Gesichtspunkt mag es ratsam sein, unmittelbar vor Abklemmen der Arteria carotis Thiopental (4–6 mg/kg) zu verabreichen. Es liegen allerdings keine speziellen Daten vor, die eine Verminderung der Morbidität nach einer Endarteriektomie der Arteria carotis bestätigen, wenn vor dem Abklemmen Barbiturate verabreicht werden [49].

Die Beatmung während einer Endarteriektomie der Arteria carotis sollte mit einem solchen Atemhubvolumen und einer solchen Atemfrequenz durchgeführt werden, daß der arterielle $CO_2$-Partialdruck um 35 mm Hg gehalten wird. Es ist nicht empfehlenswert, den arteriellen $CO_2$-Partialdruck absichtlich zu verändern, um über eine Gefäßerweiterung die Hirndurchblutung zu steigern oder um ein Inversed Steal-Phänomen auszulösen (vgl. Abschnitt: Narkoseführung zur Exstirpation eines intrakraniellen Tumors). Solche Manipulationen können paradoxe und unvorhersehbare Reaktionen des zerebrovaskulären Gefäßsystems auslösen und sie bieten keinen verläßlichen Schutz für das Gehirn.

Für eine Endarteriektomie der Arteria carotis in Allgemeinnarkose sollte eine periphere Arterie kanüliert werden, um den arteriellen Blutdruck kontinuierlich überwachen zu können. Hierdurch kann nicht nur eine Überwachung des zerebralen Perfusionsdrucks vorgenommen werden, sondern es besteht auch eine schnelle Zugriffsmöglichkeit auf arterielles Blut, um z.B. Blutgasanalysen durchzuführen. Eine Messung des endexspiratorischen $CO_2$-Partialdrucks ist ebenfalls sinnvoll. Da bei diesen Patienten oft eine koronare Herzerkrankung vorliegt, sollte eine solche EKG-Ableitung gewählt werden, in der Zeichen einer myokardialen Ischämie sofort erkannt werden können.

### 18.3.3 Überwachung einer adäquaten Hirndurchblutung während einer Endarteriektomie der Arteria carotis

Durch eine Überwachung der Hirndurchblutung sollen diejenigen Patienten erfaßt werden, bei denen die Kollateralkreisläufe nicht ausreichen, um während des Abklemmens der Arteria carotis eine Minderdurchblutung zu verhindern. Im Idealfall kann damit gesagt werden, welche Patienten während des Abklemmens der Arteria carotis einen intraluminalen Shunt benötigen. Einige Operateure legen – unabhängig von den Daten, die über die Hirndurchblutung vorliegen – routinemäßig einen Shunt an. Es muß jedoch berücksichtigt werden, daß auch während einer Shuntanlage die Arteria carotis für eine kurze Zeit abgeklemmt werden muß. Außerdem können Shunts den operativen Zugang behindern und in manchen Fällen können sie eine Embolisation ins zerebrale Gefäßsystem auslösen. Es hat sich gezeigt, daß neurologische Defizite auch dann auftreten, wenn routinemäßig Shunts angelegt werden. Dies kann dadurch bedingt sein, daß sich auch durch eine Shuntanlage eine zerebrale Ischämie nicht vermeiden läßt, es kann aber auch Folge einer von der Arteria carotis ausgehenden Embolisation oder eines distal der Stenose spontan entstandenen Thrombus sein. Insbesondere letzteres ist im Verlauf dieser Erkrankung stets möglich.

Um die Suffizienz der Hirndurchblutung zu überwachen, können die Sauerstoffsättigung in den Jugularvenen, das EEG, der regionale zerebrale Blutfluß, der Druck im Gefäßstumpf, evozierte Potentiale und die Okuloplethysmographie durchgeführt werden.

#### Sauerstoffsättigung in den Venae jugulares

Die Sauerstoffsättigung in den Jugularvenen ergibt sich aus zerebralem Blutfluß einerseits und globalem Sauerstoffverbrauch des gesamten Gehirns andererseits. Mit dieser Methode kann daher eine regional begrenzte Minderdurchblutung des Gehirns nicht zuverlässig erkannt werden.

#### EEG

Das mit 16 Kanälen abgegriffene EEG ist ein zuverlässiges Verfahren, um eine regionale zerebrale Ischämie zu diagnostizieren. Ableitung und Interpretation sind z.Zt. allerdings noch zu kompliziert, als daß dieses Verfahren routinemäßig eingesetzt werden könnte. Außerdem muß berücksichtigt werden, daß das EEG nicht nur durch eine zerebrale Ischämie verändert wird, sondern auch durch Anästhetika, Körpertemperatur und arteriellen $CO_2$-Partialdruck. Zu den Alternativen einer konventionellen EEG-Ableitung gehören die Compressed Spectral Array-Analyse (CSA) und die Density-modulated Spectral Array-Analyse (DSA). Daneben gibt es noch ein einkanaliges Gerät, das zur Artefaktausblendung einen Hochpaßfilter benutzt. Dieses Gerät ist als Cerebral Function Monitor (CFM) bekannt.

**Compressed Spectral Array-Analyse** Die Compressed Spectral Array-Analyse (CSA) zeichnet ein dreidimensionales Bild des Elektroenzephalogramms auf, wobei die Zeitachse komprimiert wird. Wird diese Form der Darstellung gewählt, ist es möglich, die kontinuierliche Ableitung des EEGs über eine Stunde auf einem einzigen Blatt Papier (von der Größe eines Anästhesie-Protokolls) abzubilden. Diese Komprimierung erlaubt es, Trends leicht zu erkennen, ohne daß riesige Papiermengen (sonst 300 Seiten pro Stunde) ausgewertet werden müssen. Trotz dieses Vorteils wird die Compressed Spectral Array-Analyse (CSA) aufgrund ihrer Komplexizität und ihres hohen finanziellen Aufwands nur selten angewandt.

**Density Modulated Spectral Array-Analyse** Die Density Modulated Spectral Array-Analyse (DSA) erlaubt eine zeit-komprimierte Darstellung, ähnlich wie bei der Compressed Spectral Array-Analyse. Der Vorteil dieser Methode besteht darin, daß die benötigten Apparaturen weniger kompliziert und außerdem billiger sind [50].

**Cerebral Function Monitor** Der Cerebral Function Monitor (CFM) erlaubt eine komprimierte Darstellung der elektrischen Gesamtaktivität als Integral, unabhängig von Frequenz und Wellenform des EEGs. Die Aussagekraft entspricht ungefähr dem integrierten Summenpotential. Aus diesem Grund ist der Cerebral Function Monitor für die Erkennung einer regionalen Minderdurchblutung während der Endarterektomie der Arteria carotis vielleicht nicht spezifisch genug [51].

#### Messung des regionalen zerebralen Blutflusses

Die Messung des regionalen zerebralen Blutflusses mit der Positron-Emissions-Computertomographie (PET-Scan) ist – entweder allein oder in Kombination mit dem EEG durchgeführt – eine ideale Methode, um die Suffizienz der Durchblutung zu überwachen. Der regionale cerebrale Blutfluß sollte über 18 ml/100 g × Minute betragen. Gegenwärtig ist diese Technik noch zu kompliziert für den routinemäßigen Einsatz im Operationssaal.

#### Druck im Gefäßstumpf

Der Druck im Gefäßstumpf wird in der Arteria carotis interna direkt distal der operativ durchgeführten Gefäßabklemmung gemessen. Der Druck im Gefäßstumpf repräsentiert den über den Circulus Willisii gewährleisteten Druck (Abb. 18.11). Er ist von einer suffizienten Kollateraldurchblutung, dem zerebralen Perfusionsdruck und dem zerebralen Gefäßwiderstand abhängig. Der zerebrale Gefäßwiderstand wird durch Barbiturate und eine Hypokapnie gesteigert, durch volatile Anästhetika und eine Hyperkapnie gesenkt. Es muß jedoch berücksichtigt werden, daß durch Veränderungen des zerebralen Gefäßwiderstandes die Interpretation des Druckes im Gefäßstumpf und dessen Korrelation mit der Hirndurchblutung beeinflußt wird [52]. Der Druck im Gefäßstumpf muß während einer Regionalanästhesie oder während einer Narkosetechnik, bei der Lachgas und Opioide zum Einsatz kommen, vermutlich höher sein als derjenige Druck, der während der Gabe von volatilen Anästhetika notwendig ist. Diese Vermutung basiert darauf, daß bei wachen Patienten oder bei Patienten, die Lachgas und Opioide erhalten, ein höherer zerebraler Gefäßwiderstand zu erwarten ist, als dies beim Einsatz von volatilen Anästhetika der Fall ist. Es ist auch anzunehmen, daß der Druck im Gefäßstumpf erhöht wird, wenn Barbiturate kurz vor dem Abklemmen der Arteria carotis verabreicht werden, denn Barbiturate führen zu einer zerebralen Gefäßengstellung. Die vorliegenden Daten legen nahe, daß während einer Allgemeinnarkose ein Druck von mehr als 60 mm Hg im Gefäßstumpf eine ausreichende Durchblutung normaler Hirngebiete garantiert, und zwar unabhängig davon, welche Medikamente verabreicht werden (Abb. 18.12) [52]. Daher sollte ein intraluminaler Shunt gelegt werden, falls der Druck im Gefäßstumpf weniger als 60 mm Hg beträgt. Trotz zahlreicher Einschränkungen hat die Messung des Drucks im Gefäßstumpf den großen Vorteil, daß dieses Verfahren einfach und in den meisten Operationssälen durchführbar ist.

### Evozierte Potentiale

Werden die durch einen spezifischen Reiz ausgelösten somatosensorisch evozierten Potentiale analysiert, so kann anhand ihrer überprüft werden, ob die neuronalen Funktionen, sowie die sensorischen oder motorischen Bahnen intakt sind. Wie bei der mehrkanaligen EEG-Registrierung ist auch die Ableitung und Interpretation der evozierten Potentiale recht kompliziert. Volatile Anästhetika führen zu einer dosisabhängigen und medikamentenspezifischen Amplitudenverminderung und zu einer Verlängerung der Latenz von akustisch-evozierten, von somatosensorisch-evozierten und vor allem von visuell-evozierten Potentialen [53]. Bei neurologisch gesunden Patienten läßt sich z.B. während einer Beatmung mit 60% Lachgas und 1 MAC Halothan eine kortikale Kurve ableiten, nicht aber, falls Isofluran oder Enfluran eingesetzt werden. Lachgas allein kann zu einer Amplitudenverkleinerung

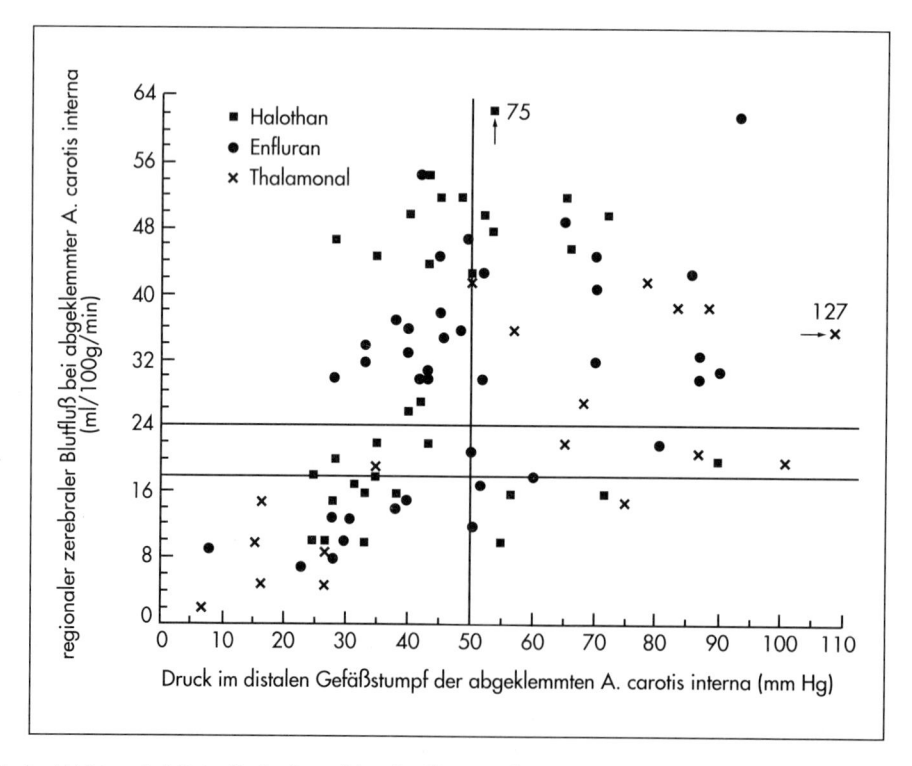

**Abb. 18.12:** In der Abbildung sind die im distalen Stumpf der abgeklemmten A. carotis interna gemessenen Drucke gegen die entsprechenden Werte des regionalen zerebralen Blutflusses aufgetragen. Es handelt sich um Patienten, die entweder mit Lachgas und Halothan oder Lachgas und Enfluran, bzw. Lachgas und Thalamonal anästhesiert wurden. Bei den meisten Patienten lag der regionale zerebrale Blutfluß über 18 ml/100 g×min, falls der Druck im distalen Gefäßstumpf höher als 60 mmHg betrug. (McKay RD, Sundt TM, Michenfelder JD, et al. Internal carotid artery stump pressure and cerebral blood flow during carotid endarterectomy: Modification by halothane, enflurane, and Innovar. Anesthesiology 1976; 45: 390–9)

von somatosensorisch evozierten Potentialen führen [54]. Morphin und Fentanyl führen – wenn auch weniger stark als volatile Anästhetika – zu einer Dämpfung der somatosensorisch evozierten Potentiale. Eine niedrig dosierte Dauerinfusion dieser Opioide verursacht eine geringere Dämpfung als wiederholte Bolusinjektionen [55]. Eine akute Hyperventilation führt dagegen zu keiner wesentlichen Veränderung von Amplitude oder Latenz der somatosensorisch evozierten Potentiale [56].

### Okuloplethysmographie

Bei der Okuloplethysmographie wird der Blutfluß in der Arteria supraorbitalis beurteilt. Damit kann die Suffizienz des operativ angelegten intraluminalen Shunts überprüft werden. Eine Verzögerung des okulären Pulses bedeutet, daß die Shuntdurchblutung unzureichend ist und die Shuntposition korrigiert werden muß [57].

### 18.3.4 Postoperative Probleme nach einer Endarterektomie der Arteria carotis

Zu den postoperativen Problemen nach einer Endarteriektomie der Arteria carotis können instabiler systemischer Blutdruck, Einengung der Luftwege aufgrund eines Hämatoms im Operationsbereich, Funktionsverlust der Karotiskörperchen, Herzinfarkt und Schlaganfall gehören [48, 58, 59].

In der frühen postoperativen Phase werden häufig Blutdruckanstiege beobachtet. Sie treten zumeist bei Patienten mit einem bereits vorbestehenden Hypertonus auf [60]. Der Blutdruckanstieg ist oft zwei bis drei Stunden nach dem operativen Eingriff am höchsten und kann über 24 Stunden andauern. Es ist wichtig, den Blutdruck wieder in den Normbereich zu senken, um die Gefahr eines Hirnödems und einer Myokardischämie zu vermindern. Bei Patienten, die postoperativ eine Hypertension entwickeln, ist die Inzidenz neurologischer Defizite dreimal so hoch [61]. Zur akuten Blutdrucksenkung ist die kontinuierliche Infusion von Nitroprussid vertretbar. Falls der Bluthochdruck bestehen bleibt, sollten längerwirkende Medikamente wie Labetalol oder Hydralazin (eventuell in Kombination mit Propranolol) in Betracht gezogen werden. Wie es zu dem Blutdruckanstieg kommt, ist nicht klar. Möglicherweise ist er Ausdruck eines erhöhten intravasalen Flüssigkeitvolumens, einer Aktivitätsänderung des Sinus caroticus oder eines Funktionsverlustes des Sinus caroticus aufgrund dessen Denervierung. Ähnlich könnten auch Blutdruckabfälle erklärt werden. Falls – wegen eines atheromatösen Plaques – der Sinus caroticus vor der Operation unempfindlich reagierte, kann es nach Entfernung der Plaques zu einer erhöhten Aktivität der Afferenzen aus dem Sinus caroticus und damit zu einem Blutdruckabfall kommen. Blutdruckabfälle werden mit einem Vasopressor wie Phenylephrin, einer Flüssigkeitszufuhr oder durch eine Infiltration des Sinus caroticus mit einem Lokalanästhetikum therapiert.

Während der Endarteriektomie kann es nicht nur zu einer Zerstörung der Innervation des Sinus caroticus, sondern auch des Glomus caroticus kommen [59]. Durch einen einseitigen Funktionsverlust des Glomus caroticus kommt es normalerweise zu keiner Beeinträchtigung der hypoxisch ausgelösten Hyperventilationsantwort. Die respiratorische Antwort auf eine Hypoxie geht allerdings nach bilateraler Endarteriektomie der Arteria carotis verloren. Während Patienten mit intakten Karotiskörperchen im Falle einer arteriellen Hypoxämie eine kompensatorische Steigerung der alveolären Ventilation durchführen, ist dies nach beidseitiger Denervierung der Karotiskörperchen nicht mehr möglich.

Während der Freilegung der Arteria carotis kann es auch zu einer Schädigung von peripheren Nerven kommen. Eine Traumatisierung des Nervus facialis kann sich z.B. in einer einseitigen perioralen Schwäche äußern. Eine eventuelle Schädigung des Nervus hypoglossus führt zu einer Schwächung der Zungenmuskulatur. Eine postoperativ fortbestehende Heiserkeit kann Ausdruck einer operativ bedingten Schädigung des Nervus recurrens sein.

Ein postoperativer Schlaganfall ist in der Regel Folge einer Embolisation in die Zerebralgefäße oder Folge einer hämorrhagischen Infarzierung. Um eine Thrombose im Bereich des Operationssitus auszuschließen, muß eine Angiographie durchgeführt werden. Morbidität und Mortalität nach einer Endarteriektomie der arteria carotis sind bei Durchführung der Operation unter Regionalanästhesie oder Allgemeinanästhesie ähnlich hoch [62].

### 18.3.5 Stenosen der intrakraniellen Gefäße

Betrifft eine arterielle Verschlußkrankheit sowohl die Arteria carotis interna als auch die Arteria cerebri media, so kann dies dadurch angegangen werden, daß mikrochirurgisch eine Anastomose zwischen extra- und intrakraniellen Gefäßen angelegt wird. Normalerweise wird die extrakranielle Arteria temporalis superficialis mit einem kortikalen Ast der Arteria cerebri media anastomosiert. Allerdings gibt es keine Beweise dafür, daß bei Patienten mit einer symptomatischen arteriosklerotischen Erkrankung der Arteria carotis interna durch einen arteriellen extra-intrakraniellen Bypass zerebrale Ischämien verhindert werden können. Arteriosklerotische Veränderungen der Vertebralis-basilaris-Arterien können durch eine Anastomosierung des occipitalen Astes der Arteria carotis externa mit der Arteria cerebelli inferior posterior therapiert werden. Für die Narkoseführung bei diesen langwierigen Eingriffen müssen dieselben Prinzipien beachtet werden, wie sie für die Narkoseführung bei der Entfernung eines intrakraniellen Tumors beschrieben wurden (vgl. Abschnitt: Narkoseführung zur Exstirpation eines intrakraniellen Tumors).

## 18.3.6 Leichte und schwere Schlaganfälle

Leichte oder schwere Schlaganfälle werden durch zerebrale Thrombosen, Embolisation in den Zerebralkreislauf oder durch intrakranielle Blutungen verursacht.

### Zerebrale Thrombosen

Eine zerebrale Thrombose kann zu neurologischen Funktionsstörungen führen, die sich über mehrere Minuten bis Stunden entwickeln. Diese Funktionsstörungen können geringgradig und nur vorübergehend oder aber schwer und irreversibel sein. Nahezu 50% der Patienten, die einen Schlaganfall erleiden, hatten vorher eine oder mehrere transitorisch ischämische Attacken. Für gewöhnlich treten diese zerebralen Thrombosen während des Schlafens auf. Ursachen sind wahrscheinlich ein während des Schlafs erniedrigter Blutdruck und eine verminderte Hirndurchblutung. Die Symptome einer zerebralen Thrombose sind abhängig davon, welches Gefäß betroffen ist. Am häufigsten ist die Arteria cerebri media oder einer ihrer Äste verschlossen. Thrombosiert der Hauptstamm dieser Arterie, so kommt es zu einer Infarzierung eines großen Teils der Hirnhemisphäre. Als Symptome treten Hemiplegie, homonyme Hemianopsie und im Falle einer Infarzierung der dominanten Hemisphäre motorische und sensorische Aphasie auf. Eine Thrombose der Arteria cerebri anterior führt charakteristischerweise zu einer Lähmung, die im Bein stärker ausgeprägt ist als im Gesicht und am Arm. Hinweise auf eine Thrombose im Vertebralis-basilaris-Bereich ergeben sich, falls die Kombination einer ipsilateralen Hirnnervenlähmung mit einer kontralateralen Hemiplegie vorliegt. Die Infarzierung der Medulla oblongata führt zu einer ipsilateralen Lähmung der Zunge und einer kontralateralen Lähmung der Extremitäten. Das Gesicht bleibt ausgespart.

Eine zerebrale Thrombose tritt am häufigsten bei Patienten auf, bei denen eine ausgeprägte Arteriosklerose und zusätzlich eine essentielle Hypertonie oder ein Diabetes mellitus vorliegen. Durch die Behandlung der essentiellen Hypertonie mit blutdrucksenkenden Medikamenten konnte die Inzidenz an Schlaganfällen deutlich vermindert werden. Andere Ursachen einer zerebralen Thrombose sind 1. Blutdruckabfälle (wie sie nach einem Herzinfarkt auftreten können); 2. entzündliche Erkrankungen der Blutgefäße ( wie sie im Rahmen der Arteriitis temporalis, Polyarteriitis nodosa und des systemischen Lupus erythematosus auftreten); und 3. hämatologische Erkrankungen (zu denen Polyzythämie, thrombotische thrombozytopenische Purpura und Sichelzellenanämie gehören). Auch die Einnahme von oralen Kontrazeptiva wurde mit einer erhöhten Inzidenz an zerebralen Thrombosen in Verbindung gebracht.

Bei einer zerebralen Thrombose kann versucht werden, das Thrombuswachstum zu stoppen. Bei Patienten, bei denen der Liquor klar ist, kann initial Heparin verabreicht und später eine chronische Antikoagulation mit Warfarin durchgeführt werden. Acetylsalicylsäure stellt eine Alternative zu den oralen Antikoagulantien dar.

### Embolisation in den Zerebralkreislauf

Die Ursache für eine Embolisation in den Zerebralkreislauf ist zumeist im Herzen zu suchen, insbesondere wenn eine Erkrankung der Mitralklappe und zusätzlich ein Vorhofflimmern, eine künstliche Herzklappe oder eine subakute bakterielle Endokarditis vorliegen. Gelegentlich kommt es auch durch Fett, Tumorzellen oder Luft zu einer Embolisation. Im Gegensatz zur zerebralen Thrombose treten bei einer Embolie die Symptome schlagartig auf. Häufig kommt es auf der betroffenen Seite zu Kopfschmerzen. Die neurologischen Defizite hängen davon ab, welches Gefäß betroffen ist. Für die Mehrzahl der ischämischen Ereignisse im Versorgungsbereich der Karotiden sind Embolien verantwortlich, während in den vertebralis-basilaris- Gefäßen häufig Thrombosen anzuschuldigen sind (Abb. 18.11). Bei schlagartigem Beginn ist zwar eine Embolie zu vermuten, diese Diagnose kann jedoch nur dann abgesichert werden, wenn ein Schlaganfall bei Patienten auftritt, die eine Erkrankung der Herzklappen haben und wenn eventuell gleichzeitig Vorhofflimmern vorliegt, oder wenn auch an anderen Körperstellen Embolien auftreten. Die Echokardiographie kann hilfreich sein, um die Emboliequelle ausfindig zu machen. Auch Kontrastuntersuchungen mit oder ohne zusätzlichem Valsalvamanöver können nützlich sein, um einen intrakardialen Rechts-Links-Shunt festzustellen, was Voraussetzung für eine paradoxe Embolie wäre. Eine Embolisation in den Zerebralkreislauf wird in der akuten Phase genauso behandelt wie eine zerebrale Thrombose. Eine Dauertherapie mit Antikoagulantien ist sinnvoll, um rezidivierenden Embolisationen vorzubeugen.

### Intrakranielle Blutung

Eine intrakranielle Blutung ist für ungefähr 10% aller in den USA auftretenden Schlaganfälle verantwortlich [63]. Die häufigste Ursache bei Patienten zwischen 65 und 85 Jahren ist eine im Rahmen einer chronischen Hypertension auftretende Ruptur von kleinen Arteriolen oder Mikroaneurysmen. Intrakranielle Aneurysmen entstehen aufgrund einer angeborenen Schwäche der Gefäßmedia zerebraler Arterien. Deren Ruptur kann in jedem Lebensalter zu einer intrakraniellen Blutung führen. Am häufigsten tritt dieses Ereignis jedoch im 4.–6. Lebensjahrzehnt ein. Angeborene intrakranielle Aneurysmen können einzeln oder multipel vorkommen. Ungefähr 50% finden sich in der Arteria cerebri media. Ungefähr 30% der angeborenen Aneurysmen liegen in dem Bereich, wo die Arteria communicans anterior in die Arteria cerebri anterior mündet. Der wichtigste Faktor, der eine Ruptur begünstigt, ist die Größe der angeborenen intrakraniellen Aneurysmen [64]. Intrakranielle Aneurysmen mit einem Durchmesser von über 10 mm weisen eine hohe Inzidenz an Spontanrupturen auf. Es wird angenommen, daß auch ein Bluthochdruck zu einer erhöhten Inzidenz an Rupturen führt, dies konnte jedoch nicht bewiesen werden. Alter, Geschlecht, sowie Anzahl und Lokalisierung der intrakraniellen Aneurysmen beeinflussen die Inzidenz einer Ruptur nicht. Mykotische Aneurysmen entstehen dadurch, daß es im Bereich eines septischem Embolus, der aus dem Herzen stammt, zu einer Schwächung der Arterienwand kommt. Eine intrakranielle Blutung kann aber auch durch eine arteriovenöse Gefäßmißbildung bedingt sein. Auch bei einer systemischen Antikoagulation mit Heparin oder Warfarin besteht eine erhöhte Wahrscheinlichkeit, daß es zu einer intrakraniellen Blutung kommt.

**Symptome** Die Symptome einer intrakraniellen Blutung weisen auf den Ort der Blutung und die gleichzeitige Entwicklung eines erhöhten intrakraniellen Drucks hin. Bei der Ruptur eines intrakraniellen Aneurysmas kommt es zu einem Hämatom und dadurch zur Verdrängung von Hirnstrukturen. Bei einer tief in den Hemisphären gelegenen Blutung tritt z.B. eine schlaffe Hemiplegie, eine Halbseitenanästhesie und eine Hemianopsie auf. Häufig kommt es zu Erbrechen und plötzlichen starken Kopfschmerzen, oft findet sich ein Bluthochdruck. Fieber und eine Leukozytose sind Ausdruck einer Irritation der Meningen durch Blut. Bei einer Ruptur eines angeborenen intrakraniellen Aneurysmas kommt es häufig zu einem zerebralen Gefäßspasmus. Falls die Gefäßspasmen diejenigen Gefäße betreffen, die den Hypothalamus versorgen, kann es durch die entstehende Ischämie (über sympathische Fasern) zu einer Stimulierung des Herzens kommen. Im EKG finden sich dann Q-Wellen, verlängerte QT-Strecken und ST-Streckenhebungen. Es ist wichtig, zu wissen, daß diese EKG-Veränderungen nach einer Subarachnoidalblutung normalerweise nicht Ausdruck einer Herzmuskelschädigung sind, sondern auf neurologischen Mechanismen beruhen [65]. Durch den Kalziumblocker Nimodipin kann nach einer Subarachnoidalblutung die Inzidenz zerebraler Gefäßspasmen vermindert werden [66]. Nimodipin, ein Kalziumantagonist, kann auch während der Vorbereitung von Patienten, bei denen ein Aneurysma operiert werden soll, sinnvoll sein. Dieses Medikament senkt die Indizenz zerebraler Gefäßsparmen nach Subarachnoidalblutungen. Ein starker Anstieg des intrakraniellen Drucks nach einer intrazerebralen Blutung kann zu Koma und Dezerebrationsstarre führen. Kleinhirnblutungen verursachen Gangstörungen, Halsrigidität und periphere Fazialisschwäche. Im ersten Monat nach Ruptur eines angeborenen intrakraniellen Aneurysmas kann die Mortalität 50 % überschreiten [66]. Weitere 30 % der Patienten werden während dieser Phase erneut eine intrakranielle Blutung erleiden.

Während es bei einer Blutung aus einem rupturierten intrakraniellen Aneurysma zu schlagartig auftretenden neurologischen Funktionstörungen kommt, führt eine Blutung aus einer arteriovenösen Mißbildung – in der nur ein geringer Druck vorliegt – nicht immer zu einem plötzlichen Beginn der Symptomatik. Tatsächlich erleiden viele Patienten eine Reihe intrakranieller Blutungen aus arteriovenösen Mißbildungen mit nur geringfügigen bleibenden neurologischen Defiziten.

**Diagnose.** Die Diagnose einer intrakraniellen Blutung wird durch die zerebrale Computertomographie und die zerebrale Angiographie gesichert. Eine Blutung zeigt sich im Computertomogramm als hyperdense Zone, während Funktionsstörungen aufgrund einer transitorischen Ischämie keine Veränderungen im Computertomogramm verursachen. Mehrere Stunden bis Tage nach einem ischämischen Ereignis, das zu einer irreversiblen Schädigung führte, treten im Computertomogramm hypodense Bereiche auf. Bei einer ausgedehnten Blutung ist der Liquor in der Regel blutig und steht unter erhöhtem Druck. Wird eine Lumbalpunktion durchgeführt, sollte eine dünne Nadel verwendet werden, da nach Ablassen von Liquor das Risiko einer Herniation besteht. Innerhalb von 4 Stunden entwickelt sich ein xanthochromer Liquor. Hierdurch läßt sich die Subarachnoidalblutung von einer punktionsbedingten Blutbeimengung zum Liquor unterscheiden. Ist ein erhöhter intrakranieller Druck bekannt, ist dies eine Kontraindikation für die Durchführung einer Lumbalpunktion.

**Therapie.** Sofortmaßnahmen bei der Therapie von Patienten mit einer intrakraniellen Blutung zielen darauf ab, den erhöhten intrakraniellen Druck zu senken (vgl. Abschnitt: Methoden zur Senkung des intrakraniellen Drucks). Die Prognose einer massiven intrakraniellen Blutung ist ernst; nahezu 80 % der Patienten versterben in der akuten Phase. Die Behandlung von Patienten mit einer intrakraniellen Blutung aufgrund eines rupturierten angeborenen Aneurysmas ist sehr umstritten. Eine hochdosierte Verabreichung von Aminocapronsäure kann unter Umständen die Inzidenz von erneuten Blutungen vermindern. Andere Autoren können diese protektive Wirkung nicht bestätigen. Außerdem kann Aminocapronsäure die Inzidenz von venösen Thromboembolien erhöhen und damit zu einer Verstärkung der Gefäßspasmen führen, die im Rahmen einer intrakraniellen Blutung auftreten. Zerebrale Gefäßspasmen können aber durch eine Behandlung mit dem Kalziumantagonisten Nimodipin vermindert werden [66]. Obgleich eine sofortige Operation nach der Ruptur eines angeborenen intrakraniellen Aneurysmas normalerweise als sehr gefährlich angesehen wurde, gibt es auch Hinweise dafür, daß eine sofortige Operation nicht gefährlicher ist als der Spontanverlauf dieser Erkrankung. Auch hinsichtlich der Betreuung von Patienten mit einem noch nicht rupturierten angeborenen intrakraniellen Aneurysma besteht keine Einigkeit. Vermutlich sollte eine Operation dann angestrebt werden, wenn der Durchmesser des noch intakten Aneurysmas größer als 7 mm ist.

### Unmittelbar postoperativ auftretende fokale neurologische Funktionstörungen

Treten bei einem vorher neurologisch gesunden Patienten in der unmittelbaren postoperativen Phase fokale neurologische Funktionsstörungen auf, so ist dies am häufigsten die Folge einer intraoperativen Einblutung oder zerebralen Minderdurchblutung. Neurologische Funktionsstörungen, die nach einer Operation im kardiopulmonalen Bypass auftreten, sind zumeist durch Luftembolien bedingt. Die Gefahr einer Luftembolie besteht besonders dann, wenn die Herzkammern zur Durchführung des operativen Eingriffs eröffnet werden (z.B. bei einem Herzklappenersatz), [67]. Zur Beurteilung solcher Patienten gehören 1. die Anamneseerhebung unter besonderer Berücksichtigung von prädisponierenden Faktoren (wie z.B. transitorisch ischämische Attacken, Vorhofflimmern); 2. die körperliche Untersuchung (insbesondere neurologischer Status, Auskultation des Herzens und der großen Gefäße); und 3. ein genaues Aktenstudium bezüglich des intraoperativen Ablaufs. Computertomographie und eventuell auch Echokardiographie sind indiziert, wenn postoperativ neurologische Defizite auftreten, die vorher nicht bekannt waren (vgl. Abschnitt: Leichte und schwere Schlaganfälle). Das EEG ist bei der Frühdiagnose akuter fokaler neurologischer Funktionsstörungen nicht hilfreich. Die optimale Betreuung dieser Patienten setzt die Konsultation eines entsprechenden Fachkollegen voraus, denn die Wahrscheinlichkeit, daß die neurologische Situation verbessert werden kann, hängt unter Umständen von einer sofortigen operativen Intervention (z.B. Ausräumung eines subduralen Hämatoms) ab. Die therapeutischen Ziele bis zur Durchführung eines solchen operativen Eingriffs müssen darin bestehen, den zerebralen Perfusionsdruck aufrecht zu halten und den intrakraniellen Druck in den Griff zu bekommen.

### 18.3.7 Narkoseführung bei der Operation eines angeborenen intrakraniellen Aneurysmas

Ziel der Narkoseführung für die Resektion eines angeborenen intrakraniellen Aneurysmas ist, einen gefährlichen Anstieg des systemischen Blutdrucks zu verhindern und den operativen Zugang sowie das Abklemmen des Aneurysmas mit Hilfe einer kontrollierten Hypotension zu erleichtern.

### Präoperative Beurteilung

Bei der präoperativen Beurteilung dieser Patienten müssen Bewußtseinsgrad und intrakranieller Druck eingeschätzt werden. Um die Ängste des Patienten zu vermindern, ist eine präoperative Sedierung wünschenswert. Diese Medikation muß jedoch richtig titriert werden, um eine Hypoventilation und eine damit verbundene Steigerung der Hirndurchblutung zu vermeiden. Durch eine orale Gabe eines Benzodiazepins in Kombination mit einer intramuskulären Scopolamingabe wird eine wünschenswerte Sedierung und Angstminderung erreicht, ohne daß es zu einer nennenswerten kardiopulmonalen Depression kommt. Durch eine Vorbehandlung mit Nimodipin können diese Patienten vielleicht vor zerebralen Gefäßspasmen geschützt werden [66].

### Narkoseeinleitung

Die Narkoseeinleitung wird oft mit einer intravenösen Injektion eines Barbiturats, Benzodiazepins oder mit Etomidat durchgeführt. Anschließend wird ein Muskelrelaxans verabreicht, um die endotracheale Intubation und die kontrollierte Beatmung zu erleichtern. Es ist fraglich, ob Succinylchlorin verwendet werden darf, denn es wurde berichtet, daß bei Patienten, bei denen ein bereits rupturiertes zerebrales Aneurysma operiert werden sollte, eine hierbei überschießende Kaliumfreisetzung beobachtet wurde [68]. Es ist unbedingt notwendig, übermäßige und längerdauernde Blutdruckanstiege zu vermeiden, wie sie z.B. bei der direkten Laryngoskopie und endotrachealen Intubation zu erwarten sind. Die Blutdruckreaktionen auf die endotracheale Intubation können dadurch minimiert werden, daß die Laryngoskopie auf weniger als 15 Sekunden begrenzt und nach Meinung einiger Autoren auch dadurch, daß zwei Minuten vor Beginn der Laryngoskopie intravenös Lidocain (1,5 mg/kg) verabreicht wird [69]. Durch intravenös verabreichtes Lidocain kann auch ein während der endotrachealen Intubation auftretender Anstieg des intrakraniellen Drucks abgeschwächt werden (Abb. 18.8), [32]. Sollte es trotz dieser Vorsichtsmaßnahmen zu einem Blutdruckanstieg kommen, kann die schnelle intravenöse Gabe von 1–2 mikrog/kg Nitroprussid hilfreich sein [70].

### Narkoseführung

Zur Aufrechterhaltung der Narkose eignen sich Lachgas und ein volatiles Anästhetikum. Potente volatile Anästhetika sind geeignet, um überschießende Blutdruckanstiege – wie sie z.B. als Reaktion auf starke operative Reize auftreten können – zu verhindern bzw. zu therapieren. Durch volatile Anästhetika kann vermutlich auch die für eine kontrollierte Hypotension notwendige Dosierung an Vasodilatantien verringert werden. Außerdem weisen die unveränderte Hirndurchblutung und der verminderte zerebrale Sauerstoffbedarf während der Verabreichung von Isofluran darauf hin, daß das Verhältnis von globalem zerebralem Sauerstoffbedarf und Sauerstoffangebot durch dieses Anästhetikum vorteilhaft verändert wird [71]. Beatmung, Flüssigkeitstherapie, Einsatz von Überwachungsgeräten und Behandlung des erhöhten intrakraniellen Drucks entsprechen weitgehend den Richtlinien, wie sie für die Entfernung eines intrakraniellen Tumors beschrieben sind (vgl. Abschnitt: Narkoseführung zur Exstirpation eines intrakraniellen Tumors).

**Kontrollierte Hypotension**

Operative Freilegung und Abklemmung eines intrakraniellen Aneurysmas werden durch eine kontrollierte Blutdrucksenkung erleichtert. Um die erwünschte Blutdrucksenkung zu erzielen, wird zumeist eine kontinuierliche Infusion von Nitroprussid (über eine Infusionspumpe) eingesetzt. Wird durch volatile Anästhetika eine adäquate Narkosetiefe gewährleistet, übersteigt die notwendige Nitroprussiddosierung nur selten 3 mikrog/kg × min. Falls die hypotensive Wirkung des Nitroprussids durch eine reflektorische Tachykardie wieder aufgehoben wird, kann Propranolol eingesetzt werden, um damit die Herzfrequenz zu senken. Die höchste, noch vertretbare Infusionsrate an Nitroprussid beträgt 8–10 mikrog/kg × min. Während einer 1–3-stündigen Zufuhr sollten nicht mehr als 1,5 mg/kg verabreicht werden und bei einer Dauerinfusion 0,5 mg/kg × h nicht überschritten werden [72]. Wenn die Nitroprussidinfusion diese Dosierungsbereiche erreicht, muß der arterielle pH-Wert in mindestens einstündigen Abständen kontrolliert werden. Kommt es bei Patienten, die hohe Dosierungen von Nitroprussid erhalten, zu einer metabolischen Azidose, ist dies ein Hinweis auf die Entwicklung einer Zyanidvergiftung. In diesem Fall muß die Infusion dieses Medikaments sofort unterbrochen werden. Kann eine Kreislaufinsuffizienz als Ursache für die Zyanose ausgeschlossen werden und ist eine Zyanidvergiftung anzunehmen, sollte der Patient mit Natriumthiosulfat (150 mg/kg) behandelt werden [72]. Natriumthiosulfat soll schnell intravenös verabreicht werden. Natriumthiosulfat ist ein Schwefeldonator und führt zu einer Umwandlung des Zyanids in Thiocyanat. Liegt eine schwere Zyanidvergiftung mit gravierenden hämodynamischen Störungen und einer ausgeprägten Azidose vor, so sollten langsam 5 mg/kg Natriumnitrat intravenös verabreicht werden, um Hämoglobin zu Methämoglobin umzuwandeln [73]. Methämoglobin wirkt als Antidot gegen die Zyanidtoxizität, da es Zyanid zu Zyanmethämoglobin umwandelt.

Alternativ zum Nitroprussid können für eine kontrollierte Hypotension auch Trimethaphan, Nitroglyzerin oder Labetalol eingesetzt werden. Trimethaphan wirkt sowohl über eine Ganglienblockade als auch über eine periphere Gefäßdilatation. Obwohl mit Trimethaphan innerhalb einer Minute der gewünschte Blutdruck eingestellt werden kann, wird dessen Einsatz in der Neurochirurgie dadurch begrenzt, daß es eine Mydriasis verursacht und dadurch die neurologische Beurteilung erschwert wird. Noch wichtiger ist vermutlich die tierexperimentelle Beobachtung, daß Trimethaphan den zerebralen Blutfluß stärker senkt als den zerebralen Sauerstoffverbrauch. Hierdurch wird während einer kontrollierten Hypotension mit diesem Medikament die zerebrale Sauerstoffreserve verringert [74]. Außerdem kommt es bei der blutdrucksenkenden Wirkung des Trimethaphans normalerweise zu einer Tachyphylaxie. Nitroglycerin wirkt hauptsächlich auf die venösen Kapazitätsgefäße und senkt den Blutdruck über eine Verringerung des venösen Rückstroms. Deshalb hängt die Blutdrucksenkung durch Nitroglycerin – im Gegensatz zu Nitroprussid – stärker vom intravasalen Flüssigkeitsvolumen ab. Außerdem ist die blutdrucksenkende Wirkung von Nitroglyzerin geringer als die von Nitroprussid. Durch Gabe von 4,7 mikrog/kg × min Nitroglycerin kann eine vergleichbare Blutdrucksenkung wie durch die Gabe von 2,5 mikrog/kg × min Nitroprussid erzielt werden [75]. Labetalol ist ein kombinierter Alpha- und Beta-Rezeptorenantagonist, der nach intravenöser Gabe eine sofortige Blutdrucksenkung bewirkt. Labetalol ist deshalb ebenfalls für eine kontrollierte Blutdrucksenkung geeignet.

Es muß jedoch beachtet werden, daß es im Rahmen einer medikamentös erzeugten kontrollierten Hypotension häufig zu einem Abfall des Sauerstoffpartialdruckes kommt. Deshalb sollte während einer medikamentösen Blutdrucksenkung die arterielle Sauerstoffsättigung überwacht werden. Die Medikamente, die zur kontrollierten Hypotension eingesetzt werden, bewirken auch eine zerebrale Vasodilatation. Dadurch können der zerebrale Blutfluß und der intrakranielle Druck ansteigen, obwohl der systemische Blutdruck abfällt. Für Nitroprussid ist beispielsweise ein solcher Anstieg des intrakraniellen Druckes beschrieben. Er kann dadurch abgeschwächt werden, daß vor Nitroprussidgabe eine Hyperventilation durchgeführt wird [33]. Aufgrund dieser Überlegungen scheint es sinnvoll zu sein, mit der Gabe von Vasodilatantien bis nach Eröffnung der Dura zu warten.

Bis zu welchem Ausmaß eine kontrollierte Hypotension noch sicher ist, kann anhand des vermuteten zerebralen Blutflusses, den Autoregulationsgrenzen des zerebralen Blutflusses und den arteriellen $CO_2$-Partialdrucken errechnet werden. Bei normotensiven wachen Erwachsenen beträgt z.B. der zerebrale Blutfluß 50 ml/100 g × min. Anzeichen einer zerebralen Ischämie im EEG treten nicht auf, solange der zerebrale Blutfluß über 25 ml/100 g × min beträgt [76]. Unter der Annahme, daß der zerebrale Blutfluß linear abfällt, wenn der zerebrale Perfusionsdruck unter 60 mm Hg absinkt, würde bei einem zerebralen Perfusionsdruck von ungefähr 35 mm Hg der zerebrale Blutfluß auf 25 ml/100 g × min vermindert sein. Dieser zerebrale Perfusionsdruck entspricht einem mittleren arteriellen Druck von ungefähr 45 mm Hg, wenn von einem zentralen Venendruck von 10 mm Hg ausgegangen wird (der zerebrale Perfusionsdruck entspricht normalerweise der Differenz aus mittlerem arteriellem Blutdruck und zentralvenösem Druck). Es muß beachtet werden, daß der zerebrale Blutfluß bei einer Erniedrigung des arteriellen $CO_2$-Partialdrucks pro 1 mm Hg zusätzlich um 1 ml/100 g × min reduziert wird. Deshalb ist es wichtig, während einer kontrollierten Hypotension einen arteriellen $CO_2$-Partialdruck von ca. 35 mm Hg zu garantieren. Wird dieses Konzept zugrunde gelegt, läßt sich während einer kontrollierten Hypotension eine sichere zerebrale Durchblutung aufrecht erhalten, falls der arterielle Mitteldruck ungefähr 50 mm Hg beträgt. Ein arterieller Mitteldruck von ca. 50 mm Hg entspricht einem systolischen Blutdruck von ungefähr 60–70 mm Hg. Es sollte beachtet werden, daß Patienten für eine kurze Zeit sicherlich auch einen mittleren arteriellen Blutdruck von weniger als 50 mm Hg tolerieren. Dies ist z.B. zur Plazierung eines Clips an einem intrakraniellen Aneurysma notwendig [77]. Die Toleranz gegenüber einem niedrigen Perfusionsdruck wird auch dadurch verbessert, daß der intrakranielle Druck, solange die Dura eröffnet ist, Null beträgt. Vermutlich wird eine Hypotension aufgrund einer starken Blutung jedoch nicht so gut toleriert, wie eine entsprechende kontrollierte Blutdrucksenkung durch vasodilatierende Substanzen. Wahrscheinlich führt eine blutungsbedingte Hypotension über eine Sympathikusstimulation zu einer Steigerung des zerebralen Sauerstoffbedarfs und damit früher zu einer zerebralen Ischämie. Eine zerebrale Ischämie entwickelt sich während einer blutungsbedingten Hypotension bereits bei Blutdruckwerten und zerebralen Blutflußwerten, die bei einer kontrollierten medikamentösen Hypotension ohne Sympathikusstimulation noch als sicher gelten.

Falls bei Hypertonikern eine kontrollierte Hypotension durchgeführt werden soll, muß beachtet werden, daß die Autoregulationskurve des zerebralen Blutflusses nach rechts verschoben ist. Die untere Grenze der Autoregulation beträgt bei normotensiven Patienten 60 mm Hg (was einem mittleren arteriellen Blutdruck von ca. 90 mm Hg entspricht). Bei Hypertonikern ist diese untere Grenze um soviel mm Hg höher, wie der mittlere arterielle Blutdruck über 90 mm Hg liegt. Bei einem chronischen Hypertoniker mit einem arteriellen Mitteldruck von 115 mm Hg liegt daher die untere Grenze der Autoregulation bei 85 mm Hg. Um das noch sichere Niveau einer kontrollierten Hypotension zu ermitteln, sollte anstelle von 60 mm Hg dieser ermittelte Wert verwendet werden.

Anstatt dieser Berechnungen kann – für die Ermittlung der noch sicheren Höhe einer kontrollierten Hypotension – die Richtlinie gelten, daß der arterielle Mitteldruck um nicht mehr als 30–40 mm Hg unter den Wert des wachen Patienten gesenkt werden soll. Diese Richtlinie geht von einem zentralnervösen Druck von höchstens 10 mm Hg und einem arteriellen $CO_2$-Partialdruck von ungefähr 35 mm Hg aus.

Da eine exakte arterielle Blutdruckmessung notwendig ist, muß der Transducer, der zur arteriellen Druckmessung verwendet wird, richtig kalibriert und exakt auf Herzhöhe plaziert werden. Ob der in einer peripheren Arterie der oberen Extremität blutig gemessene systolische Blutdruck korrekt ist, kann dadurch überprüft werden, daß eine Manschette proximal der kanülierten Arterie soweit aufgeblasen wird, bis kein Blutfluß mehr nachweisbar ist. Die angelegte Manschette wird an ein Quecksilbermanometer angeschlossen. Der Manschettendruck wird nun langsam abgelassen, bis erste Anzeichen eines pulsierenden Blutflusses an der peripheren Arterie festgestellt werden. Der zu diesem Zeitpunkt am Quecksilbermanometer angezeigte Druck stellt den systolischen Blutdruck dar. Die Überprüfung durch diese Methode wird als «Return-to-flow»-Technik bezeichnet. Diese Überprüfung ist sehr zu empfehlen, denn falls über den intraarteriellen Katheter aus irgendwelchen Gründen falsch hohe systolische Blutdrucke gemessen würden, könnten während der kontrollierten Hypotension möglicherweise zu niedrige Perfusiondrucke auftreten. Bleibt dies unbemerkt, kann es zu einer zerebralen Ischämie kommen. Ebenso wichtig ist die Überprüfung der richtigen Positionierung des Transducers. Als Anhaltspunkt kann gelten, daß für jeden cm, den der Kopf über dem Herzniveau ist, der arterielle zerebrale Blutdruck um 0,7 mm Hg absinkt. Deshalb entspricht der auf Herzhöhe angezeigte arterielle Mitteldruck nicht genau dem Perfusionsdruck im Gehirn, falls sich der Kopf über Herzniveau befindet. Wenn z.B. der Kopf 20 cm über Herzniveau angehoben wird, beträgt der zerebrale Perfusionsdruck ungefähr 14 mm Hg weniger als der mittlere arterielle Druck auf Herzhöhe. Würde hierbei eine kontrollierte Hypotension mit Hilfe eines auf Herzniveau justierten Transducers auf einen arteriellen Mitteldruck von 50 mm Hg eingestellt, wäre der tatsächliche Perfusionsdruck im Gehirn nur ungefähr 36 mm Hg. Während einer kontrollierten Hypotension ist es sinnvoll, den Transducer auf Höhe des Circulus Willisii zu plazieren. Als praktischer Anhaltspunkt kann gelten, daß eine Plazierung des Transducers auf Höhe des äußeren Gehörgangs dem arteriellen Blutdruck im Circulus Willisii entspricht.

## 18.4 Schädel-Hirn-Trauma

Ein aktuelles Schädel-Hirn-Trauma tritt häufig zusammen mit anderen Traumata, z.B. einer Verletzung der Halswirbelsäule und thorakoabdominellen Verletzungen, auf. Zur Initialtherapie gehören die Freihaltung der oberen Luftwege und die Therapie von Blutungen. Röntgenaufnahmen von Wirbelsäule und Thorax sind notwendig, sobald die Vitalfunktionen stabilisiert sind. Die neurologischen Funktionsstörungen können anhand der «Glasgow Coma Scale» beurteilt werden (Tab. 18.2), [78]. Diese Skala eignet sich, um bei Patienten mit einer Schädelverletzung Veränderungen des neurologischen Status zu beurteilen. Bei der körperlichen Untersuchung sollten Bewußtseinsgrad sowie eventuell vorliegende neurologische Symptome erfaßt werden. Die sinnvollste diagnostische Maßnahme ist das Computertomogramm. Bei Patienten, die eine Schädel-Hirn-Verletzung erlitten haben, sollte an die Möglichkeit eines epiduralen oder subduralen Hämatoms gedacht werden. Während der Narkoseführung von Patienten, die notfallmäßig wegen eines akuten

**Tab. 18.2:** Glasgow Coma Scale

| Öffnen der Augen | |
|---|---|
| spontan | 4 |
| auf Ansprache | 3 |
| auf Schmerz | 2 |
| keine | 1 |
| **beste motorische Antwort** | |
| kommt Aufforderungen nach | 6 |
| gezielte Abwehr auf Schmerz | 5 |
| ungezielte Abwehr auf Schmerz | 4 |
| beugt auf Schmerz | 3 |
| streckt auf Schmerz | 2 |
| keine | 1 |
| **verbale Antwort** | |
| orientiert | 5 |
| verwirrt | 4 |
| unangemessene Worte | 3 |
| unverständliche Geräusche | 2 |
| keine | 1 |

(modifiziert nach: Jennett B, Teasdale G. Aspects of coma after severe head injury. Lancet 1977;1:878–81)

Schädeltraumas operiert werden müssen, ist zu beachten, daß eventuell ein erhöhter intrakranieller Druck vorliegen kann.

### 18.4.1 Epidurales Hämatom

Bei einem epiduralem Hämatom kommt es zu einer arteriellen Blutung zwischen Kalotte und Dura. Ursache ist die Ruptur einer Meningealarterie. Dies tritt meist im Rahmen einer Schädelfraktur auf. Diese Patienten sind typischerweise für kurze Zeit bewußtlos. Anschließend bilden sich schnell Kopfschmerzen, einseitige neurologische Symptome und dann ein Koma aus. Andere Patienten erlangen nach der Verletzung das Bewußtsein nicht wieder. Röntgenaufnahmen des Schädels zeigen normalerweise eine Fraktur. Die Frakturlinie überquert meistens die im Röntgenbild sichtbare Furche der Arteria meningea media. Falls nicht sofort eine operative Dekompression des Hämatoms (z.B. durch Bohrlöcher), erfolgt, kommt es innerhalb von Stunden nach der Verletzung meist zu einer Herniation des Uncus (mediobasaler Anteil des Temporallappens), zur Kompression des Hirnstammes und zum Tod des Patienten.

### 18.4.2 Subdurales Hämatom

Ein subdurales Hämatom entsteht durch das Zerreißen von Brückenvenen. Dadurch kommt es zur Einblutung in den Raum zwischen Dura und Arachnoidea. Der Liquor im Subarachnoidalraum bleibt klar. Die Symptomatik bildet sich typischerweise langsam (innerhalb einiger Tage) aus, da das Hämatom aus schwach blutenden venösen Gefäßen entsteht. Die häufigste Ursache eines subduralen Hämatoms ist ein Schädel-Hirn-Trauma. Das Schädel-Hirn-Trauma kann eventuell so minimal gewesen sein, daß der Patient dieses Ereignis bereits vergessen hat. Insbesondere bei älteren Patienten können unwesentliche Kopfverletzungen zu einem subduralen Hämatom führen. Gelegentlich entsteht ein subdurales Hämatom auch spontan, z.B. bei Patienten, die mit Antikoagulantien behandelt werden.

Patienten mit einem subduralen Hämatom klagen normalerweise über Kopfschmerzen. Typische Symptome sind Schwindelgefühle und Hirnleistungsschwäche. Die Intensität dieser Beschwerden kann sich aber von Stunde zu Stunde ändern. Einseitige neurologische Symptome können sich gelegentlich als Hemiparese, Hemianopsie und Sprachstörungen äußern. Bei älteren Patienten kann eine zunehmende unerklärbare Demenz auftreten. Die Diagnose eines subduralen Hämatoms kann mit dem Computertomogramm bestätigt werden.

Bei Patienten, deren Zustand sich stabilisiert hat, wurde eine konservative Behandlung vorgeschlagen [79]. Trotzdem besteht die Behandlung meistens in einer operativen Entfernung des Hämatoms.

## 18.5 Degenerative Erkrankungen des Nervensystems

Degenerative Erkrankungen des Nervensystems können durch eine Entwicklungsstörung des Neuralrohrs bedingt sein und unter Umständen erst im Erwachsenenalter zu Symptomen führen. Oft sind genetische Faktoren für diese Störungen verantwortlich. Die degenerativen Veränderungen können das gesamte Nervensystem oder auch nur bestimmte Neuronenpopulationen betreffen.

### 18.5.1 Aquäduktstenose

Eine Aquäduktstenose ist durch eine angeborene Einengung des Aquäduktes – welcher den 3. mit dem 4. Hirnventrikel verbindet – bedingt. Handelt es sich um eine hochgradige Stenose des Aquädukts, kann es bereits im Kindesalter zu einem obstruktiven Hydrozephalus kommen. Eine geringgradige Aquäduktstenose führt zu einem sich langsam entwickelnden Hydrozephalus, der sich u.U. erst im Erwachsenenalter manifestiert. Bei einer Aquäduktstenose kommt es zu einer Steigerung des intrakraniellen Druckes. Bei ungefähr einem Drittel der Patienten tritt ein Krampfleiden auf. Mittels zerebraler Computertomographie ist ein vorliegender obstruktiver Hydrozephalus nachzuweisen. Es kann jedoch eine Angiographie notwendig werden, um einen Tumor der hinteren Schädelgrube auszuschließen. Eine Aquäduktstenose, die so stark ist, daß es zu einem Hydrozephalus und einem erhöhten intrakraniellen Druck kommt, wird mit einem Ventrikelshunt therapiert. Bei der Narkoseführung zur Anlage eines Ventrikelshunts muß bei diesen Patienten die mögliche Gefahr eines erhöhten intrakraniellen Drucks beachtet werden.

### 18.5.2 Arnold-Chiari-Syndrom

Beim Arnold-Chiari-Syndrom besteht eine Kaudalverlagerung der Kleinhirntonsillen und der kaudalen Anteile der Medulla durch das Foramen magnum occipitale in den oberen Spinalkanal. Durch die Herniation des Kleinhirns kommt es zu Arachnoidalverwachsungen, wodurch der Abfluß des Liquor cerebrospinalis aus dem 4. Ventrikel behindert wird. Durch diese Obstruktion kann es zu einem Hydrozephalus und zu einem erhöhten intrakraniellen Druck kommen.

Außerdem kommt es zu einer zunehmenden Kompression von Hirnnerven und einer Torsion des Hirnstammes.

#### Symptome

Die Symptome eines Arnold-Chiari-Syndroms können in jedem Lebenalter auftreten. Die häufigsten Beschwerden sind okzipitale Kopfschmerzen, die oft in die Schultern und Arme ausstrahlen. In diesen Bereichen besteht eine Dysästhesie der Haut. Die Schmerzen werden durch Husten oder Kopfbewegungen verstärkt. Wichtigste Symptome sind Sehstörungen, intermittierender Schwindel und Ataxie. Bei ungefähr 50 % der Patienten mit dieser Erkrankung liegen Anzeichen einer Syringomyelie vor.

#### Therapie

Die Therapie des Arnold-Chiari-Syndroms ist operativ und besteht in der Lösung der Adhäsionen und der Erweiterung des Foramen occipitale magnum. Bei der Narkoseführung muß beachtet werden, daß möglicherweise ein erhöhter intrakranieller Druck vorliegt.

### 18.5.3 Syringomyelie

Die Syringomyelie ist eine chronische und langsam fortschreitende Degeneration des Rückenmarks, bei der es zu Höhlenbildungen im Rückenmark kommt. Vermutlich ist diese Mißbildung Ausdruck einer gestörten embryonalen Entwicklung, bei der der Abfluß des Liquor cerebrospinalis aus dem 4. Ventrikel behindert ist. Der erhöhte Liquordruck pflanzt sich über den Zentralkanal des Rückenmarks fort, wodurch es schließlich zu diesen zystischen Höhlenbildungen kommt.

#### Symptome

Die Symptome einer Syringomyelie beginnen normalerweise im dritten oder vierten Lebensjahrzehnt. Die Erstsymptome sind dissoziierte Empfindungsstörungen in den oberen Extremitäten. Diese sind dadurch bedingt, daß die zur Gegenseite kreuzenden Schmerz- und Temperaturfasern zerstört sind. Mit fortschreitender Höhlenbildung im Rückenmark kommt es zur Zerstörung von Alpha-Motoneuronen und damit zur Ausbildung einer Muskelschwäche und eines Muskelschwunds mit Areflexie. Aufgrund einer Schwäche der Paravertebralmuskulatur kann es zu einer thorakalen Skoliose kommen. Dehnt sich die Höhlenbildung nach kranial bis in die Medulla oblongata aus, so wird von Syringobulbie gesprochen. Diese ist durch eine Lähmung von Gaumen, Zunge, Stimmbändern und durch einen Sensibilitätsverlust im Gesicht gekennzeichnet.

#### Therapie

Es ist keine effektive Therapie bekannt, um die fortschreitende Degeneration des Rückenmarks oder der Medulla oblongata aufzuhalten.

Operative Eingriffe, mit dem Ziel, den Abfluß des Liquor cerebrospinalis zu normalisieren oder den Zentralkanal des Rückenmarks zu verschließen, führen zu keinem sicheren Erfolg.

#### Narkoseführung

Bei der Narkoseführung von Patienten mit einer Syringomyelie oder Syringobulbie sollten die im Rahmen dieser Erkrankung auftretenden neurologischen Defizite beachtet werden. Eine thorakale Skoliose kann eine Verschlechterung des Ventilations-/Perfusionsverhältnisses bedingen. Ist es aufgrund einer Schädigung der Alpha-Motoneurone zu einem Muskelschwund gekommen, läßt dies vermuten, daß es nach Verabreichung von Succinylcholin zu einer Hyperkaliämie kommen kann [80]. Andererseits könnte die vorbestehende Muskelschwäche zu einem stärkeren Ansprechen auf nicht-depolarisierende Muskelrelaxantien führen. Die Körpertemperatur sollte bei diesen Patienten überwacht werden, denn die Temperaturregulationsmechanismen können geschwächt sein. Die Erkrankung hat keinen Einfluß auf die zur Narkoseeinleitung und Narkoseunterhaltung anzuwendenden Medikamente. Wenn postoperativ die Extubation beabsichtigt wird, sollte beachtet werden, daß die Schutzreflexe möglicherweise abgeschwächt sind oder fehlen können.

### 18.5.4 Amyotrophe Lateralsklerose

Bei der amyotrophen Lateralsklerose kommt es zu einer degenerativen Erkrankung der Motoneurone in Gehirn und Rückenmark. Die Erkrankung befällt vorwiegend Männer im Alter zwischen 40 und 60 Jahren. Beschränkt sich der degenerative Prozeß auf den motorischen Cortex, so wird von primärer Lateralsklerose gesprochen, eine Beschränkung auf die Kerne des Hirnstamms wird als Pseudobulbärparalyse bezeichnet. Die Werdnig-Hoffmann-Erkrankung ähnelt der amyotrophen Lateralsklerose. Der einzige Unterschied besteht darin, daß sich die Werdnig-Hoffman-Erkrankung bereits in den ersten drei Lebensjahren manifestiert. Die Ursache der amyotrophen Lateralsklerose ist unbekannt. Gelegentlich gibt es genetisch bedingte Formen. Daneben wurde auch eine virale Ätiologie diskutiert.

### Symptome

Die Symptome einer amyotrophen Lateralsklerose äußern sich in einer Funktionsstörung sowohl des zentralen 1. Motoneurons als auch des Alpha-Motoneurons. Häufige Frühsymptome sind Atrophie, Schwäche sowie Faszikulieren der quergestreiften Muskeln. Die Faszikulationen beginnen häufig an den kleinen Handmuskeln. Im Laufe der Zeit betreffen Atrophie und Schwäche die meisten quergestreiften Muskeln, einschließlich die von Zunge, Pharynx, Larynx und Brustkorb. Frühsymptome einer Beteiligung der Hirnnervenkerne sind z.B. Faszikulationen der Zunge sowie Schluckstörungen, wodurch es zu einer Aspiration kommen kann. Aus ungeklärten Gründen bleiben die Augenmuskeln ausgespart. Eine emotionale Labilität ist charakteristisch. Beschwerden über krampfartige und schmerzhafte Sensationen, insbesondere in den unteren Extremitäten sind häufig. Lungenkarzinome und eine amyotrophe Lateralsklerose können gemeinsam auftreten. Die Konzentration der Plasmakreatininkinase ist normal. Dadurch kann diese Erkrankung von einer chronischen Polymyositis abgegrenzt werden. Es gibt keine Therapie und innerhalb von sechs Jahren nach Ausbruch der klinischen Symptomatik kommt es wahrscheinlich zum Tod.

### Narkoseführung

Patienten, bei denen ein Erkrankung der Alpha-Motoneurone - wie z.B. eine amyotrophe Lateralsklerose - vorliegt, neigen nach Verabreichung von Succinylcholin zu einer Hyperkaliämie [80]. Außerdem können bei diesen Patienten die nicht-depolarisierenden Muskelrelaxantien eine verlängerte Wirkung haben. Die bei einer amyotrophen Lateralsklerose im Elektromyogramm nachweisbaren Veränderungen ähneln denen einer Myasthenia gravis. Sind die Hirnnervenkerne mitbetroffen und kommt es zu einer Funktionsstörung der pharyngealen Muskeln, kann es bei diesen Patienten leicht zu einer Aspiration kommen. Es gibt keine Beweise, daß irgendein Anästhetikum oder eine bestimmte Medikamentenkombination für diese Patienten besonders gut geeignet wäre.

## 18.5.5 Friedreich-Ataxie

Die Friedreich-Ataxie ist eine autosomal-rezessiv vererbte Erkrankung, die durch eine Degeneration des Tractus spinocerebellaris und der Pyramidenbahnen gekennzeichnet ist. In ungefähr 90% besteht eine Kardiomyopathie. Bei nahezu 80% der betroffenen Patienten liegt eine Kyphoskoliose vor, wodurch es zu einer permanenten Lungenfunktionsstörung kommt. Das typische Zeichen ist die Ataxie. Außerdem können Dysarthrie, Nystagmus, Schwäche der quergestreiften Muskulatur, Spastizität und Diabetes mellitus auftreten. Aufgrund einer Herzinsuffizienz endet die Friedreich-Ataxie normalerweise im frühen Erwachsenenalter tödlich.

Das anästhesiologische Vorgehen bei der Friedreich-Ataxie entspricht den bei der amyotrophen Lateralsklerose beschriebenen Richtlinien. Falls eine Kardiomyopathie besteht, sollten die möglicherweise verstärkt zur Geltung kommenden negativ-inotropen Wirkungen bestimmter Anästhetika beachtet werden. Obwohl nur wenig Erfahrungen vorliegen, scheint die Reaktion auf Muskelrelaxantien normal zu sein [81]. Die Gefahr einer postoperativen Ateminsuffizienz kann erhöht sein, insbesondere wenn eine Kyphoskoliose besteht.

## 18.5.6 Morbus Parkinson

Der Morbus Parkinson (Paralysis agitans) ist eine degenerative Erkrankung des zentralen Nervensystems und ist durch einen Mangel an dopaminergen Fasern im Bereich der Basalganglien des Gehirns charakterisiert. Als Folge der Degeneration dieser Nervenfasern kommt es zu einer Entleerung von Dopamin in den Basalganglien. Es wird angenommen, daß der Neurotransmitter Dopamin dadurch wirkt, daß er die Entladungsrate solcher Neurone hemmt, die das extrapyramidale System kontrollieren. Die Verarmung an Dopamin führt zu einer verminderten Hemmung des extrapyramidal-motorischen Systems und damit zu einer uneingeschränkten Wirkung des cholinergen Systems.

Obwohl die Ursache des Morbus Parkinson normalerweise unbekannt ist, konnte doch gezeigt werden, daß sich diese Krankheit nach einer Enzephalitis, nach einer Intoxikation mit Kohlenmonoxid und nach einer chronischen enteralen Aufnahme von antipsychotischen Medikamenten entwickeln kann. Am häufigsten sind Männer zwischen 40 und 60 Jahren betroffen.

### Symptome

Die klassischen Symptome eines Morbus Parkinson sind verminderte Spontanbewegungen, Rigidität der Extremitäten, Maskengesicht, kleinschrittiger Gang und rhythmischer Ruhetremor. Diese Symptome sind durch eine verminderte Dämpfung des extrapyramidal-motorischen Systems bedingt. Ursache ist eine Dopaminverarmung in den Basalganglien. Die Muskelrigidität tritt zuerst in den proximalen Armmuskeln des Nackenbereichs auf. Die frühesten Symptome können darin bestehen, daß beim Gehen das gleichzeitige Mitschwingen der Arme und bei einer Körperdrehung die Kopfrotation fehlt. Die mimische Starre ist durch einen seltenen Lidschlag und durch eine geringe emotionale

Mimik gekennzeichnet. Der Tremor äußert sich in rhythmischen, flektierenden und extendierenden Bewegungen des Daumens und der Finger, wobei die Frequenz ungefähr vier bis fünf Bewegungen pro Sekunde beträgt. Diese Bewegungen werden oft als «Pillendrehen» oder «Geldzählen» bezeichnet. Der Tremor ist besonders dann ausgeprägt, wenn sich die Extremität in Ruhe befindet. Während einer Bewegung verschwindet der Tremor kurzfristig, dadurch kann er von einem essentiellen oder familiären Tremor unterschieden werden. Häufig kommt es zu übermäßiger Talgsekretion, fettiger Haut, Pupillenabnormalitäten, Spasmen des Zwerchfells und okulogyren Krisen (Blickkrämpfen). Oft entwickeln sich eine Demenz und eine Depression.

Therapie

Das Therapieziel beim Morbus Parkinson besteht darin, entweder die Dopaminkonzentration in den Basalganglien zu erhöhen, oder die neuronalen Azetylcholinwirkungen zu vermindern. Die hierfür am häufigsten eingesetzten Medikamente sind Levodopa, Anticholinergika und Antihistaminika.

**Levodopa.** Die exogene Zufuhr von Dopamin führt zu keiner Konzentrationszunahme dieses inhibitorischen Neurotransmitters in den Basalganglien, denn Dopamin kann die Bluthirnschranke nicht überschreiten. Dagegen überschreitet die unmittelbare Vorstufe von Dopamin, das Levodopa, die Bluthirnschranke. Levodopa wird anschließend im zentralen Nervensystem durch ein Decarboxylaseenzym zu Dopamin umgewandelt. Daher kann mit Hilfe einer oralen Gabe von Levodopa (4–6 g/Tag) die Dopaminkonzentration im zentralen Nervensystem erhöht werden. Es muß jedoch beachtet werden, daß die Decarboxylase, die im zentralen Nervensystem für die Umwandlung von Levodopa zu Dopamin verantwortlich ist, auch im systemischen Kreislauf und in anderen Geweben vorhanden ist. Daher führt die Verabreichung von Levodopa im gesamten Körper zu einer Konzentrationssteigerung von Dopamin. Da Levodopa im Systemkreislauf zu Dopamin umgewandelt wird, steht außerdem nur eine begrenzte Menge an Levodopa für die Aufnahme in das zentrale Nervensystem zur Verfügung. Daher wird Levodopa häufig mit einem Medikament kombiniert, welches die Decarboxylase im systemischen Kreislauf hemmt. Durch die Kombination von Levodopa mit solch einem Enzymhemmer (z.B. Carbidopa) kann die Dosierung von Levodopa oft um 75 % reduziert werden und damit sind auch die dosisabhängigen Nebenwirkungen dieses Medikamentes vermindert.

Nebenwirkungen des Levodopas äußern sich am kardiovaskulären, gastrointestinalen und am zentralnervösen System. Das aus Levodopa entstehende Dopamin kann die myokardiale Kontraktilität und die Herzfrequenz steigern und zu Herzrhythmusstörungen prädisponieren. Durch eine chronische Zufuhr von Levodopa können die Noradrenalinspeicher des Herzens entleert werden. Hohe Dopaminkonzentrationen führen zu einer peripheren Vasokonstriktion. Von niedrigen Dopaminkonzentrationen ist bekannt, daß sie den renalen Blutfluß, die glomeruläre Filtrationsrate und die Natriumausscheidung steigern. Während einer Levodopa-Therapie kommt es auch zu einer verminderten Freisetzung von Renin. Infolge dieser Auswirkungen auf die Niere kommt es vermutlich zu einer Verminderung des intravasalen Flüssigkeitsvolumens und zu einer Aktivitätsabnahme des Renin-Angiotensin-Aldosteron-Systems. Daher besteht bei Patienten, die unter einer chronischen Therapie mit Levodopa stehen, häufig eine orthostatische Hypotension. Eine andere Ursache für die orthostatische Hypotension ist die verminderte Synthese von Noradrenalin in den sympathischen Nervenendigungen, denn aufgrund der hohen Dopaminkonzentrationen kommt es über einen negativen Feedback-Mechanismus zu einer verminderten Katecholaminsynthese. An vielen Stellen wird außerdem Noradrenalin durch Dopamin ersetzt und Dopamin hat eine geringere blutdrucksteigernde Wirkung als Noradrenalin. Auch einige zentralnervöse Nebenwirkungen von Dopamin tragen zu der Hypotension bei.

Die gastrointestinalen Nebenwirkungen von Levodopa äußern sich in Übelkeit und Erbrechen. Dies ist vermutlich durch eine dopaminbedingte Stimulation der Chemorezeptortriggerzone bedingt. Zentralnervöse Nebenwirkungen einer Dauertherapie mit Levodopa äußern sich meist in psychiatrischen Symptomen, wie z.B. Erregungszuständen, Verwirrung, Depression und einer manifesten Psychose. Das schwerwiegendste Problem ist das Auftreten einer Dyskinesie. Diese tritt bei ungefähr 80 % der Patienten auf, die ein Jahr oder länger mit Levodopa behandelt werden.

**Anticholinergika und Antihistaminika.** Falls die Symptome eines Morbus Parkinson nur gering sind, können zuerst anticholinerge Medikamente verabreicht werden. Auch Antihistaminika sind geeignet, um leichte Symptome einer extrapyramidalmotorischen Überaktivität zu therapieren, insbesondere, falls sie durch Phenothiazine oder Butyrophenone ausgelöst wurden.

Narkoseführung

Voraussetzung für die Narkoseführung bei Patienten mit einem Morbus Parkinson ist es, daß die Therapie dieser Erkrankung und die damit verbundenen möglichen Nebenwirkungen verstanden werden. Eine Levodopa-Therapie sollte auch während der perioperativen Phase weitergeführt werden. Auch am Operationstag sollte die übliche morgendliche Dosis verabreicht werden. Die Eliminationshalbwertszeiten von Levodopa und des daraus entstehenden Dopamins sind kurz, so daß eine Unterbrechung der Therapie für mehr als sechs bis zwölf Stunden dazu führen kann, daß die erwünschten therapeutischen Wirkungen dieses Medikamentes plötzlich wegfallen. Ein akuter Entzug von Levodopa kann zu einer Muskelrigidität führen, die sogar eine adäquate Ventilation behindern kann [82].

Bei mit Levodopa behandelten Patienten, die narkotisiert werden müssen, muß daran gedacht werden, daß die Möglichkeit einer orthostatischen Hypotension besteht, daß möglicherweise Herzrhythmusstörungen oder gar eine Hypertension auftreten können. Bei der Auswahl der präoperativ und zur Narkoseführung verabreichten Medikamente muß beachtet werden, daß Phenothiazine und Butyrophenone die Wirkungen von Dopamin im Bereich der Basalganglien antagonisieren können. Daher ist bei Patienten, die mit Levodopa behandelt werden, die Verabreichung von Droperidol, das z. B. in Thalamonal enthalten ist, nicht sinnvoll. Auch der Einsatz von Ketamin kann wegen der übermäßigen sympathikotonen Reaktionen fragwürdig sein. Dennoch wurde Ketamin erfolgreich bei einem Patienten eingesetzt, der mit Levodopa behandelt wurde [82]. Unter Halothan treten möglicherweise häufiger Rhythmusstörungen auf. Diese Vermutung ist jedoch nicht belegt. Ein bestehender intravasaler Flüssigkeitsmangel kann während der Narkoseeinleitung zu einem Blutdruckabfall führen und eine großzügige Zufuhr kristalloider oder kolloidaler Lösungen notwendig machen. Der Morbus Parkinson hat keinen Einfluß darauf, welche Muskelrelaxantien eingesetzt werden sollen. Es gibt jedoch einen kasuistischen Bericht, wonach ein Patient nach der intravenösen Verabreichung von Succinylcholin eine Hyperkaliämie entwickelt hat [83]. Es ist nicht nur wichtig, die Levodopa-Therapie bis kurz vor die Narkoseeinleitung fortzuführen, sondern es ist auch wichtig, in der postoperativen Phase sobald wie möglich mit der Levodopa-Therapie wieder fortzufahren.

### 18.5.7 Hallervorden-Spatz-Syndrom

Das Hallervorden-Spatz-Syndrom ist eine seltene autosomal rezessive Erkrankung der Basalganglien. Nach Krankheitsbeginn in der späten Kindheit kommt es zu einem langsam fortschreitenden Verlauf und nach ungefähr zehn Jahren zum Tode. Für diese Erkrankung gibt es keine spezifischen Labortests und keine effektive Therapie. Häufig besteht eine Demenz und eine Dystonie mit einem Tortikollis sowie eine Skoliose. Dystone Haltungsstörungen verschwinden meistens mit Narkoseeinleitung, obwohl es bei chronischen Veränderungen zu Muskelkontraktionen und knöchernen Veränderungen kommen kann. Hierdurch kann es zur Immobilität des Temporomandibulargelenkes und der Halswirbelsäule kommen, die sich selbst bei tiefer Allgemeinnarkose oder bei einer Muskelrelaxation nicht löst.

Bei der Narkoseführung muß beachtet werden, daß es nach Narkoseeinleitung unmöglich sein kann, den Patienten optimal für die endotracheale Intubation zu lagern [84]. Starke Stimulationen, wie z. B. im Rahmen einer versuchten Wachintubation, können die Dystonie verstärken. Aus diesen Gründen wird die Narkoseeinleitung am besten per inhalationem und unter Aufrechterhaltung der Spontanatmung durchgeführt. Ob Succinylcholin verabreicht werden darf, ist zweifelhaft, denn aufgrund eines Muskelschwunds und diffuser axonaler Veränderungen im Gehirn, die auch die zentralen Motoneurone betreffen können, könnte es nach Verabreichung dieses Medikamentes zu einer verstärkten Kaliumfreisetzung kommen. Eine erforderliche Muskelrelaxierung wird vermutlich am besten dadurch erreicht, daß die Konzentration des volatilen Anästhetikums erhöht oder nicht-depolarisierende Muskelrelaxantien verabreicht werden. Es ist davon auszugehen, daß sich beim Erwachen aus der Narkose die dystonen Haltungsstörungen wieder einstellen.

### 18.5.8 Chorea Huntington

Bei der Chorea Huntington kommt es zu einer verfrühten degenerativen Erkrankung des zentralen Nervensystems. Sie ist durch eine ausgeprägte Atrophie des Nucleus caudatus und – in einem geringeren Umfang – auch des Putamens und des Globus pallidus gekennzeichnet [85]. Biochemisch liegt in den Basalganglien ein Mangel an Acetylcholin sowie ein Mangel des acetylcholinsynthetisierenden Enzyms Cholinacetyltransferase und der Gamma-Aminobuttersäure vor. Ein selektiver Verlust der Gamma-Aminobuttersäure kann zu einer verminderten Hemmung des dopaminergen nigrostrialen Systems führen. Die Chorea Huntington wird autosomal-dominant vererbt, aber ihr spätes Auftreten im Alter von 35 bis 40 Jahren kann eine sinnvolle genetische Beratung verhindern.

#### Symptome

Die Symptome der Chorea Huntington bestehen in einer progressiven Demenz und einer Choreaathetose. Die Chorea wird normalerweise als erstes Symptom der Chorea Huntington betrachtet, obwohl auch Verhaltensstörungen (Depression, Demenz) schon einige Jahre vor Beginn dieser unwillkürlichen Bewegungen auftreten können. Sind auch die pharyngealen Muskeln betroffen, neigen diese Patienten zu einer Aspiration. Die Erkrankung schreitet über mehrere Jahre fort und aufgrund von zusätzlich auftretenden Depressionen ist Selbstmord eine sehr häufige Todesursache. Vom Ausbruch der Chorea-Huntington bis zum Versterben der Patienten vergehen durchschnittlich 17 Jahre.

#### Therapie

Die Therapie der Chorea Huntington ist symptomatisch und zielt darauf ab, die choreiformen Bewegungen zu vermindern. Haloperidol und Chlorpromazin sind eingesetzt worden, um die Chorea und die bei dieser Erkrankung auftretende emotionale Labilität therapeutisch anzugehen. Um die unwillkürlichen Bewegungen zu beeinflussen, eignen sich am besten solche Medikamente, die mit den Wirkungen des Neurotransmitters Dopamin interferieren. Daher können Butyrophenone und Phenothiazine bei der Behandlung dieser Patienten hilfreich sein. Auch Diazepam und Lithium sind versucht worden, allerdings mit unterschiedlichem Erfolg.

**Narkoseführung**

Es liegen zu wenige Narkoseerfahrungen bei diesen Patienten vor, als daß spezielle Medikamente oder spezielle Narkoseverfahren empfohlen werden könnten. Lachgas in Kombination mit Opioiden und Droperidol scheint deshalb sinnvoll zu sein, da Droperidol möglicherweise zu einer Antagonisierung von Dopamin führt. Es ist aber auch eine Kombination von Lachgas und einem volatilen Anästhetikum möglich. In einem kasuistischen Fall wurde nach Verabreichung von Thiopental ein verzögertes Erwachen und ein generalisierter Muskelspasmus beobachtet [86]. Inwieweit diese Beobachtung relevant ist, ist nicht klar. Auch eine verminderte Aktivität der Plasmacholinesterase und damit eine verlängerte Wirkung von Succinylcholin ist beschrieben worden [87]. Es wurde auch vermutet, daß diese Patienten empfindlicher auf nichtdepolarisierende Muskelrelaxantien reagieren könnten [88]. Eine präoperative und postoperative Sedierung mit Butyrophenonen oder Phenothiazinen kann sinnvoll sein, um die choreiformen Bewegungen abzuschwächen. Falls auch die pharyngealen Muskeln betroffen sind, muß an die erhöhte Gefahr einer Aspiration gedacht werden.

### 18.5.9 Torticollis spasticus

Es wird angenommen, daß bei einem Torticollis spasticus eine Störung im Bereich der Basalganglien vorliegt. Die häufigste Manifestationsform ist eine spastische Kontraktur der Nackenmuskeln, die fortschreitend auch die Extremitäten- und Hüftmuskeln betreffen kann. Es kann eine Hypertrophie des Musculus sternocleidomastoideus bestehen. Die Spasmen können auch die paravertebrale Muskulatur betreffen und zu einer Lordose und Skoliose mit einer Ventilationsbehinderung führen. Die Therapie ist nicht besonders effektiv, aber eine bilaterale anteriore Rhizotomie bei $C_1$ und $C_3$ und eine subarachnoidale Durchtrennung des Nervus akzessorius können versucht werden. Die Operation kann zu einer postoperativen Zwerchfellähmung führen, die sich dann in einer Atmungsbehinderung äußert. Bei der Auswahl der Anästhetika sind keine Probleme zu beachten. Durch die Spasmen der Nackenmuskulatur kann es aber schwierig sein, die oberen Luftwege offen zu halten, solange der Patient nicht relaxiert ist. Falls die chronischen Muskelspasmen zu einer fixierten Fehlstellung der Halswirbelsäule geführt haben, kann eine Wachintubation notwendig werden.

### 18.5.10 Shy-Drager-Syndrom

Beim Shy-Drager-Syndrom besteht eine Insuffizienz des vegetativen Nervensystems und eine generalisierte parenchymatöse Degeneration in Gehirn und Rückenmark. Obwohl der primäre Defekt dieser Erkrankung ein Verlust an Nervenzellen ist, kann es auch – aufgrund einer Entleerung von Noradrenalin aus den peripheren efferenten Nervenendigungen – zu Zeichen einer Funktionsstörung des sympathischen Nervensystems kommen. Liegt nur eine Störung des vegetativen Nervensystems vor, ohne daß degenerative Veränderungen im zentralen Nervensystem auftreten, liegt vermutlich nur eine idiopathische orthostatische Hypotension und nicht ein Shy-Drager-Syndrom vor.

**Symptome**

Die Symptome des Shy-Drager-Syndroms sind durch eine Insuffizienz des vegetativen Nervensystems bedingt und manifestieren sich in orthostatischer Hypotension, Harnverhalt, Funktionsstörung der Därme, vermindertem Schwitzen und sexueller Impotenz. Die orthostatische Hypotension ist oft so ausgeprägt, daß es zu Synkopen kommt. Die Plasmakonzentrationen von Noradrenalin steigen oft nach einer Aufrichtung der Patienten oder nach körperlicher Anstrengung nicht an. Schwitzen kann völlig fehlen, die Pupillenreflexe können träge und die Atemregulation kann abnormal sein. Ein weiterer Hinweis auf eine Funktionsstörung des vegetativen Nervensystems ist darin zu sehen, daß bei Auftreten einer Hypotension über die Barorezeptorenreflexe keine Herzfrequenzsteigerung oder Vasokonstriktion vermittelt wird. Bei diesen Patienten tritt häufig ein Morbus Parkinson auf.

**Therapie**

Es gibt keine spezifische Therapie für diese Erkrankung und die Patienten versterben normalerweise innerhalb von acht Jahren nach Diagnosestellung. Todesursache ist zumeist eine zerebrale Ischämie aufgrund einer langdauernden Hypotension. Theoretisch kann die orthostatische Hypotension vermindert werden, indem die Patienten mit einem selektiven $\alpha_2$-Rezeptorenagonisten wie Yohimbin behandelt werden. Hierdurch könnte eine kontinuierliche Freisetzung von Noradrenalin aus den postganglionären Nervenendigungen erleichtert werden. Zur Behandlung der Symptome eines Morbus Parkinson wird Levodopa verabreicht.

**Narkoseführung**

Voraussetzung für die Narkoseführung ist, daß bekannt ist, welche Auswirkungen die verminderte Aktivität des vegetativen Nervensystems auf die kardiovaskulären Reaktionen hat. Diese veränderten kardiovaskulären Reaktionen sind z. B. bei Veränderung der Körperlage, bei positivem Atemwegsdruck, bei plötzlichem Blutverlust und auch bei Verabreichung von negativ-inotropen Anästhetika zu beachten. Bei der präoperativen Beurteilung sollten Funktionsstörungen des vegetativen Nervensystems wie eine orthostatische Hypotension oder eine bei tiefem Ein- und Ausatmen fehlende Variabilität der Herzfrequenz erkannt werden. Obwohl diese Patienten auf verschiedene während der perioperativen Phase möglicherweise auftretende Ereignisse anscheinend sehr empfindlich reagieren, hat die klinische Erfahrung trotzdem gezeigt, daß die meisten dieser Patienten eine Allgemeinanästhesie ohne übermäßige Risiken überstehen [89]. Der entscheidende Punkt bei der Therapie dieser Patienten besteht darin, den Blutdruck engmaschig zu überwachen und eine Hypotension sofort durch Infusion kristalloider oder kolloidaler Lösungen zu korrigieren. Die kontinuierliche Überwachung des arteriellen Blutdruckes und der kardialen Füllungsdrucke ist sinnvoll, um die intravenöse Flüssigkeitszufuhr besser steuern zu können. Falls Vasopressoren benötigt werden, sollte beachtet werden, daß diese Patienten auf solche Medikamente verstärkt ansprechen können, die zu einer Noradrenalin-Freisetzung führen. Grund für dieses übermäßige Ansprechen ist möglicherweise eine denervationsbedingte Überempfindlichkeit. Zur pharmakologischen Therapie einer Hypotension sind vermutlich direkt wirkende Medikamente wie Phenylephrin geeignet. Anfangs sollte auch Phenylephrin niedrig dosiert werden, bis klar ist, wie der Patient darauf anspricht. Da nach einer Spinal- oder Periduralanaesthesie die Gefahr einer Hypotension besteht, werden diese Techniken bei solchen Patienten nicht eingesetzt. Durch volatile Anästhetika kann es aufgrund einer myokardialen Depression zu einer enormen Verminderung des Herzminutenvolumens und damit zu einem verstärkten Blutdruckabfall kommen, denn bei diesen Patienten sind die Karotiskörperchen funktionsunfähig, und so ist keine kompensatorische Vasokonstriktion oder Tachykardie zu erwarten. Auch eine intermittierende positive Druckbeatmung oder ein akuter Blutverlust können nicht über eine kompensatorische Steigerung der Sympathikusaktivität ausgeglichen werden. Trägt eine Bradykardie mit zu einer Hypotension bei, wird sie am besten mit Atropin behandelt. Die Narkosetiefe kann bei diesen Patienten schlechter abgeschätzt werden, da bei schmerzhaften Manipulationen nur abgeschwächte Reaktionen des sympathischen Nervensystems auftreten. Bei diesen Patienten wurde eine Narkoseeinleitung mit Diazepam, Fentanyl und Pancuronium beschrieben. Anschließend wurde die Narkose mit niedrigen Dosierungen eines volatilen Anästhetikums und Lachgas aufrecht erhalten [89]. Muskelrelaxantien mit nur minimalen oder fehlenden Nebenwirkungen am Kreislaufsystem scheinen eine gute Alternative zum Pancuronium darzustellen. Zur Narkoseeinleitung verwendetes Thiopental kann einen stärkeren Blutdruckabfall verursachen, falls es schnell injiziert wird oder falls ein vermindertes intravasales Flüssigkeitsvolumen vorliegt. Nach Verabreichung von Ketamin ist dagegen an einen eventuell übermäßigen Blutdruckanstieg zu denken.

### 18.5.11 Familiäre Dysautonomie

Die familiäre Dysautonomie (Riley-Day-Syndrom) ist eine angeborene Erkrankung des zentralen Nervensystems. Sie äußert sich in Störungen des vegetativen Nervensystems, der sensorischen, motorischen und psychischen Funktionen (vgl. Kapitel 35). Dieses Syndrom wird autosomal-rezessiv vererbt und die Symptome treten im Säuglingsalter oder in der frühen Kindheit auf. Am häufigsten sind Kinder jüdischer Abstammung betroffen.

**Symptome**

Plötzliche Veränderungen des Blutdruckes, das heißt sowohl Hypertensionen als auch Hypotensionen, sind für die familäre Dysautonomie charakteristisch. Orthostatische Hypotensionen können bei diesen Patienten im Vordergrund stehen. Diese Erkrankung unterscheidet sich vom Shy-Drager-Syndrom dadurch, daß auch hypertensive Phasen auftreten. Es wird angenommen, daß die Hypotension durch eine unzureichende Sympathikusaktivität und durch verminderte Reflexantworten der Karotiskörperchen bedingt ist. Typisch ist, daß es bei einem Blutdruckabfall zu keinem kompensatorischen Anstieg der Herzfrequenz kommt. Bei Belastung oder beim Aufstehen kommt es zu keinem Anstieg der Noradrenalinkonzentration im Plasma. Es wird angenommen, daß hypertensive Phasen durch eine denervationsbedingte Überempfindlichkeit auf Noradrenalin sowie durch eine Unfähigkeit zur kompensatorischen Aktivierung des parasympathischen Nervensystems bedingt sind. Aufgrund von Empfindungsstörungen sind diese Patienten durch unbemerkte Verletzungen oder Selbstverstümmelungen gefährdet. Die Kinder haben Schwierigkeiten beim Schlucken und häufig tritt eine Aspirationspneumonie auf. Bei älteren Kindern kommt es zu mangelnder Tränenbildung, exzessiver Salivation, emotionaler Labilität, verzögertem Wachstum und zu einer gestörten Temperaturkontrolle. Der Atemanreiz durch Kohlendioxid ist vermindert.

**Narkoseführung**

Narkoseführung und möglicherweise auftretende Nebenwirkungen sind ähnlich, wie sie für das Shy-Drager-Syndrom beschrieben wurden. Aufgrund der verminderten sensorischen Perzeption haben diese Patienten einen verminderten Anästhetikabedarf. Die im Rahmen der endotrachealen Intubation auftretende Stimulation kann zu einem übermäßigen Blutdruckanstieg führen. Volatile Anästhetika können eine Hypotension verursachen, die so ausgeprägt ist, daß eine Verabreichung von Sympathikomimetika notwendig wird. Die Sympathikomimetika können bei diesen Patienten verstärkt wirken. Es wurde beschrieben, daß zur Narkoseeinleitung und Aufrechterhaltung der Narkose Opioide verwendet und zur Kontrolle des Blutdruckes intermittierend volatile Anästhetika verabreicht werden können [90, 91]. Es scheint sinnvoll zu sein, solche Muskelrelaxantien einzusetzen, die nur eine minimale Auswirkung auf den Kreislauf haben. Succinylcholin wurde diesen Patienten schon verabreicht, obwohl bei Patienten mit einer progredienten neurologischen Erkrankung die Gefahr einer verstärkten Kaliumfreisetzung beschrieben ist. Da bei dieser Erkrankung charakteristischerweise eine Instabilität des Herzkreislaufsystems vorliegt, scheint ein Regionalanästhesieverfahren nicht sehr sinnvoll zu sein. Da diese Patienten nur vermindert transpirieren können, muß an die Entwicklung einer Hyperpyrexie gedacht werden. Da es häufig zu Aspirationen kommt, liegt präoperativ oft eine pulmonale Infektion vor. In der postoperativen Phase besteht außerdem die Gefahr einer Aspiration aufgrund von Erbrechen. In der postoperativen Phase ist eventuell für eine gewisse Zeit eine maschinelle Beatmung notwendig.

### 18.5.12 Angeborenes Analgesie-Syndrom

Die kongenitale Schmerzunempfindlichkeit und eine gleichzeitige Anhidrosis ist eine seltene Erkrankung, die zu Selbstverstümmelung und gestörter Thermoregulation führt. Die Plasmakonzentrationen der Katecholamine können vermindert sein und es kann eine Funktionsstörung des vegetativen Nervensystems vorliegen. Typisch sind eine Muskelschwäche und eine Gelenkinstabilität. Zur Narkoseführung gehört eine entsprechende präoperative Medikation, um die Ängste dieser oft geistig retardierten Patienten zu mindern. Außerdem muß die Körpertemperatur überwacht werden und die Gelenke dürfen nicht überdehnt werden [92]. Da eine Anhidrosis und eventuell eine Funktionsstörung des vegetativen Nervensystems vorliegen, ist der Einsatz von Anticholinergika fragwürdig.

### 18.5.13 Progressive Erblindung

Zu den degenerativen Erkrankungen des zentralen Nervensystems, die auf den Nervus opticus und die Retina beschränkt sind, gehören Leber-Syndrom, Retinitis pigmentosa und Kearns-Sayer-Syndrom.

#### Leber-Syndrom

Das Leber-Syndrom ist durch eine Degeneration der Retina und eine Atrophie des Nervus opticus gekennzeichnet und führt letztendlich zur Erblindung. Es handelt sich um eine geschlechtsgebundene autosomalrezessiv vererbte Erkrankung. Der für die Optikusatrophie verantwortliche Defekt ist vermutlich durch eine Störung im Zyanidmetabolismus bedingt. Aus diesem Grunde sollten diese Patienten kein Nitroprussid erhalten.

#### Retinitis pigmentosa

Die Retinitis pigmentosa ist eine genetisch bedingte Erkrankung, die durch eine Degeneration der Retina gekennzeichnet ist. Bei der Untersuchung der Retina fallen pigmentierte Areale, insbesondere in der Peripherie der Retina auf. Der Sehverlust schreitet von der Peripherie der Retina bis zur Makula fort, bis sich schließlich eine totale Erblindung eingestellt hat.

#### Kearns-Sayer-Syndrom

Das Kearns-Sayer-Syndrom ist durch eine Retinitis pigmentosa und eine gleichzeitige progressive Lähmung der äußeren Augenmuskeln (Ophthalmoplegia externa) gekennzeichnet. Die Erkrankung manifestiert sich typischerweise vor dem 20. Lebensjahr. Bei diesen Patienten kommt es häufig zu Reizleitungsstörungen, die von einem Schenkelblock bis zu einem AV-Block 3. Grades reichen können. Ein AV-Block 3. Grades kann plötzlich auftreten und zum Tode führen, bevor ein Herzschrittmacher implantiert werden konnte. Beim Kearns-Sayer-Syndrom wurde auch eine generalisierte Degeneration im zentralen Nervensystem beobachtet. Diese Tatsache sowie der oft erhöhte Proteingehalt im Liquor cerebrospinalis lassen eine virale Ätiologie dieser Erkrankung vermuten.

Obwohl es sich um eine extrem seltene Erkrankung handelt, ist es denkbar, daß solche Patienten – nicht nur wegen der Implantation eines Herzschrittmachers – zur Durchführung einer Operation vorstellig werden. Bei der Narkoseführung ist ein hohes Maß an Aufmerksamkeit notwendig und es müssen bereits vorher Maßnahmen getroffen werden, um einen AV-Block 3. Grades sofort behandeln zu können, falls diese Reizleitungsstörung während der perioperativen Phase auftreten sollte (vergleiche Kapitel 5). Zu diesen Vorbereitungen gehört z.B. die Bereitstellung von Isoproterenol per infusionem, um damit im Notfall solange eine adäquate Herzfrequenz aufrechterhalten zu können, bis ein externer Herzschrittmacher implantiert werden kann. Bei diesen Patienten liegen zu wenig Erfahrungen vor, als daß spezielle Medikamente für die Narkoseeinleitung oder für die Aufrechterhaltung der Narkose empfohlen werden könnten. Offensichtlich ist die Reaktion auf Succinylcholin und nicht-depolarisierende Muskelrelaxantien nicht verändert. Dies legt nahe, daß die neuromuskulären Endplatten nicht betroffen sind [93].

## 18.5.14 Alzheimer-Krankheit

Die Alzheimer-Krankheit ist durch eine progressive Demenz gekennzeichnet, die typischerweise nach dem 60. Lebensjahr auftritt und 20% der 80-jährigen oder älteren Menschen betreffen kann [94, 95]. Die Erkrankung tritt bei beiden Geschlechtern gleich häufig auf. Risikofaktoren für die Alzheimer-Krankheit sind neben dem Alter auch ein erkranktes Eltern- oder Geschwisterteil, ein schweres Kopftrauma - wie z.B. im Rahmen des Boxsports – oder eine Trisomie 21. Es wird geschätzt, daß in den USA mehr als zwei Millionen Menschen an dieser Erkrankung leiden. Sie ist der häufigste Grund für die Aufnahme in ein Pflegeheim. Die Alzheimer-Erkrankung führt zu einer Verminderung der Lebenserwartung. Nach Diagnosestellung kommt es normalerweise innerhalb von acht Jahren zur totalen Hilflosigkeit.

### Pathophysiologie

Um die Diagnose Alzheimer-Erkrankung endgültig stellen und um andere Ursachen einer Demenz ausschließen zu können (Neurosyphilis, Intoxikation, Vaskulitis, metabolische Störungen), sind neben klinischen Befunden und Labortests auch histopathologische Untersuchungen anhand einer Hirnbiopsie oder einer Autopsie notwendig. Die entscheidenden morphologischen Veränderungen des Gehirns sind Großhirnrindenatrophie, Verlust an Neuronen sowie Geflechte aus Alzheimer-Fibrillen und senile Plaques.

Der auffälligste morphologische Befund bei der Alzheimer-Krankheit sind Geflechte aus stark verdichteten und geschlängelten Neurofibrillen, die als Alzheimer-Fibrillen bezeichnet werden. In den senilen Plaques dieser Geflechte aus Alzheimerfibrillen finden sich Aluminium und Silizium. Es gibt jedoch keine Beweise dafür, daß eine Exposition gegenüber exogenem Aluminium, wie dies z.B. durch eine Therapie mit Antacida oder durch die bei der Dialyse eingesetzten Dialysate der Fall sein kann, das Risiko einer Alzheimer-Krankheit erhöht.

Bei Patienten mit einer Alzheimer-Krankheit ist im Bereich von zerebralem Kortex und Hippokampus die Aktivität der Cholinacetyltransferase um 40 - 90% vermindert (cholinerges Defizit), [94]. Es besteht eine enge Korrelation zwischen der geistigen Aktivität und der Verminderung der Cholinacetyltransferase. In diesem Zusammenhang ist es erwähnenswert, daß das Anticholinergikum Scopolamin zu Verwirrungszuständen und einem Gedächtnisverlust führt, ähnlich wie im Frühstadium der Alzheimer-Erkrankung. Falls die Alzheimer-Erkrankung hauptsächlich durch einen Mangel der cholinergen Funktionen bedingt ist, wäre es denkbar, daß dieses biochemische Defizit medikamentös ausgeglichen werden könnte. So konnte z.B. gezeigt werden, daß der Cholinesterasehemmer Physostigmin - der zu einer verzögerten Hydrolyse des Acetylcholins führt - bei einigen Patienten einen gewissen positiven Effekt auf die kognitiven Funktionen im Frühstadium der Alzheimer-Erkrankung hat [96]. Auch der Cholinesterasehemmer Tetrahydroaminakrin (THA) ist manchmal wirkungsvoll, falls er im Rahmen einer palliativen Therapie langfristig oral eingenommen wird [97]. Ein anderes Medikament, das bei einigen Patienten zu einer symptomatischen Besserung führen kann, ist Ergoloid. Ergoloid ist eine Kombination aus drei verschiedenen Mutterkornalkaloiden.

Die Alzheimer-Erkrankung ist jedoch kein reines anticholinerges Syndrom, denn es kann auch ein Mangel an anderen Neurotransmittern vorliegen. Zum Beispiel ist Somatostatin – ein Peptidneurotransmitter, der bei den corticalen Verschaltungen eine Rolle spielen kann – im Gehirn von Alzheimer-Patienten in fast gleichem Ausmaße vermindert wie die Cholinacetyltransferase. Die Somatostatinrezeptoren sind vermindert, während die Anzahl der muscarinartigen Rezeptoren relativ normal ist. Bei jüngeren Patienten mit einer Alzheimer-Erkrankung scheint es häufiger zu einem Mangel an Noradrenalin zu kommen. Dagegen sind bei Patienten mit einer Alzheimer-Krankheit z.B. die Neurotransmitter Dopamin, Gamma-Aminobuttersäure, Substannz P, Cholecystokinin und VIP (vasoaktives intestinales Peptid) normal.

### Symptome

Der intellektuelle Abbau ist bei Erwachsenen mit einer Alzheimer-Demenz so stark, daß er eine Berufsausübung oder ein soziales Leben unmöglich macht. Die kognitiven Veränderungen betreffen nicht nur das Erinnerungsvermögen, auch andere kognitive Bereiche werden beeinflußt, wie die sprachliche Ausdrucksweise, das Erlernen notwendiger Geschicklichkeiten, die Möglichkeit, abstrakt zu denken oder die Entscheidungsfähigkeit. Außerdem können neue Informationen nur noch schlecht behalten werden. Später kommt es zur allgemeinen Demenz. Normalerweise werden soziale Kontakte gemieden und die Patienten sind ängstlich. Gegenüber Familienmitgliedern können sich Reizbarkeit, Erregung und physische Aggression entwickeln. Zerebrale Krampfanfälle treten normalerweise nicht auf.

### Narkoseführung

Voraussetzung für die Narkoseführung bei dieser Erkrankung ist es, daß die zugrundeliegenden pathophysiologischen Veränderungen verstanden werden. Das größte Problem in der perioperativen Phase besteht darin, mit einem Patienten umzugehen, der nicht in der Lage ist, seine Umgebung zu verstehen oder mit denjenigen zusammenzuarbeiten, die für seine medizinische Betreuung verantwortlich sind. Sedierende Medikamente, wie sie z.B. für die Prämedikation eingesetzt werden, sollten bei diesen Patienten nur selten verabreicht werden, da sie zu einer weiteren geistigen Verwirrung führen könnten. Zentralwirkende Anticholinergika sollten im Rahmen der präoperativen Medikation nicht verabreicht werden. Bei einer Antagonisierung von nicht-depolarisierenden Muskelrelaxantien sollte eher Glykopyrrolat als Atropin verabreicht werden. Zur Aufrechterhaltung der Narkose eignen sich Inhalationsanästhetika sowie intravenös verabreichbare Medikamente. Möglicher Vorteil eines Inhalationsanästhetikums könnte sein, daß sich postoperativ der mentale Ausgangszustand schneller wieder einstellt. Bei der Narkoseführung sollte an mögliche Medikamenteninteraktionen gedacht werden, falls die Patienten unter einer Behandlung mit zentral wirkenden Cholinesterasehemmern stehen.

### 18.5.15 Jakob-Creutzfeldt-Erkrankung

Die Jakob-Creutzfeldt-Erkrankung (subakute Enzephalopathie) ist eine seltene, nicht entzündliche Erkrankung des zentralen Nervensystems. Ursache ist eine übertragbare schleichende Infektion durch Erreger, die als Prione bekannt sind [89]. Prione unterscheiden sich von Viren dadurch, daß sie keine RNA oder DNA besitzen. Die Inkubationszeit für diese Erkrankung ist lang und liegt im Bereich von Monaten oder Jahren. Die Häufigkeit dieser Erkrankung liegt bei 2 pro 1 000 000 Einwohner. Laborwerte sind für die Diagnosestellung dieser Erkrankung nicht hilfreich, selbst wenn gelegentlich ein Patient Hinweise auf eine Leberfunktionsstörung haben kann. Es können Veränderungen des vegetativen Nervensystems vorliegen, die sich dadurch äußern, daß es nach Gabe von Atropin zu keiner Steigerung der Herzfrequenz kommt. Eine Therapie dieser Erkrankung ist nicht bekannt.

Die Jakob-Creutzfeldt-Krankheit kann möglicherweise iatrogen übertragen werden. Dies ist daher zu vermuten, da es bei zwei Patienten 2,3 bzw. 2,5 Jahre nach einer stereotaktischen elektroenzephalographischen Untersuchung zu dieser Erkrankung kam. Bei diesen stereotaktischen neurochirurgischen Eingriffen wurden Silberelektroden verwendet, die vorher bei einem erkrankten Patienten implantiert waren. Die Elektroden waren in Alkohol und Formaldehyd sterilisiert worden [99]. Die Erkrankung wurde auch bei exponiertem medizinischem Personal beobachtet. Die für die Narkose benötigten Dinge sollten daher möglichst Einwegartikel sein. Die anderen Gerätschaften sollten eine Stunde lang bei mindestens 121°C sterilisiert oder alternativ in 0,5 %ige Natriumhypochloridlösung gelegt werden. Kontakt mit infektiösem Gewebe oder Blut wird am besten dadurch vermieden, daß Handschuhe und ein Überkittel getragen werden. Bei einem versehentlichen perkutanen Kontakt mit infektiösem Gewebe oder Blut sollte die Wunde sorgfältig mit Jod oder Natriumhypochlorid gesäubert werden.

### 18.5.16 Leigh-Enzephalomyelopathie

Die Leigh-Enzephalomyelopathie (subakute nekrotisierende Enzephalomyelopathie) ist eine chronische neurologische Erkrankung, die gewöhnlich vor dem vierten Lebensjahr diagnostiziert wird [100]. Normalerweise werden symmetrische Läsionen im Bereich des Hirnstamms und der lateralen Wand des dritten Ventrikels gefunden. Dies erklärt die häufig bestehenden klinischen Symptome wie Hypotonie, Ataxie, Atemstörungen, Neigung zu Aspirationen, gestörte Temperaturregulation sowie Auftreten von Krampfanfällen. Die Erkrankung ist progredient und durch Remissionen und akute Exazerbationen gekennzeichnet, die sich auch nach einer Operation einstellen können.

Die wahrscheinlichste enzymatische Störung ist ein Defekt in der Aktivierung der Pyruvatdehydrokinase. Häufig finden sich erhöhte Blutkonzentrationen an Laktat und Pyruvat. Daher werden kristalloide Lösungen, die Laktat enthalten vermieden, damit eine vorbestehende Laktatazidose iatrogen nicht noch verstärkt wird. Auch eine iatrogene respiratorische Alkalose aufgrund einer intraoperativen Hyperventilation könnte zu einer Hemmung der Pyruvatcarboxylase und damit zu einer Verstärkung der Laktatazidose führen. Die Auswahl der Anästhetika könnte dadurch beeinflußt werden, daß Barbiturate und Inhalationsanästhetika die mitochondriale Atmungskette beeinflussen. Die Erfahrungen bei der anästhesiologischen Betreuung solcher Patienten sind jedoch zu begrenzt, als daß spezielle Empfehlungen bezüglich der Medikamentenwahl ausgesprochen werden könnten.

### 18.5.17 Multiple Sklerose

Die multiple Sklerose (Encephalomyelitis disseminata) ist eine erworbene Erkrankung des zentralen Nervensystems, die dadurch charakterisiert ist, daß es willkürlich an zahlreichen Stellen im Bereich des Gehirns und des Rückenmarks zu einer Demyelinisierung kommt [101, 102]. Neuropathologisch kommt es zu herdförmigen Demyelinisierungen ohne Destruktion der Axone. Das periphere Nervensystem wird durch diese Erkrankung nicht betroffen. Die multiple Sklerose ist eine Erkrankung des frühen Erwachsenenalters. Ein Ausbruch der Symptome vor dem 15. oder nach dem 40. Lebensjahr ist selten.

#### Ätiologie

Es besteht ein überraschender Zusammenhang zwischen der geographischen Breite und dem Risiko, an einer multiplen Sklerose zu erkranken. Zum Beispiel ist die Inzidenz in den gemäßigten Temperaturzonen - in Nordamerika und Europa sowie in den südlichen Teilen von Neuseeland und Australien - hoch (75 – 150 pro 100 000). In der Nähe des Äquators ist die Inzidenz dieser Erkrankung dagegen niedrig. Untersuchungen an Emigranten haben gezeigt, daß die prädisponierenden Faktoren vor dem 15. Lebensjahr erworben werden. Außerdem ist die Häufigkeit einer multiplen Sklerose bei der Stadtbevölkerung und unter wohlhabenden sozio-ökonomischen Bevölkerungsgruppen höher. Daß genetische Faktoren eine Rolle spielen, wird dadurch belegt, daß die Erkrankung bei Verwandten ersten Grades 12–15mal häufiger auftritt. Außerdem haben ein hoher Prozentsatz der betroffenen Patienten gemeinsame Histokompatibilitätsantigene. Zum Beispiel haben ungefähr 60 % der Patienten die als HLA-DW2 bezeichneten Antigene, während Patienten ohne diese Erkrankung nur in 18 % diese Antigene aufweisen. Dies unterstützt die Theorie einer viralen Ätiologie. Es ist auch denkbar, daß eine virale Infektion bei genetisch prädisponierten Patienten eine atypische Immunreaktion gegen Myelin auslöst. Verschiedene Viren sind tatsächlich in der Lage, im Tiermodell eine Demyelinisierung im zentralen Nervensystem auszulösen. Keiner dieser Viren konnte jedoch bisher als ursächlich für die multiple Sklerose nachgewiesen werden.

## Symptome

Die Symptome der multiplen Sklerose sind durch die Demyelinisierungsherde in Gehirn und Rückenmark bedingt. Zum Beispiel können eine Erkrankung des Nervus opticus zu Sehstörungen, eine Erkrankung des Kleinhirns zu Gangstörungen, Läsionen des Rückenmarks zu Parästhesien und Schwäche der Extremitäten sowie zu einer Urininkontinenz und sexueller Impotenz führen. Häufig kommt es zu einer aszendierenden spastischen Parese der quergestreiften Muskulatur. Eine Neuritis des Nervus opticus äußert sich in einer verminderten Sehschärfe und einer gestörten Pupillenreaktion auf Licht. Eine Demyelinisierung derjenigen Nervenbahnen im Hirnstamm, die die Augenbewegungen koordinieren, äußert sich in einer Parese des Musculus rectus medialis am adduzierten Auge. Am nach lateral gerichteten Auge tritt ein Nystagmus auf. Ein intramedullärer Befall ist zu vermuten, wenn bei Beugung des Halses ein elektrisches Gefühl über den Rücken bis in die Beine läuft (Lhermitte-Zeichen). Normalerweise entwickeln sich diese Symptome über einige Tage und bleiben für einige Wochen konstant, um sich dann wieder zu bessern. Da es im zentralen Nervensystem wahrscheinlich zu keiner Remyelinisierung kommt, ist eine Symptomverbesserung vermutlich dadurch bedingt, daß sich vorübergehende chemische und physiologische Störungen, die bei nicht vollständiger Demyelinisation die Reizleitungen beeinflussen, wieder normalisiert haben. Bei Patienten mit multipler Sklerose ist die Inzidenz an Krampfleiden erhöht.

Der Verlauf einer multiplen Sklerose ist dadurch gekennzeichnet, daß es über mehrere Jahre in nicht vorhersagbaren Abständen zu Verschlechterungen der Symptomatik kommt. Während der Remissionsphasen bleibt schließlich eine Restsymptomatik zurück, die zu schwerer Behinderung aufgrund von Sehstörungen, Koordinationsstörungen, spastischer Muskelschwäche und Urininkontinenz führt. Dennoch bleibt bei einigen Patienten diese Erkrankung relativ harmlos. Bei ihnen treten nur selten und mild verlaufende Episoden einer Demyelinisierung auf, denen eine langdauernde und gelegentlich eine permanente Remission folgt. Bei Auftritt der multiplen Sklerose nach dem 35. Lebensjahr kommt es meistens zu einer langsamen Progredienz.

## Diagnose

Da es keine spezifischen Labortests gibt, muß die Diagnose einer multiplen Sklerose anhand der klinischen Symtomatik gestellt werden (102, 103). Es gibt jedoch einige Laborbefunde, die diese Diagnose unterstützen können. Veränderungen im Farbensehen können auf eine bestehende subklinische Neuropathie des Nervus opticus hindeuten, die durch eine Demyelinisierung bedingt ist. Visuell-, akustisch- und somatosensorisch-evozierte Potentiale sowie Hirnstammpotentiale können eingesetzt werden, um die verlangsamte Nervenleitgeschwindigkeit aufgrund einer Demyelinisierung in bestimmten Arealen des zentralen Nervensystems nachzuweisen. Mit Hilfe der Computertomographie können unter Umständen demyelinisierte Plaques nachgewiesen werden. Begeben sich diese Patienten in 40 °C warmes Wasser, können hierbei neue Symptome auftreten oder bereits früher aufgetretene Symptome wieder zum Vorschein kommen [103]. Über welchen Mechanismus die Symptome einer multiplen Sklerose beim Eintauchen in heißes Wasser provoziert werden, ist nicht klar. Aber vermutlich führt die erhöhte Temperatur zu einer vollständigen Blockierung der Erregungsleitung in den demyelinisierten Nerven. Zum Beispiel kann im Tiermodell mit einer experimentell gesetzten Demyelinisierung durch eine Erhöhung der Körpertemperatur um 0,5 °C eine unter Umständen komplette Unterbrechung der Erregungsleitung verursacht werden. Der im Rahmen der multiplen Sklerose mit am häufigsten durchgeführte diagnostische Test ist die Untersuchung des Liquor cerebrospinalis. Ungefähr 70 % der Patienten mit einer multiplen Sklerose haben im Liquor cerebrospinalis eine Erhöhung des Immunglobulins G. Diese Erhöhung des Liquorproteins ist nicht spezifisch für die multiple Sklerose. Ähnliche Veränderungen treten auch im Rahmen einer Infektion, einer Bindegewebserkrankung, einer Enzephalopathie und einer Neurosyphilis auf. Bei einem anderen Liquortest wird mit Hilfe eines Radioimmunoassays das «myelin basic protein» bestimmt. Eine Konzentrationserhöhung dieses Proteins weist auf eine Zerstörung von Myelin hin.

## Therapie

Es gibt keine kurative Therapie für die multiple Sklerose. Eine Therapie mit ACTH oder Kortikosteroiden führt zu einer Verkürzung eines akuten Schubs, aber es gibt keine Beweise, daß diese Medikamente letztendlich die Progredienz dieser Erkrankung beeinflussen. Zu den unspezifischen Maßnahmen gehört es zum Beispiel, daß extreme Erschöpfung, emotionaler Streß und starke Temperaturveränderungen vermieden werden. Streßsituationen, wie sie im Rahmen einer Operation auftreten, sind unerwünscht und elektive operative Eingriffe werden daher selten durchgeführt. Durch eine Schwangerschaft treten keine speziellen Risiken auf. Zur Behandlung einer Muskelspastik werden bei einer multiplen Sklerose zum Beispiel Diazepam, Dantrolene und Baclofen eingesetzt. Bei Patienten, die mit Dantrolene behandelt werden, sollte die Leberfunktion überprüft werden, da dieses Medikament zu einer Leberschädigung führen kann. Schmerzvolle Dysästhesien, toxische Krampfanfälle und Attacken einer paroxysmalen Dysarthrie und Ataxie werden am besten mit Carbamazepin behandelt. Mit Azathioprin und Cyclophosphamid kann eine immunsuppressive Therapie durchgeführt werden. Es liegen jedoch keine Daten vor, die den Sinn einer solchen Therapie belegen. Einige Patienten scheinen von einer Plasmapherese zu profitieren.

### Narkoseführung

Bei der Narkoseführung von Patienten mit einer multiplen Sklerose müssen die Auswirkungen des operativen Stresses auf den Spontanverlauf der Erkrankung beachtet werden. Unabhängig vom Anästhesieverfahren oder den perioperativ eingesetzten Medikamenten kommt es vermutlich postoperativ zu einer Verschlimmerung der Symptome. Postoperativ auftretende Erhöhungen der Körpertemperatur scheinen eher für die postoperative Verschlechterung einer multiplen Sklerose verantwortlich zu sein als die verabreichten Medikamente. Außerdem können unvorhersehbare Exazerbationen und Remissionen dieser Erkrankung dazu führen, daß ein Zusammenhang zwischen den sich ändernden Symptomen und bestimmten Medikamenten oder Ereignissen der perioperativen Phase hergestellt wird. Falls ein Regionalanästhesieverfahren gewählt wird, muß sicherlich das häufig wechselnde neurologische Bild der Patienten berücksichtigt werden. Eine postoperative Exazerbation einer multiplen Sklerose wurde in Zusammenhang mit einer Spinalanästhesie gebracht, während nach einer Periduralanästhesie oder einer peripheren Nervenblockade keine Verschlechterungen beschrieben wurden [104]. Aus diesem Grund wird bei Gebärenden mit einer multiplen Sklerose der Einsatz einer Periduralanästhesie beschrieben [105]. Über welchen Mechanismus eine Spinalanästhesie zu einer Verschlechterung der multiplen Sklerose führen könnte, ist unklar. Es könnte sich um eine Neurotoxizität der Lokalanästhetika handeln. Da die schützenden Nervenscheiden im Bereich der demyelinisierten Plaques des Rückenmarks fehlen, könnte das Rückenmark empfindlicher für möglicherweise neurotoxische Wirkungen der Lokalanästhetika sein. Eine Periduralanästhesie könnte deshalb risikoärmer als eine Spinalanaesthesie sein, da bei einer Spinalanästhesie die Konzentration der Lokalanästhetika in der weißen Substanz des Rückenmarks drei- bis vierfach höher ist als bei einer periduralen Verabreichung.

Zumeist wird eine Allgemeinanästhesie durchgeführt. Es gibt keine speziellen Interaktionen zwischen einer multiplen Sklerose und der für eine Narkose verabreichten Medikamente. Es liegen auch keine Beweise vor, anhand derer Inhalations- oder Injektionsanästhetika vorzuziehen wären. Bei der Wahl der Muskelrelaxantien ist zu beachten, daß es bei diesen Patienten nach Verabreichung von Succinylcholin zu einer verstärkten Kaliumfreisetzung kommen kann. Eine verlängerte Wirkung der Muskelrelaxantien würde dazu passen, daß eine vorbestehende (myasthenieartige) Muskelschwäche und eine verminderte Muskelmasse vorliegen. Es wurde aber auch eine Resistenz gegen nicht-depolarisierende Muskelrelaxantien beobachtet. Dies ist vielleicht Ausdruck davon, daß es außerhalb der motorischen Endplatte zur Ausbildung von cholinergen Rezeptoren kommt, wie es bei einer Schädigung der ersten, zentralen Motoneurone typisch ist [106]. Eine zusätzliche Verabreichung von Kortikosteroiden kann notwendig werden, falls bisher eine Dauertherapie mit diesen Medikamenten durchgeführt wurde. In der perioperativen Phase müssen entsprechende Anstrengungen unternommen werden, um selbst mäßige Erhöhungen der Körpertemperatur (mehr als 1°C) erkennen und verhindern zu können. Hierdurch kann es zu einer Verschlimmerung im Bereich der Demyelinisierungsherde kommen. In der postoperativen Phase sollte eine sorgfältige neurologische Untersuchung durchgeführt werden, um möglicherweise neu aufgetretene Symptome zu erfassen.

### 18.5.18 Neuritis nervi optici

Unter einer Neuritis nervi optici wird eine Demyelinisationserkrankung des zentralen Nervensystems verstanden, die auf den Nervus opticus beschränkt ist. Bei ungefähr 50% dieser Patienten bestehen Hinweise auf eine multiple Sklerose. Bei der Untersuchung von Patienten mit einer Neuritis nervi optici sollten auch der Liquor cerebrospinalis und die Histokompatibilitätsantigene untersucht werden.

### 18.5.19 Querschnittsmyelitis

Bei einer Querschnittsmyelitis liegt eine Entzündung des Rückenmark vor, die nach einer viralen Infektion oder einer Bestrahlung aufgetreten sein kann. Auch eine multiple Sklerose kann sich initial als Querschnittsmyelitis äußern. Die Ursache einer Querschnittsmyelitis ist jedoch zumeist unbekannt. Dieser Krankheitsprozeß ist meist dadurch charakterisiert, daß es plötzlich zu einer aufsteigenden Schwäche in den Beinen kommt, daß eine Blasenlähmung und ein sensibles Niveau im Thoraxbereich bestehen. Die gesamte Symptomatik kann sich innerhalb einiger Stunden ausbilden und zumeist bleiben Schäden zurück. Geht der Querschnittsmyelitis eine bilaterale Neuritis nervi optici voraus oder folgt ihr, so kann die Diagnose eines Devic-Syndroms oder einer Neuromyelitis optica gestellt werden.

## 18.6 Neuropathien

Neuropathien können Hirnnerven oder periphere Nerven betreffen. Zu den Neuropathien der Hirnnerven gehören idiopathische Fazialisparese (Bell-Lähmung), Trigeminus-Neuralgie (Tic douloureux), Glossopharyngeusneuralgie, Vestibularneuronitis und die karzinombedingte Neuropathie von Hirnnerven. Zu den peripheren kompressionsbedingten Neuropathien gehören Karpaltunnelsyndrom, Ulnarislähmung, Neuropathie des Plexus brachialis, Radialislähmung, Meralgia paraesthetica und Peronäuslähmung. Metabolische Neuropathien können durch Medikamente, Alkohol, Vitamin $B_{12}$-Mangel, Diabetes mellitus, Hypothyreose, Urämie und Porphyrie bedingt sein. Eine Neuropathie kann auch im Rahmen von systemischen Erkrankungen wie einem Karzinom, einer Sarkoidose, Gefäßerkrankungen im Rahmen einer Kollagenose und einer akuten idiopathischen Polyneuritis (Guillain-Barré-Sndyrom) auftreten. Eine Atrophie der Peronäusmuskultur (Charcot-Marie-Tooth-Syndrom) und die Refsum-Krankheit sind Beispiele für eine angeborene Neuropathie.

### 18.6.1 Idiopathische Fazialisparese

Die idiopathische Fazialisparese (Bell-Lähmung) ist dadurch gekennzeichnet, daß es plötzlich zu einer Muskelschwäche oder Lähmung sämtlicher Gesichtsmuskeln kommt, die vom Nervus facialis innerviert werden. Der Beginn der Erkrankung wird oft nach dem morgendlichen Aufstehen und beim Blick in den Spiegel bemerkt. Weitere Symptome können ein Geschmacksverlust in den vorderen zwei Dritteln der Zunge, eine Hypakusis und eine verminderte Speichel- und Tränensekretion sein. Die Sensibilität der Haut ist normal, denn der Nervus facialis ist ein motorischer Nerv. Als Ursache der idiopathischen Fazialisparese wird eine Entzündung oder ein Ödem des Nervus facialis, zumeist in seinem knöchernen Kanal im Bereich des Os temporale, angenommen. Ursache könnte auch eine viral bedingte Entzündung (vielleicht durch das Herpes simplex-Virus) sein. Dem Beginn dieser Neuropathie gehen oft virale Prodromalsymptome voraus.

Normalerweise kommt es innerhalb von 12 Wochen zu einer spontanen Erholung. Falls sich diese Erkrankung nicht innerhalb von 16–20 Wochen zurückbildet, handelt es sich wahrscheinlich nicht um eine idiopathische Fazialisparese. Je nach dem, wie stark die Fazialisparese ausgeprägt ist, kann durch eine Gabe von 1 mg/kg/Tag Prednison für fünf bis zehn Tage eine enorme Schmerzerleichterung erzielt werden. Dadurch kann die Inzidenz einer vollständigen Denervation des Nervus facialis vermindert werden. Das Auge sollte mit einer Augenklappe versehen werden, um die Hornhaut zu schützen. Falls die idiopathische Fazialisparese bestehen bleibt – z. B. in schweren Fällen oder bei einer Fazialisparese aufgrund eines Traumas – kann eine operative Dekompression des Nervus facialis notwendig werden. Eine traumatische Schädigung des Nervus facialis kann durch eine Zerrung bedingt sein, wenn z. B. bei einem bewußtlosen Patienten zum Offenhalten der Atemwege sehr stark am Kieferwinkel gezerrt wird [107]. Die fieberhafte Uveitis und Parotitis (Heerfordt-Syndrom) ist eine Variante der Sarkoidose, die bei 50–70% der Patienten durch eine bilaterale anteriore Uveitis, Parotitis, leichtes Fieber und eine Fazialislähmung gekennzeichnet ist. Eine in der postoperativen Phase zusammen mit einer fieberhaften Uveitis und Parotitis auftretende Fazialisparese kann fälschlicherweise einer mechanischen Kompression während der Allgemeinanästhesie zugeschrieben werden [108].

### 18.6.2 Trigeminusneuralgie

Die Trigeminusneuralgie (Tic douloureux) ist durch plötzliche Attacken eines kurzen, aber starken unilateralen Gesichtsschmerzes gekennzeichnet. Dieser wird durch lokale sensible Stimuli an der betreffenden Gesichtsseite ausgelöst [109]. Normalerweise sind der zweite und dritte Ast des Nervus trigeminus betroffen. Die Trigeminusneuralgie tritt meist nach dem 50. Lebensjahr auf. Wenn diese Neuralgie vor dem 50. Lebensjahr auftritt, sollte an eine multiple Sklerose gedacht werden. Ungefähr 2% der Patienten mit einer multiplen Sklerose haben eine Trigeminusneuralgie. Bei Patienten mit einer Trigeminusneuralgie läßt sich histologisch eine Degeneration oder ein Fehlen der Myelinscheiden im Bereich des Nervus trigeminus nachweisen. Die Ursachen dieser Veränderungen sind unbekannt. Als Mechanismen werden aber z. B. virale Infektionen und eine Kompression des Nerven durch Gefäße angeschuldigt.

#### Therapie

Therapeutisch werden bei der Trigeminusneuralgie Antikonvulsiva, wie z.B. Phenytoin, Carbamazepin und Baclofen verabreicht. Der Einsatz solcher Medikamente beruht darauf, daß die für die Trigeminusneuralgie plötzlich auftretenden Schmerzattacken eine Analogie zu den paroxysmalen neuronalen Entladungen einer Epilepsie aufweisen. Operativ können eine selektive Thermokoagulation der Trigeminusfasern, eine Durchtrennung der sensorischen Trigeminuswurzel oder eine mikrochirurgische Dekompression dieses Nervs durchgeführt werden.

### Narkoseführung

Bei der Narkoseführung von Patienten, die als Nebenbefund eine Trigeminusneuralgie haben, müssen keine Besonderheiten beachtet werden. Bei Patienten, die sich allerdings einer operativen Therapie der Trigeminusneuralgie unterziehen, kann es während der Thermokoagulation der Nervenfasern zu enormen und unter Umständen lebensbedrohlichen Blutdruckanstiegen kommen, die eine Therapie mit Nitroprussid notwendig machen [109]. Bei der Auswahl der Anästhetika, besonders wenn Enfluran oder Halothan eingesetzt wird, sollte daran gedacht werden, daß eine vorherige antikonvulsive Therapie eventuell Auswirkungen auf die hepatische mikrosomale Enzymaktivität haben kann. Außerdem kann Carbamazepin die Leberfunktion beeinflussen sowie eine Leukopenie und Thrombozytopenie verursachen. Deshalb ist es bei Patienten, die unter dieser Medikation stehen, wichtig, präoperativ diese Parameter zu kontrollieren.

### 18.6.3 Glossopharyngeusneuralgie

Eine Glossopharyngeusneuralgie ist dadurch charakterisiert, daß es zu plötzlichen intensiven Schmerzattacken in Rachen, Hals, Zunge und Ohr kommt. Schlukken, Kauen, Husten oder Sprechen können diese Schmerzattacken auslösen. Bei dieser Neuralgieform kann es außerdem zu schweren Bradykardien und Synkopen kommen. Dies ist vermutlich durch eine Stimulation des Vaguskernes bedingt. Bei einigen Patienten kann es zu einer Hypotension und aufgrund einer zerebralen Ischämie zu Krampfanfällen oder sogar zu einem Herzstillstand kommen.

### Diagnose

Die Glossopharyngeusneuralgie tritt normalerweise idiopathisch auf. Sie wurde jedoch auch schon bei Patienten beschrieben, die im Kleinhirnbrückenwinkel Gefäßanomalien oder Tumoren haben, oder die eine okklusive Erkrankung der Arteriae vertebrales und der Karotiden oder eine Arachnoiditis aufweisen oder bei Patienten, die vom Pharynx, Larynx und den Tonsillen ausgehende extrakranielle Tumoren entwickeln. Die Diagnose einer Glossopharyngeusneuralgie wird erhärtet, falls es im Versorgungsbereich des Nervus glossopharyngeus zu Schmerzen kommt und falls im Oropharynxbereich eine Stelle besteht, deren Stimulation zu den typischen Symptomen führt oder eine Lokalanästhesie des entsprechenden Oropharynxbereiches zu einer Schmerzerleichterung führt.

Falls keine Schmerzattacken auftreten, können die kardialen Symptome einer Glossopharyngeusneuralgie mit einem Sick-Sinus-Syndrom oder einem Karotis-Sinus-Syndrom verwechselt werden (vergl. Kap. 4). Ein Sick-Sinus-Syndrom kann dadurch ausgeschlossen werden, daß die hierfür typischen EKG-Veränderungen fehlen. Kommt es nach einer Massage des Karotis-Sinus zu keinen kardialen Symptomen, kann das Vorliegen eines überempfindlichen Karotis-Sinus ebenfalls ausgeschlossen werden. Eine Blockade des Nervus glossopharyngeus ist sinnvoll, um eine Glossopharyngeusneuralgie von einer atypischen Trigeminusneuralgie zu unterscheiden. Mit Hilfe eines solchen Blocks kann eine Glossopharyngeusneuralgie allerdings nicht von einem Karotis-Sinus-Syndrom unterschieden werden, denn bei beiden Syndromen verlaufen die afferenten Bahnen über den Nervus glossopharyngeus. Durch eine entsprechende Lokalanästhesie des Oropharynx können die Rezeptoren in der für die Glossopharyngeusneuralgie verantwortlichen Triggerzone blockiert werden. Damit ist eine Unterscheidung von einem Karotis-Sinus-Syndrom möglich.

### Therapie

Eine Glossopharyngeusneuralgie mit gleichzeitigen kardialen Symptomen sollte aggressiv therapiert werden, denn hierbei können plötzliche Todesfälle auftreten. Kardiovaskuläre Symptome werden mit Atropin, Isoproterenol und/oder einem künstlichen Herzschrittmacher therapiert. Die im Rahmen dieses Syndroms auftretenden Schmerzen werden durch eine Dauertherapie mit Antikonvulsiva, wie z. B. Phenytoin oder Carbamazepin therapiert. Durch eine Lokalanästhesie der pharyngealen oder oralen Schleimhaut oder durch eine Blockade des Nervus glossopharyngeus können die Schmerzen effektiv beseitigt werden, jedoch nur so lange, wie die Wirkung des Lokalanästhetikums anhält. Durch eine intrakranielle Durchtrennung des Nervus glossopharyngeus sowie der beiden kranialen Wurzeln des Nervus vagus können die kardiovaskulären Symptome verhindert und eine Schmerzerleichterung erzielt werden. Obwohl es nach wiederholten Blockaden des Nervus glossopharyngeus auch zu einer permanenten Schmerzerleichterung kommen kann, ist diese Neuralgieform bedrohlich genug, so daß bei den Patienten, die auf eine medikamentöse Therapie nicht ansprechen, eine intrakranielle Durchtrennung des Nervens gerechtfertigt ist.

### Narkoseführung

Bei der präoperativen Beurteilung müssen das intravasale Flüssigkeitsvolumen und die kardiale Situation beurteilt werden [110, 111]. Es kann ein ausgeprägtes intravasales Flüssigkeitsdefizit bestehen, da diese Patienten eine orale Nahrungsaufnahme und eine damit verbundene pharyngeale Stimulation vermeiden, um keine schmerzvollen Attacken auszulösen. Auch Sabbern und Speichelverlust können zu einem intravasalen Flüssigkeitsmangel beitragen. Sind in der Anamnese eine Synkope oder Bradykardien und eine Neuralgie bekannt, muß diskutiert werden, ob vor Narkoseeinleitung ein passagerer Schrittmacher zu legen ist. Eine kontinuierliche EKG-Überwachung und eine blutig arterielle Druckmessung müssen durchgeführt werden. Eine Lokalanästhesie des Oropharynx mit Lidocain ist sinnvoll, damit während der direkten Laryngoskopie und der endotrachealen Intubation keine Bradykardie oder Hypotension ausgelöst werden kann. Zusätzlich wird unmittelbar vor der Laryngoskopie eine intravenöse Verabreichung von Atropin oder Glykopyrrolat empfohlen [110].

Bei operativen Manipulationen und bei der intrakraniellen Durchtrennung von Nervenwurzeln sollte der Anästhesist auf kardiovaskuläre Veränderungen gefaßt sein. Zum Beispiel kommt es während Manipulationen am Nervus vagus häufig zu Bradykardie und Hypotension. Ein Anticholinergikum muß sofort greifbar sein, um diese vagusvermittelten Reaktionen therapieren zu können. Nach Durchtrennung des Nervus glossopharyngeus und der beiden oberen Wurzeln des Nervus vagus können Hypertension, Tachykardie und ventrikuläre Extrasystolen auftreten. Dies kann dadurch bedingt sein, daß der sensorische Input aus dem Karotissinus plötzlich wegfällt. Der Blutdruckanstieg ist normalerweise nur vorübergehend, kann jedoch bei einigen Patienten bis in die postoperative Phase bestehen bleiben. Eine persistierende Hypertension ist durch eine erhöhte Sympathikusaktivität bedingt. Dies wird dadurch bestätigt, daß es durch eine Alpha-Rezeptorenblockade mit Phentolamin oder durch eine Ganglienblockade mit Hexamethonium zu einem sofortigen Abfall des Blutdruckes kommt. Auch Hydralazin hat sich zur Therapie dieser postoperativen Hypertensionen bewährt. Die Erfahrungen sind jedoch zu begrenzt, als daß spezifische Anästhetika oder spezielle Muskelrelaxantien empfohlen werden könnten. Bei diesen Patienten konnten Thiopental, Lachgas, Halothan, Succinylcholin und Pancuronium verabreicht werden, ohne daß nachteilige oder ungewöhnliche Reaktionen aufgetreten wären [110]. Falls es nach der Extubation zu einer Verlegung der Atemwege kommt, muß daran gedacht werden, daß es vielleicht aufgrund der Durchtrennung des Nervus vagus zu einer Stimmbandlähmung gekommen ist.

### 18.6.4 Vestibularisneuronitis

Eine Vestibularisneuronitis äußert sich in Schwindel, Erbrechen und Gehstörungen. Es wird angenommen, daß diese Symptome durch eine Irritation des Vestibularisanteiles des 8. Hirnnervs bedingt sind. Dadurch, daß kein Hörverlust besteht, kann die Vestibularisneuronitis von einem endolymphatischen Hydrops (Ménière-Krankheit) unterschieden werden. Die Vestibularisneuronitis ist eine gutartige Erkrankung; eine spezielle Therapie ist nicht erforderlich.

### 18.6.5 Karzinombedingte Neuropathie von Hirnnerven

Eine Hirnnervenlähmung kann durch eine Kompression oder Infiltration z.B. im Rahmen einer Leukämie oder eines Lymphoms auftreten. Metastasen eines Mamma- oder Lungenkarzinoms können den Trigeminusnerv infiltrieren und eine Taubheit im Bereich des Kinns oder der Wange verursachen. Eine Tumorinvasion des Nervus hypoglossus kann zu einer Atrophie der Zungenmuskulatur führen.

### 18.6.6 Karpaltunnel-Syndrom

Die häufigste Form einer kompressionsbedingten Neuropathie ist das Karpaltunnel-Syndrom. Dabei wird der Nervus medianus komprimiert und möglicherweise unzureichend durchblutet. Die Kompression findet in dem engen Raum zwischen den Karpalknochen und dem Ligamentum carpi transversum am Handgelenk statt. Zu den Symptomen gehören Schmerzen und Parästhesien in Daumen, Zeige- und Mittelfinger. Häufig verschlimmern sich diese Symptome bei Nacht. Zu den neurologischen Symptomen gehört auch ein Sensibilitätsverlust im Versorgungsbereich des Nervus medianus (Abb. 18.13), [112] sowie

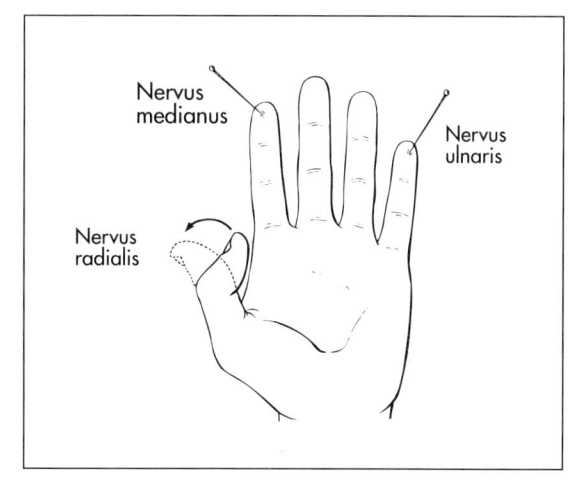

**Abb. 18.13:** Schematische Darstellung, wie eine periphere Nervenverletzung an den oberen Extremitäten schnell festgestellt werden kann. Eine Verletzung des Nervus musculocutaneus führt dazu, daß der Musculus biceps nicht mehr kontrahiert und damit der Unterarm nicht mehr angewinkelt werden kann. Eine Verletzung des Nervus axillaris führt dazu, daß der Musculus deltoideus nicht mehr kontrahiert, also im Schultergelenk nicht mehr abduziert werden kann. (Nicholson MJ, McAlpine FS. Neural injuries associated with surgical positions and operations. In: Martin JT, ed. Positioning in Anesthesia and Surgery. Philadelphia. WB Saunders, 1978; 193–224)

eine Schwäche als auch Atrophie des Musculus abductor pollicis brevis (Muskelatrophie des Daumenballens). Unter dem Tinel-Homann-Zeichen wird eine Schmerzprovokation durch Klopfen auf den Nervus medianus im Bereich des Handgelenkes verstanden.

Ein Karpaltunnel-Syndrom tritt zumeist bei 30–50-jährigen Frauen oder im Rahmen einer Schwangerschaft auf. Eine erhöhte Inzidenz besteht bei Patienten mit Akromegalie, Hypothyreose, Plasmozytom oder Amyloidose. Nicht selten kommt es zu einem bilateralen Karpaltunnel-Syndrom. Dieses Syndrom kann dadurch diagnostiziert werden, daß eine Reizleitungsverzögerung des Nervus medianus im Bereich des Handgelenkes nachgewiesen wird. Falls konservative Maßnahmen wie Immobilisation und eine lokale Injektion von Kortikosteroiden unwirksam sind, wird eine operative Dekompression empfohlen.

### 18.6.7 Ulnarislähmung

Der Nervus ulnaris ist im Sulcus ulnaris im Ellenbogenbereich anfällig für Verletzungen und Kompressionen. Schwere oder rezidivierende Verletzungen können zu einer lokalen Fibrose oder Kompression des Nervus ulnaris führen. Dies äußert sich in einer Schwäche, Atrophie und einem Sensibilitätsverlust in dem vom Nervus ulnaris versorgten Handbereich (Abb. 18.13), [112]. Mittels Untersuchung der Reizleitungsgeschwindigkeit kann eine lokalisierte Leitungsverzögerung im Bereich des Ellenbogens nachgewiesen werden. Unter Umständen kann eine operative Verlegung des Nervus ulnaris in die Fossa antecubitalis notwendig werden.

### 18.6.8 Neuropathie des Plexus brachialis

Kommt es nach einer virusartigen Infektion zu einer Schwäche in einem oder beiden Armen, kann dies den Anfang einer Neuropathie des Plexus brachialis darstellen. Anfangs beschreiben die Patienten Schmerzen im Bereich der Schulter, die auch in den Oberarm ausstrahlen. Die Schmerzen verschwinden nach einigen Tagen, dann tritt jedoch eine Schwäche oder eine Lähmung auf. Zumeist sind die Muskeln des Schultergürtels, insbesondere der Musculus deltoideus betroffen. Sensibilitätsverluste sind normalerweise nicht stark ausgeprägt. Es gibt keine spezifische Therapie und es kann von einer vollständigen Rückbildung ausgegangen werden, obwohl dies 1–2 Jahre dauern kann. Anhand von Nervenleitgeschwindigkeitsuntersuchungen kann die Diagnose bestätigt und eine unnötige Myelographie vermieden werden.

### 18.6.9 Radialisparese

Eine Radialisparese aufgrund einer Kompression des Nervus radialis äußert sich in einer Fallhand und einer Lähmung der Fingerstreckmuskeln (Abb. 18.13), [112].

### 18.6.10 Meralgia paraesthetica

Wird der Nervus cutaneus femoris lateralis in dem Bereich, wo er unter dem Ligamentum inguinale durchtritt, komprimiert, so kann dies zu brennenden Schmerzen im anterolateralen Bereich des Oberschenkels führen. In dem betroffenen Areal bestehen eine Hypalgesie und eine Hypästhesie. Eine Adipositas, sowie Hüftbänder können mit zu diesem Symptom beitragen. Durch Gewichtsabnahme, Beseitigung eines durch die Kleidung bedingten mechanischen Drucks, sowie durch eine Blockade des Nervus cutaneus femoris lateralis mit einem Lokalanästhetikum können die Schmerzen gebessert werden.

### 18.6.11 Peronäuslähmung

Eine Peronäuslähmung ist meist durch eine Kompression des Nervus peroneus communis im Bereich des Fibulaköpfchens bedingt. Unsachgemäße Lagerung in der Steinschnittlage oder eine längerfristige Lagerung mit überkreuzten Beinen kann für diese Nervenschädigung verantwortlich sein. Es kommt zu einem Fallfuß und zu einem Sensibilitätsverlust auf der Dorsalseite des Fußes (Abb. 18.14), [112].

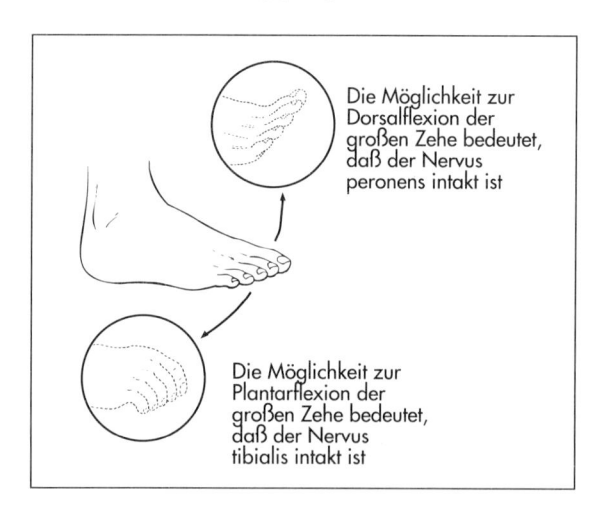

**Abb. 18.14:** Schematische Darstellung, wie eine periphere Nervenverletzung an den unteren Extremitäten schnell festgestellt werden kann. Eine Verletzung des Nervus femoralis führt dazu, daß der Musculus quadriceps femoris nicht mehr kontrahiert werden kann. (Nicholson MJ, McAlpine FS. Neural injuries associated with surgical positions and operations. In: Martin JT, ed. Positioning in Anesthesia and Surgery. Philadelphia. WB Saunders, 1978; 193–224)

### 18.6.12 Fabella-Syndrom

Eine Peronäuslähmung kann auch durch eine Kompression des Nervus peronaeus communis aufgrund eines kleinen Sesambeins (Fabella) bedingt sein, das sich im Kopf des Musculus gastrocnemius befindet [113]. Dieser Knochen findet sich bei ungefähr 12% der Menschen. Als mögliche Ursache einer Peronäuslähmung sollte ein Fabella-Syndrom in Betracht gezogen werden, insbesondere wenn die Peronäuslähmung nach langen Operationen in Rückenlage auftritt und direkt oberhalb des Knies ein Beingurt angelegt war. Bei einem Fabellasyndrom kommt es außer zu Muskelschwäche und Sensibilitätsstörungen im Bereich der Fabella auch zu einer lokalen Empfindlichkeit und zu umschriebenen Schmerzen. Diese Symptome verstärken sich beim Durchstrecken des Knies.

### 18.6.13 Medikamentös bedingte Neuropathien

Zu den Medikamenten, die eine periphere Neuropathie verursachen können, gehören z.B. Isoniazid, Vincristin, Hydralazin, Disulfiram und Phenytoin. Werden diese Medikamente nicht mehr eingenommen, kommt es normalerweise zu einer spontanen Erholung. Eine durch Isoniazid bedingte periphere Neuropathie kann durch eine Pyridoxin-Therapie verhindert werden. Im Rahmen einer Phenytoin-Therapie kann ein Folsäuremangel auftreten. Schließlich können auch Schwermetalle wie Blei, Arsen und Quecksilber zu einer peripheren Neuropathie führen.

### 18.6.14 Alkohol

Eine im Rahmen eines chronischen Alkoholismus auftretende Polyneuropathie ist fast immer mit einer Mangelernährung verbunden. Vermutlich spielt ein Vitaminmangel eine wichtige Rolle bei der Entstehung einer Alkoholneuropathie. Die Symptome beginnen charakteristischerweise in den unteren Extremitäten, es kommt zu Schmerzen und Taubheit in den Füßen. Frühsymptome sind eine Schwäche und Schmerzhaftigkeit der Fußmuskeln, fehlende Achillessehnenreflexe und eine strumpfförmige Hypalgesie im distalen Unterschenkel und Fuß. Durch eine entsprechende Ernährung, Alkoholabstinenz und eine Multivitamin-Therapie kann eine langsame Besserung der Neuropathie erwartet werden.

### 18.6.15 Vitamin $B_{12}$-Mangel

Die neurologischen Erstsymptome eines Vitamin $B_{12}$-Mangels ähneln den Symptomen, die typischerweise bei Patienten mit einer Alkoholneuropathie gesehen werden. Typisch sind Parästhesien in den Beinen, sockenförmige Sensibilitätsverluste in den distalen Unterschenkeln und Füßen und fehlende Achillessehnenreflexe. Ähnliche neurologische Befunde wurden bei Zahnärzten berichtet, die einer chronischen Lachgasexposition ausgesetzt waren [114]. Dies ist interessant, denn von Lachgas ist bekannt, daß es verschiedene Vitamin $B_{12}$-abhängige Enzyme inaktiviert. Hierdurch könnte es zu einem Mangel dieses essentiellen Vitamins kommen (vgl. Kapitel 31) [115].

### 18.6.16 Diabetes mellitus

Im Rahmen eines Diabetes mellitus nimmt die Häufigkeit einer peripheren Neuropathie mit dem Alter der Patienten und der Dauer der Erkrankung zu. Eine konsequente Kontrolle des Blutzuckers scheint die Entwicklung einer Neuropathie nicht zu beeinflussen. Die Eiweißkonzentration im Liquor cerebrospinalis ist häufig erhöht, die Nervenleitgeschwindigkeit vermindert. Das Elektromyogramm kann Hinweise auf eine Denervierung geben. Bei einer diabetischen Ischiadikusneuropathie treten keine Schmerzen auf, wenn das gestreckte Bein angehoben wird. Anhand dieses Befundes kann diese Polyneuropathie von einem lumbalen Bandscheibenvorfall unterschieden werden. Normalerweise kommt es bei dieser peripheren Neuropathie zu einer spontanen und vollständigen Erholung. Wie schnell sich allerdings die Nervenfunktion erholt, ist nicht vorauszusehen.

### 18.6.17 Hypothyreose

Eine distal lokalisierte sensible Neuropathie kann eines der ersten Anzeichen eines Myxödems sein. Typisch sind eine verzögerte Muskelerschlaffung nach Auslösen von Sehnenreflexen. Dies ist insbesondere beim Achillessehnenreflex der Fall.

### 18.6.18 Urämie

Bei Patienten mit einer chronischen Niereninsuffizienz kommt es in den Extremitäten oft zu einer distalen Polyneuropathie. Hier sind die Sensibilität und die Motorik betroffen. Diese Symptome sind zumeist in den Beinen stärker ausgeprägt als in den Armen. Die axonale Degeneration und die segmentale Demyelinisation sind vermutlich durch metabolische Störungen bedingt. Eine eintretende der Verlangsamung der Reizleitungsgeschwindigkeit scheint mit erhöhten Plasmakonzentrationen von Parathormon und Myoinosit (einem Bestandteil des Myelin) vergesellschaftet zu sein. Innerhalb weniger Tage nach einer Nierentransplantation kommt es oft zu einer Verbesserung der Nervenleitgeschwindigkeit. Eine Hämodialyse scheint dagegen nicht so effektiv zu sein, was die Verbesserung der Polyneuropathie betrifft.

### 18.6.19 Porphyrie

Eine im Rahmen einer Porphyrie auftretende Neuropathie zeichnet sich dadurch aus, daß hauptsächlich die motorischen Nerven betroffen sind. Auch Hirnnerven und Atemmuskulatur können von diesem neuropathischen Prozeß befallen sein.

### 18.6.20 Karzinome

Bei einer Vielzahl von Malignomen kann es zu peripheren sensiblen und/oder motorischen Neuropathien kommen. Dies ist insbesondere bei Lungen-, Ovarial- und Mammakarzinomen der Fall. Eine bei alten Patienten auftretende Polyneuropathie sollte immer an ein unbekanntes Karzinom denken lassen. Das pseudomyasthenische Syndrom (Eaton-Lambert-Syndrom) wird typischerweise bei Patienten mit einem Lungenkarzinom beobachtet. Bei diesem Syndrom liegt jedoch eher eine Störung im Bereich der neuromuskulären Endplatte und weniger im Bereich der Nerven vor.

### 18.6.21 Sarkoidose

Bei Patienten mit einer Sarkoidose findet sich oft eine Polyneuropathie. Eine einseitige oder beidseitige Fazialisparese kann dadurch bedingt sein, daß der Nervus facialis im Bereich der Ohrspeicheldrüse mitbetroffen ist.

### 18.6.22 Gefäßerkrankungen im Rahmen von Kollagenosen

Gefäßerkrankungen im Rahmen von Kollagenosen sind oft ebenfalls von peripheren Neuropathien begleitet. Die häufigsten Formen sind hierbei systemischer Lupus erythematodes, Polyarteriitis nodosa, primär chronische Polyarteriitis und Sklerodermie. Bestehen mehrere Mononeuropathien, ist eine Vaskulitis im Bereich der Nervenstämme zu vermuten und es sollte nach Gefäßerkrankungen im Rahmen einer Kollagenose gesucht werden.

### 18.6.23 Polyradikulitis

Die Polyradikulitis (Guillain-Barré-Syndrom) ist dadurch charakterisiert, daß es plötzlich zu einer Muskelschwäche oder -lähmung kommt. Diese Lähmung äußert sich typischerweise in den Beinen, breitet sich dann innerhalb weniger Tage nach kranial aus und betrifft auch die Muskeln der Arme, des Körpers und des Kopfes. Eine Mitbeteiligung der Hirnnervenkerne zeigt sich meistens in einer bilateralen Fazialisparese. Die gefährlichsten Symptome sind Schluckschwierigkeiten sowie eine Beeinträchtigung der Atmung aufgrund einer Parese der Interkostalmuskulatur. Da das Alpha-Motoneuron betroffen ist, handelt es sich um eine schlaffe Lähmung und die entsprechenden Sehnenreflexe sind abgeschwächt. Sensibilitätsstörungen äußern sich in Parästhesien. Sie sind am stärksten in den distalen Extremitäten ausgeprägt und gehen normalerweise den Lähmungen voraus. Oft bestehen Kopf- und Rückenschmerzen und die Muskulatur ist druckempfindlich.

Hervorstechendes Merkmal einer Polyradikulitis ist eine Funktionsstörung des vegetativen Nervensystems. Große Blutdruckschwankungen, plötzliches starkes Schwitzen, periphere Vasokonstriktion, Ruhetachykardie und Reizleitungsstörungen im EKG weisen auf Aktivitätsänderungen im vegetativen Nervensystem hin. Eine orthostatische Hypotension kann so stark ausgeprägt sein, daß es bereits durch ein Hochlegen des Kopfes auf ein Kissen zu einer Synkope kommen kann. Plötzliche Todesfälle im Rahmen dieser Erkrankung sind zumeist durch Störungen des vegetativen Nervensystems bedingt. Eine nachgewiesene, wenn auch seltene Komplikation kann ein erhöhter intrakranieller Druck sein.

Die Erkrankung wurde mit Virusinfektionen, Impfungen und einer immunsupressiven Therapie in Verbindung gebracht. Die Theorie einer viralen Ätiologie wird dadurch unterstützt, daß diese Erkrankung bei ungefähr 50% der Patienten nach einem Infekt des Respirations- oder Gastrointestinaltrakts auftritt.

#### Diagnose

Die Diagnose einer Polyradikulitis kann anhand der typischen klinischen Symptome gestellt werden. Die Diagnose wird durch eine erhöhte Eiweißkonzentration im Liquor cerebrospinalis erhärtet. Die Zellenzahl im Liquor cerebrospinalis bleibt jedoch normal. Der Anstieg der Eiweißkonzentration kann eventuell erst 1–2 Wochen nach Beginn der klinischen Symptome auftreten und es wird angenommen, daß dieser Konzentrationsanstieg durch eine Entzündung der Nervenwurzeln im Bereich des Subarachnoidalraumes bedingt ist.

#### Therapie

Die Therapie einer Polyradikulitis ist hauptsächlich symptomatisch. Die größten Gefahren sind eine respiratorische Insuffizienz, Störungen des vegetativen Nervensystems und Thromboembolisationen. Der Wert einer Kortikosteroidtherapie ist bei dieser Erkrankung nicht bewiesen.

Die Vitalkapazität sollte überwacht werden. Beträgt sie weniger als 15 ml/kg, ist eine maschinelle Unterstützung der Atmung zu diskutieren. Anhand der arteriellen Blutgase kann die Suffizienz der Atmung kontrolliert werden. Selbst wenn keine Ateminsuffizienz besteht, kann aufgrund einer Muskelschwäche im Bereich des Pharynx eine endotracheale Intubation notwendig werden. Dadurch ist ein Schutz vor Aspiration von Sekreten und Mageninhalt möglich. Aufgrund von Entgleisungen des vegetativen Nervensystems kann eine therapiebedürftige Hyper- oder Hypotension auftreten.

Innerhalb einiger Wochen ist eine spontane und komplette Erholung von einer Polyradikulitis möglich, falls pathologisch-anatomisch vor allem eine segmentale Demyclinisierung vorlag. Eine im Elektromyogramm nachgewiese axonale Degeneration kann jedoch zu einer verzögerten Genesung über mehrere Wochen führen. Eventuell bleibt allerdings eine gewisse Muskelschwäche bestehen.

Die Mortalität beträgt bei dieser Erkrankung normalerweise weniger als 5%.

**Narkoseführung**

Die Funktionsstörung des vegetativen Nervensystems und die Schädigung der Alpha-Motoneurone sind die zwei wichtigsten Dinge, die bei der Narkoseführung bei Patienten mit einer Polyradikulitis beachtet werden müssen. Kardiovaskuläre Kompensationsmechanismen können fehlen. Deshalb kann es bei Lagewechsel, Blutverlust oder intermittierender positiver Überdruckbeatmung zu einer schweren Hypotension kommen. Andererseits können als Ausdruck einer Labilität des autonomen Nervensystems bei starken Stimulationen – wie z.B der direkten Laryngoskopie – enorme Blutdruckanstiege auftreten. Aufgrund des nicht abschätzbaren Blutdruckverhaltens dürfte eine blutige arterielle Druckmessung sinnvoll sein. Falls zur Behandlung einer Hypotension keine Flüssigkeitszufuhr, sondern eine medikamentöse Therapie durchgeführt werden soll, muß beachtet werden, daß diese Patienten unter Umständen auf indirekt wirkende Vasokonstriktoren stärker reagieren.

Succinylcholin sollte nicht verabreicht werden, da bei einer Schädigung der Alpha-Motoneurone die Gefahr einer exzessiven Kaliumfreisetzung besteht [80]. Nicht-depolarisierende Muskelrelaxantien mit nur minimalen Kreislaufwirkungen scheinen besser geeignet zu sein als Pancuronium. Selbst wenn der Patient präoperativ spontan atmet, ist es wahrscheinlich, daß intraoperativ aufgrund der Anästhetikawirkungen eine maschinelle Beatmung notwendig wird. Vermutlich ist auch postoperativ für eine gewisse Zeit eine maschinelle Beatmung notwendig.

### 18.6.24 Atrophie der Peronäusmuskulatur (Charcot-Marie-Tooth-Syndrom)

Die Atrophie der Peronäusmuskulatur ist eine seltene degenerative Erkrankung des peripheren Nervensystems. Sie wird autosomal dominant vererbt. Das Hauptmerkmal dieser Erkrankung ist eine Atrophie der Peronäusmuskulatur. Hohe Fußwölbung und Klumpfüße sind häufig, auch ein Hohlfuß kann vorkommen. Diese Erkrankung beginnt typischweise im zweiten Lebensjahrzehnt. Später kommt es in der distalen unteren Extremität zu einer leichten Sensibilitätsverminderung und unter Umständen können sich diese Symptome auch auf die oberen Extremitäten ausbreiten. Während einer Schwangerschaft kann sich diese Erkrankung verschlechtern. Selten besteht eine Arbeitsunfähigkeit. Die Patienten sterben normalerweise nicht an den Folgen dieser Erkrankung. Aufgrund der Muskelatrophie und Muskelschwäche sollte man mit dem Einsatz von Succinylcholin vorsichtig sein. Wegen der vorbestehenden neurologischen Störungen werden Regionalanästhesieverfahren oft vermieden.

### 18.6.25 Refsum-Krankheit

Die Refsum-Krankheit betrifft mehrere Organsysteme und äußert sich in Ichthyosis, Taubheit, Retinitis pigmentosa, Kardiomyopathie, zerebellärer Ataxie und Polyneuropathie. Die für diese Erkrankung verantwortliche metabolische Störung besteht darin, daß die Fettsäure Phytansäure nicht mehr oxydiert werden kann und exzessiv angehäuft wird. Die Refsum-Krankheit wird autosomal rezessiv vererbt.

### 18.6.26 Möbius-Syndrom

Beim Möbius-Syndrom handelt es sich um eine seltene kongenitale Dysplasie der Hirnnerven. Zumeist sind der Nervus accessorius und der Nervus fazialis betroffen, wodurch es zu einem Strabismus convergens und zu einer partiellen Gesichtslähmung kommt. Gelegentlich sind auch andere Hirnnerven betroffen. Dies kann sich durch Schwierigkeiten beim Kauen, Schlucken und Husten äußern, wodurch oft Aspirationen und rezidivierende pulmonale Infektionen auftreten.

## 18.7 Rückenmark

Eine Querschnittssymptomatik kann zu einer Parese nur der unteren Extremitäten (Paraplegie) oder aber aller vier Extremitäten (Tetraplegie) führen. Eine Querschnittslähmung oberhalb von $C_2$ bis $C_4$ ist in der Regel nicht mit dem Leben vereinbar, da hierbei normalerweise auch die Innervation des Zwerchfells ausfällt. Die häufigste Ursache für eine Querschnittssymptomatik ist eine Verletzung. Die häufigste nicht-traumatische Ursache ist eine multiple Sklerose. Daneben können Infektionen, Gefäßerkrankungen und Entwicklungsstörungen für eine irreversible Zerstörung des Rückenmarks verantwortlich sein.

### 18.7.1 Pathophysiologie

Eine Querschnittssymptomatik führt initial zu einer schlaffen Lähmung. Unterhalb des Querschnittsniveaus fehlt jegliche Sensibilität. Außerdem fehlen unterhalb des Verletzungsniveaus die Temperaturregulation und die spinalen Reflexe. Häufig bestehen ein niedriger Blutdruck und eine Bradykardie. Während der akuten Phase einer Querschnittssymptomatik finden sich im EKG häufig Veränderungen wie z.B. ventrikuläre Extrasystolen und Veränderungen der ST-Strecke und der T-Zacke, was an eine myokardiale Ischämie erinnert. Die nach einer akuten Querschnittssymptomatik auftretende Initialphase wird als spinaler Schock bezeichnet; sie dauert normalerweise 1–3 Wochen. Die Hauptursache für Morbidität und Mortalität in dieser Phase sind die eingeschränkte Ventilation und die gleichzeitig bestehende Unfähigkeit, das Bronchialsekret abzuhusten. Eine Aspiration von Magensaft oder Mageninhalt, eine Pneumonie sowie Lungenembolien stellen während des spinalen Schocks eine stets drohende Gefahr dar.

Einige Wochen nach Auftritt einer akuten Querschnittssymptomatik kommen langsam die spinalen Reflexe wieder. Die Patienten kommen nun in ein chronisches Stadium, das durch eine Überaktivität des sympathischen Nervensystems und durch unkontrollierbare Muskelspasmen gekennzeichnet ist. Folgen dieses chronischen Zustandes sind z.B. eine verminderte alveoläre Ventilation, eine kardiovaskuläre Instabilität (die sich in einer autonomen Hyperreflexie äußert), chronische Lungeninfektionen und/oder Infektionen des Urogenitaltraktes, eine Anämie und eine gestörte Thermoregulation.

Depressionen und Schmerzen stellen häufig große Probleme nach einer Querschnittssymptomatik dar. Im unmittelbaren Bereich oder nahe der Querschnittshöhe können Wurzelschmerzen auftreten, sowie viszerale Schmerzen durch eine Überdehnung von Blase oder Därmen. In Körperarealen, in denen die Sensibilität völlig erloschen ist, kann es zu Phantomschmerzen kommen. Diese Patienten nehmen wegen Depressionen und/oder stärkeren Schmerzen oft Medikamente ein. Dies muß bei der Narkoseführung unbedingt beachtet werden.

## 18.7.2 Atmung

Eine Spontanatmung ist unmöglich, wenn die Querschnittshöhe zu einer Zwerchfellähmung führt. Eine Querschnittsläsion zwischen $C_2$ bis $C_4$ kann zur Denervierung des Diaphragmas und damit zu einer Apnoe führen. Falls die Funktion des Zwerchfells intakt ist, bleibt das Atemzugvolumen zumeist normal. Dennoch ist aufgrund des verminderten exspiratorischen Reservevolumens die Fähigkeit zum Hustenstoß und zum Abhusten der Tracheobronchialsekrete vermindert. Eine Querschnittssymptomatik im zervikalen Bereich führt zu einer deutlichen Verminderung der Vitalkapazität [116]. In der Frühphase nach einer Verletzung des Halsmarks kommt es auch meistens zu einer arteriellen Hypoxämie und während des endobronchialen Absaugens sind bei diesen Patienten Bradykardien und Herzstillstände beobachtet worden. Dies verdeutlicht nochmals, daß es sehr wichtig ist, diese Patienten vor dem endobronchialen Absaugen optimal zu oxygenieren [117].

## 18.7.3 Autonome Hyperreflexie

Mit Rückbildung des spinalen Schocks und Rückkehr der Spinalreflexe bildet sich eine autonome Hyperreflexie aus [118]. Dieses Reflexmuster kann durch kutane oder viszerale Stimulationen unterhalb des Querschnittsniveaus ausgelöst werden. Ein häufig auslösender Stimulus ist die Überdehnung eines viszeralen Hohlorgans, z.B. der Blase oder des Rektums. Wie häufig eine autonome Hyperreflexie auftritt, hängt von der Höhe des Querschnittssyndroms ab. Ungefähr 85% der Patienten mit einer Querschnittslähmung oberhalb von $TH_6$ weisen dieses Reflexmuster auf. Ist das Querschnittsniveau unter $TH_{10}$, ist dieser Reflex unwahrscheinlich. Eine Operation stellt einen besonders starken Reiz bezüglich der Auslösung einer autonomen Hyperreflexie dar und selbst Patienten, bei denen dieser Reflex bisher noch nicht aufgetreten ist, sind während eines operativen Eingriffes gefährdet.

### Pathophysiologie

Bei einer Stimulation unterhalb des Querschnittniveaus werden afferente Impulse ausgelöst, die unterhalb des Querschnittniveaus in das Rückenmark eintreten (Abb. 18.15). Diese Impulse verursachen eine sympathische Reflexantwort, die über die Nervi splanchnici verläuft. Bei Patienten mit normalen neurologisch-anatomischen Verhältnissen werden diese efferenten Impulse durch inhibitorische Impulse aus höheren Zentren des zentralen Nervensystems moduliert. Liegt jedoch eine Querschnittssymptomatik vor, so sind die efferenten Impulse von dieser inhibitorischen Modulation getrennt. Dadurch kann unterhalb des Verletzungsbereichs eine generalisierte reflektorische Vasokonstriktion bestehen bleiben. Die Vasokonstriktion führt zu einer Blutdrucksteigerung, die über den Sinus caroticus registriert wird. Die dadurch verursachte Aktivierung des Sinus caroticus führt zu einer Verminderung der sympathischen Efferenzen im zentralen Nervensystem. Dadurch kommt es in der Peripherie zu einem Überwiegen der Parasympathikusaktivität. Ein solches Überwiegen der Parasympathikusaktivität ist jedoch unterhalb des Querschnittniveaus nicht mehr möglich, da dieser Körperteil neurologisch gesehen isoliert ist. Daher bleibt die Vasokonstriktion unterhalb des Querschnittniveaus bestehen. Falls die Höhe der Querschnittslähmung oberhalb des Abgangs der Nervi splanchnici liegt ($Th_4$ bis $Th_6$), ist die im neurologisch intakten oberen Körperanteil auftretende Vasodilatation nicht in der Lage, die Folgen einer Vasokonstriktion im unteren Körperteil zu kompensieren. Dadurch bleibt die Hypertension bestehen.

### Symptome

Hervorstechendste Merkmale einer autonomen Hyperreflexie sind Hypertension und Bradykardie [118]. Eine hypertoniebedingte Stimulation des Sinus caroticus führt zu einer Bradykardie und oberhalb des Querschnittniveaus zu einer Vasodilatation im Hautbereich. Unterhalb des Querschnittniveaus kann es zu keiner Vasodilatation kommen. Die Vasodilatation im oberen Körperanteil führt zu einer verstopften Nase. Die Patienten klagen unter Umständen über Kopfschmerzen und verschwommenes Sehen, was Ausdruck einer schweren Hypertension ist. Plötzliche Blutdruckan-

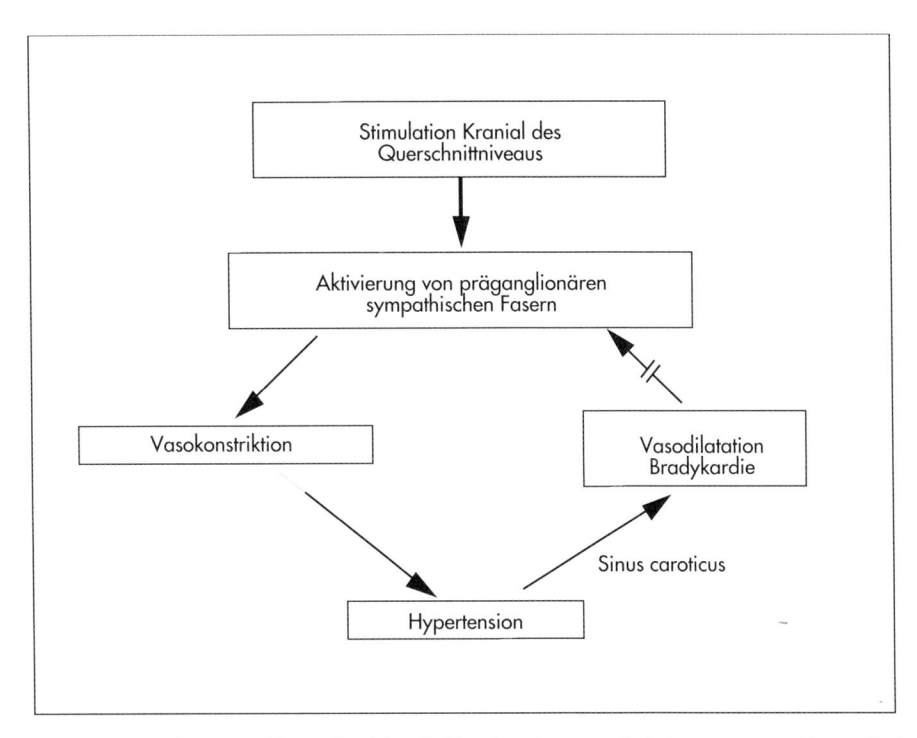

**Abb. 18.15:** Schematische Darstellung, in welcher Reihenfolge die klinischen Symptome bei einer autonomen Hyperreflexie ablaufen. Vom Gehirn ausgehende Impulse, die eine Vasodilatation auslösen, können den durch die Querschnittssymptomatik neurologisch abgetrennten distalen Anteil des Rückenmarks nicht mehr erreichen. Daher bleiben in diesem Bereich eine Vasokonstriktion und eine Hypertension bestehen.

stiege können zu zerebralen, retinalen oder subarachnoidalen Blutungen und zu erhöhten intraoperativen Blutverlusten führen. Es kann auch zu Bewußtseinsverlust und zum Auftreten von Krampfanfällen kommen. Bei den meisten Patienten treten außerdem Herzrhythmusstörungen auf. Ein Lungenödem ist durch eine akute Linksherzinsuffizienz bedingt. Ursache ist die im Rahmen der Blutdrucksteigerung auftretende Zunahme des Afterloads.

### Therapie

Zur Therapie einer autonomen Hyperreflexie eignen sich Ganglienblocker (Trimetaphan, Pentolinium), Alpha-Rezeptorenblocker (Phentolamin, Phenoxybenzamin), direkt wirkende Vasodilatantien (Nitroprussid) sowie eine Allgemein- oder Regionalanästhesie [118, 119]. Medikamente, die nur über einen zentralen Angriffspunkt, also entweder über das Vasomotorenzentrum oder über höher gelegene Zentren zu einer Blutdrucksenkung führen, sind wirkungslos.

Obwohl sich bei wachen Patienten zur Blutdrucksenkung am ehesten eine intravenöse Nitroprussidinfusion anbieten würde, liegen hierzu bisher keine klinischen Erfahrungen vor. Empfohlen wurde eine intravenöse Phentolamingabe, es können jedoch hohe Dosierungen notwendig werden. Die im Rahmen einer autonomen Hyperreflexie auftretende Hypertension ist nicht durch erhöhte Katecholaminspiegel im Kreislauf bedingt. Es wurde berichtet, daß eine autonome Hyperreflexie auch durch Uteruskontraktionen ausgelöst wurde. Durch Anlage einer Periduralanästhesie konnte sie wirkungsvoll behandelt werden [120]. Bei derselben Patientin war ein Versuch, den Blutdruck mit Nitroprussid in den Griff zu bekommen, erfolglos geblieben. Zur Therapie einer autonomen Hyperreflexie während der Wehen wurde auch bereits eine peridurale Verabreichung von Pethidin durchgeführt [121].

### 18.7.4 Urogenitalsystem

Die häufigste Todesursache bei querschnittsgelähmten Patienten ist eine Niereninsuffizienz. Chronische Infektionen des harnableitenden Systems sowie die Immobilisierung prädisponieren zu der Entwicklung von Nierensteinen. Eine Amyloidose der Niere kann zu einer Proteinurie führen. Hierdurch kann ein Abfall der Plasmaalbuminkonzentration entstehen.

### 18.7.5 Muskuloskeletales System

Die langfristige Immobilisation dieser Patienten führt zu Osteoporose, Atrophie der quergestreiften Muskulatur und zur Ausbildung von Dekubitalulzera. Bei der Umlagerung dieser Patienten kann es zu pathologischen Frakturen kommen. Druckpunkte sollten gut geschützt und gepolstert werden, um Verletzungen der Haut und die Entwicklung von Dekubitalulzera zu verhindern.

## 18.7.6 Narkoseführung

Die Narkoseführung bei Patienten mit einer Querschnittssymptomatik hängt weitgehend davon ab, wie lange die Verletzung schon besteht [118]. Unabhängig vom Alter der Querschnittslähmung ist es empfehlenswert, präoperativ eine entsprechende Flüssigkeitszufuhr durchzuführen. Damit kann einem Blutdruckabfall während Einleitung und Aufrechterhaltung der Narkose vorgebeugt werden.

### Akute Querschnittssymptomatik

Was das Offenhalten der Atemwege betrifft, können bei Patienten mit einer akuten Querschnittslähmung spezielle Vorsichtsmaßnahmen notwendig werden. Liegt z.B. eine HWS-Fraktur vor, so kann es durch eine Überstreckung des Kopfes zu einer weiteren Schädigung des Rückenmarks kommen. Alternativ zu einer «Ileus»-Einleitung kann eine Lokalanästhesie und eine fiberoptische endotracheale Intubation mit intravenös applizierbaren Anästhetika und Muskelrelaxantien durchgeführt werden. Da sympathische Kompensationsmechanismen weitgehend fehlen, kommt es bei diesen Patienten sehr leicht zu starken Blutdruckabfällen, falls plötzliche Lageveränderungen, Blutverluste oder eine intermittierende positive Überdruckbeatmung durchgeführt werden. Um den – durch die plötzlich eingetretene Vasodilatation – vergrößerten Intravasalraum aufzufüllen, kann eine großzügige Zufuhr kristalloider Lösungen notwendig werden. Bei diesen Patienten sollten auch Blutverluste umgehend ersetzt werden. Aufgrund der in Allgemeinnarkose auftretenden Lähmung der Abdominal- und Interkostalmuskulatur ist es schwierig, eine suffiziente Spontanatmung aufrecht zu erhalten. Daher wird am besten eine maschinelle Beatmung durchgeführt. Da diese Patienten unterhalb des Querschnittsniveaus zu einer Poikilothermie neigen, müssen sie vor einer Unterkühlung geschützt werden. Zur Narkoseunterhaltung sind solche Medikamente zu verabreichen, die eine Sedierung und ein Tolerieren des Endotrachealtubus garantieren. Hierzu eignet sich eine Kombination aus Lachgas mit einem volatilen Anästhetikum oder einem Injektionsanästhetikum. Die inspiratorische Sauerstoffkonzentration sollte anhand der kontrollierten arteriellen Blutgase eingestellt werden. Es sollte stets daran gedacht werden, daß nach einer akuten Querschnittssymptomatik häufig eine arterielle Hypoxämie besteht.

Ob Muskelrelaxantien benötigt werden, hängt von der Lokalisation der Operation und der Querschnittshöhe ab. Falls Muskelrelaxantien benötigt werden, ist Pancuronium gut geeignet, da es eine sympathikomimetische Wirkung aufweist. Bei Verabreichung von Succinylcholin ist es in den ersten paar Stunden nach einer akuten Querschnittssymptomatik unwahrscheinlich, daß es zu einer exzessiven Kaliumfreisetzung kommt. Dennoch scheint es auch hierbei sinnvoll zu sein, dieses Medikament zu vermeiden. Seltene Ausnahmen sind dann möglich, wenn eine schnell einsetzende und nur kurz dauernde Muskelerschlaffung notwendig ist.

### Chronische Querschnittssymptomatik

Wichtigstes Ziel bei der Narkoseführung von Patienten mit einer chronischen Querschnittssymptomatik ist es, eine autonome Hyperreflexie zu verhindern. Eine Operation stellt einen intensiven Reiz für die Ausbildung einer autonomen Hyperreflexie dar. Selbst Patienten, bei denen bisher dieser Reflex noch nie aufgetreten ist, sind während einer Operation durch eine autonome Hyperreflexie gefährdet. Durch eine Allgemeinanästhesie mit volatilen Anästhetika kann diesem Reflex wirkungsvoll vorgebeugt werden [118]. Auch Peridural- und Spinalanästhesie sind in dieser Hinsicht wirkungsvoll; bei der Durchführung dieser Anästhesieformen können jedoch bei querschnittsgelähmten Patienten technische Probleme auftreten. Außerdem ist es schwierig, das Sensibilitätsniveau auszutesten. Dennoch scheint eine niedrige Spinalanästhesie besonders wirkungsvoll zu sein, um einer autonomen Hyperreflexie vorzubeugen [119]. Dagegen wurde berichtet, daß eine Periduralanästhesie gelegentlich unwirksam sein kann, um bei querschnittsgelähmten Patienten während eines urologischen endoskopischen Eingriffs eine Hypertension zu verhindern [112]. Dies könnte vielleicht damit zusammenhängen daß eine Periduralanästhesie nicht immer eine suffiziente sakrale Anästhesie garantiert. Eine Blockade der afferenten Leitungsbahnen mit Hilfe einer lokalen Oberflächenanästhesie der Urethra reicht oft nicht aus, um während zystoskopischer Manipulationen eine autonome Hyperreflexie zu verhindern. Die Ursache ist darin zu sehen, daß hierbei die Propriorezeptoren der Blasenmuskulatur nicht geblockt, diese aber während einer Blasendehnung stimuliert werden. Unabhängig von dem durchgeführten Anästhesieverfahren ist es stets wichtig, daß entsprechende Medikamente (wie z.B. Nitroprussid) sofort greifbar sind, um eine plötzliche Hypertension behandeln zu können. Durch eine intravenöse Injektion von 1–2 mikrog/kg Nitroprussid kann eine plötzliche Hypertension suffizient therapiert werden [70]. Falls die Hypertension bestehen bleibt, ist eventuell eine kontinuierliche intravenöse Infusion von Nitroprussid notwendig. Es ist auch wichtig, daran zu denken, daß sich eine autonome Hyperreflexie postoperativ einstellen kann, wenn die Narkosewirkungen bereits langsam abklingen.

Um die endotracheale Intubation zu erleichtern und um operativ ausgelösten Muskelspasmen vorzubeugen, kann eine Muskelrelaxation notwendig werden. Hierzu werden nur nicht-depolarisierende Muskelrelaxantien eingesetzt, denn nach Succinylcholin ist eine verstärkte Freisetzung von Kalium zu erwarten, insbesondere dann, wenn die Querschnittsverletzung weniger als 6 Monate alt ist [123]. Es gibt Beweise dafür, daß es bereits 4 Tage nach einer Denervierungsverlet-

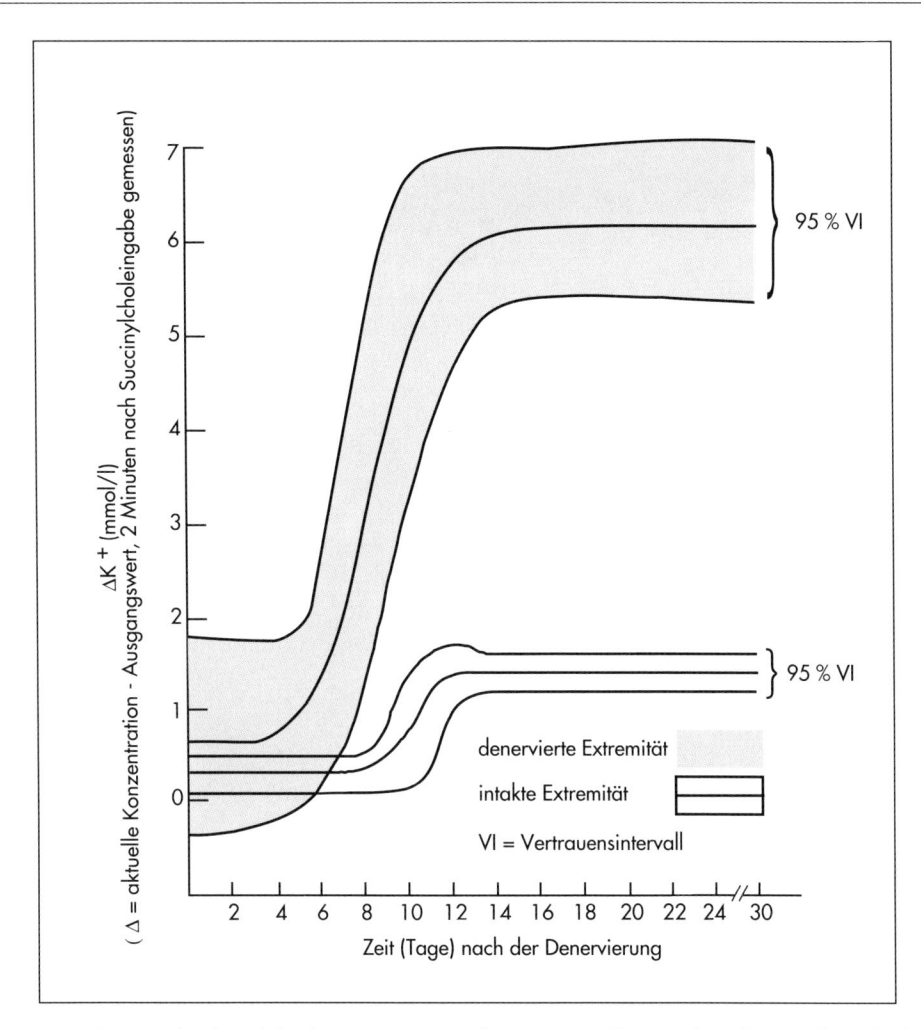

**Abb. 18.16:** Die Veränderungen der Plasmakaliumkonzentrationen wurden im venösen Blut einer denervierten und einer intakten Extremität 2 Minuten, nachdem Succinylcholin verabreicht wurde, gemessen. Dargestellt sind die Mittelwerte sowie die 95%igen Vertrauensintervalle (VI). Die Untersuchungen wurden an Pavianen durchgeführt, die mit Phencyclidinen anästhesiert waren. Die maximale Zunahme der Kaliumkonzentration trat 14 Tage nach der Denervierung auf. 8,4 Tage nach der Verletzung betrug die Zunahme der Kaliumkonzentration 50% der maximal auftretenden Kaliumzunahme. Bereits 4 Tage nach der Denervierung konnten Steigerungen der Plasmakaliumkonzentration nachgewiesen werden. (John DA, Tobey RE, Homer LD, Rice CL. Onset of succinylcholine-induced hyperkalemia following denervation. Anesthesiology 1976; 45: 294–9)

zung zu einer verstärkten Kaliumfreisetzung nach Succinylcholingabe kommen kann (Abb. 18.16), [124]. Die maximale Kaliumfreisetzung nach Succinylcholinverabreichung tritt ungefähr bei 14 Tage alten Querschnittsverletzungen auf. Es wurde jedoch bereits am 8. Tag nach einer Querschnittssymptomatik ein Herzstillstand beschrieben, der durch eine succinylcholinbedingte Hyperkaliämie ausgelöst wurde [124]. Außerdem scheint das Ausmaß der Kaliumfreisetzung nicht dosisabhängig zu sein. Dies ist dadurch belegt, daß es nach intravenöser Verabreichung von 20 mg Succinylcholin (bei einem paraplegischen erwachsenen Patienten) zu einer Hyperkaliämie kam [125]. Es muß auch beachtet werden, daß die vorherige Präcurarisierung mit einem nicht-depolarisierenden Muskelrelaxans eine succinylcholinbedingte Kaliumfreisetzung nicht zuverlässig abschwächt.

Eine exzessive Kaliumfreisetzung ist vermutlich dadurch bedingt, daß es außerhalb der motorischen Endplatte zur Ausbildung von acetylcholinsensiblen Rezeptoren kommt (Abb. 18.17). Diese Rezeptoren können sich innerhalb von 48–72 Stunden nach einer Denervierung ausbilden. Damit stehen während einer succinylcholinbedingten Depolarisation mehr Stellen für den Kaliumaustausch zur Verfügung [126]. In Anbetracht all dieser Tatsachen scheint es vernünftig zu sein, Succinylcholin bei Patienten mit einer mehr als 24 Stunden alten Querschnittssymptomatik zu vermeiden. Wie lange diese Patienten für eine succinylcholinbedingte Hyperkaliämie empfindlich sind, ist nicht bekannt. Das Risiko ist jedoch möglicherweise nach 3–6 Monaten vermindert. Jedoch läßt sich – aufgrund einer Resistenz gegenüber nicht-depolarisierenden Muskelrelaxantien bei einem Patienten, der 436 Tage zuvor

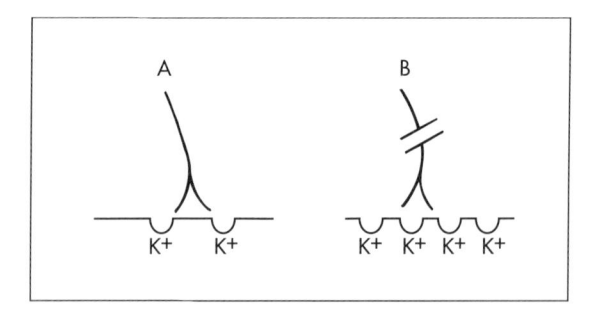

**Abb. 18.17:** Schematische Darstellung einer neuromuskulären Endplatte vor (A) und nach (B) der Denervierung. Nach einer Denervierung kommt es außerhalb der neuromuskulären Endplatte zur Ausbildung von cholinergen Rezeptoren. Auch im Bereich dieser Rezeptoren kommt es bei einer acetylcholinbedingten Depolarisation zur Kaliumfreisetzung. Eine längerfristige Depolarisation der neuromuskulären Endplatte, wie dies z.B. bei Succinylcholingabe der Fall ist, führt daher zu einer stärkeren Hyperkaliämie.

eine Verbrennungsverletzung erlitten hatte – vermuten, daß diese außerhalb der motorischen Endplatten entstandenen Rezeptoren, die auch für die succinylcholinbedingte Hyperkaliämie verantwortlich sind, noch lange vorhanden sind [127]. Falls dies zutrifft, können Patienten mit einer Querschnittssymptomatik wesentlich länger als 3–6 Monate (wie bisher vermutet wurde) durch eine succinylcholinbedingte Hyperkaliämie gefährdet sein.

## 18.8 Hirnprotektion und Wiederbelebung

Herzstillstand, Schlaganfall oder Schädelhirntrauma sind die häufigsten Gründe, die eine Hirnprotektion und Wiederbelebung notwendig machen.

### 18.8.1 Herzstillstand

Die frühere Feststellung, daß sich bei einer globalen Hirnischämie aufgrund eines Herzstillstandes innerhalb von 4–6 Minuten eine irreversible Hirnschädigung einstellt, kann nicht länger aufrecht erhalten werden [128]. Es liegen Hinweise dafür vor, daß Neurone des zentralen Nervensystems eine komplette Anoxie von 20–60 Minuten tolerieren können, ohne daß irreversible Schädigungen bestehen bleiben müssen. Außerdem scheinen die im Anschluß an eine zerebrale Ischämie auftretenden Ereignisse eher zu bleibenden Hirnschädigungen zu führen, als das initiale Ereignis selbst. Z.B. kann es 15–90 Minuten nach einer Wiederbelebung wegen eines Herzkreislaufstillstandes zu einer schweren zerebralen Minderperfusion (mit einem zerebralen Blutfluß von oft weniger als 10% der Norm) kommen. In bestimmten Arealen kann es sogar zu einem Durchblutungsstop kommen. Eine zunehmende enorme Widerstandserhöhung in den kleinen Zerebralgefäßen kann dazu führen, daß der zerebrale Blutfluß unter dasjenige Minimum abfällt, das für die Lebensfähigkeit der neuronalen Strukturen notwendig ist. Die neurologische Morbidität nimmt zu, falls die externe Herzdruckmassage länger als 6 Minuten dauert, unabhängig davon, wieviel Zeit zwischen Beginn des Herzstillstandes und Beginn der kardiopulmonalen Wiederbelebung vergangen ist [128].

Früher wurden bei Patienten, die nach einer Reanimation wegen eines Herzstillstandes nicht wach wurden, unter anderem eine Hypothermie, Hyperventilation und eine hochdosierte Kortikosteroidtherapie durchgeführt. Die enthusiastische Propagierung einer therapeutischen Hypothermie ist verschwunden, denn es fehlen überzeugende Befunde, daß diese Therapiemaßnahme von Vorteil ist. Allerdings legen erst kürzlich veröffentlichte tierexperimentelle Untersuchungen nahe, daß eine nur leichte Senkung der Körpertemperatur (1–3 °C) zu einer hirnprotektiven Wirkung beitragen kann, falls sie bereits während der arteriellen Hypoxämie bestand [129, 130]. Barbiturate können nur den neuronalen Aktivitätsstoffwechsel (bis zu einem isoelektrischen EEG) unterdrücken, der Sauerstoffbedarf des zellulären Ruhestoffwechsels kann durch Barbiturate jedoch nicht vermindert werden. Eine Hypothermie ist sicherlich die einzig verfügbare Methode, um auch den zellulären Ruhebedarf an Sauerstoff zu senken. Falls der intrakranielle Druck nicht erhöht ist, kann durch eine Hyperventilation keine Verbesserung der Überlebensrate nach einem Herzstillstand nachgewiesen werden. Daher kann eine Hyperventilation – genauso wie eine Hypothermie – nicht routinemäßig empfohlen werden. Eine Kortikosteroidtherapie wird zwar noch sehr häufig durchgeführt, der Wert dieser Medikamente ist aber ebenfalls umstritten. Vielleicht haben die geringen Risiken einer Kortikoidtherapie mit dazu beigetragen, daß sie immer noch durchgeführt wird. Auch eine Kalziumverabreichung während und nach einer kardiopulmonalen Reanimation kann in Frage gestellt werden, da an der Vasokonstriktion kleiner Zerebralgefäße und an der zerebralen Hypoperfusion nach einer Reanimation möglicherweise eine neuronale Kalziumüberladung beteiligt ist [128]. Daher können in Zukunft vielleicht sogar Kalziumantagonisten eine Bedeutung erlangen, um nach einer Reanimation eine zerebrale Hypoperfusion zu vermindern oder ihr vorzubeugen.

**Barbiturate**

Barbiturate werden deshalb zur Hirnprotektion eingesetzt, weil sie nach einem hirnischämischen Ereignis in der Lage sind, dosisabhängig den zerebralen Sauerstoffbedarf zu vermindern, maximal bis auf ungefähr 50% des Normalwerts. Ist dies der Fall, liegt ein isoelektrisches Elektroenzephalogramm vor. Bei einem isoelektrischen EEG sind weitere Barbituratdosen nicht mehr sinnvoll. Diese medikamentös bedingte Verminderung des neuronalen Aktivitätsstoffwechsels bedeutet eine Unterdrückung der zerebralen elektrischen Funktionen. Der zur Lebensfähigkeit der zellulären Grundstruktur notwendige Sauerstoffbedarf (Ruhestoffwechsel) ist jedoch nicht vermindert worden. Daher ist mit Barbituraten eine Hirnprotektion nur möglich, falls durch die zerebrale Ischämie der zelluläre Ruhestoffwechsel noch nicht beeinträchtigt ist. Dies zeigt sich in einer noch vorhandenen elektrischen Aktivität im EEG [131]. Während eines Herzstillstands (also einer globalen zerebralen Ischämie) kommt es innerhalb von 20–30 Sekunden zu einem Verschwinden der EEG-Aktivität. Von einer danach durchgeführten Verabreichung von Barbituraten kann daher keine Verbesserung des neurologischen Folgezustandes erwartet werden. Durch eine intravenöse Injektion von 30 mg/kg Thiopental bei Patienten, die nach einem Herzstillstand bewußtlos bleiben, können weder die Überlebensrate noch der neurologische Folgezustand verbessert werden [132]. Auch im Tiermodell konnte keine Verbesserung des neurologischen Folgezustands nachgewiesen werden, unabhängig davon, ob Thiopental vor einer oder nach einer globalen zerebralen Ischämie verabreicht wurde [133, 134]. Anders als bei einer globalen Ischämie kann es bei einer inkompletten Ischämie, bei der im EEG noch eine elektrische Aktivität nachweisbar ist, vermutlich zu einer Verbesserung des neurologischen Folgezustandes kommen, falls zur Erniedrigung des Aktivitätsstoffwechsels Barbiturate verabreicht werden. Damit stimmt auch die Beobachtung überein, daß nach Operationen unter Einsatz einer Herz-Lungen-Maschine auch neuropsychiatrische Komplikationen (die hauptsächlich durch Embolisation bedingt sind) schneller verschwinden, wenn die Patienten prophylaktisch so hoch mit Thiopental (durchschnittlich 39,5 mg/kg) behandelt wurden, daß ein Nullinien-EEG vorlag [135]. Auch z.B. bei Patienten, bei denen eine Endarteriektomie der Arteria carotis oder die Resektion eines thorakalen Aortenaneurysmas geplant ist, besteht die Gefahr einer inkompletten zerebralen Ischämie. Diese Patienten könnten davon profitieren, daß vorher mit Barbituraten ein Nullinien-EEG erzeugt wird. Anhand der vorliegenden klinischen sowie tierexperimentellen Daten scheint es dagegen nicht gerechtfertigt zu sein, bei Patienten, die wegen eines Herzstillstandes reanimiert wurden, eine Barbiturattherapie zu empfehlen.

### Postanoxämische Enzephalopathie

Die neurologischen Folgen einer akuten zerebralen Hypoxie können von leichten psychiatrischen Störungen bis hin zu einem Apallischen Syndrom reichen. Auch eine Rindenblindheit ist eine mögliche Komplikation. Besteht nach einer erfolgreich durchgeführten kardiopulmonalen Reanimation weiterhin ein Koma, stellt dies ein ernstes prognostisches Zeichen dar. In einer Untersuchungsreihe überlebten nur 20 % der Patienten, die nach einer kardiopulmonalen Reanimation bewußtlos blieben. Ungefähr 50 % dieser Patienten hatten ein bleibendes neurologisches Defizit [136].

### Hirntod

Nach einer erfolgreich durchgeführten kardiopulmonalen Reanimation muß oft festgestellt werden, ob ein irreversibler Hirntod vorliegt. Die Diagnose «Hirntod» ist insbesondere bei Kindern schwierig zu stellen, denn es ist gut belegt, daß das unreife Gehirn sehr widerstandsfähig gegen die Auswirkungen einer arteriellen Hypoxämie ist. Können als Ursache für ein Koma eine Hypothermie (Körpertemperatur unter 32 °C) und eine Medikamentenüberdosierung ausgeschlossen werden, müssen beim erwachsenen Patienten für die Feststellung eines Hirntodes folgende Kriterien gefordert werden [137]:
1. Koma (d.h. tiefste Bewußtlosigkeit) aufgrund einer bekannten strukturellen oder metabolischen Schädigung des Gehirns. Das Koma muß seit mindestens 12 Stunden bestehen. Ein Koma aufgrund einer Medikamentenüberdosierung muß anhand von Anamnese oder entsprechenden Labortests ausgeschlossen werden.
2. Fehlende Hirnstammfunktionen, was sich darin äußert, daß die Pupillen fixiert und reaktionslos sind, der okulozephale Reflex fehlt, bei Ohrspülungen mit Eiswasser keine Augenbewegungen auftreten und daß eine Spontanatmung fehlt, selbst wenn der arterielle $CO_2$-Partialdruck erhöht ist (Apnoetest). Eine spinale Reflexaktivität schließt die Diagnose Hirntod nicht aus.
3. Fehlende kortikale Funktion, was sich darin äußert, daß das Enzephalogramm über 60 Minuten trotz maximaler Verstärkung isoelektrisch bleibt. Auch hier gilt jedoch die Voraussetzung, daß keine Medikamentenintoxikation vorliegt.
4. Fehlen einer zerebralen Perfusion, was sich mit Hilfe der Angiographie (selbst bei einer bestehenden Medikamentenintoxikation) nachweisen läßt.

Zur Überwachung von komatösen Patienten und zur Beurteilung des neurologischen Befundes dieser Patienten hat sich die Ableitung der somatosensorisch evozierten Potentiale bewährt. Die Ableitung somatosensorisch evozierter Potentiale kann auch bei der Hirntoddiagnostik sinnvoll sein.

### 18.8.2 Schlaganfall

Es konnte gezeigt werden, daß ein im Tiermodell experimentell gesetzter Schlaganfall positiv beeinflußt werden kann, falls vor oder nach Auslösen des Schlaganfalles Barbiturate verabreicht wurden [137]. Die nach plötzlichem Verschluß eines einzelnen Zerebralgefäßes – bei ansonsten gesunden Tieren – auftretende Schädigung kann jedoch nicht mit den Verhältnissen gleichgesetzt werden, die bei den oft alten Patienten mit einer vorbestehenden Erkrankung der Zerebralgefäße angetroffen werden. Anhand der bisher vorliegenden tierexperimentellen Daten kann nicht empfohlen werden, bei Patienten mit einem

Schlaganfall ein Barbituratkoma zu erzeugen. Eine wichtigere Erkenntnis dieser Tierversuche ist die Feststellung, daß es nach Okklusion eines Hauptgefäßes nicht sofort zu einem Infarkt kommt. Vielmehr treten irreversible Schädigungen oft erst nach 2–3 Stunden auf.

### 18.8.3 Schädelhirntrauma

Der größte Erfolg im Rahmen der Hirnprotektion und Wiederbelebung des Gehirns konnte bei Patienten mit einem Schädelhirntrauma erzielt werden. Im Gegensatz zu den Patienten, die einen Herzstillstand oder einen Schlaganfall erleiden, handelt es sich hierbei oft um junge Patienten. Bei ihnen liegen nur minimale oder keine vorbestehenden zerebrovaskulären Erkrankungen vor. Eine routinemäßige Überwachung des intrakraniellen Druckes ist für die Therapieüberwachung bei diesen Patienten fast zwingend. Um den intrakraniellen Druck zu senken, werden routinemäßig hyperosmolare Lösungen, eine maschinelle Hyperventilation (wobei ein arterieller $CO_2$-Partialdruck zwischen 25 und 30 mm Hg angestrebt wird) und z.T. noch Kortikosteroide angewandt. Nach neueren Untersuchungen kann eine im Rahmen eines Schädelhirntraumas auftretende intrakranielle Drucksteigerung durch Kortikosteroide jedoch nicht beinflußt werden. Kortikosteroide sind daher beim Schädelhirntrauma nicht mehr indiziert.

**Barbiturate**

Falls der intrakranielle Druck trotz üblicher Therapie hoch bleibt, wird die Gabe von Barbituraten empfohlen. Diese Empfehlung basiert darauf, daß mit diesen Medikamenten eine gut reproduzierbare Erniedrigung des intrakraniellen Drucks erzielt werden kann. Ursache ist vermutlich insbesondere eine Verminderung des zerebralen Blutvolumens aufgrund einer zerebralen Vasokonstriktion. Eine barbituratbedingte Verminderung des neuronalen Aktivitätsstoffwechsels führt zu einer weiteren Verminderung des zerebralen Blutvolumens, denn aufgrund einer metabolischen Autoregulation kommt es zu einer Abnahme des zerebralen Blutflusses.

Das Ziel einer Barbiturattherapie besteht darin, den intrakraniellen Druck unter 20 mm Hg zu halten, ohne daß Plateauwellen auftreten. Ein sinnvolles Vorgehen besteht darin, einen initialen Pentobarbitalbolus (3–5 mg/kg) zu verabreichen und anschließend eine kontinuierliche Infusion durchzuführen, so daß Pentobarbital-Plasmakonzentrationen zwischen 3–6 mg/dl aufrecht erhalten werden [138, 139]. Eine Alternative zur 12–24-stündigen Kontrolle der Konzentrationen des Pentobarbitalspiegels besteht darin, die Infusionsrate so zu steuern, daß ein isoelektrisches EEG erzielt wird. Ein isoelektrisches EEG stellt sicher, daß eine maximale medikamentöse Erniedrigung des zerebralen Sauerstoffbedarfs erzielt wurde. Durch eine Barbiturattherapie wird auch diejenige Mannitoldosierung vermindert, die notwendig ist, um den intrakraniellen Druck unter 20 mmHg zu halten. Durch diese Dosisreduktion des Mannitols kann die Gefahr vermindert werden, daß es zu einer Plasmahyperosmolarität und einer Elektrolytstörung aufgrund der einsetzenden Osmodiurese kommt. Der Abbruch einer Barbituratinfusion kann dann in Betracht gezogen werden, wenn sich der intrakranielle Druck über 48 Stunden im Normalbereich bewegt hat.

Zu den Gefahren einer Barbiturattherapie – wie sie zur Erniedrigung des intrakraniellen Druckes eingesetzt wird – gehört z.B. eine Hypotension. Diese eventuell auftretende Hypotension kann die Aufrechterhaltung eines adäquaten zerebralen Perfusionsdruckes gefährden. Eine solche Hypotension ist besonders bei älteren Patienten oder bei Vorliegen eines intravasalen Volumenmangels zu erwarten. Thiopental- oder Methohexitaldosierungen, mit denen ein isoeletrisches EEG erzielt werden kann, führen zu einer peripheren Vasodilatation und einer myokardialen Depression [140, 141]. Im Tierversuch besteht bei Thiopental eine größere Gefahr als bei Pentobarbital, daß es zu einer Hypotension und zu einem Kammerflimmern kommt, falls solch hohe Dosen verabreicht werden, mit denen eine elektrische Nullinie im EEG erzielt wird [142]. Zur Steigerung des Herzminutenvolumens kann bei einigen Patienten, die mit Barbituraten therapiert werden, eine positiv inotrope Stimulation notwendig werden.

Falls es mit Barbituraten nicht gelingt, den intrakraniellen Druck zu senken, ist dies ein prognostisch schlechtes Zeichen. Es konnte bisher allerdings nicht nachgewiesen werden, daß bei Schädel-Hirn-traumatisierten Patienten, bei denen Barbiturate mit Erfolg zur Senkung des intrakraniellen Drucks eingesetzt werden, Morbidität oder Mortalität besser sind als bei Patienten, die aggressiv nur mit Diuretika, Kortikosteroiden und einer Hyperventilation behandelt wurden [143].

## 18.9 Anfallsleiden

Falls sich Krampfaktivitäten erst nach dem 20. Lebensjahr einstellen wird von einem Anfallsleiden (einer Epilepsie) des Erwachsenenalters gesprochen (Tab. 18.3), [144]. Ein idiopathisches Anfallsleiden beginnt normalerweise bereits in der Kindheit. Beginnt ein Krampfleiden erst im Erwachsenenalter, muß an eine lokalisierte Hirnerkrankung gedacht werden.

### 18.9.1 Pathophysiologie

Krampfleiden sind keine Krankheit sui generis, sondern stets Ausdruck einer neuronalen Funktionsstörung. Ein Krampfanfall entsteht durch exzessive gleich-

**Tab. 18.3:** Klassifikation der Krampfleiden im Erwachsenenalter

| Typ | Merkmale | wirksame Medikamente |
| --- | --- | --- |
| Grand mal-Anfälle | generalisierte motorische Anfälle mit Bewußtseinsverlust | Phenytoin<br>Barbiturate |
| Petit mal-Anfälle | kurzer Bewußtseinsverlust mit keiner oder nur geringer motorischer Aktivität | Ethosuximid<br>Trimethadion<br>Valproinsäure |
| Akinetische Anfälle | kurze Bewußtlosigkeit und Verlust der aufrechten Körperhaltung | Phenytoin<br>Phenobarbital<br>Clonazepam |
| Myoklonische Anfälle | isolierte klonische Zuckungen, die üblicherweise bei degenerativen und metabolischen Störungen des Gehirns auftreten | Clonazepam<br>Valproinsäure |
| Psychomotorische Anfälle | reduzierter Bewußtseinsgrad und groteskes Verhalten | Primidon<br>Phenytoin<br>Carbamazepin |
| (Jackson-Anfälle) | fokale motorische oder sensorische Störungen | Phenytoin<br>Phenobarbital |

zeitige Entladungen einer großen Neuronenpopulation. Eine lokale neuronale Hyperaktivität des zerebralen Kortex bleibt auf den Ursprungsort beschränkt, falls die Neurone der Umgebung hyperpolarisiert und unerregbar sind. Andererseits kann die Hyperaktivität dieser Neurone auch auf angrenzende Kortexbereiche übergreifen. Es kann dadurch ein solches Energiepotential entstehen, daß sich die Erregung auch über anatomische Verbindungen auf Thalamus und Hirnstamm ausbreitet. Unter diesen Umständen kommt es zu massiven synchronisierten Neuronenentladungen, es entsteht ein generalisierter Krampfanfall. Die Theorie, daß sich generalisierte Anfälle aus einer lokalen Erregung des zerebralen Kortex entwickeln können, ist die Grundlage dafür, daß Initialsymptome oder eine Aura als Hinweis für die Lokalisation der initialen fokalen Entladung angesehen werden können. Kommt es z. B. nach einer Aura mit undefinierbarer Geschmacksempfindung zu einem generalisierten Krampfanfall, so deutet dies darauf hin, daß es sich primär um eine fokale Schädigung im Bereich des Temporallappens handelt. Das EEG stellt sowohl für die Diagnostik als auch für regelmäßige Nachuntersuchungen von Patienten mit Anfallsleiden das wichtigste Untersuchungsverfahren dar. Strukturelle Hirnveränderungen können mit Hilfe von Röntgenaufnahmen des Schädels, Hirnszintigraphie, oder zerebraler Computertomographie untersucht werden.

## 18.9.2 Therapie

Je nach Anfallstyp können zur Therapie (eines erst im Erwachsenenalter auftretenden Anfallsleidens) unterschiedliche Medikamente oder Medikamentenkombinationen notwendig werden (Tab. 18.3). Die meisten Antikonvulsiva können den Barbituraten, Hydantoinen oder Benzodiazepinen zugeordnet werden (Tab. 18.4). Valproinsäure ist eine verzweigt-kettige Carbonsäure. Die Überwachung der Plasmakonzentrationen von Antikonvulsiva ist sinnvoll, um die Therapie zu überwachen und um eine eventuelle Intoxikation zu erfassen. Der genaue Wirkungsmechanismus ist zwar

**Tab. 18.4:** Medikamente, die für die Behandlung von Krampfleiden eingesetzt werden

| Medikament | Handelsname | Halbwertszeit (Stunden) | therapeutischer Blutspiegel (mg/ml) |
| --- | --- | --- | --- |
| Phenobarbital | Luminal | 120 | 20–50 |
| Phenytoin | Phenhydan | 24 | 10–20 |
| Primidon | Mylepsinum | 12 | 7–15 |
| Carbamazepin | Tegretral | 12 | 4–10 |
| Clonazepam | Rivotril | 26 | |
| Ethosuximid | Pyklonepsinum | 55 | 50–100 |
| Trimethadion | Tridion | 14 | 20–40 |
| Valproinsäure | Convulex | 12 | |

nicht bekannt, antikonvulsive Medikamente scheinen jedoch dadurch zu wirken, daß sie die Erregungsausbreitung von einem Krampffokus auf angrenzende normale Neurone hemmen. Es wird geschätzt, daß bei ungefähr 50 % der Patienten das Krampfleiden medikamentös voll in den Griff zu bekommen ist und daß es bei weiteren 25 % der Patienten dadurch zu einer wesentlichen Besserung kommt.

### Phenytoin

Phenytoin ist bei allen Epilepsieformen – mit Ausnahme der Petit-mal-Epilepsie – das Mittel der ersten Wahl. Nebenwirkungen einer chronischen Phenytointherapie sind z. B. Reizungen des Gastrointestinaltrakts, megaloblastische Anämie, Hautausschlag, periphere Neuropathie und Gingivahyperplasie. Bei exzessiven Plasmakonzentrationen an Phenytoin kann es zu Nystagmus, Ataxie und Doppelbildern kommen. Während einer Therapie mit Phenytoin kommt es zu keiner Sedierung. Phenytoin wird in der Leber metabolisiert, selten wirkt es lebertoxisch. Da dieses Medikament nach einer intramuskulären Injektion nicht ausreichend resorbiert wird, muß es entweder oral oder intravenös verabreicht werden.

### Phenobarbital

Phenobarbital ist zur Therapie sämtlicher Epilepsieformen – mit Ausnahme der Petit-mal-Epilepsie – geeignet. Die wichtigste Nebenwirkung ist eine Sedierung. Bei chronischer Verabreichung ist diese Nebenwirkung jedoch geringer ausgeprägt. Durch eine abendliche Einnahme des Medikamentes kann diese Nebenwirkung noch weiter vermindert werden. Auch ein Hautausschlag und eine megaloblastische Anämie können auftreten. Bei toxischen Plasmakonzentrationen von Phenobarbital sind ein Nystagmus und eine Ataxie zu beobachten. Phenobarbital ist ein potenter Stimulus, was die Aktivierung der hepatischen mikrosomalen Enzyme anbetrifft. Hierdurch kommt es zu einem beschleunigten Medikamentenmetabolismus. Bei einer wegen eines Krampfleidens durchgeführten Phenobarbitaltherapie tritt keine Entzugssymptomatik auf, falls die Therapie plötzlich unterbrochen werden muß.

Phenobarbital wird hauptsächlich über die Nieren ausgeschieden. Bei einer Niereninsuffizienz kann es daher zu unerwartet hohen Plasmakonzentrationen dieses Medikaments kommen. Eine Alkalose, wie sie im Rahmen einer maschinellen Hyperventilation oder bei Verabreichung von Natriumbikarbonat auftritt, führt zu einer Erhöhung des ionisierten Phenobarbitalanteils und damit zu einer vermehrten renalen Ausscheidung.

### Primidon

Primidon ist mit dem Phenobarbital verwandt und ist sowohl bei der Therapie von psychomotorischen Anfällen oder Grand-mal-Epilepsien, als auch Jackson-Anfällen wirkungsvoll. Dieses Medikament wird zum Teil in Phenobarbital umgewandelt, was zu den Nebenwirkungen Sedierung, Hautausschlag und megaloblastische Anämie paßt.

### Carbamazepin

Carbamazepin eignet sich zur Therapie psychomotorischer Anfälle und der Trigeminusneuralgie. Häufige Nebenwirkungen sind Sedierung, Ataxie, Hautausschlag und Übelkeit. Selten kommt es bei den Patienten zu Knochenmarksdepression, hepatorenaler Funktionsstörung oder Herzinsuffizienz.

### Ethosuximid

Ethosuximid ist zur Therapie der Petit-mal-Epilepsien geeignet. Nebenwirkungen sind z.B. Sedierung, Übelkeit und Kopfschmerzen.

### Valproinsäure

Valproinsäure ist zur Therapie einer Petit-mal-Epilepsie geeignet. Durch dieses Medikament kann es zu einer Veränderung der Thrombozytenaggregation und zu einer Hepatotoxizität kommen. Valproinsäure kann die Aktivität der hepatischen mikrosomalen Enzyme hemmen.

### Trimethadion

Trimethadion eignet sich zur Therapie einer Petit-mal-Epilepsie. Zu den Nebenwirkungen gehören Sedierung und verschwommenes Sehen. Seltene Nebenwirkungen sind z.B. Leber- und Nierentoxizität, Anämie und Muskelschwäche.

### Chlonazepam

Chlonazepam eignet sich zur Therapie einer Petit-mal-Epilepsie sowie bei myoklonischen Anfällen im Kindesalter. Nebenwirkungen umfassen Sedierung, Ataxie, vermehrte Speichelsekretion und Muskelschwäche.

### 18.9.3 Grand-mal-Anfälle

Grand-mal-Anfälle äußern sich in einer generalisierten und anhaltenden Krampfaktivität. Eine adäquate Ventilation ist dadurch nicht mehr möglich. Wird keine Therapie durchgeführt, so ist der Tod unvermeidbar. Erste Priorität bei der Therapie haben Offenhaltung der oberen Luftwege sowie Zufuhr von Sauerstoff. Die Krampfaktivität kann dadurch unterdrückt werden, daß intravenös 2 mg Diazepam pro Minute verabreicht werden, so lange, bis die Krämpfe aufhören oder bis eine Gesamtdosis von 20 mg erreicht ist [145]. Damit bei Wirkungsende des Diazepams nicht erneut Krampfaktivitäten auftreten, wird empfohlen, zusammen mit dem Benzodiazepin eine Phenytoininfusion (mit 50 mg/min bis zu einer Gesamtdosis von 18 mg/kg) zu beginnen. Zur Therapie einer – im Rahmen eines Schädelhirntraumas oder einer globalen zerebralen Ischämie auftretenden – anhaltenden Krampfaktivität scheint Phenytoin besser geeignet zu sein als Diazepam, falls eine medikamentös bedingte Beeinträchtigung des Bewußtseinsgrades unerwünscht ist. In extrem seltenen Situationen kann eine Allgemeinanästhesie mit Halothan oder Isofluran notwendig werden, um die Krämpfe zu durchbrechen. Muskelrelaxantien können notwendig werden, um durch eine neuromuskuläre Blockade die Ventilation zu erleichtern. Eine alleinige Verabreichung von Muskelrelaxantien ist fragwürdig, denn eine anhaltende Entladung der Neurone (länger als 60 Minuten) kann trotz ausreichender zerebraler Oxygenierung zu einer Zellschädigung führen [145].

### 18.9.4 Narkoseführung

Bei der Narkoseführung von Patienten mit einem Krampfleiden müssen die Auswirkungen der Antiepileptika auf Organfunktionen und Gerinnung berücksichtigt werden. Auch Interaktionen mit Anästhetika müssen beachtet werden (vgl. Abschnitt: Therapie). Mögliche Nebenwirkungen der Antiepileptika sollten anhand entsprechender präoperativer Untersuchungen beurteilt werden. Eine durch Antikonvulsiva bedingte und bereits präoperativ bestehende Sedierung kann sich zu einer anästhetikabedingten Sedierung addieren. Eine durch Antiepileptika induzierte Enzyminduktion könnte die Reaktionen auf andere Medikamente verändern oder – bei Verabreichung von Halothan oder Enfluran – sogar zu einer Organtoxizität beitragen.

Bei den für die Narkoseeinleitung und -unterhaltung ausgewählten Medikamenten sollte berücksichtigt werden, was für Auswirkungen sie auf die elektrische Aktivität des ZNS haben. Z. B. kann Methohexital einen epileptischen Fokus aktivieren. Bei Patienten, die sich einer neurochirurgischen Therapie ihres Krampfleidens unterziehen, wurde sogar die Gabe von Methohexital empfohlen, um das Krampfareal ausfindig zu machen [146]. Von Ketamin konnte nachgewiesen werden, daß es bei Patienten mit bekanntem Krampfleiden eine Krampfaktivität provozieren kann. Dies ist auch bei Patienten ohne bekannte ZNS-Erkrankung möglich [147]. Einige Untersuchungen können jedoch die Feststellung, daß Ketamin bei gesunden Menschen oder bei Patienten mit einem Krampfleiden zu einer Krampfaktivität führen soll, nicht bestätigen [148]. Schlaf kann bei Epileptikern einen stärkeren Stimulus für die Entstehung von Krampfaktivitäten darstellen als Ketamin. Durch die gleichzeitige Verabreichung von Ketamin in Kombination mit anderen Medikamenten, z.B. Euphyllin, kann es zu einer weiteren Erniedrigung der Krampfschwelle kommen [149]. Bei Patienten mit einem Anfallsleiden scheint es sinnvoll zu sein, eventuell epileptogen wirkende Medikamente zu vermeiden. In dieser Hinsicht scheinen auch die ZNS-stimulierenden Wirkungen von Laudanosin, einem Metaboliten des Atracuriums, Beachtung zu verdienen.

Von den meisten Inhalationsanästhetika – einschließlich Lachgas – wurde berichtet, daß sie zu Krampfaktivitäten führen können [150]. Was die konvulsiven Eigenschaften volatiler Anästhetika betrifft, so ist es wichtig, ob diese Substanzen Halogenatome enthalten. Dem Fluor werden epileptogene Eigenschaften zugeschrieben. Dennoch sind Krampfaktivitäten nach einer Halothanverabreichung sehr selten und nach einer Isoflurangabe konnten sie bisher noch nicht beobachtet werden [150]. Dagegen führt Enfluran zu Spike- und Wave-Komplexen im EEG, die von sichtbaren Muskelzuckungen begleitet sein können. Diese Veränderungen treten sowohl bei gesunden Patienten, als auch bei Patienten mit vorbestehendem Krampfleiden auf. Die Gefahr einer Krampfaktivität ist am höchsten, wenn die inspiratorische Enflurankonzentration höher als 2,5% ist und wenn eine Hypokapnie (unter 25 mm Hg) vorliegt [151]. Bei gesunden Kindern wurden jedoch bereits nach Einatmung von nur 1,0 Volumen% Enfluran Krampfaktivitäten im EEG beobachtet [150]. Eine akustische Stimulation während der Verabreichung von Enfluran kann ebenfalls zu Krampfaktivitäten führen. Obwohl von diesen Krampfaktivitäten keine nachteiligen Auswirkungen auf das Gehirn bekannt sind, scheint es doch fragwürdig, ob es sinnvoll ist, bei Patienten mit bekanntem Krampfleiden das epileptogen wirkende Enfluran zu verabreichen. Möglicherweise könnte Enfluran eingesetzt werden, um bei diagnostischen Maßnahmen Krampfareale leichter ausfindig zu machen. Werden volatile Anästhetika gewünscht, die keine Krampfaktivität im ZNS verursachen, so scheinen sich Halothan und Isofluran gut zu eignen. Auch Opioide oder Thiobarbiturate, wie sie zur Narkoseeinleitung verabreicht werden, führen zu keiner Begünstigung von Krampfaktivitäten. Es ist wichtig, daß während der gesamten perioperativen Phase die bisherige antikonvulsive Therapie weitergeführt wird.

## 18.10 Tourette-Syndrom

Das Tourette-Syndrom ist eine komplexe neuropsychiatrische Erkrankung, die während des Kindesalters beginnt und das gesamte Leben bestehen bleibt [152]. Das Symptom beginnt mit Konzentrationsschwierigkeiten. Später kommt es zu verkrampften wiederholten Bewegungsmustern, die mit zerebralen Krämpfen verwechselt werden können. Die Intelligenz ist normalerweise überdurchschnittlich hoch. Bei ungefähr 50% der Patienten kommt es jedoch zu unspezifischen Veränderungen im EEG. Einige Patienten entwickeln eine Koprolalie (Verwendung profaner Ausdrücke) und eine Echolalie (zwanghaftes Nachsprechen von Wörtern).

Beim Tourette-Syndrom werden z.B. Haloperidol, Clonidin und Pimozid mit dem Ziel eingesetzt, eine symptomatische Verbesserung zu erreichen. Zu den im Rahmen einer medikamentösen Therapie auftretenden Nebenwirkungen gehören z.B. extrapyramidale Symptome (Haloperidol), Sedierung und ein verminderter Anästhetikabedarf (Clonidin) sowie Herzrhythmusstörungen aufgrund einer Verlängerung der QT-Dauer (Pimozid). Plötzliche und unerwartete Todesfälle bei Patienten, die unter hohen Dosen von Pimozid (mehr als 3 mg/kg) standen, wurden Herzrhythmusstörungen zugeschrieben. Das Tourette-Syndrom hat keinen Einfluß auf die zur Narkoseführung einzusetzenden Anästhetika oder Muskelrelaxantien.

## 18.11 Kopfschmerzen

Kopfschmerz ist eines der am häufigsten beschriebenen Symptome. In den meisten Fällen ist die Ursache eines Kopfschmerzes gutartig und eine Therapie nicht notwendig. Selten kann jedoch ein Kopfschmerz Symptom einer zentralnervösen Erkrankung sein.

### 18.11.1 Migräne

Migräne kommt am häufigsten bei Frauen zwischen dem 20. und 35. Lebensjahr vor. Bei ungefähr 50 % der Patienten besteht eine positive Familienanamnese. Die Inzidenz von Hypertension und koronarer Herzerkrankung ist bei diesen Patienten erhöht.

**Symptome**

Die Symptome einer Migräne beginnen normalerweise in der Kindheit (Bauchschmerzen, Schwindel, schwere Reisekrankheit). Kopfschmerzen können sich erst später zugesellen. Der klassische Migräneanfall beginnt mit neurologischen Symptomen. Als Ursache wird eine zerebrale Ischämie vermutet. Normalerweise sind Sehstörungen und sensible Störungen vorhanden, was darauf hinweist, daß die posterioren Anteile der Hirnhemisphäre am empfindlichsten auf den verminderten Blutfluß reagieren. Verschwommenes Sehen und Kribbelparästhesien des Gesichtes sind häufig. Nach ungefähr 30 Minuten verschwinden diese Symptome und es tritt ein intensiver einseitiger Kopfschmerz auf, der häufig von Übelkeit und Erbrechen begleitet wird. Bei manchen Patienten kommt es nach dem Erbrechen zur Besserung der Kopfschmerzen. Typischerweise verschwinden die Kopfschmerzen innerhalb von 6 Stunden wieder.

**Therapie**

Zur Therapie der akuten Migräneattacke wird am häufigsten Ergotamin eingesetzt. Zu den toxischen Nebenwirkungen dieses Medikaments gehört eine Hypertension. Eine Therapie mit Serotoninantagonisten wie z. B. Methysergid ist nur indiziert, falls Ergotaminpräparate nicht wirken. Im Zusammenhang mit einer Methysergiddauertherapie ist eine pleuropulmonale und/oder retroperitoneale Fibrose beschrieben worden. Unter einer Therapie mit Beta-Rezeptorenblockern (z. B. Propranolol oder Metoprolol) nimmt zwar die Häufigkeit, nicht jedoch die Intensität der Migräneattacken ab [153].

**Narkoseführung**

Bei der Narkoseführung von Patienten mit Migräne in der Anamnese sollten mögliche Interaktionen der Anästhetika mit den Ergotaminpräparaten beachtet werden. Insbesondere kann es bei Patienten, die mit diesen Medikamenten behandelt werden, nach Verabreichung von Vasopressoren zu einem übermäßigen Blutdruckanstieg kommen. Bezüglich der Anästhetika sind bei diesen Patienten keine speziellen Risiken bekannt.

### 18.11.2 Horton-Neuralgie

Die Horton-Neuralgie (Cluster-Headache) tritt typischerweise bei Männern zwischen dem 20. und 30. Lebensjahr auf. Nach Perioden gehäufter Anfälle folgen lange symptomfreie Intervalle. Die Patienten erwachen typischerweise wegen einseitiger Beschwerden hinter dem Auge, die sich schnell zu intensiven und bohrenden Schmerzen verschlimmern und die Schläfen oder den Wangenbereich mitbetreffen können. Die maximale Intensität wird innerhalb von 20–30 Minuten erreicht. Anschließend verschwinden die Symptome innerhalb von 1–2 Stunden wieder. Die Therapie ist die gleiche wie bei der Migräne.

### 18.11.3 Erhöhter intrakranieller Druck

Kopfschmerzen können erstes Symptom eines erhöhten intrakraniellen Drucks aufgrund eines intrakraniellen Tumors, Abszesses oder Hämatoms sein. Normalerweise treten die Kopfschmerzen am frühen Morgen auf. Der Patient wacht oft wegen dieser Kopfschmerzen auf. Dies ist vermutlich dadurch bedingt, daß es während des Schlafes zu einer Verminderung der alveolären Ventilation kommt. Hierdurch steigt der arterielle $CO_2$-Partialdruck und entsprechend auch der zerebrale Blutfluß an. Im Rahmen dieser Kopfschmerzen kann es zu spontanem Erbrechen kommen. Auch durch Husten können Kopfschmerzen provoziert werden, denn hierbei kommt es – über eine Drosselung des venösen Abflusses aus dem Gehirn – zu einer Zunahme des intrakraniellen Drucks.

### 18.11.4 Pseudotumor cerebri

Unter einem Pseudotumor cerebri (benigne intrakranielle Hypertension) wird ein Syndrom verstanden, das 1. durch eine Steigerung des intrakraniellen Drucks über 20 cm $H_2O$; 2. durch eine normale Zusammensetzung des Liquor cerebrospinalis; und 3. durch ein normales Vigilanzniveau gekennzeichnet ist, und bei dem 4. fokale intrakranielle Schädigungen fehlen [154]. Die zerebrale Computertomographie zeigt ein normales oder sogar kleines Ventrikelsystem. Insbesondere bei adipösen Frauen mit einem unregelmäßigen Menstruationszyklus kann es zu Kopfschmerzen und bilateralen Sehstörungen kommen. Bei den meisten Patienten kann keine Ursache für den erhöhten intrakraniellen Druck gefunden werden. Die Prognose ist gut und die Erkrankung verschwindet wieder von allein.

Die initiale Therapie bei diesem Syndrom besteht oft darin, daß wiederholt eine Lumbalpunktion durchgeführt wird und 20–30 ml Liquor cerebrospinalis abgelassen werden. Hierzu werden dicke Nadeln eingesetzt, damit der Liquordruck gut gemessen werden kann. Außerdem kann ein dadurch provoziertes, kontinuierliches Abfließen von Liquor cerebrospinalis über ein Punktionsleck therapeutisch erwünscht sein. Bei Patienten mit einem erhöhten intrakraniellen Druck aufgrund eines raumfordernden Prozesses ist eine Lumbalpunktion dagegen gefährlich. Unter diesen Bedingungen könnte eine Lumbalpunktion zu einer Herniation der Kleinhirntonsillen und zu deren Druck auf die Medulla oblongata führen. Bei Patienten mit einem Pseudotumor cerebri kommt es dagegen aufgrund der allgemeinen Schwellung des Gehirns sowie der normalen Lage der Kleinhirntonsillen zu keiner Herniation und keiner Kompression des Hirnstamms. Daher ist eine Lumbalpunktion bei diesen Patienten ungefährlich, sie hat therapeutischen Wert, da Liquor cerebrospinalis abgelassen und der intrakranielle Druck vermindert werden kann. Patienten, die auf eine wiederholte Liquordrainage nicht ansprechen, können von einer Kortikosteroidtherapie – mit der das Hirnödem vermindert werden soll – profitieren. Außerdem können diese Patienten von einer Therapie mit Acetazolamid profitieren, wodurch die Liquorproduktion vermindert wird. Bei einer chronischen Acetazolamidverabreichung kann es zu einer Azidose kommen. Dies ist vermutlich dadurch bedingt, daß die $H^+$-Ionenausscheidung über die Nierentubuli gehemmt wird. Eine operative Therapie – zumeist im Sinne eines lumboperitonealen Shunts – ist nur dann indiziert, falls die konservative Therapie versagt und sich die Sehstörungen verschlechtern. Die Narkoseführung dieser Patienten entspricht derjenigen, wie sie für Patienten mit einem intrakraniellen Tumor beschrieben wurde (vgl. Abschnitt: Narkoseführung zur Exstirpation eines intrakraniellen Tumors).

Die Symptome eines Pseudotumors cerebri können sich während einer Schwangerschaft verschlechtern. Trotzdem ist eine vaginale Entbindung nicht kontraindiziert, obwohl es während der Uteruskontraktionen zu einer Steigerung des Liquordrucks kommt. Eine Spinalanästhesie kann von Vorteil sein, da ein kontinuierliches Abfließen von Liquor cerebrospinalis über die Punktionsstelle erwünscht ist [154]. Falls bereits ein lumboperitonealer Shunt vorhanden ist, ist vor Durchführung einer Lumbalpunktion eine Röntgenaufnahme sinnvoll, um festzustellen, wo dieser Shunt in den Subarachnoidalraum einmündet. Außerdem besteht die theoretische Möglichkeit, daß das Lokalanästhetikum, das in den Spinalraum injiziert wird, über den Shunt in den Peritonealraum abfließen könnte. Hierdurch käme es zu einer unzureichenden Spinalanästhesie. Daher scheint bei Vorliegen eines lumboperitonealen Shunts eine Allgemeinanästhesie die bessere Wahl darzustellen.

## 18.12 Bandscheibenvorfall

Die Bandscheibe setzt sich aus einem kompressiblen Nucleus pulposus und dem – aus kollagenen Faserbündeln bestehenden – Anulus fibrosus zusammen. Die sich zwischen den einzelnen Wirbelkörpern befindenden Bandscheiben haben die Aufgabe eines Stoßdämpfers. Verletzungen oder degenerative Prozesse können zu Veränderungen der Bandscheiben führen. Falls der Nucleus pulposus durch den posterolateralen Anteil des Anulus fibrosus prolabiert, kommt es zu einer Kompression der Nervenwurzeln. Gelegentlich kann es auch zu einem medialen Vorfall kommen. Falls es zu einem Vorfall im zervikalen oder thorakalen Bereich kommt, können Symptome einer Rückenmarkskompression auftreten. Zeichen einer Kompression der Cauda equina können auftreten, falls es zu einem Vorfall im Lumbalbereich kommt. Es wird geschätzt, daß bei etwa 80% aller Menschen irgendwann Kreuzschmerzen auftreten [155]. Bei Personen unter 45 Jahren stellen Rückenschmerzen die häufigste chronische Ursache für eine Aktivitätseinschränkung dar.

### 18.12.1 Zervikaler Bandscheibenvorfall

Laterale Bandscheibenvorfälle im Bereich der Halswirbelsäule treten normalerweise bei $C_5/C_6$ oder $C_6/C_7$ auf. Ein Bandscheibenvorfall kann traumatisch oder spontan auftreten. Vom Hals ausgehende Schmerzen, die in die Schulter und über den lateralen Anteil des Arms bis in den Daumen ausstrahlen, sind typisch für einen Vorfall bei $C_5/C_6$. Der Bizepssehnenreflex ist abgeschwächt und die Kraft des Musculus biceps ist vermindert. Schmerzen in der Scapula, im Bereich des Musculus triceps sowie im Mittel- und Zeigefinger weisen auf einen Vorfall bei $C_6/C_7$ hin. Die Symptome werden normalerweise durch Husten verschlimmert. Die gleichen Symptome können auch durch Osteophyten bedingt sein, die im Bereich der Foramina intervertebralia Nervenwurzeln komprimieren können. Die initiale Therapie bei einem zervikalen Bandscheibenvorfall besteht in einer Streckung der HWS. Eine operative Therapie wird notwendig, falls sich die Symptome unter einer konservativen Therapie nicht bessern.

### 18.12.2 Lumbaler Bandscheibenvorfall

Die häufigsten Lokalisationen für einen Bandscheibenvorfall sind die Intervertebralräume $L_4/L_5$ und $L_5/S_1$. Durch diese Bandscheibenvorfälle kommt es zu Kreuzschmerzen, die posterolateral in den Oberschenkel und die Wade ausstrahlen. Plötzliche Rückenschmerzen, die für einen Bandscheibenvorfall verdächtig sind, stehen zumeist mit einer Verletzung in Zusammenhang. Dieses Trauma kann jedoch völlig harmlos sein. Der Schmerz wird durch Husten oder durch Dehnung des Nervus ischiadicus – wie es beim Hochheben des gestreckten Beins der Fall ist – verstärkt. Anhand dieses Zeichens kann ein Bandscheibenvorfall von einer peripheren Neuropathie, wie sie z. B. im Rahmen eines Diabetes mellitus auftreten kann, unterschieden werden. Hier fehlt dieses Zeichen.

Die initiale Therapie bei einem lumbalen Bandscheibenvorfall besteht in absoluter Bettruhe und zentral wirkenden Muskelrelaxantien (wie z.B. Diazepam). Bei Patienten ohne neurologisches Defizit ist das klinische Resultat ähnlich, egal ob eine Bettruhe von 2 Tagen oder über einen langen Zeitraum eingehalten wird [156]. Als Alternative zu einem operativen Eingriff können auch Kortikosteroide in den Peridural- oder Spinalraum injiziert werden [157]. Durch Kortikosteroide können Entzündungen und Ödeme im Bereich der Nervenwurzeln vermindert werden. Ein Ödem ist Folge der Kompression. Zwar wurde es beim Menschen bisher noch nicht nachgewiesen, im Hundeversuch konnte jedoch gezeigt werden, daß es durch eine peridurale Gabe hoher Dosen Triamcinolon zu einem – bis zu 4 Wochen dauernden – verminderten Ansprechen der Hypophysen-Nebennieren-Achse kommt [158]. Bei der Therapie eines Bandscheibenvorfalls durch eine Chymopapaininjektion besteht die Gefahr einer lebensbedrohlichen allergischen Reaktion. Auch durch eine Vorbehandlung mit Kortikosteroiden und $H_2$-Rezeptorenblockern können die chymopapainbedingten allergischen Reaktionen nicht sicher verhindert werden [159].

## 18.13 Schlafstörungen

Es wird geschätzt, daß jeder vierte Erwachsene in den Vereinigten Staaten unter Schlaflosigkeit leidet oder glaubt, zu wenig Schlaf zu haben. Wesentlich seltener wird über zu langen Schlaf geklagt. In diesen Fällen handelt es sich meistens um eine Narkolepsie. Eine seltene Form von Schlafstörungen sind Schlafapnoen. Noch seltener sind das Kleine-Levin-Syndrom (Schlafsucht mit exzessivem Essen) und das Pickwick-Syndrom (Schlafsucht, Hypoventilation und Adipositas).

### 18.13.1 Schlaflosigkeit

Der normale Schlaf besteht aus zwei verschiedenen Phasen, die als REM-Schlaf (rapid eye movement) und non-REM-Schlaf bezeichnet werden. Nahezu regelmäßig kommt es während der gesamten Nacht abwechselnd zu REM- und non-REM-Phasen. Gegen Morgen werden die REM-Phasen länger. Bei Patienten, die über Schlaflosigkeit klagen und regelmäßig Sedativa einnehmen, ist der Anteil der REM-Phasen deutlich vermindert. Bei einem Medikamentenentzug kommt es zu einer übermäßigen Zunahme der REM-Phasen. Die Zunahme dieser REM-Phasen erklärt vielleicht, warum diese Patienten über Schlaflosigkeit klagen, falls sie ihre Schlafmedikation unterbrechen.

### 18.13.2 Narkolepsie

Unter Narkolepsie wird ein unkontrollierbarer Drang verstanden, während unpassender Tageszeiten zu schlafen. Im Rahmen einer Narkolepsie kann auch eine Kataplexie auftreten, bei der es zu einem plötzlichen Tonusverlust der für die Körperhaltung notwendigen Muskelspannung und zum Kollaps kommt. Eine Kataplexie wird fast immer durch starke emotionale Reize wie Lachen oder Angst ausgelöst. Eine Narkolepsie kann mit psychomotorischen Anfällen verwechselt werden, denn bei beiden Zuständen können eine Amnesie und ein schablonenhaftes Verhalten auftreten. Die meisten Patienten mit einer Narkolepsie weisen ein abnormales Schlafverhalten auf. Es kommt typischerweise zu einem schnellen Eintritt in die REM-Phasen. Eine Therapie mit Amphetaminen ist wegen der Gefahr einer Gewöhnung nicht ratsam. Alternativ bietet sich die Verabreichung von Methylphenidat an. Kommt es im Rahmen der Narkolepsie auch zu einer Kataplexie, so wird die Verabreichung von Imipramin empfohlen.

### 18.13.3 Schlafapnoe

Eine Schlafapnoe (keine Luftströmung am Mund für länger als 10 Sekunden) kann 1. durch einen fehlenden zentralnervösen Atemantrieb; 2. durch eine Verlegung der oberen Luftwege oder 3. durch eine Kombination von beidem bedingt sein [160]. Während des Schlafes kommt es zu einer Verminderung des physiologischen Atemantriebs. Ein fehlender zentraler Atemantrieb ist dadurch charakterisiert, daß Atembewegungen und Luftströmung aufhören. Dies ist meist durch eine Funktionsstörung im medullären Atemzentrum bedingt. Dagegen sind Schlafapnoen aufgrund einer Obstruktion durch eine abnormale Relaxierung der hinteren Pharynxmuskulatur bedingt. Dies kann ebenfalls mit einer Funktionsstörung des medullären Atemzentrums zusammenhängen. Durch die Kontraktion des Zwerchfells entsteht ein Unterdruck in den Atemwegen. Um diesem Unterdruck entgegenzuwirken, kommt es normalerweise zu einer Kontraktion der pharyngealen Muskulatur. Schlafapnoephasen aufgrund einer Atemwegsverlegung entstehen dann, wenn das Zusammenspiel zwischen diesen beiden Mechanismen gestört ist. Es bestehen zwar weiterhin Atembewegungen, aber aufgrund einer Verlegung der oberen Atemwege kommt es zu keiner Luftströmung. Wenn die arteriellen $CO_2$-Partialdrucke ansteigen, oder die Sauerstoffpartialdrucke abfallen, wacht der Patient auf. Von den Familienmitgliedern eines Patienten mit Schlafapnoephasen aufgrund einer Atemwegsverlegung wird oft berichtet, daß der Patient stark schnarcht. Normalerweise bestehen morgendliche Kopfschmerzen und tagsüber eine übermäßige Müdigkeit. Es wird angenommen, daß für die bei diesen Patienten auftretenden Herzrhythmusstörungen und pulmonalvaskulären Hypertensionen wiederholt auftretende Azidosen und Hypoxien verantwortlich sind. Bei Patienten mit Schlafapnoephasen aufgrund einer Atemwegsverlegung kann es sinnvoll sein, über die Nasenwege einen positiven Druck auf die oberen Luftwege auszuüben. Bei einigen Patienten kann sogar eine Tracheostomie notwendig werden.

Bei der Narkoseführung von Patienten mit Schlafapnoen muß beachtet werden, daß eine ausgesprochene Empfindlichkeit auf atemdepressive Medikamente bestehen kann [161]. Nach Verabreichung der Prämedikation, sowie noch lange Zeit nach Ende der Narkose kann es zu einer Hypoventilation kommen. Daher ist eine sorgfältige Überwachung der Atmung notwendig. Die postoperative Schmerztherapie wirft ein anderes Problem auf. Peridurale Opioidgaben wurden empfohlen, um so die systemischen Nebenwirkungen dieser Medikamente zu verringern [161].

## 18.14 Abnormale Atemmuster

Abnormale Atemmuster beim wachen Patienten können in zentral bedingte neurogene Hyperventilation, Cheyne-Stokes-Atmung, Apneusis, Biot-Atmen und Apnoe nach einer Hyperventilation unterteilt werden. Diese verschiedenen Atemmuster sind alle Symptom einer zentralnervösen Erkrankung.

### 18.14.1 Zentral bedingte neurogene Hyperventilation

Eine zentral bedingte neurogene Hyperventilation ist zumeist durch eine akute neurologische Verletzung wie z.B. durch eine zerebrale Thrombose oder eine zerebrale Embolisation bedingt. Die Hyperventilation setzt spontan ein und kann so stark ausgeprägt sein, daß der arterielle $CO_2$-Partialdruck unter 20 mmHg abfällt.

### 18.14.2 Cheyne-Stokes-Atmung

Die Cheyne-Stokes-Atmung ist eine periodische Atmungsform, bei der Hyperventilationsphasen mit Apnoephasen abwechseln. Die Atemfrequenz nimmt immer mehr zu, um dann bis zur Apnoe wieder abzufallen. Dieses Atemmuster weist auf eine Hirnschädigung hin, die z.B. durch eine arterielle Hypoxämie oder eine längerdauernde Verminderung des zerebralen Blutflusses bedingt sein kann.

### 18.14.3 Apneusis

Eine Apneusis ist durch eine verlängerte Inspiration gekennzeichnet. Diese Dauerinspirationen können bis zu 30 Sekunden dauern. Häufige Ursache ist ein Verschluß der Arteria basilaris, wodurch es zu einem Brückeninfarkt kommt. Auch eine Hirnschädigung aufgrund einer arteriellen Hypoxämie, Hypoglykämie oder einer Meningitis kann zu diesem Atemmuster führen.

### 18.14.4 Biot-Atmen

Das Biot-Atmen (respiratorische Ataxie) ist durch ein völlig willkürliches Atemmuster gekennzeichnet, wobei flache und tiefe Atemzüge wahllos auftreten. Zwischen den Atemzügen können unterschiedlich lange Pausen bestehen. Da es hierbei häufig zu einer Apnoe kommt, kann eine maschinelle Beatmung notwendig werden.

### 18.14.5 Apnoe nach einer Hyperventilation

Bei gesunden Patienten kommt es durch 5 willkürliche tiefe Atemzüge zu einem Abfall des arteriellen $CO_2$-Partialdruckes um ungefähr 10 mmHg. Dennoch tritt anschließend keine Apnoephase auf, da die Atmung auch willentlich beeinflußt wird. Dagegen kommt es nach einer ähnlichen Anzahl tiefer Atemzüge bei Patienten mit einer Erkrankung des Frontallappens so lange zu einer Apnoephase, bis sich die arteriellen $CO_2$-Partialdrucke wieder normalisiert haben.

## 18.15 Nasenbluten

Die Arterien, die den Nasenraum versorgen und zu Nasenbluten (Epistaxis) führen können, sind Endäste der Arteria carotis interna (Arteriae ethmoidalis) und der Arteria carotis externa (Arteria sphenopalatina). Nasenbluten, das in der vorderen Nasenhöhle entsteht (zumeist aus einem Blutgefäß der Schleimhaut des Nasenseptums), kommt oft spontan zum Stillstand oder spricht auf konservative Maßnahmen wie Druck oder Kälteanwendung an. Eine spontane Blutung im hinteren Teil der Nasenhöhle ist wahrscheinlich eine arterielle Blutung und tritt meist im Rahmen einer Hypertension auf. In einigen Fällen kann es zu einem schweren Blutverlust und einem dadurch bedingten Blutdruckabfall kommen. Bei der Therapie einer Blutung im Bereich der hinteren Nasenhöhle ist es normalerweise notwendig, den Patienten zu sedieren und eine Bellocq-Tamponade einzuführen. In einer Notfallsitutation kann stattdessen auch ein Foley-Katheter (zylindrischer urologischer Ballonkatheter) genommen werden. Die Katheterspitze sollte mit antibiotischer Salbe versehen werden, bevor der Katheter über die Nasenlöcher eingeführt wird. Der Ballon sollte anstatt mit Luft, mit Kochsalzlösung gefüllt werden, um zu verhindern, daß der Druck nachläßt und der Ballon allmählich kollabiert.

Jede Tamponade, die den hinteren Nasenraum effektiv abdichtet, verschließt auch die normalen Drainagewege der Nasensekrete und prädisponiert daher die Patienten zu einer akuten Sinusitis. Eine Verlegung der Tuba Eustachii kann zu einer akuten Otitis media führen. Daher werden diesen Patienten routinemäßig Antibiotika verabreicht. Eine Verlegung der Nasenwege kann – insbesondere bei älteren, geschwächten Patienten – zu einer arteriellen Hypoxämie führen.

Falls mit Hilfe der Tamponade das Nasenbluten nicht zum Stillstand kommt, kann eine operative Ligatur, insbesondere im Ethmoidalbereich, notwendig werden. Gelegentlich wird eine Angiographie durchgeführt, um festzustellen, ob die Blutung aus den Arteriae ethmoidalis oder aus der Arteria sphenopalatina kommt. Die Arteria ethmoidalis anterior wird über eine Inzision an der seitlichen Nase ligiert. Die Arteria sphenopalatina wird operativ dadurch angegangen, daß der Sinus maxillaris eröffnet und die Arterie in der Fissura pterygopalatina ligiert wird.

## 18.16 Ménière-Krankheit

Die Ménière-Krankheit (endolymphatischer Hydrops) ist eine Erkrankung des Innenohrlabyrinths. Sie ist durch die Trias Hörverlust, Tinnitus und Schwindel gekennzeichnet. Diese Erkrankung tritt zumeist im Alter zwischen 30 und 60 Jahren auf. Bei der Mehrzahl der Patienten ist die Ursache unbekannt. Eine Ménière-Krankheit sollte von anderen Ursachen eines Schwindels, wie z.B. Akustikusneurinom, Vestibularisneuronitis, Hypoglykämie und Hypothyreose abgegrenzt werden. Das charakteristische Merkmal der Ménière-Krankheit ist eine Überdehnung des Endolymphschlauchs im Innenohr aufgrund eines Hydrops. Falls Bettruhe und eine Sedierung mit einem Benzodiazepin unwirksam sind, wird die Erkrankung operativ angegangen. Bei der Operation wird eine Labyrinthektomie oder eine Durchtrennung des Nervus vestibularis durchgeführt. Hierzu ist eine Kraniotomie notwendig.

## 18.17 Lachgasbedingte Mittelohrkomplikationen

Das Mittelohr ist eine luftgefüllte Höhle, die einerseits vom Trommelfell und andererseits vom Innenohr begrenzt wird (Abb. 18.18). Während der Verabreichung von Lachgas steigt der Druck im Mittelohr an. Dieser Druckanstieg ist durch eine Diffusion von Lachgas in das unnachgiebige Mittelohr bedingt. Normalerweise wird dieser Druckaufbau im Mittelohr passiv über die Tuba Eustachii in den Nasopharynx abgeleitet. Eine Einengung der Tuba Eustachii aufgrund einer akuten Entzündung oder aufgrund von Narbengewebe – wie es häufig nach einer Adenektomie der Fall ist – behindert diese passive Entlüftung des Mittelohrs bei einem lachgasbedingten Druckanstieg. Exzessive Druckan-

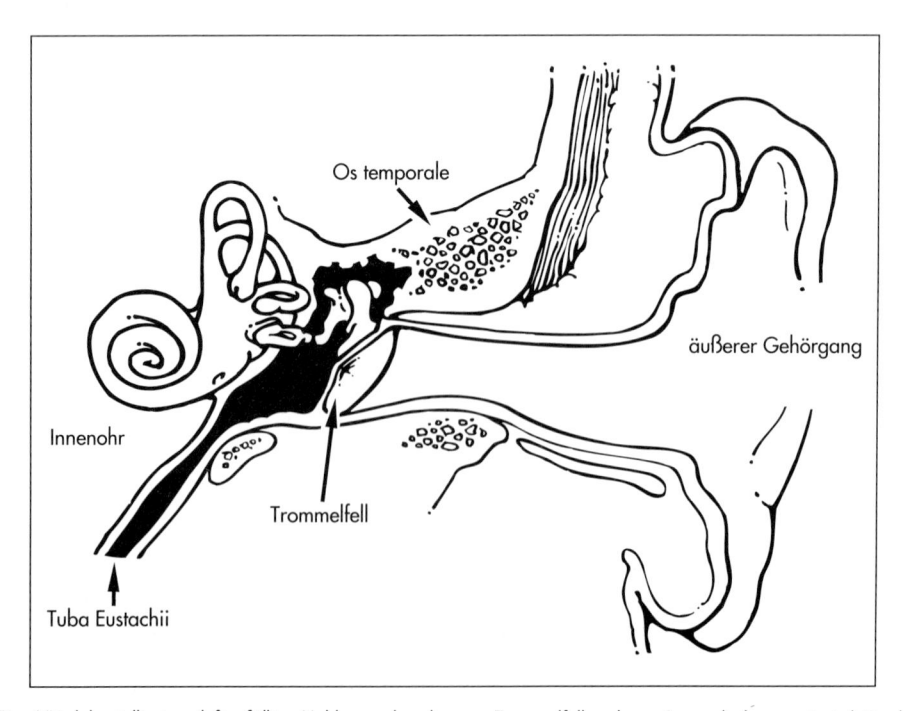

**Abb. 18.18:** Das Mittelohr stellt einen luftgefüllten Hohlraum dar, der vom Trommelfell und vom Innenohr begrenzt wird. Durch die Diffusion von Lachgas in diesen luftgefüllten Hohlraum kann der Druck im Mittelohr ansteigen, insbesondere dann, wenn die passive Entlüftung in den Nasopharynx aufgrund einer Verlegung der Tuba Eustachii behindert ist.

stiege im Mittelohr könnten das Trommelfell gefährden. Eine Trommelfellruptur, die sich an hellrotem Blut im äußeren Gehörgang zeigt, wurde während einer Lachgasverabreichung bereits beschrieben, sogar ohne daß eine Mittelohrerkrankung vorgelegen hätte [162, 163]. Selbst bei Patienten, bei denen früher einmal eine operative Mittelohrrekonstruktion durchgeführt worden war, wurde eine Trommelfellzerreißung beschrieben, nachdem bei einer Operation (bei der nicht am Ohr operiert wurde) Lachgas eingesetzt wurde [164]. Eine solche Trommelfellzerreißung äußert sich beim Erwachen aus der Narkose darin, daß in dem früher erkrankten Ohr erneut ein Hörverlust besteht. Es ist auch gut bekannt, daß es durch Lachgasgabe während einer Tympanoplastik zu einer Dislokation des implantierten Trommelfells kommen kann. Im Mittelohr sind hierbei Luftblasen zu finden, die Lachgas enthalten. Auch postoperative Übelkeit und Erbrechen können dadurch bedingt sein, daß der nach Verabreichung von Lachgas auftretende hohe Druck im Mittelohr weiterbestehen bleibt.

Auch bei Ende der Lachgaszufuhr kann es durch die Resorption des Lachgases zu schädlichen Auswirkungen auf das Mittelohr kommen. Z. B. kann es durch die schnelle Rückresorption von Lachgas zu einem Unterdruck im Mittelohr und damit zu einer Trommelfellperforation kommen. Tritt nach einer Lachgasverabreichung eine plötzliche Hörverschlechterung bei vorher gesunden Patienten ein, ist diese zumeist durch einen negativen Druck im Mittelohr bedingt [165]. Als Folge dieses Unterdrucks kann es auch zu einer serösen Otitis media kommen.

Aufgrund dieser möglichen Nebenwirkungen von Lachgas am Mittelohr stellt sich die Frage, ob es sinnvoll ist, dieses Narkosegas bei Patienten mit einer verengten Tuba Eustachii (aufgrund einer akuten Entzündung oder Vernarbung) zu verabreichen. Auch falls anamnestisch eine frühere Mittelohroperation bekannt ist, tauchen Bedenken auf. Es kann jedoch nicht geleugnet werden, daß viele Patienten mit einer früheren Mittelohroperation zu späteren Zeitpunkten Lachgas erhalten haben, ohne daß nachteilige Auswirkungen auf das Hörvermögen festgestellt werden konnten.

## 18.18 Glaukom

Liegt ein erhöhter intraokularer Druck vor, wird von einem Glaukom gesprochen. Falls ein Glaukom nicht behandelt wird, führt es zur Erblindung, da der erhöhte Augeninnendruck die Durchblutung der Retina behindert und zu einer Kompression der Papilla nervi optici führt. Der erhöhte intraokulare Druck entsteht dadurch, daß der Abfluß des Kammerwassers aus der vorderen Augenkammer in das venöse System behindert wird. Der Augeninnendruck beträgt normalerweise 10–20 mmHg. Werte über 25 mmHg werden als pathologisch angesehen.

Die Glaukome können in Weitwinkelglaukome und Engwinkelglaukome unterteilt werden. Das Weitwinkelglaukom ist die häufigere Form. Sie äußert sich in langsam fortschreitenden beidseitigen Augenstörungen. Es wird geschätzt, daß 12–30 % der Erblindungen in den USA durch ein Weitwinkelglaukom bedingt sind. Das Engwinkelglaukom ist seltener. Bei empfindlichen Patienten kann jedoch durch eine Mydriasis ein direkter Engwinkelglaukomanfall ausgelöst werden.

### 18.18.1 Therapie

Zur Therapie des Glaukoms werden Medikamente eingesetzt, die den Augeninnendruck dadurch senken, daß sie entweder den Abfluß des Kammerwassers begünstigen oder daß sie zu einer verminderten Bildung von Kammerwasser führen. Eine Miosis vermindert diese Abflußbehinderung. Dies ist dadurch zu erklären, daß es bei einer Miosis zu einer Kontraktion des Musculus ciliaris und damit zu einer Dehnung des trabekulären Netzwerkes in der vorderen Augenkammer kommt. Ein Weitwinkelglaukom ist oft medikamentös in den Griff zu bekommen. Bei einem Engwinkelglaukom ist letztendlich ein operativer Eingriff notwendig.

#### Parasympathomimetika

Pilocarpin ist ein kurz wirksames Parasympathomimetikum, das zu einer Miosis führt. Eine drei- bis viermalige lokale Verabreichung pro Tag ermöglicht oft eine ausreichende Kontrolle des intraokularen Drucks. Carbachol ist ein Parasympathomimetikum, das verabreicht werden kann, falls sich eine Intoleranz gegenüber Pilocarpin entwickelt oder falls ein etwas stärkeres oder länger wirkendes Medikament benötigt wird. Echothiophat ist ein langwirkendes Parasympathomimetikum, das zu einer Miosis führt. Eine Nebenwirkung dieses Medikaments besteht darin, daß es die Plasmacholinesterase-Aktivität hemmt. Diese Wirkung bleibt nach Absetzen von Echothiophat-Augentropfen noch für ungefähr 4 Wochen bestehen. Eine mögliche Nebenwirkung bei chronischer Anwendung von lokalen Miotika ist die Entstehung eines Katarakts.

#### Adrenalin

Lokal verabreichtes Adrenalin senkt den Augeninnendruck dadurch, daß es die Abflußbehinderung des Augenkammerwassers aus der vorderen Augenkammer vermindert. Außerdem drosselt Adrenalin vermutlich die Bildung von Kammerwasser. Adrenalin ist nicht bei allen Patienten gleich gut wirksam und kann außerdem zu systemischen sympathomimetischen Reaktionen führen. Auch kommt es bei der lokalen Anwendung von Adrenalin bei ungefähr 20 % der Patienten zu lokalen allergischen Reaktionen.

### Carboanhydrasehemmer

Carboanhydrasehemmer wie z.B. Acetazolamid senken bei oraler Verabreichung den intraokularen Druck. Ursache ist vermutlich eine verminderte Bildung von Kammerwasser.

### Beta-Rezeptorenblocker

Beta-Rezeptorenblocker führen sowohl bei oraler, als auch bei lokaler Verabreichung zu einer Erniedrigung des intraokularen Drucks. Die lokale Anwendung ist vorzuziehen, da hierbei systemische Nebenwirkungen seltener sind. Die Fähigkeit dieser Medikamente, den intraokularen Druck zu senken, scheint eher durch eine verminderte Bildung von Kammerwasser als durch eine Verbesserung des Abflusses bedingt zu sein.

Propranolol führt zu einer Erniedrigung des intraokularen Drucks. Der bei einer lokalen Anwendung von Propranolol auftretende lokalanästhetische Effekt ist allerdings unerwünscht. Timolol ist ein langwirkender, nicht selektiver Beta-Rezeptorenblocker, der bei lokaler Anwendung an der Cornea keine nennenswerte lokalanästhetische Wirkung hat. Nach der lokalen Applikation einer einzigen Dosis von Timolol (ein Tropfen einer 0,25%-igen Lösung) beginnt der intraokulare Druck innerhalb von 20 Minuten abzufallen und die Wirkung hält über 24 Stunden an [166]. Timolol hat keinen Einfluß auf Pupillendurchmesser oder Lichtreaktion. Nach lokaler Anwendung wird Timolol in den Systemkreislauf resorbiert und erzeugt systemische Nebenwirkungen. Diese sind durch die Blockade kardialer und nichtkardialer Beta-Rezeptoren bedingt. Bei Patienten, die unter einer lokalen Timololtherapie standen, konnten während der Narkose Bradykardien und Hypotensionen beobachtet werden, die auf Atropin nicht ansprachen [167]. Außerdem kann es durch die systemische Resorption von Timolol auch zu einem Bronchospasmus kommen. Lethargie und Müdigkeit sind zentralnervöse Wirkungen einer lokalen Anwendung von Timolol oder anderen Beta-Rezeptorenblockern.

### 18.18.2 Narkoseführung

Bei der Narkoseführung von Patienten mit einem Glaukom muß darauf geachtet werden, daß während der gesamten perioperativen Phase die parasympathomimetische Therapie weitergeführt und dadurch eine Pupillenengstellung aufrecht erhalten wird. Z.B. wäre es angebracht, auch am Morgen vor der Operation lokal Pilocarpin zu verabreichen. Dadurch kann bei einem Engwinkelglaukom die Gefahr eines akuten Glaukomanfalls verhindert werden.

Im Rahmen der präoperativen Medikation können anticholinerge Medikamente verabreicht werden, denn die das Auge erreichende Medikamentenmenge ist zu gering, als daß es zu einer Pupillendilatation kommt [168]. Auch bei der Antagonisierung von nicht-depolarisierenden Muskelrelaxantien ist die Anwendung anticholinerger Medikamente in Kombination mit Cholinesterasehemmern erlaubt. Es wird z.B. geschätzt, daß bei einer intravenösen Verabreichung von 2 mg Atropin nur ungefähr 0,004 mg das Auge erreichen. Trotzdem scheint es vernünftig zu sein, bei Patienten mit einem Glaukom möglichst wenig anticholinerge Medikamente zu verabreichen. Durch die intramuskuläre Injektion von 0,4 mg Scopolamin kommt es bei gesunden Menschen zu einer deutlichen Pupillenerweiterung und daher scheint Scopolamin bei Patienten mit einem Glaukom nicht geeignet zu sein [169]. Im Gegensatz dazu führt eine gleiche Dosis an Atropin zu keiner Veränderung der Pupillengröße. Obwohl nicht genau untersucht, scheint doch eine systemische Gabe von Glykopyrrolat ebenfalls eine minimale Auswirkung auf die Pupillengröße zu haben. Werden Anticholinergika zusammen mit Medikamenten verabreicht, die eine Miosis erzeugen (Opioide, Cholinesterasehemmer), kann die normalerweise auftretende pupillendilatierende Wirkung der Anticholinergika verhindert werden.

Ein anderes wichtiges Ziel bei der Narkoseführung von Patienten mit einem Glaukom besteht darin, einen Anstieg des intraokularen Druckes zu vermeiden. Ein succinylcholinbedingter Anstieg des intraokularen Druckes erreicht sein Maximum 2–4 Minuten nach Verabreichung dieses Muskelrelaxans und kehrt nach ungefähr 6 Minuten wieder zum Ausgangswert zurück [168]. Diese Anstiege des intraokularen Druckes können durch keine Methode sicher vermieden werden, auch nicht dadurch, daß durch eine Präcurarisierung mit einem nicht-depolarisierenden Muskelrelaxans die Muskelfaszikulationen verhindert werden [170]. Welche Auswirkungen diese medikamentös bedingten Anstiege des Augeninnendruckes bei Patienten mit einem Glaukom haben, ist nicht klar. Vermutlich sind Patienten, die unter einer entsprechenden medikamentösen Glaukomtherapie stehen, durch die succinylcholinbedingten Anstiege des intraokularen Druckes nicht gefährdet. Der intraokulare Druck kann auch durch eine Hyperkapnie und durch einen erhöhten zentralvenösen Druck gesteigert werden.

Welche Auswirkungen Ketamin auf den intraokularen Druck hat, ist unklar, denn es liegen widersprüchliche Berichte vor [171]. Durch eine Hypokapnie, einen medikamentös erniedrigten zentralen Venendruck (z.B. durch Osmodiuretika), durch Opioide und volatile Anästhetika wird der intraokulare Druck gesenkt. Veränderungen des arteriellen Blutdrucks und eine Muskelrelaxation durch nicht-depolarisierende Muskelrelaxantien haben nur einen geringen Einfluß auf den intraokularen Druck. Pancuronium kann jedoch zu einer Verminderung des Augeninnendrucks führen [170].

Mögliche Wechselwirkungen zwischen den zu einer Glaukomtherapie eingesetzten Medikamenten und Anästhetika müssen beachtet werden. Bei den wenigen Patienten, die mit Echothiophat behandelt werden, besteht die Gefahr, daß es nach Verabreichung von

Succinylcholin zu einer verlängerten Muskelrelaxation kommt. Falls Succinylcholin verabreicht wird, sollte die Initialdosierung auf 0,1 mg/kg reduziert werden und der Effekt anhand eines peripheren Nervenstimulators überprüft werden. Intraoperative Bradykardien und ausgeprägte Hypotensionen konnten auf eine Beta-Rezeptorenblockade (aufgrund einer chronischen lokalen Anwendung von Timolol) zurückgeführt werden [172].

Postoperativ sollte bei Patienten mit einem Glaukom überprüft werden, ob eine erweiterte, entrundete Pupille oder ob eine Pupillendifferenz vorliegt. Dies können Symptome eines akuten Glaukomanfalls durch Verschluß des Kammerwinkels sein. Diese Patienten klagen dann wahrscheinlich auch über Schmerzen in und um die Augen sowie über einen Sehverlust. Dagegen klagen Patienten mit einer Hornhautläsion nur über Schmerzen im Auge.

## 18.19 Kataraktoperation

Bei denjenigen Patienten, die für eine Kataraktextraktion eine Allgemeinanästhesie benötigen, handelt es sich meist um ältere Patienten mit vorbestehenden Erkrankungen wichtiger Organsysteme. Bei einer Kataraktextraktion muß während der Narkose sichergestellt werden, daß sich der Patient nicht bewegt. Plötzliche Bewegungen oder Husten können bei einem eröffneten Auge zur Austreibung des Glaskörpers und zu bleibenden Augenschäden führen. Eine entsprechende Narkosetiefe mit oder ohne zusätzlicher Muskelrelaxation ist dringend notwendig. Succinylcholin führt zwar zu einer Steigerung des intraokularen Druckes, diese Druckerhöhung ist jedoch nur vorübergehend. Dennoch stellen mittellang wirkende Muskelrelaxantien eine sinnvolle Alternative zu Succinylcholin dar. Eine mäßige Hyperventilation und eine Kopfhochlage um 10–15 Grad (um den venösen Abfluß zu begünstigen) führen vermutlich während eines intraokularen Eingriffes zu einer Erniedrigung des Augeninnendrucks. Es ist wichtig, daß der Patient am Ende der Operation möglichst nur geringe Reaktionen auf den Endotrachealtubus zeigt. Im Idealfall wird der Endotrachealtubus entfernt, bevor die Wirkungen der Anästhetika nachgelassen haben. Falls der Endotrachealtubus noch beim wachwerdenden Patienten belassen wird, dann kann es nach Meinung einiger Autoren sinnvoll sein, intravenös Lidocain zu verabreichen (0,5 bis 1,5 mg/kg). Damit kann versucht werden, die durch den noch vorhandenen Tubus ausgelösten Reflexe abzuschwächen.

In der postoperativen Phase sollte es bei diesen Patienten möglichst selten zu Erbrechen kommen. Unter diesem Gesichtspunkt werden Opioide in der präoperativen Medikation oft vermieden. Ein routinemäßiges Absaugen des Magens am Ende der Operation dient nicht nur dazu, Magensaft zu entfernen, sondern auch dazu, eine Blähung des Magens, die zu postoperativer Übelkeit und Erbrechen beitragen könnte, zu vermindern. Eine Reihe von Antiemetika wurden empfohlen, stets jedoch mit fragwürdigem Erfolg. In einer gut kontrollierten Studie konnte jedoch nachgewiesen werden, daß durch eine intravenöse Verabreichung von 1,25 mg Droperidol – 5 Minuten vor Ende der Operation – die Häufigkeit von postoperativem Erbrechen signifikant vermindert werden kann [173].

## 18.20 Augenverletzungen

Eine penetrierende Augenverletzung muß sofort operativ behandelt werden, wenn das Auge gerettet werden soll. Die Narkoseführung wird häufig dadurch erschwert, daß die Patienten kurz vorher Nahrung aufgenommen haben. Es muß daher abgewogen werden zwischen Schutz der Atemwege einerseits und den Gefahren einer Steigerung des intraokularen Drucks mit eventueller Austreibung von Augeninhalten andererseits. Dieser offensichtliche Zwiespalt bezieht sich vor allem auf den Einsatz von Succinylcholin zur endotrachealen Intubation. Der schnelle Wirkungseintritt dieses Muskelrelaxans ist für eine Blitzintubation besonders geeignet. Gegen die Gabe von Succinylcholin spricht der zu erwartende Anstieg des Augeninnendrucks, der selbst dann auftritt, wenn durch eine Präcurarisierung den Faszikulationen vorgebeugt wird. Eine Alternative zum Succinylcholin stellt die Verabreichung von hohen Dosen (0,5 mg/kg) Pancuronium dar. Ihm wird nachgesagt, daß es zu einem schnellen Wirkungseintritt führt, ohne daß die Gefahr einer Augendrucksteigerung besteht [174]. Der Nachteil bei der Verwendung von Pancuronium ist darin zu sehen, daß es eine lange Wirkungsdauer hat, es sich aber oft um kurze Operationen handelt. Hohe Dosen (2–3x $ED_{95}$) von mittellang wirkenden Muskelrelaxantien können daher eine gute Alternative darstellen. Vor Durchführung der endotrachealen Intubation sollte – unabhängig davon, welches Muskelrelaxan verwendet wird – mit Hilfe eines Nervenstimulators überprüft werden, ob eine ausreichende Muskelrelaxation vorliegt. Durch eine verfrühte endotracheale Intubation können Abwehrbewegungen des Patienten provoziert und die Gefahr eines Erbrechens und einer Augeninnendruckssteigerung provoziert werden. Die Narkose läßt sich sowohl mit einem Inhalations- als auch einem Injektionsanästhetikum gut aufrecht erhalten. Zu welchem Zeitpunkt am Ende der Operation extubiert wird, hängt davon ab, ob der Magen möglicherweise voll ist.

## 18.21 Glomus jugulare-Tumor

Tumore des Glomus jugulare (Paraganglion jugulare) entstehen aus dem Glomuskörperchen an der Spitze der Bulbi jugulares [175]. Diese Tumore wachsen typischerweise langsam und sind gutartig, obwohl sie zur lokalen Invasion neigen.

### 18.21.1 Symptome

Die durch einen Glomus jugulare-Tumor ausgelösten Symptome hängen von dessen Gefäßversorgung (insbesondere über die Arteria carotis externa) und einer eventuellen Invasion in die umgebenden Strukuren ab. Aufgrund des Gefäßreichtums kann über diesen Tumoren ein Strömungsgeräusch hörbar sein. Die Patienten klagen häufig zuerst über ein einseitiges, pulsierendes Ohrgeräusch. Falls die Tumorausdehnung die Beweglichkeit des Trommelfells oder der Gehörknöchelchen behindert, kommt es zu einem Hörverlust. Falls die Hirnnerven betroffen sind, kann dies zu Dysphagie, rezidivierenden Aspirationen, Verlegung der oberen Luftwege und Schwierigkeit beim Abhusten und Verschlucken von Sekreten führen. Bei einer Invasion der hinteren Schädelgrube kann es zu einer Verlegung des Aquädukts und damit zu einem Hydrozephalus kommen. Die Glomus jugulare-Tumoren führen normalerweise zu einer Invasion in die Vena jugularis interna. Fingerartige Wucherungen können sich bis in den rechten Vorhof erstrecken. Falls sich die Glomus jugulare-Tumoren nach kaudal und lateral ausdehnen, wird ein Tumor im Halsbereich sichtbar. Gelegentlich sezernieren Glomus jugulare-Tumoren Noradrenalin. Damit kann es zu Symptomen kommen, die ein Phäochromozytom vortäuschen.

### 18.21.2 Therapie

Die Therapie bei einem Glomus jugulare-Tumor besteht in dessen operativer Exzision. Oft wird vorher eine Bestrahlung oder auch eine Embolisation (zur Verminderung der Gefäßversorgung) durchgeführt. Bei der präoperativen Untersuchung kann eine Angiographie durchgeführt werden, um Lokalisation und Blutversorgung des Tumors festzustellen. Es kann auch eine Venographie durchgeführt werden, um eine Invasion in die Vena jugularis interna festzustellen. Mittels Computertomographie kann nach einer eventuellen intrakraniellen Ausdehnung gesucht werden. Um die Gefahr einer Aspiration abschätzen zu können, ist es wichtig zu wissen, ob Funktionsstörungen der Hirnnerven vorliegen. Besteht der Verdacht auf einen obstruktiven Hydrozephalus, muß nach Anzeichen eines erhöhten intrakraniellen Drucks gesucht werden.

### 18.21.3 Narkoseführung

Bei der Narkoseführung ist an die Möglichkeit eines massiven und sehr schnell entstehenden Blutverlustes und an eine eventuell sehr lange (oft über 8 Stunden) dauernde Operationszeit zu denken. Eine blutige Messung des arteriellen und zentralvenösen Drucks ist angezeigt. Zur Überwachung der Urinausscheidung muß ein Blasenkatheter gelegt werden. Bei der Plazierung eines Kavakatheters oder eines Pulmonalarterienkatheters sollte die gleichseitige Vena jugularis interna nicht punktiert werden. Häufig entwickelt sich eine Hypothermie, insbesondere bei langen Operationen. Deshalb ist es wichtig, daß Inspirationsgase und Infusionsflüssigkeiten angewärmt werden. Um den intrakraniellen Druck zu senken, können sowohl medikamentöse als auch apparative Maßnahmen notwendig werden. Durch eine kontrollierte Hypotension kann der Blutverlust minimiert und die operative Entfernung des Tumors erleichtert werden. Venöse Luftembolien stellen eine Gefahr dar, insbesondere falls die Vena jugularis interna zur Entfernung des Tumors eröffnet wird oder falls – zur Entfernung eines in das Os temporale eingewachsenen Tumors – die Venen dargestellt werden müssen, denn diese Venen sind mit dem Knochen verwachsen und können nicht kollabieren. Eine maschinelle Beatmung und eine zusätzliche Muskelrelaxierung scheinen sinnvoll, um spontane Atembewegungen zu vermeiden. Falls eine venöse Luftembolie befürchtet wird, sind entsprechende Überwachungsverfahren durchzuführen (vgl. Abschnitt: Venöse Luftembolie). Kommt es während der Resektion eines solchen Tumors zu einem plötzlichen unerwarteten Herzkreislaufzusammenbruch oder gar zum Versterben des Patienten, so kann dies durch eine venöse Luftembolie oder durch eine Tumorembolisation bedingt sein. Falls der Operateur den Nervus fazialis identifizieren möchte, kann es notwendig sein, auf eine Muskelrelaxierung zu verzichten oder die neuromuskuläre Blockade medikamentös zu antagonisieren. Bei einem Glomus jugulare-Tumor müssen keine speziellen Narkosemedikamente verwendet werden. Falls jedoch eine venöse Luftembolie befürchtet wird, sollten die eventuell nachteiligen Wirkungen von Lachgas berücksichtigt werden.

## 18.22 Karotissinus-Syndrom

Ein Karotissinus-Syndrom ist ein seltenes Krankheitsbild, das dadurch gekennzeichnet ist, daß eine Hypersensitivität der Barorezeptoren auf mechanische Reize vorliegt. Bei diesen Patienten kann es bei Stimulation des Sinus caroticus (z.B. durch eine externe Massage) zu einer Synkope kommen. Normalerweise tritt hierdurch nur eine leichte Verminderung von Herzfrequenz und Blutdruck auf. Bei diesen Patienten bestehen häufig zusätzliche Gefäßerkrankungen. Ein Karotissinus-Syndrom ist eine bekannte Komplikation einer Endarteriektomie der Arteria carotis.

Bei einem hypersensitiven Sinus caroticus können zwei verschiedene kardiovaskuläre Reaktionen auftreten. Bei ungefähr 80 % der betroffenen Patienten wird bei Stimulation ein kardioinhibitorischer Reflex ausgelöst, der über den Nervus vagus vermittelt wird. Hierdurch kommt es zu einer ausgeprägten Bradykardie. Bei ungefähr 10 % der Patienten ist ein vasodepressorischer Reflex zu beobachten, der über eine Hemmung des sympathischen Vasomotorentonus vermittelt wird. Hierdurch entsteht eine Verminderung des peripheren Gefäßwiderstandes und eine schwere Hypotension. Bei den restlichen 10 % der Patienten kommen zum Teil beide Reflexarten vor.

Zur Therapie eines Karotissinus-Syndroms eignen sich medikamentöse Therapiemaßnahmen, Implantation eines permanenten Demand-Schrittmachers oder Exstirpation des Sinus caroticus. Der Einsatz von Anticholinergika und Vasopressoren wird allerdings durch deren Nebenwirkungen eingeschränkt. Außerdem sind sie bei Patienten mit einem hypersensitiven Sinus caroticus vom vasodepressorischen oder gemischten Typ nur selten wirksam. Da die meisten Patienten eine kardioinhibitorische Form eines Karotissinus-Syndroms haben, besteht die übliche Initialtherapie in der Implantation eines Schrittmachers. Falls ein vasopressorischer Reflex durch einen Herzschrittmacher nicht beeinflußt werden kann, muß unter Umständen eine operative Exstirpation des Sinus caroticus angestrebt werden.

Die Narkoseführung wird oft durch Hypotension, Bradykardie oder kardiale Rhythmusstörungen kompliziert [176]. Durch eine vorherige Infiltration mit Lidocain im Bereich des Sinus caroticus können während dessen Entfernung die hämodynamischen Verhältnisse stabilisiert werden. Die Überprüfung, ob eine vollständige operative Denervierung durchgeführt wurde, kann dadurch jedoch erschwert werden. Medikamente wie Atropin, Isoproterenol und Adrenalin sollten stets griffbereit sein.

## 18.23 Neurofibromatose

Die Neurofibromatose wird autosomal dominant vererbt. Die Erkrankung ist nicht auf bestimmte Rassen oder Völker beschränkt (vgl. Kap. 35). Beide Geschlechter sind gleich häufig und gleich schwer betroffen. Die Expressivität ist variabel, die Penetranz beträgt aber praktisch 100 %. Das Krankheitsbild kann sich als klassische generalisierte Neurofibromatose (Morbus Recklinghausen), als Neurofibromatose im Bereich des Nervus statoacusticus (Kleinhirnbrückenwinkeltumore) und als segmentale Neurofibromatose (im Bereich eines oder weniger peripherer Nerven) manifestieren. Es wird geschätzt, daß in den USA ungefähr 80 000 Menschen an einer Neurofibromatose leiden.

### 18.23.1 Symptome

Die Neurofibromatose ist vielgestaltiger Natur. Dies wird durch die Vielfältigkeit ihrer Symptome unterstrichen. Gemeinsames Merkmal bei allen Patienten ist die langsame Progredienz der Erkrankung.

#### Café-au-lait-Flecken

Bei über 99 % der Patienten mit einer Neurofibromatose sind Café-au-lait-Flecken vorhanden. 6 oder mehr Café-au-lait-Flecken, die einen Durchmesser von über 1,5 cm haben, werden als diagnostisches Merkmal betrachtet. Die Café-au-lait-Flecken sind normalerweise bereits bei Geburt vorhanden und nehmen während des ersten Lebensjahrzehnts an Zahl und Größe zu. Die Größe der Café-au-lait-Flecken variiert von 1 mm bis über 15 cm. Die Verteilung der Flecken ist rein zufällig. Im Bereich des Gesichts treten sie jedoch verhältnismäßig selten auf. Café-au-lait-Flecken sind zwar kosmetisch störend, sie stellen jedoch keine Gesundheitsgefährdung dar.

#### Neurofibrome

Neurofibrome betreffen fast immer die Haut. Sie können aber auch im Bereich von tiefer gelegenen peripheren Nerven und Nervenwurzeln oder im Bereich von Eingeweiden oder Blutgefäßen, die durch das vegetative Nervensystem innerviert werden, auftreten. Sie können knötchenförmig sein und vereinzelt oder multipel auftreten. Histologisch gesehen, sind Neurofibrome gutartig; sie können jedoch zu einer funktionellen Beeinträchtigung und zu einer kosmetischen Entstellung führen. Falls sich Neurofibrome im Bereich von Hals oder Mediastinum entwickeln, kann es zu einer Einengung der Luftwege kommen. Neurofibrome können stark vaskularisiert sein und während Schwangerschaft oder Pubertät an Anzahl und Größe zunehmen.

#### Intrakranielle Tumore

Bei 5 – 10 % der Patienten mit einer Neurofibromatose treten intrakranielle Tumore auf. Diese sind für einen Großteil der Morbidität und Mortalität dieser Erkrankung verantwortlich. Wird die Diagnose Neurofibromatose diskutiert, müssen mit Hilfe der Computertomographie eventuell vorhandene intrakranielle Tumore ausgeschlossen werden. Histologisch gehören zu diesen Tumoren Astrozytome, Akustikusneurinome, Neurinome (Schwannom), Meningeome und Neurofibrome. Liegt bei einem Patienten mit Café-au-lait-Flecken ein bilaterales Akustikusneurinom vor, kann die Diagnose Neurofibromatose im Bereich des Nervus statoacusticus gestellt werden.

## Tumoren des Rückenmarks

Ein Rückenmarkstumor geht bei Patienten mit einer Neurofibromatose zumeist von sensorischen oder autonomen Ganglien, Nervenwurzeln oder proximalen Nervenstämmen aus.

## Orthopädische Störungen

Kongenitale Pseudarthrosen sind häufig durch eine Neurofibromatose bedingt. Zumeist ist hiervon die Tibia betroffen, am zweithäufigsten der Radius. Normalerweise kommt es bei einem Patienten nur an einer Stelle zu einer Pseudarthrose. Die klinische Symptomatik kann unterschiedlich stark ausgeprägt sein. Es kann sich um einen assymptomatischen röntgenologischen Zufallsbefund handeln, im Extremfall kann aber auch eine Amputation notwendig werden.

Bei ungefähr 2% der Patienten mit einer Neurofibromatose entwickelt sich eine Kyphoskoliose. Zumeist sind die zervikalen und thorakalen Wirbelkörper betroffen. Häufig bestehen hierbei paravertebrale Neurofibrome. Die Bedeutung von paravertebralen Neurofibromen für die Entwicklung einer Kyphoskoliose – falls sie hierfür überhaupt eine Bedeutung haben – ist nicht klar. Unbehandelt wird die Kyphoskoliose immer schlimmer und führt schließlich zu einer kardiorespiratorischen und neurologischen Beeinträchtigung. Auch Kleinwuchs ist ein Merkmal der Neurofibromatose.

## Krebs

Bei Patienten mit einer Neurofibromatose treten gehäuft Karzinome auf. Karzinomformen, die eindeutig mit der Neurofibromatose vergesellschaftet sind, sind z.B. Neurofibrosarkom, malignes Schwannom, Wilms-Tumor, Rhabdomyosarkom und Leukämie. Der Zusammenhang einer Neurofibramatose mit anderen Karzinomarten wie Neuroblastom, medullärem Schilddrüsenkarzinom und Adenokarzinom des Pankreas ist weniger offensichtlich.

## Endokrine Störungen

Die Annahme, daß eine Neurofibromatose zu einer allgemeinen endokrinen Funktionsstörung führt, ist falsch. Im Rahmen einer Neurofibromatose können verschiedene endokrine Funktionsstörungen wie z.B. ein Phäochromozytom, Pubertätsstörungen, medulläres Schilddrüsenkarzinom und ein Hyperparathyreoidismus auftreten. Das Phäochromozytom tritt vermutlich bei weniger als 1% der Patienten auf und kommt bei Kindern mit einer Neurofibromatose praktisch nicht vor.

## Intellektuelle Beeinträchtigung

Bei ungefähr 40% der Patienten mit einer Neurofibromatose besteht eine intellektuelle Beeinträchtigung. Eine stärkere geistige Retardierung ist selten. Häufiger besteht eine intellektuelle Schwäche, die meist als Lernschwierigkeit eingestuft wird. Die intellektuelle Behinderung zeigt sich normalerweise im Schulalter und verschlimmert sich im Laufe der Zeit nicht mehr.

## Krampfanfälle

Im Rahmen einer Neurofibromatose kommt es öfter zu Krampfanfällen. Diese Krampfanfälle können idiopathischen Ursprungs oder durch intrakranielle Tumoren bedingt sein.

## Angeborene Herzfehler

Es wird immer wieder berichtet, daß bei Patienten mit einer Neurofibromatose relativ häufig ein angeborener Herzfehler, insbesondere eine Pulmonalarterienstenose vorliegt. Bisher konnte jedoch kein solcher Zusammenhang sicher nachgewiesen werden.

### 18.23.2 Therapie

Bei der Neurofibromatose wird eine symptomatische medikamentöse Therapie durchgeführt (z.B. Gabe von Antikonvulsiv oder Antihistaminika gegen Juckreiz). In bestimmten Phasen wird auch operativ vorgegangen. Eine operative Entfernung von Neurofibromen der Haut wird nur dann durchgeführt, wenn es zu einer besonders starken Entstellung oder zu einer funktionellen Beeinträchtigung kommt. Eine fortschreitende Kyphoskoliose wird am besten mittels operativer Stabilisierung therapiert. Eine Operation ist auch indiziert, falls es aufgrund von Neurofibromen zu neurologischen Symptomen oder zu endokrinen Funktionsstörungen kommt.

### 18.23.3 Narkoseführung

Bei der Narkoseführung von Patienten mit einer Neurofibromatose müssen die zahlreichen klinischen Symptome dieser Erkrankung berücksichtigt werden [177]. Obwohl selten ein Phäochromozytom besteht, sollte bei der präoperativen Beurteilung der Patienten an diese Möglichkeit gedacht werden. Liegen Anzeichen eines erhöhten intrakraniellen Drucks vor, kann dies auf einen bestehenden intrakraniellen Tumor hinweisen. Die Atemwege können durch ausgedehnte Neurofibrome behindert werden. Bei Durchführung von Regionalanästhesieverfahren muß daran gedacht werden, daß sich auch im Bereich des Rückenmarks Neurofibrome entwickeln können. Bei der Auswahl von Inhalations- oder Injektionsanästhetika und auch bei der Wahl der Muskelrelaxantien müssen bei diesen Patienten keine speziellen Dinge beachtet werden.

# Literaturhinweise

1. Cutler RWP, Neurology. In: Rubenstein E, Federman DD, eds. Scientific American Medicine. New York. Scientific American, 1981; 11: VI: 1–7
2. Spark RF, Baker R, Bienfang DC, Bergland R. Bromocriptine reduces pituitary size and hypersecretion. Requiem for pituitary surgery? JAMA 1982; 247: 311–6
3. Risberg J, Lundberg N, Ingvar DH. Regional cerebral blood volume during acute transient rises of the intracranial pressure (plateau waves). J Neurosurg 1969; 31: 303–10
4. Harp JR, Wollman H. Cerebral metabolic effects of hyperventilation and deliberate hypotension. Br J Anaesth 1973; 45: 256–62
5. Raichle ME, Posner JB, Plum F. Cerebral blood flow during and after hyperventilation. Arch Neurol 1970; 23: 394–403
6. Marsh ML, Marshall LF, Shapiro HM. Neurosurgical intensive care. Anesthesiology 1977; 47: 149–63
7. Cottrell JE, Robustelli A, Post K, Turndorf H. Furosemide- and mannitol-induced changes in intracranial pressure and serum osmolality and electrolytes. Anesthesiology 1977; 47: 28–30
8. Lassen NA, Christensen MS. Physiology of cerebral blood flow. Br J Anaesth 1976; 48: 719–34
9. Cohen PJ, Alexander SC, Smith TC, et al. Effects of hypoxia and normocarbia on cerebral blood flow and metabolism in man. J Appl Physiol 1967; 23: 183–9
10. Strandgaard S. Autoregulation of cerebral blood flow in hypertensive patients: The modifying influence of prolonged antihypertensive treatment on the tolerance to acute drug-induced hypotension. Circulation 1976; 53: 720–7
11. Eger EI. Pharmacology of isoflurane. Br J Anaesth 1984; 56: 71S–99S
12. Aidinis S, Lafferty J, Shapiro H. Intracranial responses to PEEP. Anesthesiology 1976; 45: 275–86
13. Eger EI. Isoflurane (Forane). A compendium and reference. Anaquest, A Division of BOC, Inc. Madison, WI, 1986: 1–160
14. Adams RW, Gronert GA, Sundt TM, Michenfelder JD. Halothane, hypocapnia, and cerebrospinal fluid pressure in neurosurgery. Anesthesiology 1972; 37: 510–7
15. Albrecht RF, Miletich DJ, Madala LR. Normalization of cerebral blood flow during prolonged anesthesia. Anesthesiology 1983; 58: 26–31
16. Artru AA. Effects of halothane, enflurane, isoflurane and fentanyl on resistance to reabsorption of cerebrospinal fluid. Anesth Analg 1984; 63: 180–5
17. Eger EI, Stevens WC, Cromwell TH. The electroencephalogram in man anesthetized with Forane. Anesthesiology 1971; 35: 504–8
18. Adams RW, Cucchiara RF, Gronert GA, et al. Isoflurane and cerebrospinal fluid pressure in neurosurgical patients. Anesthesiology 1981; 54: 97–9
19. Artru AA. Isoflurane does not increase the rate of CSF production in the dog. Anesthesiology 1984; 60: 193–7
20. Todd MM, Drummond JC. A comparison of the cerebrovascular and metabolic effects of halothane and isoflurane in the cat. Anesthesiology 1984; 60: 276–80
21. Henriksen HT, Jorgensen PB. The effect of nitrous oxide on intracranial pressure in patients with intracranial disorders. Br J Anaesth 1973; 45: 486–92
22. Phirman JR, Shapiro HM. Modification of nitrous oxide-induced intracranial hypertension by prior induction of anesthesia. Anesthesiology 1977; 46: 150–1
23. Saidman LJ, Eger EI. Change in cerebrospinal fluid pressure during pneumoencephalography under nitrous oxide anesthesia. Anesthesiology 1965; 26: 67–72
24. Artru A, Sohn YJ, Eger EI. Increased intracranial pressure from nitrous oxide five days after pneumoencephalography. Anesthesiology 1978; 49: 136–7
25. Artur AA. Nitrous oxide plays a direct role in the development of tension pneumocephalus intraoperatively. Anesthesiology 1982; 57: 59–61
26. Wyte SR, Shapiro HM, Turner P, Harris AB. Ketamine-induced intracranial hypertension. Anesthesiology 1972; 36: 174–6
27. Winters WD. Epilepsy or anesthesia with ketamine. Anesthesiology 1972; 36: 309–12
28. Takkanen L, Laitinen L, Johansson G. Effects of d-tubocurarine on intracranial pressure and thalamic electrical impedance. Anesthesiology 1974; 40: 247–51
29. Rosa G, Orfei P, Sanfilippo M, et al. The effects of atracurium besylate (Tracrium) on intracranial pressure and cerebral perfusion pressure. Anesth Analg 1986; 65: 381–4
30. Rosa G, Sanfilippo M, Vilardi V, et al. Effects of vecuronium bromide on intracranial pressure and cerebral perfusion pressure. Br J Anaesth 1986; 58: 437–40
31. Stirt JA, Grosslight KR, Bedford FR, Vollmer D. «Defasciculation» with metocurine prevents succinylcholine-induced increases in intracranial pressure. Anesthesiology 1987; 67: 50–3
32. Hamill JF, Bedford RF, Weaver DC, Colohan AR. Lidocaine before endotracheal intubation: Intravenous or laryngotracheal? Anesthesiology 1981; 55: 578–81
33. Turner JM, Powell D, Gibson RM, McDowall DG. Intracranial pressure changes in neurosurgical patients during hypotension induced with sodium nitroprusside or trimetaphan. Br J Anaesth 1977; 49: 419–25
34. Marshall WK, Bedford RF. Use of a pulmonary artery catheter for detection and treatment of venous air embolism: A prospective study in man. Anesthesiology 1980; 52: 131–4
35. Moorthy SS, Hilgenberg JC. Resistance to nondepolarizing muscle relaxants in paretic upper extremities of patients with residual hemiplegia. Anesth Analg 1980; 59: 624–7
36. Jachuck SJ, Ramani PS, Clark F, Kalbag RM. Electrocardiographic abnormalities associated with raised intracranial pressure. Br Med J 1975; 1: 242–4
37. Perkins-Pearson NAK, Marshall WK, Bedford RF. Atrial pressures in the seated position. Implications for paradoxical air embolism. Anesthesiology 1982; 57: 493–7
38. Enlish JB, Westenshow D, Hodges MR, Stanley TH. Comparison of venous air embolism monitoring methods in supine dogs. Anesthesiology 1978; 48: 425–9
39. Matjaski J, Petrozza P, Mackenzie CF. Sensitivity of end-tidal nitrogen in venous air embolism detection in dogs. Anesthesiology 1985; 63: 418–25
40. Adornato DC, Gildenberg PL, Ferrario CM, et al. Pathophysiology of intravenous air embolism in dogs. Anesthesiology 1978; 49: 120–7
41. Bunegin L, Albin MS, Helsel PE, et al. Positioning the right atrial catheter: A model for reappraisal. Anesthesiology 1981; 55: 343–8
42. Munson ES, Merrick HC. Effect of nitrous oxide on venous air embolism. Anesthesiology 1966; 27: 783–7
43. Ropper AH, Wechsler LR, Wilson LS. Carotid bruit and the risk of stroke in elective surgery. N Engl J Med 1982; 307: 1388–90

44 Chambers BR, Norris JW. Outcome in patients with asymptomaticneckbruits.N EnglJ Med1986;315:860-5
45 Ennix CL, Lawrie GM, Morris GC, et al. Improved results of carotid endarterectomy in patients with symptomatic coronary disease: An analysis of 1546 consecutive cardiac operations. Stroke 1979; 10: 122-5
46 Michenfelder JD, Sundt TM, Fode N, Sharbrough FW. Isoflurane when compared to enflurane and halothane decreases the frequency of cerebral ischemia during carotid endarterectomy. Anesthesiology 1987; 67: 336-40
47 Torvik A, Skullerud K. How often are brain infarcts caused by hypotensive episodes? Stroke 1976; 7: 255-7
48 Riles TS, Kopelman I, Imparato AM. Myocardial infarction following carotid endarterectomy: A review of 683 operations. Surgery 1979; 85: 249-52
49 Keats AS. Anesthesia for carotid endarterectomy. Cleve Clin Q 1981; 48: 68-71
50 Fleming RA, Smith NT. An inexpensive device for analyzing and monitoring the electroencephalogram. Anesthesiology 1979; 50: 456-60
51 Cucchiara RF, Sharbrough FW, Messick JM, Tinker JH. An electroencephalographic filterprocessor as an indicator of cerebral ischemia during carotid endarterectomy. Anesthesiology 1979; 51: 77-9
52 McKay RD, Sundt TM, Michenfelder JD, et al. Internal carotid artery stump pressure and cerebral blood flow during carotid endarterectomy: Modification by halothane, enflurane and innovar. Anesthesiology 1976; 45: 390-9
53 Peterson DI, Drummond JC, Todd MM. Effects of halothane enflurane, isoflurane, and nitrous oxide on somatosensory evoked potentials in humans. Anesthesiology 1986; 65: 35-40
54 McPherson RW, Mahla M, Johnson R, Traystman RJ. Effects of enflurane, isoflurane, and nitrous oxide on somatosensory evoked potentials during fentanyl anesthesia. Anesthesiology 1985; 62: 626-33
55 Pathak KS, Brown RH, Cascorbi HF, Nash CL. Effects of fentanyl and morphine on intraoperative somatosensory cortical-evoked potentials. Anesth Analg 1984; 63: 833-7
56 Schubert A, Drummond JC. The effect of acute hypocapnia on human median nerve somatosensory evoked responses. Anesth Analg 1986; 65: 240-4
57 Pearce HJ, Kowell J, Tubb DW, Brown HJ. Continuous oculoplethysmographic monitoring during carotid endarterectomy. Am J Surg 1979; 138: 733-5
58 Liapis CD, Satiani B, Florence CL, Evans WE. Motor speech malfunction following carotid endarterectomy. Surgery 1981; 89: 56-9
59 Wade JG, Larson CP, Hickey RF, et al. Effect of carotid endarterectomy on carotid chemoreceptor and baroreceptor function in man. N Engl J Med 1970; 282: 823-9
60 Asiddao CB, Donegan JH, Whitesell RC, Kalbfleisch JH. Factors associated with perioperative complications during carotid endarterectomy. Anesth Analg 1982; 61: 631-7
61 Towne JB, Bernhard VM. The relationship of postoperative hypertension to complications following carotid endarterectomy. Surgery 1980; 88: 575-80
62 Anderson CA, Rich NM, Collins GJ, et al. Carotid endarterectomy: Regional versus general anesthesia. Ann Surg 1980; 46: 323-7
63 EC/IC Bypass Study Group. Failure of extracranial-intracranial arterial bypass to reduce the risk of ischemic stroke: Results of an international ramdomized trial. N Engl J Med 1985; 313: 1191-1200
64 Wiebers DO, Whisnant JP, O'Fallon WM. The natural history of unruptured intracranial aneurysms. N Engl J Med 1981; 304: 696-8
65 White JC, Parker SD, Rogers MC. Preanesthetic evaluation of a patient with pathologic Q waves following subarachnoid hemorrhage. Anesthesiology 1985; 62: 351-4
66 Allen GS, Ahn HS, Preziosi TJ et al. Cerebral arterial spasm-a controlled trial of nimodipine in patients with subarachnoid hemorrhage. N Engl J Med 1983; 308: 619-24
67 Slogoff S, Gergis KZ, Keats AS. etiologic factors in neuropsychiatric complications associated with cardiopulmonary bypass. Anesth Analg 1982; 61: 903-11
68 Iwatsuki N, Kuroda N, Amaha K, Iwatsuki K. Succinylcholine-induced hyperkalemia in patients with ruptured central aneurysms. Anesthesiology 1980; 53: 64-7
69 Stoelting RK. Circulatory changes during direct laryngoscopy and tracheal intubation: Influence of duration of laryngoscopy with or without prior lidocaine. Anesthesiologie 1977; 47: 381-3
70 Stoelting RK. Attenuation of blood pressure response to laryngoscopy and tracheal intubation with sodium nitroprusside. Anesth Analg 1979; 58: 116-9
71 Newman B, Gelb AW, Lam AM. The effect of isoflurane-induced hypotension on cerebral blood flow and cerebral metabolic rate for oxygen in humans. Anesthesiology 1986; 58: 1-10
72 Michenfelder JD, Tinker JH. Cyanide toxicity and thiosulfate protection during chronic administration of sodium nitroprusside in the dog: Correlation with a human case. Anesthesiology 1977; 47: 441-8
73 Tinker JH, Michenfelder JD. Sodium nitroprusside: Pharmacology, toxicology, and therapeutics. Anesthesiology 1976; 45: 340-54
74 Sivarajan M, Amory DW, McKenzie SM. Regional blood flows during induced hypotension produced by nitroprusside or trimethaphan in the Rhesus monkey. Anesth Analg 1985; 64: 759-66
75 Fahmy NR. Nitroglycerin as a hypotensive drug during general anesthesia. Anesthesiology 1978; 49: 17-20
76 Sundt TM, Sharbrough FW, Anderson RE, Michenfelder JD. Cerebral blood flow measurements and electroencephalograms during carotid endarterectomy. J Neurosurg 1974; 41: 310-20
77 Eckenhoff JE, Enderby GEH, Larson A, et al. Human cerebral circulation during deliberate hypotension and head-up tilt. J Appl Physiol 1963; 18: 1130-7
78 Jennett B, Teasdale G. Aspects of coma after severe head injury. Lancet 1977; 1: 878-81
79 Seelig JM, Becker DP, Miller JD, et al. Traumatic acute subdural hematoma. N Engl J Med 1981; 304: 1511-8
80 Rosenbaum KJ, Neigh JL, Strobel GE. Sensitivity to nondepolarizing muscle relaxants in amyotrophic lateral sclerosis: Report of two cases. Anesthesiology 1971; 35: 638-41
81 Bird TM, Strunin L. Hypotensive anesthesia for a patient with Freidreich's ataxia and cardiomyopathy. Anesthesiology 1984; 60: 377-80
82 Hetherington A, Rosenblatt RM. Ketamine and paralysis agitans (letter). Anesthesiology 1980; 52: 527
83 Gravelee GP. Succinylcholine-induced hyperkalemia in a patient with Parkinson's disease. Anesth Analg 1980; 59: 444-6
84 Roy RC, McLain S, Wise A, Shaffner LD. Anesthetic management of a patient with Hallervorden-Spatz disease. Anesthesiology 1983; 58: 382-4

85 Martin JB, Gusella JF. Huntington's disease. Pathogenesis and management. N Engl J Med 1986; 315: 1267–76
86 Davies DD. Abnormal response to anesthesia in a case of Huntington's chorea. Br J Anaesth 1966; 38: 490–1
87 Propert DN. Pseudocholinesterase activity and phenotypes in mentally ill patients. Br J Psychiatry 1979; 134: 477–81
88 Lamont AMS. Brief report: Anaesthesia and Huntington's chorea. Anaesth Intensive Care 1979; 7: 189–90
89 Malan MD, Crago RR. Anaesthetic considerations in idiopathic orthostatic hypotension and the Shy-Drager syndrome. Can Anaesth Soc J 1979; 26: 322–7
90 Beilin B, Maayan CH, Vatashsky E, et al. Fentanyl anesthesia in familial dysautonomia. Anesth Analg 1985; 64: 72–6
91 Stirt JA, Frantz RA, Gunz EF, Conolly ME. Anesthesia, catecholamines, and hemodynamics in autonomic dysfunction. Anesth Analg 1982; 61: 701–4
92 Mitaka C, Tsunoda Y, Hikawa Y, et al. Anesthetic management of congenital insensitivity to pain with anhydrosis. Anesthesiology 1985; 63: 328–9
93 D'Ambra MN, Dedrick D, Savarese JJ. Kearns-Sayer syndrome and pancuronium-succinylcholine-induced neuromuscular blockade. Anesthesiology 1979; 51: 343–5
94 Katzman R. Alzheimer's disease. N Engl J Med 1986; 314: 964–73
95 Dementia. Council on Scientific Affairs. JAMA 1986; 256: 2234–8
96 Hollander E, Mohs RC, Davis KL. Cholinergic approaches to the treatment of Alzheimer's disease. Br Med Bull 1986; 42: 97–100
97 Summers WK, Majovski LV, Marsh GM, et al. Oral tetrahydroaminoacridine in long-term treatment of senile dementia, Alzheimer type. N Engl J Med 1986; 315: 1241–5
98 Bockman JM, Kingsburg DT, McKinley MP, et al. Creutzfeldt-Jakob disease prion proteins in human brains. N Engl J Med 1985; 312: 73–8
99 MacMurdo SD, Jakymec AJ, Bleyaert AL. Precautions in the anesthetic management of a patient with Creutzfield-Jacob disease. Anesthesiology 1984; 60: 590–3
100 Ward DS. Anesthesia for a child with Leigh's syndrome. Anesthesiology 1981; 55: 90–1
101 McFarlin DE, McFarland HF. Multiple sclerosis. N Engl J Med 1982; 307: 1183–8; 1246–51
102 Hart RG, Sherman DG. The diagnosis of multiple sclerosis. JAMA 1982; 498–503
103 Malhotra AS, Goren H. The hot bath test in the diagnosis of multiple sclerosis. JAMA 1981; 246: 1113–4
104 Crawford JS, James FM, Nolte H, et al. Regional anesthesia for patients with chronic neurological disease and similar conditions. Anaesthesia 1981; 36: 821–8
105 Warren TM, Datta S, Ostheimer GW. Lumbar epidural anesthesia in a patient with multiple sclerosis. Anesth Analg 1982; 61: 1022–3
106 Brett RS, Schmidt JH, Gage JS, et al. Measurement of acetylcholine receptor concentration in skeletal muscle from a patient with multiple sclerosis and resistance to atracurium. Anesthesiology 1987; 66: 837–9
107 Nightingale PJ, Longreen A. Iatrogenic facial nerve paresis. Anesthesiology 1982; 37: 322–3
108 Vaghadia H. Facial paresis after general anesthesia. Report of an unusual case: Heerfordt's syndrome. Anesthesiology 1986; 64: 513–4
109 Sweet WH. The treatment of trigeminal neuralgia (tic douloureux). N Engl J Med 1986; 315: 174–7

110 Rao NL, Drupin BR. Glossopharyngeal neuralgia with syncope-anesthetic considerations. Anesthesiology 1981; 54: 426–8
111 Thompson GE, Robb JV. Glossopharyngeal neuralgia-implications for the anesthesiologist. Anesthesiology 1972; 37: 660–1
112 Nicholson MJ, McAlpine FS. Neural injuries associated with surgical positions and operations. In: Martin JT, ed. Positioning in anesthesia and surgery. Philadelphia. WB Saunders, 1978; 193–224
113 Kubota Y, Toyoda Y, Kubota H, et al. Common peroneal nerve palsy associated with the fabella syndrome. Anesthesiology 1986; 65: 552–3
114 Layzer RB, Fishman RA, Schafer JA. Neuropathy following abuse of nitrous oxide. Neurology 1978; 28: 504–6
115 Koblin DD, Watson JE, Deady JE, et al. Inactivation of methionine synthetase by nitrous oxide in mice. Anesthesiology 1981; 54: 314–24
116 Ledsome JR, Sharp JM. Pulmonary function in acute cervical cord injury. Am Rev Respir Dis 1981; 124: 41–4
117 Frankel HL, Mathias CJ, Spalding JMK. Mechanisms of cardiac arrest in tetraplegic patients. Lancet 1975; 2: 1183–5
118 Schonwald G, Fish KJ, Perkash I. Cardiovascular complications during anesthesia in chronic spinal cord injured patients. Anesthesiology 1981; 55: 550–8
119 Lambert DH, Deane RS, Mazuzan JE. Anesthesia and the control of blood pressure in patients with spinal cord injury. Anesth Analg 1982; 61: 344–8
120 Ravindran RS, Cummins DF, Smith IE. Experience with the use of nitroprusside and subsequent epidural analgesia in a pregnant quadriplegic patient. Anesth Analg 1981; 60: 1–3
121 Baraka A. Epidural meperidine for control of autonomic hyperreflexia in a paraplegic patient. Anesthesiology 1985; 62: 688–90
122 Broecker BH, Hranowsky N, Hackler RH. Low spinal anesthesia for the prevention of autonomic dysreflexia in the spinal cord injury patient. J Urol 1979; 122: 366–8
123 Gronert GA, Theye RA. Pathophysiology of hyperkalemia induced by succinylcholine. Anesthesiology 1975; 43: 89–99
124 John DA, Tobey RE, Homer LD, Rice CL. Onset of succinylcholine-induced hyperkalemia following denervation. Anesthesiology 1976; 45: 294–9
125 Tobey RE. Paraplegia, succinylcholine, and cardiac arrest. Anesthesiology 1970; 32: 359–64
126 Shayevitz JR, Matteo RS. Decreased sensitivity to metocurine in patients with upper motorneuron disease. Anesth Analg 1985; 64: 767–72
127 Martyn JAJ, Matteo RS, Szyfelbein SK, Kaplan RF. Unprecedented resistance to neuromuscular blocking effects of metocurine with persistence and complete recovery in a burned patient. Anesth Analg 1982; 61: 614–7
128 White BC, Weigenstein JG, Winegar CD. Brain ischemic anoxia. Mechanisms of injury. JAMA 1984; 251: 1586–90
129 Berntman L, Welsh FA, Harp JR. Cerebral protective effect of low-grade hypothermia. Anesthesiology 1981; 55: 495–8
130 Artru AA, Michenfelder JD. Influence of hypothermia – or hyperthermia alone or in combination with pentobarbital or phenytoin – on survival time in hypoxic mice. Anesth Analg 1981; 60: 867–70
131 Michenfelder JD. A valid demonstration of barbiturate-induced brain protection in man: At last. Anesthesiology 1986; 64: 140–2

132 Brain Resuscitation Clinical Trial I Study Group. Randomized clinical study of thiopental loading in comatose survivors of cardiac arrest. N Engl J Med 1986; 314: 397–403
133 Todd MM, Chadwick HS, Shapiro HM, et al. The neurologic effects of thiopental therapy following experimental cardiac arrest in cats. Anesthesiology 1982; 57: 76–86
134 Gisvold SE, Safar P, Hendrick HHL, et al. Thiopental treatment after global brain ischemia in pigtailed monkeys. Anesthesiology 1984; 60: 88–96
135 Nussmeier NA, Arlund C, Slogoff S. Neuropsychiatric complications after cardiopulmonary bypass: Cerebral protection by a barbiturate. Anesthesiology 1986; 64: 165–70
136 Bell JA, Hodgson HJF. Coma after cardiac arrest. Brain 1974; 97: 361–72
137 Plum F, Posner JB. The diagnosis of stupor and coma. Philadelphia. FA Davis, 1972: 286
138 Smith AL. Barbiturate protection in cerebral hypoxia. Anesthesiology 1977; 47: 285–93
139 Rockoff MA, Marshall LF, Shapiro HM. High dose barbiturate therapy in humans: A clinical review of 60 patients. Ann Neurol 1979; 6: 194–9
140 Todd MM, Drummond JC, Sang H. The hemodynamic consequences of high-dose methohexital anesthesia in humans. Anesthesiology 1984; 61: 495–501
141 Todd MM, Drummond JC, Sang H. The hemodynamic consequences of high-dose thiopental anesthesia. Anesth Analg 1985; 64: 681–7
142 Roesch C, Haselby KA, Paradise RP, et al. Comparison of cardiovascular effects of thiopental and pentobarbital at equivalent levels of CNS depression. Anesth Analg 1983; 62: 749–53
143 Ward JD, Becker DP, Miller DJ, et al. Failure of prophylactic barbiturate coma in the treatment of severe head trauma. J Neurosurg 1985; 62: 383–8
144 Delgado-Escueta AV, Treiman DM, Walsh GO. The treatable epilepsis. N Engl J Med 1983; 308: 1508–14, 1576–84
145 Delgado-Escueta AV, Wasterlain C, Treiman DM, Porter RJ. Current concepts in neurology. Management of status epilepticus. N Engl J Med 1982; 306: 1337–40
146 Ford EW, Morrell F, Whisler WW. Methohexital anesthesia in the surgical treatment of uncontrollable epilepsy. Anesth Analg 1982; 61: 997–1001
147 Ferrer-Allado T, Brechner VL, Dymond A, et al. Ketamine-induced electroconvulsive phenomena in the human limbic and thalamic regions. Anesthesiology 1973; 38: 333–44
148 Celesia GG, Chen R-C, Bamforth BJ. Effects of ketamine in epilepsy. Neurology 1975; 25: 169–72
149 Hirshman Ca, Krieger W, Littlejohn G, et al. Ketamine-aminophylline-induced decrease in seizure threshold. Anesthesiology 1982; 56: 464–7
150 Steen PA, Michenfelder JD. Neurotoxicity of anesthetics. Anesthesiology 1979; 50: 437–53
151 Lebowitz MH, Blitt CB, Dillion JB. Enflurane-induced central nervous system excitation and its relation to carbon dioxide tension. Anesth Analg 1972; 51: 355–63
152 Morrison JE. Lockhart CH. Tourette syndrome: Anesthetic implications. Anesth Analg 1986; 65: 200–2
153 Stellar S, Ahrens SP, Meithbohm AR, Reines SA. Migraine prevention with timolol. A doubleblind crossover study. JAMA 1984; 252: 2576–80
154 Abouleish E, Ali V, Tang RA. Benign intracranial hypertension and anesthesia for cesarean section. Anesthesiology 1985; 63: 705–7
155 Deyo RA. Conservative therapy for low back pain. Distinguishing useful from useless therapy. JAMA 1983; 250: 1057–60
156 Deyo RA, Diehl AK, Rosenthal M. How many days of bed rest for acute low back pain? N Engl J Med 1986; 315: 1064–70
157 Abram SE. Subarachnoid corticosteroid injection following inadequate response to epidural steroids for sciatica. Anesth Analg 1978; 57: 313–5
158 Gorski DW, Rao TLK, Glisson SN, et al. Epidural triamcinolone and adrenal response to hypoglycemic stress in dogs. Anesthesiology 1982; 57: 364–66
159 Bruno LA, Smith DS, Bloom MJ. Sudden hypotension with a test dose of chymopapain. Anesth Analg 1984; 63: 533–6
160 Bradley TD, Phillipson EA. Pathogenesis and pathophysiology of the obstructive sleep apnea syndrome. Med Clin North Am 1985; 69: 1169–85
161 Pellecchia DJ, Bretz KA, Barnette RE. Postoperative pain control by means of epidural narcotics in a patient with obstructive sleep apnea. Anesth Analg 1987; 66: 280–2
162 Owens WD, Gustave F, Sclaroff A. Tympanic membrane rupture with nitrous oxide anesthesia. Anesth Analg 1978; 57: 283–6
163 White PF. Spontaneous rupture of the tympanic membrane occurring in the absence of middle ear disease. Anesthesiology 1983; 59: 368–9
164 Man A, Segal S, Ezra S. Ear injury caused by elevated intratympanic pressure during general anesthesia. Acta Anaesth Sand 1980; 24: 224–6
165 Perreault L, Normandin N, Plamondon L, et al. Tympanic membrane rupture after anesthesia with nitrous oxide. Anesthesiology 1982; 57: 325–6
166 Kosman ME. Timolol in the treatment of open angle glaucoma. JAMA 1979; 241: 2301–3
167 Mishra P, Calvey TN, Williams NE, Murray GR. Intraoperative bradycardia and hypotension associated with timolol and pilocarpine eye drops. Br J Anaesth 1983; 55: 897–9
168 Cunningham AJ. Intraocular pressure-physiology and implications for anaesthetic management. Can Anaesth Soc J 1986; 33: 195–208
169 Garde JF, Aston R, Endler GC, Sison OS, Racial mydriatic response to belladonna premedication. Anesth Analg 1978; 57: 572–6
170 Meyers EF, Krupin T, Johnson M, Zink H. Failure of nondepolarizing neuromuscular blockers to inhibit succinylcholine-induced increase intraocular pressure, a controlled study. Anesthesiology 1978; 48: 149–51
171 Ausinsch B, Rayburn RL, Munson ES, Levy NS. Ketamine and intraocular pressure in children. Anesth Analg 1976; 55: 773–5
172 Mishra P, Calvey TN, Williams NE, Murray GR. Intraoperative bradycardia and hypotension associated with timolol and pilocarpine eye drops. Br J Anaesth 1983; 55: 897–9
173 Kortilla K, Kauste A, Auvinen J. Comparison of domperidone, droperidol, and metoclopramide in the prevention and treatment of nausea and vomiting after balanced general anesthesia. Anesth Analg 1979; 58: 396–400
174 Brown EM, Krishnaprasad S, Similer BG. Pancuronium for rapid induction technique for tracheal intubation. Can Anaesth Soc J 1972; 26: 489–91
175 Ghani GA, Sung Y-F, Per-Lee JH. Glomus jugulare tu-

mors-origin, pathology, and anesthetic considerations. Anesth Analg 1983; 62: 686–91
176 Brown CQ, Watson CB. Carotid sinus syndrome. Intraoperative management facilitated by temporary transvenous demand pacing. Anesthesiology 1982; 56: 151–3
177 Krishna G. Neurofibromatosis renal hypertension, and cardiac dysrhythmias. Anesth Analg 1975; 54: 542–5

# 19 Leber- und Gallenwegserkrankungen

Um bei Patienten mit Lebererkrankungen die Narkose richtig führen zu können, muß bekannt sein, welche physiologischen Funktionen die Leber zu erfüllen hat. Anästhesie und operativer Eingriff haben auch Auswirkungen auf die Leberdurchblutung. Dies muß bei der Narkoseführung berücksichtigt werden. Vor allem mit Leberfunktionstests können bisher unerkannte Lebererkrankungen erfaßt werden. Auch zur Diagnostik postoperativ auftretender Leberfunktionsstörungen sind diese Tests geeignet. Außerdem ist es wichtig, die Pathophysiologie von Lebererkrankungen (Hepatitis, Zirrhose) und von Gallenwegserkrankungen zu kennen.

## 19.1 Physiologische Funktionen der Leber

Zu den physiologischen Funktionen der Hepatozyten – dem wichtigsten Leberzelltyp – gehören Glukosehomöostase, Fettmetabolismus, Proteinsynthese, Metabolismus von Medikamenten und Hormonen, sowie Synthese und Exkretion von Bilirubin (Tab. 19.1). Die Lebersinusoide werden von den Kupffer'schen Sternzellen ausgekleidet. Diese sind in der Lage, die im Pfortaderblut vorhandenen Bakterien zu phagozytieren. Dies ist wichtig, denn das Pfortaderblut stellt den venösen Abfluß aus dem Gastrointestinaltrakt dar und enthält fast immer Bakterien aus dem Colon.

### 19.1.1 Glukosehomöostase

Die Leber ist für Bildung, Speicherung und Freisetzung der Glukose verantwortlich (Abb. 19.1). Glukose wird in den Hepatozyten als Glykogen gespeichert (Glykogenese). Beim Abbau von Glykogen (Glykogenolyse) wird Glukose wieder freigesetzt. Hierdurch kann im systemischen Kreislauf eine normale Blutglukosekonzentration aufrecht erhalten werden, insbesondere

**Tab. 19.1:** Physiologische Funktionen der Leber

| |
|---|
| **Glukosehaushalt** |
| **Fettmetabolismus** |
| **Proteinsynthese** |
| Proteinbindung |
| Gerinnung |
| Hydrolyse von Esterbindungen |
| **Metabolisierung von Medikamenten und Hormonen** |
| **Konjugation und Ausscheidung von Bilirubin** |

während einer Nahrungskarenz, wie z.B. vor einer elektiven Operation oder während längerdauernder körperlicher Anstrengung. Die Leber ist außerdem Hauptort der Glukoneogenese. Laktat, Glyzerol und Aminosäuren werden z.B. durch die Glukoneogenese in Glukose umgewandelt. Sowohl durch die Glykogenolyse als auch die Umwandlung von Fetten und Proteinen in Glukose (Glukoneogenese) gewährleistet die Leber die Glukosehomöostase.

Die Blutzuckerkonzentration wird auch durch Hormone, insbesondere Insulin, Glukagon und Adrenalin, reguliert. Insulin stimuliert die Glykogensynthese, hemmt aber die Glukoneogenese. Glukagon und Adrenalin haben entgegengesetzte Wirkungen auf den Glukosestoffwechsel.

Die Leber kann jedoch nur ca. 75 g Glykogen speichern. Diese Glykogenmenge kann durch eine Nahrungskarenz von 24–48 Stunden aufgebraucht werden. Sind die Glykogenspeicher erschöpft, hängt die Glukosehomöostase in erster Linie von der Glukoneogenese ab. Während einer Narkose kann jedoch die Glukoneogenese blockiert sein. Beweis dafür ist, daß Halothan z.B. zu einer dosisabhängigen Verminderung der Glukosebildung aus Laktat führt [1]. Extrahepatische Glukosespeicher sind dann in der perioperativen Phase wichtig, falls die Glykogenspeicher aufgrund einer präoperativen Mangelernährung und einer während der Narkose eintretenden Blockade der Glukoneogenese erschöpft sind.

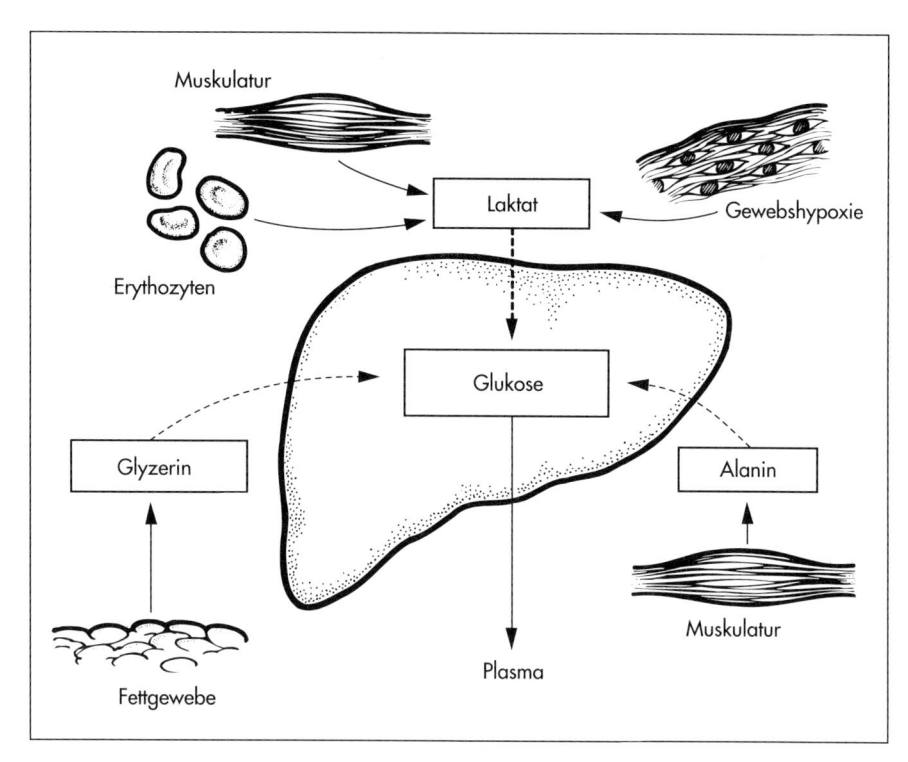

**Abb. 19.1:** Die Leber ist für die Synthese von Glukose und für deren Freisetzung in den Kreislauf verantwortlich. Laktat aus der quergestreiften Muskulatur und aus den Erythrozyten, Glyzerin aus dem Fettgewebe und Aminosäuren (Alanin) aus der quergestreiften Muskulatur werden in die Leber aufgenommen und in Glukose umgewandelt. Dieser Vorgang wird als Glukoneogenese bezeichnet. Bei einer eventuell bestehenden Gewebshypoxie wird Laktat freigesetzt. Falls aufgrund einer schweren Leberfunktionsstörung die Leber nicht mehr in der Lage ist, das Laktat aus dem Kreislauf zu entfernen, kann es zu einer metabolischen Azidose kommen. In der Leber wird die Glukose in Form von Glykogen gespeichert. Beim Glykogenabbau entsteht Glukose, die ins Plasma abgegeben wird. Hierdurch kann die Blutzuckerkonzentration im Normalbereich gehalten werden.

## 19.1.2 Fettmetabolismus

Lipide erreichen die Leber in Form von Chylomikronen, die dort in Glyzerol und Fettsäuren umgewandelt werden. Während des Fastens können die Fettsäuren zu Ketonkörpern abgebaut werden. Durch Ketonkörper kann ein großer Teil des Energiebedarfs des Körpers gedeckt und damit die Notwendigkeit zur Glukoneogenese verringert werden. Insulin verhindert die Oxidation von Fettsäuren zu Ketonkörpern. Glukagon hat den gegenteiligen Effekt.

Bei ausreichender Nahrungsaufnahme werden die Fettsäuren in der Leber mit Glyzerol zu Triglyzeriden verestert. Triglyzeride sind für die Synthese von Lipoproteinen und Cholesterin wichtig. Beim Cholesterinabbau entstehen Gallensäuren. Diese sind für die Resorption von Fett aus dem Gastrointestinaltrakt wichtig. Eine Fettleber kann im Rahmen vieler Erkrankungen (z.B. Fettsucht, Mangelernährung, Diabetes mellitus, Reye-Syndrom) auftreten. Sie ist in der Regel durch eine exzessive Anhäufung von Triglyzeriden in der Leber bedingt.

## 19.1.3 Proteinsynthese

Das granuläre (rauhe, mit Ribosomen besetzte) endoplasmatische Retikulum ist für die Proteinsynthese, die mikrosomalen Enzyme des agranulären (glatten) endoplasmatischen Retikulums sind für die Medikamenteninaktivierung notwendig. Gammaglobuline (Immunoglobuline) sind wichtige Proteine, die außerhalb der Leber im rektikulo-endothelialen System synthetisiert werden. Sämtliche Proteine mit Ausnahme der Gammaglobuline und des antihämophilen Faktors (Faktor VIII) werden im rauhen endoplasmatischen Retikulum der Leber hergestellt. Täglich werden ungefähr 10–15 g Albumin produziert. Durch diese Albuminsyntheserate wird der Plasmaalbuminspiegel im Bereich von 3,5–5,5 g/dl gehalten. Diese Plasmakonzentration, sowie das hohe Molekulargewicht des Albumins (ungefähr 69 000) tragen entscheidend dazu bei, daß das Albumin ungefähr 80 % des kolloidonkotischen (osmotischen) Drucks des Plasmas ausmacht.

Lebererkrankungen können zu einer Änderung der Plasmakonzentrationen an Albumin und Gammaglobulin führen. Schwere Lebererkrankungen führen zu einer verringerten Albuminproduktion. Die Gammaglobulinkonzentrationen sind dagegen bei Lebererkrankungen häufig erhöht. Diese erhöhte Gammaglobulinkonzentration kann eine Reaktion auf rezivierende Bakteriämien sein. Die im Blut befindlichen Bakterien werden normalerweise in der Leber durch die phagozytierenden Kupffer'schen Sternzellen eliminiert.

Die Proteinsynthese ist wichtig für die Bindung von Medikamenten, die Blutgerinnung und die Hydrolyse von Medikamenten mit Esterbindungen.

### Proteinbindung von Medikamenten

Albumin hat eine Vielzahl reaktionsfähiger Gruppen und kann daher die meisten Medikamente, die im Kreislauf vorhanden sind, reversibel binden. Bei einer Lebererkrankung ist die Albuminproduktion verringert. Damit stehen weniger Proteinbindungsstellen für die Medikamentenbindung zur Verfügung. Der ungebundene und pharmakologisch aktive Anteil von Medikamenten – wie z.B. von Thiopental – nimmt dadurch zu, und es kann zu einer unerwartet starken

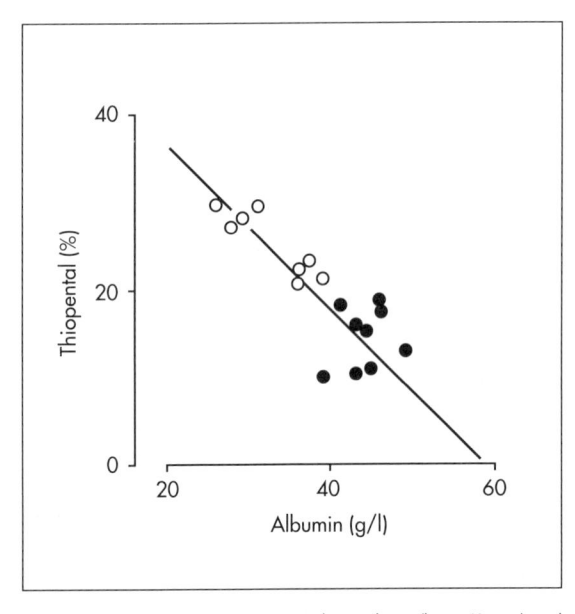

**Abb. 19.2:** Bei Patienten mit einer Leberzirrhose (leere Kreise) und bei Patienten mit einer normalen Leberfunktion (volle Kreise) verhält sich die freie (ungebundene) Plasmakonzentration von Thiopental parallel zur Albuminkonzentration. Da Patienten mit einer Leberzirrhose eine verminderte Albuminkonzentration haben, ist die ungebundene Plasma-Konzentration von Thiopental erhöht. (Pandele G, Chaux F, Salvadori C, et al. Thiopental pharmacokinetics in patients with cirrhosis. Anesthesiology 1983; 59: 123–6)

Medikamentenwirkung kommen (Abb. 19.2), [2]. Eine stärkere Medikamentenwirkung aufgrund einer verminderten Proteinbindung ist in der Regel dann zu erwarten, wenn der Plasmaalbuminspiegel unter 2,5 g/dl liegt. Bei einer akuten Leberfunktionsstörung ist normalerweise nicht mit einem Albuminmangel zu rechnen, denn die Halbwertszeit der Plasmaalbumine beträgt 14–21 Tage.

### Blutgerinnung

Hepatozyten sind für die Synthese der meisten Gerinnungsfaktoren wie z.B. Prothrombin, Fibrinogen, Faktor V, VII, IX und X verantwortlich. Der Antihämophiliefaktor (Faktor VIII) ist der einzige wichtige Gerinnungsfaktor, der nicht in der Leber hergestellt wird. Eine verminderte Prothrombinsynthese kann sowohl Ausdruck einer schweren hepatozellulären Störung, als auch Folge einer verminderten Vitamin K-Resorption aufgrund einer Gallenwegsverlegung oder aufgrund fehlender Salze der Gallensäure sein. Beruht eine verminderte Prothrombinsynthese auf einer Verlegung der Gallenwege, ist eine parenterale Zufuhr von Vitamin K von Nutzen. Ist die verminderte Prothrombinsynthese jedoch durch eine hepatozelluläre Störung bedingt, so ist die Zufuhr von Vitamin K erfolglos. Kommt es im Rahmen von Lebererkrankungen zu einer Splenomegalie, kann eine Gerinnungsstörung auftreten, da die Blutplättchen in der Milz abgefangen werden. Eine erkrankte Leber ist möglicherweise außerstande, im Plasma befindliche Aktivatoren des fibrinolytischen Systems abzubauen. Hierdurch kann es über eine verstärkte Fibrinolyse zu einer hämorrhagischen Diathese kommen.

Bei Patienten mit Lebererkrankungen muß an Gerinnungstörungen gedacht werden. Thromboplastinzeit (Quick), partielle Thromboplastinzeit (PTT) und Blutungszeit geben Auskunft über die Gerinnungsfaktoren. Die Leberfunktion muß erheblich gestört sein, bevor es zu einer Beeinträchtigung der Gerinnung kommt, denn bei vielen Gerinnungsfaktoren reichen 20–30% der normalen Konzentration aus, um eine Blutung zu verhindern. Die Plasmahalbwertszeiten der in der Leber produzierten Gerinnungsfaktoren (z.B. Prothrombin und Fibrinogen) sind relativ kurz (Stunden) und eine akute Leberfehlfunktion kann daher leicht zu einer Gerinnungsstörung führen.

### Hydrolyse von Medikamenten mit Esterbindungen

Die Plasmacholinesterase (Pseudocholinesterase) ist ein Protein, das in der Leber synthetisiert wird. Es ist für die Hydrolyse von Medikamenten mit Esterbindungen – wie z.B. Succinylcholin und einige Lokalanästhetika – verantwortlich. Durch schwere Lebererkrankungen kann die Cholinesterasesynthese derart vermindert sein, daß nach Gabe von Succinylcholin eine verlängerte Apnoe auftritt (Abb. 19.3), [3]. Eine sehr lange Succinylcholinwirkung (mehr als 30 Minuten) ist jedoch meist nicht nur auf eine Lebererkrankung zurückzuführen. Hier muß an eine atypische Cholinesterase gedacht werden. Zu beachten ist aber, daß die Plasmahalbwertszeit der Cholinesterase ungefähr 14 Tage beträgt. Bei einem akuten Leberversagen liegt daher initial noch keine verlangsamte Hydrolyse von Succinylcholin vor.

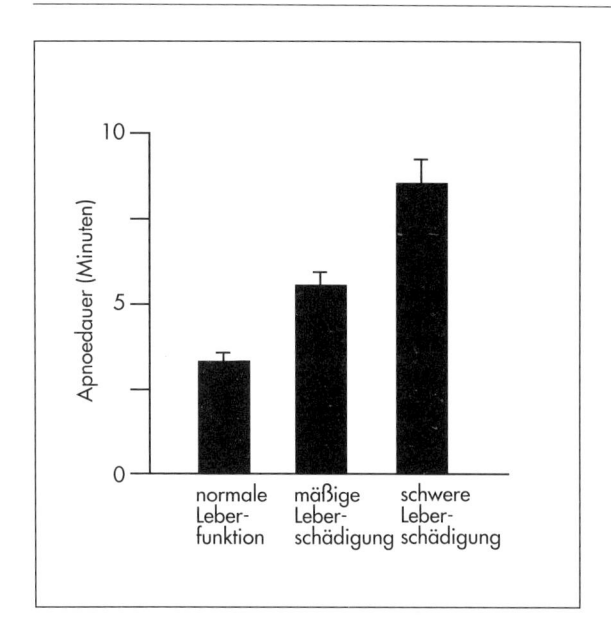

**Abb. 19.3:** Liegt eine mäßige oder eine schwere Leberfunktionsstörung vor, so ist die Apnoedauer (Mittelwert ± SE) nach intravenöser Succinylcholingabe (0,6 mg/kg) verlängert. Bei dieser Untersuchung war bei den Patienten mit einer mäßigen Leberfunktionsstörung die Aktivität der Plasmacholinesterase auf ungefähr 50 %, bei den Patienten mit einer schweren Leberfunktionsstörung auf ungefähr 25 % des Normalwerts erniedrigt. (Daten modifiziert nach: Foldes FF, Swerdlow M, Lipschitz E, et al. Comparison of the respiratory effects of suxamethonium and suxethonium in man. Anesthesiology 1956; 17: 559–68)

### 19.1.4 Medikamentenmetabolismus

Die Umwandlung fettlöslicher Medikamente in wasserlösliche und weniger aktive Substanzen erfolgt vor allem durch die mikrosomalen Enzyme des glatten endoplasmatischen Retikulums der Hepatozyten. In welchem Umfang Medikamente in den Hepatozyten metabolisiert werden, hängt vom hepatischen Blutfluß und dem ungebundenen (nicht an Plasmaproteine gebundenen) Medikamentenanteil ab. Die Plasmaclearance von Medikamenten, die eine hohe hepatische Eliminationsrate haben (Lidocain, Propranolol), ist sehr stark vom hepatischen Blutfluß abhängig. Die Plasmaclearance von Medikamenten mit einer geringen hepatischen Eliminationsrate hängt dagegen stärker von Aktivitätsänderungen der mikrosomalen Enzyme und der Proteinbindung ab.

Bei chronischen Lebererkrankungen kann der Medikamentenmetabolismus dadurch beeinflußt sein, daß eine verminderte Anzahl enzymhaltiger Hepatozyten und/oder ein verminderter hepatischer Blutfluß vorliegen. Dies ist typischerweise bei einer Leberzirrhose der Fall. Bei Patienten mit Leberzirrhose wurden verlängerte Eliminationshalbwertszeiten für Diazepam [4], Lidocain [5], Pethidin [6], Morphin [7] und Alfentanil [8] festgestellt. Wiederholte Injektionen dieser Medikamente können daher leicht zu einer Kumulation bei Patienten mit schwerer Lebererkrankung führen. Eine Leberzirrhose führt dagegen nicht zwangsläufig zu einer Veränderung der Eliminationshalbwertszeiten von Thiopental [2] oder Fentanyl [9].

Es ist auch denkbar, daß es bei einer Leberzirrhose zu einem beschleunigten Medikamentenmetabolismus und dadurch zu einer verminderten Medikamentenwirkung kommen kann. Dies ist dadurch bedingt, daß es zu einer Enzyminduktion kommen kann, falls diese verminderte Hepatozytenmasse für den Metabolismus regelmäßig eingenommener Medikamente verantwortlich ist.

Auch volatile Anästhetika können die Plasmaclearance von Medikamenten beeinflussen, da sie den hepatischen Blutfluß vermindern und/oder die zur Medikamentenmetabolisierung notwendigen Enzyme hemmen können. Auch wenn während einer Halothangabe der hepatische Blutfluß vermindert ist, so scheint die Medikamentenmetabolisierung unter Gabe von Halothan hauptsächlich dadurch vermindert zu sein, daß die hepatischen mikrosomalen Enzyme gehemmt werden [10].

### 19.1.5 Bilirubinbildung und -ausscheidung

Täglich entstehen 250–350 mg Bilirubin durch Abbau Häm-haltiger Verbindungen (Hämoglobin, Myoglobin) im retikuloendothelialen System (Abb. 19.4). Bilirubin gelangt hierbei in den Kreislauf, wird fest an Albumin gebunden und zur Leber transportiert. Proteingebundenes (unkonjugiertes) Bilirubin ist nicht wasserlöslich, die Urinausscheidung damit minimal. Durch Konjugation mit Glukoronsäure in der Leber wird Bilirubin wasserlöslich. Die Konjugation erfolgt durch die Glukoronyltransferase, die einer Enzyminduktion unterliegt. Eine geringe Menge des konjugierten Bilirubins gelangt in den Kreislauf und wird renal ausgeschieden. Der größte Anteil des konjugierten Bilirubins wird jedoch in die Gallengänge ausgeschieden und gelangt von dort in den Dünndarm, wo es unter Bakterieneinwirkung zu Urobilinogen und Urobilin umgewandelt wird. Ein Teil des Urobilinogens wird in den Kreislauf rückresorbiert und gelangt entweder über den enterohepatischen Kreislauf zur Leber oder wird über die Nieren ausgeschieden.

## 19.2 Leberdurchblutung

Die Leber hat eine doppelt afferente Blutversorgung (Abb. 19.5). Die Leberdurchblutung beträgt ungefähr 1450 ml/min (das entspricht 25–30 % des Herzminutenvolumens). 1100 ml/min (ungefähr 75 %) davon stammen aus der Pfortader, die restlichen 350 ml/min aus der Arteria hepatica. Der hepatische Blutfluß beträgt ungefähr 100 ml/100 g × min. Das hoch mit Sauerstoff gesättigte Blut der Arteria hepatica liefert ungefähr 2/3 des Sauerstoffbedarfs der Leber. Da jedoch der größte Teil des hepatischen Blutflusses aus

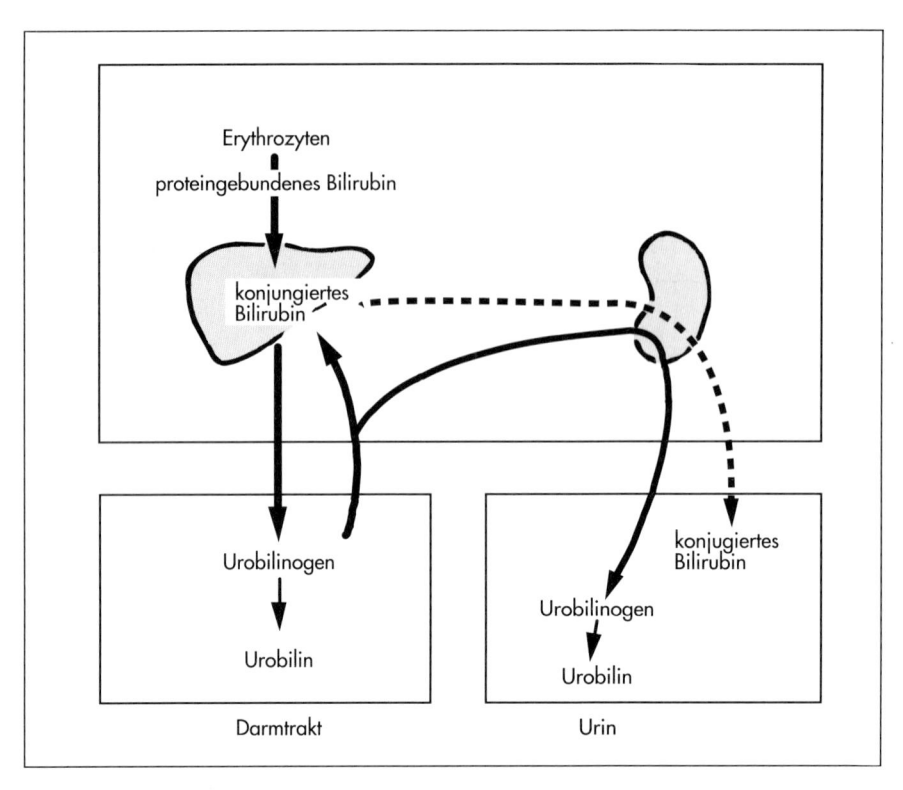

**Abb. 19.4:** Das aus zerstörten Erythrozyten stammende und an Protein gebundene Bilirubin ist schlecht wasserlöslich und erscheint daher nicht im Urin. Durch die Konjugation in der Leber mit Hilfe der Glukuronsäure entsteht ein wasserlösliches Bilirubin. Das konjugierte Bilirubin wird in die Gallengänge ausgeschieden und über die Gallenwege in den Dünndarm transportiert. Durch Bakterien des Gastrointestinaltrakts wird Bilirubin in Urobilinogen und Urobilin umgewandelt. Ein kleiner Anteil des Urobilinogens wird aus dem Gastrointestinaltrakt wieder resorbiert und in den Kreislauf aufgenommen. Dieser Anteil gelangt erneut in die Leber (enterohepatischer Kreislauf) oder wird über die Nieren ausgeschieden. Es ist wichtig, diese Prozesse der Bilirubinbildung und -elimination zu kennen. Nur dadurch ist es möglich, die gemessenen Plasma- oder Urinkonzentrationen dieser Substanzen zu interpretieren und eine Leberfunktionsstörung einer prähepatischen, intrahepatischen oder posthepatischen Störung zuzuordnen.

der Pfortader stammt und dieses Blut nur gering mit Sauerstoff gesättigt ist, kann das Sauerstoffangebot an die Leber unter Umständen grenzwertig niedrig werden. Die in der Nähe der Venae centrales gelegenen Leberzellen sind dabei besonders anfällig für eine Hypoxie. Bei einer Hypoxie treten daher zentrilobuläre Nekrosen auf. Falls es aus irgendeinem Grund zu einem Abfall des arteriellen Sauerstoffpartialdrucks in der Arteria hepatica kommt, ist die Sauerstoffversorgung der Leber stark gefährdet.

Das Blut aus der Arteria hepatica versorgt das Bindegewebe der Leber und die Gallengänge. Wird der Blutfluß über die Arteria hepatica unterbrochen, kann dies fatale Folgen haben. Es kommt zu Nekrosen wichtiger Leberstrukturen. Nachdem das Blut aus der Arteria hepatica die Strukturelemente der Leber versorgt hat, fließt es in die Lebersinusoide und vermischt sich mit dem venösen Blut des Pfortaderkreislaufs. Das Mischblut aus Arteria hepatica und Pfortader versorgt die Hepatozyten mit Sauerstoff und Nährstoffen.

### 19.2.1 Einflußgrößen auf den hepatischen Blutfluß

Der hepatische Blutfluß in der Arteria hepatica und der Pfortader hängt vom Perfusionsdruck (arterieller Mitteldruck bzw. portalvenöser Druck minus hepatischer Venendruck) sowie vom Gefäßwiderstand im Splanchnikusgebiet ab. Der mittlere Pfortaderdruck beträgt ca. 10 mm Hg, der hepatische Venendruck ungefähr 5 mm Hg. Die Splanchnikusgefäße werden durch sympathische (vasokonstriktorisch wirkende) Nervenfasern aus $Th_3$ bis $Th_{11}$ versorgt. Diese sympathischen Fasern verlaufen zusammen mit den Nervi splanchnici. Arterielle Hypoxämie, Hyperkapnie, bzw. endogene oder exogene Katecholamine führen zu einer Stimulation der Nervi splanchnici. Hierdurch kommt es zu einer Vasokonstriktion von Arteria hepatica und Pfortader und damit zu einer Drosselung des Blutflusses in diesen Gefäßen. Auch im Bereich des hepatischen Kreislaufs befinden sich Beta-Rezeptoren. Eine Blockade dieser Beta-Rezeptoren führt zu einer Verringerung der Leberdurchblutung. Auch eine intermittierende positive Druckbeatmung (IPPV) mit hohen inspiratorischen Drucken oder eine Herzinsuffizienz

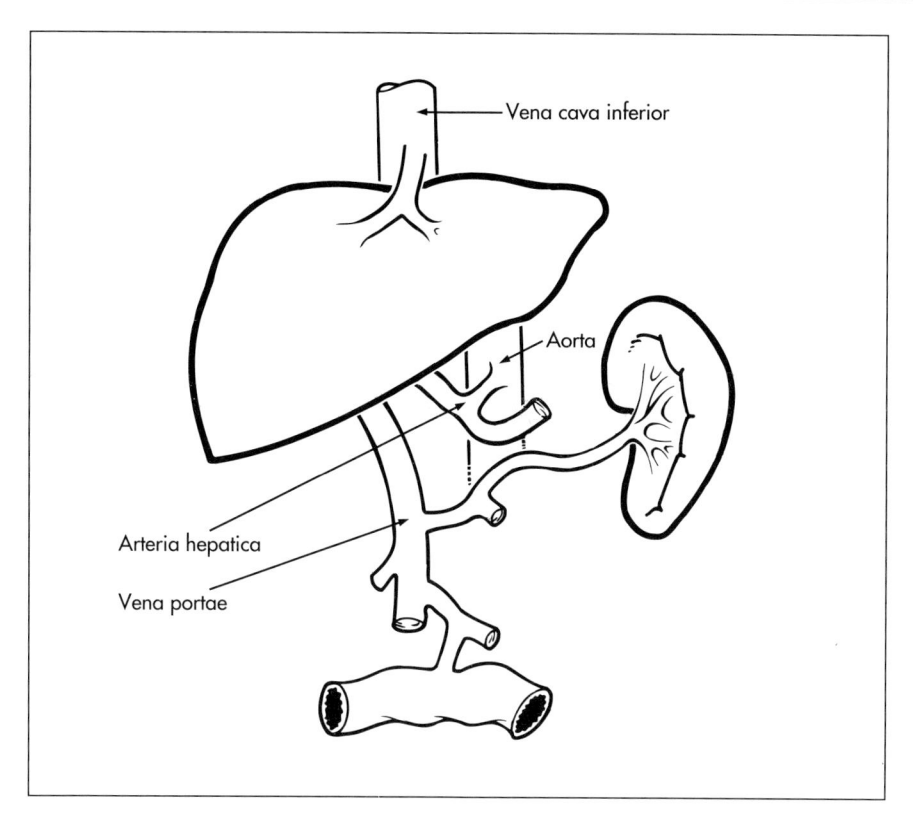

**Abb. 19.5:** Die Leber wird über zwei Gefäßsysteme versorgt. Ungefähr 75 % der Leberdurchblutung stammen aus dem Niederdrucksystem der Vena portae. Der restliche hepatische Blutfluß stammt aus der Arteria hepatica. Ob es eine Autoregulation des hepatischen Blutflusses gibt, ist umstritten. Falls es eine Autoregulation gibt, so scheint sie nur den Blutfluß über die Arteria hepatica zu betreffen. Die beiden Gefäßsysteme der Leber fließen in den Venae centralis der Leberläppchen zusammen. Der venöse Abfluß aus der Leber strömt über die Venae hepaticae in die Vena cava inferior. Die Größe der Leberdurchblutung hängt von der Druckdifferenz zwischen den prä- und posthepatischen Gefäßen (Mitteldruck in der Vena portae bzw. arterieller Mitteldruck minus dem Druck in den Lebervenen) und dem Widerstand in den Splanchnikusgefäßen ab. Bei einer Leberzirrhose nimmt der Widerstand für die Leberdurchblutung über die Vena portae zu. Damit kommt es zu einer Verminderung der Leberdurchblutung.

führen ebenfalls zu einer Abnahme der Leberdurchblutung. Ursache ist vermutlich ein Anstieg des zentralvenösen Drucks (hepatischer Venendruck) und ein dadurch verringerter hepatischer Perfusionsdruck. Ob es einen Autoregulationsmechanismus des hepatischen Blutflusses gibt, wird kontrovers diskutiert. Im Hundemodell konnten während der stoffwechselaktiven Phase nach Fütterung der Tiere Autoregulationsmechanismen des hepatischen Blutflusses nachgewiesen werden; während einer Nahrungskarenz waren diese Autoregulationsmechanismen jedoch nicht mehr nachweisbar [11].

### 19.2.2 Auswirkungen der Anästhetika auf die Leberdurchblutung

Volatile Anästhetika und Regionalanästhesieverfahren verringern den hepatischen Blutfluß um 20–30 %, auch wenn kein operativer Stimulus vorliegt [12,13]. Diese Veränderungen sind dadurch bedingt, daß es durch Anästhetika oder Anästhesietechniken zu Veränderungen von Perfusionsdruck und/oder Gefäßwiderstand im Splanchnikusgebiet kommt. Kommt es bei Gabe volatiler Anästhetika oder bei Durchführung von Regionalanästhesieverfahren (mit sensiblem Niveau bei $Th_5$) zu einer Abnahme der Leberdurchblutung, ist dies normalerweise durch einen verminderten Perfusionsdruck bedingt [14]. Im Tierversuch scheint Isofluran einen geringeren Einfluß auf den hepatischen Blutfluß zu haben, als Halothan [14]. Lachgas in Kombination mit d-Tubocurarin und kontrollierter Beatmung führt zu einer Verminderung des hepatischen Blutflusses, weil dadurch der Perfusionsdruck erniedrigt und der Gefäßwiderstand im Splanchnicusgebiet erhöht wird [13]. Wird durch eine absichtliche Hyperventilation der arterielle $CO_2$-Partialdruck gesenkt, nimmt der Sympathikotonus ab. Dadurch fällt der Gefäßwiderstand im Splanchnikusgebiet ab und während einer Narkose mit Lachgas, Muskelrelaxans und Hypokapnie scheint die Leberdurchblutung zuzunehmen [13]. Unter einer Halothannarkose kommt die relaxierende Wirkung des Kohlendioxids auf die glatte Gefäßmuskulatur zur Geltung. Während einer Hyperkapnie unter Halothannarkose nimmt daher der Gefäßwiderstand im Splanchnicusgebiet ab [12].

Auch operative Manipulationen haben einen wichtigen Einfluß auf den hepatischen Blutfluß. Wird z.B. eine Cholezystektomie unter Halothannarkose durchgeführt, nimmt der hepatische Blutfluß aufgrund des operativen Stimulus stärker ab, als bei weiter von der Leber entfernten Eingriffen (z.B. Herniotomien) (Abb. 19.6), [15].

Bei einer Abnahme des hepatischen Blutflusses liegt im Normalfall auch eine starke Abnahme des hepatischen Sauerstoffverbrauchs vor. Während einer Narkose nimmt jedoch der hepatische Blutfluß stärker ab, als der Sauerstoffverbrauch im Splanchnicusgebiet [16]. Es wäre daher denkbar, daß es dadurch zu einem anaeroben Metabolismus und zu einer stärkeren Laktatproduktion in der Leber kommt. Eine vermehrte Laktatproduktion ist jedoch unter Narkose bisher nicht beobachtet worden [12]. Es scheint daher unwahrscheinlich, daß die im Rahmen einer Allgemein- oder Regionalanästhesie bedingte Abnahme des hepatischen Blutflusses die Hepatozyten vital gefährdet. Es muß jedoch beachtet werden, daß diese ganzen Untersuchungen bei Patienten durchgeführt wurden, bei denen keine Lebererkrankung bekannt war. Es ist aber denkbar, daß bei einer vorbestehenden Lebererkrankung die Hepatozyten empfindlicher auf eine verminderte Leberdurchblutung reagieren.

Bei Patienten, die keine Lebererkrankung hatten und sich einer Halothannarkose unterzogen, konnte eine selektive Vasokonstriktion im Bereich der Arteria hepatica beobachtet werden [17]. Mechanismus und klinische Bedeutung dieser Vasokonstriktion der Arteria hepatica sind unbekannt.

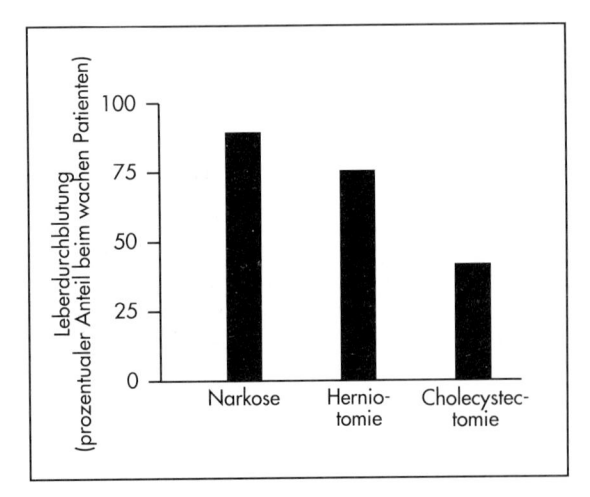

**Abb. 19.6:** Die Leberdurchblutung ist während einer Lachgas-Halothan-Narkose vermindert. Die Leberdurchblutung ist als prozentualer Anteil des Wertes beim wachen Patienten dargestellt. Ein operativer Eingriff (Herniotomie oder Cholezystektomie) führt zu einem weiteren Abfall der Leberdurchblutung. Die stärkste Verminderung tritt bei einer Cholezystektomie auf. Diese Daten legen nahe, daß die Nähe des Operationsgebietes zur Leber und nicht die eingesetzten Anästhetika der wichtigste Faktor für eine Erniedrigung der Leberdurchblutung ist. (Daten modifiziert nach: Gelman Sl. Disturbances in hepatic blood flow during anesthesia and surgery. Arch Surg 1976; 111: 881–3)

## 19.3 Leberfunktionstests

Jeder Anästhesist sollte in der Lage sein, Leberfunktionstests zu beurteilen. Nur so können präoperativ bestehende Lebererkrankungen festgestellt werden, und nur so ist die Differentialdiagnose postoperativ auftretender Leberfunktionsstörungen möglich. Es muß jedoch beachtet werden, daß Leberfunktionstests selten spezifisch für eine bestimmte Lebererkrankung sind. Da die Leber eine große Reservekapazität hat, muß bereits ein großer Leberschaden vorliegen, bevor die Leberfunktionstest pathologisch ausfallen. Bei einer Leberzirrhose können z.B. unter Umständen nur geringe Veränderungen der Leberfunktionen vorliegen. Nur, falls durch ein zusätzliches Trauma (z.B. bei einem operativen Eingriff) die Leberfunktion weiter eingeschränkt wird, können entsprechende Symptome einer Leberfunktionsstörung auftreten.

Ohne daß operative Manipulationen durchgeführt werden, kommt es bei einer Halothangabe – nicht jedoch bei Isofluran- oder Enflurangabe – zu einer reversiblen Erhöhung der Bromsulfaleinretentionswerte, falls Halothan über längere Zeit (8,8–11,6 MAC-Stunden) zugeführt wird (Abb. 19.7), [18, 19].

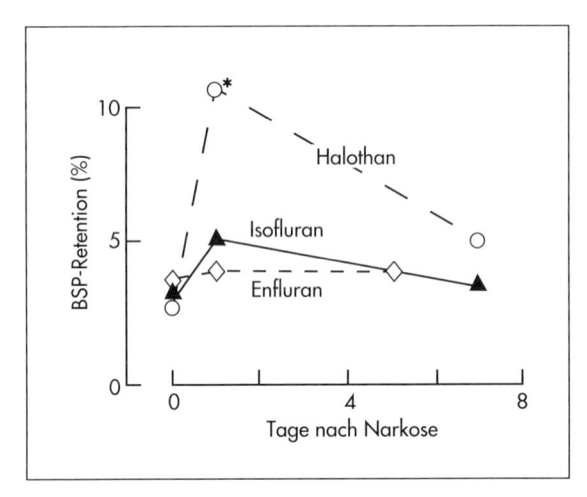

**Abb. 19.7:** Bei nichtoperierten Probanden ist nach einer längerfristigen Verabreichung (8,8–11,6 MAC-Stunden) von Halothan die Bromsulfalein(BSP)-Retention vorübergehend erhöht. Bei Isofluran oder Enfluran kommt es zu keiner erhöhten BSP-Retention. (Eger El. Isoflurane (Forane). A compendium and reference. Anaquest, A Division of BOC, Inc. Madison, WI, 1986: 1–160)

Bei Patienten, die Halothan erhielten, war auch die Plasmaelimination von Phenacon (Antipyrin) verlängert. Bei Patienten, die Enfluran oder Pethidin erhielten, war dies dagegen nicht der Fall [20]. Nach längerer Zufuhr von Enfluran kann es zu einer reversiblen Erhöhung der Lebertransaminasen kommen. Bei einer längerfristigen Halothan- oder Isoflurangabe wurde dies dagegen nicht beobachtet (Abb. 19.8), [18, 19]. Diese Veränderungen sind zwar statistisch signifikant, kli-

**Abb. 19.8:** Bei nichtoperierten Probanden ist nach einer längerfristigen Verabreichung (8,8–11,6 MAC-Stunden) von Enfluran die SGOT-Konzentration vorübergehend erhöht. Nach Halothan oder Isofluran kommt es zu keiner Erhöhung der SGOT. (Eger El. Isoflurane (Forane). A compendium and reference. Anaquest, A Division of BOC, Inc. Madison, WI, 1986: 1–160)

nisch aber unbedeutend. Bei einer operativen Stimulation unter Isoflurannarkose kann es auch zu einer vorübergehenden Erhöhung von Bromsulfaleinretentionswert und Lebertransaminasen kommen. Dies läßt vermuten, daß es bei schmerzbedingten Veränderungen der Leberdurchblutung zu einer Beeinträchtigung der Leberfunktion kommen kann, unabhängig davon, welches volatile Anästhetikum verabreicht wird.

Postoperative Leberfunktionsstörungen sind stärker ausgeprägt, falls in Lebernähe operiert wird. Dies läßt sich anhand von Leberfunktionsparametern feststellen (Abb. 19.9), [21]. Wie stark diese, mittels Leber-

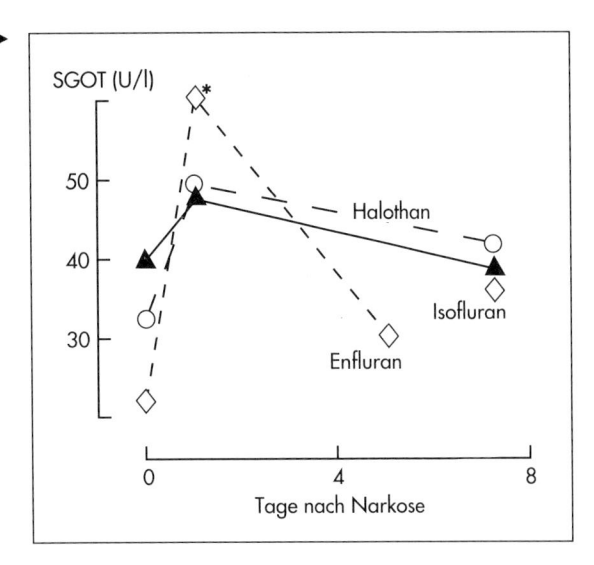

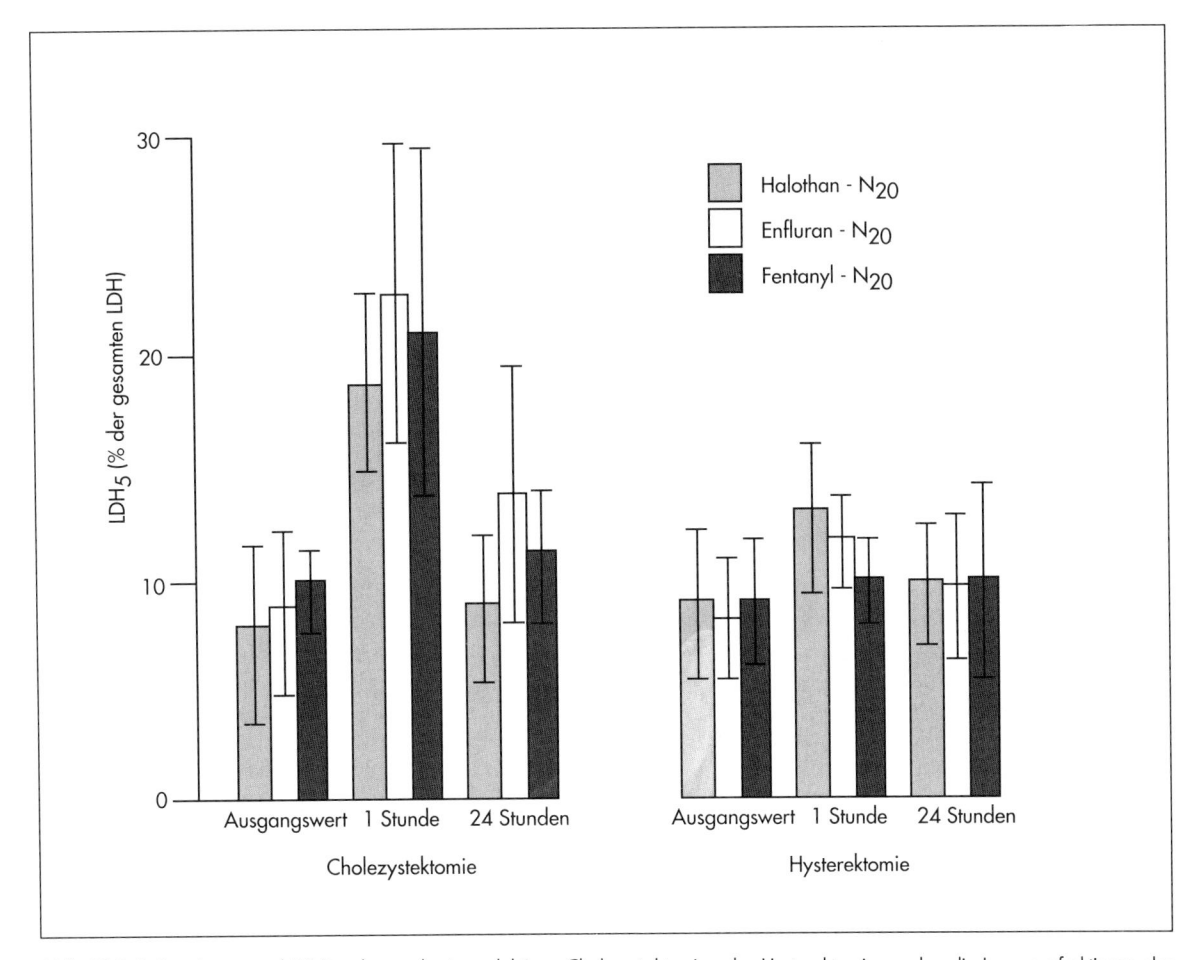

**Abb. 19.9:** 1 Stunde vor und 24 Stunden nach einer elektiven Cholezystektomie oder Hysterektomie wurden die Isoenzymfraktionen der Laktatdehydrogenase gemessen. Dargestellt ist LDH$_5$ in % der gesamten LDH (Mittelwert ± SD). Die Narkose wurde mit 60 % Lachgas und Halothan, bzw. Lachgas und Enfluran oder Fentanyl durchgeführt. Jede Gruppe umfaßte 10 Patienten. Die LDH$_5$ macht normalerweise 5–16 % der gesamten LDH aus. Nach einer Hysterektomie kam es zu keiner Veränderung der LDH$_5$. Dagegen waren die LDH$_5$-Werte 1 Stunde nach einer Cholecystektomie über den Ausgangswert (P < 0,05) und über die entsprechenden Werte der Patientinnen, die hystektomiert wurden, (p < 0,05) angestiegen. 24 Stunden nach der Cholezystektomie unterschieden sich die LDH$_5$-Werte nicht von dem Ausgangswert oder den entsprechenden Werten der Patientinnen, die hysterektomiert wurden. Diese Daten legen nahe, daß die Nähe des Operationsgebietes zur Leber und nicht die verwendeten Anästhetika für den postoperativen Anstieg des LDH$_5$ verantwortlich ist. (Viegas OJ, Stoelting RK. LDH5 changes after choleystectomy or hysterectomy in patients receiving halothane, enflurane, or fentanyl. Anesthesiology 1979; 51: 556–8)

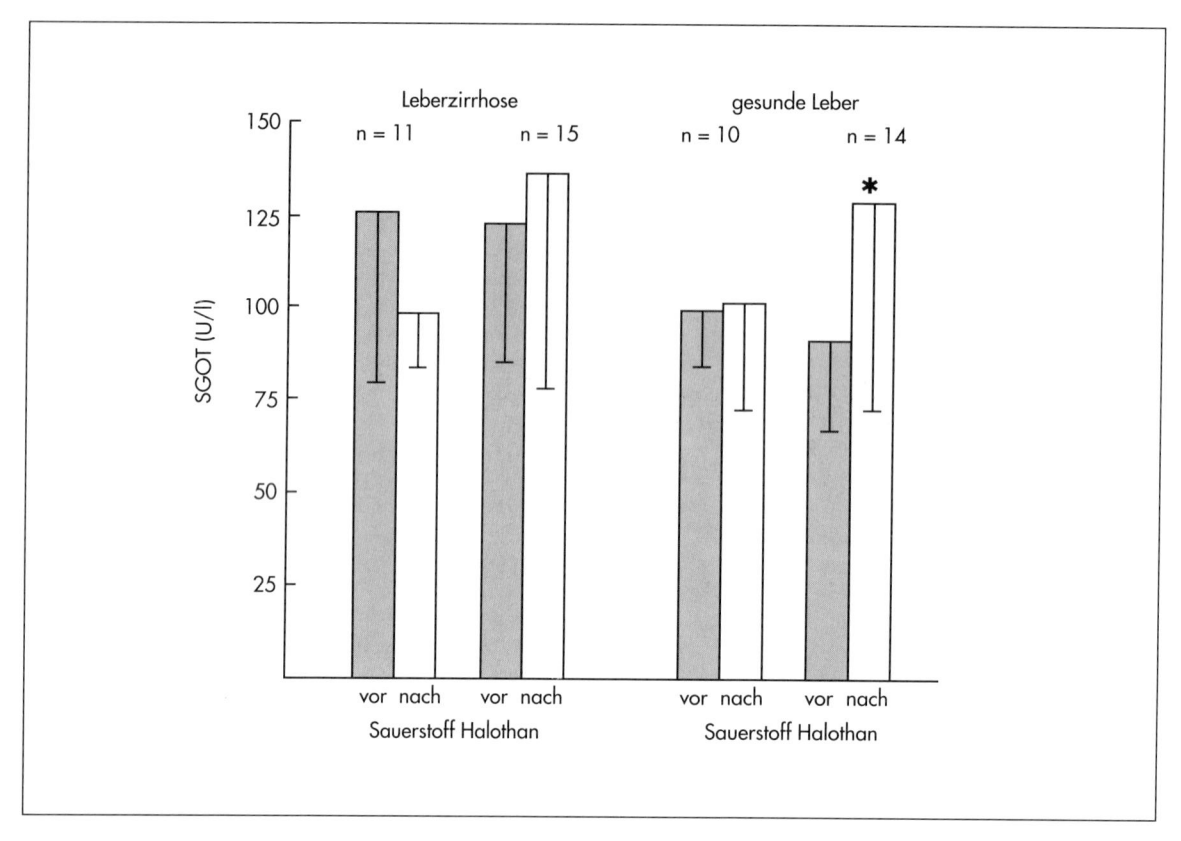

**Abb. 19.10:** Ratten mit einer zirrhotischen oder einer normalen Leber wurden für 3 Stunden reinem Sauerstoff oder 1,8% Halothen in Sauerstoff ausgesetzt. Nur bei den Ratten mit einer gesunden Leber kam es – im Vergleich zum Ausgangswert (vor) – nach der Exposition (nach) zu einem Anstieg ($P < 0,05$) der SGOT. (Maze M, Smith CM, Baden JM. Halothane anesthesia does not exacerbate hepatic dysfunction in cirrhotic rats. Anesthesiology 1985; 62: 1–5)

funktionsparametern nachgewiesenen postoperativen Leberfunktionsstörungen sind, ist unabhängig von dem eingesetzten volatilen Anästhetikum (Abb. 19.9), [21]. Es erscheint zwar logisch, daß eine postoperative Leberfunktionsstörung stärker ausgeprägt sein sollte, falls bereits vorher eine Leberfunktionsstörung bekannt ist, dennoch gibt es Beweise dafür, daß eine vorbestehende Leberfunktionsstörung – wie dies bei zirrhotischen Ratten der Fall ist – durch eine Halothannarkose nicht verschlechtert wird (Abb. 19.10), [22].

Anhand von Leberfunktionsparametern kann gezeigt werden, daß durch wiederholte Narkosen und Operationen die Leberfunktionen unterschiedlich beeinflußt werden können. In einer Studie konnte gezeigt werden, daß – falls innerhalb von sieben Tagen erneut Halothan zur Narkose eingesetzt wurde – der postoperative maximale Transaminasenanstieg 10 mal so hoch war wie nach der ersten Halothanverabreichung [23]. Andere Studien konnten dagegen trotz wiederholter Halothanexpositionen keine stärkere Veränderung der Leberfunktionsparameter nachweisen [24, 25].

Zu den typischen Leberfunktionsparametern gehören Bilirubinplasmaspiegel, Transaminasen, alkalische Phosphatase, Albumin und Bromsulfaleinausscheidung.

### 19.3.1 Bilirubin

Um den Bilirubinplasmaspiegel beurteilen zu können (Normwert für Gesamtbilirubin: 0,3–1,1 mg/dl) muß klar sein, wie die verschiedenen Bilirubinfraktionen gebildet und ausgeschieden werden (Abb. 19.4). Proteingebundenes (indirektes oder unkonjugiertes) Bilirubin (Normwert 0,2–0,7 mg/dl) kann nicht von den Nieren ausgeschieden werden; dagegen kann konjugiertes (direktes) Bilirubin (Normwert 0,1–0,4 mg/dl) über den Urin ausgeschieden werden. Zu einem klinisch manifesten Ikterus kommt es, falls die Bilirubinplasmakonzentration über 3 mg/dl beträgt.

Bei einer Hämolyse kommt es normalerweise zu einem Anstieg der Plasmakonzentration an unkonjugiertem Bilirubin. Für Hämolyse spricht auch ein Abfall des Hämatokrits und ein Anstieg der Retikulozytenzahl. Kommt es zu einem Anstieg der Plasmakonzentration an konjugiertem Bilirubin, dann ist die Ausscheidung des Bilirubins in die Gallenwege gestört (Cholestase). Als Ursache kommen hierfür normalerweise eine hepatozelluläre Erkrankung oder eine Verlegung der Gallenwege durch Tumore oder Steine in Frage. Oft korreliert der Plasmabilirubinspiegel nicht mit der Schwere der Lebererkrankung.

## 19.3.2 Transaminasen

Hepatozyten enthalten hohe Konzentrationen an Transaminasen. Bei einer Zerstörung von Leberzellen – die durch arterielle Hypoxämie, Medikamente oder Viren verursacht werden kann – gelangen diese Transaminasen in den Kreislauf. Auch andere Gewebe wie Herz, Lunge und Skelettmuskulatur enthalten Transaminasen. Die Transaminasenkonzentration im Plasma ist daher nicht spezifisch für Lebererkrankungen. Ein postoperativer Anstieg des Plasmatransaminasenspiegels kann sowohl durch eine Muskelschädigung aufgrund einer präoperativen intramuskulären Injektion, als auch durch operativ bedingte Muskelverletzungen bedingt sein. Deutliche postoperative Erhöhungen der Plasmatransaminasekonzentrationen (dreifacher Normwert oder höher) sollten an eine akute Leberzellschädigung denken lassen. Die Höhe des Plasmatransaminaseanstiegs korreliert gut mit der Schwere des Leberzellschadens. Auch bei einer akuten Verlegung der Gallengänge aufgrund einer Cholelithiasis kann es zu einer Erhöhung der Plasmatransaminasenspiegel kommen. Erhöhte Transaminasenspiegel fallen wieder ab, falls sich die Leberzellfunktion erholt, oder falls es – in seltenen Fällen – zu einer weiteren Leberzellschädigung kommt und nur noch sehr wenige Hepatozyten für die Bildung der Enzyme übrig bleiben.

Im allgemeinen werden an Transaminasen die Serum-Glutamat-Oxalazetat-Transaminase (SGOT), die Serum-Glutamat-Pyruvat-Transaminase (SGPT) und die Laktatdehydrogenase (LDH) bestimmt. Die Normalwerte der Transaminasen hängen von der spezifischen Bestimmungsmethode des entsprechenden Labors ab.

### Serum-Glutamat-Oxalazetat-Transaminase (SGOT)

Dieses Enzym kommt nicht nur in Hepatozyten in großen Mengen vor, sondern auch in Herz, Nieren und Skelettmuskulatur. Auch an eine extrahepatische Freisetzung sollte deshalb gedacht werden, falls postoperativ die Plasmakonzentration dieses Enzyms erhöht ist. Die SGOT kann jedoch auch in der asymptomatischen Prodromalphase einer Virushepatitis erhöht sein.

### Serum-Glutamat-Pyruvat-Transaminase (SGPT)

Die SGPT ist leberspezifischer als die SGOT. Trotzdem haben aber auch extrahepatische Prozesse einen großen Einfluß auf die SGPT und können deren Interpretation erschweren.

### Laktat-Dehydrogenase (LDH)

Dieses Enzym kommt in vielen Teilen des Körpers vor, insbesondere im Bereich von Leber, Erythrozyten, Herz und Skelettmuskulatur. Der LDH-Plasmaspiegel ist ein relativ unempfindlicher Parameter, um Leberzellschäden nachzuweisen. Eine größere Sensitivität bietet das Isoenzym $LDH_5$. Diese LDH-Fraktion scheint leberspezifisch zu sein [21].

## 19.3.3 Alkalische Phosphatase (AP)

Die alkalische Phosphatase (AP) findet sich in den Zellen der Gallengänge. Selbst leichte Verlegungen der Gallenwege äußern sich in einem Anstieg (dreifacher Normalwert oder höher) der AP-Konzentration. Die Bestimmung der alkalischen Phosphatase ist hilfreich, um zwischen einer Leberfunktionsstörung aufgrund einer Gallenwegsverlegung und einer Leberfunktionsstörung aufgrund einer Leberzellschädigung zu unterscheiden. Obwohl die alkalische Phosphatase überwiegend in Zellen des Gallengangsystems vorkommt, können erhöhte AP-Konzentrationen auch bei Leberzellschäden auftreten. Ähnlich wie bei den Transaminasen gibt es bei der alkalischen Phosphatase extrahepatische Speicher, insbesondere in den Knochen.

## 19.3.4 Albumin

Albumin wird nur in der Leber synthetisiert; ein Leberzellschaden muß daher zu einer verminderten Albuminplasmakonzentration (Normwerte: 3,5–5,5 g/dl) führen. Plasmaalbuminspiegel unter 2,5 g/dl können Ausdruck einer schweren Lebererkrankung sein. Starker Proteinverlust, wie er im Rahmen von nephrotischem Syndrom, Enteropathien, Brandverletzungen oder exfoliativer Dermatitis auftritt, kann zu einer Hypoalbuminämie führen, auch wenn die Albuminsynthese in der Leber normal ist. Albuminverlust in einen Aszites ist eine weitere mögliche Ursache für verminderte Plasmaalbuminspiegel. Hierbei liegt ein starker Verlust vor; zusätzlich besteht unter Umständen auch eine verminderte Proteinbildung in der Leber.

Die Plasmahalbwertzeit von Albumin beträgt 14–21 Tage. Bei einer akuten Leberfunktionsstörung liegt daher initial noch kein verminderter Plasmaalbuminspiegel vor. Sinkt der Plasmaalbuminspiegel unter 2,5 g/dl, ist mit einer veränderten Medikamentenwirkung aufgrund einer verminderten Proteinbindung zu rechnen. Das Verhältnis von Albumin zu Globulin hat nur geringe Aussagekraft bezüglich der Leberfunktion.

## 19.4 Differentialdiagnose postoperativer Leberfunktionsstörungen

Kommt es zu einer postoperativen Leberfunktionsstörung, so ist eine schematische Vorgehensweise für die Differentialdiagnose hilfreich. Es sollten verschiedene Leberfunktionstests durchgeführt und nach extrahepatischen Ursachen für die Leberfehlfunktion gesucht werden.

## 19.4.1 Leberfunktionstests

Leberfunktionsstörungen, die sich meistens als Ikterus äußern, können prähepatische, intrahepatische, hepatozelluläre und posthepatische (cholestatische) Ursachen haben. Eine entsprechende Einteilung ist aufgrund wiederholter Konzentrationsbestimmungen des Bilirubins, der Transaminasen und der alkalischen Phosphatase möglich (Tab. 19.2).

daß anhand der alkalischen Phosphatase und der Transaminasen zwischen posthepatischer und intrahepatischer Störung unterschieden werden kann. Als erste Ursache kann z. B. ein Gallenstein in Frage kommen, der postoperativ zu einer akuten Verlegung der Gallengänge geführt hat. Dies führt – im Gegensatz zu einer chronischen Verlegung der Gallengänge – nicht immer zu einem sofortigen Anstieg der alkalischen Phosphatasekonzentrationen. Zweitens kann auch

**Tab. 19.2:** Leberfunktionstests und differentialdiagnostische Überlegungen

| Leberfunktions-störungen | Bilirubin | Transaminasen | Alkalische Phosphatase | Ursachen |
| --- | --- | --- | --- | --- |
| prähepatisch | unkonjugiert (indirekt) | normal | normal | Hämolyse<br>Hämatomresorption<br>Bilirubin aus transfundiertem Blut |
| intrahepatisch (hepatozellulär) | konjugiert (direkt) | erhöht | normal bis leicht erhöht (weniger als der doppelte Normalwert) | viral<br>Medikamente<br>Sepsis<br>Hypoxämie<br>Leberzirrhose |
| posthepatisch (cholestatisch) | konjugierte | normal bis leicht erhöht | erhöht (höher als der doppelte Normalwert) | Gallensteine<br>Sepsis |

### Prähepatische Störungen

Eine prähepatische Störung tritt bei Hämolyse, Hämatomresorption oder Bilirubinüberladung nach Gabe großer Mengen gelagerten Blutes auf. Eine prähepatische Störung ist gekennzeichnet durch 1. einen erhöhten Bilirubinplasmaspiegel, insbesondere des unkonjugierten Bilirubins, 2. normale Plasmatransaminasekonzentrationen, und 3. durch normale Plasmaspiegel der alkalischen Phosphatase.

### Intrahepatische Störungen

Intrahepatische Störungen, wie sie durch Virushepatitis, Medikamentennebenwirkungen, Sepsis, arterielle Hypoxämie oder Leberzirrhose verursacht werden können, äußern sich 1. in einem erhöhten Plasmabilirubinspiegel, insbesondere des konjugierten Anteils, 2. durch deutlich erhöhte Plasmatransaminasespiegel, und 3. durch normale bis leicht erhöhte Konzentrationen der alkalischen Phosphatase.

### Posthepatische Störungen

Posthepatische Störungen, wie sie z. B. häufig bei Gallensteinen in den Gallenwegen auftreten, äußern sich typischerweise 1. durch erhöhte Plasmabilirubinspiegel, insbesondere des konjugierten Anteils, 2. durch normale bis leicht erhöhte Konzentrationen der Plasmatransaminasen, und 3. durch deutlich erhöhte Konzentrationen der alkalischen Phosphatase. Der Urin enthält hierbei große Mengen an konjugiertem Bilirubin, aber nur wenig oder gar kein Urobilinogen.

Es gibt zwei Ausnahmen für die allgemeine Regel, eine infektiöse Verlegung der Gallengänge zu erheblichen Anstiegen der Transaminasenkonzentrationen führen.

## 19.4.2 Extrahepatische Ursachen einer Leberfunktionsstörung

Die Ursachen postoperativer Leberfunktionsstörungen sind schwer festzustellen, denn es gibt nur wenige pathognomisch eindeutige Merkmale, die für eine spezielle Ätiologie sprechen. Oftmals erholt sich die Leberfunktion auch ohne besondere Behandlung. Bevor der begründete Verdacht ausgesprochen werden kann, daß ein Anästhetikum für eine Leberzellschädigung verantwortlich ist, sollte Folgendes durchgeführt werden, um extrahepatische Ursachen der Leberfunktionsstörung auszuschließen:

1. Es sollte überprüft werden, welche Medikamente perioperativ verabreicht wurden. Jedes Medikament ist als mögliche Ursache für einen Leberzellschaden anzusehen, unabhängig davon, wie harmlos es auf den ersten Blick erscheinen mag. Die Gabe von Katecholaminen oder Sympathomimetika kann z. B. zu einer Vasokonstriktion im Splanchnicusgebiet führen, die unter Umständen so stark ausgeprägt ist, daß eine suffiziente Leberdurchblutung gefährdet wird.
2. Es sollte nach möglichen Ursachen einer Sepsis gesucht werden. Bei Patienten mit einer schweren Infektion tritt häufig ein Ikterus auf.
3. Es sollte die Menge des transfundierten Bilirubins überprüft werden. 500 ml frisches Vollblut enthal-

ten 250 mg Bilirubin. Je älter das transfundierte Blut, um so höher ist dessen Bilirubingehalt. Patienten mit einer normalen Leberfunktion können große Mengen von Blut erhalten, ohne daß ein nennenswerter Anstieg des Bilirubins nachweisbar ist. Bei Patienten mit einer vorbestehenden Lebererkrankung kann dies anders sein.
4. Es sollten okkulte Hämatome ausgeschlossen werden. Die Resorption großer Hämatome kann eine mehrtägige Hyperbilirubinämie verursachen. Patienten mit einem Gilbert-Syndrom haben eine eingeschränkte Fähigkeit, Bilirubin zu konjugieren. Selbst geringe Anstiege der Bilirubinkonzentration können bei ihnen zu einem Ikterus führen (vgl. Kapitel: Gilbert-Syndrom).
5. Es sollte eine Hämolyse ausgeschlossen werden. Ein Abfall des Hämatokrits oder ein Anstieg der Retikulozytenzahl können für eine Hämolyse sprechen.
6. Es sollten sämtliche perioperativen Aufzeichnungen überprüft werden. Auch Hypotension, arterielle Hypoxämie, Hypoventilation und Hypovolämie sind mögliche Ursachen einer postoperativen Leberfunktionsstörung.
7. Es sollten extrahepatische Ursachen einer Leberfunktionsstörung in Betracht gezogen werden z.B. Herzinsuffizienz, respiratorische Insuffizienz, Lungenembolie und Niereninsuffizienz.
8. Es wurde eine gutartige postoperative intrahepatische Cholestase beschrieben, die nach langen, ausgedehnten operativen Eingriffen auftreten kann, insbesondere, falls Hypotensionen, arterielle Hypoxämien oder Massivtransfusionen erschwerend hinzukommen [26]. Ein Ikterus in Verbindung mit einer erhöhten Konzentration an konjugiertem Bilirubin tritt hierbei in der Regel 1–2 Tage postoperativ auf und kann 2–4 Wochen lang bestehen bleiben. Außer der Bilirubinplasmakonzentration können hierbei alle Leberfunktionstests normal oder nur leicht verändert sein. Dieses Symptom wird meist bei älteren Menschen beobachtet.

## 19.5 Akute Hepatitis

Die akute Hepatitis ist eine entzündliche Erkrankung der Hepatozyten. Ursächlich sind meist eine virale Infektion oder Medikamentennebenwirkungen anzuschuldigen. Selten kommt es auch in Verbindung mit einer Schwangerschaft zu einer akuten Hepatitis; typisch ist hierfür eine fettige Leberinfiltration. Weitere Gründe für eine akute Hepatitis sind Sepsis und Herzinsuffizienz.

### 19.5.1 Virushepatitis

Auslösendes Agens einer viralen Hepatitis können 1. Typ-A-Virus, 2. Typ-B-Virus, 3. Non-A-non-B Virus, 4. Epstein-Barr-Virus (EBV) und 5. Zytomegalie-Virus (vgl. Kapitel 12) sein. Viele Fälle einer Virushepatitis bleiben unerkannt, da sie subklinisch oder anikterisch verlaufen. Es ist daher wahrscheinlich, daß sich Patienten gelegentlich einem elektiven operativen Eingriff unterziehen, obwohl sie im Moment eine asymptomatische Prodromalphase einer Virushepatitis haben [27].

Eine Virushepatitis kann schleichend oder abrupt beginnen. Charakteristische Frühzeichen, die bei 90 oder mehr Prozent der Patienten auftreten, sind dunkler Urin, leichte Erschöpfbarkeit und Appetitlosigkeit. Übelkeit, Fieber und abdominelle Beschwerden treten bei über 50% der Patienten auf. Die Plasmakonzentration der Transaminasen sind 7–14 Tage vor Auftreten des Ikterus erhöht und fallen kurz nach Manifestwerden des Ikterus wieder ab. Die Plasmabilirubinspiegel steigen normalerweise nicht höher als 20 mg/dl an, es sei denn, daß eine schwere Lebererkrankung oder eine zusätzliche Hämolyse vorliegt. Leichte Anämie und Lymphozytose sind häufig. Hinweis auf eine schwere und möglicherweise tödliche Hepatitis können ein Plasmaalbuminspiegel unter 2,5 g/dl oder eine deutlich verlängerte Prothrombinzeit sein. Kommt es nach Gabe von Vitamin K zu keiner Besserung der Prothrombinsynthese, ist dies ein Hinweis darauf, daß der zugrundeliegende Leberzellschaden sehr stark ausgeprägt ist. Bei den meisten Patienten verläuft eine Virushepatitis jedoch ohne klinisch relevante Probleme und es kommt zu einer vollständigen Erholung der Leberfunktion. Typische Merkmale der Hepatitis A, Hepatitis B und der Non-A- non-B-Hepatitis sind in Tabelle 19.3 zusammengefaßt.

#### Hepatitis A

Die Hepatitis A wird auch als infektiöse Hepatitis oder als Hepatitis mit kurzer Inkubationszeit bezeichnet. Diese Hepatitisform ist hoch infektiös, häufig kommt es zu Kreuzinfektionen innerhalb der Familie. Es wird von einem fäkal-oralen Übertragungsweg ausgegangen. Das Virus kann aber auch über Nahrung aufgenommen werden, die mit Abwässern kontaminiert wurde. Die Virämie tritt einen bis 25 Tage vor Symptombeginn auf. Nur selten kommt es zu einer Übertragung durch Plasma oder Blutprodukte. Die Inkubationszeit der Hepatitis A ist kurz und beträgt zwei bis sechs Wochen.

Patienten mit einer Hepatitis A sind in dem Zeitraum von 2–3 Wochen vor bis 2–3 Wochen nach Auftreten der klinischen Symptome als infektiös zu betrachten. Dieser Zeitraum entspricht der maximalen Virusausscheidung im Stuhl. Während dieser Zeit muß streng auf eine entprechende Beseitigung des Stuhls und auf eine adäquate Händedesinfektion des betreuenden Personals geachtet werden.

Antikörper der Ig-M- oder Ig-G-Klasse sind bei den meisten Patienten ab der frühen Krankheitsphase nachweisbar und bleiben für drei bis vier Monate bestehen. Bei Patienten mit akuter Hepatitis wird der Nachweis des Anti-HAV-Ig M als diagnostisches Zeichen dafür angesehen, daß erst vor kurzem eine Infek-

**Tab. 19.3:** Typische Merkmale einer Virushepatitis

|  | Hepatitis A | Hepatitis B (Serum-Hepatitis) | Hepatitis Non-A, Non-B |
|---|---|---|---|
| Auslösendes Agens | 27 nm RNA | 42 nm DNA, Cone- und Surface-Bestandteil | ähnlich wie Hepatitis B |
| Übertragung | fäkal-oral | parenteral oral-oral | parenteral oral-oral |
| Inkubationszeit | 2–6 Wochen | 4–24 Wochen | 2–20 Wochen |
| Ansteckungsgefahr | 2–3 Wochen, im späten Prodromal-Stadium und in der Anfangsphase der klinischen Manifestation | solange der Patient HB,Ag positiv ist | unbekannt |
| Prophylaxe | Hygiene Immunglobuline | Hygiene Hepatitis B Immunglobulin Impfung | Hygiene Immunglobuline? |
| massive Lebernekrosen | selten | ungewöhnlich | ungewöhnlich |
| chronische Hepatitis | nein | ja | ja |

tion mit dem Hepatitis A-Virus stattgefunden hat (Anti-HAV-Ig M = Anti-Hepatitis A-Virus Ig M) [28]. Patienten mit Hepatitis A-Antikörpern sind höchstwahrscheinlich dann gegen eine erneute Erkrankung immun. In den USA hat ungefähr die Hälfte der erwachsenen Bevölkerung (in der Bundesrepublik Deutschland haben 30% der 20–30jährigen und 90% der über 50jährigen) erhöhte Plasmaspiegel von HAV-Antikörpern. Durch gepoolte Gammaglobuline (0,02 ml/kg) kann der Schweregrad einer Hepatitis A vermindert werden, falls sie während der Inkubationszeit gegeben werden. Auch gepoolte Gammaglobuline geben für ca. 6 Monate einen Schutz vor dieser Krankheit. Die Prognose von Patienten mit Hepatitis A ist gut. Innerhalb von 3–4 Wochen sind die Patienten normalerweise symptomfrei und die Plasmatransaminasenspiegel fallen wieder ab. Es kommt zu keinem chronischen Verlauf und auch nicht zu einem Persistieren des Virus im Körper.

## Hepatitis B

Die Hepatitis B wird auch als Serumhepatitis oder Posttransfusionshepatitis bezeichnet. Die Übertragung erfolgt in der Regel parenteral, z.B. im Rahmen von Bluttransfusionen oder perkutan. Es wird jedoch immer deutlicher, daß auch eine nichtparenterale Übertragung (oral-oral oder durch Geschlechtsverkehr) möglich ist. Die Inkubationszeit der Hepatitis B beträgt 4–24 Wochen.

Elektronenmikroskopisch und immunologisch konnten verschiedene Viruspartikel identifiziert werden, die mit der Hepatitis B in Verbindung zu bringen sind. Das Dane-Partikel scheint hierbei dem Hepatitis B-Virus zu entsprechen [29]. Es besteht aus HBs-Antigen (Hepatitis-B-Surface-Antigen), HBc-Antigen (Hepatitis-B-Core-Antigen) und dem HBe-Antigen (Hepatitis-B-envelope-Antigen). Es können auch Antikörper (Anti-HBs, Anti-HBc, Anti-HBe) gegen diese Antigene auftreten.

Eine Bestimmung der Antigenplasmaspiegel und der Antikörpertiter ist sinnvoll, um 1. den Verlauf einer Hepatitis beurteilen zu können, 2. die Immunitätslage feststellen zu können, 3. sich ein Bild von der Infektiosität des Patienten machen zu können und 4. ein entsprechendes Screening ermöglichen zu können. Bereits mehrere Wochen vor Symptombeginn kann im Plasma fast aller Patienten mit Hepatitis B das HBs-Antigen festgestellt werden. Ungefähr 25% aller mit dem Hepatitis-B-Virus infizierten Erwachsenen entwickeln eine klinisch manifeste Hepatits [30]. Zum Zeitpunkt des Symptombeginns ist der HBS-Antigentiter normalerweise wieder rückläufig und nach sechs Wochen vernachlässigbar niedrig. HBs-Antigen im Plasma spricht daher für eine hohe Infektiosität. Antikörper gegen HBs-Antigene (Anti-HBs) treten bei ungefähr 90% der Patienten während der Rekonvaleszenz auf und bleiben solange erhöht, wie HBs-Antigene im Plasma vorhanden sind. Ungefähr 10% der Bevölkerung haben Anti-HBs-Antikörper. Dies ist ein Hinweis dafür, daß die Hepatitis B bei den meisten Patienten spontan ausheilt. Anti HBs-Antikörper sind kurz nach Symptombeginn nachweisbar und bleiben über Monate bis Jahre bestehen. Sie gelten als Indiz für eine früher durchgemachte oder chronisch gewordene Hepatitis B-Infektion. HBe-Antigene sind nur in den Zellkernen der Hepatozyten nachzuweisen. Antikörper gegen dieses Antigen (Anti-HBe) können ebenfalls als Indiz für eine frühere Hepatitis-B-Infektion gelten. Der Nachweis von HBe-Antigenen kann Ausdruck der Infektiosität des Patienten und/oder der Entwicklung einer chronischen Hepatitis sein.

Bleibt das HBs-Antigen länger als sechs Monate nachweisbar, ohne daß sich Antikörper entwickeln, so ist der Patient Dauerausscheider und stellt eine mögliche Infektionsgefahr für andere dar. Nach dieser Definition ist ungefähr jeder 200ste Erwachsene in den USA als Dauerausscheider zu bezeichnen. Narkose und operativer Eingriff scheinen bei solchen Patienten zu keiner Reaktivierung des Virus zu führen. Bei Patienten mit unerklärbarem postoperativem Ikterus kann nur selten HBs-Antigen im Plasma nachgewiesen werden. In einem unbekannten Prozentsatz entwickeln Dauerausscheider eine chronisch aktive Hepatitis, die häufig zu einer Leberzirrhose mit Ösophagusvarizen und Aszites führt. Ein primäres Leberzellkarzinom tritt bei Dauerausscheidern 220 mal häufiger auf als bei lebergesunden Patienten.

**Prophylaxe**

Angesichts der möglichen Risiken, die mit einer Hepatitis B-Infektion verbunden sind, ist eine entsprechende Prophylaxe wünschenswert. Besonders bei Anästhesisten sind auf Grund ihres häufigen Kontakts mit Blut und anderen Körperflüssigkeiten (wie z.B. Speichel) Überlegungen bezüglich Prophylaxe und Prävention anzustellen. Anästhesiepersonal weist 5 mal häufiger als die Normalbevölkerung serologische Zeichen einer früher stattgehabten oder aktuellen Hepatitis B-Infektion auf [30, 31]. Als prophylaktische Maßnahme ist es nicht ausreichend, nur den Kontakt mit infizierten Patienten zu vermeiden, denn es gibt eine große Zahl von infizierten Patienten, die asymptomatisch und unerkannt sind. Außerdem können Hepatitis B-Viren bei Raumtemperatur auf kontaminierten Oberflächen bis zu sechs Monaten überleben. Durch Erhitzen auf 60°C über 4 Stunden, durch Hitze- oder Dampfsterilisation, oder durch 2%igen Glutaraldehyd werden die Viren zerstört. Immunisierung mit Hepatitis B-Impfstoff ist hochwirksam (wirksame Antikörperbildung bei über 90% der geimpften Personen), um besonders gefährdetes Personal zu schützen. Bei der Herstellung des Hepatitis B-Impfstoffes werden alle anderen bekannten Viren einschließlich HIV-Virus inaktiviert [32]. Falls jemand einen potentiell ansteckenden Kontakt mit einem Hepatitis B-infizierten Patienten hatte, dann ist eine Prophylaxe mit Hepatitis B-Immunglobulinen zu empfehlen.

Bei verschiedenen Patientengruppen besteht die erhöhte Wahrscheinlichkeit, daß sie HBs-Antigen-Träger sind. Hierzu gehören Dialysepatienten, immunsupprimierte Patienten, Drogenabhängige und männliche Homosexuelle. Bei der Betreuung eventuell infektiöser Patienten müssen alle Kontaktpersonen Handschuhe tragen. Auch Einmalmaterialien müssen eingesetzt werden und sämtliche Blutproben müssen mit «Hepatitisgefahr» beschriftet werden.

**Hepatitis Non-A-non-B**

Die Hepatitis Non-A-non-B wird auch als Hepatitis C bezeichnet und wird möglicherweise durch mehrere, bisher nicht identifizierte Viren verursacht. Der Übertragungsweg ist enteral und parenteral. Die Inkubationsphase beträgt 2–20 Wochen. Über 80% der Posttransfusionshepatitiden können eventuell auf diese Virengruppe zurückgeführt werden. Es ist nicht bekannt, ob sich für diese Hepatitisform eine Immunität entwickelt. Durch die Gabe von gepooltem Gammaglobulin kann die Inzidenz einer klinisch manifesten Erkrankung vermindert werden. Nicht selten kommt es zu einer chronischen Lebererkrankung, auch Dauerausscheider sind häufig. Die Mortalität dieser Hepatitisform ist nicht genau bekannt, aber sie scheint ähnlich hoch zu sein wie bei der Hepatitis B. Die Non-A-non-B-Hepatitis ist eine Ausschlußdiagnose, da keine serologischen Marker nachweisbar sind.

### 19.5.2 Medikamentös bedingte Hepatitis

Verschiedene Medikamentengruppen wie z.B. Antibiotika, Antihypertensiva, Antikonvulsiva, Analgetika, Tranquilizer, Anästhetika u.a. können gelegentlich zu Leberfunktionsstörungen führen, die histologisch nicht von einer Virushepatitis zu unterscheiden sind. Hierbei handelt es sich meistens um Medikamentenreaktionen im Sinne einer Idiosynkrasie, die nicht vorhersehbar und auch nicht dosisabhängig sind. Klinische Symptome einer Leberfunktionsstörung treten normalerweise 2–6 Wochen nach Beginn der Medikamententherapie auf. Die Symptome können aber auch schon am ersten Tag, oder aber erst nach 6 Monaten auftreten. Entscheidend ist, daß eine Leberfunktionsstörung frühzeitig erkannt wird und die verantwortlichen Medikamente sofort abgesetzt werden.

**Anästhetika**

Alle Narkotika, die im hypoxischen Rattenmodell untersucht wurden, können zentrilobuläre Lebernekrosen verursachen. Die Inzidenz ist bei Halothan am höchsten, an zweiter Stelle steht Fentanyl und an dritter Stelle Lachgas [33]. Im selben Modell verursachen Thiopental, Enfluran und Isofluran nur minimale Leberveränderungen. Lachgas in Kombination mit Halothan führt im hypoxischen Rattenmodell zu einem stärkeren Leberschaden, als Halothan allein [34]. Es gibt keine Beweise dafür, daß Enfluran oder Isofluran beim Menschen hepatotoxisch wirken [35, 36]. Wird einerseits von der geschätzten Anwendungshäufigkeit von Enfluran und Isofluran ausgegangen und andererseits die Anzahl der Publikationen betrachtet, die nach Anwendung dieser Narkotika über Leberfunktionsstörungen berichten, so ist die Inzidenz einer anästhetikabedingten Leberfunktionsstörung geringer als das spontane Auftreten einer Virushepatitis [37].

Bereits geringe Veränderungen einer hypoxischen inspiratorischen Sauerstoffkonzentration haben schon Auswirkungen auf die Wahrscheinlichkeit, mit der sich nach gleichzeitiger Verabreichung von Inhalations- oder Injektionsnarkotika zentrilobuläre Nekrosen ausbilden. Falls die inspiratorische Sauerstoffkonzentration nur 10% beträgt, treten im hypoxischen Rattenmodell nach allen untersuchten Anästhetika Leberzellschäden auf (Abb. 19.11), [38]. Wird Halothan bei einer hypoxischen inspiratorischen Sauerstoffkonzentration von 12–14% verabreicht, so tritt hierbei – nicht jedoch bei Enfluran- oder Isoflurangabe – ein Leberzellschaden auf. Auch eine Hypoxie ohne zusätzliche Gabe von Narkotika kann im Rattenmodell einen Leberschaden verursachen [39]. Eine postnarkotische Leberschädigung scheint unabhängig davon zu sein, welches Narkotikum verabreicht wurde. Ein Leberschaden scheint vielmehr durch anästhetikabedingte

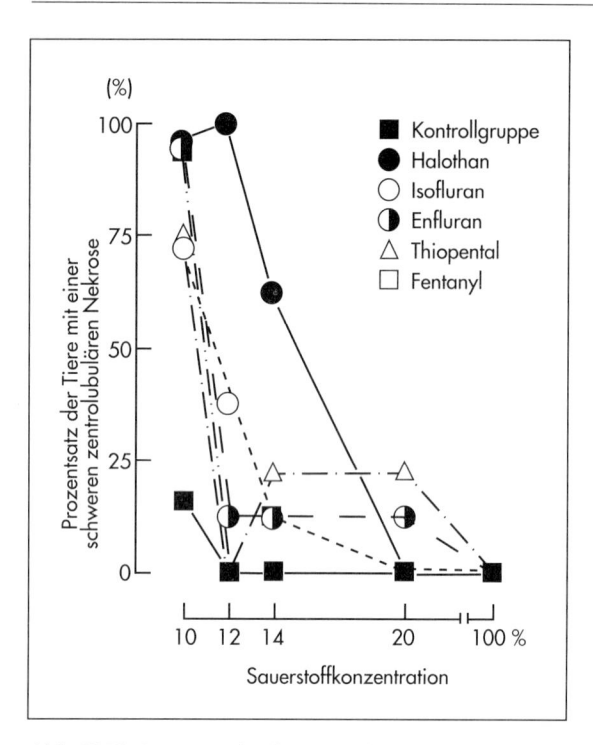

**Abb. 19.11:** Ratten wurden für 2 Stunden bei unterschiedlichen Sauerstoffkonzentrationen verschiedenen Anästhetika ausgesetzt. Dargestellt ist der Prozentsatz der Ratten, die ausgeprägte Lebernekrosen aufwiesen. Nahezu alle Tiere, die Anästhetika erhielten und einer Sauerstoffkonzentration von 12% ausgesetzt wurden, entwickelten Lebernekrosen. Betrug die inspiratorische Sauerstoffkonzentration mehr als 12%, so kam es nur bei gleichzeitiger Halothangabe in über 50% der Tiere zu Lebernekrosen. Shingu K, Eger EI, Johnson BH, et al. Effect of oxygen concentration on anesthetic-induced hepatic injury in rats. Anesth Analg 1983; 62: 146–50. Reprinted with permission from IARS.)

hämodynamische Veränderungen ausgelöst zu werden. Insbesondere kann jedes Narkotikum eine unzureichende Oxygenierung der Hepatozyten begünstigen, falls es die Leberdurchblutung und/oder die alveoläre Ventilation vermindert. Bei Gabe von Halothan könnte es zu einer stärkeren Hypoxämie der Hepatozyten kommen als nach Isoflurangabe, denn Halothan senkt den hepatischen Blutfluß stärker als Isofluran. Dies wurde auch im Rattenmodell beschrieben [14]. Narkotika können eventuell auch die regionale Leberdurchblutung oder die Fähigkeit der Hepatozyten, Sauerstoff aufzunehmen, beeinflussen. Daß die Hypoxie der Hepatozyten eine entscheidende Rolle bei der Entstehung eines Leberschadens einnimmt, wird auch dadurch belegt, daß es im Rattenmodell durch eine Erniedrigung der Körpertemperatur auf 32°C möglich ist, eine zentrilobuläre Nekrose nach Gabe von Enfluran oder Isofluran – nicht jedoch nach Halothan – zu verhindern [38]. Die protektive Wirkung einer Hypothermie ist höchstwahrscheinlich durch den hierbei erniedrigten Sauerstoffbedarf der Leber bedingt. Bei einer vorbestehenden Lebererkrankung – wie z.B. einer Zirrhose – kann eine grenzwertige Oxygenierung der Hepatozyten vorliegen.

Durch die Auswirkungen der Narkotika auf Leberdurchblutung und/oder alveoläre Ventilation kann die Sauerstoffversorgung der Hepatozyten weiter verschlechtert werden. Trotz der, bei einer vorbestehenden Leberfunktionsstörung theoretisch zu erwartenden Verschlechterung der Leberfunktion konnte nachgewiesen werden, daß postoperative Leberfunktionsstörungen nur gering ausgeprägt sind und sie z.B. bei zirrhotischen Ratten nicht häufiger auftreten als bei nicht-leberzirrhotischen Ratten (Abb. 19.10) [22].

**Halothanbedingte Leberfunktionsstörungen.** Eine halothanbedingte Leberfunktionsstörung ist eine Ausschlußdiagnose, die erst nach Prüfung und Ausschluß anderer Ursachen gestellt werden kann (vergleiche Abschnitt: extrahepatische Ursachen für Leberfunktionsstörungen). Zweifellos wurde Halothan bei vielen Patienten zu Unrecht angeschuldigt, und eine genauere Untersuchung (Labortests, elektronenmikroskopische Untersuchungen) hätte das Narkotikum entlastet. Ein schwerer und gelegentlich tödlicher Leberschaden nach Halothan tritt extrem selten auf; es wird eine Inzidenz von 1 pro 22 000–1 pro 35 000 Halothannarkosen geschätzt [40, 41]. Diese Häufigkeit ist wesentlich geringer als die Inzidenz, mit der bei symptomfreien Erwachsenen (bei denen eine elektive Operation geplant ist) eine unerwartete Lebererkrankung gefunden wird. Bei ungefähr einem von 700 Erwachsenen, bei denen ein elektiver Eingriff geplant ist, liegt eine unerwartete Leberfunktionsstörung vor und jeder 2000ste bis 2500ste dieser Patienten entwickelt auch ohne Narkose und operativen Eingriff einen Ikterus [42, 43]. Eine postoperative Non-A-non-B-Hepatitis kann bei mehr als 3% der Patienten auftreten, die sich einem operativen Eingriff ohne Bluttransfusion unterzogen haben [44]. Die meisten Fälle einer angeblich durch Halothan bedingten Leberfunktionsstörung traten bei übergewichtigen Frauen mittleren Alters auf, besonders dann, wenn innerhalb von vier Wochen wiederholt Halothan verabreicht wurde. Falls es sich um eine Reexposition gegenüber Halothan handelte, äußerte sich die Leberfunktionsstörung typischerweise in einer erhöhten Körpertemperatur und einem Anstieg der Plasmatransaminasen innerhalb der ersten sieben postoperativen Tage. Es kann sich eine Eosinophilie und unter Umständen auch ein Ikterus entwickeln. Daß es bei wiederholter Halothangabe in kurzen Abständen gehäuft zu Leberfunktionsstörungen kommt, kann dadurch bedingt sein, daß zwar bei der ersten Halothanexposition eine Leberfunktionsstörung verursacht wurde, diese aber nicht klinisch manifest wurde. Durch die im Rahmen der Zweitexposition auftretende zusätzliche Leberfunktionsstörung wird der Leberschaden erst klinisch manifest. Durch einen hinreichend langen Zeitraum zwischen den einzelnen Halothanexpositionen soll die Regeneration der Hepatozyten sichergestellt werden. Daher wird empfohlen, zwischen den einzelnen Halothanexpositionen einen «sicheren» zeitlichen Abstand einzuhalten. Jede Empfehlung bezüglich eines «sicheren» Zeitintervalls zwischen den einzelnen Halothanexpositionen ist jedoch rein empirisch. Da es Alternativen zu Halothan gibt (Enfluran, Isofluran, Opioide), scheint es sinnvoll zu sein, wiederholte Halothangaben zu vermeiden. Sicherlich sollte Halothan auch nicht bei solchen Patienten verabreicht werden, die nach früheren Operationen eine ungeklärte Leberfunktionsstörung entwikkelt hatten und die dabei Halothan erhielten. Kinder scheinen gegen eine halothanbedingte Leberfunktionsstörung besonders resistent zu sein. Eine Leberfunktionsstörung tritt bei ihnen selten auf, selbst bei wiederholter Exposition in kurzen Abständen. Aber auch bei Kindern wurde bereits über angebliche Fälle von Leberfunktionsstörungen nach Halothangabe berichtet [45].

Welcher Mechanismus der Leberfunktionsstörung nach Halothangabe zugrunde liegt, ist unbekannt. Verschiedene Theorien schuldigen toxische reaktive Abbauprodukte des Halothans oder eine immunvermittelte Überempfindlichkeit (im Sinne einer allergischen Reaktion) an, wodurch es zu einer Zellschädigung kommen soll. Was die toxischen Metabolite betrifft, wird angenommen, daß sich die beim reduktiven Metabolismus entstehenden Abbauprodukte irreversibel (kovalent) an intrazelluläre Bestandteile der Hepatozyten binden und dadurch ihre Zerstörung verursachen können. Halothan ist das einzige volatile Anästhetikum, das – falls niedrige Sauerstoffpartialdrucke vorliegen – einem reduktiven Stoffwechsel unterliegt. Hierbei entstehen möglicherweise hochreaktive Abbauprodukte. Beim reduktiven Abbau des Halothans entsteht als Endprodukt Fluorid. Aber auch Narkotika, die keinem reduktiven Metabolismus unterliegen, können im hypoxischen Rattenmodell zu Lebernekrosen führen. Dies wiederum hat Zweifel an der Rolle toxischer Intermediärprodukte als Ursache der Leberschädigungen aufkommen lassen.

Da es nach wiederholten Halothanexpositionen zu einer Eosinophilie und zu früher nachweisbaren Leberfunktionsstörungen kommt, lassen sich allergische Reaktionen als Erklärung für halothanbedingte Leberfunktionsstörungen vermuten. Es ist jedoch nur schwer vorstellbar, daß durch ein solch kleines Molekül wie Halothan (das außerdem kein Protein ist) eine Antikörperbildung ausgelöst wird. Die reduktiven Metabolite des Halothans, die sich kovalent an Leberzellen binden, könnten jedoch als Haptene wirken. Diese These wird durch die Beobachtung gestützt, daß im Plasma einiger Patienten, die sich von einer halothanbedingten Leberfunktionsstörung erholten, Antikörper nachgewiesen werden konnten. Diese Antikörper sind in der Lage, sich an die Oberfläche speziell präparierter und vorher gegenüber Halothan exponierter Hepatozyten zu binden [46]. Auch eine eventuelle genetische Komponente wird diskutiert, da bei verschiedenen Rattenrassen eine unterschiedliche Empfindlichkeit der Leber auf toxische Halothanmetabolite festgestellt wurde. Auch aufgrund der Tatsache, daß es bei drei eng miteinander verwandten Frauenpaaren (Mutter/Tochter, Geschwister, Cousinen) mit gemeinsamem ethnischem Ursprung (mexikanisch/indianisch bzw. mexikanisch/spanisch) nach einer Halothannarkose zu einer Hepatitis kam, kann eine genetische Komponente vermutet werden [47]. Eine familiäre oder konstitutionelle Veranlagung wird auch deshalb vermutet, da gezeigt werden konnte, daß es bei Patienten mit einer halothanbedingten Leberfunktionsstörung zu einer Lymphozytenschädigung kommt, falls deren Lymphozyten bestimmten elektrophilen Substanzen ausgesetzt werden [48]. Genetische Faktoren könnten auch einen Einfluß darauf haben, ob empfindliche Patienten Antikörper bilden oder ob ein reduktiver Halothanmetabolismus stattfindet.

Es wird vermutet, daß es möglicherweise zwei verschiedene Arten einer halothanbedingten Leberfunktionsstörung gibt [37]. Die häufigere Ursache könnte eine quantitative Zunahme des reduktiven Halothanmetabolismus sein. Dies könnte durch Fettleibigkeit, verminderte Leberdurchblutung (aufgrund von Narkotika und komprimierenden Bauchhaken), durch genetische Merkmale, sowie durch diverse enzyminduzierende Medikamente bedingt sein. Die Folge ist eine rein biochemische Schädigung der Leber durch Metabolite aus der reduktiven Halothanverstoffwechselung. Eine nachweisbare Leberfunktionsstörung beginnt innerhalb von 1–3 Tagen nach der Operation. Sie ist jedoch meist nur leicht ausgeprägt, und es kommt zu keiner lebensbedrohlichen Lebernekrose. Eine wiederholte Halothannarkose innerhalb eines kurzen Zeitraums könnte bei diesen Patienten ausreichen, um einen zusätzlichen Leberschaden auszulösen. Damit könnte aus einer subklinischen eine klinisch manifeste Leberfunktionsstörung entstehen. Ist die Zeitspanne zwischen den Halothankontakten groß genug, so kann es in der Zwischenzeit zur Erholung der geschädigten Hepatozyten kommen. Eine erneute Halothannarkose bewirkt dann keine klinisch manifeste Leberfunktionsstörung. Die zweite Art einer möglichen halothanbedingten Leberschädigung ist selten, aber wesentlich folgenschwerer und kann zu einer tödlichen Lebernekrose führen. Ähnlich wie beim ersten Schädigungsmechanismus liegt primär ein Problem des Halothanmetabolismus vor. Die Metabolite führen jedoch zu keiner direkten Hepatozytenschädigung, sondern verbinden sich mit Lebermakromolekülen. Die dadurch entstehenden Komplexe fungieren als Haptene. Diese Reaktion verläuft langsamer als beim oben beschriebenen Schädigungsmechanismus. Sie benötigt ungefähr 6–14 Tage, um klinisch manifest zu werden. Anhand zirkulierender Antikörper kann dieser Reaktionsmodus nachgewiesen werden. Eine wiederholte Halothannarkose wird bei diesen Patienten – unabhängig vom dazwischenliegenden Zeitintervall – zu einer symptomatischen Leberfunktionsstörung führen. Um diese vermuteten Mechanismen als Ursache einer halothanbedingten Leberfunktionsstörung bestätigen zu können, bedarf es jedoch weiterer Forschungsergebnisse.

## 19.6 Chronische Hepatitis

Die chronische Hepatitis ist eine nicht ausheilende Lebererkrankung, die durch Viren, Medikamente oder angeborene Stoffwechselstörungen bedingt ist, aber auch idiopathisch entstehen kann. Nur bei 10–20% der Patienten kann die Ursache der chronischen Hepatitis gefunden werden. Meistens handelt es sich hierbei um eine Hepatitis B-Infektion. Zu den Medikamenten, die eine chronische Hepatitis verursachen können, gehören Alpha-Methyldopa, Dantrolene, Isoniazid, Nitrofurantoin, Paracetamol, Acetylsalicylsäure und Alkohol. Bei den meisten Patienten beginnt die Krankheit schleichend, so daß der Zeitpunkt des Krankheitsbeginns unklar ist.

Anhand klinischer Merkmale (Abb. 19.4) und der Ergebnisse einer Leberbiopsie wird die chronische Hepatitis in eine chronisch aggressive Hepatitis und eine chronisch persistierende Hepatitis unterteilt [49]. Es sind keine spezifischen Faktoren bekannt, die dafür verantwortlich wären, daß die eine oder andere Form einer chronischen Hepatitis auftritt.

### 19.6.1 Chronisch aggressive Hepatitis

Die chronisch aggressive Hepatitis ist die am schwersten verlaufende Form der chronischen Hepatitis. Sie führt letztendlich zu Leberzirrhose und Leberversagen. In der gesamten Leber kommt es zu Entzündungen und Zerstörungen von Hepatozyten. Die Konzentrationen von Bilirubin, Transaminasen und Gammaglobulinen sind erhöht. Ist die Plasmaalbuminkonzentration vermindert und die Prothrombinzeit verlängert, spricht dies für eine schwere Leberfunktionsstörung.

Falls Patienten mit einer chronisch aggressiven Hepatits HBs-Antigen-negativ sind, wird häufig eine Behandlung mit Kortikosteroiden, eventuell zusätzlich mit Azathioprin, durchgeführt. Unter dieser Therapie kommt es zur Verbesserung des Leberfunktionstests, zur Verminderung der klinischen Symptomatik und zu einer Verbesserung der Überlebensrate. In der Regel ist eine Therapie über 3–5 Jahre notwendig. Werden die Patienten länger als 18 Monate mit Kortikosteroiden behandelt, so kommt es bei über der Hälfte der Patienten zu schweren Komplikationen wie Diabetes mellitus, Hypertension und Osteoporose mit Wirbelkörpereinbrüchen. Sind Patienten mit chronisch aggressiver Hepatitis HBs-Antigen-positiv, dann ist die Gabe von Kortikosteroiden umstritten, da sie eher eine Verschlechterung verursachen [50].

### 19.6.2 Chronisch persistierende Hepatitis

Die chronisch persistierende Hepatitis ist eine gutartige, entzündliche Erkrankung, die nicht progredient ist und sich weitgehend auf die Periportalfelder (Glissonsche Dreiecke) beschränkt. Auch wenn der Verlauf gutartig ist, kann es über Jahre zu einer Transaminasenerhöhung kommen. Die Transaminasen können auch zwischen normalen und erhöhten Werten schwanken. Die Plasmabilirubinkonzentration steigt nicht über 3 mg/dl an. Die Gammaglobulinkonzentration ist normal bis leicht erhöht und Albumin- und Prothrombinzeit sind normal (Tab. 19.4), [49]. Eine entsprechende Ernährung, Vermeidung hepatotoxischer Substanzen und eine kontinuierliche ärztliche Überwachung dieser Patienten ist die Behandlung der Wahl.

**Tab. 19.4:** Unterscheidungsmerkmale der chronischen Hepatitis

| Merkmale | chronisch aggressive Hepatitis | chronisch persistierende Hepatitis |
| --- | --- | --- |
| Ikterus | normalerweise | selten |
| Transaminasen | stark erhöht | leicht erhöht |
| Bilirubin | erhöht | normal |
| Gammaglobuline | erhöht | normal |
| Prothrombinzeit | verlängert | normal |
| Albumin | vermindert | normal |
| HB$_s$AG positiv | 10%–20% | 10%–20% |

(Daten aus: Boyer JL. Chronic hepatitis: A perspective on classification and determinants of prognosis. Gastroenterology 1976: 76: 1161–71)

## 19.7 Akutes Leberversagen

Das akute Leberversagen hat – unabhängig von der Ätiologie – eine sehr schlechte Prognose. Die Transaminasenkonzentrationen steigen oft sehr hoch an, wobei die Höhe dem Ausmaß der Leberschädigung entspricht. Die Enzymkonzentrationen korrelieren jedoch nicht mit der Prognose. Schreiten die großflächigen Nekrosen weiter, können die Transaminasenkonzentrationen wieder abfallen, da nicht mehr genügend Hepatozyten vorhanden sind, um die entsprechenden Enzyme herzustellen. Eine hepatische Enzephalopathie führt zu Persönlichkeitsveränderungen, motorischen Störungen (Flattertremor) und Bewußtseinsveränderungen. Im Rahmen der hepatischen Enzephalopathie treten häufig ein Hirnödem und ein erhöhter intrakranieller Druck auf. Sie stellen hierbei die häufigsten Todesursachen dar.

Bei einem Leberversagen kommt es schon anfangs zu einer Hyperventilation. Die Ursache ist vermutlich eine Atemstimulation durch Ammoniak. Ammoniak entsteht im Magendarmtrakt durch bakterielle Desaminierung von Aminosäuren und anderer stickstoffhaltiger Substanzen. Ammoniak wird über den Pfortaderkreislauf zur Leber transportiert, wo es in Harnstoff umgewandelt wird. Bei Vorliegen eines Leberversagens kommt es zu Anhäufung des hochtoxischen Ammoniaks. Ursache sind neben einer Leberzellschädigung auch entstehende Shunts zwischen dem Pfortaderkreislauf und dem systemischen Kreislauf. Häufig kommt es auch zu einer Hypoglykämie. Die Ursachen sind am ehesten 1. ein ungenügender Insulinabbau in der Leber, 2. eine Entleerung der Glykogenreserven oder 3. eine verminderte Glukosebildung mittels Glukoneogenese. Normalerweise eliminiert die Leber ungefähr zwei Drittel des Insulins, das ihr über die Pfortader zugeführt wird. Hierdurch wird die Insulinmenge, die den systemischen Kreislauf erreicht, reduziert. Da die Leber auch nicht mehr in der Lage ist, Laktat aus dem Kreislauf zu eliminieren und mittels Glukoneogenese in Glukose umzuwandeln, entwickelt sich bei Patienten mit akutem Leberversagen eine metabolische Azidose.

Das Herzminutenvolumen ist häufig erhöht, da der periphere Gefäßwiderstand erniedrigt ist und es vermehrt zu arteriovenösen Shunts kommt. Oft tritt zusätzlich ein Nierenversagen mit Elektrolytentgleisungen auf. Diese Patienten sind stärker anfällig gegen Infektionen. Als Ursache wird eine verschlechterte Funktion der polymorphkernigen Leukozyten diskutiert. Bei über der Hälfte der Patienten entwickelt sich eine hämorrhagische Diathese. Eine Thrombozytopenie ist häufig, eine Erhöhung der Konzentration an Fibrinspaltprodukten kann sowohl durch eine disseminierte intravasale Gerinnung als auch dadurch bedingt sein, daß die erkrankte Leber diese Substanzen nicht mehr aus dem Kreislauf eliminieren kann. Blutende Ösophagusvarizen und/oder eine unzureichende Ernährung können zu einer ausgeprägten Anämie führen. Ein erhöhtes intrapulmonales Shuntvolumen kann eine arterielle Hypoxämie begünstigen.

### 19.7.1 Therapie

Die Therapie des akuten Leberversagens ist meist nur unterstützend und umfaßt die Korrektur von Gerinnungs- und Elektrolytveränderungen, die Behandlung von bakteriellen Infektionen und den Einsatz von Neomycin und/oder Laktulose, um die Plasmaammoniakkonzentrationen zu senken. Es sollte darauf geachtet werden, daß Faktoren, die eine hepatische Enzephalopathie verschlimmern können (Blutungen im Magendarmtrakt, Nahrungsproteine, Hypokaliämie, Sepsis, operative Eingriffe) vermieden werden. Bei einigen Patienten kann eine orthotope Lebertransplantation in Betracht gezogen werden (vgl. Abschnitt: Orthotope Lebertransplantation).

### 19.7.2 Narkoseführung

Bei Patienten mit einem akuten Leberversagen sind nur operative Eingriffe mit vitaler Indikation durchzuführen. Präoperativ sollte eine Korrektur der Gerinnungstörungen mit FFP (fresh frozen plasma) erwogen werden. Sedativa oder sonstige deprimierende Medikamente sind nicht indiziert. Zur Analgesie und vollständigen Amnesie kann Lachgas ausreichend sein. Der Einsatz volatiler Anästhetika ist fragwürdig, da sie möglicherweise negative Auswirkungen auf die vorgeschädigte Leber haben können. Barbiturate und Opioide können eine verlängerte Wirkung haben, falls deren hepatischer Abbau verändert ist. Die Gabe von Muskelrelaxantien ist sinnvoll, um dem Operateur den Zugang zum Operationsgebiet und um die Beatmung zu erleichtern. Bei der Wahl des Muskelrelaxans muß beachtet werden, daß eine verminderte Leber- und eine oft gleichzeitig eingeschränkte Nierenfunktion Auswirkungen auf die Pharmakokinetik der Relaxantien haben. Da die Plasmahalbwertszeit der Cholinesterase 14 Tage beträgt, ist bei einem akuten Leberversagen initial noch mit keiner Wirkungsverlängerung von Succinylcholin zu rechnen.

Eine entsprechende Glukosezufuhr ist wichtig; bei längeren operativen Eingriffen sollte die Blutzuckerkonzentration bestimmt werden, um eine Hypoglykämie zu vermeiden. Zu transfundierendes Blut sollte vorher erwärmt werden und so langsam wie möglich transfundiert werden, um die Gefahr einer Zitratintoxikation zu minimieren. Eine genaue Überwachung der arteriellen Blutgase, des pH-Werts und der Elektrolyte ist notwendig, da diese Patienten für eine arterielle Hypoxämie, metabolische Azidose und für erniedrigte Kalium-, Kalzium- und Magnesiumkonzentrationen anfällig sind. Eine Hypotension muß vermieden werden, da sie Auswirkungen auf den hepatischen Blutfluß und die Sauerstoffversorgung der Hepatozyten haben kann. Die Urinausscheidung sollte mittels intravenöser Flüssigkeitszufuhr und gegebenenfalls durch Mannitol aufrecht erhalten werden. Ein invasives Monitoring einschließlich arterieller Druckmessung und Pulmonalarterienkatheterisierung sind zur perioperativen Überwachung sinnvoll. Intravasale Katheter sollten unter streng aseptischen Kautelen gelegt werden, da diese Patienten besonders infektgefährdet sind.

## 19.8 Orthotope Lebertransplantation

Die orthotope Lebertransplantation ist die einzige kurative Therapie bei Patienten mit einem Leberversagen. Auch bei primären Lebertumoren, Gallenwegstumoren und genetisch bedingten Stoffwechselerkrankungen kann eine Lebertransplantation durchgeführt werden. Präoperativ können eine Enzephalopathie, Hypokaliämie, Hypokalzämie, Anämie, Thrombozytopenie, disseminierte intravasale Gerinnung, ein erhöhtes intrapulmonales Shuntvolumen und ein Nierenversagen vorliegen. Aufgrund der Dringlichkeit des operativen Eingriffs steht nur eine begrenzte Zeit zur Verfügung, um diese Störungen vorher zu optimieren.

### 19.8.1 Narkoseführung

Während der Narkoseführung bei Lebertransplantationen muß ein invasives Monitoring des arteriellen Blutdrucks und der kardialen Füllungsdrucke durchgeführt werden [51]. Hierbei wird eine Punktion der Arteria radialis einer Punktion der Arteria femoralis oder der Arteria dorsalis pedis vorgezogen, da während der Anastomose der Arteria hepatica manchmal die abdominelle Aorta abgeklemmt wird. Auch die venösen Zugänge müssen oberhalb des Zwerchfells plaziert werden, da die Vena cava inferior abgeklemmt wird. Mehrere venöse Zugänge müssen vorhanden sein, da große Blut- und Flüssigkeitsumsätze zu erwarten sind. Die meisten Patienten haben aufgrund eines Aszites erhöhte intraabdominelle Drucke und dadurch eine verlangsamte Magenentleerung. Es ist deshalb besonders wichtig, eine schnelle Intubation mit einem blockbaren Trachealtubus durchzuführen. Ketamin eignet sich zur Narkoseeinleitung, besonders wenn gleichzeitig eine Hypovolämie vorliegt. Daß das zur endotrachealen Intubation verabreichte Succinylcholin (1–2 mg/kg) eine verlängerte Wirkung hat, stellt kein klinisches Problem dar, denn der operative Eingriff dauert lange und es kommt meist zu einem mehrfachen Austausch des Blutvolumens. Ist eine schnelle Muskelrelaxierung nicht notwendig, so stellt Atracurium eine sinnvolle Alternative zu Succinylcholin dar, denn die Elimination von Atracurium ist kaum von der Leber- oder Nierenfunktion abhängig.

Zur Narkoseführung wird häufig Isofluran eingesetzt, eventuell in Kombination mit Opioiden. Große Opioiddosen werden jedoch nicht empfohlen, da die Leber eine wichtige Bedeutung bei der Elimination dieser Medikamente hat. Lachgas wird nicht eingesetzt, da es zu einer Blähung der Darmschlingen führt. Außerdem besteht hierbei die Gefahr, daß es bei der Revaskularisation der Leber durch vorher in der Leber eingeschlossene Luftblasen zu stärkeren Luftembolien kommen kann. Die hepatischen und renalen Eliminationswege von Muskelrelaxantien müssen berücksichtigt werden, falls Muskelrelaxantien zur Narkoseführung eingesetzt werden.

Das vordringliche Problem bei einer Transplantation ist der massive Blutverlust. Das intraoperativ abgesaugte Blut wird daher wieder aufbereitet und retransfundiert (cell-saver-Geräte). Das mit dem transfundierten Blut zugeführte Zitrat kann zu einer Hypokalzämie und einer myokardialen Depression führen. Die Gabe von Kalzium wird deshalb häufig notwendig. Eine zitratbedingte Hypokalzämie ist dann zu erwarten, wenn keine funktionsfähigen Hepatozyten mehr vorliegen und – was bei diesen Operationen oft der Fall ist – eine Hypothermie besteht. Fast immer kommt es bei diesen Operationen zu einer Hypothermie, auch wenn die infundierten Flüssigkeiten und inhalierten Gase angewärmt werden. Auch der venovenöse Bypass (von der Vena femoralis zur Vena axillaris), zur Entlastung der Pfortader eingesetzt, trägt zur Hypothermie bei. Eine Thrombozytopenie tritt immer auf.

Während der Lebertransplantation kann es, nachdem die Vena cava inferior abgeklemmt ist, zu einem verminderten venösen Rückfluß und zu entsprechenden Kreislaufauswirkungen kommen. Hierdurch kann der Einsatz von positiv inotropen Medikamenten oder Sympathomimetika notwendig werden. Durch einen venovenösen Bypass oder einen partiellen kardiopulmonalen Bypass können der Blutverlust und die Kreislaufauswirkungen, die durch das Abklemmen der Vena cava inferior entstehen, vermindert werden. Auch beim Öffnen der abgeklemmten Vena cava inferior kann es zu einem Blutdruckabfall kommen, selbst wenn ein venovenöser Bypass verwendet wurde. Ursache kann ein Ausschwemmen von negativ-inotropen oder vasodilatierenden Substanzen aus der Leber sein. Während der Operation ist eine metabolische Azidose zu erwarten. Diese kann zusammen mit Elektrolytstörungen und einer Hypothermie zu Herzrhythmusstörungen führen. Beim Öffnen der abgeklemmten Aorta kann es zu einer lebensbedrohlichen Hyperkaliämie kommen. Während einer Lebertransplantation kann es sowohl zu einer Hypo- als auch zu einer Hyperglykämie kommen. Es ist wichtig, daß die Urinausscheidung aufrechterhalten wird. Eine Oligurie kann ein Hinweis auf eine vorbestehende Nierenfunktionsstörung sein oder durch eine Hypovolämie bedingt sein. Postoperativ kommt es aufgrund der Metabolisierung von zitrathaltigem Stabilisator aus Konservenblut zu einer metabolischen Alkalose und einer Erhöhung des Gesamtkalziums. Die Konzentration des ionisierten Kalziumanteils bleibt dagegen normal oder ist gar erniedrigt. Normalerweise wird nach einer Lebertransplantation noch für 24–48 Stunden eine maschinelle Beatmung durchgeführt.

## 19.9 Leberzirrhose

Die Leberzirrhose ist eine chronische Erkrankung, die zu einer Zerstörung des Leberparenchyms und zu dessen Ersatz durch kollagenes Bindegewebe führt. Dadurch kommt es unter Umständen zu einer Umstrukturierung der Leberläppchen und zu einer Beeinträchtigung der normalen Leberfunktionen. In den USA ist der Alkoholabusus die häufigste Ursache für eine Leberzirrhose. Weitere Ursachen sind z. B. Medikamente, Toxine, virale Infektionen (Hepatitis), Herzinsuffizienz, primär biliäre Zirrhose, Hämochromatose und Wilsonsche Krankheit.

Die Auswirkungen einer Leberzirrhose auf die Leberfunktionen sind ähnlich, unabhängig davon, welche Ätiologie der Zirrhose zugrunde liegt. Insbesondere durch die numerische Verminderung der Hepatozyten kommt es zu einer Beeinträchtigung sämtlicher Leberfunktionen (vgl. Abschnitt: Physiologische Funktionen der Leber). Daneben kommt es auch zu einer Verminderung des hepatischen Blutflusses. Ursache ist eine Widerstandserhöhung im portalvenösen System (portale Hypertension) aufgrund der im Rahmen einer Zirrhose auftretenden fibrotischen Umwandlung. Durch diese Widerstandserhöhung nimmt der Blutfluß über die Lebervenen ab. Der Blutfluß über die Arteria hepatica macht damit einen größeren prozentualen Anteil am gesamten hepatischen Blutfluß aus. Daher kann es bei Patienten mit einer Leberzirrhose durch einen Abfall des arteriellen Blutdrucks oder der arteriellen Oxygenierung leichter zu einer Beeinträchtigung des hepatischen Blutflusses und der Sauerstoffversorgung der Leber kommen. Obwohl von diesen Veränderungen auszugehen ist, sind die Leberfunktionstests im allgemeinen normal oder nur leicht verändert. Eine Zirrhose führt oft nur dann zu einer Veränderung der Leberfunktionstests, wenn eine zusätzliche Schädigung – wie z.B. durch eine Narkose oder einen operativen Eingriff – hinzukommt.

### 19.9.1 Alkoholisch bedingte Leberzirrhose

Bei ungefähr 10% der Patienten, die über 10–15 Jahre täglich mehr als 80 g Alkohol konsumieren, entwickelt sich eine Leberzirrhose. Es wird geschätzt, daß in den USA ungefähr 10 Millionen Menschen davon betroffen sind. Bei einem Alkoholabusus kommt es zuerst zu einer akuten alkoholbedingten Hepatitis, dann zu einer portalvenösen Hypertension und einer alkoholisch bedingten Leberzirrhose.

#### Akute alkoholbedingte Hepatitis

Bei einer akuten alkoholbedingten Hepatitis kommt es typischerweise zu einer Konzentrationserhöhung der Plasmatransaminasen. Bei ungefähr 50% der Patienten entwickelt sich ein Aszites. Liegt eine schwere Leberschädigung vor, so kann die Plasmaalbuminkonzentration unter 3 g/dl abfallen und auch der Quickwert kann erniedrigt sein.

#### Portalvenöse Hypertension

Eine portalvenöse Hypertension entwickelt sich normalerweise erst einige Jahre nach dem ersten Schub einer akuten alkoholbedingten Hepatitis. Die Patienten werden kachektisch und verlieren Muskelmasse, insbesondere im Gesicht, am Hals, sowie an den Oberarmen. Am auffallendsten bei der körperlichen Untersuchung ist die Hepatomegalie. Zusätzlich können eine Splenomegalie und ein Aszites vorliegen. Der Aszites ist die Folge des erniedrigten onkotischen Drucks (die Plasmaalbuminkonzentration beträgt normalerweise weniger als 2,5 g/dl), des erhöhten Widerstandes im Bereich des portalvenösen Systems und einer erhöhten Sekretion an antidiuretischem Hormon. Obwohl die Muskelmasse abnimmt, bleibt das Körpergewicht aufgrund der Aszitesflüssigkeit meist konstant. Auffallend sind Palmarerythem, Spider naevi im Bereich von Gesicht, Armen und Schulter- und Rückenbereich sowie subkutane Blutungen, die bereits nach minimalen Verletzungen auftreten (erhöhte Kapillarbrüchigkeit aufgrund von Vitamin C- und Prothrombinmangel).

An laborchemischen Veränderungen fällt bei einer portalen Hypertension ein Hämatokritwert zwischen 30 und 35% auf. Ursache sind zumeist chronische Blutungen im Gastrointestinalbereich, eine Hämolyse oder ein Folsäuremangel. Eine zusätzlich bestehende Hyponatriämie ist vermutlich Folge einer erhöhten Sekretion an antidiuretischem Hormon. Die Harnstoffkonzentration liegt oft unter 10 mg/dl. Dies ist am ehesten durch eine mangelnde Eiweißaufnahme bedingt. Beträgt die Harnstoffkonzentration bei Patienten mit einer alkoholischen Leberzirrhose mehr als 20 mg/dl, so ist eine sich verschlechternde Nierenfunktion anzunehmen. Die Plasmakonzentrationen von Bilirubin, Transaminasen und alkalischer Phosphatase sind vermutlich leicht bis mäßig erhöht.

#### Extrahepatische Komplikationen einer alkoholbedingten Leberzirrhose

Falls eine alkoholbedingte Leberzirrhose bereits zu einer portal-venösen Hypertension geführt hat, können auch wichtige extra-hepatische Komplikationen wie 1. Kreislaufveränderungen, 2. arterielle Hypoxämie, 3. Niereninsuffizienz, 4. Gallensteine, 5. Duodenalulcera, 6. Oesophagusvarizen, 7. hepatische Encephalopathie und 8. eine spontan entstehende bakterielle Peritonitis auftreten [52].

**Kreislaufveränderungen.** Bei Patienten mit einer Leberzirrhose liegt oft eine hyperdyname Kreislaufsituation vor. Sie ist durch ein erhöhtes Herzminutenvolumen gekennzeichnet. Als Ursache für dieses gesteigerte Herzminutenvolumen wurden ein erhöhtes intravasales Volumen, eine verminderte Viskosität des Blutes aufgrund einer Anämie, sowie arterio-venöse Kurzschlüsse (vor allem in der Lunge) angeschuldigt. Andererseits kann es bei Patienten mit einer alkoholbedingten Leberzirrhose auch zu einer Kardiomyopathie kommen, die sich als Herzinsuffizienz äußert. Häufig liegt bei diesen Patienten eine megaloblastische Anämie vor. Diese ist vermutlich dadurch bedingt, daß Alkohol die Folsäurewirkungen antagonisiert und nicht dadurch, daß keine Folsäure mit der Nahrung aufgenommen wird.

**Arterielle Hypoxämie.** Obwohl häufig eine Hyperventilation vorliegt, entwickeln viele Patienten mit einer alkoholisch bedingten Leberzirrhose eine arterielle Hypoxämie. Eine mögliche Erklärung hierfür ist, daß die Zwerchfellbewegungen aufgrund der Aszitesflüssigkeit eingeschränkt sind. Bei Vorliegen einer portalvenösen Hypertension kann es außerdem zu intrapulmonalen Rechts-Links-Shunts kommen, wodurch eine arterielle Hypoxämie entsteht. Eine arterielle Hypoxämie kann auch durch eine Pneumonie bedingt sein, die bei alkoholkranken Patienten häufig auftritt. Daß sich leicht eine Pneumonie entwickelt, kann daran liegen, daß Alkohol die in der Lunge normalerweise vorhandene Phagozyteseaktivität hemmen kann. Daher können Bakterien, die mit der Einatemluft in den Respirationstrakt aufgenommen werden, leichter zu einer Pneumonie führen. Lungenabszesse werden daher zumeist bei chronisch alkoholkranken Patienten angetroffen. Außerdem ist auch die Regurgitationsgefahr von Mageninhalt größer, da Alkohol zu einer Tonuserniedrigung des unteren Ösophagussphinkters führt.

**Niereninsuffizienz.** Im Rahmen einer Leberzirrhose kommt es zu einer Erniedrigung von renalem Blutfluß und glomerulärer Filtrationsrate. Diese Veränderungen gehen einer manifesten Nierenfunktionsstörung um einige Monate voraus. Die erhöhte Aktivität des Renin-Angiotensin-Aldosteron-Systems könnte für den verminderten renalen Blutfluß dieser Patienten verantwortlich sein. Kommt es bei einer Leberzirrhose zu einer plötzlichen Oligurie (hepatorenales Syndrom), so beträgt die Mortalität über 60%.

**Hypoglykämie.** Bei alkoholkranken Patienten besteht die Gefahr einer Hypoglykämie. Dies kann dadurch bedingt sein, daß aufgrund einer Mangelernährung die Glykogenreserven entleert sind und daß es alkoholbedingt zu einer Stimulierung der Glykogenolyse und zu einer Behinderung der Glukoneogenese kommt. Die Leber ist dafür verantwortlich, daß Laktat über die Glukoneogenese in Glukose umgewandelt und damit aus dem Kreislauf eliminiert wird. Bei einer schweren Lebererkrankung kann dieser Mechanismus beeinträchtigt sein, wodurch nicht nur eine Hypoglykämie, sondern auch die Entstehung einer metabolischen Azidose begünstigt wird.

**Gallensteine.** Bei Patienten mit einer Leberzirrhose treten häufiger Gallensteine auf. Dies ist am wahrscheinlichsten dadurch bedingt, daß es aufgrund der Splenomegalie zu einer chronischen hämolytischen Anämie und damit zu einer erhöhten Bilirubinbelastung kommt. Gallensteine können die Morbidität und Mortalität von Patienten mit einer Leberzirrhose erhöhen, falls sie eine akute Cholezystitis oder Pankreatitis begünstigen. Sollte ein Ikterus auftreten, so ist dessen Differentialdiagnose erschwert, falls zusätzlich Gallensteine vorliegen.

**Duodenalulcera.** Die Inzidenz von Duodenalulcera ist bei Patienten mit einer Leberzirrhose ungefähr doppelt so hoch wie in der Normalbevölkerung. Durch Blutungen aus dem Ulcus wird eine Anämie verstärkt und es kommt zu einer erhöhten Ammoniakbelastung des Magen-Darm-Traktes. Hierdurch kann eine hepatische Enzephalopathie verschlimmert werden. Es kann schwierig sein, eine Blutung aus einem Duodenalulcus von einer Blutung aus Ösophagusvarizen zu unterscheiden.

**Fundus- und Ösophagusvarizen.** Fundus- und Ösophagusvarizen sind enorm dilatierte, submuköse Venen. Venöses Blut aus dem Splanchnikusgebiet kann über diese Varizen vom Pfortadersystem (hoher Venendruck) zu der Vena azygos und der Vena hemiazygos (niedriger Druck) abfließen. Ösophagusvarizen sind dünnwandige submuköse Venen, die sich dicht unterhalb des Plattenepithels des Ösophagus befinden. Es muß jedoch beachtet werden, daß nicht alle Patienten mit einer Leberzirrhose Ösophagusvarizen entwickeln und nicht alle Patienten mit Ösophagusvarizen aus ihren Varizen bluten [53]. Falls es jedoch zu einer Varizenblutung kommt, blutet es normalerweise im Bereich des distalen Ösophagus oder des proximalen Magens. Diese Varizenblutungen haben oft hämodynamische Auswirkungen.

Bei einer Varizenblutung muß meist Blut transfundiert werden, um den Hämatokrit bei ca. 30% zu halten. Falls aufgrund eines Prothrombinmangels und/oder einer Thrombozytopenie eine Gerinnungsstörung vorliegt, ist die Gabe von «fresh frozen plasma» und/oder Thrombozytenkonzentrat notwendig. Bei Patienten mit einer schweren Varizenblutung, insbesondere wenn eine hepatische Enzephalopathie vorliegt, kann eine endotracheale Intubation durchgeführt werden, um eine Aspiration zu verhindern und die endoskopische Suche nach der Blutungsstelle zu erleichtern. Falls der Patient bei einer akuten Varizenblutung kreislaufmäßig wieder stabilisiert ist, gibt es verschiedene Möglichkeiten zur Blutstillung sowie zur Prophylaxe einer erneuten Blutung. Bei einer endoskopisch nachgewiesenen Varizenblutung kann diese Blutung bei 40–80% der Patienten mit einem Ballonkatheter unter Kontrolle gebracht werden [53]. Vor dieser Maßnahme wird der Patient am besten endotracheal intubiert. Auch eine in Allgemeinnarkose durchgeführte endoskopische Varizensklerosierung kann sinnvoll sein, um eine akute Varizenblutung in Griff zu bekommen. Der Wert einer intravenösen Vasopressingabe wird kontrovers diskutiert (vgl. Kap. 20). Eine selektive intraarterielle Vasopressininfusion scheint keine Vorteile zu haben. Entscheidende operative Maßnahme bei einer portalvenösen Hypertension bleiben die Shunt-Operationen. Die häufigste elektive Operation zur Therapie einer portalen Hypertension ist der distale splenorenale Shunt (Warren-Shunt). Hierbei besteht jedoch die Gefahr einer hepatischen Enzephalopathie.

**Hepatische Enzephalopathie.** Eine hepatische Enzephalopathie ist mit einer hohen Mortalität verbunden. Es wird angenommen, daß sich die geistige Abstumpfung, der charakteristische Flattertremor und der Fötor hepaticus deshalb entwickeln, weil Abbauprodukte des Stickstoffmetabolismus (vor allem Ammoniak) aus dem Pfortaderkreislauf unter Umgehung der Leber in die Vena cava und damit in den Systemkreislauf gelangen können. Der Flattertremor ist durch einen intermittierenden Tonusverlust der Streckmuskulatur bedingt. Dieser Flattertremor ist Hauptmerkmal der hepatischen Enzephalopathie. Die Therapie der Enzephalopathie besteht darin, daß exogene Ammoniakquellen beseitigt werden, z.B. dadurch, daß die Proteinaufnahme beschränkt wird und gastrointestinale Blutungen zum Stillstand gebracht werden. Oral verabreichtes Neomycin wird kaum aus dem Gastrointestinaltrakt resorbiert und unterdrückt das Wachstum von Darmbakterien. Damit wird durch die bakteriellen Ureasen weniger Harnstoff gespalten und es fällt dadurch weniger Ammoniak an. Auch durch Gabe von Laktulose kann die Ammoniakkonzentration erniedrigt werden, da Laktulose zu einer leichten Erniedrigung des pH-Wertes im Gastrointestinaltrakt führt. Durch diese laktulosebedingte Azidose wird die Umwandlung des Ammoniaks in schlecht lösliches und damit kaum resorbierbares Ammonium begünstigt.

**Schwächung der Immunabwehr.** Alkoholabusus führt zu einer ausgeprägten Schwächung der Immunmechanismen. Dadurch sind alkoholkranke Patienten anfälliger für bakterielle und virale Infektionen, für Tuberkulose und die Entwicklung eines Malignoms [54]. Bei ungefähr 10% der Patienten, die eine alkoholisch bedingte Lebererkrankung und einen Aszites haben, kommt es zu einer spontan auftretenden bakteriellen Peritonitis. Aufgrund dieser Tatsachen sollten Patienten mit einem Alkoholabusus als immunsupprimiert betrachtet werden, unabhängig davon, ob es sich um einen periodischen oder regelmäßigen Alkoholabusus handelt.

### 19.9.2 Perioperative Betreuung von alkoholkranken Patienten

Bei chronischem Alkoholkonsum kommt es zu Toleranz, physischer Abhängigkeit und zu Funktionsstörungen zahlreicher Organe. Um alkoholkranke Patienten perioperativ richtig betreuen zu können, müssen die durch die Alkoholkrankheit bedingten pathophysiologischen Veränderungen bekannt sein.

**Leichtes Alkoholentzugssyndrom**

Bei einer plötzlichen Unterbrechung der Alkoholzufuhr kommt es zu einer neuronalen Übererregbarkeit und zu einer vermehrten Katecholaminfreisetzung. Innerhalb von 6–8 Stunden Abstinenz kommt es bei den meisten alkoholkranken Patienten zu leichten Entzugssymptomen. Zu diesen Symptomen gehören Zittern, Schlaflosigkeit und Reizbarkeit. Eine Störung des vegetativen Nervensystems kann sich in Hypertension, Tachykardie und Herzrhythmusstörungen äußern. Diese leichten Entzugssymptome nehmen auch ohne spezifische Therapie innerhalb von 48 Stunden ab oder verschwinden ganz.

**Schweres Alkoholentzugssyndrom (Delirium tremens)**

Bei ungefähr 5% der alkoholkranken Patienten kommt es nach plötzlicher Unterbrechung der Alkoholzufuhr zu schweren Alkoholentzugssymptomen. Diese Symptomatik ist ein medizinischer Notfall, da die Mortalität bis zu 15% betragen kann. Im Gegensatz zu einem leichten Alkoholentzugssyndrom beginnt eine schwere Alkoholentzugssymptomatik verzögert, sie tritt zumeist 48–72 Stunden nach Beginn der Abstinenz auf [52].

**Symptome.** Zu den Symptomen eines schweren Alkoholentzugs gehören Zittern, Desorientierung und Halluzinationen. Es liegt ein erhöhter Sympathikotonus vor. Eine verstärkte Katecholaminfreisetzung führt zu Schwitzen, Temperaturanstieg, Tachykardie und Hypertension. Während eines chronischen Alkoholabusus kommt es zur numerischen Zunahme der Betarezeptoren. Daher sind während eines Alkoholentzugs die Reaktionen auf Katecholamine verstärkt [55]. Bei einigen Patienten kann ein Grand mal-Anfall der erste Hinweis auf eine Alkoholentzugssymptomatik sein. Falls zerebrale Krampfanfälle auftreten, muß stets eine Hypoglykämie als mögliche Ursache ausgeschlossen werden. Während eines schweren Alkoholentzugs finden sich an biochemischen Veränderungen vor allem Hypomagnesiämie, Hypokaliämie und respiratorische Alkalose. Diese drei Veränderungen erhöhen die Gefahr von auftretenden Herzrhythmusstörungen.

**Therapie.** Die Therapie eines schweren Alkoholentzugssyndroms besteht darin, daß der Patient sofort sediert wird, Vitamine zugeführt werden (insbesondere Thiamin) und daß Störungen des Wasser- und Elektrolythaushaltes ausgeglichen werden. Zur Sedierung wird oft oral oder intravenös Diazepam verabreicht. Häufig wird empfohlen, 10 mg Diazepam und anschließend alle 5 Minuten weitere 5 mg Diazepam i.v. zu verabreichen, bis der Patient ruhig, aber gerade noch wach ist [56]. Um diesen Zustand zu erreichen, werden häufig 45–90 mg Diazepam benötigt. Um Symptome eines erhöhten Sympathikotonus zu unterdrücken, eignet sich Propranolol. Wichtig ist es, einen Magnesium- und Kaliummangel auszugleichen, um dadurch schweren Herzrhythmusstörungen vorzubeugen. Falls Herzrhythmusstörungen auftreten, kann normalerweise Lidocain mit Erfolg eingesetzt werden. In letzter Zeit wird auch Clonidin zur Therapie eines schweren Alkoholentzugsdelirs eingesetzt.

**Wernicke-Enzephalopathie und Korsakow-Syndrom**

Zu den Symptomen einer Wernicke-Enzephalopathie gehört eine Ataxie. Ursache ist ein Untergang von neuronalen Strukturen im Zerebellum. Beim sogenannten Korsakow-Syndrom liegt ein Gedächtnisverlust vor. Die Mehrzahl dieser Patienten weist Symptome einer Polyneuropathie auf. Im Vordergrund stehen orthostatische Hypotension, Augenmuskellähmungen und Nystagmus. Die Therapie besteht in der Gabe von Thiamin. Diese beiden Krankheitsbilder stellen keine Entzugssymptome dar. Ihr Auftreten beweist jedoch, daß bei den Patienten eine physische Alkoholabhängigkeit besteht oder bestanden hat.

**Narkoseführung beim abstinenten Alkoholiker**

Es wird geschätzt, daß 5–10% aller Patienten mit einer Leberzirrhose sich in ihren letzten zwei Lebensjahren einer Operation unterziehen müssen. Insbesondere aufgrund der verschlechterten Wundheilung, der Blutungs- und Infektionsneigung und der eventuellen Verschlechterung der Leberfunktion (einschließlich hepatischer Enzephalopathie) ist bei diesen Patienten die postoperative Morbidität erhöht.

Bei Patienten mit einer Leberzirrhose, die sich einer großen Operation unterziehen müssen, kann das operative Risiko und das «outcome» der Patienten anhand eines präoperativen Punktekatalogs abgeschätzt werden (Tab. 19.5), [57].

**Tab. 19.5:** Einschätzung des operativen Risikos anhand der präoperativen Beurteilung

|  | minimal | mäßig | hoch |
| --- | --- | --- | --- |
| Bilirubin (mg/dl) | <2 | 2–3 | >3 |
| Albumin (g/dl) | >3.5 | 3–3.5 | <3 |
| Quick-Wert | 85–55% | 55–45% | 45% |
| Enzephalopathie | keine | mäßig | schwer |
| Ernährungszustand | ausgezeichnet | gut | schlecht |
| Aszites | kein | mäßig | stark |

(Daten aus: Strunin I. Preoperative assessment of the patient with liver dysfunction. Br J Anaesth 1978:50:25–34

Um bei abstinenten Alkoholikern mit einer Lebererkrankung die Narkose richtig führen zu können, müssen die bei einer chronischen Lebererkrankung vorliegenden pathophysiologischen Veränderungen bekannt sein. (vgl. Abschnitt: Extrahepatische Komplikationen einer alkoholbedingten Leberzirrhose). Welches bei Vorliegen einer Lebererkrankung die optimalen Anästhetika oder Anästhesieverfahren sind, ist nicht klar. Es muß jedoch beachtet werden, daß bei einer chronischen Lebererkrankung stets die Leberdurchblutung vermindert ist. Die Ursache hierfür ist eine Widerstandserhöhung im Bereich der Pfortader.

Durch die operativen Manipulationen kann die Leberperfusion weiter gedrosselt werden (Abb. 19.6), [15]. Hepatischer Blutfluß und Oxygenierung der Hepatozyten ist bei diesen Patienten stärker als bei lebergesunden Patienten von der Durchblutung über die Arteria hepatica abhängig. Bei Patienten mit einer chronischen Lebererkrankung kommt es postoperativ häufig zu einer Verschlechterung der Leberfunktion, unabhängig davon, welche Medikamente zur Narkose eingesetzt wurden.

Es scheint sinnvoll zu sein, für die Narkose solche Medikamente einzusetzen, die weder den Widerstand im Splanchnikusgebiet erhöhen, noch in einem stärkeren Ausmaß in der Leber metabolisiert werden. In dieser Hinsicht sind Lachgas, Enfluran und Isofluran gut geeignet. Von den volatilen Anästhetika scheint Isofluran den hepatischen Blutfluß und die Oxygenierung der Hepatozyten am besten aufrecht zu erhalten. Es gibt jedoch keine Beweise, daß Halothan zu unerwünschten Auswirkungen auf die Leberfunktion führt, falls es bei leberzirrhotischen Patienten oder zirrhotischen Tieren eingesetzt wird (Abb. 19.10), [22]. Es sollte jedoch beachtet werden, daß bei Patienten mit einer Leberzirrhose ein reduktiver Halothanmetabolismus begünstigt sein kann (Enzyminduktion aufgrund von Alkohol, Mangelernährung sowie Hypoxie der Hepatozyten aufgrund einer verminderten Leberdurchblutung). Zusätzlich zu Lachgas oder zusätzlich zu Lachgas in Kombination mit einem volatilen Anästhetikum können gut Opioide oder Benzodiazepine verabreicht werden. Falls die Lebererkrankung jedoch so ausgeprägt ist, daß deren Metabolisierung verlangsamt ist, muß an die Gefahr einer Medikamentenkumulation gedacht werden.

**Reaktionen auf Anästhetika.** Kommt es bei alkoholkranken Patienten zu einer Toleranz gegenüber Alkohol, so entwickelt sich auch eine ähnliche Toleranz (Kreuztoleranz) gegen andere ZNS-deprimierende Medikamente, wie z.B. Barbiturate und volatile Anästhetika. Es gibt Beweise dafür, daß bei einem chronischen Alkoholabusus der Anaesthetikabedarf (MAP) an Halothan [58] und Isofloran (Abb. 19.12) erhöht ist [59]. Die wahrscheinlichste Erklärung dafür ist eine Toleranz auf zellulärer Ebene. Außerdem konnte bei bekannten alkoholkranken Patienten ein erhöhter Phospholipidgehalt im Hirngewebe nachgewiesen werden [58]. Bei Zunahme des Lipidgehaltes kommt es zu einer entsprechend erhöhten Löslichkeit für Halothan im zentralen Nervensystem. Bei bestimmten Zuchtmäusen, die besonders empfindlich auf Alkohol sind, konnte zwar ein erhöhter Anästhetikabedarf nachgewiesen werden, im Bereich der synaptischen Nervenmembranen konnte jedoch keine Veränderung bezüglich der Phospholipide, der Fettsäuren oder des Cholesterins nachgewiesen werden [60]. Alkohol führt außerdem zu einer starken Enzyminduktion. Dadurch werden vermutlich Alkohol und auch andere Medikamente schneller metabolisiert. Dennoch scheint es unwahrscheinlich zu sein, daß die schnellere Metabolisierungsrate einen größeren Einfluß auf den Bedarf von Inhalationsanästhetika einer nur geringen Metabolisierungsrate hat. Außerdem würde durch eine veränderte Metabolisierungsrate nur die einzuatmende Anästhetikamenge beeinflußt, die zur Erreichung eines bestimmten Partialdrucks im Gehirn notwendig ist. Der zur Erzielung einer Anästhesie notwendige Partialdruck würde dadurch nicht beeinflußt.

Während solche Patienten eine größere Toleranz gegenüber ZNS-deprimierenden Medikamentennebenwirkungen haben, können – aufgrund einer vorbestehenden alkoholbedingten Kardiomyopathie – be-

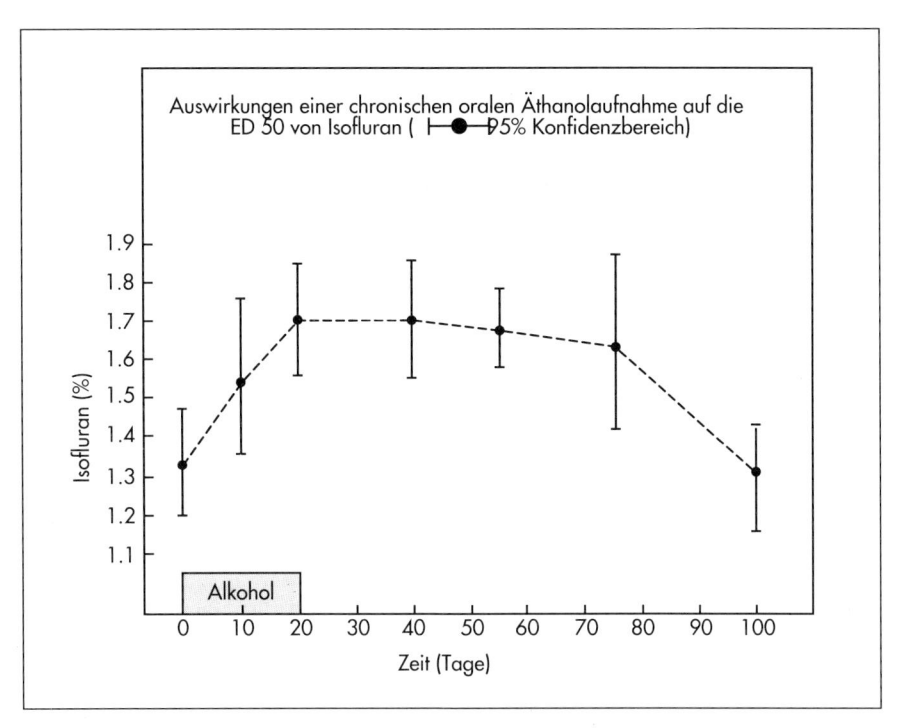

**Abb. 19.12:** Während der 20 Tage einer chronischen oralen Alkoholzufuhr (Äthanol), sowie während der 80 Tage nach Abbruch der Alkoholzufuhr wurde der Einfluß des Alkoholkonsums auf die $ED_{50}$ von Isofluran untersucht. Die $ED_{50}$-Werte für Isofluran waren am 20., 40., 55. und 75. Tag signifikant ($p < 0,05$) über den Ausgangswert erhöht.
Die erhöhte Toleranz für Isofluran dauerte also bei diesen mit Alkohol therapierten Mäusen noch 55 Tage nach Abbruch der Alkoholzufuhr an. 100 Tage nach Abbruch der Alkoholzufuhr hatten diese Mäuse ihre erhöhte Toleranz gegenüber Isofluran wieder verloren. (Johnston RE, Kulp RA, Smith TC. Effects of acute and chronic ethanol administration on isoflurane requirement in mice. Anesth Analg 1975; 54: 277–81. Reprinted with permission from IARS.)

sonders empfindlich auf die myokarddepressiven Wirkungen der volatilen Anästhetika sein. Falls aufgrund der Lebererkrankung eine verminderte Albuminplasmakonzentration vorliegt, kann außerdem die Proteinbindung von Medikamenten vermindert sein. Dadurch könnten theoretisch die pharmakologischen Wirkungen der Barbiturate (wie z. B. von Thiopental) verstärkt werden [2]. Bei chronisch alkoholkranken Patienten, die Disulfiram einnehmen, konnten während der Narkose verstärkte Hypotensionen beobachtet werden [61]. Diese Blutdruckabfälle können durch eine Verarmung des sympathischen Nervensystems an Neurotransmittern bedingt sein, denn Disulfiram hemmt das Enzym Dopaminhydroxylase, das für die Umwandlung von Dopamin in Noradrenalin notwendig ist.

**Muskelrelaxantien.** Falls bei Patienten mit einer Leberzirrhose Muskelrelaxantien eingesetzt werden, ist zu beachten, welche Funktion die Leber bei der Elimination dieser Muskelrelaxantien hat. Succinylcholin ist bei diesen Patienten geeignet, obwohl es im Rahmen einer schweren Lebererkrankung zu einer verminderten Aktivität der Plasmacholinesterase und damit zu einer leichten Wirkungsverlängerung dieses Medikamentes kommen kann. Da bei einer Leberzirrhose das Verteilungsvolumen vergrößert ist, kann bei nicht-depolarisierenden Muskelrelaxantien eine höhere Initialdosierung notwendig werden, um eine bestimmte Plasmakonzentration zu erreichen. Die Dauer der neuromuskulären Blockade kann bei diesen Medikamenten jedoch verlängert sein, falls sie in der Leber metabolisiert werden. Bei Patienten mit einer Leberzirrhose ist z. B. die Eliminationshalbwertzeit von Pancuronium verlängert und die Plasmaclearance vermindert [62]. Dagegen sind Metocurin und d-Tubocurarin nicht auf eine hepatische Metabolisierung angewiesen. Auch die Eliminationshalbwertzeit von Atracurium wird durch eine Leberfunktionsstörung nicht beeinflußt [63]. Bei Vorliegen einer Leberfunktionsstörung ist auch die Eliminationshalbwertzeit von Vecuronium nicht erhöht, solange die Dosis nicht 0,1 mg/kg überschreitet [63]. Die Eliminationshalbwertzeit von Vecuronium ist dagegen bei Verabreichung hoher Dosierungen verlängert, da dieses Medikament einer hepatischen Clearance unterliegt.

Für die gelegentlich bei Patienten mit einer Leberzirrhose gesehene Resistenz gegen Muskelrelaxantien (insbesondere d-Tubocurarin) wurde früher eine veränderte Proteinbindung der Muskelrelaxantien angeschuldigt. Wie stark sich die nicht-depolarisierenden Muskelrelaxantien an Albumine oder Gammaglobuline binden und welche Bedeutung die Proteinbindung in diesem Zusammenhang hat, ist jedoch nicht ganz klar. Außerdem ist z. B. die Proteinbindung des d-Tubocurarins bei Vorliegen einer Leberfunktionsstörung nicht beeinträchtigt [64]. Unter Berücksichtigung all dieser Fakten scheinen mittellang wirkende Muskelrelaxantien, insbesondere Atracurium, bei Patienten mit einer schweren Lebererkrankung gut geeignet zu sein.

**Monitoring.** Die intraoperative Überwachung von arteriellen Blutgasen, pH-Wert und Urinausscheidung sowie eine entsprechende Glukosezufuhr sind bei diesen Patienten entscheidend. Eine arterielle Hypoxämie kann intraoperativ verschlimmert werden, falls zur Narkoseführung Medikamente eingesetzt werden, die zu einer Dilatation der die Leber umgehenden Kollateralkreisläufe und zu einer Dilatation intrapulmonaler Shunts führen [65]. Eine perioperative Glukoseinfusion ist nicht nur wichtig, um eine Hypoglykämie zu verhindern, sondern auch um die Gefahr zu verringern, daß eventuell schädigende, lipidlösliche Abbauprodukte der volatilen Anästhetika in den Hepatozyten abgelagert werden. Bei langdauernden Eingriffen ist es sinnvoll, wiederholt die Blutzuckerkonzentration zu bestimmen. Insbesondere bei Patienten mit einem vorbestehenden Ikterus ist es wichtig, intraoperativ auf eine ausreichende Urinausscheidung zu achten. Damit kann die Gefahr eines postoperativen Nierenversagens verringert werden. Unter Umständen kann eine Mannitolgabe notwendig werden, um die Urinausscheidung in Gang zu bringen.

Ob ein invasives Monitoring notwendig ist, hängt vom Ausmaß und von der Dringlichkeit des operativen Eingriffes ab. Während der Anlage eines portokavalen Shunts sind der blutig arterielle Druck und die kardialen Füllungsdrucke zu überwachen. Wird bereits präoperativ eine Neomycin- oder Laktulosetherapie begonnen, so kann die Ammoniakbelastung reduziert und damit einer hepatischen Enzephalopathie vorgebeugt werden. Falls eine Bluttransfusion notwendig ist, wird die Gabe von Frischblut empfohlen. Damit kann die Ammoniakbelastung vermindert werden und außerdem werden dadurch Gerinnungsfaktoren zugeführt. Bei Patienten mit bekannten Ösophagusvarizen ist zu empfehlen, unnötige Manipulationen im Ösophagus zu vermeiden.

**Narkoseführung bei alkoholintoxikierten Patienten**

Im Unterschied zu einem chronisch alkoholkranken Patienten, der zum Zeitpunkt der Operation abstinent ist, benötigt ein akut alkoholintoxikierter Patient weniger Narkosemedikamente, denn Alkohol und Anästhetika haben additive Wirkungen. Der akut alkoholintoxikierte Patient toleriert Streßsituationen und Blutverluste wesentlich schlechter. Außerdem scheint Alkohol auch die Hypoxietoleranz des Gehirns zu verringern. Eine chirurgische Blutung kann auch dadurch bedingt sein, daß Alkohol die Thrombozytenaggregation negativ beeinflußt. Bei alkoholintoxikierten Patienten kann die Gefahr einer Regurgitation von Mageninhalten erhöht sein, denn Alkohol verzögert die Magenentleerung und vermindert den Tonus des unteren Ösophagussphinkters.

Selbst mäßige Dosen von Alkohol führen zu erhöhten Katecholaminspiegeln im Kreislauf. Dies ist am ehesten dadurch bedingt, daß durch Alkohol die Wiederaufnahme der Neurotransmitter in die präsynaptischen Nervenendigungen gehemmt ist. Ob dadurch intraoperativ ventrikuläre Rhythmusstörungen begünstigt werden oder die Empfindlichkeit gegenüber exogen zugeführtem Adrenalin erhöht wird, ist nicht bekannt.

### 19.9.3 Primär biliäre Zirrhose

Die primär biliäre Zirrhose ist eine chronische, progressive und oft tödlich verlaufende cholestatisch bedingte Lebererkrankung. Charakteristisch ist eine Zerstörung der intrahepatischen Gallengänge und eine Entzündung und Vernarbung im Bereich des Leberhilus. Unter Umständen entwickelt sich eine Leberzirrhose und ein Leberversagen [66]. In über 90 % handelt es sich um 30–65-jährige Frauen. Die Leberfunktionstests weisen typische Zeichen einer Cholestase auf, die alkalische Phosphatase ist mindestens auf das Dreifache des Normalwertes erhöht. Erhöhte Cholesterin- und Lipidkonzentrationen im Plasma weisen auf eine stark erniedrigte Gallesekretion hin. In 95 % der Fälle liegen antimitochondriale Antikörper vor. Erst 5 bis 10 Jahre nach Auftreten eines generalisierten Juckreizes bildet sich normalerweise ein Ikterus aus. Die Durchgängigkeit der Gallenwege kann mit Hilfe einer Ultraschalluntersuchung oder der Computertomographie beurteilt werden. Die primär biliäre Zirrhose tritt häufig zusammen mit Sklerodermie, Sjögren-Syndrom, Arthropathie, Osteoporose und Hypothyreose auf.

Die Therapie der primär biliären Zirrhose ist symptomatisch. Zur Erleichterung des Juckreizes kann die Gallensäurekonzentration mit Cholestyramin erniedrigt werden. Außerdem müssen die fettlöslichen Vitamine zugeführt werden. Penicillamin, Colchicin, Chlorambucil und Cyclosporin wurden mit unterschiedlichem Erfolg eingesetzt [66]. Die Hepatozytenfunktion kann oft noch über viele Jahre aufrecht erhalten werden. Daher kann bei einer portalvenösen Hypertension oder bei Ösophagusvarizen ein Shunt angelegt werden, ohne daß dadurch die große Gefahr einer Enzephalopathie entsteht. Falls sich eine Leberinsuffizienz entwickelt oder falls es zu wiederholten Ösophagusvarizenblutungen kommt, kann eine Lebertransplantation in Betracht gezogen werden.

### 19.9.4 Hämochromatose

Eine Hämochromatose entwickelt sich, wenn exzessive Mengen an Eisen in den Hepatozyten abgelagert werden. Hierdurch kommt es zu Vernarbungen und einer Leberzirrhose. Die Krankheit betrifft vor allem

Männer, und die Symptome treten normalerweise erst nach dem 40. Lebensjahr auf. Die Ursache der Hämochromatose ist unbekannt, auch wenn einige Patienten einen exzessiven Alkoholgenuß betreiben. Eine portalvenöse Hypertension tritt seltener auf als bei einer alkoholisch bedingten Leberzirrhose.

Die Eisenkonzentration im Plasma ist erhöht. Normalerweise sind auch die Transaminasen und die alkalische Phosphatase leicht erhöht. Erst im Spätverlauf der Erkrankung kommt es zu einem Abfall der Plasmaalbuminkonzentration unter 3 g/dl oder zu einer Verlängerung der Prothrombinzeit. Wenn Symptome einer Leberfunktionsstörung auftreten, haben bereits 50% der Pateinten auch Symptome eines Diabetes mellitus und bei 15% der Patienten liegen Anzeichen einer Herzinsuffizienz oder Herzrhythmusstörungen vor. Durch wiederholte Aderlässe (eine Blutkonserve pro Woche) können die Eisendepots entleert werden (eine Blutkonserve enthält 200–250 mg Eisen). Durch häufige Aderlässe ist es möglich, ein Fortschreiten der Leberzirrhose zum Stillstand zu bringen und die kardiale Funktion sowie die Funktion des Pankreas zu verbessern.

### 19.9.5 Wilsonsche Krankheit

Der Wilsonschen Krankheit (hepato-lentikuläre Degeneration) liegt eine angeborene Störung des Kupfertransports und der Kupferablagerung zugrunde. Hierdurch kommt es zu exzessiv hohen Kupferkonzentrationen im Gewebe und dadurch zu neurologischen und/oder hepatischen Funktionsstörungen. Ikterus, Blutungen aus Ösophagusvarizen und mäßige Erhöhungen der Transaminasenkonzentrationen weisen auf eine Leberfunktionsstörung hin. Mit entsprechenden Labortests läßt sich nachweisen, daß das kupferbindende Globulin (Coeruloplasmin) fehlt. Therapeutisch wird Penicillamin verabreicht. Penicillamin bindet Kupfer und begünstigt damit dessen renale Ausscheidung. Bei einer Therapie mit Penicillamin kann es zu Leukopenie, Thrombozytopenie und gelegentlich zu einem nephrotischen Syndrom kommen.

## 19.10 Idiopathische Hyperbilirubinämie

Eine Hyperbilirubinämie kann auch auftreten, ohne daß eine Hämolyse oder eine offensichtliche hepatobiliäre Erkrankung vorliegt. Zu hohe Konzentrationen an unkonjugiertem Bilirubin treten auf, wenn der Defekt vor der Konjugation in den Hepatozyten lokalisiert ist (Abb. 19.4). Durch die Konjugation wird Bilirubin wasserlöslich. Diese Konjugation wird durch das Leberenzym Glucuronyltransferase kontrolliert. Falls nach dem Konjugationsschritt ein Transportdefekt besteht, gelangt Bilirubin wieder in den Kreislauf und es kommt zu einer erhöhten Konzentration an konjugiertem Bilirubin (Abb. 19.4).

### 19.10.1 Gilbertsche Erkrankung

Häufigstes Beispiel für eine idiopathische Hyperbilirubinämie ist die Gilbertsche Erkrankung (Ikterus intermittens juvenilis, Morbus Meulengracht). Sie ist in unterschiedlicher Ausprägung bei 5–10% der Bevölkerung nachweisbar. Es handelt sich um eine vererbte Störung mit autosomal dominantem Erbgang und unterschiedlicher Penetranz. Die primäre Störung ist eine verminderte Bilirubinaufnahme in die Hepatozyten. Dadurch kommt es zu einer Erhöhung der Plasmakonzentrationen an unkonjugiertem Bilirubin. Die Bilirubinplasmakonzentration übersteigt jedoch selten 5 mg/dl.

### 19.10.2 Crigler-Najjar-Syndrom

Das Crigler-Najjar-Syndrom ist eine seltene Erkrankung, die zu einer starken Konzentrationserhöhung des unkonjugierten Bilirubins führt. Die Ursache ist ein Mangel oder ein Fehlen der Glukuronyltransferase in der Leber. Neugeborene ohne Enzymaktivität sind bereits bei Geburt ikterisch und entwickeln einen Kernikterus. Die Plasmabilirubinkonzentration beträgt dann fast 30 mg/dl. Diese Kinder erreichen selten das Erwachsenenalter. Falls eine gewisse Enzymaktivität vorhanden ist, liegt die Bilirubinkonzentration im Mittel bei 15 mg/dl und der Ikterus ist nicht so stark ausgeprägt. Bei diesen weniger stark betroffenen Patienten kann durch eine Dauertherapie mit Phenobarbital der Ikterus vermindert werden, da Phenobarbital die Glukuronyltransferase stimuliert.

### 19.10.3 Dubin-Johnson-Syndrom

Dieses Krankheitsbild ist dadurch bedingt, daß der Transport organischer Ionen aus den Hepatozyten in das Gallenwegssystem eingeschränkt ist. Hierdurch kommt es zu einem Konzentrationsanstieg des konjugierten Bilirubins. Diese Erkrankung wird autosomal rezessiv vererbt.

## 19.11 Erkrankungen der Gallenwege

Es wird geschätzt, daß ungefähr 15 Millionen Erwachsene in den USA Gallenwegserkrankungen haben, die sich anhand von Gallensteinen nachweisen lassen. Bei 10% der Männer und 20% der Frauen zwischen dem 55. und 65. Lebensjahr liegen Gallensteine vor. Ursachen der Gallensteinbildung sind am wahrscheinlichsten biochemische Störungen in der Zusammensetzung der Galle. Die Galle besteht normalerweise aus Cholesterin, Gallensalzen und Phospholipiden. Cholesterin ist wasserunlöslich und fällt aus, wenn es nicht durch die Gallensalze in Lösung gehalten wird. Falls pathologische Gallensalze vorliegen oder ihre Konzentration verändert ist, fallen daher die hydrophoben Cholesterinmoleküle aus und können eine Gallensteinbildung auslösen. Ungefähr 90% der Gallensteine sind durchlässig für Röntgenstrahlen und bestehen damit hauptsächlich aus Cholesterin. Die restlichen Gallensteine sind strahlenundurchlässig und bestehen typischerweise aus Kalziumbilirubinat.

Erkrankungen der Gallenwege können sich als akute Cholezystitis, chronische Cholelithiasis oder chronische Cholezystitis äußern. Falls sich keine chronische Cholezystitis entwickelt hat, können oral Gallensalze wie z.B. Chenodesoxycholsäure verabreicht werden. Damit sollen der Cholesterinspiegel der Gallenflüssigkeit vermindert und die Auflösung der Gallensteine begünstigt werden [67].

## 19.11.1 Akute Cholezystitis

Ursache einer akuten Cholezystitis ist fast immer eine Verlegung des Ductus cysticus durch Gallensteine. Hauptsymptome der akuten Cholezystitis sind plötzlich beginnende schwere Schmerzen (Koliken) im mittleren Epigastrium. Der Schmerz breitet sich auch in den rechten Oberbauch aus und verschlimmert sich typischerweise während der Inspiration (Murphy-Zeichen). Eine lokale Schmerzhaftigkeit weist möglicherweise auf eine Perforation und auf Peritonitis hin. Unter Umständen kann ein Ileus vorliegen. Normalerweise ist die Körpertemperatur auf 38–39 °C erhöht. Häufig liegt auch eine leichte Leukozytose vor, und die Plasmakonzentrationen von Bilirubin, alkalischer Phosphatase und Amylase sind oft erhöht. Falls der Ductus cysticus durch einen Gallenstein komplett verschlossen ist, entwickelt sich ein Ikterus. Eine Unterscheidung zwischen Myokardinfarkt und akuter Cholezystitis ist mit Hilfe des EKG und der Transaminasenkonzentrationen sowie der herzspezifischen Enzyme möglich.

Bei Patienten mit einer akuten Cholezystitis wird initial eine Magensonde gelegt, das Magensekret abgesaugt und intravenös Flüssigkeit zugeführt, insbesondere falls Erbrechen im Vordergrund steht. Obwohl Opioide einen Spasmus des Sphinkter Oddi verursachen können, müssen diese Medikamente oft verabreicht werden, um die schweren Schmerzzustände bei einer akuten Cholezystitis zu durchbrechen. Falls freie Luft im Abdomen nachweisbar ist oder eine Peritonitis vorliegt, ist eine Perforation der Gallenblase zu vermuten und es wird eine notfallmäßige Laparotomie notwendig.

## 19.11.2 Chronische Cholelithiasis und chronische Cholezystitis

Patienten, die an wiederholten Attacken einer akuten Cholezystitis leiden, entwickeln unter Umständen eine fibrotische Gallenblase. Diese kann sich nicht mehr kontrahieren und Galle ausstoßen. Die Laboruntersuchungen sind hierbei im allgemeinen normal, eine erhöhte Plasmakonzentration an Bilirubin oder alkalischer Phosphatase läßt jedoch eine Choledocholithiasis (Gallenstein im Ductus choledochus) oder eine chronische Cholangitis vermuten.

### Choledocholithiasis

Bei ungefähr 15% der Patienten mit einer chronischen Choledocholithiasis liegen Gallensteine im Ductus choledochus vor. Eine plötzliche Verlegung des Ductus choledochus führt zu akut auftretenden schweren Schmerzen im rechten Oberbauch, zu Schüttelfrost und Fieber. Die Plasmakonzentration der alkalischen Phosphatase ist deutlich erhöht, mindestens um 300%. Die Bilirubinkonzentration liegt bei 5–10 mg/dl, und auch ein Ikterus liegt vor. Die Transaminasen können unterschiedlich stark erhöht sein. Alle diese Veränderungen treten innerhalb von 48–96 Stunden nach Beginn der Bauchschmerzen auf. Anhand der klinischen Symptomatik und der Leberfunktionstests kann eine akute Verlegung des Ductus choledochus von einer Virushepatitis, einem Myokardinfarkt, von Harnleitersteinen oder einer Pankreatitis unterschieden werden. Therapeutisch wird eine operative Exploration des Ductus choledochus durchgeführt, und die eingeklemmten Steine werden entfernt.

### Chronische Cholangitis

Bei der chronischen Cholangitis liegt eine Entzündung der hepatischen Gallenwege vor. Auslösende Ursache ist eine Verlegung des Gallengangssystems. Die chronische Cholangitis ist zumeist Folge einer chronischen und rezidivierenden Choledocholithiasis. Hauptbeschwerden sind Müdigkeit, intermittierender Schüttelfrost und Fieber sowie Gewichtsverlust. Die Plasmakonzentration der alkalischen Phosphatase bleibt auf über 300% erhöht.

## 19.11.3 Narkoseführung

Bei der Narkoseführung für eine Cholezystektomie und/oder eine operative Exploration des Ductus choledochus muß darauf geachtet werden, was für Auswirkungen die eingesetzten Medikamente auf die Gallenwegsdrucke haben. Insbesondere von Opioiden ist bekannt, daß sie zu einem Spasmus des Sphincter oddi führen. Bei Fentanyl, Morphin und Pethidin wurde nachgewiesen, daß sie eine langfristige Druckerhöhung im Ductus choledochus verursachen (Abb. 19.13), [68, 69, 70].

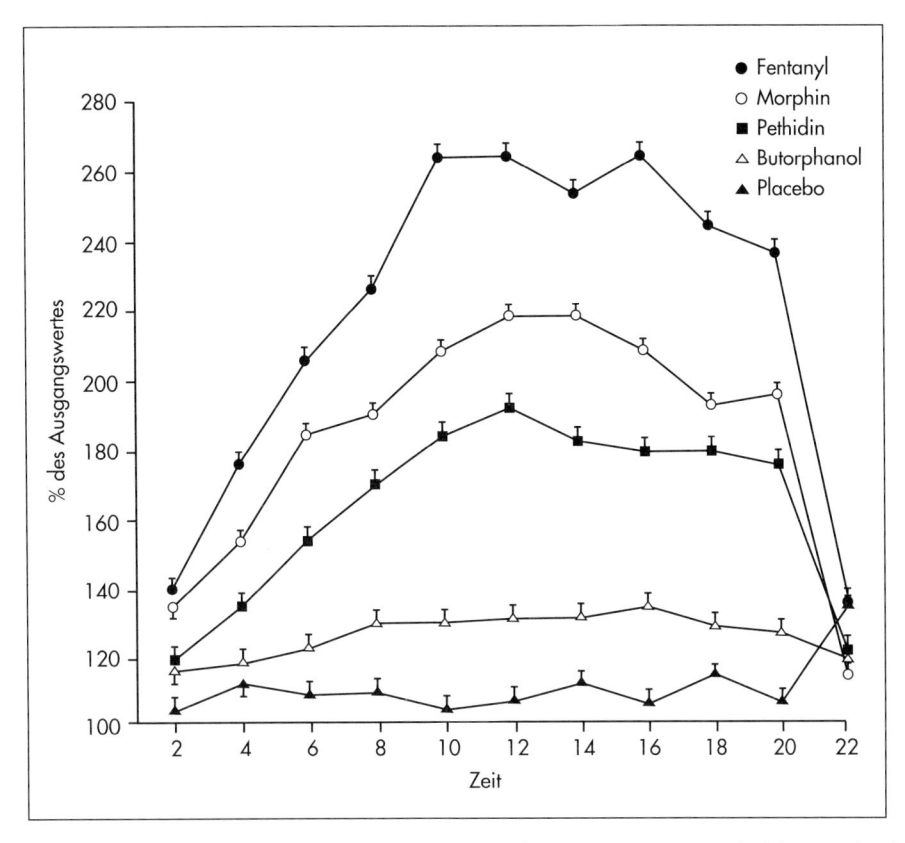

**Abb. 19.13:** Bei Patienten, die mit Lachgas und Enfluran anästhesiert wurden, führte eine intravenöse Gabe (über 60 Sekunden) von Fentanyl (1,5 μg/kg), bzw. Morphin (0,15 mg/kg) oder Pethidin (1 mg/kg) zu einem Druckanstieg im Ductus choledochus (dargestellt in % des Ausgangswertes). Nach der intravenösen Verabreichung von Butorphanol (0,03 mg/kg) war der Druckanstieg im Ductus choledochus nur mäßig. Wurde 20 Minuten nach Verabreichung der Opioide intravenös Naloxon (5 μg/kg) verabreicht, so kam es zu einem sofortigen Abfall des Druckes im Ductus choledochus. (Radnay PA, Duncalf D, Navakovic M, Lesser ML. Common bile duct pressure changes after fentanyl, morphine, meperidine, butorphanol, and naloxone. Anesth Analg 1984; 63: 441–4. Reprinted with permission from IARS.)

Bei der Interpretation einer intraoperativ durchgeführten Cholangiographie und bei der Bestimmung des Gallengangdruckes muß berücksichtigt werden, daß eine Opioidgabe den Gallengangsdruck erhöht. Es wurde empfohlen, bei sämtlichen Cholezystektomien intraoperativ eine Cholangiographie durchzuführen. Diese Empfehlung basiert darauf, daß in bis zu 4% ein nicht vermuteter Gallenstein im Ductus choledochus nachgewiesen werden kann. Zusätzlich wird häufig der Gallengangsdruck gemessen, um beurteilen zu können, ob eine Sphinkterplastik notwendig ist. Durch einen opioidbedingten Spasmus des Sphincter Oddi könnte es zu einem Anstieg des Gallengangsdrucks und zu einer Abflußbehinderung des Kontrastmittels in das Duodenum kommen. Dadurch könnte fälschlicherweise vermutet werden, daß eine Sphinkterplastik durchgeführt werden muß, oder daß ein Stein im Ductus choledochus vorliegt. Ein opioidbedingter Spasmus des Sphincter Oddi kann sich auf der Röntgenaufnahme als eine Verengung des distalen Ductus choledochus darstellen und als Choledochusstein fehlinterpretiert werden. Aufgrund dieser möglichen Nebenwirkungen mag es sinnvoll sein, während der Narkose für Operationen am Gallengangssystem keine Opioide zu verabreichen. Dennoch sind Opioide schon häufig eingesetzt worden, ohne daß nachteilige Auswirkungen aufgetreten wären. Dies macht deutlich, daß nicht alle Patienten nach einer Opioidgabe einen Spasmus des Sphincter Oddi entwickeln. Einige Autoren sind sogar der Meinung, daß opioidbedingte Spasmen des Sphincter Oddi während einer Cholezystektomie so selten sind (3% oder weniger), daß dies keinen Einfluß auf den Einsatz von Opioiden während der Narkose hat [71]. Bezüglich der spasmogenen Wirkungen der Opioide auf das Gallengangssystem kann es zu einer Tachyphylaxie kommen. Außerdem muß beachtet werden, daß es auch durch intraoperative Manipulationen am Gallengangssystem – z. B. durch Sonden oder reizende Lösungen (Röntgenkontrastmittel) – zu Spasmen des Sphincter Oddi kommen kann. Diese Spasmen sind unabhängig davon, welche Medikamente zur Narkoseführung eingesetzt werden.

Zur Aufrechterhaltung der Narkose bei einer Cholezystektomie können neben Opioiden auch z. B. volatile Anästhetika eingesetzt werden. Gegen den Einsatz von volatilen Anästhetika wird oft geäußert, daß bei diesen Patienten möglicherweise eine Leberschädigung vorliegt. Es gibt jedoch keine Beweise dafür, daß es einen

Einfluß auf die nach Cholezystektomien auftretenden Leberfunktionsstörungen hat, wenn Lachgas in Kombination mit Fentanyl, oder wenn entweder Halothan oder Enfluran zur Narkose eingesetzt werden (Abb. 19.9), [21].

Anstatt bei Operationen im Bereich der Gallengangswege vollständig auf Opioide zu verzichten, kann intraoperativ die Opioidwirkung auch antagonisiert werden, falls das Cholangiogramm oder der Gallengangsdruck pathologisch sein sollten. Opioidbedingte Spasmen des Sphincter Oddi können mit Naloxon antagonisiert werden (Abb. 19.13), [69, 70]. Naloxon ist allerdings nicht sehr sinnvoll, da auch der analgetische Effekt antagonisiert und dadurch die Gabe volatiler Anästhetika notwendig wird. Besser ist die intravenöse Gabe von 1–2 mg Glukagon. Auch hierdurch kann ein opioidbedingter Spasmus des Sphincter Oddi aufgehoben werden [72]. Eine mögliche, wenn auch seltene Gefahr des Glukagons ist eine Überempfindlichkeitsreaktion. Nach Glukagongabe kommt es normalerweise zu einer Hyperglykämie und häufig tritt – falls es bei wachen Patienten verabreicht wird – eine Übelkeit auf. Glukagon sollte jedoch nicht bei Patienten verabreicht werden, bei denen ein Insulinom oder Phäochromozytom vorliegt oder vermutet wird.

Falls es im Rahmen einer akuten Cholezystitis oder einer Verlegung des Ductus choledochus zu stärkerem Erbrechen kommt und eine notfallmäßige operative Versorgung notwendig wird, ist sowohl auf einen entsprechenden Volumen- als auch Elektrolytersatz zu achten. Viele dieser Patienten haben einen Ileus und es sollte von einem erhöhten Aspirationsrisiko ausgegangen werden. Bei Patienten mit einer Verlegung des Ductus choledochus konnte eine verlängerte Eliminationshalbwertszeit von Pancuronium nachgewiesen werden [71].

## Literaturhinweise

1 Biebuyck JF. Effects of anaesthetic agents on metabolic pathways: Fuel utilization and supply during anaesthesia. Br J Anaesth 1973; 45: 263–8
2 Pandele G, Chaux F, Salvadori C. et al. Thiopental pharmacokinetics in patients with cirrhosis. Anesthesiology 1983; 59: 123–6
3 Foldes FF, Swerdlow M, Lipschitz E, et al. Comparison of respiratory effects of suxamethonium and suxethonium in man. Anesthesiology 1956; 17: 559–68
4 Klotz U, Avant GR, Hoyumpa A, et al. The effects of age and liver disease on the disposition and elimination of diazepam in adult man. J Clin Invest 1975; 55: 347–59
5 Thomson PD, Rowland M, Melmon KL. The influence of heart failure, liver disease, and renal failure on the disposition of lidocaine in man. Am Heart J 1971; 83: 417–21
6 Klotz U, McHorse TS, Wilkerson GR, et al. The effect of cirrhosis on elimination of meperidine in man. Clin Pharmacol Ther 1974; 16: 667–75
7 Mazoit J-X, Sandouk P, Zetlaoui P, Scherrmann J-M. Pharmacokinetics of unchanged morphine in normal and cirrhotic subjects. Anesth Analg 1987; 66: 293–8
8 Ferrier C, Marty J, Bouffard Y, et al. Alfentanil pharmacokinetics in patients with cirrhosis. Anesthesiology 1985; 62: 480–4
9 Haberer JP, Schoeffler P, Couderc E, Duvaldestin P. Fentanyl pharmacokinetics in anaesthetized patients with cirrhosis. Br J Anaesth 1982; 54: 1267–72
10 Reilly CS, Wood AJJ, Koshakyi RP, Wood M. The effect of halothane on drug disposition in intrinsic drug metabolizing capacity and hepatic blood flow. Anesthesiology 1985; 63: 70–6
11 Norris CP, Barnes GE, Smith EE. Autoregulation of superior mesenteric blood flow in fasted and fed dogs. Am J Physiol 1979; 237: H 1174
12 Kennedy WF, Everett GB, Cobb LA, Allen GA. Simultaneous systemic and hepatic hemodynamic measurements during high spinal anesthesia in normal man. Anesth Analg 1970; 49: 1016–24
13 Cooperman LH, Warden JC, Price HL. Splanchnic circulation during nitrous oxide anesthesia and hypocarbia in normal man. Anesthesiology 1968; 29: 254–8
14 Gelman S, Fowler KC, Smith LR. Liver circulation and function during isoflurane and halothane anesthesia. Anesthesiology 1984; 61: 726–30
15 Gelman SI. Disturbances in hepatic blood flow during anesthesia and surgery. Arch Surg 1976; 111: 881–3
16 Cooperman LH. Effects of anesthetics on the splanchnic circulation. Br J Anaesth 1972; 44: 967–70
17 Benumof JL, Bookstein JJ, Saidman LJ, Harris R. Diminished hepatic arterial flow during halothane administration. Anesthesiology 1976; 45: 545–51
18 Eger EI. Isoflurane (Forane). A Compendium and Reference. Anaquest. A Division of BOC. Inc. Madison, WI. 1986: 1–160
19 Eger EI, Calverley RK, Smith NT. Changes in blood chemistries following prolonged enflurane anesthesia. Anesth Analg 1976; 55: 547–9
20 Cousins MJ, Gourlay GK, Knights KM, et al. A randomized prospective controlled study of metabolism and hepatotoxicity of halothane in humans. Anesth Analg 1987; 66: 299–308
21 Viegas OJ, Stoelting RK. $LDH_5$ changes after cholecystectomy or hysterectomy in patients receiving halothane, enflurane or fentanyl. Anesthesiology 1979; 51: 556–8
22 Maze M, Smith CM, Baden JM. Halothane anesthesia does not exacerbate hepatic dysfunction in cirrhotic rats. Anesthesiology 1985; 62: 1–5
23 Brohunt J. Liver reaction after halothane and diethyl ether anesthesia. Acta Anaesthesiol Scand 1967; 11: 201–20
24 Wright R, Eade OE, Chisholm OM, et al. Controlled prospective study of the effect on liver function of multiple exposures to halothane. Lancet 1975; 1: 817–20
25 Trowell J, Peto R, Crampton-Smith A. Controlled trial of repeated halothane anaesthetics in patients with carcinoma of the uterine cervix treated with radium. Lancet 1975; 1: 821–3
26 LaMont JT, Isselbacher KJ. Postoperative jaundice, N Engl J Med 1973; 288: 305–7

27 Dykes MHM, Gilbert JP, McPeek B. Halothane in the United States. An appraisal of the literature on halothane hepatitis and the American reaction to it. Br J Anaesth 1972; 44: 925–34
28 Syndman DR, Dienstag JL, Stedt B, et al. Use of IgM-hepatitis A antibody testing. Investigating a common-source, food-borne outbreak. JAMA 1981; 245: 827–30
29 Dane DS, Cameron CH, Briggs M. Virus-like particles in serum of patients with australia-antigen-associated hepatitis. Lancet 1970; 1: 695–8
30 Oxman MN. Hepatitis B vaccination of high-risk hospital personnel. Anesthesiology 1984: 60: 1–3
31 Berry AJ, Isaacson IJ, Hunt D, Kane M. The prevalence of hepatitis B viral markers in anesthesia personnel. Anesthesiology 1984; 60: 6–9
32 Francis DP, Feorino PM, McDougal S, et. al. The safety of the hepatitis B vaccine. Inactivation of the AIDS virus during routine vaccine manufacture. JAMA 1986; 256: 869–72
33 Fassoulaki A, Eger EI, Johnson BH, et al. Nitrous oxide, too, is hepatotoxic in rats. Anesth Analg 1984; 63: 1076–80
34 Ross JAS, Monk SJ, Duffy SW. Effect of nitrous oxide on halothane-induced hepatotoxicity in hypoxic, enzyme-induced rats. Br J Anaesth 1984; 56: 527–33
35 Eger EI, Smuckler EA, Ferrell LD, et al. Is enflurane hepatotoxic? Anesth Analg 1986; 65: 21–30
36 Stoelting RK, Blitt CD, Cohen PJ, Merin RG. Hepatic dysfunction after isoflurane anesthesia. Anesth Analg 1987; 66: 147–53
37 Brown BR, Gandolfi AJ. Adverse effects of volatile anaesthetics. Br J Anaesth 1987; 59: 14–23
38 Shingu K, Eger EI, Johnson BH, et al. Effect of oxygen concentration, hyperthermia, and choice of vendor on anesthetic-induced hepatic injury in rats. Anesth Analg 1983; 62: 146–50
39 Shingu K, Eger EI, Johnson BH. Hypoxia per se can produce hepatic damage without death in rats. Anesth Analg 1982; 61: 820–3
40 Summary of the national halothane study. JAMA 1966; 197: 775–88
41 Mushin WW, Rosen M, Jones EV. Post-halothane jaundice in relation to previous administration of halothane. Br Med J 1971; 3: 18–22
42 Schemel WH. Unexpected hepatic dysfunction found by multiple laboratory screening. Anesth Analg 1976; 55: 810–2
43 Wataneeyawech M, Kelly KA. Hepatic diseases unsuspected before surgery. NY State J Med 1975; 75: 1278–81
44 Dienstag JL, Non-A, non-B hepatitis. I. Recognition, epidemiology, and clinical features. Gastroenterology 1983; 85: 439–62
45 Lewis RB, Blair M. Halothane hepatitis in a young child. Br J Anaesth 1982; 54: 349–52
46 Vergani D, Tsantoulas D, Eddleston ALWF, et al. Sensitization to halothane-altered liver components in severe hepatic necrosis after halothane anesthesia. Lancet 1978; 2: 801–3
47 Hoft RH, Bunker JP, Goodman HI, Gregory PB. Halothane hepatitis in three pairs of closely related women. N Engl J Med 1981; 304: 1023–4
48 Farrel B, Prendergast D, Murray M. Halothane hepatitis: Detection of a constitutional susceptibility factor. N Engl J Med 1985; 313: 1310–4
49 Boyer JL. Chronic hepatitis: A perspective on classification and determinants of prognosis. Gastroenterology 1976; 70: 1161–71
50 Lam KC, Lai CL, Ng RP, et al. Deleterious effect of prednisolone in $HB_sAg$-positive chronic active hepatitis. N Engl J Med 1981; 304: 380–6
51 Borland LM, Cook DR. Anesthesia for organ transplantation. In: Stoelting RK, Barash PG, Gallagher TJ, eds. Advances in Anesthesia. Chicago: Year Book Medical Publishers 1986: 1–36
52 Eckardt MJ, Harford TC, Kaelber CT, et al. Health hazards associated with alcohol consumption. Anesthesiology 1981; 56: 648–66
53 Cello JP, Crass RA, Grendell JH, Trunkey DD. Management of the patient with hemorrhaging esophageal varices. JAMA 1986; 256: 1480–4
54 MacGregor RR. Alcohol and immune defense. JAMA 1986; 256: 1474–9
55 Banerjee SP, Sharma VK, Khanna JM. Alterations in beta-adrenergic receptor binding during ethanol withdrawal. Nature 1976; 276: 407–9
56 Thompson WL, Johnson AD, Maddrey WL, et al. Diazepam and paraldehyde for treatment of severe delerium tremens: A controlled trial. Ann Intern Med 1975; 82: 175–80
57 Strunin L. Preoperative assessment of the patient with liver dysfunction. Br J Anaesth 1978; 50: 25–34
58 Han YH. Why do chronic alcoholics require more anesthesia? Anesthesiology 1969; 30: 341–2
59 Johnston RE, Kulp RA, Smith TC. Effects of acute and chronic ethanol administration on isoflurane requirement in mice. Anesth Analg 1975; 54: 277–81
60 Koblin DD, Deady JE. Anaesthetic requirement in mice selectively bred for differences in ethanol sensitivity. Br J Anaesth 1981; 53: 5–10
61 Diaz JH, Hill GE. Hypotension with anesthesia in disulfiram-treated patients (letter). Anesthesiology 1979; 51: 366–8
62 Duvaldestin P, Agoston S, Henzel D, et al. Pancuronium pharmacokinetics in patients with liver cirrhosis. Br J Anaesth 1978; 50: 1131–6
63 Bell CF, Hunter JM, Jones RS, Utting JE. Use of atracurium and vecuronium in patients with oesophageal varices. Br J Anaesth 1985; 57: 160–8
64 Martyn JAJ, Matteo RS, Greenblatt DJ, Lebowitz PW, Savarese JJ. Pharmacokinetics of d-tubocurarine in patients with thermal injury. Anesth Analg 1982; 61: 241–6
65 Kaplan JA, Bitner RL, Dripps RD, Hypoxia, hyperdynamic circulation, and the hazards of general anesthesia in patients with hepatic cirrhosis. Anesthesiology 1971; 35: 427–31
66 Kaplan MM. Primary biliary cirrhosis. N Engl J Med 1987; 316: 521–7
67 Thistle JL, Hofmann AF, Ott BJ, Stephens DH. Chemotherapy for gallstone dissolution. I. Efficacy and safety. JAMA 1978; 239: 1041–6
68 Murphy P, Saleman J, Roseman DL. Narcotic anesthetic drugs. Arch Surg 1980; 115: 710–1
69 Radnay PA, Duncalf D, Novakovic M, Lesser ML. Common bile duct pressure changes after fentanyl, morphine, meperidine, butorphanol, and naloxone. Anesth Analg 1984; 63: 441–4
70 McCammon RL, Viegas OJ, Stoelting RK, Dryden GE. Naloxone reversal of choledochoduodenal sphincter spasm associated with narcotic administration. Anesthesiology 1978; 48: 437
71 Jones RM, Detmer M, Hill AB, Bjoraker DE. Incidence of choledochoduodenal sphincter spasm during fentanyl-supplemented anesthesia. Anesth Analg 1981; 60: 638–40

72 Jones RM, Fiddian-Green R, Knight PR. Narcoticinduced choledochoduodenal sphincter spasm reversed by glucagon. Anesth Analg 1980; 59: 946–7

73 Westra P, Vermeer GA, deLange AR, et al. Hepatic and renal disposition of pancuronium and gallamine in patients with extrahepatic cholestasis. Br J Anaesth 1981; 53: 331–8

# 20 Magen-Darm-Trakt

Die Hauptfunktion des Gastrointestinaltrakts besteht darin, den Körper kontinuierlich mit Wasser, Nährstoffen und Elektrolyten zu versorgen. Jeder Abschnitt des Gastrointestinaltraktes ist an seine spezifischen Funktionen angepaßt. Der Ösophagus dient dem Nahrungstransport, der Magen der Nahrungsspeicherung, und Dünndarm und proximales Kolon dienen der Verdauung und der Resorption.

## 20.1 Erkrankungen des Ösophagus

Zu den wichtigsten Erkrankungen des Ösophagus gehören 1. Ösophagospasmus, 2. chronische Refluxösophagitis, 3. Hiatushernie, 4. Ösophaguskarzinom, 5. Achalasie und 6. Ösophagusdivertikel. Bei allen diesen Erkrankungen kommt es irgendwann zu einer Dysphagie. Bei sämtlichen Patienten, die über Dysphagie klagen, sollte eine Bariumkontrastuntersuchung des Ösophagus durchgeführt werden.

### 20.1.1 Ösophagospasmus

Ein Ösophagospasmus tritt am häufigsten bei geriatrischen Patienten auf. Es wird angenommen, daß ursächlich Veränderungen im vegetativen Nervensystem anzuschuldigen sind. Durch Kontraktion der Ösophagusmuskulatur können hohe intraluminale Drucke entstehen. Hierbei können in die Brust ausstrahlende Schmerzen entstehen. Eine Dysphagie tritt typischerweise intermittierend auf. Zeitweise können daher feste Nahrung oder Flüssigkeit nicht mehr geschluckt werden und es treten Schmerzen auf. Zu anderen Zeiten kann ähnliche Nahrung dagegen verschluckt werden. Die Behandlung ist symptomatisch und oft unbefriedigend. Einige Patienten profitieren vorübergehend von Nitroglyzerin oder langwirkenden Nitratpräparaten [1].

### 20.1.2 Chronische Reflux-Ösophagitis

Leitsymptom einer chronischen Reflux-Ösophagitis ist ein Sodbrennen, das sich nach Antazidaeinnahme bessert. Häufig kommt es zu einem Reflux kleinerer Mengen sauren Mangeninhalts in den Pharynx. Eine solche Regurgitation kann während des Schlafes auftreten und zu Aspiration und Aspirationspneumonie führen. Ursache einer Reflux-Ösophagitis scheint ein verminderter Ruhetonus des unteren Ösophagussphinkters zu sein.

#### Unterer Ösophagussphinkter

Der untere Ösophagussphinkter hat eine spezielle anatomische Struktur und unterscheidet sich vom restlichen Ösophagus. Die Bedeutung des Sphinktermuskels besteht darin, einen Reflux von saurem Mageninhalt in den Ösophagus zu verhindern. Ist der Sphinktertonus vermindert, ist die Druckbarriere (unterer Ösophagussphinkter minus Mageninnendruck) vermindert, und es kann zum Reflux von saurem Mageninhalt in die Speiseröhre kommen. Bei einem Druckgradienten von weniger als 13 cm $H_2O$ ist ein gastroösophagialer Reflux wahrscheinlich [2]. Wichtig ist die Tatsache, daß ein gastroösophagealer Reflux Vorläufer einer Aspirationspneumonie sein kann.

**Verminderter Tonus des unteren Ösophagussphinkters.** Liegen anamnestisch Hinweise auf eine Ösophagitis vor, sollte dies an die erhöhte Gefahr eines gastroösophagealen Reflux denken lassen, insbesondere dann, wenn der Tonus des unteren Ösophagussphinkters durch präoperativ verabreichte Medikamente weiter vermindert wird. Es konnte gezeigt werden, daß die präoperativ häufig eingesetzten Anticholinergika (Atropin, Scopolamin, Glykopyrrolat) den Tonus des unteren Ösophagussphinkters vermindern. Dadurch wird die gastroösophageale Druckbarriere vermindert (Abb. 20.1), [3].

Theoretisch können präoperativ verabreichte anticholinerge Medikamente die Gefahr einer stillen Re-

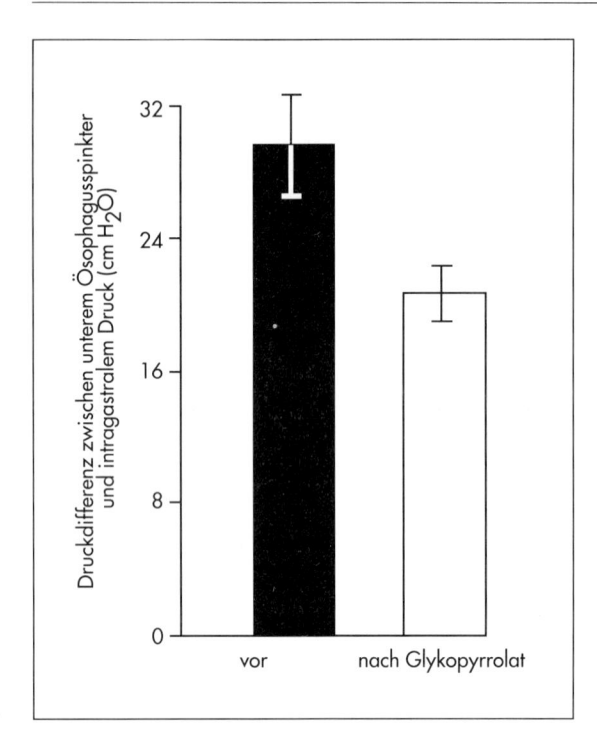

**Abb. 20.1:** Bei 8 freiwilligen Probanden wurde vor und nach der Verabreichung von Glykopyrrolat (0,3 mg) die Druckdifferenz zwischen dem unteren Ösophagussphinkter und dem intragastralen Druck gemessen (Mittelwert ± SE). Glykopyrrolat führte zu einer signifikanten Verminderung dieser Druckdifferenz. (Daten modifiziert nach: Brock-Utne JG, Rubin J, Welman S, et al. The effect of glycopyrrolate (Robinul) on the lower esophageal sphincter. Can Anaesth Soc J 1978; 25: 144–6)

Daher könnten Metoclopramid oder Domperidon im Rahmen der Prämedikation – insbesondere bei Patienten mit bekanntem gastroösophagealem Reflux – verabreicht werden, um damit die Häufigkeit stiller Regurgitationen während der Narkose zu vermindern. Zwar erhöht auch Succinylcholin den Tonus des unteren Ösophagussphinkters, da aber die succinylcholinbedingten Faszikulationen mit einer Erhöhung des Mageninnendrucks einhergehen, bleibt die Druckdifferenz unverändert [8].

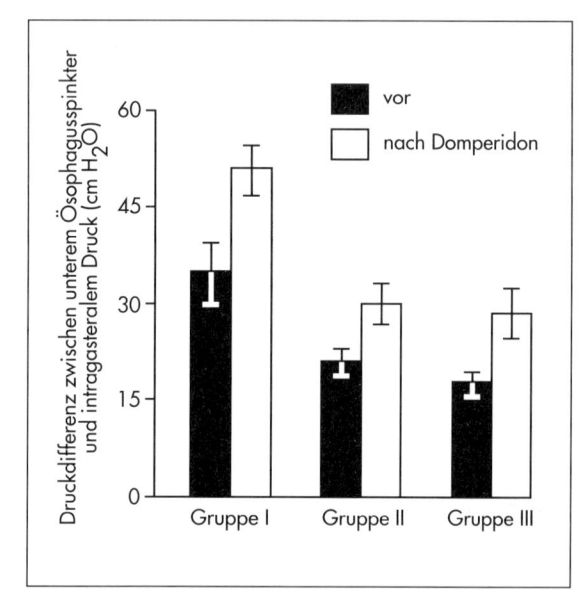

**Abb. 20.2:** Bei nichtschwangeren Patientinnen (Gruppe I), bei schwangeren Patientinnen ohne Zeichen einer Ösophagitis (Gruppe II) und bei Schwangeren, bei denen Hinweise auf einen gastroösophagealen Reflux bestanden (Gruppe III) wurde vor und nach der intravenösen Gabe von Domperidon (0,2 mg/kg) die Druckdifferenz zwischen dem unteren Ösophagussphinkter und dem intragastralen Druck gemessen. Diese Druckdifferenz war vor Gabe von Domperidon bei den Patientinnen der Gruppe I signifikant höher ($p < 0,05$) als bei den schwangeren Patientinnen. Bei allen Patientinnen führte Domperidon zu einer signifikanten Zunahme dieser Druckdifferenz. (Daten modifiziert nach: Brock-Utne JG, Downing JW, Dimopoulos GE, et al. Effect of domperidone on lower esophageal sphincter tone in later pregnancy. Anesthesiology 1980; 52: 321–3)

gurgitation und die Wahrscheinlichkeit einer Aspirationspneumonie während der Narkose erhöhen. Obwohl eine solche denkbare Nebenwirkung der Anticholinergika bisher nicht bewiesen wurde, so konnte doch gezeigt werden, daß es während einer (Masken-) Vollnarkose in 25–70 % zu einer stillen Regurgitation von Mageninhalt kommt [4]. Auch von Nikotin und Alkohol ist bekannt, daß sie den Tonus des unteren Ösophagussphinkters erniedrigen. Auch bei einer Sklerodermie oder Dermatomyosis kann der Ösophagus mitbetroffen werden. Hierdurch kann der Tonus des unteren Ösophagussphinkters vermindert sein, und es kann zu einem Reflux kommen.

**Erhöhter Tonus des unteren Ösophagussphinkters.** Eine Tonuserhöhung im unteren Ösophagussphinkter kann sinnvoll sein, um einen gastroösophagealen Reflux zu verhindern. Es konnte gezeigt werden, daß es durch die intravenöse Gabe von 10 mg Metoclopramid [5] bzw. 0,15 mg/kg Domperidon (Abb. 20.2) [6] zu einer Erhöhung des Ruhetonus im unteren Ösophagussphinkter und damit zu einer Verstärkung der gastroösophagealen Druckbarriere kommt. Darüber hinaus beugen diese Medikamente der tonussenkenden Wirkung von Atropin vor [5, 7].

### Narkoseführung

Bei der präoperativen Beurteilung von Patienten mit einer chronischen Reflux-Ösophagitis sollte neben einer sorgfältigen körperlichen Untersuchung auch eine Röntgen-Thoraxaufnahme durchgeführt werden, um eine Aspirationspneumonie auszuschließen. Die Entscheidung, ob zusätzlich anticholinerge Medikamente in der Prämedikation eingesetzt werden, muß gegen die Tatsache abgewogen werden, daß diese Substanzgruppe den Tonus des unteren Ösophagussphinkters herabsetzt [3]. Werden anticholinerge Medikamente mit Metoclopramid oder Domperidon kombiniert, so kann deren Wirkung auf den unteren

Ösophagussphinkter aufgehoben werden [5, 7]. Zu erwägen ist auch die präoperative Gabe von Antazida oder H$_2$-Antagonisten, um vor Narkoseeinleitung den pH-Wert des Magensaftes zu erhöhen. Der wichtigste Schutz der Atemwege gegen eine Aspiration ist die endotracheale Intubation mit einem blockbaren Tubus.

### 20.1.3 Hiatushernie

Bei einer Hiatushernie tritt ein Teil des Magens durch den Hiatus ösophageus des Zwerchfells in die Thoraxhöhle. Eine Ösophagitis und eine Hiatushernie können zusammen oder unabhängig voneinander auftreten. Patienten mit einer Hiatushernie, die an einer Reflux-Ösophagitis leiden, werden primär mit H$_2$-Antagonisten oder Antazida behandelt. Patienten, die auf eine medikamentöse Therapie nicht ansprechen, können von einer operativen Korrektur des gastroösophagealen Übergangs und einer Fundoplikatio nach Nissen profitieren [9]. Die Narkoseführung bei Patienten mit Hiatushernie entspricht derjenigen, wie sie bei der chronischen Reflux-Ösophagitis beschrieben wurde.

### 20.1.4 Ösophaguskarzinom

Das Ösophaguskarzinom verursacht anfangs nur geringe Schluckbeschwerden. Zum Zeitpunkt der Diagnosestellung ist das Ösophaguskarzinom meist bereits weit fortgeschritten. Ein Großteil der Patienten, die an einem Ösophaguskarzinom erkranken, betreiben einen schweren Alkohol- und Nikotinabusus. Daher muß bei der Narkoseführung solcher Patienten an die Möglichkeit einer zusätzlich bestehenden Lebererkrankung, an eine eventuell vorliegende chronisch-obstruktive Atemwegserkrankung sowie an eine Kreuztoleranz mit zentral deprimierenden Medikamenten gedacht werden. Ein deutlicher Gewichtsverlust geht häufig mit einem verminderten intravasalen Volumen einher. Dies kann während der Narkoseeinleitung oder Narkoseführung zu einer Hypotension führen.

### 20.1.5 Achalasie

Die Achalasie ist dadurch charakterisiert, daß eine fehlende Peristaltik und ein deutlich erhöhter Tonus des unteren Ösophagussphinkters vorliegen. Dadurch kommt es zu einer starken Dilatation des Ösophagus. Häufig ist hierbei die Anzahl der Neurone im Plexus myentericus der ösophagealen Muskelschichten vermindert. Therapeutisch kann eine Dilatation und/oder Myotomie des unteren Ösophagussphinkters – in einigen Fällen eine Teilresektion des Ösophagus – durchgeführt werden.

### 20.1.6 Ösophagusdivertikel

Das klinisch wichtigste Ösophagusdivertikel ist das Zenkersche Divertikel. Es entwickelt sich im oberen Ösophagusanteil. Häufig kommt es zur Regurgitation vorher aufgenommener Nahrung aus dem Divertikel. Dies prädisponiert zu Aspirationspneumonien. Daher sind diese Patienten – auch bei vorheriger Nahrungskarenz – in der perioperativen Phase gefährdet.

## 20.2 Ulcusleiden

Anatomisch und funktionell teilt sich der Magen in Kardia, Korpus und Antrum (Abb. 20.3). Die Kardia schließt sich an den Ösophagus an und enthält schleimsezernierende Zellen. Der Magenkorpus enthält die Parietalzellen (Belegzellen), die H$^+$-Ionen und Intrinsicfaktor absondern, sowie die Hauptzellen, die Pepsinogen sezernieren. Die G-Zellen des Antrums synthetisieren und sezernieren das Hormon Gastrin.

Der Magen wird vom Nervus vagus innerviert. Eine erhöhte Vagusaktivität führt zu einer Stimulation der Parietalzellen mit vermehrter H$^+$-Ionensekretion sowie zu einer Stimulation der G-Zellen mit vermehrter Gastrinfreisetzung. Gastrin gelangt über den Blutweg zu den Parietalzellen und regt diese Zellen zusätzlich zu vermehrter H$^+$-Ionensekretion an. Damit wirkt Gastrin als Regulatorhormon der Säuresekretion. Diese wird außerdem durch Nahrungsaufnahme sowie durch eine histaminvermittelte Aktivierung der H$_2$-Rezeptoren stimuliert.

Täglich werden ungefähr 2000 ml Magensaft produziert. Der pH-Wert der sezernierten, unverdünnten H$^+$-Ionen liegt unter 1 [10]. Diese saure Flüssigkeit wird durch verschluckten Speichel verdünnt und gepuffert. Freiwillige Probanden, die eine 18- bis 24-stündige Nahrungskarenz einhielten, hatten einen durchschnittlichen pH-Wert im Magensaft von 4,7. Bei 81% betrug der pH-Wert über 3,5 [11]. Während einer Nahrungskarenz oder während des physiologischen Schlafs kommt es zu keiner Ansammlung von Magensaft. Faktoren wie Streß oder emotionale Erregung – wie sie in der perioperativen Phase zu erwarten sind – können jedoch zu einer erhöhten Produktion von H$^+$-Ionen und Magensaft führen [12].

### 20.2.1 Duodenalgeschwüre

Von einer peptischen Geschwürskrankheit wird gesprochen, wenn sich im Duodenum (unmittelbar hinter dem Pylorus), ein chronisches Ulcus befindet (Abb. 20.3). Da bei Ulcera, die im distalen Antrum des Magens oder im Pylorus lokalisiert sind, Symptomatik und Therapie ähnlich sind, werden diese ebenfalls zu den Duodenalulcera gerechnet. Die höchste Inzidenz chronischer Duodenalulcera tritt bei Männern zwi-

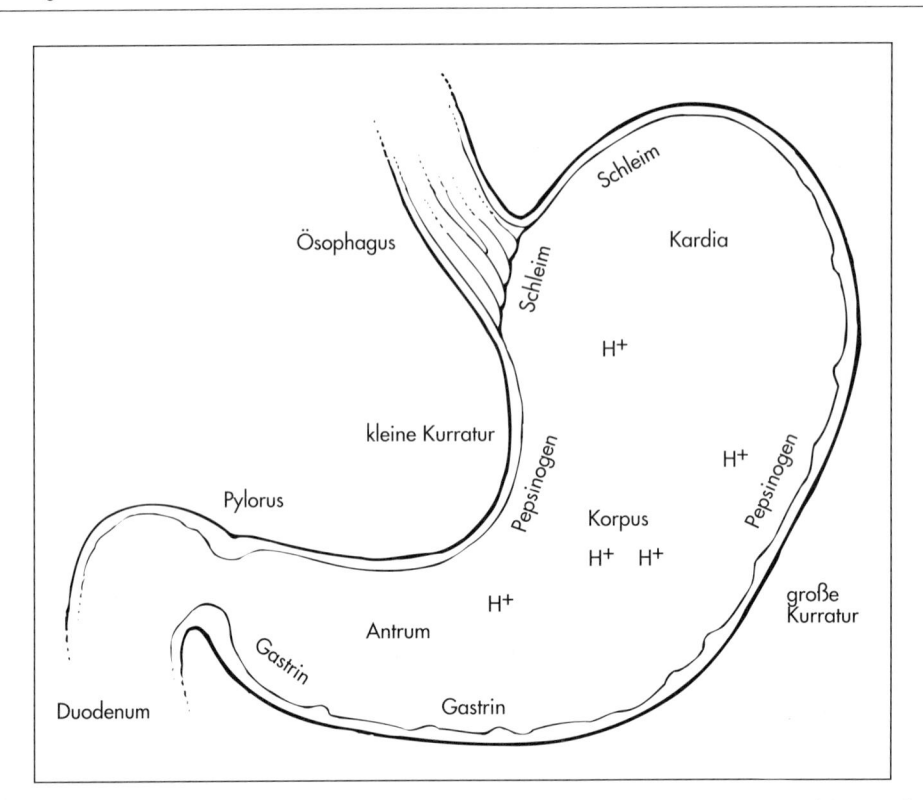

**Abb. 20.3:** Die drei anatomischen Bereiche des Magens sind Kardia, Korpus und Antrum. Der Korpus macht ungefähr 90% des Magens aus. Die schleimproduzierenden Zellen befinden sich in der Kardia. Die Belegzellen produzieren die Magensäure und den Intrinsic-Faktor. Hauptzellen produzieren Pepsinogen. Hauptzellen und Belegzellen befinden sich im Korpus. Die G-Zellen des Antrums sezernieren Gastrin. Ulcera, die sich im distalen Antrum, im Pylorus und im Duodenum unmittelbar unterhalb des Antrums befinden, werden als peptische Ulcera bezeichnet. Die meisten Magenulcera entwickeln sich an der kleinen Kurvatur.

schen dem 45. und 65. Lebensjahr und bei Frauen über 55 Jahren auf. Die genauen Ursachen der Duodenalulcera sind nicht bekannt. Damit sie entstehen können, müssen jedoch Salzsäure und Pepsin vorhanden sein. Bei Patienten mit Duodenalulcera können die Parietalzellen vermehrt sein, bei der Nahrungsaufnahme kann es dabei zu einer verstärkten Gastrinausschüttung kommen. Obwohl emotionaler Streß häufig mit angeschuldigt wurde, konnte bisher keine typische «Ulcuspersönlichkeit» gefunden werden, die zu dieser Erkrankung prädisponiert. Acetylsalizylsäure führt bei regelmäßiger Einnahme zu einer Magenreizung und prädisponiert vermutlich auch zu Duodenalulzera. Außerdem scheint die Inzidenz bei Patienten mit gleichzeitig bestehender chronisch-obstruktiver Atemwegserkrankung, rheumatoider Arthritis, Leberzirrhose oder Hyperparathyreoidismus erhöht zu sein.

Leitsymptom eines Ulcus duodeni ist ein tiefsitzender Schmerz im mittleren Epigastrium, der sich nach Aufnahme von Nahrung oder Antazida bessert. Die Elektrolytkonzentrationen im Plasma sowie die Leberfunktionstestes sind fast immer normal. Akute und chronische Blutungen aus Ulcera können zu einer Eisenmangelanämie führen.

**Komplikationen**

Die schwersten Komplikationen duodenaler Ulcera sind 1. Blutung, 2. gastointestinale Obstruktion aufgrund von Ödem oder Fibrose im Ulcusbereich und 3. Perforation in die Peritonealhöhle oder die Pankreasloge. Schwerkranke Patienten scheinen ein deutlich erhöhtes Risiko zu haben, peptische Ulcera und gastrointestinale Blutungen zu entwickeln. Durch stündliche Gabe eines Antazidums kann der Magensaft-pH über 3,5 gehalten und das Blutungsrisiko vermindert werden. $H_2$-Antagonisten könnten eine effektive Alternative zu den Antazida darstellen. Sind 30 Minuten nach oraler Gabe von 750 ml Kochsalzlösung mehr als 300 ml Mageninhalt nachweisbar, so läßt sich die Diagnose einer gastrointestinalen Obstruktion stellen. Falls sich die intestinale Obstruktion nach Legen einer Magensonde nicht bessert, wird eine Operation nötig. Bei einer Ulcusperforation treten plötzliche und massive epigastrische Schmerzen auf, eine Laparotomie und eine Übernähung der Perforationsstelle sind unumgänglich. In einigen Fällen kann eine akute Pankreatitis Folge eines posterioren Ulcus sein, das in die Pankreasloge penetriert.

## Therapie

Bei der Therapie von Ulcera werden hauptsächlich flüssige Antazida eingesetzt. Wichtige Nebenwirkungen einer Therapie mit Antazida können 1. das sogenannte Säurerückkopplungsphänomen (acid rebound), 2. das Milch-Alkali-Syndrom, 3. eine Phosphorverarmung und 4. Diarrhoen sein. Bei einem Säurerückkopplungsphänomen kommt es nach Neutralisierung des Mageninhalts zu einer enormen Steigerung der $H^+$-Ionensekretion im Magen. Diese Komplikation tritt jedoch nur nach Gabe von Antazida auf, die Kalziumkarbonat enthalten. Das Milch-Alkali-Syndrom ist durch Hyperkalzämie, erhöhte Plasmakreatininwerte und eine Alkalose gekennzeichnet. Es tritt auf, wenn übermäßig viel Milch und gleichzeitig kalziumkarbonathaltige Antazida aufgenommen werden. Eine Hyperkalzämie im Rahmen von malignen Tumoren, einer Niereninsuffizienz oder eines Hyperparathyreoidismus kann ein Milch-Alkali-Syndrom vortäuschen. Bei Patienten, die mit großen Mengen von Aluminiumsalzen behandelt werden, kann eine Phosphatverarmung auftreten, denn diese Antazida binden die Phosphationen im Gastrointestinaltrakt und verhindern deren Resorption. Folgen einer Phosphorverarmung können Anorexie, Muskelschwäche und allgemeines Krankheitsgefühl sein. Die Entwicklung einer Diarrhoe im Rahmen einer Antazidatherapie ist dadurch bedingt, daß Magnesium kaum noch resorbiert wird und es zu einer osmotischen Wasserretention im Dünndarm kommt.

Eine Alternative zur Ulcustherapie mit Antazida besteht darin, $H_2$-Antagonisten wie Cimetidin zu verabreichen. Cimetidin beseitigt innerhalb von 4 Wochen den Ulcusschmerz bei etwa 70% der Patienten [9]. Die Heilungsrate von Duodenalgeschwüren kann am besten mit Hilfe der Endoskopie festgestellt werden. Bei einem therapieresistenten Ulcusleiden werden eine proximale Vagotomie und eine Magenteilresektion durchgeführt [9]. Mögliche Folge einer Vagotomie ist eine verzögerte Magenentleerung. Auch eine Anämie tritt häufig nach einer chirurgischen Ulcustherapie auf. Bei 15–30% der Patienten entwickelt sich nach einer Magenteilresektion eine Osteomalazie. Eine Erhöhung der alkalischen Phosphatase kann bei ansonsten asymptomatischen Patienten ein Hinweis auf eine vorher nicht bekannte Knochenerkrankung sein.

Eine Ulcustherapie mit Anticholinergika beruht darauf, daß diese Medikamente kompetitiv die Wirkungen des Acetylcholins hemmen. Acetylcholin stimuliert die säuresezernierenden Zellen im Magen. Diese Therapie wird durch die dosisabhängigen Nebenwirkungen der Anticholinergika – wie Visusverminderung und Harnverhaltung – limitiert.

### 20.2.2 Gastrinsezernierende Tumoren (Gastrinome)

Gastrinome bilden Gastrin. Wird das Gastrin in den Kreislauf abgegeben, so bewirkt es eine Stimulation der Parietalzellen des Magenkorpus und damit eine überschießende Produktion an HCl. Kommt es bei einem Gastrinom zu konstanten Schmerzen, multiplen Ulcera und Diarrhoe, so wird vom Zollinger-Ellison-Syndrom gesprochen. Bevor die operative Entfernung eines Gastrinoms durchgeführt wird, wird erst versucht, die übermäßige Säureproduktion mit $H_2$-Antagonisten zu therapieren. Spricht der Patient auf die medikamentöse Therapie gut an und liegt ein gut resezierbarer Tumor vor, so ist keine weitergehende Operation notwendig [9]. Spricht die Hyperazidität schlecht auf die medikamentöse Therapie an oder kann der Primärtumor nicht exzidiert werden, dann ist eine totale Gastrektomie notwendig. Gastrinome sind oft maligne, und es können Metastasen vorliegen.

Bei der Narkoseführung muß die gastrale Hypersekretion berücksichtigt, sowie die Gefahr beachtet werden, daß bei Narkoseeinleitung große Flüssigkeitsmengen im Magen vorliegen können. Obwohl Gastrin den Tonus des unteren Ösophagussphinkters steigern kann, leiden diese Patienten häufig an einem gastroösophagealen Reflux. Aufgrund der starken wässerigen Diarrhoe können ein intravasaler Flüssigkeitsmangel und Elektrolytverschiebungen (Hypokaliämie und metabolische Alkalose) vorliegen. Eine gleichzeitig bestehende Hypoproteinämie kann die Pharmakokinetik intravenös zu verabreichender Medikamente beeinflussen. Cimetidin kann die hepatische Metabolisierungsrate verschiedener Medikamente hemmen. Dies ist durch eine Blockierung der Zytochrom $P_{450}$-abhängigen oxidativen Schritte bedingt. Zusätzlich bestehende endokrine Störungen wie Hyperparathyreoidismus mit Hyperkalzämie, Hyperthyreoidismus, Akromegalie und überschießender Kortikosteroidsekretion können bei diesen Patienten die Narkoseführung beeinflussen.

### 20.2.3 Magengeschwüre

Die meisten Magengeschwüre entstehen an der kleinen Kurvatur (Abb. 20.3) und treten trotz normaler $H^+$-Ionensekretion oder trotz Hypoazidität auf. Häufig kommt es schmerzbedingt zu Appetitlosigkeit und Gewichtsverlust. Die Möglichkeit einer malignen Entartung muß besonders im anaziden Magen beachtet werden. Falls es trotz 12-wöchiger medikamentöser Therapie mit Antazida zu keiner kompletten Abheilung kommt, ist eine operative Ulcusbehandlung indiziert. Bei einer Teilresektion des Magens besteht die Gefahr eines postoperativen Dumping-Syndroms. Dies ist durch Übelkeit, Erbrechen, Diarrhoe, Tachykardie, orthostatische Hypotension und Schweißausbrüche nach der Nahrungsaufnahme gekennzeichnet.

## 20.3 Reizkolon (Colon irritabile, spastische Colitis, Colica mucosa)

Patienten mit einem Reizkolon klagen über diffuse abdominelle Beschwerden, die häufig im linken unteren Quadranten lokalisiert werden. Es kann eine Obstipation vorhanden sein, meist ist die Stuhlfrequenz jedoch erhöht und es finden sich Schleimauflagerungen auf den Fäzes. Viele Patienten zeigen zusätzliche Symptome einer vasomotorischen Instabilität wie z. B. Tachykardie, Hyperventilation, leichte Ermüdbarkeit, stärkeres Schwitzen und Kopfschmerzen. Eine Retention von Darmgasen in der linken Flexur kann zu linksseitigen Schulterschmerzen führen, die in den linken Arm ausstrahlen.

Obwohl das Reizkolon häufig auftritt, ist bisher nichts über Ätiologie, anatomische oder biochemische Störungen bekannt. Das Reizkolon scheint Folge einer Projektion emotionaler Spannungszustände in den Bauchraum zu sein.

## 20.4 Entzündliche Darmerkrankungen

Die Colitis ulcerosa und die Enteritis regionalis (Morbus Crohn) sind entzündliche Darmerkrankungen. Prognose und Therapie dieser beiden Erkrankungen sind verschieden.

### 20.4.1 Colitis ulcerosa

Die Colitis ulcerosa ist eine entzündliche Erkrankung des Rektums und des distalen Kolons. In schweren Fällen kann auch das gesamte Kolon befallen sein. Die Ursache ist unbekannt. Remissionen und Exazerbationen sind häufig. Frauen und Menschen jüdischer Herkunft sind häufiger betroffen. Die Colitis ulcerosa wird meist zwischen dem 25. und 45. Lebensjahr symptomatisch. Meistens kommt es zu einem blanden Verlauf mit intermittierenden Durchfällen und gelegentlichen krampfartigen Bauchschmerzen sowie – während einer Exazerbation – zu leichter Ermüdbarkeit, subfebrilen Temperaturen und Gewichtsverlust.

Mögliche Komplikationen können neben dem Kolon auch andere Organe betreffen (Tab. 20.1). Das toxische Megakolon stellt eine fulminante Verlaufsform der Colitis ulcerosa dar, das auch plötzlichen, hochfieberhaften Beginn (ca. 40° C Fieber), durch Tachykardie, Dehydratation und ausgeprägte Dilatation des Colons gekennzeichnet ist. Eine Perforation des Magen-Darm-Trakts führt zu ausgeprägten Schmerzen, sofern die Symptomatik nicht durch eine Kortikosteroid-Dauermedikation maskiert wird. Zu den Komplikationen, die nicht das Kolon betreffen, ge-

**Tab. 20.1:** Mögliche Komplikationen bei einer Kolitis ulcerosa

| Komplikationen | Häufigkeit (%) |
|---|---|
| **das Kolon betreffende Komplikationen** | |
| toxisches Megakolon | 1–3 |
| Darmperforation | 3 |
| Kolonkarzinom | 2.5–5 |
| Blutung | 4 |
| Kolonstriktur | 10 |
| **nicht das Kolon betreffende Komplikationen** | |
| Erythema nodosum | 3 |
| Iritis | 5–10 |
| Arthritis ankylosans | 5–10 |
| fettige Infiltration der Leber | 40 |
| Pericholangitis | 30–50 |
| Leberzirrhose | 3 |

(Daten aus: Gray GM. Inflammatory bowel disease. In: Rubenstein E. Federman DD, eds. Scientific American Medicine. New York. Scientific American. 1980;41V:1–17)

hören Erythema nodosum, Iritis und Konjunktivitis, eine Arthritis wechselnder Lokalisation, ankylosierende Spondylitis und Leberfunktionsstörungen. Die Leberfunktionsstörungen können sich als Fettinfiltration, Pericholangitis oder Zirrhose manifestieren. Die Patienten mit einer Colitis ulcerosa haben ein etwa 10-fach höheres Risiko, an Kolonkarzinomen zu erkranken. Verschiedene Ärzte empfehlen daher, häufiger (alle 1 – 3 Jahre) eine Kolonoskopie durchzuführen. Die Hoffnung, hierbei durch multiple Schleimhautbiopsien dysplastische Frühstadien eines Karzinoms erfassen zu können, hat sich bis jetzt allerdings nicht bestätigt [13].

Patienten mit einer blande verlaufenden Colitis ulcerosa ist mit Bekämpfung des Durchfalls und der Gabe von Salazasulfapyridin (Azulfidine) am besten geholfen. Bei schwereren Verläufen wird eine stationäre Aufnahme notwendig, um Dehydratation und Störungen des Elektrolythaushaltes besser ausgleichen zu können. Bei diesen Patienten ist die intravenöse Gabe von Kortison oder ACTH notwendig. In therapierefraktären Fällen kann eine Proktokolektomie notwendig werden.

### 20.4.2 Enteritis regionalis (Morbus Crohn)

Die Enteritis regionalis äußert sich als chronische Entzündung sämtlicher Wandschichten des Gastrointestinaltrakts. Die Krankheit tritt meist zwischen dem 20. und 40. Lebensjahr auf, die Ätiologie ist unbekannt. Bei etwa der Hälfte der Patienten sind sowohl das Ileum als auch der Dickdarm befallen. Bei je 25 % der Patienten beschränken sich die Veränderungen entweder nur auf den Dünndarm oder auf den Dickdarm.

Die Enteritis regionalis weist im Unterschied zur Colitis ulcerosa einen chronischen, langsam progredienten Verlauf mit geringerem Entartungsrisiko und niedrigerer Mortalitätsrate auf. Ein weiterer Unterschied besteht darin, daß eine operative Intervention keinen kurativen Charakter hat, vielmehr führen Operationen sogar häufig zu Rückfällen. Die nicht das Kolon betreffenden Komplikationen sind denen der Colitis ulcerosa vergleichbar (Tab. 20.1). Neben einer häufig anzutreffenden leichten Anämie findet sich – als Folge von Plasmaverlusten durch die geschädigte Mucosa – häufig eine erniedrigte Plasmaalbuminkonzentration. Beinahe die Hälfte der Patienten leidet unter intraabdominellen Fisteln und perirektalen Abszessen, ein hoher Prozentsatz zusätzlich unter Nieren- und Gallensteinen.

Der Therapieansatz ähnelt dem der Colitis ulcerosa. Kortikosteroide führen zu rascher Remission, müssen jedoch kontinuierlich eingenommen werden, um Symptomfreiheit zu erzielen. Stehen Gewichtsverlust und Mangelernährung im Vordergrund, ist eine künstliche enterale oder parenterale Ernährung angezeigt.

### 20.4.3 Pseudomembranöse Enterokolitis

Die Ätiologie der pseudomembranösen Enterokolitis ist unbekannt. Sie wird häufig im Zusammenhang mit einer Antibiotikatherapie (insbesondere mit Clindamycin und Lincomycin), gastrointestinaler Obstruktion, Urämie, Herzinsuffizienz und intestinaler Ischämie gesehen. Klinisch imponieren z.B. Fieber, wässrige Durchfälle, Dehydration, Hypotension, Herzrhythmusstörungen, Muskelschwäche, Ileus und metabolische Azidose.

### 20.4.4 Narkoseführung

An operativen Maßnahmen werden im Rahmen von entzündlichen Darmerkrankungen meist Resektionen verschiedener Abschnitte des Gastrointestinaltrakts vorgenommen. Die zu resezierenden Abschnitte können von unterschiedlicher Länge sein. Im Rahmen der Narkoseführung müssen präoperativ sowohl der Wasser- und Elektrolythaushalt sowie Komplikationen im Bereich des Kolons, als auch Komplikationen außerhalb des Kolons beurteilt werden (Tab. 20.1). So kann z.B. eine chronische gastrointestinale Blutung eine präoperative Transfusion von Vollblut oder Erythrozytenkonzentraten notwendig machen. Eine Arthritis kann den Zugang zu den oberen Luftwegen erschweren. Eine eventuell vorliegende Lebererkrankung sollte bei der Auswahl der Anästhetika und Muskelrelaxantien berücksichtigt werden. Bei einer Kortikosteroiddauertherapie ist eine zusätzliche perioperative Steroidgabe notwendig. Falls bei dem Patienten präoperativ eine Hyperalimentation durchgeführt wurde, müssen hierbei eventuell aufgetretene Nebenwirkungen beachtet werden (vgl. Kap. 24).

Wird bei der Mobilisierung und Resektion von Anteilen des Gastrointestinaltrakts am Mesenterium gezogen, kann es zur Reizung sympathischer Afferenzen mit Vasodilatation im Splanchnikusgefäßbett kommen [14]. Mögliche Folge ist eine Hypotension, obwohl ein kompensatorischer Anstieg des Herzminutenvolumens diesen Effekt meist maskiert. Wie sich Herzfrequenz und zentralvenöser Druck bei Zug am Mesenterium verhalten werden, ist nicht voraussagbar.

Nach einer Antagonisierung von nicht-depolarisierenden Muskelrelaxantien mit Cholinesterasehemmern kommt es zur Erhöhung des intraluminalen Drucks im Gastrointestinaltrakt (Abb. 20.4), [15]. Durch eine gleichzeitige Gabe von Atropin oder Glykopyrrolat wird dieser Effekt nicht beeinflußt. Es ist behauptet, bisher jedoch nicht bewiesen worden, daß diese medikamentös bedingte intraluminale Druckerhöhung das Risiko einer Nahtdehiszenz im Kolonbereich erhöhe [16, 17]. Bis harte Daten verfügbar sind, sollte eine eventuelle Antagonisierung der Muskelrelaxantien – unter Berücksichtigung der möglichen Nebenwirkung auf eine Kolonnaht – sorgfältig überlegt werden.

## 20.5 Karzinoid

Karzinoide gehen von enterochromaffinen Zellen aus und werden typischerweise im Gastrointestinaltrakt gefunden. Karzinoide sind die häufigsten Malignome des Dünndarms. Sie sind bevorzugt im Appendix vermiformis lokalisiert, wo sie das Bild einer akuten Appendizitis vortäuschen können. Gelegentlich treten sie auch in den Bronchien auf und sind dann histologisch nicht von einem kleinzelligen undifferenzierten Karzinom zu unterscheiden. Selten können sie auch von den Ovarien ausgehen. Die Inzidenz der Karzinoide wird auf 8 pro 100000 Personen geschätzt. Die Diagnose wird erhärtet, wenn eine erhöhte Urinausscheidung von 5Hydroxyindolessigsäure (einem Serotoninabbauprodukt) nachgewiesen wird.

### 20.5.1 Karzinoidsyndrom

Von einem Karzinoidsyndrom wird gesprochen, falls es durch Ausschüttung vasoaktiver Substanzen aus den Zellen des Karzinoids zu klinischen Symptomen kommt [18]. Es handelt sich hierbei um Serotonin, Prostaglandine, Histamin und Kallikreine. Die Kallikreine sind wichtig, weil sie einen Plasmafaktor (Kininogen) aktivieren, der nachfolgend eine Reihe von Polypeptiden (Kinine) produziert, unter anderem Bradykinin. Normalerweise führt die Bildung vasoaktiver Substanzen nur zu minimalen oder keinen Symptomen, denn die Leber kann diese Substanzen inaktivieren, bevor sie in den Systemkreislauf gelangen. Ein Karzinoidsyndrom tritt jedoch auf, falls die Leber nicht mehr in der Lage ist, diese Substanzen abzubauen. Wenn ein Karzinoid Symptome zeigt, sind normalerweise bereits Lebermetastasen vorhanden. Von intrahepatisch lokalisierten Karzinoidtumoren aus können vasoaktive Substanzen direkt in den Kreislauf gelangen. Dennoch tritt bei insgesamt nur etwa 5% der

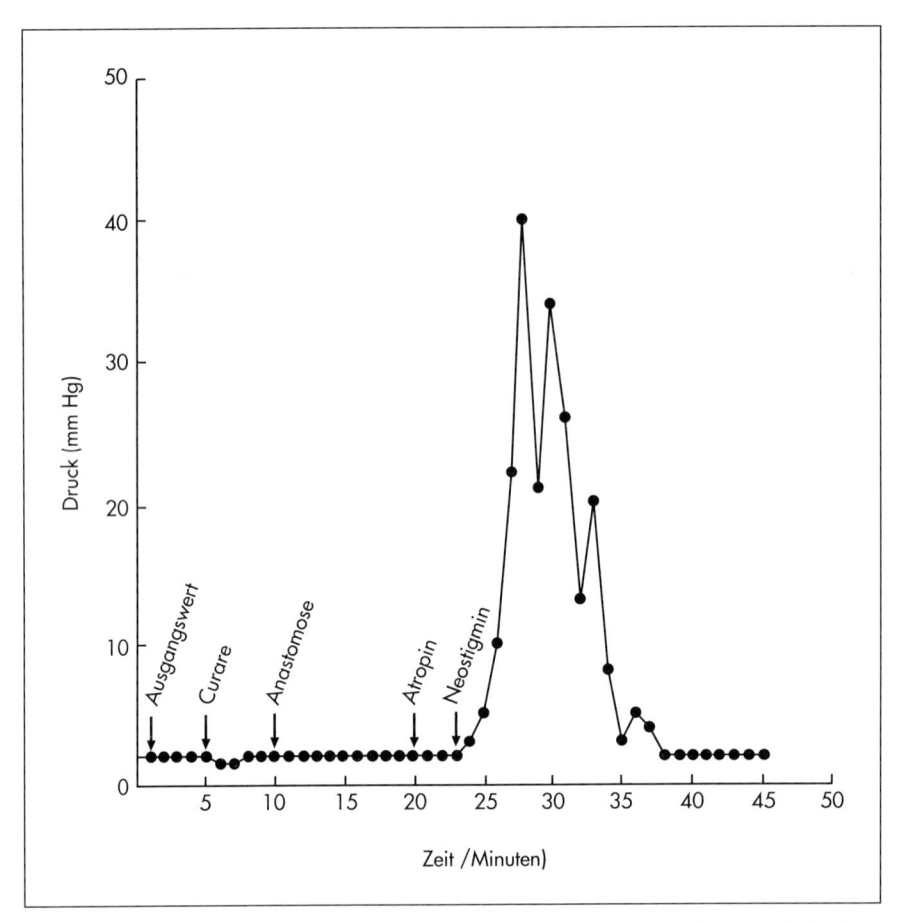

**Abb. 20.4:** Nach Durchtrennung des Kolons wurde eine übliche zweischichtige Anastomose angelegt. Anschließend wurde im Kolon der intraluminale Druck gemessen. Die Daten wurden an einem Hund erhoben. Die Narkose wurde mit intravenösem Pentobarbital und die Muskelrelaxierung wurde mit d-Tubocurarin (0,2 mg/kg) durchgeführt. Die neuromuskuläre Blockade wurde durch eine schnelle intravenöse Gabe von Atropin (0,012 mg/kg) und eine anschließende Gabe von Neostigmin (0,035 mg/kg) antagonisiert. Nach Verabreichung von Neostigmin kam es vorübergehend zu einem Anstieg des intraluminalen Drucks im Kolon. Es gibt jedoch keine Hinweise darauf, daß es durch diese Steigerung des intraluminalen Drucks im Kolon (aufgrund der muskarinartigen Wirkung) zu einer Beschädigung der frisch angelegten Darmanastomose kommt. (Yellin YE, Newman J, Donovan AJ. Neostigmine-induced hyperperistalsis. Effects of security on colonic anastomoses. Arch Surg 1973; 106: 779–81. Copyright 1973, American Medical Association.)

Patienten mit einem Karzinoidtumor ein Karzinoidsyndrom auf [19].

Bei Lokalisation im Bereich der Bronchien oder Ovarien kommt es normalerweise früher zu Symptomen als bei einem entsprechendem Tumor in Jejunum oder Ileum, denn der Pfortaderkreislauf wird hierbei umgangen. Daher werden die vasoaktiven Substanzen nicht in der Leber inaktiviert. Bei Karzinoiden im Appendix konnte bisher kein Karzinoidsyndrom beobachtet werden.

Durch die im Rahmen eines Karzinoids auftretende Karzinoidsymptomatik werden Luftwege, Herz, Haut und Gastrointestinaltrakt betroffen (Tab. 20.2). Die Symptome eines Karzinoidsyndroms können lebensbedrohlich sein.

**Tab. 20.2:** Symptome des Karzinoid-Syndroms

Bronchokonstriktion-Asthma
Trikuspidalinsuffizienz und/oder Pulmonalstenose
supraventrikuläre Extrasystolen,
supraventrikuläre Tachyarrhythmien
Anfälle mit einer Hautrötung (Flush) oder einer Zyanose
venöse Teleangiektasien
chronische Bauchschmerzen und Durchfall
Hepatomegalie
Hyperglykämie
erniedrigte Plasmaalbuminkonzentration

### Respirationstrakt

Die Bronchokonstriktion bei Patienten mit einem Karzinoidsyndrom ist die Folge einer Ausschüttung vasoaktiver Substanzen. Diese vasoaktiven Substanzen können zu einer Konstriktion der glatten Bronchialmuskulatur führen. Die übliche bronchospasmolytische Therapie ist hier wirkungslos. Katecholamine können sogar eine Ausschüttung von Serotonin und Kallikrein aus den Tumorzellen provozieren. Kortikosteroide sind zwar aufgrund ihrer membranstabilisierenden Wirkung bei einer prophylaktischen Gabe in der Lage, die Lysosomenmembranen zu stabilisieren; sind die vasoaktiven Substanzen aber bereits ausgeschüttet, haben vermutlich auch die Kortikosteroide keine Wirkung.

**Kardiovaskuläres System**

Eine Trikuspidalinsuffizienz oder Pulmonalarterienstenose im Rahmen eines Karzinoidtumors sind Folgen einer metastatischen Klappenzerstörung im Bereich des rechten Herzens. Daß die Klappen des linken Herzens verschont werden, könnte dadurch bedingt sein, daß das Lungenparenchym vasoaktive Substanzen inaktivieren kann. Bei Patienten mit einem Karzinoidsyndrom treten häufig supraventrikuläre Extrasystolen sowie supraventrikuläre Tachykardien auf.

**Haut**

Das anfallsweise Auftreten der flush-artigen Hautrötung betrifft anfangs Gesicht und Hals. Mit zunehmender Intensität und Dauer kann dies auch am Stamm und an den oberen Extremitäten auftreten. Während dieser Flush-Episoden ist der arterielle Blutdruck normalerweise erniedrigt, das Herzminutenvolumen ist vermutlich erhöht. Bradykinin ist ein potenter Vasodilatator und scheint die Hauptursache für diese Flushes darzustellen. Falls es zum Auftreten venöser Teleangiektasien kommt, sind diese vor allem an Nase, Oberlippe und schmetterlingsartig im Gesicht lokalisiert. Zusätzlich kann es zu einer Zyanose des Gesichts und der oberen Körperhälfte kommen.

**Gastrointestinaltrakt**

Hier manifestiert sich das Karzinoidsyndrom in Form von chronischen intermittierenden abdominellen Schmerzen und Durchfällen. Diarrhoe ist vermutlich Folge einer Serotoninausschüttung und kann mit Serotoninantagonisten wie Methysergid meistens gut kontrolliert werden. Die Flush-Anfälle im Rahmen eines Magenkarzinoids sind histaminvermittelt und können durch gleichzeitige Gabe von $H_1$- und $H_2$-Rezeptorantagonisten therapiert werden. Eine Hepatomegalie ist häufig Folge einer ausgeprägten Lebermetastasierung durch den Karzinoidtumor.

**Sonstige Merkmale**

Bei Patienten mit einem Karzinoid kann außerdem eine leichte Hyperglykämie sowie eine Verminderung der Plasmaalbuminkonzentration vorhanden sein. Die leichte Hyperglykämie ist darauf zurückzuführen, daß Serotonin ähnlich wie Adrenalin die Glykogenolyse und Glukoneogenese stimulieren kann. Zur Verminderung der Albuminkonzentration kommt es vermutlich dadurch, daß Tryptophan nicht zur Protein-, sondern zur Serotoninsynthese verwendet wird. Normalerweise werden weniger als 2 % des mit der Nahrung aufgenommenen Tryptophans für die Serotoninsynthese verbraucht. Bei Karzinoidsyndrom können dagegen bis zu 60 % des Tryptophans für die Serotoninsynthese benötigt werden [19].

### 20.5.2 Narkoseführung

Ein Karzinoid und ein Karzinoidsyndrom haben wichtige Auswirkungen auf die Narkoseführung [20]. Diese Patienten werden operiert, um den Primärtumor oder um Lebermetastasen zu entfernen. In Einzelfällen kann bei solchen Patienten auch der Ersatz einer erkrankten Herzklappe notwendig werden.

Bei der präoperativen Vorbereitung dieser Patienten scheint es sinnvoll zu sein, mit entsprechenden Medikamenten die aufgrund der sezernierten vasoaktiven Substanzen ausgelösten Wirkungen zu blockieren. Beispielsweise können mit $H_1$- und $H_2$-Rezeptorenblockern wie Diphenhydramin und Cimetidin die Histaminwirkungen vermindert werden. Cyproheptadin (Periaktinol) hat sowohl antiserotoninerge als auch antihistaminerge Wirkungen und verhindert im Tierversuch sowohl eine histamin- als auch serotoninvermittelte Bronchokonstriktion [21]. Die übliche Dosis für Erwachsene beträgt 4 mg per os drei- bis viermal täglich.

Die wichtigste Nebenwirkung ist Abgeschlagenheit. Ketanserin ist ein kompetitiver Serotoninantagonist. Er wurde bei diesen Patienten eingesetzt, um Vasokonstriktion, Bronchokonstriktion und serotoninbedingte Thrombozytenaggregation zu vermindern [22]. Ketanserin scheint besonders zur Therapie hypertoner Krisen geeignet zu sein, die mit dem Karzinoid einhergehen können. Bei der Therapie von Flush-Attacken und Durchfällen dürften langwirksame Somatostatin-Analoga wirksam sein. In einer Kasuistik wird berichtet, daß sich eine lebensbedrohliche Karzinoid-Krise durch intravenöse Verabreichung eines Somatostatin-Analogons sofort beherrschen ließ [23]. Somatostatin ist ein vom Hypothalamus freigesetzter «releasing factor», der die nachfolgende Ausschüttung endogener Peptide wie z.B. Serotonin verhindert. Der Aminocapronsäure wurde zwar eine bradykininantagonistische Wirkung nachgesagt, eine Wirksamkeit konnte jedoch nicht nachgewiesen werden, und als Nebenwirkung kann es zu einer bedrohlichen systemischen Blutgerinnung kommen [20]. Morphin sollte bei diesen Patienten vermieden werden, da es eine Serotonin- und Histaminfreisetzung stimulieren kann. Droperidol kann zwar eine leichte serotoninantagonisierende Wirkung entwickeln, diese erwünschte Wirkung wird jedoch meist durch die Nebenwirkungen – wie langdauernde Sedierung und Dysphorie – aufgehoben. Von entscheidender Bedeutung ist bei diesen Patienten eine präoperative Hydratation, um intraoperative Blutdruckabfälle zu vermeiden.

Keine bestimmte Narkosetechnik oder -medikation hat sich bisher als besonders vorteilhaft erwiesen [13]. Da durch einen Blutdruckabfall die Ausschüttung vasoaktiver Substanzen aus Tumorzellen stimuliert werden kann, ist entsprechende Vorsicht vor einer tiefen Narkose oder vor den Wirkungen einer peripheren Sympathikusblockade (wie z.B. durch Regionalanästhesieverfahren) geboten. Von den Katecholaminen ist bekannt, daß sie Kallikrein aktivieren. Daher wären theoretisch Medikamente wie Ketamin oder Sympathikomimetika, die die endogene Noradrenalinausschüttung stimulieren, zu vermeiden. Medikamente, von denen eine Stimulation der Histaminausschüttung bekannt ist (d-Tubocurarin, Metocurin, Atracurium, Succinylcholin, Morphin) müssen mit entsprechender Vorsicht eingesetzt werden. Erhöhte zentralnervöse Serotoninspiegel führen zu Sedierung. Dadurch könnte der Anästhetikaverbrauch vermindert sein.

An intraoperativen Komplikationen wurden Hypotensionen, Bronchospasmen und gelegentlich auch Hypertension und Tachykardie – besonders bei Manipulationen am Tumor – verzeichnet [22]. Tachykardie und Hypertension sind vermutlich Folgen der Serotoninausschüttung und lassen sich durch Vertiefung der Narkose und Verabreichung eines Vasodilatans oder eines spezifischen Serotoninantagonisten wie Ketanserin beherrschen. Zur Prophylaxe oder Behandlung der Bronchospasmen gibt es bisher keine befriedigende Empfehlung. In einem Fall sprachen die Bronchospasmen auf keinerlei Therapie an, auch nicht auf Inhalation von Halothan oder eine intravenöse Ketamingabe [24]. Bei Berücksichtigung aller Aspekte dürfte eine Allgemeinanästhesie mit Lachgas, kurz wirksamen Opioiden und einem Muskelrelaxans (das nun nur geringe Kreislaufwirkungen hat) das vernünftigste Vorgehen darstellen.

## 20.6 Pankreaserkrankungen

### 20.6.1 Akute Pankreatitis

Zu den Hauptursachen einer akuten Pankreatitis zählen Alkoholabusus, Gallensteine, Hyperkalzämie, stumpfes Bauchtrauma und ein nach dorsal penetrierendes Magen-Darm-Geschwür. Hauptmerkmal der akuten Pankreatitis ist die erhöhte Amylasekonzentration im Serum. Die Patienten sind plötzlich erkrankt, empfinden einen Vernichtungsschmerz im Epigastrium und haben eine leicht erhöhte Temperatur. Liegen gleichzeitig Pleuraergüsse vor, so ist der Schmerz atemabhängig und es kann zu einer respiratorischen Insuffizienz kommen. Die Leukozytenzahl ist erhöht. Bilirubin und alkalische Phosphatase können ebenfalls erhöht sein. Dies ist vermutlich die Folge einer Gallengangskompression durch den ödematösen Pankreaskopf oder durch einen Stein im Ductus hepaticus communis. Häufig tritt ein paralytischer Ileus auf. Blutdruckabfall und Hypovolämie sind Folge einer Plasmaexsudation in die Pankreasloge. Bei einer länger bestehenden Hypotension kann es zu einem Nierenversagen kommen. Eine Hypokalzämie ist möglich, auf das Auftreten tetanischer Zeichen ist zu achten. Eine schwere hämorrhagische Pankreatitis kann zu einem diabetischen Koma führen. Die Therapie einer akuten Pankreatitis besteht in Einführen einer Magensonde, Flüssigkeits- und Elektrolytersatz. Eine Pankreatektomie sollte einer therapierefraktären, fulminanten Pankreatitis vorbehalten sein. Nach dieser Operation stellt die Hypoglykämie ein lebensbedrohliches Risiko dar [9].

### 20.6.2 Chronische Pankreatitis

Der typische Patient mit chronischer Pankreatitis ist ein kachektischer, chronischer Alkoholiker. Weitere prädisponierende Faktoren sind neben chronischem Alkoholabusus schwere Gallengangsaffektionen und ein stumpfes Bauchtrauma, das möglicherweise bereits vor Jahren stattgefunden hat. Die Amylasekonzentration im Serum ist während akuter Schübe einer chronischen Pankreatitis oft normal. In etwa 10% der Fälle besteht ein Ikterus. Bei Zerstörung von etwa 20% des Pankreasparenchyms kann es auch zu Maldigestion von Fett und Eiweiß kommen. Häufig liegt ein leichter Diabetes mellitus vor. Besonders bei gleichzeitigem chronischem Alkoholismus ist normalerweise eine Fettleber anzutreffen.

### 20.6.3 Pankreaskarzinome

Leitsymptom eines Adenokarzinoms des Pankreasgangs sind epigastrischer Dauerschmerz, Gewichtsabnahme und Inappetenz. Tritt ein Ikterus auf, so ist dies normalerweise bereits ein Zeichen dafür, daß das Leiden inkurabel ist. Zu den Komplikationen eines Pankreaskarzinoms zählen Gastrointestinalblutungen und Diabetes mellitus.

## 20.7 Gastrointestinale Blutungen

In den USA sind gastrointestinale Blutungen der Einweisungsgrund für etwa 2% aller Krankenhauseinweisungen von Erwachsenen. 10–20% dieser Patienten müssen sich einer Operation unterziehen, damit die Blutung in den Griff zu bekommen ist. Bei der Hälfte der Patienten läßt sich die Blutungsursache nicht feststellen. Anhand der Anamnese kann die Lokalität der Blutungsquelle oft vermutet werden. Wenn z.B. 1–2 Wochen vor dem Absetzen schwarzer Stühle epigastrische Schmerzen bestanden, dann kann dies auf ein peptisches Ulcus hinweisen. Gewichtsverlust, Appetitlosigkeit und chronische Anämie können auf ein Magenkarzinom hinweisen. Bei einer Divertikulitis finden sich normalerweise Schmerzen im unteren Abdomen, Fieber und blutige Durchfälle. Kommt hellrotes Blut aus der Magensonde, so muß differentialdiagnostisch an ein Mallory-Weiss-Syndrom, eine hämorrhagische Ösophagitis oder an blutende Ösophagusvarizen gedacht werden.

Der durch die gastrointestinale Blutung entstandene Blutverlust muß sofort abgeschätzt und gegebenenfalls ersetzt werden. Kommt es zu einem Anstieg der Herzfrequenz um 10–20 Schläge pro Minute und zu einem Abfall des systolischen Blutdrucks um 10–20 mm Hg, sobald der Patient aus der Rückenlage aufgesetzt wird, läßt dies einen starken Blutverlust vermuten. Trotz starker Blutverluste kann der Hämatokritwert normal sein. Dies ist dann die Folge einer Hämokonzentration. Bei schwereren gastrointestinalen Blutungen kann der Harnstoffwert im Blut über 40 mg/dl ansteigen. Ursache ist die Stickstoffresorption aus den im Dünndarm befindlichen Blutmengen. Die Plasmakreatininkonzentration ist in dieser Situation meist normal. Eine längerfristige Hypotension im Rahmen einer massiven gastrointestinalen Blutung kann zu zentrilobulären Lebernekrosen führen, die sich in einer starken Erhöhung der Plasmatransaminasen äußert. Eine längerfristige Hypotension kann zu Mesenterialinsuffizienz, akutem Nierenversagen und Myokardischämie führen.

Die meisten gastrointestinalen Blutungen kommen von allein zum Stillstand. Daher kommt bei 80–90% der konservativ behandelten Patienten die Blutung innerhalb von 24–48 Stunden zum Stillstand. Kann mittels Angiographie ein blutendes arterielles Gefäß nachgewiesen werden, so kann dies durch eine intravenöse oder eine selektive intraarterielle Infusion von Vasopressin behandelt werden. Die durch Vasopressin ausgelöste lokale Vasokonstriktion bringt in mehr als der Hälfte der Fälle eine Blutung zum Stillstand. Mögliche Nebenwirkung einer Vasopressin-Infusion ist eine Vasokonstriktion auch der Koronargefäße. Auch durch eine lokale intravasale Injektion von sklerosierenden Substanzen können bei mehr als 90% der Patienten Ösophagusvarizen erfolgreich behandelt werden (Sklerosierung) [9]. Eine portokavale Shunt-Operation kann zur notfallmäßigen Stillung einer Ösophagusvarizenblutung notwendig sein, die Mortalität dieser Operation ist allerdings sehr hoch. Streßbedingte Blutungen im Gastrointestinaltrakt lassen sich durch eine prophylaktische Anhebung des Magen-pH-Werts auf über 3,5 verhindern. Hierzu werden Antazida oder $H_2$-Antagonisten eingesetzt.

## 20.8 Erkrankungen, die zu einer Malabsorption führen

Malabsorption bedeutet eine ungenügende Nahrungsaufnahme aus dem Verdauungstrakt aufgrund von Krankheit oder Dünndarmresektion. Zusätzlich können Störungen der Pankreas- oder Gallensekrete schwere Mangelernährungszustände hervorrufen. Der empfindlichste Test bezüglich Malabsorption und Maldigestion ist die quantitative Bestimmung des Fettgehalts im Stuhl. Die Malabsorption als Folge von Dünndarmerkrankungen unterscheidet sich von einer Malabsorption aufgrund einer pankreatobiliären Sekretionsstörung (Tab. 20.3). Gewichtsverlust, Vitaminmangelzustände und Folsäuremangelanämie sind z. B. bei einer Dünndarmerkrankung eher zu erwarten als bei einer Störung des pankreatobiliären Systems. Plasmaalbuminkonzentrationen unter 2,5 g/dl aufgrund von Proteinverlusten durch die geschädigte gastrointestinale Mukosa sind bei Dünndarmerkrankungen üblich. Eine Hypokalzämie und Hypomagnesiämie können sich als Tetanie oder psychische Verwirrung manifestieren. Leitsymptom pankreatobiliärer Erkrankungen ist eine ausgeprägte Steatorrhoe.

### 20.8.1 Dünndarmerkrankungen, die zu einer Malabsorption führen

#### Diabetes mellitus

Eine große Anzahl von Patienten mit Diabetes mellitus entwickelt eine Neuropathie des vegetativen Nervensystems. Dadurch kommt es zu einer verminderten Dünndarmaktivität. Bei ungefähr einem Viertel dieser Patienten entsteht eine Malabsorption als Folge einer bakteriellen Überwucherung. Im Vordergrund steht eine wässrige Diarrhoe, die Fettausscheidung über den Stuhl ist erhöht. Eine breite antibiotische Abdeckung kann in diesen Fällen erfolgreich sein.

**Tab. 20.3:** Differentialdiagnose einer Malabsorption

| Merkmale | Erkrankung des Dünndarms | Verminderte Sekretion von Galle und Pankreassaft |
|---|---|---|
| Gewichtsverlust | stark | leicht |
| Vitaminmangel (A, B, E, K, $B_{12}$) | meistens | selten |
| Anämie | meistens | selten (falls zusätzlich nicht noch ein Alkoholabusus besteht). |
| Hypalbuminämie | meistens | selten |
| Hypomagnesiämie | meistens | selten |
| Xyloseresorption | vermindert | normal |
| Fettstühle | mäßig (weniger als 35 g/Tag) | stark (40–80 g/Tag) |

(Daten aus: Gray GM. Diseases producing malabsorption and maldigestion. In: Rubenstein E, Federmann DD, eds. Scientific American Medicine. New York. Scientific American, 1980; 4XI: 1–15)

### Einheimische Sprue

Die einheimische (nichttropische) Sprue ist durch einen Gewichtsverlust bei normalem Appetit gekennzeichnet. Normalerweise kommt es zu einer megaloblastischen Anämie. Zumeist sind kleinwüchsige Frauen (durchschnittliche Körpergröße: 150 cm) betroffen. Die Therapie besteht in einer glutenfreien Ernährung.

### Tropische Sprue

Die in tropischen Regionen einschließlich Puerto Rico auftretende tropische Sprue führt zu Läsionen des Dünndarms. Hierdurch kommt es zu schwerer Malabsorption, Gewichtsverlust und einer ausgeprägten megaloblastischen Anämie. Ätiologisch liegt vermutlich ein bisher nicht identifiziertes infektiöses Agens zugrunde. Anämie wie Malabsorption sprechen gut auf eine Folsäuretherapie an.

### Dünndarmresektion

Auch eine ausgedehnte Jejunumresektion führt – wegen der Kompensationsmöglichkeiten des Ileums – nur zu einer milden Malabsorption. Dagegen führt eine Resektion von 75 oder mehr Prozent des Ileums zu schwerer Mangelernährung, Diarrhoe, Elektrolytverschiebung und Vitamin-$B_{12}$-Mangel. Häufig besteht eine erhöhte Inzidenz an Cholelithiasis und Nephrithiasis. Diese Komplikationen einer ausgedehnten Dünndarmresektion ähneln denen nach einer jejunoilealen Bypassoperation, wie sie zur Therapie der Adipositas per magna durchgeführt wird. Bei diesen Bypassoperationen kommt es auch häufig zu einer fettigen Leberinfiltration. Die operative, funktionelle Ausschaltung des Magens – um frühzeitig ein Sättigungsgefühl zu erzielen – scheint das bessere operative Verfahren zu sein.

### Mangeldurchblutung des Darms

Eine Arteriosklerose der Blutgefäße, die den Dünndarm versorgen, kann zu einer Mangeldurchblutung des Darms führen und äußert sich 15 Minuten bis zwei Stunden nach den Mahlzeiten als postprandialer abdomineller Schmerz. Normalerweise kommt es zu keiner starken Malabsorption. Es kann jedoch zu einem Gewichtsverlust kommen, da die Patienten weniger essen, um Schmerzen zu vermeiden. Die meisten Patienten haben weitere arteriosklerotische Veränderungen, z.B. am Herzen oder am Gehirn.

### Bestrahlungsenteritis

Durch eine Strahlentherapie von intraabdominellen Malignomen, speziell von Lymphomen, kann es zu einer Bestrahlungsenteritis mit Malabsorption kommen. Zur Behandlung einer chronischen Bestrahlungsenteritis können Kortikosteroide notwendig sein.

## 20.8.2 Krankheiten des pankreatobiliären Systems, die zu einer Maldigestion führen

### Chronische Pankreatitis

Die häufigste Ursache einer exokrinen Pankreasinsuffizienz ist die chronische Pankreatitis. Sie ist meist Folge eines chronischen Alkoholabusus. Häufig besteht zusätzlich ein Diabetes mellitus.

### Mangel an Gallensäuren

Bei bakteriellen Überwucherungen, regionaler Enteritis oder ausgeprägter Ileumresektion kann es zu Gallensäuremangelzuständen kommen. Die resultierende Malabsorption ist normalerweise nur schwach ausgeprägt und hat keine Auswirkungen auf den Ernährungszustand, obwohl Gallensäuren für die Resorption fettlöslicher Vitamine notwendig sind.

### Steatorrhoe nach Gastrektomie

Durch Zerstörung des Pylorus kann es zu einer beschleunigten Passage der Nahrung bis in den Dünndarm mit unzureichendem Kontakt mit den Pankreassekreten kommen. Die Folgen sind ebenfalls Maldigestionssyndrome.

## 20.9 Divertikulose und Divertikulitis

Bei der Kolondivertikulose bestehen typischerweise multiple Aussackungen der Kolonmukosa, meist im Sigmabereich. Bei mehr als 30% aller Patienten über 60 Jahren lassen sich durch Bariumkontrasteinläufe solche Divertikel nachweisen. Die Pathogenese ist noch nicht eindeutig geklärt. Trotz der Häufigkeit dieser Erkrankungen sind schwere Komplikationen wie Blutungen oder Divertikulitis selten. Bei weniger als 2% dieser Patienten kommt es zu einer Blutung. Falls sie jedoch auftritt, handelt es sich meist um eine starke Blutung [25]. In der Mehrzahl der Fälle hört die Blutung von selbst auf. Eine Entzündung tritt am ehesten in enghalsigen Divertikeln im Sigmabereich auf. Charakteristisch sind Schmerzen im linken unteren Quadranten mit Fieber und Schüttelfrost. Falls es auf eine konservative Therapie (Legen einer Magensonde, intravenöse Flüssigkeitssubstitution und Antibiotika) nicht innerhalb von 24–48 Stunden zu einer Besserung kommt, ist eine operative Therapie indiziert. Kommt es zu häufigen, rezidivierenden Divertikulitiden, kann eine elektive Operation angezeigt sein, insbesondere dann, wenn Fisteln oder eine leichte intestinale Obstruktion bestehen.

## Literaturhinweise

1. Orlando RC, Bozmski EM. Clinical and manometric effects of nitroglycerin in diffuse esophageal spasm. N Engl J Med 1973; 289: 23–5
2. Haddad JK. Relation of gastroesophageal reflux to yield sphincter pressures. Gastroenterology 1970; 58: 175–84
3. Brock-Utne JG, Welman RS, Dimopoulos GE, et al. The effect of glycopyrrolate (Robinul) on the lower esophageal sphincter. Can Anaesth Soc J 1978; 25: 144–6
4. Blitt CD, Gutman HL, Cohen DD, et al. Silent regurgitation and aspiration with general anesthesia. Anesth Analg 1970; 49: 707–13
5. Brock-Utne JG, Rubin J, Downing JW, et al. The administration of metoclopramide with atropine (a drug interaction effect on the gastroesophageal sphincter in man). Anaesthesia 1976; 31: 1186–90
6. Brock-Utne JG, Downing JW, Dimopoulos GE, et al. Effect of domperidone on lower esophageal sphincter tone in late pregnancy. Anesthesiology 1980; 52: 321–3
7. Brock-Utne JG. Domperidone antagonizes the relaxant effect of atropine on the lower esophageal sphincter. Anesth Analg 1980; 59: 921–4
8. Smith G, Dalling R, Williams TIR. Gastrooesophageal pressure gradient changes produced by induction of anaesthesia and suxamethonium. Br J Anaesth 1978; 50: 1137–42
9. Welch CE, Malt RA. Abdominal surgery. N Engl J Med 1983; 308: 624–33; 685–95; 753–60
10. Hollander F. Composition and mechanism of formation of gastric acid secretion. Science 1949; 110: 57–63
11. Kuna S. The pH of gastric juice in the normal resting stomach. Arch Int Pharmacodyn Ther 1964; 151: 79–97
12. Mahl GF, Karpe R. Emotions and hydrochloric acid secretion during psychoanalytic hours. Psychosom Med 1953; 15: 312–26
13. Collins RH, Feldman M, Fordtran JS. Colon cancer, dysplasia, and surveillance in patients with ulcerative colitis. A critical review. N Engl J Med 1987; 316: 1654–8
14. Seltzer JL, Ritter DE, Starsnic MA, Marr AT. The hemodynamic response to traction on the abdominal mesentery. Anesthesiology 1985; 63: 96–9
15. Yellin AE, Newman J, Conovan AJ. Neostigmine-induced hyperperistalsis. Effects on security of colonic anastomoses. Arch Surg 1973; 106: 779–81
16. Aitkenhead AR. Anaesthesia and bowel surgery. Br J Anaesth 1984; 56: 95–101
17. Hunter AR. Colorectal surgery for cancer: The anaesthetist's contribution? Br J Anaesth 1986; 58: 825–6
18. Oates JA. The carcinoid syndrome. N Engl J Med 1986; 315: 702–4
19. Weidner FA, Ziter FMH. Carcinoid tumors of the gastrointestinal tract. JAMA 1981; 245: 1153–5
20. Mason RA, Steans PA. Carcinoid syndrome: Its relevance to the anaesthetist. Anaesthesia 1976; 31: 228–42
21. Stone CA, Wenger HC, Ludden CT, et al. Antiserotonin-antihistamine properties of cyproheptadine. J Pharmacol Exp Ther 1961; 131: 73–84
22. Casthely PA, Tablons M, Griepp RB, et al. Ketanserin in the preoperative and intraoperative management of a patient with carcinoid tumor undergoing tricuspid valve replacement. Anesth Analg 1986; 65: 809–11
23. Marsh HM, Martin JK, Kvols LK, et al. Carcinoid crisis during anesthesia: Successful treatment with a somatostatin analogue. Anesthesiology 1987; 66: 89–91
24. Miller R, Boulukos PA, Warner RRP. Failure of halothane and ketamine to alleviate carcinoid syndrome-induced bronchospasm during anesthesia. Anesth Analg 1980; 59: 621–3
25. Heald RJ, Ray IE. Bleeding in diverticular disease of the colon. Proc R Soc Med 1972; 65: 779–82

# 21 Erkrankungen der Niere

Die Nieren sind unentbehrlich, um Volumen und Zusammensetzung des Körpergesamtwassers im Normbereich zu halten. Vorbestehende Nierenerkrankungen können die perioperative Morbidität und Mortalität erhöhen. Es sollte daran gedacht werden, daß auch gesunde Patienten während und nach größeren Operationen Nierenprobleme entwickeln können.

Um Patienten mit Nierenfunktionsstörungen richtig betreuen zu können, müssen 1. die funktionelle Anatomie der Nieren, 2. die glomeruläre Filtrationsrate, 3. der renale Blutfluß, 4. die endokrinen Funktionen der Niere, 5. die Nierenfunktionstests, 6. die Wirkungen der Anästhetika auf die Nierenfunktion, 7. die charakteristischen Veränderungen bei chronischen Nierenerkrankungen, 8. die Narkoseführung bei Patienten mit einer chronischen Nierenerkrankung, 9. die Differentialdiagnose einer perioperativen Oligurie sowie 10. Erkrankungen mit einer Nierenbeteiligung bekannt sein. Bei der Narkoseführung für eine Nierentransplantation oder eine transurethrale Resektion der Prostata tauchen zusätzlich noch spezielle Probleme auf.

## 21.1 Funktionelle Anatomie der Niere

Die Funktionseinheit der Niere ist das Nephron (Abb. 21.1). Die Niere besteht aus etwa 1,2 Millionen Nephronen, deren Anzahl sich nach der Geburt nicht mehr vergößert. Ein Nephron besteht aus Glomerulus und Tubulus.

### 21.1.1 Glomerulus

Das Glomerulus ist ein Kapillarknäuel, das aus einer afferenten Arteriole hervorgeht. Diese Kapillaren werden von dem erweiterten, blind beginnenden Nephron, der sogenannten Bowman'schen Kapsel, umgeben. Jedes Kapillarknäuel wird von einer einzelnen afferenten Arteriole versorgt und von einer efferenten Arteriole entsorgt. Die glomerulären Kapillaren sind deshalb einmalig im Körper, da sie die einzigen Kapillaren des Körpers sind, die zwischen zwei Arteriolen geschaltet sind. Aufgrund dieser anatomischen Gegebenheit kann der hydrostatische Druck in diesen Kapillaren durch eine Tonusänderung sowohl der afferenten als auch der efferenten Arteriolen verändert werden.

### 21.1.2 Tubulus

Das renale Tubulus besteht aus proximalem Konvolut, Henle'scher Schleife und distalem Konvolut. Die Enden mehrerer distaler Konvolute vereinigen sich und bilden die Sammelrohre, die dann in das Nierenbecken münden.

#### Proximales Konvolut

Der proximale Tubulus ist eine direkte Fortsetzung der Bowman'schen Kapsel. Ungefähr 65% des insgesamt filtrierten Natriums, Chlorids und Wassers werden im Verlauf des proximalen Tubuluskonvoluts in die peritubulären Kapillaren rückresorbiert. Die Rückresorption von Natrium in die peritubulären Kapillaren erfolgt gegen einen Konzentrationsgradienten und benötigt daher Energie. Die Rückresorption von Natrium erfolgt im proximalen Konvolut unabhängig davon, ob der Körper Wasser oder Natrium benötigt. Im Bereich des proximalen Tubuluskonvoluts ist dagegen die Rückresorption von Chlorid und Wasser in die peritubulären Kapillaren ein passiver Prozeß.

Glukose wird aus dem proximalen Tubuluskonvolut aktiv gegen einen Konzentrationsgradienten in die peritubulären Kapillaren rückresorbiert. Für die Rückresorption von Glukose in die peritubulären Kapillaren gibt es jedoch ein Transportmaximum. Falls die Blutglukosekonzentration über 180 mg/dl ansteigt, dann wird das Rückresorptionsmaximum für Glukose

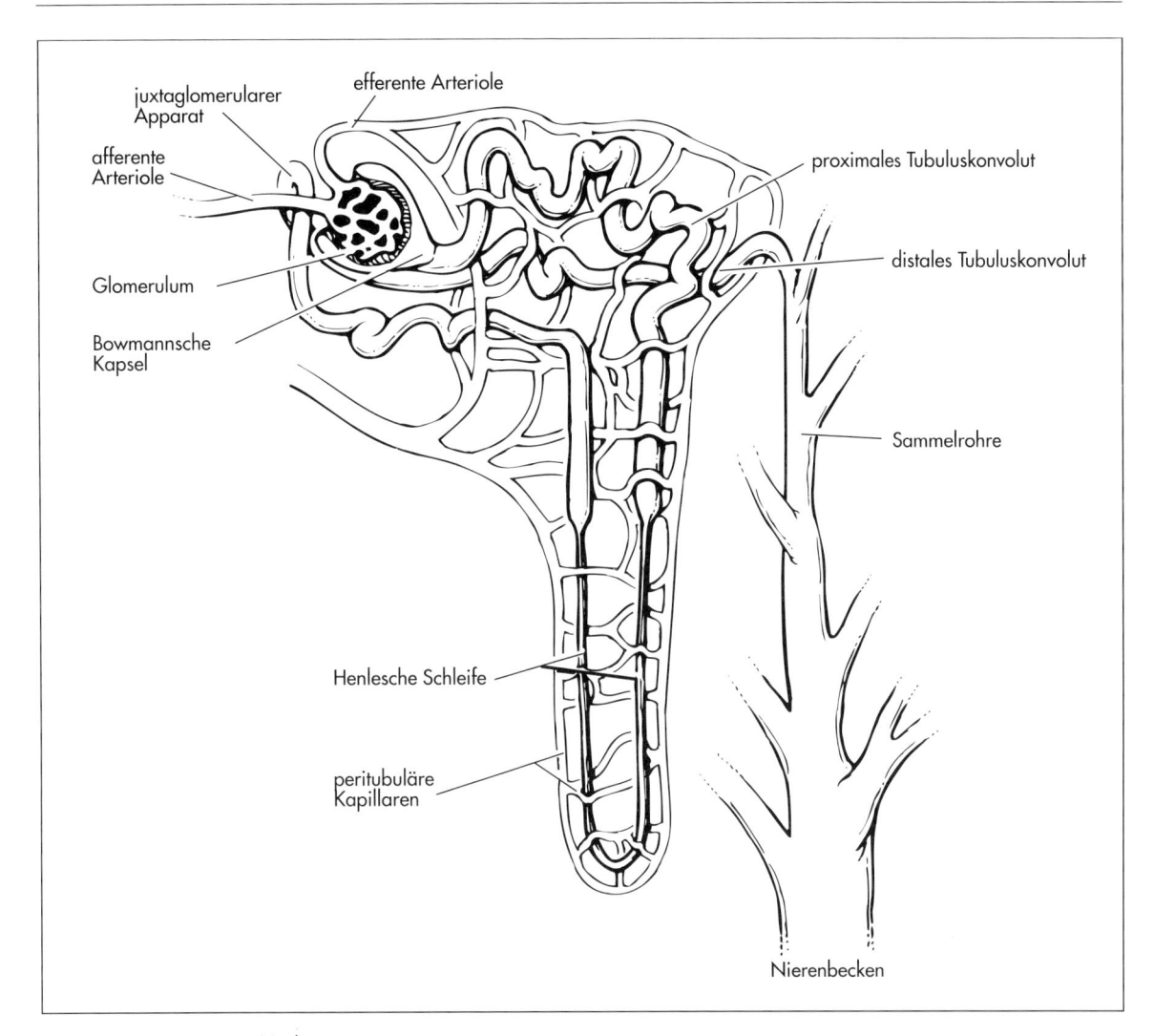

**Abb. 21.1:** Anatomie eines Nephron

erreicht, d.h. die Nierenschwelle wird überschritten und es kommt zur Glukosurie.

Der größte Teil des filtrierten Kaliums wird aus dem proximalen Tubuluskonvolut in die peritubulären Kapillaren rückresorbiert. Auch im Bereich des distalen Tubuluskonvoluts wird Kalium in die peritubulären Kapillaren sezerniert.

Die Phosphatrückresorption im proximalen Tubulus wird durch die Epithelkörperchen kontrolliert. Erhöhte Parathormonspiegel führen zu einer verminderten Rückresorption von Phosphat. Dadurch wird Phosphat vermehrt mit dem Urin ausgeschieden. Die Rückresorption von Kalzium wird dagegen im Bereich des proximalen Konvoluts durch Parathormon verstärkt.

### Henle'sche Schleife

Die Henle'sche Schleife stellt die direkte Fortsetzung der geraden Anteile des proximalen Tubuluskonvoluts dar. Wie tief die Henle'sche Schleife in das Nierenmark hineinreicht, hängt von der Lage des zugehörigen Glomerulums ab. Etwa 85% der Henle'schen Schleifen gehören zu Nephronen, deren Glomeruli in den äußeren zwei Dritteln der Nebennierenrinde liegen. Deren Henle'schen Schleifen reichen deshalb nur wenig in das Nierenmark hinein, bevor sie wieder in die Nierenrinde zurückkehren. Die übrigen Henle'schen Schleifen nehmen ihren Ursprung von juxtamedullären Glomeruli und reichen bis tief in das Nierenmark.

Etwa 25% des insgesamt filtrierten Natriums werden im Verlauf der Henle'schen Schleife – insbesondere im aufsteigenden Schenkel – aktiv rückresorbiert. Da im Bereich der Henle'schen Schleife weniger Wasser als Natrium rückresorbiert wird, wird die Flüssigkeit bei der Passage dieser Schleifenabschnitte im Vergleich zum Plasma hypoton. Damit ein konzentrierter Urin entstehen kann, muß 1. das Interstitium des Nierenmarks im Vergleich zum Plasma hyperton sein und 2. muß es zu einem Osmolaritätsausgleich zwischen der Flüssigkeit in den Nierentubuli und der hypertonen Flüssigkeit im Interstitium des Nierenmarks kommen. Die Bildung einer hypertonen Flüssigkeit im Interstitium des Nierenmarks wird durch die Henle'schen Schleifen mit Hilfe des Gegenstromprinzips erzeugt.

**Distales Tubuluskonvolut und Sammelrohre**

Im distalen Tubuluskonvolut können unter dem Einfluß von Aldosteron Natrium, Chlorid sowie Wasser rückresorbiert werden. Außerdem erfolgt im distalen Tubuluskonvolut die Sekretion von Kalium, Wasserstoffionen und Ammoniak.

Die Osmolarität des Urins im distalen Tubuluskonvolut und in den Sammelrohren wird durch das antidiuretische Hormon (ADH) reguliert. ADH wird vom Hypophysenhinterlappen freigesetzt, falls die Plasmaosmolarität erhöht ist. Eine erhöhte Plasmaosmolarität kann z. B. Folge einer Blutung oder Dehydratation sein. ADH erhöht im distalen Tubuluskonvolut und in den Sammelrohren die Permeabilität für Wasser. Dadurch wird Wasser in die peritubulären Kapillaren rückresorbiert und im Nierenbecken erscheint ein geringes Volumen eines hochkonzentrierten Urins. Andererseits wird die Freisetzung von ADH gehemmt, falls ein Überschuß an Körpergesamtwasser oder eine entsprechend erniedrigte Plasmaosmolarität vorliegen. Dann werden große Urinmengen mit einer niedrigen Osmolarität ausgeschieden.

Die Tubuluszellen des distalen Tubuluskonvoluts sezernieren $H^+$-Ionen. Dadurch wird die Ausscheidung saurer Valenzen, die mit der normalen Nahrung aufgenommen werden, erleichtert. Die Kapazität dieses Systems ist jedoch begrenzt, denn der niedrigste pH-Wert des Urins, den die Nieren durch diese Wasserstoffionensekretion erreichen können, liegt bei 4,5. Dieselben Tubuluszellen können auch Ammoniak sezernieren, das sich mit Wasserstoffionen zu Ammonium verbindet. Dieser Mechanismus ermöglicht es, noch weitere Wasserstoffionen in den Urin zu sezernieren. Woher die Wasserstoffionen kommen, die durch die Tubuluszellen sezerniert werden, ist nicht sicher bekannt, aber höchstwahrscheinlich stammen sie aus der Dissoziation von Kohlensäure. Wird das Enzym Karboanhydrase gehemmt, so ist die Fähigkeit der Tubuluszellen, Wasserstoffionen zu sezernieren und den Urin anzusäuern, eingeschränkt.

Besteht eine systemische Azidose, so werden im distalen Tubuluskonvolut vermehrt Wasserstoffionen anstelle von Kalium sezerniert. Besteht dagegen eine systemische Alkalose, so wird bevorzugt Kalium ausgeschieden, während Wasserstoffionen zurückbehalten werden. Die Sekretion von Kalium und Wasserstoffionen in das distale Tubuluskonvolut hängt davon ab, ob diese Ionen gegen Natrium ausgetauscht werden können. Aldosteron und Kortikosteroide erhöhen z. B. die Rückresorptionsrate für Natrium im Bereich des distalen Tubusluskonvoluts, dadurch wird die Ausscheidung von Wasserstoffionen und Kalium erleichtert. Folge einer exzessiven Aldosteron- oder Kortikosteroidsynthese kann eine hypokaliämische, metabolische Alkalose und die Ausscheidung eines sauren Urins sein. Dagegen wird bei einer Nebennierenrindeninsuffizienz (Morbus Addison) vermehrt Natrium über den Urin verloren, wodurch die Plasmakaliumkonzentration ansteigt, während der arterielle pH-Wert abfällt.

Ist die Fähigkeit der Nieren zur Elimination von Wasserstoffionen eingeschränkt, kommt es zu einer metabolischen Azidose. Bei einer Niereninsuffizienz ist daher eine metabolische Azidose zu erwarten. Kommt es aufgrund eines spezifischen Defekts der Tubuluszellen zu einer metabolischen Azidose, ohne daß eine glomeruläre Insuffizienz besteht, wird von einer renalen tubulären Azidose gesprochen. Patienten mit einer renalen tubulären Azidose haben typischerweise einen unangemessen hohen pH-Wert des Urins (5,5 oder höher), obwohl eine hyperchlorämische Azidose vorliegt.

## 21.2 Glomeruläre Filtrationsrate

Der hydrostatische Druck in den glomerulären Kapillaren liegt bei etwa 50 mm Hg. Durch diesen Druck werden Wasser und niedermolekulare Stoffe durch die glomerulären Kapillaren in den Raum der Bowman'schen Kapsel gepresst. Den hydrostatischen, nach auswärts gerichteten Filtrationskräften wirkt vor allem der onkotische Druck im Plasma entgegen. Der onkotische Druck in den glomerulären Kapillaren steigt von 25 mm Hg im Bereich der afferenten Arteriolen auf 35 mm Hg in den efferenten Arteriolen an. Diese Zunahme des onkotischen Drucks ist dadurch bedingt, daß kristalloide Substanzen abfiltriert werden, Proteine dagegen nicht. Der effektive glomeruläre Filtrationsdruck ist daher im afferenten Teil der Glomeruli am größten. Trotz relativ niedriger Filtrationsdrucke sind die glomerulären Kapillarknäuel in der Lage, über 125 ml Ultrafiltrat pro Minute bzw. fast 200 l pro Tag zu filtrieren. Ungefähr 90 % der glomerulär filtrierten Flüssigkeit wird während der Passage durch die Nierentubuli wieder rückresorbiert und über die peritubulären Kapillaren wieder dem Kreislauf zugeführt.

Diejenigen Faktoren, die die glomeruläre Filtrationsrate beeinflussen, müssen dem Anästhesisten bekannt sein. Mit ihrer Hilfe kann abgeschätzt werden, welche Auswirkungen bestimmte pathologische Veränderungen auf die Nierenfunktion haben werden. Z. B. kommt es bei einem Abfall des systemischen Blutdrucks zu einer Verminderung des hydrostatischen Drucks in den Glomeruli. Als Folge dessen ist eine verminderte Filtrationsrate zu erwarten. Bei einer Blutung oder einer Dehydratation kann der onkotische Druck des Plasmas ansteigen; dadurch nimmt der effektive Filtrationsdruck ab. Ebenso kann es durch eine Obstruktion des Harnleiters zu einer Erhöhung des hydrostatischen Drucks in der Bowman'schen Kapsel kommen. Auch dadurch wird die glomeruläre Filtration behindert.

## 21.3 Renaler Blutfluß

Die Nieren machen etwa 0,5% des Körpergewichts aus. Unter Ruhebedingungen fließen jedoch etwa 20–25% des Herzminutenvolumens durch die Nieren. Ungefähr zwei Drittel des renalen Blutflusses strömt durch die Nierenrinde. Der renale Blutfluß bleibt konstant, solange der arterielle Mitteldruck zwischen 60 und 160 mm Hg liegt. Diese Fähigkeit, den renalen Blutfluß konstant zu halten, wird als Autoregulation bezeichnet. Die Autoregulation ist dadurch möglich, daß der Gefäßtonus der afferenten Arteriolen und damit der Widerstand, der sich dem renalen Blutfluß entgegensetzt, verändert werden kann. Da der renale Blutfluß konstant gehalten wird, bleiben der hydrostatische Druck in den Kapillaren der Glomerula und die glomeruläre Filtrationsrate unverändert, auch wenn sich der renale Perfusionsdruck ändert.

Es muß jedoch beachtet werden, daß der renale Blutfluß vom arteriellen Druck abhängig wird, sobald der mittlere arterielle Druck den Bereich der Autoregulation über- oder unterschreitet. Der renale Blutfluß wird außerdem vom vegetativen Nervensystem und vom Renin-Angiotensin-System beeinflußt. Eine Stimulation des sympathischen Nervensystems führt zu einer Vasokonstriktion im renalen Gefäßbett. Hierdurch kann es zu einer starken Verminderung des renalen Blutflusses und der glomerulären Filtrationsrate kommen. Dieser Mechanismus tritt auch in dem Bereich auf, in dem der Perfusionsdruck aufgrund der Autoregulation konstant gehalten wird. Bei jeder Abnahme des renalen Blutflusses wird die Reninfreisetzung stimuliert.

Eine erhöhte Reninkonzentration und eine erhöhte Katecholaminfreisetzung führen zu einem weiteren Abfall des renalen Blutflusses und zu einer Umverteilung des Blutflusses innerhalb der Nieren. Bestimmte Prostaglandine können dagegen eine Vasodilatation bewirken und bis zu einem gewissen Grade die durch Renin bewirkte Vasokonstriktion der Nierenarterien aufheben.

## 21.4 Endokrine Funktionen der Nieren

Einerseits sind die Nieren Zielorgane verschiedener Hormone, andererseits sind sie aber auch an der Metabolisierung und Sekretion regulierender Substanzen beteiligt. So wird z.B. Insulin von den Nieren inaktiviert [1]. Dies kann vielleicht die Erklärung dafür sein, warum sich die Glukosetoleranz bei Diabetikern wieder verbessert, wenn zusätzlich eine Niereninsuffizienz auftritt.

Renin ist ein proteolytisches Enzym, das von dazu spezialisierten glatten Muskelzellen der afferenten Arteriolen und von modifizierten Segmenten des distalen Tubuluskonvoluts (sogenannte Macula densa) in die Blutbahn sezerniert wird. Die für die Reninsekretion spezialisierten Abschnitte des Nephrons werden zusammen als juxtaglomerulärer Apparat bezeichnet (Abb. 21.1). Dieser juxtaglomeruläre Apparat sezerniert Renin, falls 1. eine beta-adrenerge Stimulation vorliegt, 2. der Perfusionsdruck in den afferenten Arteriolen vermindert ist und 3. die Natriumkonzentration im distalen Tubuluskonvolut erniedrigt ist. Beta-Rezeptorenblocker, wie z.B. Propranolol, können unter Umständen die Reninfreisetzung vermindern.

Im Plasma wirkt Renin auf das in der Leber gebildete Alpha$_2$-Globulin Angiotensinogen, aus dem dadurch Angiotensin I gebildet wird. Durch das Converting-Enzym wird dann in der Lunge das Angiotensin I in Angiotensin II umgewandelt. Angiotensin II verursacht an den Nieren unter anderem eine Vasokonstriktion der Nierenarterien. Die Folgen sind ein Abfall von renalem Blutfluß und glomerulärer Filtrationsrate, sowie eine Hemmung der Natriumrückresorption in den Nierentubuli. Darüber hinaus stellt Angiotensin II einen wichtigen Stimulus für die Aldosteronfreisetzung aus der Nebennierenrinde dar.

Im Nierenmark werden Prostaglandine synthetisiert. Diese scheinen die Wirkungen anderer Hormone zu beeinflussen. Die Prostaglandine werden durch bestimmte Stimuli wie z.B. einen erhöhten Sympathikotonus oder einen erhöhten Plasmaspiegel an Angiotensin II freigesetzt. Die Prostaglandine PGE$_2$ und PGI$_2$ wirken vasodilatatorisch. Sie vermindern eine Vasokonstriktion der Nierengefäße, die durch einen erhöhten Sympathikotonus oder durch Angiotensin II bedingt ist. PGF$_2$ dagegen ist ein hochwirksamer Vasokonstriktor, der die Wirkungen eines erhöhten Sympathikotonus noch weiter verstärkt. Die Prostaglandine sind vermutlich auch dafür wichtig, daß das antidiuretische Hormon an den Sammelrohren eine optimale Wirkung entfalten kann.

## 21.5 Nierenfunktionstests

Die Nierenfunktion wird mit Hilfe standardisierter Labortests überprüft. Hiermit können die glomeruläre Filtrationsrate und die Funktion der Nierentubuli überprüft werden (Tab. 21.1). Es muß jedoch betont werden, daß viele dieser Tests nicht sehr empfindlich sind. Daher können trotz normaler Labortests unter Umständen schwere Nierenerkrankungen vorliegen. Die Nierenfunktion muß um mindestens 50% eingeschränkt sein, bevor Tests, mit denen die glomeruläre Filtrationsrate überprüft wird, pathologisch ausfallen.

**Tab. 21.1:** Tests zur Beurteilung der Nierenfunktion (Normalwerte)

| Glomeruläre Filtrationsrate | Funktion der Nierentubuli |
|---|---|
| Harnstoff (10–20 mg/dl) | spezifisches Gewicht des Urins (1.003–1.030) |
| Kreatininplasmakonzentration (0.7–1.5 mg/dl) | Urinosmolarität (38–1400 mOsm/dl) |
| Kreatininclearance (110–150 ml/min) | Natriumkonzentration im Urin (130–260 mmol/Tag) |

(Daten aus: Conn HF, ed. Current Therapy. Philadelphia. W.B. Saunders 1980; 916–25)

Klinische Anzeichen einer Niereninsuffizienz treten erst auf, wenn mehr als 75 % der Nephrone ausgefallen sind. Bei der Beurteilung der Nierenfunktion ist es sinnvoller, den Trend einer Größe zu verfolgen, als sich auf eine Einzelbestimmung zu verlassen. Die meisten Nierenerkrankungen beeinträchtigen nicht nur die glomeruläre Filtration, sondern auch die Funktion der Nierentubuli.

### 21.5.1 Harnstoffkonzentration im Blut

Bei gesunden Patienten, die eine normale Ernährung zu sich nehmen, verändert sich die Harnstoffkonzentration im Blut umgekehrt proportional zur glomerulären Filtrationsrate. Die Bestimmung der Harnstoffkonzentration im Blut ist jedoch ein unempfindlicher Parameter für die glomeruläre Filtrationsrate, denn die Harnstoffclearance ist auch von der Harnstoffproduktion und der tubulären Rückresorption des Harnstoffs abhängig. Dies erklärt, warum die Harnstoffkonzentration im Blut pathologisch sein kann, obwohl die glomeruläre Filtrationsrate normal ist. Die Harnstoffproduktion ist z.B. bei proteinreicher Ernährung oder bei einer gastrointestinalen Blutung erhöht.

Auch bei katabolen Zuständen wie einer fieberhaften Erkrankung oder bei einer erhöhten Harnstoffrückresorption in den Nierentubuli – z.B. falls das Ultrafiltrat sehr langsam durch die Nierentubuli fließt – sind die Harnstoffkonzentrationen trotz normaler glomerulärer Filtrationsrate erhöht. Ist die Fließgeschwindigkeit in den Nierentubuli verlangsamt, so hat das antidiuretische Hormon mehr Zeit, um seine Wirkung zu entfalten. Erhöhte Harnstoffkonzentrationen, die während einer Dehydratation oder einer Flüssigkeitsrestriktion auftreten, sind höchstwahrscheinlich durch die erhöhte Rückresorption des Harnstoffs in die peritubulären Kapillaren bedingt. Während ein langsamer Flüssigkeitsdurchfluß durch die Nierentubuli zu einer erhöhten Harnstoffkonzentration führt, bleibt unter diesen Bedingungen der Plasmakreatininwert dagegen normal.

Bei einer proteinarmen Diät (z.B. bei Hungerzustand oder Hämodialysepatienten) können die Harnstoffspiegel im Normbereich liegen, obwohl die glomeruläre Filtrationsrate stark eingeschränkt ist. Andererseits können niedrige Harnstoffspiegel durch eine Vermehrung des Körpergesamtwassers bedingt sein.

Trotz dieser äußeren Einflüsse bedeutet eine Harnstoffkonzentration von über 50 mg/dl fast immer, daß die glomeruläre Filtrationsrate eingeschränkt ist.

### 21.5.2 Kreatininkonzentration im Plasma

Die Kreatininkonzentration im Plasma ist ein spezifischer Parameter für die glomeruläre Filtrationsrate. Im Gegensatz zu der Harnstoffkonzentration ist die Plasmakreatininkonzentration unabhängig vom Proteinmetabolismus oder den tubulären Durchflußraten. Die Kreatininproduktion ist konstant, solange sich die quergestreifte Muskelmasse nicht ändert. Kreatinin wird glomerulär filtriert, jedoch nicht tubulär rückresorbiert. Als grobe Regel gilt, daß bei einer 50 %igen Erhöhung der Kreatininkonzentration eine etwa 50 %ige Einschränkung der glomerulären Filtrationsrate vorliegt. Bereits ein geringer Anstieg der Plasmakreatininkonzentration – z.B. im Vergleich mit den Werten während eines früheren Krankenhausaufenthalts – kann eine deutliche Verschlechterung der Nierenfunktion darstellen.

Es muß jedoch beachtet werden, daß sich eine plötzliche Verminderung der glomerulären Filtrationsrate nicht sofort durch eine Bestimmung der Plasmakreatininkonzentration erfassen läßt, denn insbesondere bei großzügiger Infusionstherapie dauert es etwa 24–72 Stunden, bis sich steady-state-Bedingungen eingestellt haben. Bei Patienten, die nicht hyperkatabol sind, steigt die Kreatininkonzentration nicht mehr als 1–2 mg/dl pro Tag an. Selbst wenn keine Infusionstherapie durchgeführt wird, also keine Verdünnungsproblematik vorliegt und die Plasmakreatininkonzentration mit maximaler Geschwindigkeit ansteigt, dauert es mindestens 8 Stunden, bevor der Kreatininwert (ausgehend von einem Normalwert) so weit angestiegen ist, daß ein akutes Nierenversagen vermutet werden kann. Auch dann, wenn die Nierenfunktion vollkommen erloschen ist, erreicht die Plasmakreatininkonzentration ein Plateau. Dies ist offensichtlich dadurch bedingt, daß es zu einer nichtrenalen Ausscheidung (über den Gastrointestinaltrakt) oder zu einer Synthesehemmung des Kreatinins kommt [2]. Es muß auch berücksichtigt werden, daß die quergestreifte Muskelmasse einen Einfluß auf die Plasmakreatininkonzentration hat. So sind z.B. die Plasmakreatininwerte bei muskulösen Männern normalerweise höher als bei Frauen. Andererseits können die Plasmakreatininkonzentrationen bei geriatrischen Patienten im Normbereich liegen, obwohl die glomeruläre Filtrationsrate zwischen dem 25. und 65. Lebensjahr kontinuierlich um 1–2 % pro Jahr abnimmt [3]. Daß die Plasmakreatininwerte bei geriatrischen Patienten dennoch konstant bleiben, kann dadurch bedingt sein, daß die Kreatininproduktion aufgrund der altersbedingten Verminderung an quergestreifter Muskelmasse abnimmt. Selbst wenn bei geriatrischen Patienten die Plasmakreatininkonzentrationen nur gering erhöht sind, sollte daher an eine ernste Nierenerkrankung gedacht werden. Auch bei Patienten mit einer chronischen Niereninsuffizienz kann anhand der Plasmakreatininkonzentration die glomeruläre Filtrationsrate nicht genau beurteilt werden, denn bei diesen Patienten ist die quergestreifte Muskelmasse und damit die Kreatininproduktion erniedrigt.

### 21.5.3 Kreatinin-Clearance

Die Kreatinin-Clearance ist der zuverlässigste Parameter, um die glomeruläre Filtrationsrate zu beurteilen. Mit Hilfe dieser Größe wird die Fähigkeit der Glomeruli beurteilt, bei einer bestimmten Plasmakreatininkonzentration das Kreatinin über den Urin auszuscheiden. Die Kreatinin-Clearance ist unabhängig vom Alter. Außerdem müssen bei der Bestimmung der Kreatinin-Clearance keine steady-state Bedingungen vorliegen. Der größte Nachteil dieser Methode besteht darin, daß der gesamte Urin des Patienten während der Meßperiode gesammelt werden muß.

Bei Kreatinin-Clearancewerten zwischen 50 und 80 ml/min liegt eine geringe Nierenfunktionstörung, bei Werten unter 25 ml/min liegt eine mäßige Nierenfunktionsstörung vor. Bei Medikamenten, die renal ausgeschieden werden, wie z.B. langwirkenden, nichtdepolarisierenden Muskelrelaxantien, sollte die Dosierung reduziert werden, falls die Kreatinin-Clearance erniedrigt ist. Auch die Elektrolyt- und Wasserzufuhr muß dann sorgfältig überwacht werden. Patienten, bei denen die Kreatinin-Clearance weniger als 10 ml/min beträgt, können als anurisch betrachtet werden. Bei diesen Patienten muß eine Hämodialye durchgeführt werden, um die Wasser- und Elektrolythomöostase aufrecht zu erhalten.

### 21.5.4 Konzentrierung des Urins

Eine Funktionseinschränkung der Nierentubuli kann diagnostiziert werden, wenn die Nieren – obwohl ein entsprechender Stimulus für eine ADH-Freisetzung vorhanden ist – nicht in der Lage sind, einen konzentrierten Urin zu produzieren. Werden keine Diuretika eingenommen und liegt keine Glukosurie vor, so bedeutet ein morgendliches spezifisches Uringewicht von über 1.018 (falls nachts keine Flüssigkeit aufgenommen wurde), daß die Fähigkeit der Nierentubuli zur Wasserrückresorption und Urinkonzentrierung vermutlich nicht eingeschränkt ist [4]. Steigt die Urinosmolarität jedoch nicht deutlich über die Osmolarität des Plasmas (zumindest über 300 mOsm/l) an, obwohl über einen entsprechenden Zeitraum keine Flüssigkeit zugeführt wurde, so ist die Fähigkeit der Nierentubuli zur Urinkonzentrierung vermutlich eingeschränkt.

Steigt die Urinosmolarität nach einem physiologischen Reiz – z.B. einer nächtlichen Flüssigkeitskarenz – nicht deutlich an, dann kann antidiuretisches Hormon (Vasopressin) exogen zugeführt werden. Bei Patienten, die möglicherweise eine koronare Herzerkrankung haben, ist bei der Verabreichung von Vasopressin Vorsicht geboten, denn dieses Medikament kann eine Vasokonstriktion der Koronararterien bewirken. Steigt die Urinosmolarität nach exogener Gabe von Vasopressin an, dann ist die Diagnose eines Diabetes insipidus gesichert. Bleibt nach Gabe von Vasopressin jedoch eine Erhöhung der Urinosmolarität aus, dann liegt dies wahrscheinlich daran, daß die Tubuli gegen das antidiuretische Hormon resistent sind und daher kein Wasser rückresorbieren können. Diese Resistenz gegenüber dem antidiuretischen Hormon ist als sogenannter renaler Diabetes insipidus bekannt. Mögliche Ursache für einen renalen Diabetes insipidus können nephrotoxische Fluoride sein, wie sie z.B. nach einer Narkose mit Methoxyfluran [5] und selten auch nach Enfluran [6] auftreten können. Weitere Gründe für einen renalen Diabetes insipidus können Lithium, Amphotericin B, osmotische Diuretika, Hyperkalzämie, Hypokaliämie sowie chronische Pyelonephritis sein.

### 21.5.5 Natriumausscheidung

Bei Erkrankungen, bei denen vor allem die Nierentubuli betroffen sind (Pyelonephritis, polyzystische Nierenerkrankung) und während der polyurischen Phase eines akuten Nierenversagens ist die Fähigkeit zur Natriumrückresorption eingeschränkt. Auch bei einer Nebenniereninsuffizienz und einem Hypoaldosteronismus liegt eine verminderte Natriumrückresorption vor. Sind die Natriumverluste über den Urin größer als 40 mval/l, kann eine eingeschränkte Fähigkeit der Nierentubuli zur Natriumrückresorption vermutet werden. Bei einem ausgeprägten Natriumverlust über die Nieren ist mit den Symptomen einer Hypovolämie (wie orthostatische Hypotension, Tachykardie, erniedrigtem zentralem Venendruck) zu rechnen.

## 21.6 Auswirkungen von Anästhetika auf die Nierenfunktion

Anästhetika können aufgrund ihrer Auswirkungen auf den systemischen Kreislauf indirekt auch Nierenfunktion, sympathisches Nervensystem sowie endokrine Funktionen beeinflussen. In seltenen Fällen können Anästhetika auch nephrotoxisch sein. Eine Nephrotoxizität kann sich in einer erniedrigten Medikamenten-Clearance äußern. Falls die Nephrotoxizität durch toxische Metabolite der Anästhetika ausgelöst wird, kann sie unter Umständen erst mit einer gewissen zeitlichen Verzögerung auftreten. Obwohl darüber keine gesicherten Daten vorliegen, ist doch anzunehmen, daß sich nephrotoxische Wirkungen von Anästhetika an vorgeschädigten Nieren stärker bemerkbar machen als an gesunden Nieren.

### 21.6.1 Systemischer Kreislauf

Anästhetika können die Nierenfunktion dadurch beeinflussen, daß sie den renalen Perfusionsdruck erniedrigen und/oder den renalvaskulären Widerstand erhöhen. Unabhängig von dem zugrunde liegenden Mechanismus kommt es während der Narkose zu einer Senkung von renalem Blutfluß, glomerulärer Filtrationsrate und Urinausscheidung.

Inhalationsanästhetika vermindern die Nierenfunktion höchstwahrscheinlich dadurch, daß sie zu einem Abfall von Herzminutenvolumen und systemischem Blutdruck führen. Die Verminderung von renalem Blutfluß und glomerulärer Filtrationsrate ist bei einer Kombination von Lachgas mit äquipotenten Konzentrationen von Halothan, Enfluran oder Isofluran gleich stark ausgeprägt [7-9]. Während einer Halothannarkose kann ein Abfall von Nierendurchblutung und glomerulärer Filtrationsrate dadurch vermindert werden, daß präoperativ ein entsprechendes Flüssigkeitsvolumen zugeführt wird und daß nur niedrige Halothankonzentrationen verabreicht werden, um so nahezu normale Blutdruckwerte aufrecht zu erhalten (Tab. 21.2), [10]. Obwohl ähnliche Daten für Enfluran bzw. Isofluran nicht vorliegen, ist doch anzunehmen, daß eine präoperative Flüssigkeitszufuhr und die Aufrechterhaltung eines normalen Blutdrucks auch hier einen ähnlichen Effekt haben würden.

Volatile Anästhetika können unter Umständen auch die Autoregulation des renalen Blutflusses beeinflussen. Hierdurch kann eine Nierenfunktionseinschränkung, wie sie durch die Kreislaufeffekte der Anästhetika ausgelöst werden, noch verstärkt werden. An isolierten und perfundierten Hundenieren konnte gezeigt werden, daß Halothan die Autoregulation der Nierendurchblutung nicht verändert, unabhängig davon, ob zusätzlich Thiopental oder Lachgas verabreicht wurde (Abb. 21.2), [11]. Im Schafsmodell dagegen beeinflußt Halothan die Autoregulation des renalen Blutflusses [12]. Wie groß der Einfluß anderer Anästhetika auf die Autoregulation des renalen Blutflusses ist, wurde bisher nicht untersucht.

Bei einer Narkoseführung mittels Barbiturat, Opioid und Lachgas kommt es zu ähnlichen Veränderungen der Nierenfunktion, wie sie bei niedrigen Konzentrationen volatiler Anästhetika zu beobachten sind. Bei Verwendung von Droperidol und Fentanyl [13] oder hohen Dosen von Morphin (2 mg/kg) [14] sind keine signifikanten Veränderungen von renalem Blutfluß oder glomerulärer Filtrationsrate zu beobachten. Wird jedoch zusätzlich zur Droperidol-Fentanyl-Narkose bzw. zur Morphinnarkose noch Lachgas verabreicht, dann kommt es zu ähnlichen Veränderungen

**Tab. 21.2:** Auswirkungen der inspiratorischen Halothankonzentration und der präoperativen Flüssigkeitszufuhr auf die Nierenfunktion

| Inspiratorische Halothan-Konzentration (%) | Präoperative Flüssigkeitszufuhr | prozentuale Verminderung des Ausgangswertes von: | |
|---|---|---|---|
| | | renalem Blutfluß | glomerulärer Filtrationsrate |
| 0,5-1,0 | Nein | 61 | 48 |
| | Ja | 12 | 8 |
| 1,2-3,0 | Nein | 69 | 58 |
| | Ja | 47 | 40 |

(Daten aus: Barry KG, Mazze RI, Schwartz FD. Prevention of surgical oliguria and renal hemodynamic suppression by sustained hydration. N Engl J Med 1964;270: 1371-7)

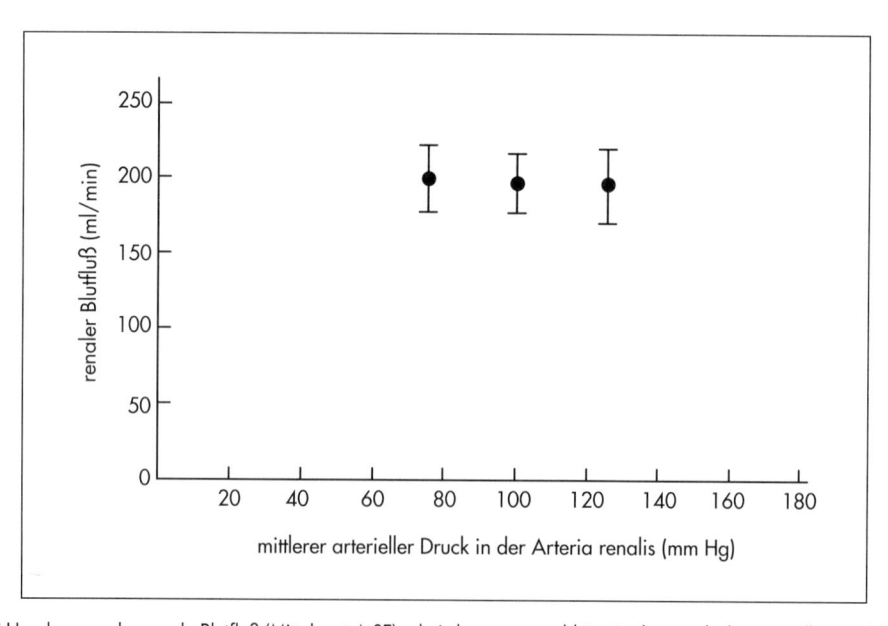

**Abb. 21.2:** Bei Hunden war der renale Blutfluß (Mittelwert ± SE) relativ konstant, unabhängig davon, ob der arterielle Mitteldruck 75 mmHg, 100 mmHg oder 125 mmHg betrug. Die Daten wurden während einer endexspiratorischen Halothankonzentration von 0,9 % erhoben. Diese Ergebnisse legen nahe, daß die Autoregulation des renalen Blutflusses durch eine Halothannarkose nicht beeinflußt wird. (Bastron RD, Perkins FM, Payne JL. Autoregulation of renal blood flow during halothane anesthesia. Anesthesiology 1977; 46: 142-4)

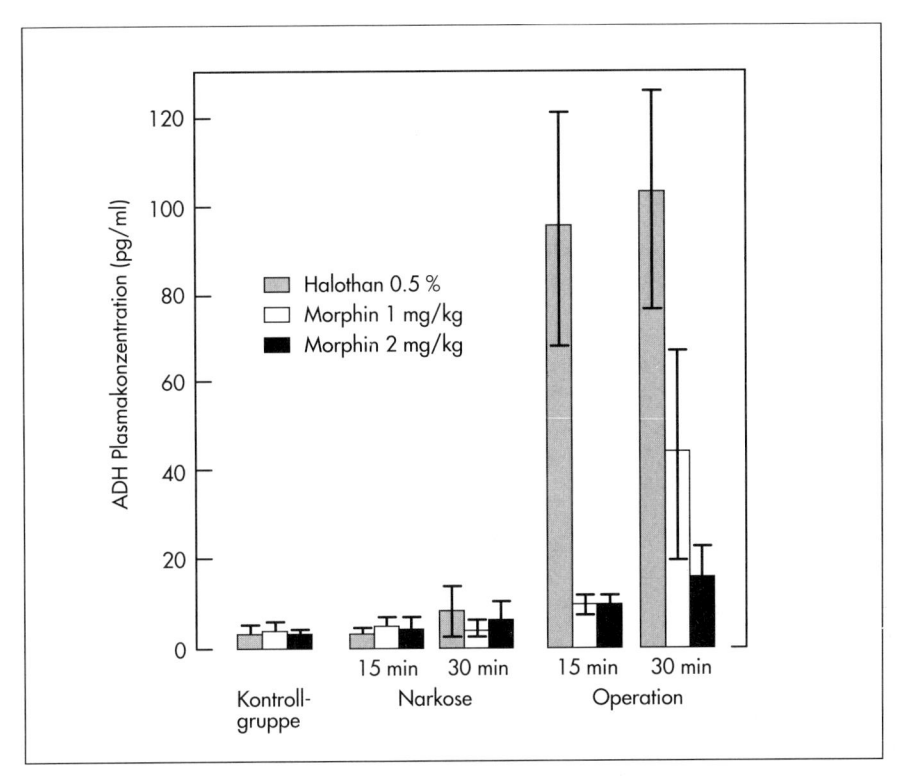

**Abb. 21.3:** Bei erwachsenen Patienten unterschieden sich während einer Narkose mit Lachgas (50%) und Halothan bzw. Lachgas (50%) und Morphin (1 oder 2 mg/kg) die Plasmakonzentration des antidiuretischen Hormons (ADH) (Mittelwert ± SE) nicht von den Ausgangswerten. Bei den Patienten, die Halothan erhielten, wurde vorher noch Thiopental (2 mg/kg) verabreicht. Durch die operative Stimulation kam es zu einem Anstieg der ADH-Sekretion. Der höchste ADH-Anstieg trat bei den Patienten auf, die Halothan erhielten. (Philbin DM, Coggings CH. Plasma antidiuretic hormone levels in cardiac surgical patients during morphine and halothane anesthesia. Anesthesiology 1978; 49: 95–8)

wie bei der Gabe volatiler Anästhetika [14,15]. Die Ursache hierfür ist am ehesten in einer Senkung des Herzminutenvolumens durch den Zusatz von Lachgas zu sehen.

### 21.6.2 Sympathisches Nervensystem

Das Gefäßsystem der Niere hat eine ausgeprägte sympathische Innnervation. Aus diesem Grunde können sympathomimetisch wirkende Medikamente den renalen Gefäßwiderstand erhöhen und damit den renalen Blutfluß und die glomeruläre Filtrationsrate senken. Unter Ketamin wurde ein Abfall von renalem Blutfluß und glomerulärer Filtrationsrate beschrieben, obwohl Herzminutenvolumen und mittlerer arterieller Blutdruck erhöht sind [16]. Medikamente, die sympatholytisch wirken, können dagegen den renalen Gefäßwiderstand senken. Dies wird dadurch bekräftigt, daß eine niedrige Halothankonzentration bei Tieren im hämorrhagischen Schock zu einer teilweisen Wiederherstellung des renalen Blutflusses führt [17]. Dies ist am ehesten durch eine halothanbedingte Abnahme des renalen Gefäßwiderstandes zu erklären.

Eine Blockade des sympathischen Nervensystems durch ein Regionalanästhesieverfahren verändert den renalen Blutfluß und die glomeruläre Filtrationsrate normalerweise nur gering [18,19], denn unter physiologischen Bedingungen ist der Sympathikotonus im Bereich der Nierengefäße niedrig. Kommt es im Rahmen von Regionalanästhesieverfahren zu Veränderungen der renalen Hämodynamik, handelt es sich meistens um die Folgen eines erniedrigten arteriellen Mitteldrucks.

### 21.6.3 Endokrine Funktion

Anästhetika können die renale Hämodynamik und die Funktionstüchtigkeit der Nieren auch dadurch beeinflussen, daß sie die Freisetzung des antidiuretischen Hormons und das Renin-Angiotensin-System beeinflussen.

**Antidiuretisches Hormon**

Kommt es während der Narkose zu einer verminderten Urinausscheidung, so ist eine vermehrte Freisetzung des antidiuretischen Hormons (ADH) zu vermuten. Die Plasmaspiegel des antidiuretischen Hormons verändern sich unter Halothan oder Morphin (1–2 mg/kg) nicht (Abb. 21.3), [20]. Dagegen führt der Schmerzreiz bei Operationsbeginn zu einem signifikanten Anstieg des ADH-Plasmaspiegels. Durch eine entsprechende Flüssigkeitszufuhr vor Narkoseeinleitung wird dieser Konzentrationsanstieg des ADH abgeschwächt.

Eine intermittierende positive Druckbeatmung (IPPV) und ein positiver endexspiratorischer Druck (PEEP) können zu einer Flüssigkeitsretention führen. Die kurzzeitige antidiuretische Wirkung eines positiven endexspiratorischen Druckes ist hauptsächlich auf eine Verschlechterung der Nierenfunktion zurückzuführen. Ursache hierfür sind ein Abfall von Herzminutenvolumen und renalem Blutfluß [21]. Eine gleichzeitige Konzentrationserhöhung von Renin, Aldosteron und antidiuretischem Hormon können ebenfalls zur Flüssigkeitsretention beitragen, falls längerfristig ein PEEP angewandt wird.

### Renin-Angiotensin-System

Vermutungen, daß Anästhetika die Reninfreisetzung erhöhen, haben sich im Tierversuch bei Halothan-, Enfluran- oder Morphin-Lachgas-Narkosen nicht bestätigt. [22, 23]. Zu einer Erhöhung des Reninspiegels kommt es bei einer Halothan- oder Enfluran-gabe nur, falls gleichzeitig ein Natriummangel vorliegt [24]. Es ist daher zu vermuten, daß eine präoperative Flüssigkeitszufuhr einen entscheidenden Einfluß auf die intraoperative Reninfreisetzung hat. Nach einer entsprechenden präoperativen Flüssigkeitszufuhr führen operative Schmerzreize zu einer geringeren Steigerung der Plasmareninspiegel.

### 21.6.4 Direkte Nephrotoxizität

Alle Anästhetika können als direkt nephrotoxisch bezeichnet werden, da sie zu einer meßbaren Verschlechterung der Nierenfunktion führen. Diese Verschlechterung der Nierenfunktion ist jedoch nur vorübergehend und ohne klinische Bedeutung. Halothan – nicht jedoch eine Spinalanästhesie (mit sensiblem Niveau bei T4) – beeinflußt die renale Ausscheidung von Medikamenten wie z.B. Cephotoxin. Es muß deshalb davon ausgegangen werden, daß Halothan energieverbrauchende Transportprozesse in der Niere behindert [12]. Solche Veränderungen sind bis zu 24 Stunden nach Gabe von Halothan nachweisbar.

Beim Metabolismus volatiler Anästhetika können Fluoride freigesetzt werden; dies kann zu einer verzögert auftretenden Nephrotoxizität führen (Tab. 21.3) [5, 8, 9, 25]. Methoxyfluran z.B. weist eine dosisabhängige Nephrotoxizität auf. Die Ursache ist eine Fluoridfreisetzung [5]. Das eventuell auftretende Nierenversagen ist dadurch gekennzeichnet, daß keine Urinkonzentrierung mehr möglich ist. Die einsetzende Polyurie führt zu Dehydratation, Hypernatriämie und erhöhter Plasmaosmolarität. Wird eine Methoxyflurandosis verabreicht, die zu einem Plasmafluoridspiegel von mehr als 50 mikromol/l führt, muß mit einer nachweisbaren Nierenfunktionsstörung gerechnet werden. Wegen dieser möglichen Nephrotoxizität wird Methoxyfluran bei vorbestehenden Nierenerkrankungen oder bei operativen Eingriffen, bei denen die große Gefahr einer postoperativen Nierenfunktionsstörung besteht, nicht empfohlen. Auch falls keine erhöhte Gefahr einer Nierenfunktionsstörung besteht, sollte nicht länger als 2 Stunden lang 1 MAC Methoxyfluran verabreicht werden.

**Tab. 21.3:** Plasmafluoridkonzentrationen bei nichtadipösen Patienten 5, 8, 9, 25

| Dosierung (MAC-Stunden) | | maximale Plasmafluorid-Konzentration (mikromol/l) | Zeitpunkt der maximalen Konzentration (Stunden nach der Narkose) |
|---|---|---|---|
| Methoxyfluran | 2,5 | 61 | 24 |
| Enfluran | 2,5 | 22 | 4 |
| Isofluran | 4,5 | 4,4 | 6 |
| Halothan | 4,5 | keine Veränderung | |

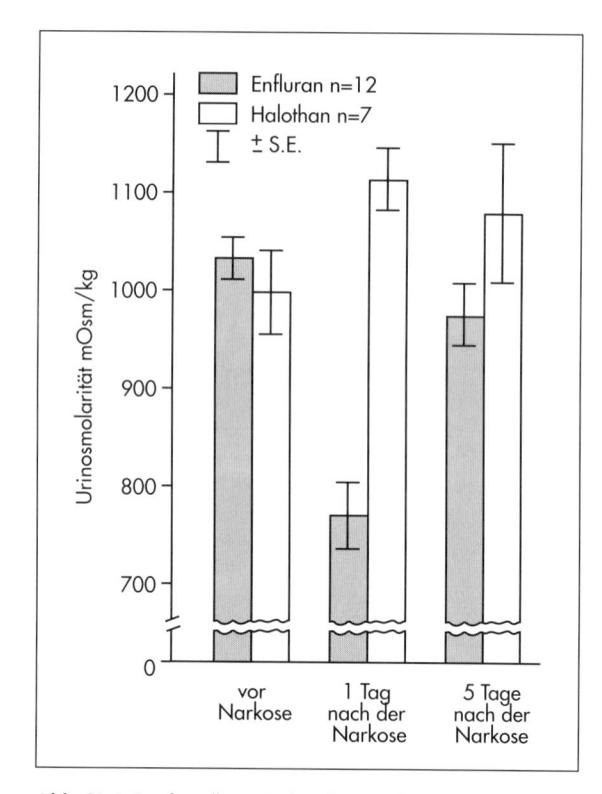

**Abb. 21.4:** Bei freiwilligen Probanden wurde vor, sowie 1 und 5 Tage nach einer Narkose die Fähigkeit zur Urinkonzentrierung (maximale Urinosmolarität) untersucht. Hierzu wurde exogen Vasopressin zugeführt. Die Narkose wurde entweder mit Enfluran (9,6 MAC-Stunden) oder mit Halothan (13,7 MAC-Stunden) durchgeführt. MAC-Stunden sind definiert als das Produkt aus der endexspiratorischen Konzentration eines volatilen Anästetikums (ausgedrückt als Bruchteil des MAC-Wertes) und der Expositionsdauer in Stunden. Die Fähigkeit, nach der Gabe von Vasopressin den Urin zu konzentrieren, war am 1. Tag nach einer Enfluran-Narkose, nicht jedoch nach einer Halothannarkose, vermindert. Am 5. Tag nach der Narkose erreichten die Werte in der Enflurangruppe wieder den Ausgangswert. (Mazze RI, Calverley RK, Smith NT. Inorganic fluoride nephrotoxicity: Prolonged enflurane and halothane anesthesia in volunteers. Anesthesiology 1977; 46: 265–71)

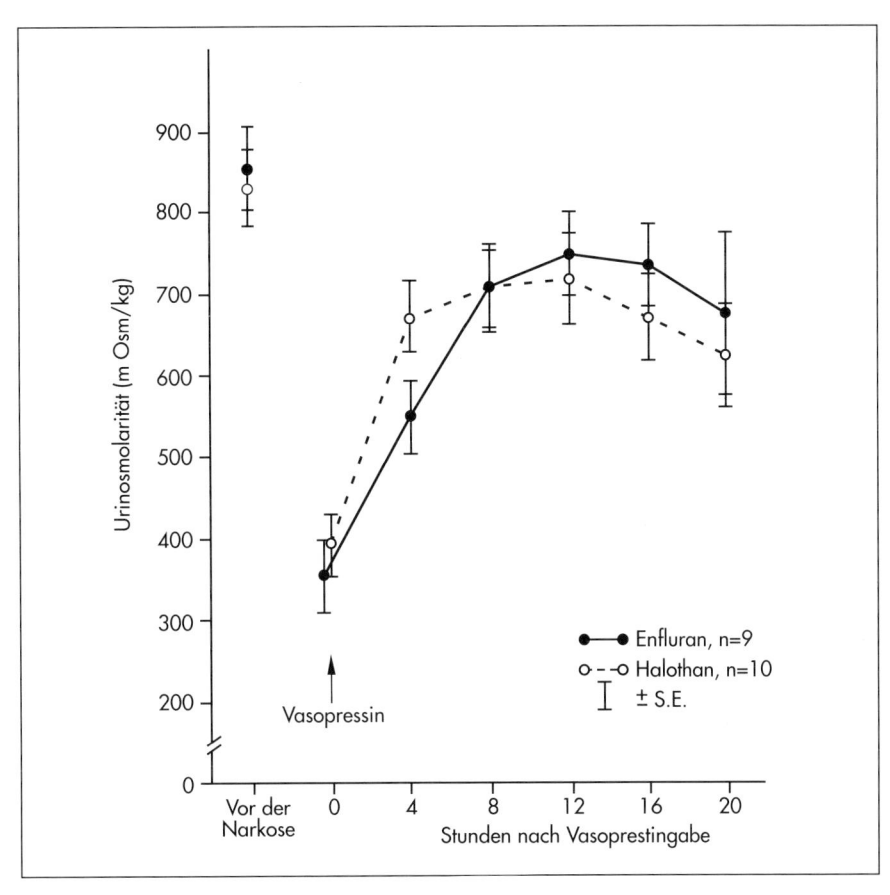

**Abb. 21.5:** Die Fähigkeit, nach einer exogenen Vasopressinzufuhr den Urin zu konzentrieren, war bei nierengesunden Patienten unter Enfluran-Narkose (2,7 MAC-Stunden) ähnlich wie bei Patienten unter Holothannarkose (4,9 MAC-Stunden). Der Begriff MAC-Stunden ist in Abb. 21.4 definiert. (Cousins MJ, Greenstein LR, Hitt BA, Mazze RI. Metabolism and renal effects of enflurane in man. Anesthesiology 1976; 44: 44–53)

Auch andere volatile Anästhetika können über eine Fluoridfreisetzung nephrotoxisch wirken. Die Fluoridfreisetzung aus Halothan [25] und Isofluran [9] ist jedoch zu gering, als daß nephrotoxische Plasmafluoridspiegel entstehen könnten (Abb. 21.3). Obwohl die Nephrotoxizität von Enfluran wesentlich geringer ist als von Methoxyfluran, kann es vor allem nach längerfristiger Enflurangabe zu einer Fluoridfreisetzung kommen, die hoch genug für eine nephrotoxische Wirkung ist [8]. Eine längerfristige Gabe von Enfluran (1 MAC über 9,6 Stunden) kann die Fähigkeit der Niere zur Urinkonzentrierung vermindern, falls der Plasmafluoridspiegel über 15 mikromol/l beträgt (Abb. 21.4), [26]. Bei einer vergleichbaren Halothanexposition sind dagegen keine Veränderungen festzustellen, was die Fähigkeit der Niere zur Urinkonzentrierung betrifft. Es ist deshalb davon auszugehen, daß die möglicherweise nephrotoxische Schwelle des Plasmafluoridspiegels weit niedriger liegt, als die vermuteten 50 mikro-mol/l.

Bei kürzeren Narkosen (1 MAC über 2,7 Stunden) besteht dagegen kein Unterschied zwischen Enfluran und Halothan, was die Fähigkeit zur Urinkonzentration und die intraoperativen Veränderungen von renalem Blutfluß, glomerulärer Filtrationsrate und Urinausscheidung betrifft (Abb. 21.5) [8].

Bei Patienten mit der Gefahr einer postoperativen Nierenfunktionsstörung kann der Einsatz von Enfluran in Frage gestellt werden. Der Grund ist darin zu sehen, daß die Fluoridausscheidung von der glomerulären Filtrationsrate abhängig ist. Daher ist davon auszugehen, daß Patienten mit einer verminderten glomerulären Filtrationsrate über einen längeren Zeitraum höhere Plasmafluoridspiegel aufweisen als normale Patienten. Die Nierentoxizität hängt davon ab, wie lange die Nierentubuli dem Plasmafluorid ausgesetzt sind, und wie hoch der Plasmafluoridspiegel ist. Eine normalerweise als nichttoxisch anzusehende Plasmafluoridkonzentration (unter 50 mikro-mol/l) kann bei Patienten mit einer verminderten glomerulären Filtrationsrate zu einem erhöhten Risiko führen. Es wurde z.B. von einem Patienten mit einer vorbestehenden Nierenerkrankung berichtet, der postoperativ nach einer Enflurannarkose eine Nierenfunktionsstörung entwickelte [6]. Dennoch wurde bei einer großen Reihe von Patienten mit chronischen Nierenerkrankungen (Plasmakreatininkonzentrationen von 1,5–3 mg/dl) im Rahmen elektiver Eingriffe eine Halothan- oder Enflurannarkose durchgeführt, und häufig konnte postoperativ sogar eine Verbesserung der Nierenfunktion festgestellt werden (Abb. 21.6), [27]. Die Spitzenkonzentration der Plasmafluoridspiegel (19 mikro-mol/l) sowie der Konzentrationsabfall des Plasmafluoridspiegels waren bei nierenkranken und nierengesunden Patienten vergleichbar. Es wird angenommen, daß eine Fluoridspeicherung im Knochen die Auswirkungen einer verminderten glomerulären Filtrationsrate auf die Fluoridausscheidung aufhebt. Damit wird verhindert, daß die Nierentubuli diesem potentiellen Nephrotoxin längere Zeit ausgesetzt sind. Auf Grund dieser Beobachtungen ist es nicht gerechtfertigt, die Anwendung von Enfluran generell in Abrede zu stellen, falls bei Patienten mit vorbestehenden Nierenerkrankungen ein extrarenaler operativer Eingriff durchgeführt wird. Es ist aber unbestreitbar, daß die Differentialdiagnose einer postoperativen Nierenfunktionsstörung unnötigerweise kompliziert wird, wenn bei Patienten mit vorbestehenden Nierenerkrankungen oder bei Eingriffen mit einem hohen Risiko einer postoperativen Nierenfunktionsstörung Enfluran anstatt eines vergleichbaren anderen Medikamentes angewandt wird. Nach der Gabe von Isofluran und Halothan ist eine Nierenfunktionsstörung durch nephrotoxische Metabolite nicht zu erwarten, denn beim Abbau dieser Medikamente entstehen nur geringe Konzentrationen an Fluoriden.

Es wurde nachgewiesen, daß adipöse Patienten nach der Gabe von Methoxyfluran oder Enfluran einen höheren Plasmafluoridspiegel aufweisen als normalgewichtige Patienten [28, 29]. Trotzdem kam es bei adipösen Patienten nicht gehäuft zu Nierenfunktionsstörungen, wenn ihnen diese Medikamente verabreicht wurden. Auch bei Vorliegen einer Enzyminduktion durch regelmäßige Einnahme von Phenobarbital wird die Fluoridfreisetzung aus Enfluran nicht erhöht. Dagegen kommt es unter Gabe von Isoniazid zu einer erhöhten Fluoridfreisetzung aus Enfluran. Auch der pH-Wert des Urins hat Einfluß auf die Plasmafluoridkonzentration während und nach Gabe von Enfluran (Abb. 21.7), [30]. Bei einem pH-Wert des Urins von 5,08 wurden Plasmafluoridkonzentrationen von 26,4 mikromol/l gemessen, bei einem pH-Wert des Urins von 8,16 fiel dagegen die mittlere Plasmafluoridkonzentration auf 13,5 mikromol/l ab. Es wird deshalb angenommen, daß die renale Ausscheidung der Fluoride nach Enflurangabe durch eine Manipulation des pH-Werts des Urins beeinflußt werden kann.

## 21.7 Typische Veränderungen bei chronischem Nierenversagen

Bei einem chronischen Nierenversagen nimmt die Anzahl der funktionsfähigen Nephrone immer mehr ab. Dies führt zu einer irreversiblen Verminderung der glomerulären Filtrationsrate. Endstadium einer chronischen Nierenerkrankung ist das Nierenversagen. Dann wird eine Hämodialyse oder eine Nierentransplantation notwendig. Typische Erkrankungen, die zu einem chronischen Nierenversagen führen können, sind chronische Glomerulonephritis, interstitielle Nierenerkrankungen, diabetische Nephropathie und

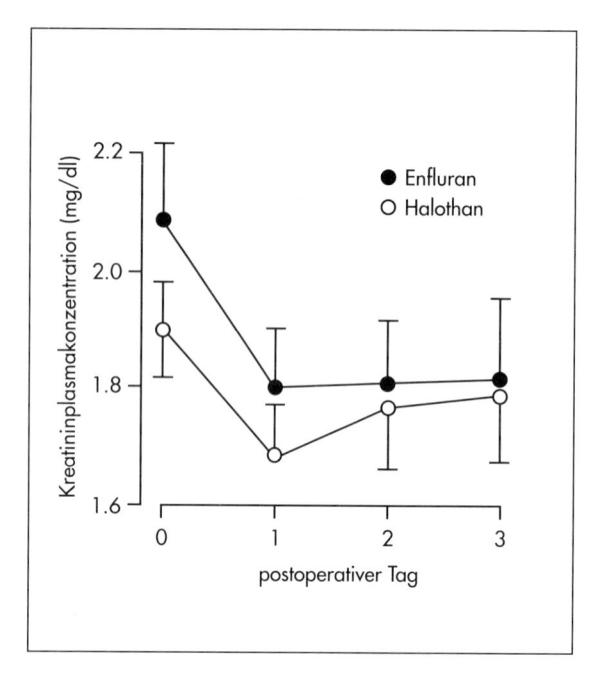

**Abb. 21.6:** Bei Patienten mit einer chronischen Niereninsuffizienz kam es nach einer elektiven Operation in Allgemeinanästhesie zu einem Abfall der Kreatininplasmakonzentration. Die Erniedrigungen der Kreatininplasmakonzentrationen waren nach einer Enfluran- oder Halothannarkose vergleichbar stark ausgeprägt. (Daten modifiziert nach: Mazze RI, Sivenpiper TS, Stevenson J. Renal effects of enflurane and halothane in patients with abnormal renal function. Anesthesiology 1984; 60: 161–3)

**Tab. 21.4:** Charakteristische Veränderungen bei einer Niereninsuffizienz

**chronische Anämie**
gesteigertes Herzminutenvolumen
Rechtsverlagerung der Sauerstoffdissoziationskurve

**Gerinnungsstörungen**
Thrombozytenfunktionsstörung
systemische Heparinisierung

**Störungen des Wasser- und Elektrolythaushaltes**
nicht abschätzbare intravasale Volumensituation
Hyperkaliämie
Hypermagnesiämie
Hyperkalzämie

**Metabolische Azidose**

**Hypertension im großen Kreislauf**
Herzinsuffizienz
verminderte Aktivität des sympathischen Nervensystems aufgrund einer Therapie mit Antihypertensiva

**erhöhte Infektanfälligkeit**
verminderte Aktivität der Phagozyten
immunsupprimierende Medikamente – Kortikosteroide

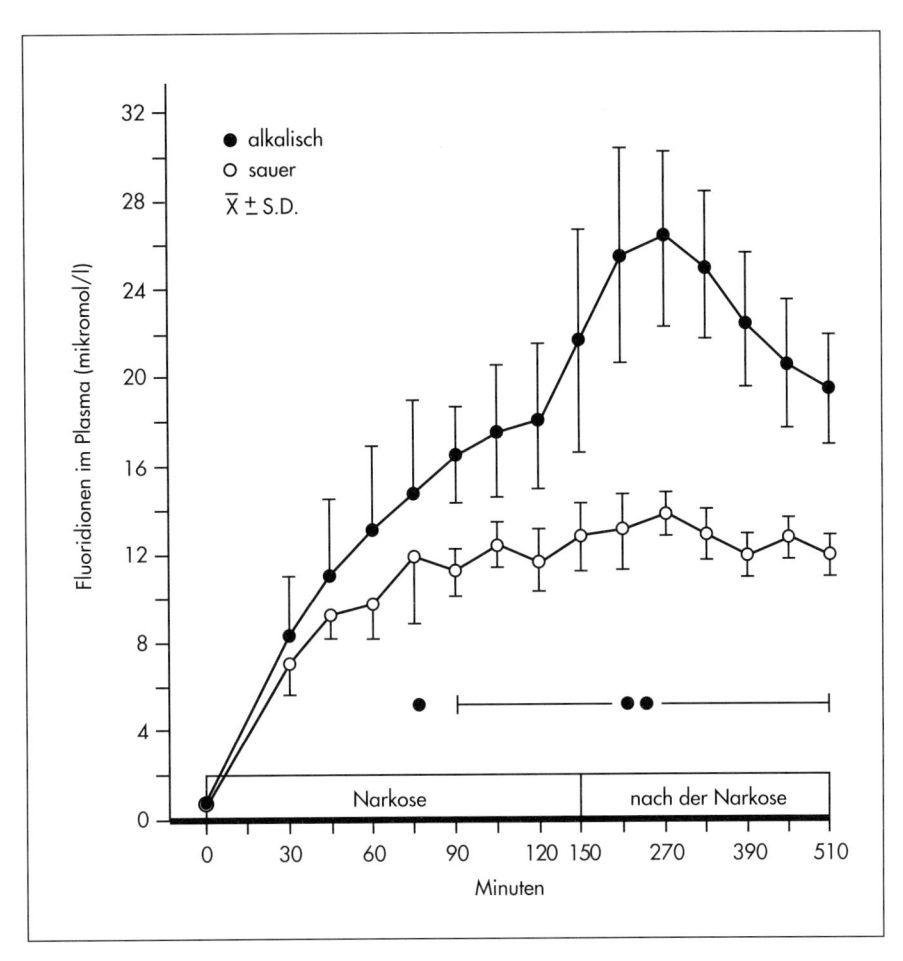

**Abb. 21.7:** Bei erwachsenen Patienten wurden während und nach der Verabreichung von Enfluran die Konzentration der Fluoridionen ($F^-$) im Plasma bestimmt. Einer Gruppe wurde Azetazolamid verabreicht, um den Urin anzusäuern (pH 5,08). Die andere Gruppe erhielt Ammoniumchlorid, um den Urin zu alkalisieren (pH 8,16). Bei Patienten mit einem niedrigen pH-Wert des Urins kam es zu einem schnellen Anstieg der $F^-$-Konzentration im Plasma. Bei den Patienten mit einem alkalischen Urin stieg die $F^-$-Konzentration weniger an und blieb nach der Narkose für ca. 75 Minuten nahezu konstant. Bei beiden Gruppen war die $F^-$-Konzentration 2 Stunden nach der Narkose am höchsten. Bei der Gruppe mit saurem Urin betrug die Konzentration der $F^-$-Ionen maximal 26,4 ± 7,9 mikro mol/l, bei der Gruppe mit alkalischem Urin betrug der Maximalwert 13,5 ± 2,4 mikro mol/l.* $P < 0,05$; $P < 0,01$; Gruppe mit saurem Urin versus Gruppe mit alkalischem Urin. (Jarnberg P-O, Ekstrand J, Irestedt L. Renal fluoride excretion and plasma fluoride levels druing and after enflurane anesthesia are dependent on urinary pH. Anesthesiology 1981; 54: 48–52)

polyzystische Nierenerkrankung. Um bei diesen Patienten eine korrekte Narkose durchführen zu können, müssen die bei einem chronischen Nierenversagen auftretenden Veränderungen bekannt sein. (Tab. 21.4).

## 21.7.1 Chronische Anämie

Bei nahezu allen Patienten mit einem chronischen Nierenversagen, die einen Plasmakreatininspiegel von über 3,5 mg/dl haben, kommt es zu einer normochromen, normozytären Anämie. Der Grad der Anämie korreliert häufig mit dem Ausmaß der chronischen Nierenfunktionsstörung. Die Anämie bleibt jedoch relativ konstant, wenn der Endzustand des Nierenversagens erreicht ist. Wichtiges Kennzeichen eines chronischen Nierenversagens ist eine Hämoglobinkonzentration zwischen 5 und 8 g/dl. Die Erythrozytenproduktion ist reduziert, weil die Erythropoetinbildung vermindert und der Harnstoffspiegel im Blut erhöht ist. Die Lebensdauer der Erythrozyten ist bei einer chronischen Urämie um 50% verkürzt, da es zu einer verminderten Stabilität der Erythrozytenmembran kommt. Die Anämie dieser Patientinnen und Patienten kann dadurch noch verstärkt werden, daß sie zu Menorrhagien oder chronischen gastrointestinalen Blutungen neigen (siehe Abschnitt: Gerinnungsstörungen). Auf Grund ihres schleichenden Beginns wird die Anämie gut toleriert. Präoperative Transfusionen sind in der Regel nicht notwendig. Wird eine Transfusion dennoch erforderlich, sollten Erythrozytenkonzentrate anstatt Vollblutkonserven verwendet werden, um das Risiko einer Flüssigkeitsüberladung zu vermindern.

Das größte Problem im Rahmen einer Anämie ist die verminderte Sauerstofftransportkapazität. Dadurch kann es zu einer Gewebshypoxie kommen. Eine Bluttransfusion kann bei Patienten mit einer chronischen Nierenerkrankung eine sinnvolle Behandlung einer Angina pectoris sein. Die verminderte Sauerstofftransportkapazität wird durch einen erhöhten Blutfluß in den Geweben kompensiert. Dieser erhöhte Blutfluß ist durch die verminderte Viskosität des Blutes möglich. Eine metabolische Azidose und eine erhöhte Konzentration an 2,3-Diphosphoglycerat führen zu einer Rechtsverschiebung der Sauerstoffdissoziationskurve des Hämoglobins. Hierdurch wird die Sauerstoffabgabe vom Hämoglobin an das Gewebe erleichtert.

Die Auswirkungen einer Anämie werden durch eine gesteigerte Gewebsdurchblutung ausgeglichen. Es ist deshalb darauf zu achten, daß das Herzminutenvolumen durch Anästhetika oder eine intermittierende positive Druckbeatmung (IPPV) möglichst nicht vermindert wird. Dies wird am besten dadurch erreicht, daß nur geringe Konzentrationen eines volatilen Anästhetikums, dafür zusätzlich aber ein Opioid verabreicht werden. Außerdem sollte durch eine niedrige Atemfrequenz ermöglicht werden, daß zwischen den einzelnen mechanischen Atemhüben genügend Zeit für den venösen Rückfluß bleibt.

### 21.7.2 Gerinnungsstörungen

Bei Patienten mit einer chronischen Niereninsuffizienz muß mit Gerinnungsstörungen gerechnet werden. Die häufigste Gerinnungsstörung besteht darin, daß die Fähigkeit der Blutplättchen, sich an bestimmte Strukturen anzulagern, vermindert ist. Der dem zugrundeliegende Mechanismus ist zwar nicht bekannt, eine Anhäufung saurer Metabolite kann jedoch die Aktivität des Faktors VIII und die Thrombozytenaggregation beeinträchtigen. Die Bestimmung der subaqualen Blutungszeit (Blutungszeit unter Wasser) ist sinnvoll, wenn der Gerinnungsstatus bei Patienten mit chronischer Niereninsuffizienz und Urämie beurteilt werden muß. Quickwert und partielle Thromboplastinzeit sind nicht unbedingt verändert. Patienten mit einem Plasmakreatininspiegel unter 6 mg/dl haben in der Regel eine normale Thrombozytenfunktion. Die wirkungsvollste Behandlung dieser Thrombozytenfunktionsstörung ist die Hämodialyse.

Hämodialysierte Patienten benötigen häufig eine systemische oder lokale Heparinisierung, um den Verschluß des Gefäßshunts zu verhindern. Vor allem nach einer Hämodialyse unter systemischer Heparinisierung kann es zu einer längerfristigen Verlängerung der partiellen Thromboplastinzeit und einer Erniedrigung des Quickwertes kommen. Besteht außerdem eine begleitende Lebererkrankung, kann es zusätzlich zur Synthesestörung von Gerinnungsfaktoren kommen. Aufgrund dieser Veränderungen muß bei Patienten mit einer chronischen Niereninsuffizienz – besonders falls rückenmarksnahe Regionalanästhesieverfahren eingesetzt werden sollen – an eine eventuell beeinträchtigte Gerinnung gedacht werden.

### 21.7.3 Wasser- und Elektrolythaushalt

Bei Patienten mit einem chronischen Nierenversagen kommt es häufig zu Veränderungen im Wasser- und Elektrolythaushalt (Hyperkaliämie, Hypermagnesiämie, Hypokalzämie). Die Volumensituation kann dadurch abgeschätzt werden, daß z.B. das aktuelle Körpergewicht vor und nach der Hämodialyse bestimmt wird, daß die Herzfrequenz und die Füllungsdrucke gemessen werden und dadurch, daß überprüft wird, ob der Blutdruck lageabhängig ist. Unabhängig von ihrem momentanen Blutvolumen reagieren diese Patienten häufig auf die Narkoseeinleitung so, als ob eine Hypovolämie vorläge. Vor allem für den Fall, daß das sympathische Nervensystem durch eine antihypertensive Medikation oder eine Urämie beeinträchtigt ist, droht während der Narkoseeinleitung die Gefahr einer Hypotension. Ein erniedrigter Sympathikotonus beeinträchtigt eine kompensatorische periphere Vasokonstriktion. Dadurch können bereits geringe Blutverluste, eine intermittierende positive Druckbeatmung, plötzliche Veränderungen der Körperlage oder eine medikamentös bedingte Myokarddepression zu einem ausgeprägten Blutdruckabfall führen.

Die wichtigste Elektrolytveränderung bei Patienten mit einer chronischen Niereninsuffizienz ist die Hyperkaliämie (siehe Kapitel 27). Es kann dadurch zu Reizleitungs- und Herzrhythmusstörungen kommen. Wegen der möglichen Gefahr einer Hyperkaliämie sollten elektive Eingriffe nur dann durchgeführt werden, wenn die Kaliumplasmakonzentration unter 5,5 mval/l beträgt. Auch wenn in den letzten 6–8 Stunden eine Hämodialyse durchgeführt wurde, ist es notwendig, vor Narkoseeinleitung die Plasmakaliumkonzentration zu kontrollieren, denn es können plötzliche und unerwartete Hyperkaliämien auftreten. Ist eine Verschiebung des operativen Eingriffs nicht möglich, kann eine erhöhte Plasmakaliumkonzentration dadurch gesenkt werden, daß eine Hyperventilation und/oder eine Glukose-Insulininfusion durchgeführt werden. Liegt neben einer Hyperkaliämie auch eine metabolische Azidose vor, sollte Natriumbikarbonat verabreicht werden. Um eine hyperkaliämiebedingte Reizleitungsstörung wieder zu normalisieren, kann die intravenöse Gabe von Kalzium sinnvoll sein.

Bei einer chronischen Niereninsuffizienz sind erhöhte Plasmamagnesiumspiegel möglich, insbesondere dann, wenn die glomeruläre Filtrationsrate unter 10 ml/min abfällt. Magnesiumhaltige Antazida können die Hypermagnesiämie bei diesen Patienten noch verstärken. Eine Hypermagnesiämie führt zu einer ZNS-Depression und kann Hypotension, Atemdepression und Koma auslösen. Bei erhöhten Plasmamagnesiumspiegeln kann es zu einer Wirkungsverstärkung von depolarisierenden und nicht-depolarisierenden Muskelrelaxantien kommen [31].

Bei einer chronischen Niereninsuffizienz kann eine Hypokalzämie auftreten, da neben einer Hyperphosphatämie eventuell auch eine verminderte Aktivität von Vitamin D und damit eine verminderte intestinale Kalziumabsorption vorliegen. Die verminderte Vitamin D-Aktivität ist dadurch bedingt, daß die Nieren für den letzten Schritt bei der Umwandlung von Vitamin D in den eigentlichen Wirkstoff Vitamin $D_3$, also das hochaktive 1,25-Dihydroxycholecalziferol verantwortlich sind. Aufgrund einer chronischen Hypokalzämie kommt es bei diesen Patienten zu einer Stimulation der Nebenschilddrüsen und dadurch zu einer Knochendekalzifikation und zu osteodystrophen Veränderungen. Bei den Patienten besteht daher besonders bei der präoperativen Lagerung die Gefahr, daß pathologische Frakturen auftreten.

Die Plasmanatriumspiegel liegen bei Patienten mit einer chronischen Niereninsuffizienz in der Regel im Normbereich, denn der Regelkreis über die Osmorezeptoren ist intakt, so daß ein entsprechendes Durstgefühl durch eine Hypernatriämie verhindert wird. Kommt es bei diesen Patienten zu einer Demenz, ist dies im Allgemeinen auf eine Aluminiumvergiftung zurückzuführen. Eine zu hohe Aluminiumkonzentration ist entweder Folge des Aluminiumgehalts in der Dialyseflüssigkeit oder der Aluminiumsalze in Antazida, die oft zur Prophylaxe einer Hyperphosphatämie verabreicht werden [32].

### 21.7.4 Metabolische Azidose

Die Nieren scheiden normalerweise 40–60 mVal $H^+$-Ionen pro Tag aus. Eine chronische Nierenerkrankung beeinträchtigt diese Ausscheidungsfunktion und kann zu einer metabolischen Azidose führen. Gleichzeitig kommt es oft zu einer Verminderung der Plasmabikarbonatkonzentration und zu einem Abfall des arteriellen $CO_2$-Partialdruckes. Mit Hilfe einer Hämodialyse kann auch ein veränderter arterieller pH-Wert wieder weitgehend normalisiert werden. Bei Noteingriffen kann eine intravenöse Gabe von Natriumbikarbonat notwendig werden, um eine schwere Azidose (pH-Wert unter 7,15) auszugleichen.

### 21.7.5 Systemische Hypertonie

Bei einer chronischen Nierenerkrankung kommt es häufig zu einer Hypertonie. Eine chronische Hypertonie kann zu Kardiomegalie und Herzinsuffizienz führen. Eine Herzinsuffizienz wird durch eine arteriovenöse Fistel, wie sie zur Hämodialyse angelegt wird, noch verschlimmert. Eine präoperative Hypertension ist meist durch eine Überwässerung bedingt und kann durch eine Hämodialyse behandelt werden. Falls sich die Hypertonie durch die Hämodialyse nicht verbessert, wird eventuell der Einsatz von Antihypertensiva notwendig. Zusätzlich liegen oft eine Erniedrigung des Plasmabikarbonatspiegels und des arteriellen $CO_2$-Partialdrucks vor.

Die perioperative Behandlung einer Hypertonie kann mit Vasodilatantien wie z.B. Hydralazin oder Nitroprussid durchgeführt werden. Daß das beim Nitroprussidabbau entstehende Zyanid zu Vergiftungserscheinungen führt, ist unwahrscheinlich. Im Tiermodell konnte gezeigt werden, daß sich bei fehlender Nierenfunktion eine gewisse Resistenz gegen eine Zyanidvergiftung entwickelt [33]. Die wahrscheinlichste Erklärung für diese Resistenz ist eine verminderte renale Ausscheidung von Thiosulfat. Thiosulfat stellt einen endogenen Schwefeldonator dar und erleichtert die Umwandlung von Zyanid in Thiozyanat.

Patienten mit einem chronischen Nierenversagen neigen nicht nur zur Entwicklung einer Hypertonie, sie neigen auch zu einer Erkrankung der Koronargefäße. Aufgrund einer schmerzlosen Perikarditis mit begleitendem Perikarderguß kann es perioperativ selten auch zu einer Behinderung des venösen Rückflusses kommen.

### 21.7.6 Infektion

Eines der schwerwiegendsten Probleme bei Patienten mit einer chronischen Niereninsuffizienz sind eventuell auftretende Infektionen. Die häufigste Todesursache bei Patienten mit einer Niereninsuffizienz ist eine Sepsis, die oft von einem pulmonalen Infekt ausgeht. Die Infektanfälligkeit läßt sich teilweise durch die Einnahme von Immunsuppressiva wie z.B. Kortikosteroide erklären. Bei diesen Patienten ist darauf zu achten, daß die Gefäßpunktionen und die endotracheale Intubation unter strikt aseptischen Kautelen erfolgen.

Bei Patienten mit einer chronischen Nierenerkrankung kommt es auch gehäuft zu Virushepatitiden. Dies ist auf die oft notwendige Gabe von Blutderivaten und die Wirkung der Immunsuppressiva zurückzuführen. Nahezu ein Drittel aller Patienten mit einer chronischen Niereninsuffizienz, die mit einem Hepatitisvirus infiziert werden, bleiben Dauerausscheider.

### 21.7.7 Störungen des zentralen und peripheren Nervensystems

Im Rahmen eines chronischen Nierenversagens kommt es gelegentlich zu Veränderungen des zentralen und peripheren Nervensystems. Häufige Symptome sind Müdigkeit, Schlaflosigkeit, Reizbarkeit und verminderte zerebrale Leistungsfähigkeit. Es kann zu Krampfanfällen kommen, die entweder auf eine Urämie oder ein hypertoniebedingtes Hirnödem zurückzuführen sind. Urämiebedingte periphere Neuropathien können zu schmerzhaften Parästhesien in den Extremitäten, zu Muskelschwäche und gelegentlich auch zu sensiblen Ausfällen führen. Zumeist sind der Nervus medianus und der Nervus peroneus communis befallen. Im Rahmen einer Urämie kommt es auch regelmäßig zu Störungen des vegetativen Nervensystems. Dadurch können die bei plötzlichen Änderungen des Blutvolumens oder einer Überdruckbeatmung notwendigen Kompensationsmechanismen abgeschwächt sein. Dies ist insbesondere dann der Fall, wenn die Patienten zusätzlich mit antihypertensiven Medikamenten therapiert werden.

### 21.7.8 Gastrointestinale und endokrine Störungen

Bei Patienten mit einer chronischen Niereninsuffizienz kommt es häufig zu einer Zunahme der Magensaftmenge und zu einer Abnahme des pH-Wertes des Magensafts. Durch diese Veränderungen sowie durch die zusätzlich verlangsamte Magenpassage und eine eventuell vorliegende Urämie kommt es bei diesen Patienten gehäuft zu Regurgitation und Aspiration.

Bei Patienten mit einer chronischen Niereninsuffizienz besteht auch häufig ein Diabetes mellitus. Aufgrund der vorliegenden Hypokalzämie kommt es zu einer Überproduktion an Parathormon und damit zu einer Osteodystrophie (siehe Abschnitt: Wasser- und Elektrolythaushalt).

## 21.8 Narkoseführung bei chronischer Niereninsuffizienz

### 21.8.1 Präoperative Vorbereitung

Bei der präoperativen Vorbereitung von Patienten mit einer chronischen Niereninsuffizienz muß besonderes Augenmerk auf die eingenommenen Medikamente und auf die aktuellen Laborwerte – insbesondere den Plasmakaliumspiegel – gelegt werden [34]. Unter Umständen muß eine Umstellung der Insulin- und Kortikosteroidmedikation erfolgen. Bei digitalisierten Patienten muß nach Zeichen einer Überdosierung gesucht werden, denn Digitalis, aber auch viele andere Medikamente werden renal ausgeschieden. Eine antihypertensive Therapie wird in der Regel fortgesetzt. Bei Verordnung der Prämedikation muß individuell dosiert und gleichzeitig berücksichtigt werden, daß diese Patienten eine erhöhte Magensaftproduktion und außerdem eine erhöhte Empfindlichkeit für zentral deprimierende Medikamente haben können.

### 21.8.2 Narkoseeinleitung

Mit einem Barbiturat, einem Benzodiazepin oder Etomidat in Kombination mit Succinylcholin (falls der Kaliumwert im Normbereich ist) kann eine sichere Narkoseeinleitung und endotracheale Intubation durchgeführt werden. Eine Alternative zu Succinylcholin sind mittellang wirkende Muskelrelaxantien – insbesondere Atracurium (siehe Abschnitt: Muskelrelaxantien). Keines der erwähnten Einleitungshypnotika bzw. Muskelrelaxantien wird in größerem Umfang renal eliminiert. Eine langsame Injektion der Injektionsanästhetika wie z.B. der Barbiturate ist zu empfehlen, um eine medikamtös bedingte Blutdrucksenkung so weit wie möglich zu verhindern. Aufgrund einer verminderten Proteinbindung kann der Anteil an aktivem, freiem Barbiturat erhöht sein. Dies kann zu einer verstärkten pharmakologischen Wirkung führen. Der Anteil an pharmakologisch wirksamem (nicht proteingebundenem) Thiopental ist im Plasma niereninsuffizienter Patienten erhöht [35]. Außerdem kann bei Vorliegen einer Urämie die Bluthirnschranke gestört sein. Auch dadurch könnte die Inzidenz zentraler Nebenwirkungen erhöht sein. Insbesondere ZNS-deprimierende Nebenwirkungen können auftreten. Störungen des autonomen Nervensystems können dazu führen, daß die Kompensationsmechanismen bei Blutdruckschwankungen verändert sind. Dadurch kann es zu starken, medikamentös bedingten Blutdruckschwankungen kommen.

Bei Patienten mit einer chronischen Niereninsuffizienz kommt es nach Succinylcholingabe zu keiner vermehrten Freisetzung von Kalium [36]. Vorsicht ist jedoch geboten, falls der präoperative Plasmakaliumspiegel bereits im oberen Normalbereich liegt. Dann kann es bereits durch die übliche succinylcholinbedingte Kaliumfreisetzung (0,5–1 mval/l) zu einer gefährlichen Hyperkaliämie kommen. Auch durch eine Präkurarisierung kann nicht sicher verhindert werden, daß es nach Succinylcholininjektion zu einer Kaliumfreisetzung kommt [37]. Früher kam es bei der Hämodialyse zu einer Adsorption der Cholinesterase an die Hämodialysemembran. Die dadurch verminderte Cholinesteraseaktivität konnte zu einer verlängerten Succinylcholinwirkung führen. Bei neueren und jetzt gebräuchlichen Hämodialysemembranen kommt es jedoch zu keiner Adsorption der Cholinesterase mehr. Die Succinylcholinwirkung ist daher nicht verändert [38].

### 21.8.3 Aufrechterhaltung der Narkose

Bei nicht dialysepflichtigen Patienten mit chronischer Nierenerkrankung wird die Narkose häufig mittels Lachgas in Kombination mit Isofluran, Halothan oder einem kurzwirksamen Opioid durchgeführt. Auch bei Patienten, die aufgrund von hohem Alter, Verschlußikterus, Sepsis, Diabetes mellitus oder wegen eines bevorstehenden großen abdominellen Gefäßeingriffs für eine Nierenfunktionsstörung prädisponiert sind, wird so vorgegangen. Enfluran sollte hierbei vielleicht vermieden werden, um mögliche Nebenwirkungen der Fluoride auf die vorgeschädigten Nieren zu vermeiden (siehe Abschnitt: Direkte Nephrotoxizität).

Um eine intraoperativ auftretende Hypertension zu therapieren und um die zur Operation notwendige Muskelrelaxansmenge zu vermindern, eignen sich potente volatile Anästhetika. Bei der Auswahl des volatilen Anästhetikums, (insbesondere bei Halothan,) sollte jedoch berücksichtigt werden, daß neben einer chronischen Nierenerkrankung häufig auch eine Lebererkrankung vorliegt. Bei volatilen Anästhetika besteht das Risiko, daß es zu einer gefährlichen Verminderung des Herzminutenvolumens kommen kann. Eine Verminderung der Gewebeperfusion sollte bei anämischen Patienten vermieden werden, um die Sauerstoffversorgung der Gewebe nicht zu gefährden. Durch die Gabe von Opioiden kann die Gefahr einer solchen kardiovaskulären Depression vermindert werden. Außerdem sind sie nicht lebertoxisch. Zur Therapie einer intraoperativen Hypertension sind Opioide jedoch nicht zuverlässig wirksam. Bei anurischen Patienten können selbst kleine Opioiddosen eine verlängerte Wirkung auf ZNS und Atmung haben [39]. Es ist auch denkbar, daß es bei fehlender Nierenfunktion zu einer Akkumulation von pharmakologisch wirksamen Opioidmetaboliten in Kreislauf und Liquor kommt.

Zur Aufrechterhaltung der Narkose wird bei chronisch dialysepflichtigen Patienten häufig Lachgas in Kombination mit Isofluran oder Enfluran eingesetzt. Isofluran und Enfluran sind in der Lage, stärkere Blutdruckanstiege – wie sie durch operative Manipulationen ausgelöst werden können – zu vermindern. Diese Medikamente sind auch in der Lage, die notwendige Dosis an nichtdepolarisierenden Muskelrelaxantien zu vermindern. Der Einsatz von Isofluran oder Enfluran

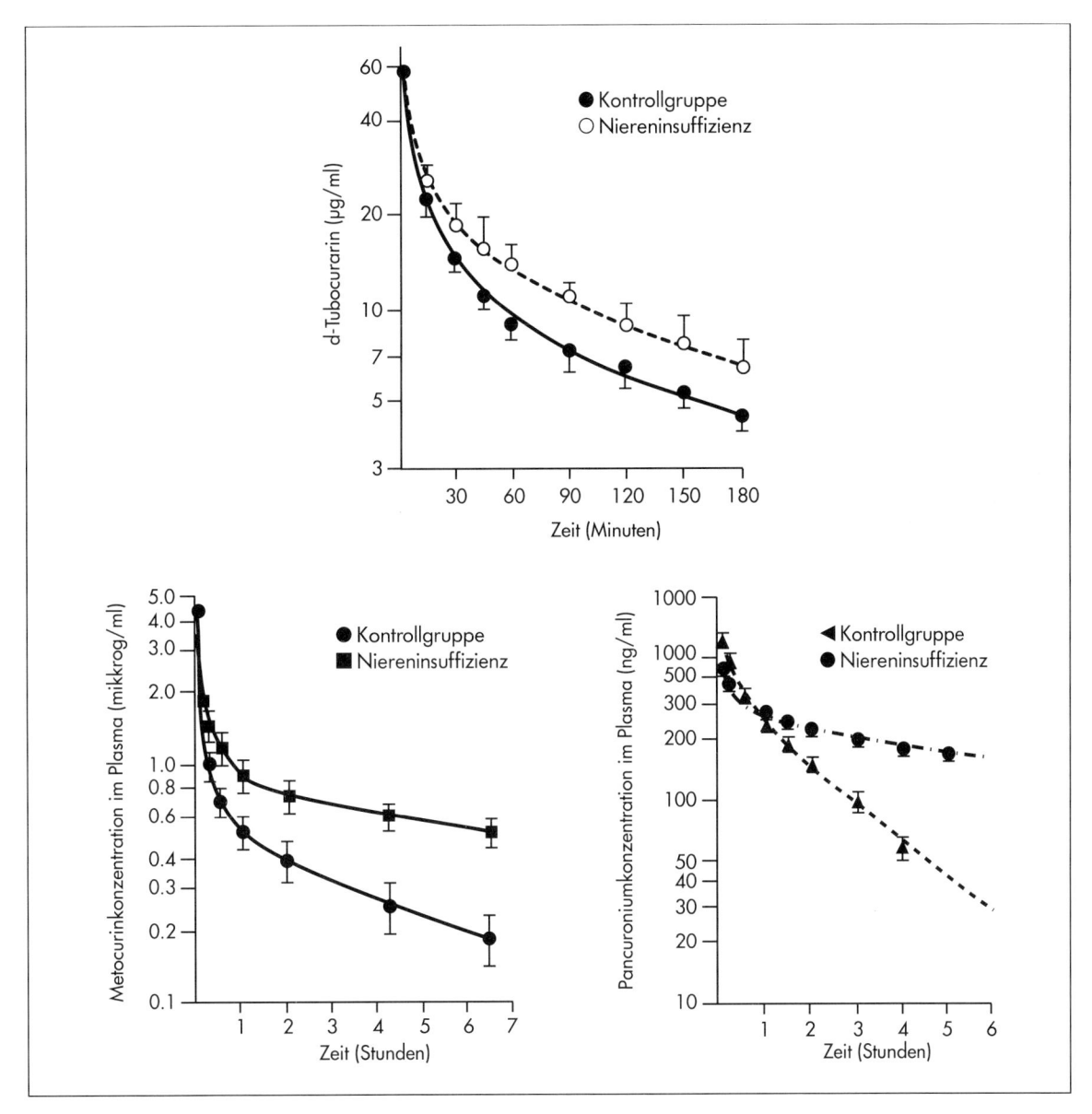

**Abb. 21.8:** Bei Nierenerkrankungen kommt es zu einem verzögerten Abfall der Plasmakonzentrationen von langwirkenden Muskelrelaxantien, am ausgeprägtesten ist dies bei Pancuronium der Fall (Daten modifiziert nach: Brotherton WP, Matteo RS. Pharmacokinetics and pharmacodynamics of metocurine in humans with and without renal failure. Anesthesiology 1981; 55: 273–6; McLeod K, Watson MJ, Rawlings MD. Pharmacokinetics of pancuronium in patients with normal and impaired renal function. Br J Anaesth 1976; 48: 341–5; Miller RD, Matteo R, Benet LZ, Sohn YJ. Influence of renal failure on the pharmacokinetics of d-tubocurarine in man. J Pharmacol Exp Ther 1977; 202: 1–7

ist bei einer vorbestehenden Lebererkrankung weniger umstritten als der Einsatz von Halothan. Bei anurischen Patienten kommt es nach einer Enflurannarkose zu keinem hohen Plasmafluoridspiegel, denn durch die Fluoridspeicherung im Knochen kann die fehlende renale Ausscheidung weitgehend ausgeglichen werden [40].

### 21.8.4 Regionalanästhesieverfahren

Falls bei chronisch dialysepflichtigen Patienten ein Gefäßshunt angelegt werden muß, ist es sinnvoll, eine Blockade des Plexus brachialis durchzuführen. Dieses Regionalanästhesieverfahren garantiert nicht nur eine Analgesie, sondern durchbricht Vasospasmen und ermöglicht optimale operative Bedingungen, da es zu einer maximalen Gefäßdilatation kommt. Die Dauer einer Plexus-brachialis-Blockade mit Lokalanästhetika kann jedoch bei Patienten mit chronischem Nierenversagen um fast 40 % kürzer sein [41]. Es wird vermutet, daß eine gesteigerte Gewebsperfusion (aufgrund eines erhöhten Herzminutenvolumens) zu einem schnelleren Auswaschen des Lokalanästhetikas vom Wirkort und damit zu einer kurzen Wirkdauer führt. Die kürzere Blockadedauer spricht für den Einsatz von Bupivacain, insbesondere bei längeren operativen Eingriffen. Vor dem Anlegen der Plexusblockade sollte sichergestellt werden, daß ein ausreichendes Gerinnungspotential vorliegt und keine urämischen Neuropathien bestehen. Eine gleichzeitig bestehende metabolische Azidose kann die Krampfschwelle für Lokalanästhetika herabsetzen.

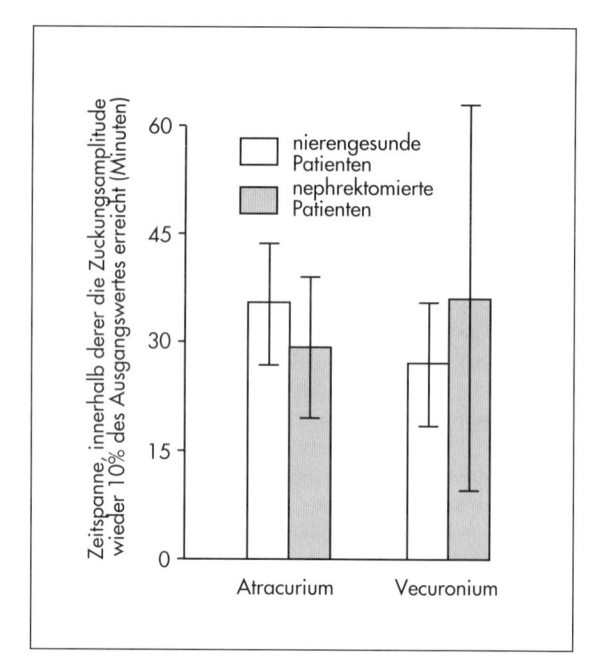

**Abb. 21.9:** Nierengesunden und nephrektomierten Patienten wurde während Lachgas-/Fentanyl-/Thiopentalnarkose intravenös zügig Atracurium (0,5 mg/kg) oder Vecuronium (0,1 mg/kg) verabreicht. Dargestellt ist die Zeitspanne, innerhalb derer die Zuckungsamplitude wieder 10% des Ausgangswertes erreichte. Eine fehlende Nierenfunktion führte zu keiner Wirkungsverlängerung dieser Medikamente. Allerdings war die Schwankungsbreite der Erholungszeit bei den nephrektomierten Patienten, die Vecuronium erhielten, am größten. (Hunter JM, Jones RS, Utting JE. Comparison of vecuronium, atracurium and tubocurarine in normal patients and in patients with no renal function. Br J Anaesth 1984; 56: 941–50)

### 21.8.5 Muskelrelaxantien

Nierenerkrankungen verlängern die Halbwertzeit der lang wirksamen, nicht-depolarisierenden Muskelrelaxantien (Abb. 21.8), [42–44]. Bei der Verabreichung üblicher Dosierungen dieser Medikamente muß bei Patienten mit Nierenerkrankungen eine verlängerte Relaxanswirkung erwartet werden. Die Wirkungsdauer des mittellang wirksamen Muskelrelaxans Atracuriums ist unabhängig von der Nierenfunktion. Auch die Wirkungsdauer von Vecuronium ist kaum von der Nierenfunktion abhängig. Werden anurischen Patienten große Dosen an Atracurium oder Vecuronium verabreicht, verändert sich die Dauer der neuromuskulären Blockade nicht signifikant (Abb. 21.9), [45]. Beim Vorliegen eines Nierenversagens kommt es allerdings zu einer verzögerten Ausscheidung von Laudanosin, dem Hauptmetaboliten von Atracurium [46]. Laudanosin hat keinen Einfluß auf die neuromuskuläre Endplatte, führt jedoch bei hohen Plasmakonzentrationen zu einer Stimulation des ZNS. Bei niereninsuffizienten Patienten kommt es – im Vergleich zu Patienten mit normaler Nierenfunktion – bereits bei höheren Vecuroniumplasmakonzentrationen zu einer 25-%igen bzw. 75-%igen Erholung [47]. Es muß von einer offen-

sichtlichen Toleranzentwicklung gegenüber Vecuronium ausgegangen werden. Zu dieser Toleranzentwicklung paßt auch, daß Patienten mit einem Nierenversagen langsamer auf Vecuronium ansprechen. Wird Atracurium bei Patienten mit Nierenversagen eingesetzt, kommt es zu einer ähnlichen, wenn auch weniger ausgeprägten Toleranzentwicklung [45]. Atracurium und mit gewisser Einschränkung auch Vecuronium sind diejenigen nicht-depolarisierenden Muskelrelaxantien, die bei Patienten mit schweren Nierenerkrankungen bevorzugt eingesetzt werden sollten.

Neostigmin wird zu etwa 50 %, Edrophonium und Pyridostigmin werden zu etwa 75 % renal eliminiert. Die Halbwertzeiten dieser Medikamente sind daher bei Patienten mit Nierenversagen stark verlängert (Abb. 21.10), [48]. Eine Rekurarisierung ist also unwahrscheinlich, da die Plasmaelimination der Cholinesterasehemmer mindestens genauso – wenn nicht sogar stärker – verzögert ist wie die Wirkung der nicht-depolarisierenden Muskelrelaxantien. Kommt es postoperativ nach der Antagonisierung von Relaxantien zu einer erneuten Muskelschwäche, muß nicht unbedingt an eine Rekurarisierung, sondern vor allem an andere Ursachen gedacht werden. Es kann sich z. B. um eine primär ungenügende Antagonisierung der neuromus-

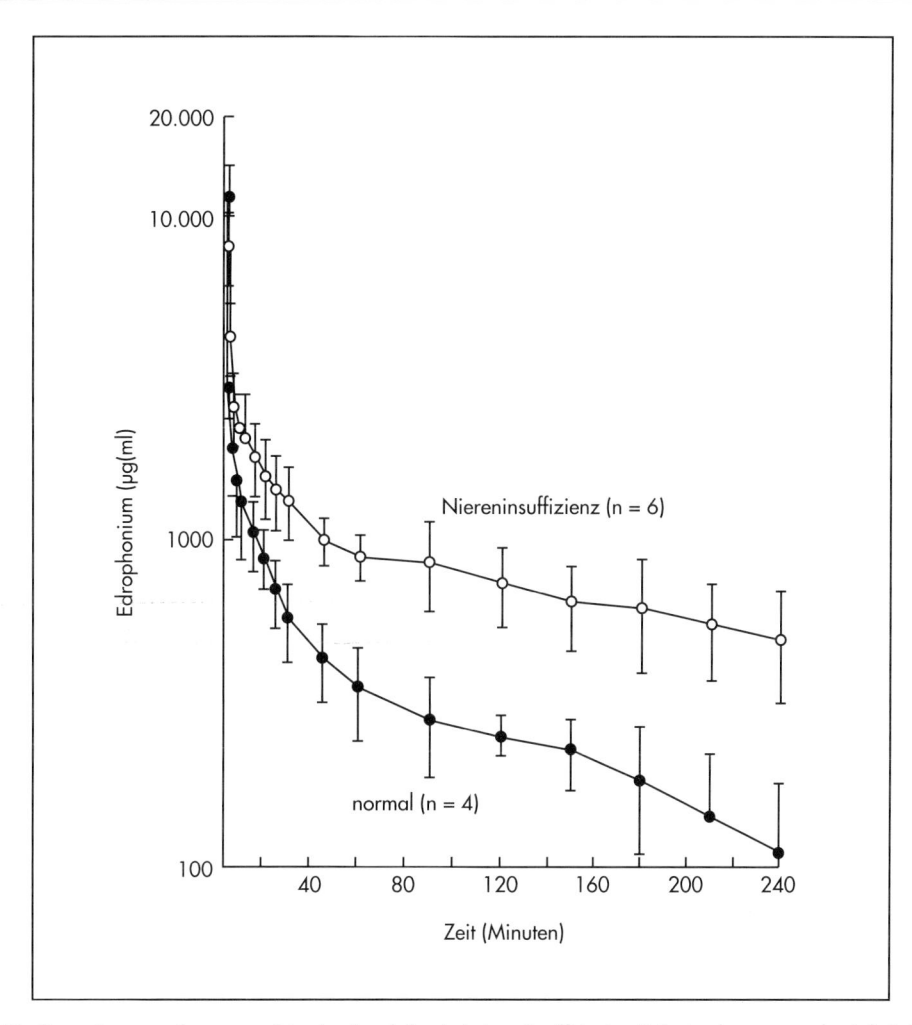

**Abb. 21.10:** Die Plasmakonzentrationen von Edrophonium fallen bei niereninsuffizienten Patienten langsamer ab als bei nierengesunden Patienten. Die verlangsamte Clearance von Edrophonium (und von anderen Cholinesterasehemmern) geht der verzögerten Ausscheidung von nicht depolarisierenden Muskelrelaxantien parallel (vgl. Abb. 21.8). (Morris RB, Cronnelly R, Mlller RD, et al. Pharmacokinetics of edrophonium in anephric and renal transplant patients. Br J Anaesth 1981; 53: 1311-3)

kulären Blockade, um eine respiratorische Azidose, um Elektrolytentgleisungen sowie um eine medikamentös bedingte Muskelschwäche (z.B. durch Antibiotikagabe) handeln.

### 21.8.6 Beatmung

Die intraoperative Beatmung sollte so durchgeführt werden, daß eine Normokapnie besteht und daß die intermittierenden positiven intrathrokalen Drucke nur minimale Auswirkungen auf das Herzminutenvolumen haben. Eine Hypoventilation sollte vermieden werden, da eine respiratorische Azidose zu einem Abfall des arteriellen pH-Werts führt. Hierdurch wird Kalium aus den Zellen freigesetzt und eine eventuell bestehende Hyperkaliämie verstärkt. Eine Hyperventilation führt dagegen zu einer respiratorischen Alkalose. Dadurch wird die Sauerstoffbindungskurve nach links verlagert und die Gewebeoxygenierung verschlechtert. Dies sollte insbesondere bei anämischen Patienten vermieden werden. Durch Einstellen einer niedrigen Atemfrequenz kann verhindert werden, daß das Herzminutenvolumen durch die intermittierend positive Druckbeatmung stärker beeinflußt wird, da zwischen den einzelnen Atemzügen genügend Zeit für den venösen Rückfluß verbleibt.

### 21.8.7 Flüssigkeitstherapie

Bei Patienten, die ein nicht dialysepflichtiges Nierenversagen haben oder bei nierengesunden Patienten, die sich einem operativen Eingriff unterziehen müssen, bei dem das Risiko eines postoperativen Nierenversagens erhöht ist, kann eine präoperative Flüssigkeitszufuhr (10 – 20 ml/kg einer isotonen Kochsalzlösung) sinnvoll sein. Ringer-Lactatlösung (4 mval Kalium l) oder andere kaliumhaltige Infusionen sollten bei anurischen Patienten nicht verwendet werden. Um intraoperativ die Nierenfunktion aufrecht zu erhalten, ist es wichtig, daß eine kardiovaskuläre Depression und eine Vasokonstriktion vermieden werden und ein ausreichendes intravasales Flüssigkeitsvolumen sichergestellt wird. Die Urinausscheidung sollte in der intra- und unmittelbar postoperativen Phase zwischen 0,5 und 1 ml/kg × h betragen. Dazu sollte eine intravenöse Flüssigkeitstherapie mit 3–5 mg/kg × h isotoner Kochsalzlösung durchgeführt werden. Fällt die Urinausscheidung auf weniger als 0,5 ml/kg × h ab, kann normalerweise von einer verminderten glomerulären Filtrationsrate ausgegangen werden. Eine kleine Dosis Furosemid (5 mg i.v.) führt häufig zu einer Steigerung der Urinausscheidung, falls die Oligurie durch eine vermehrte Freisetzung von antidiuretischem Hormon und nicht durch eine Hypovolämie und einen verminderten renalen Blutfluß bedingt sein sollte. Bei einer Hypovolämie sollte eine schnelle Infusion isotoner Kochsalzlösung (z. B. 500 ml) zu einer Steigerung der Urinausscheidung führen. Von einer Stimulation der Urinausscheidung mittels eines Osmodiuretikums (Mannitol) oder Schleifendiuretikums (Furosemid) ist jedoch abzuraten, wenn das intravasale Flüssigkeitsvolumen vermindert ist. Der häufigste Grund für eine Oligurie ist sicherlich ein unzureichendes intravasales Flüssigkeitsvolumen. Dies kann durch eine medikamentenös bedingte Diurese noch weiter verschlimmert werden.

Führt eine Flüssigkeitszufuhr nicht zu einer ausreichenden Urinausscheidung, muß an eine Herzinsuffizienz gedacht werden. Zur Behandlung einer Oligurie aufgrund einer Herzinsuffizienz ist Dopamin gut geeignet. Bei einer Kopf-Tief-Lage kann es zur Urinansammlung im kranialen Anteil der Blase kommen. Daran ist – ebenso wie an eine mechanische Verlegung des Dauerkatheters – bei der Differentialdiagnose einer Oligurie zu denken.

Bei dialysepflichtigen Patienten muß eine besonders vorsichtige perioperative Flüssigkeitstherapie durchgeführt werden. Die fehlende Nierenfunktion schränkt den Bereich zwischen zu geringer und übermäßiger Flüssigkeitsgabe ein. Bei oberflächlichen Eingriffen brauchen nur die Flüssigkeitsverluste durch die Perspiratio insensibilis mit einer 5 %igen Dextroselösung (5–10 ml/kg) ersetzt zu werden. Eine geringe Urinausscheidung kann mit einer 0,45 %igen Natriumchloridlösung ersetzt werden. Bei thorakalen oder abdominalen Eingriffen kann es zu großen Flüssigkeitsverlusten in das Interstitium und zu einer intravasalen Hypovolämie kommen. Diese Verluste werden häufig durch isotone Kochsalzlösung oder 5 %ige Albuminlösung ersetzt. Die Gabe von Erythrozytenkonzentraten sollte dann erwogen werden, falls die Sauerstofftransportkapazität erhöht oder ein Blutverlust ersetzt werden muß.

### 21.8.9 Überwachung

Bei kleineren operativen Eingriffen reichen nichtinvasive Überwachungsverfahren aus. Gefäßshunts müssen geschützt werden. Ihre Durchgängigkeit sollte intraoperativ (z. B. dopplersonographisch) kontrolliert werden.

Wird ein größerer operativer Eingriff durchgeführt, ist eine blutig-arterielle Überwachung des Drucks sinnvoll. Häufig wird hierfür die Arteria femoralis oder die Arteria dorsalis pedis punktiert, da die Arterien der oberen Extremität eventuell noch für spätere Gefäßshunts gebraucht werden. Der intravenöse Flüssigkeitsersatz sollte anhand des zentralvenösen Venendrucks und der Urinausscheidung gesteuert werden. Falls gleichzeitig eine chronisch obstruktive Lungenerkrankung oder eine Linksherzinsuffizienz vorliegt und die Aussagekraft des zentralen Venendrucks eingeschränkt ist, kann es sinnvoll sein, einen Pulmonalarterienkatheter zu legen. Zusätzlich bietet der Pulmonalarterienkatheter die Möglichkeit, das Herzminutenvolumen zu messen und den systemischen Gefäßwiderstand zu berechnen. Anhand dieser Werte kann die Dosierung der Anästhetika überprüft sowie entschieden werden, ob gegebenenfalls positiv inotrope Medikamente – z. B. Dopamin – notwendig sind. Sämtliche intravasalen Katheter (z. B. zur direkten arteriellen Blutdruckmessung oder zur Bestimmung des pulmonalkapillären Verschlußdrucks) müssen unter streng aseptischen Bedingungen gelegt werden, denn bei diesen Patienten liegt eine Immunsuppression vor.

### 21.8.10 Postoperative Betreuung

Kommt es postoperativ bei anurischen Patienten zu einer Ateminsuffizienz, muß an eine Rekurarisierung gedacht werden (siehe Abschnitt: Muskelrelaxantien). Falls der Patient einen schwachen Händedruck hat oder den Kopf nur kurzfristig anheben kann und wenn sich diese Symptome nach einer intravenösen Gabe von 5–10 mg Edrophonium bessern, ist die Diagnose gesichert.

Ein häufiges Problem in der postoperativen Phase sind hypertone Blutdruckwerte. Falls eine Überwässerung Ursache für diese Hypertonie ist, ist die Hämodialyse die Behandlung der Wahl. Bis die Überwässerung durch eine Hämodialyse kausal therapiert werden kann, ist der Einsatz von Nitroprussid, Hydralazin oder Labetalol sinnvoll.

Selbst niedrige Dosen an Opioiden können bei niereninsuffizienten Patienten außergewöhnlich starke Wirkungen auf ZNS oder Atmung haben. Ihr Einsatz im Rahmen der postoperativen Analgesie muß deshalb mit Vorsicht erfolgen [39]. Naloxon sollte stets verfügbar sein, damit eine eventuelle opioidbedingte Atemdepression unmittelbar therapiert werden kann. Um EKG-Veränderungen aufgrund einer Hyperkaliämie sofort erkennen zu können, ist ein kontinuierliches EKG-Monitoring notwendig. Auch eine zusätzliche

Sauerstoffgabe ist – insbesondere bei anämischen Patienten – in der postoperativen Phase zu empfehlen.

## 21.9 Differentialdiagnose einer perioperativen Oligurie

Eine perioperative Oligurie (Urinausscheidung unter 0,5 ml/kg × h) kann auf prärenale, renale und postrenale Ursachen zurückzuführen sein (Tabelle 21.5). Eine

**Tab. 21.5:** Ursachen einer postoperativen Oligurie

**prärenal** (verminderter renaler Blutfluß)
   Hypovolämie
   verminderter renaler Blutfluß aufgrund eines niedrigen
      Herzminutenvolumens

**renal** (akute Tubulusnekrosen)
   Ischämie der Nieren aufgrund von prärenalen Ursachen
   nephrotoxische Medikamente
   Freisetzung von Hämoglobin oder Myoglobin

**postrenal**
   beidseitige Verlegung der Ureteren
   Extravasation aufgrund einer Blasenruptur

postrenale Verlegung des harnableitenden Systems ist selten. Typisch hierfür ist ein Fehlen jeglicher Urinausscheidung. In der Regel ist differentialdiagnostisch zwischen prärenalen und renalen Ursachen zu unterscheiden (Tabelle 21.6).

Kommt es zu einer Oligurie aufgrund prärenaler Ursachen, dann versucht die Niere typischerweise, Natrium und intravasale Flüssigkeit zurückzuhalten. Die Natriumkonzentration im Urin liegt daher häufig unter 40 mval/l und die Urinkonzentration beträgt über 400 mOsm/l. Kommt es zur Ausscheidung eines natriumarmen und hochkonzentrierten Urins, sind die Nierentubuli funktionsfähig.

Bei einer renal bedingten Oligurie liegt typischerweise eine verminderte Nierenrindendurchblutung und eine deutlich verminderte glomeruläre Filtrationsrate vor. Auch für eine akute Nekrose der Nierentubuli ist vermutlich eine vasokonstriktionsbedingte Ischämie im Bereich der Nierenrinde verantwortlich. Überschreitet die Natriumausscheidung im Urin 40 mval/l, spricht dies für eine gestörte Natriumrückresorption in den Nierentubuli. Ein verminderter renaler Blutfluß wird zum Teil von der Nierenrinde zum Nierenmark umverteilt. Dies trägt mit dazu bei, daß osmotisch aktive Partikel aus dem Nierenmark ausge-

**Tab. 21.6:** Differentialdiagnose einer perioperativen Oligurie.

|  | prärenal | renal |
|---|---|---|
| Natrium im Urin (mmol/l) | unter 40 | über 40 |
| Urinosmolarität (mOsm/l) | über 400 | 250–300 |
| Verhältnis der Urin- zur Plasmaosmolarität | über 1,8 | unter 1,1 |

schwemmt werden und die Urinkonzentration unter 400 mOsm/l abfällt. Führt eine Oligurie bei operierten Patienten zu einem akuten Nierenversagen, steigt die Mortalität auf mindestens 50% an [49]. Fast 50% der in den USA akut durchgeführten Hämodialysen sind auf ein perioperatives Nierenversagen zurückzuführen. Der häufigste Grund für ein akutes Nierenversagen ist eine längerfristige Minderperfusion der Nieren aufgrund einer Hypovolämie. Ohne entsprechende Therapie kommt es hierbei zu einer Abnahme der glomerulären Filtrationsrate, zu einer Einschränkung der Funktionsfähigkeit der Nierentubuli und zu einer Verminderung der Urinausscheidung. Die entscheidende therapeutische Maßnahme, um zu verhindern, daß aus einer Oligurie eventuell ein akutes Nierenversagen wird, besteht darin, Dauer und Ausmaß der renalen Minderperfusion zu minimieren. In der Frühphase eines Nierenversagens ist – unabhängig von der Ätiologie – die renale Durchblutung (und zwar insbesondere die Durchblutung der Nierenrinde) deutlich vermindert. Bereits eine Minderperfusion der Nieren über einen Zeitraum von nur 30–60 Minuten kann zu einem akuten Nierenversagen führen. Falls man sich bei der Differenzierung zwischen prärenaler und intrarenaler Oligurie vor allem auf Labortests (wie z.B. Elektrolytkonzentration im Urin, Urinkonzentration) verläßt, kann der Beginn einer entsprechenden Therapie unnötig verzögert werden [50]. Keiner dieser Laborparameter hat eine ausreichende Sensitivität oder Spezifizität, und es kann anhand dieser Parameter initial nicht vorausgesagt werden, welche Patienten bereits ein akutes Nierenversagen entwickelt haben bzw. entwickeln werden, welche Patienten auf eine Therapie ansprechen werden oder nicht. Die Überwachung der Urinproduktion liefert perioperativ meist den besten Anhaltspunkt für ein eventuell drohendes akutes Nierenversagen. Sämtliche Tests und Überwachungsverfahren können jedoch zu einer falschen Diagnose führen, falls die Patienten kurz vorher mit Diuretika behandelt wurden.

### 21.9.1 Behandlung einer Oligurie

Kommt es bei Patienten mit einem erhöhten perioperativen Risiko eines akuten Nierenversagens zu einer Oligurie, so ist entscheidend, daß frühzeitig und aggressiv entsprechende therapeutische Maßnahmen eingeleitet werden. Risikopatienten in dieser Hinsicht sind z.B. 1. geriatrische Patienten, 2. septische Patienten, 3. Patienten mit einer vorbestehenden Nieren- oder Herzerkrankung, 4. Patienten mit einem Ikterus und 5. Patienten, bei denen operative Eingriffe durchgeführt werden, die mit einem erhöhten Risiko einer postoperativen Nierenfunktionsstörung verbunden sind (z.B. Resektion eines abdominalen Aortenaneurysmas, kardiochirurgische Eingriffe, traumatologische Notfalleingriffe). Kommt es bei jungen Patienten (ohne begleitende Nierenfunktionsstörung) im Rahmen von elektiven Eingriffen zu einer vorübergehen-

## 352  21 Erkrankungen der Niere

```
                    Therapie einer perioperativen Oligurie

        besteht bei dem Patienten die Gefahr eines akuten Nierenversagens?
                                    │
                ┌───────────────────┴───────────────────┐
                Ja                                     Nein
                │                                       │
    Durchführung eines Volumenbelastungstests     weitere Überwachung
                │
         tritt eine Diurese ein?
                │
        ┌───────┴───────┐
        Ja              Nein
        │               │
  weitere Überwachung   ist eine weitere Flüssigkeitszufuhr riskant?
                                    │
                            ┌───────┴───────┐
                            Ja              Nein
                            │               │
             Messung des pulmonalarteriellen   weitere Volumenzufuhr
                    Verschlußdrucks
                            │
                ┌───────────┴───────────┐
          PCWP normal oder erniedrigt   PCWP erhöht
                │                       │
          weitere Volumenzufuhr    Beginn einer Dopamininfusion
                                        │
                                tritt eine Diurese ein?
                                        │
                                ┌───────┴───────┐
                                Ja              Nein
                                │               │
                        weitere Überwachung   Verabreichung von Diuretika,
                                              während Dopamin und Volumen
                                              weiter zugeführt werden
```

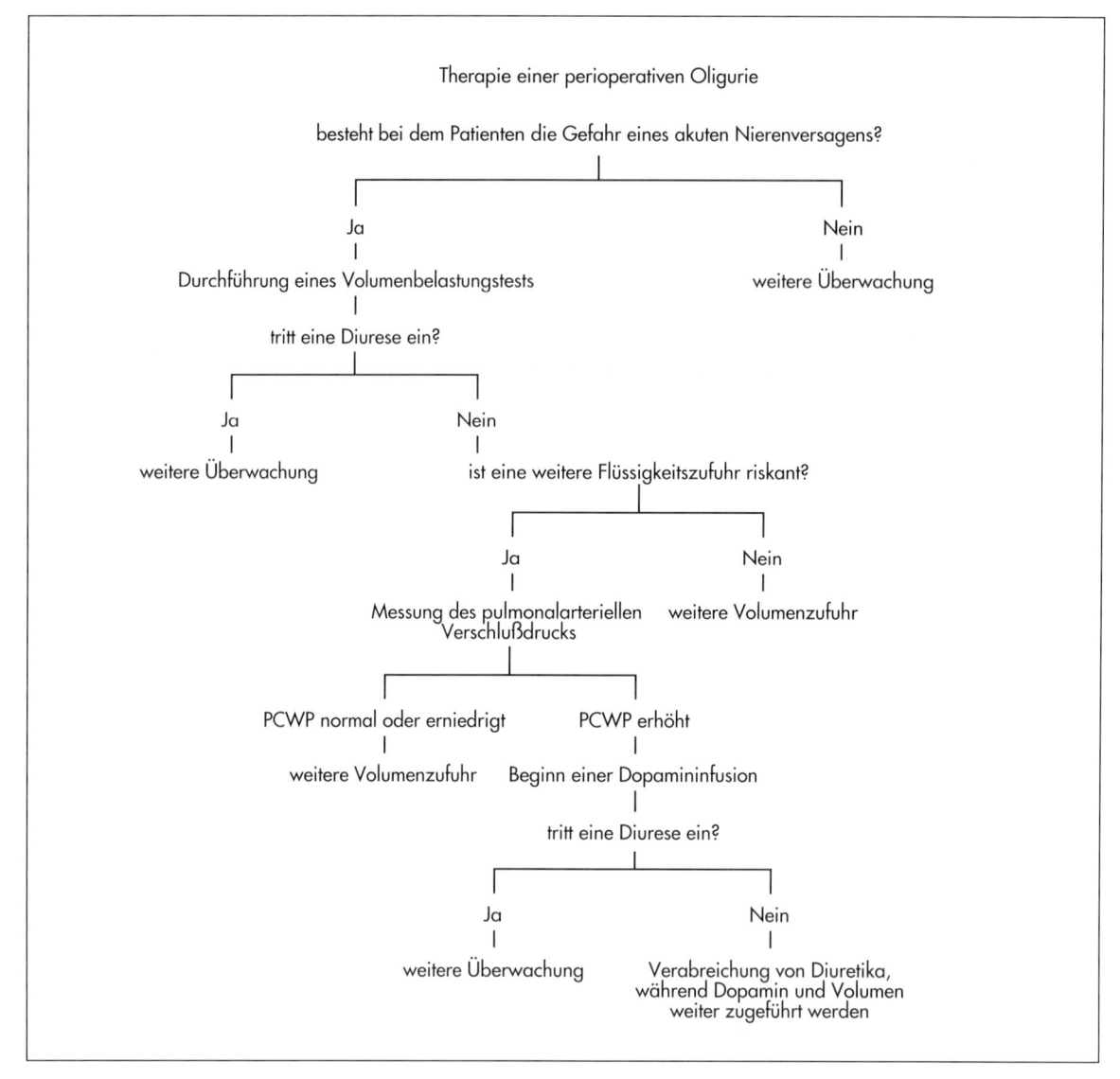

**Abb. 21.11:** Therapie einer perioperativen Oligurie (Daten modifiziert nach: Prough DS, Bowman Gray School of Medicine, personal communication.)

den Oligurie, ist keine so aggressive Therapie – wie sie z.B. bei geriatrischen Patienten mit einer vorbestehenden Nierenfunktionsstörung durchzuführen ist – notwendig (Abb. 21.11) (Prough DS, Bowman Gray School of Medicine, persönliche Mitteilung).

Kommt es bei Patienten mit einem erhöhten Risiko für ein akutes Nierenversagen zu einer Oligurie, sollte initial eine schnelle Infusion von 500 ml einer isotonen Kochsalzlösung durchgeführt werden. Werden in dieser Situation Diuretika verabreicht, könnte es über eine medikamentös bedingte Diuresesteigerung zu einer Verstärkung der Hypovolämie und zu weiteren nachteiligen Wirkungen auf den renalen Blutfluß kommen. Nimmt nach einer Flüssigkeitszufuhr die Diurese deutlich zu, ist von einer Oligurie auszugehen. Hat eine solche Flüssigkeitszufuhr keine therapeutische Wir-

kung und besteht bei dem Patienten das Risiko einer Herzinsuffizienz, kann – eventuell unter Überwachung der Vorhoffüllungsdrucke – weitere Flüssigkeit zugeführt werden. Falls bei dem Patienten die Gefahr einer kardialen Funktionsstörung besteht – der pulmonalarterielle Verschlußdruck aber normal oder erniedrigt ist, – kann eine weitere intravenöse Flüssigkeitszufuhr erfolgen. Falls der pulmonal-arterielle Verschlußdruck dagegen erhöht ist, muß daran gedacht werden, daß eine Oligurie und eine verminderte Nierendurchblutung durch ein vermindertes Herzminutenvolumen bedingt sind. In diesem Fall ist eine Dopamingabe von $1-5$ mikro/kg × min sinnvoll. Führt die Dopamingabe zu keiner Verbesserung der Urinausscheidung, können Diuretika – z.B. $0,5-1$ g/kg Mannitol, eventuell in Kombination mit $1-3$ mg/kg Furosemid – verabreicht werden. Die Kombination von niedrig dosiertem Dopamin (1–3 mikrog/kg × min) mit hochdosiertem Furosemid (5–15 mg/kg) kann hilfreich sein, um ein oligurisches in ein polyurisches Nierenversagen zu überführen [52]. Die Flüssigkeits- und Elektrolyttherapie ist bei einem polyurischen Nierenversagen leichter als bei einem oligurischen Nierenversagen. Es gibt aber keine Beweise, daß die Mortalität bei einem polyurischen Nierenversagen geringer wäre [53].

## 21.10 Erkrankungen mit Nierenbeteiligung

Eine Reihe pathologischer Prozesse kann primär die Nieren betreffen. Nierenveränderungen können aber auch in Verbindung mit Funktionsstörungen anderer Organsysteme auftreten.

Für das perioperative Management dieser Patienten ist es daher wichtig, Pathophysiologie und Charakteristika derjenigen Erkrankungen zu kennen, die eine Nierenbeteiligung aufweisen.

### 21.10.1 Glomerulonephritis

Die akute Glomerulonephritis entsteht normalerweise durch Ablagerung von Antigen-Antikörper-Komplexen in den Glomeruli. Es kann sich dabei um exogene Antigene (z.B. nach Streptokokken-Infektionen) oder endogene Antigene (z.B. bei Kollagenerkrankungen) handeln. Die Glomerulonephritis kann sich als akutes nephritisches oder nephrotisches Syndrom oder als interstitielle Nephritis äußern. Eine Glomerulonephritis kann letztendlich zu einer chronischen Niereninsuffizienz führen. Die Glomerulonephritis ist die häufigste Ursache für eine terminale Niereninsuffizienz bei Erwachsenen.

**Akutes nephritisches Syndrom**

Das akute nephritische Syndrom tritt in der Regel bei Kindern auf. Typisch ist ein plötzliches Auftreten einer Hämaturie mit Erythrozytenzylindern. Häufig kommt es zu Proteinurie und Hypertension. Pathologisch-anatomisch zeigt sich eine Zellproliferation im Bereich der Glomeruli.

Bei einer Poststreptokokken-Glomerulonephritis entsteht häufig ein akutes nephritisches Syndrom. Ein bis drei Wochen nach einer Infektion mit beta-hämolysierenden Streptokokken der Gruppe A kommt es zu klinisch manifesten Nierenfunktionsstörungen.

Eine Heilung erfolgt in der Regel ohne therapeutische Intervention, eine Behandlung mit Kortikosteroiden oder Immunsuppressiva bringt keinen nachweisbaren Vorteil.

**Goodpasture-Syndrom.** Das Goodpasture-Syndrom ist eine Kombination aus Glomerulonephritis und hämorrhagisch-interstitiellen Lungeninfiltraten. Dieses Krankheitsbild tritt meist bei jungen Männern auf. Antikörper sind für die auftretenden Nierenschädigungen verantwortlich. Diese Antikörper reagieren offensichtlich auch mit strukturähnlichen Antigenen der Lunge. Hierdurch kommt es zu einer Alveolitis und zu hämorrhagisch-interstitiellen Lungeninfiltraten. Bereits einige Monate, bevor die Nierenerkrankung klinisch manifest wird, kommt es typischerweise zu einer Hämoptoe. Die Prognose ist schlecht. Innerhalb eines Jahres nach Diagnosestellung kommt es bei den meisten Patienten zu einer Niereninsuffizienz. Eine wirkungsvolle Therapie ist nicht bekannt.

**Nephrotisches Syndrom**

Das nephrotische Syndrom kann verschiedene Ursachen haben (Tab. 21.7), charakteristisch ist jedoch stets eine erhöhte Permeabilität der Glomerula für Plasmaproteine. Die typischen Symptome sind massive Proteinurie, Hypoalbuminämie und Hypercholesterinämie. Aufgrund eines starken Abfalls von Albuminkonzentration und onkotischem Druck kommt es zum

**Tab. 21.7:** Ätiologie des nephrotischen Syndroms

| |
|---|
| Immunologisch – systemischer Lupus erythematodes |
| infektiös – bakteriell, viral |
| neoplastisch – Lungenkarzinome, Morbus Hodgkin |
| Amyloidose |
| Diabetes mellitus |
| Medikamente – Trimethadion, Probenecid |
| Adipositas per magna |
| Schwangerschaftsgestose |

Flüssigkeitsübertritt aus dem intravasalen in den interstitiellen Raum und damit zu Ödemen, Aszites, Pleuraergüssen und Hypovolämie. Durch die Flüssigkeitsansammlung im interstitiellen Raum nimmt der hydrostatische Druck im Gewebe zu. Diese Veränderung wirkt dem verminderten onkotischen Druck im Plasma entgegen und verhindert einen weiteren Plasmaverlust.

Die Diagnose eines nephrotischen Syndroms wird normalerweise durch eine Nierenbiopsie gesichert. Häufig kann mit Kortikosteroiden (üblicherweise Prednisolon) die Proteinurie erfolgreich therapiert werden. Eine mehrwöchige Kortikosteroidtherapie kann notwendig werden, um eine dauerhafte Besserung zu erzielen. Bei der Behandlung des nephrotischen Syndroms können auch Chemotherapeutika – z.B. Cyclophosphamid – wirksam sein.

**Interstitielle Nephritis**

Nach der Einnahme verschiedener Medikamente (z.B. von Sulfonamiden, Allopurinol, Phenytoin und Diuretika) wurden allergische Medikamentenreaktionen beobachtet, die sich als interstitielle Nephritis äußerten.

Die Fähigkeit zur Urinkonzentration ist hierbei eingeschränkt, und es bestehen eine Proteinurie und eine Hypertonie. Die Nierenbiopsie zeigt oft nur minimale Veränderungen an den Glomeruli. Dagegen ist im Niereninterstitium aber eine Infiltration mit Entzündungszellen nachzuweisen. Der Einsatz von Kortikosteroiden kann bei diesem Krankheitsbild nützlich sein.

### 21.10.2 Zystennieren

Zystennieren werden autosomal-dominant vererbt. Die Erkrankung schreitet normalerweise langsam fort, bis im mittleren Lebensalter ein Nierenversagen auftritt. Es kommt meist zu einer leichten Hypertonie und Proteinurie. Schon früh ist die Fähigkeit zur Urinkonzentrierung eingeschränkt. Es kann auch zur Zystenbildung in der Leber und im ZNS sowie zur Entwicklung intrakranieller Aneurysmen kommen. Bei den meisten Patienten wird eine Hämodialyse oder eventuell eine Nierentransplantation notwendig.

### 21.10.3 Markschwammniere

Bei der Markschwammniere kommt es zur zystischen Erweiterung von Sammelrohren. Es entsteht keine Funktionseinschränkung der Nephrone, es können sich jedoch Nierenkonkremente entwickeln. Die Erkrankung manifestiert sich normalerweise als Nephrolithiasis. Die häufigste Komplikation ist die Infektion.

### 21.10.4 Debré-de-Toni-Fanconi-Syndrom

Das Debré-de-Toni-Fanconi-Syndrom ist die Folge einer angeborenen oder erworbenen Funktionsstörung der proximalen Nierentubuli. Dadurch kommt es zur Hyperaminoazidurie, Glukosurie und Hyperphosphaturie. Substanzen, die normalerweise im Bereich der proximalen Nierentubuli rückresorbiert werden, werden dann vermehrt über die Nieren verloren. Betroffen sind insbesondere Kalium, Bikarbonat und Wasser. Symtome des Debré-de-Toni-Fanconi-Syndroms sind Folge der gestörten Nierentubuli: Es kommt zu Polyurie, Polydipsie, metabolischer Azidose (durch einen Bikarbonatverlust) und zu Muskelschwäche (durch eine Hypokaliämie). Auffallend ist ein Zwergwuchs mit Osteomalazie, was durch den Phosphatverlust bedingt ist. Häufig kommt es auch zu einer Vitamin D-resistenten Rachitis. Bei der Narkoseführung von Patienten mit Debré-de-Toni-Fanconi-Syndrom muß besonderes Augenmerk auf die für diese Erkrankung typischen Flüssigkeits- und Elektrolytentgleisungen gelegt werden. Es muß auch beachtet werden, daß im Endstadium der Erkrankung häufig eine Urämie mit Linksherzinsuffizienz auftritt [54].

### 21.10.5 Bartter-Syndrom

Charakteristisch für das Bartter-Syndrom (Syndrom der inappropriaten ADH-Sekretion) ist eine Hyperplasie des juxtaglomerulären Apparats in der Niere. Dadurch kommt es zu erhöhten Plasmaspiegeln an Renin, Angiotensin II und Aldosteron, zu einer Hypokaliämie, hypochlorämischen, metabolischen Alkalose und einer verminderten vasopressorischen Wirkung von Angiotensin II und Noradrenalin auf die Gefäße. Trotz dieser Veränderungen haben Patienten mit einem Bartter-Syndrom in der Regel einen normalen Blutdruck. Ein Hauptmerkmal des Bartter-Syndroms ist eine vermehrte Prostaglandinsynthese.

#### Therapie

Die Therapie des Bartter-Syndroms besteht in der oralen Substitution der Natrium- und Kaliumverluste. Um den Körperkaliumgehalt zu konservieren, kann der Aldosteron-Antagonist Spironolakton eingesetzt werden. Auch Propranolol wurde eingesetzt, um die Reninfreisetzung aus den Nieren zu vermindern. Acetylsalizylsäure und Indometacin werden verabreicht, um die Prostaglandinsynthese zu hemmen. Sinnvoll kann auch der Einsatz eines ACE-Hemmers, z.B. Captopril, sein. Dadurch wird die Umwandlung von Angiotensin I in Angiotensin II gehemmt (Angiotensin converting enzyme). Die operative Entfernung der Nebennierenrinde hat sich nicht bewährt, um den Hyperaldosteronismus in den Griff zu bekommen.

#### Narkoseführung

Die Narkoseführung bei Patienten mit einem Bartter-Syndrom hängt von der Nierenfunktion und dem intravasalen Flüssigkeitsvolumen ab [55, 56]. Ist bereits eine Nierenfunktionsstörung bekannt, scheint der Einsatz von Enfluran nicht sinnvoll zu sein. Bei Patienten, die mit Spironolakton und Propranolol behandelt werden, liegt eine Blockade der Beta-Rezeptoren vor, und selbst bei einer Hypovolämie bleibt dann unter Umständen eine Zunahme der Herzfrequenz aus. Perioperativ kann es zu einer starken Diurese mit Kaliumverlust kommen. Der Säure-Basen- und Elektrolythaushalt muß deshalb engmaschig überwacht werden. Eine Hyperventilation sollte vermieden werden, da diese Patienten bereits unabhängig davon zu einer hypokalämischen metabolischen Alkalose neigen. Theoretisch ist es denkbar, daß es aufgrund einer verminderten Ansprechbarkeit der Gefäße auf Katecholamine unter Gabe von Anästetika zu einem stärkeren Blutdruckabfall kommt. Diese theoretische Möglichkeit ist jedoch bisher nicht belegt worden. Besteht bei diesen Patienten eine Dauermedikation, so sollte sie – gegebenenfalls über eine Magensonde – auch perioperativ fortgeführt werden.

## 21.10.6 Amyloidose

Bei der Amyloidose kommt es zu einer generalisierten Amyloidablagerung in den Glomeruli und dadurch zu einer Proteinurie und einer fortschreitenden Niereninsuffizienz. Bei 50 % dieser Patienten entwickelt sich eine Hypertonie. Die Diagnose wird mit Hilfe einer Nierenbiopsie gesichert.

## 21.10.7 Renale Hypertonie

Die renale Hypertonie ist die häufigste Ursache für eine sekundäre Hypertension. Bei einer akzelerierten oder malignen Hypertonie liegt meist eine begleitende Nierenschädigung vor. Treten bei jungen Patienten erhöhte Blutdruckwerte auf, ist dies ebenfalls häufiger auf eine renale als auf eine essentielle Hypertonie zurückzuführen. Ursache für eine renale Hypertonie sind parenchymatöse Nierenerkrankung und renovaskuläre Veränderungen.

Chronische Pyelonephritis und Glomerulonephritis sind – insbesondere bei jungen Patienten – häufige Ursachen einer Hypertonie. Seltene parenchymatöse Nierenerkrankungen, die zu einer Hypertonie führen können, sind z. B. diabetische Nephropathie, zystische Nierenveränderungen und eine Amyloidose der Niere. Renovaskuläre Erkrankungen entstehen aufgrund arteriosklerotischer Veränderungen. Dies ist jedoch nur bei einem geringen Anteil der Hypertoniepatienten als Ursache anzunehmen. Kommt es zu einer plötzlichen Hypertonie, muß – insbesondere bei Patienten unter 30 Jahren – differentialdiagnostisch eine renovaskuläre Erkrankung in Erwägung gezogen werden. Auskultatorisch kann dann meist abdominal oder über den Flanken ein Stenosegeräusch festgestellt werden. Bei einer renovaskulären Hypertonie hat die medikamentöse Therapie häufig wenig Erfolg.

Wie eine renale Hypertonie entsteht, ist nicht klar. Eine mögliche, aber nicht sicher bewiesene Erklärung ist die Stimulation des Renin-Angiotensin-Aldosteron-Systems. Andererseits ist die Niere aber auch zu einem gewissen Grade ein Organ mit antihypertensiver Funktion, das vasodepressorische Substanzen freisetzt. Die medikamentöse Therapie aufgrund einer parenchymatösen Nierenerkrankung erfolgt – unabhängig vom zugrundeliegenden Mechanismus – meistens mit Antihypertensiva wie z. B. Betablockern. Betablocker hemmen die Reninfreisetzung aus den Nieren. Die Behandlung einer renovaskulären Hypertonie besteht in einer Endarteriektomie der Nierenarterie oder in einer Nephrektomie.

## 21.10.8 Ablagerung von Harnsäurekristallen

Die akute Uratnephropathie muß von einer Gichtnephropathie unterschieden werden. Die akute Uratnephropathie entsteht dadurch, daß Harnsäurekristalle in den Sammelrohren oder den Ureteren ausfallen und zu einem akuten oligurischen Nierenversagen führen. Zu einer Ausfällung von Harnsäurekristallen kommt es, wenn in saurem Urin deren Sättigungspunkt erreicht wird. Insbesondere bei Patienten mit myeloproliferativen Störungen, die sich einer Chemotherapie unterziehen müssen, ist dies der Fall, da es zu einer stark erhöhten Harnsäureproduktion kommt. Bei diesen Patienten kommt es häufig zu einer Uratnephropathie, falls sich bei guter Nierenfunktion und guter Fähigkeit zur Urinkonzentration ein Flüssigkeitsmangel oder eine Azidose (aufgrund einer unzureichenden Nahrungsaufnahme) entwickelt.

## 21.10.9 Lebererkrankung

Liegt eine Niereninsuffizienz und gleichzeitig eine Lebererkrankung vor, wird vom hepatorenalen Syndrom gesprochen. Auch bei dem Versuch, Aszitesflüssigkeit abzulassen, kann es zu einem ausgeprägten intravasalen Flüssigkeitsmangel und zu einer Niereninsuffizienz kommen. Auch bei Patienten mit einem hepatozellulär bedingten Ikterus oder einem Verschlußikterus wurde eine Niereninsuffizienz beobachtet. Bei diesen Patienten können in den Kreislauf gelangende bakterielle Endotoxine die Ursache der Niereninsuffizienz sein.

## 21.10.10 Nephrolithiasis

Die Mehrzahl der Nierensteine sind Kalzium-Oxalat-Steine (Tab. 21.8). Diese Nierensteine entwickeln sich typischerweise bei Vorliegen einer Hyperkalzurie oder Hyperoxalurie. Ursachen für eine Hyperkalzämie oder Hyperkalzurie sind ein primärer Hyperparathyreodismus, eine Vitamin-D-Intoxikation, Malignome und eine Sarkoidose. Bei einem Dünndarmbypass kommt es dagegen zu einer Hyperoxalurie.

Bei einer Veränderung des Urin-pH-Wertes oder bei metabolischen Störungen können neben den typischen Kalzium-Oxalat-Steinen auch andere Harnsteine auftreten (Tab. 21.8). Bei Harnwegsinfektionen und einer renalen tubulären Azidose kommt es zu einer Zunahme des pH-Wertes im Urin. Dadurch kann es zur Bildung von Magnesium-Ammonium-Phosphat-Steinen und Kalzium-Phosphat-Steinen kommen. Bei hyperurikämischen Patienten kann durch Gabe von Allopurinol die Harnsäureausscheidung gesenkt werden. Zur Verhütung bestimmter Nierensteintypen kann die Beeinflussung des Urin-pH-Wertes sinnvoll sein. Wird der Urin-pH-Wert durch Natriumbikarbonat über 6,0 gehalten, kann die Harnsäureausfällung und die drohende Steinbildung vermindert werden. Andererseits kann ein hoher Urin-pH-Wert jedoch die Bildung von Kalziumsteinen begünstigen. Wird der Urin-pH-Wert durch die Gabe von Ammoniumchlorid unter 6,0 gesenkt, dann wird die Auflösung von Magnesium-Ammonium-Phosphat- und Kalzium-Phosphat-Steinen gefördert.

**Tab. 21.8:** Zusammensetzung und Charakteristika von Nierensteinen

| Steintyp | Häufigkeit in % | | Ätiologie |
|---|---|---|---|
| Kalziumoxalat | 80 | schattengebend | Hyperkalzurie<br>Hyperoxalurie<br>idiopathisch |
| Magnesiumammoniumphosphat | 10 | schattengebend | chronischer alkalischer Urin (normalerweise durch chronische bakterielle Infektionen bedingt) |
| Kalziumphosphat | 1 | schattengebend | chronischer alkalischer Urin (renal-tubuläre Azidose, Carboanhydrase-hemmstoffe, Antibiotika) |
| Harnsäure | 5–10 | nicht schattengebend | Gicht |
| Cystin | 1 | schattengebend | Zystinurie |
| Xanthin | selten | nicht schattengebend | verminderte Aktivität der Xanthinoxidase |

### Extrakorporale Stoßwellen-Lithotripsie

Zur Therapie von Nierensteinen kann die extrakorporale Stoßwellen-Lithotrypsie (ESWL) eingesetzt werden. Die Nierensteine werden hierbei durch Stoßwellen zertrümmert. Im Vergleich zur operativen Steinentfernung ist bei der extrakorporalen Stoßwellen-Lithotrypsie die Morbidität geringer und der Krankenhausaufenthalt kürzer. Dies sind wichtige Gesichtspunkte, denn die Inzidenz von Nierensteinen wird auf 1,5 Promille der Bevölkerung geschätzt.

Patienten, bei denen eine Lithotrypsie durchgeführt wird, wurden bisher in halbsitzender Position in einem stuhlähnlichen Lagerungssystem festgeschnallt und mit einer entsprechenden hydraulischen Vorrichtung in einem großen Wasserbecken untergetaucht. Bis zu 2.000 Stoßwellen pro Behandlung werden durch das Wasser auf den Patienten übertragen. Die Stoßwellen werden auf den Nierenstein fokusiert. Die exakte Fokusierung erfolgt mittels Durchleuchtung. Die Stoßwellen werden durch die R-Zacke des EKG getriggert und während der myokardialen Refraktärphase abgegeben, um so das Risiko von Herzrhythmusstörungen zu minimieren. Trotzdem kommt es gelegentlich zu Herzrhythmusstörungen, die jedoch selten eine medikamentöse Therapie – z.B. eine intravenöse Lidocaingabe – erforderlich machen. Bei Patienten mit einem Herzschrittmacher kann es während der Stoßwellen-Lithotripsie zu Funktionsstörungen des Schrittmachers kommen. Die Schockwellen sind beim Eintritt in die Flanke schmerzhaft, deshalb wurde bisher häufig eine Narkose notwendig. Der Patient darf sich außerdem nicht bewegen, da jede Bewegung den Nierenstein aus dem eingestellten Brennpunkt der Stoßwellen entfernt und sowohl zu unnötigen Verletzungen des angrenzenden Gewebes als auch zu einer unvollständigen Zertrümmerung des Nierensteins führt. Bereits bei Spontanatmung oder einer maschinellen Beatmung kommt es aufgrund der Zwerchfellverschiebungen zu kraniokaudalen Bewegungen des Nierensteins um 30–32 mm [57]. Bei einer Hochfrequenzbeatmung bewegt sich der Stein dagegen fast nicht. Mit einer Hochfrequenzbeatmung können jedoch nicht alle Patienten während einer ESWL ausreichend beatmet werden [58]. Die Behinderung des Exspirationsflows kann bei einer Hochfrequenzbeatmung einen Bronchospasmus begünstigen, insbesondere bei Patienten, die eine obstruktive Lungenerkrankung haben. Falls es während der Hochfrequenzbeatmung möglich ist, volatile Anästhetika zu verabreichen, dann kann eine ausreichende Anästhesietiefe besser gewährleistet werden [57]. Zur Analgesie während der Lithotrypsie wurden sowohl Allgemeinanästhesieverfahren mit üblichen Beatmungsmustern als auch Regionalanästhesieverfahren (Periduralanästhesie und Interkostalblockaden in Kombination mit lokaler Infiltration) eingesetzt [59, 60]. Bei halbsitzender Position kann es während der Narkose zu einem venösen Blutpooling kommen. Dieses venöse Blutpooling wird in der Regel durch das Eintauchen in Wasser wieder kompensiert. Aufgrund des erhöhten hydrostatischen Drucks auf Abdomen und Thorax blieb der Blutdruck weitgehend konstant. Bei Patienten mit eingeschränkter kardialer Leistungsreserve kann es durch die Erhöhung des hydrostatischen Drucks und der damit zusammenhängenden Verlagerung von Blut nach zentral zu einer akuten Linksherzinsuffizienz kommen. Der hydrostatische Druck, der auf den Thorax wirkt, führt zu einer verminderten Dehnbarkeit der Brustwand und zu einer Abnahme der funktionellen Residualkapazität. Dadurch kann es zu einer Verschlechterung des Ventilations-/Perfusionsquotienten kommen.

Das Wasser im Tauchbecken muß warmgehalten werden, um eine Hypothermie zu vermeiden. Die Kathetereinstichstellen müssen vor Durchnässung geschützt werden. Geräusche und Vibrationen, die durch die ESWL verursacht werden, machen eine auskultatorische Überwachung von Herz- und Atemgeräuschen unmöglich.

Patienten mit einem abdominellen Aortenaneurysma, mit Rückenmarkstumoren oder orthopädischen Implantaten im Lendenwirbelbereich sind für die extrakorporale Stoßwellen-Lithotrypsie nicht geeignet. Schwangere Patientinnen, adipöse Patienten und Patienten mit bekannten Gerinnungstörungen sind ebenfalls nicht dafür geeignet.

Inzwischen sind neue Lithotrypsiegeräte verfügbar (z.B. Dornier 9000), bei denen keine Wasserwanne mehr benötigt wird und auch keine Narkose- bzw. Periduralanästhesie mehr notwendig ist. Der Patient kann mit einer intravenösen Analosedierung zumeist ausreichend schmerzfrei gemacht werden. Die Steinlokalisierung wird inzwischen oft auch mittels Ultraschallverfahren durchgeführt.

## 21.11 Narkoseführung bei Nierentransplantationen

Bei der Narkoseführung für eine Nierentransplantation müssen dieselben Grundsätze beachtet werden, wie sie für die chronische Niereninsuffizienz dargestellt wurden (s. Abschnitt: Narkoseführung bei Patienten mit chronischer Niereninsuffizienz). Vor dem operativen Eingriff sollte eine Hämodialyse durchgeführt werden, um Gerinnung, Flüssigkeits-, Elektrolyt- und Säure-Basen-Haushalt zu verbessern. Perioperativ muß die Zuckerkonzentration kontrolliert werden, da viele dieser Patienten einen Diabetes mellitus haben. Gefäßpunktionen und die endotracheale Intubation müssen streng aseptisch durchgeführt werden.

Bei Nierentransplantationen wurden bereits Regional- und Allgemeinanästhesieverfahren erfolgreich durchgeführt [61, 62]. Regionalanästhesieverfahren haben den Vorteil, daß bei den immunsupprimierten Patienten auf eine endotracheale Intubation und auf Muskelrelaxantien verzichtet werden kann. Müssen jedoch intravenös injizierbare oder volatile Anästhetika verwendet werden, bringt das Regionalanästhesieverfahren keine Vorteile. Aufgrund einer peripheren Sympathikusblockade, wie sie im Rahmen einer Regionalanästhesie auftritt, kann es schwierig sein, den Blutdruck in Griff zu bekommen, vor allem deshalb, da das intravasale Flüssigkeitsvolumen bei diesen Patienten schwer abschätzbar ist. Außerdem ist bei Gerinnungsstörungen die Anwendung von Regionalanästhesieverfahren, insbesondere der Periduralanästhesie, umstritten. Aus diesen Gründen wird bei Patienten, die nierentransplantiert werden, meist eine Allgemeinnarkose durchgeführt.

Bei einer Allgemeinnarkose wird in der Regel Lachgas in Kombination mit einem volatilen Anästhetikum oder einem kurz wirksamen Opioid verabreicht. Egal, ob Lachgas in Kombination mit Enfluran, Halothan oder Fentanyl verabreicht wird, Plasmakreatininspiegel, Urinausscheidung und spezifisches Gewicht des Urins unterscheiden sich bei diesen verschiedenen Narkoseverfahren nicht [63]. Volatile Anästhetika können jedoch gewisse Nachteile haben. Unmittelbar postoperativ ist die glomeruläre Filtrationsrate erniedrigt. Da die Fluoridausscheidung von der glomerulären Filtrationsrate abhängt, ist der Einsatz von Enfluran fragwürdig. Bei der Verwendung von Halothan muß beachtet werden, daß chronisch hämodialysierte Patienten oft zusätzlich eine Lebererkrankung haben und daß es nach Nierentransplantationen gehäuft zu Leberfunktionsstörungen kommt. Insbesondere bei anämischen Patienten muß eine Verminderung des Herzminutenvolumens aufgrund der negativ inotropen Auswirkungen der volatilen Anästhetika möglichst gering gehalten werden, um die Gewebeoxygenierung nicht zu gefährden. Isofluran hat gute relaxierende Wirkungen und wird außerdem nur zu einem geringen Teil metabolisiert. Aus diesen Gründen ist es bei diesen Patienten gut geeignet. Der Nachteil von Opioiden zu Aufrechterhaltung der Narkose während einer Nierentransplantation ist darin zu sehen, daß sie keine relaxierende Wirkungen haben und daß ein stärkerer Blutdruckanstieg nicht sicher verhindert und der Blutdruck nicht zuverlässig gesenkt werden kann.

Bei der Auswahl des Muskelrelaxans muß berücksichtigt werden, daß die postoperative Nierenfunktion nur schwer vorhersehbar ist. Pancuronium ist stärker als d-Tubocurarin von einer renalen Ausscheidung abhängig. Eine frisch transplantierte Niere scheint in der Lage zu sein, d-Tubocurarin ähnlich gut auszuscheiden wie zwei gesunde Nieren [44]. Die mittellang wirksamen Muskelrelaxantien – insbesondere Atracurium – hängen nur wenig oder gar nicht von der renalen Ausscheidung ab. Sie eignen sich daher besonders für Patienten, bei denen eine Nierentransplantation durchgeführt wird. Die Pharmakokinetik von Cholinesterasehemmern, wie sie zur Antagonisierung von nicht-depolarisierenden Muskelrelaxantien eingesetzt werden, ist bereits eine Stunde nach einer Nierentransplantation wieder normal [48, 64]. Muskelrelaxantien sollten vorsichtig titriert werden, unabhängig davon, welches Medikament verabreicht wird. In der frühen postoperativen Phase sollte engmaschig überprüft werden, ob es zu einer Rekurarisierung kommt.

Der intraoperativ durch eine Blutung entstehende intravasale Flüssigkeitsverlust muß ersetzt werden. Ein entsprechendes intravasales Flüssigkeitsvolumen ist auch wichtig, um den renalen Blutfluß in der transplantierten Niere aufrecht zu erhalten. Kaliumhaltige Infusionen sollten nur mit Vorsicht eingesetzt werden. Ein anurischer Patient hat einen täglichen Flüssigkeitsbedarf von 8 ml/kg. Werden intraoperativ die Beatmungsgase angefeuchtet, ist der Basisbedarf vermindert. Der Flüssigkeitsersatz für die Perspiratio insensibilis und für die verletzungsbedingte Sequestration in den dritten Raum erfolgt oft mit 5 %iger Glukoselösung, die 0,45 % NaCl enthält. Dadurch kann eine Natriumbelastung so lange vermieden werden, bis die transplantierte Niere ihre Funktion aufgenommen hat. Die Gewebeoxygenierung kann durch Gabe von Erythrozytenkonzentraten verbessert werden. Falls keine kardiopulmonalen Erkrankungen vorliegen, ist der zentralvenöse Druck ein guter Parameter, um die intravenöse Flüssigkeitszufuhr zu überwachen. Durch eine optimale intraoperative Flüssigkeitstherapie kann in der frühen postoperativen Phase die Funktion der transplantierten Niere verbessert werden [65].

Häufig werden Diuretika verabreicht, um die Urinausscheidung der frisch transplantierten Niere zu stimulieren. Ein osmotisches Diuretikum – wie etwa Mannitol – fördert die Urinausscheidung und führt außerdem zu einer Verringerung an überschüssiger intravasaler und interstitieller Flüssigkeit. Im Gegensatz zu den Schleifendiuretika (Furosemid oder Ethacrynsäure), hängt die diuretische Wirkung des Mannitols nicht von den tubulären Konzentrierungsmechanismen ab.

Im Rahmen einer Nierentransplantation wurde nach Anastomosierung der Nierenarterie schon ein Herzstillstand beschrieben [66]. Die Transplantatniere wird vor der Transplantation in dieser kaliumhaltigen Lösung aufbewahrt. Nach Öffnung der Gefäßklemme kommt es durch den plötzlich einsetzenden Blutfluß zu einer Ausschwemmung der kaliumhaltigen Lösung. Dadurch kann es zu einer plötzlichen Hyperkaliämie kommen [67]. Falls die Arteria iliaca externa während der Nierenarterienanastomose abgeklemmt werden mußte, kann es bei Öffnen der Gefäßklemme zusätzlich zu einer Kaliumeinschwemmung aus der ischämischen Extremität kommen. Aus dem ischämischen Gewebe können außerdem vasodilatierende Substanzen freigesetzt werden. Ferner nimmt das Gefäßvolumen zusätzlich nach dem Öffnen der Klemme plötzlich um ca. 300 ml zu. Dies kann zu einer Hypotonie führen, die am besten durch eine intravenöse Flüssigkeitszufuhr therapiert wird.

Eine transplantierte Niere kann zu einer akuten immunologischen Abstoßungsreaktion führen. Diese Abstoßungsreaktion findet in den Gefäßen der transplantierten Niere statt und kann so ausgeprägt sein, daß es bereits unmittelbar nach Freigabe der Durchblutung zu Durchblutungsstörungen der transplantierten Niere kommt. Falls es so schnell zu Abstoßungsreaktionen kommt, ist dies auf eine vorausgegangene Sensibilisierung gegen spezielle Spenderantigene – z.B. durch vorausgegangene transfundierte Blutkomponenten – zurückzuführen. Trotzdem ist die Funktionsdauer einer transplantierten Niere bei Empfängern, die Bluttransfusionen erhalten haben, unerklärlicherweise länger als bei Empfängern, die keine Bluttransfusionen erhalten haben [68]. Bei einer verzögert auftretenden Abstoßungsreaktion kommt es zu Hypertonie, Abnahme der Urinausscheidung und disseminierter intravasaler Gerinnung. Führt die disseminierte intravasale Gerinnung zu Blutungen, ist eine schnelle Entfernung der abgestoßenen Niere notwendig.

## 21.12 Prostatahyperplasie

Die Prostatahyperplasie ist eine gutartige Wucherung, die von submukösen urethralen Drüsen und der glatten Muskulatur der prostatischen Harnröhre ausgeht. Sie tritt typischerweise bei Patienten nach dem 50. Lebensjahr auf. Diese Wucherung wird durch die testikulären Hormone stimuliert. Zu Beginn der Erkrankung klagen die Patienten über Pollakisurie, Nykturie und das Gefühl, daß sie die Blase nicht mehr ganz entleeren können. Durch eine Obstruktion der Harnröhre kann es zu Harnverhalt und Niereninsuffizienz kommen. Die Therapie der Wahl ist die transurethrale Resektion der Prostata (TURP). Es handelt sich hierbei meistens um ältere Patienten mit internistischen, insbesondere kardiopulmonalen Nebenerkrankungen. Bei dem operativen Eingriff erfolgt eine Spülung mit elektrolytfreier Lösung, um so die Blase zu dehnen und das Blut sowie reseziertes Prostatagewebe herauszuspülen. Durch Resorption dieser Spülflüssigkeit kann es zu Kreislaufüberlastung, Hyponatriämie und Abnahme der Plasmaosmolarität kommen [69]. Zwei häufig verwendete isotone Spülflüssigkeiten enthalten Sorbit und Mannit bzw. Glycin (Aminoessigsäure). Wieviel Spülflüssigkeit eingeschwemmt wird, hängt davon ab, wieviele venöse Gefäße bei dem operativen Eingriff eröffnet werden, wie hoch der hydrostatische Druck der Spülflüssigkeit ist (abhängig vom Höhenunterschied zwischen Flüssigkeitsbehälter und Patient) und wie lange die Resektion dauert (idealerweise weniger als 60 Minuten).

Es wird geschätzt, daß pro Operationsminute 10–30 ml Flüssigkeit eingeschwemmt werden. Es sind jedoch auch schon 6 l Spülflüssigkeit in 75–120 Minuten eingeschwemmt worden. Die eingeschwemmte elektrolytfreie Flüssigkeit führt zu einer Verdünnungshyponatriämie. Bei Patienten mit kardialen Vorerkrankungen besteht auch die Gefahr, daß es durch die Zunahme des intravasalen Flüssigkeitsvolumens zu einem Lungenödem kommt. Ein sich ausbildendes Hirnödem führt zu zentralnervösen Veränderungen wie Reizbarkeit, Verwirrung und Krämpfen. Diese Symptome treten vor allem dann auf, wenn die Plasmanatriumkonzentration akut unter 100 mval/l absinkt. Im Rahmen der Hyponatriämie können auch Herzrhythmus- und Reizleitungsstörungen auftreten. Bei der Verstoffwechselung von Glycin (das häufig in der Spülflüssigkeit enthalten ist) wird Ammonium freigesetzt, das ebenfalls zu zentralnervösen Veränderungen nach einer TURP beitragen kann [70]. Eine nach Einschwemmung glycinhaltiger Spülflüssigkeit beschriebene, vorübergehend auftretende Blindheit wurde darauf zurückgeführt, daß Glycin in der Retina als inhibitorischer Neurotransmitter wirken kann [71].

### 21.12.1 Narkoseführung

Zur transurethralen Resektion der Prostata wird gerne eine Spinalanästhesie empfohlen, da nur bei wachen Patienten Frühsymptome einer übermäßigen Flüssigkeitseinschwemmung oder einer versehentlichen Blasenperforation (Schmerzen unter dem Zwerchfell) auftreten. Durch eine Allgemeinanästhesie können diese Symptome verschleiert werden. Wird ein Regionalanästhesieverfahren zur TURP durchgeführt, ist ein Sensibilitätsausfall bis $Th_{10}$ notwendig. Bei Patienten, die nicht kooperieren können oder eine Unterstützung der Atmung benötigen, ist jedoch eine Allgemeinanästhesie ratsam. Die Einschätzung des Blutverlusts während einer TURP ist schwierig, da es zu einer

Verdünnung des Bluts mit Spülflüssigkeit kommt und die üblicherweise bei einem Blutverlust auftretenden Reaktionen (Tachykardie und Hypotension) wegen der gleichzeitigen Einschwemmung von Spülflüssigkeit nicht unbedingt auftreten. Präoperativer Hämatokrit, Dauer und Schwierigkeit der Resektion und klinische Einschätzung des Patienten sind die Grundlage dafür, ob intraoperativ eine Bluttransfusion durchgeführt werden muß oder nicht. Der Blutverlust beträgt etwa 15 ml pro g reseziertem Gewebe. Um eine intravasale Einschwemmung von Spülflüssigkeit erfassen zu können, ist eine Überwachung des Hämatokrits, der Plasmanatriumkonzentration und/oder der Osmolarität sinnvoll. Gleichzeitig kommt es meist auch zu einem Anstieg des zentralen Venendrucks. Meistens führt die einschwemmungsbedingte Hypervolämie zu einer Hypertension, es kann jedoch auch zu einer Hypotension kommen. Ein Plasmanatriumspiegel unter 120 mval/l ist Zeichen einer starken Hämodilution. Zur Behandlung der Hyponatriämie kann eine Diuretikagabe und gelegentlich auch die Gabe einer hypertonen Kochsalzlösung notwendig werden.

## Literaturhinweise

1 Stein JH. Hormones and the kidney. The kidney in health and disease. Hosp Pract 1979; 14: 91–105
2 Mitch WE, Walser M. A proposed mechanism for reduced creatinine excretion in severe chronic renal failure. Nephron 1978; 21: 248–54
3 Epstein M. Effects of aging in the kidney. Fed Proc 1979; 38: 168–71
4 Curtis JR, Donovan BA. Assessment of renal concentrating ability. Br Med J 1979; 1: 304–5
5 Cousins MJ, Mazze RI. Methoxyflurane nephrotoxicity – a study of dose response in man. JAMA 1973; 225: 1611–6
6 Loehning RW, Mazze RI. Possible nephrotoxicity from enflurane in a patient with severe renal disease. Anesthesiology 1974; 40: 203–5
7 Mazze RI, Schwartz RD, Slocum HC, Barry KG. Renal function during anesthesia and surgery – the effects of halothane anesthesia. Anesthesiology 1963; 24: 279–84
8 Cousins MJ, Greenstein LR, Hitt BA, Mazze RI. Metabolism and renal effects of enflurane in man. Anesthesiology 1976; 44: 44–53
9 Mazze RI, Cousins MJ, Barr GA. Renal effects and metabolism of isoflurane in man. Anesthesiology 1974; 40: 536–42
10 Barry KG, Mazze RI, Schwartz FD. Prevention of surgical oliguria and renal hemodynamic suppression by sustained hydration. N Engl J Med 1964; 270: 1371–7
11 Bastron RD, Perkins FM, Pyne JL. Autoregulation of renal blood flow during halothane anesthesia. Anesthesiology 1977; 46: 142–4
12 Runciman WB, Mather LE, Ilsley AH, et al. A sheep preparation for studying interactions between blood flow and drug disposition. Br J Anaesth 1984; 56: 1247–58
13 Gorman HM, Craythorne NB. The effects of a new neurolept analgesic agent (Innovar) on renal funtion in man. Acta Anaesthesiol Scand (Supply) 1966; 24: 111–8
14 Stanley TH, Gray NH, Bidwai AV, Lordon R. The effects of high dose morphine and morphine plus nitrous oxide on urinary output in man. Can Anaesth Soc J 1974; 21: 379–83
15 Jarnberg P-O, Santesson J, Eklund J. Renal function during neurolept anaesthesia. Acta Anaesthesiol Scand 1978; 22: 167–72
16 Hirasawa H, Yonezawa T. The effects of ketamine and Innovar on the renal cortical and medullary blood flow of the dog. Anaesthesist 1975; 24: 349–53
17 Macdonald AG. The effect of halothane on renal cortical blood flow on normotensive hypotensive dogs. Br J Anaesth 1969; 41: 644–54
18 Kennedy WF, Sawyer TK, Gerbershagen HU, et al. Simultaneous systemic cardiovascular and renal hemodynamic measurements during high spinal anesthesia on normal man. Acta Anaesthesiol Scand 1979; 37: 163–71
19 Kennedy WF, Sawyer TK, Gerbershagen HU, et al. Systemic cardiovascular and renal hemodynamic alterations during peridural anesthesia in normal man. Anesthesiology 1969; 31: 414–21
20 Philbin DM, Coggins CH. Plasma antidiuretic hormone levels in cardiac surgical patients during morphine and halothane anesthesia. Anesthesiology 1978; 49: 95–8
21 Annat G, Viale JP, Xuan BB, et al. Effect of PEEP ventilation on renal funciton, plasma renin, aldosterone, neurophysins and urinary ADH, and prostaglandins. Anesthesiology 1983; 58: 136–41
22 Bailey D, Miller ED, Kaplan JA, Rogers PW. The renin-angiotensin-aldosterone system during cardiac surgery with morphine-nitrous oxide anesthesia. Anesthesiology 1975; 42: 538–44
23 Miller ED, Gianfagra W, Ackerly JA, Peach MJ. Converting enzyme activity and pressure responses to angiotensin I and II in the rat awake and during anesthesia. Anesthesiology 1979; 50: 88–92
24 Miller ED, Ackerly JA, Peach MJ. Blood pressure support during general anesthesia in a renin-dependent state in the rat. Anesthesiology 1978; 48: 404–8
25 Creasser C, Stoelting RK. Serum inorganic fluoride concentrations during and after halothane, fluroxene and methoxyflurane anesthesia in man. Anesthesiology 1973; 39: 537–40
26 Mazze RI, Calverley RK, Smith NT. Inorganic fluoride nephrotoxicity: Prolonged enflurane and halothane anesthesia in volunteers. Anesthesiology 1977; 46: 265–71
27 Mazze RI, Sievenpiper TS, Stevenson J. Renal effects of enflurane and halothane in patients with abnormal renal function. Anesthesiology 1984; 60: 161–3
28 Young SR, Stoelting RK, Peterson C, Madura JA. Anesthetic biotransformation and renal function in obese patients during and after methoxyflurane or halothane anesthesia. Anesthesiology 1975; 42: 451–57
29 Bentley JB, Vaughn RW, Miller MS, et al. Serum inorganic levels in obese patients during enflurane anesthesia. Anesth Analg 1979; 58: 409–12
30 Jarnberg P-O, Ekstrand J, Irestedt L. Renal fluoride excretion and plasma fluoride levels during and after enflu-

rane anesthesia are dependent on urinary pH. Anesthesiology 1981; 54: 48–52
31 Ghoneim MM, Long JP. The interaction between magnesium and other neuromuscular blocking agents. Anesthesiology 1970; 32: 23–7
32 McDermott JR, Smith AI, Ward MK, et al. Brain-aluminium concentrations in dialysis encephalopathy. Lancet 1978; 1: 901–3
33 Tinker JH, Michenfelder JD. Increased resistance to nitroprusside-induced cyanide toxicity in anuric dogs. Anesthesiology 1980; 52: 40–7
34 Weir PH, Chung FF. Anaesthesia for patients with chronic renal disease. Can Anaesth Soc J 1984; 31: 468–80
35 Ghoneim MM, Pandya H. Plasma protein binding of thiopental in patients with impaired renal or hepatic function. Anesthesiology 1975; 42: 545–8
36 Powell DR, Miller RD. The effect of repeated doses of succinylcholine on serum potassium in patients with renal failure. Anesth Analg 1975; 54: 746–8
37 Gronert GA, Lambert EH, Theye RA. The response of denervated skeletal muscle to succinylcholine. Anesthesiology 1973; 39: 13–22
38 Ryan DW. Preoperative serum cholinesterase concentration in chronic renal failure. Br J Anaesth 1977; 49: 945–9
39 Don HF, Dieppa RA, Taylor P. Narcotic analgesics in anuric patients. Anesthesiology 1975; 42: 745–7
40 Carter R, Heerdt M, Acchiardo S. Fluoride kinetics after enflurane anesthesia in healthy and anephric patients and in patients with poor renal function. Clin Pharmacol Ther 1977; 20: 565–70
41 Bromage PR, Gertel M. Brachial plexus anesthesia in chronic renal failure. Anesthesiology 1972; 36: 488–93
42 Brotherton WP, Matteo RS. Pharmacokinetics and pharmacodynamics of metocurine in humans with and without renal failure. Anesthesiology 1981; 55: 273–6
43 McLeod K, Watson MJ, Rawlings MD. Pharmacokinetics of pancuronium in patients with normal and impaired renal function. Br J Anaesth 1976; 48: 341–5
44 Miller RD, Matteo R, Benet LZ, Sohn YJ. Influence of renal failure on the pharmacokinetics of d-tubocurarine in man. J Pharmacol Exp Ther 1977; 202: 1–7
45 Hunter JM, Jones RS, Utting JE. Comparison of vecuronium, atracurium and tubocurarine in normal patients and in patients with no renal function. Br J Anaesth 1984: 56: 941–50
46 Fahey MR, Rupp SM, Canfell C, et al. Effect of renal function on laudanosine excretion in man. Br J Anaesth 1985; 57: 1049–51
47 Bencini AF, Scaf AHJ, Sohn YJ, et al. Disposition and urinary excretion of vecuronium bromide in anesthetized patients with normal renal function or renal failure. Anesth Analg 1986; 65: 245–51
48 Morris RB, Cronnelly R, Miller RD, et al. Pharmacokinetics of edrophonium in anephric and renal transplant patients. Br J Anaesth 1981; 53: 1311–3
49 Tilney NL, Lazarus JM. Acute renal failure in surgical patients. Surg Clin North Am 1983; 63: 357–77
50 Oken DE. On the differential diagnosis of acute renal failure. Am J Med 1981; 71: 916–20
51 Linder A. Synergism of dopamine and durosemide in oliguric acute renal failure. Nephron 1983; 33: 121–6
52 Krasna MJ, Scott GE, Scholz PM, et al. Postoperative enhancement of urinary output in patients with acute renal failure using continuous furosemide therapy. Chest 1986; 89: 294–5
53 Brown CB, Ogg CS, Cameron JS. High dose furosemide in acute renal failure. Clin Nephrol 1981; 15: 90–6
54 Joel M, Rosales JK. Fanconi syndrome and anesthesia. Anesthesiology 1981; 55: 455–6
55 Abston PA, Priano LL. Bartter's syndrome: Anesthetic implications based on pathophysiology and treatment. Anesth Analg 1981; 60: 764–6
56 Nishikawa T, Dohi S. Baroreflex function in a patient with Bartter's syndrome. Can Anaesth Soc J 1985; 32: 646–50
57 Perel A, Hoffman B, Podeh D, Davidson DJT. High frequency positive pressure ventilation during general anesthesia for extracorporeal shock wave lithotripsy. Anesth Analg 1986; 65: 1231–4
58 Berger JJ, Boysen PG, Gravenstein JS, et al. Failure of high frequency jet ventilation to ventilate patients adequately during extracorporeal shockwave lithotripsy. Anesth Analg 1987; 66: 262–3
59 Duvall JO, Griffith DP. Epidural anesthesia for extracorporeal shock wave lithotripsy. Anesth Analg 1985; 64: 544–6
60 Malhotra V, Long CW, Meister MJ. Intercostal blocks with local infiltration anesthesia for extracorporeal shock wave lithotripsy. Anesth Analg 1987; 66: 85–8
61 Linke CL, Merin RG. A regional anesthetic approach for renal transplantation. Anesth Analg 1976; 55: 69–73
62 Borland LM, Cook DR. Anesthesia for organ transplantation. In: Stoelting RK, Barash PG, Gallagher TJ, eds. Advances in Anesthesia. Chicago. Year Book Medical Publishers 1986: 1–36
63 Goldman E, Goldman MC, Sherrill D, Aldrete JA. Enflurane and renal function after transplantation. Anesthesiology 1979; 51: S24
64 Cronnelly R, Stanski DR, Miller RD, Sheiner LB. Pyridostigmine kinetics with and without renal function. Clin Pharmacol Ther 1980; 28: 78–81
65 Carlier M, Squifflet JP. Maximal hydration during anesthesia increases pulmonary artery pressure and improves function of human renal transplants. Transplantation 1982; 34: 701–4
66 Hirschman CA, Edelstein G. Intraoperative hyperkalemia and cardiac arrests druing renal transplantation in an insulin-dependent diabetic patient. Anesthesiology 1979; 51: 161–2
67 Hirschman CA, Leon D, Edelstein G, et al. Risk of hyperkalemia in recipients of kidneys preserved with an intracellular electrolyte solution. Anesth Analg 1980; 59: 283–6
68 Opelz G, Terasaki PI. Improvement of kidneygraft survival with increased numbers of blood transfusion. N Engl J Med 1978; 299: 799–803
69 Wong KC, Wen-Shin L. Anesthesia for urologic surgery. In: Stoelting RK, Barash PG, Gallagher TJ, eds. Advances in Anesthesia. Chicago. Year Book Medical Publishers 1986; 4: 349–92
70 Roesch RP, Stoelting RK, Lingeman JE, et al. Ammonia toxicity resulting from glycine absorption during a transurethral resection of the prostate. Anesthesiology 1983; 58: 577–9
71 Ovassapian A, Joshi CW, Brunner EA. Visual disturbance: An unusual symptom of transurethral prostatic resection reaction. Anesthesiology 1982; 57: 332–4

# 22 Störungen des Wasser- und Elektrolythaushalts

Liegen Störungen des Wasser- und Elektrolytgehaltes oder Störungen der Wasser- und Elektrolytverteilung vor, kann es hierdurch perioperativ zur Beeinträchtigung zahlreichen Organfunktionen kommen. Beispielsweise sind bei Störungen des Wasser- und Elektrolythaushaltes (z.B. Natrium, Kalium, Kalzium, Magnesium) Beeinträchtigungen des ZNS sowie kardiale und neuromuskuläre Funktionsstörungen zu erwarten. Diese Störungen treten perioperativ oft im Zusammenhang mit bestimmten Ereignissen auf (Tab. 22.1). Um Patienten mit Störungen des Wasser- und Elektrolythaushaltes richtig therapieren zu können, ist es zwingend, über die Wasser- und Elektrolytverteilung und die Elektrophysiologie der Zellen Bescheid zu wissen.

**Tab. 22.1:** Ursachen von Störungen des Wasser-Elektrolyt-Haushaltes

**Erkrankungen**
  Endokrinopathien
  Nephropathien
  Gastroentropathien

**Medikamentöse Therapie**
  Diuretika
  Kordikosteroide

**Absaugung des Magensekrets über eine Magensonde**

**Operative Eingriffe**
  transurethrale Resektion der Prostata
  Flüssigkeitsverschiebungen aufgrund von Gewebstraumen
  Resektion von Anteilen des Gastrointestinaltrakts

**Narkoseführung**
  intravenöse Flüssigkeitszufuhr
  Hyperventilation

## 22.1 Verteilung des Körperwassers

Zum Zeitpunkt der Geburt ist das Körpergesamtwasser mit ungefähr 70% des Körpergewichts am höchsten (Abb. 22.1). Mit zunehmendem Alter nimmt das Gesamtkörperwasser ab. Es beträgt beim erwachsenen Mann ungefähr 60% des Körpergewichtes und bei einer erwachsenen Frau ca. 50% des Körpergewichtes. Dieser Unterschied ist durch den höheren Fettanteil bei Frauen bedingt. Da Fettgewebe nahezu wasserfrei ist, bedingt ein Mehr an Fettgewebe eine Zunahme des Körpergewichtes, ohne daß es zu einer entsprechenden Zunahme des Körpergesamtwassers kommt. Ein

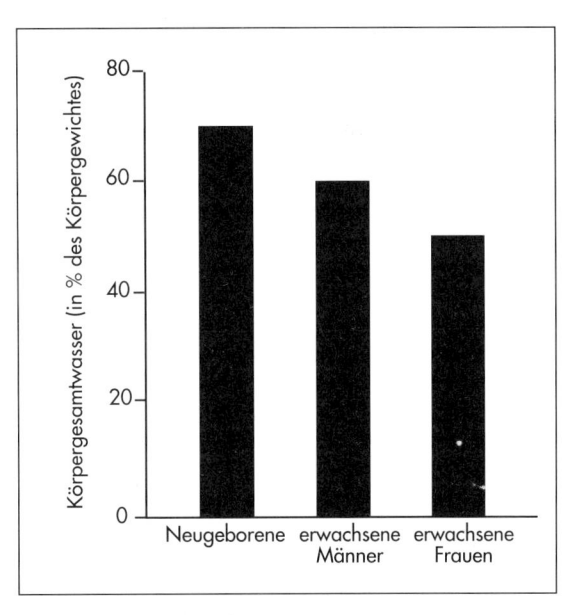

**Abb. 22.1:** Das Körpergesamtwasser beträgt beim Neugeborenen ungefähr 70%, bei erwachsenen Männern ca. 60% und bei erwachsenen Frauen ungefähr 50% des Körpergewichts (in kg). Wasserfreies Fett macht bei erwachsenen Frauen einen verhältnismäßig großen Anteil des Körpergewichts aus. Dies erklärt, warum deren Wassergehalt im Verhältnis zum Körpergewicht relativ niedrig ist.

konstantes Körpergesamtwasser ist für die Lebensfähigkeit der Zellen wichtig. Wasser ist das Medium, in dem alle Stoffwechselvorgänge ablaufen. Außerdem stellt Wasser das Lösungs- oder Suspensionsmittel für alle Nährstoffe und gelösten Stoffe des Körpers dar.

Das Körpergesamtwasser wird in intrazelluläre und extrazelluläre Flüssigkeit unterteilt. Unterteilungskriterium ist die Lokalisation des Wassers in bezug zu den Zellmembranen (Abb. 22.2). Die intrazelluläre Flüssigkeit macht ungefähr 55 % des Körpergesamtwassers aus. Das restliche Wasser ist extrazelluläre Flüssigkeit. Die extrazelluläre Flüssigkeit wird – je nach Lokalisation des Wassers in Bezug auf die Kapillarmembranen

**Tab. 22.2:** Berechnung des Körpergesamtwassers und dessen Verteilung beim durchschnittlich 70 kg schweren Erwachsenen

|  | Männlich (Liter) | Weiblich (Liter) |
|---|---|---|
| Körpergesamtwasser | 42 ($70 \times 0.6$)* 23 | 35 ($70 \times 0.5$)* 19 |
| intrazelluläre Flüssigkeit | ($42 \times 0.55$)† 19 | ($35 \times 0.55$)† 16 |
| extrazelluläre Flüssigkeit | ($42 \times 0.45$) | ($35 \times 0.45$) |

\* Das Körpergesamtwasser beträgt beim erwachsenen Mann 60 % und bei der erwachsenen Frau 50 % des Körpergewichts
† Die intrazelluläre Flüssigkeit beträgt ungefähr 55 % des Körpergesamtwassers.

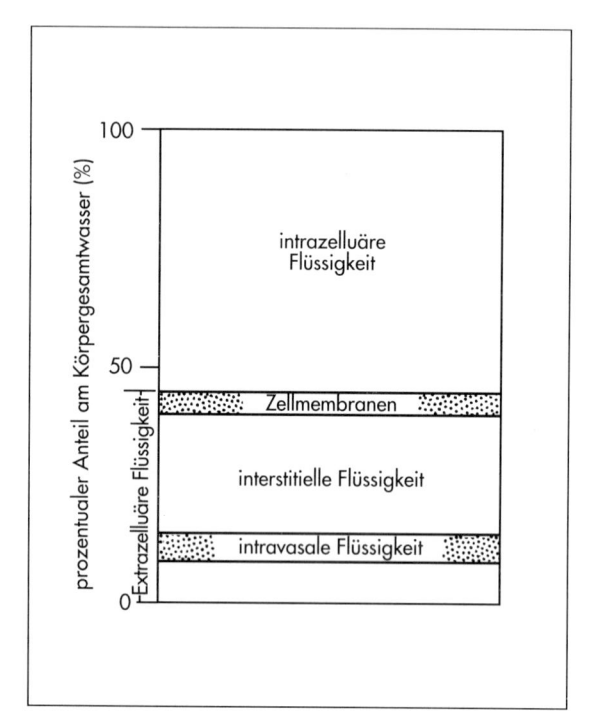

**Abb. 22.2:** Das Körpergesamtwasser wird je nach dessen Lokalisation in Bezug zu den Zellmembranen als intrazelluläre oder extrazelluläre Flüssigkeit bezeichnet. Die extrazelluläre Flüssigkeit wird – je nach deren Lokalisation in Bezug zu den Kapillarmembranen – weiter unterteilt in die interstitielle oder intravasale (Plasma-) Flüssigkeit. Ungefähr 55 % des Körpergesamtwassers befinden sich intrazellulär, 37 % interstitiell und die verbleibenden 8 % intravasal.

– in interstitielle Flüssigkeit und intravasale Flüssigkeit (Plasma) unterteilt. In Tabelle 22.2 ist aufgelistet, wie der Wassergehalt dieser Flüssigkeitsräume berechnet wird.

Der Körper versucht, vor allem das intravasale Flüssigkeitsvolumen konstant zu halten. Akute Verminderungen dieses Flüssigkeitsvolumens, wie sie im Rahmen einer perioperativen Flüssigkeitsrestriktion, eines Blutverlustes oder bei einem Gewebsödem im Rahmen eines chirurgischen Traumas (Verluste in den dritten Raum) auftreten, bewirken eine Freisetzung von antidiuretischem Hormon und von Renin (Abb. 22.3).

Diese beiden Hormone normalisieren über eine Beeinflussung der Nierentubuli das intravasale Flüssigkeitsvolumen wieder. Außerdem steht das interstitielle Flüssigkeitsvolumen in einem dynamischen Gleichgewicht mit der intravasalen Flüssigkeit und dient damit als Reservoir, aus dem Wasser und Elektrolyte für den Kreislauf mobilisiert werden können. Die interstitiellen Flüssigkeitsräume können aber auch Wasser und Elektrolyte aufnehmen, falls diese Substanzen intravasal im Übermaß vorhanden sind. Periphere Ödeme sind Anzeichen eines Wasserüberschusses im interstitiellen Flüssigkeitsraum.

Wasser kann sich frei durch Zell- und Kapillarmembranen bewegen. Der Wassergehalt der Flüssigkeitskompartimente ist daher von deren osmotischem, hydrostatischem und onkotischem Druck abhängig.

### 22.1.1 Osmotischer Druck

Der osmotische Druck bezeichnet denjenigen Druck, der notwendig ist, um den Übertritt des Lösungsmittels (Wasser) in einen anderen Flüssigkeitsraum zu verhindern. Wie hoch der osmotische Druck eines gelösten Stoffes ist, hängt davon ab, wieviele Moleküle oder Ionen in dem Lösungsmittel vorhanden sind. Die Osmolarität bezeichnet diejenige Konzentration des gelösten Stoffes (Osmol), die in einem Liter Wasser vorhanden ist. Natrium ist das für die Plasmaosmolarität wichtigste Kation. Die Plasmaosmolarität kann für klinische Zwecke ausreichend genau abgeschätzt werden, indem die Plasmakonzentration des Natriums verdoppelt wird (Tab. 22.3). Eine erniedrigte Plasmaosmolarität (unter 285 mOsm/l) bedeutet eine hohe Konzentration an Wasser. Eine hohe Osmolarität (mehr als 295 mOsm/l) bedeutet eine niedrige Konzentration an Wasser.

Liegen die gelösten Stoffe auf der einen Seite einer permeablen Membran in einer anderen Konzentration vor als auf der anderen, wandern die gelösten Stoffe und das Wasser – je nach ihrem individuellen Konzentrationsgradienten – durch die Membran. Es kommt zu einem Konzentrationsausgleich in den beiden Lösungen. Wenn diese Membranen für Wasser, jedoch nicht für die gelösten Stoffe permeabel sind (semiper-

```
                    vermindertes intravasales Volumen
                   ↙                              ↘
  erniedrigter Druck im linken Vorhof    verminderter renaler Blutfluß
              ↓                                       ↓
    Freisetzung von antidiuretischem           Sekretion von Renin
              Hormon                                  
                                                      ↓
                                                  Aldosteron
                                                      ↓
              ↓                                       ↓
     vermehrte Rückresorption von         vermehrte Rückresorption von
      Wasser in den Nierentubuli           Natrium in den Nierentubuli
                   ↘                              ↙
                    Zunahme des intravasalen Volumens
```

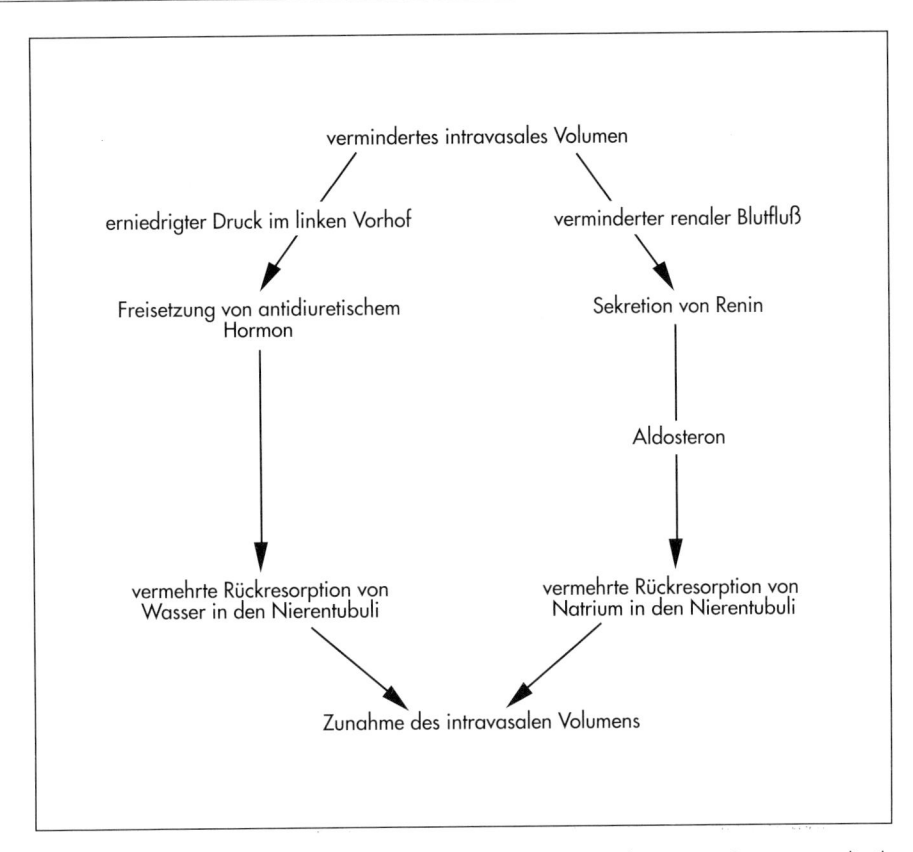

**Abb. 22.3:** Bei akuten Verminderungen des intravasalen Volumens werden Regulationsmechanismen in Gang gesetzt, die über das antidiuretische Hormon und den Renin-Angiotensin-Aldosteronmechanismus vermittelt werden. Diese Regulationsmechanismen bewirken eine verstärkte Rückresorption von Wasser und Natrium in den Nierentubuli. Folge der vermehrten Wasser- und Natriumrückresorption ist eine Zunahme des intravasalen Volumens.

meable Membranen), wird nur Wasser solange über die Membranen treten, bis die Wasserkonzentration auf beiden Seiten gleich groß ist.

Infusionslösungen werden als isoton, hypoton oder hyperton bezeichnet, je nach dem, wie sich ihr effektiver osmotischer Druck im Vergleich zu dem des Plasmas verhält. Physiologische Kochsalzlösung und 5%ige Glukoselösung haben eine den Körperflüssigkeiten vergleichbare Osmolarität. Deshalb werden diese Flüssigkeiten als isotone Lösungen bezeichnet. Es ist jedoch wichtig zu wissen, daß es nach Verabreichung einer 5%igen Glukoselösung zu einer Metabolisierung und Aufnahme der Glukose in die Zelle kommt und dadurch eine hypotone Lösung entsteht. Das entstehende freie Wasser kann sich zwischen allen Flüssigkeitskompartimenten verteilen, wobei weniger als 10% im Intravasalraum verbleiben. Eine Ringerlaktatlösung, die 5% Glukose enthält, ist initial hyperton (ungefähr 527 mOsm/l). Mit Metabolisierung und Aufnahme der Glukose in die Zellen verschwindet die Hypertonizität.

**Tab. 22.3:** Berechnung der Plasmaosmolarität

**Plasmaosmolarität**

$= 2 \times$ (Natriumkonzentration im Plasma) $+ \dfrac{\text{Harnstoff}}{2.8} + \dfrac{\text{Glukose}}{18}$

Die normale Plasmaosmolarität beträgt 285–295 mOsml/l. Bei normalen Harnstoffwerten (10–20 mg/dl) und normalen Blutzuckerwerten (60–100 mg/dl) kann die Plasmaosmolarität dadurch abgeschätzt werden, daß die Plasmanatriumkonzentration verdoppelt wird. Je höher die Harnstoff- und/oder die Glukosespiegel im Plasma sind, desto größer ist deren Einfluß auf die Plasmaosmolarität.

## 22.1.2 Hydrostatischer und onkotischer Druck

Der hydrostatische Druck hat keinen Einfluß auf den Wasserübertritt durch die Zellmembranen, denn die transmembranösen Drucke sind gering. Dagegen kommt es an den Kapillarmembranen aufgrund des Blutdruckes zu einem hydrostatischen Druckgradienten von ungefähr 20 mmHg. Wird diesem Druckgradienten nicht entgegengewirkt, führt er dazu, daß intravasales Wasser in den interstitiellen Flüssigkeitsraum gepreßt wird. Wenn intravasal nicht große Proteinmoleküle (hauptsächlich Albumin) vorhanden wären, für die die ungehinderte Passage über die Kapillarmembranen nicht möglich ist, würde es zu einem kontinuierlichen Verlust von intravasalem Flüssigkeitsvolumen in den interstitiellen Raum kommen. Die Proteinkonzentrationen reichen jedoch gerade aus, um die hydrostatische Druckdifferenz von ungefähr 20 mm Hg zwischen dem intravasalen und interstitiellen Flüssigkeitskompartiment auszugleichen. Diese proteinbedingte osmotische Wirkung hält das zirkulierende Plasmavolumen konstant und wird als kolloidosmotischer oder onkotischer Druck bezeichnet. Eine wichtige Möglichkeit, das zirkulierende Plasmavolumen zu erhöhen, besteht darin, Albumin zu infundieren. Albumin zieht Wasser aus dem interstitiellen in den intravasalen Flüssigkeitsraum.

## 22.2 Elektrolytverteilung

Die Verteilung der Elektrolyte auf die einzelnen Flüssigkeitskompartimente des Körpers ist sehr unterschiedlich (Tab. 22.4). Das wichtigste Kation der intravasalen Flüssigkeit ist das Natrium. Zusätzlich kommen dort noch geringe Mengen an Kalium, Kalzium und Magnesium vor. Das wichtigste Kation der extrazellulären Flüssigkeit ist dagegen das Kalium. Letztendlich ist in allen Flüssigkeitskompartimenten die Gesamtkonzentration der Kationen ungefähr gleich. Diese positiven Ladungen werden durch Anionen wie z.B. Chlorid, Bikarbonat, Phosphat und negativ geladene Seitengruppen der Proteine ausgeglichen.

Natrium hat hierbei eine Sonderstellung, denn Konzentrationsänderungen dieses Ions in der extrazellulären Flüssigkeit sind normalerweise durch eine Volumenänderung des Lösungsmittels (Wasser) und nicht durch eine Änderung des Körpergesamtgehaltes an Natrium bedingt. Daher muß bei der Interpretation der Natrium-Plasma-Konzentration das Körpergesamtwasser berücksichtigt werden.

Die Kaliumkonzentration im Plasma ist zwar leicht zu messen, aber nur ungefähr 2 % (80 mVal) des gesamten Kaliumgehaltes des Körpers befinden sich in der extrazellulären Flüssigkeit. Die größten Kaliumreserven befinden sich in der quergestreiften Muskulatur.

**Tab. 22.4:** Zusammensetzung der extra- und intrazellulären Flüssigkeiten (mval/l; Näherungswerte).

| Substanz | extrazellulär | | intrazellulär |
|---|---|---|---|
| | intravasal | interstitiell | |
| Natrium | 140 | 145 | 10 |
| Kalium | 5 | 4 | 150 |
| Kalzium | 5 | 2.5 | <1 |
| Magnesium | 2 | 1.5 | 40 |
| Chlorid | 103 | 115 | 4 |
| Bikarbonat | 28 | 30 | 10 |

Die gesamte Anionenkonzentration enthält außerdem Phosphate, Sulfate, organische Säuren und negativ geladene Proteingruppen.

## 22.3 Elektrophysiologie der Zelle

Die Elektrophysiologie von erregbaren Zellen hängt von den intrazellulären und extrazellulären Konzentrationen an Natrium, Kalium und Kalzium ab. Entscheidendes Merkmal erregbarer Zellen ist deren Fähigkeit, über ihre Zellmembranen einen Konzentrationsgradienten für Natrium und Kalium aufrecht zu erhalten. Als Folge dieser ungleichen Ionenverteilung (Kaliumüberschuß in der Zelle und Natriumüberschuß außerhalb der Zelle) kommt es zu einem elektrochemischen Gefälle über der Zellmembran. Das Zellinnere ist im Vergleich zum Zelläußeren negativ geladen (Abb. 22.4). In Ruhe beträgt die Ladung des Zellinneren im Vergleich zum Zelläußeren ungefähr -90 mV. Dieses negative elektrische Potential des Zellinneren wird als Ruhemembranpotential bezeichnet. Die Ankunft eines entsprechenden Reizes (elektrisch, chemisch, mechanisch) führt zu einer Permeabilitätsänderung der Zellmembran, so daß Natrium in die Zelle ein- und Kalium aus der Zelle austritt. Folge dieser Veränderung ist eine Abnahme der elektrischen Potentialdifferenz über der Zellmembran (d.h., das Ruhemembranpotential wird weniger negativ). Wenn die Potentialdifferenz über der Zellmembran nur noch ungefähr -70 mV beträgt, kommt es plötzlich zu einem zusätzlichen Einstrom von Natrium. Hierdurch kehrt sich die elektrische Potentialdifferenz über der Zellmembran um. Es entsteht ein Aktionspotential. Nach dieser maximalen Depolarisation wird die normale Permeabilität der Zellmembranen wieder hergestellt, es kommt zur Repolarisation. Die automatischen Schrittmacherzellen des Herzens unterscheiden sich von den kontraktionsfähigen Myokardzellen dadurch, daß das Ruhemembranpotential nicht stabil ist, sondern daß es langsam zu einer spontanen Depolarisation kommt, nämlich so weit, bis das Schwellenpotential erreicht ist (Abb. 4.3).

Die Elektrophysiologie der Zellen und die Aktionspotentiale werden durch Veränderungen der Elektrolytkonzentrationen beeinflußt (Abb. 22.4). Natrium ist z.B. für die Membrandepolarisation und für die Ausbildung eines Aktionspotentials notwendig. Bei Vorliegen einer Hyponatriämie ist die Amplitude des Aktionspotentials vermindert. Für das Membranruhepotential ist dagegen der Kaliumgradient über der Zellmembran der wichtigste Faktor. Eine Erhöhung der extrazellulären Kaliumkonzentration führt zu einem weniger negativen Ruhepotential, das näher beim Schwellenpotential liegt. Dagegen ist bei einer erniedrigten extrazellulären Kaliumkonzentration das Ruhepotential stärker negativ. Die Erregbarkeit der Zellen ist zum Teil von der Differenz zwischen Ruhepotential und Schwellenpotential abhängig. Da bei einer Hyperkaliämie das Ruhemembranpotential näher an das Schwellenpotential rückt, reicht nun ein geringerer Impuls aus, um ein Aktionspotential auszulösen. Daher ist die Erregbarkeit der Zellen bei einer Hyperkaliämie gesteigert. Auch die Auswirkungen von Kalium auf die spontane Depolarisation und die

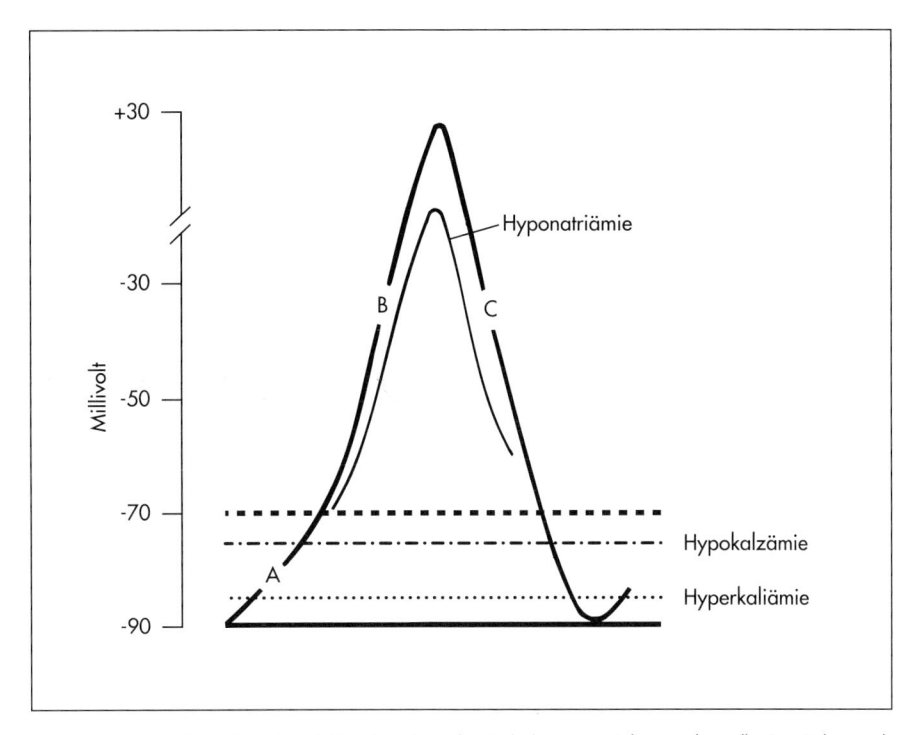

**Abb. 22.4:** Diese Abbildung zeigt schematisch das elektrophysiologische Verhalten einer Schrittmacherzelle. Das Ruhemembranpotential (--) beträgt normalerweise minus 90 mV. Da Natrium und Kalium kontinuierlich die Membran überschreiten, kommt es zu einer zunehmenden spontanen Depolarisation (A). Ist das Schwellenpotential (- -) von ungefähr −70 mV erreicht, kommt es zu einer plötzlichen Zunahme der Membranpermeabilität für Natrium und eine nun auftretende schnelle Depolarisation (B) führt zur Ausbildung eines Aktionspotentials. Nachdem sich das Aktionspotential ausgebreitet hat, wird die ursprüngliche Permeabilität der Zellmembran wiederhergestellt. Natrium wird aus der Zelle gepumpt und es kommt zur Repolarisation (C). Störungen der Elektrolytkonzentrationen beeinflussen das elektrophysiologische Verhalten der Zellen. Zum Beispiel vermindert eine Hyponatriämie die Amplitude des Aktionspotentials. Eine Hyperkaliämie (...) verursacht ein weniger negatives Ruhemembranpotential. Eine Hypokalzämie (.-.) bewirkt ein stärker negatives Schwellenpotential.

Reizleitungsgeschwindigkeit neuronaler Impulse müssen berücksichtigt werden, falls abgeschätzt werden soll, wie sich Veränderungen der Elektrolytkonzentrationen auf die Erregbarkeit der Zellen auswirken könnten. Z.B. ist bei einem Abfall der Kaliumplasmakonzentration die spontane Depolarisationsfrequenz erhöht, während hohe extrazelluläre Kaliumkonzentrationen die Leitungsgeschwindigkeit neuronaler Impulse verlangsamen. Werden alle diese Faktoren berücksichtigt, ist es letztlich schwierig, zuverlässig vorauszusagen, was für Auswirkungen Veränderungen der Kaliumplasmakonzentration auf die Erregbarkeit der Zellen haben. Auch Kalzium ist für die Aufrechterhaltung des Schwellenpotentials notwendig.

## 22.4 Überschuß an Körpergesamtwasser

Kennzeichen eines Überschusses an Körpergesamtwasser ist eine Hyponatriämie (Natriumplasmakonzentration unter 135 mval/l). Gleichzeitig liegt ein normales oder erhöhtes intravasales Flüssigkeitsvolumen vor. Da die Nieren in der Lage sind, auch größere Wassermengen auszuscheiden, ist bei Patienten mit einem erhöhten Körpergesamtwasser eine eingeschränkte Nierenfunktion zu vermuten. Die Fähigkeit der Nieren, Wasser auszuscheiden, ist z.B. bei Patienten mit Herzinsuffizienz, Nephrose oder Leberzirrhose vermindert. Periphere Ödeme sind Zeichen eines erhöhten Körpergesamtwassers und können bei diesen Erkrankungen auftreten.

Ein erhöhtes Körpergesamtwasser kann auch durch eine unangemessene Sekretion von antidiuretischem Hormon bedingt sein. Hierbei treten jedoch keine Ödeme auf (vgl. Abschnitt: Unangemessene Sekretion des antidiuretischen Hormons). Die Aufnahme großer Wasservolumina (z.B. im Rahmen einer transurethralen Resektion der Prostata) kann zu einer iatrogenen Wasserintoxikation führen. Ein Überschuß an Körpergesamtwasser führt – unabhängig von der Ätiologie – zu einem Abfall der Natrium-Plasma-Konzentration und zu einem Abfall der Plasmaosmolarität.

### 22.4.1 Symptome

Die Symptome eines Überschusses an Körpergesamtwasser hängen von der Natrium-Plasma-Konzentration ab und davon, wie schnell die Natrium-Plasma-

Konzentration abfällt. Falls die Wasserretention so groß ist, daß die Plasma-Natrium-Konzentration unter 120 mval/l abfällt, ist die Wahrscheinlichkeit zentralnervöser Symptome, die von Verwirrung bis Eintrübung reichen können, hoch. Ein weiterer Abfall bis unter 110 mval/l kann zu zerebralen Krampfanfällen und Koma führen. Diese zentralnervösen Störungen weisen am ehesten auf ein Hirnödem und einen erhöhten intrakraniellen Druck hin. Falls die Plasma-Natrium-Konzentration unter 100 mval/l abfällt, können Herzrhythmusstörungen wie z.B. ein Kammerflimmern auftreten.

### 22.4.2 Therapie

Wegen überschüssigem Körpergesamtwasser können eventuell notfallmäßige Therapiemaßnahmen notwendig sein, um den Wassergehalt des Gehirns zu reduzieren. Hierzu können hypertone Kochsalzlösung oder Mannitol verabreicht werden. Als grobe Richtschnur kann gelten, daß 1 ml einer 5%igen Kochsalzlösung die Natriumkonzentration von einem Liter Körpergesamtwasser um 1 mval anhebt. Um z.B. bei einem 70 kg schweren erwachsenen Mann (angenommenes Körpergesamtwasser 42 l) die Plasma-Natrium-Konzentration von 130 auf 140 mval/l zu erhöhen, würden ungefähr 420 ml einer 5%igen Kochsalzlösung (1 ml × 10 mval × 42 l) benötigt. Die Infusionsgeschwindigkeit für Natrium kann zwischen 30 Minuten und mehreren Stunden schwanken, sie ist von der Dringlichkeit der entsprechenden Situation abhängig. Die Natriumzufuhr sollte unterbrochen werden, wenn die zerebralen Krampfanfälle aufhören oder die Herzrhythmusstörungen verschwunden sind. Im Gegensatz zu einer Kochsalzlösung zieht Mannit nicht nur Wasser aus den Zellen, sondern es führt auch zu einer osmotischen Diurese. Sowohl Kochsalzlösung als auch Mannitol führen jedoch initial zu einer Vergrößerung des extrazellulären Flüssigkeitsvolumens.

### 22.4.3 Narkoseführung

Bei der Narkoseführung muß berücksichtigt werden, daß möglicherweise Nieren-, Herz- oder Lebererkrankungen vorliegen, die für einen Überschuß an Körpergesamtwasser verantwortlich sind. Bei einer verminderten zellulären Erregbarkeit auf Grund einer niedrigen Plasma-Natrium-Konzentration (Abb. 22.4) könnte auch die myokardiale Kontraktilität vermindert sein und eine verstärkte Empfindlichkeit gegenüber nicht-depolarisierenden Muskelrelaxantien bestehen. An eine eventuell verminderte myokardiale Kontraktilität sollte gedacht werden, falls – insbesondere bei Anwendung negativ inotroper Anästhetika – eine Hypotension auftritt. Nicht-depolarisierende Muskelrelaxantien sollten entsprechend titriert und der Relaxationsgrad mittels eines peripherem Nervenstimulators überprüft werden.

## 22.5 Unangemessene Sekretion des antidiuretischen Hormons

Eine unangemessene Sekretion des antiduretischen Hormons (ADH) führt zu Wasserretention, geringer Ausscheidung eines hochkonzentrierten Urins und Verdünnungshyponatriämie [1]. Gleichzeitig ist die Natriumausscheidung über den Urin erhöht, wodurch die Plasmanatriumkonzentration weiter abnimmt. Trotz dieses gesteigerten Natriumverlustes kommt es zu keiner Hypovolämie, da die gleichzeitige Wasserretention zu einer Vergrößerung des intravasalen Flüssigkeitsvolumens führt. Von einer unangemessenen Sekretion des antidiuretischen Hormons kann ausgegangen werden, wenn kein physiologischer Reiz vorliegt, der die Freisetzung dieses Hormons stimuliert.

Eine unangemessene Sekretion des antidiuretischen Hormons wurde nach einer Reihe von Ereignissen beschrieben (Tab. 22.5), auch in der postoperativen Phase sollte daran gedacht werden [2]. Als Reaktion auf den operativen Eingriff kommt es postoperativ normalerweise zu einer vermehrten Freisetzung des antidiuretischen Hormons für bis zu 96 Stunden [3]. Eine Hyponatriämie ist tatsächlich auch die häufigste akute biochemische Veränderung nach einem operativen Eingriff. Die wahrscheinlichste Ursache für diese Hyponatriämie ist eine akute Vergrößerung des intravasalen Flüssigkeitsvolumens auf Grund einer hormonbedingten Wasserrückresorption in den Nierentubuli. Diese überschießende Freisetzung von ADH (zusätzlich kommt es auch zu einer vermehrten Aldosteronfreisetzung) kann eine verstärkte Reaktion auf das während großer Operationen häufig erniedrigte intravasale Flüssigkeitsvolumen sein (Abb. 22.3). Schnelle Erniedrigungen der Plasma-Natrium-Konzentration insbesondere unter 110 mval/l können zu Hirnödem und zerebralen Krampfanfällen führen. Die intravenöse Verabreichung natriumfreier Lösungen führt bei Patienten, die postoperativ oligurisch wurden, zu Hyponatriämie, zerebralen Krampfanfällen und bleibenden Hirnschädigungen [4].

**Tab. 22.5:** Ursache für eine unangemessene Sekretion von antidiuretischen Hormonen

**postoperative Phase**

**intermittierende Überdruckbeatmung**

**endokrine Störungen**
   Nebennereninsuffizienz
   Zerstörung des Hypophysenvorderlappens

**Lungenkarzinom**

**Funktionsstörung des ZNS**
   Infektion
   Blutung
   Trauma

**Medikamente**
   Chlorpropamid
   Opioid
   Diuretika
   Antimetabolite

Liegen im Urin eine unangemessen hohe Natriumkonzentration und Osmolarität vor und besteht gleichzeitig eine Hyponatriämie und eine verminderte Plasmaosmolarität (niedriger als 280 mOsmol/l), ist dies praktisch beweisend für eine unangemessene Sekretion des antidiuretischen Hormons. Die Initialtherapie besteht in einer Reduktion der Wasserzufuhr auf 500 ml pro Tag. Wird eine negative Wasserbilanz herbeigeführt, nimmt die Freisetzung des antidiuretischen Hormons ab. Die Wasserrestriktion ist oft die einzig notwendige Therapie in der postoperativen Phase, falls es sich um eine vorübergehende Sekretionsstörung des antidiuretischen Hormons handelt. Um die Wirkungen des antidiuretischen Hormons in den Nierentubuli zu antagonisieren, kann Demeclocyclin verabreicht werden. Restriktion der Flüssigkeitszufuhr und Verabreichung von Demeclocyclin sind jedoch nicht sofort wirksam und stellen daher bei der Therapie von Patienten, die akute neurologische Symptome auf Grund einer Hyponatriämie entwickeln, nicht Mittel der 1.Wahl dar. Bei diesen Patienten ist es sinnvoll, eine hypertone Kochsalzlösung zu infundieren, um damit die Natrium-Plasma-Konzentration um 0,5 mval/l × h anzuheben. Es wurde schon beschrieben, daß es durch eine allzu schnelle Korrektur einer symptomatischen Hyponatriämie zu fatalen neurologischen Störungen kommen kann, die als zentrale pontine Myelinolyse bekannt sind [5].

## 22.6 Iatrogene Wasserintoxikation

Die wahrscheinlichste Ursache einer iatrogenen Wasserintoxikation ist die Einschwemmung großer Volumina elektrolytfreier Lösungen, wie sie z.B. zur Spülung während einer transurethralen Resektion der Prostata verwendet werden (vgl. Kapitel 21). Die während dieser Maßnahmen absorbierte Wassermenge wurde auf 10–30 ml/min Resektionszeit geschätzt [6]. Aufgrund der Einschwemmung von elektrolytfreien Lösungen kann es zu einem plötzlichen Abfall der Natrium-Plasma-Konzentrationen kommen. Hierdurch können Grand-mal-Anfälle auftreten, insbesondere wenn die Plasma-Natrium-Konzentration unter 120 mval/l abfällt [7]. Ein Hirnödem kann von Sehstörungen begleitet sein. Weitere Symptome einer Wasserintoxikation sind arterielle Hypotension, Bradykardie, erhöhter zentralvenöser Druck, Unruhe des Patienten und Lungenödem. Außerdem ist mit einem Abfall der Plasmaosmolarität und des Hämatokrits zu rechnen, falls große Mengen elektrolytfreier Lösungen eingeschwemmt werden.

Ein hohes Maß an Aufmerksamkeit ist notwendig, um eine iatrogene Wasserintoxikation frühzeitig zu erkennen. Die Behandlung einer Wasserintoxikation besteht in der Verabreichung von NaCl. Die notwendige NaCl-Menge muß sich an wiederholten Bestimmungen der Plasma-Natrium-Konzentration orientieren. Bei einer Herzinsuffizienz können Diuretika (Furosemid) und positiv inotrope Substanzen notwendig werden.

## 22.7 Defizit an Körpergesamtwasser

Kennzeichen eines Defizits an Körpergesamtwasser ist eine Natrium-Plasma-Konzentration von über 145 mval/l. Ein reiner Wasserverlust ist selten, da in den meisten Situationen, in denen es zu einem Wasserverlust kommt, auch ein Elektrolytverlust auftritt. Ursachen eines reinen Wasserverlustes sind z.B ein Mangel an antidiuretischem Hormon (Diabetes insipidus) oder eine Resistenz der Nierentubuli gegenüber den Wirkungen dieses Hormons. Eine Resistenz der Nierentubuli gegen antidiuretisches Hormon kann im Rahmen einer Hyperkalzämie, Hypokaliämie und einer chronische Nephritis auftreten und damit zu einem reinen Wasserverlust führen. Ein reiner Wassermangel kann auch bei älteren oder verwirrten Patienten auftreten, die trotz Durstgefühl keine Flüssigkeit aufnehmen. Auch eine langfristige maschinelle Beatmung mit nicht angefeuchteten Beatmungsgasen kann zu einem ausgeprägten Wasserverlust führen.

### 22.7.1 Symptome

Die bei einem Mangel an Körpergesamtwasser auftretenden Symptome weisen darauf hin, daß der Wassermangel in allen Flüssigkeitskompartimenten vorliegt. Z.B. sind die Schleimhäute trocken und der Hautturgor ist vermindert. Falls eine schwere Dehydration vorliegt, sind Blutdruck, zentraler Venendruck und Urinausscheidung vermindert, die Herzfrequenz ist erhöht. Oft besteht eine orthostatische Hypotension. Eine periphere Zyanose ist durch eine verminderte periphere Durchblutung mit stark erniedrigter Sättigung des venösen Blutes bedingt. Es kann zu Störungen des zentralen Nervensystems kommen (Eintrübung, Koma). Da sowohl intrazelluläres als auch extrazelluläres Flüssigkeitsvolumen vermindert sind, wird sich der Hämatokritwert vermutlich nicht wesentlich erhöhen. Harnstoff- und Kreatinin-Plasma-Konzentration steigen an, falls die Hypovolämie eine Erniedrigung von Blutdruck und Herzminutenvolumen und damit eine Verminderung von renalem Blutfluß und glomulärer Filtrationsrate verursacht. Falls die Nieren normal funktionieren, kommt es zu einer maximalen Konzentrierung des Urins. Es wird ein Urin mit hoher Osmolarität (über 800 mOsm/l) und hohem spezifischem Gewicht (über 1030) ausgeschieden. Aus dem Fehlen peripherer Ödeme wird deutlich, daß für die erhöhte Plasma-Natrium-Konzentration ein vermindertes Körpergesamtwasser verantwortlich ist.

## 22.7.2 Therapie

Die Therapie eines Defizits an Körpergesamtwasser besteht darin, freies Wasser zu verabreichen. Die Wasserzufuhr richtet sich nach der Abnahme des Körpergewichts oder häufiger danach, wie stark die Plasma-Natrium-Konzentration erhöht ist. Eine sinnvolle Vorgehensweise besteht darin, 5%ige Glukoselösung zu infundieren, wobei verabreichtes Volumen und Infusionsgeschwindigkeit sich nach den Veränderungen von Blutdruck, zentralem Venendruck, Urinausscheidung und wiederholten Bestimmungen der Plasma-Natrium-Konzentration richten müssen. Es sollte beachtet werden, daß das Hirnvolumen nicht unbedingt in demselben Ausmaß abnimmt wie das Körpergesamtwasser, insbesondere wenn die Dehydration langsam auftritt. Falls ein Defizit an Körpergesamtwasser zu schnell ausgeglichen wird, kann das Gehirn übermäßig Wasser aufnehmen, und es kann sich ein Hirnödem entwickeln.

## 22.7.3 Narkoseführung

Liegt auf Grund eines verminderten Körpergesamtwassers ein intravasaler Flüssigkeitsmangel vor, kommt es bei Einleitung und Aufrechterhaltung der Narkose häufig zu einem Blutdruckabfall. Insbesondere eine periphere Vasodilatation auf Grund von volativen Anästhetika, d-Tubocurarin oder Opioiden kann eine Hypovolämie demaskieren. Bei Gabe von Ketamin kommt es trotz Vorlage eines intravasalen Volumenmangels seltener zu einem Blutdruckabfall. Eine intermittierende positive Überdruckbeatmung, sowie ein Blutverlust führen bei diesen Patienten häufig zu einem verstärkten Blutdruckfall.

Durch das verminderte intravasale Flüssigkeitsvolumen ist bei denjenigen Medikamenten, deren Verteilung hauptsächlich auf den extrazellulären Flüssigkeitsraum beschränkt ist, das Verteilungsvolumen vermindert (z.B. nicht-depolarisierenden Muskelrelaxantien). Daher ist es denkbar, daß diese Patienten empfindlicher auf Muskelrelaxantien reagieren. Auch die Wirkungen der Barbiturate können verstärkt sein. Um das notwendige Flüssigkeitsvolumen und die Infusionsgeschwindigkeit besser steuern zu können, ist die Kontrolle von kardialen Füllungsdrucken und Urinausscheidung hilfreich.

## 22.8 Natriumüberschuß

Ein zu hohes Körpergesamtnatrium zeigt sich an einer Natrium-Plasma-Konzentration von über 145 mval/l. Die Nieren regulieren den Natriumgehalt sehr genau, so daß eine übermäßige Anhäufung von Natrium nahezu unmöglich ist, es sei denn, es liegt eine eingeschränkte Nierenfunktion vor. Z.B. bei Patienten mit Herzinsuffizienz, nephrotischem Syndrom und Leberzirrhose mit Aszites kommt es oft zu einer Einschränkung der Natriumausscheidung. Eine gesteigerte Natriumrückresorption über die Nierentubuli ist dagegen typisch für eine übermäßige Aldosteronresektion durch die Nebennierenrinde. Bei Patienten mit einem primären Hyperaldosteronismus stehen die Symptome einer Hypernatriämie im Vordergrund, Symptome einer Vergrößerung des interstitiellen Flüssigkeitsvolumens liegen kaum vor. Es muß beachtet werden, daß die häufigste Ursache einer Hypernatriämie kein Überschuß an Körpergesamtnatrium ist, sondern vielmehr eine Verminderung des Körpergesamtwassers.

### 22.8.1 Symptome

Periphere Ödeme sind das Hauptmerkmal eines erhöhten Natriumgehaltes des Körpers. Die interstitiellen Flüssigkeitsräume können jedoch bei gesunden Erwachsenen um mehr als 5 l zunehmen, bevor Ödeme nachweisbar werden. Andere Merkmale eines Natriumüberschusses im Körper sind z.B. Aszites, Pleuraerguß und erhöhtes intravasales Flüssigkeitsvolumen. Das erhöhte intravasale Volumen führt zu einer Hypertension.

### 22.8.2 Therapie

Die Therapie eines Natriumüberschusses besteht darin, die Natriumausscheidung über die Nieren zu erleichtern. Dies kann durch die Verabreichung solcher Diuretika erreicht werden, die die Natriumrückresorption über die Nierentubuli verhindern.

### 22.8.3 Narkoseführung

Bei der Narkoseführung dieser Patienten muß das erhöhte intravasale Flüssigkeitsvolumen beachtet werden. Ansonsten sind keine weiteren speziellen Dinge zu berücksichtigen. Obwohl das Verteilungsvolumen für parenteral zugeführte Medikamente vergrößert ist, scheinen deren Wirkungen nicht in bestimmter Weise verändert zu sein. Im Tierversuch kommt es bei einer plötzlichen Erhöhung der Natriumkonzentration im Liquor Cerebrospinalis und einer dadurch bedingten Hyperosmolarität zu einem erhöhten Halothanbedarf (Abb. 22.5), [8].

## 22.9 Natriummangel

Bei einem verminderten Natriumgehalt des Körpers beträgt die Natrium-Plasma-Konzentration unter 135 mval/l. Ein starker Natriumverlust kann durch Erbrechen, Durchfall, Schwitzen, Verbrennungen dritten Grades und Verabreichung von Thiaziddiuretika be-

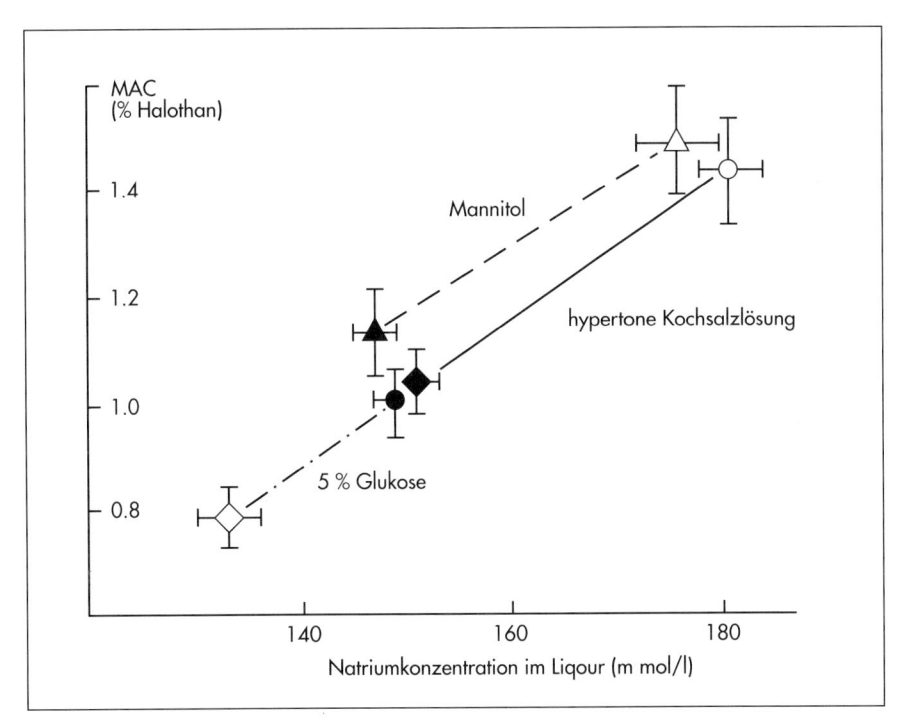

**Abb. 22.5:** Im Tiermodell verändert sich der Anästhetikabedarf für Halothan (MAC) parallel zu den durch eine Infusion mit Mannitol, hypertoner Kochsalzlösung oder 5%iger Glukoselösung verursachten Veränderung der Natriumkonzentration und der Osmolarität des Liquor cerebrospinalis. (Tanifuji Y, Eger EI. Brain sodium, potassium and osmolality: Effects on anesthetic requirement. Anesth Analg 1978; 57: 404–10 Reprinted with permission from IARS.)

dingt sein. Ähnlich wie bei einem Natriumüberschuß ist zu beachten, daß die häufigste Ursache einer Hyponatriämie nicht ein Natriummangel, sondern eine Störung des Wassergehalts, nämlich ein Überschuß an Körpergesamtwasser ist.

## 22.9.1 Symptome

Ein Natriumdefizit des Körpers äußert sich in einem verminderten intravasalen Flüssigkeitsvolumen und einem erniedrigten Herzminutenvolumen. Dagegen liegt bei einer Hyponatriämie aufgrund eines Überschusses an Körpergesamtwasser ein erhöhtes intravasales Flüssigkeitsvolumen vor. Zu den Symptomen eines verminderten intravasalen Flüssigkeitsvolumens gehören erniedrigter Blutdruck, erniedrigter zentraler Venendruck, verminderte glomeruläre Filtrationsrate und erhöhte Herzfrequenz. Der Hämatokrit ist typischerweise erhöht. Dies ist durch eine Verminderung des intravasalen Flüssigkeitsvolumens ohne gleichzeitigen Verlust an Erythrozyten bedingt.

Ein erniedrigtes interstitielles Flüssigkeitsvolumen und ein gleichzeitiger Natriummangel des Körpers äußern sich in einem verminderten Hautturgor. Da die Hautelastizität aber auch durch die subkutane Fettschicht beeinflußt werden kann, ist insbesondere die Stirn gut geeignet, um den Hautturgor zu beurteilen. Ein Elastizitätsverlust der Haut im Bereich der Extremitäten kann nur schlecht von einem altersbedingt schwachen Hautturgor unterschieden werden.

Versagen die Natriumpumpen der Zellmembranen, kommt es zu einem Natriumeintritt in die Zellen. Da jedoch gleichzeitig andere Ionen aus den Zellen austreten, führt die eintretende Hyponatriämie nicht in dem Maße zu einem Abfall der Plasmaosmolarität, wie eventuell vermutet werden könnte.

## 22.9.2 Therapie

Die Therapie eines Natriumdefizits wird dadurch erschwert, daß normalerweise ein gleichzeitiger Verlust an Körperwasser vorliegt. Das Natriumdefizit kann aus der Plasmanatriumkonzentration und dem angenommenen Gesamtkörperwasser näherungsweise abgeschätzt werden (Tab. 22.6). Selbst wenn ein beträchtliches Natriumdefizit errechnet wurde, sollte der Einsatz

**Tab. 22.6:** Berechnung des Natriumdefizits des Körpers

| | |
|---|---|
| Natrium-Defizit | = 140 − Natrium-Plasma-Konzentration × Körpergesamtwasser (Körpergewicht in kg × 0.6) |

Beispiel: Das voraussichtliche Natrium-Defizit eines 80 kg schweren Mannes mit einer Natrium-Plasma-Konzentration von 120 mval/l würde sich folgendermaßen errechnen

$$= (140-120) \times (80 \times 0.6)$$
$$= 20 \quad \times 48$$
$$= 960 \text{ mmol}$$

von hypertonen Kochsalzlösungen nur einer symptomatischen Hyponatriämie vorbehalten sein. Eine Hyponatriämie führt vermutlich erst dann zu Symptomen, wenn die Plasma-Natrium-Konzentration unter 110 mval/l abfällt (vgl. Abschnitt: Unangemessene Sekretion des antidiuretischen Hormons).

### 22.9.3 Narkoseführung

Die Überlegungen, die bei der Narkoseführung von Patienten mit einem Natriummangel berücksichtigt werden müssen, sind ähnlich denen, wie sie für Patienten mit einem verminderten Körpergesamtwasser beschrieben wurden. Im Tierversuch führt eine schnelle Erniedrigung der Natriumkonzentration des Liquor Cerebrospinalis und eine dadurch bedingte Erniedrigung der Osmolarität zu einem verminderten Halothanbedarf (Abb. 22.5), [8].

## 22.10 Hyperkaliämie

Eine Hyperkaliämie (Kalium-Plasma-Konzentration über 5,5 mval/l) kann durch eine Zunahme des Kaliumgehaltes oder durch eine Verteilungsstörung des Kaliums zwischen Intra- und Extrazellulärraum bedingt sein (Tab. 22.7).

**Tab. 22.7:** Ursachen einer Hyperkaliämie

**erhöhter Kaliumgehalt des Körpers**
    akutes oligurisches Nierenversagen
    chronisches Nierenversagen
    veminderte Aldosteronsekretion
        Erkrankungen der Nebennierenrinde
        Diuretika vom Typ der Aldosteron – Antagonisten

**Gestörte Verteilung des Kaliums zwischen intra- und extrazellulärem Raum**
    Succinylcholin
    respiratorische und metabolische Azidose
    Zellzerstörung aufgrund einer Krebs-Chemotherapie
    iatrogene (exogene) Bolusinjektion von Kalium
    Diabetes mellitus.

### 22.10.1 Erhöhter Kaliumgehalt des Körpers

Ein erhöhter Kaliumgehalt des Körpers tritt auf, falls die Nieren nicht mehr in der Lage sind, genügend Kaliumionen auszuscheiden, um die Kaliumplasmakonzentration unter 5,5 mval/l zu halten. Ein akutes oligurisches Nierenversagen ist eine typische Ursache einer Hyperkaliämie. Patienten mit einer chronischen Nierenerkrankung entwickeln eine Hyperkaliämie erst dann, wenn die glomuläre Filtrationsrate unter 15 ml/min abfällt [9]. Patienten mit einer schweren Nierenerkrankung, bei denen jedoch noch keine Hämodialyse notwendig ist, können leicht eine Hyperkaliämie entwickeln, falls ihnen vermehrt Kalium zugeführt wird. Diese Gefahr muß berücksichtigt werden, falls bei Patienten mit einer chronischen Nierenerkrankung z.B.

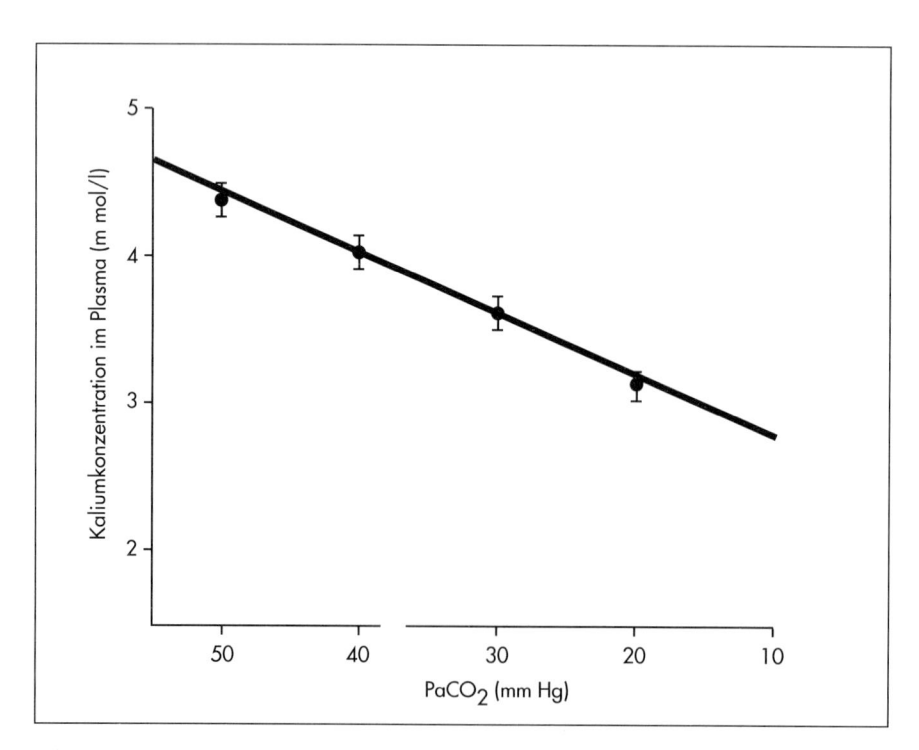

**Abb. 22.6:** Die Kalium-Plasma-Konzentrationen (Mittelwert ± SE) sind direkt vom arteriellen $CO_2$-Partialdruck (Pa $Co_2$) abhängig. Eine Änderung des Pa $Co_2$ um 10 mmHg führt zu einer entsprechenden Änderung der Kalium-Plasma-Konzentration von ungefähr 0,5 mmol/l. (Edwards R, Winnie AP, Ramamurthy S. Acute hypocapneic hypokalemia: An iatrogenic anesthetic complication. Anesth Analg 1977; 56: 786–92 Reprinted with permission from IARS.)

Penicillin (1,7 mval Kalium pro 1 Million Einheiten Penicillin) oder gelagertes Vollblut (1 mval Kalium/l und Tag Lagerungszeit) verabreicht wird. Ein Hypoaldosteronismus drosselt die Kaliumausscheidung über die Nieren. Dadurch kann es zu einer Hyperkaliämie kommen. Auch die zu den Aldosteronantagonisten gehörenden Diuretika wie Spironolacton und Triamteren können die renale Kaliumausscheidung vermindern.

### 22.10.2 Störung der Kaliumverteilung

Eine Störung der Kaliumverteilung zwischen intra- und extrazellulärem Volumen kann zu einer Hyperkaliämie führen, selbst dann, wenn der Kaliumgesamtgehalt des Körpers normal ist. Es ist z.B. gut bekannt, daß bei Patienten mit Verbrennungstrauma, Querschnittssymptomatik oder Muskeltrauma nach Succinylcholingabe eine verstärkte Freisetzung des intrazellulären Kaliums und damit eine Hyperkaliämie auftreten kann [10, 11, 12]. Auch eine respiratorische oder metabolische Azidose begünstigt den Kaliumübertritt von intra- nach extrazellulär. So kann es bei einem Abfall des arteriellen pH-Wertes um 0,1 – wie dies z.B. bei einer Erhöhung des $CO_2$-Partialdruckes um 10 mmHg der Fall ist – zu einem Anstieg der Plasma-Kalium-Konzentration um ungefähr 0,5 mval/l kommen (Abb. 22.6), [13]. Auch bei einem Tumorzerfall kann es durch Freisetzung intrazellulären Kaliums zu einem Anstieg des Plasma-Kalium-Spiegels kommen. Dies ist vor allem bei Patienten zu beachten, die im Rahmen einer Leukämie oder Lymphomtherapie Krebschemotherapeutika erhalten. Auch falls Kaliumchlorid einer Infusionsflasche zugesetzt und unzureichend vermischt wird, kann der Patient eine Art Bolusinjektion erhalten und damit eine iatrogene Hyperkaliämie entwickeln [14]. Diese Gefahr einer unzureichenden Vermischung ist zu vernachlässigen, falls beim Einspritzen des Kaliumchlorids in die Infusionsflaschen diese umgedreht wird, der Flaschenhals also nach oben zeigt. Falls bei Patienten mit einem Diabetes mellitus erhöhte Plasma-Kalium-Konzentrationen auftreten, kann dies durch eine verminderte Glukoseaufnahme in die Zelle, (also durch einen Insulinmangel,) bedingt sein [15].

### 22.10.3 Symptome

Bei einem plötzlichen Anstieg der Plasma-Kalium-Konzentration sind Nebenwirkungen zu erwarten. Dagegen kommt es bei einer chronischen Hyperkaliämie eher zu einer Normalisierung des extra-/intrazellulären Kaliumgradienten, und das Ruhemembranpotential erregbarer Zellen bleibt dadurch fast normal. Wichtiger als die absolute Plasma-Kalium-Konzentration ist der intra-/extrazelluläre Kaliumgradient. Dies wird auch dadurch unterstützt, daß Patienten mit einer chronischen Hyperkaliämie oft asymptomatisch sind.

Die schlimmsten Auswirkungen einer Hyperkaliämie treten am Reizleitungssystem des Herzens auf. Typische Veränderungen im EKG sind eine verlängerte PQ-Strecke und letztlich ein Verlust der P-Welle, sowie verbreiterte QRS-Komplexe, ST-Streckenhebungen und spitzhohe T-Wellen (Abb. 22.7), [16]. Unter Umständen kann es schwierig sein, diese EKG-Veränderungen von einer Kammerautomatie oder von einem akuten Myokardinfarkt zu unterscheiden. Eine spitzhohe T-Zacke ist zwar charakteristisch, sie kommt jedoch nur bei weniger als 25 % der Patienten mit einer Hyperkaliämie vor. Ob EKG-Veränderungen auftreten, hängt sowohl vom absoluten Plasma-Kalium-Wert als auch davon ab, wie schnell die Plasma-Kalium-Konzentration angestiegen ist. Beträgt die Plasma-Kalium-Konzentration über 6,5 mval/l, liegen häufig Reizleitungsstörungen vor. Diese EKG-Veränderungen können jedoch schon bei niedrigeren Kalium-Plasma-Konzentrationen auftreten, falls die Kaliumkonzentration schnell angestiegen ist. Spitzhohe T-Zacken und ventrikuläre Rhythmusstörungen sind vor allem dann zu erwarten, wenn sich die Kalium-Plasma-Konzentration dem Wert von 7 mval/l nähert. Während einer Hyperkaliämie kann es zwar auch zu einem Kammerflimmern kommen, wahrscheinlicher ist jedoch ein diastolischer Herzstillstand. Im Rahmen einer Hyperkaliämie liegt oft auch eine Muskelschwäche vor; die Ursache hierfür ist allerdings unklar.

### 22.10.4 Therapie

Therapieziel bei einer akuten Hyperkaliämie ist es, Kalium aus dem Plasma in die Zellen zu schleusen und die kaliumbedingten Nebenwirkungen am Herzen zu verhindern (Tab. 22.8). Falls die Plasma-Kalium-Konzentration unter 6,5 mval liegt und im EKG keine kaliumbedingten pathologischen Veränderungen

**Tab. 22.8:** Behandlung einer Hyperkaliämie

| Behandlung | Wirkungsmechanismus | Wirkungsbeginn | Wirkungsdauer |
| --- | --- | --- | --- |
| Kalzium | direkter Antagonismus | schnell | 15 – 30 Minuten |
| Natrium-Bikarbonat | direkter Antagonismus Umverteilung | 15 – 30 Minuten | 3 – 6 Stunden |
| Glukose und Insulin | Umverteilung | 15 – 30 Minuten | 3 – 6 Stunden |
| Polystyrolharze (z.B. Resonium A) | Abnahme des Körperkaliumgehaltes | 1 – 3 Stunden | |
| Peritonealdialyse | Abnahme des Körperkaliumgehaltes | 1 – 3 Stunden | |
| Hämodialyse | Abnahme des Körperkaliumgehaltes | schnell | |

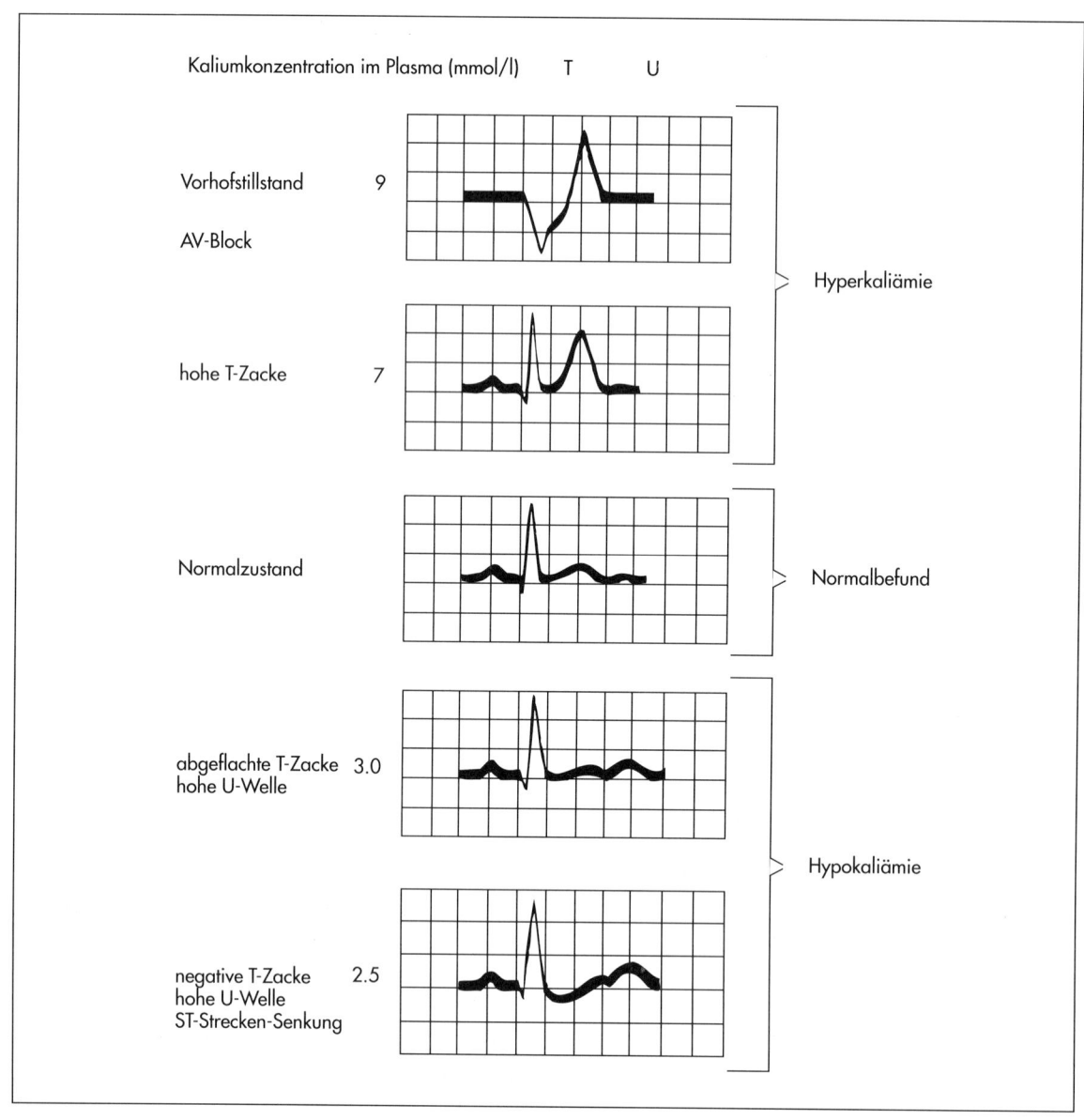

**Abb. 22.7:** Schematische Darstellung der bei pathologischen Kalium-Plasma-Konzentrationen normalerweise auftretenden EKG-Veränderungen. (Goudsouzian NG, Karamanian A. The electrocardiogram. In: Physiology for the Anesthesiologist. New York. Appleton-Century-Crofts 1977: 37.)

nachweisbar sind, ist die Hyperkaliämie konservativ zu therapieren. Es muß versucht werden, die zugrunde liegende Erkrankung zu beseitigen. Kardiale Probleme im Rahmen einer Hyperkaliämie können am schnellsten dadurch therapiert werden, daß intravenös Kalzium verabreicht wird. Eine Kaliumaufnahme in die Zellen kann dadurch erzwungen werden, daß eine systemische Alkalose (z.B. mittels Hyperventilation oder intravenöser Verabreichung von Natriumbikarbonat) erzeugt wird, oder daß intravenös Glukose und Altinsulin (2 g Glukose pro 1 IE Altinsulin) verabreicht wird. Häufig wird so verfahren, daß 25 g Glukose in Kombination mit 10–15 IE Altinsulin infundiert werden. Insulin wird zugesetzt, um sicherzustellen, daß Glukose und damit auch Kalium in die Zellen aufgenommen wird. Dies sind jedoch alles nur vorübergehende Maßnahmen (Veränderungen der Kaliumverteilung innerhalb des Körpers), bis das überschüssige Kalium aus dem Körper entfernt werden kann. Hierzu kann es notwendig werden, kaliumbindende Polystyrolharze (Kationenaustauscher, z.B. Resonium A) als Klistier zu verabreichen bzw. eine Peritoneal- oder Hämodialyse durchzuführen.

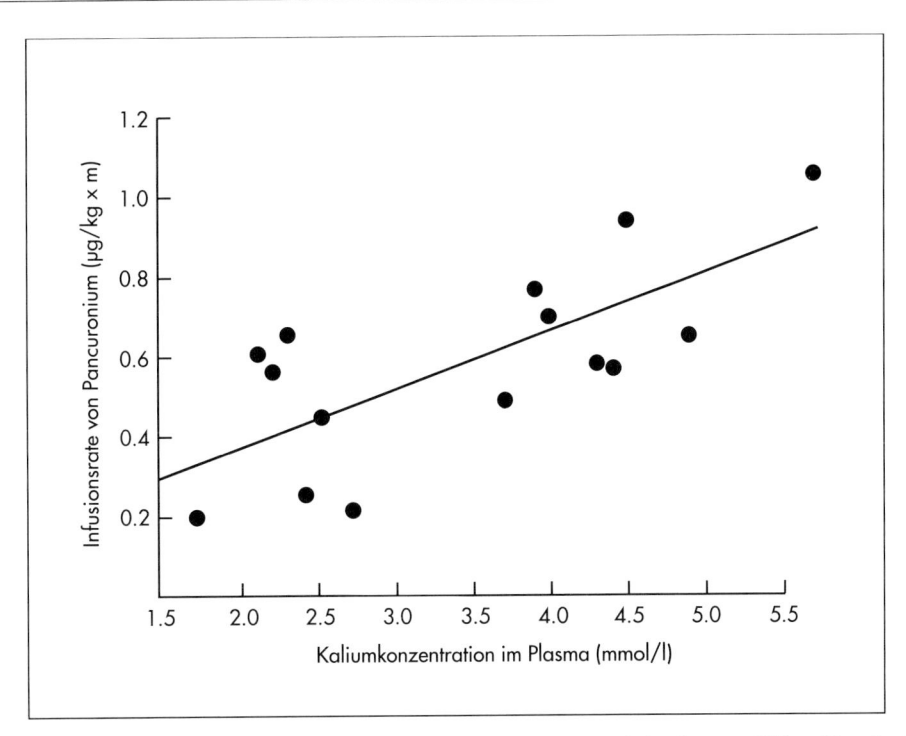

**Abb. 22.8:** Dargestellt ist die Beziehung zwischen der Kalium-Plasma-Konzentration und der für eine 90%ige Unterdrückung der Zuk-kungsspannung notwendigen Infusionsrate von Pancuronium. Jeder Punkt repräsentiert die Daten eines Versuchstiers (Katze). Bei einer Erniedrigung der Kalium-Plasma-Konzentration von 4,0 auf 2,0 mmol/l ist die Infusionsrate von Pancuronium, die notwendig ist, um eine gleichbleibende Unterdrückung der Zuckungsspannung zu garantieren, um ungefähr 50% erniedrigt. (Miller RD, Roderick LL. Diuretic-induced hypokalemia, pancuronium neuromuscular blockade and its antagonism by neostigmine. Br J Anaesth 1978; 50: 541–4)

## 22.10.5 Narkoseführung

Im Idealfall sollte die Plasma-Kalium-Konzentration unter 5,5 mval/l betragen, bevor eine elektive Operation in Narkose durchgeführt wird. Falls dies nicht möglich ist, muß darauf geachtet werden, daß Symptome einer intraoperativen Hyperkaliämie sofort erkannt werden. Außerdem muß die Gefahr eines weiteren Anstiegs der Kaliumplasmakonzentration möglichst vermieden werden. Das EKG sollte kontinuierlich überwacht werden, um hyperkaliämiebedingte EKG-Veränderungen sofort zu erkennen. Die Beatmung ist so durchzuführen, daß eine $CO_2$-Retention vermieden wird. Hierdurch käme es zu einer respiratorischen Azidose und zum Übertritt von intrazellulärem Kalium nach extrazellulär.

Auch eine metabolische Azidose, wie sie bei einer unerkannten arteriellen Hypoxämie oder einer extremen Narkosetiefe entstehen kann, könnte zu einem Anstieg der extrazellulären Kaliumkonzentration führen. Intraoperativ scheint eine leichte Hyperventilation sinnvoll zu sein, denn bei einem Abfall des arteriellen $CO_2$-Partialdrucks um 10 mmHg nimmt die Plasma-Kalium-Konzentration um ungefähr 0,5 mval/l ab (Abb. 22.6), [13].

Diese Therapieziele sind leichter zu erreichen, wenn intraoperativ arterielle Blutgase und pH-Wert kontrolliert werden.

Bei einer Hyperkaliämie muß auch darauf geachtet werden, welchen Einfluß eventuell zu verabreichende Muskelrelaxantien auf den Kaliumhaushalt haben. Nach Verabreichung von 1–2 mg/kg Succinylcholin steigt die Plasma-Kalium-Konzentration um ungefähr 0,3–0,5 mval/l an [17]. Falls bereits vorher eine erhöhte Plasma-Kalium-Konzentration vorliegt, kann es durch einen weiteren Konzentrationsanstieg um 0,5 mval/l zu klinischen Symptomen kommen. Da es nicht möglich ist, eine succinylcholinbedingte Kaliumfreisetzung sicher zu vermeiden, scheint es sinnvoll zu sein, bei Patienten mit bereits vorbestehender erhöhter Kalium-Plasma-Konzentration auf Succinylcholin zu verzichten. Dieses Vorgehen scheint ratsam, auch wenn durch eine Hyperventilation vor Injektion des Succinylcholins eine gewisse Schutzwirkung erzielt werden kann. Die Reaktionen auf nicht-depolarisierende Muskelrelaxantien sind bei Vorliegen einer Hyperkaliämie nicht eindeutig.

Liegt bereits präoperativ eine hyperkaliämiebedingte Muskelschwäche vor, ist möglicherweise von einem verminderten intraoperativen Relaxansbedarf auszugehen. Anhand von tierexperimentellen Ergebnissen kann vermutet werden, daß der Pancuroniumbedarf direkt von der Plasma-Kalium-Konzentration abhängt (Abb. 22.8), [18]. Ein sinnvolles Vorgehen wäre es, die Muskelrelaxantien zu titrieren, bis die gewünschte Wirkung eintritt. Ob ein ausreichender

Relaxierungsgrad vorliegt, kann mit Hilfe eines peripheren Nervenstimulators überprüft werden.

Bei der Auswahl der präoperativ zu verabreichenden Infusionslösungen muß daran gedacht werden, daß die meisten Infusionslösungen Kalium enthalten. Ringerlaktat-, Sterofundin- und Ionosterillösungen enthalten z.B. jeweils 4 mval/l Kalium. Kalzium sowie Glukose und Insulin müssen sofort verfügbar sein, um eine eventuell symptomatisch werdende intraoperative Hyperkaliämie therapieren zu können. Im Gegensatz zu Veränderungen der Natrium-Plasma-Konzentration, ist bei einer Hyperkaliämie der Bedarf an volatilen Anästhetika nicht verändert [8].

## 22.11 Hypokaliämie

Eine Hypokaliämie (Plasma-Kalium-Konzentration unter 3,5 mval/l) kann durch einen verminderten Kaliumgehalt des Körpers oder durch eine Verteilungsstörung des Kaliums zwischen dem Intra- und Extrazellurärraum bedingt sein (Tab. 22.9). Bei einer chronischen Hypokaliämie ist sowohl von einer Senkung des Kaliumgesamtgehaltes des Körpers als auch von einer erniedrigten Plasmakonzentration auszugehen. Dagegen ist bei einer akuten Hypokaliämie ein Teil des extrazellulären Kaliums nach intrazellulär verlagert, während der Kaliumgesamtgehalt des Körpers normal ist.

Eine Hypokaliämie kann nur dadurch beurteilt werden, daß die extrazelluläre Kaliumkonzentration bestimmt wird. Es muß jedoch unbedingt beachtet werden, daß sich 98% des Kaliumgesamtgehaltes intrazellulär befinden und dadurch bei der Beurteilung der Kalium-Plasma-Konzentration nicht berücksichtigt werden (Tab. 22.4). Falls ein extrazellulärer Kaliumverlust besteht, wandert intrazelluläres Kalium entlang des Konzentrationsgradienten nach extrazellulär. Ziel ist es dabei, die extrazelluläre Kaliumkonzentration und damit den Quotienten intrazelluläre/extrazelluläre Kaliumkonzentration im Normbereich zu halten. Daher kann der Kaliumgesamtgehalt des Körpers enorm erniedrigt sein, selbst wenn die Plasma-Kalium-Konzentration nur leicht vermindert ist. Es wird z.B. geschätzt, daß bei einer chronischen Erniedrigung der Plasma-Kalium-Konzentration um 1 mval/l der Kaliumgesamtgehalt des Körpers um 600–800 mval vermindert sein kann.

### 22.11.1 Erniedrigter Kaliumgesamtgehalt des Körpers

Eine Erniedrigung des Kaliumgesamtgehaltes des Körpers ist zumeist durch einen chronischen Kaliumverlust über den Magen-Darm-Trakt oder die Nieren bedingt. Erbrechen, Diarrhoe, Laxantienabusus, Absaugung des Magensekrets und villöse Adenome des Kolons können zu einem Kaliumverlust über den Magen-Darm-Trakt führen. Kaliumverluste über die Nieren treten bei Gabe von osmotischen Diuretika oder von Schleifendiuretika, bei einer Hypoglykämie und einer exzessiven Aldosteron- oder Kortisolsekretion auf. Auch Traumata wie z.B. eine Operation führen zu einem Kaliumverlust über die Nieren (ungefähr 50 mval pro Tag in den ersten beiden postoperativen Tagen). Eine ungenügende orale Kaliumaufnahme ist nur selten der Grund für eine Hypokaliämie, es sei denn, der Patient wird mit kaliumfreien Lösungen total parenteral ernährt.

Durch Bestimmung der Kaliumkonzentration im Urin kann die Entscheidung erleichtert werden, ob die Hypokaliämie durch gastrointestinale oder renale Verluste bedingt ist. Falls gastrointestinale Kaliumverluste vorliegen, wird über renale Kompensationsmechanismen die Kaliumausscheidung über den Urin auf weniger als 10 mval/l reduziert. Falls es sich dagegen primär um renale Kaliumverluste handelt, ist die Kaliumkonzentration im Urin vermutlich höher als 40 mval/l.

### 22.11.2 Störungen der Kaliumverteilung

Wandern $H^+$-Ionen von intra- nach extrazellulär, so wird – um einen Anstieg des arteriellen pH-Wertes auszugleichen – ein Teil des extrazellulären Kaliums nach intrazellulär verlagert. Dadurch kann es zu einer extrazellulären Hypokaliämie kommen, ohne daß eine Veränderung des Kaliumgesamtgehaltes des Körpers vorliegt. Auch pro Erniedrigung des arteriellen $CO_2$-Partialdrucks um 10 mmHg kommt es zu einem Abfall der Kalium-Plasma-Konzentration um ungefähr 0,5 mval/l (Abb. 22.6), [13]. Eine intraoperative Hyperventilation ist die häufigste Ursache für eine akute extrazelluläre Hypokaliämie. Der Grund dafür ist eine Kaliumverteilungsstörung zwischen dem Intra- und Extrazellulärvolumen. Eine weitere Ursache für eine akute Hypokaliämie aufgrund einer Verteilungsstörung zwischen Intra- und Extrazellulärvolumen ist eine

**Tab. 22.9:** Ursachen einer Hypokaliämie

**verminderter Körperkaliumgehalt**
  gastrointestinale Verluste
    Erbrechen-Durchfall
    Absaugung des Magensekrets über eine Magensonde
    villöse Adenome im Kolon
  **Verluste über die Nieren**
    Osmodiuretika
    Hyperglykämie
    Übermäßige Aldosteronsekretion
    Übermaß an endogenem oder exogenem Kortisol
    chirurgisches Trauma
    verminderte orale Aufnahme

**gestörte Verteilung des Kaliums zwischen Intra- und Extrazellulärraum**
respiratorische oder metabolische Alkalose
  Glukose-Insulin
  familiäre hypokaliämische Lähmung
  Stimulation der $\beta_2$-Rezeptoren

Glukose-/Insulininfusion. Mit der Glukose wird auch Kalium in die Zellen aufgenommen, ohne daß es zu einer Veränderung des Kaliumgesamtgehaltes des Körpers kommt. Auch die hypokaliämische Form der familiären paroxysmalen Lähmung ist durch eine akute Verschiebung von Kalium aus dem intravasalen in den intrazellulären Raum bedingt (vgl. Kap. 28).

Das sympathische Nervensystem beeinflußt ebenfalls die Verteilung des Kaliums zwischen dem extra- und intrazellulären Raum. So führt eine Stimulation der $\beta_2$-Rezeptoren (z.B. durch Adrenalin) zu einem Abfall der Kaliumplasmakonzentration. Ursache ist eine Kaliumverschiebung nach intrazellulär (Abb. 22.9), [19]. Über diesen Mechanismus kann es auch zu einer Hypokaliämie kommen, falls z.B. frühzeitige Wehen mit $\beta_2$-Agonisten wie z.B. Terbutalin und Ritodrin behandelt werden [20].

## 22.11.3 Symptome

Nebenwirkungen einer Hypokaliämie können sich am Herzen, an den motorischen Endplatten, am Magen-Darm-Trakt und an den Nieren äußern. Es muß jedoch beachtet werden, daß die Symptome einer Hypokaliämie unterschiedlich sein können, je nach dem, ob es sich um einen akuten oder um einen chronischen Abfall der Kaliumkonzentration handelt.

### Herz

Eine akute Hypokaliämie, wie sie im Rahmen einer Hyperventilation auftritt, führt vermutlich zu keiner nennenswerten Veränderung der myokardialen Kontraktilität oder Reizleitung [21]. Dagegen führt eine intrazelluläre Entleerung der Kaliumspeicher, wie dies häufig bei einer chronischen Hypokaliämie der Fall ist, zu einer Abnahme der myokardialen Kontraktiliät [22]. Kommt es im Rahmen einer chronischen Hypokaliämie zu einer zusätzlichen plötzlichen Verminderung der Kalium-Plasma-Konzentration, dann werden dadurch eher Reizleitungs- und Herzrhythmusstörungen ausgelöst, als wenn es zu einem gleichstarken, akuten Abfall der Kalium-Plasma-Konzentration bei vorher normalem Kaliumgesamtgehalt des Körpers kommt.

Kommt es bei Vorliegen einer Hypokaliämie zu einer orthostatischen Hypotension, kann dies durch eine Störung des vegetativen Nervensystems bedingt sein.

Hypokaliämisch bedingte EKG-Veränderungen sind normalerweise Folge einer verzögerten Reizleitung (Abb. 22.7), [16]. Die PR- und die QT-Strecke sind verlängert, die ST-Strecke ist erniedrigt, die T-Welle abgeflacht und die U-Welle vergrößert. Die Spontanaktivität von Vorhöfen und Ventrikeln ist bei einer Hypokaliämie gesteigert, was sich in einer

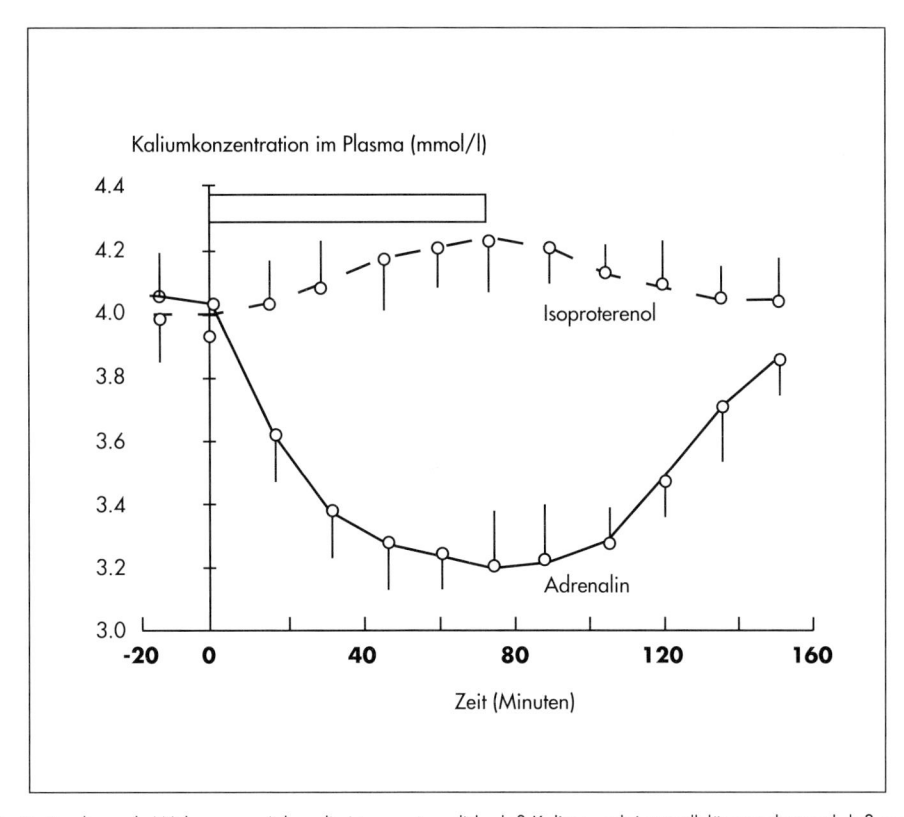

**Abb. 22.9:** Die $\beta_2$ stimulierende Wirkung von Adrenalin ist verantwortlich, daß Kalium nach intrazellulär wandert und daß es zu einem Abfall der Kalium-Plasma-Konzentration kommt. Nach Abbruch der Adrenalininfusion steigen die Kalium-Plasma-Spiegel langsam wieder auf den Ausgangswert an. (Brown MJ, Brown DC, Murphy MB. Hypokalemia from beta-2 receptor stimulation by circulating epinephrine. N Engl J Med 1983; 309: 1414–9)

schnelleren spontanen Depolarisation äußert (Abb. 22.4). Bei Vorliegen einer Hypokaliämie kann es zu einem Kammerflimmern kommen.

**Motorische Endplatte**

Eine Hypokaliämie führt zu einer Schwäche der quergestreiften Muskulatur. Am stärksten betroffen sind die Beine, kaum betroffen sind dagegen die von den Hirnnerven innervierten Muskeln [23]. Wird im Katzenmodell mittels chronischer Diuretikagabe eine Hypokaliämie erzeugt, kommt es zu einer erhöhten Empfindlichkeit auf Pancuronium (Abb. 22.8), [18]. Bei Vorliegen einer Hypokaliämie wird außerdem eine höhere Neostigmindosis benötigt, um eine pancuroniumbedingte neuromuskuläre Blockade zu antagonisieren [18].

Das im Rahmen einer Hypokaliämie veränderte Ansprechen auf Muskelrelaxantien und Relaxansantagonisten scheint jedoch nur von geringer klinischer Relevanz zu sein. Auch bei Vorliegen einer Hypokaliämie konnte eine neuromuskuläre Blockade stets antagonisiert werden [18].

**Gastrointestinaltrakt und Nieren**

Eine Hypokaliämie äußert sich am Gastrointestinaltrakt als Ileus, im Bereich der Nieren als Polyurie. Die Polyurie entsteht wahrscheinlich durch die Kombination einer Hypokaliämie und einer eingeschränkten Fähigkeit zur Urinkonzentrierung. Bei erniedrigter Plasma-Kalium-Konzentration kommt es zu einer Abnahme von glomerulärer Filtrationsrate und renalem Blutfluß.

### 22.11.4 Therapie

Die Therapie einer Hypokaliämie hängt davon ab, ob neben einer erniedrigten Plasma-Kalium-Konzentration auch der Kaliumgesamtgehalt des Körpers erniedrigt oder ob er normal ist. Falls der Kaliumgesamtgehalt des Körpers normal ist – z.B. im Rahmen einer akuten Hypokaliämie –, dann besteht die Initialtherapie darin, die zugrundeliegende Ursache, wie etwa eine extreme intraoperative Hyperventilation zu beseitigen.

Eine chronische Hypokaliämie mit Erniedrigung des Kaliumgesamtgehaltes des Körpers wird mit Kalium therapiert. Da im Rahmen einer Hypokaliämie häufig eine hypochlorämische metabolische Alkalose vorliegt, ist es üblich, Kalium in Form von Kaliumchlorid zu ersetzen.

Es gibt jedoch Beweise dafür, daß eine solche Therapie unwirksam und auch unnötig ist [24, 25]. So gelingt es bei ungefähr 50% der Patienten mit einer diuretikabedingten Hypokaliämie nicht, durch zusätzliche Kaliumgaben die Kalium-Plasma-Konzentration zu normalisieren. Bei den meisten Patienten wird das zusätzlich zugeführte Kalium wieder über die Nieren ausgeschieden, obwohl eine Hypokaliämie vorliegt.

Bei Vorliegen einer extrazellulären Hypokaliämie sind die intrazellulär gemessenen Kaliumkonzentrationen trotzdem normal [26].

Es muß jedoch beachtet werden, daß bei einer chronischen Hypokaliämie der Kaliumgesamtgehalt des Körpers um oft mehr als 500 oder gar 1000 mval erniedrigt ist. Dadurch wird deutlich, daß der Kaliumgehalt des Körpers in den letzten 12–24 Stunden vor einer elektiven Operation nicht vollständig ausgeglichen werden kann. Dennoch wird angenommen, daß eine intravenöse Infusion von Kaliumchlorid (0,2 mval/kg × h) während der letzten Stunden vor einer Operation selbst bei Patienten mit einem schweren Kaliummangel von Vorteil sein kann [21]. Der Grund hierfür ist nicht klar, es ist jedoch denkbar, daß selbst geringe Kaliummengen sinnvoll sind, um die Elektrophysiologie der Zellen zu normalisieren. Während der intravenösen Verabreichung von Kalium muß jedoch unbedingt eine kontinuierliche EKG-Überwachung durchgeführt werden. Die Kaliumplasmakonzentration sollte alle 12–24 Stunden kontrolliert werden, um die Kaliumsubstitution und die Infusionsgeschwindigkeit überwachen zu können. Falls eine Digitalisintoxikation vermutet wird, kann alle 3–5 Minuten ein Kaliumchloridbolus von 0,5–1 mval so oft langsam intravenös verabreicht werden, bis sich die EKG-Veränderungen wieder normalisiert haben. Sinnvoll ist es, Kalium über eine glukosefreie Lösung zu verabreichen. Werden hierzu glukosehaltige Lösungen verwendet, kann es aufgrund der Hyperglykämie zu einem vermehrten Eintritt des Kaliums nach intrazellulär kommen. Hierdurch könnte die bereits vorbestehende Hypokaliämie noch verschlimmert werden.

### 22.11.5 Narkoseführung

Ob es sinnvoll ist, bei einer Plasma-Kalium-Konzentration von unter 3,5 mg/l eine elektive Operation durchzuführen, wird kontrovers diskutiert [27]. Es ist davon auszugehen, daß bei chronisch hypokaliämischen Patienten eine erhöhte Gefahr intraoperativer Herzrhythmusstörungen besteht, insbesondere dann, wenn die Plasma-Kalium-Konzentration unter 3 mval/l beträgt. Es ist jedoch nicht möglich, für elektive Eingriffe willkürlich eine verbindliche Untergrenze der Kalium-Plasma-Konzentration festzulegen. Ob bei einer vorliegenden Hypokaliämie eine elektive Operation durchgeführt werden darf, hängt auch davon ab, ob es sich um eine akute oder chronische Störung des Kaliumhaushaltes handelt und wie ausgedehnt die beabsichtigte Operation ist. Bei asymptomatischen Patienten mit einer chronischen Hypokaliämie (2,6–3,5 mval/l) ist während elektiver Operationen die Inzidenz intraoperativ auftretender Herzrhythmusstörungen nicht erhöht [28].

Wird bei Vorliegen einer leichten, aber chronischen Hypokaliämie eine Narkose durchgeführt, dann müssen Ereignisse vermieden werden, die eine Hypokaliämie verstärken können. Es muß auch beachtet werden, daß hypokaliämisch bedingte Nebenwirkungen vor allem dann auftreten, wenn es bei einer bereits vorbestehenden chronischen Hypokaliämie zusätzlich zu einer weiteren akuten Erniedrigung der Plasma-Kalium-Konzentration kommt.

Vor Einleitung der Narkose scheint es sinnvoll zu sein, nochmals die Plasma-Kalium-Konzentration zu bestimmen und ein EKG abzuleiten, um den Herzrhythmus beurteilen zu können. Intraoperativ sollten keine glukosehaltigen Infusionslösungen verabreicht werden, da durch eine Hyperglykämie ein weiterer Abfall der Plasma-Kalium-Konzentration begünstigt werden kann. Es kann in Erwägung gezogen werden, pro Liter Infusionslösung 10–20 mval Kaliumchlorid zuzusetzen. Dieses Vorgehen muß jedoch gegen die möglichen Gefahren abgewogen werden, daß intraoperativ die Infusionsgeschwindigkeit versehentlich schneller gestellt wird und es dadurch zu einer zu schnellen Kaliumzufuhr kommt. Von einer exogenen Adrenalinzufuhr ist abzuraten, denn durch eine Stimulation der $\beta_2$-Rezeptoren wird der Kaliumeintritt nach intrazellulär begünstigt. Eine vorbestehende Hypokaliämie kann dadurch noch verstärkt werden (Abb. 22.9), [19]. Außerdem reagiert eine kaliumverarmte Herzmuskulatur möglicherweise sensibler auf die arrhythmogenen Wirkungen von Katecholaminen, Digitalis und Kalzium. Eine intraoperative Hyperventilation ist unbedingt zu vermeiden. Um die intraoperative Ventilation zu überwachen, ist es sinnvoll, die Partialdrucke der arteriellen Blutgase und den pH-Wert zu kontrollieren.

Bei Vorliegen einer Hypokaliämie muß auch daran gedacht werden, daß die Wirkung nicht-depolarisierender Muskelrelaxantien möglicherweise verlängert ist. Daher ist es sinnvoll, deren Initialdosierung um 30–50 % zu erniedrigen. Weitere Nachinjektionen sollten sich daran orientieren, was sich bei der Untersuchung mittels eines peripheren Nervenstimulators ergibt. Auch bei einer chronischen Hypokaliämie liegt meist ein normaler intra-/extrazellulärer Kaliumquotient vor, so daß die Reaktionen auf Muskelrelaxantien nicht verändert sein müssen.

Für Patienten mit einer Hypokaliämie gibt es keine speziellen Empfehlungen für Anästhetika oder bestimmte Anästhesietechniken. Es muß jedoch nochmals betont werden, daß im Rahmen einer chronischen Hypokaliämie eine verminderte myokardiale Kontraktilität und eine orthostatische Hypotension vorliegen können. Patienten mit einer chronischen Hypokaliämie können daher besonders empfindlich auf die kardiodepressiven Wirkungen volatiler Anästhetika reagieren.

Auch bei einem erniedrigten Sympatikotonus und während einer intermittierenden positiven Überdruckbeatmung oder bei einem Blutverlust ist mit einem übermäßig starken Blutdruckabfall zu rechnen. Falls Anästhetika verabreicht werden, bei deren Metabolisierung Fluoride entstehen, muß daran gedacht werden, daß es im Rahmen einer chronischen Hypokaliämie auch zu einer Polyurie kommt.

Bei Vorliegen einer Hypokaliämie ist es sowohl intraoperativ als auch postoperativ zwingend, kontinuierlich das EKG zu überwachen. Treten hypokaliämiebedingte EKG-Veränderungen auf, ist eine umgehende Therapie mit intravenöser Gabe von Kaliumchlorid notwendig. Hierbei kann auch eine wiederholte langsame intravenöse Bolusinjektion von 0,5–1 mval in Erwägung gezogen werden, bis sich das EKG wieder normalisiert.

## 22.12 Kalzium

Kalzium ist für die neuronale und muskuläre Erregbarkeit sowie für die Muskelkontraktion absolut notwendig. Mit Hilfe des Parathormons wird die Kalzium-Plasmakonzentration zwischen 4,5 und 5,5 mval/l konstant gehalten. Physiologisch aktiv ist jedoch nur der ionisierte Kalziumanteil. Dieser macht normalerweise ungefähr 45 % der Kalziumgesamtkonzentration aus. Daher beträgt die Konzentration des ionisierten Kalziums normalerweise 2,0–2,5 mval/l.

Falls es zu kalziumbedingten Symptomen kommt, sind diese durch eine Änderung des ionisierten Kalziumanteils verursacht. Um Störungen des Kalziumhaushaltes beurteilen zu können, muß daher die Konzentration des ionisierten Kalziumanteils bestimmt werden. Es muß jedoch beachtet werden, daß der ionisierte Kalziumanteil vom arteriellen pH-Wert abhängig ist. Bei einer Azidose kommt es z.B. zu einer Zunahme und bei einer Alkalose zu einem Abfall des ionisierten Kalziumanteils.

Bei der Interpretation der Kalziumwerte muß auch die Albuminkonzentration im Plasma berücksichtigt werden. Das nicht-ionisierte Kalzium ist an Albumin gebunden. Falls die Plasma-Albumin-Konzentration erniedrigt ist, ist weniger Kalzium proteingebunden. Dadurch kann nichtionisiertes Kalzium z.B. in die Knochen gelangen, wo es abgelagert wird. Daher ist bei einer Hypoalbuminämie die Plasma-Kalzium-Konzentration möglicherweise erniedrigt. Zu Symptomen einer Hypokalzämie kommt es jedoch erst, falls auch der ionisierte Kalziumanteil erniedrigt ist. Andererseits ist bei einer erhöhten Plasma-Albumin-Konzentration die Konzentration des Gesamtkalziums erhöht, während der ionisierte Kalziumanteil jedoch normal sein kann.

### 22.12.1 Hyperkalzämie

Häufigste Ursachen einer Hyperkalzämie (Konzentration des Gesamtkalziums über 5,5 mval/l) sind ein Hyperparathyreoidismus und Malignome mit Knochenmetastasen [29]. Seltenere Ursachen sind Sarkoidose, Vitamin-D-Intoxikation und langfristige Immobilisierung.

## Symptome

Eine Hyperkalzämie führt zu Veränderungen im Bereich von zentralem Nervensystem, Gastrointestinaltrakt, Nieren und Herzen. Zu den Frühsymptomen gehören Sedierung und Erbrechen. Langfristig erhöhte Plasmakalziumkonzentrationen (7–8 mval/l) können die Fähigkeit zur Urinkonzentrierung beeinflussen, die Folge ist eine Polyurie. Bei erhöhten Plasma-Kalzium-Konzentrationen können auch Nierensteine begünstigt werden. Ein oligurisches Nierenversagen kann entstehen, falls es sich um eine fortgeschrittene Hyperkalzämie handelt. Beträgt die Plasma-Kalzium-Konzentration über 8 mval/l, können Reizleitungsstörungen am Herzen auftreten, die sich im EKG in Form einer verlängerten PR-Strecke, in einem verbreiterten QRS-Komplex und einer verkürzten QT-Strecke äußern.

## Therapie

Entscheidend bei der Therapie einer Hyperkalzämie ist es, ausreichend Flüssigkeit in Form von physiologischer Kochsalzlösung zuzuführen. Aufgrund des Verdünnungseffekts kommt es zu einer Erniedrigung der Plasma-Kalzium-Konzentration, außerdem hemmt Natrium die renale Rückresorption von Kalzium. Durch zusätzliche Furosemid-Gabe kann die Diurese stimuliert und die Gefahr einer Flüssigkeitsüberladung minimiert werden. Darüber hinaus wird die renale Elimination von Kalzium begünstigt. Auch ist die Mobilisierung der Patienten ein wichtiger Aspekt, da hierdurch die immobilisierungsbedingte Kalziumfreisetzung aus den Knochen vermindert werden kann.

Erhöhte Plasma-Kalzium-Konzentrationen im Rahmen einer myeloproliferativen Erkrankung können dadurch gesenkt werden, daß das Krebschemotherapeutikum Mithramyzin verabreicht wird. Die Wirkung dieses Medikaments setzt jedoch langsam ein. Es ist daher zur akuten Therapie von Patienten mit einer Hyperkalzämie nicht geeignet.

## Narkoseführung

Entscheidend bei der Narkoseführung von Patienten mit einer Hyperkalzämie ist es, durch großzügige intravenöse Zufuhr von natriumhaltigen Infusionslösungen eine adäquate Hydratation und eine gute Urinausscheidung aufrecht zu erhalten. Eine kontinuierliche Überwachung des EKG ist sinnvoll, um Auswirkungen einer exzessiv erhöhten Plasma-Kalzium-Konzentration auf das Reizleitungssystem erkennen zu können. Bei der Auswahl der Anästhetika ist zu beachten, daß neben einer Polyurie auch eine verminderte Fähigkeit zur Urinkonzentrierung vorliegt. Dies könnte in der postoperativen Phase versehentlich darauf zurückgeführt werden können, daß beim Abbau verschiedener Anästhetika nephrotoxische Fluoride entstehen. Theoretisch ist eine intraoperative Hyperventilation unerwünscht, da es bei einer respiratorischen Alkalose zu einem Abfall der Plasma-Kalium-Konzentration kommt und damit Kalzium uneingeschränkt wirksam wird. Eine Alkalose könnte allerdings auch von Vorteil sein, da es hierdurch zu einem Abfall des ionisierten Kalziumanteils kommt. Wie Patienten mit einer Hyperkalzämie auf nicht-depolarisierende Muskelrelaxantien reagieren, ist nicht ganz klar. Eine präoperativ bestehende Muskelschwäche läßt jedoch einen verminderten Bedarf an nicht-depolarisierenden Muskelrelaxantien vermuten.

### 22.12.2 Hypokalzämie

Die häufigste Ursache einer Hypokalzämie (Plasma-Kalzium-Konzentration unter 4,5 mval/l) ist eine erniedrigte Plasma-Albumin-Konzentration. Schwerkranke Patienten mit einer niedrigen Plasma-Albumin-Konzentration haben typischerweise eine niedrige Gesamtkalziumkonzentration. Die Konzentration des ionisierten Kalziumanteils kann jedoch normal sein [30]. Liegen dagegen bei einer Hypalbuminämie normale Plasmakonzentrationen an Gesamtkalzium vor, kann dies auf eine erhöhte Konzentration an ionisiertem Kalzium hinweisen. Als weitere Ursachen einer Hypokalzämie sind akute Pankreatitis, Hypoparathyreodismus (vor allem nach Schilddrüsenoperationen), erniedrigte Plasmakonzentrationen an Magnesium (Mangelernährung, Sepsis, Aminoglykosidtherapie), Vitamin-D-Mangel und Niereninsuffizienz in Betracht zu ziehen. Röntgenkontrastmittel enthalten Kalziumchelatbildner (EDTA und Citrat) und vermindern daher eventuell die Plasma-Kalzium-Konzentration. Durch eine Hyperventilation kann es zu einer Erniedrigung des ionisierten Kalziumanteils kommen, da es im Rahmen einer Alkalose zu einer verstärkten Proteinbindung des Kalziums kommt. Auch bei Patienten, die zur Therapie einer metabolischen Azidose Natriumbikarbonat erhalten, kann es aufgrund dieses Mechanismus' zu einer akuten Abnahme des ionisierten Kalziumanteils kommen. Ebenso kann eine Zunahme der freien Fettsäurekonzentration, wie dies im Rahmen einer totalen parenteralen Ernährung möglich ist, zu einer Erniedrigung des ionisierten Kalziumanteils führen, während die Konzentration des Gesamtkalziums unverändert ist [30]. Bei Patienten, die nach hypertonen Phosphateinläufen eine Hypokalzämie und Hypophosphatämie entwickelten, wurden während der Narkoseeinleitung schon Herzstillstände beschrieben [31].

## Symptome

Die Symptome einer Hypokalzämie äußern sich am zentralen Nervensystem, am Herzen und an den neuromuskulären Endplatten. Es können ein Taubheitsgefühl und periorale Parästhesien, aber auch geistige Verwirrung, gelegentlich sogar zerebrale Krampfanfälle auftreten. Bei einem plötzlichen Abfall der Plasmakonzentration an ionisiertem Kalzium kann es zu

Hypotension und Zunahme der linksventrikulären Füllungsdrucke kommen [32,33]. Im EKG kann die QT-Strecke verlängert sein, dies ist jedoch nicht regelmäßig der Fall. Die Dauer der QT-Strecke ist daher kein verläßlicher Parameter für das Vorliegen einer Hypokalzämie. Bei Vorliegen einer Hypokalzämie ist die neuromuskuläre Übertragung vermindert. Dies ist vermutlich durch eine verminderte präsynaptische Acetylcholinfreisetzung bedingt. Viele Patienten mit einer chronischen Hypokalzämie klagen über eine Muskelschwäche und leichte Ermüdbarkeit. Bei einem sehr schnellen Abfall der Plasma-Kalzium-Konzentration, wie dies z.B. nach der Entfernung sämtlicher Nebenschilddrüsenkörperchen der Fall ist, kann es zu Spasmen quergestreifter Muskeln kommen, die sich als Laryngospasmus äußern. Spasmen der quergestreiften Muskulatur sind vor allem dann zu befürchten, wenn die Plasma-Kalzium-Konzentration plötzlich unter 3,5 mval/l abfällt.

### Therapie

Die Initialtherapie einer Hypokalzämie besteht darin, daß eine eventuell vorbestehende respiratorische oder metabolische Alkalose ausgeglichen wird. Eine intravenöse Kalziuminfusion sollte in Erwägung gezogen werden, wenn hypokalzämische Symptome (Hypotension, Tetanie) auftreten oder die Plasma-Kalzium-Konzentration unter 3,5 mval/l abfällt. Initial wird eine intravenöse Zufuhr von 10%igem Kalziumchlorid oder Kalziumglukonat durchgeführt. Mit äquivalenten Dosen an Kalziumchlorid (2,5 mg/kg) oder Kalziumglukonat (7,5 mg/kg) kann die Plasmakonzentration des ionisierten Kalziums um den gleichen Betrag erhöht werden [34]. Die Kalziumzufuhr sollte solange weitergeführt werden, bis sich die Plasmakonzentration ungefähr dem Wert von 4 mval/ml nähert, oder bis sich das EKG wieder normalisiert.

### Narkoseführung

Bei der Narkoseführung ist darauf zu achten, daß es zu keinem weiteren Abfall der Plasma-Kalzium-Konzentration kommt. Außerdem müssen hypokalzämisch bedingte Symptome – insbesondere kardiale Symptome – erkannt und therapiert werden. Während Operation und Anästhesie muß unbedingt darauf geachtet werden, daß es bei einer respiratorischen oder metabolischen Alkalose zu einem schnellen Abfall der ionisierten Kalziumkonzentration kommen kann. Dies ist während einer Hyperventilation oder nach übermäßiger intravenöser Zufuhr von Natriumbikarbonat (das z.B. zur Therapie einer metabolischen Azidose verabreicht wurde) zu beachten.

Werden Vollblutkonserven verabreicht, die zitrathaltige Stabilisatoren enthalten, kommt es normalerweise zu keinem Konzentrationsabfall des Plasmakalziums, da Kalzium rasch wieder vom Körper mobilisiert werden kann. Die Plasmakonzentration des ionisierten Kalziums kann jedoch abfallen, falls eine sehr schnelle Bluttransfusion (500 ml/5–10 min) durchgeführt wird, oder falls die Metabolisierung oder Elimination des Zitrats aufgrund einer Hypothermie, Leberzirrhose oder Nierenfunktionsstörung eingeschränkt ist [35]. Es gibt jedoch keine Beweise dafür, daß Patienten mit einer vorbestehenden Hypokalzämie zu einer Zitratintoxikation neigen. Dennoch scheint es sinnvoll zu sein, in diesem Falle bei der Transfusion von Vollblutkonserven sehr aufmerksam zu sein.

In der perioperativen Phase ist es wichtig, kontinuierlich das EKG zu überwachen, um hypokalzämisch bedingte EKG-Veränderungen erfassen zu können. Intraoperativ auftretende Hypotensionen können dadurch bedingt sein, daß Anästhetika zu einer verstärkten myokardialen Depression führen, falls eine erniedrigte Plasmakonzentration an ionisiertem Kalzium vorliegt. Um diese Patienten gut betreuen zu können, ist die intraoperative Überwachung der arteriellen Blutgase, des pH-Wertes und der Plasma-Kalzium-Konzentrationen (möglichst der Konzentration des ionisierten Kalziumanteils) sinnvoll. In diesem Zusammenhang muß auch an die Bedeutung der Plasma-Albumin-Konzentration gedacht werden, ggf. sollte eine intravenöse Albuminzufuhr in Erwägung gezogen werden. Besonders wichtig ist die Verabreichung kolloidaler Lösungen, falls es aufgrund des operativen Traumas zu einer Flüssigkeitssequestration in den dritten Raum und damit zu einer Abnahme des intravasalen Flüssigkeitsvolumens kommt.

Durch eine Hypokalzämie könnte die Wirkung nicht-depolarisierender Muskelrelaxantien potenziert werden. Es liegen jedoch zu wenig experimentelle Daten vor, als daß diese Vermutung bestätigt werden könnte. Theoretisch kann es bei einem extremen Absinken der Plasma-Kalzium-Konzentration auch zu Gerinnungsstörungen kommen. Postoperativ sollte daran gedacht werden, daß eine plötzliche Erniedrigung der Plasma-Kalzium-Konzentration zu Spasmen der Skelettmuskulatur und damit auch zu einem Laryngospasmus führen kann.

## 22.13 Magnesium

Die Gesamt-Magnesiumreserven des Körpers betragen ungefähr 2000 mval. Der größte Teil des Magnesiums befindet sich im Intrazellulärraum (Tab. 22.4). Die Magnesiumausscheidung erfolgt über den Gastrointestinaltrakt und über die Nieren. Falls mit der Nahrung kein Magnesium aufgenommen wird, kann die Magnesiumausscheidung über die Nieren gedrosselt werden. Pro Tag werden dann renal weniger als 1 mval Magnesium ausgeschieden. Wichtigste physiologische Wirkung des Magnesiums ist es, die präsynaptische Acetylcholinfreisetzung aus den Nervenendigungen zu regulieren.

## 22.13.1 Hypermagnesiämie

Eine Hypermagnesiämie liegt vor, wenn die Plasma-Magnesium-Konzentrationen über 2,5 mval/l betragen. Eine Hypermagnesiämie ist zumeist iatrogen bedingt. Mögliche Ursachen sind z. B. die Verabreichung von Magnesiumsulfat im Rahmen der Therapie einer Schwangerschaftstoxikose oder eine übermäßige Aufnahme von Antazida oder Laxantien. Bei Patienten mit einer chronischen Niereninsuffizienz ist die Gefahr einer Hypermagnesiämie erhöht, denn die Magnesiumausscheidung ist von der glomerulären Filtrationsrate abhängig. Ein Anstieg der Magnesium-Plasma-Konzentration ist anzunehmen, falls die glomeruläre Filtrationsrate weniger als 30 ml/min beträgt und gleichzeitig Magnesium zugeführt wird.

### Symptome

Nebenwirkungen einer Hypermagnesiämie äußern sich vor allem am zentralen Nervensystem, am Herzen und den neuromuskulären Endplatten. Eine zentralnervöse Depression führt zu Hyporeflexie und Sedierung, im schlimmsten Fall bis zum Koma. Im Vordergrund kann auch eine kardiale Depression stehen. Eine Muskelschwäche ist vermutlich dadurch bedingt, daß es aufgrund der Hyperkalzämie zu einer verminderten Acetylcholinfreisetzung kommt. Diese Muskelschwäche kann so ausgeprägt sein, daß sogar die Atmung beeinträchtigt wird. Die häufigste Todesursache im Rahmen einer Hypermagnesiämie sind Herz- und/oder Atemstillstand.

### Therapie

Die Symptome einer Hypermagnesiämie können vorübergehend dadurch aufgehoben werden, daß intravenös Kalzium verabreicht wird. Die Magnesiumausscheidung kann durch großzügige Flüssigkeitszufuhr und durch Stimulation der Diurese mittels Diuretika beschleunigt werden. Als definitive Therapie einer lang bestehenden und lebensbedrohlichen Hypermagnesiämie muß eine Peritoneal- oder Hämodialyse durchgeführt werden.

### Narkoseführung

Intraoperativ sind Azidose und Dehydratation zu vermeiden, da es hierdurch zu einer Zunahme der Magnesium-Plasma-Konzentration kommt. Daher ist die Ventilation sorgfältig zu überwachen, um eine hypoventilationsbedingte respiratorische Azidose auszuschließen. Zur Kontrolle einer maschinellen Beatmung und zum Ausschluß einer Azidose ist es sinnvoll, die Partialdrucke der arteriellen Blutgase und den pH-Wert zu bestimmen. Die intravenöse Flüssigkeitszufuhr ist so zu titrieren, daß eine gute Urinausscheidung aufrecht erhalten wird. Unter Umständen kann es notwendig werden, die Urinausscheidung mit einem Diuretikum, wie z. B. Furosemid, zu stimulieren.

Bei einer Hypermagnesiämie ist die Wirkung nichtdepolarisierender und depolarisierender Muskelrelaxantien potenziert (Abb. 22.10), [36]. Dadurch wird deutlich, daß eine geringere Initialdosis an Muskelrelaxantien verabreicht werden muß. Weitere Nachinjektionen müssen sich danach richten, was für Ergebnisse die Untersuchung mit einem peripheren Nervenstimulator ergibt.

Bei Vorliegen einer Hypermagnesiämie kann eine anästhetikabedingte myokardiale Depression verstärkt werden. Außerdem führen hohe Magnesiumkonzentrationen zu einer peripheren Vasodilatation, die durch Narkosemedikamente noch weiter verstärkt werden könnte. Diese Vermutungen bleiben bisher unbewiesen, doch scheint es sinnvoll zu sein, Anästhetika vorsichtig und nach Bedarf zu titrieren. Falls eine Hypotension auftritt, ist differentialdiagnostisch eine mögliche Interaktion zwischen Magnesium und Anästhetika zu berücksichtigen.

## 22.13.2 Hypomagnesiämie

Plasma-Magnesium-Konzentrationen unter 1,5 mval/l können im Rahmen eines chronischen Alkoholabusus, einer Malabsorption, einer Hyperalimentation ohne zusätzliche Zufuhr von Magnesium, und im Rahmen von protrahiertem Erbrechen oder langfristiger Diarrhoe auftreten.

### Symptome

Die Symptome einer Hypomagnesiämie sind ähnlich denen, wie sie bei einer Hypokalzämie beobachtet werden. Außerdem kommt es häufig sowohl zu einer Hypomagnesiämie als auch zu einer Hypokalzämie. Nebenwirkung einer Hypomagnesiämie ist eine zentralnervöse Übererregbarkeit, die sich durch Hyperreflexie und zerebrale Krampfanfälle äußern kann. Auch Muskelspasmen und eine Neigung zu Herzrhythmusstörungen sind zu erwarten. Durch eine Hypomagnesiämie können digitalisbedingte Herzrhythmusstörungen verstärkt werden.

### Therapie

Falls aufgrund einer Hypomagnesiämie zerebrale Krampfaktivitäten oder Muskelspasmen auftreten, sollte über 15–20 Minuten 1 g Magnesiumsulfat intravenös verabreicht werden. Hierbei sind Blutdruck, Herzfrequenz und Patellarsehnenreflexe zu überwachen. Eine Abschwächung oder ein Verschwinden der Patellarsehnenreflexe sind ein Hinweis, die Magnesiumzufuhr zu stoppen.

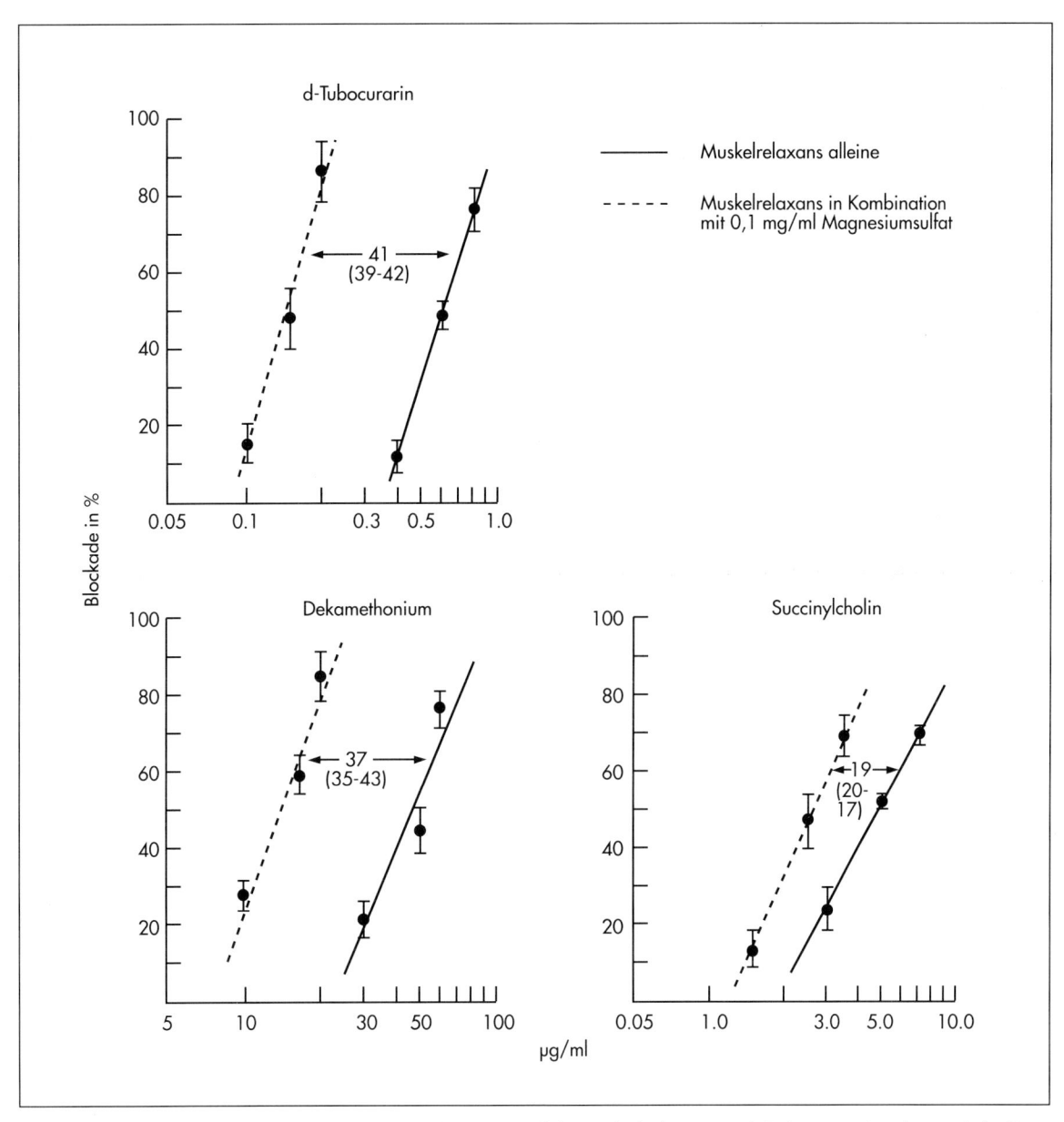

**Abb. 22.10:** Dosis-Wirkungskurven (Mittelwert ± SE) der neuromuskulären Blockade von Muskelrelaxantien. Daneben sind die Dosis-Wirkungskurven bei zusätzlicher Verabreichung von Magnesiumsulfat dargestellt. Die Untersuchungen wurden an einer Nervus phrenicus/-Zwerchfellpräparation der Katze durchgeführt. Die Linksverlagerung der Dosiswirkungskurven ist dadurch bedingt, daß bei Zugabe von Magnesium die Empfindlichkeit auf die Muskelrelaxantien erhöht ist. (Ghoneim MM, Long JP. The interaction between magnesium and other neuromuscular blocking agents. Anesthesiology 1970; 32: 23–7)

### Narkoseführung

Bei der Narkoseführung ist eine Hypomagnesiämie vor allem deshalb zu beachten, weil ursächlich zumeist andere wichtige Störungen, wie z.B. ein chronischer Alkoholabusus, eine Mangelernährung oder eine Hypovolämie vorliegen. Es wäre denkbar, daß es bei erniedrigter Magnesium-Plasma-Konzentration zu einer verminderten Wirkung der Muskelrelaxantien kommt. Dies wurde jedoch bisher noch nicht untersucht.

## Literaturhinweise

1 Bartter FC, Schwartz WB. The syndrome of inappropriate secretion of antidiuretic hormone. Am J Med 1967; 42: 790–806
2 Hemmer M, Viquerat CE, Suter PM, Valotton MB. Urinary antidiuretic hormone excretion during mechanical ventilation and weaning in man. Anesthesiology 1980; 52: 395–400
3 Chung H-M, Kluge R, Schrier RW, Anderson RJ. Postoperative hyponatremia: A prospective study. Arch Intern Med 1986; 146: 333–6
4 Arieff AI. Hyponatremia, convulsions, respiratory arrest, and permanent brain damage after elective surgery in healthy women. N Engl J Med 1986; 314: 1529–35
5 Sterns RH, Riggs JE, Schochet SS. Osmotic demyelination syndrome following correction of hyponatremia. N Engl J Med 1986; 314: 1535–42
6 Hagstrom RS. Studies on fluid absorption during transurethral prostatic resection. J Urol 1955; 73: 852–9
7 Hurlbert BJ, Wingard DW. Water intoxication after 15 minutes of transurethral resection of the prostate. Anesthesiology 1979; 50: 355–6
8 Tanifuji Y, Eger EI. Brain sodium, potassium, and osmolality: Effects on anesthetic requirement. Anesth Analg 1978; 57: 404–10
9 Gonick HC, Kleeman CR, Rubini ME, Maxwell MH. Functional impairment in chronic renal disease. III. Studies of potassium excretion. Am J Med Sci 1971; 261: 281–90
10 Tolmie JD, Toyee TH, Mitchell GD. Succinylcholine: Danger in the burned patient. Anesthesiology 1967; 28: 467–70
11 Mazze RI, Escue HM, Houston JB. Hyperkalemia and cardiovascular collapse following administration of succinylcholine to the traumatized patient. Anesthesiology 1969; 31: 540–7
12 Tobey RE, Jacobson PM, Kahle CT, et al. The serum potassium response to muscle relaxants in neural injury. Anesthesiology 1972; 37: 332–7
13 Edwards R, Winnie AP, Ramamurthy S. Acute hypocapneic hypokalemia: An iatrogenic anesthetic complication. Anesth Analg 1977; 56: 786–92
14 Williams RP. Potassium overdosage: A potential hazard of non-rigid parenteral fluid containers. Br Med J 1973; 1: 714–5
15 Viberti GC. Glucose-induced hyperkalemia: A hazard for diabetics? Lancet 1978; 1: 690–1
16 Goudsouzian NG, Karamanian A. The electro-cardiogram. In: Physiology for the Anesthesiologist. New York. Appleton-Century-Crofts 1977 :19–38
17 Stoelting RK, Peterson C. Adverse effects of increased succinylcholine dose following d-tubo-curarine pretreatment. Anesth Analg 1975; 54: 282–8
18 Miller RD, Roderick LL. Diuretic-induced hypokalemia, pancuronium neuromuscular blockade and its antagonism by neostigmine. Br J Anaesth 1978; 541–4
19 Brown MJ, Brown DC, Murphy MB. Hypokalemia from $\beta_2$-receptor stimulation by circulating epinephrine. N Engl J Med 1983; 309: 1414–9
20 Hurlbert BJ, Edelman JD, David K. Serum potassium levels during and after terbutaline. Anesth Analg 1981; 60: 723–5
21 Wong KC, Wetstone D, Martin WE, et al. Hypokalemia during anesthesia: The effects of d-tubocurarine, gallamine, succinylcholine, thiopental, and halothane with or without respiratory alkalosis. Anesth Analg 1973; 52: 522–8
22 Abbrecht PH. Cardiovascular effects of chronic potassium deficiency in the dog. Am J Physiol 1972; 223: 555–9
23 Hill GE, Wong KC, Shaw CL, Blatnick RA. Acute and chronic changes in intra- and extracellular potassium and responses to neuromuscular blocking agents. Anesth Analg 1978; 57: 417–21
24 Papademetriou V, Burris J, Kukich S, Freis ED. Effectiveness of potassium chloride or triamterene in thiazide hypokalemia. Arch Intern Med 1985; 145: 1986–90
25 Papademetrious V, Fletcher R, Khatri IM, Freis ED. Diuretic-induced hypokalemia in uncomplicated systemic hypertension: Effect of plasma potassium correction on cardiac arrhythmias. Am J Cardiol 1983: 52: 1017–22
26 Tyson I, Genna S, Jones RL, et al. Studies of potassium depletion using direct measurements of total-body potassium. J Nucl Med 1970; 11: 426–34
27 Harrington JT, Isner JM, Kassirer JP. Our national obsession with potassium. Am J Med 1982; 73: 155–9
28 Vitez TS, Soper LE, Wong KC, Soper P. Chronic hypokalemia and intraoperative dysrhythmias. Anesthesiology 1985; 63: 130–3
29 Mundy GR, Ibbotson KJ, D'Souza SM, et al. The hypercalcemia of cancer. Clinical implications and pathogenic mechanisms. N Engl J Med 1984; 310: 1718–26
30 Zaloga GP, Chernow B. Hypocalcemia in critical illness. JAMA 1986; 256: 1924–9
31 Reedy JC, Zwiren GT. Enema-induced hypocalcemia and hyperphosphatemia leading to cardiac arrest during induction of anesthesia in an outpatient surgery center. Anesthesiology 1983; 59: 578–9
32 Denlinger JK, Nahrwold ML. Cardiac failure associated with hypocalcemia. Anesth Analg 1976; 55: 34–6
33 Scheidegger D, Drop LJ. The relationship between duration of Q-T interval and plasma ionized calcium concentration: Experiments with acute, steady-state ($CA^{++}$) changes in the dog. Anesthesiology 1979; 51: 143–8
34 Cote CJ, Drop LJ, Danniels AL, Hoaglin DC. Calcium chloride versus calcium gluconate: Comparison of ionization and cardiovascular effects in children and dogs. Anesthesiology 1987; 66: 465–70
35 Denlinger JK, Nahrwold ML, Gibbs PS, Lecky JP. Hypocalcemia during rapid blood transfusion in anesthetized man. Br J Anaesth 1976; 48: 995–1000
36 Ghoneim MM, Long JP. The interaction between magnesium and other neuromuscular blocking agents. Anesthesiology 1970; 32: 23–7

# 23 Endokrine Erkrankungen

Bei endokrinen Erkrankungen liegt typischerweise eine Über- oder Unterproduktion einzelner oder mehrerer Hormone vor. Der Überschuß oder Mangel dieser Hormone äußert sich in einer veränderten Streßantwort und/oder in Änderungen der Homöostase. Endokrine Störungen können sowohl die eigentliche Ursache für eine Operation sein, sie können aber auch als Nebenerkrankungen bei Patienten vorliegen, die aus einem anderen Grund operiert werden müssen. Die Pathophysiologie endokriner Erkrankungen muß bekannt sein, um diese Patienten in der perioperativen Phase richtig betreuen zu können.

## 23.1 Schilddrüse

Schilddrüsenfunktionsstörungen äußern sich in einer Über- oder Unterproduktion von Trijodthyronin ($T_3$) und/oder Thyroxin (Tetrajodthyronin, $T_4$). Diese beiden physiologisch wirksamen Schilddrüsenhormone üben ihren Einfluß auf den Zellstoffwechsel über das Enzym Adenylatcyclase aus. Sie beeinflussen die Geschwindigkeit biochemischer Reaktionen, den Sauerstoffverbrauch und die Wärmeproduktion des Körpers [1]. Die Symptome einer Schilddrüsenüber- oder unterfunktion werden durch diese Hormone verursacht. Der genaue Wirkungsmechanismus der Schilddrüsenhormone ist nicht bekannt. Eine Theorie geht davon aus, daß die Schilddrüsenhormone die Enzymsysteme aktivieren, die für die Aufrechterhaltung der intra/extrazellulären Natrium- und Kaliumgradienten verantwortlich sind [1]. Zusätzlich zu den physiologisch wirksamen Schilddrüsenhormonen sezerniert die Schilddrüse als Reaktion auf erhöhte Kalzium-Plasma-Spiegel auch das Kalzitonin. Kalzitonin ist – was die Kalzium-Plasma-Konzentration betrifft – der Gegenspieler zum Parathormon (vgl. Abschnitt Nebenschilddrüse). So senkt z. B. Kalzitonin die Kalzium-Plasma-Konzentration, indem es die Kalziumfreisetzung aus dem Knochen in den Blutkreislauf hemmt.

Bei einem medullären Schilddrüsenkarzinom kann es zu einer übermäßigen Kalzitoninproduktion kommen. Trotz sehr hoher Kalzitoninspiegel kommt es allerdings zu keiner Hypokalzämie.

Voraussetzung für eine adäquate Behandlung von Patienten mit Schilddrüsenfunktionsstörungen ist es, daß die Prozesse der Hormonsynthese und -sekretion bekannt sind und daß Schilddrüsenfunktionstests beurteilt werden können.

### 23.1.1 Synthese und Sekretion von Schilddrüsenhormonen

Synthese und Sekretion von Trijodthyronin und Thyroxin laufen in vier Phasen ab: 1. Jodidaufnahme, 2. Jodidoxydation (Jodisation) und Jodination des Thyreoglobulins (Jodeinbau in das Thyreoglobulin), 3. Hormonspeicherung, 4. Proteolyse und Sekretion der Schilddrüsenhormone (Abb. 23.1). Diese Vorgänge werden vom TSH (thyroid stimulating hormone) reguliert, das aus dem Hypophysenvorderlappen freigesetzt wird. Die TSH-Sekretion ihrerseits unterliegt einem negativen Feed-Back-Mechanismus durch die Plasmakonzentrationen von $T_3$ und $T_4$, sowie durch das TRH (thyreotropin releasing hormon). TRH wird im Hypothalamus produziert und über den hypothalamo-hypophysären Kreislauf in den Hypophysenvorderlappen transportiert. Schilddrüsenfunktionsstörungen können also durch Erkrankungen des Hypothalamus, des Hypophysenvorderlappens oder der Schilddrüse selbst bedingt sein.

**Jodidaufnahme**

Die Synthese der Schilddrüsenhormone ist der einzige in-vivo-Prozeß, bei dem Jod verwendet wird. Jod wird im Gastrointestinaltrakt resorbiert und liegt im Plasma als anorganisches Jodid vor. Die Epithelzellen der Schilddrüse können Jodid gegen ein Konzentrationsgefälle anreichern. Der Konzentrationsgradient für Jodid zwischen Schilddrüse und Plasma beträgt nor-

```
                    TSH  ↓              ⊥  Thiozyanat
                                        ┬  Perchlorate
              ┌─────────────────────────────────┐
              │  Iodidaufnahme in die Schilddrüse │
              └─────────────────────────────────┘
                    TSH  ↓              ⊥  Propylthiouracil
                                        ┬  Methimazol
              ┌─────────────────────────────────┐
              │ Iodidoxidation und Iodination der Tyrosinreste │
              │          des Thyreoglobulius                   │
              └─────────────────────────────────┘
                    TSH  ↓              ⊥  Propylthiouracil
                                        ┬  Methimazol
              ┌─────────────────────────────────┐
              │ Speicherung der Schilddrüsenhormone (gebunden │
              │         an das Thyreoglobulius)               │
              └─────────────────────────────────┘
                    TSH  ↓              ⊥  Iodide
                                        ┬  Lithium
              ┌─────────────────────────────────┐
              │ Proteolyse des Thyreoglobulius und Freisetzung │
              │    von Trijodthyronin und Thyroxin             │
              └─────────────────────────────────┘
```

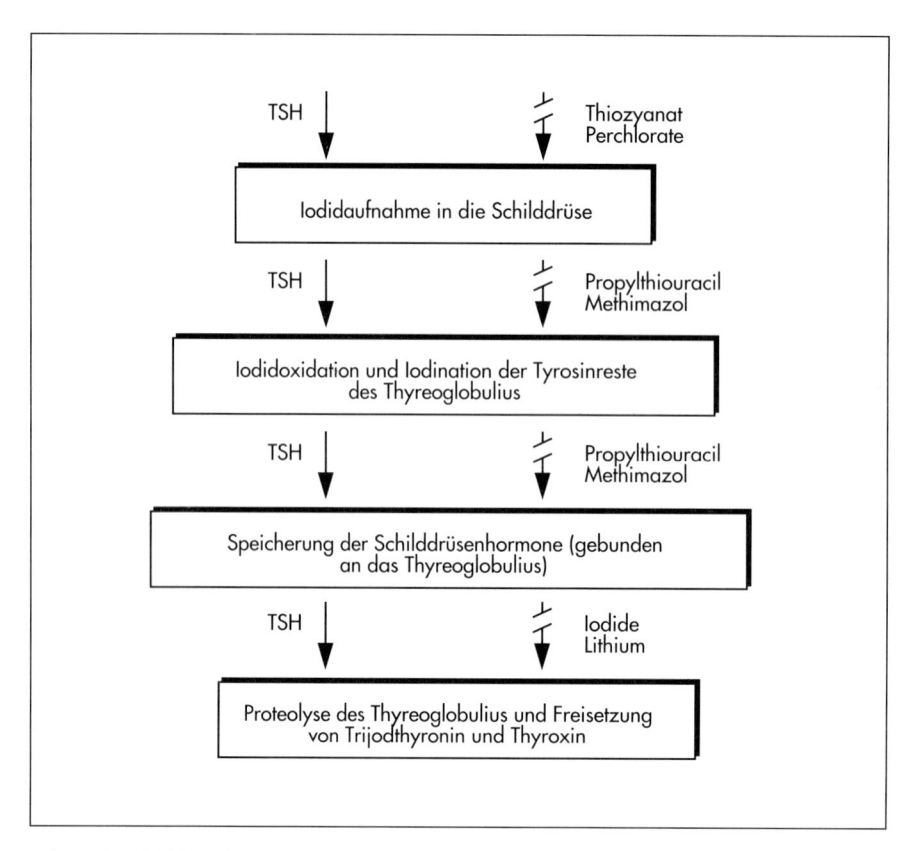

**Abb. 23.1:** Die Synthese der Schilddrüsenhormone erfolgt in 4 Schritten, die durch das TSH (thyroid stimulating hormone) kontrolliert werden. Die Jodidaufnahme in die Schilddrüsenzellen wird durch Thiozyanat und durch Perchlorate gehemmt. Propylthionrazil und Methimazol blockieren die Bildung und Speicherung von aktiven Schilddrüsenhormonen. Jodide und Lithium blockieren die Freisetzung von Trijodthyronin und Thyroxin aus der Schilddrüse in den Kreislauf.

malerweise 20 : 1, kann aber bei einer Schilddrüsenüberfunktion auf 500 : 1 ansteigen. Die Jodidaufnahme wird durch TSH beschleunigt, durch eine hohe Jodidplasmakonzentration verzögert. Anorganische Ionen wie Thiozyanat und Perchlorat hemmen die Jodidaufnahme und wirken damit thyreostatisch.

### Jodidoxidation und Jodination

Das in der Schilddrüse aufgenommene anorganische Jodid wird oxidiert (Jodoxydation) und anschließend in Tyrosinreste innerhalb des Thyreoglobulinmoleküls eingebaut (Jodination). Dadurch entstehen Monojodtyrosin und Dijodtyrosin. Nach Einbau in diese organischen Substanzen kann Jod nicht mehr aus der Schilddrüse herausdiffundieren. Jodoxydation und Jodination werden durch TSH beschleunigt und durch Propylthiouracil und Thiamazol gehemmt.

### Speicherung der Schilddrüsenhormone

Die Vorstufen der Schilddrüsenhormone werden in der Schilddrüse so lange gespeichert, bis durch Kopplung von Monojodtyrosin und Dijodtyrosin das $T_3$ (Trijodtyrosin) und $T_4$ (Thyroxin) gebildet werden. Die Schilddrüse zeichnet sich unter den endokrinen Drüsen durch ihre enorme Hormonspeicherkapazität aus. So wird z.B. geschätzt, daß die Hormonreserve der Schilddrüse für ca. 100 Tage ausreicht.

### Proteolyse und Sekretion der Schilddrüsenhormone

TSH stimuliert durch seine proteolytische Wirkung die Freisetzung der physiologisch aktiven Schilddrüsenhormone in den Kreislauf. 95% des freigesetzten Hormons ist Thyroxin ($T_4$), die restlichen 5% sind $T_3$. Die Hormone werden zusammen mit den drei Trägerproteinen, dem Thyroxin-bindenden Globulin (TBA), dem Thyroxin-bindenden Präalbumin (TBPA) und dem Albumin, freigesetzt. $T_3$ ist nicht so stark an Proteine gebunden wie $T_4$; es hat dementsprechend einen schnelleren Wirkungsbeginn und eine kürzere Wirkungsdauer. Die Plasmahalbwertzeit von $T_3$ beträgt ca. 12 Stunden, die von $T_4$ ungefähr 144 Stunden. $T_3$ wirkt drei- bis fünfmal stärker als $T_4$. Im Kreislauf und in peripheren Geweben, insbesondere in der Leber und den Nieren entsteht durch Dejodination von $T_4$ auch $T_3$. Die Proteolyse – die Voraussetzung für die Hormonfreisetzung aus der Schilddrüse ist – wird

**Tab. 23.1:** Schilddrüsenfunktionstests

| Tests | primäre Indikation | Normalwerte |
|---|---|---|
| $T_4$-RIA | Suchtest für die Schilddrüsenfunktion | 4.4–9.9 µg/dl |
| $T_3$-Aufnahme von Resinpräparaten | Unterscheidung zwischen Schilddrüsenfunktionsstörung und Konzentrationsänderung des Thyroxin-bindenden Globulins | 30%–40% |
| freies Thyroxin ($fT_4$) | Unterscheidung zwischen Schilddrüsenfunktionsstörung und Konzentrationsänderung des Thyroxin-bindenden Globulins | 1–2 ng/dl |
| $T_3$-RIA | Feststellung einer Hypothyreose | 150–250 ng/ml |
| Aufnahme von radioaktivem Jod (uptake) | Feststellung einer Hyper- oder Hypothyreose | 10%–25% nach 24 Stunden |
| TSH-Test | Feststellung einer Hypothyreose | bis zu 7 U/ml |
| Schilddrüsenszintigraphie | Differenzierung zwischen benignen und malignen Schilddrüsenerkrankungen | |
| Ultraschalluntersuchung | Differenzierung zwischen zystischen und soliden Schilddrüsenknoten | |
| Antikörper gegen Schilddrüsengewebe | Hashimoto-Thyreoiditis | |

durch TSH stimuliert und durch erhöhte Jodid- und Lithiumkonzentrationen in der Schilddrüse gehemmt.

### 23.1.2 Schilddrüsenfunktionstests

Für die Diagnose einer Hyper- oder Hypothyreose und für die Bewertung einer asymptomatischen Struma sind entsprechende Schilddrüsenfunktionstests erforderlich (Tab. 23.1), [2].

#### $T_4$-RIA

Der $T_4$-RIA ist der übliche Screeningtest zur Überprüfung der Schilddrüsenfunktion. Bei 90% der Patienten mit einer Hyperthyreose ist das Gesamtthyroxin im Plasma erhöht. Bei 85% der Patienten mit einer Schilddrüsenunterfunktion ist das Gesamtthyroxin dagegen erniedrigt. Es muß jedoch beachtet werden, daß Konzentrationsveränderungen des Thyroxin-bindenden Globulins (TBG) den Gesamtthyroxinspiegel verändern können, ohne daß eine Schilddrüsenfunktionsstörung vorliegt. Deshalb müssen bei der Interpretation eines abnormalen Gesamtthyroxins auch diejenigen Faktoren berücksichtigt werden, die die TBG-Plasmakonzentration beeinflussen können (Tab. 23.2).

#### $T_3$-Aufnahme von Resinpräparaten.

Bei der radioaktiven $T_3$-Aufnahme von Resinpräparaten wird indirekt die Thyroxinbindungskapazität mit radioaktivem $^{125}$J-Trijodthyronin bestimmt. Mit Hilfe dieses Tests kann unterschieden werden, ob ein verändertes Gesamtthyroxin durch eine Schilddrüsenfunktionsstörung oder eine veränderte TBG-Konzentration bedingt ist.

#### Freies $T_4$

Der nichtgebundene, freie Anteil des Thyroxins ($fT_4$) kann durch Spezialmethoden (Gleichgewichtsdialyse, Ultrafiltration) direkt bestimmt werden. Mit Hilfe des freien Thyroxins und der Konzentration des Gesamtthyroxins kann der prozentuale Anteil des freien $T_4$ im Plasma berechnet werden. Die Bestimmung des $fT_4$ ist sinnvoll, wenn es bei unterernährten, hyperthyreoten Patienten zu einer erniedrigten TBG kommt. Bei diesen Patienten kann das Gesamtthyroxin normal sein, während das freie $T_4$ erhöht ist. Dieser Test ist, wie die radioaktive $T_3$-Aufnahme von Reninpräparaten, unabhängig von der TBG-Plasmakonzentration.

#### $T_3$-RIA

Bei einer Hyperthyreose kann es initial nur zu einer Überproduktion von $T_3$ und erst später auch zu einer Überproduktion von $T_4$ kommen. Durch Bestimmung des Gesamttrijodthyronins im Serum ($T_3$-RIA) kann eine solche Hyperthyreose erkannt werden. Bei einigen Patienten kommt es im Rahmen einer Hyperthyreose zu einem isolierten Konzentrationsanstieg von $T_3$.

Der $T_3$-RIA ist zur Erfassung einer Hypothyreose allerdings schlecht geeignet. So kann die $T_3$-Konzentration beispielsweise bei 50% der hypothyreoten Patienten normal sein. Dies ist dadurch bedingt, daß hypothyreote Patienten dazu neigen, bei Nachlassen der Schilddrüsenfunktion relativ mehr $T_3$ als $T_4$ zu produzieren. Andererseits können euthyreote Patienten mit Nierenversagen, Leberzirrhose oder Mangelernährung eine erniedrigte $T_3$-Plasmakonzentration haben, da unter diesen Umständen die periphere Dejodination von $T_4$ zu $T_3$ gehemmt ist.

**Tab. 23.2:** Faktoren, die die Konzentration des Thyroxin-bindenden Globulins beeinflussen

| beeinflussende Faktoren | Konzentration des Thyroxin-bindenden Glubulins |
|---|---|
| Schwangerschaft | erhöht |
| orale Kontraceptiva | erhöht |
| infektiöse Hepatitis | erhöht |
| Nephrose | vermindert |
| Hypoproteinämie (Mangelernährung) | vermindert |
| Akromegalie | vermindert |

### Radiojodtest

Beim Radiojodtest wird gemessen, wieviel einer definierten Dosis radioaktiv markierten $^{131}$Jods (innerhalb bestimmter Zeiträume) in die Schilddrüse aufgenommen wird. Die Menge des in die Schilddrüse aufgenommenen $^{131}$Jods ist direkt proportional zur Schilddrüsenaktivität. Bei einer Hyperthyreose ist jedoch die Radiojodaufnahme nicht immer erhöht, wodurch die Zuverlässigkeit dieses Tests eingeschränkt wird.

### TSH-Bestimmung

Die TSH-Bestimmung ist der empfindlichste Screening-Test bei der Diagnostik einer Hypothyreose. Das TSH kann erhöht sein, bevor sich klinische Symptome einer Hypothyreose zeigen oder bevor das Gesamtthyroxin im Plasma erniedrigt ist. Dieser frühzeitige TSH-Anstieg zeigt, daß die Hypothalamus-Hypophysen-Achse bereits auf einen minimalen Konzentrationsabfall der physiologisch aktiven Schilddrüsenhormone äußerst empfindlich reagiert. Ist trotz einer verminderten Gesamtthyroxinkonzentration auch der TSH-Spiegel erniedrigt, ist eine Hypothyreose aufgrund einer Regulationsstörung der Hypothalamus-Hypophysenachse zu vermuten.

### Schilddrüsenszintigraphie

Bei der Schilddrüsenszintigraphie wird die Fähigkeit der Schilddrüse gemessen, eine radioaktiv markierte Substanz zu konzentrieren. Ein Schilddrüsenszintigramm ist sinnvoll, um zwischen gutartigen und bösartigen Schilddrüsenerkrankungen zu unterscheiden. Funktionstüchtiges («heißes») Gewebe ist selten bösartig; funktionsloses («kaltes») Gewebe kann sowohl bösartig als auch gutartig sein.

### Ultraschalluntersuchung

Mit einer Ultraschalluntersuchung können zystische von soliden Schilddrüsenknoten unterschieden werden. Ein zystischer Knoten ist selten bösartig; ein einzelner solider kalter Knoten kann dagegen in 10–30% der Fälle bösartig sein und muß deshalb operativ entfernt und histopathologisch aufgearbeitet werden [10].

### Antikörper gegen Schilddrüsengewebe

Falls im Plasma zirkulierende Antikörper gegen Schilddrüsengewebe gefunden werden, kann eine Hashimoto-Thyreoiditis vermutet werden. Aber auch bei einer Hyperthyreose können Antikörper gegen Schilddrüsengewebe im Plasma vorkommen.

## 23.1.3 Hyperthyreose

Eine Hyperthyreose entsteht, wenn die Schilddrüse in exzessivem Maße $T_3$ und/oder $T_4$ produziert (5–15 mal soviel wie normalerweise). Typischerweise tritt die Hyperthyreose zwischen dem 20. und 40. Lebensjahr auf und ist bei Frauen 4mal so häufig wie bei Männern. Eine Hyperthyreose äußert sich meist als Morbus Basedow. Bei der Mehrzahl der Patienten mit einem Morbus Basedow läßt sich der schilddrüsenstimulierende Faktor LATS (long-acting thyroid stimulator) nachweisen. LATS hat die gleichen Wirkungen wie TSH. Während die Wirkdauer von TSH nur eine Stunde beträgt, wirkt LATS 12 Stunden. Im Rahmen von Schwangerschaften kommt es in 0,2% der Fälle zu einer Hyperthyreose. Ursache ist meistens ein Morbus Basedow [4]. Da beim Morbus Basedow Autoantikörper vom Immunglobulintyp vorkommen, ist es wahrscheinlich, daß es sich hierbei um eine Autoimmunerkrankung handelt. Aufgrund der schwangerschaftsbedingten physiologischen Immunsuppression kann während einer Schwangerschaft der Schweregrad eines Morbus Basedow vermindert werden. Nach der Entbindung entfällt diese Immunsuppression, und es kommt zu einer Exazerbation. Andere Formen einer Hyperthyreose sind das toxische Adenom mit Hyperthyreose (selten), eine paraneoplastische Hyperthyreose (im Rahmen eines Chorionepithelioms) und die Hyperthyreose durch Überdosierung von Schilddrüsenhormonen. Die Diagnose einer Hyperthyreose wird in der Klinik und anhand entsprechender Schilddrüsenfunktionstests gestellt (siehe Abschnitt: Schilddrüsenfunktionstests). Während der Schwangerschaft ist eine Hyperthyreose schwierig zu diagnostizieren, weil Östrogene zu einer Konzentrationssteigerung des TBG führen. Dadurch wird die $T_4$-Konzentration erhöht.

### Symptomatik

Die Symptomatik einer Hyperthyreose ist dadurch gekennzeichnet, daß durch die überschüssigen Schilddrüsenhormone die Geschwindigkeit biochemischer Reaktionen, der Sauerstoffverbrauch des Körpers und die Energie- bzw. Wärmeproduktion erhöht werden. Z. B. verursachen die Schilddrüsenhormone eine Entkopplung der oxidativen Phosphorisierung, so daß die Energie nicht mehr gespeichert werden kann und die Wärmeproduktion ansteigt. Trotz hoher Kalorienzufuhr kommt es zum Gewichtsverlust. Müdigkeit, emotionale Labilität, Schweißausbrüche und Wärmeintoleranz sind typisch. Durch entzündliche Infiltrate im retrobulbären Fett und in den Augenlidern kommt es zum Exophthalmus. Das retrobulbäre Ödem kann so schwer sein, daß der Nervus opticus komprimiert wird. Dadurch kann es zur Erblindung kommen. Bei Patienten mit einem Morbus Basedow kann sich vor allem prätibial ein Hautleiden mit erhabener juckender Haut entwickeln.

Als Ausdruck eines erhöhten Sympathikotonus und als Kompensationsmechanismus, um überschüssige Wärme abzuführen, kommt es zu einer hyperdynamen Kreislaufsituation. Diese ist durch Tachykardie, Tachyarrhythmie und ein erhöhtes Herzminutenvolumen gekennzeichnet. Die Katecholaminspiegel im Plasma sind nicht erhöht. Daraus ist zu schließen, daß die erhöhte Aktivität des sympathischen Nervensystems dadurch bedingt ist, daß die Schilddrüsenhormone adrenerge Rezeptoren für exogene und endogene Katecholamine sensibilisieren können. Dennoch gibt es bisher keine direkten Beweise dafür, daß das Herzkreislaufsystem bei einer Aktivitätsänderung der Schilddrüse anders auf exogene Katecholamine reagiert [1]. Sehr interessant ist die Beobachtung, daß eine langfristige vermehrte Freisetzung von Schilddrüsenhormonen zu einer Vermehrung der Beta-Rezeptoren führt [5]. Eine im Rahmen einer Hyperthyreose auftretende Hyperplasie der Nebennierenrinde ist Ausdruck einer gesteigerten Kortisolsynthese und eines erhöhten Kortisolverbrauchs. Patienten mit einer erhöhten Schilddrüsenaktivität haben häufig auch eine Schwäche der quergestreiften Muskulatur.

### Therapie

Eine Hyperthyreose wird mit Thyreostatika, Betablockern, subtotaler Thyreoidektomie oder radioaktivem Jod behandelt [6]. Unabhängig vom gewählten Therapieverfahren wird stets versucht, einen euthyreoten Zustand zu erreichen.

**Thyreostatika.** Propylthiouracil und Thiamazol sind Schwefelharnstoffderivate, die die Oxidation anorganischen Jodids hemmen. Durch Gabe dieser Medikamente können die meisten Patienten innerhalb einiger Wochen euthyreot gemacht werden. Eine seltene, aber ernste Nebenwirkung einer Therapie mit diesen Substanzen ist die Agranulozytose. Bei Patienten, die unter einer Therapie mit Propylthiouracil standen, wurden intraoperative Blutungen beschrieben, die durch eine medikamentös bedingte Thrombozytopenie oder Hypoprothrombinämie (Faktor II-Mangel) bedingt waren [7, 8]. Werden die Thyreostatika nach Erreichen der Euthyreose weiterverabreicht, entwickelt sich eine Hypothyreose. Wenn diese Medikamente abgesetzt werden, bleiben allerdings nur ca. 30% der Patienten euthyreot [6].

Durch orales Jodid in Form von Lugolscher Lösung oder in Tablettenform kann vor einer Operation wirkungsvoll die Vaskularisierung einer hyperplastischen Schilddrüse reduziert werden. Auch durch orales Kaliumjodid oder intravenöses Natriumjodid kann die Schilddrüsenaktivität gehemmt werden. Diese Medikamente hemmen die Freisetzung aktiver Schilddrüsenhormone.

**Beta-Blockade.** Durch eine Beta-Blockade (z.B. mit Propranolol) können die für eine Hyperthyreose typischen Symptome eines exzessiv gesteigerten Sympathikotonus abgeschwächt werden. Bei Patienten mit einer Hyperthyreose können durch Propronolol z.B. die Herzfrequenz und das Herzminutenvolumen erniedrigt werden. Es sollte beachtet werden, daß durch die alleinige Gabe von Propranolol die Synthese und Freisetzung der aktiven Schilddrüsenhormone nicht beeinflußt werden kann. Durch die Kombination einer oralen Gabe von Propranolol – (80 mg alle 8 Stunden) und Kaliumjodid (60 mg alle 8 Stunden) ist es jedoch möglich, sowohl die kardiovaskulären Symptome einer Hyperthyreose zu dämpfen als auch die zirkulierenden Plasmakonzentration von Trijodthyronin und Thyroxin zu senken [9]. Daher wurde diese Medikamentenkombination zur präoperativen Vorbereitung von Patienten mit einer Hyperthyreose vorgeschlagen [9]. Propronalol wirkt über eine Blockade der Betarezeptoren. Außerdem verhindert Propronalol sowohl im peripheren Kreislauf als auch in den Geweben die Umwandlung von Thyroxin in Trijodthyronin [10]. Nadolol hat eine längere Wirkungsdauer als Propranolol. Damit können mit einer einzigen oralen Tagesdosis von 160 mg die sympathikotonen Symptome einer Hyperthyreose therapiert werden [11]. Außerdem bleibt (aufgrund der langen Halbwertszeit) die Nadololplasmakonzentration auch in den 24 perioperativen Stunden im therapeutischen Bereich.

**Subtotale Strumektomie.** Als Alternative zu einer langfristigen pharmakologischen Therapie einer Hyperthyreose kommt auch eine subtotale Strumektomie in Frage. Bei einer zwar ausgedehnten, aber noch inkompletten Exstirpation der Schilddrüse kommt es bei den meisten Patienten mit einem Morbus Basedow aus bisher ungeklärten Gründen zu einer Remission. Vor der Operation sollte bei den Patienten medikamentös ein euthyreoter Zustand hergestellt werden. Dies ist dadurch möglich, daß für ca. 10 Tage eine Kombination aus Propranolol und Natriumjodid verabreicht wird [9]. Alternativ kann auch eine 6- bis 8-wöchige Therapie mit speziellen Thyreostatika und zusätzlich 7 bis 10 Tage vor der Operation eine orale Jodidlösung verabreicht werden. Dadurch kann ein euthyreoter Zustand hergestellt und die Gefäßfülle der Schilddrüse vermindert werden.

Zu den Frühkomplikationen nach einer subtotalen Strumektomie zählen eine Schädigung der laryngealen Nerven, eine z.B. hämatombedingte Trachealkompression und ein Hypoparathyreoidismus [12, 13]. Es sollte beachtet werden, daß die gesamte sensible und motorische Versorgung des Larynx aus den beiden Nervi laryngei superiores und den beiden Nervi laryngei recurrentes stammt. Die Nervi laryngei superiores versorgen motorisch den Musculus cricothyreoideus und vermitteln die Sensibilität oberhalb der Stimmbänder. Die beiden Nervi laryngei recurrentes versorgen – mit Ausnahme des Musculus cricothyreoideus – sämtliche Kehlkopfmuskeln und vermitteln die Sensibilität unterhalb der Stimmbänder. Da bei einer Strumektomie die Nervi recurrentes verletzt werden können, scheint es ratsam zu sein, am Ende der Operation die Stimmbandbewegungen zu beurteilen. Dies ist durch eine indirekte oder direkte Laryngoskopie möglich, oder dadurch, daß der Patient aufgefordert wird, «A» zu sagen. Eine Lähmung des Nervus laryngeus superior führt zu Heiserkeit und zu einem wellig erscheinenden Stimmband. Bei einer Schädigung des Nervus laryngeus superior kommt es zu einem Sensibilitätsverlust oberhalb der Stimmbänder und damit leicht zur Aspiration von Sekreten, die sich im Larynxbereich befinden. Die häufigste Nervenschädigung nach einer Schilddrüsenoperation besteht in einer Verletzung der die Stimmbänder abduzierenden Fasern des Nervus laryngeus recurrens. Diese Schädigung ist – falls sie einseitig auftritt – durch Heiserkeit und eine Stimmbandlähmung gekennzeichnet. Das Stimmband nimmt eine Paramedianstellung ein. Durch eine bilaterale Verletzung der Nervi laryngei recurrentes kommt es zu einer Aphonie und zu einer Lähmung beider Stimmbänder. Während der Inspiration können sich die beiden Stimmbänder aneinanderlegen und zu einer Verlegung der Luftwege führen. Eine selektive Verletzung der die Stimmbänder adduzierenden Fasern des Nervus laryngeus recurrens führt zu einer Weitstellung der Stimmbänder. Es droht eine Aspiration. Dagegen kann es bei einer selektiven Beschädigung der die Stimmbänder abduzierenden Fasern zu einer Atemwegsverlegung kommen. Symptome, die durch eine Schädigung der den Kehlkopf versorgenden Nerven bedingt sind, können auch durch ein Larynxödem bedingt sein. Ein Larynxödem ist jedoch eher durch das operative Trauma bei der Strumektomie, als z.B. durch eine schwierige endotracheale Intubation bedingt.

Eine Atemwegsverlegung, die nach einer subtotalen Strumektomie auftritt, kann auch durch eine Kompression der Trachea bedingt sein. Eine Trachealkompression kann Folge eines Hämatoms im Bereich des Operationssitus oder Folge einer Tracheomalazie sein. Zu einer Tracheomalazie kann es (bei einem strumabedingten chronischen Druck auf die Trachealspangen kommen. Kommt es nach der Extubation zu einer Atemwegsverlegung – obwohl die Stimmbandbeweglichkeit normal ist –, sollte an eine Tracheomalazie gedacht werden.

Kommt es nach einer Schilddrüsenoperation aufgrund eines Hypoparathyreoidismus zu einer Hypokalzämie, so ist dies durch eine versehentliche operative Mitentfernung der Nebenschilddrüsen bedingt. Nach einer subtotalen Strumektomie ist dies selten. Es wird jedoch geschätzt, daß dies bei ungefähr 1 % der Patienten nach einer totalen Strumektomie der Grund für einen bleibenden Hypoparathyreodismus ist. Eine postoperative Hypokalzämie kann auch dadurch bedingt sein, daß es nach der operativen Entfernung der Schilddrüse aufgrund des plötzlichen Abfalls der Plasmakonzentration an Schilddrüsenhormonen zu einer vermehrten Kalziumaufnahme in die Knochen kommt. Die Symptome einer Hypokalzämie entwickeln sich normalerweise 24–72 Stunden nach der Operation. Sie können jedoch bereits 1–3 Stunden postoperativ auftreten. Die Kehlkopfmuskeln reagieren am empfindlichsten auf eine Hypokalzämie. Ein inspiratorischer Stridor, der sich bis zu einem Laryngospasmus verschlimmern kann, ist möglicherweise der erste Hinweis auf einen operativ bedingten Hypoparathyreoidismus. Als Sofortmaßnahme muß eine intravenöse Kalziuminfusion durchgeführt werden, bis der Stridor durchbrochen ist.

**Radioaktives Jod.** Radioaktives Jod führt bei hyperthyreoten Patienten dadurch zu einer Euthyreose, daß es nach Aufnahme in die Schilddrüse zu einer Zerstörung der Schilddrüsenzellen führt. Diese Therapieform kann jedoch für schwangere Patientinnen nicht empfohlen werden, da eine Strahlenschädigung des Föten möglich ist.

### Narkoseführung

Eine elektive Operation sollte nie durchgeführt werden, bevor die Patienten nicht euthyreot sind und die hyperdyname Kreislaufsituation durch eine medikamentös bedingte Beta-Blockade im Griff ist. Eine suffiziente Beta-Blockade liegt dann vor, wenn die Herzfrequenz in Ruhe unter 85 Schlägen pro Minute beträgt. Bei euthyreoten Patienten besteht kein erhöhtes Narkoserisiko. Falls präoperativ kein euthyreoter Zustand hergestellt werden kann, kann es perioperativ zu einer exzessiven Freisetzung von Schilddrüsenhormonen mit entsprechenden Nebenwirkungen kommen.

**Präoperative Medikation.** Die Prämedikation muß sowohl aus einer psychologischen als auch aus einer pharmakologischen Komponente bestehen. Eine Sedierung läßt sich sehr gut durch die orale Verabreichung eines Barbiturats oder eines Benzodiazepins erreichen. Anticholinergika sind für die Prämedikation dieser Patienten nicht zu empfehlen, da sie die Herzfrequenz steigern und die für die Herzfrequenz verantwortlichen Regulationsmechanismen beeinträchtigen.

**Narkoseeinleitung.** Die Narkose läßt sich sehr gut durch eine intravenöse Thiopentalgabe einleiten. Thiopental ist hierzu gut geeignet, denn aufgrund seines Thioharnstoffgerüsts hat es eine thyreostatische Wirkung. Dennoch ist es unwahrscheinlich, daß durch Thiopental eine relevante thyreostatische Wirkung verursacht wird. Ketamin ist bei diesen Patienten nicht gut geeignet, da es das sympathische Nervensystem stimulieren kann. Bei euthyreoten Patienten, die Schilddrüsenhormone einnahmen, wurden nach einer Ketamingabe übermäßige Tachykardien und Hypertensionen beschrieben [14]. Succinylcholin oder nichtdepolarisierende Muskelrelaxantien, die keine Auswirkungen auf das kardiovaskuläre System haben, sind zur endotrachealen Intubation bei diesen Patienten geeignet.

**Aufrechterhaltung der Narkose.** Bei der Narkoseführung von Patienten mit einer Hyperthyreose sollten solche Medikamente vermieden werden, die das sympathische Nervensystem stimulieren. Außerdem muß eine entsprechende Narkosetiefe garantiert werden, damit trotz operativer Manipulationen keine stärkere Sympatikusstimulation auftritt. Bei der Auswahl der für die Aufrechterhaltung der Narkose eingesetzten Medikamente muß auch daran gedacht werden, daß der bei einer Hyperthyreose veränderte oder beschleunigte Medikamentenmetabolismus eventuell zu einer Organtoxizität führen kann. Werden z. B. Ratten, die mit Trijodthyronin behandelt werden, Halothan bzw. Enfluran oder Isofluran ausgesetzt, dann können in 92 bzw. 24 oder 28% der Tiere zentrilobuläre Lebernekrosen nachgewiesen werden [16]. Eine mögliche, wenn auch bisher unbelegte Gefahr einer Enflurangabe ist bei diesen Patienten eine erhöhte Nephrotoxizität, denn aufgrund des beschleunigten Enfluranmetabolismus werden vermehrt Fluoride freigesetzt. Obwohl im Tierexperiment nach einer Exposition gegenüber sämtlichen volatilen Anästhetika Lebernekrosen nachgewiesen werden konnten, ist Isofluran in Kombination mit Lachgas für die Aufrechterhaltung der Narkose bei hyperthyreoten Patienten geeignet. Durch Isofluran in Kombination mit Lachgas können unerwünschte, operativ bedingte Stimulationen des sympathischen Nervensystems unterdrückt werden; außerdem kommt es unter Isofluran zu keiner Sensibilisierung des Myokards gegen Katecholamine.

Postoperative Leberfunktionstests fallen nicht pathologisch aus, falls ehemals hyperthyreote Patienten vor der Operation in einen euthyreoten Zustand gebracht wurden und bei der Narkose Halothan oder Enfluran eingesetzt wurde [17]. Als Alternative zum Einsatz eines volatilen Anästhetikums kommt eine Kombination aus Lachgas und einem kurz wirksamen Opioid in Frage. Diese Kombination hat jedoch den Nachteil, daß damit die Aktivität des sympathischen Nervensystem nicht so stark gehemmt werden kann.

Die klinische Erfahrung spricht dafür, daß unter hyperthyreoten Bedingungen der Anästhetikabedarf erhöht ist. Dennoch konnte unter kontrollierten tierexperimentellen Bedingungen kein signifikant erhöhter Halothanbedarf nachgewiesen werden (Abb. 23.2), [18]. Diese Diskrepanz zwischen klinischer Erfahrung und objektiven Untersuchungsergebnissen ist vermutlich dadurch bedingt, daß bei einer Hyperthyreose das Herzminutenvolumen erhöht ist. Bei einem erhöhten Herzminutenvolumen ist die Aufnahme der Inhalationsanästhetika beschleunigt. Außerdem erhält das Gehirn einen prozentual geringeren Anteil des Herzminutenvolumens. Daher ist initial eine erhöhte inspiratorische Anästhetikakonzentration notwendig, um den gleichen Partialdurck im Gehirn zu erreichen, wie dies bei euthyreoten Patienten mit einer initial niedrigeren Konzentration möglich ist. Der zur Erzielung einer bestimmten pharmakologischen Wirkung notwendige Partialdruck im Gehirn ist trotz des beschleunigten Metabolismus der Anästhetika nicht verändert. Bei der Beurteilung des Anästhetikabedarfs im Rahmen von Schilddrüsenerkrankungen muß auch die Körpertemperatur beachtet werden [19]. Bei einer Steigerung der Körpertemperatur aufgrund einer Hyperthyreose muß mit einer Steigerung des Anästhetikabedarfs um 5% pro Erhöhung der Körpertemperatur um 1°C über 37°C gerechnet werden.

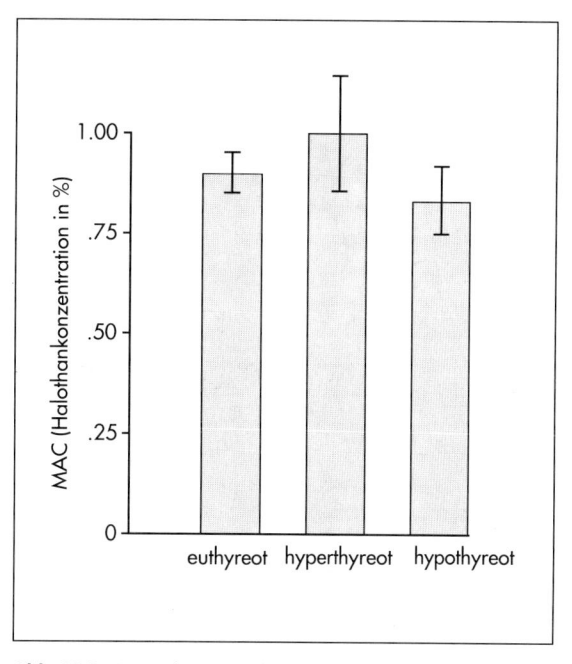

**Abb. 23.2:** Bei euthyreoten, hyperthyreoten und hypothyreoten Hunden wurde die minimale alveoläre Konzentration von Halothan bestimmt (MAC ± SD). Die bei hyperthyreoten und hypothyreoten Hunden gemessenen MAC-Werte unterschieden sich nicht signifikant vom MAC-Wert der enthyreoten Hunde. Dagegen war der MAC-Wert von hyperthyreoten Hunden signifikant höher als bei hypothyreoten Hunden ($P < 0{,}05$). (Data adapted from Babad AA, Eger EI. The effects of hyperthyroidism and hypothyroidism on halothane and oxygen requirements in dogs. Anesthesiology 1968; 29: 1087–93).

Bei der Auswahl der Muskelrelaxantien muß berücksichtigt werden, welche Auswirkungen diese Medikamente auf das sympathische Nervensystem haben. Pancuronium ist bei diesen Patienten nicht gut geeignet, da es die Herzfrequenz erhöht und unter bestimmten Umständen zu einer Stimulation des sympathischen Nervensystems führen kann. Auch eine Histaminfreisetzung, wie sie nach der Verabreichung von d-Tubocurarin oder – wenn auch in einem geringeren Ausmaß – nach Metocurin auftritt, wäre unerwünscht. Bei Vorliegen einer Hyperthyreose scheinen Muskelrelaxantien wie Vecuronium oder Atracurium, die nur minimale Auswirkungen auf das kardiovaskuläre System haben, sinnvoll zu sein. Falls bei Patienten mit einer vorbestehenden Muskelschwäche eine übliche Relaxantiendosierung verabreicht wird, kann es zu einer verlängerten Wirkungsdauer kommen. Bei hyperthyreoten Patienten soll außerdem die Inzidenz einer Myasthenia gravis erhöht sein. Daher scheint es sinnvoll, eine geringere Initialdosierung an Muskelrelaxantien zu verabreichen und den Relaxationsgrad mit Hilfe eines peripheren Nervenstimulators zu überprüfen. Werden nicht-depolarisierende Muskelrelaxantien mit einer Kombination aus Cholinesterasehemmern und einem Anticholinergikum antagonisiert, besteht die Gefahr, daß es zu einer medikamentös bedingten Tachykardie kommt. Da zu diesem Problem bei hyperthyreoten Patienten bisher nur wenige Erfahrungen vorliegen, können keine entgültigen Empfehlungen gemacht werden. Dennoch scheint es nicht notwendig zu sein, bei diesen Patienten auf eine Antagonisierung der Muskelrelaxantien zu verzichten. Als Anticholinergikum bietet sich möglicherweise Glykopyrrolat an, das eine geringere positiv chronotope Wirkung hat als Atropin.

Soll bei hyperthyreoten Patienten ein Blutdruckabfall mit Sympathomimetika therapiert werden, dann muß beachtet werden, daß diese Patienten möglicherweise empfindlicher auf Katecholamine reagieren. Daher scheinen geringere Dosen an direkt wirkenden Vasopressoren, wie z.B. Phenylephrin, sinnvoller zu sein als Ephedrin, das zum Teil über eine Stimulation der Katecholaminfreisetzung wirkt.

Ziel der Überwachungsverfahren während einer Narkose bei hyperthyreoten Patienten muß es sein, eine Aktivitätssteigerung der Schilddrüse möglichst frühzeitig zu erkennen. Falls dies der Fall sein sollte, muß an eine beginnende thyreotoxische Krise gedacht werden. Besondes wichtig ist eine kontinuierliche Überwachung der Körpertemperatur. Es müssen entsprechende Möglichkeiten zur Senkung der Körpertemperatur (wie z.B. eine Kühlmatte und kalte Infusionslösungen) verfügbar sein. Anhand des EKG können eine Tachykardie und/oder Herzrhythmusstörungen erfaßt werden. In diesem Falle kann eventuell eine intraoperative Gabe von Propranolol oder Lidocain notwendig werden. Bei Patienten mit einem Exophtalamus besteht die Gefahr, daß die Cornea austrocknet oder daß sich Cornealulcera entwickeln. Daher müssen in der perioperativen Phase die Augen entsprechend geschützt werden.

Bei hyperthyreoten Patienten ist es sehr wichtig, daß auch während der perioperativen Phase eine Beta-Blockade gewährleistet ist. Durch eine kontinuierliche intravenöse Infusion von Propranolol (3 mg/h) kann bei erwachsenen Patienten ein therapeutischer Plasmaspiegel aufrecht erhalten werden [20]. Dadurch kann bei hyperthyreoten Patienten eine perioperative Stimulation des sympathischen Nervensystems eventuell verhindert werden.

**Regionalanästhesieverfahren.** Regionalanästhesieverfahren sind bei hyperthyreoten Patienten gut geeignet, da sie zu einer Blockade des sympathischen Nervensystems führen. Die Vorteile der Regionalanästhesieverfahren können jedoch aufgehoben werden, falls eine dadurch verursachte Hypotension medikamentös therapiert werden muß. Hierbei muß beachtet werden, daß diese Patienten sehr empfindlich auf Sympathomimetika reagieren können. Zur Therapie eines Blutdruckabfalls erscheint eine erniedrigte Dosis an Phenylephrin sinnvoll zu sein. Den Lokalanästhetika sollte kein Adrenalin zugesetzt werden, da es bei einer systemischen Resorption des Katecholamins zu überschießenden Kreislaufreaktionen kommen könnte.

Außerdem können hyperthyreote Patienten trotz einer gut wirkenden Regionalanästhesie eine Sedierung mit intravenösen Medikamenten wie z.B. Midazolam oder Diazepam benötigen, damit stärkere Angstzustände und eine damit verbundene Stimulation des sympathischen Nervensystems vermieden werden.

**Thyreotoxische Krise**

Unter einer thyreotoxischen Krise wird eine schwere Exazerbation einer Hyperthyreose verstanden. Ursache ist eine plötzliche exzessive Freisetzung von Schilddrüsenhormonen. Es drohen eine Hyperthermie, Tachykardie, Herzinsuffizienz, Dehydratation und ein Schock. Eine thyreotoxische Krise kann eine beginnende maligne Hyperthermie vortäuschen [21]. Häufig kommt es zu einer Hyperglykämie, denn die Schilddrüsenhormone hemmen die Insulinfreisetzung und stimulieren die Glykogenolyse. Eine perioperativ auftretende thyreotoxische Krise kann bereits intraoperativ manifest werden, aber zumeist beginnt sie in den ersten 6–18 postoperativen Stunden und ist fast immer durch einen plötzlichen Beginn gekennzeichnet. Die Therapie einer thyreotoxischen Krise muß sowohl symptomatisch als auch kausal sein. Gekühlte glukosehaltige Elektrolytlösungen müssen infundiert werden. Zusätzlich muß eine sehr großzügige Zufuhr von Elektrolytlösungen durchgeführt werden, um die im Rahmen der Hyperthermie auftretenden Flüssigkeitverluste zu ersetzen. Um die kardialen Funktionsstörungen zu behandeln, kann Digitalis notwendig werden. Die trotz erhöhten Herzminutenvolumens eventuell bestehende Herzinsuffizienz (high output failure) spricht häufig nicht auf Digitalis an. Um die Symptome einer exzessiven Schilddrüsenüberfunktion zu therapieren, werden z.B. Natriumjodid, Kortisol (Hydrokortison), Propranolol und Propylthiourazil eingesetzt (Tab. 23.3). Mit Hilfe von Natriumjodid kann die

**Tab. 23.3:** Medikamentöse Therapie einer thyreotoxischen Krise

| Medikament | Dosierung |
|---|---|
| Natriumjodid | 500–1000 mg i.v. alle 8 Stunden |
| Kortisol (Hydrokortison) | 100–200 mg i.v. alle 8 Stunden |
| Propranolol | 1–2 mg i.v. oder eine entsprechende Dosierung, um die Herzfrequenz unter 90 Schläge pro Minute zu senken |
| Propylthiouracil | 200–400 mg oral alle 8 Stunden |

Hormonfreisetzung aus der Schilddrüse sofort gedrosselt werden (Abb. 23.1). Aufgrund einer erhöhten Metabolisierung und eines erhöhten Bedarfs an Kortikosteroiden kann es während einer thyreotoxischen Krise zu einer akuten primären Nebennierenrindeninsuffizienz kommen. Dadurch kann eine exogene Kortisolzufuhr notwendig werden. Propranolol ist notwendig, um die Auswirkungen der Schilddrüsenhormone auf das kardiovaskuläre System abzuschwächen. Propylthiourazil ist notwendig, um die Synthese neuer Schilddrüsenhormone zu drosseln (insbesondere die durch Natriumjodid eventuell ausgelöste Synthese von Schilddrüsenhormonen muß damit blockiert werden). Acetylsalizylsäure kann Thyroxin aus seiner Eiweißbindung verdrängen und sollte daher nicht zur Senkung der Körpertemperatur eingesetzt werden.

### 23.1.4 Hypothyreose

Bei einer Hypothyreose liegen subnormale Konzentrationen an aktiven Schilddrüsenhormonen vor. Eine Schilddrüsenunterfunktion kann die Folge einer Funktionsstörung von Hypothalamus, Hypophyse, oder einer primären Zerstörung des Schilddrüsengewebes sein (Tab. 23.4). Die Diagnose einer Hypothyreose wird klinisch gestellt und kann durch entsprechende Schilddrüsenfunktionstests bestätigt werden (vgl. Abschnitt: Schilddrüsenfunktionstests). Eine subklinische Hypothyreose, bei der nur ein erhöhter TSH-Plasmaspiegel vorliegt, ist bei ungefähr 5 % der Bevölkerung anzutreffen. Bei gesunden älteren Menschen beträgt die Prävalenz 13,2 % [22], (vgl. Kapitel 36).

**Tab. 23.4:** Ätiologie der Hypothyreose

| Typ | Ätiologie |
|---|---|
| **Sekundäre Hypothyreose** | |
| hypothalamische Funktionsstörung | TRH-Mangel |
| Funktionsstörung des Hypophysenvorderlappens | TSH-Mangel |
| **primäre Hypothyreose** | |
| Zerstörung der Schilddrüse | frühere Radiojod-Therapie ($J^{131}$) Bestrahlung im Halsbereich chronische Entzündung |
| Mangel an Schilddrüsenhormonen | Jodmangelernährung Jodidzufuhr (Jodide hemmen die Abgabe von Schilddrüsenhormonen) Thyreostatika |

Ursache für eine Schilddrüsenunterfunktion ist bei den meisten dieser Patienten vermutlich eine chronische Thyreoiditis (Hashimoto-Thyreoiditis).

Weitere Gründe für eine Hypothyreose können Folgezustände nach einer operativen oder medikamentösen Therapie einer Hyperthyreose sein.

### Symptome

Die klinische Symptomatik der Hypothyreose hängt davon ab, in welchem Alter die Schilddrüsenunterfunktion beginnt. So kann z.B. in der Neugeborenenperiode ein Mangel an Schilddrüsenhormonen zu einem Kretinismus mit geistiger Retardierung und verzögerter körperlicher Entwicklung führen. Im Erwachsenenalter beginnt eine Hypothyreose schleichend und kann aufgrund des allmählichen Beginns jahrelang unerkannt bleiben.

Die einzigen körperlichen Befunde, die eine hohe statistische Korrelation mit einer Hypothyreose zeigen, sind verzögerte Achillessehnenreflexe, eine heisere Stimme und trockene Haut. Typischerweise laufen alle metabolischen Prozesse verlangsamt ab. Auffallend sind eine Lethargie und eine Kälteintoleranz. Aufgrund einer Bradykardie und eines verminderten Schlagvolumens ist das Herzminutenvolumen bis zu 40 % erniedrigt. Erniedrigtes Herzminutenvolumen, erhöhter peripherer Gesamtwiderstand und erniedrigtes Blutvolumen führen zu einer Verlängerung der Kreislaufzeit und einer kleineren Blutdruckamplitude. Charakteristisch ist eine periphere Vasokonstriktion mit kalter und trockener Haut. Vermutlich ist die Vasokonstriktion ein körpereigener Versuch, den Verlust an Körperwärme möglichst gering zu halten. Viele der kardialen Symptome einer Hypothyreose (Kardiomegalie, Pleuraerguß, Aszites, periphere Ödeme) ähneln einer Herzinsuffizienz. Eine manifeste Herzinsuffizienz ist allerdings unwahrscheinlich. Falls sie vorliegt, weist sie auf eine gleichzeitige Herzerkrankung oder einen unerkannten Herzinfarkt hin. Oft besteht eine Nebennierenrindenatrophie und damit eine Verminderung der Kortisolproduktion. Theoretisch könnte bei diesen Patienten eine nicht erkannte Unterfunktion der Nebennieren zu einem Herz-Kreislauf-Zusammenbruch während Anästhesie und Operation führen.

**Myxödemkoma.** Das Myxödemkoma ist durch Herzinsuffizienz, Hypoventilation, spontane Hypothermie und verminderte Bewußtseinslage gekennzeichnet. Die Hypothermie ist Ausdruck einer verminderten Wärmeproduktion durch Katecholamine. Die Hypoventilation kann durch eine myxödematöse Infiltration der Atemmuskulatur bedingt sein. Außerdem ist die gesamte Kortikosteroidproduktion vermindert, was mit einer Atrophie der Nebennierenrinde zusammenhängen kann. Schließlich kann es bei hypothyreoten Patienten aufgrund einer zu niedrigen Sekretion an antidiuretischem Hormon zu einer Hyponatriämie kommen, da die Nierentubuli das freie Wasser nicht mehr ausscheiden können.

**Subakute Thyreoiditis.** Die subakute Thyreoiditis ist eine virusartige Erkrankung mit einer diffus vergrößerten und druckempfindlichen Schilddrüse. Bei 25 % der Patienten kommt es für 2–6 Monate zu einer vorübergehenden Hypothyreose.

**Chronische Thyreoiditis (Hashimoto-Thyreoiditis).** Die chronische Thyreoiditis ist eine Autoimmunerkrankung mit progressiver Zerstörung der Schilddrüse, die letztlich in einer Hypothyreose endet. Bei Erwachsenen mit diffuser Schilddrüsenvergrößerung sollte nach entsprechenden Antikörpern gesucht werden, um diese Krankheit auszuschließen. Die chronische Thyreoiditis ist die häufigste Ursache einer Hypothyreose bei Erwachsenen. Eine chronische Thyreoiditis kann mit anderen Autoimmunerkrankungen wie z.B. perniziöser Anämie, Myasthenia gravis, primärer Nebenniereninsuffizienz oder vorzeitiger Ovarialinsuffizienz vergesellschaftet sein. Umgekehrt sollte beim Vorliegen einer dieser Krankheiten die Schilddrüsenfunktion überprüft werden.

### Therapie

Die Therapie einer Hypothyreose beteht in der exogenen Substitution der Schilddrüsenhormone. Die physiologischen Plasmaspiegel an Schilddrüsenhormonen müssen langsam wieder normalisiert werden, da sonst die Gefahr besteht, daß plötzlich pektanginöse Beschwerden, Herzrhythmusstörungen oder ein Herzversagen auftreten. Bis die physiologischen Wirkungen von Thyroxin eintreten, vergehen bis zu 10 Tage. Deshalb ist Thyroxin für die Notfalltherapie einer Hypothyreose nicht geeignet. Dagegen wirkt Trijodthyronin nach intravenöser Injektion innerhalb von 6 Stunden und erreicht sein Wirkungsmaximum nach 48–72 Stunden. Falls Hinweise auf eine primäre Nebenniereninsuffizienz bestehen, wird eine exogene Kortisolzufuhr erforderlich. Digitalispräparate zur Therapie einer Herzinsuffizienz müssen vorsichtig dosiert werden, weil das Herz während einer Hypothyreose seine Leistung nicht ohne weiteres steigern kann.

Zur Dauertherapie der Hypothyreose wird oral L-Thyroxin oder Schilddrüsenextrakt verabreicht. Die dadurch erzielten Wirkungen sind nicht von denen zu unterscheiden, die durch endogen sezernierte Schilddrüsenhormone verursacht werden. Eine normale TSH-Plasmakonzentration bestätigt, daß die Therapie suffizient ist und eine Euthyreose vorliegt. Falls Schilddrüsenhormone substituiert werden, ist auch eine hypothyreosebedingte Kardiomyopathie reversibel.

Bei der Therapie hypothyreoter Patienten mit einer koronaren Herzerkrankung können spezielle Probleme auftreten. Z.B. kann es bei dem Versuch, mittels Substitution von Schilddrüsenhormonen eine Euthyreose herbeizuführen, zu einer Myokardischämie kommen. Bei diesen Patienten wird häufig zuerst ein aortokoronarer Venenbypass angelegt und dann postoperativ mit der Substitution der Schilddrüsenhormone begonnen. [23].

### Narkoseführung

Elektive Operationen sollten solange verschoben werden, bis der Patient wieder euthyreot ist. Allerdings werden viele Fälle einer Hypothyreose nicht erkannt, weil die Krankheit oft schleichend einsetzt. Bei jedem Patienten mit einer subtotalen Strumektomie oder einer Radiojodtherapie in der Anamnese muß daran gedacht werden, daß eine Hypothyreose vorliegen könnte. Falls eine Operation bei einem hypothyreoten Patienten nicht verschoben werden kann, müssen folgende anästhesiologische Grundsätze berücksichtigt werden:

1. Diese Patienten reagieren ausgesprochen empfindlich auf Hypnotika, 2. es liegen hypodyname Herzkreislaufverhältnisse mit einem erniedrigten Herzminutenvolumen vor. Ursache sind eine niedrige Herzfrequenz und ein geringes Schlagvolumen; 3. die Metabolisierung von Medikamenten, insbesondere von Opioiden ist verlangsamt, 4. die Barorezeptorreflexe sind nicht intakt, 5. das intravasale Flüssigkeitsvolumen ist vermindert, 6. die ventilatorische Antwort auf eine Hypoxämie und/oder Hyperkapnie ist vermindert, 7. die Magenentleerungszeit ist verlängert, 8. die Ausscheidung von freiem Wasser ist beeinträchtigt. Dadurch kommt es zu einer Hyponatriämie. 9. Es liegen eine Hypothermie, 10. eine Anämie, 11. eine Hypoglykämie und 12. eine primäre Nebenniereninsuffizienz vor [1]. Es gibt keinen direkten Beweis dafür, daß diese Patienten empfindlicher auf exogen zugeführte Katecholamine sind [1]. Außerdem konnte gezeigt werden, daß die Anzahl der Beta-Rezeptoren bei einer Hypothyreose vermindert ist [5].

**Prämedikation.** Bei hypothyreoten Patienten sollte keine medikamentöse Prämedikation verordnet werden, sondern lediglich eine psychische Unterstützung durchgeführt werden. Unter Umständen ist eine Kortisolsubstitution indiziert, da Streß eine verminderte Nebennierenfunktion demaskieren kann, die häufig mit einer Hypothyreose vergesellschaftet ist (vgl. Kapitel: Präoperative Kortikosteroidsubstitution). Opioide können bei diesen Patienten leicht eine Atemdepression verursachen. Falls Sedativa oder Anticholinergika für nötig gehalten werden, können sie intravenös verabreicht werden, sobald der Patient in den Operationssaal gebracht worden ist.

**Narkoseeinleitung.** Die Narkose kann mit einer langsamen Injektion von Ketamin eingeleitet werden. Barbiturate oder Benzodiazepine sind keine Medikamente der ersten Wahl, weil es hierbei eher als bei Ketamin zu einem plötzlichen Blutdruckabfall kommen kann. Selbst Ketamin kann zu einer unerwarteten kardiovaskulären Depression führen, falls die Aktivität des sympathischen Nervensystems stark vermindert ist. Bei manchen hypothyreoten Patienten reicht schon das Einatmen von Lachgas aus, damit sie nicht mehr ansprechbar sind. Zur endotrachealen Intubation wird Succinylcholin oder eine entsprechende Dosis eines nicht-depolarisierenden Muskelrelaxans verabreicht.

**Narkoseführung.** Bei hypothyreoten Patienten wird die Narkose am besten mit Lachgas aufrechterhalten. Falls nötig, werden zusätzlich Benzodiazepine, Ketamin oder minimale Dosen kurzwirksamer Opioide verabreicht [24]. Volatile Anästhetika sind nicht empfehlenswert, weil hypothyreote Patienten ausgesprochen empfindlich auf eine medikamentös bedingte myokardiale Depression reagieren. Außerdem kann eine Vasodilatation, wie sie selbst durch niedrige Konzentrationen volatiler Anästhetika hervorgerufen wird, bei gleichzeitiger Hypovolämie und/oder abgeschwächtem Barorezeptorreflex zu einem abrupten Blutdruckabfall führen. Dies läßt vermuten, daß diese Patienten sehr empfindlich auf diese Medikamente reagieren. Dennoch muß beachtet werden, daß bei hypothyreoten Patienten die zur Muskelrelaxation erforderliche Konzentration volatiler Anästhetika nicht signifikant erniedrigt ist (Abb. 23.2), [18]. Daß es bei einer Änderung der Schilddrüsenaktivität zu keiner Änderung des Narkosemittelbedarfs kommt, kann dadurch bedingt sein, daß der zerebrale Sauerstoffbedarf unabhängig von der Schilddrüsenaktivität ist [1]. Der klinische Eindruck eines erniedrigten Narkosemittelbedarfs ist wahrscheinlich dadurch bedingt, daß bei dem erniedrigten Herzminutenvolumen schnell ein narkotisch wirksamer Partialdruck erreicht wird. Dies führt zu einer schnellen Narkoseeinleitung. Außerdem ist beim Absinken der Körpertemperatur unter 37°C ein verminderter Bedarf an volatilen Anästhetika zu erwarten [25]. Daneben sind die hepatische Metabolisierung und die renale Elimination intravenöser Anästhetika vermindert.

Das Ziel bei der Narkoseführung hypothyreoter Patienten besteht darin, einerseits eine ausreichende Muskelrelaxation zur Erleichterung der Operationsbedingungen zu garantieren und gleichzeitig die Dosis der Anästhetika möglichst niedrig zu halten. Eine kontrollierte Beatmung ist empfehlenswert, da hypothyreote Patienten zu einer Hypoventilation neigen. Bei der kontrollierten Beatmung von hypothyreoten Patienten besteht die Gefahr, daß es zu einem schweren Abfall des arteriellen $CO_2$-Partialdrucks kommt, da durch die eingeschränkte Metabolisierungsrate wenig Kohlendioxid produziert wird. Zerebraler Metabolismus und zerebraler Sauerstoffbedarf sind bei diesen Patienten jedoch nicht vermindert; deshalb ist es wichtig, eine exzessive Hyperventilation mit der sich daraus ergebenden Verminderung des zerebralen Blutflusses zu vermeiden. Pancuronium ist bei hypothyreoten Patienten ein geeignetes Muskelrelaxans, da es eine geringe sympathomimetische Wirkung hat. Mittellang wirkende Muskelrelaxantien wären ebenfalls geeignet. Bei diesen Medikamenten ist die Gefahr einer verlängerten neuromuskulären Blockade geringer als bei Pancuronium. Falls Muskelrelaxantien in üblicher Dosierung verabreicht werden, besteht die Gefahr einer verlängerten Wirkungsdauer, weil bei einer Hypothyreose der Muskeltonus der quergestreiften Muskulatur verringert ist. D-Tubocurarin sollte nicht eingesetzt werden, weil hierbei die Gefahr eines Blutdruckabfalls groß ist. Die Antagonisierung von nicht-depolarisierenden Muskelrelaxantien mit einem Cholinesterasehemmer und einem Anticholinergikum stellt für hypothyreote Patienten kein Risiko dar.

Das Monitoring bei hypothyreoten Patienten ist darauf ausgerichtet, frühzeitig eine Herzinsuffizienz und eine Hypothermie zu erkennen. Bei großen Operationen sind eine kontinuierliche Blutdruckmessung in einer peripheren Arterie und die Überwachung der kardialen Füllungsdrucke indiziert. Die Überwachung des zentralen Venendrucks liefert eine sinnvolle Richtlinie für die intravenöse Flüssigkeitssubstitution. Um die Gefahr einer Hyponatriämie aufgrund der verminderten Ausscheidung von freiem Wasser möglichst gering zu halten, sollten intravenös verabreichte Flüssigkeiten außer Glukose auch Natrium enthalten. Bei der Behandlung einer Hypotension mit Flüssigkeitszufuhr oder mit Sympathomimetika besteht die Gefahr, daß dadurch eine Herzinsuffizienz ausgelöst wird. Alpha-Mimetika wie z.B. Phenylephrin können den peripheren Widerstand erhöhen. Dies ist unerwünscht, da das Herz seine myokardiale Kontraktilität nicht steigern kann. Beta-Mimetika dagegen können zu Herzrhythmusstörungen führen. Zur Behandlung einer Hypotension scheinen kleine Dosen von Ephedrin (2,5–5 mg) nützlich zu sein. Während der Injektion müssen jedoch die kardialen Füllungsdrucke und das EKG sorgfältig überwacht werden. Falls die Hypotension trotz Flüssigkeitsersatz und/oder Sympathomimetika weiterbesteht, muß an die Möglichkeit einer akuten primären Nebenniereninsuffizienz gedacht werden. Um einen Abfall der Körpertemperatur zu vermeiden, können z.B. der Operationssaal aufgeheizt und die Atemgase angewärmt werden. Außerdem scheint es sinnvoll zu sein, die Infusionsleitungen durch einen Blutwärmer zu leiten.

Die Erholungszeit von den sedierenden Wirkungen der Anästhetika kann bei hypothyreoten Patienten verzögert sein. Dadurch ist eine verlängerte postoperative Überwachung erforderlich. Eine verlängerte postoperative Schläfrigkeit sowie Schwierigkeiten bei der Entwöhnung von der mechanischen Beatmung können unter Umständen auf eine bisher unerkannte Hypothyreose hinweisen [26]. Mit der Extubation sollte solange gewartet werden, bis die Patienten ansprechbar sind und die Körpertemperatur ungefähr 37°C beträgt. Zu beachten ist, daß diese Patienten extrem empfindlich auf die atemdepressive Wirkung von Opioiden reagieren. Deshalb sollten Opioide im Rahmen der postoperativen Analgesie möglichst niedrig dosiert werden, oder es sollte ein nicht-opioidhaltiges Analgetikum eingesetzt werden.

**Regionalanästhesieverfahren.** Bei Vorliegen einer Hypothyreose sind Regionalanästhesieverfahren gut geeignet. Obwohl klinische Daten hierzu fehlen, ist es doch wahrscheinlich, daß geringere Dosen an Lokalanästhetika für periphere Nervenblockaden ausreichen. Außerdem ist die Metabolisierung der in den systemischen Kreislauf resorbierten Lokalanästhetika vom Amidtyp vermutlich verlangsamt. Daher ist es denkbar, daß hypothyreote Patienten leicht zu einer Intoxikation mit Lokalanästhetika neigen.

## 23.1.5 Schilddrüsenkarzinom

Ein solitärer «kalter» Schilddrüsenknoten (vgl. Abschnitt: Schilddrüsenfunktionstests) ist in 10–30 % der Fälle bösartig. Die höchste Inzidenz besteht im Alter unter 20 Jahren. Ist anamnestisch eine früher durchgeführte Bestrahlung des Halses bekannt – besonders im Kindesalter – und liegt gleichzeitig ein Schilddrüsenknoten vor, dann sollte an ein Schilddrüsenkarzinom gedacht werden. Das medulläre Schilddrüsenkarzinom produziert typischerweise große Kalzitoninmengen. Trotz der erhöhten Kalzitoninsekretion kommt es jedoch zu keiner Hypokalzämie. Das Schilddrüsenkarzinom kann nur durch eine Biopsie diagnostiziert werden. Die Kombination eines medullären Schilddrüsenkarzinoms mit einem Phäochromozytom stellt einen autosomal dominant erblichen Defekt dar und wird als multiple endokrine Neoplasie Typ II bezeichnet (vgl. Abschnitt: Multiple endokrine Neoplasien).

## 23.2 Epithelkörperchen

Die vier Nebenschilddrüsen (Epithelkörperchen) befinden sich jeweils hinter den zwei oberen und unteren Polen der Schilddrüse. Die Epithelkörperchen produzieren ein Polypeptidhormon, das als Parathormon bezeichnet wird. Die Freisetzung des Parathormons unterliegt einem negativen Feed back-Mechanismus, der über die Kalziumkonzentration im Plasma reguliert wird. So stimuliert z.B. eine niedrige Plasma-Kalzium-Konzentration die Parathormonfreisetzung, während eine erhöhte Kalziumkonzentration sowohl die Synthese als auch die Freisetzung von Parathormon hemmt. Die Sekretion von Parathormon wird auch durch die Phosphor-Plasma-Konzentration beeinflußt. Eine erhöhte Phosphorkonzentration kann zu einem Abfall der Plasma-Kalzium-Konzentration führen und so die Freisetzung von Parathormon stimulieren. Auch eine niedrige Magnesium-Plasma-Konzentration kann die Freisetzung von Parathormon sowie dessen periphere Wirkungen hemmen.

Durch das Parathormon wird die Plasma-Kalzium-Konzentration im Normbereich (von 4,5–5,5 mval/l) gehalten. Parathormon fördert die Kalziumaufnahme aus dem Gastrointestinaltrakt sowie die Rückresorption über die Niere und die Mobilisierung aus den Knochen. Die gastrointestinale Kalziumresorption wird durch aktives Vitamin D gefördert. Die Synthese von Vitamin D ist von Parathormon abhängig. Parathormon fördert die Kalziumfreisetzung aus dem Knochen, indem es die Osteoklasten aktiviert. In den Nieren aktiviert Parathormon ein Enzym, das für die Vitamin D-Synthese notwendig ist. Es kommt zu einer Erhöhung der Kalziumkonzentration, denn Vitamin D steigert die tubuläre Kalziumrückresorption sowie die Phosphorausscheidung über die Nierentubuli.

## 23.2.1 Hyperparathyreoidismus

Falls eine erhöhte Parathormonsekretion vorliegt, wird von einem Hyperparathyreoidismus gesprochen. Die Plasma-Kalzium-Konzentration kann dabei erhöht, normal oder erniedrigt sein. Es gibt einen primären und sekundären Hyperparathyreoidismus sowie einen Pseudohyperparathyreoidismus.

### Primärer Hyperparathyreoidismus

Beim primären Hyperparathyreoidismus liegt eine exzessive Parathormonsekretion aufgrund eines benignen Nebenschilddrüsenadenoms, eines Nebenschilddrüsenkarzinoms oder eine Hyperplasie der Epithelkörperchen vor. Bei ungefähr 90 % der Patienten ist ein benignes Nebenschilddrüsenadenom die Ursache für den primären Hyperparathyreoidismus. In weniger als 5 % der Fälle liegt ein Karzinom der Nebenschilddrüsen vor. Von einer Hyperplasie sind normalerweise alle vier Epithelkörperchen betroffen. Es müssen jedoch nicht alle Epithelkörperchen in gleichem Maße vergrößert sein. Schließlich kann ein primärer Hyperparathyreoidismus auch zusammen mit Funktionsstörungen anderer endokriner Drüsen auftreten (vergleiche Abschnitt: Multiple endokrine Neoplasien).

**Symptome.** Die im Rahmen eines Hyperparathyreoidismus auftretende Hyperkalzämie führt zu den verschiedensten Symptomen (Tab. 23.5). Eine allgemeine leichte Schwäche ist die häufigste Beschwerde. Bei Vorliegen von Nierensteinen muß an einen Hyperparathy-

**Tab. 23.5:** Symptome einer Hyperkalzämie aufgrund eines Hyperparathyreoidismus

| Typ | Symptome |
| --- | --- |
| Nieren | Polydipsie und Polyurie |
| | Nierensteine |
| | verminderte glomeruläre Filtrationsrate |
| Herz | Hypertension |
| | verkürzte QT-Dauer |
| | verlängerte PR-Dauer |
| Gastrointestinaltrakt | Bauchschmerzen |
| | Erbrechen |
| | Gewichtsverlust |
| | Ulcus pepticum |
| | Pankreatitis |
| Skelettsystem | schmerzhafte und empfindliche Knochen |
| | Demineralisation der Knochen |
| | pathologische Frakturen |
| | Zusammensinken von Wirbelkörpern |
| Nervensystem | Somnolenz |
| | Psychose |
| | verminderte Schmerzempfindung |
| neuromuskuläres System | Muskelschwäche |
| Gelenke | periartikuläre Kalzifikationen |
| | Gicht |
| Auge | Kalzifikationen (Hornhautveränderungen) |
| | Konjunktivitis |
| hämatopoetisches System | Anämie |

reoidismus gedacht werden, egal, ob gleichzeitig eine Niereninsuffizienz vorliegt oder nicht. Eine Hyperkalzämie führt zu Polyurie und Polydipsie. Auch ein Bluthochdruck ist ein häufiger Befund. Im EKG finden sich kurze QT-Intervalle, die PR-Intervalle sind dagegen häufig verlängert. Der Herzrhythmus ist gewöhnlich normal. Oft kommt es zu einem Ulcusleiden, denn Kalzium steigert die Magensäureproduktion. Im Rahmen eines primären Hyperparathyreoidismus kann auch eine akute oder chronische Pankreatitis vorkommen. Selbst falls weder ein Ulcusleiden noch eine Pankreatitis vorliegen, können die bei einer Hyperkalzämie eventuell auftretenden Bauchschmerzen ein akutes Abdomen vortäuschen. Am Skelett äußert sich ein primärer Hyperparathyreoidismus typischerweise als Ostitis fibrosa generalisata cystica, die durch eine gesteigerte Osteoklastenaktivität bedingt ist. Röntgenologische Befunde, die für einen Befall des Skelettsystems sprechen, sind eine generalisierte Rareficatio der Knochenstruktur, subkortikale Resorptionszonen in Finger- und Zehenknochen, sowie in den distalen Enden der Schlüsselbeine. Typisch ist auch das Auftreten von Knochenzysten. Es kann zu Knochenschmerzen, Druckempfindlichkeit und pathologischen Frakturen kommen. Außerdem können bei einer Hyperkalzämie Merkfähigkeitsstörungen und eine Verminderung der zerebralen Leistungsfähigkeit, eventuell auch Persönlichkeitsveränderungen und Stimmungsschwankungen oder gar Halluzinationen auftreten. Es kann auch zu einer Einschränkung des Schmerz- und Vibrationsempfindens kommen. Ein neuromuskulärer Befall mit Muskelschwäche und Hypotonie kann so ausgeprägt sein, daß der Verdacht einer Myasthenia gravis gestellt wird. Muskelschwäche und Muskelatrophie betreffen vor allem die proximale Muskulatur der unteren Extremität. Bei einem primären Hyperparathyreoidismus kommt es auch zu einer Anämie, selbst dann, wenn keine Nierenfunktionsstörung vorliegt.

**Diagnostik.** Das wichtigste diagnostische Kriterium für einen primären Hyperparathyreoidismus ist eine erhöhte Plasma-Kalzium-Konzentration (über 5,5 mval/l). Falls die Plasma-Kalzium-Konzentration stärker erhöht ist (über 7,5 mval/l), dann handelt es sich eher um ein Nebenschilddrüsenkarzinom; ein benignes Adenom oder eine Hyperplasie der Nebenschilddrüsen sind dann weniger wahrscheinlich. Die Plasma-Chlorid-Konzentration ist normalerweise höher als 102 mval/l. Diese Erhöhung der Plasma-Chlorid-Konzentration entsteht dadurch, daß Parathormon die renale Ausscheidung von Bikarbonat beeinflußt und zu einer leichten metabolischen Azidose führt. Die Phosphat-Konzentration im Plasma ist aufgrund einer erhöhten renalen Phosphatausscheidung normalerweise niedrig. Wenn die Krankheit fortschreitet, kann es aufgrund einer zusätzlichen Niereninsuffizienz zu einem Anstieg des Plasmakreatinins kommen. Bei Patienten mit einem primären Hyperparathyreoidismus ist die renale Ausscheidung von zyklischem Adenosinmonophosphat erhöht. Falls es dagegen zu einer Hyperkalzämie kommt, die nicht mit einer Funktionsstörung der Epithelkörperchen zusammenhängt, dann ist die renale Ausscheidung von zyklischem Adenosinmonophosphat nicht verändert. Die Konzentrationsbestimmung des Parathormons im Plasma reicht nicht immer aus, um die Diagnose eines primären Hyperparathyreoidismus zu bestätigen.

**Therapie.** Die Plasma-Kalzium-Konzentration kann primär dadurch erniedrigt werden, daß intravenös oder oral Flüssigkeit zugeführt und gleichzeitig Furosemid verabreicht wird. Eine notfallmäßige Therapie der Hyperkalzämie wird normalerweise erforderlich, falls die Plasma-Kalzium-Konzentration höher als 7,5 mval/l ist. Die Plasma-Kalzium-Konzentration kann am schnellsten dadurch gesenkt werden, daß intravenös Mithramycin verabreicht wird (25 mikrog/kg). Mithramycin hemmt die durch Parathormon induzierte Osteoklastenaktivität und senkt so die Plasma-Kalzium-Konzentration innerhalb von 12–36 Stunden. Dieser Effekt hält 3–5 Tage an. Zu den toxischen Wirkungen von Mithramycin gehören Thrombozytopenie, Leber- und/oder Nierenschädigungen. Falls Mithramycin kontraindiziert ist, kann zur Senkung der Plasma-Kalzium-Konzentration eine Hämodialyse durchgeführt werden.

Auch Kalzitonin senkt schnell und effektiv die Kalzium-Plasma-Konzentration, aber dessen Wirkung ist nur vorübergehend. In seltenen Fällen kann eine Hyperkalzämie medikamentös nicht beherrschbar sein und es kann eine notfallmäßige Parathyreoidektomie erforderlich werden.

Die definitive Therapie des primären Hyperparathyreoidismus besteht in der operativen Entfernung eines Nebenschilddrüsenadenoms oder -karzinoms. Falls eine Hyperplasie aller vier Nebenschilddrüsen vorliegt, wird – bis auf die Hälfte einer Nebenschilddrüse – alles Nebenschilddrüsengewebe entfernt. Der Erfolg einer Parathyreoidektomie äußert sich darin, daß die Ausscheidung von zyklischem Adenosinmonophosphat im Urin abfällt und sich die Plasma-Kalzium-Konzentration innerhalb von 3–4 Tagen normalisiert. Es sollte beachtet werden, daß nach einer Parathyreoidektomie (wegen einer Epithelkörperchenhyperplasie) ein postoperativer Hypoparathyreoidismus auftreten kann, besonders bei solchen Patienten, die gleichzeitig unter einer Ostitis fibrosa generalisata cystica leiden. Auch wenn eine entsprechende Menge an Nebenschilddrüsengewebe belassen wird, kann es sein, daß dieses verbleibende Epithelkörperchengewebe die normale Nebenschilddrüsenfunktion nicht sofort ausreichend übernehmen kann. Der sich daraus eventuell ergebende Hypoparathyreoidismus verschwindet jedoch normalerweise nach 7–10 Tagen wieder langsam. Postoperativ kann es auch zu einer Hypomagnesiämie kommen. Ursachen sind eine postoperative übermäßige Magnesiumaufnahme in die Knochen und ein eventuell schon zuvor bestehender Magnesiummangel. Durch eine Hypomagnesiämie werden die Symptome einer Hypokalzämie verschlimmert und therapieresistent. Bei Patienten mit einem Hyperparathyreoidismus kommt es häufiger zu akuten arthritischen Beschwerden wie Gicht oder Pseudogicht. Das Auftreten arthritischer Beschwerden kann durch eine Operation an den Nebenschilddrüsen noch beschleunigt werden. Nach einer Parathyreoidektomie kann es vorübergehend auch zu einer hyperchlorämischen metabolischen Azidose und gleichzeitig zu einer Verschlechterung der Nierenfunktion kommen.

**Narkoseführung.** Bei der Narkoseführung von Patienten mit einer erhöhten Plasma-Kalzium-Konzentration ist es besonders wichtig, für eine ausreichende Flüssigkeitszufuhr und eine reichliche Diurese zu sorgen (s. Kapitel 22). Um diese Patienten in der perioperativen Phase richtig behandeln zu können, ist es wichtig, die Symptome einer Hyperkalzämie zu kennen (Tab. 23.5). Besondere Anästhetika oder Anästhesietechniken sind bei diesen Patienten nicht indiziert. Falls Enfluran eingesetzt werden soll, muß daran gedacht werden, daß eventuell eine Nierenfunktionsstörung vorliegen kann. Ist der Patient vor der Narkoseeinleitung somnolent, dann ist der intraoperative Bedarf an Anästhetika vermutlich vermindert. Bei Patienten, die aufgrund der Hyperkalzämie bereits Persönlichkeitsstörungen aufweisen, ist Ketamin nicht empfehlenswert. Eine EKG-Überwachung ist wichtig, um eventuelle Auswirkungen der Hyperkalzämie auf das Herz erkennen zu können. Allerdings gibt es Hinweise darauf, daß die QT-Dauer kein zuverlässiger Indikator für intraoperative Veränderungen der Plasma-Kalzium-Konzentration ist [27]. Die Reaktion auf Muskelrelaxantien kann bei diesen Patienten verändert sein. So ist bei hyperkalzämischen Patienten mit einer Muskelschwäche zu rechnen und der Bedarf an Muskelrelaxantien ist vermutlich erniedrigt. Andererseits ist zu erwarten, daß eine erhöhte Plasma-Kalzium-Konzentration die Wirkung nicht-depolarisierender Muskelrelaxantien z. T. antagonisiert. Es wurde über einen Patienten mit einem Hyperparathyreoidismus berichtet, der auf Succinylcholin verstärkt ansprach, gegenüber Atracurium aber eine Resistenz zeigte [28]. Angesichts dieser unvorhersehbaren Reaktionen auf Muskelrelaxantien scheint es sinnvoll zu sein, die Initialdosierung der Muskelrelaxantien möglichst gering zu halten und deren Wirkung mit Hilfe eines peripheren Nervenstimulators zu überprüfen. Schließlich ist es erforderlich, diese Patienten sehr sorgfältig für die Operation zu lagern, da häufig eine Osteoporose besteht und diese Patienten wegen pathologischer Frakturen gefährdet sind.

### Sekundärer Hyperparathyreoidismus

Der sekundäre Hyperparathyreoidismus stellt einen physiologischen Kompensationsprozeß auf Erkrankungen dar, bei denen eine Hypokalzämie, Hyperphosphatämie oder eine Hypomagnesiämie vorliegt. Dadurch kommt es zu einer kompensatorisch vermehrten Sekretion an Parathormon. Häufig liegt ursächlich eine Nierenerkrankung vor. So sind z. B. bei der Niereninsuffizienz die Elimination von Phosphor und die Hydroxylierung von Vitamin D vermindert. Dadurch kommt es zu einem Abfall der Plasma-Kalzium-Konzentration, zu einer Hyperplasie der Nebenschilddrüsen und einer erhöhten Parathormonsekretion. Auch eine gastrointestinale Malabsorption kann zu einer Hypokalzämie und einem sekundären Hyperparathyreoidismus führen. Die Therapie besteht in der Behandlung der Grunderkrankung. Im Gegensatz zu Patienten mit einem primären Hyperparathyreoidismus bleibt bei diesen Patienten die Plasma-Kalzium-Konzentration niedrig oder normal.

Gelegentlich kann es nach einer erfolgreichen Nierentransplantation zu einer vorübergehenden Hyperkalzämie kommen. Sie ist dadurch bedingt, daß die zuvor hyperaktiven Epithelkörperchen nicht sofort in der Lage sind, sich an die nun normalen renalen Verhältnisse bezüglich Kalzium, Phosphor und Vitamin D anzupassen. Mit der Zeit normalisieren sich aber Größe und Funktion der Nebenschilddrüsen. In manchen Fällen kann allerdings eine Parathyreoidektomie erforderlich sein.

### Pseudohyperparathyreoidismus

Ein Pseudohyperparathyreoidismus liegt vor, wenn Parathormon oder ein anderer Stoff mit ähnlichen endokrinen Eigenschaften außerhalb des Nebenschilddrüsengewebes produziert wird. Insbesondere Lungen-, Brust-, Pankreas- oder Nierenkarzinome sowie lymphoproliferative Erkrankungen sind Gewebe, die zu einer Sekretion von Parathormon und damit zu einer Hyperkalzämie führen können.

Vom primären Hyperparathyreoidismus unterscheidet sich der Pseudohyperparathyreoidismus dadurch, daß es häufiger zu Anämie, Erniedrigung der Serumchloridkonzentration unter 102 mval/l und zu erhöhter Plasma-Konzentration der alkalischen Phosphatase kommt. Möglicherweise sind Prostaglandine für die Hyperkalzämie dieser Patienten verantwortlich, da Indomethazin die Prostaglandinsynthese hemmt und zu einem Abfall der Kalziumkonzentration führt.

## 23.2.2 Hypoparathyreoidismus

Ein Hypoparathyreoidismus liegt vor, wenn die Parathormonsekretion zu niedrig ist oder die peripheren Gewebe resistent gegenüber Parathormonwirkungen sind (Tab. 23.6). Eine völlig fehlende Parathormonsekretion ist fast immer iatrogen durch eine versehent-

**Tab. 23.6:** Ätiologie des Hypoparathyreoidismus

**vermindertes oder fehlendes Parathormon**
  versehentliche Entfernung der Epithelkörperchen bei einer Thyreoidektomie
  therapeutische Entfernung der Epithelkörperchen im Rahmen einer Epithelkörperchenhyperplasie
  idiopathisch

**Resistenz der peripheren Gewebe auf die Parathormonwirkungen**
  Pseudohypoparathyreoidismus
  Hypomagnesiämie
  chronische Niereninsuffizienz
  gastrointestinale Malabsorption
  Antikonvulsiva

**unbekannte Ursachen**
  akute Pankreatitis

liche Entfernung der Nebenschilddrüsen während einer Thyreoidektomie bedingt. Ein idiopathischer Parathormonmangel kann isoliert oder im Zusammenhang mit Fehlfunktionen anderer endokriner Drüsen auftreten, wie z.B. der Schilddrüse oder den Nebennieren. Der Pseudohypoparathyreoidismus ist eine erbliche Erkrankung, bei der die Parathormonsekretion zwar normal ist, die Nieren aber auf das sezernierte Hormon nicht reagieren können. Die Patienten weisen typischerweise geistige Retardierung, Fettsucht, Kleinwüchsigkeit, kurze Metacarpal- und Metatarsalknochen und Kalzifizierung der Basalganglien auf. Beim Pseudo-Pseudohypoparathyreoidismus liegen ebenfalls die oben genannten Symptome vor, die Plasma-Kalzium-Konzentration ist aber normal. Die Sekretion oder Aktivität des Parathormons kann auch dann unzureichend sein, wenn im Rahmen von chronischer Niereninsuffizienz, Malabsorption oder Dauertherapie mit Antikonvulsiva ein Magnesiummangel vorliegt. Eine chronische antikonvulsive Therapie mit Phenytoin kann ein Grund für einen Vitamin D-Mangel sein. Schließlich kann auch eine akute Pankreatitis über unbekannte Mechanismen zu einer Hypokalzämie führen.

## Symptomatik

Die Symptome eines Hypoparathyreoidismus sind Folge der Hypokalzämie (siehe Abschnitt: Hypokalzämie in Kapitel 22). Die klinische Symptomatik einer Hypokalzämie hängt davon ab, wie schnell die Kalziumkonzentration im Plasma abfällt.

**Akute Hypokalzämie.** Eine akut einsetzende Hypokalzämie, wie sie z.B. nach der versehentlichen Entfernung der Nebenschilddrüsen im Rahmen einer Thyreoidektomie vorkommen kann, äußert sich meist in perioralen Parästhesien, Unruhe und neuromuskulärer Übererregbarkeit. Diese Übererregbarkeit kann anhand eines positiven Chvostek- oder Trousseau-Zeichens nachgewiesen werden. Ein positives Chvostek-Zeichen liegt vor, falls es bei Beklopfen der Haut über dem Nervus facialis im Bereich des Kieferwinkel zu Zuckungen der Gesichtsmuskulatur kommt. Es ist allerdings zu beachten, daß das Chvostek-Zeichen auch bei 10–15% der Patienten ohne Hypokalzämie positiv ist. Ein positives Trousseau-Zeichen liegt vor, wenn durch eine dreiminütige Ischämie des Armes, (z.B. durch Anlegen eines Stauschlauches) ein Karpopedal-Spasmus (eine Pfötchenstellung) ausgelöst wird. Eine neuromuskuläre Übererregbarkeit der inneren Kehlkopfmuskulatur kann zu einem inspiratorischen Stridor führen.

**Chronische Hypokalzämie.** Ein allmählicher Abfall der Kalzium-Plasma-Konzentration verursacht Müdigkeit und Krämpfe der quergestreiften Muskulatur. Die häufigste Ursache der Hypokalzämie ist wahrscheinlich eine chronische Niereninsuffizienz. Bei unterernährten Patienten (insbesondere bei Alkoholikern) sind Krämpfe der quergestreiften Muskulatur am ehesten Folge einer Hypokalzämie, die durch eine verminderte Magnesium-Plasma-Konzentration verursacht wird. Bei einer Hypokalzämie ist die QT-Dauer im EKG verlängert, während die QRS-Komplexe und die PR-Dauer normal sind. Trotz der EKG-Veränderungen ist der Herzrhythmus im allgemeinen normal. Petitmal oder Grand-mal-Anfälle können durch eine Hypokalzämie verschlimmert werden. Zu den neurologischen Veränderungen gehören Lethargie, Nachlassen der zerebralen Leistungsfähigkeit und Persönlichkeitsveränderungen, die an einen Hyperparathyreoidismus erinnern. Schließlich kommt es bei einer chronischen Hypokalzämie zu Kataraktbildung, Kalzifikationen (z.B. von subkutanem Gewebe und Stammganglien) und zur Verdickung der Schädelknochen.

## Diagnose

Der zuverlässigste diagnostische Parameter für einen Hypoparathyreoidismus sind erniedrigte Plasma-Kalzium-Konzentrationen (unter 4,5 mval/l). Die Ausscheidung von Kalzium und Phosphat über den Urin ist in diesem Fall vermindert. Bei niedrigen Plasmakonzentrationen an Parathormon liegen im Urin nur geringe Konzentrationen an zyklischem Adenosinmonophosphat vor. Bei einem Pseudohypoparathyreoidismus liegt typischerweise eine Hyperphosphatämie vor.

## Therapie

Die Therapie einer akuten Hypokalzämie besteht in der intravenösen Gabe von Kalzium. Kalzium wird solange zugeführt, bis die neuromuskuläre Übererregbarkeit verschwindet. Ein chronischer Hypoparathyreoidismus wird durch orale Gabe von Kalzium und Vitamin D behandelt, denn ein Präparat zur exogenen Parathormonsubstitution ist nicht verfügbar. Alternativ können auch Thiazid-Diuretika verabreicht werden. Thiazid-Diuretika verursachen eine Natriumausscheidung. Die Kalziumausscheidung ist jedoch nicht entsprechend gesteigert. Es kann ein relativer Anstieg der Plasma-Kalzium-Konzentration begünstigt werden.

Narkoseführung

Bei der Narkoseführung von Patienten mit einem Hypoparathyreoidismus müssen diejenigen perioperativen Ereignisse bekannt sein, die Auswirkungen auf die Plasma-Kalzium-Konzentration haben können (vgl. Abschnitt: Hypokalzämie in Kapitel 22).

### 23.2.3 Di-George-Syndrom

Beim Di-George-Syndrom liegt eine Hypoplasie oder Aplasie von Nebenschilddrüsenkörperchen und Thymus vor. Dadurch entwickelt sich eine sekundäre Hypokalzämie. Aufgrund eines Defekts der zellulären Immunität besteht zusätzlich eine Neigung zur Ausbildung einer Sepsis [29]. An Begleitmißbildungen bestehen häufig Gefäßanomalien, wie z.B. ein nach rechts abgehender Aortenbogen, ein persistierender Ductus arteriosus oder eine Fallot'sche Tetralogie. Aufgrund einer vorliegenden Mikrognathie kann die Darstellung der Glottis während der direkten Laryngoskopie erschwert sein. Während der Narkose könnte es aufgrund einer iatrogenen Hyperventilation und einer dadurch verursachten respiratorischen Alkalose zu einer Verschlimmerung der vorbestehenden Hypokalzämie kommen. Bei Vorliegen einer Hypokalzämie kann die Reaktion auf Muskelrelaxantien verändert sein. Kommt es bei Patienten mit einem Hypoparathyreoidismus zu einer akuten Hypokalzämie, dann können hämodynamische Probleme auftreten. Bei der perioperativen Betreuung dieser Patienten ist es sinnvoll, die Plasma-Kalzium-Konzentration (insbesondere den nicht-ionisierten Kalziumanteil) zu messen.

**Abb. 23.3:** Schematische Darstellung der Synthese der primären Nebennierenrindenhormone (Androgene, Kortisol und Aldosteron).

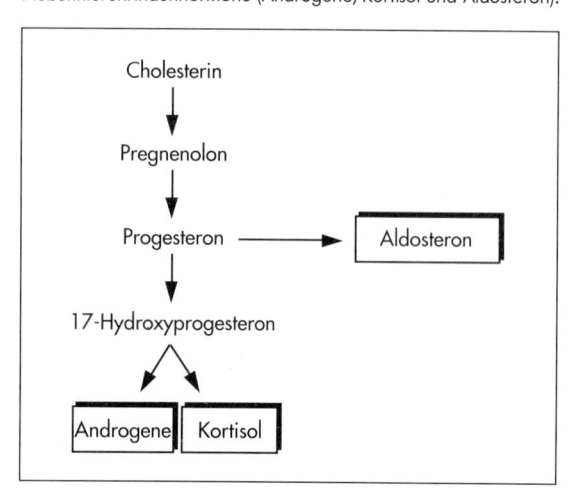

## 23.3 Nebennierenrinde

In der Nebennierenrinde werden drei verschiedene Hormongruppen synthetisiert: Glukokortikoide, Mineralokortikoide und Androgene. Cholesterin ist Ausgangssubstanz für das Steroidgerüst, von dem alle drei Hormongruppen der Nebennierenrinde abgeleitet werden (Abb. 23.3). Ausgangssubstanz für das Cholesterin ist die Essigsäure. Die Nebennierenrinde kann in drei funktionelle Schichten unterteilt werden, die Zona fascikulata, die Zona glomerulosa und die Zona reticularis. In der Zona fascikulata werden die Glukokortikoide, in der Zona glomerulosa die Mineralokortikoide und in der Zona reticularis die Androgene synthetisiert.

Kortisol ist das wichtigste Glukokortikoid der Nebennierenrinde. Sowohl endogene als auch synthetische Kortikosteroide werden in Bezug auf ihre glukokortikoide Potenz (entzündungshemmende Wirkung) und mineralokortikoide Potenz (Fähigkeit zur Salzretention) mit Kortisol verglichen (Tab. 23.7). Prednisolon bzw. Prednison sind hydroxylierte synthetische Derivate des Kortisols bzw. des Kortisons. Wird von einer täglichen endogenen Kortisolproduktion von 20 mg pro Tag ausgegangen, so könnte durch 5 mg Prednisolon bzw. 5 mg Prednison eine entsprechende glukokortikoide Wirkung erzielt werden. Durch Methylierung des Prednisolons zum Methylprednisolon oder zum Dexamethason wird die glukokortikoide Wirkung verstärkt, die mineralokortikoide Wirkung dagegen verringert (Tab. 23.7). Daher können durch entsprechende Dosierungen an Methylprednisolon oder Dexamethason glukokortikoide Wirkungen ohne größere mineralokortikoide Wirkungen erzielt werden.

### 23.3.1 Glukokortikoide

Kortisol ist das wichtigste endogene Glukokortikoid. Kortison wird dagegen nur in geringen Mengen sezerniert. Synthese und Freisetzung des Kortisols werden durch das adrenokortikotrope Hormon (ACTH) reguliert. ACTH wird im Hypophysenvorderlappen produziert. Die ACTH-Freisetzung wird über einen entsprechenden Releasing-Faktor (corticotropin-releasing-factor) reguliert, der aus dem Hypothalamus stammt und über einen negativen Feed-back-Mechanismus die Plasmakonzentration an Kortisol reguliert. Außerdem kann die ACTH-Freisetzung durch eine Hypoglykämie oder durch eine Streßsituation (wie z.B. im Rahmen einer Verletzung) stimuliert werden. Dadurch kann die Plasmakonzentration des Kortisols ansteigen.

Die tägliche endogene Kortisolproduktion beträgt ungefähr 20 mg. Der größte Teil des zirkulierenden Kortisols ist jedoch inaktiv, da es an ein $\alpha$-Globulin (Transkortin, kortikosteroid-bindendes $\alpha_1$-Globulin) gebunden ist. Die Basalkonzentration von Kortisol be-

**Tab. 23.7:** Endogene und synthetische Kortikosteroide

| | glukokortikoide Wirkung* (antiphlogistische Wirkung) | mineralokortikoide Wirkung* (salzretenierende Wirkung) | Äquivalenzdosis oral oder i.v.* (mg) |
|---|---|---|---|
| Kortisol | 1 | 1 | 20† |
| Kortison | 0.8 | 0.8 | 25 |
| Prednisolon | 4 | 0.8 | 5 |
| Prednison | 4 | 0.8 | 5 |
| Methylprednisolon | 5 | 0 | 4 |
| Betamethason | 25 | 0 | 0.75 |
| Dexamethason | 25 | 0 | 0.75 |
| Triamcinolon | 5 | 0 | 4 |
| Kortikosteron | 0.35 | 15 | |
| Fludrokortison | 10 | 125 | |
| Aldosteron | | 3000 | |

\* Wirkungsstärke und Äquivalenzdosis bezogen auf Kortisol
† angenommene tägliche endogene Kortisolproduktion

trägt morgens 10–25 mikro g/dl und um Mitternacht 2–10 mikro g/dl. Die Tagesschwankungen sind durch eine variierende ACTH-Sekretion aus dem Hypophysenvorderlappen bedingt. Kortisol wird in der Leber inaktiviert; im Urin erscheinen Metabolite in Form von 17-Hydroxykortikosteroiden.

Kortisol ist das einzige lebenswichtige Hormon, das von der Nebennierenrinde produziert wird. Kortisol hat unterschiedliche physiologische Auswirkungen. Es wird z. B. zur Aufrechterhaltung des Blutdruckes benötigt. Dies ist dadurch bedingt, daß Kortisol im Nebennierenmark bei der Umwandlung von Noradrenalin zu Adrenalin eine wichtige Rolle spielt. Kortisol begünstigt zum einen den Proteinabbau und zum anderen die Bildung von Glukose aus den freigesetzen Aminosäuren mit Hilfe der Glukoneogenese. Die periphere Glukoseverwertung der Zellen wird durch Kortisol gehemmt. Die im Rahmen einer Kortisoltherapie auftretende Hyperglykämie ist durch die Glukoneogenese und den verminderten peripheren Glukoseverbrauch bedingt. Außerdem begünstigt Kortisol die Natriumretention und die Kaliumausscheidung über die Nieren. Kortisol begünstigt auch die Wasserausscheidung, indem es die glomeruläre Filtrationsrate steigert und die Wasserrückresorption durch die Nierentubuli vermindert. Schließlich hat Kortisol auch eine entzündungshemmende Wirkung, insbesondere in hohen Plasmakonzentrationen. Die entzündungshemmenden Wirkungen der Glukokortikoide sind dadurch bedingt, daß diese Substanzen 1. die Zellmembranen stabilisieren und damit die Freisetzung lysosomaler Enzyme hemmen können, 2. die Permeabilität der Kapillarmembranen und damit den Übertritt von Proteinen in entzündetes Gewebe vermindern und 3. die Bildung von Bradykinin hemmen können.

### 23.3.2 Mineralokortikoide

Das wichtigste endogene Mineralokortikoid ist das Aldosteron. Kortikosteron und Desoxykortikosteron werden dagegen nur in geringen Mengen sezerniert. Die Sekretion und Synthese des Aldosterons in der Nebennierenrinde wird durch das Renin-Angiotensin-System und die Plasma-Kalium-Konzentration reguliert. Das im Rahmen von Hypotension, Hyponatriämie oder Hypovolämie von den juxtaglomerulären Zellen der Niere freigesetzte Renin führt zu einer Umwandlung von Angiotensinogen in Angiotensin I. Angiotensin I wird dann in Angiotensin II umgewandelt. Angiotensin II stellt einen starken Stimulus für die Aldosteronfreisetzung aus der Nebennierenrinde dar. Die Aldosteronsekretion wird außerdem durch hohe Plasmakaliumkonzentrationen stimuliert, während eine Hypokaliämie die Aldosteronsekretion hemmt. Aldosteron reguliert das extrazelluläre Flüssigkeitsvolumen dadurch, daß es die Natriumrückresorption in den Nierentubuli fördert. Außerdem begünstigt Aldosteron die Kaliumauscheidung durch die Nierentubuli. Die durchschnittliche Tagessekretion von Aldosteron beträgt 50–250 mikro g. Dadurch wird eine Plasmaaldosteronkonzentration von 1–5 mg/dl erreicht.

### 23.3.3 Androgene

Testosteron und Östradiol werden von der Nebennierenrinde nur in Spuren synthetisiert. Diese Hormone können jedoch auch an anderen Stellen des Körpers aus den primär in der Nebennierenrinde gebildeten Androgenen produziert werden. Die Androgenfreisetzung aus der Nebennierenrinde wird über das ACTH reguliert. Androgene werden in der Leber inaktiviert, Metabolite erscheinen im Urin in Form von 17-Ketosteroiden.

### 23.3.4 Cushing-Syndrom

Ein Cushing-Syndrom kann Folge einer exzessiven ACTH-Produktion, einer überschießenden Kortisolproduktion oder einer exogenen Kortikosteroidzufuhr sein. Bei ungefähr zwei Drittel der Patienten ist das Cushing-Syndrom durch eine exzessive ACTH-Produktion im Hypophysenvorderlappen bedingt. Eine übermäßige ACTH-Produktion ist normalerweise durch einen Hypophysenvorderlappentumor (basophiles Adenom) bedingt. Eine weitere Ursache könnte allerdings auch eine übermäßige Produktion an CRF (corticotropin-releasing-factor) im Hypothalamus sein. Ein Cushing-Syndrom kann aber auch Folge einer ektopen ACTH-Produktion durch maligne Tumoren, insbesondere Lungenkarzinome, Nieren- und Pankreaskarzinome, sein. Bei ungefähr einem Drittel dieser Patienten ist die exzessive Kortisolsynthese durch einen malignen Tumor der Nebennierenrinde bedingt. Gelegentlich können aber auch gutartige Adenome der Nebennierenrinde zu einer übermäßigen Kortisolsekretion führen.

### Symptome

Ein Cushing-Syndrom führt zu Hypertension, Hypokaliämie, Hypernatriämie, Hyperglykämie, Zunahme des intravasalen Flüssigkeitsvolumens und Abnahme der Muskelkraft. Eine Osteoporose ist durch einen kortisolbedingten Proteinmangel der Knochen bedingt. Aufgrund der Osteoporose kann es zu einem Zusammensintern von Wirbelkörpern und damit zu einer Verkürzung insbesondere der thorakalen Wirbelsäule kommen. Typisch sind Adipositas, blaurotes Vollmondgesicht und eine Fettansammlung zwischen den Schulterblättern. Falls das Cushing-Syndrom durch eine übermäßige ACTH-Sekretion bedingt ist, kommt es zu einer vermehrten Behaarung (Hirsutismus), denn ACTH kann sowohl die Kortisol- als auch die Androgenfreisetzung stimulieren. In diesem Falle liegen auch häufig Menstruationsstörungen vor. Aufgrund einer erhöhten Gerinnungsneigung besteht die Gefahr von Thromboembolien. Bei einem Cushing-Syndrom ist auch die Gefahr von bakteriellen Infektionen oder Pilzinfektionen erhöht.

### Diagnose

Die Diagnose eines Cushing-Syndroms kann anhand der erhöhten Kortisolkonzentrationen im Plasma und im Urin gestellt werden. Durch Gabe von Dexamethason kann bei gesunden Patienten die Plasmakonzentration des Kortisols gehemmt werden. Bei Patienten mit einem Cushing-Syndrom ist dies dagegen nicht möglich.

Liegen erhöhte ACTH-Konzentrationen vor, so muß ein Hypophysentumor oder ein ektoper hormonproduzierender Tumor als Ursache für das Cushing-Syndrom angenommen werden. Extrem hohe Plasmakonzentrationen an ACTH sprechen eher dafür, daß das ACTH von einem ektopen Tumor und nicht von der Hypophyse produziert wird. Während es bei einer exzessiven ACTH-Produktion durch die Hypophyse zu einem langsamen Beginn der Symptomatik kommt, kommt es dagegen bei Patienten mit einer ektopen ACTH-Synthese meist zu einem akuten Cushing-Syndrom, wobei vor allem die mineralokortikoiden und weniger die glukokortikoiden Wirkungen im Vordergrund stehen.

Bei Karzinomen der Nebennierenrinde, die übermäßig Kortisol produzieren, tritt oft auch eine exzessive Androgensekretion auf. Dadurch können im Urin erhöhte Konzentrationen an 17-Ketosteroiden nachgewiesen werden. Dagegen führt ein gutartiges Adenom der Nebennierenrinde normalerweise nur zu einer exzessiven Kortisolproduktion.

### Therapie

Bei der Therapie eines Cushing-Syndroms wird normalerweise operativ vorgegangen. Besteht z.B. ein Cushing-Syndrom aufgrund eines Hypophysentumors mit exzessiver ACTH-Sekretion, dann wird eine transsphenoidale Adenektomie durchgeführt. Liegt dagegen ein Karzinom oder ein gutartiges Adenom der Nebennierenrinde vor, dann wird eine operative Adrenalektomie vorgenommen. Bei einigen Patienten mit einem Hypophysentumor kann eine Bestrahlung der Hypophyse oder eine medikamentöse Therapie mit Cyproheptadin sinnvoll sein.

### Narkoseführung

Bei der Narkoseführung von Patienten mit einem Cushing-Syndrom müssen die durch eine massive Kortisolsekretion verursachten Auswirkungen berücksichtigt werden [30]. Präoperativ sind das kardiovaskuläre System, Blutdruck, Elektrolythaushalt, Säure-Basen-Status und die Blutzuckerkonzentration zu kontrollieren. Für die intraoperative Lagerung des Patienten ist es wichtig zu wissen, wie ausgeprägt die Osteoporose ist.

Ein Cushing-Syndrom hat keinen Einfluß auf die zur Prämedikation oder Narkoseführung einzusetzenden Medikamente. Aufgrund der operativen Stimulation ist zu erwarten, daß die Kortisolsekretion aus der Nebennierenrinde gesteigert wird. Es ist jedoch unwahrscheinlich, daß diese streßbedingte Cortisolfreisetzung andere Folgen hat als beim gesunden Patienten. Sämtliche Versuche, die Aktivität der Nebennierenrinde durch Opioide, Barbiturate oder volatile Anästhetika zu dämpfen, sind vermutlich erfolglos, denn die Stimulation der Nebennierenrinde durch die operativen Manipulationen wird normalerweise stärker sein als jegliche medikamentöse Hemmung der Nebennierenrinde. Selbst durch ein Regionalanästhesieverfahren kann nicht immer ein intraoperativer Anstieg der Kortisolsekretion verhindert werden. Da es im Rahmen eines Cushing-Syndroms häufig zu einer Muskelschwäche kommt, sollten Muskelrelaxantien initial niedriger dosiert werden. Außerdem kann die Wirkung auf Muskelrelaxantien durch die oft vorliegende Hypokaliämie beeinflußt werden. Intraoperativ wird eine maschinelle Beatmung empfohlen, da die Kraft der Atemmuskulatur aufgrund der Muskelschwäche und der eventuell vorbestehenden Hypokaliämie geschwächt sein kann. Regionalanästhesieverfahren können durchgeführt werden. Es muß jedoch die vorliegende Osteoporose berücksichtigt werden, und es muß daran gedacht werden, daß eventuell zusammengesinterte Wirbelkörper vorliegen.

Falls eine Hypophysektomie oder eine bilaterale Adrenalektomie durchgeführt wird, sollte eine kontinuierliche intravenöse Kortisolinfusion mit einer Äquivalenzdosis von 100 mg Kortisol/Tag verabreicht werden. Für solche Patienten ist postoperativ eine Dauertherapie mit Kortikosteroiden notwendig.

### 23.3.5 Unterfunktion der Nebennierenrinde

Eine Unterfunktion der Nebennierenrinde kann dadurch entstehen, 1. daß es durch Granulome, ein Karzinom oder eine Blutung zur Zerstörung der Nebennierenrinde kommt, 2. daß ein ACTH-Mangel vorliegt, oder 3. daß eine längerfristige exogene Kortikosteroidsubstitution durchgeführt wurde, wodurch die Hypophysen-Nebennierenrinden-Achse supprimiert wurde. Bei einer Zerstörung der Nebennierenrinde kommt es zu Symptomen einer primären Insuffizienz der Nebennierenrinde, was als Morbus Addison bezeichnet wird. Die Symptome einer primären Insuffizienz der Nebennierenrinde sind durch den Kortisol- und Aldosteronmangel bedingt. Eine Unterfunktion der Nebennierenrinde aufgrund eines Mangels an ACTH ist die Folge einer Funktionsstörung des Hypophysenvorderlappens mit vollständiger Hypophysenvorderlappeninsuffizienz (Panhypopituitarismus). Im Gegensatz zu einer primären Unterfunktion der Nebennierenrinde bleibt hierbei die Aldosteronsekretion normal.

#### Symptome

Eine primäre Nebennierenrindeninsuffizienz aufgrund einer Zerstörung der Nebennierenrinde führt zu Muskelschwäche, Gewichtsverlust und Hypotension. Aufgrund einer exzessiven Sekretion des MSH (melanocyte stimulating hormone) kommt es zu einer Hyperpigmentation. Jede Streßsituation wie z.B. ein Unfall oder ein operatives Trauma kann zu einem Kreislaufzusammenbruch mit Hyponatriämie, Hyperkaliämie, Hypoglykämie und Hämokonzentration führen. Eine Erhöhung der Harnstoffkonzentration ist Folge des erniedrigten intravasalen Flüssigkeitsvolumens und eines verminderten renalen Blutflusses (aufgrund eines niedrigen Herzminutenvolumens). Die klinische Symptomatik ist unter Umständen nicht von einem hypovolämischen Schockzustand zu unterscheiden. Bei einer Unterfunktion der Nebennierenrinde aufgrund einer Funktionsstörung des Hypophysenvorderlappens – und damit eines ACTH-Mangels – kommt es viel seltener als bei einer primären Insuffizienz der Nebennierenrinde zu schweren Störungen des Elektrolythaushaltes oder Verminderungen des intravasalen Flüssigkeitsvolumens, denn hierbei ist die Aldosteronsekretion normal. Bei einem Panhypopituitarismus kann es jedoch aufgrund eines Mangels an STH (Somatotropin, Wachstumshormon), TSH (thyroid stimulating hormone) und gonadotropen Hypophysenvorderlappenhormonen zu entsprechenden Symptomen kommen. Außerdem kommt es beim Panhypopituitarismus zu den Symptomen eines ACTH-Mangels (vgl. Abschnitt: Hypophysenvorderlappen).

#### Diagnose

Liegen niedrige Plasma- oder Urinkonzentrationen der (von der Nebennierenrinde stammenden) Kortikosteroide vor, so ist eine Insuffizienz der Nebennierenrinde zu vermuten. Die ACTH-Konzentrationen sind erhöht, falls eine primäre Unterfunktion der Nebennierenrinde vorliegt. Ist die Unterfunktion der Nebennierenrinde Folge einer Funktionsstörung des Hypophysenvorderlappens oder Folge einer Hemmung der Hypophysen-Nebennierenrinden-Achse, dann ist die ACTH-Konzentration erniedrigt.

#### Therapie

Kommt es im Rahmen einer Unterfunktion der Nebennierenrinde zu einem Kreislaufzusammenbruch, so besteht die Therapie in einer intravenösen Kortisolgabe. Initial werden 100 mg intravenös verabreicht. Anschließend werden in den ersten 48 Stunden nach dem Kreislaufzusammenbruch alle 4–6 Stunden 50 mg Kortisol verabreicht. Um das intravasale Flüssigkeitsvolumen wieder aufzufüllen, sollten NaCl-haltige Glukoselösungen, kolloidale Lösungen und in einigen Fällen sogar Bluttransfusionen verabreicht werden. Bei einer chronischen Unterfunktion der Nebennierenrinde wird eine orale Substitutionstherapie mit Kortison durchgeführt. Morgens werden 15–20 mg und nachmittags 10–15 mg Kortison verabreicht. Zusätzlich sollten die Patienten noch ein entsprechendes Kortikosteroid erhalten, um die mineralokortikoiden Wirkungen zu erzielen. Die mineralokortikoide Wirkung wird dadurch überwacht, daß bei den Patienten auf eine eventuelle Gewichtszunahme, auf eine sich möglicherweise entwickelnde Hypertension oder Hypokaliämie geachtet wird.

#### Präoperative Kortikosteroidsubstitution

Falls sich Patienten mit einer Unterfunktion der Nebennierenrinde einer Operation unterziehen müssen, dann sollte präoperativ die Kortikosteroiddosis erhöht werden. Da diese Patienten nicht in der Lage sind, auf den operativen Stress mit einer vermehrten endogenen Kortisonsekretion zu reagieren, kann es bei ihnen zu einem Kreislaufzusammenbruch kommen. Dies ist der Grund, warum präoperativ eine höhere Kortikosteroiddosis empfohlen wird. Umstrittener ist das Vorgehen bei Patienten, die aufgrund einer momentanen oder früheren Kortikosteroidtherapie – z.B. im Rahmen einer Therapie eines Asthma bronchiale oder einer rheumatoiden Arthritis – Kortikosteroide erhalten oder erhalten haben. Bei diesen Patienten liegt primär keine Störung des Hypophysenvorderlappens oder der Nebennierenrinde vor. Es kann jedoch eine Suppression der Hypophysen-Nebennierenrinden-Achse bestehen. Bei welcher Kortikosteroiddosis oder bei welcher Therapiedauer mit Kortikosteroiden es zu einer Hemmung der Hypophysen-Nebennierenrinden-Achse kommt, ist nicht bekannt. Außerdem kann es nach Absetzen einer Kortikosteroidtherapie bis zu zwölf Monate dauern, bis sich die Hypophysen-Nebennierenrinden-Achse wieder normalisiert hat. Auch der präoperative Nachweis einer normalen Plasmakonzentration an Kortisol ist kein Beweis dafür, daß die Hypophysen-Nebennierenrinden-Achse intakt ist oder daß die Nebennierenrinde bei einem operativen Streß in der Lage ist, vermehrt Kortisol freizusetzen. Aussagekräftig wäre ein präoperativer Stimulationstest mit einer ACTH-Infusion. Sie stößt jedoch auf große praktische Probleme. Daher wird in der präoperativen Phase oft empirisch eine zusätzliche Kortikosteroiddosis verabreicht, falls bei solchen Patienten ein operativer Eingriff durchgeführt wird, die unter einer Kortikosteroidtherapie stehen, oder die in den letzten 6–12 Monaten länger als einen Monat Kortikosteroide erhalten hatten. Dennoch sollte beachtet werden, daß bei Patienten, die früher unter einer Kortikosteroidtherapie standen, bisher in keinem Fall eine eindeutige Beziehung zwischen einer intraoperativen Hypotension und einer akuten Insuffizienz der Nebennierenrinde festgestellt werden konnte [30, 31].

Aufgrund der möglichen Nebenwirkungen einer Kortikosteroidtherapie (Wundheilungsstörungen, erhöhte Infektanfälligkeit, gastrointestinale Blutungen) wurde versucht, für Patienten, die sich einer Operation unterziehen müssen und bei denen das erhöhte Risiko einer Insuffizienz der Nebennierenrinde besteht, eine angemessene Kortikosteroidsubstitution und eine ausreichende, aber möglichst minimale Dosierungsempfehlung zu erarbeiten [30]. Ein sinnvolles Vorgehen besteht darin, in der präoperativen Phase eine zusätzliche intravenöse Verabreichung von Kortisol (Hydrokortison) durchzuführen [32, 33]. Bei Patienten, die unter einer Dauertherapie mit Kortikosteroiden stehen und bei denen präoperativ Stimulationstests mit ACTH einen unzureichenden Konzentrationsanstieg aufweisen, kann bei großen operativen Eingriffen die Plasmakortisolkonzentration über dem Normalbereich gehalten werden, wenn z. B. zur Narkoseeinleitung 25 mg Kortisol (Hydrokortison) intravenös verabreicht werden und anschließend über die nächsten 24 Stunden eine kontinuierliche intravenöse Infusion mit 100 mg Kortisol (Hydrokortison) durchgeführt wird (Abb. 23.4), [32]. Dieses Vorgehen ermöglicht ein sinnvolles und physiologisches Vorgehen für eine niedrig dosierte zusätzliche Kortikosteroidzufuhr in der präoperativen Phase. Bei diesem rein empirischen Vorgehen sollte eigentlich sichergestellt sein, daß bei Patienten, bei denen möglicherweise die Hypophysen-Nebennierenrinden-Achse supprimiert ist und die sich einem großen operativen Eingriff unterziehen müssen, ausreichende hohe Plasmakonzentrationen an Kortisol erreicht werden. Vermutlich werden bei kleineren Operationen nur geringe (25 mg intravenös) oder keine zusätzlichen Kortikosteroidgaben in der perioperativen Phase benötigt. Selbst Patienten, die unter einer Kortikosteroidtherapie stehen und bei denen die Nebennierenrinde nur eingeschränkt stimulierbar ist, können große operative Eingriffe ohne zusätzlich Kortikosteroidzufuhr tolerieren. Daher scheint es wichtig zu sein, daß mehr über die Beziehung zwischen der Plasmakonzentration an Steroiden und den dadurch ausgelösten Veränderungen der Nebennierenrinde bekannt wird und daß es möglich wird, diejenigen Patienten genau zu identifizieren, die von einer präoperativen Kortikosteroidsubstitution profitieren.

Patienten, die unter einer Kortikosteroiddauertherapie stehen, sollten nicht nur die niedrig dosierte intravenöse Kortisoldosis erhalten, sondern auch im Rahmen der präoperativen Medikamenten ihre übliche Tagesdosis an Kortikosteroid. Die zusätzliche Kortisolsubstitution sollte nicht nur intraoperativ, sondern auch während der ersten 24 postoperativen Stunden verabreicht werden.

Es gibt keine Belege dafür, daß bereits präoperativ eine zusätzliche Kortikosteroidsubstitution durchgeführt werden sollte [32]. Es gibt auch Therapieschemata, die höhere zusätzliche Substitutionsdosen und anschließend über mehrere Tage eine langsame Dosisreduktion bis auf die präoperative Dosis empfehlen. Diese Therapieschemata können jedoch durch keine Untersuchungen belegt werden. Falls durch postoperative Ereignisse weiterhin eine exogene Kortikosteroidsubstitution notwendig erscheint, dann sollte eine kontinuierliche Kortisolinfusion von 100 mg pro 12–24 Stunden ausreichend sein. Es wurde gezeigt, daß die endogene Kortisonproduktion selbst im Rahmen eines großen operativen Eingriffs oder einer ausgedehnten Verbrennung nur 72–150 mg pro Tag beträgt [34].

### Narkoseführung

Bei der Narkoseführung von Patienten mit einer Unterfunktion der Nebennierenrinde muß auf eine exogene Kortikosteroidsubstitution sowie auch sehr sorgfältig darauf geachtet werden, ob eine eventuell intraoperativ auftretende Hypotension durch eine primäre Insuffizienz der Nebennierenrinde bedingt ist. Obwohl häufig vermutet wird, daß unerklärliche intraoperative Blutdruckabfälle oder gar Todesfälle durch eine unerkannte Unterfunktion der Nebennierenrinde bedingt seien, gibt es keine Beweise dafür, daß bei einer primären Insuffizienz der Nebennierenrinde mit solchen Folgen zu rechnen wäre [31]. Falls eine therapierte Unterfunktion der Nebennierenrinde vorliegt, müssen bei der Auswahl der Narkosemedikamente keine besonderen Dinge beachtet werden. Während des operativen Eingriffs muß mit einer Zunahme der Plasmakortisolkonzentration gerechnet werden. Diese Konzentrationsänderungen sind jedoch eher den operativen Manipulationen als den verabreichten Anästhetika zuzuschreiben.

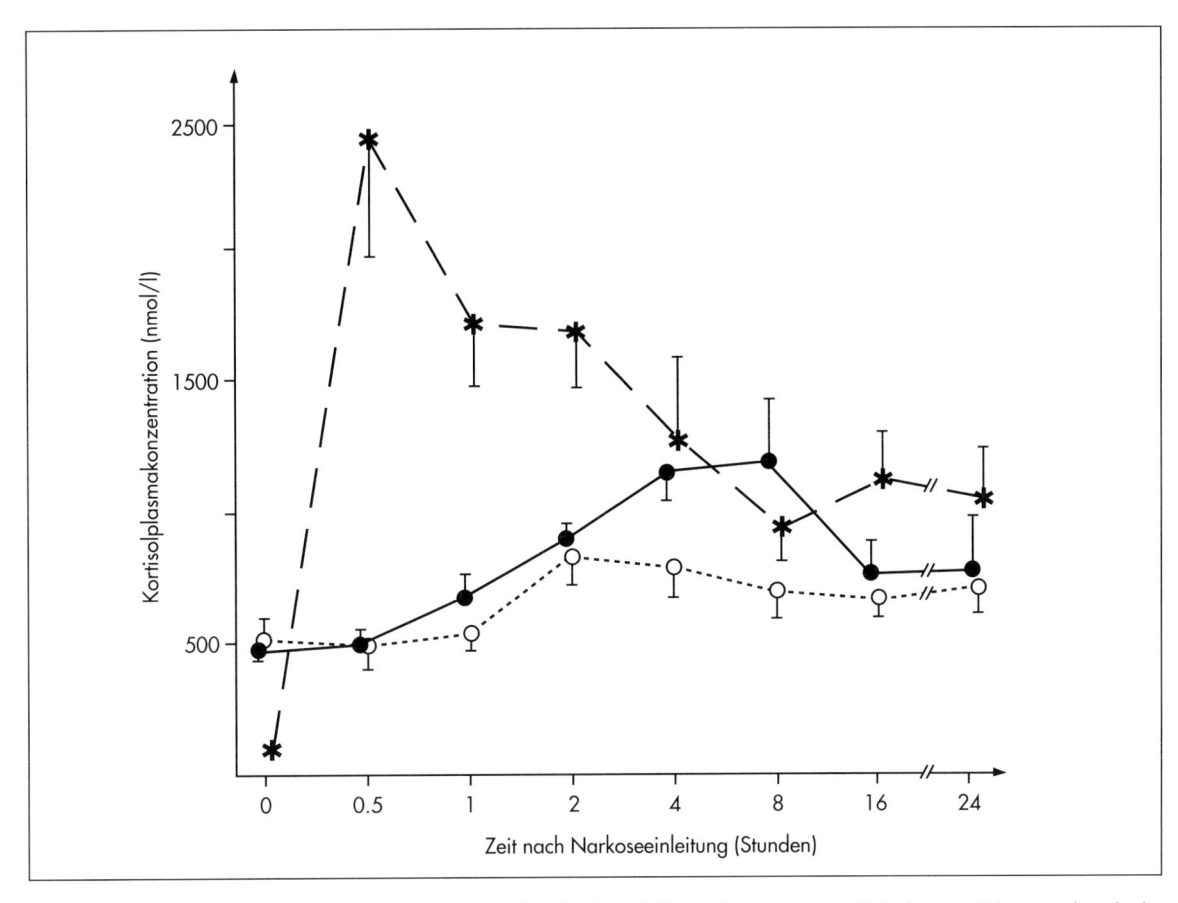

**Abb. 23.4:** Bei drei verschiedenen Patientengruppen wurden die Kortisol-Plasma-Konzentrationen (Mittelwert ± SE) vor und nach der Narkoseeinleitung für eine elektive Operation gemessen. Die Kontrollgruppe (Gruppe I, ●--●) wurde nie mit Kortikosteroiden therapiert. In Gruppe II (○--○) waren Patienten, die unter einer Langzeittherapie mit Kortikosteroiden standen und bei denen es nach einer präoperativen ACTH-Stimulation zu einem normalen Anstieg der Plasma-Kortisol-Konzentrationen kam. Diese Patienten sowie die Patienten der Kontrollgruppe erhielten während der perioperativen Phase keine exogenen Kortikosteroide. In Gruppe III (*--*) waren Patienten, die unter einer Langzeittherapie mit Kortikosteroiden standen und bei denen es nach einer präoperativen Verbreichung von ACTH nur zu einem subnormalen Anstieg der Plasmakortisolkonzentration kam. Diese Patienten erhielten perioperativ eine niedrig dosierte Kortisolsubstitution. Hierzu wurden nach Narkoseeinleitung 25 mg Kortisol intravenös injiziert, anschließend wurden über die nächsten 24 Stunden 100 mg Kortison per infusionem verabreicht. Die über die Zeit aufgetragenen Plasmakonzentrationsverläufe des Kortisols waren in Gruppe I und Gruppe II ähnlich. Lediglich 4 und 8 Stunden nach Narkoseeinleitung waren die Plasmakortisolkonzentrationen in der Gruppe I höher (P < 0,05). Die präoperative Plasmakortisolkonzentration war in der Gruppe III signifikant niedriger als in den beiden anderen Gruppen (P < 0,001). Nach der intravenösen Verabreichung von Kortisol stiegen die Plasmakonzentrationen deutlich an und blieben während der nächsten 2 Stunden signifikant höher als die entsprechenden Werte der Gruppe I und Gruppe II (P < 0,01). Danach waren die Mittelwerte der Plasmakonzentrationen vergleichbar mit den entsprechenden Werten der anderen beiden Gruppen. (Symreng T, Karlberg BE, Kagedal B, Schildt B. Physiological cortisol substitution of long-term steroid treated patients undergoing major surgery. Br J Anaesth 1981; 53: 949–53 Coypright © Macmillan Magazines Ltd.)

Bei Vorliegen einer bisher unbehandelten Unterfunktion der Nebennierenrinde wird vermutlich nur selten eine notfallmäßige Operation notwendig werden. Falls dies dennoch der Fall sein sollte, so muß darauf geachtet werden, daß eine Kortikosteroidsubstitution und eine intravenöse Flüssigkeitszufuhr durchgeführt werden. Es sollten außerdem nur minimale Anästhetikadosierungen verabreicht werden, da diese Patienten sehr empfindlich auf eine medikamentös bedingte Myokarddepression reagieren. In diesem Falle sind eine invasive Überwachung von arteriellem Blutdruck und kardialen Füllungsdrucken durchzuführen. Präoperativ sollten mehrfach die Blutzuckerkonzentration sowie die Elektrolytwerte kontrolliert werden. Aufgrund einer vorbestehenden Muskelschwäche sollte eine niedrige Initialdosis von Muskelrelaxantien verabreicht und die eintretende Relaxation mit Hilfe eines peripheren Nervenstimulators überwacht werden.

### 23.3.6 Hyperaldosteronismus

Ein Hyperaldosteronismus ist die Folge einer längerfristigen exzessiven Sekretion von Aldosteron durch die Nebennierenrinde [29]. Einer exzessiven Aldosteronsekretion können als Ursache ein Adenom und ein Tumor der Nebennierenrinde, eine Nebennierenrindenhyperplasie oder eine übermässige Reninproduktion durch die Nieren zugrunde liegen. Von einem primären Hyperaldosteronismus (Conn-Syndrom) wird gesprochen, wenn in der Nebennierenrinde unabhängig von der Stimulation durch Renin eine exzessive Aldosteronfreisetzung stattfindet. Ein sekundärer Hyperaldosteronismus liegt vor, falls eine erhöhte Reninkonzentration für die exzessive Aldosteronsekretion verantwortlich ist. Bei Patienten mit einer renalen Hypertension ist die Reninkonzentration zumeist erhöht.

### Symptome

Die Symptome eines Hyperaldosteronismus sind durch die physiologischen Aldosteronwirkungen bedingt. Z.B. kommt es aufgrund der erhöhten Natriumretention zu einem Volumen-, und parallel dazu zu einem Blutdruckanstieg. Bei dieser Hypertonie ist der diastolische Blutdruck auf Werte zwischen 100 und 125 mm Hg erhöht. Trotz einer Natriumretention sind periphere Ödeme selten. Aldosteron begünstigt die Kaliumausscheidung über die Nieren. Hierdurch entsteht eine hypokaliämische metabolische Alkalose. Eine gleichzeitig bestehende Muskelschwäche scheint durch diese Hypokaliämie bedingt zu sein. Bei ungefähr 50% der Patienten kommt es zu einer eingeschränkten Glukosetoleranz. Aufgrund einer hypokaliämischen Nephropathie kann es auch zu einer Polyurie kommen, und die Fähigkeit, den Urin optimal zu konzentrieren, kann gestört sein [35].

### Diagnose

An einen Hyperaldosteronismus sollte gedacht werden, wenn eine Hypertension sowie Plasma-Kalium-Konzentrationen unter 3,5 mval/l vorliegen. Anhand der erhöhten Plasmakonzentrationen an Aldosteron und einer erhöhten Kaliumausscheidung über den Urin kann die Diagnose bestätigt werden. Bei Vorliegen eines Hyperaldosteronismus werden im Urin typischerweise mehr als 30 mval/l Kalium ausgeschieden, obwohl bereits ein Hypokaliämie vorliegt. Durch Bestimmung der Reninkonzentration im Plasma kann ein Hyperaldosteronismus in eine primäre (niedrige Reninkonzentration) oder sekundäre (erhöhte Reninkonzentration) Form unterteilt werden.

Bei der Beurteilung der Reninkonzentration im Plasma sollte daran gedacht werden, daß bestimmte Medikamente die Reninkonzentration beeinflussen können (Tab. 23.8).

Eine selektive Phlebographie der Nebenniere sowie computertomographische Untersuchungsverfahren sind sinnvoll, um zu unterscheiden, ob ein Hyperaldosteronismus durch einen Tumor oder durch eine Hyperplasie der Nebennierenrinde bedingt ist.

### Therapie

Als Initialtherapie werden bei einem Hyperaldosteronismus Kalium sowie kompetitive Aldosteronantagonisten, wie z.B. Spironolacton, verabreicht. Bei einer hypokaliämisch bedingten Muskelschwäche sind eine intravenöse Kalium- und Spironolactongabe notwendig. Bei Vorliegen einer Hypertonie kann die Gabe eines Antihypertensivums notwendig werden. Eine diuretikabedingte Verstärkung der Hypokaliämie kann dadurch minimiert werden, daß kaliumsparende Diuretika, wie z.B. Triamteren, verwendet werden.

Die kausale Therapie eines aldosteronsezernierenden Tumors ist dessen operative Exstirpation. Falls multiple aldosteronsezernierende Tumore vorliegen, kann eine bilaterale Adrenalektomie notwendig werden. Ein Hyperaldosteronismus aufgrund einer Hyperplasie der Nebennierenrinde kann mit Spironolacton erfolgreich therapiert werden.

### Narkoseführung

Die Narkoseführung bei Vorliegen eines Hyperaldosteronismus wird dadurch erleichtert, daß bereits präoperativ eine vorliegende Hypokaliämie ausgeglichen und eine Hypertonie therapiert wird. Falls eine Hypokaliämie vorliegt, kann das Ansprechen auf nicht-depolarisierende Muskelrelaxantien verändert sein. Außerdem muß beachtet werden, daß es im Rahmen einer intraoperativen Hyperventilation zu einem Abfall der Plasma-Kalium-Konzentration kommen kann. Zur Aufrechterhaltung der Narkose eignen sich sowohl Inhalations- als auch Injektionsanästhetika. Der Einsatz von Enfluran erscheint jedoch fragwürdig, falls präoperativ eine hypokaliämisch bedingte Nephropathie und Polyurie vorliegen. Es ist wichtig, daß mit Hilfe eines Kavakatheters oder eines Pulmonalarterienkatheters intraoperativ die kardialen Füllungsdrucke gemessen werden. Dadurch ist es möglich, das intravasale Flüssigkeitsvolumen abzuschätzen, und es kann beurteilt werden, wie der Patient auf eine intravenöse Flüssigkeitszufuhr reagiert. Aufgrund einer aggressiven präoperativen Therapie kann z.B. anstatt einer Hypervolämie eine Hypovolämie vorliegen. Diese Hypovolämie kann bei Gabe von vasodilatierenden Anästhetika, bei einer intermittierenden positiven Druckbeatmung, bei einer Änderung der Körperlage oder bei einem Blutverlust zu einem Blutdruckabfall führen. Läßt sich bei der präoperativen Untersuchung der Patienten eine orthostatische Hypotension nachweisen, so ist dies als ein Hinweise auf eine Hypovolämie zu interpretieren. Präoperativ sollten häufig der Säure-Basen-Status und die Elektrolytkonzentration bestimmt werden. Wird ein solitäres Adenom der Nebennierenrinde entfernt, so ist vermutlich keine exogene Kortisolsubstitution notwendig. Falls jedoch wegen der Exstirpation mehrerer hormonaktiver Tu-

**Tab. 23.8:** Medikamente, die die Plasmareninaktivität beeinflussen

| Aktivitätssteigerung | Aktivitätsverminderung |
|---|---|
| Diuretika von Thiazidtyp | Propranolol |
| Nitroprussid | Alpha-Methyldopa |
| Hydralazin | Clonidin |
| Chlorpromazin | |
| Thyroxin | |

more an beiden Nebennieren operiert werden muß, dann kann eine exogene Kortisolverabreichung notwendig werden. Falls aufgrund der operativen Manipulationen eine vorübergehende Insuffizienz der Nebennierenrinde vermutet wird, sollte mit einer kontinuierlichen Kortisolinfusion (Hydrokortison) von 100 mg pro 24 Stunden begonnen werden.

## 23.4 Nebennierenmark

Das Nebennierenmark stellt einen spezialisierten Anteil des sympathischen Nervensystems dar. Das Nebennierenmark kann Noradrenalin und Adrenalin synthetisieren (Abb. 23.5). Der größte Anteil des im Nebennierenmark synthetisierten Noradrenalins wird mit Hilfe des Enzyms Phenyläthanolamin-N-methyltransferase zu Adrenalin methyliert. Dieses Enzym kommt fast ausschließlich im Nebennierenmark vor. Dadurch wird klar, welche Bedeutung das Nebennierenmark für die Adrenalinsynthese hat. Ungefähr 75 % des gesamten Adrenalins und 25 % des Noradrenalins stammen aus dem Nebennierenmark.

Die Aktivität der Phenyläthanolamin-N-methyltransferase und damit die Adrenalinsynthese wird durch Kortisol stimuliert. Kortisol wird in der Nebennierenrinde synthetisiert und strömt durch das Nebennierenmark. Damit reguliert das Kortisol letztendlich die Adrenalinsynthese. Die Halbwertszeiten von Noradrenalin und Adrenalin im Kreislauf betragen weniger als 1 Minute. Diese kurze Halbwertszeit der Katecholamine ist durch den enzymatischen Abbau durch die Monoaminooxidase und die Katecholamin-O-Methyl-transferase bedingt (Abb. 23.5). Die Hauptendprodukte des Noradrenalin- und Adrenalinmetabolismus sind Metanephrin und Vanillinmandelsäure (3-Methoxy-4-hydroxymandelsäure), (Abb. 23.5).

Diese Metabolite erscheinen im Urin, daneben aber auch unveränderte Katecholamine (Tab. 23.9). Die Vanillinmandelsäure macht ungefähr 80 % der im Urin erscheinenden Metabolite der Katecholamine aus, zu ungefähr 15 % handelt es sich um Metanephrin. Weniger als 1 % des ursprünglich sezernierten Noradrenalins und Adrenalins wird unverändert im Urin ausgeschieden.

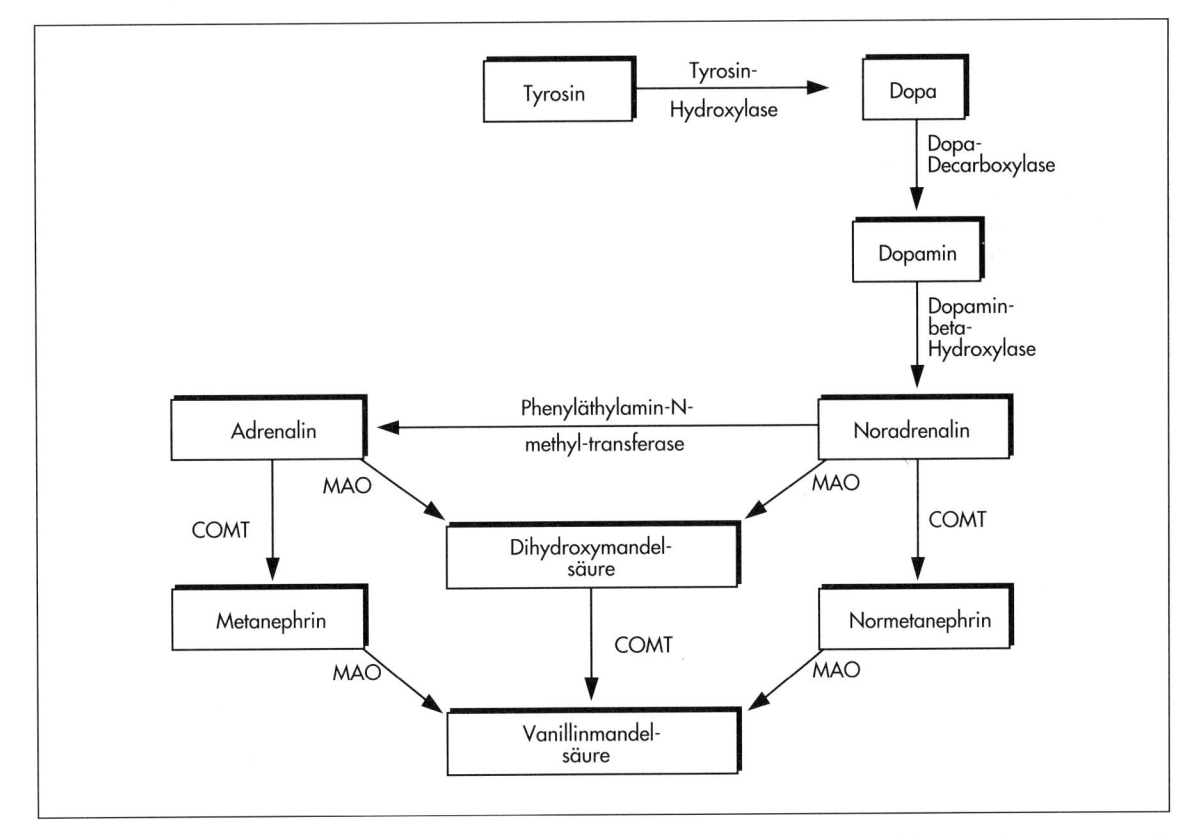

**Abb. 23.5:** Die Synthese der endogenen Katecholamine (Dopamin, Noradrenalin und Adrenalin) umfaßt eine Reihe von enzymatisch gesteuerten Schritten. Der erste Schritt ist die aktive Aufnahme der Aminosäure Tyrosin in die postganglionären sympathischen Nervenendigungen. Der limitierende enzymatische Schritt ist die Umwandlung von Tyrosin zu DOPA durch die Tyrosin-Hydroxylase. Eine Hemmung der Tyrosin-Hydroxylase durch Medikamente oder erhöhte Plasmakonzentration an Noradrenalin führt zu einer verminderten Katecholamin-Synthese oder zu einem Synthesestop. Die Umwandlung von Noradrenalin und Adrenalin zu Normetanephrin, Metanephrin und Vanillinmandelsäure wird durch die Enzyme Monoaminooxydase (MAO) und durch die Catechol-O-methyl-transferase (COMT) kontrolliert.

**Tab. 23.9:** Ausscheidung von Katecholaminen und Katecholaminmetaboliten über den Urin

|  | tägliche Ausscheidung über den Urin | |
|---|---|---|
|  | normal | Phäochromozytom |
| Metanephrin gesamt | 0.1 – 1.6 mg | 2.5 – 4 mg |
| Vanillinmandelsäure | 1 – 8 mg | 10 – 250 mg |
| Noradrenalin | < 100 µg |  |
| Adrenalin | < 1 - µg |  |
| Katecholamine gesamt | 4 – 126 µg | 200 – 4,000 µg |

Die einzig wichtige Erkrankung des Nebennierenmarks stellt das Phäochromozytom dar. Eine Insuffizienz des Nebennierenmarks ist dagegen nicht bekannt.

### 23.4.1 Adrenalin

Da Adrenalin sowohl die alphaadrenergen als auch die betaadrenergen Rezeptoren stimulieren kann, hat es sowohl am kardiovaskulären als auch am respiratorischen System, sowie im Bereich des Stoffwechsels wichtige Funtionen (Tab. 23.10). Adrenalin stimuliert z. B. die betaadrenergen Rezeptoren des Herzens und führt dadurch zu einer Erhöhung der Herzfrequenz und der myokardialen Kontraktilität. Adrenalin führt auch zu einer Erhöhung des Herzminutenvolumens. Die erhöhte kardiale Reizleitungsgeschwindigkeit paßt zu der gut bekannten arrhythmogenen Wirkung von Adrenalin. Unter Adrenalin kommt es typischerweise zu einer Blutdrucksteigerung. Ursache sind die kardialen Wirkungen sowie die Vasokonstriktion im Bereich der Nieren und der Haut aufgrund einer alphaadrenergen Stimulation. Niedrige Dosen an Adrenalin können jedoch aufgrund einer vorliegenden Stimulation der betaadrenergen Rezeptoren zu einem Blutdruckabfall führen. Über diese Stimulation der betaadrenergen Rezeptoren – vor allem der quergestreiften Muskulatur – kommt es zu einer Vasodilatation. Im Bereich der Nierengefäße kommt es jedoch selbst bei niedrigen Adrenalindosen vermutlich vorwiegend zu einer alphaadrenergen Stimulation. Über die betaadrenergen Wirkungen des Adrenalins auf die glatte Bronchialmuskulatur kommt es zu einer Bronchodilatation. An metabolischen Auswirkungen begünstigt Adrenalin z. B. die hepatische Glykogenolyse und hemmt die hepatische Glukoneogenese. Über die adrenalinbedingte Stimulation der alphaadrenergen Rezeptoren kommt es zu einer Hemmung der Insulinfreisetzung. Die Folge dieser metabolischen Veränderungen ist eine Hyperglykämie. Außerdem ist unter Adrenalin die Produktion an Fettsäuren erhöht.

### 23.4.2 Noradrenalin

Noradrenalin beeinflußt über die Stimulation der alphaadrenergen Rezeptoren sowohl das kardiovaskuläre System als auch den Stoffwechsel (Tab. 23.10). Die durch Noradrenalin bedingte Stimulation der kardialen betaadrenergen Rezeptoren wird durch die im Vordergrund stehende alphaadrenerge Stimulation am peripheren Gefäßsystem überlagert. Noradrenalin führt z. B. zu einem starken Blutdruckanstieg. Ursache ist eine alphaadrenerg vermittelte periphere Vasokonstriktion in nahezu allen Gefäßabschnitten. Aufgrund der Hypertonie kommt es zu einer Stimulation des Sinus caroticus und damit zu einer reflektorischen Bradykardie. Aufgrund der verlangsamten Herzfrequenz ist es zu erklären, daß das Herzminutenvolumen im Rahmen einer noradrenalinbedingten Hypertonie normal oder erniedrigt ist. Wird die Vasokonstriktion durch eine vorherige Gabe eines Alpha-Rezeptorenblockers verhindert, dann kommen die betaadrenergen Wirkungen des Noradrenalins am Herzen zur Geltung. Unter diesen Bedingungen ist mit einem Anstieg des Herzminutenvolumens zu rechnen. Sämtliche Zweifel, daß Noradrenalin keine betaadrenergen Wirkungen am Herzen habe, sollten spätestens dann verflogen sein, wenn daran erinnert wird, daß Noradrenalin der Neurotransmitter im Bereich der postganglionären sympathischen Nervenfasern ist. Was die Beeinflussung der kardialen Reizleitungsgeschwindigkeit oder die Begünstigung von Herzrhythmusstörungen betrifft, so sind die Noradrenalinwirkungen ähnlich denen des Adrenalins. Die Auswirkungen auf den Stoffwechsel sind jedoch unter Noradrenalin geringer ausgeprägt als unter Adrenalin.

**Tab. 23.10:** Auswirkungen von Adrenalin und Noradrenalin

| Parameter | Adrenalin | Noradrenalin |
|---|---|---|
| Herzfrequenz | minimaler Anstieg | mäßiger Abfall |
| Schlagvolumen | mäßiger Anstieg | minimaler Abfall |
| Herzminutenvolumen | starker Anstieg | kein, minimaler oder mäßiger Abfall |
| Herzrhythmusstörungen | starker Anstieg | starke Zunahme |
| systolischer Blutdruck | starker Anstieg | starke Zunahme |
| diastolischer Blutdruck | kein bis minimaler Abfall | mäßige Zunahme |
| arterieller Mitteldruck | minimaler Anstieg | mäßige Zunahme |
| peripherer Gesamtwiderstand | minimaler Abfall | mäßige bis starke Zunahme |
| renaler Blutfluß | mäßiger bis starker Abfall | mäßiger bis starker Abfall |
| Hautdurchblutung | mäßiger Abfall | mäßiger Abfall |
| Muskeldurchblutung | starker Anstieg | kein bis minimaler Abfall |
| Atemwegswiderstand | starker Abfall | keine Veränderung |
| Blutzuckerkonzentration | starker Anstieg | keine bis minimale Zunahme |

### 23.4.3 Phäochromozytom

Unter einem Phäochromozytom wird ein katecholaminsezernierender Tumor verstanden, der entweder vom Nebennierenmark oder aus chromaffinem Gewebe im Bereich der paravertebralen sympathischen Geflechte ausgeht, die sich vom Becken bis zur Schädelbasis erstrecken. [36]. Auch sympathische Ganglien in der Wand der Blase können Ausgangspunkt für ein Phäochromozytom sein. Ungefähr 95% der Phäochromozytome werden im Abdomen gefunden und ungefähr 90% gehen vom Nebennierenmark aus. Ca. 10% dieser Tumore betreffen beide Nebennieren und bei ungefähr 20% der Patienten – insbesondere bei Kindern – befinden sich an verschiedenen Stellen hormonaktive Tumore. Weniger als 10% der Phäochromozytome sind maligne. Phäochromozytome treten typischerweise bei 30–50-jährigen Patienten auf. Ungefähr ein Drittel der Phäochromozytome betrifft jedoch Kinder, zu 70% sind es Jungen.

#### Multiple endokrine Neoplasien

Normalerweise tritt ein Phäochromozytom isoliert auf. Diese Tumore können jedoch auch in Verbindung mit anderen endokrinen Tumoren vorkommen. Ein familiär bedingtes Phäochromozytom kann auch z.B. zusammen mit einem medullären Schilddrüsenkarzinom oder einem Adenom der Nebenschilddrüsen auftreten. Es wird dann von einem Sipple-Syndrom oder von einer multiplen endokrinen Neoplasie Typ II a gesprochen. Unter einer multiplen endokrinen Neoplasie Typ II b wird ein Phäochromozytom in Kombination mit einem medullären Schilddrüsenkarzimom, mit mukoseneuromen und einem Habitus wie beim Marfan-Syndrom verstanden. Bei Patienten mit einem Phäochromozytom tritt in ca. 5% auch eine Neurofibromatose auf. Die umgekehrte Konstellation ist in weniger als 1% der Fälle zu erwarten [37]. Auch bei Patienten mit einem von Hippel-Lindau-Syndrom, einer tuberösen Sklerose und einem Sturge-Weber-Syndrom tritt häufiger ein Phäochromozytom auf.

#### Symptome

Wichtigste Merkmale eines Phäochromozytoms sind paroxysmale Hypertensionen mit gleichzeitig auftretendem Schwitzen, Kopfschmerzen, Nervosität und Zittern. Die Trias aus Schwitzen, Tachykardie und Kopfschmerzen ist bei hypertensiven Patienten sehr verdächtig auf ein Phäochromozytom. Umgekehrt kann ein Phäochromozytom praktisch ausgeschlossen werden, falls diese Trias fehlt. Eine plötzliche Gesichtsröte (Flush) ist dagegen so selten, daß an der Diagnose eines Phäochromozytoms fast gezweifelt werden muß, wenn dieses Phänomen auftritt. Auch Übelkeit und Erbrechen, Persönlichkeitsveränderungen sowie Sehstörungen können im Rahmen eines Phäochromozytoms auftreten. Eine solche Attacke kann mehrere Minuten bis Stunden dauern; anschließend stellt sich meist ein Erschöpfungszustand ein. Oft tritt ein Gewichtsverlust auf. Sehr häufig besteht eine orthostatische Hypotension. Ursache dafür ist der im Rahmen einer längerfristigen Hypotension vorliegende intravasale Flüssigkeitsmangel. Ungefähr 50% dieser Patienten entwickeln einen permanent erhöhten Blutdruck mit zusätzlichen intermittierenden hypertonen Blutdruckkrisen. Eine Hyperglykämie spricht dafür, daß bei den im Rahmen dieser Tumore freigesetzten Katecholaminen die betaadrenergen Wirkungen (Insulinfreisetzung) die alphaadrenergen Wirkungen (Hemmung der Insulinsekretion und der Glykogenolyse) überwiegen. Häufig tritt auch eine Cholelithiasis auf. Aufgrund einer langfristigen Erhöhung der Plasmakatecholaminkonzentrationen kann es zu Nekrosen in der Myokardmuskulatur und zur Entwicklung einer Kardiomyopathie kommen. Todesursachen bei Vorliegen eines Phäochromozytoms sind normalerweise eine Herzinsuffizienz, ein Myokardinfarkt oder intrazerebrale Blutungen. Weniger als 0,1% der Patienten mit einer Hypertension haben ein Phäochromozytom. Falls Patienten an einem bisher unerkannten Phäochromozytom versterben, so ist dies zu 50% während einer Narkose, einer Operation oder einer Geburt der Fall.

#### Diagnose

Um die Verdachtsdiagnose eines Phäochromozytoms bestätigen zu können, muß die exzessive Katecholaminproduktion anhand entsprechender biochemischer Tests nachgewiesen werden. Der am häufigsten eingesetzte Screeningtest besteht darin, daß im Urin die Ausscheidung von Katecholaminen oder Katecholaminmetaboliten, wie z.B. Metanephrin oder Vanillinmandelsäure, bestimmt wird (Tab. 23.9). Die Bestimmung dieser Substanzen im Urin kann jedoch sehr unterschiedlich ausfallen. Bei bis zu 50% kann es zu fälschlich negativen Ergebnissen kommen [38]. Dagegen kann durch Bestimmung der Plasmagesamtkonzentration an Katecholaminen sehr zuverlässig entschieden werden, ob ein Phäochromozytom vorliegt oder nicht (Abb. 23.6), [38]. Bei Patienten mit einem Phäochromozytom korreliert der arterielle Mitteldruck nicht mit der Plasmakonzentration an Katecholaminen [38]. Die Bestimmung der Katecholaminkonzentration stellt daher ein sehr sinnvolles diagnostisches Vorgehen dar, selbst wenn ein normaler Blutdruck vorliegt. Falls trotz erhöhter Katecholaminplasmakonzentration ein normaler Blutdruck vorliegt, so ist dies vermutlich dadurch bedingt, daß die Anzahl der peripheren adrenergen Rezeptoren oder deren Empfindlichkeit aufgrund der hohen Katecholaminkonzentrationen vermindert ist.

Häufig wird empfohlen, bei jedem Patienten mit einer Hypertension bereits im Rahmen der ersten laborchemischen Untersuchungen auch die Plasmagesamtkonzentration der Katecholamine zu bestimmen. Bei einer Katecholaminkonzentration von 1000 pg/ml oder weniger scheint ein Phäochromozytom ausge-

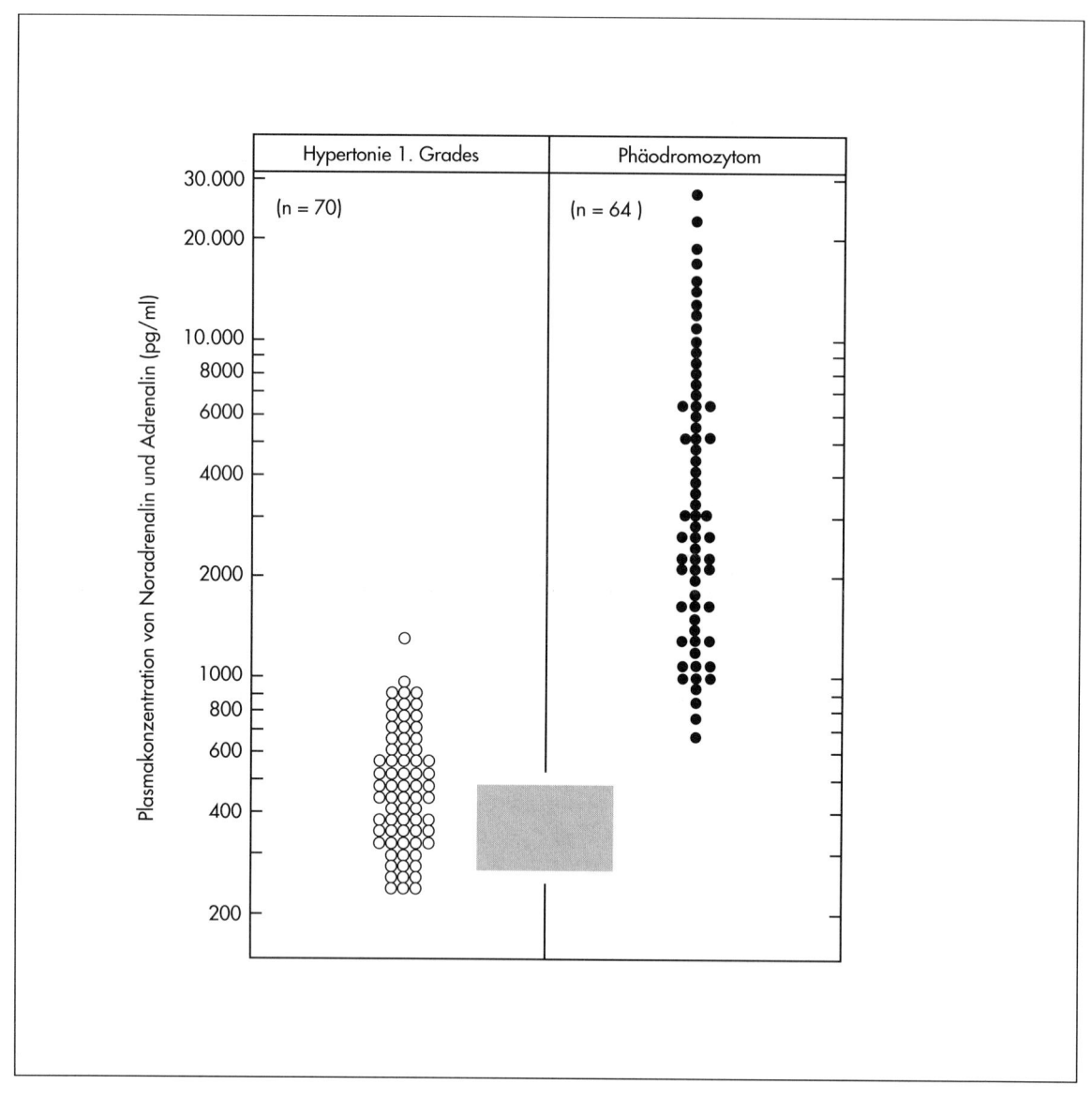

**Abb. 23.6:** Bei Patienten mit einer essentiellen Hypertonie und bei Patienten mit einem Phäochromozytom wurden die Plasmakonzentrationen von Noradrenalin und Adrenalin gemessen. Das schraffierte Areal repräsentiert den Mittelwert ± 2 SD einer normotensiven Kontrollgruppe. Anhand der gemessenen Katecholaminplasmakonzentrationen kann bei nahezu allen Patienten zuverlässig entschieden werden, ob ein Phäochromozytom vorliegt oder nicht. (Bravo EL, Gifford RW. Pheochromocytoma: Diagnosis, localization and management. N Engl J Med 1984; 311: 1298–1303)

schlossen zu sein [38]. Werte zwischen 1000 und 2000 pg/ml sind fragwürdig; eine Plasmagesamtkonzentration der Katecholamine von mehr als 2000 pg/ml beweist Phäochromozytom. Falls die Konzentrationsbestimmung der Katecholamine kein eindeutiges Ergebnis zutage führt, kann ein Glukagon-Provokationstest durchgeführt werden. Bei einer positiven Glukagonbelastung kommt es zu einem deutlichen Anstieg der Plasma-Katecholamin-Konzentration um mindestens 200 %. Eine mögliche Gefahr des Glukagontests ist ein exzessiver Blutdruckanstieg.

Falls die Ergebnisse der Katecholaminbestimmung (1000–2000 pg/ml) nicht eindeutig sind, wurde die Durchführung eines Suppressionstests mit Clonidin vorgeschlagen [38]. Nur bei hypertensiven Patienten, die kein Phäochromozytom haben, kommt es z.B. durch eine einmalige orale Clonidingabe (0,3 mg) zu einer Erniedrigung der Katecholaminkonzentration unter 500 pg/ml (Abb. 23.7), [38]. Dies ist dadurch zu erklären, daß Clonidin in der Lage ist, erhöhte Plasmakatecholaminspiegel zu senken, falls die Katecholamine aus Nervenendigungen freigesetzt werden, nicht jedoch, falls die Plasmakatecholamine aus einem Phäochromozytom stammen. Die durch Clonidin verursachte Senkung der Katecholamin-Plasma-Konzentration kann durch Beta-Blocker verhindert werden, da

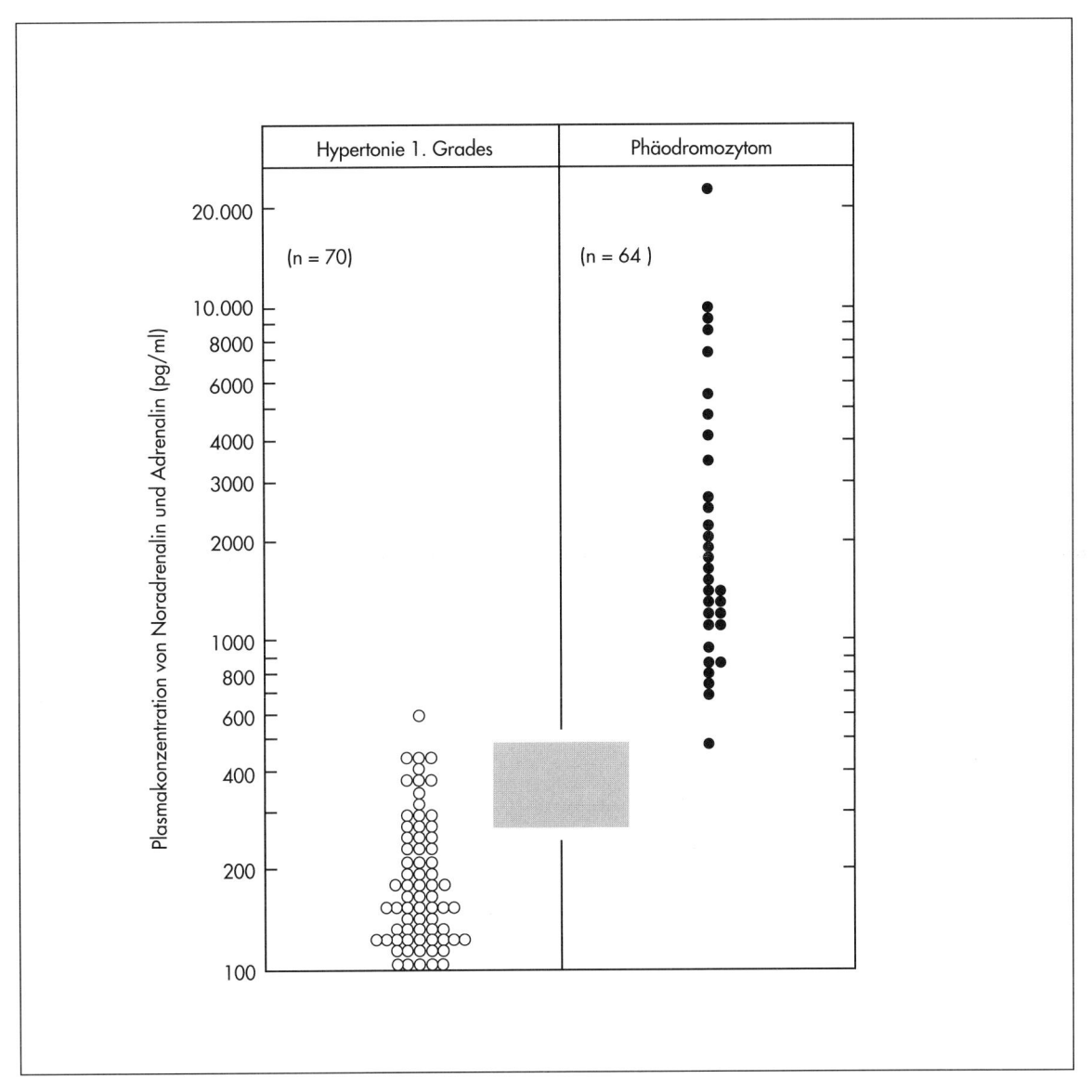

**Abb. 23.7:** Durch eine einzige orale Dosis von Clonidin (0,3 mg) kommt es bei nahezu allen Patienten mit einer essentiellen Hypertonie zu einem Abfall der Plasmakonzentrationen an Noradrenalin und Adrenalin unter 500 pg/ml. Clonidin führt dagegen bei Patienten mit einem Phäochromozytom zu keiner zuverlässigen Erniedrigung der Plasma-Katecholamin-Konzentration. Das schraffierte Areal repräsentiert den Mittelwert ± 2 SD einer normotensiven Kontrollgruppe. (Bravo EL, Gifford RW. Pheochromocytoma: Diagnosis, localization and management. N Engl J Med 1984; 311: 1298–1303)

diese die hepatische Katecholamin-Clearance beeinflussen. Durch die im Rahmen eines Suppressionstests verabreichte Clonidindosis kommt es zu einem Abfall des systolischen Blutdrucks um ungefähr 20–25 %, unabhängig davon, ob ein Phäochromozytom vorliegt oder nicht. Falls der Patient bereits andere Antihypertensiva erhält oder hypovolämisch ist, dann kann es nach einer Clonidingabe zu einem übermäßigen Blutdruckabfall kommen. Falls die Patienten bereits mit Beta-Blockern therapiert werden, kann es unter Clonidin zu einer weiteren Abnahme der Herzfrequenz kommen.

### Therapie

Die Therapie eines Phäochromozytoms besteht darin, den katecholaminsezernierenden Tumor (bzw. die Tumoren) zu exstirpieren. Vor der operativen Exzision ist es jedoch zwingend, diese Patienten z. B. mit Phenoxybenzamin oder Prazosin zu therapieren, um damit eine Alpha-Blockade zu erzielen [36]. Prazosin scheint gewisse Vorteile zu besitzen, da es ein relativ selektiver Antagonist der postsynaptischen α-1-Rezeptoren ist. Phenoxybenzamin wirkt dagegen an α-1- und α-2-Rezeptoren. Da Prazosin die α-2-Rezeptoren nicht beeinflußt, kann das freigesetzte Noradrenalin (über einen negativen Feed-back-Mechanismus) die weitere

Katecholaminfreisetzung beeinflussen. Bei einer alphaadrenergen Blockade kommt es trotz der sezernierten Katecholamine zu keiner Vasokonstriktion. Es kommt zu einem Abfall des Blutdrucks. Da sich eine Normotonie einstellt, kann das intravasale Flüssigkeitsvolumen wieder leichter aufgefüllt werden. Ein Abfall des Hämotokritwertes gilt oft als Frühsymptom dafür, daß sich das intravasale Flüssigkeitsvolumen aufgrund der medikamentös bedingten Blutdrucksenkung wieder normalisiert. Falls präoperativ das intravasale Flüssigkeitsvolumen und der arterielle Blutdruck mit Hilfe einer Alpha-Blockade wieder Normalwerte erreicht haben, dann ist auch während operativer Manipulationen am Phäochromozytom die Gefahr einer Hypertension verringert. Aufgrund der alphaadrenergen Blockade kommt es auch zu einer leichteren Insulinsekretion und damit wird bei diesen Patienten die Gefahr einer Hyperglykämie vermindert.

Liegen trotz einer Alpha-Blockade Tachykardie und/oder Herzrhythmusstörungen vor, dann sollte z.B. mit Propranolol eine Beta-Blockade durchgeführt werden. Eine Beta-Blockade sollte jedoch nur dann eingeleitet werden, wenn bereits eine Alpha-Blockade vorliegt [36]. Diese Empfehlung basiert auf der theoretischen Gefahr, daß das Herz unter Umständen kein adäquates Herzminutenvolumen mehr auswerfen kann, wenn einerseits eine Blockade der Beta-Rezeptoren vorliegt, andererseits die freigesetzten Katecholamine uneingeschränkt über die Alpha-Rezeptoren zu einer Vasokonstriktion und damit zu einem plötzlichen Anstieg des peripheren Gesamtwiderstandes führen können. Zur präoperativen Vorbereitung dieser Patienten wurde auch Labetalol eingesetzt. Labetalol verursacht sowohl eine Alpha- als auch eine Beta-Blockade [36].

Ein guter Therapieansatz zur Behandlung von Patienten mit einem Phäochromozytom wäre es, die Katecholaminsynthese dadurch zu hemmen, daß das für die Hydroxylierung von Tyrosin verantwortliche Enzym gehemmt würde (Abb. 23.5). Alpha-Methyl-Tyrosin hemmt die Hydroxylierung von Tyrosin und vermindert dadurch die Katecholaminsynthese. Obwohl dieses Medikament theoretisch sinnvoll ist, gibt es keine Beweise dafür, daß Alpha-Methyl-Tyrosin bei der Therapie von Patienten mit einem katecholaminsezernierenden Tumor anderen Medikamenten überlegen wäre.

Bei Patienten mit einem Phäochromozytom ist es präoperativ wichtig, möglichst die anatomische Lokalisation des Tumors zu eruieren. An nichtinvasiven Methoden sind z.B. ein intravenöses Pyelogram, eine abdominelle Ultraschalluntersuchung und ein Computertomogramm möglich. Insbesondere die Computertomographie ist sinnvoll, um Phäochromozytome mit einen Durchmesser von mehr als 1 cm zu lokalisieren. Bei der Lokalisierung des Tumors sollte deshalb als erstes eine Computertomographie durchgeführt werden [38]. Zur Lokalisierung des Tumors ist auch eine Arteriographie möglich. Während dieser Untersuchung besteht jedoch die große Gefahr einer Hypertension, selbst falls vorher eine Alpha-Blockade durchgeführt wurde.

### Narkoseführung

Zur Narkoseführung für die Exstirpation eines Phäochromozytoms dürfen nur solche Medikamente verwendet werden, die zu keiner Stimulation des sympathischen Nervensystemes führen. Außerdem müssen entsprechende invasive Überwachungsverfahren eingesetzt werden, um frühzeitig Interventionen durchführen zu können, falls es zu katecholaminbedingten Veränderungen des kardiovaskulären Systems kommt [36, 40–42].

Ob Alpha-Blocker bis zum Operationstag verabreicht werden sollen, wird kontrovers diskutiert. Es ist denkbar, daß eine weiterhin durchgeführte Alpha-Blockade das Auffinden von katecholaminsezernierenden Tumoren erschweren könnte, da hierdurch Blutdrucksteigerungen während operativer Manipulationen unterdrückt werden. Außerdem könnte eine Alpha-Blockade auch mit dazu beitragen, daß es nach Unterbinden der Tumorgefäße zu einer therapieresistenten Hypotension kommt. Daher wurde vorgeschlagen, die medikamentöse Alpha-Blockade 24–48 Stunden vor dem operativen Eingriff zu unterbrechen [36]. Anhand der klinischen Erfahrungen kann diese Empfehlung jedoch nicht unterstützt werden; eine Verabreichung der Alpha-Blocker bis zum Operationstag scheint sinnvoll. Patienten, die zusätzlich einen Beta-Blocker erhalten, sollten diesen bis zur Narkoseeinleitung weiter verabreicht bekommen.

**Prämedikation.** Eine medikamentöse Prämedikation ist bei diesen Patienten sinnvoll, um die Gefahr einer angstbedingten Aktivierung des sympathischen Nervensystems zu vermindern. Die orale Gabe eines Benzodiazepins und eine zusätzliche intramuskuläre Injektion von Morphin und Scopolamin sind gut geeignet, um eine zuverlässige Sedierung zu erzielen. Bei Scopolamin sind normalerweise keine ungünstigen Auswirkungen auf die Herzfrequenz zu erwarten. Außerdem hat Scopolamin eine gut sedierende Wirkung.

**Narkoseeinleitung.** Vor der Narkoseeinleitung sollte eine periphere Arterie kanüliert werden, um den arteriellen Blutdruck kontinuierlich überwachen zu können. Wurde eine ausreichende Prämedikation sowie eine entsprechende Lokalanästhesie durchgeführt, dann kann die arterielle Kanüle plaziert werden, ohne daß die Gefahr einer Steigerung des Sympathikotonus besteht.

Die Narkose wird am besten durch die intravenöse Gabe eines kurzwirksamen Barbiturats oder Benzodiazepins eingeleitet. Wenn der Patient bewußtlos ist, sollte die Narkose durch Beatmung mit Sauerstoff, Lachgas und Enfluran oder Isofluran vertieft werden [41, 42]. Enfluran oder Isofluran werden deshalb gewählt, da diese volatilen Anästhetika die Aktivität des sympathischen Nervensystems vermindern können und da sie das Herz nicht gegen die arrhythmogenen Wirkungen der Katecholamine sensibilisieren. Halothan wird nicht empfohlen, da es bei erhöhten Katecholaminkonzentrationen leicht zu Herzrhythmusstörungen führt. Durch eine Muskelrelaxierung mit nichtdepolarisierenden Relaxantien wie z.B. Vecuronium oder Atracurium kann die maschinelle Beatmung erleichtert werden. Diese Relaxantien führen nur zu minimalen kardiovaskulären Nebenwirkungen. Der Einsatz von Succinylcholin wurde in Frage gestellt, da es über eine Histaminfreisetzung oder durch Muskelfaszikulationen zu einer Kompression eines abdominellen Tumors und damit zu einer Katecholaminausschüttung führen könnte. Die theoretisch bei Patienten mit einem Phäochromozytom auftretenden Nebenwirkungen des Succinylcholins können jedoch anhand klinischer Erfahrungen nicht bestätigt werden. Wegen der histaminfreisetzenden Nebenwirkungen des d-Tubocurarins, was in geringerem Ausmaß auch für das Metocurin zutrifft, sowie aufgrund der vagolytischen Wirkungen des Pancuroniums oder des Gallamins scheinen diese Medikamente wenig geeignet. Außerdem kann Pancuronium zu einer Stimulation des sympathischen Nervensystems und damit bei Patienten mit einem Phäochromozytom zu einer Hypertension führen [43].

Die direkte Laryngoskopie zur endotrachealen Intubation sollte nur durchgeführt werden, nachdem mit Inhalationsanästhetika eine ausreichende Narkosetiefe erzielt wurde. Eine ausreichende Narkosetiefe ist Voraussetzung, um die im Rahmen der endotrachealen Intubation auftretenden Blutdruckanstiege möglichst gering zu halten. Nach Angabe einiger Autoren ist es sinnvoll, ungefähr eine Minute vor Beginn der direkten Laryngoskopie 1–2 mg/kg Lidocain intravenös zu verabreichen. Dadurch können intubationsbedingte Blutdrucksteigerungen sowie die Gefahr von Herzrhythmusstörungen angeblich vermindert werden [44]. Auch durch eine intravenöse Gabe von 100–200 mikrog Fentanyl oder 10–20 mikrog Sufentanil unmittelbar vor Beginn der direkten Laryngoskopie können diese Blutdruckveränderungen abgeschwächt werden. Auch entsprechende Dosen an Alfentanil können hierzu verabreicht werden. Nitroprussid oder Phentolamin sollten – falls es bei der endotrachealen Intubation zu einer längerfristigen Hypertension kommt – zur intravenösen Verabreichung unmittelbar verfügbar sein. Zur Therapie akuter Blutdrucksteigerungen ist Nitroprussid (1–2 mikrog/kg) gut geeignet.

**Aufrechterhaltung der Narkose.** Die Narkoe wird am besten mittels Lachgas in Kombination mit Enfluran oder Isofluran aufrechterhalten [36, 42, 43]. Die Konzentration des volatilen Anästhetikums sollte den entsprechenden Blutdruckveränderungen angepaßt werden. Die Aufrechterhaltung der Narkose mittels Lachgas in Kombination mit einem Opioid ist nicht ideal, denn durch diese Medikamentenkombination läßt sich die Aktivität des sympathischen Nervensystems nicht unterdrücken, und es kann leicht zu Blutdrucksteigerungen kommen. Außerdem kann bei Verabreichung von Injektionsanästhetika die Narkose noch flacher gemacht werden, falls dies aufgrund einer längerfristigen Hypotension wünschenswert wäre. Ein theoretischer, wenn auch bisher nicht bewiesener Nachteil der Opioide (insbesondere des Morphins) ist eine histaminbedingte Freisetzung von Katecholaminen. Der Einsatz von Thalamonal wird in Frage gestellt, denn es liegen Berichte vor, daß Droperidol bei Vorliegen eines Phäochromozytoms eine Hypertension auslösen kann [45, 46]. Droperidol kann einerseits die Wiederaufnahme von Noradrenalin in die postganglionären synaptischen Nervenendigungen behindern und andererseits eine direkte Katecholaminfreisetzung aus dem Tumor stimulieren [46].

Wenn eine Hypertension trotz maximaler Konzentrationen an volatilen Anästhetika (ungefähr 1,5–2,0 MAC) bestehen bleibt, kann eine kontinuierliche intravenöse Infusion von Nitroprussid oder Phentolamin notwendig werden. Die Nachteile einer kontinuierlichen intravenösen Phentolamininfusion sind unter anderem darin zu sehen, daß es zu einer Tachyphylaxie kommen kann und daß Phentolamin eine längere Wirkungsdauer aufweist als Nitroprussid. Diese längere Wirkungsdauer kann von Nachteil sein, falls die Infusion wegen eines Blutdruckabfalls plötzlich unterbrochen werden muß. Trimethaphan wird nicht empfohlen, da es häufig zu einer Tachyphylaxie führt und dabei die Gefahr einer Histaminfreisetzung besteht.

Wenn der venöse Abfluß des Phäochromozytoms operativ unterbunden wird, kann es im Rahmen der nun auftretenden Abnahme der Katecholamin-Plasma-Konzentration zu einem Blutdruckabfall kommen. Dieser Blutdruckabfall wird dadurch therapiert, daß die Konzentration des volatilen Anästhetikums vermindert und schnell kristalloide und/oder kolloide Lösungen infundiert werden. Bei einer längerfristigen Hypotension kann solange eine kontinuierliche intravenöse Noradrenalingabe notwendig werden, bis sich das periphere Gefäßsystem an die verminderte alphaadrenerge Stimulation adaptiert hat.

Zur Überwachung des intravasalen Flüssigkeitsstatus kann es bei diesen Patienten sinnvoll sein, einen Pulmonalarterienkatheter einzuschwemmen. Dies gilt insbesondere bei einer anamnestisch bekannten Herzinsuffizienz [42]. Das über einen Pulmonalarterienkatheter ebenfalls bestimmbare Herzminutenvolumen ist hilfreich, um die kardiale Situation beurteilen zu können, und um einschätzen zu können, ob positiv inotrope Substanzen oder Vasodilatantien verabreicht werden müssen. Anstelle eines Pulmonalarterienkatheters kann auch ein zentraler Venenkatheter plaziert werden. Damit kann jedoch eine linksventrikuläre Funktionsstörung nicht beurteilt werden. Auch eine Bestimmung des Herzminutenvolumens ist damit nicht möglich.

Während der perioperativen Phase ist es wichtig, daß arterielle Blutgase, arterieller pH-Wert, Elektrolytkonzentrationen, Blutzuckerkonzentration, Urinausscheidung, EKG sowie die Körpertemperatur überwacht werden. Die maschinelle Beatmung muß am arteriellen $CO_2$-Partialdruck und die inspiratorische Sauerstoffkonzentration am arteriellen Sauerstoffpartialdruck orientiert werden. Vor der operativen Exstirpation des Phäochromozytoms liegt typischerweise eine Hyperglykämie vor. Wenn es nach Entfernung des Tumors zu einem Abfall der Katecholamin-Plasma-Konzentrationen kommt, kann sich eine Hypoglykämie einstellen [47]. Um die Gefahr von Herzrhythmusstörungen zu vermindern, ist es wichtig, einen normalen Blutdruck aufrechtzuerhalten. Kommt es trotz normalen Blutdrucks zu ventrikulären Rhythmusstörungen, dann sollte eine kontinuierliche Lidocaininfusion durchgeführt werden. Falls es zu exzessiven Anstiegen der Herzfrequenz kommt, können wiederholte intravenöse Gaben eines Beta-Blockers, z. B. Propranolol, verabreicht werden. Falls eine katecholaminbedingte Kardiomyopathie vorliegt, sollte Propranolol jedoch mit Vorsicht eingesetzt werden, denn selbst durch eine minimale Beta-Blockade kann eine linksventrikuläre Funktionsstörung verstärkt werden.

Die adäquate Dosierung von nicht-depolarisierenden Muskelrelaxantien sollte mit Hilfe eines peripheren Nervenstimulators objektiviert werden. Am besten sind solche Muskelrelaxantien geeignet, die nur minimale Auswirkungen auf das kardiovaskuläre System haben. Es liegen zwar bisher nur begrenzte Erfahrungen dazu vor, aber es gibt keine Hinweise dahingehend, daß eine Antagonisierung der Muskelrelaxantien mit einer Kombination aus Cholinesterasehemmern und Anticholinergikum nach der Exstirpation eines Phäochromozytoms vermieden werden sollte.

Postoperativ sollte bei diesen Patienten das invasive Monitoring solange weitergeführt werden, bis sich das kardiovaskuläre System stabilisiert hat. Normalerweise kann der Patient kurz nach Operationsende extubiert werden, denn zumeist handelt es sich um junge Patienten ohne vorbestehende Lungenerkrankungen. Falls sich die Blutdruckwerte nach der Exzision eines Phäochromozytoms nicht innerhalb von 24–48 Stunden normalisieren, besteht der Verdacht, daß noch ein weiterer, katecholaminsezernierender Tumor vorhanden ist [38]. Auch wenn der Blutdruck bereits im Normalbereich ist, normalisieren sich die Plasmakonzentrationen der Katecholamine oft erst 7–10 Tage nach der Operation [38].

**Regionalanästhesieverfahren.** Regionalanästhesieverfahren haben bei der Exzision eines Phäochromozytoms den großen Vorteil, daß sie das sympathische Nervensystem blockieren und das Herz nicht gegen die arrhythmogenen Eigenschaften der Katecholamine sensibilisieren. Die postsynaptischen alphaadrenergen Rezeptoren können jedoch bei einer plötzlichen Konzentrationserhöhung der zirkulierenden Katecholamine direkt stimuliert werden. Ein spezieller Nachteil der Regionalanästhesieverfahren ist darin zu sehen, daß das sympathische Nervensystem auch dann weiterhin blockiert bleibt, wenn es bei Unterbinden des venösen Abflusses aus dem Phäochromozytom zu einer Hypotension kommen sollte. Außerdem kann die Spontanatmung unzureichend sein, falls – wie häufig der Fall – eine Exploration im Oberbauch notwendig wird. Regionalanästhesieverfahren sind außerdem nur dann sinnvoll, wenn der operative Eingriff in Rückenlage durchgeführt wird.

## 23.5 Hoden und Ovarien

Das wichtigste von den Hoden sezernierte Hormon ist das Testosteron. Beim erwachsenen Mann ist das Testosteron für die Spermatogenese verantwortlich. Dihydrotestosteron (ein Metabolit des Testosterons) ist für die Virilisierung notwendig. Progesteron und Östrogen sind die beiden wichtigsten Hormone, die von den Ovarien sezerniert werden.

Beim Klinefelter-Syndrom liegt eine hormonelle Funktionsstörung der Hoden vor. Funktionsstörungen der Ovarien treten im Rahmen der physiologischen Menopause, einer Gonadendysgenesie (Turner-Syndrom) und der kleinzystischen Degeneration des Ovavien (Stein-Leventhal-Syndrom) auf.

### 23.5.1 Klinefelter-Syndrom

Das Klinefelter-Syndrom ist ein chromosomaler Defekt, bei dem 2 X- und 1 Y-Chromosom vorliegen. Typisch für dieses Syndrom sind eine fehlende Spermatogenese sowie kleine Hoden. Die Plasmakonzentration an Testosteron ist vermindert. Die Diagnose eines Klinefelter-Syndroms kann dadurch bestätigt werden, daß in Zellkernen mit 2 X-Chromosomen Chromatinkörper (Barr-Körper) nachgewiesen werden können. Für die Untersuchung werden typischerweise Zellen der Mundschleimhaut verwendet. Das Klinefelder-Syndrom hat keinen Einfluß auf die Narkoseführung.

### 23.5.2 Physiologische Menopause

Zu einem physiologischen Abfall der Ovarialfunktion kommt es statistisch gesehen ungefähr im 48. Lebensjahr. Die Symptome der Menopause – wie z.B. Hitzewallungen – sind vermutlich durch einen Östrogenmangel bedingt. Folge eines längerfristigen Östrogenmangels ist eine Osteoporose. Durch den Beginn der physiologischen Menopause wird die Gefahr einer koronaren Herzerkrankung nicht erhöht [48]. Werden nach Beginn der physiologischen Menopause weiterhin exogen Östrogene zugeführt, kann es unter Umständen zu einer erhöhten Inzidenz an Uteruskarzinomen kommen (ausgehend vom Endometrium).

## 23.5.3 Gonadendysgenesie (Turner-Syndrom)

Bei einer Gonadendysgenesie (Turner-Syndrom) fehlt das 2. X-Chromosom. Zu den Merkmalen dieses Syndroms gehören eine primäre Amenorrhoe, eine Hypoplasie des äußeren und inneren Genitale sowie Kleinwüchsigkeit. Zusätzliche Merkmale, die Auswirkungen auf die Narkoseführung haben können, sind z.B. Hypertension, kurzer Hals mit einem Pterygium colli, hoher Gaumen, Mikrognathie sowie eine Aortenisthmusstenose, eine Trichterbrust und gelegentlich eine Nierenaplasie [49].

## 23.5.4 Kleinzystische Degeneration der Ovarien (Stein-Leventhal-Syndrom)

Die kleinzystische Degeneration der Ovarien ist dadurch gekennzeichnet, daß eine erhöhte Androgenproduktion sowie eine primäre Amenorrhoe, ein Hirsutismus und ein muskulärer Habitus vorliegen. Die Körpergröße ist normalerweise im Normbereich und kongenitale Mißbildungen sind unwahrscheinlich. Eine langfristige Anovulation, wie sie bei diesen Patientinnen auftritt, kann zu einer erhöhten Inzidenz an Uteruskarzinomen (ausgehend vom Endometrium) führen. Um die Fertilität dieser Patientinnen zu steigern, wurden Teilexzisionen der Ovarien durchgeführt. Bei Patientinnen mit Kinderwunsch kann auch eine erfolgreiche medikamentöse Stimulation der Ovulation durchgeführt werden.

## 23.6 Hypophyse

Die Hypophyse befindet sich an der Hirnbasis, in der Sella turcica. Die Hypophyse kann in den Hypophysenvorderlappen (Adenohypophyse) und den Hypophysenhinterlappen (Neurohypophyse) unterteilt werden. Die Hypophyse wird vom Hypothalamus kontrolliert. Dazu bestehen Gefäßverbindungen zwischen dem Hypothalamus und dem Hypophysenvorderlappen sowie neuronale Verbindungen zwischen dem Hypothalamus und dem Hypophysenhinterlappen.

### 23.6.1 Hypophysenvorderlappen

Der Hypophysenvorderlappen sezerniert luteinisierendes Hormon (LH), follikelstimulierendes Hormon (FSH), Wachstumshormon (STH, Somatotropin), adrenokortikotropes Hormon (ACTH, Kortikotropin), Thyreotropin (TSH, thyroid stimulating hormone) und das melanozytenstimulierende Hormon (MSH, Melanotropin). Das luteinisierende Hormon löst die Ovulation aus und stimuliert die Androgenproduktion in den Hoden. Das follikelstimulierende Hormon regt die Entwicklung der Ovarien bzw. die Reifung der Hoden an. Luteinisierendes Hormon und follikelstimulierendes Hormon werden auch als gonadotrope Hormone oder Sexualhormone (ICSH, interstitial cell stimulating hormons) bezeichnet. Das Wachstumshormon stimuliert das Skelettwachstum, steigert die Proteinsynthese und vermindert den Kohlehydratstoffwechsel. Das Thyreotropin (TSH) reguliert die Synthese und Freisetzung aktiver Schilddrüsenhormone. ACTH reguliert die Kortisol- und Androgenfreisetzung aus der Nebennierenrinde. Prolaktin wird für die Laktation benötigt, das melanozytenstimulierende Hormon ist für die Bildung von Melaninpigment erforderlich. Im Hypophysenvorderlappen können außerdem hohe Konzentrationen an Endorphinen nachgewiesen werden. Interessant ist, daß Endorphine und ACTH vom gleichen Molekül abstammen.

Im Hypothalamus werden Hormone sezerniert, die ihrerseits die Hormonfreisetzung aus dem Hypophysenvorderlappen regulieren. Z.B. werden das TRH (thyreotropin-releasing hormone) und der CRF (corticotropin-releasing factor) im Hypothalamus produziert und über ein hypophysäres Portalgefäßsystem zum Hypophysenvorderlappen transportiert, wo sie die Freisetzung von TSH und ACTH stimulieren. Eine Dopaminsekretion durch den Hypothalamus ist vermutlich dafür verantwortlich, daß die Prolaktinsekretion im Hypophysenvorderlappen gehemmt wird. Durch eine medikamentös bedingte Verarmung an Dopamin wie z.B. unter einer Therapie mit Alpha-Methyldopa oder einer Blockade der dopaminergen Rezeptoren mit Phenothiazinen oder Butyrophenonen kommt es zu einem enormen Konzentrationsanstieg des Prolaktins. Andererseits kann durch den Dopaminagonisten Bromocriptin eine exzessive Prolaktinsekretion durch den Hypophysenvorderlappen therapiert werden. LHRF (luteinizing hormone-releasing factor) aus dem Hypothalamus ist für die Freisetzung des luteinisierenden Hormons und des follikelstimulierenden Hormons aus dem Hypophysenvorderlappen verantwortlich. Von Somatostatin wird angenommen, daß es die Freisetzung des Wachstumshormons hemmt. Der Hypothalamus seinerseits ist einer Regulation durch Hormone, die aus dem Hypophysenvorderlappen freigesetzt werden sowie einer Regulation durch andere ZNS-Areale unterworfen. Zu beachten ist, daß zwischen Hypothalamus und Hypophysenvorderlappen keine neuronale Verbindung besteht.

### Hypersekretion von Hypophysenvorderlappen-Hormonen

Eine Hypersekretion der Hypophysenvorderlappen-Hormone ist selten. Einzige Ausnahme ist die exzessive Sekretion von ACTH. Eine übermäßige Sekretion von ACTH ist die häufigste Ursache eines Cushing-Syndroms. Einer exzessiven ACTH-Sekretion liegt häufig ein basophiles Adenom des Hypophysenvorderlappens zugrunde. Selten kann auch eine exzessive Sekretion an TSH (thyroid stimulating hormone) zu einer Hyperthyreose führen. Bei einem eosinophilen Adenom des Hypophysenvorderlappens kommt es zu einer exzessiven Sekretion an Wachstumshormon und damit zu einem Gigantismus, falls die Epiphysen noch nicht verschlossen sind bzw. zu einer Akromegalie, falls sich der Tumor erst im Erwachsenenalter entwickelt. Eine exzessive Prolaktinproduktion führt zu einer Galaktorrhoe und stellt die häufigste Hormonstörung im Rahmen eines Hypophysenvorderlappentumors dar.

**Akromegalie.** Bei der Akromegalie liegt eine exzessive Sekretion an Wachstumshormon aufgrund eines eosinophilen Adenoms des Hypophysenvorderlappens vor. Die Diagnose einer Akromegalie ist zu vermuten, wenn es bei einer intravenösen Glukoseinfusion zu keinem Abfall der Plasmakonzentration an Wachstumshormon kommt. Die Symptome einer Akromegalie sind dadurch bedingt, daß es aufgrund des Hypophysenvorderlappenadenoms zu Verdrängungsprozessen im Bereich der Sella turcica sowie zu den peripheren Auswirkungen einer exzessiv hohen Wachstumshormonkonzentration kommt (Tab. 23.11).

**Tab. 23.11:** Symptome einer Akromegalie

**Parasellär**
vergrößerte Sella turcica
Kopfschmerzen
Gesichtsfeldeinschränkungen
Rhinorrhoe

**Überproduktion an STH**
übermäßiges Knochenwachstum (Prognathie)
übermäßiges Wachstum der Weichteile (Lippen, Zunge, Epiglottis, Stimmbänder)
übermäßiges Wachstum des Bindegewebes (Lähmung des Nn. recurrens)
periphere Neuropathie (Karpaltunnelsyndrom)
Viszeromegalie
Glukoseintoleranz
Osteoarthritis
Osteoporose
Hyperhidrosis
Muskelschwäche

Bei nahezu jedem Patienten kann auf der Röntgenaufnahme des Schädels eine vergrößerte Sella turcica nachgewiesen werden. Evtl. auftretende Kopfschmerzen und ein Papillenödem sind daurch bedingt, daß es aufgrund der Volumenzunahme des Hypophysenvorderlappenadenoms zu einer Steigerung des intrakraniellen Drucks gekommen ist. Auch Sehstörungen sind dadurch bedingt, daß der sich ausdehnende Tumor des Hypophysenvorderlappens zu einer Kompression des Chiasma opticum geführt hat.

Exzessive Konzentrationen an Wachstumshormonen führen zu einem generalisierten übermäßigen Wachstum des Skeletts, des Weichteil- und Bindegewebes. Die Gesichtszüge sind grob und Hände und Füße vergrößert. Der Unterkiefer nimmt an Größe und Dicke zu. Ein großes Problem stellt das übermäßige Wachstum von Weichteilgewebe im Bereich der oberen Luftwege dar. Hierdurch kommt es typischerweise zu einer enormen Größenzunahme von Zunge und Epiglottis [50–52]. Auch im Pharynxbereich kann es zu polypartigen Wucherungen kommen.

Aufgrund dieser Veränderungen besteht bei diesen Patienten die Gefahr einer Verlegung der oberen Luftwege. Heiserkeit und abnormale Bewegungen der Stimmbänder können durch eine Verdickung der Stimmbänder oder durch eine Lähmung des Nervus recurrens (aufgrund einer Dehnung des Nervs wegen stark vergrößerter Knorpelstrukturen im Bereich des Kehlkopfes) bedingt sein. Falls auch das Krikoarytänoidgelenk betroffen ist, kann es aufgrund von Bewegungseinschränkungen der Stimmbänder zu Stimmveränderungen kommen. Auch wenn ein Stridor vorliegt oder anamnestisch Dyspnoe bekannt ist, muß vermutet werden, daß der Larynxbereich durch die akromegalen Veränderungen betroffen ist. Außerdem kann der subglottische Trachealdurchmesser bei diesen Patienten vermindert sein [51].

Häufig kommt es zu peripheren Neuropathien. Dies ist dadurch bedingt, daß das übermäßige Wachstum von Knochen, Binde- und Weichteilgewebe zu Nervenkompressionen führt. Bei Patienten mit einem Karpaltunnelsyndrom kann die Durchblutung über die Arteria ulnaris behindert sein. Selbst wenn die Symptome eines Karpaltunnelsyndroms fehlen, kann bei ungefähr 50 % der Patienten mit einer Akromegalie zumindest in einer Hand eine unzureichende Kollateralversorgung über die Arteria ulnaris nachgewiesen werden [53].

Eine Hypertension führt bei Patienten mit einer Akromegalie häufiger zu einer Herzinsuffizienz. Die Inzidenz einer koronaren Herzerkrankung scheint erhöht zu sein. Die Lungenvolumina sind vergrößert und auch das Ventilations-/Perfusionsmißverhältnis ist häufig erhöht. Die vorliegende Glukoseintoleranz und ein manchmal bestehender insulinpflichtiger Diabetes mellitus sind durch die Auswirkungen des Wachstumshormons auf den Kohlenhydratstoffwechsel bedingt. Daneben kann auch eine Struma vorliegen. Häufig sind eine Osteoarthritis und eine Osteoporose zu finden. Die Haut wird dick und ölig. Oft liegt eine Muskelschwäche vor und die Patienten klagen über Müdigkeit.

### Narkoseführung

Die Narkoseführung bei Patienten mit einer Akromegalie ist durch die krankheitsbedingten Veränderungen erschwert. Besonders wichtig sind die Veränderungen im Bereich der oberen Luftwege [50–53]. Aufgrund der verzerrten Gesichtsanatomie kann es schwierig sein, eine Gesichtsmaske dicht zu bekommen. Da Zunge und Epiglottis vergrößert sind, neigen die Patienten zu einer Verlegung der oberen Luftwege; bei der direkten Laryngoskopie kann das Einstellen der Glottis erschwert sein. Aufgrund des vergrößerten Unterkiefers ist der Abstand zwischen Lippe und Stimmbändern vergrößert. Aufgrund der vergrößerten

Stimmbänder kann die Glottisöffnung verkleinert sein. Da zusätzlich der subglottische Trachealdurchmesser vermindert sein kann, ist eventuell ein kleinerer Tubus notwendig, als aufgrund des Alters oder der Körpergröße zu erwarten wäre. Eine Vergrößerung der Nasenmuscheln kann das Einführen eines Wendeltubus oder eines nasotrachealen Tubus unmöglich machen. Sind anamnestisch eine Belastungsdyspnoe, eine Heiserkeit und/oder ein Stridor bekannt, so ist eine Beteiligung des Larynx zu vermuten. In diesen Fällen kann eine indirekte Laryngoskopie indiziert sein, um so die Einschränkung der Stimmbandbeweglichkeit beurteilen zu können. Falls Intubationshindernisse vermutet werden, dann ist es sinnvoll, eine Wachintubation durchzuführen. Am besten wird eine fiberbronchoskopische Intubation durchgeführt. Es ist wichtig daran zu denken, daß ein kleinerer Endotrachealtubus notwendig ist, und daß eine mechanische Traumatisierung der oberen Luftwege und der Stimmbänder vermieden werden müssen, denn ein zusätzliches Ödem kann nach der Extubation zu einer Verlegung der Atemwege führen. Falls die Arteria radialis punktiert wird, muß beachtet werden, daß möglicherweise eine insuffiziente Kollateralversorgung der Hand über die Arteria ulnaris vorliegt [53]. Falls im Rahmen der Akromegalie auch ein Diabetes mellitus besteht, dann muß die Blutzuckerkonzentration unbedingt überwacht werden. Die richtige Dosierung der nicht-depolarisierenden Muskelrelaxantien sollte mit einem peripheren Nervenstimulator überprüft werden. Dies ist besonders wichtig, wenn bei dem Patienten eine Muskelschwäche vorliegt. Die Akromegalie hat jedoch keinen Einfluß auf die für die Narkose einsetzbaren Anästhetika.

**Galaktorrhoe.** Eine Galaktorrhoe ist die Folge einer übermäßigen Prolaktinsekretion auf den Hypophysenvorderlappen. Häufigste Ursache ist ein Tumor im Bereich des Hypophysenvorderlappens. Bei allen Patientinnen mit einer sekundären Amenorrhoe bzw. bei denen es zu einer radiologisch nachgewiesenen Vergrößerung der Sella turcica kommt, sollte die Prolaktinkonzentration im Plasma bestimmt werden. Falls die Plasmakonzentrationen des Prolaktin mehr als 300 ng/ml beträgt, muß ein Hypophysenvorderlappentumor vermutet werden.

**Verminderte Sekretion von Hypophysenvorderlappen-Hormonen**

Bei einer verminderten Sekretion von Hypophysenvorderlappen-Hormonen liegt zumeist ein Panhypopituitarismus vor. Die Ursache ist eine Verdrängung der Hypophyse durch expandierende Tumore, die beim Erwachsenen als chromophobe Adenome und bei Kindern als Kraniopharyngeome bezeichnet werden. Ein postpartal aufgrund eines hämorrhagischen Schocks auftretender Panhypopituitarismus (Sheehan-Syndrom) ist durch einen Vasospasmus und eine dadurch bedingte Nekrose des Hypophysenvorderlappens bedingt. Auch Kopfverletzungen oder Bestrahlungen von Strukturen, die in der Nähe des Hypophysenvorderlappens liegen, können zu einem Panhypopituitarismus führen. Ein Panhypopituitarismus kann auch Folge einer operativen Hypophysektomie sein. Indikation für eine operative Hypophysektomie können 1. eine Exstirpation eines Hypophysenvorderlappentumors, 2. die Therapie einer diabetischen Retinopathie, 3. die Therapie eines extremen Exophthalmus aufgrund einer Hyperthyreose oder 4. ein hormonabhängiges Karzinom sein, bei dessen Therapie eine zusätzliche Hypophysektomie erfolgversprechend ist. Eine chemische Hypophysektomie kann durchgeführt werden, um die im Rahmen von Tumormetastasen auftretenden Schmerzen zu vermindern. Eine chemische Hypophysektomie kann dadurch erzielt werden, daß unter stereotaktischer Kontrolle über einen transsphenoidalen Zugang reiner Alkohol in die Sella turcica injiziert wird [54].

**Funktionsstörungen endokriner Drüsen.** Bei einer Funktionsstörung des Hypophysenvorderlappens kommt es zuerst zu Veränderungen, die durch einen Mangel an luteinisierendem und/oder follikelstimulierendem Hormon bedingt sind. Eine Impotenz beim Mann oder eine sekundär einsetzende Amenorrhoe können z.B. die ersten Hinweise auf einen Panhypopituitarismus sein. Ein Mangel an Wachstumshormon führt bei Kindern zu Zwergwuchs, beim Erwachsenen dagegen bleibt er symptomlos. 4–14 Tage nach einer operativen Hypophysektomie treten Symptome einer Nebenniereninsuffizienz auf. Symptome einer Schilddrüsenunterfunktion sind normalerweise erst nach über 4 Wochen zu erwarten. Die Therapie eines Panhypopituitarismus besteht darin, daß die entsprechenden Hormone (z.B. gonadotrope Hormone, Kortisol und Thyroxin) substituiert werden. Normalerweise ist es nicht notwendig, ein Kortikosteroid mit mineralokortikoiden Wirkungen zu verabreichen, denn auch bei einem völligen Fehlen von ACTH wird aus der Nebennierenrinde weiterhin Aldosteron freigesetzt.

### 23.6.2 Hypophysenhinterlappen

Im Hypophysenhinterlappen enden Neurone aus dem Hypothalamus. Das antidiuretische Hormon (ADH, Vasopressin) und Oxytozin werden im Nucleus supraopticus und im Nucleus paraventricularis des Hypothalamus synthetisiert und anschließend über den Tractus hypothalamohypophysialis in den Hypophysenhinterlappen transportiert und dort gespeichert. Die Freisetzung dieser Hormone wird vom Hypothalamus aus stimuliert.

Die wichtigsten Funktionen des antidiuretischen Hormons bestehen darin, die Plasmaosmolarität und das extrazelluläre Flüssigkeitsvolumen zu regulieren. Der wichtigste physiologische Stimulus für die Freisetzung des antidiuretischen Hormons ist eine Aktivierung der Osmorezeptoren im Hypothalamus. Z.B.

kommt es bei einer Zunahme der Plasmaosmolarität um nur 1 % (normale Osmolarität: 285–295 mosm/l) zu einer Stimulation der Osmorezeptoren und damit zu einer Freisetzung von antidiuretischem Hormon. Das antidiuretische Hormon erleichtert die Rückresorption von Wasser in den Nierentubuli. Dadurch kommt es zu einer Verminderung der Plasmaosmolarität und zu einer Zunahme der Urinosmolarität. Da bei einer ADH-Sekretion freies Wasser zurückgehalten wird, nimmt hierbei auch die Urinausscheidung ab. Weitere Faktoren, die zu einer ADH-Sekretion und damit zu einer verminderten Ausscheidung von freiem Wasser führen, sind eine Verminderung des intravasalen Flüssigkeitsvolumens, Schmerzen wie z. B. im Rahmen einer Verletzung oder eines operativen Traumas, positive Atemwegsdrucke oder ein positiver endexspiratorischer Druck [55]. Interessant ist, daß es bei einem intravasalen Flüssigkeitsmangel bereits bei einer niedrigeren Plasmaosmolarität, als dies normalerweise der Fall ist, zu einer ADH-Sekretion kommt. Im Tiermodell führt auch eine Morphinverabreichung zu einer ADH-Sekretion. Finden keine operativen Manipulationen statt, kommt es jedoch beim Menschen durch eine Morphingabe zu keiner Konzentrationsänderung des antidiuretischen Hormons [55]. Die physiologische Funktion des Oxytozins besteht darin, beim schwangeren Uterus Kontraktionen auszulösen sowie die Milchsekretion und den Milchausstoß in den Brustdrüsen zu fördern.

Störungen des Hypophysenhinterlappens führen zu einem Diabetes insipidus oder zu einer unangemessenen Sekretion des antidiuretischen Hormons.

## Diabetes insipidus

Bei einem Diabetes insipidus liegt ein Mangel an antidiuretischem Hormon vor. Die Ursache ist eine Zerstörung des Hypophysenhinterlappens oder ein vermindertes Ansprechen der Nierentubuli auf freigesetztes antidiuretisches Hormon. Eine Zerstörung des Hypophysenhinterlappens kann die Folge einer Hirnverletzung, einer Hypophysektomie oder einer Tumorinfiltration sein. Ein Diabetes insipidus aufgrund einer intrakraniellen Verletzung tritt typischerweise erst einige Tage nach der Verletzung auf, und die Symptome verschwinden normalerweise innerhalb von 24 Stunden wieder. Ein Diabetes insipidus, der sich während oder unmittelbar nach einer Hypophysenoperation entwickelt, ist normalerweise durch eine passagere Traumatisierung des Hypophysenhinterlappens bedingt und daher im allgemeinen reversibel.

**Symptome.** Die typischen Symptome eines Diabetes insipidus sind Polydipsie und – obwohl eine erhöhte Serumosmolarität vorliegt – die Ausscheidung eines hohen Volumens an kaum konzentriertem Urin. Die Diurese kann so extreme Ausmaße annehmen, daß sich eine lebensbedrohliche Hypernatriämie und Hypovolämie entwickeln. Die Initialtherapie eines Diabetes insipidus ist die intravenöse Zufuhr von elektrolythaltigen Lösungen (falls eine orale Zufuhr nicht ausreicht).

**Therapie.** Eine intramuskuläre Zufuhr von antidiuretischem Hormon ist bei Patienten mit einem Diabetes insipidus dann erfolgreich, wenn kein ADH sezerniert wird. Ist der Diabetes insipidus jedoch Folge einer Resistenz der Nierentubuli auf antidiuretisches Hormon, so ist diese Therapie erfolglos. Chlorpropamid ist ein orales Antidiabetikum (Sulfonylharnstoffverbindung), das die Empfindlichkeit der Nierentubuli auf endogenes antidiuretisches Hormon erhöht. Falls bei Patienten mit einer inkompletten Zerstörung des Hypophysenhinterlappens ein leichter Diabetes insipidus auftritt, kann die alleinige Therapie mit Chlorpropamid ausreichend sein. Eine seltene, aber mögliche Nebenwirkung des Chlorpropamids ist eine Hypoglykämie.

**Narkoseführung.** Bei der Narkoseführung von Patienten mit einem Diabetes insipidus sollten in der perioperativen Phase die Urinausscheidung und die Serumelektrolytkonzentrationen bestimmt werden.

## Unangemesse Sekretion des antidiuretischen Hormons

Bei verschiedenen pathologischen Prozessen wie z.B. intrakraniellen Tumoren, einer Hypothyreose, Porphyrie oder einem Lungenkarzinom (insbesondere beim undifferenzierten kleinzelligen Karzinom) kann es zu einer unangemessenen ADH-Sekretion kommen. Es wird außerdem angenommen, daß es bei nahezu allen Patienten nach einem operativen Eingriff zu einer vorübergehend unangemessenen Sekretion an ADH kommt. Typisch für eine inappropriate ADH-Sekretion sind eine unangemessen hohe Urinosmolarität und eine unangemessen hohe Natriumkonzentration im Urin, obwohl im Plasma eine erniedrigte Osmolarität und eine Hyponatriämie vorliegen. Die Plasmahyponatriämie ist die Folge eines Verdünnungseffektes. Die Ursache ist eine Zunahme des intravasalen Flüssigkeitsvolumens aufgrund einer hormonbedingten Rückresorption von Wasser in den Nierentubuli. Ein plötzlicher Abfall der Natriumplasmakonzentration (insbesondere unter 110 mval/l) kann zu einem Hirnödem und zu zerebralen Krampfanfällen führen. Auch durch eine intravenöse Zufuhr von natriumfreien Lösungen konnten bei ansonsten gesunden, aber oligurischen Patienten eine Hyponatriämie, zerebrale Krampfanfälle und bleibende Hirnschädigungen verursacht werden (siehe: Kapitel 22), [56].

Die Therapie einer exzessiven ADH-Sekretion besteht darin, daß die Flüssigkeitszufuhr auf 500 ml pro Tag beschränkt wird, die Wirkungen des antidiuretischen Hormons an den Nierentubuli durch Verabreichung von Demeclocyclin antagonisiert werden und täglich 120–360 mval Natriumchlorid intravenös verabreicht werden. Falls aufgrund der unangemessenen ADH-Sekretion keine Symptome einer sekundären

Hypernatriämie auftreten, reicht häufig eine Flüssigkeitsrestriktion aus. Eine Flüssigkeitsrestriktion sowie die Verabreichung von Demeclocyclin sind jedoch nicht sofort wirksam und daher bei der Therapie von Patienten, die aufgrund einer Hyponatriämie akute neurologische Symptome zeigen, nicht sinnvoll. Bei diesen Patienten wird eine intravenöse Zufuhr von hypertoner NaCl-Lösung empfohlen, um so die Plasma-Natrium-Konzentration um 0,5 mval/l × h anzuheben. Bei einem zu schnellen Ausgleich einer chronischen Hyponatriämie kann es zu fatalen neurologischen Störungen kommen, die als zentrale pontine Myelinolyse bekannt ist (siehe: Kapitel 22), [57].

## Literaturhinweise

1  Murkin JM. Anesthesia and hypothyroidism: A review of thyroxine physiology, pharmacology, and anesthetic implications. Anesth Analg 1982; 61: 371–83
2  Wellby ML. Laboratory diagnosis of thyroid disorders. Adv Clin Chem 1976; 18: 103–72
3  Becker SP, Skolinik EM, O'Neill JV. The nodular thyroid. Otolaryngol Clin North Am 1980; 13: 53–8
4  Burrow GN. The management of thyrotoxicosis in pregnancy. N Engl J Med 1985; 313: 562–8
5  Maze M. Clinical implications of membrane receptor function in anesthesia. Anesthesiology 1981; 55: 160–71
6  Waldstein SS. The assessment and management of hyperthyroidism. Otolaryngol Clin North Am 1980; 13: 13–27
7  Gotta AW, Sullivan CA, Seaman J, Jean-Gilles B. Prolonged intraoperative bleeding caused by propylthiouracil-induced hypoprothrombinemia. Anesthesiology 1972; 37: 562–3
8  Ikeda S, Schweiss JF, Excessive blood loss during operation in the patient treated with propylthiouracil. Can Anaesth Soc J 1982; 29: 477–80
9  Feek CM, Sawers JS, Irvine WJ, et al. Combination of potassium iodide and propranolol in preparation of patients with Graves' disease for thyroid surgery. N Engl J Med 1980; 302: 883–5
10  Verhoeeven RP, Visser TJ, Doctor R, et al. Plasma thyroxine, 3,3', 5'-triiodothyronine during beta-adrenergic blockade in hyperthyroidism. J Clin Endocrinol Metab 1977; 44: 1002–5
11  Hamilton WFD, Forrest AL, Gunn A, et al. Beta-adrenoreceptor blockade and anesthesia for thyroidectomy. Anaesthesia 1984; 39: 335–42
12  Caldarelli DD, Holinger LD. Complications and sequelae of thyroid surgery. Otolaryngol Clin North Am 1980; 13: 85–97
13  Waldstein SS. Medical complications of thyroid surgery. Otolaryngol Clin North Am 1980; 13: 99–107
14  Kaplan JA, Cooperman LH. Alarming reactions to ketamine in patients taking thyroid medication-treatment with propranolol. Anesthesiology 1971; 35: 229–30
15  Stehling LC. Anesthetic management of the patient with hyperthyroidism. Anesthesiology 1974; 41: 585–95
16  Berman ML, Kuhnert L, Phythyon JM, Holaday DA. Isoflurane and enflurane-induced hepatic necrosis in triiodythyronine-pretreated rats. Anesthesiology 1983; 58: 1–5
17  Seino H, Dohi S, Aiyoshi Y, et al. Postoperative hepatic dysfunction after halothane or enflurane anesthesia in patients with hyperthyroidism. Anesthesiology 1986; 64: 122–5
18  Babad AA, Eger EI. The effects of hyperthyroidism and hypothyroidism on halothane and oxygen requirements in dogs. Anesthesiology 1968; 29: 1087–93
19  Steffey EP, Eger EI. Hyperthermia and halothane MAC in the dog. Anesthesiology 1974; 41: 392–6
20  Smulyan H, Weinberg SE, Howanitz PJ. Continuous propranolol infusion following abdominal surgery. JAMA 1982; 247: 2539–42
21  Cooper DS. Subclinical hypothyroidism. JAMA 1987; 258: 246–7
22  Peters KR, Nance P, Wingard DW. Malignant hyperthyroidism or malignant hyperthermia? Anesth Analg 1981; 60: 613–5
23  Drucker DJ, Burrow GN. Cardiovascular surgery in the hypothyroid patient. Arch Intern Med 1985; 145: 1585–7
24  Kim JM, Hackman L. Anesthesia for untreated hypothyroidism: Report of three cases. Anesth Analg 1977; 56: 299–302
25  Regan MJ, Eger EI. The effect of hypothermia in dogs on anesthetizing and apenic doses of inhalation agents. Anesthesiology 1967; 28: 689–99
26  Levelle JP, Jopling MW, Sklar GS. Perioperative hypothyroidism: An unusual postanesthic diagnosis. Anesthesiology 1985; 63: 195–7
27  Drop LJ, Cullen DJ. Comparative effects of calcium chloride and calcium gluceptate. Br J Anaesth 1980; 52: 501–5
28  Al-Mohaya S, Naguib M, Abdelatif M, Farag H. Abnormal responses to muscle relaxants in a patient with primary hyperparathyroidism. Anesthesiology 1986; 65: 554–6
29  Flashburg MH, Dunbar BS, August G, Watson D. Anesthesia for surgery in an infant with Di George syndrome. Anesthesiology 1983; 58: 479–80
30  Weatherill D, Spence AA. Anaesthesia and disorders of the adrenal cortex. Br J Anaesth 1984; 56: 741–7
31  Knudsen L, Christiansen LA, Lorentzen JE. Hypotension during and after operation in glucocorticoid-treated patients. Br J Anaesth 1981; 53: 295–301
32  Symreng T, Karlberg BE, Kagedal B. Schildt B. Physiological cortisol substitution of long-term steroid-treated patients undergoing major surgery. Br J Anaesth 1981; 53: 949–53
33  Kehlet H. A rational approach to dosage and preparation of parenteral glucocorticoid substitution therapy during surgical procedures. Acta Anaesthesiol Scand 1975; 19: 260–4
34  Hume DM, Bell CC, Bartter FC. Direct measurement of adrenal secretion during operative trauma and convalescence. Surgery 1962; 52: 174–87
35  Gangat Y, Triner L, Baer L, Puchner P. Primary aldosteronism with uncommon complications. Anesthesiology 1976; 45: 542–4

36 Hull CJ. Phaechromocytoma. Diagnosis, preoperative preparation and anaesthetic management. Br J Anaesth 1986; 58: 1453–8
37 Thomas JL, Bernardino ME. Pheochromocytoma in multiple endocrine adenomatosis. JAMA 1981; 245: 1467–9
38 Bravo EL, Gifford RW. Pheochromocytoma: Diagnosis, localization and management. N Engl J Med 1984; 311: 1298–1303
39 Rouby JJ, Gory G, Gaveau T, et al. Dangerous rise in pulmonary wedge pressure following aortography in a patient with pheochromocytoma. Anesth Analg 1980; 59: 154–6
40 Suzukawa M, Michaels IAL, Ruzbarsky J, et al. Use of isoflurane during resection of pheochromocytoma. Anesth Analg 1983; 62: 100–3
41 Janeczki GF, Ivankovich AD, Glisson SN, et al. Enflurane anesthesia for surgical removal for pheochromocytoma. Anesth Analg 1977; 56: 62–7
42 Mihm FG. Pulmonary artery pressure monitoring in patients with pheochromocytoma. Anesth Analg 1983; 62 1129–33
43 Jones RB, Hill AB. Severe hypertension associated with pancuronium in a patient with a pheochromocytoma. Can Anaesth Soc J 1981; 28: 394–6
44 El-Naggar M, Suerte E, Rosenthal E. Sodium nitroprusside and lidocaine in the anesthetic management of pheochromocytoma. Can Anaesth Soc J 1977; 24: 353–9
45 Sumikawa K, Amakata Y. The pressor effect of droperidol on a patient with pheochromocytoma. Anesthesiology 1977; 46: 359–61
46 Bitter DA. Innovar-induced hypertensive crises in patients with pheohromocytoma. Anesthesiology 1979; 50: 366–9
47 Martin R, St-Pierre B, Mliner O-R. Phaeochromocytoma and postoperative hypoglycemia. Can Anaesth Soc J 1979; 26: 260–2
48 Colditz GA, Willette WC, Stampfer MJ, et al. Menopause and the risk of coronary heart disease in women. N Engl J Med 1987; 316: 1105–10
49 Divekar VM, Kothari MD, Kamdar BM. Anaesthesia in Turner's syndrome. Can Anesth Soc J 1983; 30: 417–8
50 Kitahata LM. Airway difficulties associated with anaesthesia in acromegaly. Br J Anaesth 1971; 43: 1187–90
51 Hassan SZ, Matz G, Lawrence AM, Collins PA. Laryngeal stenosis in acromegaly. Anesth Analg 1976; 55: 57–60
52 Southwick JP, Katz J. Unusual airway difficulty in the acromegalic patient – indications for tracheostomy. Anesthesiology 1979; 51: 72–3
53 Compkin TV. Radial artery cannulation, potential hazard in patients with acromegaly. Anesthesia 1980; 35: 1008–9
54 Katz J, Levin A. Treatment of diffuse metastatic cancer pain by instillation of alcohol into the sella turcica. Anesthesiology 1977; 46: 115–21
55 Philbin DM, Coggins CH. Plasma antidiuretic hormone levels in cardiac surgical patients during morphine and halothane anesthesia. Anesthesiology 1978; 49: 95–8
56 Arieff AI. Hyponatremia, convulsions, respiratory arrest, and permanent brain damage after elective surgery in healthy women. N Engl J Med 1986; 314: 1529–35
57 Sterns RH, Riggs JE, Schochet SS. Osmotic demyelination syndrome following correction of hyponatremia. N Engl J Med 1986; 314: 1535–42

# 24 Stoffwechsel und Ernährung

Eine ganze Reihe von Stoffwechselstörungen kann Auswirkungen auf die Narkoseführung haben. Hierzu gehört der Diabetes mellitus ebenso wie seltene Porphyrieformen (Tab. 24.1). Ursache dieser Stoffwechselstörungen ist häufig das Fehlen eines spezifischen Enzyms.

**Tab. 24.1:** Stoffwechselstörungen

Diabetes mellitus
nicht ketoazidotisches hyperosmolares hyperglykämisches Koma
Hypoglykämie
Porphyrie
Gicht
Chondrokalzinosis (Pseudogicht)
Hyperlipidämie
Störungen des Kohlenhydratstoffwechsels
Störungen des Aminosäurenmetabolismus
Mukopolysaccharidosen
Gangliosidosen

An Ernährungsstörungen können sowohl eine exzessive Kalorienaufnahme (die zu einer Adipositas permagna geführt hat) als auch eine Nahrungsverweigerung (die zu einer Mangelernährung geführt hat) angetroffen werden, wie dies z.B. bei Patienten mit Anorexia nervosa der Fall ist (Tab. 24.2). Bei Schwerkranken und unterernährten Patienten hat sich die enterale und parenterale Ernährung als lebensrettende Therapie erwiesen. Auch ein Operationstrauma kann zu vorhersehbaren endokrinen und metabolischen Veränderungen führen. Diese endokrinen und metabolischen Störungen können durch eine entsprechende Narkoseführung positiv beeinflußt werden.

**Tab. 24.2:** Ernährungsstörungen

Adipositas permagna
Pickwick-Syndrom
Mangelernährung
Anorexia nervosa
Vitaminmangelstörungen

## 24.1 Diabetes mellitus

Der Diabetes mellitus ist eine chronisch verlaufende systemische Erkrankung. Ursache ist ein relativer oder absoluter Mangel an Insulin. Ein Diabetes mellitus manifestiert sich typischerweise als Hyperglykämie, Glukosurie und Mikroangiopathie.

### 24.1.1 Klassifikation

Der Diabetes mellitus kann in den juvenilen und den Erwachsenen-Diabetes unterteilt werden. Der juvenile Diabetes wird auch als insulinpflichtiger oder Typ-I-Diabetes bezeichnet. Bei diesem Diabetes-Typ kann es zur Ketoazidose kommen. Der Erwachsenen-Diabetes wird auch als nicht insulinpflichtiger oder Typ-II-Diabetes bezeichnet. Bei dieser Form besteht keine Neigung zur Ketoazidose (Tab. 24.3). Der juvenile Diabetes mellitus stellt eine andere Stoffwechselstörung dar als der Erwachsenen-Diabetes [1]. Er tritt typischerweise vor dem 16. Lebensjahr auf. Diese Kinder benötigen normalerweise eine exogene Insulinzufuhr, damit eine Ketoazidose verhindert werden kann. Diabetiker, die keine exogene Insulinzufuhr zur Verhinderung einer Ketoazidose benötigen, entwickeln den

**Tab. 24.3:** Klassifikation des Diabetes Mellitus

|  | juveniler Diabetes | Alters-Diabetes |
|---|---|---|
| Manifestationsalter (in Jahren) | vor dem 16. Lebensjahr | nach dem 35. Lebensjahr |
| Krankheitsbeginn | plötzlich | langsam |
| Symptome | Polyphagrie Polydypsie Polyurie | kann asymptomatisch sein |
| exogener Insulinbedarf | ja | nicht immer |
| Neigung zur Ketoazidose | ja | nein |
| Blutzuckerkonzentration | große Schwankungen | geringe Schwankungen |
| Ernährung | schlank | oft adipös |
| Gefäßerkrankungen | selten | häufig |

Diabetes normalerweise erst im Erwachsenenalter (nach dem 35. Lebensjahr). Es wird daher vom Erwachsenen-Diabetes gesprochen. Obwohl viele Typ-II-Diabetiker Insulin erhalten, besteht bei ihnen keine Neigung zur Ketoazidose. Über 90% aller Diabetiker haben einen Typ-II-Diabetes. Diese Patienten sind häufig übergewichtig.

### 24.1.2 Ätiologie

Der Vererbungsmodus des Diabetes mellitus ist nicht bekannt. Obwohl es eine starke familiäre Häufung gibt, wird der Vererbungsmodus widersprüchlich diskutiert [2]. So wurde zum Beispiel beim Erwachsenen-Diabetes sowohl ein autosomal dominanter als auch ein rezessiver Erbgang vermutet. Auch Mumps-, Coxsackie B-, Röteln- und Zytomegalieinfektionen werden als Auslöser angeschuldigt. Beim Typ-II-Diabetes weist eine Infiltration von Rundzellen in den Inselzellen des Pankreas und beim juvenilen Diabetes weist eine jahreszeitliche Häufung der Erstmanifestation auf einen exogenen Auslöser wie etwa ein Virus hin. Beim juvenilen Diabetes mellitus wurde postuliert, daß durch eine Virusinfektion ein Autoimmunprozeß in Gang gesetzt wird, durch den die β-Zellen des Pankreas zerstört werden [2]. Auch der Nachweis von Antikörpern gegen Inselzellen des Pankreas und ein gleichzeitiges Auftreten von Diabetes mellitus und Nebennieren- oder Schilddrüsenerkrankungen sprechen für einen Autoimmunprozeß. Etwa 15% der Patienten mit einem Erwachsenen-Diabetes haben Antikörper gegen Inselzellen und werden normalerweise innerhalb von 4 Jahren insulinpflichtig [2]. Eine frühzeitig begonnene medikamentöse Immunsupression, z.B. mit Cyclosporin, kann bei der Behandlung eines juvenilen Diabetes mellitus von Vorteil sein.

Eine Adipositas scheint eine entscheidende Rolle beim Auftreten des Typ-II-Diabetes zu spielen. Ursache ist aller Wahrscheinlichkeit nach eine Resistenz gegen körpereigenes Insulin. Diese kann sich mit Zunahme der Fettdepots entwickeln [4]. Adipöse Nichtdiabetiker benötigen für ihre Stoffwechselprozesse die zwei- bis fünffache Menge an körpereigenem Insulin. Daher wird bei übergewichtigen Patienten, die einen anatomischen oder funktionellen Mangel an β-Zellen haben, der Diabetes mellitus durch die Fettleibigkeit demaskiert oder verstärkt.

### 24.1.3 Insulin

Insulin ist ein anabol wirksames Polypeptid, das von den β-Zellen des Pankreas sezerniert wird. Die tägliche Insulinsekretion entpricht etwa 50 Einheiten Insulin. Zu den wichtigen physiologischen und metabolischen Wirkungen des Insulins gehören: 1. Erleichterung der Glukoseaufnahme durch die Zellmembranen in die Zellen, 2. Steigerung der Glykogensynthese, 3. Hemmung von Lipolyse und Gluconeogenese, 4. Glukosetransport in das Fettgewebe zur Umwandlung in und Speicherung als Fettsäuren und 5. Erleichterung des Kaliumeinstroms in die Zellen (zusammen mit Glukose).

Während des Fastens fällt der Insulinspiegel ab. Zur Aufrechterhaltung der Blutglukosekonzentration und zur Bereitstellung der Stoffwechselenergie werden nun über katabole Hormone die im Gewebe gespeicherten Vorräte mobilisiert. Kortisol bewirkt z.B. einen Abbau der peripheren Proteinvorräte. Eine intraoperativ auftretende Insulinresistenz ist am ehesten Folge der erhöhten Kortisol- und Katecholamin-Plasma-Spiegel. Dieser Effekt ist typischerweise 12–24 Stunden nach der Operation am stärksten ausgeprägt. Die Insulinresistenz ist während und nach Operationen, die unter Hypothermie und Einsatz der Herz-Lungen-Maschine durchgeführt wurden, besonders stark ausgeprägt. Dadurch können bei diesen Patienten in der postoperativen Phase leicht Blutzuckerprobleme auftreten [5].

### 24.1.4 Diagnostik

Ein Diabetes mellitus kann mit Hilfe des Glukosetoleranztests diagnostiziert werden. Bei diesem Test wird nach oraler Glukosebelastung alle 30 Minuten der Blutzucker bestimmt. Falls die von den β-Zellen des Pankreas freigesetzte Insulinmenge unzureichend ist oder die Insulinfreisetzung zu langsam erfolgt, bleiben die Blutzuckerspiegel über einen längeren Zeitraum pathologisch hoch. Es wird von einer pathologischen oder diabetischen Glukosetoleranzkurve gesprochen (Tab. 24.4).

**Tab. 24.4:** Glukosetoleranz-Test

| Blutzuckerbestimmung nach der Glukosebelastung (Minuten) | Blutzuckerkonzentration (mg/dl) | |
|---|---|---|
| | kein Diabetes | Diabetes |
| Ausgangswert | unter 100 | über 110 |
| 30 | unter 160 | über 160 |
| 60 | unter 160 | über 160 |
| 90 | unter 140 | über 140 |
| 120 | 100–110 | über 120 |

### 24.1.5 Therapie

Die Behandlung des Diabetes mellitus besteht in Diät, Gabe oraler Antidiabetika oder in exogener Insulinzufuhr. Nur selten wird eine Pankreastransplantation durchgeführt.

**Orale Antidiabetika**

Orale Antidiabetika werden eingesetzt, wenn beim Typ-II-Diabetes Diätmaßnahmen nicht ausreichen, um den Blutzuckerspiegel im normalen Bereich zu halten. Zu den oralen Antidiabetika gehören Sulfonylharnstoffe und Biguanide (Tab. 24.5).

**Tab. 24.5:** Orale Antidiabetika

| Substanzgruppen | Generika | Handelsname |
|---|---|---|
| Sulfonylharnstoffe | Glibenclamid | Euglucon |
| | Tolbutamid | Orinase, Rastinon |
| | Chlorpropamid | Diabinese |
| | Acetohexamid | Dimelor |
| | Tolazamid | Norglycin |
| | Glipizid | Glibenese |
| Biguanide | Phenformin | Dipar, Glucopostin |

Sulfonylharnstoffe sollen die Insulinfreisetzung aus den $\beta$-Zellen des Pankreas stimulieren. Mögliche Nebenwirkung kann eine anhaltende Hypoglykämie sein. Sie tritt am ehesten bei Patienten mit eingeschränkter Nierenfunktion auf. Die Sulfonylharnstoffe verstärken vermutlich die Wirkung von Thiaziddiuretika, Barbituraten und Antikoagulantien [6]. Die Beliebtheit oraler Antidiabetika hat abgenommen, seit vermutet wird, daß es nach Einnahme von Tolbutamid oder dem Biguanidpräparat Phenformin häufiger zu plötzlichen Todesfällen kommen kann [7]. Der Einsatz von Phenformin wird dadurch noch weiter eingeschränkt, daß es unter dieser Medikation zu einer Laktatazidose kommen kann.

### Fremdinsuline

Es gibt verschiedene kommerziell erhältliche Insulinpräparationen (Tab. 24.6). Am gebräuchlichsten ist das Lente-Insulin. Dies hat die geringste allergogene Wirkung der mittellang wirksamen Insulinpräparate (Intermediärinsuline). Insulinpflichtige Diabetiker bekommen normalerweise vor dem Frühstück eine Kombination aus Alt- und Lente-Insulin (z. B. Komb-Insulin-Hoechst) und am Abend eine zweite Gabe von

**Tab. 24.6:** Handelsübliche Insuline

| Typ | Wirkungseintritt (Stunden) | maximale Wirkung (Stunden) | Wirkungsdauer (Stunden) |
|---|---|---|---|
| schnell wirksame Insuline | | | |
| Alt-Insulin | 1 | 2–4 | 6–8 |
| Semilente | 1.5 | 5–7 | 12–18 |
| Intermediärinsuline | | | |
| NPH | 1–2 | 10–20 | 20–24 |
| Lente | 1–2 | 14–18 | 20–24 |
| Verzögerungsinsuline | | | |
| Protamin | 6–8 | 16–24 | 24–36 |
| Ultralente | 6–8 | 22–26 | 24–36 |

Insulin-Lente. Durch diese Kombination wird das physiologische Insulinsekretionsmuster imitiert. Normalerweise steigt der endogene Insulinspiegel nach einer Mahlzeit schnell an. Nach einer hypoglykämischen Phase tritt normalerweise eine Rebound-Hyperglykämie auf (Somogyi-Effekt). Daher kann eine morgendliche Glukosurie auf eine vorausgegangene Hypoglykämiephase hinweisen. In einer solchen Situation sollte die Insulindosis daher eher erniedrigt als erhöht werden, damit es nicht wieder zu einer Hypoglykämie und einer Rebound-Hyperglykämie kommt.

Patienten, die mit protaminhaltigen Insulinpräparaten wie NPH (Neutrales Protamin Hagedorn) oder Protaminzinkinsulin behandelt werden, haben ein 50mal höheres Risiko, eine lebensbedrohliche allergische Reaktion zu entwickeln, falls bei ihnen Heparin durch eine intravenöse Protamingabe antagonisiert wird [8]. Vermutlich kommt es durch die schwache Antigenexposition im Rahmen von protaminhaltigen Insulinpräparationen zu einer Antikörperbildung gegen Protamin [9].

### Pankreastransplantation

Vielleicht wird die Pankreastransplantation (gesamtes Pankreas, Teile des Pankreas bzw. aufbereitete Inselzellen) in Zukunft bei insulinpflichtigen Diabetikern mit labilem Blutzuckerspiegel und fortgeschrittener Mikroangiopathie häufiger durchgeführt [10]. Hauptprobleme der Pankreastransplantation sind ins Gewebe austretendes Pankreassekret sowie Gefäßthrombosen (die Milzarterie wird – nach vorhergehender Splenektomie – mit dem transplantierten Pankreas anastomosiert). Aufbereitete Inselzellen werden dadurch transplantiert, daß sie entweder in die Leber oder in die Milz injiziert werden. Bei der Narkoseführung im Rahmen einer Pankreastransplantation muß ein engmaschiges Monitoring des Blutzuckerspiegels durchgeführt werden. Außerdem müssen mögliche Auswirkungen einer zusätzlich durchgeführten immunsuppressiven Therapie berücksichtigt werden [10].

### 24.1.6 Folgeerkrankungen eines Diabetes mellitus

Die schwerwiegendste akute metabolische Komplikation eines Diabetes mellitus ist die Ketoazidose. Mit fortschreitendem Diabetes treten an Komplikationen Neuropathien, Arteriosklerose, Mikroangiopathien und erhöhtes Infektionsrisiko auf. Die perioperative Morbidität und Mortalität sind bei Diabetikern erhöht. Dies ist zumeist durch kardiovaskuläre Komplikationen, eine verzögerte Wundheilung (vor allem bei schlecht eingestellten Diabetikern) und postoperative Wundinfektionen bedingt. Häufigste Ursache für Wundinfektionen sind gramnegative Erreger.

### Ketoazidose

Liegen bei bekanntem Diabetes mellitus eine metabolische Azidose und gleichzeitig eine Hyperglykämie (normalerweise mehr als 300 mg%) vor, dann kann die Diagnose Ketoazidose gestellt werden. Streßsituationen im Rahmen von Operationen führen häufig zu einer Insulinresistenz. Hierdurch kann eine Ketoazidose ausgelöst werden. Die Hemmung vorzeitiger Wehen durch die Gabe von $\beta_2$-Agonisten bei insulinpflichtigen Diabetikerinnen provoziert möglicherweise, auch wenn vorher Insulin subkutan injiziert wurde, eine plötzliche Ketoazidose [11].

Da selbst geringe Insulinmengen den Fettabbau durch Lipasen unterdrücken können, muß bei einer Ketoazidose von einem völligen Insulinmangel ausgegangen werden. Bei Fehlen von Insulin werden Fettsäuren in der Leber zu Acetessigsäure, Aceton und Beta-Hydroxybuttersäure umgewandelt, deshalb kommt es zur Ketoazidose.

Ketonsäuren haben eine niedrige Nierenschwelle und ca. die Hälfte dieser Säuren wird zusammen mit Natrium ausgeschieden. Durch die daraus resultierende Hyponatriämie wird die Ketoazidose noch weiter verstärkt. Auch die myokardiale Kontraktilität und der periphere Gefäßwiderstand sind bei einer Ketoazidose vermindert. Außerdem tritt während einer Ketoazidose vermehrt Kalium aus den Zellen. Der Kalium-Plasma-Spiegel ist daher vermutlich erhöht, obwohl das Körpergesamtkalium vermindert ist. Bei einer Ketoazidose kommt es zu kompensatorischen Chloridverlusten über die Nieren und zu einer Hyperventilation.

Liegt neben der Ketoazidose noch eine Hyperglykämie vor, treten weitere Probleme auf. Z. B. kommt es durch die Hyperglykämie zu einer Zunahme der Plasmaosmolarität, wodurch Wasser aus den Zellen in den Extrazellulärraum gezogen wird. Hierdurch entsteht eine intrazelluläre Dehydratation. Außerdem kann Glukose relativ schlecht durch biologische Membranen dringen. Falls der Blutzuckerspiegel über ca. 180 mg% ansteigt, kommt es auch zu einer Glukosurie und damit zu einer osmotischen Diurese. Durch diese Diurese wird die Hyperosmolarität noch verstärkt. Außerdem kommt es dadurch zu einem Elektrolytverlust (vor allem von Kalium) und zu einer Abnahme des intravasalen Flüssigkeitsvolumens. Die Hypovolämie kann zu einem Kreislaufkollaps führen. Trotz einer schweren Hypotension ist aufgrund der osmotischen Wirkung der Glukose noch eine gewisse Urinproduktion vorhanden.

Die entscheidende Therapie einer Ketoazidose ist die intravenöse Gabe von Insulin. Falls eine Hypotension und Ketoazidose vorliegen, ist eine initiale Gabe von 20–50 IE Alt-Insulin indiziert. Anschließend kann eine kontinuierliche Insulininfusion durchgeführt werden. Schon niedrige kontinuierliche Insulingaben sind hierbei wirksam, denn die Insulinrezeptoren sind bereits bei mäßigen Insulinplasmaspiegeln voll gesättigt. Es wurde beschrieben, daß eine kontinuierliche Infusion von 1–10 IE Alt-Insulin pro Stunde bei einer Ketoazidose wirksam war [12]. Bei maximaler Insulinwirkung nimmt die Blutzuckerkonzentration um 100–200 mg% pro Stunde ab. Die Blutzuckerkonzentration kann noch stärker und schneller abfallen, falls bei einem erniedrigten intravasalen Volumen zusätzlich Flüssigkeit zugeführt wird. Zur Normalisierung des Extrazellulärvolumens sind isotone Kochsalzlösungen und in schweren Fällen Plasma oder Albuminlösungen notwendig. Natriumbikarbonat ist indiziert, falls der pH-Wert unter 7,1 liegt, die Plasmabikarbonatkonzentration weniger als 10 mmol/l beträgt oder der Patient zu schwach ist, um entsprechend zu hyperventilieren und den arteriellen $CO_2$-Partialdruck unter 20 mmHg zu senken. Wenn sich die Ketoazidose bessert und die Blutzuckerkonzentration abnimmt, tritt Kalium wieder in die Zellen ein. Hierdurch kann sich eine Hypokaliämie entwickeln. Deshalb sollte der Kaliumspiegel überwacht und Kalium intravenös substituiert werden (40 mmol/h), falls der Plasmaspiegel unter 3,0 mmol/l fällt.

### Neuropathien

Bei den meisten Diabetikern lassen sich nach einigen Jahren neuropathische Veränderungen nachweisen. Aufgrund segmentaler Demyelinisierungen kommt es zu der diabetischen Neuropathie. Die genaue Pathogenese dieser Demyelinisierung ist unklar. Ein Überangebot an Sorbit oder Glukose oder unangemessen hohe Inositkonzentrationen in den neuronalen Zellmembranen könnten hierfür verantwortlich sein. Auch eine Mikroangiopathie der Vasa nervorum wurde als Ursache der Demyelinisierung angeschuldigt.

**Störungen des vegetativen Nervensystems.** Im Rahmen der bei einem Diabetes mellitus auftretenden neurologischen Veränderungen sind auch Störungen des vegetativen Nervensystems möglich [13–15]. Kardiovaskuläre Symptome einer solchen Fehlfunktion des vegetativen Nervensystems können orthostatische Hypotension, Ruhetachykardie oder fehlende Herzfrequenzänderungen beim spontanen tiefen Durchatmen sein. Der im Rahmen eines Diabetes mellitus auftretenden orthostatischen Hypotonie liegt vor allem eine mangelnde Vasokonstriktion zugrunde. Die Ursache ist eine Störung des sympathischen Nervensystems. Falls sich Diabetiker mit einer orthostatischen Hypotension aufrichten, steigen die Noradrenalin-Plasma-Spiegel geringer an, als dies bei gesunden Patienten der Fall ist. Die parasympathische Innervation des Herzens scheint stärker betroffen zu sein als die sympathische Innervation. Dies läßt sich aus der verringerten Herzfrequenzänderung während spontanen tiefen Durchatmens vermuten. Bei Diabetikern mit einer Störung des vegetativen Nervensystems kommt es auch nach Verabreichung von Atropin oder Propranolol zu einer geringeren Veränderung der Herzfrequenz [15]. Bei der Antagonisierung nicht-depolarisierender Muskelrelaxantien oder bei Vorliegen einer Niereninsuffizienz wurden Bradykardien beschrieben, die nicht auf Atropin ansprachen. Dies läßt eine Schädigung des Herzvagus vermuten [16, 17]. Die Störung des vegetativen Nervensystems kann auch zu einer Beeinträchtigung der Atemregulation führen. Dadurch reagieren Patienten mit einem Diabetes mellitus empfindlicher auf atemdepressive Nebenwirkungen von Medikamenten. Weiteres Symptom einer vegetativen Funktionsstörung ist eine verzögerte Magenentleerung. Anamnestisch können unter Umständen auch eine Funktionsstörung des Darms, die sich als intermittierende Diarrhoe äußert, und eine Blasenfunktionsstörung nachgewiesen werden. Bei Diabetikern mit einer Störung des vegetativen Nervensystems konnten auch stumme Myokardinfarkte und unerklärbare Herz-Kreislaufstillstände (die z. T. intraoperativ oder im Aufwachraum aufgetreten waren) beobachtet werden [18]. Ein unerklärlicher Blutdruckabfall kann bei diesen Patienten durch einen stummen Myokardinfarkt bedingt sein. Bei Diabetikern scheint eine vegetative Innervationsstörung des Herzens häufiger aufzutreten als bisher angenommen (je nach Empfindlichkeit der Untersuchungsmethode 20–40%). Hat sich diese vegetative Funktionsstörung entwickelt, ist die Prognose schlecht. Die Fünfjahres-Überlebensrate liegt unter 50% [19].

**Störungen des peripheren somatischen Nervensystems.** Störungen des peripheren somatischen Nervensystems können sich als nächtliche Mißempfindungen in den unteren Extremitäten äußern. Bei Diabetikern tritt auch häufig ein Karpaltunnelsyndrom auf. Lokale Traumen und Toxine wie Alkohol können die Neuropathien dieser Patienten noch verstärken. Oft entwickeln sich gleichzeitig auch Störungen des vegetativen und somatischen Nervensystems.

### Arteriosklerose

Bei Diabetikern kann bereits frühzeitig eine Arteriosklerose auftreten. Eine sich schnell entwickelnde koronare Herzerkrankung trägt entscheidend zur Mortalität und Morbidität des Diabetes mellitus bei. Zerebrale Insulte, Herzinfarkte und periphere Gefäßerkrankungen sind bei Diabetikern doppelt so häufig wie normalerweise. Auch eine Kardiomyopathie ist bei Diabetikern nicht selten.

### Mikroangiopathie

Die diabetische Mikroangiopathie ist durch verdickte und durchlässige Kapillarwände gekennzeichnet. Diese Veränderungen finden sich überall im Körper, zumeist sind jedoch Augen und Nieren betroffen. Aufgrund der proliferativen Retinopathie kommt es bei Diabetikern oft zur Erblindung. Auch Katarakt und Glaukom sind häufig. Eine Hyperglykämie kann aufgrund osmotischer Veränderungen in der Linse auch zu einer Beeinträchtigung der Sehkraft führen. Die Veränderungen in den Glomerula, in den afferenten und efferenten Arteriolen sowie in den Arteriae interlobulares der Nieren sind durch eine verdickte Basalmembran gekennzeichnet. Gleichzeitig kann es zu einer Proteinurie und einem Anstieg des Plasmakreatininspiegels kommen.

### Infektionen

Die Funktion der Leukozyten ist bei Diabetikern eingeschränkt. Diese Patienten neigen daher zu Infektionen. Infektionen sind eine häufige Ursache für einen plötzlich erhöhten Insulinbedarf.

## 24.1.7 Narkoseführung

Ziel der Narkoseführung bei Diabetikern ist, 1. eine Hypoglykämie durch entsprechende exogene Glukosezufuhr zu vermeiden und 2. die Entwicklung einer Ketoazidose mit Hyperglykämie, Dehydratation und Elektrolytverschiebungen durch Gabe von Fremdinsulin zu verhindern.

### Präoperative Vorbereitung

Die präoperative Vorbereitung eines Diabetikers hängt davon ab, ob der Patient insulinpflichtig ist, ob er zur Ausbildung einer Ketoazidose neigt oder ob es sich um einen Typ-II-Diabetes handelt, bei dem nur eine geringe Neigung zur Ketoazidose besteht. Bei der präoperativen Vorbereitung sollte überprüft werden, ob der Blutzucker gut eingestellt ist. Bei gut eingestellter Blutzuckerkonzentration besteht eine günstige Ausgangslage für Proteinsynthese und Wundheilung. Eine Ketoazidose muß vor allen elektiven Eingriffen ausgeschlossen werden. Elektive Operationen sollten nie durchgeführt werden, falls präoperativ Zeichen einer Ketoazidose bestehen. Auch nach Symptomen einer koronaren Herzerkrankung, einer Zerebralsklerose, eines Bluthochdrucks oder nach Nierenfunktionsstörungen sollte gesucht werden. Auf Zeichen einer peripheren Neuropathie und auf Störungen des vegetativen Nervensystems sollte geachtet werden. Der Typ-I-Diabetes ist gelegentlich mit nicht familiär bedingtem Minderwuchs und Gelenkkontrakturen vergesellschaftet. Dadurch kann die direkte Laryngoskopie erschwert werden. Dagegen liegt beim Typ-II-Diabetes häufig eine Adipositas vor, was ebenfalls zu Intubationsschwierigkeiten führen kann. Operationen bei Diabetikern sollten möglichst am frühen Morgen durchgeführt werden.

Es muß beachtet werden, daß eine Ketoazidose eine akute abdominelle Erkrankung – wie z.B. eine akute Appendizitis – vortäuschen kann. Im Gegensatz zu einem intraabdominellen, operativ behebbaren Notfall treten bei einer Ketoazidose Übelkeit und Erbrechen schon auf, bevor es zu Bauchschmerzen kommt. Bei insulinpflichtigen Diabetikern kann es im Rahmen von Notoperationen erforderlich werden, intraoperativ eine Ketoazidose sowie einen intravasalen Volumenmangel mit Altinsulin bzw. Infusion isotoner Kochsalzlösungen zu therapieren. Die insulinbedingte Glukoseaufnahme in die Zellen führt allerdings auch zu einem Kaliumeintritt in die Zellen. Eine dadurch entstehende Hypokaliämie macht zusätzliche Kaliumgaben notwendig.

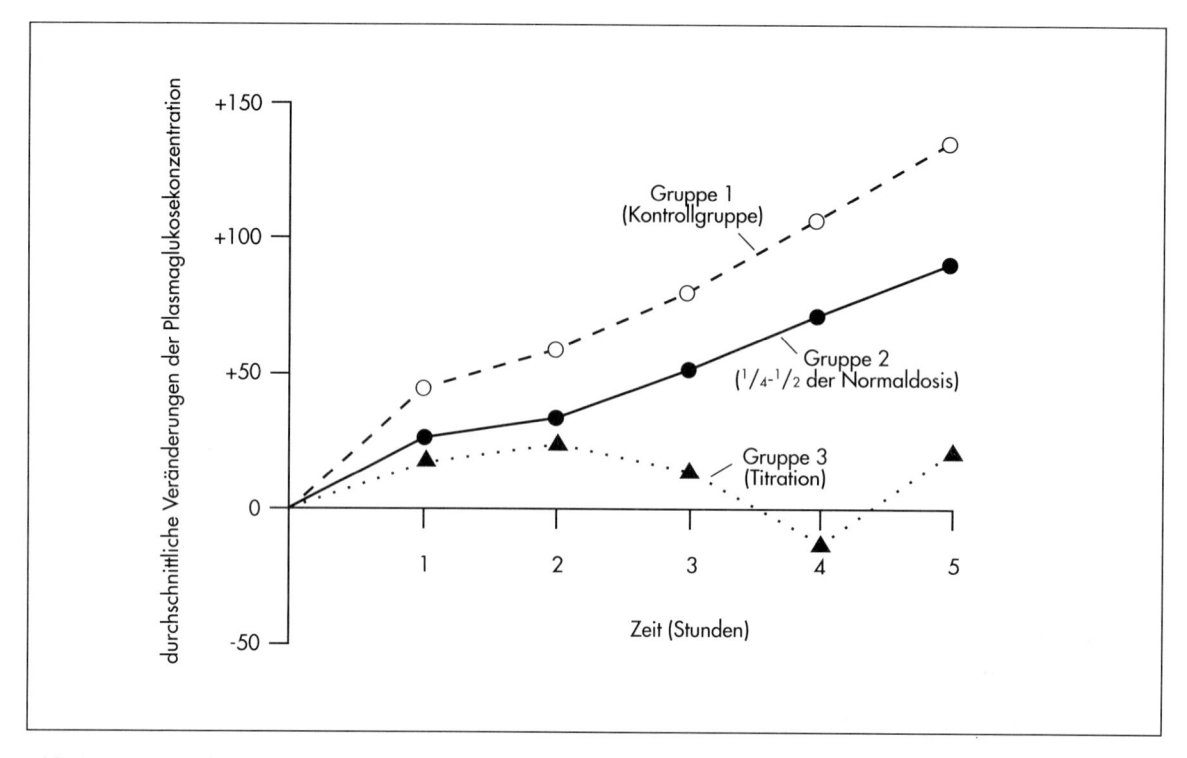

**Abb. 24.1:** Bei erwachsenen insulinabhängigen Diabetikern wurden während der perioperativen Phase die Veränderungen der Plasma-Glukose-Konzentrationen gemessen. Die Patienten der Gruppe 1 erhielten präoperativ weder Glucose noch Insulin. Die Patienten der Gruppe 2 erhielten um 7 Uhr morgens vor der Operation 1/4 bis 1/2 ihrer normalen Insulindosis. Gleichzeitig mit der Insulingabe wurde eine glukosehaltige Infusion angehängt. Die Infusionsgeschwindigkeit wurde so gewählt, daß ungefähr 6,25 g/h Glukose verabreicht wurden. Die Patienten der Gruppe 3 erhielten präoperativ weder Insulin noch Glukose. Bei Narkoseeinleitung und intraoperativ wurde immer dann Insulin verabreicht, wenn die Plasma-Glukose-Konzentration über 200 mg/dl betrug (Titration). (Walts LF, Miller J, Davidson MB, Brown J. Perioperative management of diabetes mellitus. Anesthesiology 1981; 55: 104–9)

### Insulintherapie

Bisher liegen keine Arbeiten vor, die belegen könnten, daß es für den Patienten vorteilhaft sein kann, wenn während der kurzen operativen Phase die Blutzuckerkonzentrationen sehr eng eingestellt werden. Dem Anästhesisten muß jedoch klar sein, was für Auswirkungen eine Operation auf die Stoffwechselsituation hat und wie diese Stoffwechselveränderungen durch Insulin beeinflußt werden. Nur dadurch können perioperative Entgleisungen des Blutzuckerspiegels vermieden werden. Häufig wird so verfahren, daß präoperativ ein Viertel bis die Hälfte der üblichen Tagesdosis an Intermediärinsulin verabreicht wird. Falls morgens neben einem Intermediärinsulin auch Alt-Insulin verabreicht wird, sollte auf Altinsulin verzichtet und stattdessen die Dosis des Intermediärinsulins um 0,5 IE pro 1,0 IE Alt-Insulin erhöht werden. Es muß jedoch beachtet werden, daß Narkose- und Operationsstreß den Bedarf an Insulin erhöhen. Falls der Patient orale Antidiabetika einnimmt, kann er diese bis zum Abend vor der Operation einehmen. Es ist jedoch zu beachten, daß diese Medikamente noch nach 24–36 Stunden zu einer Hypoglykämie führen können.

Ob es sinnvoll ist, morgens vor der Operation einen Teil des Insulins in Form eines langwirksamen Insulinpräparates (Verzögerungsinsulin) zu verabreichen, wurde in Frage gestellt [20]. Bei Patienten, die präoperativ überhaupt kein Insulin, dafür aber intraoperativ Alt-Insulin bzw. Glukose je nach Bedarf, d.h. je nach aktuellem Blutzuckerspiegel erhielten, ließ sich der intraoperative Blutzuckerspiegel sogar besser steuern als bei Patienten, denen vor Narkoseeinleitung ein Teil ihrer üblichen Insulindosis gespritzt wurde (Abb. 24.1), [20]. Eine gute Alternative zur präoperativen Insulingabe besteht daher darin, präoperativ kein Insulin zu verabreichen und intraoperativ häufig den Blutzucker zu bestimmen. Anhand wiederholter Blutzuckerbestimmungen ist es möglich, die Glukosekonzentration zwischen 100 und 250 mg% zu halten. Die Glukoseinfusion muß dann entsprechend reguliert und bei Bedarf Alt-Insulin verabreicht werden (Tab. 24.7), [20].

Anstatt präoperativ einen Teil der üblichen Tagesdosis an Insulin zu verabreichen, kann auch während der Operation kontinuierlich eine niedrige Alt-Insulindosis per infusionem verabreicht werden. Bereits durch eine initiale Gabe von nur 1 IE Alt-Insulin und eine anschließende kontinuierliche Infusion mit 1 IE Alt-Insulin pro Stunde, können ähnliche Blutzuckerspiegel erreicht werden, wie wenn im Rahmen der Prämedikation 2/3 der Insulin-Tagesdosis subkutan verabreicht werden [21].

**Tab. 24.7:** Empfehlungen für die perioperative Therapie eines Diabetes mellitus

1. in der präoperativen Phase auf die übliche Insulingabe verzichten.
2. in der präoperativen Phase Beginn einer intravenösen Glukoseinfusion mit 5–7 g/h.
3. Bestimmung der Blutzuckerkonzentration vor Narkoseeinleitung sowie während Operation und unmittelbarer postoperativer Phase alle 1–2 Stunden.
4. intravenöse Verabreichung von 5–10 E Altinsulin, falls die Blutzuckerkonzentration über 250 mg/dl beträgt.
5. Beschleunigung der Glukoseinfusion, falls die Blutzuckerkonzentration unter 100 mg/dl fällt.

(Aus: Walts LF, Miller J, Davidson MB, Brown J. Perioperative management of diabetes mellitus. Anesthesiology 1981; 55: 104–9)

### Vorbereitung im Operationsbereich

Bei Ankunft im Operationsbereich wird mit der Infusion einer Glukoselösung begonnen. Sinnvoll ist eine fünfprozentige Glukoselösung, die zusätzlich Elektrolyte enthält. Da Laktat im Rahmen der Glukoneogenese zu Glukose umgewandelt wird, muß auch Ringer-Laktat-Lösung als eine elektrolythaltige Glukoselösung betrachtet werden. Vor Narkoseeinleitung sollte der Blutzucker bestimmt werden (Tab. 24.7), [20]. Durch Vergleich eines präoperativ im Labor bestimmten Blutzuckerwertes mit einem mittels Glukose-Stix bestimmten Blutzuckerwert kann die Genauigkeit letzteren Verfahrens überprüft werden. Bei guter Übereinstimmung können dann gegebenenfalls alle weiteren intraoperativen Messungen mit dem Glukose-Stix durchgeführt werden. Mit einem kombinierten Teststreifen kann nicht nur der Blutzucker gemessen, sondern gleichzeitig können auch Ketonkörper erfaßt werden.

Die wiederholte Bestimmung der Glukosekonzentration im Urin in Kombination mit der Verwendung einer entsprechenden Dosierungstabelle für Insulin ist zur Steuerung des perioperativen Insulinbedarfs nicht genau genug. Um von einem sedierten oder anästhesierten Patienten eine Urinprobe abnehmen zu können, muß außerdem ein Urinkatheter gelegt werden. Wegen der möglichen Infektionsgefahr sollte jedoch nur zur Überwachung einer Glukosurie kein Dauerkatheter gelegt werden. Eine erhöhte Nierenschwelle für Glukose, wie sie oft beim Diabetes Typ II besteht, kann zu einer unzureichenden Behandlung der Hyperglykämie führen, falls die Therapie nur am Urinzucker orientiert wird. Umgekehrt kann eine erniedrigte Nierenschwelle, wie sie oft beim Diabetes Typ I anzutreffen ist, zu einer zu aggressiven Therapie veranlassen. Hierdurch kann eine Hypoglykämie verursacht werden. Daher ist die Bestimmung der Glukosekonzentration im Blut der beste Anhaltspunkt dafür, ob bei Diabetikern ein zusätzlicher Insulinbedarf besteht oder nicht.

### Narkoseeinleitung und Narkoseführung

Wichtiger als die Auswahl der für Einleitung und Aufrechterhaltung einer Vollnarkose einzusetzenden Medikamente ist es, die im Rahmen eines Diabetes mellitus eventuell auftretenden Störungen zu erfassen und zu behandeln. Die Auswirkungen der einzelnen Anästhetika auf Blutzucker und Insulinfreisetzung haben aber vermutlich nur wenig Bedeutung für die Narkoseführung bei Diabetikern. Da wegen eventuell vorliegender Störungen des vegetativen Nervensystems die Magenentleerung verzögert sein kann, scheint eine Intubation mit einem blockbaren Endotrachealtubus empfehlenswert. Falls das postoperative Erwachen stark verzögert ist, muß als Ursache stets eine Hypoglykämie in Erwägung gezogen werden.

Um während der Operation Beeinträchtigungen von Glukosetoleranz und Insulinfreisetzung zu verhindern, wurde zum Teil eine Operation in Periduralanästhesie empfohlen [22]. Es bleibt jedoch unklar, ob dies bei Diabetikern von Vorteil ist. Bei der Wahl von Regionalanästhesieverfahren muß berücksichtigt werden, daß bei Diabetikern häufiger periphere Neuropathien vorliegen. Da bei narkotisierten Diabetikern das Risiko von Nervenschädigungen erhöht ist, ist es sehr wichtig, diese Patienten korrekt zu lagern, solange sie noch wach sind. Die notwendigen Lokalanästhetikadosen können vermindert sein, falls zusätzlich zum Diabetes auch eine Arteriosklerose vorliegt [23].

### Behandlung der intraoperativen Hyperglykämie

Falls die Blutzuckerkonzentration 250 mg% überschreitet oder Ketonkörper im Blut nachgewiesen werden können, ist eine zusätzliche Insulingabe indiziert. Über welchen Applikationsmodus dieses Insulin verabreicht werden soll, ist umstritten. Bei einer subkutanen Injektion kommt es unter Umständen zu verzögerter Resorption und verspätetem Wirkungseintritt. Dies ist bei einem Blutzucker von mehr als 250 mg% jedoch nicht wünschenswert. Andererseits wird Insulin, falls es Infusionen zugesetzt wird, in unbekanntem Ausmaß an Glas oder Plastik des Infusionssystems adsorbiert [24]. Durch Zugabe von 1 ml Humanalbumin pro Liter Infusionsflüssigkeit kann diese Adsorption größtenteils verhindert werden. Ein anderes Problem bei einer Insulingabe über eine intravenöse Infusion besteht darin, daß bei unterschiedlichen Infusionsgeschwindigkeiten auch die Insulinzufuhr verändert ist. Unter Berücksichtigung all dieser Faktoren scheint die direkte intravenöse Injektion von 5–10 IE Alt-Insulin bei Bedarf eine praktikable Alternative darzustellen. Die Blutzuckerkonzentration sollte dann 30–45 Minuten nach der Injektion erneut kontrolliert werden. Ist sie immer noch höher als 250 mg%, kann die Dosis wiederholt werden. Über schnell durchführbare und genaue Blutzuckerbestimmungsmethoden zu verfügen ist wichtiger, als genau zu wissen, wieviel Insulin z.B. mit der Infusion pro Zeiteinheit verabreicht oder wieviel Insulin an das Infusionssystem gebunden wird.

## 24.2 Nicht-ketoazidotisches hyperosmolares hyperglykämisches Koma

Ein nicht-ketoazidotisches hyperosmolares hyperglykämisches Koma kann im Rahmen vieler Primärerkrankungen bei Diabetikern, aber auch bei Patienten ohne Diabetes auftreten [25,26]. In ca. 2/3 der Fälle haben diese Patienten anamnestisch keinen Diabetes und brauchen auch kein Insulin, um sich von diesem Symptom zu erholen. Bei etwa 50% der Patienten liegt ein auslösendes Ereignis wie z.B. eine Infektion oder eine Dehydratation vor. Insbesondere ältere oder sonst pflegebedürftige Menschen mit beeinträchtigten Durstmechanismen sind durch ein solches Koma gefährdet.

### 24.2.1 Symptome

In Tabelle 24.8 sind die typischen Befunde von Patienten mit einem nicht-ketoazidotischen hyperosmolaren Koma aufgelistet. Üblicherweise ist die Blutzuckerkonzentration höher als 600 mg%. Diese Hyperglykämie führt zu einer schweren osmotischen Diurese. Hierdurch kommt es zum Verlust von Natrium, Kalium und intravasaler Flüssigkeit. Die Abnahme des intravasalen Volumens führt zu Hypotension, metabolischer Azidose, Hämokonzentration und Erhöhung der Harnstoff-Konzentration im Blut. Daß keine Ketoazidose vorliegt, kann durch die antiketotische Wirkung einer schweren Hyperglykämie oder durch die Auswirkungen des Insulins auf den Fett- und Kohlenhydratstoffwechsel bedingt sein. Die Plasmaosmolarität beträgt normalerweise mehr als 330 mosm/l. Aufgrund dieser extremem Hyperosmolarität nimmt das Intrazellulärvolumen der Gehirnzellen ab und es kommt in der Folge zu ZNS-Störungen. Die Symptome eines nicht-ketoazidotischen hyperosmolaren hyperglykämischen Komas können ein verändertes Verhalten des Patienten sein, letztlich kann es auch zu zerebralen Krampfanfällen und Koma kommen.

**Tab. 24.8:** Nicht ketoazidotisches hyperosmolares hyperglykämisches Koma

Hyperglykämie (über 600 mg/dl)
Osmotische Diurese
Elektrolytmangel und vermindertes intravasales Flüssigkeitsvolumen
Fehlen einer Ketoazidose
hohe Plasmaosmolarität (über 330 mOsm/l)
zentralvenöse Funktionsstörungen

### 24.2.2 Behandlung

Ziel der Behandlung eines nicht-ketoazidotischen hyperosmolaren hyperglykämischen Komas ist vor allem der Ausgleich von Hypovolämie und Hyperosmolarität. Bis sich Blutdruck und Urinproduktion stabilisiert haben, sollten intravenös Flüssigkeiten wie Ringer-Laktat- oder 0,45%ige NaCl-Lösung verabreicht werden. Eine Kaliumsubstitution kann erforderlich sein, um den Kaliumverlust aufgrund der osmotischen Diurese zu ersetzen. Die Hyperglykämie reagiert initial schon auf niedrige intravenös verabreichte Alt-Insulindosen (10–20 Einheiten pro Stunde). Im Normalfall werden 300–400 Einheiten Insulin innerhalb der ersten 24 Stunden benötigt. Eine Insulintherapie ist so lange notwendig, bis der Blutzucker auf ca. 300 mg% abgefallen ist. Es muß jedoch beachtet werden, daß diese Patienten sehr empfindlich auf Insulin reagieren können. Ein zu schnelles Senken des Blutzuckers kann zu einem Hirnödem führen.

## 24.3 Hypoglykämie

Die minimale Blutzuckerkonzentration, die gerade noch zur Deckung des Energiebedarfs ausreicht, ist nicht exakt definiert. Symptome einer Hypoglykämie können bei stark unterschiedlichen Blutzuckerspiegeln auftreten und sind von Patient zu Patient verschieden. Kranke mit einem seit längerer Zeit bestehenden insulinproduzierenden Tumor können bis zu Blutzuckerkonzentrationen von 30–40 mg% asymptomatisch bleiben. Andererseits kann es bei Diabetikern bereits zu Zeichen einer Hypoglykämie kommen, falls der Blutzucker durch Insulingabe schnell von 300 auf 100 mg% gesenkt wird. Normalerweise sind jedoch Zeichen einer Hypoglykämie dann zu erwarten, wenn der Zuckerspiegel auf etwa 50 mg% abfällt.

Um eine Hypoglykämie auszugleichen, gibt es eine Reihe von Kompensationsmechanismen. Beim Fasten dient in den ersten zwölf Stunden das Glykogen aus der Leber als Glukosequelle. Später kommt es in der Leber zu einer Gluconeogenese aus Aminosäuren der quergestreiften Muskulatur. Schwere Lebererkrankungen stören diese Kompensationsmechanismen. Deshalb sind Leberzirrhotiker stärker durch Hypoglykämien gefährdet. Eine wichtige hormonelle Reaktion auf eine Hypoglykämie stellt die Freisetzung von Glukagon aus den $\alpha$-Zellen des Pankreas dar. Glukagon stimuliert die Glykogenolyse in der Leber. Damit soll ein ausreichender Blutzuckerspiegel aufrecht erhalten werden. Schließlich stimuliert auch das bei einer Hypoglykämie freigesetzte Adrenalin den Glykogenabbau in der Leber. Eine Hypoglykämie kann auch fastenbedingt sein oder postprandial auftreten.

## 24.3.1 Fastenbedingte Hypoglykämie

Die wichtigste Ursache einer fastenbedingten Hypoglykämie ist ein Insulinom (insulinproduzierender Tumor) der β-Zellen des Pankreas. Eine solche Hypoglykämie kann auch durch eine Leberinsuffizienz, eine Herzinsuffizienz oder durch eine diffuse Karzinomatose bedingt sein. Bei älteren Patienten können auch größere Tumore, meist ektodermalen Ursprungs – wie z. B. Fibrosarkome und Mesotheliome – eine fastenbedingte Hypoglykämie verursachen. Der Mechanismus ist allerdings unbekannt.

### Insulinom

Falls bei sinkender Blutzuckerkonzentration der Insulinspiegel nicht ebenfalls abfällt, sollte an ein Insulinom gedacht werden. Zur Bestätigung der Diagnose und zur Lokalisierung des Tumors können eine Angiographie, eine Computertomographie und eine selektive venöse Katheterisierung mit gleichzeitigen Bestimmungen der Insulinkonzentration durchgeführt werden. Da etwa 10% der Insulinome bösartig sind, ist zum Ausschluß von Metastasen eine präoperative Szintigraphie indiziert.

Die wichtigste Aufgabe bei der Narkoseführung zur Exstirpation eines Insulinoms ist die Aufrechterhaltung einer normalen Blutzuckerkonzentration [27]. Insbesondere während der Manipulation am Tumor kann es zu einer ausgeprägten Hypoglykämie kommen. Da Zeichen der Unterzuckerung (Hypertonie, Tachykardie, Schwitzen) durch die Narkose verschleiert sein können, ist es vermutlich sinnvoll, zusätzlich Glukoseinfusionen zu verabreichen. Umgekehrt kann nach einer erfolgreichen operativen Tumorentfernung auch eine starke Hyperglykämie auftreten.

Es ist daher wichtig, daß die Möglichkeit zur schnellen Blutzuckerbestimmung mit einem Glukose-Stix vorhanden ist. Zur intraoperativen Führung dieser Patienten wurde auch ein «künstliches Pankreas» verwendet [28]. Dieses Gerät mißt kontinuierlich den Blutzuckerspiegel und infundiert je nach Bedarf automatisch Insulin oder Glukose. Eine wiederholte Blutzuckermessung alle 15 Minuten wurde als akzeptable Alternative zum «künstlichen Pankreas» vorgeschlagen. Der Blutzucker sollte stets über 60 mg% gehalten werden [29].

Wie sich die Anästhetika auf den Insulinhaushalt auswirken, ist nicht gut bekannt. Anhand von in-vitro-Untersuchungen mit Halothan (Abb. 24.2) [30] und Enfluran [31] konnte gezeigt werden, daß diese Anästhetika konzentrationsabhängig die durch Glukose stimulierte Insulinfreisetzung hemmen. Bei Patienten, die mit Halothan anästhesiert werden, kommt es nach Glukosezufuhr zu einer geringeren Insulinfreisetzung als nach einer entsprechenden Glukosezufuhr bei wachen Patienten (Abb. 24.3) [32]. Intraoperativ kommt es jedoch meist zu einem Anstieg des Blutzuckerspiegels, unabhängig davon, welche Anästhetika eingesetzt werden. Dieser Anstieg ist vermutlich durch eine in-

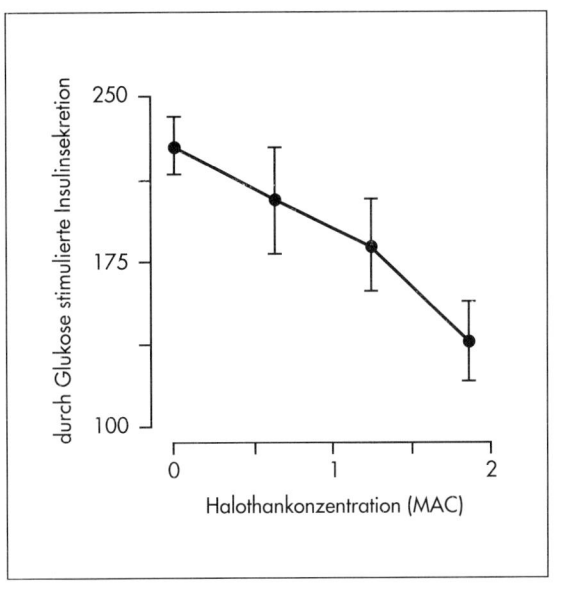

**Abb. 24.2:** Die invitro-Sekretion von Insulin aus isolierten Pankreasfragmenten der Ratte wird durch Halothan dosisabhängig gehemmt. Durch eine Halothankonzentration von 0,63 MAC bzw. 1,25 MAC oder 1,88 MAC wird die Insulinsekretion um 8 % bzw. 19 % oder 37 % vermindert. (Daten modifiziert nach: (Gingerick R, Wright PH, Paradise RR. Inhibition by halothane of glucose-stimulated insulin secretion in isolated pieces of rat pancreas. Anesthesiology 1974; 40: 449–52)

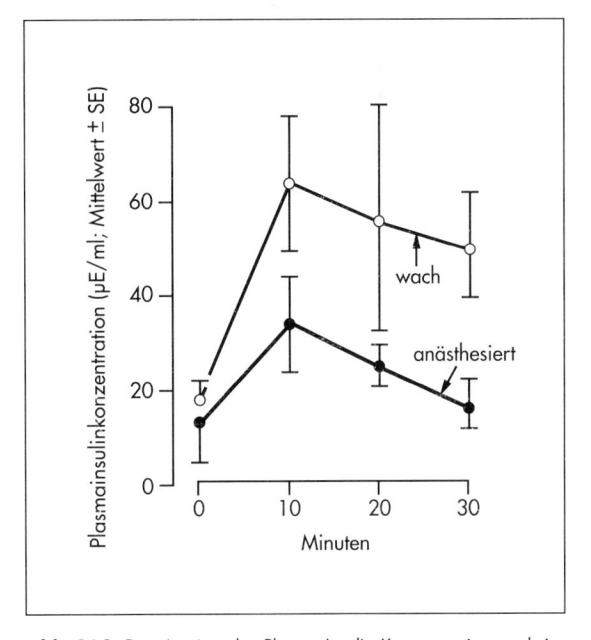

**Abb. 24.3:** Der Anstieg der Plasma-Insulin-Konzentration nach intravenöser Zufuhr von Glukose (25 g) war während einer Halothan-Lachgas-Narkose geringer ausgeprägt als bei wachen Patienten. Die Werte in Narkose wurden vor Beginn der operativen Manipulation erhoben. (Daten modifiziert nach: Merin RG, Samuelson PN, Schalch DS. Major inhalation anesthetics and carbohydrate metabolism. Anesth Analg 1971; 50: 625–31 Reprinted with permission from IARS.)

```
Glyzin + Succinyl-CoA
                        Feedback-Hemmung
Aminolävulinsäure-  ←─────────────────────  Häm
Synthetase                                   ↑
     ↓
Aminolävulinsäure
Aminolävulinsäure-                    Protoporphyrin
Dehydratase
     ↓
Porphobilinogen
Uroporphyrinogen-              Uroporphyrinogen-
Synthetase   ↘                 Decarboxylase
              Uroporphyrinogen III ─────────────→ Coproporphyrinogen III
     ↓
                Uroporphyrinogen-
Uroporphyrinogen I ──────────────→ Coproporphyrinogen I
                Decarboxylase
     ↓                                    ↓
Uroporphyrin                         Coproporphyrin
```

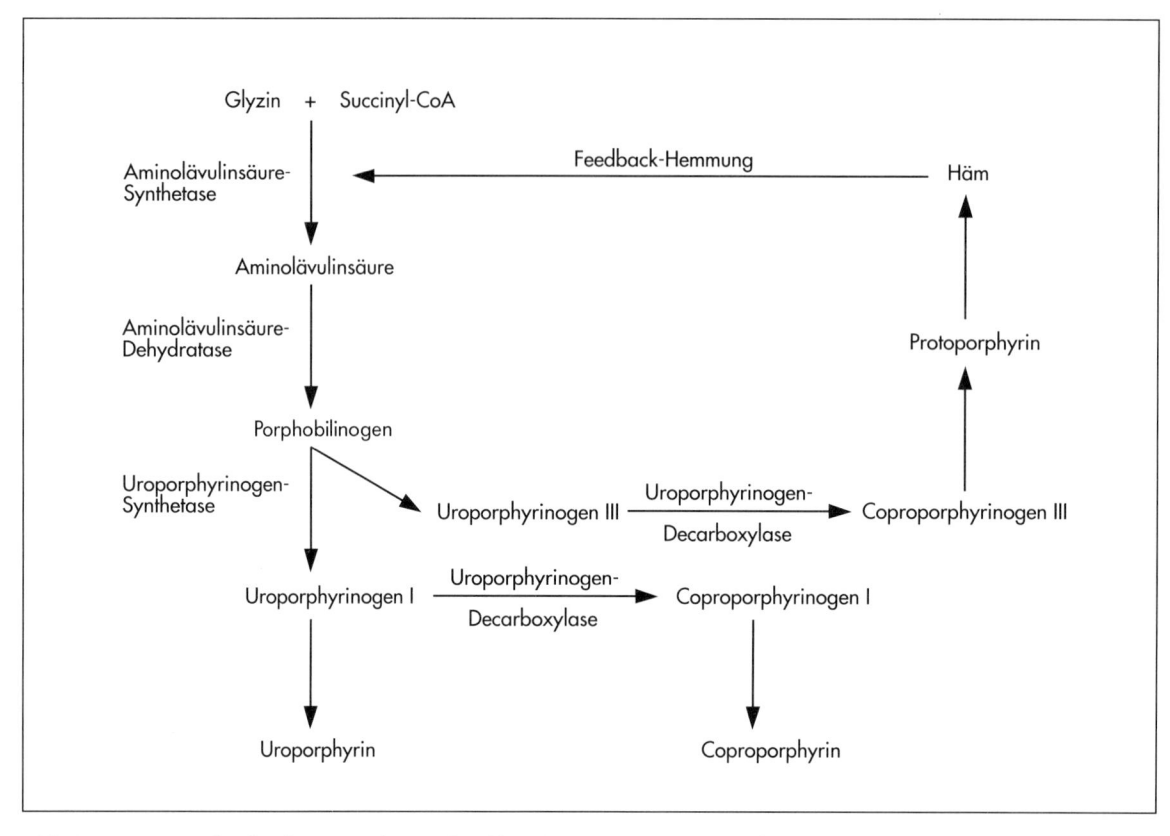

**Abb. 24.4:** Der erste Schritt bei der Hämsynthese ist die Bildung der Aminolävulinsäure aus Glyzin und Succinyl-CoA. Dieser erste Schritt wird durch die Aminolävulinsäure-Synthetase katalysiert und durch Häm gehemmt. Die Bildung von Porphobilinogen wird durch die Aminolävulinsäure-Dehydratase katalysiert. Ein Überschuß sowohl an Aminolävulinsäure als auch an Porphobilinogen – wie es bei der akuten intermittierenden Porphyrie der Fall ist – ist Folge einer Stimulation der Aminolävulinsäure-Synthetaseaktivität und einer Aktivitätsverminderung der Uroporphyrinogen-Synthetase. Eine Aktivitätsverminderung der Uroporphyrinogen-Decarboxylase kann zu einer Anhäufung von Uroporphyrin führen. Dies wird als Ursache für die Porphyria cutanea tarda angenommen.

traoperative Zunahme des Sympathikotonus und eine erhöhte Freisetzung von Adrenalin, Glukagon und Kortisol bedingt. Es wird auch angenommen, daß es durch eine Vollnarkose zu einer relativen Glukoseintoleranz kommen kann. Die Ursache ist wahrscheinlich eine anästhetikabedingte Behinderung des Glukosetransports durch Zellmembranen.

Um eine vollständige Entfernung des Insulinoms nachzuweisen, wurde vorgeschlagen, engmaschig die Blutzuckerkonzentration zu kontrollieren [29]. In den ersten 30 Minuten nach einer kompletten Tumorexstirpation sollte der Glukosespiegel mindestens um 40 mg% ansteigen. Steigt der Blutzuckerspiegel nicht an, so kann dies bedeuten, daß das hyperaktive Inselzellgewebe operativ nicht vollständig entfernt wurde. Diese Konzentrationsanstiege des Blutzuckers können jedoch sehr unterschiedlich stark ausgeprägt sein und sind nicht vorhersehbar. Sie stellen damit einen nur unzuverlässigen klinischen Parameter für die komplette operative Insulinomentfernung dar [29, 33].

### Postprandiale Hypoglykämie

Nach einer Glukosebelastung (z.B. durch eine Mahlzeit) kommt es zu einer raschen Insulinfreisetzung. Hierdurch kann es zu einem Abfall der Blutzuckerkonzentration unter 40 mg% kommen. Diese überschießende Reaktion tritt häufig bei Patienten auf, die am Magen operiert wurden und bei denen die Magenentleerung beschleunigt ist. Falls solche Hypoglykämien ohne vorausgegangene Magenoperation auftreten, sollte an eine reaktive Hypoglykämie gedacht werden. Trotz der Behauptung, daß emotionale Störungen mit niedrigen Blutzuckerkonzentrationen zusammenhängen, ist die Häufigkeit solcher reaktiver Hypoglykämien nicht bekannt.

## 24.4 Porphyrie

Unter Porphyrie werden eine Reihe von Krankheiten verstanden, denen eine Störung des Porphyrinmetabolismus gemeinsam ist. Aus Glyzin und Acetat wird Porphyrin, letztendlich Häm gebildet (Abb. 24.4). Die

**Tab. 24.9:** Klassifikation der Porphyrien

**hepatische Porphyrien**
  akute intermittierende Porphyrie
  Porphyria cutanea tarda
  Porphyria variegata
  hereditäre Koproporphyrie

**Erythropoetische Porphyrien**
  Uroporphyrie
  erythropoetische Protoporphyrie

für die Porphyrien typischen Symptome werden durch Enzymstörungen in der Häm-Synthese ausgelöst. Die Porphyrien werden in «hepatische» und «erythropoetische» Porphyrien unterteilt (Tab. 24.9). Bei allen Porphyrieformen wird – unabhängig von Porphyrietyp oder Symptomatik – übermäßig viel Porphyrinfarbstoff mit dem Urin ausgeschieden.

## 24.4.1 Akute intermittierende Porphyrie

Die akute intermittierende Porphyrie ist die am schwersten verlaufende hepatische Porphyrieform. Der Krankheit liegt eine angeborene Störung des Porphyrinstoffwechsels zugrunde, die zu einer Beeinträchtigung des zentralen und peripheren Nervensystems führt. Die Krankheit wird über ein nicht geschlechtsgebundenes autosomal-dominantes Gen vererbt. Die Stoffwechselstörung ist am ehesten auf eine gesteigerte Aktivität der Aminolävulinsäure-Synthetase und eine verminderte Aktivität der Uroporphyrinogen-Synthetase zurückzuführen (Abb. 24.4). Die Folge dieser veränderten Enzymaktivitäten ist eine exzessive Anhäufung von Porphobilinogen.

Eine akute intermittierende Porphyrie kann vermutet werden, wenn während eines Krankheitsschubes eine erhöhte renale Ausscheidung von Aminolävulinsäure und Porphobilinogen nachweisbar ist. Es ist jedoch zu beachten, daß die Urinkonzentration dieser Substanzen zwischen den Attacken nicht erhöht sein muß. Die endgültige biochemische Diagnose erfolgt durch Nachweis eines Mangels an Uroporphyrinogen-Synthetase in den Erythrozyten. Klinisch kann beobachtet werden, daß sich der Urin beim längeren Stehenlassen aufgrund der erhöhten Porphobilinogenausscheidung schwarz verfärbt.

### Symptomatik

Zum klinischen Erscheinungsbild der akuten intermittierenden Porphyrie gehören schwere Bauchschmerzen sowie unterschiedliche neurologische Störungen [34]. Zumeist sind junge Frauen und Frauen im mittleren Lebensalter betroffen. Die Bauchschmerzen bei der akuten intermittierenden Porphyrie werden meist als akute Cholezystitis, akute Pankreatitis, Appendizitis oder Nierenkolik fehlgedeutet. Oft berichten solche Patienten von erfolglosen abdominellen Operationen.

Die wichtigste neurologische Schädigung ist eine Demyelinisierung, die zu motorischer Schwäche, abgeschwächten peripheren Muskelreflexen und Störungen von autonomem Nervensystem und Hirnnerven führt. Die Störungen des autonomen Nervensystems äußern sich in labilem Hypertonus, orthostatischer Hypotonie, Schwitzen und arteriellen Vasospasmen. Auch Bulbärparalysen und Kleinhirnstörungen wurden beobachtet. Die Patienten können auch aufgrund einer Lähmung der Atemmuskulatur versterben. Zwischen den einzelnen Krankheitsschüben können emotionale Störungen und Psychosen auftreten.

### Prophylaxe

Für diese Patienten ist es wichtig, daß Ereignisse und Medikamente vermieden werden, die einen Schub einer akuten intermittierenden Porphyrie auslösen könnten. So können z. B. Hunger, Dehydratation oder Sepsis eine Attacke auslösen. Es wird vermutet, daß hierbei die weiblichen Geschlechtshormone eine Bedeutung haben, denn bei Frauen ist diese Erkrankung stärker ausgeprägt und auch die Inzidenz ist bei ihnen höher. Außerdem tritt diese Erkrankung vor der Pubertät fast nie auf, während einer Schwangerschaft kommt es jedoch oft zu einer Verschlechterung. Vor allem Barbiturate werden in Zusammenhang mit der Auslösung einer Porphyrinattacke gebracht. Es wird vermutet, daß Barbiturate die Aktivität der Aminolävulinsäure-Synthetase steigern, was bei empfindlichen Personen zu einer Stimulation der Porphyrinsynthese führt. Nicht nur von den Barbituraten, sondern auch von einer Reihe anderer Medikamente wird angenommen, daß sie Triggersubstanzen der akuten intermittierenden Porphyrie sind (Tab. 24.10).

**Tab. 24.10:** Medikamente, die angeschuldigt werden, daß sie bei prädisponierten Patienten eine akute intermittierende Porphyrie auslösen können.

| | |
|---|---|
| Barbiturate | Pentazocin |
| Benzodiazepine | Etomidat |
| Äthylalkohol | Meprobamat |
| Phenytoin | Glutethimid |
| Ketamin | Kortikosteroide |

### Therapie

Zur Behandlung der akuten intermittierenden Porphyrie gehören Flüssigkeitszufuhr, Hämatininfusionen, Glukosegabe und Analgetikatherapie. Hämatin (3–4 mg/kg × Tag) ist das spezifische Therapeutikum, da es das Substrat für die Zytochromsynthese darstellt und gleichzeitig die Aktivität der Aminolävulinsäure-Synthetase hemmt [35]. Auch eine Glukosegabe scheint von Vorteil zu sein, da dadurch die Enzyme gehemmt werden, die bei der Aminolävulinsäure- und Porphobilinogensynthese beteiligt sind. Abdominelle Schmerzen können oft gut durch orale Gabe von Phenothiazinen (z.B. Chlorpromazin) beherrscht werden. Opioide können bei schweren Schmerzen notwendig sein, sie sollten aber zurückhaltend eingesetzt werden, denn es besteht ein höheres Risiko, daß es durch die rezidivierenden Krankheitsschübe zu einer Abhängigkeit kommt.

**Narkoseführung**

Die Narkoseführung ist bei Patienten mit akuter intermittierender Porphyrie so zu gestalten, daß durch die perioperativ benutzten Medikamente keine Krankheitsschübe provoziert werden. Am häufigsten werden Barbiturate angeschuldigt. Aber auch bei Benzodiazepinen [36] und Ketamin [37] wurde die Frage nach der Sicherheit dieser Medikamente aufgeworfen. Ketamin wurde jedoch schon problemlos eingesetzt [38]. Anhand solcher Patienten, bei denen die Diagnose einer akuten intermittierenden Porphyrie vorher noch nicht bekannt war, konnte gezeigt werden, daß durch eine Barbituratgabe nicht immer akute Schübe ausgelöst werden [36, 39, 40]. Als sicher werden Opioide (mögliche Ausnahme: Pentazocin), volatile Anästhetika und Muskelrelaxantien betrachtet (Tab. 24.11). Obwohl

**Tab. 24.11:** Medikamente, von denen angenommen wird, daß sie bei Patienten mit einer akuten intermittierenden Porphyrie sicher sind

| | |
|---|---|
| Chlorpromazin | Opioide |
| Promethazin | Droperidol |
| Anticholinergika | Lachgas |
| Cholinesterasehemmer | volatile Anästhetika |
| depolarisierende und nicht-depolarisierende Muskelrelaxantien | |

Barbiturate nicht immer akute Schübe auslösen, ist es doch empfehlenswert, die Narkose mit vermutlich «sicheren» Medikamenten durchzuführen. Auch Regionalanästhesieverfahren sind umstritten, denn die im Rahmen der Porphyrie auftretenden neurologischen Störungen könnten fälschlicherweise auf die Anästhesietechnik zurückgeführt werden. Bei der Auswahl des perioperativen Monitorings sollten häufig bestehende Störungen des vegetativen Nervensystems und ein möglicherweise vorliegender labiler Blutdruck berücksichtigt werden. Falls auch die Hirnnervenkerne betroffen sind, ist eine wiederholte neurologische Untersuchung sinnvoll, um drohende respiratorische Probleme besser einschätzen zu können.

### 24.4.2 Porphyria cutanea tarda

Die Porphyria cutanea tarda ist die einzige Form der hepatischen Porphyrien, die nicht mit einer neurologischen Symptomatik einhergeht. Dieser Enzymdefekt wird autosomal dominant vererbt. Eine erhöhte Ausscheidung von Uroporphyrin im Urin kann durch eine verminderte Aktivität der Uroporphyrinogen-Decarboxylase bedingt sein (Abb. 24.4). Die Symptome treten meist bei über 35-jährigen Männern auf. Häufig liegt bei den Patienten ein Alkoholabusus vor. Durch eine Alkoholabstinenz kann es zu dramatischen Besserungen kommen. Im Vordergrund steht eine Photosensibilität und die Haut ist spröde. Eine Anhäufung von Porphyrin in der Leber führt zu Leberzellnekrosen.

Die Narkose stellt für solche Patienten keine Gefahr dar, vorausgesetzt, der Patient wird vor ultraviolettem Licht geschützt und ein starker Druck durch Atemmaske und Pflasterstreifen wird vermieden. Bei der Wahl der Narkosemedikamente sollte an die Möglichkeit einer gleichzeitig bestehenden Lebererkrankung gedacht werden.

### 24.4.3 Porphyria variegata

Die Porphyria variegata betrifft beide Geschlechter und beginnt normalerweise zwischen dem 10. und dem 30. Lebensjahr. Es liegt ein autosomal dominanter Vererbungsmodus vor. Charakteristisch sind Photosensibilität und neurologische Störungen. Die Haut ist brüchig, häufig entwickeln sich Blasen. Wie bei der akuten intermittierenden Porphyrie sind Barbiturate zu vermeiden. Zur Behandlung akuter Attacken sind Glukoseinfusionen wirksam.

### 24.4.5 Hereditäre Koproporphyrie

Die hereditäre Koproporphyrie geht – wie die Porphyria variegata – mit neurologischen Störungen einher. Es liegt ein autosomal dominanter Vererbungsmodus vor. Typisch ist eine erhöhte Ausscheidung von Koproporphyrinogen III im Stuhl. Behandlung und Richtlinien für die Narkoseführung sind dieselben wie bei der akuten intermittierenden Porphyrie.

### 24.4.6 Uroporphyrie

Die Uroporphyrie ist eine seltene Sonderform der erythropoetischen Porphyrie. Sie wird autosomal rezessiv vererbt. Oft liegen eine hämolytische Anämie, Knochenmarkshyperplasie und Splenomegalie vor. Häufig treten rezidivierende Infektionen auf und die Photosensibilität ist stark ausgeprägt. Wird der Urin dieser Patienten dem Licht ausgesetzt, verfärbt er sich rot. Neurologische oder abdominelle Symptome liegen nicht vor, der Krankheitsverlauf wird durch Barbiturate nicht beeinflußt. Die Patienten versterben gewöhnlich schon während der frühen Kindheit.

### 24.4.7 Erythropoetische Protoporphyrie

Die erythropoetische Protoporphyrie ist eine häufigere, aber weniger beeinträchtigende Form der erythropoetischen Porphyrien. Zu den Syptomen gehören Photosensibilität, Bläschenbildungen, Urtikaria und Ödeme. Einige Patienten entwickeln aufgrund der erhöhten Protoporphyrinausscheidung Gallensteine. Barbiturate haben keine ungünstigen Auswirkungen; üblicherweise erreichen die Patienten das Erwachsenenalter.

## 24.5 Gicht

Gicht ist eine Störung des Purinstoffwechsels. Sie kann in primäre und sekundäre Gicht unterteilt werden. Normalerweise werden Purine durch die Xanthinoxydase zu Harnsäure umgewandelt. Die Harnsäure wird in den Glomerula der Niere abfiltriert und am proximalen Tubuluskonvolut zum Teil reabsorbiert. Zusätzlich wird in den distalen Nierentubuli Harnsäure sezerniert.

### 24.5.1 Primäre Gicht

Die primäre Gicht beruht auf einer erblich bedingten Störung im Purinstoffwechsel. Hierdurch kommt es zu einer Überproduktion von Harnsäure. Auch die renale Ausscheidung der Harnsäure kann gestört sein, was eine Hyperurikämie begünstigen kann.

### 24.5.2 Sekundäre Gicht

Einer sekundären Gicht liegt nachweislich eine übermäßige Harnsäureproduktion zugrunde. Zum Beispiel können Krebschemotherapeutika, wie sie z. B. bei der Behandlung einer Leukämie eingesetzt werden, zu einer so schnellen Gewebszerstörung führen, daß es zu einer akuten Hyperurikämie kommt. Auch eine Polyzytämie kann zu einer übermäßigen Purin-Produktion und damit zu Hyperurikämie und Gicht führen. Thiaziddiuretika, Acetylsalizylsäure und Alkohol können die renale Ausscheidung der Harnsäure behindern und zu einer Zunahme des Harnsäure-Spiegels im Plasma führen. Schließlich können bei gesunden Patienten auch ein Kohlenhydratmangel und eine Ketonämie zu einer Hyperurikämie führen.

### 24.5.3 Symptome

Harnsäurespiegel über 7,5 mg/dl sowie rezidivierende Anfälle einer akuten Arthritis sind charakteristisch für eine Gicht. Die Arthritis ist durch eine Ablagerung von Harnsäurekristallen in den Gelenken bedingt. Während eines akuten Anfalls bestehen oft Fieber, Leukozytose und eine erhöhte Blutsenkungsgeschwindigkeit. Die Ablagerung der Harnsäurekristalle löst eine Entzündungsreaktion aus, die Schmerzen verursacht und die Gelenkbeweglichkeit einschränkt. Über die Hälfte aller primären Gichtanfälle sind auf das Großzehengrundgelenk begrenzt. Zusätzlich sind normalerweise Fußknöchel und Knie betroffen. Knochen- und Knorpelzerstörungen können auf Röntgenaufnahmen des Gelenks als strahlentransparente Bereiche erkannt werden. Insgesamt ist die Gichtarthritis für etwa 5% aller Gelenkentzündungen verantwortlich.

Bei einer anhaltenden Hyperurikämie kommt es auch zu Ablagerungen von Harnsäurekristallen außerhalb der Gelenke. Z. B. kann sich eine Nephrolithiasis durch Ablagerung von Uratkristallen in den Tubuli entwickeln. Dies ist bei 10–15% der Patienten mit primärer Gicht und 35–40% der Patienten mit sekundärer Gicht der Fall. Uratsteine können eine chronische Nierenstauung mit Hydronephrose und Pyelonephritis verursachen. Eine Ablagerung von Uratkristallen im Niereninterstitium führt zu einer chronischen Entzündung und einer Parenchymschädigung. Uratkristalle können sich auch in der Herzmuskulatur, der Aortenklappe und im Periduralraum ablagern.

Eine Gicht ist mit einer Reihe von Krankheiten vergesellschaftet. Bluthochdruck kommt bei diesen Patienten häufig vor. Die Hypertonie kann zur hohen Inzidenz von Nierenerkrankungen bei Gichtpatienten beitragen. Auch eine koronare Herzkrankheit tritt häufiger auf. Bis zu 80% aller Gichtpatienten haben gleichzeitig auch einen Diabetes mellitus.

### 24.5.4 Behandlung

Ziel der Gichtbehandlung ist es, den Harnsäurespiegel auf unter 6 mg/dl zu senken [41]. Das Ziel wird oft durch urikosurische Medikamente erreicht, z. B. durch Probenecid. Sie vermindern die renale tubuläre Reabsorption der Harnsäure und fördern so die renale Ausscheidung; hierdurch wird der Harnsäure-Spiegel im Blut gesenkt. Es sollte beachtet werden, daß Acetylsalizylsäure die urikosurische Wirkung des Probenecids aufhebt.

Eine Senkung des Harnsäurespiegels im Blut kann auch durch Hemmung der Xanthinoxidase erreicht werden. Dieses Enzym ist zur Umwandlung von Purin in Harnsäure notwendig. Zur Behandlung von Patienten mit Harnsäuresteinen ist Allopurinol geeignet. Allopurinol hemmt die Xanthinoxidase und ist auch bei Leukämiekranken indiziert, die chemotherapeutisch behandelt werden und unter der Krebschemotherapie einen verstärkten Zellabbau und daher eine erhöhte Harnsäureproduktion aufweisen.

Colchizin ist das Medikament der ersten Wahl zur Behandlung einer akuten Gichtarthritis. Es wirkt nicht auf den Purinstoffwechsel, erleichtert aber die Schmerzen einer Gichtarthritis, da es die Migration und Phagozytosefähigkeit der Leukozyten beeinflußt. Colchizin kann oral oder intravenös verabreicht werden. Zu den Nebenwirkungen gehören Erbrechen und Durchfall. Hohe Dosen können hepatorenale Störungen und eine Agranulozytose auslösen. Zur Behandlung der akuten Gichtarthritis werden auch Indometacin, Phenylbutazon und Kortikosteroide verabreicht.

### 24.5.5 Narkoseführung bei Gicht

Bei der Narkoseführung bei Gichtkranken ist zu beachten, daß eine kontinuierliche renale Harnsäureausscheidung erleichtert wird. Deshalb ist eine ausreichende Flüssigkeitszufuhr wichtig, mit der schon mehrere Stunden vor der Operation begonnen werden sollte. Auch Natriumbikarbonatgabe zur Alkalisierung des Harns fördert die Harnsäureausscheidung. Da Laktat die tubuläre Harnsäuresekretion vermindern kann, scheint die Verwendung von Ringer-Laktat nicht günstig zu sein. Dies ist allerdings bisher nicht bewiesen. Trotz dieser Vorsichtsmaßregeln kommt es aus noch ungeklärten Gründen bei Gichtkranken nach Operationen häufiger zu akuten Anfällen.

Bei der Planung der Narkoseführung sollte daran gedacht werden, daß gichtbedingte Veränderungen auch außerhalb der Gelenke vorliegen können; außerdem müssen mögliche Nebenwirkungen der Gichtmedikation berücksichtigt werden. Die Nierenfunktion sollte sorgsam beurteilt werden. Die klinischen Symptome der Gicht nehmen normalerweise mit Verschlechterung der Nierenfunktion zu. Auffälligkeiten im EKG können durch Harnsäureablagerungen im Myokard bedingt sein. Es muß berücksichtigt werden, daß eine hohe Koinzidenz an Bluthochdruck, koronarer Herzerkrankung und Diabetes mellitus besteht. Selten können Probenezid und Colchicin zu Nebenwirkungen an Niere und Leber führen. Schließlich kann auch die direkte Laryngoskopie bei der Intubation durch eine gichtbedingte Bewegungseinschränkung der Kiefergelenke erschwert sein.

## 24.6 Pseudogicht

Als Pseudogicht wird eine akut einsetzende Arthritis bezeichnet, die typischerweise die Knie betrifft. In der Synovialflüssigkeit sind Kristalle, jedoch keine Harnsäurekristalle zu finden. Leichtes Fieber und Leukozytose können auftreten. Bei einigen Patienten werden solche Anfälle durch Operationen, wie z.B. eine Entfernung der Nebenschilddrüsenkörperchen ausgelöst. Der Pathomechanismus dieser akuten Synovitis ist nicht bekannt und Colchizin führt auch zu keiner deutlichen Schmerzbesserung. Salizylate, Indomethazin und Kortikosteroide wirken gelegentlich schmerzlindernd.

## 24.7 Lesch-Nyhan-Syndrom

Das Lesch-Nyhan-Syndrom ist eine genetisch bedingte Störung des Purinstoffwechsels, die ausschließlich beim männlichen Geschlecht vorkommt. Biochemisch besteht der Defekt in fehlender oder verminderter Aktivität der Hypoxanthin-Guanin-phosphoribosyltransferase. Dies führt zu übermäßiger Purinproduktion und erhöhter Harnsäurekonzentration im gesamten Körper. Die Patienten sind häufig geistig retardiert und weisen eine typische Spastik und Selbstverstümmelungen auf – letztere betreffen normalerweise das perorale Gewebe. Die dadurch entstandene Vernarbung kann die Intubation erschweren. Krampfanfälle gehen ebenfalls mit diesem Syndrom einher. Die medikamentöse Therapie umfaßt häufig auch Benzodiazipine. Aufgrund einer athetotischen Dysphagie kann die Gefahr einer Aspiration bei Erbrechen erhöht sein. Diese Patienten sind oft unterernährt. Neben einer Hyperurikämie liegen eine Nephropathie, Konkremente der Harnwege und eine Arthritis vor. Der Tod ist oft die Folge eines Nierenversagens.

Die Narkoseführung wird durch zusätzlich bestehende Nierenerkrankungen und einen möglicherweise beeinträchtigten Stoffwechsel der zur Narkose verwendeten Medikamente beeinflußt [42]. Wegen der Muskelspastik ist im Umgang mit Succinylcholin Vorsicht geboten. Die Reaktionen des sympathischen Nervensystems auf Streßreize sind verstärkt. Daher ist bei der Anwendung von exogenen Katecholaminen erhöhte Vorsicht geboten.

## 24.8 Hyperlipidämie

Eine Hyperlipidämie kann durch erhöhte Plasmakonzentrationen von Cholesterin oder Triglyzeriden bedingt sein. Anhand des Elektrophoresemusters der Plasmalipoproteine werden die Hyperlipidämien in sechs Gruppen unterteilt (Tabelle 24.12), [43, 44]. Die vier im Plasma vorhandenen Lipoproteinklassen sind Chylomikronen, «very low density lipoproteine»

**Tab. 24.12:** Merkmale der Hyperlipidämien

| | Cholesterin | Triglyzeride | Xanthome | Risiko einer koronaren Herzerkrankung |
|---|---|---|---|---|
| familiäre Hyperchylomikronämie (angeborener Lipoprotein-Lipasemangel) | normal | erhöht | eruptive Xanthome | sehr niedrig |
| familiäre Dysbetalipoproteinämie | erhöht | erhöht | in der Hohlhand plane Xanthome im Bereich von Sehnen | sehr hoch |
| familiäre Hypercholesterinämie | erhöht | normal bis erhöht | im Bereich von Sehnen | sehr hoch |
| familiäre Hypertriglyzeridämie | normal | erhöht | Xanthome | niedrig |
| familiäre gemischte Hyperlipidämie | stark erhöht | stark erhöht | in der Hohlhand plane Xanthome im Bereich von Sehnen | hoch |
| sekundäre Hypercholesterinämie | erhöht | normal | im Bereich von Sehnen | mäßig |

**Tab. 24.13:** Normalwerte der Plasmakonzentrationen des Cholesterins und der Triglyzeride

| Patientenkollektiv | Cholesterin (mg/dl) | Triglyzeride (mg/dl) |
|---|---|---|
| Neugeborene | 100 | 100 |
| Kinder | 215–265 | 120–170 |
| erwachsene Männer | 270 | 160 |
| erwachsene Frauen | 240 | 140 |

(VLDL), «low density lipoproteine» (LDL) und «high density lipoproteine» (HDL). Es sollte jedoch berücksichtigt werden, daß die Blutlipidspiegel im Lauf des Alters ansteigen. Dies trifft mehr für Cholesterin als für Triglyzeride zu (Tab. 24.13).

Der Cholesterinspiegel kann durch genetische Faktoren, die das Vorhandensein der LDL-Rezeptoren bestimmen, beeinflußt werden. Er ist auch durch Diät zu verändern (vgl. Kap. 1), [44]. Bei unbehandeltem Diabetes mellitus, Hyperthyreose, Alkoholabusus und Kortikoidtherapie ist eine sekundäre Hyperlipidämie möglich. Unabhängig von der Ursache, geht die Hyperlipidämie oft mit einer Herz-Kreislauferkrankung, vor allem einer Koronarsklerose einher (Tab. 24.12), (vgl. Kap. 1), [43, 44].

### 24.8.1 Charakteristika der verschiedenen Lipoproteinfraktionen

Die VLDL-Fraktion führt zu einem hohen Arterioskleroserisiko. Bei Diabetes mellitus, Adipositas, Bluthochdruck und Hyperurikämie ist ein Anstieg der VLDL-Fraktion im Plasma anzunehmen. Auch die LDL-Fraktionen begünstigen eine Arteriosklerose.

HDL-Fraktionen scheinen dagegen vor Arteriosklerose zu schützen. Diese Beobachtung stimmt mit der Vermutung überein, daß die HDL-Fraktion Cholesterin aus den peripheren Geweben zur Leber transportiert. In der Leber kann das Cholesterin dann in Form von Gallensäuren ausgeschieden werden. Die HDL-Fraktionen sind bei Patienten mit Diabetes mellitus oder vorzeitiger Arteriosklerose vermindert. Dies ist auch bei Zigarettenrauchern und Fettleibigen der Fall. Dagegen gehen ein mäßiger Alkoholkonsum und/oder körperliche Belastung mit einem erhöhten HDL-Plasmaspiegel einher.

### 24.8.2 Behandlung der Hyperlipidämien

Alle Formen der Hyperlipidämie werden anfänglich durch Diät und Gewichtsreduktion behandelt. Patienten mit Hypercholesterinämie sollten anstatt gesättigter Fettsäuren vielfach ungesättigte aufnehmen. Falls der Cholesterinspiegel trotz Diät und Gewichtsreduktion nicht abfällt, kann eine Therapie mit Cholestyramin indiziert sein. Cholestyramin bindet Gallensalze und führt so zu einer Ausscheidung von Cholesterin über den Gastrointestinaltrakt. Nebenwirkungen einer Cholestyramintherapie sind z.B. eine hyperchlorämische Azidose sowie der Verlust fettlöslicher Vitamine und damit eine Abnahme der Prothrombinkonzentration im Plasma. Dieses Medikament bindet nicht nur Cholesterin, sondern verbindet sich auch mit anderen fettlöslichen Medikamenten, wie z.B. Barbituraten, Antikoagulantien und verschiedenen Antibiotika.

Clofibrat senkt die Triglyzeridkonzentration im Plasma. Dies ist vermutlich dadurch bedingt, daß dieses Medikament die Syntheserate der VLDL-Lipoproteine senkt. Auch wenn nach einem Myokardinfarkt eine Therapie mit diesem Medikament begonnen wird und dadurch die Triglyzeridkonzentration erniedrigt werden kann, läßt sich dadurch keine Verlängerung der Überlebensdauer nachweisen. Zu den Nebenwirkungen des Clofibrats gehören Übelkeit, Durchfall, Haarausfall und Hautausschlag. Gelegentlich kommt es auch zu einem Konzentrationsanstieg der Kreatinkinase und zu Muskelschwäche und Muskelkrämpfen. Außerdem kann es im Rahmen einer Therapie mit Clofibrat zu einer erhöhten Inzidenz an Gallenwegserkrankungen kommen.

### 24.8.3 Narkoseführung

Bei der Narkoseführung muß beachtet werden, daß Patienten mit einer Hyperlipidämie eine koronare Herzerkrankung haben können (Tab. 24.12), [43,44]. Bei einem familiären Lipoproteinlipasemangel besteht kein erhöhtes Risiko einer koronaren Herzerkrankung. Diese Patienten entwickeln jedoch eine Hepatosplenomegalie. Die Gefahr von Medikamentennebenwirkungen oder Medikamenteninteraktionen kann in der perioperativen Phase dadurch minimiert werden, daß die pharmakologischen Eigenschaften der zur Therapie einer Hyperlipidämie eingesetzten Medikamente nochmals überprüft werden (vergl. Abschnitt: Therapie der Hyperlipidämie). Bei diesen Patienten kann das Risiko erhöht sein, daß es im Zusammenhang mit einer arteriellen Kanülierung eventuell zu einer Thrombose oder Gewebsnekrose kommt [46].

## 24.9 Störungen des Kohlenhydratstoffwechsels

Störungen des Kohlenhydratstoffwechsels sind normalerweise durch einen angeborenen Enzymdefekt bedingt. Im Rahmen solcher Enzymdefekte kann es zu einem Mangel oder Überschuß solcher Stoffwechselausgangs- oder -endprodukte kommen, die bei der Umwandlung von Glukose in Glykogen beteiligt sind. Bei einigen Enzymdefekten werden alternative Metabolisierungswege beschritten. Die bei einem Enzymdefekt des Kohlenhydratstoffwechsels auftretenden

Konzentrationsänderungen bestimmter Substanzen sind letztendlich für die typischen Symptome dieser Erkrankungen verantwortlich.

### 24.9.1 Gierke-Krankheit

Die Gierke-Krankheit ist Folge eines Mangels an Glukose-6-Phosphatase. Aufgrund dieses Enzymdefekts ist die Leber nicht mehr in der Lage, Glykogen zu Glukose abzubauen. Dadurch kommt es zu einer Hypoglykämie. Alle zwei bis drei Stunden muß oral Nahrung aufgenommen werden, um eine Hypoglykämie und zerebrale Krampfanfälle zu vermeiden. Andere Symptome können Hyperurikämie, geistige Retardierung und Wachstumsverzögerung sein. Eine Hepatomegalie ist Folge der Glykogenanhäufung in der Leber. Infolge einer Thrombozytenfunktionsstörung kann es auch zu einer hämorrhagischen Diathese kommen. Selten leben die Patienten länger als zwei Jahre, auch wenn durch die operative Anlage eines portokavalen Shunts manchmal eine Verbesserung erzielt werden kann.

Bei der Narkoseführung müssen der arterielle pH-Wert überwacht und Glukose zugeführt werden, um eine intraoperative Hypoglykämie zu vermeiden [47]. Normalerweise besteht bei diesen Patienten eine Azidose. Diese ist vermutlich dadurch bedingt, daß sie nicht in der Lage sind, Laktat zu Glykogen umzubauen. Aus diesem Grund ist es empfehlenswert, keine laktathaltigen Infusionslösungen einzusetzen. Durch den perioperativen Einsatz laktathaltiger Infusionslösungen kann es bei diesen Patienten zu einer metabolischen Azidose kommen [48].

### 24.9.2 Pompe-Krankheit

Die Pompe-Krankheit ist durch einen $\alpha$-1,4-Glykosidase-Mangel bedingt. Dadurch kommt es zur Glykogenablagerung in der glatten und quergestreiften Muskulatur sowie im Herzmuskel. Das vorstechendste Merkmal ist eine Glykogenablagerung im Myokard. Sie führt häufig zu einer Herzinsuffizienz. Bei der echokardiographischen Untersuchung kann eine Herzhypertrophie und eine linksventrikuläre Ausflußbehinderung (subvalvuläre Aortenstenose) festgestellt werden. Ursache ist eine Verdickung des Ventrikelseptums. Aufgrund einer großen und hervorstehenden Zunge (Glykogenspeicherung) und eines erniedrigten Tonus der quergestreiften Muskulatur neigen diese Patienten zu einer Verlegung der oberen Luftwege. Neurologische Funktionsstörungen führen zu einem abgeschwächten Husten- und Würgereflex und zu einem unkoordinierten Schluckakt. Häufig treten Aspirationen und Atelektasen auf.

Bei der Narkoseführung muß beachtet werden, daß es – falls diese Patienten bewußtlos werden – zu einer Verlegung der oberen Luftwege kommen kann [49]. Durch volatile Anästhetika kann es zu einer ausgeprägten myokardialen Depression kommen, insbesondere wenn vorher eine Herzinsuffizienz bestand. Ein Abfall sowohl des Preloads als auch des Afterloads und/oder eine Zunahme von Herzfrequenz oder myokardialer Kontraktilität können zu einer Verstärkung einer subvalvulären Aortenstenose führen. Da die quergestreifte Muskulatur mitbetroffen ist, scheint es sinnvoll zu sein, bei diesen Patienten auf Succinylcholin zu verzichten. Diagnostische Muskelbiopsien an den unteren Extremitäten wurden erfolgreich in Lokalanästhesien durchgeführt [49].

### 24.9.3 Forbes-Syndrom

Beim Forbes-Syndrom fehlt die Amylo-1,6-Glykosidase. Durch diesen Enzymdefekt können die $C_1$-$C_6$-Verbindungen zwischen Seiten- und Hauptketten des Glykogens nicht mehr gespalten werden. Das größte Problem während der Anästhesie ist die drohende Hypoglykämie. Auf Grund einer Glykogenablagerung im Herzmuskel sollte auch an die Möglichkeit einer eingeschränkten myokardialen Leistungsfähigkeit gedacht werden.

### 24.9.4 Andersen-Krankheit

Durch den bei der Andersen-Krankheit bestehenden Enzymmangel kommt es zur Ablagerung eines pathologischen Glykogens in den verschiedensten Geweben, z. B. zu einer fortschreitenden Leberzirrhose, die bis zum Leberversagen führt. Normalerweise sterben solche Patienten im Alter von drei Jahren.

### 24.9.5 McArdle-Krankheit

Bei der McArdle-Krankheit besteht ein selektiver Mangel eines Phosphorylaseenzyms in der Skelettmuskulatur. Wegen einer Myoglobinurie kann es zum Nierenversagen kommen. Aufgrund dieser Gefahr ist es sinnvoll, perioperativ die Urinausscheidung zu überwachen und eine großzügige Flüssigkeitszufuhr durchzuführen. Falls es trotz adäquater Flüssigkeitszufuhr zu einer verminderten Urinausscheidung kommt, sollte Mannitol eingesetzt werden. Obwohl bisher keine klinischen Erfahrungen dafür sprechen, scheint doch der Einsatz von Succinylcholin fragwürdig zu sein, da sich bei diesen Patienten leicht eine Myoglobinurie ausbildet. Da wiederholte Muskelischämien zu einer Muskelatrophie führen können, sollte intraoperativ möglichst auf ein Tourniquet an den Extremitäten verzichtet werden. Schließlich sollten glukosehaltige Infusionen verabreicht werden, um den Folgen einer unerkannten intraoperativen Hypoglykämie vorzubeugen.

## 24.9.6 Galaktosämie

Bei der Galaktosämie liegt ein Mangel des Enzyms Galaktokinase vor. Dadurch kann Galaktose nicht mehr in Glukose umgewandelt werden und es kommt zur Anhäufung von Galaktose in verschiedenen Geweben. Dadurch kann es zu Kataraktbildung, Leberzirrhose und geistiger Retardierung kommen. Erhöhte Plasmaspiegel an Galaktose können außerdem die Glukosefreisetzung aus der Leber hemmen und dadurch zu einer Hypoglykämie führen.

Die Galaktosämie kann mild verlaufen und erst im Kindesalter symptomatisch werden, sie kann aber auch bereits im Säuglingsalter zu einer Leberinsuffizienz und zum Tode führen. Die Therapie besteht darin, daß Lebensmittel mit hohen Laktosekonzentrationen, z. B. Milch, vermieden werden. Falls keine Hypoglykämie oder Leberfunktionsstörung vorliegt, müssen bei der Narkoseführung keine speziellen Dinge beachtet werden.

## 24.9.7 Fruktose-1,6-diphosphatase-Mangel

Bei einem Mangel des Enzyms Fruktose-1,6-diphosphatase ist die Leber nicht mehr in der Lage, genügend Fruktose, Laktat, Glyzerin und Aminosäuren in Glukose umzuwandeln. Falls während eines Fastens die Glykogenspeicher der Leber erschöpft sind, bilden sich leicht Hypoglykämie und metabolische Azidose aus. Häufig liegen Hepatomegalie, Fettinfiltration der Leber und eine Muskelhypotonie vor.

In der perioperativen Phase ist es besonders wichtig, genügend Glukose anzubieten [50]. Da diese Patienten Laktat nicht in Glukose umwandeln können, ist der Einsatz laktathaltiger Infusionslösungen in Frage zu stellen. Durch die Infusion von Ringer-Laktat-Lösung könnte es deshalb zu einer metabolischen Azidose kommen.

## 24.9.8 Pyruvatdehydrogenase-Mangel

Bei einem Pyruvatdehydrogenase-Mangel kann Pyruvat nicht mehr in Acetyl-Coenzym-A umgewandelt werden. Dadurch kommt es zu einer chronischen metabolischen (Laktat-) Azidose. Die Ursache ist eine Anhäufung von Pyruvat und Laktat (Abb. 24.5), [51]. Bei der Narkoseführung müssen sämtliche Ereignisse vermieden werden, die zu einer Laktatazidose führen könnten. Daher sind z.B. eine Hyperventilation, ein Abfall des Herzminutenvolumens oder eine Hypothermie zu vermeiden. Der Einsatz laktathaltiger Infusionslösungen ist fragwürdig, da es hierdurch zu einer Erhöhung der Laktatkonzentration kommen würde. Auch durch eine Kohlenhydratbelastung wie z.B. bei Zufuhr von glukosehaltigen Infusionslösungen könnte eine Laktatazidose verschlimmert werden. Welche Medikamente zur Einleitung und Aufrechterhaltung der Narkose gewählt werden, hängt davon

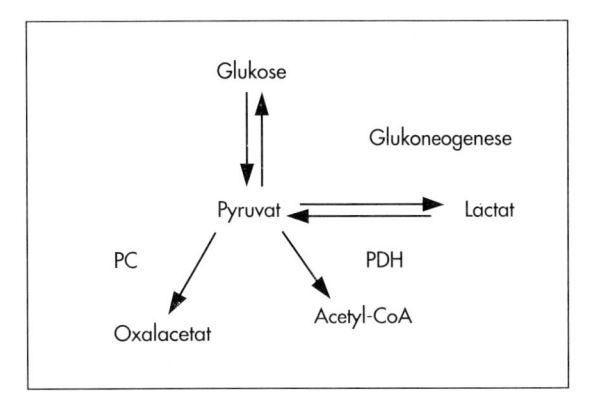

**Abb. 24.5:** Enzymatische Abläufe, bei denen Pyruvat, Laktat sowie die Pyruvatdehydrogenase (PDH) und die Pyruvat-Carboxylase (PC) beteiligt sind. (Dierdorf SF, McNiece WL. Anaesthesia and pyruvate dehydrogenase deficiency. Can Anaesth Soc J 1983; 30: 413–6)

ab, ob diese Medikamente möglicherweise die Glukoneogenese hemmen, denn dadurch könnte eine vorbestehende metabolische Azidose verschlimmert werden. Thiopental und Halothan z.B. können unter Umständen die Glukoneogenese hemmen. Bei diesen Patienten wurden Opioide empfohlen, es kann dabei jedoch zu einer übermäßig starken Atemdepression mit Problemen in der postoperativen Phase kommen. Insgesamt liegen jedoch zu wenig Erfahrungen vor, als daß Empfehlungen bezüglich der optimalen Medikamentenwahl ausgesprochen werden könnten.

## 24.10 Störungen des Aminosäurestoffwechsels

Obwohl es mehr als 70 bekannte Störungen des Aminosäurestoffwechsels gibt, sind die meisten von ihnen sehr selten. Typische Symptome sind z.B. geistige Retardierung, Krampfanfälle und Aminoazidurie (Tab. 24.14), außerdem metabolische Azidose, hohe Ammoniakspiegel, Leberinsuffizienz und Thromboembolie. Bei der Narkoseführung von Patienten mit solchen Stoffwechselstörungen muß darauf geachtet werden, daß intravasales Flüssigkeitsvolumen und Säure-Basen-Haushalt ausgeglichen bleiben. Der Einsatz von Enfluran und Ketamin wurde in Frage gestellt, da bei diesen Patienten häufig zerebrale Krampfleiden vorliegen.

### 24.10.1 Phenylketonurie

Die Phenylketonurie ist das klassische Beispiel für eine Erkrankung, die durch eine Störung des Aminosäurestoffwechsels bedingt ist. Da das Enzym Phenylalaninhydroxylase fehlt, kommt es zu einer Anhäufung von Phenylalanin. Zu den klinischen Symptomen gehören

**Tab. 24.14:** Störungen des Aminosäurenmetabolismus

| | Retardierung | Krampf-anfälle | metabolische Azidose | Hyperam-moniämie | Leberver-sagen | Thrombo-embolie | Sonstiges |
|---|---|---|---|---|---|---|---|
| Phenylketonurie | Ja | Ja | Nein | Nein | Nein | Nein | |
| Homozystinurie | Ja/Nein | Ja | Nein | Nein | Nein | Ja | |
| Hypervalinämie | Ja | Ja | Nein | Nein | Nein | Nein | Hypoglykämie |
| Zitrullinämie | Ja | Ja | Nein | Ja | Ja | Nein | |
| Ahorn-Sirup-Krankheit (Valin-Leucin-Isoleucinurie) | Ja | Ja | Ja | Nein | Ja | Ja | |
| Histidinurie | Ja | Ja/Nein | Nein | Nein | Nein | Nein | leicht zerstörbare Erythrozyten |
| Hartnup-Syndrom | Ja/Nein | | Ja | Nein | Nein | Nein | Dermatitis |
| Argininämie | Ja | | Nein | Ja | Ja | Nein | |

geistige Retardierung und zerebrale Krampfanfälle. Die Haut kann sehr brüchig und hochempfindlich gegenüber pflasterbedingtem Druck oder Zug sein.

### 24.10.2 Homozystinurie

Bei der Homozystinurie kann auf Grund einer Störung der Zystathionin-Synthetase kein oder zu wenig Zystein aus Homozystein gebildet werden. Zystein ist ein wichtiger Bestandteil bei der Quervernetzung des Kollagens. Die dadurch bedingte geringe Stabilität des Kollagens führt zu den typischen Symptomen dieser Erkrankung. Hierzu gehören Linsenluxation, Osteoporose, Kyphoskoliose, sprödes Haar und Wangenröte [52]. Im Vordergrund kann auch eine geistige Retardierung stehen. Die Diagnose wird dadurch bestätigt, daß Homozystin im Urin nachgewiesen wird. Bei Zugabe von Nitroprussid zum Urin kommt es zu einer typischen tiefroten Verfärbung. Es können auch lebensbedrohliche Thromboembolien auftreten. Ursachlich wird eine Aktivierung des Hagemann-Faktors durch Homozystin angenommen, wodurch es zu einer verstärkten Thrombozytenaggregation kommt. Um die Gefahr von Thromboembolien in der perioperativen Phase möglichst gering zu halten, werden Pyridoxin verabreicht (das die Thrombozytenaggregation vermindert), präoperativ Flüssigkeit zugeführt, Dextrane infundiert, und außerdem werden die Patienten möglichst früh mobilisiert [52].

### 24.10.3 Ketoazidurie (Ahorn-Sirup-Krankheit)

Bei der Ahorn-Sirup-Krankheit können die Metabolite der verzweigtkettigen Aminosäuren aufgrund einer Störung in der oxydativen Dekarboxylierung nicht weiter abgebaut werden. Zu den verzweigtkettigen Aminosäuren gehören Valin, Leuzin und Isoleuzin. Aufgrund der gestörten Dekarboxylierung kommt es zur Anhäufung von Ketosäuren und Aminosäuren in Blut und Urin. Diese Substanzen geben dem Urin den typischen Ahorn-Sirup-Geruch. Die erhöhten Blutspiegel an Ketonsäuren begünstigen eine metabolische Azidose. Ein weiteres wichtiges Problem besteht darin, daß sich eine Hypoglykämie entwickeln kann. Dies ist vermutlich dadurch bedingt, daß hohe Leuzinplasmaspiegel die Insulinfreisetzung stimulieren können. Falls bei den primär unauffälligen Säuglingen diese Erkrankung nicht sofort erkannt wird, kommt es zu einer geistigen Retardierung.

Operation und Narkose können bei diesen Patienten zu einer Reihe von Problemen führen [53]. So kann z.B. ein operations- oder infektionsbedingter Proteinkatabolismus zu einer erhöhten Plasmakonzentration der verzweigtkettigen Aminosäuren führen. Auch falls Blut in den Gastrointestinaltrakt gelangt, wie dies oft nach einer Tonsillektomie der Fall ist, kommt es zu einer zusätzlichen Stoffwechselbelastung für diese Patienten. Eine Anhäufung verzweigtkettiger Aminosäuren im Kreislauf verschlechtert in der perioperativen Phase eine neurologische Symptomatik. Die bereits bestehende Gefahr einer Hypoglykämie wird bei diesen Patienten dadurch verstärkt, daß vor elektiven Operationen ein Nüchternheitsgebot eingehalten werden muß. Deshalb ist es wichtig, bereits präoperativ mit einer intravenösen Glukoseinfusion zu beginnen und perioperativ wiederholt die Blutzuckerkonzentration zu bestimmen. Wichtig ist es auch, den arteriellen pH-Wert zu kontrollieren, um eine metabolische Azidose erfassen zu können, die sich aufgrund einer Anhäufung von Ketosäuren entwickeln könnte. Kommt es perioperativ zu einer deutlichen metabolischen Azidose, sollte Natriumbikarbonat verabreicht werden.

## 24.11 Mukopolysaccharidosen

Mukopolysaccharidosen sind angeborene Stoffwechselstörungen. Auf Grund eines Enzymmangels kommt es zu einer Abbaustörung der Mukopolysaccharide (Tab. 24.15). Die klinischen Symptome äußern sich in Funktionsstörungen verschiedenster Organe. Die Symptomatik ist dadurch zu erklären, daß sich abnormale Mukopolysaccharide in den Zellen nahezu sämtlicher Organe anhäufen. Am schwersten sind Gehirn, Herz, Leber und Milz betroffen. Da die Mukopolysaccharidablagerung eine Frage der Zeit ist, verstärkt sich die Schwere der Organbeteiligung mit zunehmendem Alter.

**Tab. 24.15:** Mukopolysaccharidosen

Pfaundler-Hurler Syndrom (Mukopolysaccharidose Typ I)
Hunter-Syndrom (Mukopolysaccharidose Typ II)
Sanfilippo-Syndrom (Mukopolysaccharidose Typ III)
Morquio-Brailsford-Syndrom (Mukopolysaccharidose Typ IV)
Scheie-Syndrom (Mukopolysaccharidose Typ V)
Maroteaux-Lamy-Syndrom (Mukopolysaccharidose Typ VI)
«I-cell»-Erkrankung (Mukopolysaccharidose Typ VII)

Bei der präoperativen Beurteilung dieser Patienten müssen auch Lungen-, Herz- und Leberfunktion beurteilt werden. Häufig bestehen pulmonale Infekte, die vor einem elektiven Eingriff konsequent therapiert werden sollten. Ein häufiges Problem stellen auch die Mukopolysaccharidablagerungen in der Zunge und eine daraus resultierende partielle Verlegung der oberen Luftwege dar. Daher kann die endotracheale Intubation schwierig werden. Falls eine ausgeprägte kardiale Funktionseinschränkung besteht, sollten Digitalispräparate und Diuretika verabreicht werden.

In Anbetracht der häufig bestehenden geistigen Retardierung, und da es sich meist auch um sehr junge Patienten handelt, ist eine Allgemeinnarkose einem Regionalanästhesieverfahren vorzuziehen. Die Erfahrungen sind jedoch zu gering, als daß spezielle Medikamente oder Medikamentenkombinationen für die Anästhesie empfohlen werden könnten. Da bei diesen Patienten sehr häufig respiratorische Probleme bestehen, scheint es jedoch sinnvoll zu sein, hohe Opioiddosen zu vermeiden.

### 24.11.1 Pfaundler-Hurler-Krankheit

Zu den klinischen Symptomen der Pfaundler-Hurler-Krankheit gehören Zwergwuchs, schwere geistige Retardierung, Hepatosplenomegalie, Herzklappenstörungen (zumeist ist die Mitralklappe betroffen) und koronare Herzerkrankung. Diese Patienten neigen zu pulmonalen Infekten. Häufig liegen eine Hernia inguinalis, eine Rektusdiastase und eine Hernia umbilicalis vor. Aufgrund einer großen Zunge und eines kurzen Halses kann die endotracheale Intubation schwierig sein. Bei der direkten Laryngoskopie für die endotrachale Intubation muß an mögliche Mißbildungen der Trachealknorpel und der Halswirbel gedacht werden. Die meisten Patienten versterben vor dem 10. Lebensjahr aufgrund von pulmonalen Infekten oder einer Herzinsuffizienz.

### 24.11.2 Hunter-Syndrom

Das Hunter-Syndrom ist ähnlich dem Pfaundler-Hurler-Syndrom, die klinischen Symptome sind jedoch weniger stark ausgeprägt. Die Patienten überleben oft bis ins vierte Lebensjahrzehnt.

### 24.11.3 Sanfilippo-Syndrom

Das Sanfilippo-Syndrom ist durch eine progressive geistige Retardierung gekennzeichnet. Kardiale Störungen wurden nicht beschrieben. Die Patienten überleben oft bis in das fünfte Lebensjahrzehnt.

### 24.11.4 Morquio-Brailsford-Syndrom

Der dem Morquio-Brailsford-Syndrom zugrunde liegende Defekt des Mukopolysaccharidstoffwechsels äußert sich vor allem im Bereich von Knorpeln und Knochen. Die sich daraus ergebenden Skelettdeformitäten umfassen Verkürzung von Rumpf und Extremitäten, Verkrümmungen der Wirbelsäule und Pectus carinatum (Hühnerbrust). In einem hohen Prozentsatz liegen eine Instabilität der Halswirbelsäule und ein hypoplastischer zweiter Halswirbel (Axis) vor. Eine Subluxation im Atlantoaxial-Gelenk stellt eine mögliche Komplikation dieser Erkrankung dar und kann zu einer Kompression des Rückenmarks und zu Lähmungen führen [54, 55]. Auch Leistenbrüche treten bei diesen Patienten häufig auf, außerdem besteht oft eine Aorteninsuffizienz. Weit auseinanderstehende Zähne mit schadhaftem Zahnschmelz, prominente Kieferknochen und eine kurze Nase führen zu dem charakteristischen Gesichtsausdruck. Die meisten Patienten sterben vor dem 30. Lebensjahr aufgrund von chronischen pulmonalen Infekten.

Bei der Narkoseführung muß eine möglicherweise vorliegende Instabilität der Halswirbelsäule berücksichtigt werden. Eine übermäßige Reklination von Kopf und Hals sollte während der direkten Laryngoskopie vermieden werden [55]. Eine tiefe Sedierung ist nicht zu empfehlen, da aufgrund schwerer Thoraxdeformitäten sehr häufig eine chronische Lungenerkrankung vorliegt. Falls eine Aorteninsuffizienz vorliegt, muß dies bei der Narkoseführung und bei der Auswahl der Narkosemedikamente berücksichtigt werden (vgl. Kapitel 2).

### 24.11.5 Scheie-Syndrom

Patienten mit einem Scheie-Syndrom haben eine nahezu normale Intelligenz. Bei dieser Erkrankung liegen häufig eine Aorteninsuffizienz und ein Karpaltunnelsyndrom vor. Die Skelettmißbildungen sind nicht stark ausgeprägt.

### 24.11.6 Maroteaux-Lamy-Syndrom

Dieses Syndrom ist durch eine normale Intelligenz, aber schwere Skelettmißbildungen gekennzeichnet.

### 24.11.7 «I-cell»-Erkrankung

Bei der «I-cell»-Erkrankung kommt es typischerweise zu einem Anstieg des intrazellulären Lipidgehaltes. Diese Lipidanhäufung übersteigt sogar eine Mukopolysaccharidspeicherung. Die Narkoseführung wird dadurch kompliziert, daß häufig eine Atemwegsobstruktion und ein sehr zähes Endotrachealsekret vorliegen. Operationsindikationen sind normalerweise Leisten- oder Nabelbrüche.

## 24.12 Gangliosidosen

Gangliosidosen sind Erkrankungen, die durch eine Störung des Sphingolezithinstoffwechsels bedingt sind. Hierdurch kommt es zu einer Zerstörung von Nervenmembranen (Tab. 24.16). Die neuronale Dege-

**Tab. 24.16:** Gangliosidosen

| |
|---|
| Tay-Sachs-Syndrom |
| Niemann-Pick-Syndrom |
| Gaucher-Syndrom |

neration äußert sich in Demenz, zerebralen Krampfanfällen, Kleinhirnsymptomatik und Pyramidenbahnzeichen. Die Krankheit verschlimmert sich fortlaufend und eine erfolgversprechende Therapie ist nicht bekannt. Bei der Narkoseführung dieser Patienten müssen keine Besonderheiten berücksichtigt werden.

## 24.13 Adipositas permagna

Die Adipositas ist die häufigste Ernährungsstörung in den Vereinigten Staaten von Amerika. Wenn das Idealgewicht um mehr als 20% überschritten wird, wird von Adipositas gesprochen. Bei einer Adipositas permagna beträgt das Körpergewicht mindestens das zweifache Idealgewicht. Bei einer anderen Definition von Adipositas wird die Berechnung des Body-mass-Index zugrundegelegt (Tab. 24.17). Ein Body-mass-Index von < 25 bedeutet Idealgewicht, 26–29 bedeutet Übergewicht, > 30 bedeutet Adipositas und > 45 bedeutet Adipositas permagna.

Lange Zeit wurde vergeblich nach einer Stoffwechselstörung gesucht, um die Adipositas zu erklären. Eine genetische Beeinflussung wird vermutet. Diese Vermutung beruht auf Untersuchungen bei adoptierten Kindern, deren Körpergewicht nicht mit dem der Adoptiveltern, sondern mit dem der biologischen Eltern korrelierte [56]. Bei Erwachsenen führt letztendlich eine übermäßige Kalorienaufnahme zur Adipositas. Hierdurch nehmen die Fettzellen an Größe zu, um den Überschuß an Triglyzerid aufnehmen zu können.

**Tab. 24.17:** Berechnung des «body mass index»

$$\text{Body Mass Index (BMI)} = \frac{\text{Gewicht (kg)}}{\text{Größe}^2 \text{ (m)}}$$

Beispiel: Ein 150 kg schwerer und 1,8 m großer Patient hat einen «body mass index» von 47. Ein gleichgroßer, aber nur 80 kg schwerer Patient hat einen «body mass index» von 25.

Falls eine Adipositas bereits in der frühen Kindheit auftritt, kommt es zu einer zahlenmäßigen Zunahme der Fettgewebszellen. Außer einer übermäßigen Kalorienaufnahme können auch hormonelle Störungen wie z. B. eine Hypothyreose oder eine übermäßige Kortisolproduktion zu einer Adipositas führen. Schließlich führen häufig auch psychologische Probleme zu einer Adipositas.

Im Rahmen einer Adipositas treten öfters internistische oder chirurgische Erkrankungen auf. Diese Erkrankungen äußern sich häufig in metabolischen, respiratorischen, kardiovaskulären oder hepatischen Problemen. Die adipositasbedingten Veränderungen müssen bei der Narkoseführung dieser Patienten berücksichtigt werden.

### 24.13.1 Metabolische Probleme

Adipöse Patienten weisen eine Insulinresistenz auf [4]. Glukosetoleranztests fallen häufig pathologisch aus und die Inzidenz eines Typ-II-Diabetes ist bei adipösen Patienten 7-fach erhöht. Sauerstoffverbrauch und $CO_2$-Produktion sind gesteigert. Dieser erhöhte Metabolismus stellt eine deutliche kardiopulmonale Mehrbelastung dar. Weitere Stoffwechselstörungen der Adipositas sind z. B. hohe Cholesterin- und Triglyzeridspiegel.

### 24.13.2 Respiratorische Probleme

Bei adipösen Patienten treten beachtliche Veränderungen des respiratorischen Systems auf. Aufgrund des voluminösen Abdomens kommt es zu einer thorakalen Kyphose und einer lumbalen Lordose. Hierdurch wird die Beweglichkeit der Rippen und damit die Thoraxbeweglichkeit eingeschränkt. Das Zwerchfell ist nach kranial verschoben und auch aufgrund des hohen Gewichts der Bauchwand sind die Thoraxbewegungen stark eingeschränkt. Aufgrund großer Fettmassen ist die Compliance der Thoraxwand vermindert und die Effizienz der Thoraxmuskulatur eingeschränkt. Aufgrund dieser Tatsachen ist die Atemarbeit deutlich erhöht, und es liegt vor allem eine Zwerchfellatmung vor. Außerdem ist die Suffizienz der Atmung lageabhängig.

Anhand von Lungenfunktionstests lassen sich Lungenveränderugen im Sinne einer Restriktion nachweisen. Zumeist können Erniedrigungen von exspiratorischem Reservevolumen, inspiratorischem Reservevolumen, Vitalkapazität und funktioneller Residualkapazität nachgewiesen werden. Diese Veränderungen werden in Rückenlage noch verstärkt. Adipöse Patienten atmen normalerweise schnell und flach. Unter Ruhebedingungen ist dieses Atemmuster sinnvoll, denn im Vergleich zu einer Atmung mit anderen Volumina und anderen Frequenzen ist hierbei der Sauerstoffbedarf für die Atemarbeit am niedrigsten.

Bei adipösen Patienten ist von einem erniedrigten Sauerstoffpartialdruck auszugehen. Als Ursache ist vermutlich eine Luxusperfusion minderbelüfteter Lungengebiete anzunehmen. Das «closing volume» ist bei adipösen Patienten vermindert. Ein erhöhtes «closing volume» in Kombination mit einem verminderten exspiratorischen Reservevolumen führt zu einer unzureichenden Ventilation abhängiger Lungenareale [57]. Bei Gewichtsabnahme sind diese Veränderungen jedoch reversibel. Falls adipöse Patienten soviel Gewicht verlieren, daß der Body-mass-Index um mindestens 20% abnimmt, nehmen exspiratorisches Reservevolumen und arterielle Oxygenierung wieder zu [58].

Im Gegensatz zu dem erniedrigten arteriellen Sauerstoffpartialdruck bleiben der arterielle $CO_2$-Partialdruck sowie die respiratorische Antwort auf $CO_2$-Veränderungen normal. Dies ist unter anderem durch die große $CO_2$-Diffusionskapazität bedingt. Die Leistungsreserve ist jedoch gering. Durch Verabreichung von atemdepressiven Medikamenten oder durch Einnahme einer Kopf-Tieflage kann es bei adipösen Patienten leicht zu einer $CO_2$-Retention kommen.

## 24.13.3 Kardiovaskuläre Probleme

Der erhöhte Sauerstoffbedarf bei adipösen Patienten bedeutet eine Mehrbelastung für das Herz. So sind z.B. Herzminutenvolumen und Blutvolumen erhöht. Dies ist nicht überraschend, denn jedes Kilogramm Fettgewebe enthält nahezu 3000 m Blutgefäße [59]. Es wird geschätzt, daß das Herzminutenvolumen jeweils um 0,1 l/min steigt, falls das Körpergewicht aufgrund von vermehrtem Fettgewebe um ein Kilogramm zunimmt. Die Steigerung des Herzminutenvolumens kommt über eine Zunahme des Schlagvolumens zustande, denn die Ruhefrequenz bleibt bei adipösen Patienten normal oder ist gar etwas erniedrigt. Bei adipösen Patienten liegt daher aufgrund einer linksventrikulären Hypertrophie eine Kardiomegalie vor. Die linksventrikuläre Hypertrophie ist am ehesten die Folge einer chronischen Zunahme des Schlagvolumens. Unter körperlicher Belastung kommt es zu einer normalen Steigerung des Herzminutenvolumens, bei adipösen Patienten kommt es unter Belastung jedoch häufig zu einem übermäßigen Anstieg des pulmonalvaskulären Drucks.

Zwischen Gewichtszunahme und Steigerung des arteriellen Blutdrucks besteht eine positive Korrelation. Ursache des erhöhten arteriellen Blutdrucks ist vermutlich in dem erhöhten Herzminutenvolumen zu sehen. Falls bei adipösen Patienten ein normaler Blutdruck vorliegt, muß ein erniedrigter peripherer Gesamtwiderstand angenommen werden. Häufig liegt eine pulmonalvaskuläre Hypertension vor. Diese ist meist durch eine chronische arterielle Hypoxämie und/oder einen erhöhten pulmonalvaskulären Blutfluß bedingt. Die Gefahr einer koronaren Herzerkrankung ist bei adipösen Patienten verdoppelt. Aufgrund der höheren Anforderungen an das kardiovaskuläre Sytem sind die Leistungsreserven und damit die körperliche Belastbarkeit eingeschränkt.

## 24.13.4 Leberprobleme

Bei adipösen Patienten fallen die Leberfunktionstests häufig pathologisch aus, oft liegt auch eine fettige Leberinfiltration vor. Es gibt auch Beweise dafür, daß fluorierte volatile Anästhetika bei adipösen Patienten stärker metabolisiert werden. Werden z.B. Halothan oder Enfluran bei adipösen Patienten verabreicht, steigen die Fluorid-Plasma-Konzentrationen stärker an als bei schlanken Patienten (Abb. 24.6 und 24.7), [60–63]. Damit beim Halothanmetabolismus Fluoride entstehen, muß ein reduktiver Abbau stattfinden. Deshalb entstand die Befürchtung, daß eine fettige Leberinfiltration, wie sie bei einer Adipositas permagna besteht, zu einer Hypoxie der Hepatozyten führen und damit einen reduktiven Halothanabbau begünstigen könnte. Dadurch könnten vermehrt hepatotoxische Abbauprodukte entstehen. Anhand von Transaminasenbestimmungen ließ sich jedoch nicht nachweisen, daß es bei adipösen Patienten zu einer stärkeren Leberzellschädigung kommt, falls Halothan verabreicht wird [63].

Leberfunktionsstörungen scheinen insbesondere dann aufzutreten, wenn zur Therapie der Adipositas permagna eine intestinale Bypassoperation (jejunoileal) durchgeführt wurde. Werden einige Monate nach dieser Operation Leberbiopsien durchgeführt, so zeigt sich oft eine fettige Infiltration und eine Fibrose [64]. An weiteren Komplikationen können nach einer solchen Operation Diarrhoe, Elektrolytstörungen, erniedrigte Plasmaspiegel an Folsäure und/oder Vitamin $B_{12}$, Nephrolithiasis und Cholelithiasis auftreten. Dagegen ist ein Magenbypass mit weniger Komplikationen behaftet.

Das Risiko, eine Cholelithiasis zu entwickeln, ist bei adipösen Patienten dreifach höher. Ein pathologischer Cholesterinstoffwechsel scheint für die erhöhte Inzidenz an Gallensteinen verantwortlich zu sein.

## 24.13.5 Narkoseführung

Adipöse Patienten werfen in der perioperativen Phase eine Reihe von Problemen auf. Es müssen z.B. mögliche Wechselwirkungen zwischen Anästhetika und den zur medikamentösen Therapie der Adipositas eingesetzten Medikamenten beachtet werden, etwa wenn bei diesen Patienten Amphetamine als Appetitzügler eingesetzt werden. Das Verteilungsvolumen von Medikamenten kann verändert sein, denn das Fettgewebe

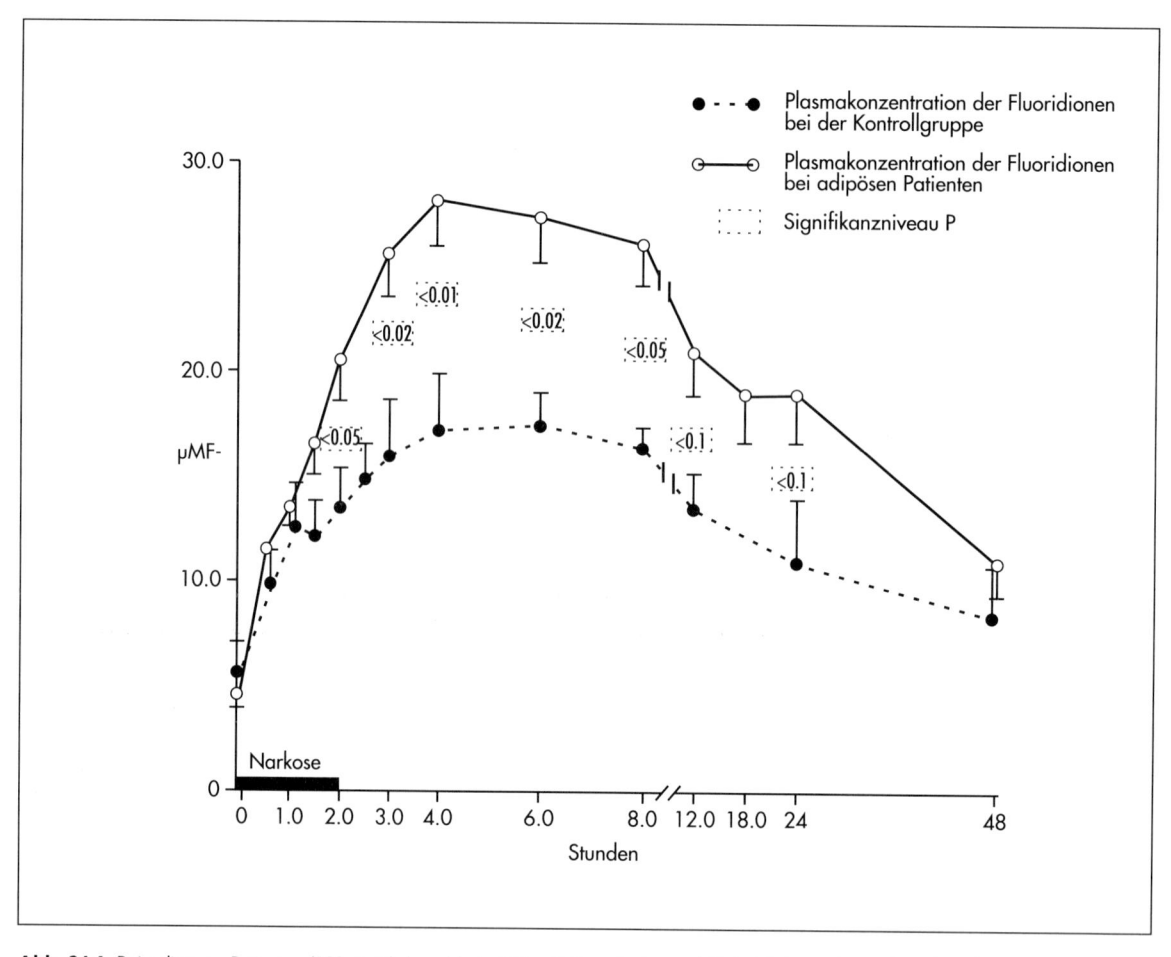

**Abb. 24.6:** Bei adipösen Patienten (128 ± 6 kg) und bei nicht adipösen Patienten (67 ± 1 kg) wurden während und nach einer Enfluran-Narkose mit 50 % Lachgas die Plasmakonzentrationen (µM/L; Mittelwert ± SE) der Fluoridionen (F⁻) gemessen. Bei allen Patienten wurde ein elektiver abdominalchirurgischer Eingriff vorgenommen. Bei adipösen Patienten waren die F⁻ Konzentrationen während und nach der Narkose signifikant höher. (Bentley JB, Vaughn RW, Miller MS, et al. F⁻ levels in obese patients during and after enflurane anesthesia. Anesth Analg 1979; 58: 409–12 Reprinted with permission from IARS.)

enthält weniger Wasser als andere Gewebe. Das Körpergesamtwasser ist daher bei adipösen Patienten verringert.

### Aspiration

Bei adipösen Patienten muß davon ausgegangen werden, daß die Gefahr einer Aspiration von Mageninhalt erhöht ist. Bei diesen Patienten besteht z.B. häufiger ein gastroösophagealer Reflux und eine Hiatushernie. Außerdem ist der pH-Wert des Magensekrets saurer und auch das Volumen des Magensekrets und der intragastrale Druck sind erhöht [65]. Um den pH-Wert des Magensaftes anzuheben und das Volumen zu erniedrigen, können bei adipösen Patienten im Rahmen der präoperativen Vorbereitung $H_2$-Rezeptorenblocker und Metoclopramid verabreicht werden [66]. Auch andere Maßnahmen wie z.B. eine Blitzintubation (unter Anwendung des Krikoiddruckes) und Einsatz eines blockbaren Endotrachealtubus sind indiziert, um die Gefahr einer Aspiration zu verringern.

### Narkoseeinleitung

Es muß beachtet werden, daß große Weichteilmassen die Beweglichkeit des Unterkiefers und der Halswirbelsäule bei adipösen Patienten einschränken können. Aufgrund dieser Bewegungseinschränkungen kann es schwierig sein, die Atemwege offenzuhalten und einen endotrachealen Tubus zu plazieren. Durch die erniedrigte funktionelle Residualkapazität kann der alveoläre Konzentrationsanstieg von Inhalationsanästhetika beschleunigt sein. Außerdem neigen adipöse Patienten – aufgrund der niedrigen funktionellen Residualkapazität – während einer Apnoephase zu einem sehr schnellen Abfall des arteriellen Sauerstoffpartialdruckes. Dies kann bereits bei der kurzen Apnoephase während der endotrachealen Intubation der Fall sein.

### Aufrechterhaltung der Narkose

Welche Medikamente oder Narkoseverfahren bei adipösen Patienten zur Aufrechterhaltung der Narkose

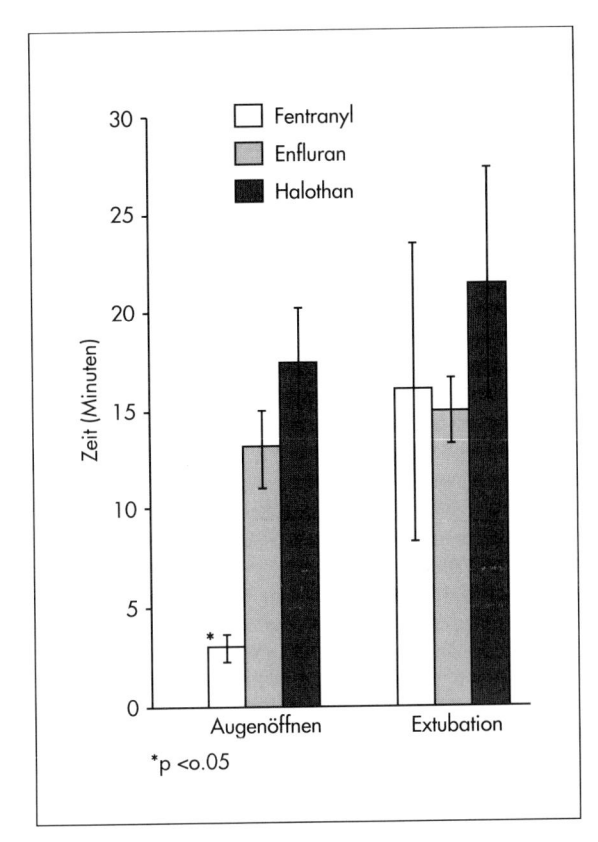

**Abb. 24.7:** Bei adipösen Patienten wurde nach einer Magen-Bypass-Operation die Aufwachzeit (Mittelwert ± SE) bestimmt. Die Aufwachzeit wurde anhand der Zeitspanne zwischen dem letzten Hautstich und dem Augenöffnen auf Aufforderung oder anhand der Zeitspanne zwischen dem letzten Hautschnitt und der Extubation bestimmt. Die Patienten hatten entweder eine Lachgas-Fentanyl-Narkose, eine Enfluran- oder eine Halothannarkose. Zu den Extubationskriterien gehörten eine konstante Reizantwort auf einen tetanischen Reiz von 5 Sekunden Dauer sowie die Fähigkeit, den Kopf 5 Sekunden lang hochzuheben. Die Zeitspanne bis zum Augenöffnen auf Aufforderung war bei den mit Lachgas und Fentanyl narkotisierten Patienten am kürzesten. Die Zeitspanne bis zur Extubation war jedoch bei allen drei Gruppen ähnlich. (Cork RC, Vaughn RW, Bentley JB. General anesthesia for morbidly obese patients – an examination of postoperative outcomes. Anesthesiology 1981; 54: 310-3)

am besten geeignet sind, ist nicht eindeutig geklärt. Werden volatile Anästhetika eingesetzt, muß daran gedacht werden, daß sehr häufig eine fettige Leberinfiltration und Lebererkrankungen vorliegen. Es konnte zwar nicht nachgewiesen werden, daß volatile Anästhetika bei adipösen Patienten eine Leber- oder Nierenschädigung verursachen, es wurde aber gezeigt, daß es bei adipösen Patienten zu einer stärkeren Fluoridfreisetzung aus Methoxyfluran, Halothan und Enfluran kommt (Abb. 24.6 und 24.7), [60-63]. Bei adipösen Patienten muß daran gedacht werden, daß die Wirkung von Medikamenten verlängert ist, die im Fettgewebe gespeichert werden. Hierzu gehören z.B. die volatilen Anästhetika, Opioide und Barbiturate. Dennoch gibt es keine Beweise dafür, daß die hohe Fettlöslichkeit der volatilen Anästhetika bei Patienten mit einer Adipositas permagna zu einem verzögerten Erwachen aus der Narkose führt (24.7), [61]. Anhand der vorliegenden Daten ist es nicht möglich, spezielle Medikamente oder Medikamentenkombinationen für die Aufrechterhaltung der Narkose bei adipösen Patienten zu empfehlen.

Eine Spinal- oder Periduralanästhesie kann sich bei adipösen Patienten technisch schwierig gestalten, da die knöchernen Markierungspunkte verdeckt sein können. Aufgrund der überfüllten Periduralvenen kann der Druck im Periduralraum erhöht sein. Dadurch ist es schwierig, das Sensibilitätsniveau vorauszusehen, und es scheint daher bei sehr adipösen Patienten sinnvoll zu sein, bei einer Periduralanästhesie die initiale Dosierung des Lokalanästhetikums zu reduzieren.

### Ventilation

Die im Rahmen einer Adipositas bestehenden pulmonalen Störungen können während der Narkose noch verschlimmert werden. Nach Narkoseeinleitung kommt es oft zu einem weiteren Abfall der funktionellen Residualkapazität, zum Atemwegsverschluß (airway closure) und zu einer Abnahme des Ventilations-/Perfusionsverhältnisses. Daher wird intraoperativ eine kontrollierte Beatmung mit großen Atemzugsvolumina empfohlen. Wie adipöse Patienten auf einen positiven endexspiratorischen Druck reagieren, ist nicht voraussehbar. In einer Publikation wird intraoperativ keine Verbesserung der arteriellen Oxygenierung beschrieben, falls zusätzlich zu der kontrollierten Beatmung mit großen Atemzugsvolumina ein positiver endexspiratorischer Druck eingeschaltet wurde [67]. Es ist denkbar, daß es durch einen PEEP zu einem so starken Abfall des Herzminutenvolumens kommen kann, daß dadurch die Vorteile eines verbesserten Ventilations-/Perfusionsverhältnisses zunichte gemacht werden. Durch eine Bauchlage oder eine Kopf-Tieflage können bei adipösen Patienten die Compliance der Thoraxwand und die arterielle Oxygenierung weiter verschlechtert werden. Bei spontanatmenden adipösen Patienten kann es bereits durch eine Rückenlagerung zu einem drastischen Abfall der arteriellen Oxygenierung und zu einem Kreislauf- und Atemstillstand kommen [67]. Um perioperativ die Suffizienz von Oxygenierung und Ventilation überwachen zu können, ist ein Monitoring der arteriellen Blutgase und des pH-Wertes sinnvoll.

### Postoperative Komplikationen

Im Vergleich zu normalgewichtigen Patienten, sind bei adipösen Patienten die postoperative Morbidität und Mortalität höher. Wundinfektionen treten bei ihnen doppelt so häufig auf. Die Inzidenz von tiefen Venenthrombosen und die Gefahr einer Lungenembolie sind ebenfalls erhöht. Dies verdeutlicht nochmals, wie wichtig eine frühzeitige postoperative Mobilisierung ist. Pulmonale Komplikationen treten insbesondere nach abdominalchirurgischen Eingriffen auf. Postoperativ sollten diese Patienten in eine halbsitzende Lagerung gebracht werden, um so die Gefahr einer arteriellen Hypoxämie zu minimieren. Die arterielle Oxygenierung sollte engmaschig überwacht und entsprechend dem arteriellen Sauerstoffpartialdruck sollte Sauerstoff zugeführt werden. Der maximale Abfall der arteriellen Oxygenierung tritt typischerweise am zweiten bis dritten postoperativen Tag auf [68].

## 24.14 Pickwick-Syndrom

Bei ungefähr 8% der adipösen Patienten kommt es zu einer adipositasbedingten Hypoventilation, es wird vom Pickwick-Syndrom gesprochen [69]. Bei diesen Patienten fallen eine extreme Adipositas, anfallsweise imperative Schlafzustände und Hypoventilation auf. Bei adipösen Patienten mit erhöhtem arteriellem $CO_2$-Partialdruck sollte entweder an dieses Syndrom oder an schwere vorbestehende Lungenerkrankungen gedacht werden. Letztendlich führt die Hyperventilation zu respiratorischer Azidose, arterieller Hypoxämie, Polyzythämie, pulmonal-vaskulärer Hypertension und Rechtsherzinsuffizienz. Bei Gewichtsabnahme fallen die arteriellen $CO_2$-Partialdrucke wieder ab. Die Ätiologie dieses adipositasbedingten Hypoventilations-Syndroms ist nicht klar. Ursache kann eine zentralnervöse Störung der Atemregulation und/oder ein Nichtansprechen der Atemmuskulatur auf entsprechende neuronale Impulse sein. Die im Rahmen dieses Syndroms manchmal auftretenden und durch eine Obstruktion bedingten Schlafapnoephasen konnten dadurch suffizient therapiert werden, daß über einen Nasenkatheter ein positiver Atemwegsdruck aufrechterhalten wurde [70].

## 24.15 Mangelernährung

Eine Mangelernährung ist ein medizinisch definierbares und therapeutisch angehbares Syndrom [71, 72]. Bei schwerkranken Patienten liegt oft eine längerfristige Unterernährung vor (mangelnde Kalorienaufnahme). Zusätzlich besteht meist noch ein Hypermetabolismus, da aufgrund von Verletzungen, Fieber, Sepsis und Wundheilungsprozessen ein erhöhter Kalorienbedarf besteht. Es wird geschätzt, daß als Basisbedarf 1500 bis 2000 Kalorien pro Tag benötigt werden. Bei einer Steigerung der Körpertemperatur um 1°C nimmt der tägliche Energiebedarf um ungefähr 15% zu. Patienten, die z.B. 2000 Kalorien pro Tag verbrauchen, solange sie fieberlos sind, haben bei einer Körpertemperaturerhöhung auf 40,5°C einen täglichen Kalorienbedarf von ungefähr 3000 Kalorien. Bei Vorliegen zahlreicher Frakturen steigt der Energiebedarf um ungefähr 25% und bei Vorliegen größerer Verbrennungen um etwa 100% an. Es muß auch beachtet werden, daß große Tumore durch Wachstum und Stoffwechsel einen hohen Energieverbrauch haben. Dieser kann mehr als doppelt so groß wie der Grundbedarf des Patienten sein.

Der Energiebedarf wird hauptsächlich durch Kohlenhydrate gedeckt. Die Kohlenhydratreserven – also die im Kreislauf zirkulierende Glukose und in Leber und Skelettmuskulatur gespeichertes Glykogen – sind jedoch beschränkt. Durch die im Kreislauf zirkulierende Glukose können nur ungefähr 80 Kalorien bereitgestellt werden, durch das in der Leber gespeicherte Glykogen 250–300 Kalorien. Das in der Skelettmuskulatur gespeicherte Glykogen könnte bis zu 600 Kalorien liefern. Die Kohlenhydratvorräte der Skelettmuskulatur sind jedoch nicht frei verfügbar, denn in der Skelettmuskulatur fehlt das Enzym Glukose-6-phosphatase. Dieses Enzym ist notwendig, um Glukose aus der Skelettmuskulatur in den Kreislauf freizusetzen. Bei verminderter oder fehlender Kalorienaufnahme sind die Glukosereserven daher schnell erschöpft.

Falls die Glukosereserven erschöpft sind, können Proteine als alternative Energiequellen herangezogen werden. Die Zellen sind in der Lage, mittels Glukoneogenese aus den Aminosäuren Glukose herzustellen. Es muß jedoch beachtet werden, daß die Proteine nicht gespeichert werden, um als Energiereserven zu dienen. Die Umwandlung von Proteinen in Glukose führt damit unweigerlich zu einer Beeinträchtigung der Organfunktionen. Falls Aminosäuren für die Umwandlung in Glukose mobilisiert werden, kommt es z.B. zu einer Abnahme der Muskelmasse. Diese Abnahme der Muskelmasse kann auch die Atemmuskulatur betreffen, was zu einer Einschränkung der Atemreserve führen kann. Es kann auch zu einer Abnahme der Herzmuskelmasse kommen. Falls sich ein Proteinmangel einstellt, kann sich bei diesen Patienten auch eine Schwächung der Immunabwehr ausbilden. Falls die Albuminkonzentration unter 3 g/dl beträgt, liegt ein schwerer Proteinmangel vor.

Auch Fett kann – ähnlich wie Protein – anstelle von Glukose als alternative Energiequelle dienen. Fett (in Form von Triglyzeriden) wird in der Leber zu Glyzerin und freien Fettsäuren abgebaut. Glyzerin wird in Glukose umgewandelt, die freien Fettsäuren werden teilweise oxydiert, wobei Ketonkörper entstehen. Diese Ketonkörper können vom Gehirn und von peripheren Geweben als Energiequelle benutzt werden. Im Gegensatz zu Aminosäuren können freie Fettsäuren nicht in Glukose umgewandelt werden.

## 24.16 Anorexia nervosa

Die Anorexia nervosa ist eine psychiatrische Erkrankung. Sie ist gekennzeichnet durch eine enorme Zunahme der physischen Aktivitäten bei gleichzeitig stark verminderter Nahrungsaufnahme. Ursache ist ein Schlankheitswahn. Zumeist sind Mädchen während der Adoleszenz oder Frauen im jungen Erwachsenenalter betroffen. Der Gewichtsverlust beträgt oft 25 % des normalen Körpergewichts und mehr. Bei einigen Patientinnen scheint eine Dysfunktion der Hypothalamus-Hypophysen-Achse vorzuliegen. Dies könnte aufgrund einer oft bestehenden Amenorrhoe, Hypothermie und eingeschränkten Fähigkeit zur Urinkonzentrierung vermutet werden [73]. Veränderungen des vegetativen Nervensystems können sich in orthostatischer Hypotension und Bradykardie äußern. Bei einigen Patientinnen führt eine fettige Leberinfiltration zu einer Leberfunktionsstörung. Bei fast der Hälfte der Patientinnen kommt es zu einer Leukopenie, Infektionen sind jedoch selten. Der Hämoglobinwert ist normalerweise unauffällig. Als Folge der Mangelernährung stellen sich Dehydratationen und Elektrolytstörungen ein. Die $H^+$-Sekretion im Magen ist vermindert. Als Behandlung wird eine Psychotherapie durchgeführt. Eine medikamentöse Therapie mit Amitryptilin oder Chlorpromazin ist nur manchmal erfolgreich. Falls eine schwere Mangelernährung vorliegt, muß eine künstliche enterale Ernährung durchgeführt werden. Die Mortalität beträgt 7–10 % und ist normalerweise Folge der Mangelernährung.

Falls bei solchen Patientinnen eine Narkose durchgeführt werden muß, sollte an eine eventuell vorliegende Elektrolytstörung, Bradykardie und Hypothermie gedacht werden. Auf Grund der Mangelernährung kann die Elastizität der Lunge abnehmen, was sich intraoperativ als verminderte pulmonale Compliance äußern kann. Bei Patientinnen mit einer Anorexia nervosa wurde auch schon ein spontanes Pneumomediastinum beschrieben [74]. Im Tierversuch konnte außerdem festgestellt werden, daß es bei Tieren, die einer langfristigen Hungerperiode ausgesetzt und mit Halothan narkotisiert wurden, bei Adrenalingabe schneller zu Herzrhythmusstörungen kam [75]. Anhand dieser Beobachtungen ist zu vermuten, daß Patientinnen mit einer Anorexia nervosa leichter ventrikuläre Rhythmusstörungen entwickeln könnten, wenn sie mit Halothan narkotisiert werden.

## 24.17 Vitaminmangelstörungen

Vitaminmangelstörungen sind vor allem von historischem Interesse. Dennoch ist es denkbar, daß bei Patienten mit Vitaminmangel eine Anästhesie und Operation notwendig wird, so z.B. bei chronisch alkoholkranken Patienten. Hierbei können keine speziellen Anästhetika oder Narkoseverfahren empfohlen werden; um jedoch diese Patienten perioperativ richtig beurteilen zu können, müssen die durch einen Vitaminmangel bedingten Veränderungen berücksichtigt werden.

### 24.17.1 Thiamin (Vitamin B$_1$)

Die typischen Symptome eines Vitamin-B$_1$-Mangels äußern sich als Beriberi-Krankheit. Beriberi wird am häufigsten bei chronisch alkoholkranken Patienten angetroffen, die aufgrund ihrer Fehlernährung zu wenig Vitamin B$_1$ (Thiamin) aufnehmen. Außerdem ist bei alkoholkranken Patienten der Kohlenhydratstoffwechsel und damit der Vitamin-B$_1$-Bedarf erhöht. Symptome eines Vitamin-B$_1$-Mangels äußern sich am kardiovaskulären, zentralnervösen und peripheren Nervensystem sowie am Gastrointestinaltrakt.

### 24.17.2 Kardiovaskuläres System

Ein Vitamin-B$_1$-Mangel führt am kardiovaskulären System vor allem zu einer Verminderung des peripheren Gesamtwiderstandes und zu einer Zunahme des Herzminutenvolumens. Die sich daraus ergebende Mehrbelastung für das Herz kann so groß sein, daß es aufgrund eines «high-outputs» zu einer Herzinsuffizienz kommt (high-output failure). Diese Form einer Herzinsuffizienz ist dem hyperdynamen Herzversagen vergleichbar, das bei Patienten mit einem großen arterio-venösen Shunt auftreten kann. Es kann jedoch schwierig sein, zwischen einer Herzinsuffizienz aufgrund eines Thiamin-Mangels und einer Kardiomyopathie aufgrund eines chronischen Alkoholabusus zu unterscheiden.

#### Zentrales Nervensystem

Zentralnervöse Störungen aufgrund eines Vitamin-B$_1$-Mangels können sich initial als Verlust des Kurzzeitgedächtnisses und in emotionalen Veränderungen äußern. Bei einem Korsakow-Syndrom liegen typischerweise eine anterograde Amnesie und eine Konfabulation vor. Ausfall der tiefen Sehnenreflexe, Muskelschwäche und Hirnnervenstörungen insbesondere des 6. Hirnnervs (Nystagmus) kündigen den Beginn eines Wernicke-Syndroms (Encephalopathia haemorrhagica superior) an.

#### Peripheres Nervensystem

Bei Patienten mit einem Thiaminmangel liegen häufig eine Polyneuropathie mit Schwund der Skelettmuskulatur sowie eine Abschwächung der Empfindungsmodalitäten vor. Die peripheren Nerven weisen Anzeichen einer Demyelinisierung auf. Typisch sind Fallfuß, Parästhesien und Sensibilitätsverluste (mit handschuh- und stumpfförmiger Ausbreitung). Auch die Fasern des peripheren sympathischen Nervensystems können beschädigt sein. Dadurch könnten während der Narkose die vasomotorischen Kompensationsmechanismen abgeschwächt sein und bei Blutungen, intermittierender Überdruckbeatmung oder plötzlichen Lageveränderungen könnte es zu verstärkten Blutdruckabfällen kommen.

### Gastrointestinaltrakt

Verminderte Darmtätigkeit, Übelkeit und Erbrechen können Zeichen einer gastrointestinalen Funktionsstörung aufgrund eines Thiaminmangels sein.

### Therapie

Die Therapie eines Thiaminmangels besteht darin, daß dieses Vitamin intravenös verabreicht wird. Dadurch wird der verminderte periphere Gefäßtonus schnell durchbrochen. Durch eine plötzliche Zunahme des peripheren Gesamtwiderstandes kann es jedoch zu einer Verschlimmerung einer Herzinsuffizienz kommen. Digitalis ist zwar bei der Therapie eines «high output»-Herzversagens normalerweise nicht sinnvoll, bei einer plötzlichen Normalisierung eines vorher erniedrigten peripheren Gesamtwiderstandes kann Digitalis jedoch sinnvoll sein, um die myokardiale Kontraktilität aufrecht zu erhalten.

## 24.17.3 Ascorbinsäure (Vitamin C)

Bei einem Ascorbinsäuremangel kommt es zu einem Symptomenkomplex, der als Skorbut bekannt ist. Bei der Synthese eines normalen Kollagens muß Prolin in Hydroxyprolin umgewandelt werden. Hierzu ist Ascorbinsäure notwendig. Bei einem Ascorbinsäuremangel kommt es in sämtlichen Geweben zu den Symptomen eines pathologisch veränderten kollagenen Bindegewebes. Hauptmerkmal bei Patienten mit einem Vitamin-C-Mangel sind petechiale Blutungen aufgrund einer Kapillarschwäche. Es können auch Gelenk- und Muskelblutungen auftreten. Eine mangelnde Aktivität der Odontoblasten führt zu lockeren Zähnen und gangränösen Veränderungen an den Alveolarfortsätzen. Auch die Fibroblastenaktivität ist unzureichend. Hierdurch kommt es zu einer schlechten Wundheilung und zur Bildung von schwachem Narbengewebe. Auch eine katabole Stoffwechsellage mit negativer Stickstoffbilanz und Kaliummangel ist typisch. Außerdem ist eine Eisenmangelanämie häufig, eine makrozytäre Anämie läßt einen gleichzeitigen Folsäuremangel vermuten. Bei der Narkoseführung müssen keine Besonderheiten beachtet werden.

## 24.17.4 Nikotinsäureamid (Nikotinamid)

Bei einem Mangel an Nikotinsäureamid kommt es zur Pellagra. Nikotinsäureamid ist Bestandteil des Coenzyms NADP, das für zelluläre Oxidations- und Reduktionsprozesse sehr wichtig ist. Der Körper ist nicht auf eine exogene Nikotinsäureamidzufuhr angewiesen, da er dieses Vitamin selbst aus Tryptophan herstellen kann. Patienten mit einem Karzinoidtumor können jedoch eine Pellagra entwickeln, da das verfügbare Tryptophan für die Serotoninbildung verbraucht wird und nicht mehr zur Nikotinsäureamidsynthese zur Verfügung steht. Eine stark maishaltige Ernährung kann zu einem Nikotinsäuremangel führen, denn Mais enthält große Menge an Leuzin, das den Tryptophanmetabolismus behindert. Weitere Ursachen einer Pellagra sind Malabsorptionssyndrome und chronischer Alkoholabusus.

Geistige Verwirrung, Reizbarkeit und periphere Neuropathie sind charakteristisch für einen Mangel an Nikotinsäureamid. Durch Verabreichung von Nikotinsäureamid können die zentralnervösen Funktionsstörungen normalerweise innerhalb von 24 Stunden beseitigt werden. Bei gastrointestinalen Symptomen können Anazidität sowie schwere Durchfälle auftreten, die mit Hypovolämie und Elektrolytverlust einhergehen können. Typisch ist auch eine vesikuläre Dermatitis, die die Schleimhäute mitbefällt. Diese Pellagradermatitis kann zu Stomatitis, Glossitis, exzessiver Salivation und Urethritis führen. Bezüglich der Narkoseführung sind keine besonderen Empfehlungen zu beachten.

## 24.17.5 Vitamin A

Ein Vitamin-A-Mangel kann entstehen, wenn keine Vitamin-A-haltigen Nahrungsmittel aufgenommen werden (Blattgemüse, tierische Leber) oder wenn ein Malabsorptionssyndrom vorliegt. Zu den Symptomen eines Vitamin-A-Mangels gehören Nachtblindheit, Austrocknung des konjunktivalen Epithels und Hornhautschädigungen. Aufgrund einer verminderten Hämoglobinsynthese kommt es auch oft zu einer Anämie. Bei der Narkoseführung muß darauf geachtet werden, daß mehrfach Augensalbe verabreicht wird und intraoperativ die Augenlider geschlossen bleiben.

Bei einer exzessiven Vitamin-A-Zufuhr kann es zu Reizbarkeit, Hydrozephalus, Hepatosplenomegalie und Anämie kommen. Zentralnervöse Symptome sind durch einen erhöhten intrakraniellen Druck ausgelöst, dessen Ursache eine Verlegung eines intrakraniellen Sinus sein kann.

## 24.17.6 Vitamin D

Eine ernährungsbedingte Rachitis entsteht dadurch, daß zu wenig aktives Vitamin D verfügbar ist. Fehlt Vitamin D, ist die Kalzium-Resorption im Gastrointestinaltrakt vermindert und es bildet sich leicht eine Hypokalzämie aus. Dieser drohenden Hypokalzämie wird durch Parathormon entgegengewirkt, das unter diesen Bedingungen vermehrt freigesetzt wird. Durch die Aktivität des Parathormons werden die Kalziumplasmakonzentrationen wieder nahezu normalisiert. Hierbei werden jedoch alte Knochenstrukturen demineralisiert. Die Knochenneubildung, die auf normale Plasma-Kalzium-Konzentrationen angewiesen ist, läuft normal ab. Die für die Rachitis typischen Skelettveränderungen sind dadurch charakterisiert, daß neue Knochenstrukturen normal gebildet, alte Knochenstrukturen aber wieder abgebaut werden. Aufgrund dieser Umbauprozesse kann es z.B. zu einer so starken thorakalen Kyphose kommen, daß eine Behinderung der Atmung entsteht. Bei einem Vitamin-D-Mangel liegen im Plasma normale oder erniedrigte Kalziumkonzentrationen, niedrige Phosphatkonzentrationen und erhöhte Konzentrationen an alkalischer Phosphatase vor. Die Kalziumausscheidung über den Urin ist vermindert.

### 24.17.7 Vitamin K

Vitamin K wird durch Bakterien synthetisiert, die im Gastrointestinaltrakt angesiedelt sind. Durch eine langfristige Antibiotikatherapie können diese Bakterien abgetötet werden und es kann zu einem Abfall des Quickwerts kommen. Da Vitamin K fettlöslich ist, kann es immer dann zu einem Vitamin-K-Mangel kommen, wenn die Fettresorption aus dem Gastrointestinaltrakt behindert ist. Zu einer verminderten Vitamin-K-Resorption kommt es vor allem, wenn keine Gallensalze im Darmtrakt vorhanden sind.

## 24.18 Enterale und parenterale Ernährung

Bei einem erhöhten Energiebedarf wird zur Kalorienzufuhr am besten eine enterale oder total parenterale Ernährung durchgeführt [76,77]. Patienten, die mehr als 20% ihres Körpergewichts verloren haben, sollten vor einer Operation künstlich ernährt werden [77]. Auch Patienten, die postoperativ länger als eine Woche nichts essen oder verdauen können, müssen parenteral ernährt werden. Mehr als 90% der mangelernährten Patienten können dadurch erfaßt werden, daß ihre Plasmaalbuminkonzentration unter 3 g/dl und ihre Transferrinspiegel unter 200 mg/dl liegen. Bei einer Mangelernährung läßt sich mittels Hauttests eine Anergie (Immunsupression) nachweisen. Auch bei schweren Verletzungen, Verbrennungen, Sepsis, Karzinomen, Nieren- oder Leberversagen kann eine zusätzliche Kalorienzufuhr notwendig werden.

### 24.18.1 Enterale Ernährung

Ist eine zusätzliche Kalorienzufuhr notwendig, sollte – falls irgend möglich – eine enterale Ernährung durchgeführt werden. Arbeitet der Gastrointestinaltrakt normal, kann die enterale Ernährung über eine Magensonde oder ein Gastrostoma vorgenommen werden. Eine kontinuierliche Tropfinfusion ist die einfachste und sicherste Methode, um eine enterale Ernährung durchzuführen. Die Infusionsgeschwindigkeit beträgt normalerweise 100–120 ml/Std.

Verschiedene Flüssignahrungsmittel sind für die enterale Ernährung erhältlich. Für Patienten, die eine fast normale proteolytische und lipolytische Aktivitität des Gastrointestinaltrakts haben, können entsprechende Ersatzmahlzeiten berechnet werden. Bei Patienten mit pathologisch verändertem Gastrointestinaltrakt (entzündliche Darmerkrankungen, entero-kutane Fisteln, Pankreasinsuffizienz) sind Lösungen geeignet, die die Grundbausteine der Nahrungsmittel enthalten (Aminosäure, Disaccharide, freie Fettsäuren). Dadurch wird die proteolytische und lipolytische Kapazität des Magen-Darm-Trakts zur Resorption nicht benötigt. Außerdem haben diese Ernährungslösungen eine niedrige Viskosität und können daher über dünne Jejunostomieschläuche verabreicht werden, die per punctionem gelegt werden können. Die einzelnen Nährstoffe liegen auch als Konzentrate vor. Solche Konzentrate können zur normalen enteralen Ernährung zugesetzt werden, falls ein Mangel eines bestimmten Nährstoffes vorliegt. Mit diesen Nährstoffkonzentraten kann auch eine hochkalorische Ernährung bei geringer Flüssigkeitszufuhr durchgeführt werden, falls bei den Patienten eine strenge Flüssigkeitsrestriktion beachtet werden muß.

Bei der enteralen Ernährung treten nur selten Komplikationen – wie z.B. eine Hyperglykämie, die zu einer osmotischen Diurese führen kann, oder eine Hypovolämie – auf. Demnach sollte die Blutzuckerkonzentration stets überwacht und Insulin verabreicht werden, falls der Blutzuckerspiegel über 250 mg/dl ansteigt. Die hohe Osmolarität (550–850 mosm/l) von Nährstofflösungen sind oft Ursache einer Diarrhoe. Warum es bei Patienten, die eine enterale Ernährung erhalten, gelegentlich zu einer Erhöhung von Bilirubin- bzw. Transaminasenkonzentration oder der alkalischen Phosphatase kommt, ist nicht bekannt. Schwerkranke Patienten entwickeln jedoch oft eine Leberfunktionsstörung, die unabhängig von der Ernährung ist. Bei einer Mangelernährung kommt es normalerweise zu einer fettigen Leberinfiltration.

### 24.18.2 Total parenterale Ernährung (Hyperalimentation)

Eine total parenterale Ernährung ist indiziert, wenn der Gastrointestinal-Trakt nicht funktionstüchtig ist. Falls die Patienten weniger als 2000 cal/Tag benötigen und die künstliche Ernährung voraussichtlich weniger als zwei Wochen notwendig ist, kann eine periphervenöse totalparenterale Ernährung mittels isotonen Lösungen durchgeführt werden. Ist der Kalorienbedarf höher als 2000 cal/Tag oder ist eine längerfristige künstliche Ernährung notwendig, muß ein zentralvenöser Katheter gelegt werden, damit auch hypertone Ernährungslösungen (z.T. bis zu 1900 mosml/l) verabreicht werden können. Das tägliche Infusionsvolumen beträgt ungefähr 40 ml/kg. Werden diese Ernährungslösungen über einen zentralvenösen Katheter verabreicht, kann es leicht zu einem Bakterien- und Pilzwachstum an diesen Kathetern kommen. Infektionen im Bereich von zentralvenösen Katheter stellen ein

**Tab. 24.18:** mögliche Komplikationen einer totalen parenteralen Ernährung

Hyperglykämie
nicht-ketoazidotisches hyperosmolares hyperglykämisches Koma
Hypoglykämie
hyperchlorämische metabolische Azidose
Flüssigkeitsüberladung
erhöhte $CO_2$-Produktion
katheterbedingte Sepsis
Elektrolytstörungen
Nierenfunktionsstörung
Leberfunktionsstörung
Thrombose von zentralen Venen

großes Problem dar. Wegen der Kontaminationsgefahr ist es nicht zu empfehlen, perioperativ Medikamente über diese zentralvenösen Ernährungskatheter zu verabreichen oder Blutentnahmen aus ihnen vorzunehmen.

Der Bedarf an essentiellen Fettsäuren kann durch Zufuhr isotoner Lipidlösungen über eine periphere Vene gedeckt werden. Durch die Zufuhr von Fettemulsionen können bis zu 2000 cal/Tag abgedeckt werden. Diese Lösungen können bei Patienten mit stark erhöhtem Kalorienbedarf zusätzlich verabreicht werden.

Bei einer totalen parenteralen Ernährung können zahlreiche Komplikationen auftreten (Tab. 24.18). So kann eine Hyperglykämie zu einer osmotische Diurese und Hypovolämie führen. Daher sollte in der perioperativen Phase sorgfältig die Blutzuckerkonzentration überwacht werden. Falls diese über 250 mg/dl ansteigt, sollte Insulin verabreicht werden. Auch ein nicht-ketoazidotisches hyperosmolares hyperglykämisches Koma stellt eine mögliche Komplikation dieser Ernährungsform dar. Ein solches Koma wird durch einen latenten oder nicht erkannten Diabetes mellitus, eine Pankreatitis, Sepsis oder eine gleichzeitige Phenytointherapie begünstigt [77]. Falls eine totale parenterale Ernährung plötzlich unterbrochen wird, können die weiterbestehenden hohen endogenen Insulinkonzentrationen eine Hypoglykämie begünstigen. Plötzliche Hypoglykämien sind häufig durch eine abrupte Verminderung der Infusionsgeschwindigkeit bedingt, etwa durch eine mechanische Verlegung oder durch Abknicken der entsprechenden Infusionsleitungen. Da in den meisten parenteralen Ernährungslösungen Aminosäuren enthalten sind, bei deren Metabolisierung Salzsäure freigesetzt wird, kann es zu einer hyperchlorämischen metabolischen Azidose kommen. Dem kann dadurch vorgebeugt werden, daß pro Liter Ernährungslösung 15–30 mval Acetat zugesetzt werden. Bei Patienten mit einer eingeschränkten kardialen Leistungsfähigkeit ist im Rahmen der parenteralen Ernährung aufgrund einer Volumenüberladung eine Herzinsuffizienz möglich. Falls es bei der Metabolisierung großer Glukosemengen zu einem erhöhten $CO_2$-Anfall kommt, wird eventuell eine maschinelle Beatmung notwendig. Auch eine Entwöhnung nach einer Langzeitbeatmung kann dadurch scheitern [78]. Eine Kathetersepsis ist eine stets drohende Gefahr. An weiteren Problemen können eine Hypokaliämie, Hypomagnesiämie, Hypokalzämie, Hypophosphatämie, renale und hepatische Funktionsstörungen und eine Thrombose zentral gelegener Venen auftreten. Falls auch intraoperativ eine intravenöse Hyperalimentation durchgeführt wird, sollte die Infusionsgeschwindigkeit anderer Infusionslösungen entsprechend reduziert werden.

## 24.19 Perioperativ auftretende endokrine und metabolische Veränderungen

Durch die operativen Manipulationen kommt es zu ausgeprägten endokrinen und metabolischen Veränderungen. Das Ausmaß dieser Veränderungen verhält sich ungefähr parallel zum Schweregrad des operativen Traumas [79]. Die zur Narkose eingesetzten Inhalations- oder Injektionsanästhetika führen dagegen nur zu minimalen Auswirkungen auf die Hormonfreisetzung, solange keine zusätzlichen operativen Manipulationen durchgeführt werden.

### 24.19.1 Endokrine Veränderungen

Initial tritt typischerweise eine Konzentrationserhöhung kataboler Hormone ein, wie z.B. von Katecholaminen, Glukagon und Kortisol. Gleichzeitig fallen die Konzentrationen der anabolen Hormone wie Insulin und Testosteron ab. So ist z.B. die Insulinkonzentration erniedrigt, obwohl eine Hyperglykämie vorliegt. Dies läßt vermuten, daß die hormonelle Regulation der Blutzuckerkonzentration aufgrund des operativen Traumas gehemmt wird. Während Anästhesie und Operation ist daher mit einer erhöhten Blutzuckerkonzentration zu rechnen. Falls intraoperativ über die Infusionslösungen große Mengen an Glukose zugeführt werden, kann es zu einer intraoperativen Hyperglykämie kommen. Wahrscheinlichste Ursache für die während der Narkose auftretende verminderte Insulinsekretion und gleichzeitige Erhöhung der Blutzuckerkonzentration ist eine unspezifische Streßantwort. Diese wird durch einen erhöhten Sympathikotonus und eine vermehrte Adrenalinfreisetzung vermittelt. Adrenalin führt zu einer Hyperglykämie, da es die Glykogenolyse und Gluconeogenese stimuliert und gleichzeitig die Insulinfreisetzung aus dem Pankreas hemmt.

### 24.19.2 Metabolische Störungen

Die wichtigste Reaktion des Körpers auf ein operatives Trauma ist ein vermehrter Abbau von körpereigenem Eiweiß. Nach einer Bauchoperation ist die Stickstoffausscheidung im Urin für 4–6 Tage erhöht. Ein erwachsener Mann mit normaler Körperstatur kann nach einer großen Bauchoperation 0,5 kg Muskelgewebe pro Tag verlieren. Hauptziel des körpereigenen Proteinabbaus ist die Freisetzung von Aminosäuren, insbesondere von Alanin. Alanin wird zur Leber transportiert, wo es im Rahmen der Glukoneogenese in Glukose umgewandelt wird. Zusätzlich kommt es durch die operativen Manipulationen häufig zur Aktivierung des Renin-Angiotensin-Aldosteron-Systems und zu einer vermehrten Freisetzung des antidiuretischen Hormons, was sich in einer vermehrten Natrium- und Wasserretention und einer erhöhten Kaliumausscheidung über den Urin äußert. Kommt es in der postoperativen Phase zu einer unangemessenen Sekretion des antidiuretischen Hormons und werden zusätzlich natriumfreie Infusionslösungen verabreicht, kann es zu einer lebensbedrohlichen Hyponatriämie kommen [80].

### 24.19.3 Endokrine und metabolische Reaktionsmuster

Die nach einem operativen Trauma auftretenden endokrinen und metabolischen Störungen werden am ehesten über die aus dem Operationsgebiet kommenden afferenten Nervenimpulse vermittelt. Auch eine Reihe anderer Störungen, wie z. B. die Auswirkungen von Blutungen, Fasten, Dehydratation und Angst können zu diesen hormonellen Störungen beitragen. In der postoperativen Phase tragen Infektionen, längere Immobilisierung, arterielle Hypoxämie sowie Störungen des physiologischen Tag/Nacht-Rhythmus zu den endokrinen Funktionsstörungen bei.

### 24.19.4 Beeinflussung der endokrinen und metabolischen Reaktionsmuster

Die nach einer Operation auftretenden endokrinen Störungen sind dadurch zu beeinflussen, daß die neuronalen Afferenzen aus dem Operationsgebiet blockiert werden, etwa durch Regionalanästhesieverfahren oder durch Blockierung der hypothalamischen Funktionen mit Hilfe hoher Opioiddosen. Durch eine Periduralanästhesie (sensibles Niveau bis $Th_4$) können z.B. die im Rahmen einer Unterbauchoperation normalerweise auftretenden Konzentrationserhöhungen von Blutzucker, Kortisol und Katecholaminen vermindert oder blockiert werden [81]. Vermutlich verschiebt eine intraoperativ durchgeführte Periduralanästhesie die hyperglykämischen Reaktionen und die nebennierenrindenbedingten Reaktionen aber nur in die postoperative Phase. Es konnte auch gezeigt werden, daß hohe Dosen an Morphin (4 mg/kg), Fentanyl (75 µg/kg) oder Sufentanil (20 µg/kg) die operationsbedingten endokrinen und metabolischen Störungen blockieren können [82]. Diese Opioiddosierungen sind jedoch nicht ausreichend, um die während einer Operation im kardiopulmonalen Bypasses auftretenden endokrinen Reaktionen zu verhindern. Bei 50 % der erwachsenen Patienten können die beim Hautschnitt auftretenden Steigerungen der Noradrenalin-Plasma-Konzentration und die Stimulation des Herz-Kreislaufsystems dadurch vermieden werden, daß 60 % Lachgas und zusätzlich ein volatiles Anästhetikum (1,45 MAC Halothan, 1,6 MAC Enfluran) bzw. zusätzlich Morphin (1,13 mg/kg) verabreicht werden [83]. Wird durch eine Spinalanästhesie der Inzisionsschmerz ausgeschaltet, kommt es zu keinen adrenergen und kardiovaskulären Reaktionen während der operativen Manipulationen [84].

Obwohl es schwierig ist, die Nebenwirkungen der operativ bedingten endokrinen und metabolischen Störungen zu quantifizieren, scheint es doch sinnvoll zu sein, Ausmaß und Dauer dieser Veränderungen möglichst gering zu halten. Dies wird am besten dadurch erreicht, daß Abweichungen von den Normalwerten möglichst schnell korrigiert werden, ausreichendes Stoffwechselsubstrat zur Verfügung gestellt und die Narkosetiefe den operativen Manipulationen angepaßt wird. Eine möglichst flache Narkoseführung anzustreben, scheint dann nicht sinnvoll, wenn plötzliche starke operative Stimulationen auftreten können [83].

Es sollte auch beachtet werden, daß bei schwerkranken Patienten, die sich einem großen operativen Eingriff unterziehen müssen, das Ausmaß des Proteinkatabolismus durch eine exogene Glukosezufuhr nur wenig oder kaum beeinflußt werden kann. Für die Aussage, daß durch die Verabreichung von 100 g Glukose pro Tag der Proteinkatabolismus minimiert werden kann, gibt es keine wissenschaftlichen Belege [71].

### Literaturhinweise

1 Cahill GF, McDevitt HO. Insulin-dependent diabetes mellitus: The initial lesion. N Engl J Med 1981; 304: 1454–65
2 Eisenbarth GS. Type I diabetes mellitus. A chronic autoimmune disease. N Engl J Med 1986; 314: 1360–8
3 Stiller CR, Dupre J, Gent M, et al. Effects of cyclosporine immunosuppression in insulin-dependent diabetes mellitus of recent onset. Science 1984; 223: 1362–7
4 Archer JA, Garden P, Roth J. Defect in insulin binding to receptors in obese man: Amelioration with caloric restriction. J Clin Invest 1975; 55: 166–74
5 Elliott MJ, Gill GV, Home PD, et al. A comparison of two regiments for the management of diabetes during openheart surgery. Anesthesiology 1984; 60: 364–8
6 Shen S-W, Bressler R. Clinical pharmacology of oral antidiabetic agents. N Engl J Med 1977; 296: 493–7

7. UGDP hypoglycemic agents. Diabetes 1970; 19: 747–88
8. Stewart WJ, McSweeney SM, Kellett MA, et al. Increased risk of severe protamine reactions in NPH insulin-dependent diabetics undergoing cardiac catheterization. Circulation 1984; 70: 788–92
9. Moorthy SS, Pond W, Rowland RG. Severe circulatory shock following protamine (an anaphylactic reaction). Anesth Analg 1980; 59: 77–8
10. Borland LM, Cook DR. Anesthesia for organ transplantation. In: Stoelting RK, Barash PG, Gallagher TJ, eds. Advances in Anesthesia. Chicago, Year Book Medical Publishers 1986: 1–6
11. Mordes D, Kreutner K, Metzger W, Colwell JA. Dangers of intravenous ritodrine in diabetic patients. JAMA 1982; 248: 973–5
12. Page MM, Alberti KGMM, Greenwood R, et al. Treatment of diabetic coma with continuous low dose infusion of insulin. Br Med J 1974; 2: 687–90
13. Ewing DJ. Cardiovascular reflexes and autonomic neuropathy. Clin Sci Mol Med 1978; 55: 321–7
14. Ewing DJ, Campbell IW, Clarke BF. Assessment of cardiovascular effects in diabetic autonomic neuropathy and prognostic implications. Ann Intern Med 1980; 92: 308–11
15. Lloyd-Mostyn RH, Watkins PJ. Defective innervation of heart in diabetic autonomic neuropathy. Br Med J 1975; 3: 15–7
16. Triantafillou AN, Tsueda K, Berg J, Wieman TJ. Refractory bradycardia after reversal of muscle relaxant in a diabetic with vagal neuropathy. Anesth Analg 1986; 65: 1237–41
17. Ciccarelli LL, Ford CM, Tsueda K. Autonomic neuropathy in a diabetic patient with renal failure. Anesthesiology 1986; 64: 283–7
18. Page MM, Watkins PJ. Cardiorespiratory arrest and diabetic autonomic neuropathy. Lancet 1978; 1: 14–6
19. Ewing DJ, Campbell IW, Clarke BF. The natural history of diabetic autonomic neuropathy. Q J Med 1980; 49: 95–108
20. Walts LF, Miller J, Davidson MB, Brown J. Perioperative management of diabetes mellitus. Anesthesiology 1981; 55: 104–9
21. Titelman U, Reece EA, Bessman AN. Insulin in the management of the diabetic surgical patient. Continuous intravenous infusion vs. subcutaneous administration. JAMA 1977; 237: 658–60
22. Houghton A, Hickey JB, Ross SA, Dupre J. Glucose tolerance during anaesthesia and surgery: Comparison of general and extradural anaesthesia. Br J Anaesth 1978; 50: 494–9
23. Bromage PR. Exaggerated spread of epidural analgesia in arteriosclerotic patients. Dosage in relation to biological and chronological aging. Br Med J 1962; 1: 1634–8
24. Petty C, Cunningham NL. Insulin absorption by glass infusion bottles, polyvinylchloride infusion containers, and intravenous tubing. Anesthesiology 1974; 40: 400–4
25. Wulfson HD, Dalton B. Hyperosmolar hyperglycemic nonketotic coma in a patient undergoing emergency cholecystectomy. Anesthesiology 1974; 41: 286–90
26. Podolsky S. Hyperosmolar nonketotic coma in the elderly diabetic. Med Clin North Am 1978; 62: 815–28
27. VanHeerden JA, Edis AJ, Service FJ. The surgical aspects of insulinomas. Ann Surg 1979; 189: 677–82
28. Pulver JJ, Cullen BF, Miller DR, Valenta LJ. Use of the artificial beta cell during anesthesia for surgical removal of an insulinoma. Anesth Analg 1980; 59: 950–2
29. Muier JJ, Endres SM, Offord K, et al. Glucose management in patients undergoing operation for insulinoma removal. Anesthesiology 1983; 59: 371–5
30. Gingerich R, Wright PH, Paradise PR. Inhibition by halothane of glucose-stimulated insulin secretion in isolated pieces of rat pancreas. Anesthesiology 1974; 40: 449–52
31. Ewart RBL, Rusy BF, Bradford MW. Effects of enflurane on release of insulin by pancreatic islets in vitro. Anesth Analg 1981; 60: 878–84
32. Merin RG, Samuelson PN, Schalch DS. Major inhalation anesthetics and carbohydrate metabolism. Anesth Analg 1971; 50: 625–31
33. Tutt GO, Edis AJ, Service FJ, VanHeerden JA. Plasma glucose monitoring during operation for insulinoma: A critical reappraisal. Surgery 1980; 88: 351–6
34. Sergay SM. Management of neurologic exacerbations of hepatic porphyria. Med Clin North Am 1979; 63: 453–63
35. Watson CJ, Pierach CA, Bossenmaier I, Cardinal R. Use of hematin in acute attack of the inducible hepatic porphyrias. Adv Intern Med 1978; 23: 265–86
36. Allen SC, Rees GAD. A previous history of acute intermittent porphyria as a complication of obstetric anesthesia. Br J Anaesth 1980; 52: 835–8
37. Kostrzewska E, Gregor A. Ketamine in acute intermittent porphyria–dangerous or safe? (letter). Anesthesiology 1978; 49: 376–7
38. Bancroft GH, Lauria JI. Ketamine induction for cesarean section in a patient with acute intermittent porphyria and achondroplastic dwarfism. Anesthesiology 1983; 59: 143–4
39. Mustajoki P, Heinonen J. General anesthesia in "inducible" porphyrias. Anesthesiology 1980; 53: 15–20
40. Salvin SA. Christoforides C. Thiopental administration in acute intermittent porphyria without adverse effect. Anesthesiology 1976; 44: 77–9
41. Simkin PA. Management of gout. Ann Intern Med 1979; 90: 812–6
42. Larson LO, Wilkins RG. Anesthesia and the Lesch-Nyhan syndrome. Anesthesiology 1985; 63: 197–9
43. Motulsky AG. The genetic hyperlipidemias. N Engl J Med 1976; 294: 823–7
44. Grundy SM. Cholesterol and coronary heart disease. A new era. JAMA 1986; 256: 2849–58
45. Willett W, Hennekens CH, Siegel AJ, et al. Alcohol consumption and high-density lipoprotein cholesterol in marathon runners. N Engl J Med 1980; 303: 1159–61
46. Cannon BW, Meshier WT. Extremity amputation following radial artery cannulation in a patient with hyperlipoproteinemia Type V. Anesthesiology 1982; 56: 222–3
47. Edelstein G, Hirshman CA. Hyperthermia and ketoacidosis during anesthesia in a child with glycogen-storage disease. Anesthesiology 1980; 52: 90–2
48. Casson H. Anaesthesia for portocaval bypass in patients with metabolic disease. Br J Anaesth 1975; 47: 969–75
49. Rosen KR, Broadman LM. Anaesthesia for diagnostic muscle biopsy in an infant with Pompe's disease. Can Anaesth Soc J 1986; 33: 790–4
50. Hashimoto Y, Watanabe H, Satou M. Anaesthetic management of a patient with hereditary fructose-1, 6-diphosphate deficiency. Anesth Analg 1978; 57: 503–6
51. Dierdorf SF, McNiece WL. Anaesthesia and pyruvate dehydrogenase deficiency. Can Anaesth Soc J 1983; 30: 413–6
52. Parris WCV, Quimby CW. Anesthetic considerations for the patient with homocystinuria. Anesth Analg 1982; 61: 70–1
53. Delaney A, Gal TJ. Hazards of anesthesia and operation in maple-syrup-urine disease. Anesth. 1976; 44: 83–6

54 Birkinshaw KJ. Anaesthesia in a patient with an unstable neck: Morquio syndrome. Anaesthesia 1975; 30: 46–9
55 Jones AEP Croley TF. Morquio syndrome and anesthesia. Anesthesiology 1979; 51: 261–2
56 Stunkard AJ, Sorensen TIA, Hanis C, et al. An adoption study of human obesity. N Engl J Med 1986; 314: 193–8
57 Hedenstierns G, Santesson J, Norlander O. Airway closure and distribution of inspired gas in the extremely obese breathing spontaneously and during anaesthesia with intermittent positive pressure ventilation. Acta Anaesthesiol Scand 1976; 20: 334–42
58 Vaughn RW, Cork RC, Hollander D. The effect of massive weight loss on arterial oxygenation and pulmonary function tests. Anesthesiology 1981; 54: 325–8
59 Fisher A, Waterhouse TD, Adams AP. Obesity: Its relation to anaesthesia. Anaesthesia 1975; 30: 633–47
60 Bentley, JB, Vaughan RW, Miller MS, et al. Serum inorganic fluoride levels in obese patients during and after enflurane anesthesia. Anesth Analg 1979; 58: 409–12
61 Cork RC, Vaughan RW, Bentley JB. General anesthesia for morbidly obese patients – an examination of postoperative outcomes. Anesthesiology 1981; 54: 310–3
62 Bentley JB, Vaughan RW, Gandolfi AJ, Cork RC. Halothane biotransformation in obese and nonobese patients. Anesthesiology 1982; 57: 94–7
63 Nawaf K, Stoelting RK. SGOT values following evidence of reductive biotransformation of halothane in man. Anesthesiology 1979; 51: 185–6
64 Hocking MP, Duerson MC, O'Leary JP, Woodward ER. Jejunoileal bypass for morbid obesity. Late follow-up in 100 cases. N Engl J Med 1983; 308: 995–9
65 Vaughan RW, Baker S, Wise L. Volume and pH of gastric juice in obese patients. Anesthesiology 1975; 43: 686–9
66 Wilson SL, Mantena NR, Salverson JD. Effects of atropine, glycopyrrolate, and cimetidine on gastric secretions in morbidly obese patients. Anesth Analg 1981; 60: 37–40
67 Salem MR, Dald FY, Zygmunt MP, et al. Does PEEP improve intraoperative arterial oxygenation in grossly obese patients? Anesthesiology 1978; 48: 280–1
68 Vaughan RW, Wise L. Postoperative arterial blood gas measurements in obese patients: Effect of position on gas exchange. Ann Surg 1975; 182: 705–9
69 Rochester DF, Enson V. Current concepts in the pathogenesis of the obesity-hypoventilation syndrome. Am J Med 1974; 402–20
70 Rapoport DM, Sorkin B, Garay SM, Goldring RM. Reversal of the "Pickwickian syndrome" by longterm use of nocturnal nasal-airway pressure. N Engl J Med 1982; 307: 931–3
71 Steffee WP. Malnutrition in hospitalized patients. JAMA 1980; 244: 2640–5
72 Bassili HR, Deitel M. Nutritional support in longterm intensive care with special reference to ventilator patients: A review. Can Anaesth Soc J 1981; 28: 17–20
73 Gold PW, Kaye W, Robertson GL, Ebert M. Abnormalities in plasma and cerebrospinal-fluid arginine vasopressin in patients with anorexia nervosa. N Engl J Med 1983; 308: 1117–23
74 Donley AJ, Kemple TJ. Spontaneous pneumomediastinum complicating anorexia nervosa. Br Med J 1978; 1604–5
75 Miletich DJ, Albrecht RF, Seals C. Response to fasting and lipid infusion of epinephrine-induced dysrhythmias during halothane anesthesia. Anesthesiology 1978; 48: 245–9
76 Powell-Tuck J, Goode AW. Principles of enteral and parenteral nutrition. Br J Anaesth 1981; 53: 169–80
77 Michel L, Serrano A, Malt RA. Nutritional support of hospitalized patients. N Engl J Med 1981; 304: 1147–52
78 Askanazi J, Nordenstrom J, Rosenbaum SH, et al. Nutrition for the patient with respiratory failure: Glucose vs. fat. Anesthesiology 1981; 54: 373–7
79 Traymor C, Hall GM. Endocrine and metabolic changes during surgery: Anaesthetic implications. Br J Anaesth 1981; 53: 153–60
80 Arieff AI. Hyponatremia, convulsions, respiratory arrest, and permanent brain damage after elective surgery in healthy women. N Engl J Med 1986; 314: 1529–35
81 Engquist A, Brandt MR, Fernandes A, Kehlet H. The blocking effect of epidural analgesia on the adrenocortical and hyperglycaemic responses to surgery. Acta Anaesthesiol Scand 1977; 21: 330–5
82 Bovill JG, Sebel PS, Fiolet JWT, et al. The influence of sufentanil on endocrine and metabolic responses to cardiac surgery. Anesth Analg 1983; 62: 391–7
83 Roizen MF, Horrigan RW, Frazer BM. Anesthetic doses blocking adrenergic (stress) and cardiovascular responses to incision-MAC BAR. Anesthesiology 1981; 54: 390–8
84 Pflug AE, Halter JB. Effect of spinal anesthesia on adrenergic tone and the neuroendocrine responses to surgical stress in humans. Anesthesiology 1981; 55: 120–6

# 25 Anämie

Bei einer Anämie liegt ein Mangel an Erythrozyten vor. Die Ursache ist entweder ein zu rascher Verlust oder eine zu langsame Produktion der Erythrozyten. Die Folge ist eine erniedrigte Hämoglobinkonzentration. Dadurch ist die Sauerstofftransportkapazität des Blutes vermindert. Der geringere Sauerstofftransport zum peripheren Gewebe stellt die schwerwiegendste Folge einer Anämie dar. Typisches Zeichen einer chronischen Anämie ist eine verminderte körperliche Leistungsfähigkeit. Diese macht sich bei Belastung häufig als Atemnot bemerkbar. Bei der körperlichen Untersuchung finden sich möglicherweise Hinweise auf eine Herzvergrößerung, eventuell sind funktionelle Herzgeräusche festzustellen.

Die Produktionsrate der Erythrozyten kann anhand der Retikulozytenzahl im peripheren Blut beurteilt werden. So deutet z. B. ein niedriger Hämatokrit-Wert in Verbindung mit einer verminderten Retikulozytenzahl darauf hin, daß die Anämie eher durch eine Störung der Erythrozytenproduktion als durch einen Blutverlust oder eine Hämolyse verursacht wird. Bei Verdacht auf einen Defekt der Erythrozytenproduktion kann eine Knochenmarksuntersuchung notwendig werden. Ein Abfall des Hämatokrit-Wertes von über 1% pro Tag läßt sich nur durch einen akuten Blutverlust oder durch eine intravasale Hämolyse erklären. Patienten mit einem chronischen Blutverlust können oftmals nicht genug Eisen aus dem Magen-Darm-Trakt resorbieren. Daher kann Hämoglobin nicht so schnell nachgebildet werden, wie Erythrozyten verloren gehen. Folglich ist der Hämoglobingehalt in den neugebildeten Erythrozyten zu niedrig, es entwickelt sich eine mikrozytäre hypochrome Anämie.

## 25.1 Sauerstoffgehalt im arteriellen Blut

Die Berechnung des Sauerstoffgehaltes im arteriellen Blut ist wichtig, um einschätzen zu können, was für Auswirkungen eine verminderte Hämoglobinkonzentration auf die dem peripheren Gewebe zur Verfügung gestellte Sauerstoffmenge hat (Tab. 25.1). Falls Hämoglobinkonzentration und arterieller Sauerstoffpartialdruck im Normalbereich sind, beträgt der arterielle Sauerstoffgehalt ca. 20 ml pro dl. Bei einer Verminderung der Hämoglobinkonzentration von 15 auf 10 g pro dl nimmt der Sauerstoffgehalt im arteriellen Blut um 33 % ab. Andererseits steigt der arterielle Sauerstoffgehalt bei einer Erhöhung des arteriellen Sauerstoffpartialdruckes auf Werte über 100 mm Hg kaum noch an.

Die arterio-venöse Sauerstoffgehaltsdifferenz beträgt normalerweise 5 ml pro dl. Dies entspricht dem Grundumsatz der peripheren Gewebe an Sauerstoff. Falls der Sauerstoffverbrauch der Gewebe konstant bleibt, ändert sich die arterio-venöse Sauerstoffgehaltsdifferenz parallel zum Herzminutenvolumen. Nimmt z. B. das Herzminutenvolumen ab, so steigt die arterio-

**Tab. 25.1:** Berechnung des arteriellen Sauerstoffgehalts

|          |         |   |                                                           |
|----------|---------|---|-----------------------------------------------------------|
|          | $CaO_2$ | = | $(Hb \times 1.39)$ Sat + $PaO_2$ (0.003)                  |
|          | $CaO_2$ | = | arterieller Sauerstoffgehalt ml · dl$^{-1}$               |
|          | Hb      | = | Hämoglobin, g/dl                                          |
|          | 1.39    | = | chemisch an Hämoglobin gebundener Sauerstoff ml/g         |
|          | Sat     | = | Sauerstoffsättigung des Hämoglobins                       |
|          | $PaO_2$ | = | arterieller Sauerstoffpartialdruck mmHg                   |
|          | 0.003   | = | physikalisch gelöster Sauerstoff ml · mmHg$^{-1}$ · dl$^{-1}$ |
| Beispiel | Hb      | = | 15 g · dl$^{-1}$, Sat 100%, $PaO_2$ 100 mmHg              |
|          | $CaO_2$ | = | $(15 \times 1.39)$ 100 + 100 (0.003)                      |
|          | $CaO_2$ | = | 20.85 + 0.3                                               |
|          | $CaO_2$ | = | 21.15 ml · dl$^{-1}$                                      |
| Beispiel | Hb      | = | 10 g · dl$^{-1}$, Sat 100%, $PaO_2$ 100 mmHg              |
|          | $CaO_2$ | = | $(10 \times 1.39)$ 100 + 100 (0.003)                      |
|          | $CaO_2$ | = | 13.9 + 0.3                                                |
|          | $CaO_2$ | = | 14.2 ml · dl$^{-1}$                                       |
| Beispiel | Hb      | = | 10 g · dl$^{-1}$, Sat 100%, $PaO_2$ 100 mmHg              |
|          | $CaO_2$ | = | $(10 \times 1.39)$ 100 + 100 (0.003)                      |
|          | $CaO_2$ | = | 13.9 + 0.3                                                |
|          | $CaO_2$ | = | 14.2 ml · dl$^{-1}$                                       |
| Beispiel | Hb      | = | 10 g · dl$^{-1}$, Sat 100%, $PaO_2$ 500 mmHg              |
|          | $CaO_2$ | = | $(10 \times 1.39)$ 100 + 500 (0.003)                      |
|          | $CaO_2$ | = | 13.9 + 1.5                                                |
|          | $CaO_2$ | = | 15.4 ml · dl$^{-1}$                                       |

venöse Sauerstoffgehaltsdifferenz an, denn die peripheren Gewebe müssen nun aus einem geringen Gesamtblutfluß die gleiche Sauerstoffmenge ausschöpfen.

## 25.2 Kompensationsmöglichkeiten bei einer chronischen Anämie

Bei einer chronischen Anämie ist die Sauerstofftransportkapazität des arteriellen Blutes vermindert. Kompensatorisch kommt es zu einer Verlagerung der Sauerstoffbindungskurve nach rechts (Tab. 25.1) und zu einer Zunahme des Herzminutenvolumens. Diese Rechtsverlagerung der Sauerstoffdissoziationskurve ist zum Teil durch eine erhöhte 2,3-Diphosphoglyceratkonzentration in den Erythrozyten bedingt. Bei einer Rechtsverschiebung der Sauerstoffbindungskurve wird der Sauerstoff leichter von den Erythrozyten ans Gewebe abgegeben, das Herzminutenvolumen muß nicht so stark erhöht werden (Abb. 25.1). Ein Anstieg des p50-Wertes über den Normalwert von 26 mm Hg bedeutet eine Rechtsverlagerung der Sauerstoffbindungskurve. Falls die Hämoglobinkonzentration unter 9 g pro dl abfällt, gewinnt die kompensatorische Zunahme des Herzminutenvolumens immer mehr an Bedeutung, um dadurch die Sauerstoffversorgung der peripheren Gewebe zu gewährleisten. Durch eine verminderte Erythrozytenkonzentration kommt es zusätzlich zu einer Verringerung der Blutviskosität. Auch dies trägt zu einer verbesserten Gewebsdurchblutung bei. Außerdem setzt die Niere bei einer unzureichenden peripheren Sauerstoffversorgung Erythropoetin frei. Dadurch werden die erythropoetischen Stammzellen im Knochenmark zu vermehrter Erythrozytenproduktion angeregt. Müdigkeit und eingeschränkte körperliche Belastbarkeit sind Zeichen dafür, daß bei körperlicher Belastung das Herzminutenvolumen und damit die Sauerstoffversorgung der Gewebe nicht ausreichend gesteigert werden können.

## 25.3 Narkoseführung bei chronischer Anämie

Es ist nicht möglich, eine allgemeingültige minimale Hämoglobinkonzentration für elektive operative Eingriffe anzugeben. Obwohl häufig ein Hämoglobinwert von 10 g pro dl als Richtwert genannt wird, gibt es keine Beweise dafür, daß operative Eingriffe bei niedrigeren Hämoglobinwerten wirklich ein deutliches Risiko darstellen [1, 2]. Die Frage, ob eine Operation auch bei einem niedrigen Hämoglobinwert durchgeführt werden kann, muß im Einzelfall entschieden werden. Die Dringlichkeit des operativen Eingriffes, die Ursache der Anämie sowie die Fähigkeit des Herzkreislaufsystems, den erniedrigten Sauerstoffgehalt zu kompensieren, müssen hierbei berücksichtigt werden. Eine Erhöhung des Hämoglobinwertes kann z.B. durch eine präoperative Transfusion von Erythrozytenkonzentraten erreicht werden. Es muß jedoch berücksichtigt werden, daß es ungefähr 24 Stunden dauert, bis sich auch das intravasale Flüssigkeitsvolumen und die Blutviskosität wieder normalisiert haben. Die Transfusion von Erythrozytenkonzentrat führt im Vergleich zur Transfusion eines gleichen Volumens an Vollblut zu einer doppelt so starken Zunahme der Hämoglobinkonzentration.

Falls elektive Operationen bei Vorliegen einer chronischen Anämie durchgeführt werden, scheint es sinnvoll zu sein, sämtliche Veränderungen zu vermeiden, die die Sauerstoffversorgung der Gewebe beeinträchtigen könnten. Zum Beispiel kann es durch Gabe volatiler Anästhetika zu einer Kontraktilitätsminderung des Myokards und damit zu einer Abnahme des Herzminutenvolumens kommen. Damit wird ein wichtiger Kompensationsmechanismus eingeschränkt. Auch eine Linksverschiebung der Sauerstoffbindungskurve beeinträchtigt die Sauerstoffabgabe vom Hämoglobin ans Gewebe. Dies ist z.B. bei einer respiratorischen Alkalose im Rahmen einer Hyperventilation der Fall (Abb. 25.1). Da auch eine Hypothermie zu einer Linksverschiebung der Sauerstoffbindungskurve führt, ist es wichtig, perioperativ die Körpertemperatur aufrechtzuerhalten. Es muß außerdem berücksichtigt werden, daß Inhalationsanästhetika möglicherweise schlechter blutlöslich sind, falls im Blut weniger lipidreiche Erythrozyten vorhanden sind [3, 4]. Bei anämischen Patienten kann sich daher ein bestimmter arterieller Partialdruck schneller einstellen. Die aufgrund einer Anämie verminderte Blutlöslichkeit der Inhalationsanästhetika wird durch die Auswirkungen eines erhöhten Herzminutenvolumens jedoch vermutlich wieder aufgehoben. Daher scheint es unwahrscheinlich, daß bei anämischen Patienten die Narkoseeinleitung schneller vonstatten geht und daß diese Patienten empfindlicher auf eine Überdosierung von Inhalationsanästhetika reagieren als Patienten mit einem normalen Hb-Wert. Bei chronisch anämischen Tieren kommt es bei Gabe volatiler Anästhetika zu einer Herzfrequenzsteigerung und einer Erniedrigung des systemischen Gefäßwiderstands bei unverändertem arteriellem Mitteldruck (Abb. 25.2), [5]. Falls eine Anämie vorliegt, sollten intraoperative Blutverluste sofort mit Vollblut oder Erythrozytenkonzentrat ersetzt werden. Schließlich ist es in der postoperativen Phase wichtig, starkes Zittern oder eine Zunahme der Körpertemperatur möglichst zu vermeiden, da hierdurch der Sauerstoffbedarf des Körpers stark ansteigen kann.

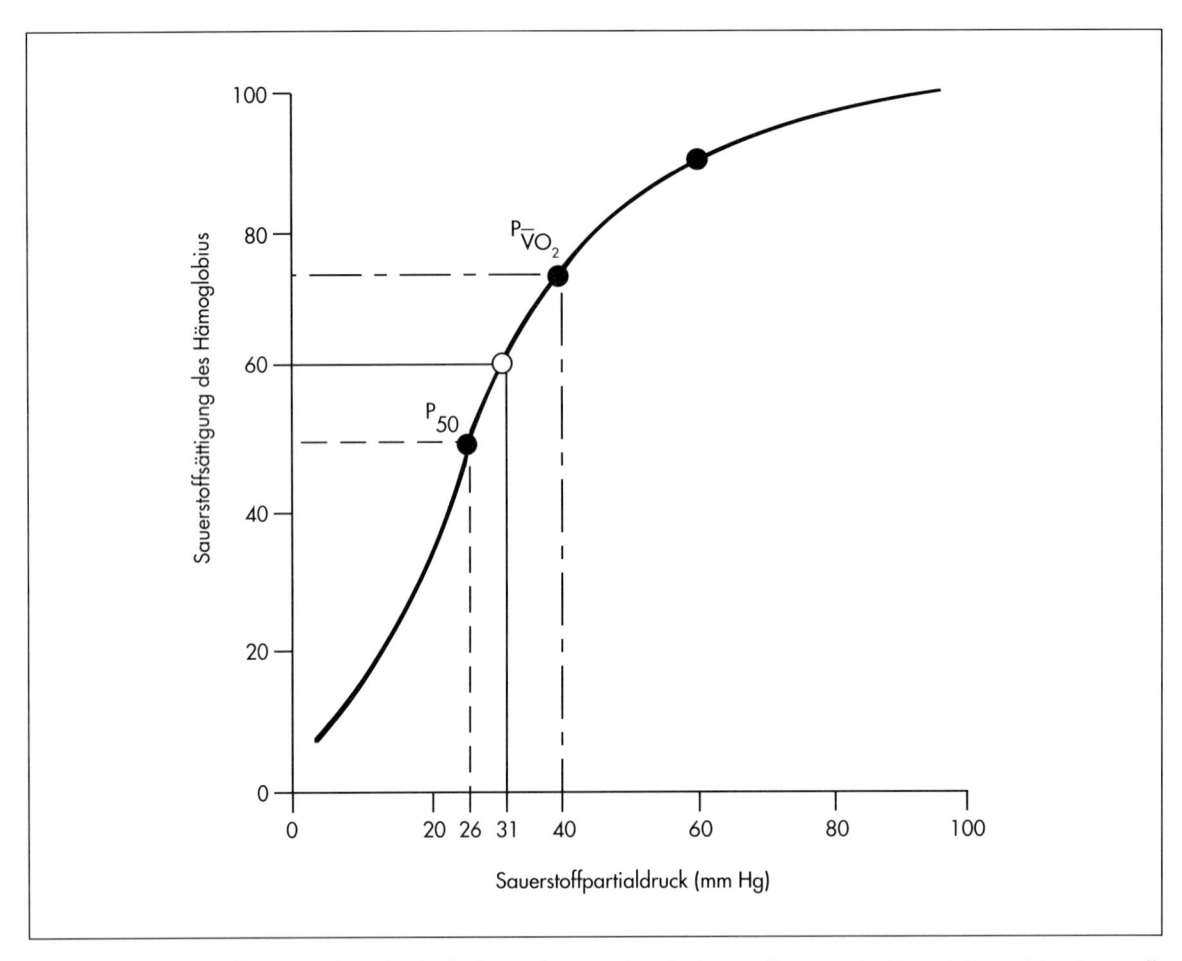

**Abb. 25.1:** Die Sauerstoffdissoziationskurve beschreibt die Beziehung zwischen der Sauerstoffsättigung des Hämoglobins und dem Sauerstoffpartialdruck. Derjenige arterielle Sauerstoffpartialdruck, bei dem 50% des Hämoglobins mit Sauerstoff gesättigt ist, wird als $P_{50}$-Wert bezeichnet. Bei normalem pH-Wert (7,4) und normaler Körpertemperatur (37° Celcius) beträgt der $P_{50}$-Wert ungefähr 26 mmHg. Eine Zunahme des $P_{50}$-Wertes auf 31 mmHg entspricht einer Rechtsverlagerung der Sauerstoffdissoziationskurve und einer verminderten Affinität des Hämoglobins zum Sauerstoff. Dies bedeutet, daß der Sauerstoff bereits bei einem höheren Sauerstoffpartialdruck an das Gewebe abgegeben werden kann. Erhöhte Spiegel an 2,3 – Diphosphoglycerat in den Erythrozyten, eine Azidose und eine Erhöhung der Körpertemperatur führen zu einer Rechtsverlagerung der Sauerstoffbindungskurve und damit zu einer erleichterten Sauerstoffabgabe an das Gewebe. Verändern sich diese Parameter in die andere Richtung, kommt es zu einer Linksverlagerung der Sauerstoffdissoziationskurve und damit zu einer erhöhten Sauerstoffaffinität des Hämoglobins. Das zentral- und gemischtvenöse Blut hat normalerweise einen Sauerstoffpartialdruck ($PvO_2$) von ungefähr 40 mmHg und eine Sauerstoffsättigung von 75 mmHg. Wenn der arterielle Sauerstoffpartialdruck 60 mmHg beträgt, liegt die arterielle Sauerstoffsättigung bei ca. 90%. Beträgt der arterielle Sauerstoffpartialdruck über 100 mmHg, ist von einer arteriellen Sauerstoffsättigung von nahezu 100% auszugehen.

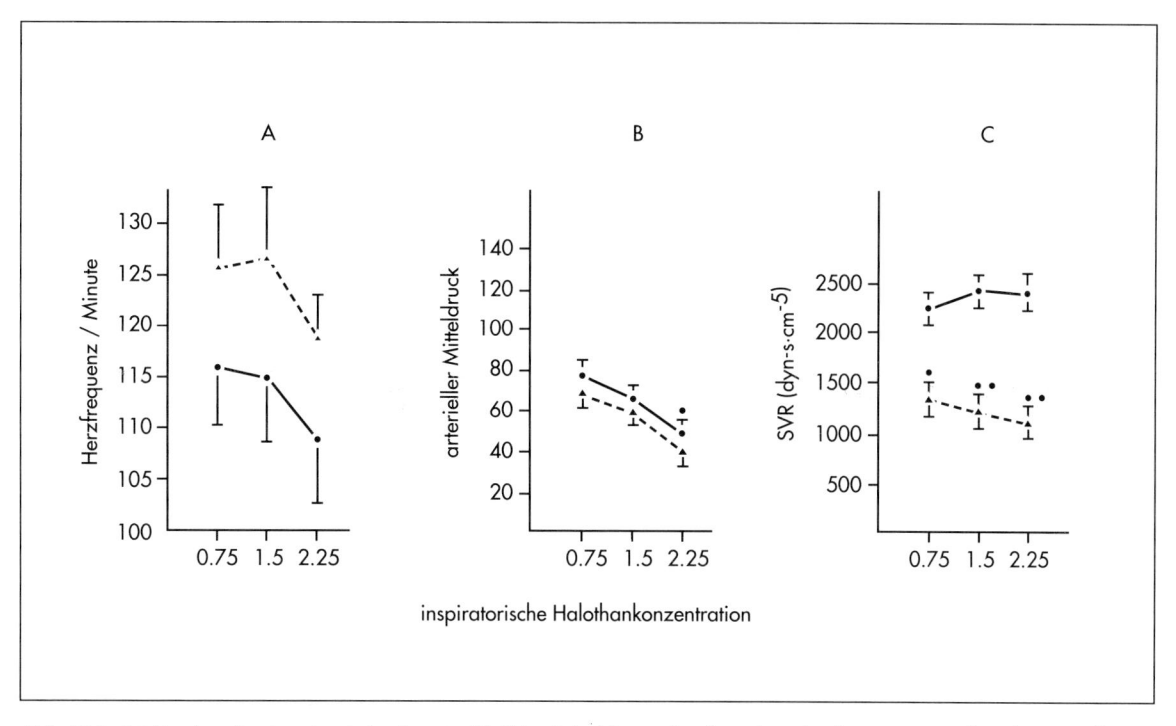

**Abb. 25.2:** Bei Hunden, die eine chronische Anämie (Hb-Wert 3,4 g/dl; unterbrochene Linien) oder einen normalen Hb-Wert (Hb-Wert 13,7 g/dl; durchgezogene Linien) hatten, wurden die hämodynamischen Auswirkungen von steigenden Halothandosierungen untersucht. Die Herzfrequenz und der arterielle Mitteldruck zeigten bei den anämischen Hunden bzw. bei den Hunden mit einem normalen Hb-Wert keine signifikanten Unterschiede. Die anämischen Hunde hatten bei allen Halothankonzentrationen im Vergleich zu der Kontrollgruppe einen signifikant niedrigeren peripheren Gesamtwiderstand (SVR). (Barrera M, Miletich DJ, Albrecht RF, Hoffman WE, Hemodynamic consequences of halothane anesthesia during chronic anemia. Anesthesiology 1984; 61: 36–42)

## 25.4 Akuter Blutverlust

Normalerweise ist eine akute Blutungsquelle klar ersichtlich. In manchen Fällen ist die Blutungsquelle jedoch nicht so offensichtlich, wie z. B. bei einer extrauterinen Schwangerschaft, einer Femurfraktur oder bei der Blutung aus einem abdominellen Aortenaneurysma.

### 25.4.1 Symptome

Die Symptome eines akuten Blutverlustes hängen davon ab, wieviel Prozent des gesamten Blutvolumens verloren gingen (Tab. 25.2), [1]. Blutvolumenverluste von 20% oder mehr äußern sich klinisch typischerweise in orthostatischer Hypotension, Tachykardie und niedrigem zentralem Venendruck. Am Hämatokrit-Wert kann eine Anämie aufgrund eines akuten Blutverlustes nicht unbedingt erkannt werden, denn die Mechanismen über die das Plasmavolumen wieder ersetzt wird reagieren nur langsam. Der Körper ersetzt nach einer akuten Blutung das Plasmadefizit innerhalb von 1–3 Tagen. Bis aufgrund neugebildeter Erythrozyten die Hämoglobinkonzentration wieder den normalen Wert erreicht hat, vergehen 3–4 Wochen. Ein peripherer Blutausstrich hat bei der Diagnostik einer akuten Blutung keine Aussagekraft. Entscheidende Therapie einer akuten Blutung ist die Beseitigung der Blutungsursache und die Wiederherstellung des intravasalen Flüssigkeitsvolumens durch sofortige Gabe von Erythrozytenkonzentraten und kolloidalen und/oder kristalloiden Lösungen.

### 25.4.2 Schock

Eine mögliche Folge eines akuten Blutverlustes ist ein hämorrhagischer Schock. Entscheidendes Problem beim hämorrhagischen Schock ist das verminderte in-

**Tab. 25.2:** Klinische Symptome bei einem akuten Blutverlust

| prozentualer Anteil des Blutverlustes | Symptome |
|---|---|
| 10 | keine |
| 20–30 | orthostatische Hypotension Tachykardie |
| 40 | Tachykardie Hypotension Tachypnoe Schwitzen |

travasale Flüssigkeitsvolumen. Hierdurch kommt es zu einem Abfall des Herzminutenvolumens und zu einer unzureichenden Gewebsdurchblutung. Obwohl die myokardiale Kontraktilität letztendlich abnimmt, spielt ein Herzversagen auch im Rahmen eines fortgeschrittenen hämorrhagischen Schocks keine wesentliche Rolle. Während einer Blutung kommt es zu einer Zunahme des Sympathikotonus. Hierdurch erhalten Herz und Gehirn einen größeren prozentualen Anteil des Herzminutenvolumens. Ein längerfristig erhöhter Sympathikotonus sowie die damit verbundene Konstriktion der Arteriolen führt zu einer nachteiligen Abnahme von Nieren- und Splanchnikusdurchblutung. Dies äußert sich in einer verminderten Urinausscheidung. Außerdem kommt es im Gewebe zu einem vermehrten anaeroben Stoffwechsel, was sich als metabolische (Laktat-) Azidose bemerkbar macht.

Die Therapie des hämorrhagischen Schocks besteht in der Transfusion von Vollblut. Zusätzlich sind kristalloide Lösungen indiziert, da es bei akuten Blutungen auch zu einem Verlust von interstitieller Flüssigkeit kommt. Vasopressoren sollten bei der Behandlung des hämorrhagischen Schocks nur sehr zurückhaltend eingesetzt werden. Zur Aufrechterhaltung der zerebralen und kardialen Perfusionsdrucke kann jedoch so lange ein Vasopressor notwendig sein, bis das intravasale Volumen wieder ersetzt wurde. Falls ein leichter positiv inotroper Effekt und eine Verbesserung der Nierendurchblutung angestrebt werden, empfiehlt sich Dopamin in niedriger Dosierung (normalerweise weniger als 5 mikro g pro kg/min). Eine persistierende metabolische Azidose ist fast immer Zeichen eines unzureichenden intravasalen Volumens.

Zur Einleitung und Aufrechterhaltung der Narkose bei Patienten im hämorrhagischen Schock wird häufig Ketamin verabreicht. Der Einsatz von Ketamin wird dadurch begründet, daß Ketamin bekanntermaßen den Sympathikotonus steigert. Außerdem konnte in einer tierexperimentellen Studie an akut blutenden Ratten nachgewiesen werden, daß bei Gabe von Ketamin die Gewebsischämie geringer und die Überlebensrate höher war, als wenn volatile Anästhetika verabreicht wurden [6]. Andere tierexperimentelle Untersuchungen zeigen hingegen, daß es bei Ketamingabe – nicht jedoch bei Verabreichung von volatilen Anästhetika – zu einer unzureichenden Gewebsperfusion kommt, was sich in einer metabolischen Azidose äußert [7]. Diese ungünstigen metabolischen Auswirkungen des Ketamins können jedoch dadurch wieder aufgehoben werden, daß es mit Ketamin möglich ist, den Perfusionsdruck lebenswichtiger Organe solange aufrecht zu erhalten, bis das intravasale Flüssigkeitsvolumen wiederhergestellt ist.

## 25.5 Chronischer Blutverlust

Eine Eisenmangelanämie aufgrund eines chronischen Blutverlustes stellt die häufigste Form der chronischen Anämien dar. Falls ein schwerer Eisenmangel vorliegt, ist die Hämoglobinsynthese beeinträchtigt. Von einer leichten Eisenmangelanämie wird gesprochen, wenn der Hämoglobinwert zwischen 9 und 10 g/dl liegt. Unter einer Eisenzufuhr sollte die Hämoglobinkonzentration innerhalb von 3 Wochen um 2 g/dl ansteigen und innerhalb von 6 Wochen sollte sich die Hämoglobinkonzentration wieder normalisieren. Die klinische Symptomatik einer chronischen Anämie hängt davon ab, wie hoch der Hämoglobinwert ist (Tab. 25.3), [1].

**Tab. 25.3:** Symptome einer chronischen Anämie

| Hämoglobinkonzentration (g/dl) | Symptome |
|---|---|
| 9–10 | Tachykardie Blässe |
| 7–8 | Dyspnoe oder schnelle Ermüdung |
| 5–6 | Schwäche |
| unter 5 | Ruhedyspnoe Herzinsuffizienz |

Eine Eisenmangelanämie ist beim Erwachsenen normalerweise Folge einer Entleerung der Eisenreserven. Ursache ist meist ein chronischer Blutverlust über den Gastrointestinaltrakt oder bei Frauen über den Genitaltrakt (Menstruation). Bei schwangeren Frauen entwickelt sich leicht eine Eisenmangelanämie, denn die Erythrozytenmasse ist während der Schwangerschaft erhöht und auch der Fetus hat einen zusätzlichen Eisenbedarf. Auch kleine Kinder benötigen während schneller Wachstumsphasen vermehrt Eisen, um genügend Erythrozyten produzieren zu können. Ist während dieser Phase die Eisenaufnahme über die Nahrung vermindert, besteht die erhöhte Gefahr einer Eisenmangelanämie. Auch bei Erwachsenen kann eine mangelnde Eisenaufnahme über die Nahrung eine Eisenmangelanämie begünstigen. Dies ist im Erwachsenenalter jedoch nur selten die primäre Ursache für eine Eisenmangelanämie.

## 25.6 Chronische Erkrankungen und Eisenmangel

Im Rahmen von chronischen Infekten, Malignomen, Kollagenosen sowie Nieren- und Lebererkrankungen entsteht oft eine chronische Anämie. Diese ist normalerweise dadurch bedingt, daß für die Erythropoese zu wenig Eisen zur Verfügung steht. Um die im Rahmen einer chronischen Erkrankung vorliegende Anämie in den Griff zu bekommen, muß die zugrundeliegende Erkrankung therapiert werden.

### 25.6.1 Nierenerkrankungen

Chronische Nierenerkrankungen führen zu einer schweren Anämie. Der Hämoglobinwert liegt oft im Bereich von 5–8 g/dl. Primäres Problem ist eine verminderte Erythropoetinproduktion. Diese verminderte Erythropoetinproduktion kann dadurch bedingt sein, daß die Nierensubstanz vermindert ist oder daß die erkrankten Nieren nicht mehr in der Lage sind, bei gesteigertem Bedarf eine entsprechende Menge an Erythropoetin zu produzieren. In Plasma und Urin von urämischen Patienten liegen Substanzen vor, die die Erythropoese hemmen und damit eine Anämie begünstigen können. Außerdem führen die Urämiegifte zu einer Verkürzung der Erythrozyten-Überlebenszeit. Die im Rahmen einer chronischen Niereninsuffizienz bestehende Anämie verbessert sich bei einer entsprechenden Diät und unter Hämodialyse.

### 25.6.2 Lebererkrankungen

Eine im Rahmen einer Lebererkrankung auftretende Anämie kann durch eine alkoholbedingte Hemmung der Erythropoese, ernährungsbedingten Folsäuremangel oder eine Gastritis mit chronischem Blutverlust bedingt sein. Außerdem führt die bei einer chronischen Leberzirrhose vorliegende Milzstauung zu einer Hämolyse von Erythrozyten. Beim Zieve-Syndrom liegen eine akute Hämolyse, Ikterus und Hyperlipidämie vor. Gleichzeitig besteht aufgrund eines Alkoholabusus eine fettige Leberinfiltration.

## 25.7 Aplastische Anämie

Unter einer aplastischen Anämie wird eine Knochenmarksinsuffizienz verstanden. Die schnellwachsenden Knochenmarksstammzellen sind zerstört. Zumeist handelt es sich um eine Panzytopenie. Häufigste Ursache für eine Zerstörung der Knochenmarksstammzellen sind Krebschemotherapeutika. Diese Form einer Knochenmarksdepression erholt sich normalerweise wieder, falls das entsprechende Medikament nicht weiter zugeführt wird und falls eine unterstützende Therapie mit Erythrozytentransfusionen solange durchgeführt wird, bis sich die überlebenden Knochenmarksstammzellen wieder vermehren können. Andere Ursachen einer aplastischen Anämie sind z.B. Lösungsmittel, Bestrahlung, virale Infektionen und immunologische Erkrankungen. Diese Formen einer aplastischen Anämie sprechen schlechter auf eine Therapie an. Chloramphenicol verursacht bei ungefähr 1 von 10000 bis 20000 Patienten eine aplastische Anämie. Ursache ist möglicherweise eine spezielle, genetisch determinierte Empfindlichkeit. Bei bestimmten Patienten kann zur Therapie einer aplastischen Anämie eine Knochenmarkstransplantation durchgeführt werden (vgl. Kapital 30).

### 25.7.1 Sonderformen der aplastischen Anämie

Im Kindesalter treten Sonderformen der aplastischen Anämie auf. Beim Fanconi-Syndrom findet sich z.B. eine kongenitale aplastische Anämie. Zusätzlich liegen hierbei weitere Anormalitäten wie z.B. fleckförmige Hyperpigmentation, Mikrozephalie, gesteigerte Sehnenreflexe, Strabismus und Kleinwuchs vor. Auch Knochendefekte auf der Radialseite des Unterarmes und der Hand treten häufig auf. Außerdem kann eine Gaumenspalte vorliegen, und auch Herzfehler und Mißbildungen im Urogenitaltrakt wurden beschrieben. Bei diesen Patienten kommt es gehäuft zu Malignomen. Die Therapie des Fanconi-Syndroms besteht in Erythrozytentransfusionen, Kortikosteroid- und Androgengabe.

Beim Diamond-Blackfan-Syndrom handelt es sich um eine Anämie mit selektiver Störung der Erythrozytenbildung. Diese Erkrankung manifestiert sich in den ersten Lebensmonaten als schwere Anämie. Leukozyten- und Thrombozytenproduktion sind dagegen normal. Bei dieser Erkrankung können auch Mißbildungen des Geschlechtstraktes, ein pseudomongoloider Habitus, Rückstand der geistigen und körperlichen Entwicklung sowie Mißbildungen am ersten Fingerstrahl auftreten. Die Kinder werden mit Erythrozytentransfusionen und Kortikosteroiden behandelt. Sprechen sie nicht auf Kortikosteroide an, kann eine Splenektomie notwendig werden. Beim Kleinkind tritt auch eine Erythrozytenaplasieform auf, die mit einem Thymom und einer Myasthenia gravis vergesellschaftet ist [8]. Das gleichzeitige Auftreten dieser Erkrankungen kann auf einen Immundefekt hinweisen. Es kann aber auch ein Hemmfaktor der Erythropoese vorliegen. Ungefähr 30% der Patienten mit einer solchen Anämieform können durch eine Thymektomie erfolgreich therapiert werden.

### 25.7.2 Narkoseführung

Bei der Narkoseführung von Patienten mit einer aplastischen Anämie müssen die zugrundeliegenden Erkrankungen und die zur Therapie eingesetzten Medikamente bekannt sein [9]. Unter Umständen wird eine perioperative Kortikosteroidsubstitution notwendig. Die Anämie kann so stark ausgeprägt sein, daß vor Narkoseeinleitung eine Erythrozytentransfusion notwendig ist. Liegt eine Panzytopenie vor, ist zu beachten, daß diese Patienten besonders infektanfällig sind, so daß es durch die perioperativ benutzten Gerätschaften zu einer iatrogen ausgelösten Infektion kommen kann. Liegt eine Thrombozytopenie vor, bluten schon kleine Verletzungen stark. Falls notwendig, kann eine endotracheale Intubation durchgeführt werden; jedoch ist bei einer stärkeren Traumatisierung während der Intubation eine Blutung im Bereich der Luftwege möglich. Eine aplastische Anämie hat keinen Einfluß auf die zur Narkose einsetzbaren Medikamente. Lediglich beim Lachgas wird eine mögliche knochenmarkshemmende Wirkung diskutiert. Wichtig ist es, den arteriellen Sauerstoffpartialdruck bei ungefähr 100 mm Hg zu halten. Außerdem ist eine anästhesiebedingte Senkung des Herzminutenvolumens zu vermeiden, damit eine optimale Gewebsoxygenierung garantiert ist.

## 25.8 Megaloblastäre Anämien

Ursachen für eine megaloblastäre Anämie sind zumeist ein Vitamin $B_{12}$- oder Folsäuremangel. Diese beiden Vitamine müssen mit der Nahrung aufgenommen werden, da sie nicht in ausreichender Menge vom Körper synthetisiert werden können. Ein Mangel an solchen Vitaminen zeigt sich im peripheren Blutausstrich als makrozytäre Anämie mit hypersegmentierten polymorphkernigen Leukozyten und großen Thrombozyten.

### 25.8.1 Vitamin $B_{12}$-Mangel

Vitamin $B_{12}$ wird im Magen durch enzymatische Proteolyse aus aufgenommenen Proteinen freigesetzt. Die Resorption des freigesetzten Vitamin $B_{12}$ ist von einem Glykoprotein abhängig, das von den Parietalzellen des Magens synthetisiert wird. Dieses Glykoprotein wird als «Intrinsic faktor» bezeichnet. Eine Malabsorption von Vitamin $B_{12}$ aus dem Dünndarm ist die häufigste Ursache eines Vitamin $B_{12}$-Mangels. Die Ursache kann eine Erkrankung oder operative Resektion des Dünndarms sein. Auch eine Atrophie der Magenschleimhaut, wie dies vor allem im Rahmen von autoimmunologischen Prozessen der Fall sein kann, führt zu einem Fehlen des «Intrinsic faktor», wodurch Vitamin $B_{12}$ nicht mehr resorbiert werden kann. Unter einer perniziösen Anämie wird eine durch Vitamin $B_{12}$-Mangel bedingte megaloblastäre Anämie verstanden, deren Ursache eine Atrophie der Magenschleimhaut und ein dadurch bedingter Mangel an «Intrinsic faktor» ist. Die Diagnose einer perniziösen Anämie wird durch Nachweis einer verminderten Vitamin $B_{12}$-Konzentration im Plasma bestätigt.

#### Periphere Neuropathie

Ein Vitamin $B_{12}$-Mangel führt nicht nur zu einer megaloblastären Anämie, sondern auch zu einer beidseitigen peripheren Neuropathie – aufgrund einer Degeneration der Seiten- und Hinterstränge des Rückenmarks. Es kommt zu einer symmetrischen Parese mit Verlust der Propriozeption und des Vibrationsempfindens. Insbesondere die unteren Extremitäten sind hiervon betroffen. Der Gang ist unsicher und die tiefen Sehnenreflexe sind abgeschwächt. Diese neurologischen Störungen verschlimmern sich so lange, bis Vitamin $B_{12}$ parenteral zugeführt wird.

#### Narkoseführung

Bei der Narkoseführung von Patienten mit einer megaloblastären Anämie aufgrund eines Vitamin $B_{12}$-Mangels muß besonders darauf geachtet werden, daß die peripheren Gewebe ausreichend mit oxygeniertem arteriellem Blut versorgt werden. Liegen neurologische Veränderungen vor, wird oft von regionalen Anaesthesieverfahren oder peripheren Nervenblockaden abgeraten. Der Einsatz von Lachgas wird in Frage gestellt. Es konnte gezeigt werden, daß Lachgas die Aktivität der Methionin-Synthetase hemmt, indem es das Kobalt-Atom des Vitamin $B_{12}$ oxidiert und damit von einer aktiven in eine inaktive Form umwandelt [10]. Eine langfristige Verabreichung von Lachgas führt zu einer megaloblastären Anämie sowie zu neurologischen Veränderungen, die von einer perniziösen Anämie nicht unterschieden werden können [11–13], (siehe Kapitel 31).

### 25.8.2 Folsäuremangel

Ein Folsäuremangel ist die häufigste Form eines Vitaminmangels. Da die Folsäure für die Reifung der Erythrozyten absolut notwendig ist, kommt es zu einer megaloplastischen Anämie, falls dieses Vitamin in der Nahrung nicht enthalten ist. Zu den Symptomen eines Folsäuremangels gehören Glossitis, Hyperpigmentation und periphere Ödeme. Unter Umständen kann auch eine periphere Neuropathie vorhanden sein. Oft liegen zusätzlich Leberfunktionsstörungen vor. Vor allem bei schwerkranken Patienten, Alkoholikern und schwangeren Frauen besteht die Gefahr, daß sich aufgrund eines Folsäuremangels in der Nahrung eine megaloblastäre Anämie entwickelt. Die Einnahme von Phenytoin oder anderen Antikonvulsiva (z. B. auch Barbiturate) steht auch manchmal in Zusammenhang mit einer megaloblastären Anämie. Die Ursache ist vielleicht eine hierbei verminderte gastrointestinale Resorption der Folsäure. Falls eine megaloplastische Anämie durch einen Folsäuremangel bedingt ist, ist eine orale Folsäuregabe erfolgreich.

## 25.9 Hämolytische Anämien

Bei einer hämolytischen Anämie aufgrund einer intravaskulären Hämolyse kommt es zu einem schnellen Abfall des Hämatokritwertes und zu einem Anstieg der Bilirubinkonzentration. Die Erythrozytenüberlebensdauer, die normalerweise 90–120 Tage beträgt, ist stark verkürzt, im peripheren Blutausstrich ist die Anzahl der Reticulozyten erhöht. Ursachen einer Hämolyse können z.B. Störungen der Erythrozytenmembran, Enzymdefekte und pathologische Hämoglobinstrukturen sein. Bei diesen Veränderungen sind die Erythrozyten wenig widerstandsfähig, so daß sie bei der Passage durch die Kapillaren, insbesondere im Milzkapillarbereich leicht zerstört werden können. Die Erythrozytenproduktion ist zwar normal, die Überlebensdauer der Erythrozyten aufgrund der intravasalen Hämolyse aber so stark verkürzt, daß es zu einer Anämie kommt.

### 25.9.1 Hereditäre Sphärozytose

Die hereditäre Sphärozytose ist durch Störungen der Erythrozytenmembranen gekennzeichnet. Dadurch kann Natrium in verstärktem Maße in die Erythrozyten eintreten [13]. Mit dem Natrium strömt auch Wasser in die Erythrozyten ein. Dies führt zur Schwellung der Erythrozyten und zur Bildung sogenannter Sphärozyten (Kugelzellen). Diese kugeligen Zellen können im Gegensatz zu den normalen, bikonkaven Erythrozyten nicht komprimiert werden und platzen leicht (Hämolyse). Bereits bei einer leichten Kompression, wie bei der Passage des Milz-Kapillarbettes, kommt es zum Erythrozytenzerfall. Typisch für eine hereditäre Sphärozytose sind Anämie, Retikulozytose und ein leichter Ikterus. Bereits beim Neugeborenen kann sich diese Erkrankung in Form von Anämie und Hyperbilirubinämie äußern. Bei Kindern mit dieser Erkrankung fallen unter Umständen eine chronische leichte Anämie sowie episodenhafte Abfälle des Hämatokrits auf. Zu einem akuten Hämatokritabfall kommt es vor allem während bakterieller Infektionen. Da mit zunehmendem Alter die Fähigkeit zur Erythrozytenproduktion abnimmt, können ältere Patienten langsam eine Anämie entwickeln, wenn sie nicht mehr über entsprechende Kompensationsmechanismen verfügen. Bei Patienten mit einer hereditären Sphärozytose besteht aufgrund der chronischen Hämolyse und der langfristig erhöhten Bilirubin-Konzentrationen häufig eine Cholelithiasis.

Falls bei Patienten mit einer hereditären Sphärozytose eine ausgeprägte Anämie vorliegt, kann therapeutisch z.B. eine Splenektomie durchgeführt werden, wodurch die Hämolyse entscheidend verringert werden kann. Die Erythrozytenüberlebensdauer wird dadurch auf bis zu 80% des Normalwertes erhöht. Bei diesen Patienten ist jedoch nach einer Splenektomie mit einer erhöhten Inzidenz an bakteriellen Infektionen (insbesondere durch Pneumokokken) zu rechnen. Eine prophylaktische Pneumokokkenimpfung kann daher indiziert sein.

### 25.9.2 Paroxysmale nächtliche Hämoglobinurie

Bei der paroxysmalen nächtlichen Hämoglobinurie liegt eine konstante chronische Hämolyse vor. Zusätzlich kommt es typischerweise zu akuten Hämolyseattacken. Bei diesem Defekt liegt eine erhöhte Empfindlichkeit der Erythrozytenmembranen gegen Komplementfaktoren vor. Diese Erkrankung tritt vor allem bei jungen Erwachsenen auf. Die klinische Symptomatik kann zwar variieren, ist jedoch hauptsächlich durch Anämie, Neutropenie und Ikterus gekennzeichnet. Typischerweise fällt den Patienten morgens beim ersten Wasserlassen eine Hämoglobinurie auf. Die Anämie ist häufig so ausgeprägt, daß Erythrozytentransfusionen nötig werden. Bei diesen Patienten besteht ein erhöhtes Thromboserisiko, insbesondere im Bereich der Leber-, Milz-, Pfortader- und Zerebralvenen. Eine Blutstase im Rahmen von operativen Eingriffen oder Verletzungen kann die Hämolyse und die Thromboseneigung noch verstärken. Postoperativ sollte deshalb eine prophylaktische Gerinnungshemmung in Erwägung gezogen werden.

### 25.9.3 Glukose-6-phosphat-Dehydrogenase-Mangel

Der Glukose-6-phosphat-Dehydrogenase-Mangel ist der häufigste angeborene erythrozytäre Enzymdefekt [14]. In den USA sind ungefähr 8% der schwarzen männlichen Bevölkerung davon betroffen. Patienten mit dieser Erkrankung haben eine chronische hämolytische Anämie. Die Anämie kann unterschiedlich stark ausgeprägt sein. Medikamente, die durch eine Interaktion mit oxygeniertem Hämoglobin Peroxide bilden,

**Tab. 25.4:** Medikamente, die bei Patienten mit einem Glucose-6-phosphat-Dehydrogenase-Mangel zu einer Hämolyse führen.

Opioidfreie Analgetika oder Antipyretika
  Phenacetin
  Paracetamol

Antibiotika
  Nitrofurantoin
  Penicillin
  Streptomycin
  Chloramphenicol
  Isoniazid

Sulfonamide

Antimalariamittel

Sonstige
  Probenecid
  Chinidin
  Vitamin-K-Analoga
  Methylen blau
  Nitroprussid(?)

können bei diesen Patienten eine Hämolyse auslösen (Tab. 25.4). Normalerweise werden diese Peroxide durch Nikotinamid-Adenin-Dinucleotidphosphat (NADP) und Glutathion inaktiviert. Für die Bildung von NADP und Glutathion wird die Glukose-6-phosphatase-Dehydrogenase benötigt. Obwohl Narkotika nicht als Triggersubstanzen für eine solche Hämolyse angesehen werden, sollte an diese Erkrankung gedacht werden, falls es (vor allem bei Schwarzen) in der frühen postoperativen Phase zu einer Hämolyse und zu einem Ikterus kommt [15].

### 25.9.4 Pyruvatkinase-Mangel

Der Pyruvatkinase-Mangel ist der häufigste Enzymdefekt der anaeroben Glykolyse in den Erythrozyten. Aufgrund des Enzymdefektes sind die Erythrozytenmembranen leicht für Kalium permeabel und sehr fragil, wodurch eine hämolytische Anämie entsteht. In diesen Erythrozyten kommt es zu einem Konzentrationsanstieg an 2,3-Diphosphoglycerat. Dadurch wird die Sauerstoffdissoziationskurve nach rechts verlagert, Sauerstoff wird leichter aus dem Hämoglobin an die peripheren Gewebe abgegeben. Durch eine Splenektomie kann der Hämolyse nicht vorgebeugt werden. Der Erythrozytenabbau kann jedoch stark verringert werden. Obwohl die Erythrozytenmembranen verstärkt durchlässig für Kalium sind, entsteht bei Verabreichung von Succinylcholin keine Hyperkaliämie.

### 25.9.5 Immunhämolytische Anämien

Immunhämolytische Anämien sind dadurch gekennzeichnet, daß es aufgrund immunologischer Prozesse zu einer Veränderung der Erythrozytenmembranen kommt. Wird bei Patienten eine immunhämolytische Anämie vermutet, ist es wichtig, den Coombs-Test durchzuführen. Das Coombs-Serum (Anti-Humanglobulin-Serum, AHG-Serum) enthält einen gegen menschliches Immunglobin gerichteten Antikörper. Beim direkten Coombs-Test wird dieses Antiserum einer Blutprobe des Patienten zugesetzt. Beim indirekten Coombs-Test wird dieses Antiserum einer Plasmaprobe des Patienten zugesetzt, der außerdem Erythrozyten mit bekannter Antigenstruktur zugegeben wurden. Kommt es durch Zugabe von Antiserum zu einer Verklumpung der Erythrozyten, weist dies auf den vorliegenden Antikörper gegen Erythrozyten hin und es wird von einem positiven direkten oder indirekten Coombs-Test gesprochen. Immunhämolytische Anämien können durch Medikamente, Erkrankungen oder eine Sensibilisierung der Erythrozyten verursacht werden.

#### Medikamentös bedingte Hämolyse

Bei einer Therapie mit Alpha-Methyldopa kommt es zeit- und dosisabhängig zur Antikörperproduktion der Immunglobulin-G-Klasse. Diese Antikörper sind gegen Rhesus-Antigene der Erythrozytenoberflächen gerichtet. Bei Patienten, die unter einer Alpha-Methyldopa-Therapie stehen, ist daher der direkte Coombs-Test oft positiv. Dennoch kommt es nur bei weniger als 1% dieser Patienten zu einer Hämolyse. Der Grund, warum durch Alpha-Methyldopa eine Antikörperproduktion stimuliert wird, ist unklar. Die Therapie einer solchen Anämie besteht darin, dieses Medikament abzusetzen. Danach kommt es zu einem schnellen Wiederanstieg der Hämoglobinkonzentration, obwohl der direkte Coombs-Test noch bis zu 2 Jahre positiv bleiben kann.

Auch eine hochdosierte Penizillin-Therapie kann zu einer Hämolyse führen. Durch Bindung an die Erythrozyten und Bildung von Haptenen kann es zu einer Antikörperproduktion kommen. Auch Levodopa führt gelegentlich zu einer autoimmunhämolytischen Anämie. Schließlich können einige Medikamente auch dadurch zu einer Hämolyse führen, daß sie die Produktion solcher Antikörper stimulieren, die das Komplementsystem aktivieren.

#### Hämolyse im Rahmen eines Hypersplenismus

Bei einem Hypersplenismus kann es zu Hämolyse, Anämie, Leukopenie und Thrombozytopenie kommen. Es wird angenommen, daß eine vergrößerte Milz aufgrund des erhöhten Blutdurchflusses und der vergrößerten Gefäßoberfläche einen ungewöhnlich großen Anteil der Erythrozyten und Thrombozyten den Angriffen von Phagozyten aussetzt. Aus unklaren Gründen führt ein Hypersplenismus zu einer deutlichen Zunahme des Plasmavolumens. Dadurch kommt es außer zu einer hämolytischen Anämie auch zu einer Verdünnungsanämie. Falls aufgrund der Hämolyse eine schwere Anämie entsteht, kann eine Splenektomie notwendig werden. Falls zusätzlich eine Thrombozytopenie vorliegt, kann es sinnvoll sein, intraoperativ nach dem Abklemmen des Milzstiels Thrombozytenkonzentrate zu transfundieren.

#### Sensibilisierung der Erythrozyten

Eine Sensibilisierung der Erythrozyten führt meist bereits beim Neugeborenen zu einer Hämolyse (fetale Erythroblastose). Zu einer Hämolyse der fötalen Erythrozyten kommt es, falls die Mutter Antikörper gegen fötale Erythrozyten produziert und diese die Plazentarschranke überschreiten. Unterschiede in den mütterlichen und fetalen AB0-Blutgruppen können zu einer solchen Hämolyse führen. Normalerweise entsteht jedoch keine schwere Anämie, denn die AB0-Antikörper gehören der Immunglobulin-M-Klasse an und diese können die Plazentarschranke nur schwer überschreiten. Häufiger kommt es dagegen nach der Entbindung eines Rhesus-positiven Kindes von einer Rhesus-negativen Mutter zur Bildung von Antikörpern gegen das Rhesus-Antigen des Kindes. Bei einer späteren Schwangerschaft führen mütterliche Antikörper gegen die Rhesus-Antigene eines Rhesus-positiven Feten zu einer stärkeren Hämolyse. Die Entwicklung von mütterlichen Anti-Rhesus-Antikörpern konnte auf weniger als 1% reduziert werden, seit das Rhesusimmunglobulin eingeführt wurde (Anti-D-Immunglobulin; Anti-D-Prophylaxe). Wird diese Substanz innerhalb von 72 Stunden nach der Entbindung der Mutter verabreicht, kommt es zur Zerstörung der eventuell in den mütterlichen Kreislauf eingedrungenen fetalen Erythrozyten, wodurch einer Sensibilisierung vorgebeugt werden kann.

Die klinischen Merkmale einer fetalen Erythroblastose (Morbus haemolyticus neonatorum) sind Anämie und Hyperbilirubinämie. Die Situation des Feten kann während der Schwangerschaft indirekt dadurch beurteilt werden, daß in der Amnionflüssigkeit wiederholt der Bilirubinspiegel bestimmt wird. Wird bei einem Feten eine schwere Hämolyse festgestellt, kann eine intrauterine Transfusion oder die Geburtseinleitung notwendig werden. Auch nach der Geburt kann es beim Neugeborenen noch zu einer Hämolyse kommen, und auch beim Neugeborenen kann noch eine Bluttransfusion notwendig werden. Um die Bilirubinplasmakonzentration beim Neugeborenen zu senken, ist unter Umständen eine Austauschtransfusion notwendig. Vom Neugeborenen werden die mütterlichen Immunglobuline gegen dessen Rhesus-Antigene ausgeschieden. Dadurch kommt die Hämolyse zum Stillstand.

### 25.9.6 Sichelzellenanämie

Unter Sichelzellenanämie wird eine Gruppe von Erbkrankheiten verstanden, die je nach Ausprägung von der normalerweise harmlosen Sichelzellenanlage (Sichelzellenstigma) bis zur kräftezehrenden und oft tödlichen Sichelzellenanämie reicht [16]. Allen Varianten der Sichelzellenerkrankung ist gemeinsam, daß eine unterschiedlich große Menge an Hämoglobin S (Hb S) vorliegt. Das Hämoglobin S unterscheidet sich vom normalen Hämoglobin A dadurch, daß an der 6. Position der Betakette des Hämoglobinmoleküls die Glutaminsäure durch Valin ersetzt ist. Das Vorliegen von Hb S kann mit Hilfe elektrophoretischer Untersuchungen nachgewiesen werden.

#### Sichelzellenstigma

Unter einem Sichelzellenstigma (Sichelzellenanlage) wird die heterozygote Form der Sichelzellenanämie verstanden. Die Patienten haben den Genotyp Hb AS. Die Erythrozyten von Patienten mit einem Sichelzellenstigma enthalten 20–40% Hämoglobin S, der Rest ist Hämoglobin A. In den USA haben ungefähr 10% der schwarzen Bevölkerung ein Sichelzellenstigma. Patienten mit einer Sichelzellenanlage sind normalerweise asymptomatisch.

#### Sichelzellenanämie

Eine Sichelzellenanämie liegt vor, falls die Patienten homozygot für Hb S sind. In den USA trifft dies für ungefähr 0,3–1,0% der schwarzen Bevölkerung zu. Bei homozygoten Patienten besteht das Hämoglobin zu 70–98% aus Hb S. Dadurch kommt es zu einer schweren hämolytischen Anämie.

#### Pathophysiologie

Liegt reduziertes Hämoglobin S vor, kommt es zu einer sichelförmigen Deformierung der Erythrozyten. Durch die Substitution von Glutaminsäure durch Valin entstehen am Hb S zwei reaktive Gruppen, wenn der Sauerstoff abgegeben wurde. Daher neigen Hämoglobin S-Moleküle dazu, sich im Bereich dieser reaktiven Gruppen aneinander zu lagern und es bilden sich gelförmige, lange Aggregate. Aufgrund der dadurch entstehenden Sichelung nimmt die Viskosität des Blutes zu, und es kommt zur Stase. Entsteht aufgrund der Sichelung ein lokalisierter oder generalisierter Gefäßverschluß, dann kommt es zu einer Infarzierung. Außerdem führen niedrige Sauerstoffpartialdrucke dazu, daß sich das Hb S in den Erythrozyten in länglichen Kristallformen niederschlägt. Dadurch nehmen die Erythrozyten eher eine sichelförmige als eine bikonkave Form an. Dieses ausgefällte Hämoglobin führt zu einer Schädigung der Erythrozytenmembranen; diese platzen und es kommt zur chronisch hämolytischen Anämie.

Bei niedrigen Sauerstoffpartialdrucken ist die Sichelung verstärkt. Bei Patienten, die homozygot für Hb S sind, ist bei einem arteriellen Sauerstoffpartialdruck unter 40 mm Hg mit einer Sichelung zu rechnen. Bei Patienten, die nur eine Sichelzellanlage haben, kommt es vermutlich erst bei einem arteriellen Sauerstoffpartialdruck von ungefähr 20 mm Hg zur Sichelung. Die Sichelung scheint in den Venen etwas stärker ausgeprägt zu sein als in den Arterien. Dies weist darauf hin, daß auch der pH-Wert von Bedeutung ist. Bei Vorliegen einer Azidose wird die Sichelzellenbildung begünstigt, unabhängig davon, wie hoch der arterielle Sauerstoffpartialdruck ist. Auch bei einem Abfall der Körpertemperatur wird eine Sichelung begünstigt, denn hierbei kommt es zu einer Vasokonstriktion und dadurch zu einer Stase mit einer stärkeren Sauerstoffausschöpfung des Hämoglobin S. Auch eine Dehydrierung begünstigt über eine Stase die Sichelung.

Falls die zellulären Stoffwechselprozesse, die die Membranrigidität kontrollieren, nicht irreversibel geschädigt sind, können sich Sichelzellen bei einem entsprechenden Sauerstoffpartialdruck wieder in die bikonkave Erythrozytenform zurückverwandeln. Bei Patienten mit einer Sichelzellenanämie bleibt jedoch ein unterschiedlich großer Anteil der Erythrozyten für immer gesichelt.

## Symptome

Die Symptome einer Sichelzellenanämie sind durch Infarzierungen aufgrund von Gefäßverlegungen mit Sichelzellen und durch die hämolytische Anämie bedingt. Dieses chronische Geschehen wird periodisch durch akute Exazerbationen unterbrochen. Während des chronischen Stadiums beträgt die Hämoglobinkonzentration 5–10 g/dl. Das Herzminutenvolumen ist normalerweise erhöht, um die vorliegende chronische Anämie zu kompensieren. Außerdem ist die Sauerstoffdissoziationskurve von Hb S nach rechts verlagert (p50-Wert von ungefähr 31 mmHg). Die Ursache ist eine erhöhte Konzentration an 2,3-Diphosphoglycerat in den Erythrozyten. Durch diese Verschiebung der Sauerstoffdissoziationskurve wird die Sauerstoffabgabe vom Hb S erleichtert. Dadurch besteht jedoch bei Hb S-haltigen Erythrozyten eine größere Gefahr der Sichelung, denn die kritische Grenze an reduziertem Hämoglobin wird bereits bei einem höheren arteriellen Sauerstoffpartialdruck erreicht.

Infarktereignisse sind für Organschädigungen an den unterschiedlichsten Körperstellen verantwortlich. Zum Beispiel sind rezidivierende Lungenembolien und ein sich deshalb entwickelndes Cor pulmonale der wahrscheinlichste Grund für eine Kardiomegalie. Häufig liegt eine erhöhte alveolo-arterielle Sauerstoffpartialdruckdifferenz vor. Die ist vermutlich durch vorausgegangene Lungeninfarkte aufgrund einer Sichelung bedingt. Total- und Vitalkapazität der Lunge sind häufig erniedrigt. Da im Nierenmark niedrige Sauerstoffpartialdrucke vorliegen, kommen dort häufig Gefäßverschlüsse durch Sichelzellen vor. Infarzierungen im Nierenmark führen zu Kapillarnekrosen mit Hämaturie, einer verminderten Fähigkeit zur Urinkonzentrierung und letztendlich zum Nierenversagen. Die Leber ist leicht vergrößert und weist – aufgrund früherer Gefäßverschlüsse – eine unterschiedlich große Anzahl lokaler Nekrosen und Fibrosen auf. Die chronische Hämolyse von Erythrozyten führt zu einer erhöhten Plasmakonzentration an Bilirubin. Aufgrund der vermehrten Bilirubinbelastung kommt es häufiger zu einer Cholelithiasis. Da wiederholt Bluttransfusionen notwendig werden, ist die Gefahr einer Virushepatitis erhöht. Werden bei schweren Krankheitsverläufen häufige Bluttransfusionen notwendig, kann es – aufgrund der erhöhten Eisenzufuhr – in der Leber zu einer Eisenablagerung in Form von Hämosiderin und damit zu einer Leberzirrhose kommen. Auch eine linksventrikuläre Funktionsstörung kann durch eine übermäßige Eisenablagerung im Herzen bedingt sein. Bei Kindern mit einer Sichelzellenanämie liegt oft eine Splenomegalie vor. Aufgrund rezidivierender Thrombosen und Infarzierungen kann es jedoch wieder zu einer allmählichen Abnahme der Milzgröße kommen. Im Alter von 6 Jahren sind die meisten Patienten mit einer Sichelzellenanämie daher im Prinzip als milzlos zu betrachten. Aufgrund der fehlenden Milzfunktion kommt es zu einer verminderten Antikörperproduktion und zu einem erhöhten Risiko für bakterielle Infektionen. Bei Patienten mit einer Sichelzellenanämie treten häufig auch neurologische Symptome auf. Bei Kindern äußern sich diese neurologischen Störungen zumeist als Hirninfarkte, bei Erwachsenen als intrakranielle Blutungen. Die infarzierungsbedingten Funktionsstörungen der verschiedensten Organe sind Hauptgrund dafür, daß Patienten mit einer Sichelzellenanämie nur selten älter als 30 Jahre werden.

Krisenhafte Infarzierungen können durch Verletzungen oder durch Infektionen (mit gleichzeitig erhöhter Körpertemperatur) ausgelöst werden. Ein akuter Schmerzbeginn – oft handelt es sich um abdominelle Schmerzen – kann auf den Beginn einer Infarzierungskrise hindeuten. Ereignisse mit Bauchschmerzen, Fieber und Erbrechen können eine chirurgische Erkrankung vortäuschen. Die Therapie einer schmerzhaften Infarzierungskrise besteht in einer Flüssigkeitszufuhr und einer leichten Alkalisierung des Blutes. Durch eine partielle Austauschtransfusion mit Hb A-haltigen Erythrozyten kann die Konzentration an Hämoglobin S und damit die Gefahr weiterer Infarktschäden vermindert werden [17]. Ziel einer Austauschtransfusion ist es, die Hb A-Konzentration auf mindestens 40% zu steigern. Bei Patienten mit einer Sichelzellenanämie besteht ein erhöhtes Risiko für bakterielle Infektionen. Bei Kindern unter 6 Jahren kommt es vor allem zu einer Bakteriämie durch Streptokokken [17], bei älteren Kindern mit einer Sichelzellenanämie oft zu Infektionen durch Escherichia coli im harnableitenden System und zu einer Salmonellen-Osteomyelitis.

Neben den durch Infarzierungen bzw. durch eine Hämolyse bedingten akuten bzw. chronischen Problemen neigen Patienten mit einer Sichelzellenanämie auch zur Entwicklung von aplastischen Krisen sowie zu sogenannten Sequestrationskrisen. Aplastische Krisen sind durch eine Knochenmarksdepression gekennzeichnet und treten zumeist im Rahmen einer viralen Infektion auf. Sequestrationskrisen sind durch ein Pooling der Erythrozyten im Bereich von Leber und Milz bedingt, was zu einer Verarmung an zirkulierenden Erythrozyten führt. Patienten mit einer Sequestrationskrise können akut hypovolämisch werden und versterben.

## Narkoseführung

Bei der präoperativen Beurteilung von schwarzhäutigen Patienten muß an eine eventuell vorliegende Sichelzellenanämie gedacht werden. Patienten mit einer Sichelzellenanlage haben vermutlich während der perioperativen Phase kein erhöhtes Risiko. Dagegen erfordern Patienten mit einer Sichelzellenanämie ganz besondere Beachtung, was die Narkoseführung betrifft.

Bei Patienten mit einer Sichelzellenanämie liegen häufig orthopädische Probleme vor, die eine operative Korrektur notwendig machen, zum Beispiel eine Hüftkopfnekrose. Auch die Inzidenz einer Salmonellen-Osteomyelitis ist erhöht. Häufig sind Ulcera an den Beinen zu finden, die eine Hauttransplantation notwendig machen. Oft liegen auch Gallensteine vor, weshalb bei diesen Patienten häufig eine Cholezystektomie durchgeführt werden muß. Bei Patienten mit einer Sichelzellenanämie tritt oftmals auch ein Priapismus auf. Da es im Rahmen eines kardio-pulmonalen Bypasses zu einem verminderten peripheren Blutfluß sowie zu einer Hypothermie und einer Azidose kommt, entstehen hierdurch bei Patienten mit einer Sichelzellenanämie spezielle Probleme [18].

Im Rahmen der präoperativen Vorbereitung sollten vorbestehende Infektionen therapiert und ein normaler Hydrationszustand sowie stabile hämatologische Bedingungen angestrebt werden. Ob präoperativ Bluttransfusionen durchgeführt werden, hängt vom Ausmaß der vorbestehenden Anämie und von der Größe des geplanten operativen Eingriffes ab. Ziel einer präoperativen Bluttransfusion ist es, die Konzentration an Hämoglobin A auf mindestens 40% zu erhöhen. Gefahren einer präoperativen Bluttransfusion sind z.B. eine Hemmung des hyperaktiven Knochenmarks und eine Erhöhung der Blutviskosität.

Zu den Zielen der Narkoseführung gehört es, eine hypoventilationsbedingte Azidose zu vermeiden, eine optimale Oxygenierung zu garantieren, eine Blutstase aufgrund einer ungünstigen Körperlagerung oder aufgrund von Tourniquets zu vermeiden und eine normale Körpertemperatur aufrecht zu erhalten. Die Prämedikation darf zu keiner starken Atemdepression führen. Es sollte eine erhöhte inspiratorische Sauerstoffkonzentration verabreicht werden, um einen normalen oder erhöhten arteriellen Sauerstoffpartialdruck sicherzustellen. Eine Überwachung des gemischt-venösen Sauerstoffpartialdruckes kann sinnvoll sein, um diejenigen Patienten erfassen zu können, bei denen eine Sichelung droht oder bei denen eine Verbesserung der Oxygenierung notwendig ist. Werden Regionalanästhesieverfahren eingesetzt, ist die Verabreichung von zusätzlichem Sauerstoff sinnvoll. Um einer Blutstase vorzubeugen, müssen 1. stabile Herz-Kreislaufverhältnisse aufrecht erhalten werden (über eine entsprechende Regulierung der Narkosetiefe), 2. Blutdruckabfälle möglichst im voraus erahnt und entsprechend schnell korrigiert werden und 3. das intravasale Flüssigkeitsvolumen durch eine intravenöse Infusion kristalloider Lösungen aufrecht erhalten werden. Bei orthopädischen Operationen sollte ein Tourniquet nur dann angelegt werden, wenn es für ein optimales operatives Ergebnis unbedingt notwendig ist [19]. Bei Einsatz von Tourniquets besteht die Gefahr von Blutstase, Azidose und Hypoxämie mit entsprechender Sichelzellenbildung. Eine Übertransfusion kann zu einer unerwünschten Viskositätszunahme des Blutes führen und damit eine Blutstase begünstigen. Um sowohl eine Vasokonstriktion als auch eine Stase zu vermeiden, ist es wichtig, daß eine normale Köpertemperatur aufrecht erhalten wird.

Es gibt keine Beweise dafür, daß irgendein Anästhetikum oder irgendeine Medikamentenkombination bei Patienten mit einer Sichelzellenanämie besonders geeignet wäre. Unabhängig davon, was für Medikamente zur Durchführung einer Allgemeinanästhesie eingesetzt werden, kann es während und unmittelbar nach einer Vollnarkose zu einer Abnahme der zirkulierenden Sichelzellen kommen [20]. Die Succinylcholindosis ist zu modifizieren, da bei diesen Patienten gelegentlich die Aktivität der Plasmacholinesterase vermindert ist [21]. Es wurde vorgeschlagen, bei diesen Patienten Regionalanästhesieverfahren einer Vollnarkose vorzuziehen. Hierbei müssen jedoch die gleichen Vorsichtsmaßnahmen beachtet werden, was Ventilation, Oxygenierung, Hypotension und Stase betrifft. Bei Regionalanästhesieverfahren wie z.B. einer axillären Plexusblockade, einer Peridural- oder Spinalanästhesie kommt es im nicht-blockierten Körperbereich zu einer kompensatorischen Vasokonstriktion und zu einem Abfall des arteriellen Sauerstoffpartialdruckes. Dadurch sind eventuell Infarzierungen in diesen Körperbereichen möglich [22].

Für Patienten mit einer Sichelzellenanämie ist insbesondere die postoperative Phase kritisch. Sowohl Wundschmerz als auch Analgetika, oder das häufige Auftreten pulmonaler Infektionen und der zu erwartende Abfall des arteriellen Sauerstoffpartialdruckes begünstigen die Bildung einer Sichelung. Je nach Operationslokalisation können die arteriellen Sauerstoffpartialdrucke mehrere Tage unter dem präoperativen Ausgangsniveau bleiben. Eine zusätzliche Verabreichung von Sauerstoff, die Aufrechterhaltung des intravasalen Flüssigkeitsvolumens sowie eine normale Körpertemperatur sind bei diesen Patienten wichtig.

### 25.9.7 Thalassämie

Thalassämie (Mittelmeeranämie) ist ein Sammelbegriff für eine Reihe von Erbkrankheiten, die durch eine verminderte Syntheserate an strukturell normalen Polypeptidketten des Hämoglobins ($\alpha$-, $\beta$-, $\tau$-, $\delta$-Ketten) gekennzeichnet sind [23].

#### $\beta$-Thalassämie

Bei der $\beta$-Thalassämie liegt eine relative oder absolute Synthesestörung der $\beta$-Polypeptidketten des Hämoglobins vor. Daher kann kein normales adultes Hämoglobin A ($\alpha_2\beta_2$) gebildet werden. Neugeborene mit einer Thalassämie sind initial unauffällig, denn fetales Hämoglobin setzt sich aus zwei $\alpha$- und zwei $\tau$-ketten ($\alpha_2\tau_2$) zusammen. Die $\beta$-Thalassämie manifestiert sich erst, wenn das Kind älter wird und nicht in der Lage ist, adultes Hämoglobin A ($\alpha_2\beta_2$) zu bilden.

Die $\beta$-Thalassämie wird unterteilt in eine Minorform und eine Majorform (Cooley-Anämie). Patienten mit einer Thalassämie minor sind heterozygot und entwickeln eine leichte hypochrome und mikrozytäre Anämie mit Target-Zellen (Schießscheiben-Zellen). Ansonsten sind die Patienten asymptomatisch. Die Hämoglobinelektrophorese zeigt eine mäßige Erhöhung von Hb A II ($\alpha_2\delta_2$) und häufig auch von Hb F ($\alpha_2\tau_2$).

Die Thalassämie major stellt die homozygote Form dar und führt zu einer schweren Anämie. Die Thalassämie major wird bereits im Kindesalter symptomatisch und führt zu Veränderungen und Funktionsstörungen an vielen Organsystemen. Zum Beispiel entstehen aufgrund der erhöhten Erythrozytenbildung charakteristische Skelettveränderungen wie z.B. Deformierung im Bereich der Gesichts- und Schädelknochen und der typische Bürstenschädel. Durch die übermäßig ausgeprägten Oberkieferknochen kann es schwierig sein, die Glottis während der direkten Laryngoskopie darzustellen. Aufgrund der extramedullären Hämatopoese ist die Leber vergrößert. Eine verminderte hepatische Synthese an Gerinnungsfaktoren kann auf eine Schädigung der Leber hinweisen. Aufgrund der exzessiven extramedullären Hämatopoese kann es auch zu einer Zerstörung von Wirbelkörpern und zu einer Kompression des Rückenmarks kommen [24]. Normalerweise liegt auch eine Splenomegalie vor. An kardialen Problemen sind bei diesen Patienten supraventrikuläre Rhythmusstörungen und eine Perikarditis zu beobachten. Häufig besteht außerdem eine Herzinsuffizienz [25]. Es muß beachtet werden, daß diese Patienten ungewöhnlich empfindlich auf Digitalis reagieren.

Therapeutisch werden bei der Thalassämie major Bluttransfusionen durchgeführt, um den Hämoglobinwert über 9 g/dl zu halten. Der Grund für dieses Therapieziel besteht darin, die endogene Hämatopoese zu drosseln und die aufgrund der exzessiven Knochenmarksaktivität entstehenden Probleme zu verhindern. Durch chronische Bluttransfusionen kann es jedoch zu einer Hämosiderose kommen, so daß eine gleichzeitige medikamentöse Therapie notwendig wird, um das überschüssige Eisen zu binden. Die Hämosiderose kann zu einer Linksherzinsuffizienz führen. Bei einigen Patienten wird eine Splenektomie notwendig, um die Hämolyse und Thrombozytopenie in den Griff zu bekommen.

### α-Thalassämie

Bei der α-Thalassämie können keine α-Ketten synthetisiert werden, die für das normale adulte Hämoglobin notwendig sind. Patienten, die heterozygot für eine α-Thalassämie sind, entwickeln typischerweise eine leichte hypochrome und mikrozytäre Anämie. Gelegentlich können eine Bluttransfusion und eine Splenektomie notwendig werden, um die Hämolyse in Griff zu bekommen. Eine homozygote α-Thalassämie ist mit dem Leben nicht vereinbar, sie führt zu einem intrauterinen Fruchttod oder zum Versterben des Neugeborenen kurz nach der Geburt.

### 25.9.8 Methämoglobinämie

Unter Methämoglobin wird Hämoglobin A verstanden, bei dem das Eisen nicht in zweiwertiger, sondern in dreiwertiger Form (Hämiglobin) vorliegt. Das dreiwertige Eisen ist jedoch nicht in der Lage, Sauerstoff zu binden. Daher ist die Sauerstofftransportkapazität des arteriellen Blutes stark erniedrigt.

Methämoglobin ist nicht nur außerstande, reversibel Sauerstoff zu binden, sondern es führt auch zu einer Linksverlagerung der Sauerstoffdissoziationskurve. Hierdurch wird die Sauerstoffabgabe an das Gewebe zusätzlich erschwert. Zwar liegt auch normalerweise ein Teil des im Hämoglobin gebundenen Eisens in der dreiwertigen Form vor, es treten jedoch keine hohen Methämoglobinkonzentrationen auf, da das dreiwertige Eisen durch die Methämoglobinreduktase (Diaphorase) wieder in die zweiwertige Form reduziert wird. Werden Patienten mit einem angeborenen Mangel an Methämoglobinreduktase mit nitrathaltigen Verbindungen, wie z.B. Nitroglyzerin, therapiert, kann es zur Entwicklung einer Methämoglobinämie kommen [26–28].

Eine Methämoglobinämie muß vermutet werden, falls bei normalen arteriellen Sauerstoffpartialdrucken eine Zyanose besteht und die fraktionelle (die am Cooximeter gemessene) Sauerstoffsättigung erniedrigt ist. Es muß allerdings beachtet werden, daß der arterielle Sauerstoffsättigungswert normal ist, falls der Sättigungswert anhand des arteriellen Sauerstoffpartialdruckes und anhand von Nomogrammen errechnet wird (wie z.B. im ABL von Radiometer Copenhagen). Falls bei einer Zyanose eine Methämoglobinämie vermutet wird, ist es wichtig, sowohl den arteriellen Sauerstoffpartialdruck als auch die (fraktionelle) Sauerstoffsättigung im arteriellen Blut zu messen (z.B. mit einem Co-Oximeter).

Eine Zyanose ist normalerweise dann zu erwarten, wenn im Plasma mehr als 1,5 g × dl$^{-1}$ Methämoglobin vorhanden sind. Dagegen müssen mindestens 5 g × dl$^{-1}$ an reduziertem Hämoglobin vorliegen, damit eine Zyanose erkennbar wird.

Liegt eine Zyanose aufgrund einer Methämoglobinämie vor, ist eine intravenöse Infusion von 1–2 mg × kg$^{-1}$ Methylenblau über 5 Minuten durchzuführen. Falls die Zyanose bestehen bleibt, kann diese Dosis alle 60 Minuten wiederholt werden.

Es muß jedoch beachtet werden, daß es bei Dosen von mehr als 7 mg × kg$^{-1}$ zu einer Oxydation des Hämoglobins und einer Methämoglobinbildung kommen kann.

### 25.9.9 Sulfhämoglobinämie

Die Sulfhämoglobinämie ähnelt der Methämoglobinämie darin, daß beide Hämoglobinformen keinen Sauerstoff transportieren können und daß es beide Male zu einer Zyanose kommt, obwohl der arterielle Sauerstoffpartialdruck normal ist [29]. Diejenigen Medikamente, die Methämoglobin bilden, können auch Sulfhämoglobin verursachen.

Die häufigste Ursache für eine Sulfhämoglobinämie ist die Oxidation des Hämoglobineisens durch Medikamente [27,28]. Warum manche Patienten eine Sulfhämoglobinämie und andere eine Methämoglobinämie entwickeln, ist nicht bekannt. Im Gegensatz zu Methämoglobin kann Sulfhämoglobin durch Methylenblau nicht in Hämoglobin rückgeführt werden. Die einzige Möglichkeit, Sulfhämoglobin zu beseitigen, ist die Zerstörung dieser Erythrozyten.

### 25.9.10 Sonstige Hämoglobinopathien

Anämien mit Heinz'schen Innenkörpern in den Erythrozyten stellen eine Gruppe von Hämoglobinopathien dar, die durch eine beschleunigte Hämolyse gekennzeichnet sind.

Das bei diesen Anämieformen am häufigsten auftretende pathologische Hämoglobin ist das Hämoglobin Köln ($\alpha_{2,2}^{98ValMet}$). Diese Hämoglobinform hat eine erhöhte Affinität zum Sauerstoff und der entsprechende p50-Wert ist daher erniedrigt.

Auch das Hämoglobin Yakima ist durch eine erhöhte Sauerstoffaffinität gekennzeichnet, der p50-Wert beträgt ungefähr 12 mmHg. Diese Patienten weisen eine kompensatorisch erhöhte Erythrozytenproduktion auf. Hierdurch steigt der Hb-Wert an.

Beispiele für pathologische Hämoglobine mit einer verminderten Sauerstoffaffinität sind das Hämoglobin Kansas (p50-Wert von 70 mmHg) und das Hämoglobin Seattle (p50-Wert von 41 mmHg).

## 25.10 Leukozyten

Die Leukozyten werden unterteilt in neutrophile (polymorph-kernige) Granulozyten, Lymphozyten, eosinophile Granulozyten, basophile Granulozyten und Monozyten (Tab. 25.3).

Die Leukozytengesamtzahl im Blut beträgt 4500–10000 mm$^{-3}$. Hierbei überwiegen die neutrophilen Granulozyten (Tab. 25.5).

### 25.10.1 Neutrophile Granulozyten

Die neutrophilen Granulozyten stellen den ersten Abwehrmechanismus gegen bakterielle Infektionen dar. Die vom Wirtsorganismus produzierten Chemotaxine sind dafür verantwortlich, daß neutrophile Granulozyten in das Infektionsgebiet gelockt werden. Die Wanderung der neutrophilen Granulozyten zu einem chemotaktischen Stimulus wird durch Anästhetika, wie z.B. Halothan, Enfluran und Morphin verzögert. Da hierbei die neutrophilen Granulozyten langsamer zu einem chemotaktischen Stimulus wandern, könnte die Gefahr bakterieller Infektionen erhöht sein.

Dennoch gibt es keine Beweise dafür, daß eine Allgemeinanästhesie das Risiko postoperativer Infektionen erhöht (vgl. Kapitel 29). Die Mobilität der neutrophilen Granulozyten wird auch durch Katecholamine vermindert. Die Motilität der neutrophilen Granulozyten ist auch bei Patienten mit einem Diabetes mellitus oder einer rheumatoiden Arthritis vermindert. Nachdem die neutrophilen Granulozyten den Infektionsherd erreicht haben, setzen sie lysosomale Enzyme frei und beginnen zu phagozytieren. Nicht nur die Motilität der neutrophilen Granulozyten, sondern auch deren Phagozytosefähigkeit wird durch eine Allgemeinanästhesie vermindert. Es gibt jedoch keine Beweise, daß dadurch bakterielle Infektionen begünstigt würden.

#### Neutrophilie

Eine Neutrophilie ist zumeist Hinweis auf eine bakterielle Infektion. Auch durch Lithium oder Kortikosteroide kann es zu einer medikamentös bedingten Erhöhung der peripheren Neutrophilenzahl kommen. Kortikosteroide führen deshalb zu einer Erhöhung an zirkulierenden neutrophilen Granulozyten, weil sie deren Lebensdauer im Blut verlängern. Gelegentlich kommt es auch im Rahmen einer myeloproliferativen Erkrankung zu einer Produktionssteigerung an neutrophilen Granulozyten.

#### Neutropenie

Von einer Neutropenie wird gesprochen, falls die Anzahl der zirkulierenden neutrophilen Granulozyten unter $1\,800 \times$ cm$^{-3}$ beträgt. Liegt die Neutrophilenzahl unter $1\,000 \times$ mm$^{-3}$, kommt es häufig zu bakteriellen Infektionen. Auch bei Patienten mit einer Anämie oder Thrombozytopenie kann es zu einer Neutropenie kommen. Ebenso entwickeln bis zu 30% der Patienten mit einer infektiösen Mononukleose eine Neutropenie.

### 25.10.2 Lymphozyten

Lymphozyten haben eine wichtige Aufgabe bei der Synthese von Immunglobulinen und bei der Erkennung von körperfremden Antigenen. Im Rahmen einer viralen Infektion kommt es typischerweise zu einer Lymphozytose.

### 25.10.3 Eosinophile und basophile Granulozyten

Die Funktion der eosinophilen Granulozyten ist nicht genau bekannt. Im Rahmen von allergischen Reaktionen, Pilzinfektionen und Erkrankungen wie einer Periarteriitis nodosa oder einer Sarkoidose kommt es zu einer Zunahme der eosinophilen Granulozyten. Ein Löffler-Syndrom ist durch eine Eosinophilie sowie durch Lungeninfiltrate, Husten, Dyspnoe und erhöhte Körpertemperatur gekennzeichnet. Die Therapie be-

**Tab. 25.5:** Unterteilung der Leukozyten

|  | Anzahl/mm³ (Normalbereich) | prozentualer Anteil an der Leukozytengesamtzahl (Normalbereich) |
|---|---|---|
| Neutrophile | 3000–6000 | 55–65 |
| Lymphocyten | 1500–3500 | 25–35 |
| Eosinophile | 0–300 | 1–3 |
| Basophile | 0–100 | 0–1 |
| Monocyten | 300–500 | 3–6 |

steht in der Verabreichung von Kortikosteroiden. Eine numerische Verminderung der zirkulierenden eosinophilen Granulozyten tritt im Rahmen von Erkrankungen nur selten auf.

Basophile Granulozyten enthalten Granula, die bei einer Stimulation – z. B. bei einer Antigen-Antikörper-Reaktion – Histamin freisetzen. Bei einer Degranulation der basophilen Granulozyten kommt es auch zur Freisetzung des PAF (platelet activating factor).

## Literaturhinweise

1. Kowalyshyn TJ, Prager D, Young J. A review of the present status of preoperative hemoglobin requirements. Anesth Analg 1972; 51: 75–9
2. Szer LSC, Shoemaker WC. Optimal hematocrit value in critically ill postoperative patients. Surg Gynecol Obstet 1978; 147: 363–8
3. Ellis DE, Stoelting RK. Individual variations in fluroxene, halothane, and methoxyflurane blood-gas partition coefficients, and the effect of anemia. Anesthesiology 1975; 42: 748–50
4. Lerman J, Gregory GA, Eger EI. Hematocrit and the solubility of volatile anesthetics in blood. Anesth Analg 1984; 63: 911–4
5. Barrera M, Miletich DJ, Albrecht RF, Hoffman WE. Hemodynamic consequences of halothane anesthesia during chronic anemia. Anesthesiology 1984; 61: 36–42
6. Longnecker DE, Sturgill BC. Influence of anesthetic agent on survival following hemorrhage. Anesthesiology 1976; 45: 516–21
7. Weiskopf RB, Townsley MI, Riordan KK, et al. Comparison of cardiopulmonary responses to graded hemorrhage during enflurane, halothane, isoflurane, and ketamine anesthesia. Anesth Analg 1981; 160: 481–91
8. Houghton JB, Toghill PJ. Myasthenia gravis and red cell aplasia. Br Med J (Clin Res) 1978; 2: 1402–3
9. Bruce DL, Koepke JA. Anesthetic management of patients with bone-marrow failure. Anesth Analg 1972; 51: 597–606
10. Koblin DD, Watson JE, Deady JE, et al. Inactivation of methionine synthetase by nitrous oxide in mice. Anesthesiology 1981; 54: 318–24
11. Kripke BJ, Talarico L, Shah NK, Kelman AD. Hematologic reaction to prolonged exposure to nitrous oxide. Anesthesiology 1977; 47: 342–8
12. Layzer RB. Myeloneuropathy after prolonged exposure to nitrous oxide. Lancet 1978; 2: 1227–30
13. Spence AA. Environmental pollution by inhalation anaesthetics. Br J Anaesth 1987; 59: 96–109
14. Burka ER, Weaver Z, Marks PA. Clinical spectrum of hemolytic anemia associated with glucose-6-phosphate dehydrogenase deficiency. Ann Intern Med 1966; 64: 817–25
15. Shapley JM, Wilson JR. Post-anesthetic jaundice due to glucose-6-phosphate dehydrogenase deficiency. Can Anaesth Soc J 1973; 20: 390–2
16. Lessin LS, Jensen WN. Sickle cell anemia 1910–1973. An overview. Arch Intern Med 1974; 133: 529–43
17. Zarkowsky HS, Gallagher D, Gill FM, et al. Bacteremia in sickle hemoglobinopathies. J Pediatr 1986; 109: 579–85
18. Heiner M, Teasdale SJ, David T, et al. Aortocoronary bypass in a patient with sickle cell trait. Can Anaesth Soc J 1979; 26: 428–34
19. Stein RE, Urbaniak J. Use of the tourniquet during surgery in patients with sickle cell hemoglobinopathies. Clin Orthop 1980; 151: 231–3
20. Maduska AL, Guinee WS, Heaton JA, et al. Sickling dynamics of red blood cells and other physiologic studies during anesthesia. Anesth Analg 1975; 54: 361–5
21. Hilkovitz G, Jacobson A. Hepatic dysfunction and abnormalities of the serum proteins and serum enzymes in sickle-cell anemia. J Lab Clin Med 1961; 57: 856–67
22. Bridenbaugh PO, Moore DC, Bridenbaugh LD. Alterations in capillary and venous blood gases after regional-block anesthesia. Anesth Analg 1972; 51: 280–6
23. Niehius AW. Thalassemia major: Molecular and clinical aspects. Ann Intern Med 1979; 91: 883–97
24. Cross JN, Morgan OS, Gibbs WN, Cheruvanky I. Spinal cord compression in thalassemia. J Neurol Neurosurg Psychiatry 1977; 40: 1120–2
25. Leon MB, Borer JJ, Bacharach SL, et al. Detection of early cardiac dysfunction in patients with severe beta-thalassemia and chronic iron overload. N Engl J Med 1979; 301: 1143–8
26. Gabel RA, Bunn HF. Hereditary methemoglobinemia as a cause of cyanosis during anesthesia. Anesthesiology 1974; 40: 516–8
27. Fibuch EE, Cecil WT, Reed WA. Methemoglobinemia associated with organic nitrate therapy. Anesth Analg 1979; 58: 521–3
28. Zurick AM, Wagner RH, Starr NJ, et al. Intravenous nitroglycerin, methemoglobinemia, and respiratory distress in a postoperative cardiac surgical patient. Anesthesiology 1984; 61: 464–6
29. Schmitter CR. Sulfhemoglobinemia and methemoglobinemia – uncommon causes of cyanosis. Anesthesiology 1975; 43: 586–7

# 26 Hämorrhagische Diathese

Um eine perioperativ auftretende hämorrhagische Diathese (Blutungsneigung) erkennen und richtig einschätzen zu können, müssen dem Anästhesisten die Mechanismen der Hämostase (Blutstillung) bekannt sein. Ein entsprechendes Wissen erleichtert auch die Betreuung von Patienten mit einer bereits präoperativ bekannten Blutungsneigung.

## 26.1 Physiologie der Hämostase

Bei der Hämostase (Blutstillung) kann eine vaskuläre, thrombozytäre und plasmatische Phase unterschieden werden. Wird die Integrität der Gefäßwand verletzt, ist eine effektive Blutstillung nur dann sichergestellt, wenn diese drei Phasen reibungslos ablaufen und richtig ineinander greifen. Eine Vielzahl der Blutstillungsvorgänge spielt sich an Thrombozytenoberflächen oder im Bereich verletzter Gefäßwände ab. Dadurch wird gewährleistet, daß die Hämostaseprozesse nur im geschädigten Gewebeareal ablaufen.

### 26.1.1 Vaskuläre Phase

Charakteristisch für die vaskuläre Phase der Blutstillung ist die Vasokonstriktion der verletzten Blutgefäße. Hierbei kommt es zur Kontraktion der glatten Muskulatur der Gefäßwand. Die Gefäßkontraktion ist der erste Schritt der Hämostasemechanismen. Dieser Mechanismus kann bei Verletzung kleiner Gefäße oder bei stichförmigen Wunden für die Blutstillung ausreichend sein.

Bei massiv traumatisierten oder gequetschten Blutgefäßen kommt es zu einer sehr starken Vasokonstriktion. Dagegen sind bei glatt durchtrennten Gefäßen – wie etwa bei operativen Eingriffen – die Vasospasmen geringer, der Blutverlust ist entsprechend höher.

### 26.1.2 Thrombozytäre Phase

Die thrombozytäre Phase der Hämostase wird durch den Kontakt von Thrombozyten mit subendothelialen Bestandteilen der verletzten Gefäßwand ausgelöst [1]. Durch die Fähigkeit der Thrombozyten, sich an Gefäßkollagen anzulagern, wird der entscheidende erste Schritt, das heißt die Thrombozytenaggregation, an den Wundrändern ausgelöst (primäre Thrombozytenaggregation). Dadurch kommt es auch zur Freisetzung vasoaktiver Substanzen aus den Speichergranula der Blutplättchen, z.B. wird Serotonin freigesetzt. Diese vasoaktiven Substanzen tragen dazu bei, daß die Vasokonstriktion räumlich begrenzt bleibt. Aufgrund des Kontakts mit Kollagen werden aus den Thrombozyten auch Adenosindiphosphat und Thromboxan $A_2$ freigesetzt. Diese Mediatoren stimulieren im Bereich der Gefäßverletzung eine weitere Thrombozytenaggregation (sekundäre Thrombozytenaggregation) und bewirken, daß auch diese Thrombozyten ihre Speichergranula entleeren. Durch die Thrombozytenaggregation im Bereich der Verletzung entsteht ein blutstillender Pfropf; darüber hinaus werden über den Oberflächenkontakt eine Vielzahl zirkulierender Gerinnungsfaktoren aktiviert. Die Bildung des Thrombozytenpropfes ist für den Verschluß alltäglicher Bagatellverletzungen entscheidend. Falls die Thrombozytenzahl vermindert ist, kann es an den inneren Organen und unter der Haut zu kleinen Einblutungen kommen. Durch die Thrombozytenaggregation kommt es normalerweise zu keinem Verschluß der Gefäßlumina.

Thrombozyten werden von Megakaryozyten im Knochenmark gebildet. Die Lebensdauer der Thrombozyten beträgt nach Einschwemmung in den Kreislauf etwa 10 Tage. Fast ein Drittel der Blutplättchen sind in der Milz nachzuweisen; dieser Pool kann mit den Thrombozyten des Herzkreislaufsystems frei ausgetauscht werden. Entsteht ein erhöhter Thrombozytenbedarf, kann die Thrombozytenproduktion um das 8-fache gesteigert werden.

## 26.1.3 Plasmatische Gerinnung

Ziel der plasmatischen Gerinnung ist die Fibrinbildung. Sie besteht aus «Extrinsic»- und «Intrinsic system» sowie deren gemeinsamer Endstrecke (Abb. 26.1). Die Gerinnungsfaktoren werden entweder mit einer römischen Zahl oder mit einem Eigennamen bzw. einem Synonym bezeichnet (Tab. 26.1). Ihre Numerierung entspricht nicht dem Ablauf der Aktivierung, sondern der Reihenfolge ihrer Entdeckung.

Das bei Gewebsverletzungen freigesetzte Thromboplastin aktiviert das «Extrinsic system». Das «Intrinsic system» kann durch verschiedene Ursachen wie z.B. freiliegendes Kollagen beschädigter Gefäßwände oder durch Antigen-Antikörper-Komplexe aktiviert werden. Sowohl «Intrinsic»- als auch «Extrinsic system» führen letztlich zur Bildung des aktivierten Faktors X. Mit der Aktivierung von Faktor X beginnt die gemeinsame Endstrecke von «Extrinsic»- und «Intrinsic system», die zur Bildung von Fibrin führt. Fibrin stellt den strukturellen Grundbestandteil des Blutkoagels dar. Eine sich weiter ausbreitende Gerinnselbildung kann nur dann entstehen, wenn kein Blutfluß vorhanden ist. Liegt eine Blutströmung vor, werden die Gerinnungsfaktoren, die während der Koagelbildung freigesetzt wurden, laufend verdünnt. Die unter solchen Bedingungen vorhandenen Konzentrationen der Gerinnungsfaktoren reichen für eine sich weiter ausbreitende Gerinnselbildung nicht aus. Sie bleibt lokal auf den Gefäßdefekt beschränkt. Nachdem das Blutkoagel gebildet ist, kommt es zur Retraktion des Gerinnsels. Hierdurch werden die Gefäßwände einander angenähert. Für diesen Vorgang sind Thrombozyten erforderlich. Zum plasmatischen System gehören auch natürlich vorkommende Gerinnungsinhibitoren und das fibrinolytische System. Die Fibrinolyse wird durch Plasmin vermittelt. Plasmin bewirkt den Abbau von Fibrin in kleinere Fragmente, die als Fibrinspaltprodukte bezeichnet werden. Diese Fibrinspaltprodukte werden normalerweise durch das rektikuloendoteliale System vollends abgebaut. Hohe Plasmakonzentrationen an Fibrinspaltprodukten hemmen die Vernetzung der Fibrinmonomere und führen zu Thrombozytenfunktionsstörungen.

Mit Ausnahme von Faktor VIII, der im rektikuloendotelialen System gebildet wird, werden alle im Kreislauf zirkulierenden Gerinnungsfaktoren in der Leber synthetisiert. Damit die Faktoren II, VII, IX und X in der Leber synthetisiert werden können, muß Vitamin K vorhanden sein.

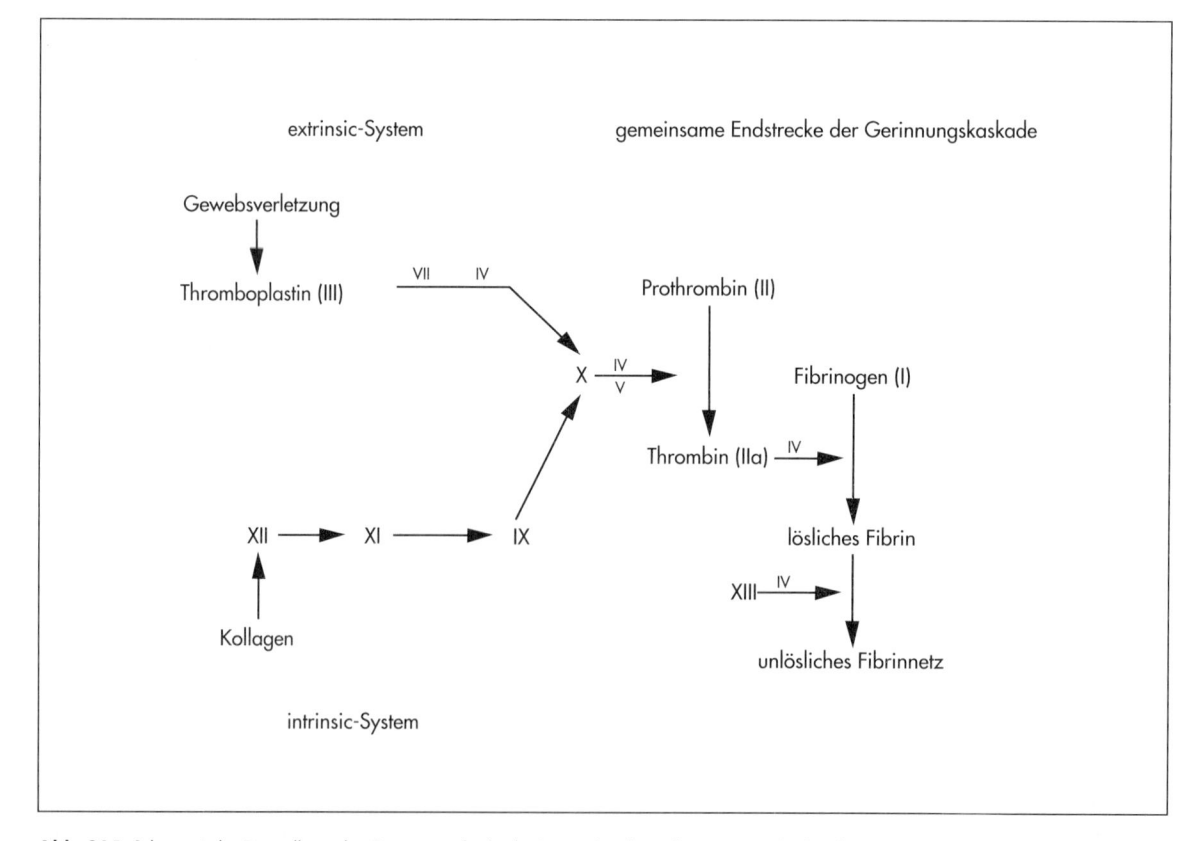

**Abb. 26.1:** Schematische Darstellung der Gerinnungskaskade. Sie wird in drei Schritte unterteilt, die als «Extrinsicsystem», «Intrinsicsystem» und gemeinsame Endstrecke der Gerinnung bezeichnet werden. Bei einer Gewebsverletzung kommt es zur Aktivierung des «Extrinsicsystems». Das Intrinsicsystem wird durch Kollagen aus verletzten Gefäßen aktiviert. Das «Extrinsic» – und das «Intrinsicsystem» führen beide zu einer Aktivierung von Faktor X. Der aktivierte Faktor X löst eine Reihe von Schritten in der gemeinsamen Endstrecke der Gerinnungskaskade aus und führt letztendlich zur Bildung eines unlöslichen Fibrinnetzes.

**Tab. 26.1:** Gerinnungsfaktoren

| | Faktorenbezeichnung | Plasma-Konzentration ($\mu g \cdot ml^{-1}$) | Halbwertszeit (Stunden) | minimale Konzentration, die für eine operative Hämostase notwendig ist (% des Normalwertes) | Stabilität bei Lagerung von Vollblut (4°Celsius, 21 Tage) |
|---|---|---|---|---|---|
| I | Fibrinogen | 2000–4000 | 95–150 | 50–100 | keine Veränderung |
| II | Prothrombin | 150 | 65–90 | 20–40 | keine Veränderung |
| III | Thromboplastin | | | | |
| IV | Kalzium | | | | |
| V | Proaccelerin | 10 | 15–24 | 5–20 | Halbwertszeit 7 Tage |
| VII | Proconvertin | 0.5 | 4–6 | 10–20 | keine Veränderung |
| VIII | antihämophiles Globulin | 15 | 10–12 | 30 | Halbwertszeit 7 Tage |
| IX | Christmas-Faktor | 3 | 18–30 | 20–25 | keine Veränderung |
| X | Stuart-Prower-Faktor | 15 | 40–60 | 10–20 | keine Veränderung |
| XI | Plasmathromboplastin antecedant | <5 | 45–60 | 20–30 | Halbwertszeit 7 Tage |
| XII | Hagemann-Faktor | <5 | 50–70 | 0 | keine Veränderung |
| XIII | fibrinstabilisierender Faktor | 20 | 72–120 | 1–3 | keine Veränderung |

## 26.2 Laborchemische Hämostasediagnostik

Durch laborchemische Untersuchungen können die thrombozytäre und die plasmatische Phase der Hämostase beurteilt werden. Es ist wichtig, solche Untersuchungsbefunde interpretieren zu können. Nur dann kann überprüft werden, ob präoperativ ein ausreichendes Hämostasepotential vorliegt. Entsprechende Kenntnisse sind auch Voraussetzung für die Differentialdiagnose perioperativer Hämostasestörungen (Tab. 26.2). Um die thrombozytäre Phase zu beurteilen, werden die Blutungszeit und die Thrombozytenzahl bestimmt. Vor allem dann, wenn die Thrombozytenzahl zwar normal, die Blutungszeit aber verlängert ist, kann die Thrombozytenaggregation auch nach Zusatz von Adenosindiphosphat, Adrenalin oder Kollagen untersucht werden. So können Störungen der Plättchenfunktion erfasst werden. Zur Überprüfung der plasmatischen Gerinnung werden Quick-Wert (Prothrombinzeit, Thromboplastinzeit), partielle Thromboplastinzeit (PTT), Thrombinzeit, Fibrinogenkonzentration und die Konzentration der Fibrinogenspaltprodukte bestimmt. Durch Untersuchung von Quickwert und partieller Thromboplastinzeit kann die Aktivität sämtlicher Gerinnungsfaktoren erfaßt werden.

### 26.2.1 Blutungszeit

Die Thrombozytenfunktion wird am besten mit der Blutungszeit erfaßt. Falls eine verlängerte Blutungszeit (über 10 Minuten) vorliegt, obwohl die Thrombozytenzahl mehr als 100 000/ml$^3$ beträgt, weist dies auf eine Thrombozytenfunktionsstörung hin. Bei massiven intraoperativen Blutungen kann die Bestimmung der Blutungszeit wichtige Hinweise liefern. Eine Blutdruckmanschette wird am betreffenden Arm angelegt und bis auf einen Druck von 40 mm Hg aufgepumpt. Um reproduzierbare Ergebnisse zu erzielen, wird mit einem speziellen Skalpell eine 9 mm lange und 1 mm tiefe Inzision an der Volarseite in der Mitte des Unterarmes vorgenommen. Im Abstand von 30 Sekunden wird die Wundfläche mit einem saugfähigen Papier betupft. Das Intervall zwischen der Inzision und dem Zeitpunkt, an dem das Papier nicht mehr mit Blut benetzt wird, entspricht der Blutungszeit. Sie beträgt normalerweise weniger als 5 Minuten. Die subaquale Blutungszeit kann dadurch bestimmt werden, daß mit einem Hämostylet in das Ohrläppchen bzw. die Fingerkuppe gestochen wird. Gestoppt wird die Zeit, bis der abfließende Blutfaden z. B. des unter Wasser gehaltenen Fingers (subaqual) abbricht. Die subaquale Blutungszeit sollte unter 300 Sekunden liegen.

**Tab. 26.2:** Gerinnungstests

| | Normalwerte | Gemessene Parameter |
|---|---|---|
| Blutungszeit | 3–10 Minuten | Thrombozytenfunktion und Intaktheit des Gefäßsystems |
| Thombozytenzahl | 150 000–400 000 mm$^3$ | |
| Prothrombinzeit | 12–14 Sekunden | Faktoren I, II, V, VII, X |
| partielle Thromboplastinzeit | 25–35 Sekunden | Faktoren I, II, V, VIII, IX, X, XI, XII |
| Thrombinzeit | 12–20 Sekunden | Faktoren I, II |
| Fibrinogen | 200–400 mg $\cdot$ dl$^{-1}$ | |
| Fibrinspaltprodukte | 4 $\mu g \cdot$ ml$^{-1}$ | |
| Thrombelastogramm | | Gerinnungsfaktoren und Thrombozyten |

## 26.2.2 Thrombozytenzahl

Mit der Thrombozytenzahl kann lediglich eine Aussage über die Menge, nicht aber über die Funktion der Thrombozyten gemacht werden. In einem wie üblich gefärbten peripheren Blutausstrich befinden sich pro Vergrößerungsfeld (× 1000) normalerweise 8–12 Thrombozyten. Dies entspricht einer normalen Thrombozytenzahl von 150 000 bis 450 000/mm$^3$. Bei Thrombozytenzahlen unter 100 000 tritt eine verlängerte Blutungszeit auf. Vor elektiven Operationen wird als Minimum eine Thrombozytenzahl zwischen 50 000 und 100 000/mm$^3$ gefordert [1]. Bei Thrombozytenzahlen unter 30 000/mm$^3$ besteht die Gefahr spontaner Blutungen. Liegt die Anzahl unter 10 000/mm$^3$, kann es zu spontanen intrakraniellen Blutungen kommen.

## 26.2.3 Thromboplastinzeit

Der Quick-Wert (Prothrombinzeit, Thromboplastinzeit) erfaßt das «Extrinsic system». Der Normalwert liegt zwischen 12 und 14 Sekunden. Mit Hilfe handelsüblicher standardisierter Nomogramme können diese Zeitangaben auch als prozentualer Anteil des Normalwertes ausgedrückt werden (Normalwert: 70–100%).

Eine Verlängerung des Quickwerts spiegelt eine verringerte Aktivität von Faktor II (Prothrombin), V, VII oder X wider. Über die Aktivität von Faktor VIII ist allerdings keine Aussage möglich. Geringe Heparindosierungen (z.B. 5000 I.E. beim Erwachsenen) verändern normalerweise den Quickwert nicht (Tab. 26.3). Auch die Plasmakonzentration an Faktor I (Fibrinogen) hat keinen Einfluß auf den Quickwert, sofern die Konzentration dieses Gerinnungsfaktors nicht unter 100 mg/dl absinkt. Hohe Heparindosierungen sowie geringe Mengen an Cumarinderivaten hemmen die Aktivität von Faktor VII und erniedrigen damit den Quickwert (Tab. 26.3).

## 26.2.4 Partielle Thromboplastinzeit

Die partielle Thromboplastinzeit (PTT) erfaßt das «Intrinsic system» sowie die gemeinsame Endstrecke der Gerinnungsphase [2]. Der Normalwert liegt zwischen 25 und 35 Sekunden. Bei Mangel eines beteiligten Gerinnungsfaktors (mit Ausnahme von Faktor VII und XIII) ist der PTT-Wert verlängert. Durch Gabe niedriger Dosen an Cumarinderivaten wird der Faktor VII des extrinsic-Systems inhibiert; die partielle Thromboplastinzeit, also das «Intrinsic system», wird daher nicht beinflusst (Tab. 26.3). Dagegen hemmen niedrige Heparindosen den Faktor IX und es kommt dadurch zur Verlängerung der partiellen Thromboplastinzeit (Tab. 26.3). Bei therapeutischer Dosierung von Heparin ist im Idealfall eine Verlängerung der partiellen Thromboplastinzeit auf das Doppelte des Ausgangswertes anzustreben.

## 26.2.5 Thrombinzeit

Die Thrombinzeit wird bestimmt, indem zu Citratplasma Thrombinlösung bekannter Aktivität zugesetzt wird. Die Zeit von Zugabe der Thrombinlösung bis zur Gerinnung (Fibrinbildung durch Umwandlung aus Fibrinogen) wird gemessen. Der Normalwert liegt zwischen 12 und 20 Sekunden. Bei einer erniedrigten Plasmaaktivität von Faktor I und II ist die Thrombinzeit verlängert, ebenso bei Heparingabe und erhöhter Konzentration an Fibrinspaltprodukten.

## 26.2.6 Fibrinogen

Fibrinogen befindet sich in einer laborchemisch erfaßbaren Konzentration im Kreislauf. Die normale Konzentration liegt zwischen 200 und 400 mg/dl. Niedrige Fibrinogen-Plasma-Spiegel können durch einen Verbrauch dieses Gerinnungsfaktors aufgrund generalisierter und übermäßiger Gerinnungsvorgänge bedingt sein.

## 26.2.7 Fibrinspaltprodukte

Fibrinogenspaltprodukte entstehen, wenn Fibrinogen und Fibrin durch Plasmin abgebaut werden. Die Plasmakonzentration der Fibrinspaltprodukte liegt normalerweise unter 4 mikrog × ml$^{-1}$. Höhere Konzentrationen weisen auf eine gesteigerte Fibrinolyse hin. Die primäre Fibrinolyse ist eine seltene Störung, sie wurde jedoch im Zusammenhang mit kardiopulmonalem Bypass, Leberzirrhose und Prostatakarzinom beobachtet. Häufiger tritt eine sekundäre Fibrinolyse auf, die typischerweise durch eine disseminierte intravasale Gerinnung bedingt ist.

**Tab. 26.3:** Auswirkungen von Antikoagulantien auf die Gerinnungstests

| | gehemmte Faktoren | Prothrombinzeit | partielle Thromboplastinzeit |
| --- | --- | --- | --- |
| Heparin (niedrig dosiert) | IX | normal | verlängert |
| Heparin (hoch dosiert) | II, IX, X | verlängert | verlängert |
| Cumarin (niedrig dosiert) | VII | verlängert | normal |
| Cumarin (hoch dosiert) | II, VII, IX, X | verlängert | verlängert |

## 26.2.8 Bestimmung einzelner Gerinnungsfaktoren

Unter gewissen Umständen ist es erforderlich, die Plasmakonzentration oder Aktivität einzelner Gerinnungsfaktoren zu bestimmen. Bei diesen Untersuchungen wird das Blut des Patienten einem Testserum zugegeben, bei dem ein bestimmter Gerinnungsfaktor fehlt. Ist die Konzentration dieses Gerinnungsfaktors im Patientenblut vermindert oder fehlt er ganz, ist die Gerinnungszeit verlängert oder das Blut gerinnt überhaupt nicht.

## 26.2.9 Thrombelastographie

Die Thrombelastographie ist ein Globaltest, mit dem die Koagelbildung überprüft wird. Hierdurch können anhand einer Blutprobe erniedrigte Konzentrationen an Gerinnungsfaktoren, Störungen der Thrombozyten, eine disseminierte intravasale Gerinnung und eine erhöhte Fibrinolyse innerhalb von 30 Minuten erfaßt werden. Mit Hilfe dieses Verfahrens konnte nachgewiesen werden, daß bei zunehmendem Blutverlust während operativer Eingriffe das Hämostasepotential zunimmt [3]. Vermutlich wirken operativer Streß, Gewebsverletzungen mit Freisetzung von Thromboplastin und erhöhte Katecholamin-Plasma-Konzentrationen einer Verminderung des Hämostasepotentials entgegen. Eine Verminderung des Hämostasepotentials wäre durch eine Hämodilution aufgrund anhaltender Blutverluste und aufgrund eines Verlustes an Gerinnungsfaktoren zu erwarten. In dem Zeitraum nach Narkoseeinleitung und vor Operationsbeginn ist das Hämostasepotential vermindert. Dies ist vermutlich darauf zurückzuführen, daß im Vergleich zum Wachzustand das Streßniveau vermindert ist und die Katecholamin-Plasma-Konzentrationen erniedrigt sind [3]. Bei mäßigen aber auch bei starken Blutverlusten ist die empirische Gabe von fresh-frozen-Plasma und Thrombozytenkonzentrat nicht gerechtfertigt. Voraussetzung für deren Einsatz ist, daß durch laborchemische Untersuchungen Gerinnungsstörungen nachgewiesen wurden.

## 26.3 Präoperative Diagnostik bei Patienten mit hämorrhagischer Diathese

Zur präoperativen Beurteilung des Gerinnungsstatus gehören Anamnese, körperliche Untersuchung und entsprechende laborchemische Diagnostik. Werden bereits vor Narkoseeinleitung Gerinnungsstörungen ausgeschlossen, ist die Differentialdiagnose einer eventuell intraoperativ auftretenden Blutungsneigung wesentlich einfacher.

## 26.3.1 Anamnese

Entscheidend für die Erkennung einer bereits präoperativ bestehenden Gerinnungsstörung ist eine sorgfältige Anamneseerhebung. Besonders wichtig sind hierbei Fragen nach einer Blutungsneigung bei vorausgegangenen Operationen. Im Säuglingsalter verlangen z.B. die Abnabelung oder eine Zirkumzision eine gut funktionierende Blutgerinnung. Auch Tonsillektomien und Zahnextraktionen sind Eingriffe, die im Kindesalter häufig durchgeführt werden und damit Informationen über das Gerinnungssystem liefern können. Falls im Säuglings- oder Kindesalter eine hämorrhagische Diathese auftritt, weist dies meist auf einen angeborenen Mangel eines essentiellen Gerinnungsfaktors hin. Es sollte auch erfragt werden, ob bei üblichen Verletzungen die Blutgerinnung zufriedenstellend ist. Auch, ob der Patient Verwandte mit verstärkter Blutungsneigung hat, sollte eruiert werden. Ebenso muß gezielt nach der Einnahme von Medikamenten gefragt werden, sowie danach, ob der Patient eventuell am Arbeitsplatz Kontakt mit toxischen Substanzen hatte.

## 26.3.2 Körperliche Untersuchung

Bei der körperlichen Untersuchung muß besonders auf petechiale Blutungen geachtet werden. Sie können als Hinweis auf eine Thrombozytenfunktionsstörung, auf Thrombozytopenie oder eine Störung der Gefäßintegrität gewertet werden. Dagegen äußern sich Blutungen aufgrund eines Mangels an Gerinnungsfaktoren charakteristischerweise als Ekchymosen. Eine Hämarthrose oder tiefe Einblutungen in die Skelettmuskeln sprechen ebenfalls eher für einen Faktorenmangel als für eine Thrombozytenfunktionsstörung oder Thrombozytopenie.

## 26.3.3 Laborchemische Untersuchungen

Falls eine Anamnese oder eine körperliche Untersuchung Hinweise auf eine bestehende Blutungsneigung ergeben, sind präoperative Laboruntersuchungen zur Beurteilung des Gerinnungsstatus sinnvoll. Z.B. ist bei Patienten mit Lebererkrankung, Malabsorption oder Mangelernährung eine präoperative Gerinnungsdiagnostik hilfreich. Auch bei Therapiemaßnahmen, die die normale Blutgerinnung beeinflussen können, ist eine präoperative laborchemische Gerinnungsdiagnostik sinnvoll. Bei Patienten, die mit Antikoagulantien behandelt werden, sollten die wichtigsten Gerinnungstests vorliegen. Die laborchemischen Untersuchungen sollten sämtliche Phasen der Hämostase erfassen. Anhand von Blutungszeit, Thrombozytenzahl, Quickwert, partieller Thromboplastinzeit und der Fibrinkonzentration im Plasma können die allermeisten Gerinnungsstörungen erfaßt werden (Tab. 26.2).

## 26.4 Angeborene Gerinnungsstörungen

Bei angeborenen Gerinnungsstörungen ist zumeist die Konzentration eines bestimmten Gerinnungsfaktors vermindert, oder dieser Faktor ist überhaupt nicht nachweisbar [4]. Die drei häufigsten angeborenen Gerinnungsstörungen sind Hämophilie A (Faktor VIII-Mangel, klassische Hämophilie), Hämophilie B (Faktor IX-Mangel, Christmas-Krankheit) und das Willebrand-Jürgens-Syndrom. Bei der präoperativen Vorbereitung dieser Patienten ist es wichtig zu wissen, welcher Gerinnungsfaktor fehlt und wie lange seine Eliminationshalbwertzeit nach exogener Substitution ist. Außerdem muß bekannt sein, was für Substanzen zur Behandlung dieser Gerinnungsstörung zur Verfügung stehen (Tab. 26.1).

### 26.4.1 Hämophilie A

Die Hämophilie A beruht auf einer fehlenden bzw. verringerten Aktivität des Gerinnungsfaktors VIII. Es wird geschätzt, daß in den Vereinigten Staaten von Amerika etwa 12 000 Patienten an Hämophilie A leiden [5]. Die genetische Information für die Aktivität von Faktor VIII wird X-chromosomal übertragen. Die Krankheit tritt deshalb nur bei Männern auf, während Frauen Konduktorinnen sind und normalerweise symptomlos bleiben.

#### Diagnose

Die Diagnose einer Hämophilie A kann anhand von Familienanamnese und Plasmakonzentrationsbestimmungen des Faktors VIII gestellt werden. Zwischen dem Schweregrad der Blutungsneigung und dem Faktor VIII-Plasmaspiegel besteht eine direkte Beziehung (Tab. 26.4). Beträgt die Konzentration des Faktors VIII unter 3% des Normalwertes, sind spontane Blutungen wahrscheinlich.

**Tab. 26.4:** Faktor VIII-Konzentrationen, die für eine Hämostase notwendig sind

| Hämostase | Faktor VIII-Konzentration (% des Normalwerts) |
|---|---|
| spontane Blutung | 1–3 |
| mäßiges Trauma | 4–8 |
| Hämarthrose und Blutungen in tiefe Muskelschichten | 10–15 |
| große operative Eingriffe | > 30 |

Als Screeningverfahren für die Hämophilie A eignet sich die partielle Thromboplastinzeit. Mit Ausnahme sehr leichter Verläufe ist sie stets verlängert. Die partielle Thromboplastinzeit ist vermutlich schon verlängert, wenn die Plasmakonzentration des Faktors VIII unter 50% des Normwertes liegt. Der Quickwert liegt dagegen bei Patienten mit Hämophilie A im Normbereich, da bei diesem Test die Aktivität des Faktors VIII nicht erfaßt wird.

#### Klinische Symptome

Bei Hämophilie A kommt es häufig zu Blutungen in tiefliegende Gewebe, zu Hämarthrose und Hämaturie. Die häufigste Todesursache bei Patienten mit Hämophilie A sind Blutungen im Bereich des zentralen Nervensystems. Aufgrund von Blutungen in die umgebende Skelettmuskulatur kann es sekundär auch zu einer Neuropathie des Nervus femoralis kommen.

#### Präoperative Vorbereitungen

Ziel der präoperativen Vorbereitung eines Hämophilie-Patienten muß es sein, die Plasmakonzentration des Faktors VIII soweit anzuheben, daß perioperativ eine ausreichende Hämostase gewährleistet ist (Tab. 26.4). Bei der Substitution des Faktors VIII wird davon ausgegangen, daß bei einer Faktor VIII-Konzentration von 100% 1 Einheit dieses Gerinnungsfaktors pro ml Plasma vorliegt. Es wird von einem Plasmavolumen von 40 ml/kg ausgegangen. Bei einem 50 kg schweren Patienten mit einer Faktor-VIII-Aktivität von weniger als 1% wären demnach 2000 Einheiten erforderlich, um die Konzentration dieses Faktors auf 100% anzuheben (40 ml/kg × 50 kg × 1 Einheit Faktor VIII/ml). Diese Dosierung muß zweimal pro Tag appliziert werden, denn die Eliminationshalbwertzeit des Faktors VIII beträgt 10–12 Stunden. Vor elektiven Eingriffen sollte die Faktor VIII-Plasma-Konzentration auf fast 100% angehoben werden; dadurch kann gewährleistet werden, daß die Aktivität intraoperativ nicht unter 30% abfällt [4]. Nach großen Operationen scheint für eine ausreichende Hämostase eine Faktor VIII-Plasmakonzentration von über 30% ausreichend. Trotz optimaler Faktor VIII-Plasmakonzentrationen kann es jedoch zu postoperativen Blutungen kommen. Möglicherweise scheinen noch andere Faktoren hierbei eine Rolle zu spielen [6]. So treten etwa nach Knieoperationen häufig postoperative Blutungen auf. Dies kann in Zusammenhang mit einer großen, entzündlich veränderten Synovialfläche stehen. Ungefähr 5–15% der Patienten mit Hämophilie A entwickeln jedoch Antikörper gegen Faktor VIII. Bei diesen Patienten muß nach einer Substitutionstherapie mit einer raschen Inaktivierung des zugeführten Faktors VIII gerechnet werden [7]. Aus diesem Grund kann es bei diesen Patienten schwierig sein, normale Faktor VIII-Plasmaspiegel zu erreichen. Eine Substitution kann mit Kryopräzipitaten oder Faktor VIII-Konzentrationen durchgeführt werden. Die Gabe von fresh-frozen-Plasma sollte bei Patienten mit Hämophilie A nicht mehr durchgeführt werden [8]. Kryopräzipitate enthalten 5–10 Einheiten Faktor VIII pro ml. Bei der Gabe von Kryopräzipitaten besteht jedoch ein erhöhtes Risiko, viral bedingte Erkrankungen zu übertragen. Faktor VIII-Konzentrate enthalten bis zu 40 Einheiten pro ml. Das hierbei benötigte geringe Infusionsvolumen stellt einen großen Vorteil dar. Auch hier besteht jedoch ein beträchtliches Risiko, daß eine Virushepatitis oder AIDS übertragen werden (vgl. Kapitel 29). Als Alternative zu den Blutprodukten könnte das synthetische Androgen Danazol in Frage kommen. Nach Gabe dieser Substanz kommt es bei einigen, jedoch nicht bei allen Patienten mit Hämophilie A zu einer Zunahme der Faktor VIII-Aktivität und zu einer Abnahme der Blutungsneigung [9]. Medikamente, die eine normale Thrombozytenfunktion beeinflussen, wie etwa Acetylsalicylsäure, sollten bei Patienten mit Hämophilie A auf jeden Fall vermieden werden.

### Narkoseführung

Patienten mit Hämophilie A sollten nach Möglichkeit oral prämediziert werden. Obwohl intramuskuläre Injektionen bei einer Faktor-VIII Konzentration über 35 % problemlos sind, scheint es sinnvoll, diese Applikationsform möglichst zu vermeiden [10]. Falls ein Anticholinergikum notwendig scheint, kann es vor Narkoseeinleitung intravenös verabreicht werden. Als Narkoseverfahren der Wahl gilt zumeist die Allgemeinanästhesie, denn wegen der Gefahr unkontrollierbarer Blutungen sollten keine Regionalanästhesieverfahren angewandt werden. Es liegen jedoch auch Fallberichte über zwei Patienten mit Hämophilie A vor, bei denen eine komplikationslose axilläre Plexusblockade durchgeführt wurde [10]. Bei der Auswahl der Narkosemittel muß beachtet werden, daß zusätzliche Lebererkrankungen vorliegen können. Ursache dieser Lebererkrankungen kann eine Hepatitis infolge vorausgegangener Faktor VIII-Substitutionen oder Bluttransfusionen sein. Aus denselben Gründen kann auch eine HIV-Infektion bestehen (vgl. Kapitel 29). Die endotracheale Intubation muß nicht grundsätzlich vermieden werden, jedoch sollte die direkte Laryngoskopie möglichst atraumatisch geführt werden. Oberflächliche Blutungen können durch Kompression solange beherrscht werden, bis eine Substitutionstherapie mit Faktor VIII eingeleitet ist.

## 26.4.2 Hämophilie B

Die Hämophilie B ist durch eine fehlende oder verminderte Aktivität des Faktors IX bedingt. Im Vererbungsmodus und im klinischen Erscheinungsbild unterscheidet sich diese Erkrankung nicht von der Hämophilie A. Die Diagnose der Hämophilie B wird anhand der erniedrigten oder fehlenden Faktor IX-Plasmakonzentration – bei gleichzeitig normaler Faktor VIII-Aktivität – gestellt. Die partielle Thromboplastinzeit ist bei Patienten mit Hämophilie B verlängert.
Die Substitutionstherapie der Hämophilie B wird mit Faktor IX-haltigen Konzentraten durchgeführt. Die Gabe von fresh-frozen-Plasma sollte bei Patienten mit Hämophilie B nicht mehr durchgeführt werden [8]. Vor Wahleingriffen ist die Plasmakonzentration von Faktor IX soweit zu heben, daß die Spiegel während der perioperativen Phase nicht unter 30 % des Normalwertes abfallen. Die Applikationsintervalle der hierfür eingesetzten Substanzen orientieren sich an der Eliminationshalbwertszeit von etwa 24 Stunden. Für die präoperative Vorbereitung und die Narkoseführung dieser Patienten gelten die gleichen Richtlinien wie für Hämophilie A.

## 26.4.3 Willebrand-Jürgens-Syndrom

Die unter dem Namen Willebrand-Jürgens-Syndrom bekannte Gerinnungstörung wird autosomal dominant vererbt und betrifft beide Geschlechter. Die genaue Ursache der Störung ist bisher noch nicht bekannt. Mit großer Wahrscheinlichkeit handelt es sich dabei jedoch um den Mangel eines bestimmten Proteins (Willebrand-Faktor), das für eine ausreichende Faktor VIII-Aktivität und eine optimale Thrombozytenfunktion wichtig ist. Typische Symptome dieser Erkrankung sind verlängerte Blutungszeit, Beeinträchtigung der Thrombozytenaggregation und verminderte Faktor VIII-Plasmakonzentration. Häufig treten Nasenbluten, Schleimhautblutungen und oberflächliche Blutergüsse auf. Hämarthrose und Blutungen in die Skelettmuskulatur sind dagegen ungewöhnlich. Verletzungen oder Operationen können bei Patienten, bei denen diese Krankheit übersehen wurde, zu einer sehr starken Blutungsneigung im Operationsgebiet führen. Während der Schwangerschaft kommt es zu einem Anstieg des Faktors VIII und des Willebrand-Faktors, so daß diese Gerinnungsstörung hierbei nur leicht oder mäßig stark ausgeprägt ist. Daher sind bei vaginaler Entbindung normalerweise keine Transfusionen notwendig. Die Substitutionsbehandlung vor operativen Eingriffen wird mit Kryopräzipitaten (40 U/kg) durchgeführt, die sowohl den Willebrand-Faktor als auch den Faktor VIII enthalten. Eine Alternative bietet die Gabe von Desmopressin, einem synthetischen Analogon des antidiuretischen Hormons. Desmopressin stimuliert bei diesen Patienten die Freisetzung des Willebrand-Faktors. Überraschenderweise ist die alleinige Gabe von Faktor VIII-Konzentraten nicht ausreichend [11]. Wie auch bei Hämophilie A und B, sollten diese Patienten instruiert werden, unbedingt solche Medikamente zu meiden, die eine optimale Thrombozytenaggregation beeinträchtigen.

## 26.4.4 Afibrinogenämie

Erstes Anzeichen für einen angeborenen Mangel an Fibrinogenaktivität können kontinuierliche Blutungen aus dem Nabelschnurstumpf sein. Auch Bagatelltraumen können schwere Blutungen verursachen, Gelenkblutungen kommen bei diesem Krankheitsbild jedoch nicht vor. Blutungszeit, partielle Thromboplastinzeit und Thrombinzeit sind normalerweise verlängert, der

Quickwert ist erniedrigt. Bei der quantitativen Bestimmung ist Fibrinogen im Plasma entweder gar nicht oder nur in geringen Spuren nachweisbar. Die Substitutionsbehandlung wird mit Fibrinogen oder Kryopräzipitat durchgeführt; die Fibrinogenkonzentration im Plasma sollte dabei auf mindestens 50 mg/dl angehoben werden.

### 26.4.5 Hypoprothrombinämie

Charakteristisch für einen kongenitalen Mangel oder ein völliges Fehlen der Prothrombinaktivität sind die Verlängerung der Blutungszeit und eine Erniedrigung des Quickwerts. Die Behandlung erfolgt mit freshfrozen-Plasma oder spezifischen Prothrombinkonzentraten.

### 26.4.6 Faktor V-Mangel

Faktor V-Mangel ist eine Erkrankung, die autosomal rezessiv vererbt wird und beide Geschlechter betreffen kann. Blutungszeit und partielle Thromboplastinzeit sind verlängert, der Quickwert erniedrigt. Meist treten Schleimhautblutungen auf. Ein weiteres Symptom dieser Gerinnungsstörung können massive Menstruationsblutungen sein. Operative Eingriffe, aber auch Bagatelltraumen können zu schwersten Blutungen führen. Die Behandlung erfolgt mit fresh-frozen-Plasma. Es sollte eine Faktor V-Plasmakonzentration zwischen 5 und 20% des Normalwertes angestrebt werden [8].

### 26.4.7 Faktor XIII-Mangel

Bei einem Mangel an Faktor XIII kann kein unlösliches (insoluble) Fibrin gebildet werden. Erstes Symptom können persistierende Blutungen aus dem Nabelschnurstumpf sein. Später kann dieser Faktorenmangel dazu führen, daß es nach operativen Eingriffen oder auch nach Bagatelltraumen zu länger dauernden Blutungen kommt [12]. Blutungen im Bereich des zentralen Nervensystems treten häufig auf. Der Faktor XIII (fibrinstabilisierender Faktor) wird erst ganz am Ende der Gerinnungskaskade aktiviert, aus diesem Grunde wird er von den routinemäßigen Gerinnungsuntersuchungen nicht erfaßt (Abb. 26.1).

Ein spezifischer Nachweis für einen Faktor XIII-Mangel ist die Löslichkeitsbestimmung des Blutgerinnsels in 5-molarem Harnstoff. Die Behandlung eines Faktor XIII-Mangels erfolgt mit fresh-frozen-Plasma oder Kryopräzipitaten [8].

### 26.4.8 Protein-C-Mangel

Protein C ist ein Inhibitor der Blutgerinnung und wird Vitamin K-abhängig in der Leber synthetisiert. Protein C stimuliert die Fibrinolyse und hemmt die aktivierten Faktoren V und VIII. Protein-C-Mangel kann angeboren oder erworben sein (Lebererkrankungen, disseminierte intravasale Gerinnung, postoperatives Atemnotsyndrom des Erwachsenen/ARDS). Schwere kongenitale Formen äußern sich bereits im Säuglingsalter als lebensbedrohliche venöse Thrombosen oder Hautnekrosen. Leichte Verläufe bei entweder erworbenem oder heterozygot ererbtem Protein-C-Mangel treten meist erst im Erwachsenenalter auf. Es besteht in diesen Fällen eine erhöhte Thromboseneigung, auch Lungenembolien können auftreten, oder es werden durch solche Thrombosen Gehirn-, Herz- oder Niereninfarkte ausgelöst. In der perioperativen Phase begünstigen Gefäßendothelschädigungen, Immobilität und venöse Stase solche Thrombosen.

Während Intubationsnarkosen kann es durch den Druck des Endotrachealtubus zu Durchblutungsstörungen der Trachealschleimhaut kommen. Bei Neugeborenen sollte die Tubusgröße deshalb so gewählt werden, daß noch hörbar Nebenluft entweichen kann [13]. Präoperativ ist durch Gabe von fresh-frozen-Plasma das Protein C substituierbar. Regionalanästhesieverfahren können bei diesen Patienten eine sinnvolle Alternative zur Allgemeinnarkose darstellen.

## 26.5 Erworbene Gerinnungsstörungen

Im Gegensatz zu den angeborenen Gerinnungsstörungen, liegen bei den erworbenen Gerinnungsstörungen meist mehrere Störungen in der Gerinnungskaskade vor. Ursachen erworbener Störungen sind 1. Primärerkrankungen wichtiger Organsysteme; 2. Vitamin K-Mangel; 3. Einnahme von Antikoagulantien; 4. Massivtransfusionen; 5. disseminierte intravasale Gerinnung und 6. medikamentös bedingte Thrombozytenfunktionsstörungen. Isolierte Thrombozytopenien können idiopathisch bedingt sein, aber auch durch Allgemeinerkrankungen, Medikamente oder Thrombenbildungen an intravasalen Kathetern verursacht werden.

### 26.5.1 Primärerkrankungen wichtiger Organsysteme

Vitamin K katalysiert in der Leber die Bildung der Gamma-Carboxy-Glutaminsäure, die für die reguläre biologische Funktion der Gerinnungsfaktoren II, VII, IX und X notwendig ist. Cumarin-Derivate hemmen die Carboxylierung der inaktiven Form von Vitamin K. Vitamin K kann aus dem Gastrointestinaltrakt nur in Anwesenheit von Gallesalzen resorbiert werden. Bei einem Verschlußikterus kommt es daher meistens zu einer erworbenen Gerinnungsstörung aufgrund eines Vitamin-K-Mangels. Andere Ursachen eines Vitamin-

K-Mangels können Mangelernährung, Malabsorptionssyndrome und Zerstörungen der für die Synthese von Vitamin K notwendigen Darmflora durch eine Antibiotikatherapie sein. Neugeborene haben kein Vitamin K gespeichert. Ohne zusätzliche Gaben kann es bei ihnen zu Mangelzuständen kommen.

Der Quickwert ist bei Vitamin-K-Mangel erniedrigt, die partielle Thromboplastinzeit liegt dagegen im Normbereich. Wie manifeste Gerinnungsstörungen aufgrund eines Vitamin-K-Mangels therapiert werden, hängt von der Dringlichkeit der Situation ab. Eine parenterale Vitamin-K-Gabe wirkt erst nach 3–6 Stunden. Liegt ein akute Blutung vor, kann durch die Gabe von fresh-frozen-Plasma eine sofortige Verbesserung der Hämostase erreicht werden [8].

### 26.5.2 Antikoagulantientherapie

Heparin hat eine indirekte gerinnungshemmende Wirkung. Über eine Komplexbildung mit Antithrombin III kann es die Antithrombinwirkung wesentlich beschleunigen. Antithrombin III ist ein $\alpha_2$-Globulin und kommt normalerweise im Plasma vor. Es bildet mit aktiviertem Thrombin Komplexe, neutralisiert damit die Thrombinaktivität und verhindert die Umwandlung von Fibrinogen in Fibrin (Abb. 26.1). Darüber hinaus neutralisiert Antithrombin III auch den aktivierten Faktor X und hemmt damit die Umwandlung von Prothrombin in Thrombin (Abb. 26.1). Bei einer Heparinüberdosierung können subkutane Blutungen und Hämatome in tiefen Gewebsschichten auftreten. Der Quickwert ist in diesen Fällen erniedrigt, die partielle Thromboplastinzeit verlängert; die Blutungszeit liegt jedoch im Normbereich. Heparin wird in der Leber inaktiviert und über die Niere ausgeschieden. Bei Patienten mit hepatorenalen Erkrankungen ist die gerinnungshemmende Heparinwirkung deshalb verlängert. Auch eine Unterkühlung kann zu einer verlängerten Heparinwirkung führen. Durch intravenöse Gabe von Protamin kann die gerinnungshemmende Wirkung von Heparin antagonisiert werden.

Antikoagulantien vom Cumarin-Typ hemmen (aufgrund ihrer Strukturähnlichkeit mit Vitamin K) die Synthese der Vitamin-K-abhängigen Gerinnungsfaktoren II, VII, IX und X in der Leber. Bei Überdosierung können Ekchymosen, Schleimhautblutungen und subseröse Blutungen im Gastrointestinaltrakt auftreten. Bei Gabe hoher Dosen kommt es zu einem Abfall des Quickwerts und einer Verlängerung der partiellen Thromboplastinzeit. Die gerinnungshemmende Wirkung der Cumarinderivate kann durch Gabe von fresh-frozen-Plasma rasch aufgehoben werden [8]. Eine parenterale Vitamin-K-Gabe zeigt dagegen erst nach 3–6 Stunden eine ausreichende Wirkung.

### 26.5.3 Massivtransfusionen

Eine Massivtransfusion von gelagerten Vollblutkonserven (10 Konserven oder mehr) kann zu Gerinnungsstörungen führen. Ursachen können eine Thrombozytopenie und/oder ein Konzentrationsabfall der Gerinnungsfaktoren V und VIII aufgrund von Verdünnungseffekten sein.

**Thrombozytopenie aufgrund von Verdünnungseffekten**

Eine Verdünnungsthrombozytopenie tritt oft bei Patienten auf, denen mehr als 10 Vollblutkonserven transfundiert wurden. Wird eine Vollblutkonserve bei 4°C mehr als 24 Stunden gelagert, sind die darin enthaltenen Thrombozyten nicht mehr funktionsfähig. Werden bei einem Erwachsenen z.B. 10–15 Vollblutkonserven transfundiert, dann fällt die Thrombozytenzahl zumeist auf Werte unter 100 000/mm$^3$ ab (Abb. 26.2), [14]. Bei einem Abfall der Thrombozytenzahl in diesen Bereich ist häufig mit einer hämorrhagischen Diathese zu rechnen. [3]. Zusätzlich zu Verdünnungseffekten tritt bei Massivtransfusionen häufig auch ein Verbrauch an Thrombozyten auf. Die Behandlung der Verdünnungsthrombozytopenie erfolgt durch Gabe

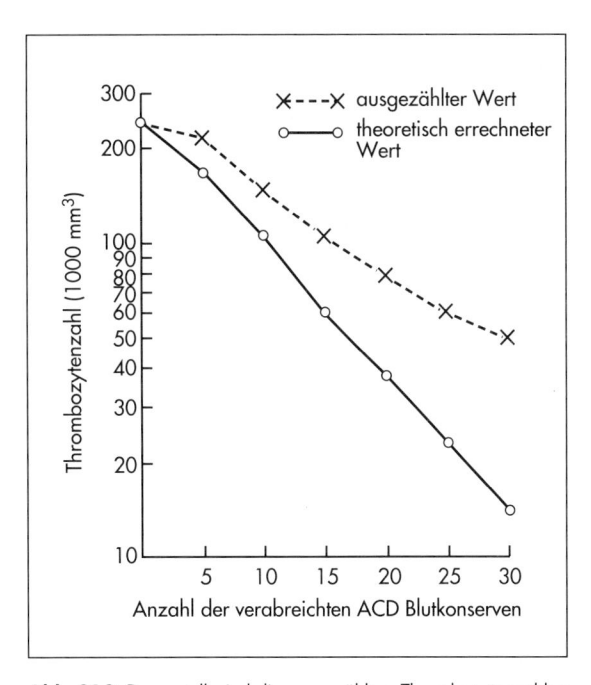

**Abb. 26.2:** Dargestellt sind die ausgezählten Thrombozytenzahlen von Patienten, die Vollblut erhielten, welches länger als 24 Stunden gelagert war (x–x). Daneben sind die theoretisch zu erwartenden Thrombozytenzahlen aufgetragen, falls thrombozytenfreie Lösungen verabreicht werden (0–0). Da die beiden Kurven einen ähnlichen Verlauf haben, ist anzunehmen, daß die nach der Bluttransfusion auftretende Thrombozytopenie ein Verdünnungsphänomen darstellt. Die Ursache ist darin zu sehen, daß Vollblut im wesentlichen thrombozytenfrei ist. (Miller RD, Robbins TO, Tong MJ, Coagulation defects associated with massive blood transfusions. Ann Surg 1971; 174:794–801)

von Thrombozytenkonzentraten. Bei einem 70 kg schweren Patienten steigt die Thrombozytenzahl nach Transfusion eines Thrombozytenkonzentrats um 5000 bis 10000/mm³ an. Jedes Thrombozytenkonzentrat enthält 50–70 ml Plasma; es werden damit also gleichzeitig auch Gerinnungsfaktoren substituiert.

**Konzentrationsabfall an Gerinnungsfaktoren aufgrund von Verdünnungseffekten**

Innerhalb von 21 Tagen sinken in gelagerten Vollblutkonserven die Plasmaspiegel der Gerinnungsfaktoren V und VIII auf 20–50% des Ausgangswertes ab (Tab. 26.1). Selbst bei Transfusion großer Vollblutmengen kommt es jedoch nur selten zu einem Konzentrationsabfall dieser Gerinnungsfaktoren unter 50% des Ausgangswertes. Eine ausreichende intraoperative Hämostase ist auch noch bei 5–20% der normalen Aktivität von Faktor V und bei 30% der Normalaktivität von Faktor VIII gewährleistet. Eine hämorrhagische Diathese aufgrund von Verdünnungseffekten der Gerinnungsfaktoren ist deshalb auch während einer Massivtransfusion von Vollblutkonserven unwahrscheinlich. Dagegen kann es nach Gabe von Erythrozytenkonzentraten eher zu Gerinnungsstörungen aufgrund von Verdünnungseffekten der Faktoren V und VIII kommen, da hierbei nur geringe Mengen Plasma mittransfundiert werden. Falls anhand laborchemischer Untersuchungen eine Blutungsneigung aufgrund eines Mangels dieser Faktoren nachweisbar ist, stellt die Transfusion von fresh-frozen-Plasma die Therapie der Wahl dar [8]. Konzentrationsabfälle aufgrund von Verdünnungsphänomenen betreffen nur die Gerinnungsfaktoren V und VIII. Die anderen Faktoren sind in Blutkonserven stabil (Tab. 26.1).

### 26.5.4 Disseminierte intravasale Gerinnung

Charakteristisch für eine disseminierte intravasale Gerinnung ist die unkontrollierte Aktivierung des Gerinnungssystems und damit ein Verbrauch von Thrombozyten und Gerinnungsfaktoren [15]. In der Mikrozirkulation werden hierbei Thromben gebildet. Da durch diese Thrombenbildung Gerinnungsfaktoren verbraucht werden, kommt es letztendlich aufgrund eines Verbrauchs zu einer erhöhten Blutungsneigung (Verbrauchskoagulopathie). Eine disseminierte intravasale Gerinnung kann unterschiedlich stark ausgeprägt sein. Sie kann z. B. sowohl im Rahmen 1. eines low-cardiac-output-Syndroms bei hämorrhagischem Schock, Sepsis oder Verbrennung, 2. einer Retention der Plazenta nach Entbindung, 3. eines Schädelhirntraumas als auch 4. nach lang dauerndem extrakorporalem Kreislauf auftreten.

**Pathophysiologie**

Normalerweise wird eine unkontrollierte intravasale Gerinnung 1. durch Verdünnungseffekte aufgrund des Blutflusses, 2. durch im Kreislaufsystem vorhandene Antithrombine und 3. durch Abbau aktivierter Gerinnungsfaktoren in der Leber verhindert. Diese Kontrollsysteme können jedoch versagen, falls bei ausgedehnten Gewebsverletzungen große Mengen thromboplastischen Materials in den Kreislauf eingeschwemmt werden und das «Extrinsic system» aktiviert wird (Abb. 26.1). Der resultierende Verbrauch an Thrombozyten und Gerinnungsfaktoren (einschließlich Faktor I, II, V, VIII und XIII) ist durch die generalisierte Aktivierung des gesamten Gerinnungssystems bedingt (Abb. 26.1). Eine schockbedingte Stase verhindert außerdem eine Verdünnung der Gerinnungsfaktoren. Darüber hinaus ist bei einer schockbedingten Minderperfusion der Leber auch die hepatische Clearance der aktivierten Gerinnungsfaktoren vermindert.

**Diagnose**

Die Diagnose einer disseminierten intravasalen Gerinnung wird anhand der klinischen Symptomatik und der laborchemischen Gerinnungsuntersuchungen gestellt. Das klinische Bild ist durch eine verstärkte Blutungsneigung im Wundbereich und durch Blutungen aus den Einstichstellen intravasaler Katheter gekennzeichnet. Aufgrund des Verbrauchs liegen die Thrombozytenwerte oft unter 150000/mm³. Der Quickwert ist erniedrigt, die partielle Thromboplastinzeit verlängert. Ursache ist ein Verbrauch an Gerinnungsfaktoren durch die unkontrollierten intravasalen Gerinnungsvorgänge. Auch die Abnahme der Plasmakonzentration an Fibrinogen (unter 150 mg/dl) ist durch einen Verbrauch dieses Gerinnungsfaktors bedingt. Die Konzentration der Fibrinspaltprodukte ist typischerweise erhöht.

**Therapie**

Bei der Behandlung einer disseminierten intravasalen Gerinnung steht die Therapie des Grundleidens im Vordergrund, durch das der generalisierte Gerinnungsprozeß ausgelöst wurde. So kann es z. B. ausreichen, das Herzminutenvolumen (den cardiac output) zu steigern, das intravasale Flüssigkeitsvolumen anzuheben oder die Sepsis zu behandeln. Bei einer erfolgreichen Therapie kommt es zur Stabilisierung von Thrombozytenzahl und der Fibrinogenkonzentration, auch die Konzentration der Fibrinspaltprodukte fällt dann wieder ab. Entsprechend der Thrombozytenzahl, des Quickwerts und der partiellen Thromboplastinzeit kann die Gabe von Thrombozytenkonzentraten und fresh-frozen-Plasma notwendig werden. In der Vergangenheit wurde auch die Gabe von Heparin empfohlen; dessen Nutzen ist hierbei jedoch umstritten und bisher nicht sicher geklärt. Aminocapronsäure oder Fibrinogen sollten bei bestehender intravasaler Gerinnung nicht verabreicht werden. Aminocapronsäure würde die sekundäre Fibrinolyse hemmen. Diese erfüllt jedoch bei der fortbestehenden disseminierten intravasalen Gerinnung als Gegenregulation eine wichtige protektive Aufgabe.

## 26.5.5 Medikamentös bedingte Thrombozytenfunktionsstörung

Zu den Medikamenten, die die Thrombozytenfunktion hemmen können, gehören z. B. entzündungshemmende Substanzen wie Acetylsalicylsäure (Tabelle 26.5). Im Gegensatz zu Acetylsalicylsäure hat Paracetamol nur einen minimalen Einfluß auf die Thrombozytenfunktion. Unter dem Einfluß von Acetylsalicylsäure kommt es zur irreversiblen Acetylierung der Thrombozytenzyklooxygenase. Dieses Enzym bewirkt normalerweise die Umwandlung von Archachidonsäure in Prostaglandine, Endoperoxide und Thromboxan $A_2$. Bei einer Hemmung der Thrombozytenzyklooxygenase kommt es nach Kontakt der Thrombozyten mit Kollagen oder Adenosindiphosphat zu keiner Freisetzung von Mediatorsubstanzen mehr. Die Thrombozytenaggregation wird dadurch verhindert und die Blutungszeit ist verlängert. Schon zwei Stunden nach Einnahme von 300 mg Acetylsalicylsäure ist eine verlängerte Blutungszeit nachweisbar [16]. Eine acetylsalicylsäureinduzierte Thrombozytenfunktionsstörung bleibt so lange bestehen, wie die betroffenen Thrombozyten nicht durch neue ersetzt wurden. Bei einer acetylsalicylsäureinduzierten Blutungsneigung ist eine Thrombozytentransfusion erforderlich. Die transfundierten Thrombozyten sind in der Lage, Adenosindiphosphat freizusetzen. Dadurch können auch solche Thrombozyten, die durch Acetylsalicylsäure inhibiert wurden, wieder Aggregate bilden.

Die logische Schlußfolgerung aus dem Gesagten wäre die Empfehlung, Elektivoperationen, die mit größeren Blutverlusten einhergehen können, so lange zu verschieben, bis die Acetylsalicylwirkung auf die Thrombozyten abgeklungen ist. Untersuchungen an Patienten, die 1,2–3,6 g Acetylsalicylsäure pro Tag erhielten und denen eine Totalendoprothese des Hüftgelenks implantiert wurde, zeigten jedoch, daß hierbei der perioperative Blutverlust nicht erhöht war [16]. Dieser Einfluß der Acetylsalicylsäure auf die Thrombozytenfunktion sollte dennoch bei Durchführung rückenmarksnaher Regionalanästhesieverfahren berücksichtigt werden. Als Vorsichtsmaßnahme kann bei Patienten mit entsprechender Medikation die Blutungszeit bestimmt werden, bevor eine Periduralanästhesie durchgeführt wird (die subaquale Blutungszeit sollte unter 300 Sekunden betragen). Es gibt jedoch keine Beweise dafür, daß bei Patienten mit verlängerter Blutungszeit wegen Einnahme von Acetylsalicylsäure Regionalanästhesieverfahren vermieden werden müssen.

In-vitro-Untersuchungen haben gezeigt, daß volatile Anästhetika und Lachgas dosisabhängig zu einer Abnahme der adenosin-diphosphatinduzierten Thrombozytenaggregation führen [17]. Möglicherweise verändern diese Anästhetika die Oberflächeneigenschaften der Thrombozyten und stören dadurch ihren Zusammenhalt. Die klinische Bedeutung dieser Wirkung ist, falls überhaupt vorhanden, nicht bekannt.

### Rückenmarksnahe Regionalanästhetien und Antikoagulantientherapie

Die Fragestellung, ob bei Patienten, bei denen eine Heparinisierung erforderlich wird, rückenmarksnahe Regionalanästhesien durchgeführt werden können, wird kontrovers diskutiert. Befürchtet wird, daß bei der Punktion Gefäßverletzungen auftreten, die zu späteren Blutungen im Subarachnoidal- oder Periduralraum und damit zur Hämatombildung führen können. Bei Untersuchungen an 847 Patienten, die eine Stunde nach Spinal- oder Periduralanästhesie voll heparinisiert wurden, konnten keine Symptome einer Hämatomentstehung nachgewiesen werden. Die entsprechenden Gerinnungszeiten waren dabei um das Doppelte verlängert [18]. Ebenso kam es nach periduraler Morphinapplikation 50 Minuten vor Heparinisierung für den kardiopulmonalen Bypass zu keiner Hämatombildung im Subarachnoidalraum [19]. Trotz dieser Untersuchungen mit großen Patientenzahlen sind Regionalanästhesieverfahren bei Patienten, die später heparinisiert werden sollen, mit Vorsicht zu betrachten. Es können bei solchen Patienten auch spontan subarachnoidale oder peridurale Hämatome auftreten [20]. Falls während einer rückenmarksnahen Regionalanästhesie bei der Punktion Blut zu aspirieren war, scheint es ratsam, die Operation um 24 Stunden zu verschieben, wenn anschließend eine Heparinisierung durchgeführt werden soll.

Heftig umstritten ist auch die Durchführung von spinalen oder periduralen Blockaden bei Patienten, die bereits unter Antikoagulantien stehen. Viele lehnen Regionalanästhesieverfahren bei diesen Patienten ganz ab, obwohl in einer umfangreichen Studie von über 1000 Periduralanästhesien berichtet wird, daß keine Komplikationen auftraten. Die Blockaden wurden bei 950 Patienten durchgeführt, die präoperativ orale Antikoagulantien einnahmen und intraoperativ auf Heparingabe umgestellt wurden [21]. In einer weiteren Untersuchung hatten Kaudalanästhesien, die bei Patienten unter Antikoagulantientherapie (Quickwert bzw. partielle Thromboplastinzeit um den Faktor 1,5 erniedrigt bzw. verlängert) oder mit bestehender Thrombozytopenie (Thrombozytenzahl unter 50 000/ mm$^3$ bei Bestrahlung und/oder Chemotherapie) durchgeführt wurden, keine blutungsbedingten Kom-

**Tab. 26.5:** Medikamente, die zu einer Funktionsstörung der Thrombozyten führen

**nichtsteroidale Antirheumatika**
    Acetylsalicylsäure
    Phenylbutazon
    Indomethacin

**Antihistaminika**

**trizyklische Antidepressiva**

**Lokalanästhetika**
    Lidocain
    Cocain

**Alpha-adrenerge Antagonisten**

plikationen zur Folge [22]. Auch bei Patienten, die präoperativ low-dose-Heparin erhielten, wurden nach Spinal- oder Periduralanästhesien keine neurologischen Ausfälle beschrieben. Es erscheint dennoch nach Ansicht einiger Autoren ratsam, Spinal- oder Periduralanästhesien bei gleichzeitiger Antikoagulantientherapie zu vermeiden, es sei denn, diese Verfahren bieten klare Vorteile gegenüber einer Allgemeinnarkose.

### 26.5.6 Durch Medikamente oder Primärerkrankungen verursachte Thrombozytopenie

Zu den Medikamente, die eine Thrombozytopenie induzieren können, gehören Heparin, Chinin, Chinidin, Thiaziddiuretika und Sulfonamidderivate. Vermutlich sind immunologische Vorgänge für die Zerstörung der Blutplättchen und die auftretende Thrombopenie verantwortlich. Die Thrombozyten werden dabei an Medikamenten-Antikörper-Komplexe gebunden. Sobald eine Thrombozytopenie diagnostiziert wird, müssen die auslösenden Medikamente abgesetzt werden.

Nach Gabe von Thrombozytenkonzentraten bleibt der meist erwartete Thrombozytenanstieg aus, da vermehrt Blutplättchen zerstört werden.

Im Zusammenhang mit Autoimmunerkrankungen wird eine erhöhte Inzidenz an Thrombozytopenien beobachtet. Bei etwa 10% der Patienten mit systemischem Lupus erythematodes liegt z. B. gleichzeitig eine erniedrigte Thrombozytenzahl vor. Auch bei Patienten mit Morbus Raynaud, rheumatoider Arthritis und Hyperthyreose treten Thrombozytopenien auf. Darüber hinaus kann es im Zusammenhang mit einer Vielzahl bakterieller und viraler Infektionen zu einer Thrombozytopenie kommen.

### 26.5.7 Extrakorporaler Kreislauf

Während herzchirurgischer Eingriffe, die den Einsatz eines extrakorporalen Kreislaufes (kardiopulmonaler Bypass) erforderlich machen, besteht die Gefahr einer erhöhten Blutungsneigung durch Gefäßverletzungen und akute Störungen der Hämostase. Untersuchungen unmittelbar nach Beendigung des extrakorporalen Kreislaufes ergaben einen Konzentrationsabfall von Gerinnungsfaktoren (insbesondere Faktor V) gegenüber den präoperativen Werten. Diese Veränderungen sind jedoch nicht so ausgeprägt, daß sie eine hämorrhagische Diathese erklären [23]. Auch Störungen der Fibrinogenfunktion tragen nicht zu einer erhöhten Blutungsneigung bei diesen Patienten bei, ebensowenig wie die Aktivierung des fibrinolytischen Systems mit dem Nachweis von Fibrinspaltprodukten im Plasma.

Eine genaue Dokumentation der Heparin- und Protamingabe gewährleistet eine sichere Neutralisierung der Heparinaktivität ohne Heparinrebound und ohne Gerinnungsstörungen nach Protamingabe. Durch sehr hohe Dosen Protamin kann die Thrombozytenaggregation beeinträchtigt werden.

Blutungsneigungen nach Beendigung des extrakorporalen Kreislaufes werden offensichtlich nur zu einem geringen Teil durch die oben genannten Mechanismen verursacht. In den meisten Fällen ist durch äußere Einflüsse die Bildung des Thrombozytenpfropfes gestört und es kommt dadurch zur hämorrhagischen Diathese [24]. Bei der Passage durch den Oxygenator des kardiopulmonalen Bypasses kommt es zur Aktivierung der Thrombozyten und damit zur vorübergehenden Verschlechterung der Thrombozytenfunktion. Das Ausmaß der Thrombozytenfunktionsstörung ist der Dauer des kardiopulmonalen Bypasses direkt proportional. Vermutlich besteht auch eine Beziehung zum Ausmaß der Hypothermie sowie zur prophylaktischen Gabe von halbsynthetischen Penicillinen, möglicherweise auch von anderen Medikamenten. In den meisten Fällen ist die Thrombozytendysfunktion innerhalb einer Stunde reversibel. Besteht die Blutungsneigung weiter, ist die Gabe von Thrombozytenkonzentrat angezeigt. Eine Alternative zur Transfusion von Thrombozyten und den damit verbundenen Risiken ist die Gabe von Medikamenten wie Prostacyclin oder Desmopressin. Prostaglandine finden bei dieser Indikation nur begrenzt Anwendung, da sie auch eine deutliche blutdrucksenkende Wirkung haben. Desmopressin ist die synthetische Form des antidiuretischen Hormons. Das Präparat hat keine vasokonstriktorische Eigenwirkung, es induziert jedoch die Freisetzung des Willebrand-Faktors, der für eine ausreichende Aktivität des Faktors VIII und eine optimale Thrombozytenfunktion notwendig ist. Die intraoperative Gabe von Desmopressin vermindert den Blutverlust nach extrakorporalem Kreislauf ohne schwerwiegende Nebenwirkungen [25]. Es ist jedoch bisher nicht geklärt, ob nach Desmopressingabe häufiger Verschlüsse der venösen Bypässe auftreten. Die Hypothese, daß eine Beatmung mit positivem endexspiratorischem Druck die Blutungsneigung im Bereich des Mediastinums verringert, konnte in einer kontrollierten Studie nicht bestätigt werden [26]. Auch durch die prophylaktische Gabe von Thrombozyten konnte keine nachweisliche Verbesserung erzielt werden (s. Kapitel 27).

### 26.5.8 Idiopathische thrombozytopenische Purpura

Das Syndrom der idiopathischen thrombozytopenischen Purpura ist durch eine anhaltende Thrombozytopenie charakterisiert. Im Kreislauf vorhandene antithrombozytäre Faktoren verursachen dabei eine Zerstörung der Thrombozyten im retikuloendothelialen System [27]. Vermutlich sind die antithrombozytären Faktoren Immunglobulin-G-Antikörper, die gegen thrombozyten-assoziierte Antigene gerichtet sind.

**Klinische Symptomatik**

Die klinische Symptomatik der idiopathischen thrombozytopenischen Purpura entspricht im wesentlichen der medikamentös induzierten thrombozytopenischen Purpura. Die idiopathische thrombozytopenische Purpura tritt häufig bei jungen Frauen ohne entsprechende Medikamentenanamnese auf. Leitsymptom der Thrombozytopenie ist das Auftreten von Petechien. Bei schweren Thrombozytopenien können Purpura, Nasenbluten, bei Frauen auch Vaginalblutungen auftreten. Es kann auch zu submukösen Blutungen insbesondere im oberen Respirationstrakt kommen. Eine der Hauptgefahren ist die Gefahr intrakranieller Blutungen; Adenopathie und Splenomegalie sind bei dieser Grunderkrankung selten.

Da die mütterlichen Antikörper plazentagängig sind, besteht häufig auch beim Neugeborenen eine Thrombozytopenie. Solche Säuglinge sind durch Spontanblutungen einschließlich intrakranieller Blutungen gefährdet. Zur Entbindung wird eine Sectio caesarea empfohlen, da so die Gefahr zerebraler Verletzungen beim Säugling vermindert wird. Auch unkontrollierte Blutungen bei der vaginalen Entbindung werden so vermieden.

**Therapie**

Treten bei der idiopathischen thrombozytopenischen Purpura Blutungen auf, erfolgt die Behandlung mit Kortikosteroiden wie z.B. Prednison. Vermutlich hemmen Kortikosteroide den Angriff von Makrophagen auf Thrombozyten, die mit Immunglobulin G besetzt sind. Außerdem wird durch diese Substanzen die endogene Produktion der Autoantikörper verlangsamt. Auch andere Immunsuppressiva wie Cyclophosphamid, Vincristin und Azathioprin werden zur Behandlung dieser Erkrankung eingesetzt (s. Kapitel 30).

Wenn unkontrollierbare Blutungen auftreten, wird die Transfusion von Thrombozytenkonzentraten notwendig. Dabei muß beachtet werden, daß die Lebensdauer der Thrombozyten bei Patienten mit idiopathischer thrombozytopenischer Purpura verkürzt ist. Die transfundierten Thrombozyten können so schnell wieder zerstört werden, daß ein nachweisbarer Anstieg der Thrombozytenzahl ausbleibt.

Die Splenektomie ist dann indiziert, wenn Kortikosteroide in sehr hoher Dosierung notwendig werden oder wenn es nach dem Ausschleichen dieser Medikation zu Rückfällen kommt. Bei Kindern wird eine Splenektomie nur selten durchgeführt. Wenn diese Behandlungsform dennoch notwendig ist, sollte der Eingriff bis zum Alter von sechs Jahren hinausgezögert werden, da nach Entfernung der Milz häufiger bakterielle Infektionen auftreten können. Im Idealfall sollte die Splenektomie erst dann vorgenommen werden, wenn durch die Kortikosteroidtherapie ein Anstieg der Thrombozytenzahl erreicht werden konnte. Wenn der Eingriff wegen einer bestehenden Blutung und bei einer Thrombozytenzahl unter 50 000/mm$^3$ durchgeführt werden muß, sollten Thrombozytenkonzentrate während der Narkoseeinleitung und nach Ligatur des Milzhilus verabreicht werden. Während der Narkoseführung muß darauf geachtet werden, daß Verletzungen im Bereich der oberen Luftwege vermieden werden, insbesondere während der endotrachealen Intubation. Wegen der Möglichkeit spontaner Blutungen sind Regionalanästhesieverfahren nur selten angezeigt. Die Kortikosteroidtherapie sollte in der postoperativen Phase weitergeführt werden. Eine günstige Wirkung der Splenektomie zeigt sich in einem postoperativen Anstieg der Thrombozytenzahl.

### 26.5.9 Thrombotische thrombozytopenische Purpura

Bei der thrombotischen thrombozytopenischen Purpura kommt es zur disseminierten intravasalen Thrombozytenaggregation [28]. Dies wird vermutlich durch einen zusätzlichen Thrombozytenaggregationsfaktor verursacht. Zu den klinischen Symptomen gehören Fieber, Bewußtseinstrübung, schwere Anämie (Hämoglobinkonzentrationen häufig unter 6 g/dl) und Thrombozytopenie. Am häufigsten treten Blutungen im Bereich der Retina, des Urogenitalsystems und des Gastrointestinaltraktes auf. Bei renaler Beteiligung kommt es zur Proteinurie, Hämaturie und Azotämie. Häufig besteht eine Hepatosplenomegalie mit Erhöhung des freien Bilirubins im Plasma und ein Ikterus.

Zur Therapie der thrombotischen thrombozytopenischen Purpura gehört die Gabe thrombozytenaggregationshemmender Medikamente wie etwa Acetylsalicylsäure sowie der Einsatz der Plasmapherese. Üblicherweise wird eine hochdosierte Kortikosteroidtherapie in Kombination mit thrombozytenaggregationshemmenden Medikamenten durchgeführt. Darüber hinaus wird oft eine Splenektomie vorgenommen. Die Gründe für die günstige Wirkung dieses Eingriffes sind jedoch nicht bekannt. Die Mortalität der thrombotischen thrombozytopenischen Purpura beträgt bis zu 80%.

### 26.5.10 Thrombosen und Thrombozytopenie durch intravasale Katheter

Es ist davon auszugehen, daß sich an Kathetern, die in den großen oder kleinen Kreislauf eingeführt wurden, Thromben bilden [29]. An Kathetern, die aus Polyvinylchlorid hergestellt sind, bilden sich besonders leicht Thromben. Es wurde z.B. gezeigt, daß sich an Pulmonalarterienkathetern innerhalb von 1–2 Stunden Thromben bilden, obwohl über den Katheter kontinuierlich heparinisierte Kochsalzlösung infundiert wurde. Pulmonalarterienkatheter, bei deren Herstellung Heparin mit in das Plastikmaterial eingearbeitet wurde, erzeugen dagegen keine Thrombenbildung [29]. Bei der Verwendung von Pulmonalarterienkatheter, die zur Ablagerung von Thromben führen können, werden jedoch nur selten Symptome einer Lungenembolie beobachtet. Es dürfte dennoch ratsam sein, die Gefahr einer Thrombenbildung so gering wie möglich zu halten. Pulmonalarterienkatheter, die mit Heparin versetzt sind, sollten deshalb bevorzugt eingesetzt werden.

Pulmonalarterienkatheter wurden auch mit Thrombozytopenien in Zusammenhang gebracht [30]. Denkbar ist, daß eine Abnahme der Thrombozytenzahl durch einen vermehrten Thrombozytenverbrauch aufgrund der beschriebenen Thrombenbildung am Pulmonalarterienkatheter bedingt sein kann. Entwickeln Patienten, bei denen entsprechende Katheter verwendet wurden, eine Thrombozytopenie, ist ein Thrombozytenverbrauch am Katheter in Erwägung zu ziehen.

## Literaturhinweise

1 Barrer MJ, Ellison N. Platelet function. Anesthesiology 1977; 46: 202–11
2 Suchman AL, Mushlin AI. How well does the activated partial thromboplastin time predict postoperative hemorrhage. JAMA 1986; 256: 750–3
3 Tuman KJ, Spiess BD, McCarthy RJ, Ivankovich AD. Effects of progressive blood loss on coagulation as measured by thrombelastography. Anesth Analg 1987; 66: 856–63
4 Ellison N. Diagnosis and management of bleeding disorders. Anesthesiology 1977; 47: 171–80
5 Roberts HR. Hemophiliacs with inhibitors: Therapeutic options. N Engl J Med 1981; 305: 757–8
6 Kasper CK, Boylen AL, Ewing NP, et al. Hematologic management of hemophilia A for surgery. JAMA 1985; 253: 1279–83
7 Syamsoedin LJM, Heijnen L, Mauser-Bunschoten EP, et al. The effect of activated prothrombincomplex concentrate (FEIBA) on joint and muscle bleeding in patients with hemophilia A and antibodies to factor VIII. N Engl J Med 1981; 305: 717–21
8 Fresh frozen plasma. Indications and risks, JAMA 1985; 253: 551–3
9 Gralnick HR, Maisonneuve P, Sultan Y, Rick ME. Benefits of danazol treatment in patients with hemophilia A (classic hemophilia). JAMA 1985; 253: 1151–3
10 Sampson JF, Hamstra R, Aldrete JA. Management of hemophiliac patients undergoing surgical procedures. Anesth Analg 1979; 58: 133–5
11 Nilsson IM, Bergentz SE, Larsson SA. Surgery in von Willebrand's disease. Ann Surg 1970; 190: 746–52
12 Kitchens CS, Newcomb TF, Factor XIII. Medicine 1979; 58: 413–29
13 Wetzel RC, Marsh BR, Yaster M, Casella JF. Anesthetic implications of protein C deficiency. Anesth Analg 1986; 65: 982–4
14 Miller RD, Robbins TO, Tong MJ. Coagulation defects associated with massive blood transfusions. Ann Surg 1971; 174: 794–801
15 Mant MJ, Kind EG, Severe, acute disseminated intravascular coagulation. Am J Med 1979; 67: 557–63
16 Amrein PC, Ellman L, Harris WH. Aspirin-induced prolongation of bleeding time and perioperative blood loss. JAMA 1981; 245: 1825–8

17 Fauss BG, Meadows JC, Bruni CY, Qureshi GD. The in vitro and in vivo effects of isoflurane and nitrous oxide in platelet aggregation. Anesth Analg 1986; 65: 1170–4
18 Rao TLK, El-Etr AA. Anticoagulation following placement of epidural and subarachnoid catheters. Anesthesiology 1981; 55: 618–20
19 Matthews ET, Abrams LD. Intrathecal morphine in open heart surgery. Lancet 1980; 2: 543
20 Owens EL, Kasten GW, Hessel EA. Spinal subarachnoid hematoma after lumbar puncture and heparinization. A case report, review of the literature, and discussion of anesthetic implications. Anesth Analg 1986; 65: 1201–7
21 Odoom JA, Sih IL. Epidural analgesia and anticoagulant therapy. Experience with one thousand cases of continuous epidurals. Anaesthesia 1983; 38: 254–9
22 Waldman SD, Feldstein GS, Waldman HJ, et al. Caudal administration of morphine sulphate in anticoagulated and thrombocytopenic patients. Anesth Analg 1987; 66: 267–8
23 Harker LA. Bleeding after cardiopulmonary bypass. N Engl J Med 1986; 314; 1446–8
24 Harker LA, Malpass TW, Branson HE, et al. Mechanism of abnormal bleeding in patients undergoing cardiopulmonary bypass: Acquired transient platelet dysfunction associated with selective alpha-granule release. Blood 1980; 56: 824–34
25 Salzman EW, Weinstein MJ, Weintraub RM, et al. Treatment with desmopressin acetate to reduce blood loss after cardiac surgery. A doubleblind randomized trial. N Engl J Med 1986; 314: 1402–6
26 Murphy DA, Finlayson DC, Craver JM, et al. Effect of positive end-expiratory pressure on excessive mediastinal bleeding after cardiac operations. A controlled study. J Thorac Cardiovasc Surg 1983; 85: 864–9
27 McMillan R. Chronic idiopathic thrombocytopenic purpura. N Engl J Med 1981; 304: 1135–7
28 Crain SM, Choudhury AM. Thrombotic thrombocytopenia. A reappraisal. JAMA 1981; 246: 1243–6
29 Hoar PF, Wilson RM, Mangano DT, et al. Heparin bonding reduces thrombogenicity of pulmonaryartery catheters. N Engl J Med 1981; 305: 993–5
30 Richman KA, Kim YL, Marshall BE. Thrombocytopenia and altered platelet kinetics associated with prolonged pulmonary-artery catheterization in the dog. Anesthesiology 1980; 53: 101–5

# 27 Transfusionstherapie

Die meisten Blutungsstörungen, die während der perioperativen Phase auftreten, sind auf eine operative Durchtrennung von Blutgefäßen zurückzuführen. Solche Blutverluste sind durch gelagerte Vollblutkonserven oder durch Erythrozytenkonzentrate zu ersetzen. Einzelne Blutkomponenten werden normalerweise nur zur Behandlung spezifischer Hämostasestörungen verabreicht [1]. Wie wichtig es für den Anästhesisten ist, die möglichen Nebenwirkungen der Transfusionstherapie zu kennen, ergibt sich schon aus der Tatsache, daß über die Hälfte sämtlicher Transfusionen von Blutbestandteilen im Rahmen der Narkose verabreicht werden [1,2].

## 27.1 Tests vor der Transfusion

Das vorherige Austesten der Kompatibilität von Spender- und Empfängerblut gewährleistet die notwendige Sicherheit für die Transfusion von gelagertem Blut. Vor der Transfusion müssen normalerweise die Blutgruppe des Spenders und des Empfängers bestimmt sowie die Kreuzprobe zwischen Spender- und Empfängerblut durchgeführt werden.

### 27.1.1 Blutgruppenbestimmung

Die Blutgruppenbestimmung von Empfänger und Spender ist der erste Schritt bei der Auswahl von geeignetem Transfusionsblut. Die routinemäßige Bestimmung der Blutgruppe wird durchgeführt, um die auf den Erythrozytenmembranen befindlichen Antigene zu erfassen. Die Zuordnung von Blut zu den Blutgruppen A, B, AB oder 0 basiert auf der Antigenstruktur der Erythrozytenmembranen (Tab. 27.1). Natürlich vorkommende Antikörper (Anti-B, Anti-A) werden stets gebildet, falls auf der Erythrozytenmembran das entsprechende A-und/oder B-Antigene fehlt (Tab. 27.1). Diese Antikörper können solche Erythrozyten zerstören, die die korrespondierenden Antigene tragen. Die Erythrozytenmembranen werden auch danach klassifiziert, ob das Rh-Antigen (auch D-Antigen genannt) vorhanden ist (Tab. 27.1). 85 % der Patienten haben Erythrozyten, die das Rh-Antigen tragen. Diese Patienten werden als Rh-positiv bezeichnet. Im Gegensatz zu den natürlich vorkommenden Anti-A- und/oder Anti-B-Antikörpern liegen bei einem Rh-negativen Patienten normalerweise keine Anti-Rh-Antikörper im Plasma vor. Dennoch können Rh-negative Patienten Anti-Rh-Antikörper entwickeln, falls ihnen Rh-positives Blut transfundiert wird. Ein anderer häufiger Stimulus für die Produktion von Anti-Rh-Antikörpern ist der Übertritt von Rh-positiven Erythrozyten eines Feten in den Kreislauf einer Rh-negativen Mutter. Anti-A- und Anti-B-Antikörper sind nicht pla-

**Tab. 27.1:** Die wichtigsten Blutgruppen und die gleichzeitig vorhandenen Antikörper

| Blutgruppe | Antigen auf den Erythrozyten | Antikörper im Plasma (physiologischerweise vorhanden) | Weiße | Ungefähre Häufigkeit in den USA (%) Schwarze | Indianer | Orientalen |
|---|---|---|---|---|---|---|
| A | A | Anti-B | 40 | 27 | 16 | 28 |
| B | B | Anti-A | 11 | 20 | 4 | 27 |
| AB | AB | keine | 4 | 4 | 1 | 5 |
| O | keine | Anti-A Anti-B | 45 | 49 | 79 | 40 |
| Rh | Rh(D) | keine | 42 | 17 | 44 | 70 |

zentagängig. Dies erklärt, warum eine Hämolyse im Feten ausbleibt, selbst wenn mütterliches und fetales Blut eine unterschiedliche Blutgruppe haben.

### 27.1.2 Die Kreuzprobe

Neben der Blutgruppenbestimmung wird noch die Kreuzprobe, d. h. ein Kompatibilitätstest zwischen Empfängerserum und Spendererythrozyten (Major-Test) sowie zwischen Empfängererythrozyten und Spenderserum (Minor-Test) durchgeführt. Diese Tests sind eine in-vitro-Simulation und zeigen auf, was passieren würde, falls Spendererythrozyten dem Empfänger transfundiert würden. Eine komplette Kreuzprobe dauert 45–60 Minuten.

Beim sogenannten Major-Test werden nur die Spendererythrozyten mit Serum des Empfängers inkubiert. Eine auftretende Agglutination bestätigt, daß das Empfängerserum Antikörper enthält, die mit den Antigenen auf der Erythrozytenzellmembran des Spenders reagieren können. Beim Minor-Test wird nur Serum des Spenders mit Erythrozyten des Empfängers inkubiert. Es kommt zu einer Aglutination, falls das Spenderserum Antikörper enthält, die mit den Antigenen auf den Erythrozytenzellmebranen des Empfängers reagieren können.

In der dritten Stufe der Kreuzprobe wird Anti-Humanglobulin-Serum (Coombs-Serum) zu den Spendererythrozyten (direkte Coombstest) gegeben. Damit können (bereits an Erythrozyten gebundene) Antikörper nachgewiesen werden, die gegen das Kell-, Kidd- oder das Duffy-Blutgruppensystem gerichtet sind (Tab. 27.2). Die Vererbung dieser Faktoren ist unab-

**Tab. 27.2:** Blutgruppenmerkmale, die mit dem Antihumanglobulin-Serum (Coombs-Test) feststellbar sind

| Blutgruppe | ungefähre Häufigkeit in den USA (%) | |
|---|---|---|
| | Weiße | Schwarze |
| Kell | 9 | 3.5 |
| Kidd | 73 | >90 |
| Duffy | 65 | |

hängig vom Vererbungsmodus anderer Blutgruppensysteme. Von diesen Faktoren ist das Kell-Antigen der am stärksten antigen wirksame Faktor. Die Kidd- und die Duffy-Antigene lösen seltener Antikörperreaktionen aus.

### 27.1.3 Blutgruppenbestimmung und Antikörpersuchtest

Die Blutgruppenbestimmung erfolgt anhand der A-, B- und Rh-Antigene. Mit dem Antikörpersuchtest werden blutgruppenspezifische Antikörper erfaßt [3]. Der Antikörpersuchtest läuft ähnlich ab wie der Major-Test und dauert ebenfalls 45–60 Minuten. In den USA werden oft nur die Blutgruppenbestimmung und der Antikörpersuchtest durchgeführt, wenn bei der geplanten Operation wahrscheinlich keine Bluttransfusion erforderlich wird, aber trotzdem Blut verfügbar sein sollte. Dies ist zum Beispiel bei einer Cholecystektomie oder Hysterektomie der Fall [4]. Wird hierbei dennoch eine Notfalltransfusion notwendig, so kann eine Major-Probe (Empfängerserum plus Spendererythrozyten) innerhalb von 5–10 Minuten durchgeführt werden. Die Gabe von so getestetem Blut (Blutgruppenbestimmung, Antikörpersuchtest und Major-Probe) verläuft in 99% der Fälle ohne Inkompatibilitätszwischenfälle [4]. Blutgruppenbestimmung und Antikörpersuchtest ohne komplette Kreuzprobe schützen jedoch nicht vor solchen seltenen Transfusionszwischenfällen, die durch Antikörper gegen selten vorhandene Antigene bedingt sind, die nicht auf den Testzellen, dagegen aber auf den Spendererythrozyten vorhanden sind.

Werden nur die Blutgruppen bestimmt und der Antikörpersuchtest durchgeführt, kann das gelagerte Blut besser genutzt werden. Dieses Verfahren ist außerdem kostensparend. Wird anstatt einer Blutgruppenbestimmung und eines Antikörpersuchtests eine vollständige Kreuzprobe durchgeführt, so steht das Blut, solange es für einen bestimmten Patienten bereitgestellt ist, für andere Patienten nicht mehr zur Verfügung. Falls das Blut nicht benötigt wird, ist die entsprechende Lagerungszeit vergeudet worden. Wird regelmäßig die komplette Kreuzprobe durchgeführt, muß mehr Blut vorrätig sein als tatsächlich transfundiert wird. Dadurch müssen mehr Blutkonserven wegen Überschreitung des Verfallsdatums aussortiert werden. Aus diesen Gründen wird in den USA oft für solche Operationen, bei denen Transfusionsmengen von weniger als 0,5 Einheiten Blut erwartet werden, nur die Blutgruppenbestimmung und der Antikörpersuchtest durchgeführt. Im deutschsprachigen Raum wird dagegen im Normalfall immer eine komplette Kreuzprobe durchgeführt.

### 27.1.4 Eigenblutspende

Patienten, bei denen ein elektiver operativer Eingriff geplant ist, bei dem eine Bluttransfusion erforderlich werden kann, können sich präoperativ Blut abnehmen lassen, das ihnen bei Bedarf in der perioperativen Phase retransfundiert wird. Im Gegensatz zu homologem Blut (Fremdblut) kann autologes Blut (Eigenblut) keine Krankheiten übertragen. Durch Eigenblut können auch keine Sensibilisierungsreaktionen ausgelöst werden. Die Transfusion einer Eigenblutkonserve ist somit die sicherste Form einer Bluttransfusion. Eigenblut kann ungefähr alle 3–7 Tage entnommen werden. Die letzte Eigenblutentnahme sollte mindestens 72 Stunden vor dem operativen Eingriff erfolgen, damit sich das Plasmavolumen bis zur Operation wieder normalisieren kann. Zwischen den Eigenblutspenden wird diesen Patienten häufig Eisensulfat verordnet. Die meisten Patienten sind in der Lage, problemlos 3 Einheiten Blut zu spenden, vorausgesetzt, der präoperative Hämatokrit-Wert beträgt mehr als 30 %. Eine autologe Bluttransfusion ist auch dadurch möglich, daß das intraoperativ aus der Operationswunde sickernde Blut abgesaugt, aufbereitet und retransfundiert wird. Auch dies stellt eine gute Alternative zu der homologen Bluttransfusion dar.

## 27.2 Notfalltransfusion

Bei einem akuten, starken Blutverlust, kann eine notfallmäßige Bluttransfusion erforderlich werden, ohne daß vorher noch eine Kreuzprobe durchgeführt werden kann. Bei geringeren Blutverlusten können kristalloide oder kolloidale Lösungen infundiert werden, um das intravasale Flüssigkeitsvolumen aufrecht zu erhalten. Gesunde Patienten können einen akuten Blutverlust bis zu 30 % ihres Blutvolumens verkraften. Es muß dann aber ein entsprechendes Volumen an Infusionslösungen infundiert werden. Falls der Hämatokritwert akut unter 25 % sinkt, wird normalerweise eine Bluttransfusion notwendig, selbst dann, wenn noch nicht alle Kompatibilitätstests durchgeführt wurden. In solchen Situationen gibt es verschiedene Vorgehensweisen. Es sollte folgende Präferenz-Folge eingehalten werden: 1. blutgruppenidentisches und im Major-System übereinstimmendes Blut, 2. blutgruppenidentisches ungekreuztes Blut und 3. 0-Rh-negatives, ungekreuztes Blut.

### 27.2.1 Blutgruppenidentisches, im Major-System übereinstimmendes Blut

Bei einer Major-Probe wird Empfängerserum den Spendererythrozyten zugegeben. Nach dem Zentrifugieren wird auf eine Agglutinationsreaktion untersucht. Dieses Verfahren dauert nur 5–10 Minuten. Hierdurch können hämolytische Transfusionsreaktionen aufgrund einer ABO-Inkompatibilität vermieden werden. Antikörper, die gegen das Rh- und das Kell-Antigen gerichtet sind, werden hiermit nicht erfaßt.

### 27.2.2 Blutgruppenidentisches, ungekreuztes Blut

Die Gabe von blutgruppenidentischem, ungekreuztem Blut ist bei den meisten Patienten – sofern sie noch nicht schwanger waren und keinen Kontakt zu fremden Erythrozyten hatten – sicher. Wird blutgruppenidentisches Blut transfundiert, bei dem kein Antikörpersuchtest durchgeführt wurde, so beträgt das Risiko einer hämolytischen Transfusionsreaktion bei nichtsensibilisierten Patienten 1:1000 und bei eventuell sensibilisierten Patienten ungefähr 1:100.

### 27.2.3 0-Rh-negatives, ungekreuztes Blut

Erythrozyten der Blutgruppe 0 haben keine A- und B-Antigene. Aus diesem Grunde werden diese Erythrozyten nicht durch eventuell im Empfängerplasma vorhandene Anti-A- oder Anti-B-Antikörper hämolysiert. Deshalb wurde Blut der Blutgruppe 0 auch als «Universalblut» bezeichnet. Die Gabe von Blut der Gruppe 0 wurde empfohlen, falls nicht genügend Zeit für die Durchführung einer Blutgruppenbestimmung und einer kompletten Kreuzprobe zur Verfügung steht. Das Plasma des Blutes der Blutgruppe 0 enthält jedoch Antikörper, welche in der Lage sind, Erythrozyten der Blutgruppe A oder B zu zerstören. Aus diesem Grund sollte ungekreuzten 0-Rh-negativen Erythrozytenkonzentraten der Vorzug vor 0-Rh-negativem Vollblut gegeben werden.

Bei der Transfusion von Erythrozytenkonzentrat wird nur ein kleines Plasmavolumen, das eventuell gefährliche Antikörper enthalten könnte, zugeführt. Bei Rh-negativen Patienten ist in einer Notfallsituation auch die Gabe von 0-Rh-positivem Blut akzeptabel. Dies sollte aber bei Frauen im gebärfähigen Alter möglichst vermieden werden [1].

Nach der notfallmäßigen Transfusion von mehr als 2 Einheiten 0-Rh-negativem oder 0-Rh-positivem ungekreuztem Blut sollte der Patient kein Blut seiner korrekten Blutgruppe mehr bekommen. Mit dieser Vorsichtsmaßnahme soll verhindert werden, daß die Anti-A- oder Anti-B-Antikörper, die durch die Transfusion von Blut der Gruppe 0 zugeführt wurden, zu einer Hämolyse der Erythrozyten mit A- oder B-Antigenen führen. Blutgruppenidentisches Blut (der Gruppe A, B oder AB) kann nur dann wieder sicher transfundiert werden, falls nachgewiesen werden konnte, daß die transfundierten Konzentrationen an Anti-A- oder Anti-B-Antikörpern entsprechend abgesunken sind. Wird weiterhin 0-Rh-negatives Blut verabreicht, so kommt es nur zu einer geringen Hämolyse der Empfängererythrozyten. Im schlimmsten Fall entwickelt sich eine Hyperbilirubinämie.

## 27.3 Blutkomponententherapie

Eine Vollblutkonserve (500 ml) kann in verschiedene Blutkomponenten aufgeteilt werden (Tab. 27.3). Die bedarfsadaptierte Gabe der jeweils benötigten Blutkomponenten stellt den Grundgedanken der sogen. Blutkomponententherapie dar.

Zu den Vorteilen der Blutkomponententherapie gehören 1. daß dadurch die Möglichkeit besteht, eine selektive Therapie durchzuführen (es wird nur der fehlende Blutbestandteil verabreicht), 2. daß die einzelnen Blutbestandteile unter optimalen Bedingungen gelagert werden können, wodurch eine längere Haltbarkeit erreicht werden kann, 3. daß das Risiko einer Hypervolämie verringert wird und 4. daß eine

**Tab. 27.3:** Aus Vollblut herstellbare Blutkomponenten

**Erythrozytenkonzentrat**
**leukozytenarmes Blut**
**Leukozytenkonzentrate**
**Thrombozytenkonzentrate**
**hitzebehandelte Plasmalösungen**
    Albumin (5% und 20%)
    Plasmaproteinlösung (PPL)
**Frischplasma** (aus frischem Vollblut gewonnen)
    Kryopräzipitat
    Faktor VIII
    Fibrinogen
    Konzentrate von einzelnen Faktoren (II, VII, IX, X)
    Antikörperkonzentrate

Transfusion von unnötigem Spenderplasma vermieden wird, das unerwünschte Antigene oder Antikörper enthalten könnte [1,6].

### 27.3.1 Erythrozytenkonzentrate

Erythrozytenkonzentrate haben ein Volumen von 250 bis 300 ml und einen Hämatokrit-Wert von 70–80%. Sie werden zur Behandlung solcher Anämien eingesetzt, die nicht mit einer akuten Verminderung des intravasalen Flüssigkeitsvolumens einhergehen. Ziel ist es, die Sauerstofftransportkapazität des Blutes zu steigern. Ein Erythrozytenkonzentrat führt beim Erwachsenen zu einer Erhöhung des Hämoglobin-Wertes um $1 \text{ g} \times \text{dl}^{-1}$. Wird das Erythrozytenkonzentrat mit 50–100 ml NaCl-0,9% aufgeschwemmt, so nimmt die Viskosität ab und es ist eine schnellere Transfusion möglich. Eine Aufschwemmung mit glukosehaltigen Lösungen kann dagegen eine Hämolyse verursachen. Das in einer Ringer-Laktatlösung enthaltene Kalzium kann dagegen eine Gerinnung auslösen, falls diese mit einem Erythrozytenkonzentrat gemischt wird. Glukosehaltige Lösungen mit Ringer-Laktatlösung sind also zu vermeiden. Werden im Rahmen eines akuten Blutverlustes Erythrozytenkonzentrate verabreicht, so besteht der Hauptnachteil darin, daß diese hochviskose Lösung nicht sehr schnell transfundiert werden kann. Dennoch wird normalerweise empfohlen, bei Erwachsenen mit Blutverlusten unter 1500 ml Erythrozytenkonzentrate zu verwenden [7].

Werden aus Vollblutkonserven erst unmittelbar vor der Transfusion Erythrozytenkonzentrate hergestellt, so wird weniger Natrium, Kalium, Ammoniak, Citrat und Laktat mittransfundiert. Dies ist bei Patienten mit einer Nieren- oder Leberfunktionsstörung sinnvoll. Die meisten Erythrozytenkonzentrate werden jedoch bereits am Spendetag hergestellt. Sie unterliegen somit denselben Lagerungsprozessen wie Vollblutkonserven. Die infundierte Plasmamenge ist bei Erythrozytenkonzentraten stets geringer als bei einer Vollbluttransfusion, unabhängig davon, zu welchem Zeitpunkt das Erythrozytenkonzentrat zubereitet wurde. Dadurch werden weniger Anti-A- und Anti-B-Antikörper übertragen. Müssen in einer Notfallsituation bei Patienten der Blutgruppe A oder B Blutkonserven der Gruppe 0 transfundiert werden, ist daher die Gabe von Erythrozytenkonzentraten sicherer als die Gabe von Vollblut. Verglichen mit der Transfusion von Vollblut, kommt es bei der Gabe von Erythrozytenkonzentraten auch seltener zu allergischen Transfusionsreaktionen, weil dabei weniger proteinhaltiges Plasma transfundiert wird. Es gibt allerdings keine Daten, die dafür sprechen, daß nach der Transfusion von Erythrozytenkonzentraten seltener Hepatitiden auftreten als nach Vollbluttransfusionen.

### 27.3.2 Gefrorene Erythrozyten

Durch Zusatz von Glyzerol können Erythrozyten bei -85 °C lange Zeit aufbewahrt werden, ohne daß es zu einer Zellschädigung kommt. Hauptvorteil gefrorener Erythrozyten ist die langfristige Konservierungsmöglichkeit. Funktion und Überlebensdauer der Erythrozyten sind nach dem Auftauen kaum beeinträchtigt. Die normale Erythrozytenfunktion ist dadurch zu erklären, daß deren Konzentrationen an 2,3-Diphosphoglyzerat und Adenosintriphosphat auch nach dem Auftauen ähnlich hoch sind wie zum Zeitpunkt des Einfrierens. Wenn Erythrozytenkonzentrate kurz nach ihrer Gewinnung eingefroren werden, bleiben also fast normale Konzentrationen an 2,3-Diphosphoglycerat erhalten. Ein weiterer Vorteil ist z.B. eine geringere Inzidenz an nicht-hämolytischen Transfusionsreaktionen. Dies ist darauf zurückzuführen, daß diese Präparate fast vollkommen frei von Leukozyten und Plasmaproteinen sind. Es wurde zwar behauptet, daß die Transfusion von gefrorenen Erythrozyten seltener zu einer Posttransfusionshepatitis führt, dennoch kann es auch hierbei zu der Übertragung einer Virushepatitis kommen.

Nachteile der gefrorenen Erythrozyten sind in den Kosten, der 45-minütigen Auftauzeit und darin zu sehen, daß vor deren Transfusion das Glyzerol wieder entfernt werden muß. Da während des Auftauens die Gefahr einer bakteriellen Kontamination besteht, müssen die aufgetauten Erythrozyten innerhalb von 24 Stunden transfundiert werden. Die Vorteile der langfristigen Lagerungsmöglichkeit von gefrorenen Erythrozyten könnten an Bedeutung verlieren, falls durch verbesserte Stabilisatorlösungen (Citrat-Phosphat-Dextrose plus Adenin, $CPDA_1$) die Lebensfähigkeit der Erythrozyten auch bei 4°C verlängert werden kann. Zur Zeit werden gefrorene Erythrozyten hauptsächlich für sehr seltene Blutgruppen hergestellt.

### 27.3.3 Leukozytenarmes Blut

Leukozytenarmes Blut ist bei Patienten indiziert, bei denen es im Rahmen einer vorherigen Bluttransfusion zu schweren febrilen Transfusionsreaktionen gekommen ist. Die für solche febrilen Transfusionsreaktionen verantwortlichen Leukozytenantikörper treten häufig bei Patienten auf, die mehrfach Vollbluttransfusionen erhalten haben, sowie bei Frauen, die mehrere Kinder geboren haben und bei nierentransplantierten Patienten. Leukozytenarmes Blut wird gewonnen, indem frisches Vollblut zentrifugiert und danach der Überstand (buffy-coat) entfernt wird. Durch Anwendung von Mikrofiltern können 40–85% der Leukozyten entfernt werden. Wird bei Blut, bei dem nach Zentrifugieren der buffy-coat entfernt wurde, zusätzlich noch ein Mikrofilter verwendet, dann können bis zu 90% der Leukozyten entfernt werden [1]. Als leukozytenarmes Blut können auch gefrorene Erythrozyten verwendet werden.

### 27.3.4 Thrombozytenkonzentrate

Bei Patienten mit einer Thrombozytopenie oder einer pathologischen Thrombozytenfunktion kann eine Thrombozytentransfusion sinnvoll sein, falls ein Thrombozytenmangel oder eine Thrombozytenstörung als Blutungsursache angenommen wird oder zumindest zur Blutung beiträgt. Bei Thrombozytenzahlen unter 10 000 bis 30 000 pro mm$^3$ kommt es – auch bei nicht operierten Patienten – zu spontanen Blutungen. Eine Thrombozytopenie diesen Ausmaßes stellt daher eine Indikation zur Thrombozytentransfusion dar. Eine prophylaktische Thrombozytentransfusion ist bei Patienten mit einer Thrombozytenzahl zwischen 30 000 und 100 000 pro mm$^3$ nicht zu empfehlen, es sei denn, es ist ein großer operativer Eingriff geplant. In diesem Fall sollte die Thrombozytenzahl auf 50 000 bis 100 000 pro mm$^3$ angehoben werden. Eine Verlängerung der Blutungszeit aufgrund einer Thrombozytenstörung auf mindestens das Doppelte des Normalwerts stellt im allgemeinen eine Indikation zur Thrombozytentransfusion dar. Auch bei einer schnell durchgeführten ein- oder zweifachen Austauschtransfusion entwickeln sich bei den meisten Patienten noch keine thrombozytopenisch bedingten mikrovaskulären Blutungen [8].

Thrombozytenkonzentrate sollten deshalb erst verabreicht werden, wenn eine Thrombozytopenie vorliegt oder Anzeichen einer Gerinnungsstörung nachgewiesen wurden. Kontrollierte Studien zeigen, daß nach Operationen im kardiopulmonalen Bypass keine Korrelation zwischen Thrombozytenanzahl und Blutungsneigung besteht. Eine prophylaktische Verabreichung von Thrombozyten hat bei diesen Patienten keine Vorteile [8].

Die Thrombozytenkonzentrate sollten anderen thrombozytenhaltigen Präparaten wie Frischblut oder thrombozytenhaltigem Plasma vorgezogen werden, weil damit derselbe therapeutische Effekt schneller und mit weniger Volumen erreicht werden kann. Ein Thrombozytenkonzentrat steigert die Thrombozytenzahl um 5 000 bis 10 000 pro mm$^3$, dies läßt sich anhand eines Blutbildes eine Stunde nach Transfusion nachweisen. Zur Transfusion von Thrombozyten wird ein Standardfilter (170 mikro m) empfohlen [8].

Thrombozyten, die bei 20–24°C gelagert und innerhalb von 24 Stunden nach Gewinnung transfundiert werden, haben eine Lebensdauer von bis zu 8 Tagen [9]. Die normale Lebensdauer der Thrombozyten beträgt dagegen 9–11 Tage. Aus ungeklärten Gründen führt die Lagerung der Thrombozyten bei 22°C zu Lagerungsschäden, wodurch innerhalb der ersten 8–24 Stunden nach Verabreichung deren hämostasiologische Funktion beeinträchtigt ist [9]. Dagegen sind Thrombozyten, welche bei 4°C gelagert wurden, nur für 2–3 Tage lebensfähig. Die Funktion der Thrombozyten bleibt hierbei jedoch besser erhalten als bei einer Lagerung bei 20–24°C.

Die Hauptrisiken einer Verabreichung von Thrombozytenkonzentraten sind Sensibilisierungsreaktionen und die Übertragung von Krankheiten, insbesondere bei Konzentraten aus gepooltem Spenderblut. Thrombozyten besitzen HLA-Antigene auf ihren Zellmembranen. Falls Patienten gegen diese Antigene sensibilisiert sind, werden die transfundierten Thrombozyten zerstört. Dies zeigt sich in einem ausbleibenden Therapieerfolg. Bei Patienten, die häufiger Thrombozytentransfusionen erhalten haben, treten oft solche Sensibilisierungsreaktionen auf. Im Rahmen solcher Sensibilisierungsreaktionen können Fieber und Atembeschwerden auftreten. Dies ist durch die Freisetzung von Serotonin und anderer vasoaktiver Substanzen während der immunologischen Thrombozytenzerstörung bedingt. Bei sensibilisierten Patienten dürfen nur Thrombozyten der entsprechenden HLA-Konstellation transfundiert werden. Sensibilisierungsreaktionen, wie sie manchmal bei Thrombozytenspendern gesehen werden, werden auf Äthylenoxid zurückgeführt, das zur Sterilisation der für die Plasmapherese benötigten Plastikmaterialien benutzt wird [10].

Durch eine Thrombozytentransfusion können ähnliche Viren übertragen werden wie auch durch andere Blutkomponenten. Möglich ist z.B. eine Übertragung von Hepatitisviren, Zytomegalievirus, Epstein-Barr-Virus und HIV (human immune deficiency virus). Dies muß beachtet werden, denn Thrombozytenkonzentrate werden häufig aus gepooltem Spenderblut hergestellt und oft bei immunsupprimierten Patienten verabreicht.

Als ungewöhnliche, aber manchmal lebensbedrohliche Komplikation einer Thrombozytentransfusion kann eine Sepsis auftreten. Die Ursache kann eine Bakterienvermehrung während der Lagerung bei 20 und 24°C sein [8].

### 27.3.5 Albumin

Albumin ist als 5%ige und 20%ige Lösung erhältlich. Das Übertragungsrisiko einer Virushepatitis durch Albuminlösungen wird dadurch ausgeschaltet, daß sie 10 Stunden lang auf 60°C erhitzt werden. Die 5%ige Albuminlösung ist isoton und wird meistens eingesetzt, wenn das intravasale Volumen schnell expandiert werden soll.

Die 20%ige Albuminlösung ist hyperonkotisch und hat ungefähr den 4-fachen Volumeneffekt. Außerdem hat die 20%ige Albuminlösung nur ungefähr ein Siebtel des Natriumgehalts wie ein vergleichbares Plasmavolumen. Die häufigste Indikation für Verabreichung einer 20%igen Albuminlösung ist die Hypoalbuminämie. Pro verabreichtem Milliliter 20%iger Humanalbuminlösung werden 3–4 ml interstitielle Flüssigkeit in den Intravasalraum gezogen. Diese Zunahme des intravasalen Flüssigkeitsvolumens ist der Grund dafür, daß 20%-iges Humanalbumin bei Patienten mit einer Anämie oder einer Herzinsuffizienz nicht zu empfehlen ist. Um eine Dehydratation bei Verabreichung von 20%iger Albuminlösung zu verhindern, ist eine gleichzeitige Infusion kristalloider Lösungen notwendig.

Es muß berücksichtigt werden, daß Albuminlösungen keine Gerinnungsfaktoren enthalten. Eine albuminbedingte intravasale Flüssigkeitszunahme kann sogar zu einer Verdünnung der Gerinnungsfaktoren führen.

### 27.3.6 Plasmaproteinlösungen

Plasmaproteinlösungen enthalten 3,5–5% Plasmaproteine in Kochsalzlösung. Die Osmolarität entspricht der des Plasmas. Diese Proteinlösungen werden durch Fraktionierung aus einem großen humanen Plasmapool gewonnen. Plasmaproteinlösungen werden wie Albumin hitzebehandelt, um so das Übertragungsrisiko einer Virushepatitis auszuschließen. Die Plasmaproteinlösungen enthalten mindestens 83% Albumin und höchstens 17% Globuline, davon weniger als 1% Gammaglobuline. Die Natriumkonzentration beträgt 130–160 mval $\times$ $l^{-1}$, die Kaliumkonzentration liegt unter 2 mval $\times$ $l^{-1}$. Zusätzlich können die Plasmaproteinlösungen einen Präkallikreinaktivator enthalten, der das Kallikreinsystem stimuliert. Hierdurch kann es bei schneller Infusion dieser Lösung zu peripherer Vasodilatation und Hypotension kommen [11]. Plasmaproteinlösungen werden zumeist eingesetzt, um das intravasale Flüssigkeitsvolumen akut anzuheben. Eine Kreuzprobe ist nicht notwendig und da zelluläre Elemente fehlen, besteht kein Risiko einer Sensibilisierung bei wiederholter Gabe. Es muß jedoch beachtet werden, daß Plasmaproteinlösungen keine Gerinnungsfaktoren enthalten und deswegen für die Behandlung eines Blutungsleidens nicht geeignet sind.

### 27.3.7 Frisch gefrorenes Plasma

Frisch gefrorenes Plasma (fresh-frozen-Plasma – FFP) wird gewonnen, indem nach Zentrifugieren einer Vollblutkonserve der flüssige Überstand abgetrennt und innerhalb von 6 Stunden eingefroren wird. Zu den Risiken einer FFP-Gabe gehören Übertragung von Krankheiten (Virushepatitis, AIDS), allergische Reaktionen und Flüssigkeitsüberladung. FFP enthält alle Gerinnungsfaktoren, jedoch keine Thrombozyten. Bei Mangel eines oder mehrerer Gerinnungsfaktoren wird sehr häufig FFP eingesetzt. Obwohl FFP alle Gerinnungsfaktoren enthält, scheint es anderen Blutderivaten (Kryopräzipitat, Faktor VIII-Konzentrat, Faktor IX-Konzentrat, Immunglobulin) nicht überlegen zu sein. Diese Einzelfaktoren sind effektiver und sicherer [12,13]. Es gibt keine Beweise dafür, daß eine FFP-Gabe im Rahmen einer massiven Blutung von Vorteil wäre, solange sich laborchemisch keine Gerinnungsstörung nachweisen läßt [12]. Falls bei marcumarisierten Patienten eine Notfalloperation durchgeführt werden muß, kann durch FFP-Gabe die Gerinnungshemmung sofort aufgehoben werden. Müssen solche Patienten jedoch elektiv operiert werden, sollte zur Antagonisierung des Marcumars Vitamin K vorgezogen werden. In Anbetracht all dieser Dinge gibt es wenig wissenschaftlich fundierte Gründe, die den zunehmenden Einsatz von FFP im klinischen Alltag rechtfertigen würden [12]. Zur Volumenexpansion ist FFP weniger geeignet als Albuminlösungen.

### 27.3.8 Kryopräzipitat

Kryopräzipitat ist die Plasmafraktion, die sich ablagert, wenn FFP langsam aufgetaut wird. Diese Fraktion kann dann wieder gefroren und gelagert werden. Kryopräzipitat enthält hohe Konzentrationen an Faktor VIII und ist zur Behandlung einer Hämophilie A geeignet. Ein Kryopräzipitat enthält ungefähr 80–120 Einheiten Faktor VIII pro 10 ml. Falls Kryopräzipitate nicht blutgruppenidentisch (A, B, AB oder 0) verabreicht werden, kann es zu einer hämolytischen Anämie kommen. Diese Blutkomponente sollte über einen Filter mit 170 mikro m transfundiert werden. Ca. 15% aller Patienten mit einer Hämophilie entwickeln einen Inhibitorfaktor, welcher den Faktor VIII inaktiviert. Bevor mit der Behandlung eines hämophilen Patienten begonnen wird, sollte – insbesondere vor einer geplanten Operation – geprüft werden, ob dieser Inhibitorfaktor vorliegt. Auch zur Behandlung des Willebrand-Jürgens-Syndroms ist das Kryopräzipitat geeignet. Es enthält fast 25% des Fibrinogengehalts einer normalen Blutkonserve und kann bei Patienten mit einer Hypofibrinogenämie verabreicht werden. Ist der Fibrinogen-Plasma-Spiegel nicht erniedrigt und werden mehrere Kryopräzipitattransfusionen durchgeführt, dann kann es zu einer Hyperfibrinogenämie kommen. Durch Kryopräzipitate können virale Erkrankungen übertragen werden.

### 27.3.9 Immunglobuline

Immunglobulinpräparate sind konzentrierte Globulinlösungen. Sie werden aus gepooltem menschlichem Plasma gewonnen. Diese Präparate schützen vor Hepatitis A und sind außerdem zur Substitutionstherapie bei Patienten mit Hypogammaglobulinämie sinnvoll.

Das Hepatitis-B-Immunglobulin ist eine spezifische Zubereitungsform mit einem hohen Antikörpertiter gegen Hepatitis B.

### 27.3.10 Faktor VIII-Konzentrate

Die Faktor VIII-Konzentrate sind zur Therapie der Hämophilie A geeignet. Diese Blutkomponente ist teurer als Kryopräzipitat und das Risiko der Übertragung viraler Erkrankungen ist größer. Dies ist auf die Gewinnung aus gepooltem Plasma zurückzuführen.

### 27.3.11 Faktor IX – Konzentrate

Faktor IX – Konzentrate werden aus gepooltem Plasma hergestellt. Diese Blutkomponente ist bei der Therapie der Hämophilie B sinnvoll, aber es besteht das Risiko, daß virale Erkrankungen übertragen werden. Bei der Transfusion von Faktor IX – Konzentraten besteht auch ein hohes Risiko an thromboembolischen Komplikationen. Dies ist wahrscheinlich darauf zurückzuführen, daß durch den Faktor IX hohe Konzentrationen an Prothrombin und Faktor X aktiviert werden [14].

### 27.3.12 Konzentrate spezieller Gerinnungsfaktoren

Zur Behandlung von Blutungen, die durch einen Mangel der Faktoren II, VII, IX oder X bedingt sind, stehen Konzentrate der Vitamin-K-abhängigen Gerinnungsfaktoren (Prothrombinkomplex, PPSB) zur Verfügung. Bei diesen Präparaten besteht ein erhöhtes Risiko, daß virale Erkrankungen übertragen werden, denn sie werden aus gepooltem Plasma gewonnen.

## 27.4 Dextrane

Dextrane sind verzweigtkettige Polysaccharide, die zur akuten Substitution eines intravasalen Volumendefizits verwendet werden können. Die Vorteile der Dextrane sind darin zu sehen, daß damit keine viralen Krankheiten übertragen werden und daß sie leicht verfügbar sind. Das Molekulargewicht der Dextranlösungen reicht von 40 000 (Rheomacrodex) bis 70 000 (Makrodex). Mit den niedermolekularen Dextranen kann das intravasale Flüssigkeitsvolumen überproportional vergrößert (expandiert) werden. Diese Wirkung ist jedoch nur vorübergehend, denn innerhalb von 2–4 Stunden verschwindet das niedermolekulare Dextran wieder aus dem Gefäßbett. Diese Dextrane werden meistens eingesetzt, um die Blutviskosität zu senken, die Thrombozytenaggregation zu vermindern und damit Thromboembolien vorzubeugen. Dextran in einer initialen Dosierung von 10 ml × kg$^{-1}$ scheint in der Prävention von Lungenembolien genauso wirksam zu sein wie eine low-dose-Heparinisierung (vgl. Kapitel 13). Dextrane mit einem durchschnittlichen Molekulargewicht von 70 000 sind in der Lage, das intravasale Flüssigkeitsvolumen für eine längere Zeit überproportional zu vergrößern (zu expandieren). Die positiven Auswirkungen der Dextrane auf die Mikrozirkulation sind jedoch nur minimal. Die Dextranpräparate können auch bei Hysteroskopien benutzt werden, um das Uterusvolumen auszudehnen und zu spülen sowie um nach rekonstruktiven Infertilitätsoperationen Tubenadhäsionen vorbeugen. Zu den Nachteilen der Dextrane muß gerechnet werden, daß sie zu Thrombozytenfunktionsstörungen und damit zu Gerinnungsstörungen führen können, falls mehr als 1500 ml Dextran verabreicht werden. Dextrane können auch eine Agglutination von Erythrozyten verursachen. Dies kann die Kreuzprobe erschweren. Bei der Verabreichung von Dextranen können allergische Reaktionen auftreten. Dextrane werden vor allem über die Nieren ausgeschieden.

## 27.5 Stromafreie Hämoglobinlösungen

Stromafreie Hämoglobinlösungen können als Plasmaexpander eingesetzt werden. Sie sind auch in der Lage, Sauerstoff zu den Geweben zu transportieren und Kohlendioxid von den Geweben abzutransportieren [15]. Daß stromafreie Lösungen das intravasale Flüssigkeitsvolumen überproportional ausdehnen können, ist auf das hohe molekulare Gewicht (68 000) von Hämoglobin zurückzuführen. Ob das gelöste Hämoglobin Sauerstoff transportieren und die Gewebsoxygenierung aufrechterhalten kann, wurde jedoch in Frage gestellt, denn freies Hämoglobin hat eine erhöhte Sauerstoffaffinität, was sich in einem erniedrigten $p_{50}$-Wert ausgedrückt. Im Tierversuch konnte jedoch gezeigt werden, daß stromafreie Lösungen eine adäquate Sauerstoffversorgung der peripheren Gewebe ermöglichen [16, 17]. Im Vergleich mit anderen Blutprodukten haben die stromafreien Lösungen den Vorteil, daß keine Kreuzprobe durchgeführt werden muß und daß sie länger haltbar sind. Falls das Erythrozytenstroma und die Lipide aus der Hämoglobinlösung entfernt wurden, kommt es während der Infusion zu keinen Nierenfunktionsstörungen [15]. Diese Beobachtung läßt vermuten, daß Nierenfunktionsstörungen im Rahmen einer intravasalen Hämolyse, wie z.B. bei Transfusionsreaktionen, eher auf die Ablagerung von Erythrozytenstroma als auf die Hämoglobinausfällung in den Nierentubuli zurückzuführen sind. Es ist möglich, daß bei der Behandlung akuter perioperativer Flüssigkeitsverluste stromafreie Lösungen in Zukunft eine Alternative zu Blut oder Blutkomponenten darstellen werden.

## 27.6 Fluosol

Fluosol ist eine Emulsion von Perfluorchemikalien, die in der Lage sind, Sauerstoff zu transportieren. Die intravenöse Verabreichung dieser Emulsion kann zu einer Verbesserung der arteriellen Oxygenierung und über einen verbesserten venösen Rückfluß zu einer Zunahme des Herzminutenvolumens führen. Fluosol kann daher als Volumenersatzmittel und zur Verbesserung der arteriellen Oxygenierung eingesetzt werden. Indikationen bestehen insbesondere für Patienten mit einer lebensbedrohlichen Anämie, die eine Behandlung mit Blutkomponenten ablehnen. Nebenwirkungen einer Fluosolinfusion können eine Komplementaktivierung mit Hypotonie und pulmonale Infiltrate sein [18, 19].

## 27.7 Hydroxyäthylstärke

Hydroxyäthylstärke ist eine synthetische kolloidale Lösung. Als Volumenexpander ist sie ebenso wirksam wie 5%iges Albumin. Zur Behandlung einer akuten Hypovolämie kann Hydroxyäthylstärke (bis 20 ml × $kg^{-1}$) zur Vergrößerung des intravasalen Flüssigkeitsvolumens eingesetzt werden [20]. Exzessive Dosierungen der Hydroxyäthylstärke können zu einem Abfall des Hämatokrits, und über einen Verdünnungseffekt zu einer Abnahme der Thrombozytenzahl und zu einem Konzentrationsabfall der Gerinnungsfaktoren führen. Das Risiko einer allergischen Reaktion ist bei der Hydroxyäthylstärke ähnlich groß wie bei den Dextranen. Im Gegensatz zu den Dextranen führt die Hydroxyäthylstärkelösung zu keiner Beeinträchtigung der Kreuzprobe. Eine mögliche Nebenwirkung ist eine Hypervolämie, insbesondere bei Patienten mit einer eingeschränkten Nierenfunktion, denn Hydroxyäthylstärke wird primär renal ausgeschieden.

## 27.8 Mögliche Komplikationen einer Bluttransfusion

An Komplikationen können bei der Verabreichung von Blut oder Blutkomponenten Transfusionszwischenfälle, metabolische Störungen, Übertragung viraler Erkrankungen und Infusion von Mikroaggregaten (die sich während der Lagerung des Blutes gebildet haben) auftreten. Die versehentliche Infusion von überaltertem Blut kann zu einem Anstieg des pulmonalvaskulären Widerstandes und – aufgrund einer Hämolyse – zu Nierenschäden führen [21].

### 27.8.1 Transfusionszwischenfälle

Transfusionszwischenfälle werden in hämolytische und verzögerte hämolytische Reaktionen sowie in allergische und febrile Zwischenfälle unterteilt [1, 22].

**Hämolytische Reaktionen**

Hämolytische Reaktionen treten auf, wenn spezifische Antikörper des Empfängerplasmas mit den membrangebundenen Antigenen der Spendererythrozyten reagieren (Inkompatibilität). Gemeinsames Merkmal einer intravasalen Hämolyse und Entwicklung einer spontanen Blutungsneigung ist die Aktivierung des Komplementsystems. Hierdurch kommt es auch zu einer Histaminfreisetzung und einer Zunahme der Kapillarpermeabilität.

Bei wachen Patienten kommt es im Rahmen einer hämolytischen Reaktion initial zu Kreuzschmerzen, substernalen Schmerzen, Fieber (unter Umständen mit Schüttelfrost), Unruhe, Übelkeit, Atemnot, Hautrötung und Blutdruckabfall. Es muß jedoch beachtet werden, daß ein Erythem und eine Urtikaria Symptome einer allergischen und nicht einer hämolytischen Reaktion sind. Die Initialsymptome einer hämolytischen Reaktion sind – mit Ausnahme der Hypotension – beim anästhesierten Patienten verschleiert.

Nach Auftreten der Initialsymptome einer hämolytischen Reaktion kommt es zu Hämoglobinurie, Oligurie, Anurie, kaum beherrschbarer Blutungsneigung, Anämie und Ikterus. Ein akutes Nierenversagen ist vermutlich dadurch bedingt, daß es in den distalen Nierentubuli zu einem Niederschlag von Erythrozytenstroma und von Lipidstrukturen aus den Erythrozyten kommt. Es sollte beachtet werden, daß das im Plasma vorhandene freie Hämoglobin vermutlich nicht für die im Rahmen einer intravasalen Hämolyse auftretenden Nierenfunktionsstörungen verantwortlich ist [15], (vgl. Abschnitt: Stromafreie Hämoglobinlösungen). Auch aufgrund einer histaminbedingten Veränderung des Vasotonus und einer Fibrinablagerung in der Mikrostrombahn wird die entstehende Nierenfunktionsstörung mit begünstigt. Aus den hämolysierten Erythrozyten freigesetzte Substanzen lösen eine disseminierte intravasale Gerinnung aus. Hierdurch kommt es zu einer Thrombozytopenie und einer Konzentrationserhöhung der zirkulierenden Fibrinspaltprodukte. Das unkonjugierte Bilirubin erreicht 3–6 Stunden nach Beginn der hämolytischen Reaktion seine maximale Plasmakonzentration.

Bei der Therapie einer hämolytischen Reaktion wird zuerst die Bluttransfusion gestoppt. Die Schwere einer hämolytischen Reaktion ist direkt proportional zur Menge des transfundiert inkompatiblen Blutes. Die Blutkonserve sowie eine Blutprobe des Patienten sollten ins Labor geschickt werden, um erneut die Blutgruppen zu überprüfen und die Kreuzprobe durchzuführen. Ganz besonders wichtig ist es, daß die Nierenfunktion aufrecht erhalten wird, denn die Urinausscheidung ist umgekehrt proportional zu der in den

Nierentubuli abgelagerten Menge an Erythrozytenstroma und an Lipidstrukturen aus den Erythrozyten. Die Urinausscheidung kann oft dadurch aufrecht erhalten werden, daß eine großzügige intravenöse Infusion mit kristalloiden Lösungen durchgeführt wird und daß zusätzlich Mannitol oder Furosemid verabreicht wird. Zur Alkalisierung des Urins wurde auch die Verabreichung von Natriumbikarbonat empfohlen. Dadurch soll Ablagerungen in den distalen Nierentubuli vorgebeugt werden, denn durch die Alkalisierung des Urins ist es möglich, die Löslichkeit der hämolysebedingten Zerfallsprodukte des Hämoglobins zu verbessern. Ob eine Alkalisierung des Urins jedoch Sinn macht, konnte bisher nicht bewiesen werden. Auch ob eine Kortikosteroidgabe bei der Therapie einer hämolytischen Reaktion sinnvoll ist, ist bisher unbewiesen.

**Verzögerte hämolytische Reaktionen**

Verzögerte hämolytische Reaktionen treten auf, wenn die Antikörperkonzentration im Empfängerplasma zu gering ist, um eine sofortige Hämolyse der blutgruppenidentischen und richtig ausgekreuzten Spendererythrozyten zu verursachen. Da hierbei die Antikörpertiter unter der Nachweisgrenze liegen, sind solche Reaktionen nicht vermeidbar. Noch bis zu 14 Tagen nach Verabreichung einer Bluttransfusion kann es zu einem klinisch manifesten Ikterus und auch zu einem Hämatokritabfall kommen. Ein positiver indirekter Coombs-Test weist darauf hin, daß im Empfängerplasma Antikörper gegen Antigene des transfundierten Blutes – nicht jedoch gegen autologe Erythrozyten – vorhanden sind. Hierbei ist keine kausale, sondern nur eine symptomatische Therapie möglich.

**Allergische Reaktionen**

In ungefähr 3% der Fälle kommt es bei der Transfusion von Blut, das einer korrekten Blutgruppenbestimmung und einer Kreuzprobe unterzogen wurde, zu allergischen Reaktionen. Als Ursache werden inkompatible Plasmaproteine angenommen. Die klinischen Symptome umfassen Juckreiz, Erythem und Urtikaria. Häufig kommt es auch zu einem Anstieg der Körpertemperatur und einer Eosinophilie. Manchmal entwickeln sich auch ein Laryngo- und Bronchospasmus. Während einer Narkose kann das erste Symptom einer allergischen Reaktion ein Erythem entlang der Vene (durch die die Transfusion einläuft) sowie eine Urtikaria, insbesonders auf Brust, Hals und Gesicht, sein. Veränderungen von Blutdruck und Herzfrequenz treten selten auf. Schwere allergische Reaktionen treten am ehesten bei Patienten auf, die einen Immunglobulin-A-Mangel haben. Bei Patienten mit einem Immunglobulin-A-Mangel kann bereits die Transfusion von nur 10 ml Blut zu einer lebensbedrohlichen anaphylaktischen Reaktion führen. Ein Immunoglobulin-A-Mangel kommt bei etwa einem von 700 Patienten vor. Diesen Patienten sollte nur Blut transfundiert werden, das ebenfalls von Spendern mit einem Immunoglobulin-A-Mangel stammt (vgl. Kapitel 31).

Zur Therapie milder allergischer Reaktionen wie Erythem, Urtikaria und minimalem Anstieg der Körpertemperatur wird intravenös z.B. 0,5–1,0 mg $\times$ kg$^{-1}$ Diphenhydramin verabreicht. Bei allergischen Reaktionen schwereren Ausmaßes muß die Transfusion unterbrochen und z.B. Diphenhydramin verabreicht werden. Spätere Transfusionen sollten mit gewaschenen Erythrozyten oder Thrombozytenkonzentraten durchgeführt werden, um zu gewährleisten, daß die Plasmaproteine entfernt sind. Patienten, bei denen anamnestisch eine allergische Reaktion auf eine Bluttransfusion bekannt ist oder Patienten mit bekannten anderen Allergien scheinen anfälliger für eine allergische Transfusionsreaktion zu sein. Bei diesen gefährdeten Patienten kann eine prophylaktische Gabe eines Antihistaminikums, wie z.B Diphenhydramin, sinnvoll sein, um dieser Komplikation vorzubeugen.

Ein seltenes Symptom im Rahmen einer allergischen Transfusionsreaktion ist die Entwicklung einer akuten pulmonalen Überempfindlichkeit, die durch plötzlichen Fieberanstieg, trockenen nichtproduktiven Husten und ein Lungenödem gekennzeichnet ist. Es liegen hierbei keinerlei Anzeichen für eine intravasale Flüssigkeitsüberladung oder eine Herzinsuffizienz vor [1, 23]. Röntgenaufnahmen des Thorax zeigen eine vermehrte Blutfülle der Lungengefäße. Auch Urtikaria und Eosinophilie können auftreten. Hypotonie und arterielle Hypoxämie werden selten beobachtet. Der genaue Mechanismus für diese akute pulmonale Überempfindlichkeitsreaktion ist nicht bekannt. Es wird jedoch angenommen, daß Leukozytenantikörper des Spenderplasmas mit Leukozyten des Empfängers reagieren und zu Zellverklumpungen, mikrovaskulären Verschlüssen und Lecks im pulmonalvaskulären Kapillarbett führen [23]. Anhand serologischer Studien können nach einer solchen Reaktion HLA-spezifische Leukozytenantikörper im Spender- oder Empfängerplasma nachgewiesen werden. Dies läßt vermuten, daß das Lungenödem durch eine Leukozytenagglutinationsreaktion verursacht war. Die Behandlung ist symptomatisch, die Transfusion muß unterbrochen und z.B. Diphenhydramin verabreicht werden.

**Febrile Reaktionen**

Febrile Reaktionen sind die häufigsten nicht-hämolytischen Reaktionen im Rahmen von Bluttransfusionen [1]. Sie kommen bei 0,5–1% aller Transfusionen vor. Normalerweise steigt hierbei innerhalb von 4 Stunden nach Transfusionsbeginn die Körpertemperatur an, erreicht aber selten Temperaturen über 38°C. Da ein Anstieg der Körpertemperatur auch ein Frühzeichen einer hämolytischen Transfusionsreaktion sein kann, wird die Diagnose einer nicht-hämolytischen febrilen Transfusionsreaktion durch Ausschluß von Hämolysezeichen gestellt. Die wahrscheinlichste Erklärung für febrile Reaktionen sind Interaktionen zwischen Antikörpern des Empfängers und Antigenen, die auf den

Leukozyten und/oder den Thrombozyten des Spenders lokalisiert sind. Die auslösenden Antikörper haben sich wahrscheinlich auf Grund einer vorausgehenden Bluttransfusion oder Schwangerschaft entwickelt. Das Fieber entsteht vermutlich durch Freisetzung pyrogener Substanzen aus den beschädigten Zellen. Kopfschmerzen, Übelkeit, Erbrechen und Brust- oder Rückenschmerzen können zusätzlich zur Erhöhung der Körpertemperatur auftreten. Sehr selten können auf der Röntgenaufnahme des Thorax bilaterale perihiläre Infiltrate beobachtet werden.

Bei leichten febrilen Reaktionen wird die Tropfgeschwindigkeit der Bluttransfusion verlangsamt und Acetylsalicylsäure oder Paracetamol verabreicht. Kommt es beim Erwachsenen zum Schüttelfrost, ist es sinnvoll, 25 mg Pethidin zu verabreichen. Bei schweren febrilen Reaktionen kann es notwendig werden, die Bluttransfusion zu unterbrechen. Diphenhydramin und Kortikosteroide sind von zweifelhaftem Wert bei der Behandlung febriler Reaktionen. Patienten, die bereits zwei- oder mehrmals febrile Reaktionen hatten, sollten über einen Mikrofilter leukozytenarme Erythrozyten, gefrorene Erythrozyten oder blutgruppenidentische Thrombozytenkonzentrate erhalten. Nur bei jedem 8. Patienten, bei dem es nach einer Transfusion zu einer febrilen Reaktion kommt, wird bei einer späteren Transfusion wieder eine ähnliche Reaktion entwickelt. Daher brauchen leukozytenarme Erythrozyten erst eingesetzt zu werden, falls mindestens zweimal eine febrile Reaktion aufgetreten ist [1]. Eine seltene Fieberursache während einer Bluttransfusion kann auch eine bakterielle Kontamination der Konserve sein.

## 27.8.2 Metabolische Störungen

Die im Rahmen einer Bluttransfusion möglicherweise auftretenden metabolischen Störungen sind auf Lagerungsschäden des Blutes zurückzuführen (Tab. 27.4). Zum Beispiel kommt es während der Lagerung von Vollblut bei 4°C zu einer Konzentrationszunahme von $H^+$-Ionen, Kohlendioxid und Kalium. Dagegen nimmt die 2,3-Diphosphoglyceratkonzentration in den Erythrozyten ab. Auch das dem gelagerten Blut als Antikoagulans zugesetzte Citrat kann möglicherweise wichtige Auswirkungen haben, wenn es bei der Transfusion in den Empfänger gelangt. Eine Konserve Vollblut enthält ungefähr 450 ml Blut und 65 ml citrathaltigen Stabilisator. Wie lange das Blut gelagert werden kann, hängt davon ab, was für ein Stabilisator verwendet wird. CPD-Blut (Citrat-Phosphat-Dextrose, modifizierter ACD-Stabilisator) kann 21 Tage, CPDA-1-Blut (Citrat-Phosphat-Dextrose-Adenin) dagegen 35 Tage gelagert werden. Die maximale Lagerungszeit ergibt sich aus der Forderung, daß 24 Stunden nach Transfusion noch 70% der Erythrozyten vital sein müssen.

### $H^+$-Ionen

Die $H^+$-Ionenkonzentration von gelagertem Blut wird initial dadurch erhöht, daß ACD-Stabilisator (Azid-Citrat-Dextrose, pH-Wert 5,0) oder CPD-Stabilisator (Citrat-Phosphat-Dextrose, pH-Wert 5,6) zugesetzt wird. Da in den Erythrozyten auch während der Lagerung Stoffwechselprozesse ablaufen, kommt es zu einem weiteren Anfall von $H^+$-Ionen. Daher beträgt der pH-Wert von gelagertem Blut nach 14–21 Tagen weniger als 7,0. Da Kohlendioxid nicht durch die verwendeten Glas- oder Plastikmaterialien diffundieren kann, kommt es außerdem zu einem Anstieg der $CO_2$-Partialdrucke auf 150–200 mm Hg. Trotz dieser Veränderungen kommt es selbst bei schneller Transfusion großer Mengen gelagerten Bluts nicht immer zu einer metabolischen Azidose. Deshalb sollte bei Patienten, die eine Vollbluttransfusion bekommen, nicht willkürlich, sondern nur dann Natriumbikarbonat verabreicht werden, wenn ein aktuell gemessener arterieller pH-Wert vorliegt.

Im Rahmen einer Massivtransfusion kommt es eher zu einer metabolischen Alkalose als zu einer metabolischen Azidose [24]. Diese Alkalose ist vermutlich zum Teil dadurch bedingt, daß das mittransfundierte Citrat zu Bikarbonat metabolisiert wird. Dieses Problem kann noch verstärkt werden, wenn zusätzlich Ringer-Laktat verabreicht wird. Wird zur Therapie der vermuteten metabolischen Alkalose regelmäßig Natriumbikarbonat verabreicht, könnte eine eventuell vorbestehende und unbemerkte Alkalose noch verstärkt werden. Nach einer Transfusion ist mit einer metabolischen Azidose insbesondere dann zu rechnen, wenn bei dem Patienten eine eingeschränkte Nierenfunktion vorliegt, denn Bikarbonat wird über die Nieren ausgeschieden.

### Kalium

Der Kaliumgehalt von ACD-Blut (Azid-Citrat-Dextrose-Stabilisator) reicht von 14 mval $\times$ l$^{-1}$ (bei 7 Tagen Lagerung) bis zu 21 bis 24 mval $\times$ l$^{-1}$ (nach 21 Tagen Lagerung). Die Kaliumspiegel im CPD-Blut (mit Citrat-Phosphat-Dextrose-Stabilisator) sind um ungefähr 20% niedriger. Selbst bei Massivtransfusionen von gelagertem Blut kommt es nur selten zu einem

**Tab. 27.4:** Veränderungen, die bei Lagerung von Vollblut in einem CPD-Stabilisator (Citrat, Phosphat, Dextrose) auftreten

| | Lagerungszeit in Tagen bei 4° Celsius | | | | |
|---|---|---|---|---|---|
| | 0 | 7 | 14 | 21 | 28 |
| prozentualer Anteil der 24 Stunden nach Transfusion noch lebensfähigen Zellen | 100 | 98 | 85 | 80 | 75 |
| Plasma-pH bei 37° Celsius | 7.20 | 7.00 | 6.90 | 6.84 | 6.78 |
| 2,3-Diphosphoglycerat ($\mu$Mol/ml) | 4.8 | 1.2 | 1 | 1 | 1 |
| P 50-Wert (mmHg) | 24 | 23 | 20 | 17 | 17 |
| Plasma-Kalium-Konzentration (mmol/L) | 4 | 12 | 17 | 21 | 23 |

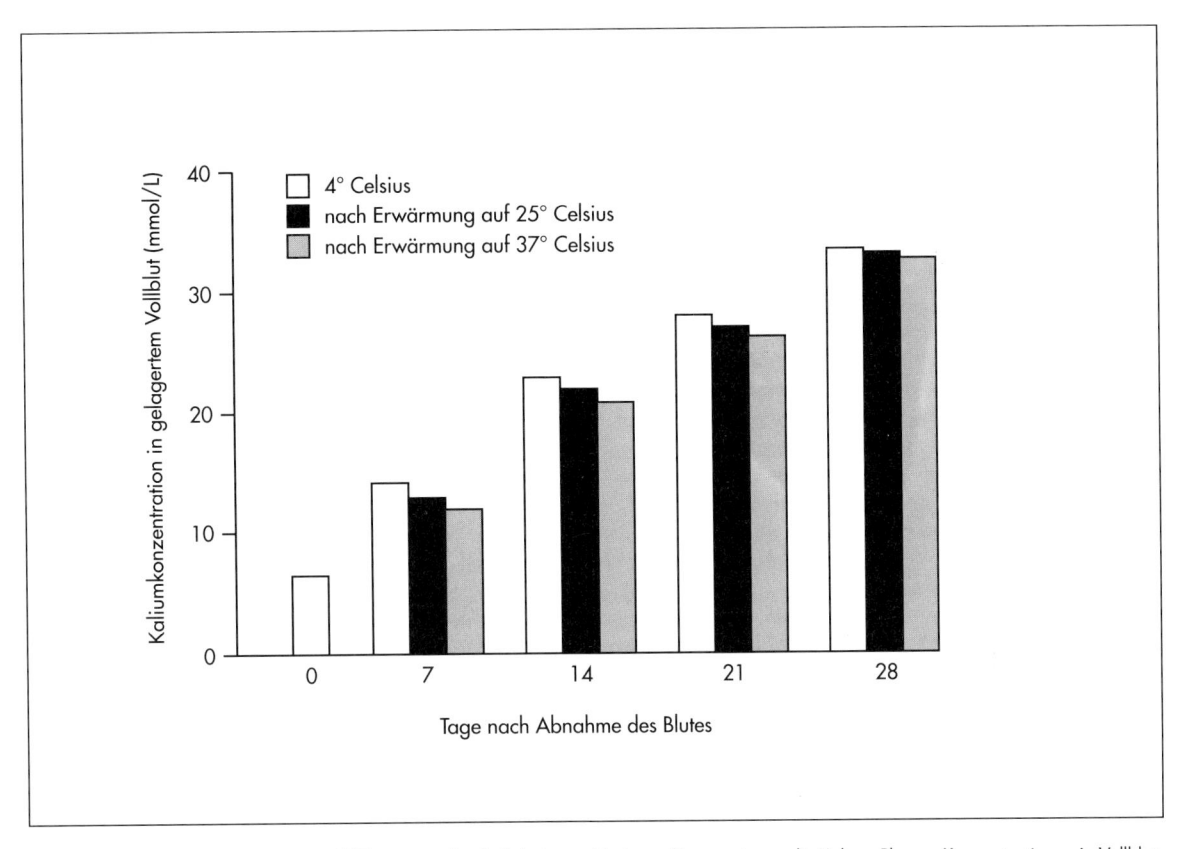

**Abb. 27.1:** Über einen Zeitraum von 28 Tagen wurden bei drei verschiedenen Temperaturen die Kalium-Plasma-Konzentrationen in Vollblutkonserven (mit ACD-Stabilisator) gemessen. Durch die Erwärmung des Blutes von 4° C auf 25° C bzw. auf 37° C kam es zu keiner Veränderung der Kalium-Plasma-Konzentration. Jeder Balken repräsentiert die mittlere Kaliumkonzentration, die aus jeweils 10 Konserven gelagerten Blutes ermittelt wurde. (Daten modifiziert nach: (Data adapted from Eurenius S, Smith RM. The effect of warming on the serum potassium content of stored blood. Anesthesiology 1973; 38: 482–4)

Anstieg der Plasma-Kalium-Konzentration. So bleiben z.B. nach einer Massivtransfusion 78% der Patienten normokaliämisch, 12% werden hypokaliämisch und 10% der Patienten entwickeln eine Hyperkaliämie [25]. Bei der Transfusion von gefrorenen Erythrozyten kommt es oft zu einer Hypokaliämie. Daß normalerweise mit keinem Anstieg der Plasma-Kalium-Konzentration zu rechnen ist, ist vor allem dadurch bedingt, daß in einer gelagerten Vollblutkonserve letztlich nur eine geringe Kaliummenge enthalten ist. Eine Vollblutkonserve enthält nur ca. 300 ml Plasmavolumen. Bei einer Plasma-Kalium-Konzentration von 21 mval $\times$ l$^{-1}$ würde dies weniger als 7 mval Kalium entsprechen. Bei Transfusion von 10 gelagerten Vollblutkonserven würde es damit zu einer zusätzlichen Kaliumzufuhr von nur ca. 70 mval kommen. Dadurch ist normalerweise kein Anstieg der Plasma-Kalium-Konzentration zu erwarten. Außerdem muß beachtet werden, daß es bei einer Massivtransfusion von Vollblut zu einer metabolischen Alkalose kommen kann. Hierdurch wird die Einschleusung von extrazellulärem Kalium nach intrazellulär begünstigt, wodurch einer möglicherweise entstehenden Hyperkaliämie weiter entgegengewirkt wird. Dennoch muß vor allem bei Patienten mit einer verminderten oder fehlenden Nierenfunktion beachtet werden, daß es aufgrund des in gelagertem Blut enthaltenen Kaliums zu einer Hyperkaliämie kommen kann.

Gelagertes Blut sollte vor der Transfusion auf nahezu 37°C erwärmt werden. Hauptziel hierbei ist es, einen transfusionsbedingten Abfall der Körpertemperatur möglichst zu vermindern. Falls bei Erwachsenen zwei oder mehr Blutkonserven schnell transfundiert werden müssen, sollte ein Blutwärmer eingesetzt werden. Frühere Vermutungen, daß eine Bluterwärmung vor der Transfusion deshalb wichtig sei, um die Integrität der Erythrozytenmembranen wiederherzustellen und den Wiedereintritt von Kalium in die Zellen zu begünstigen, konnten nicht bestätigt werden. Es gibt Untersuchungen, die belegen, daß es durch eine Erwärmung von gelagertem Blut nicht möglich ist, dessen Kaliumkonzentration zu beeinflussen (Abb. 27.1), [26].

### Erniedrigte 2,3-Diphosphoglycerat-Konzentration

Mit zunehmender Lagerung von Blut nimmt dessen 2,3-Diphosphoglycerat-Konzentration in den Erythro-

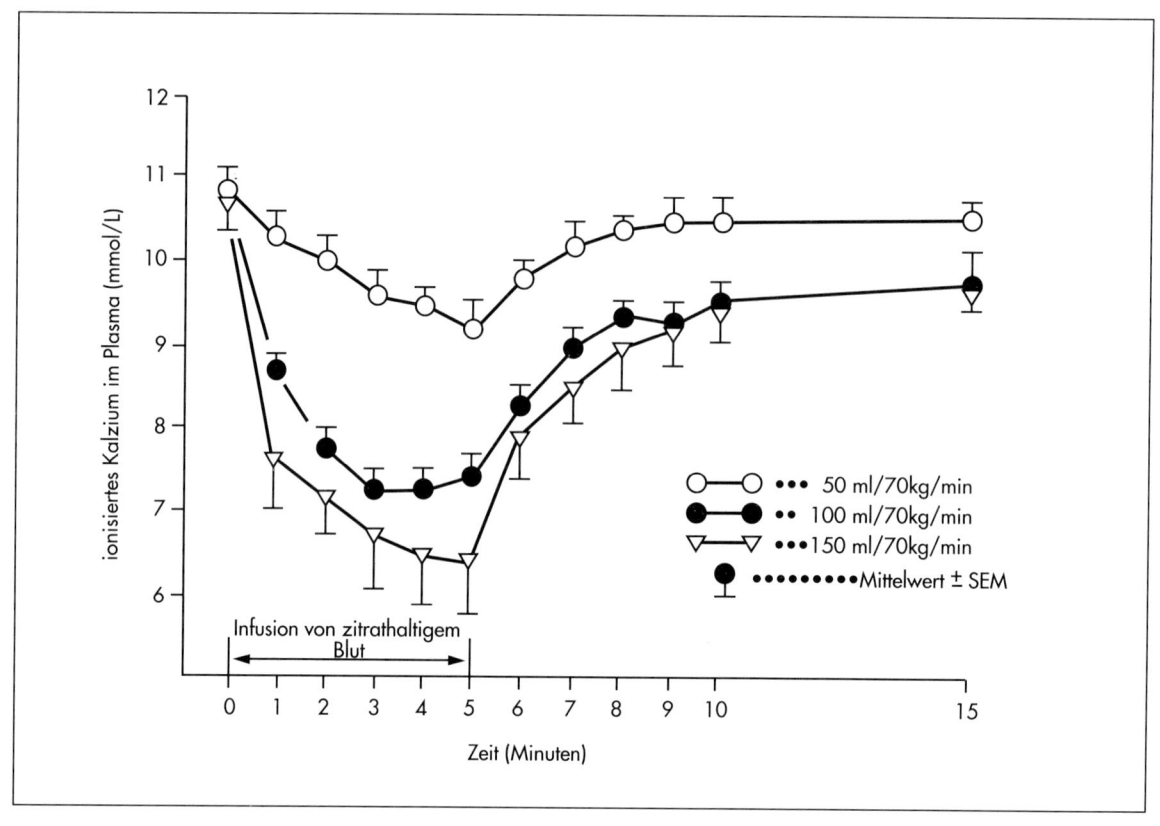

**Abb. 27.2:** Bei 30 narkotisierten erwachsenen Patienten, denen Citratblut mit 3 verschiedenen Transfusionsgeschwindigkeiten verabreicht wurde, wurde die Konzentration des ionisierten Kalziums im Plasma bestimmt. Wie stark die gemessenen Kalziumkonzentrationen abfielen, war von der Gesamtmenge des verabreichten Citrats und von der Transfusionsgeschwindigkeit abhängig. Die niedrigsten Kalziumspiegel wurden am Ende der 5-minütigen Transfusion gemessen. Bei der Transfusion von 50, bzw. 100 oder 150 ml/kg · min fiel die Plasma-Kalzium-Konzentration um 14, bzw. 31 oder 41 % des Ausgangswertes ab. Diese Konzentrationsveränderungen waren alle statistisch signifikant ($p < 0,01$). Es traten jedoch keine signifikanten Veränderungen des kardiovaskulären Systems auf. Daß es sich nur um eine passagere, citratinduzierte Hypokalzämie handelt, wird dadurch verdeutlicht, daß sich nach Transfusionsende sehr schnell wieder normale Plasma-Kalzium-Konzentrationen einstellen. (Denlinger JK, Nahrwold ML, Gibbs PS, Lecky JH. Hypocalcemia during rapid blood transfusion in anaesthetized man. Br J Anaesth 1976; 48: 995–1000)

zyten immer weiter ab. Dadurch nimmt die Affinität des Hämoglobins zum Sauerstoff zu. Beim Blutempfänger kommt es daher nach einer Massivtransfusion zu einer Linksverlagerung der Sauerstoffdissoziationskurve, was sich in einem erniedrigten $p_{50}$-Wert äußert. Es ist denkbar, daß dadurch die Sauerstoffversorgung des Gewebes gefährdet werden könnte, insbesondere falls eine Anämie vorliegt. Welche klinische Relevanz die erniedrigte 2,3-Diphosphoglycerat-Konzentration in den Erythrozyten hat, ist jedoch nicht geklärt. Da außerdem der pH-Wert des CPD-Stabilisators höher ist als der des ACD-Stabilisators, kommt es beim CPD-Blut zu einem langsameren Abfall der 2,3-Diphosphoglycerat-Konzentration in den Erythrozyten. Der $p_{50}$-Wert von CPD-Blut bleibt während der ersten zwei Lagerungswochen nahezu normal. Der $p_{50}$-Wert von ACD-Blut fällt dagegen bereits während der ersten Lagerungswoche unter den Normalwert ab.

### Citrat zur Gerinnungshemmung

Durch den Abbau von Citrat (des Stabilisators) zu Bikarbonat kann eine metabolische Alkalose begünstigt werden. Durch die Bindung von Kalzium an Citrat kann es auch zu einer Hypokalzämie kommen. Der CPD-Stabilisator (Citrat-Phosphat-Dextrose) enthält 15–20 % weniger Citrat als der ACD-Stabilisator (Azid-Citrat-Dextrose). Ob dies klinisch relevant ist, ist nicht klar.

Kommt es zu einer Hypokalzämie aufgrund einer Citratintoxikation, kann sich dies als Hypotension und verlängerte QT-Strecke im EKG äußern. Dennoch ist eine Hypokalzämie aufgrund einer Kalziumbindung durch das Citrat selten. Die Ursache ist darin zu sehen, daß die Kalziumreserven des Knochens leicht mobilisiert werden können und daß die Leber in der Lage ist, das Citrat schnell zu Bikarbonat abzubauen. Damit ein Abfall der Plasmakonzentration an ionisiertem Kalzium nachweisbar wird, muß bei Erwachsenen die Transfusionsgeschwindigkeit von Vollblut minde-

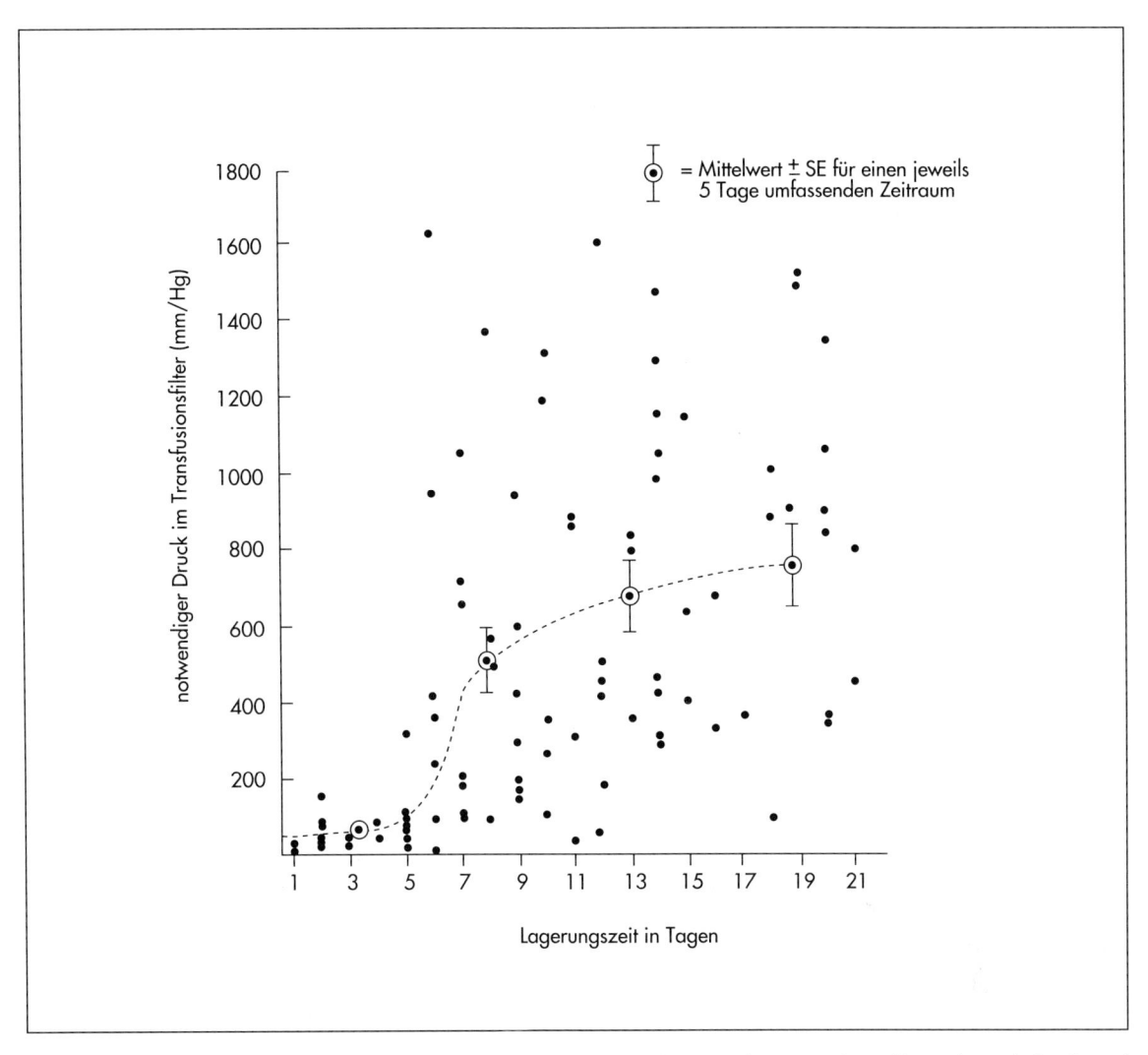

**Abb. 27.3:** Der während einer definierten Transfusionsgeschwindigkeit von gelagertem Blut im Transfusionsfilter auftretende Druck wurde gemessen und als Maß für die Anzahl der vorhandenen Mikroaggregate genommen. Bei Vollblut, das zwischen 1 und 21 Tage unter standardisierten Bedingungen mit ACD-Stabilisator gelagert war, wurde der Filtrationsdruck gemessen. Während der ersten 5 Lagerungstage sind die Filtrationsdrucke niedrig. Dies läßt vermuten, daß nur wenige Mikroaggregate vorliegen. Zwischen dem 5. und 10. Lagerungstag steigt der Filtrationsdruck stark an. Dies ist vermutlich durch die im Laufe der Zeit entstandenen Mikroaggregate bedingt. (Harp JR, Wyche MQ, Marshall BE, Wurzel HA. Some factors determinig rate of microaggregate formation in stored blood. Anesthesiology 1974; 40: 398–400)

stens 50 ml × min$^{-1}$ betragen (Abb. 27.2), [27]. Falls keine objektiven Hinweise auf eine Hypokalzämie vorliegen, wie z.B. EKG-Veränderungen oder erniedrigte Plasmakonzentrationen an ionisiertem Kalzium, ist eine willkürliche Kalziumgabe nicht zu empfehlen. Falls nach Kalziumgabe die Hypotension verschwindet, ist dies dennoch kein Beweis dafür, daß eine Citratintoxikation vorlag, denn es ist davon auszugehen, daß es durch Kalziumgabe zu einer dosisabhängigen positiv inotropen Wirkung und damit zu einer Steigerung des linksventrikulären Schlagvolumens und des Blutdruckes kommt.

Bei Erwachsenen ist es unwahrscheinlich, daß es auf Grund einer Kalziumbindung durch das Citrat zu einer Hypokalzämie kommt. Diese Tatsache trifft vermutlich für Bluttransfusionen bei Neugeborenen nicht zu. Bei Neugeborenen kann eine zusätzliche Kalziumgabe notwendig werden. Auch bei Vorliegen einer Hypothermie oder einer schweren Leberfunktionsstörung ist es möglich, daß die Citratmetabolisierung zu Bikarbonat eingeschränkt ist. Falls Kalziumpräparate intravenös verabreicht werden sollen, muß beachtet werden, daß Kalziumchlorid ungefähr viermal soviele verfügbare Kalziumionen enthält wie Kalziumgluconat. Die übliche Dosierung für Kalziumchlorid beträgt 3–6 mg × kg$^{-1}$. Diese Dosierung sollte über 5–15 Minuten unter kontinuierlicher EKG-Überwachung verabreicht werden. Falls das Kalziumpräparat über eine periphere Vene verabreicht werden soll, ist Kalziumgluconat vorzuziehen, da es seltener zu einer Venenreizung führt. Auch bei einer versehentlichen extravasalen Injektion ist die Gewebsirritation durch Kalziumchlorid stärker als bei Kalziumglukonat.

### 27.8.3 Übertragung viraler Erkrankungen

Eines der großen Probleme bei der Transfusion von Blutkomponenten ist die mögliche Übertragung einer Virushepatitis. Seit 1972 sind in den USA bei den Blutspendern Untersuchungen auf Hepatitis B-Antigen vorgeschrieben. Dies ist zwar sinnvoll, die Übertragung einer Hepatitis Non-A-Non-B kann damit jedoch nicht ausgeschlossen werden. Bei ungefähr 85–90% einer transfusionsbedingten Hepatitis handelt es sich um eine Non-A-Non-B-Hepatitis. Nach Transfusion mehrerer Blutkonserven kommt es bei 5–10% der Patienten zu einer Non-A-Non-B-Hepatitis [28]. Durch eine Transfusion von Blut oder Blutkomponenten können auch andere Viren wie z.B. Cytomegalievirus, Epstein-Barr-Virus und das Human-Immunodeficiency-Virus (HIV) übertragen werden (vgl. Kapitel 29).

Für die Diagnose einer Non-A-Non-B-Hepatitis wird gefordert, daß die Konzentrationsbesimmung der S-GPT zwischen der 2. und 26. Woche nach der Transfusion mindestens zweimal einen doppelt so hohen Wert wie den Normalwert ergibt [29].

Ungefähr 75% der Patienten sind anikterisch und die Symptome sind normalerweise nur leicht ausgeprägt (Appetitlosigkeit, Müdigkeit).

Dies läßt vermuten, daß die Mehrzahl der Fälle unerkannt bleibt [1]. Als weitere Ursache für eine Posttransfusionshepatitis wurde auch das Zytomegalievirus angeschuldigt.

### 27.8.4 Transfusion von Mikroaggregaten

Während der Lagerung von Vollblut entwickeln sich Mikroaggregate. Diese bestehen aus abgestorbenen Thrombozyten und Leukozyten. Bereits nach 3–5 Tagen kommt es zu einer deutlichen Ansammlung von Mikroaggregaten (Abb. 27.3), [30]. So kann z.B. eine Vollblutkonserve, die 21 Tage gelagert wurde, 50–100 Millionen Mikroaggregate mit einem Durchmesser von 10–170 $\mu$m enthalten. Ungefähr 90% dieser Aggregate haben einen Durchmesser zwischen 10 und 40 $\mu$m.

Als Ursache für die nach einer Transfusion manchmal auftretenden Lungenfunktionsstörungen wurde die Transfusion von Mikroaggregaten angeschuldigt. Daher wurden Mikrofilter entwickelt, um Partikel mit einem Durchmesser von 10–40 $\mu$m herauszufiltern. Diejenigen Autoren, die den routinemäßigen Einsatz von Mikrofiltern propagieren, sind der Meinung, daß es durch die Transfusion von Mikroaggregaten zu Verlegungen des pulmonalen Gefäßbettes und anschließend zur Freisetzung vasoaktiver Substanzen kommt. Es wird angenommen, daß diese Substanzen zu einer Schädigung der Kapillar- und Alveolarmembranen führen. Hierdurch kann es zu einer Flüssigkeitssequestration in die Alveolen kommen. Dennoch konnte letztendlich nicht bewiesen werden, daß die Inzidenz pulmonaler Funktionsstörungen bei Transfusionen mehrerer Blutkonserven dadurch beeinflußt werden kann, daß Mikrofilter eingesetzt werden. Dies läßt vermuten, daß für diese Veränderungen neben den Mikroaggregaten vermutlich noch andere Faktoren wichtig sind [31].

Bei solchen Patienten, bei denen nach Bluttransfusionen schon mehrfach febrile Reaktionen aufgetreten sind, wird empfohlen, buffy-coat-freie Erythrozytenkonzentrate über einen Mikrofilter zu verabreichen [1]. Auch bei der Herz-Lungen-Maschine kann es sinnvoll sein, auf der arteriellen Seite Mikrofilter einzubauen, um so während kardiochirurgischer Eingriffe einer Embolisation von Mikroaggregaten vorzubeugen. Die logische Konsequenz wäre es, auch bei Patienten mit einem intrakardialen Rechts-Links-Shunt Mikrofilter einzusetzen. Durch das den Lungenkreislauf umgehende intrakardiale Shuntblut könnte es hierbei zur Embolisation von Mikroaggregaten in die arterielle Strombahn kommen. Falls Vollblut transfundiert wird, das weniger als 3 Tage alt ist, sind keine Mikrofilter notwendig. Vermutlich sind selbst dann keine Mikrofilter notwendig, wenn große Blutvolumina oder alte Blutkonserven transfundiert werden (Abb. 27.3), [1, 31]. Wird mehr als 14 Tage altes Blut durch Mikrofilter transfundiert, ist die Fließgeschwindigkeit durch den Filter vermindert und es kann zur Hämolyse kommen [32]. Sowohl Vollblut als auch Erythrozytenkonzentrate sollten jedoch mindestens über Filter mit 170 $\mu$m transfundiert werden.

# Literaturhinweise

1. Stehling LC. Recent advances in transfusion therapy. In: Stoelting RK, Barash PG, Gallagher TJ, eds. Advances in Anesthesia. Chicago. Year Book Medical Publishers 1987; 4: 213–52
2. Hilgard P. Immunological reactions to blood and blood products. Br J Anaesth 1979; 51: 45–9
3. Kelton JG, Perrault RA, Blajchman MA. Substitution of the „group-and-screen" for the full crossmatch in elective operations. Can Anaesth Soc J 1983; 30: 641–5
4. Reisner LS. Type and screen for cesarean section: A prudent alternative. Anesthesiology 1983; 58: 476–8
5. Pearl TCY, Strauss RG, Stehling LC, et al. Predeposited autologous blood for elective surgery. A national multicenter study. N Engl J Med 1987; 316: 517–20
6. Blajchman MA, Herst R, Perrault RA. Blood component therapy in anaesthetic practice. Can Anaesth Soc J 1983; 30: 382–9
7. Grindon AJ, Tomasulo PS, Bergin JJ, et al. The Hospital Transfusion Committee, guidelines for improving practice. JAMA 1985; 253: 540–3
8. Consensus Conference. Platelet transfusion therapy. JAMA 1987; 257: 1777–80
9. Barrer MJ, Ellison N. Platelet function. Anesthesiology 1977; 46: 202–11
10. Leitman SF, Boltansky H, Alter HJ, et al. Allergic reactions in healthy plateletpheresis donors caused by sensitization to ethylene oxide. N Engl J Med 1986; 315: 1192–6
11. Isbister JP, Fisher M McD. Adverse effects of plasma volume expanders. Anaesth Intensive Care 1980; 8: 145–51
12. Consensus Conference. Fresh frozen plasma. Indications and risks. JAMA 1985; 253: 551–3
13. Bove JR. Fresh frozen plasma: Too few indications – too much use. Anesth Analg 1985; 64: 849–50
14. Fuerth JH, Mahrer P. Myocardial infarction after factor IX therapy. JAMA 1981; 245: 1455–6
15. Rabiner SF, Helbert JR, Lopas H, Friedman LH. Evaluation of a stroma-free hemoglobin solution for use as a plasma expander. J Exp Med 1967; 126: 1127–41
16. Bonhard K. Acute oxygen supply by infusion of hemoglobin solutions. Fed Proc 1975; 34: 1466–7
17. Moss GS, DeWiskin R, Rosen AL, et al. Transport of oxygen and carbon dioxide by hemoglobinsaline solution in the red cell-free primate. Surg Gynecol Obstet 1976; 142: 357–62
18. Tremper KK, Vercellotti, Hammerschmidt DE. Hemodynamic profile of adverse clinical reactions to fluosol-DA 20%. Crit Care Med 1984; 123: 428–31
19. Police AM, Waxman K, Tominaga G. Pulmonary complications after fluosol administration to patients with life-threatening blood loss. Crit Care Med 1985; 13: 96–8
20. Puri VK, Howard M, Paidipaty BB, Singh S. Resuscitation in hypovolemia and shock: A prospective study of hydroxyethyl starch and albumin. Crit Care Med 1983; 11: 518–23
21. Gossinger H, Laggner A, Druml W, et al. Hemodynamic, pulmonary and renal reactions to inadvertent transfusion of outdated blood. Crit Care Med 1986; 14: 70–1
22. Rush B, Lee NLY. Clinical presentation of nonhaemolytic transfusion reactions. Anaesth Intensive Care 1980; 8: 125–31
23. De Wolf AM, Van Den Berg BW, Hoffman HJ, Van Zundert AA. Pulmonary dysfunction during one-lung ventilation caused by HLA-specific antibodies against leukocytes. Anesth Analg 1987; 66: 463–7
24. Miller RD, Tong MJ, Robbins TO. Effects of massive transfusion of blood on acid-base balance. JAMA 1971; 216: 1762–5
25. Wilson RF, Mannen E, Walt AJ. Eight years' experience with massive blood transfusions. J Trauma 1971; 11: 275–85
26. Eurenius S, Smith RM. The effect of warming on the serum potassium content of stored blood. Anesthesiology 1973; 38: 482–4
27. Denlinger JK, Nahrwold ML, Gibbs PS, Lecky JH. Hypocalcemia during rapid blood transfusion in anaesthetized man. Br J Anaesth 1976; 48: 995–1000
28. Wick MR, Moore S, Taswell HR. Non-A, non-B hepatitis associated with blood transfusion. Transfusion 1985; 25: 93–101
29. Aach RD, Kahn RA. Post-transfusion hepatitis: Comment and perspectives. Ann Intern Med 1980; 92: 539–42
30. Harp JR, Wyche MQ, Marshall BE, Wurzel HA. Some factors determining rate of microaggregate formation in stored blood. Anesthesiology 1974; 40: 398–400
31. Snyder EL, Hazzey A, Barash PG, Palermo G. Microaggregate blood filtration in patients with compromised pulmonary function. Transfusion 1982; 22: 21–5
32. Schmidt WF III, Kim HC, Tomassini N, Schwartz E. RBC destruction caused by a micropore blood filter. JAMA 1982; 248: 1629–32

# 28 Haut und muskuloskeletales System

## 28.1 Epidermolysis bullosa (Acantholysis bullosa)

Die Epidermolysis bullosa ist eine seltene erbliche Störung der Haut. Auch die Schleimhäute, insbesondere die des Oropharynx und des Ösophagus, können betroffen sein. Leitsymptom der Erkrankung ist die Entstehung von Bullae (Blasen). Innerhalb der Epidermis lösen sich die einzelnen Schichten voneinander ab. Später kommt es zusätzlich zur Flüssigkeitsansammlung. Dieser Erkrankung liegt vermutlich ein Verlust der interzellulären Verbindungen zugrunde. Dadurch kann es schon bei Bagatellverletzungen zu einer Trennung epidermaler Zellschichten kommen. Zur Blasenbildung kommt es typischerweise dann, wenn seitliche Scherkräfte auf die Haut einwirken. Bei senkrechtem Druck auf die Haut ist diese Gefahr geringer. Blasen können allerdings auch spontan entstehen.

### 28.1.1 Klassifikation

Die Epidermolysis bullosa wird unterteilt in Epidermolysis bullosa simplex, Epidermolysis bullosa dystrophica (hyperdysplastisch oder polydysplastisch) und die junktionale Epidermolysis bullosa. Die Simplex-Form ist durch einen gutartigen Verlauf gekennzeichnet, die Entwicklung der betroffenen Patienten verläuft normal. Im Gegensatz dazu versterben Patienten, die an der junktionalen Form erkrankt sind, häufig schon im Kleinkindesalter, zumeist an den Folgen einer Sepsis. Weitere typische Merkmale der junktionalen Epidermolysis bullosa sind eine von Geburt an bestehende generalisierte Blasenbildung, fehlende Vernarbungen und eine generalisierte Schleimhautbeteiligung (Gastrointestinaltrakt, Urogenitaltrakt und Respirationstrakt). Die Epidermolysis bullosa dystrophica tritt mit einer Inzidenz von 1:300000 auf. Im Gegensatz zur junktionalen Form führt die Epidermolysis bullosa dystrophica unter anderem auch zu schweren Narbenbildungen mit nachfolgenden Verwachsungen der Finger (Pseudosyndaktylie), zu narbiger Verkleinerung der Mundöffnung (Mikrostomie) und zu Ösophagusstrikturen. Auch Zahnanomalien gehören zu diesem Krankheitsbild. Häufig werden Mangelernährung, Anämie, Elektrolytstörungen und Hypalbuminämie beobachtet. Diese Symptome sind am ehesten Folgen der begleitenden chronischen Infekte und Folgen des allgemeinen Schwächezustands. Die betroffenen Patienten überleben nur selten das zweite Lebensjahrzehnt. In Verbindung mit der Epidermolysis bullosa können auch weitere Erkrankungen auftreten wie z. B. Porphyrie, Amyloidose, multiples Myelom, Diabetes mellitus und verstärkte Gerinnungsneigung.

### 28.1.2 Therapie

Die Behandlung der Epidermolysis bullosa ist symptomatisch. Viele Patienten stehen unter einer Kortikosteroidtherapie. Es wurde beschrieben, daß Phenytoin bei einigen Patienten Häufigkeit und Ausmaß der Blasenbildung vermindert [1]. Häufig kommt es zu Superinfektionen der Blasen mit Staphylococcus aureus oder beta-hämolysierenden Streptokokken.

### 28.1.3 Narkoseführung

Bei der Narkoseführung von Patienten mit Epidermolysis bullosa ist die zur Therapie dieser Erkrankung eingesetzte Medikation zu berücksichtigen. So ist z. B. bei Patienten mit langfristiger Kortikosteroidtherapie eine zusätzliche Kortisonsubstitution in der perioperativen Phase erforderlich. Verletzungen von Haut und Schleimhäuten müssen unbedingt vermieden werden. Läsionen durch Pflaster, Blutdruckmanschetten, Tourniquets und das Reiben mit Alkoholtupfern können ebenso zu Blasenbildungen führen wie Klebeelektroden zur EKG-Ableitung oder zur Überwachung der neuromuskulären Blockade. Falls eine Blutdruckmanschette benutzt wird, ist sie mit lockerer Unterpolsterungswatte abzuschirmen. Intravenöse oder intraarterielle Katheter sollten durch Naht oder Gazestreifen fixiert werden. Eine Fixierung mit Pflaster ist zu vermeiden. Zur pulsoxymetrischen Überwachung sind nichtklebende Sensoren zu verwenden.

Druckläsionen durch die Narkosemaske müssen dadurch vermindert werden, daß die Maske nur leicht aufgesetzt wird. Zusätzlich können das Gesicht des Patienten und die Narkosemaske mit einer Kortisonsalbe eingekremt werden. Manipulationen im Bereich der oberen Luftwege sind soweit wie möglich zu vermeiden. Oropharynx und Ösophagus sind mit einem Plattenepithel ausgekleidet, das auf Traumatisierungen empfindlicher reagiert als das Zylinderepithel der Trachea. Läsionen durch Scherkräfte innerhalb des Oropharynx, wie sie etwa durch den oralen Tubus entstehen, können zur Bildung großer Blasen im Mundbereich führen. An den dabei freigelegten Schleimhautstellen kann es stark bluten. Die nasale Intubation birgt ähnliche Risiken. Ösophageale Stethoskope sollten vermieden werden, da sie zur Bildung sowohl intraoraler als auch ösophagealer Blasen führen können. Bei Blutungen aus rupturierten Blasen im Mundbereich kann eine lokale Blutstillung dadurch erzielt werden, daß adrenalingetränkte Gazetupfer aufgebracht werden.

Bei Patienten mit Epidermolysis bullosa dystrophica wurde nach einer endotrachealen Intubation keine erhöhte Komplikationsrate im Larynx- und Trachealbereich beobachtet, obwohl dies theoretisch möglich wäre. Bei diesen Patienten kann die Indikation zur Intubation daher häufiger gestellt werden [2]. Bei der Epidermolysis bullosa dystrophica ist eine Beteiligung der Larynxschleimhaut selten, Blasen im Bereich der Trachea wurden bisher nicht beschrieben. Dies ist mit der höheren Widerstandsfähigkeit des Zylinderepithels zu erklären, das die Trachea bis zur Übergangszone auskleidet. Das Plattenepithel der Mundhöhle ist dagegen verletzlicher. Es wird empfohlen, den Laryngoskopspatel großzügig mit Gleitmittel zu bestreichen und einen eher zu kleinen Endotrachealtubus zu verwenden. Aufgrund chronischer Vernarbungen in der Mundhöhle können eine verkleinerte Mundöffnung und eine Fixierung der Zunge vorliegen. Ösophageale Blasen können zu Strikturen führen. Ob die endotracheale Intubation auch bei Patienten mit junktionaler Epidermolysis bullosa risikolos durchgeführt werden kann, ist bisher nicht geklärt. Bei dieser Form sind alle Schleimhäute, auch das Epithel des Respirationstraktes betroffen [3].

Bei der Auswahl der Narkosemittel muß berücksichtigt werden, daß bei Patienten mit Epidermolysis bullosa eine erhöhte Inzidenz an Porphyrie vorliegt [4]. Aus diesem Grund ist der Einsatz von Barbituraten umstritten. Sogar von Ketamin wurde behauptet, es könne einen Porphyrieanfall auslösen. Eine endgültige Klärung dieser Frage steht jedoch noch aus. Ketamin ist für Operationen geeignet, bei denen keine Muskelrelaxierung erforderlich ist und kein intraabdomineller Eingriff vorgenommen wird. In diesen Fällen kann durch Gabe von Ketamin die Spontanatmung erhalten bleiben. Gegen den Einsatz volatiler Anästhetika ist bei dieser Patientengruppe keine Kontraindikation bekannt.

## 28.2 Pemphigus

Charakteristisch für Pemphigus ist die Bildung von Bläschen und Blasen. Es können ausgedehnte Areale der Haut und der Schleimhäute betroffen sein. Der bukkale Pemphigus weist große Ähnlichkeit mit der oralen Form der Epidermolysis bullosa dystrophica auf. Bei etwa 50% der an Pemphigus erkrankten Patienten ist der Oropharynx mitbefallen. Bei ausgedehnter oropharyngealer Beteiligung kann die Nahrungsaufnahme schmerzhaft sein. Betroffene Patienten schränken daher ihre Nahrungsaufnahme oft so weit ein, daß schwere Mangelzustände entstehen können. Blasenbildungen und offene Hautstellen können zu starken Flüssigkeits- und Eiweißverlusten führen. Die Gefahr von Sekundärinfektionen ist groß.

### 28.2.1 Ätiologie

Mit großer Wahrscheinlichkeit ist ein Autoimmunprozeß die Ursache des Pemphigus. Es ist anzunehmen, daß zirkulierende Antikörper mit antigenen Zellwandstrukturen der Epidermiszellen reagieren und daß es dadurch zur Zellzerstörung kommt. Möglicherweise fehlen wie bei der Epidermolysis bullosa interzelluläre Verbindungen, die normalerweise die Abtrennung epidermaler Zellen verhindern. Dadurch können Scherkräfte zur Blasenbildung führen. Möglicherweise kann auch durch Infektionen oder durch eine Überempfindlichkeit gegenüber Medikamenten eine Blasenbildung ausgelöst werden.

### 28.2.2 Therapie

Durch die Behandlung mit Kortikosteroiden konnte die Mortalität der Erkrankung auf unter 40% gesenkt werden. Auch Medikamente wie Azathioprin und Methotrexat werden erfolgreich in der Behandlung des Pemphigus eingesetzt.

### 28.2.3 Narkoseführung

Bei der Narkoseführung sind vor allem die präoperative Medikation und die Empfindlichkeit der Schleimhäute zu berücksichtigen. Eine vorübergehende Erhöhung der bisherigen Kortikoiddosierung kann perioperativ notwendig werden. Zu den Nebenwirkungen des Methotrexats gehören Immunsuppression, hepatorenale Störungen und Knochenmarkssuppression. Ein Einfluß auf die Aktivität der Plasmacholinesterase ist dagegen unwahrscheinlich. Von Azathioprin wird berichtet, daß es die neuromuskuläre Blockade nichtdepolarisierender Relaxantien antagonisiert. Diese Wirkung beruht vermutlich auf einer Hemmung der Phosphodiesterase [5]. Dadurch kommt es zu einer Anhäufung von zyklischem Adenosinmonophosphat und zu einer vermehrten Bereitstellung von Acetylcholin, das dann bei einem Aktionspotential freigesetzt werden kann. Beim Offenhalten der oberen Atemwege und bei der endotrachealen Intubation gelten die gleichen Richtlinien, wie sie bei der Epidermolysis bullosa beschrieben werden. Bei diesen Patienten wurde Ketamin erfolgreich eingesetzt [6].

## 28.3 Psoriasis

Die Psoriasis ist eine verbreitete Hauterkrankung. Wesentliches Merkmal ist eine gesteigerte Proliferation der Epidermis. Als typische Effloreszenz bilden sich hyperämische Papeln, die von einer lockeren Schuppenauflagerung bedeckt sind. In der Epidermis betroffener Patienten ist die Synthese von Desoxyribonucleinsäure viermal höher als bei Gesunden. Die Effloreszenzen sind symmetrisch verteilt. Typischerweise sind Ellenbogen, Knie, Haaransatz und die präsakrale Region betroffen. In etwa 20 % der Fälle treten entzündliche Gelenkerkrankungen auf, die ein asymmetrisches Verteilungsmuster aufweisen (Psoriasis arthropathica). Häufig treten hierbei Uveitis, Sakroiliitis und aszendierender Befall der Wirbelgelenke auf. Auch eine Herzinsuffizienz mit hohem «Cardiac output» wurde beschrieben. Die generalisierte Psoriasis pustulosa ist eine seltene Variante der Psoriasis. Hierbei können niedrige Plasmaalbuminkonzentrationen und ein Nierenversagen auftreten.

### 28.3.1 Therapie

Ziel der Psoriasisbehandlung ist es, die überschießende Proliferation epidermaler Zellen zu verlangsamen. Wirksam sind Teerpräparate, da sie die Mitose hemmen und als Enzyminhibitoren wirken. Auch Kortikosteroide können zur lokalen Behandlung eingesetzt werden, wobei es jedoch rasch zu Rezidiven kommt, wenn die Therapie ausgesetzt wird. Werden Kortikosteroide unter einem Okklusivverband appliziert, kann es zu einer starken systemischen Resorption und damit zur Suppression der Nebennierenrindenaktivität kommen. Bei Versagen der Lokaltherapie wird zur systemischen Behandlung der Psoriasis häufig Methotrexat eingesetzt.

### 28.3.2 Narkoseführung

Bei der Narkoseführung müssen die zur Behandlung der Psoriasis verwendeten Medikamente berücksichtigt werden. Durch Hautverletzungen, wie z.B. durch Gefäßpunktionen oder operative Eingriffe, kann bei einigen Patienten die Symptomatik verschlimmert werden. Die Hautdurchblutung kann bei Patienten mit einer Psoriasis deutlich gesteigert sein. Dadurch kann die Thermoregulation verändert werden.

## 28.4 Mastozytose

Bei der Mastozytose liegt eine abnorme Proliferation der Mastzellen vor. Mastzellen enthalten Histamin und Heparin [7]. Falls es zur Anhäufung von Mastzellen in der Haut in Form von rotbraunen Maculae an Stamm und Extremitäten kommt, wird von einer Urticaria pigmentosa gesprochen. Diese findet sich in 90 % der Patienten mit einer Mastozytose und stellt eine gutartige und asymptomatische Verlaufsform dar. Kinder sind am häufigsten betroffen. Bei fast der Hälfte dieser Patienten verschwinden die Effloreszenzen im Erwachsenenalter. Bei einer systemischen Mastozytose sind neben der Haut auch andere Organsysteme von der Mastzelleninvasion betroffen, am häufigsten Skelett, Leber, Milz und Lymphknoten. Diese atypischen Zellanhäufungen haben in erster Linie sekretorische Funktion und können plötzlich vasoaktive Substanzen freisetzen.

### 28.4.1 Symptomatik

Zu einer Degranulation der Mastzellen kann es bei Verletzungen, Veränderungen der Körpertemperatur oder durch Medikamente kommen, die eine Histaminfreisetzung stimulieren. Hierbei wird Histamin und Heparin in das Gefäßsystem frei. Das auslösende Ereignis ist oft nicht bekannt. Das klassische Symptom der Mastozytose ist die anaphylaktoide Reaktion. Pruritus, Urtikaria und Hautflush sind Zeichen der Mastzellendegranulation. Diese Veränderungen gehen häufig mit Blutdruckabfall und Tachykardie einher. Die Hypotension kann lebensbedrohliche Ausmaße annehmen.

Normalerweise wird die Symptomatik der Mastozytose mit einer Histaminfreisetzung aus den Mastzellen in Zusammenhang gebracht. Andererseits wurden bei den betroffenen Patienten nur selten respiratorische Symptome beschrieben. Darüber hinaus können die Reaktionen nicht durch $H_1$- und $H_2$-Histaminrezeptorenblocker unterdrückt werden. Es kann angenommen werden, daß neben Histamin weitere vasoaktive Substanzen beteiligt sind. So gibt es z.B. bei einigen Patienten Hinweise dafür, daß die Symptome Folgen einer Überproduktion von Prostaglandin $D_2$ sind [8].

Eine übermäßige Blutungsneigung ist bei dieser Erkrankung ungewöhnlich, obwohl die Mastzellen Heparin enthalten.

### 28.4.2 Narkoseführung

Bei Patienten mit einer Mastozytose können keine speziellen Anästhesieverfahren oder Anästhesietechniken empfohlen werden, da zu wenig Informationen über diese Erkrankung vorliegen. Der intraoperative Verlauf ist zumeist unauffällig. Es gibt jedoch auch Berichte über lebensbedrohliche anaphylaktoide Reaktionen während kleiner operative Eingriffe. Notfallmedikamente wie Adrenalin sollten deshalb während der Narkoseführung solcher Patienten sofort verfügbar sein [9, 10]. Durch eine präoperative Gabe von $H_1$- und $H_2$-Antagonisten wird die Bindung von Histamin an diese Rezeptoren gehemmt. Diese Medikamente haben jedoch keinen Einfluß auf die Histaminausschüttung aus den Mastzellen. Wird angenommen, daß Prostaglandine bei einem Patienten für die Symptomatik mitverantwortlich sind, kann eine präoperative Gabe eines Prostaglandininhibitors wie etwa Acetylsalicylsäure in Erwägung gezogen werden [8]. Andererseits wird von einigen Autoren angenommen, daß Acetylsalicylsäure die Degranulation von Mastzellen auslösen kann und somit kontraindiziert ist. Selbstverständlich müssen in der perioperativen Phase Medikamente vermieden werden, die zu einer stärkeren Histaminausschüttung führen. Sowohl Pethidin als auch Succinylcholin wurden jedoch bei diesem Krankheitsbild ohne Nebenwirkungen eingesetzt [9]. Inhalationsanästhetika können bei Patienten mit einer Mastozytose verwendet werden.

## 28.5 Neurodermitis

Eine allgemeine Atopie (Allergieneigung) kann sich im Bereich der Haut als Neurodermitis manifestieren. Üblicherweise finden sich trockene, schuppende, ekzematöse und juckende Herde im Bereich von Gesicht, Nacken und an den Beugeseiten der Arme und Beine. Leitsymptom ist der Juckreiz. Durch eine systemische Gabe von Antihistaminika kann der Juckreiz vermindert werden. In schweren Fällen können zur Kurzzeittherapie Kortikosteroide eingesetzt werden.

## 28.6 Urtikaria

Die Urtikaria (Nesselsucht) führt typischerweise zu umschriebenen Quaddeln und lokal begrenzter Ödembildung. Ursache ist ein Flüssigkeitsaustritt durch die Gefäßwand. Unter Quincke-Ödem wird eine Form der Urtikaria verstanden, bei der eine Schleimhautbeteiligung vorliegt. Insbesondere Mund, Pharynx und Larynx sind betroffen. Die Veränderungen einer Urtikaria werden durch die Mastzellen und die basophilen Leukozyten ausgelöst. Die Speichergranula dieser Zellen setzen Histamin oder andere vasoaktive Substanzen wie Bradykinine frei, wenn sie durch bestimmte immunologische (Medikamente, Inhalationsallergene) oder nichtimmunologische Auslöser stimuliert werden. Diese Substanzen verursachen eine lokalisierte Vasodilatation und Transsudation von Flüssigkeit, was typisch für die Symptomatik der Urtikaria ist.

Leichte Formen einer Urtikaria werden vor allem mit Antihistaminika behandelt. Bei schweren Verlaufsformen, insbesondere falls zusätzlich ein Quincke-Ödem vorliegt, kann eine aggressive Therapie mit intravenöser Adrenalin- und Diphenhydramingabe erforderlich werden.

## 28.7 Kälteurtikaria

Die Kälteurtikaria ist eine seltene Erkrankung. Bei Kälteexposition entwickeln sich relativ harmlose Effloreszenzen. Pathophysiologisch scheint wiederum eine Histaminfreisetzung zugrunde zu liegen. Normalerweise kommt es zu umschriebener lokaler Rötung und es bilden sich juckende, urtikarielle Effloreszenzen. Werden jedoch hochsensibilisierte Personen extremer Kälte ausgesetzt, können sich auch Larynxödem, Bronchospasmus und Hypotension entwickeln [11].

Bei der Narkoseführung sollten solche Medikamente vermieden werden, die eine Histaminausschüttung verursachen können. Volatile Anästhetika, Lachgas und Fentanyl können gefahrlos eingesetzt werden [11]. Ist ein intraoperativer Abfall der Körpertemperatur nicht zu vermeiden, z. B. falls bei einem herzchirurgischen Eingriff ein kardiopulmonaler Bypass erforderlich ist, wird eine präoperative Prophylaxe durch die intravenöse Gabe von Diphenhydramin (1–1,5 mg/kg) und Cimetidin (4–5 mg/kg) empfohlen [11]. Durch Gabe dieser Substanzen werden $H_1$ und $H_2$ Rezeptoren geblockt und damit die Auswirkungen einer kälteinduzierten Histaminfreisetzung verringert. Die intravenöse Flüssigkeitszufuhr sollte mit vorgewärmten Infusionen erfolgen; Kühlmatten oder ähnliche Systeme sollten nicht eingesetzt werden.

## 28.8 Erythema exsudativum multiforme

Das Erythema exsudativum multiforme ist eine akute, rezidivierende Erkrankung von Haut und Schleimhäuten. Die Symptomatik reicht von ödematösen Makulae und Papeln bis zu vesikulären und bullösen Läsionen, die ulzerieren können. Auslöser können virale Erkrankungen (insbesondere Herpes simplex), Infekte mit hämolysierenden Streptokokken, Neoplasien, Kollagenosen und Sensibilisierung durch Medikamente sein.

### 28.8.1 Stevens-Johnson-Syndrom

Unter Stevens-Johnson-Syndrom wird eine schwere Verlaufsform des Erythema exsudativum multiforme verstanden, bei der verschiedene Organsysteme mitbetroffen sind. Es kann zu hohem Fieber, Tachykardie und Tachypnoe kommen. Bei schweren Fällen können Kortikosteroide erfolgreich eingesetzt werden.

Die spezifischen Anästhesierisiken bei Patienten mit Stevens-Johnson-Syndrom sind den Komplikationen vergleichbar, die bei Patienten mit Epidermolysis bullosa beschrieben wurden [12]. Eine Beteiligung des Respirationstraktes kann z.B. das Offenhalten der oberen Luftwege und die endotracheale Intubation erschweren. Da auch im Lungengewebe Blasen vorliegen können, sind diese Patienten in hohem Maße durch einen Pneumothorax gefährdet. Dieses Risiko ist bei einem positiven intrathorakalen Beatmungsdruck noch erhöht. Bei einer solchen pulmonalen Beteiligung sollte auf den Einsatz von Lachgas verzichtet werden. Ketamin wurde bei diesen Patienten erfolgreich zur Narkose eingesetzt.

## 28.9 Sklerodermie

Typische Symptome der Sklerodermie sind Entzündung, Gefäßsklerose sowie fibrotische Umbildungen der Haut und der inneren Organe [13]. Einige Patienten entwickeln im Rahmen dieses Krankheitsbildes ein sogenanntes CREST-Syndrom (Calcinosis cutis, Raynaud-Phänomen, ösophageale Hypomotilität, Sklerodaktylie und Teleangiektasien). Die Prognose ist schlecht und hauptsächlich vom Ausmaß der viszeralen Beteiligung abhängig. Die Hautsymptomatik spielt eine untergeordnete Rolle. Eine wirksame Therapie dieser Erkrankung ist nicht bekannt. Kortikosteroide sollten bei Patienten mit Sklerodermie nicht eingesetzt werden.

Die Ätiologie der Sklerodermie ist bisher nicht geklärt. Der Krankheitsverlauf weist sowohl Merkmale einer Kollagenerkrankung als auch einer Autoimunerkrankung auf. Der Krankheitsbeginn liegt meist zwischen dem 20. und 40. Lebensjahr. Zumeist sind Frauen betroffen. Die Sklerodermie manifestiert sich hauptsächlich an Haut, muskuloskeletalem System, peripherem Nervensystem, Herz, Lunge, Nieren und Gastrointestinaltrakt. Bei etwa der Hälfte der Patientinnen kommt es im Rahmen einer Schwangerschaft zu einer Beschleunigung des Krankheitsverlaufs. Die Inzidenz an Spontanaborten oder vorzeitigen Wehen ist hoch, ebenso die perinatale Mortalität.

### 28.9.1 Haut und muskuloskeletales System

Die Hautsymptomatik besteht zunächst in einer leichten Verdickung und einem diffusen, teigigen Ödem. Im weiteren Verlauf wird die Haut straff, die Beweglichkeit wird eingeschränkt. Es kommt insbesondere im Bereich der Finger zu Beugekontraktoren.

Im Bereich der Skelettmuskulatur entwickelt sich eine Myopathie, die sich als Schwäche der proximalen Muskelgruppen äußert. Der Kreatin-Phospho-Kinasespiegel im Plasma ist typischerweise erhöht. Es können leicht entzündliche Arthritiden auftreten. Die eingeschränkte Gelenksbeweglichkeit resultiert jedoch überwiegend aus der verdickten, straffen Haut im Gelenksbereich. Aufgrund der Gefäßveränderungen kann es zu einer Femurkopfnekrose kommen.

### 28.9.2 Nervensystem

Die Bindegewebsverdickung in der Umgebung der Nervenscheiden kann zur Nervenkompression führen; dadurch können Neuropathien von Hirnnerven und peripheren Nerven entstehen. Auch eine Trigeminusneuralgie mit Gesichtsschmerzen kann durch solche Gewebsverdichtungen verursacht werden. Bei einigen Patienten tritt eine Keratokonjunctivitis sicca auf. Dadurch werden Hornhautläsionen begünstigt.

### 28.9.3 Kardiovaskuläres System

Im Rahmen der Sklerodermie treten auch am Myokard spezifische Veränderungen auf. Es kommt zu Sklerosierungen im Bereich kleinerer Koronararterien und im Bereich des Reizleitungssystems. Die Herzmuskulatur wird fibrotisch umgebaut. Hierdurch kommt es zu Herzrhythmusstörungen, Reizleitungsstörungen und Herzinsuffizienz [14]. Bei einer Intimafibrose im Bereich der Pulmonalarterien kommt es häufig zu einer pulmonalvaskulären Hypertension. Hierdurch kann sich schließlich ein Cor pulmonale entwickeln. Auch bei asymptomatischen Patienten besteht häufig eine pulmonalvaskuläre Hypertension [15]. Nicht selten sind ferner eine Perikarditis und ein Perikarderguß, gelegentlich auch eine Herztamponade zu beobachten. In den meisten Fällen ist auch das periphere Gefäßsystem betroffen. Es treten deshalb intermittierende Vasospasmen der kleinen Arterien im Bereich der Endphalangen auf (vgl. Kapitel 12). Es können auch orale oder nasale Teleangiektasien auftreten.

## 28.9.4 Lunge

Die pulmonalen Symptome der Sklerodermie sind besonders wichtig. Unabhängig von den Gefäßveränderungen, die zu einer pulmonalvaskulären Hypertension führen, kann sich auch eine diffuse interstitielle Lungenfibrose entwickeln. Dadurch kommt es zu einer Abnahme des inspiratorischen Reservevolumens und zu einer Zunahme des Residualvolumens. Obwohl die Compliance der Thoraxwand durch die sklerotischen Hautveränderungen nicht eingeschränkt ist, wird die Compliance der Lunge durch die Lungenfibrose vermindert. Eine suffiziente Ventilation kann nur durch hohe Beatmungsdrucke erzielt werden. Durch die Abnahme der Diffusionskapazität kann bei diesen Patienten sogar in Ruhe eine arterielle Hypoxämie auftreten.

## 28.9.5 Nieren

Aufgrund der Intimaproliferation im Bereich der Arteriolen kommt es zu einer Abnahme des renalen Blutflusses und zu einer renalen Hypertension. Die plötzliche Entwicklung einer akzelerierten Hypertonie und eines irreversiblen Nierenversagens stellen die häufigsten Todesursachen bei der Sklerodermie dar. Die im Rahmen der Hypertension auftretende Einschränkung der Nierenfunktion kann durch Gabe von Captopril verbessert werden.

## 28.9.6 Gastrointestinaltrakt

Eine Beteiligung des Gastrointestinaltraktes äußert sich bei einer Sklerodermie möglicherweise als Mundtrockenheit (Xerostomie). Als Folge einer fortgeschrittenen Fibrose des Gastrointestinaltraktes kommt es zu einer Hypomotilität von unterem Ösophagus und Dünndarm. Häufig klagen die Patienten über Schluckbeschwerden, die sich aufgrund der Hypomotilität des Ösophagus entwickeln. Der Tonus des unteren Ösophagussphinkters ist vermindert, hierdurch kann es zum Reflux von saurem Magensaft in den Ösophagus kommen. Die Symptome der dadurch entstehenden Ösophagitis können mit Antazida behandelt werden. Aufgrund der intestinalen Hypomotilität kann es zu einer bakteriellen Überwucherung und damit zum Malabsorptionssyndrom kommen. Durch gastrointestinale Absorptionsstörungen von Vitamin K können Gerinnungsstörungen entstehen. Diese Form eines Malabsorptionssyndroms ist durch den Einsatz von Breitspektrumantibiotika wirksam zu behandeln.

## 28.9.7 Narkoseführung

Bei Patienten mit Sklerodermie sollte bei der präoperativen Beurteilung besonderes Augenmerk auf diejenigen Organsysteme gerichtet werden, die im fortgeschrittenen Stadium dieser Erkrankung häufig betroffen sind [16, 17]. Vor Einleitung der Narkose muß auf eine eventuell bestehende Einschränkung der Unterkieferbeweglichkeit und eine Verkleinerung der Mundöffnung geachtet werden. Dies kann durch eine Hautstraffung bedingt sein. Bei einer kleinen Mundöffnung kann durch ein Fiberbronchoskop die endotracheale Intubation erleichtert werden. Werden orale oder nasale Teleangiektasien während der Intubation verletzt, sind starke Blutungen möglich. Durch die Hautverdickung ist es oft schwierig, einen venösen Zugang zu plazieren. Die konventionelle Blutdruckmessung mittels Auskultation kann aufgrund vasokonstriktorischer Veränderungen beeinträchtigt sein. In diesen Fällen müssen Ultraschalldopplergeräte zur Blutdruckmessung eingesetzt werden. Bei der Katheterisierung einer peripheren Arterie bestehen die gleichen Bedenken wie bei Patienten mit Morbus Raynaud. Bei der kardialen Untersuchung sollten eine Auskultation und eine EKG-Beurteilung durchgeführt werden. Hierbei können sich Hinweise auf eine bestehende pulmonalvaskuläre Hypertension ergeben.

Bei Patienten mit Sklerodermie besteht häufig eine chronische Hypertension im Systemkreislauf und eine vasomotorische Instabilität. Das intravasale Flüssigkeitsvolumen ist dadurch vermindert. Kommt es nun unter dem Einfluß von Narkotika zu einer Vasodilatation, kann ein deutlicher Blutdruckabfall auftreten. Aufgrund der Tonusminderung des unteren Ösophagussphinkters ist bei diesen Patienten die Gefahr einer Regurgitation und Aspiration erhöht, falls die laryngealen Schutzreflexe ausfallen. Aus diesem Grunde scheint es sinnvoll, vor Narkoseeinleitung den pH-Wert des Magensaftes durch Gabe von Antazida oder Antihistaminika möglichst anzuheben.

Um intraoperativ eine ausreichende Ventilation sicherzustellen, ist aufgrund der verminderten pulmonalen Compliance eventuell ein erhöhter Beatmungsdruck notwendig. Im Hinblick auf die verschlechterte Diffusionskapazität und die Neigung zur Entwicklung einer Hypoxie ist eine Erhöhung der inspiratorischen Sauerstoffkonzentration ratsam. Faktoren, die zu einer Erhöhung des pulmonalvaskulären Widerstandes führen, sollten vermieden werden. Dies gilt insbesondere für eine respiratorische Azidose und eine arterielle Hypoxämie. Steigt der zentrale Venendruck während der Gabe von Lachgas plötzlich an, kann dies als Hinweis für eine pulmonalarterielle Vasokonstriktion gelten, wie sie durch Lachgas verursacht werden kann. Da auch eine Keratokonjunktivitis bestehen kann, sollten die Augen der Patienten während der Narkose stets geschützt werden. Bei der Auswahl von renal eleminierbaren Narkotika ist zu bedenken, daß die Nierenfunktion eingeschränkt sein kann. Verlängerte Wirkungen der Lokalanästhetika wurden beobachtet. Bedeutung und Ursache dieses Phänomens sind jedoch nicht klar. Bei der Durchführung von Regionalanästhesieverfahren kann es zu technischen Schwierigkeiten aufgrund der begleitenden Haut- und Gelenksveränderungen kommen. Vorteile bieten die rückenmarksnahen Regionalanästhesieverfahren insbesondere im Hinblick auf die postoperative Analgesie und periphere Vasodilatation, wodurch eine verbesserte Durchblutung der unteren Extremität erreicht werden kann. Durch entsprechende Maßnahmen sollte einer peripheren Vasokonstriktion entgegengewirkt werden. Die Temperatur im Operationssaal sollte daher über 21°C angehoben werden, Infusionen sind vorzuwärmen. Patienten mit Sklerodermie haben oft eine eingeschränkte Toleranz gegenüber der atemdepressorischen Wirkung der Opioide. Die Möglichkeit zur postoperativen Nachbeatmung sollte vorhanden sein, insbesondere falls schwere pulmonale Begleiterkrankungen vorliegen.

## 28.10 Pseudoxanthoma elasticum

Unter Pseudoxanthoma elasticum wird eine seltene vererbbare Erkrankung des elastischen Bindegewebes verstanden [18]. Die elastischen Fasern degenerieren und kalzifizieren mit der Zeit. Eines der auffälligsten Symptome dieser Erkrankung ist das Auftreten angioider Streifenbildung der Retina (Risse in der Membrana elastica chorioidea, Grönblad-Strandberg-Syndrom). Die Diagnose wird oft anhand dieser Veränderungen gestellt. Diese Veränderungen können eine deutliche Verminderung der Sehschärfe zur Folge haben. Zusätzlich kann die Sehkraft eingeschränkt werden, falls es aufgrund von Gefäßveränderungen zu Glaskörpereinblutungen kommt. Die ersten klinischen Anzeichen bestehen häufig in Hautveränderungen. Es kommt zu gelblichen, rechteckig erhabenen Effloreszenzen, die große Ähnlichkeit mit Xanthomen aufweisen. Prädilektionsstellen sind Nacken, Achsel und Leistenregion. Diejenigen Gewebe, die den höchsten Anteil an elastischen Fasern aufweisen – wie etwa Lunge, Aorta, Handflächen und Fußsohlen – werden von der Erkrankung erstaunlicherweise nicht betroffen.

Sehr häufig treten bei den betroffenen Patienten auch gastrointestinale Blutungen auf. Es wird angenommen, daß durch degenerative Veränderungen in den Gefäßwänden der versorgenden Arterien keine ausreichende Vasokonstriktion möglich ist. Hypertension und koronare Herzerkrankungen treten bei diesen Patienten gehäuft auf. Die endokardiale Kalzifikation kann auch das Reizleitungssystem des Herzens betreffen. Dadurch ist das Risiko von Arrhythmien und plötzlichem Herztod erhöht. Im weiteren Verlauf der Erkrankung kommt es häufig auch zu einer Beteiligung der Herzklappen. Gewöhnlich tritt auch eine Verkalkung der peripheren Gefäße auf. Insbesondere sind die Arteriae radiales und Arteriae ulnares betroffen. Auch psychiatrische Störungen können zum Bild der Erkrankung gehören.

### 28.10.1 Narkoseführung

Liegt ein Pseudoxanthoma elasticum vor, sind bei der Narkoseführung die für diese Erkrankung typischen Störungen zu berücksichtigen [18]. Besonders zu beachten sind eventuell vorliegende kardiovaskuläre Veränderungen. Was die Akzeptanz von Blutdruck- und Herzfrequenzveränderungen betrifft, muß die erhöhte Inzidenz einer vorliegenden koronaren Herzerkrankung beachtet werden. Da es zu Herzrhythmusstörungen kommen kann, ist die Überwachung des EKG besonders wichtig. Eine dopplersonographische Blutdruckmessung kann gegebenenfalls eine intraarterielle Kanüle ersetzen. Schleimhautverletzungen des oberen Gastrointestinaltrakts – z.B. bei der Plazierung der Magensonde oder eines Ösophagusstethoskops – sollten vermieden werden. Für die Auswahl der Narkoseverfahren oder Anästhetika gibt es keine speziellen Empfehlungen.

## 28.11 Ehlers-Danlos-Syndrom

Das Ehlers-Danlos-Syndrom bezeichnet eine erbliche Bindegewebserkrankung, die durch eine Hypermobilität der Gelenke und eine erhöhte Elastizität der Haut charakterisiert ist [19]. Die Patienten können auch nach Bagatelltraumen ausgedehnte Ekchymosen entwickeln. Eine spezifische Gerinnungsstörung konnte jedoch bisher nicht nachgewiesen werden. Häufig kommt es zur Dilatation sämtlicher Abschnitte des Gastrointestinaltraktes und des Respirationstraktes (einschließlich Ösophagus und Trachea). Häufiger ist bei diesen Patienten ein Pneumothorax zu beobachten. Oft liegen Störungen des kardialen Reizleitungssystems und ein Mitralklappenprolaps vor. In der Geburtshilfe sind bei diesen Patientinnen frühzeitige Wehen und starke Blutungen bei der Entbindung zu erwarten.

### 28.11.1 Narkoseführung

Bei Patienten mit einem Ehlers-Danlos-Syndrom müssen bei der Narkoseführung die eventuell vorliegenden kardiopulmonalen Probleme berücksichtigt werden. Auch die starke Blutungsneigung dieser Patienten bei einer Verletzung der Gefäßintegrität muß beachtet werden. Falls ein Herzgeräusch als Hinweis auf eine Mitralklappeninsuffizienz vorliegt, ist eine Antibiotikaprophylaxe zum Schutz gegen eine infektiöse Endokarditis indiziert. Intramuskuläre Injektionen und Manipulationen im Bereich von Nase und Ösophagus sollten aufgrund der bestehende Blutungsneigung vermieden werden. Die direkte Laryngoskopie im Rahmen der endotrachealen Intubation ist möglichst schonend vorzunehmen. Bei der Plazierung arterieller oder zentralvenöser Katheter muß davon ausgegangen werden, daß im Punktionsbereich ausgedehnte Hämatome entstehen können. Da die Haut extrem dehnbar ist, kann eine paravenöse Infusion eventuell unbemerkt bleiben, da die Infusionsflüssigkeit von dem dehnbaren Gewebe leicht aufgenommen wird. Während der kontrollierten oder assistierten Beatmung sollte der Beatmungsdruck niedrig gehalten werden, da bei den betroffenen Patienten gehäuft ein Pneumothorax auftreten kann. Zur Auswahl der Anästhetika gibt es keine speziellen Empfehlungen. Regionalanästhesieverfahren sollten wegen der starken Blutungsneigung vermieden werden, da sich bei diesen Patienten ausgedehnte Hämatome bilden können. An schwerwiegenden operativen Komplikationen können unstillbare Blutungen und postoperative Wundheilungsstörungen auftreten.

## 28.12 Polymyositis (Dermatomyositis)

Die Polymyositis ist eine Multisystemerkrankung unbekannter Ätiologie. Hauptsymptom ist eine nichteitrige Entzündung der quergestreiften Muskulatur. Die Hautveränderungen bestehen in Verfärbungen der oberen Augenlider, periorbitalen Ödemen, einem schuppendem Erythem im Bereich der Wangen und symmetrischen erythematösen atrophischen Veränderungen an den Streckseiten der Gelenke. Auf Grund dieses charakteristischen Hautausschlags wird die Polymyotis auch als Dermatomyositis bezeichnet. Es wird angenommen, daß die langsam fortschreitende Zerstörung der quergestreifen Muskulatur die Folge einer gestörten Immunreaktion ist.

### 28.12.1 Quergestreifte Muskulatur

Die Schwäche der quergestreifen Muskulatur betrifft überwiegend die proximalen Muskelgruppen, wie z.B. die Beugemuskulatur an Nacken, Schultern und Hüften. Die Patienten haben oft Schwierigkeiten beim Treppensteigen. Kommt es zu Paresen pharyngealer und respiratorischer Muskelgruppen, kann es zu Schluckbeschwerden, Aspirationen und Pneumonien kommen. Eine Schwäche von Interkostalmuskulatur und Zwerchfell kann eine Ateminsuffizienz begünstigen. Der Zerfall der quergestreiften Muskulatur geht mit einem erhöhten Plasma-Kreatin-Phospho-Kinasespiegel einher. Dessen Höhe entspricht dem Ausmaß und der Geschwindigkeit des muskulären Abbaus. Im Elektromyogramm kann sich eine Trias aus spontanen Fibrillationspotentialen, verminderten Amplituden bei willkürlichen Bewegungen und vermehrter Elektrodeneinstichaktivität ergeben. Die klinische Diagnose einer Polymyositis kann durch eine Muskelbiopsie gesichert werden.

### 28.12.2 Systemische Symptome

An kardialen Symptomen können Blockbilder im EKG, eine linksventrikuläre Insuffizienz und eine Myokarditis auftreten. Tritt die Polymyositis nach dem 40. Lebensjahr auf, besteht in 10% der Fälle gleichzeitig ein unbekannter maligner Tumor. Am häufigsten treten Karzinome von Mamma, Lunge, Gastrointestinaltrakt und Uterus auf. Die Polymyositis kann mit systemischem Lupus erythematodes, Sklerodermie oder rheumatoider Arthritis vergesellschaftet sein. Bei der akuten Polymyositis des Kindesalters besteht häufig eine ausgedehnte nekrotisierende Vaskulitis.

### 28.12.3 Diagnose und Therapie

Leitsymptome der Polymyositis sind proximal betonte Muskelschwäche, erhöhte Plasma-Kreatin-Phospho-Kinasespiegel und die charakteristischen Hautveränderungen. Differentialdiagnostisch müssen Muskeldystrophien und Myasthenia gravis in Erwägung gezogen werden. Glukokortikoide scheinen die Therapie der Wahl darzustellen. In sorgfältigen kontrollierten Studien konnte die Wirksamkeit dieser Behandlung jedoch noch nicht eindeutig bestätigt werden. Bei fehlendem Therapieerfolg mit Kortikosteroiden kann Methotrexat unter Umständen mit Erfolg eingesetzt werden.

### 28.12.4 Narkoseführung

Bei der Narkoseführung von Patienten mit Polymyositis ist deren hohe Aspirationsgefahr zu berücksichtigen [20]. Aufgrund der vorbestehenden Muskelschwäche scheint es verständlich, daß die Wirkung nicht-depolarisierender Muskelrelaxantien verlängert sein kann [21]. Die Reaktion auf die Gabe von Succinylcholin kann wie bei Patienten mit myotoner Muskeldystrophie sein. Postoperativ kann aufgrund der Muskelschwäche eine respiratorische Insuffizienz auftreten.

## 28.13 Systemischer Lupus erythematodes

Der systemische Lupus erythematodes ist eine chronische Erkrankung unbekannter Ätiologie, bei der mehrere Organsysteme betroffen sind. Eine Hypothese zur Pathogenese dieser Erkrankung geht davon aus, daß aufgrund eines genetischen Defekts T-Lymphozyten die B-Lymphozytenfunktion ungenügend supprimieren. Dadurch kommt es zur Bildung von Antikörpern gegen körpereigene Antigene. Streßsituationen wie Infektionen, Schwangerschaft oder Operationen können diese Erkrankung verschlimmern.

Auch Medikamente können einen systemischen Lupus erythematodes auslösen. Am häufigsten tritt das Syndrom nach Gabe von Hydralazin, Procainamid, Isoniazid und D-Penicillamin auf, gelegentlich auch nach Gabe nicht-barbiturathaltiger Antikonvulsiva. Ob sich nach der Gabe von Hydralazin oder Procainamid ein systemischer Lupus erythematodes entwickelt, hängt von der genetisch determinierten Acetylierungsart ab. Bei Patienten, die diese Medikamente langsam metabolisieren («Langsamacetylierer»), tritt die Erkrankung häufiger auf.

Der systemische Lupus erythematodes manifestiert sich generalisiert, auch im Bereich der Gelenke. Die arzneimittelinduzierte Form ähnelt der spontanen Form des systemischen Lupus erythematodes. Die Progredienz der Krankheit ist hierbei jedoch langsamer und die Symptomatik weniger stark ausgeprägt.

### 28.13.1 Gelenksymptomatik

Die häufigsten Symptome des systemischen Lupus erythematodes, die bei 90 % der Patienten auftreten, sind symmetrische Arthritiden an Händen, Handgelenken, Ellbogen, Knien und Fußgelenken.

Eine weitere Form der Skelettbeteiligung sind avaskuläre Nekrosen, häufig sind Femurkopf und Kondylen betroffen.

### 28.13.2 Systemische Symptomatik

Die systemischen Symptome betreffen Herz, Lungen, Nieren, Leber, neuromuskuläres System und Haut.

#### Herz

Das häufigste kardiale Symptom des systemischen Lupus erythematodes ist eine Perikarditis mit Thoraxschmerz und Perikardreiben. Als Folgen einer Myokarditis können Störungen des Reizleitungssystems auftreten, und bei fortgeschrittener kardialer Symptomatik können sich eine persistierende Tachykardie und eine Herzinsuffizienz entwickeln. Auch eine Linksherzinsuffizienz wurde bei jungen Patienten beschrieben. Durch eine nichtinfektiöse Endokarditis (Libmann-Sacks-Endokarditis) können die Aorten- und die Mitralklappe geschädigt werden.

#### Lunge

Für die pulmonale Beteiligung des systemischen Lupus erythematodes sind diffuse pulmonale Infiltrate, Pleuraergüsse, trockener Husten, Dyspnoe und arterielle Hypoxämie typisch. Bei den Lungenfunktionsprüfungen dieser Patienten ergeben sich normalerweise Anzeichen für eine restriktive Lungenerkrankung.

#### Nieren

Die häufigste renale Begleiterkrankung ist die Glomerulonephritis mit Proteinurie und dadurch bedingter Hypalbuminämie. Häufig ist auch eine Hämaturie zu beobachten. Aufgrund einer starken Einschränkung der glomerulären Filtrationsrate kann es schließlich zu einem oligurischen Nierenversagen kommen.

#### Leber

Häufig finden sich bei Patienten mit systemischem Lupus erythematodes erhöhte Leberwerte. Einige Patienten entwickeln eine lupoide Hepatitis; Leitsymptome sind hierbei rezidivierender Ikterus, Hepatomegalie, pathologische Leberfunktionsstests und Hyperglobulinämie. Diese Form der Hepatitis kann letal verlaufen. Außerdem können – als Folge einer intestinalen Ischämie – Symptome eines akuten Abdomens auftreten.

#### Neuromuskuläres System

Bei der Hälfte der Patienten mit systemischem Lupus erythematodes treten psychische Veränderungen auf. Neben Stimmungsschwankungen, die an eine Schizophrenie denken lassen, wurden auch Symptome organischer Psychosen mit verminderter intellektueller Leistungsfähigkeit beschrieben. Häufig findet sich eine Myopathie mit proximal betonter Muskelschwäche und erhöhtem Plasma-Kreatin-Phospho-Kinasespiegel.

#### Haut

Als typische Effloreszenz des systemischen Lupus erythematodes tritt ein erythematöser Hautausschlag im Bereich von Nase und Wangen auf (Schmetterlingserythem). Die Hautveränderungen sind normalerweise nur vorübergehend vorhanden und häufig im Zusammenhang mit neuen Krankheitsschüben zu beobachten. Auch eine Alopezie tritt oft bei einer Exazerbation dieser Erkrankung auf.

### 28.13.3 Laboruntersuchungen

Neben den im Rahmen einer Leber- und Nierenfunktionsstörung auftretenden Laborbefunden finden sich bei Patienten mit einem systemischen Lupus erythematodes häufig auch ungewöhnliche laborchemische Veränderungen. Zum Beispiel können bei über 90 % dieser Patienten antinukleäre Antikörper nachgewiesen werden. Zirkulierende gerinnungshemmende Faktoren können zu einer Erniedrigung des Quickwertes und einer Verlängerung der partiellen Thromboplastinzeit führen. Bei Patienten mit zirkulierenden gerinnungshemmenden Faktoren liegen oft falsch positive Syphilis-Tests vor. Auch Anämie, Thrombozytopenie und Leukopenie sind häufig zu beobachten.

## 28.13.4 Therapie

Die Initialbehandlung des systemischen Lupus erythematodes besteht üblicherweise in einer Hemmung der Entzündungsprozesse durch Gabe von Acetylsalicylsäure. Zu Beginn dieser Behandlung kann es in einigen Fällen zu einer Transaminasenerhöhung kommen. Ursache ist vermutlich eine acetylsalicylsäureinduzierte Hepatitis. Kortikosteroide können zur Behandlung der Glomerulonephritis erfolgreich eingesetzt werden, sie sind auch bei kardiovaskulärer Symptomatik wirksam. Bei fehlendem Behandlungserfolg durch Kortikosteroide werden häufig Immunsuppressiva verabreicht. Arthritis und Hautveränderungen können mit niedrigdosierten Anti-Malaria-Mitteln unter Umständen erfolgreich behandelt werden.

## 28.13.5 Narkoseführung

Wesentlich für die Narkoseführung ist es, daß die zur Behandlung des systemischen Lupus erythematodes eingesetzten Medikamente beachtet werden, und daß zum anderen das Ausmaß der Organbeteiligung berücksichtigt wird.

## 28.14 Muskeldystrophien

Unter Muskeldystrophien werden eine Gruppe erblicher Erkrankungen verstanden, die durch schmerzlose Degeneration und Atrophie der quergestreiften Muskulatur gekennzeichnet sind [22, 23]. Es kommt zu einer zunehmenden Muskelschwäche. Eine Denervierung der Muskulatur liegt jedoch nicht vor. Häufig besteht eine geistige Retardierung. Noch bevor klinische Symptome auftreten, ist eine erhöhte Membranpermeabilität der quergestreiften Muskulatur nachweisbar. Die Muskeldystrophien können unterteilt werden in pseudohypertrophische (Typ Duchenne), fazio-skapulo-humorale Form (Typ Erb), Beckengürtel-Form (Typ Becker-Kiener) und die Nemaline-Myopathie.

### 28.14.1 Muskeldystrophie Typ Duchenne (Pseudohypertrophische Dystrophie)

Die Muskeldystrophie Typ Duchenne ist die häufigste (3:10 000 Geburten) und schwerste Form der kindlichen progressiven Muskeldystrophien [23]. Die Erkrankung wird rezessiv X-chromosomal vererbt und betrifft fast ausschließlich Knaben. Der Krankheitsbeginn liegt zwischen dem 2. und 6. Lebensjahr. Die initiale Symptomatik (Watschelgang, häufiges Fallen, Schwierigkeiten beim Treppensteigen) ist durch eine Schwäche der Beckengürtelmuskulatur bzw. der proximalen Muskelgruppen bedingt. Die befallene Muskulatur kann sich durch Fetteinlagerung vergrößern, daher auch die Bezeichnung pseudohypertrophische Dystrophie. Es kommt zu einer fortschreitenden Abnahme der Muskelkraft. Die Kinder sind etwa ab dem 8.–11. Lebensjahr auf einen Rollstuhl angewiesen. Durch des gestörte Gleichgewicht zwischen den dystrophisch befallenen und den antagonistischen Muskelgruppen kann sich eine Kyphoskoliose entwickeln. Aufgrund der Muskelatrophie treten gehäuft Frakturen der Röhrenknochen auf. Auch bereits zu Beginn der Erkrankung sind die Plasmaspiegel der Kreatinkinase um das 30--300fache erhöht. Ursachen sind der Muskelzerfall und die erhöhte Membranpermeabilität der quergestreiften Muskulatur. Auch bei etwa 70% der weiblichen Konduktorinnen der Erkrankung findet sich ein erhöhter Plasma-Kreatinkinase-Spiegel. Zu Beginn der Erkrankung zeigen durchgeführte Muskelbiopsien Nekrosen und Phagozytose der Muskelfasern. Die häufigsten Todesursachen sind Kardiomyopathie und/oder Pneumonie. Die Patienten sterben zumeist zwischen dem 15. und dem 25. Lebensjahr.

#### Kardiopulmonale Störungen

Die Muskeldystrophie geht stets mit einer Degeneration des Herzmuskels einher. Zu den charakteristischen Veränderungen im EKG gehören hohe R-Zakken in $V_1$, tiefe Q-Zacken in den Extremitätenableitungen, kurze PR-Strecke und Sinustachykardie. Aufgrund einer Funktionsstörung der Papillarmuskeln und der erniedrigten myokardialen Kontraktilität kann es zu einer Mitralinsuffizienz kommen.

Eine chronische Schwäche der inspiratorischen Atemmuskulatur sowie Schwierigkeiten beim Abhusten führen zu einer Einschränkung der pulmonalen Reserven und zu einer vermehrten Sekretansammlung. Daher entwickeln diese Patienten leicht eine Pneumonie. Die respiratorische Insuffizienz tritt jedoch oft nicht in Erscheinung. Da die körperliche Aktivität durch die zunehmende Muskelschwäche eingeschränkt ist, überschreiten diese Patienten ihre begrenzte Atemkapazität meist nicht. Im weiteren Krankheitsverlauf kann eine sich entwickelnde Kyphoskoliose zu einer Verstärkung der restriktiven Lungenstörung beitragen. Während der Schlafphase kann es zu Hypoxämien kommen, was zur Entwicklung einer pulmonalen Hypertension beitragen kann. 70% der Patienten, die an dieser Form der Muskeldystrophie leiden, versterben aufgrund respiratorischer Störungen [22].

#### Narkoseführung

Bei der Narkoseplanung für Patienten mit einer pseudohypertrophischen Dystrophie müssen die erhöhte Membranpermeabilität der quergestreiften Muskulatur und die eingeschränkte kardiopulmonale Leistungsreserve berücksichtigt werden. Succinylcholin kann zu einer erhöhten Kaliumfreisetzung und damit zu lebensbedrohlichen Herzrhythmusstörungen führen. So konnte bei Patienten, bei denen es bei der Narkoseeinleitung nach Succinylcholingabe zu Kammerflimmern kam, im nachhinein eine pseudohypertrophe Dystrophie diagnostiziert werden [24]. Es kann zur Rhabdomyolyse und damit zur Myoglobinämie kommen. Bei ausgeprägter Muskelschwäche kann die Wirkungsdauer nicht-depolarisierender Muskelrelaxantien verlängert sein. Bei diesen Patienten besteht eine erhöhte Inzidenz an maligner Hyperthermie. Deshalb sollte Dantrolene sofort verfügbar sein [25-27]. Obwohl in den meisten Fällen die maligne Hyperthermie durch eine Succinylcholingabe oder längerfristige Halothangabe ausgelöst wurde, war auch schon nach kurzzeitiger Halothangabe eine maligne Hyperthermie zu beobachten [28]. Es besteht eine erhöhte Aspirationsgefährdung, weil die Magenentleerung durch eine Hypomotilität des Gastrointestinaltraktes verzögert ist. Darüber hinaus sind die laryngealen Reflexe abgeschwächt. Bei diesen Patienten können die depressiven Wirkungen der volatilen Anästhetika auf die myokardiale Kontraktilität verstärkt sein [27]. Bei der Auswahl des Monitorings sollte darauf geachtet werden, daß eine maligne Hyperthermie und myokardiale Depression frühzeitig erfaßt werden können.

Postoperativ ist mit Lungenfunktionsstörungen zu rechnen. Das Abhusten von Sekret sollte daher erleichtert werden. 5-36 Stunden postoperativ kann es verzögert zu einer pulmonalen Insuffizienz kommen, obwohl sich die Muskelkraft scheinbar wieder normalisiert hat. Durch Regionalanästhesieverfahren können verschiedene Risiken, die eine Allgemeinnarkose bei solchen Patienten mit sich bringt, vermieden werden. Auch durch die dadurch erzielbare postoperative Analgesie wird die Atemtherapie erleichtert [29].

### 28.14.2 Fazio-skapulo-humerale Dystrophie

Die fazio-skapulo-humorale Dystrophie (Typ Erb) ist durch einen langsam fortschreitenden Muskelabbau im Gesichts- und Schulterbereich sowie im Bereich der Pektoralismuskulatur gekennzeichnet. Die Erkrankung beginnt in der Adoleszenz. Auch die unteren Extremitäten können unter Umständen betroffen sein. Frühsymptome sind Schwierigkeiten beim Lachen und beim Hochheben der Arme über den Kopf. Der Herzmuskel ist nicht betroffen, die Plasmaspiegel der Kreatinphosphokinase sind nur selten erhöht. Die Krankheit verschlimmert sich nur langsam, und die Patienten können eine hohe Lebenserwartung haben.

### 28.14.3 Dystrophie der Beckengürtelform

Die Dystrophie der Beckengürtelform (Typ Becker-Kiener) ist eine langsam fortschreitende und verhältnismäßig gutartige Erkrankung. Die Symptomatik setzt zwischen dem 2. und dem 5. Lebensjahrzehnt ein. Häufig sind nur die Muskelgruppen des Schulter- oder Beckengürtels betroffen.

### 28.14.4 Nemaline-Myopathie

Die Nemaline-Myopathie ist eine autosomal dominant vererbte Erkrankung. Von der symmetrischen Muskelschwäche sind die proximalen quergestreiften Muskeln betroffen. Die Erkrankung verläuft nicht progressiv. Die Diagnose kann durch histologische Untersuchungen der quergestreifen Muskulatur gesichert werden. Es finden sich typischerweise stabförmige Einlagerungen zwischen den normalen Myofibrillen. Erkrankte Säuglinge können unter Hypotonie, Dysphagie, Atemnot und Zyanose leiden. Mikrognathie und Malokklusion des Gebisses sind häufig. Es können auch andere Skelettmißbildungen wie Kyphoskoliose und Trichterbrust auftreten. Aufgrund einer Myopathie und Skoliose kann sich eine restriktive Lungenerkrankung entwickeln. Auch eine begleitende Herzinsuffizienz ist beschrieben.

Aufgrund der begleitenden anatomischen Veränderungen kann die endotracheale Intubation erschwert sein [30]. Atemdepressive Wirkungen bestimmter Pharmaka können bei diesen Patienten stärker ausgeprägt sein. Durch eine eventuell bestehende Bulbärparalyse können Narkosekomplikationen wie Regurgitation und Aspiration auftreten. In einer Kasuistik wurde eine Resistenz gegen Succinylcholin beschrieben, wobei Pancuronium normal wirksam war [31]. Ein Zusammenhang zwischen dieser Myopathieform und einer malignen Hyperthermie konnte bisher nicht festgestellt werden.

## 28.15 Myotone Dystrophien

Die myotonen Dystrophien umfassen eine Gruppe erblicher, degenerativer Erkrankungen der quergestreiften Muskulatur. Nach Stimulation kommt es charakteristischerweise zur persistierenden Muskelkontraktion. Anhand der Tatsache, daß sich die Muskulatur nach Stimulation nicht mehr entspannen kann, kann die Diagnose gestellt werden. Die Symptomatik beruht auf einer Störung des Kalziumstoffwechsels. Das zelluläre Adenosin-Triphosphat-System kann den Rücktransport von Kalzium ins sarkoplasmatische Retikulum nicht mehr gewährleisten. Das nicht ins sarkoplasmatische Retikulum rücktransportierte Kalzium bleibt intrazellulär verfügbar und unterhält die Muskelkontraktion. Die Muskelkontraktion kann deshalb weder durch eine Allgemeinnarkose, noch durch eine Regionalanästhesie oder durch Muskelrelaxantien verhindert oder abgeschwächt werden. Durch Infiltration des kontrahierten Muskels mit Lokalanästhetika kann eventuell eine Relaxation erzielt werden. In einigen Fällen wurde ein Erfolg durch die intravenöse Gabe von 300-600 mg Chinin beschrieben [32]. Die Symptomatik der Myotonie kann dadurch abgeschwächt werden, daß die Umgebungstemperatur im Operationssaal erhöht wird. Auch ein postoperatives Zittern, das Muskelkontraktionen auslösen kann, tritt dadurch seltener auf. Die myotonen Dystrophien können in drei wichtige Syndrome unterteilt werden: die Dystrophia myotonica, die Myotonia congenita und die Paramyotonia.

### 28.15.1 Dystrophia myotonica (Myotonia Curschmann-Steinert)

Die Dystrophia myotonica ist die häufigste (2,4–5,5 pro 100 000 Personen) und schwerste Form der myotonen Dystrophien des Erwachsenenalters [32–35]. Die Erkrankung wird autosomal dominant vererbt und tritt zwischen dem 2. und dem 3. Lebensjahrzehnt in Erscheinung. Die Behandlung ist symptomatisch, es können Phenytoin, Chinin oder Procainamid eingesetzt werden. Die Krankheit führt zumeist in der sechsten Lebensdekade aufgrund einer Pneumonie und/ oder einer Herzinsuffizienz zum Tode. Es kommt zum fortschreitenden Befall der quergestreiften und glatten Muskulatur sowie auch der Herzmuskulatur.

#### Symptomatik

Die Dystrophia myotonica ist eine Multisystemerkrankung, wenn auch hauptsächlich die Skelettmuskulatur betroffen ist. Die Patienten entwickeln frühzeitig eine Schwäche der Gesichtsmuskulatur (ausdruckslose Mimik), eine Atrophie und Schwäche des Musculus sternocleidomastoideus, eine Ptosis und Dysarthrie. Sie können nach einem Händedruck die Hand nicht wieder entspannen. Die charakteristische Symptomentrias besteht aus geistiger Retardierung, Stirnglatze und Katarakt. Bei einer Beteiligung der endokrinen Drüsen können eine Atrophie der Gonaden sowie Diabetes mellitus, Hypothyreose und Nebenniereninsuffizienz vorliegen. Bei Patienten mit einer Dystrophia myotonica werden während des Schlafes häufig zentralbedingte Apnoephasen beobachtet, die möglicherweise zur Schlafsucht dieser Patienten beitragen [22]. Insbesondere bei männlichen Patienten tritt gehäuft eine Cholelithiasis auf. Während der Schwangerschaft ist die Symptomatik meist verstärkt, häufig kommt es zu Uterusatonie und Plazentaretention nach der vaginalen Entbindung [36].

Eine Beteiligung des Herzmuskels kann sich in Form von Herzrhythmusstörungen und Reizleitungsstörungen äußern [37]. Schon bevor die ersten klinischen Symptome nachweisbar sind, findet sich häufig im EKG ein AV-Block 1. Grades. In bis zu 20% der Fälle ist in der Echokardiographie ein Mitralklappenprolaps nachzuweisen. Plötzliche Todesfälle, die bei diesem Krankheitsbild beschrieben wurden, sind möglicherweise auf einen AV-Block 3. Grades zurückzuführen. Durch die Schwäche der thorakalen und pharyngealen Muskulatur sind diese Patienten verstärkt aspirationsgefährdet.

#### Narkoseführung

Während der Narkoseführung von Patienten mit Dystrophia myotonica ist zu berücksichtigen, daß eine Kardiomyopathie, eine Schwäche der Atemmuskulatur und eine atypische Reaktion auf die eingesetzten Pharmaka vorliegen können. Auch in asymptomatischen Fällen kann bereits eine Kardiomyopathie vorliegen und die myokardiale Depression durch volatile Anästhetika deshalb verstärkt sein [38, 39]. Mit therapiebedürftigen Herzrhythmusstörungen muß gerech-

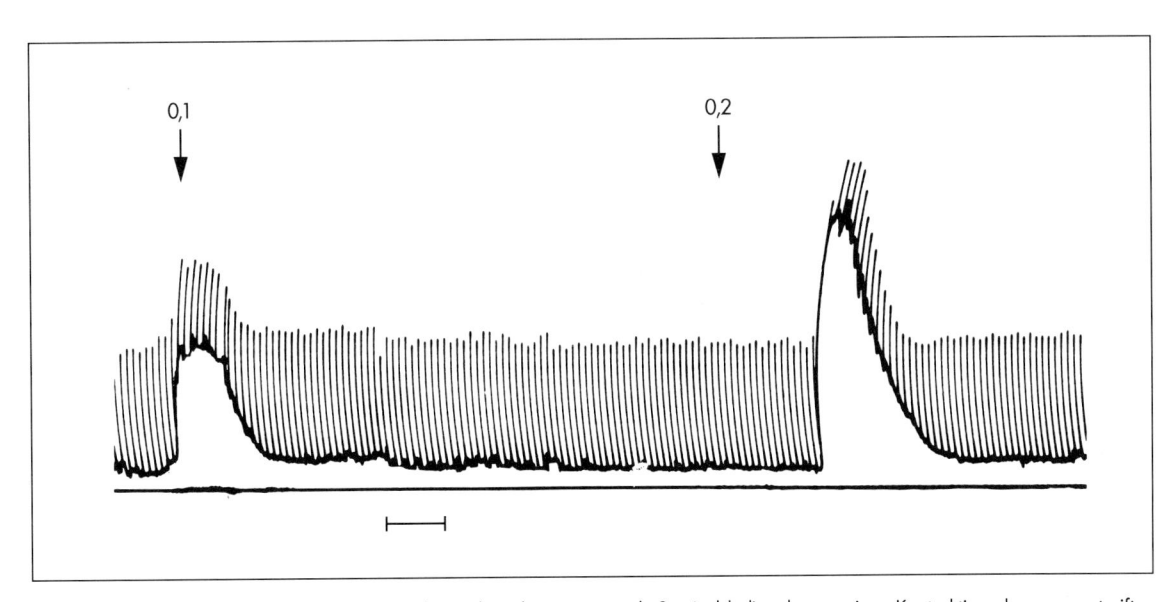

**Abb. 28.1:** Bei Patienten mit einer Myotonia dystrophica kommt es nach Succinylcholingabe zu einer Kontraktion der quergestreiften Muskulatur. Die Kontraktion zeigt sich in einer dosisabhängigen Anhebung der Grundlinie. Dies ist bereits bei kleinen Dosen von Succinylcholin der Fall. (Mitchell MM, Ali HH, Savarese JJ. Myotonia and neuromuscular blocking agents. Anesthesiology 1978; 49: 44–8)

net werden. Theoretisch können durch Narkose und operativen Eingriff vorbestehende Blockbilder des Reizleitungssystems verstärkt werden, z.B. dadurch, daß es zu einer Erhöhung des Vagotonus oder zu einer vorübergehenden Hypoxie des Reizleitungssystems kommt.

Die wichtigste atypische Reaktion dieser Patienten kann eine verlängerte Muskelkontraktion nach Gabe von Succinylcholin sein (Abb. 28.1), [33], die zwischen zwei und drei Minuten andauert und so ausgeprägt ist, daß eine ausreichende Ventilation kaum möglich ist. Dagegen sprechen die Patienten auf nicht-depolarisierende Muskelrelaxantien normal an. Theoretisch könnte durch eine Antagonisierung der neuromuskulären Blockade die Muskelkontraktion sogar verstärkt werden, da dadurch die Depolarisation an der neuromuskulären Endplatte erleichtert wird. Bei Patienten mit Dystrophia myotonica wurden jedoch nach Gabe von Neostigmin (im Rahmen der Antagonisierung einer neuromuskulären Blockade) keine atypischen Reaktionen beobachtet [38]. Die Antagonisierung kann umgangen werden, wenn die Relaxantien sorgfältig titriert und Substanzen mit mittellanger Wirkung – wie Atracurium oder Vecuronium – verwendet werden [40].

Die Patienten reagieren sehr empfindlich auf atemdepressive Substanzen wie Barbiturate, Opioide und Diazepam [34]. Dem liegt vermutlich eine additive Wirkung durch die atemdepressorische Medikamentenwirkung auf das Zentralnervensystem und die geschwächte, atrophische periphere Atemmuskulatur zugrunde. Eine bestehende Schlafsucht und die Gefahr zentralbedingter Apnoephasen während des Schlafs können zusätzlich zu einer erhöhten Empfindlichkeit gegenüber atemdepressiv wirkenden Substanzen beitragen. Ein Zusammenhang zwischen maligner Hyperthermie und myotoner Dystrophie wurde zwar beschrieben, es gibt jedoch keine Untersuchungen, die eine solche Beziehung definitiv bestätigen könnten [34]. In der postoperativen Phase können Lokal- oder Regionalanästhesieverfahren zur Schmerzbekämpfung sinnvoll eingesetzt werden. Postoperativ ist eine mehrstündige sorgfältige Überwachung angezeigt.

### 28.15.2 Myotonia congenita (Thomsen)

Die Myotonia congenita (Thomsen) wird autosomal dominant vererbt, die Symptomatik tritt bereits bei der Geburt oder im frühen Kindesalter auf. Es kann zu einem generalisierten Befall der quergestreiften Muskulatur kommen, eine Beteiligung anderer Organsysteme ist jedoch selten. Die Erkrankung verläuft nicht progredient, die Lebenserwartung ist nicht eingeschränkt. Die Patienten sprechen gut auf eine Chinintherapie an.

### 28.15.3 Paramyotonia congenita

Die Paramyotonia congenita (Eulenberg) tritt von den myotonen Syndromen am seltensten auf. Die Symptomatik ist im wesentlichen mit derjenigen der Myotonia congenita identisch; sie tritt jedoch nur unter Kälteeinwirkung auf. Die Muskelkontraktionen können dadurch gebessert werden, daß der Patient in eine warme Umgebung gebracht wird. Bei persistierender Symptomatik kann Chinin verabreicht werden. Bisher gibt es keine Berichte darüber, daß durch die niedrige Umgebungstemperatur im Operationssaal Muskelkontraktionen ausgelöst wurden. Es erscheint dennoch sinnvoll, bei diesen Patienten niedrige Umgebungstemperaturen im Operationssaal zu vermeiden.

## 28.16 Stiff-baby-Syndrom

Unter dem Stiff-baby-Syndrom wird ein seltenes vererbbares Syndrom verstanden, bei dem unmittelbar nach der Geburt eine ausgeprägte Rigidität der quergestreiften Muskulatur festzustellen ist. Es finden sich viele Parallelen zwischen dem Stiff-baby-Syndrom und einem Syndrom, das durch übermäßiges Zusammenzucken bei plötzlichen Geräuschen oder Bewegungen gekennzeichnet ist. Möglicherweise handelt es sich um dieselbe Erkrankung. Bei Patienten mit einem Stiff-baby-Syndrom zeigt die elektromyografische Untersuchung Zeichen einer kontinuierlichen Muskelaktivität, Ruheperioden sind selten. Erstickungsgefühl, Erbrechen und Schluckbeschwerden treten sehr häufig auf. Die motorische Entwicklung ist verzögert, die Intelligenz normal. Muskelstarre oder der ausgeprägte Rigor bilden sich während der ersten Lebensjahre langsam zurück.

Bisher liegen zu wenig Erfahrungen mit diesem Syndrom vor, so daß zur Narkoseführung bei diesen Patienten keine Empfehlungen gegeben werden können. In einem Einzelfall wurde bei einem Kind eine Succinylresistenz beobachtet, wobei die Reaktionen auf Pancuronium und Neostigmin normal waren [41]. Bei dem gleichen Patienten wurde während des Wirkungsbeginns des Succinylcholins eine Zunahme der vorbestehenden Muskelspannung beobachtet. Die Kaliumfreisetzung nach Succinylcholingabe war nicht erhöht. Volatile Anästhetika und Lachgas können in diesen Fällen eingesetzt werden.

## 28.17 Tracheomegalie

Unter einer Tracheomegalie wird eine ausgeprägte Erweiterung von Trachea und Bronchien verstanden. Diesen Veränderungen liegt ein Defekt elastischer Strukturen und glatter Muskelfasern im Bereich des

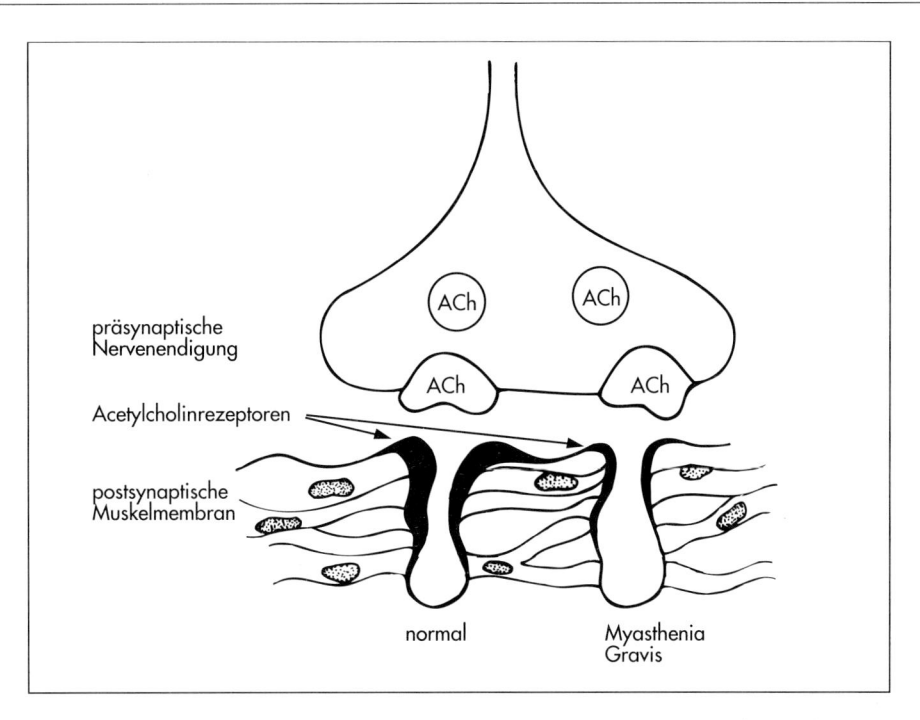

**Abb. 28.2:** Schematische Darstellung einer neuromuskulären Endplatte. Aufgezeigt ist die Rezeptordichte für Acetylcholin (ACH) in den Fakten der postsynaptischen Muskelzellmembran. Bei Patienten mit einer Myasthenia gravis ist, im Vergleich zu gesunden Patienten, die Anzahl der Acetylcholinrezeptoren in der postsynaptischen Muskelzellmembran stark vermindert. (Daten modifiziert nach: (Adapted from Drachman DB. Myasthenia gravis. N Engl J Med 1978; 298: 136–42)

Tracheo-Bronchialbaumes zugrunde, die entweder kongenital oder durch eine Destruktion nach einer Radiatio – insbesondere im Kopf- und Nackenbereich – bedingt sind [42]. Die Diagnose gilt als gesichert, wenn der Trachealdurchmesser in der Röntgenthoraxaufnahme mehr als 30 mm beträgt. Zur Symptomatik gehören chronischer produktiver Husten und häufige pulmonale Infekte. Die pulmonalen Infekte entstehen häufig auf dem Boden einer chronischen Aspiration. Tracheal- und Bronchialwand sind abnorm beweglich und können, insbesondere bei kräftigem Husten, kollabieren. Während einer Vollnarkose kann es zu einer Aspiration kommen, insbesondere dann, falls der Cuff des Endotrachealtubus trotz maximaler Blockung keine vollständige Abdichtung gewährleistet. Laryngoskop, Endotrachealtuben und Absaugkatheter müssen mit besonderer Vorsicht angewandt werden.

## 28.18 Myasthenia gravis

Die Myasthenia gravis ist eine chronische Autoimmunerkrankung mit Beteiligung der neuromuskulären Endplatten. Die Leitsymptome sind Schwäche und rasche Ermüdbarkeit der quergestreiften Muskulatur nach wiederholter Beanspruchung. Nach einer Erholungsphase kommt es zur teilweisen Erholung [43]. Die Inzidenz der Erkrankung liegt bei etwa 1:20000 Erwachsenen. Zumeist sind Frauen zwischen dem 20. und dem 30. Lebensjahr betroffen.

### 28.18.1 Pathophysiologie

Der Grund für die Muskelschwäche und die schnelle Ermüdbarkeit ist eine verminderte Anzahl an verfügbaren Acetylcholinrezeptoren am postsynaptischen Anteil der neuromuskulären Endplatte (Abb. 28.2), [44]. Die Rezeptoren werden durch zirkulierende Antikörper inaktiviert oder zerstört und dadurch numerisch vermindert. Die Bindung der Antikörper an die Acetylcholinrezeptoren verhindert entweder, daß Neurotransmitter Zugang zum Rezeptor haben, oder beschleunigt die Zerstörung der Rezeptoren. Es wird geschätzt, daß etwa 70–80% der funktionsfähigen Acetylcholinrezeptoren fehlen [44]. Die leichte Ermüdbarkeit von Patienten mit Myasthenia gravis und ihre erhöhte Empfindlichkeit auf nicht-depolarisierende Muskelrelaxantien können durch diese Prozesse erklärt werden.

Bei mehr als 80% der Patienten finden sich im Plasma Antikörper, die gegen Rezeptoren gerichtet sind. Der Nachweis zirkulierender Antikörper stellt einen zuverlässigen diagnostischen Test für eine bestehende Myasthenia gravis dar. Ungeklärt ist bisher die

Ursache dieses Autoimmunprozesses. Vermutlich besteht jedoch eine Beziehung zur Thymusdrüse, denn die Myasthenia gravis ist häufig mit Störungen der Thymusdrüse vergesellschaftet. Eine Thymushyperplasie liegt z.B. bei 70% der Patienten vor, bei 10–15% findet sich ein Thymom. In 75% der Fälle kommt es nach einer Thymektomie zu einer Remission der Myasthenia gravis.

### 28.18.2 Klinische Symptome

Die Myasthenia gravis verläuft phasenweise und ist durch Exazerbationen und Remissionen gekennzeichnet. Als Initialsymptome finden sich zumeist Ptosis und Doppelbilder. Ursache ist eine Schwäche der äußeren Augenmuskulatur. Eine Schwäche der pharyngealen und laryngealen Muskulatur (Bulbärmuskulatur) führt zu Dysphagie, Dysarthrie, und dazu, daß der Speichel nur noch mit Schwierigkeiten geschluckt werden kann. Beim ausgeruhten Patienten kann die Muskelkraft normal sein, bei körperlicher Belastung kommt es jedoch rasch zu einer Muskelschwäche. Es kann zu einer Schwächung von Arm-, Bein- und Rumpfmuskulatur (in beliebiger Kombination) kommen. Die Muskelschwächung ist zumeist asymmetrisch. Eine Muskelatrophie tritt normalerweise nicht auf. Bei Patienten mit einer Myasthenia gravis besteht ein erhöhtes Risiko, daß Mageninhalt aspiriert wird. Als Begleiterkrankung kann eine Kardiomyopathie vorkommen. Zusammen mit der Myasthenia gravis können weitere, häufig als Autoimmunprozesse eingestufte Krankheiten auftreten. Bei 10% der Patienten mit Myasthenia gravis besteht z.B. eine Hyperthyreose. Auch rheumatoide Arthritis, systemischer Lupus erythematodes und perniziöse Anämie treten gehäuft auf. Etwa 15% der Neugeborenen von Müttern mit einer Myasthenia gravis entwickeln ebenfalls eine vorübergehende Muskelschwäche. Infektionen, Elektrolytverschiebungen, Schwangerschaft, Streß und Operationen können eine Muskelschwäche auslösen bzw. verstärken. Antibiotika, insbesondere Aminoglykoside, können die Muskelschwäche einer Myasthenia gravis verstärken.

### 28.18.3 Klassifizierung

Die Myasthenia gravis kann entsprechend der beteiligten Muskelgruppen und dem Schweregrad der Symptomatik klassifiziert werden. Typ I ist auf die äußere Augenmuskulatur beschränkt. Bei etwa 20% der Patienten mit dieser Symptomatik wird eine Myasthenia gravis als Grunderkrankung angenommen. Im weiteren Verlauf wird zumeist die Bulbärmuskulatur befallen. Bleibt die Erkrankung über drei Jahre auf die Augenmuskulatur beschränkt, ist eine weitere Progredienz unwahrscheinlich [43]. Beim Typ II A liegt eine langsam progrediente und nur leichte Skelettmuskelschwäche vor. Die Atemmuskulatur ist nicht befallen.

Diese Patienten sprechen gut auf eine Therapie mit Cholinesterasehemmern an, gelegentlich werden auch Kortikosteroide eingesetzt. Typ II B verläuft schwerer und die Symptomatik verschlechtert sich rascher als beim Typ II A. Diese Form spricht schlechter auf eine medikamentöse Therapie an und die Atemmuskulatur kann ebenfalls betroffen sein. Charakteristisch für Typ III ist ein akuter Krankheitsbeginn mit sehr raschem Verlust der Muskelkraft (innerhalb von 6 Monaten). Die Mortalität ist hoch. Typ IV bezeichnet schwere Formen von Muskelschwäche und ist die Folge eines fortgeschrittenen Typ I oder Typ II.

### 28.18.4 Therapie

Zu den Behandlungsmöglichkeiten der Myasthenia gravis gehören Cholinesterasehemmer, Kortikosteroide oder andere Immunsuppressiva, Thymektomie und Plasmapherese. Diese Therapieformen können einzeln oder in verschiedenen Kombinationen eingesetzt werden. In einigen Fällen können auch Zyklosporine wirksam sein.

#### Cholinesterasehemmer

Aus der Gruppe der Cholinesterasehemmer werden zur Behandlung der Myasthenia gravis am häufigsten Neostigmin oder Pyridostigmin eingesetzt. Diese Substanzen hemmen die enzymatische Hydrolyse von Acetylcholin. Dadurch steht an der neuromuskulären Endplatte eine größere Menge Neurotransmitter zur Verfügung. Eine orale Dosierung von 15 mg Neostigmin entspricht bei intramuskulärer Applikation 1,5 mg und bei intravenöser Gabe 0,5 mg. Pyridostigmin hat bei oraler Gabe eine längere Wirkdauer (3–6 Stunden) als Neostigmin und weniger muscarinartige Nebenwirkungen. Die orale Dosis von 60 mg Pyridostigmin entspricht einer i.v.- oder i.m.-Applikation von 2 mg. Ein weiterer, sehr potenter Cholinesterasehemmer ist Phospholinjodid, der jedoch nur bei Patienten mit einem sehr schweren Krankheitsbild eingesetzt werden sollte.

Auch eine Überdosierung mit Cholinesterasehemmern kann zu einer Muskelschwäche führen. Es wird dann von einer sogenannten cholinergen Krise gesprochen. Muscarinartige Symptome (Salivation, Myosis, Bradykardie) und eine Zunahme der Muskelschwäche nach Gabe von 1–2 mg Edorphonium sichern die Diagnose.

#### Kortikosteroide

Zur Behandlung der Myasthenia gravis wurden verschiedene Kortikosteroide eingesetzt; die besten Ergebnisse konnten mit Prednison erzielt werden. Die mittlere Tagesdosis liegt zwischen 50 und 100 mg. Es wird vermutet, daß Kortikosteroide die Synthese der Antikörper, die zum Abbau der cholinergen Rezeptoren beitragen, unterdrücken. Kortikosteroide können auch die neuromuskuläre Impulsübertragung verbessern. Auch durch Azathioprin, Zyklophosphamid oder eine Plasmapherese wird die Antikörperproduktion vermindert bzw. es kommt zu einer Reduktion der zirkulierenden Antikörper. Eine Beurteilung, wie suffizient eine pharmakologische Therapie ist, kann aufgrund der großen Schwankungen des Krankheitsverlaufs erschwert sein.

### Thymektomie

Eine Thymektomie ist bei Patienten indiziert, die auf eine konservative, medikamentöse Therapie nicht ansprechen. Bei etwa 75% dieser Patienten ist nach einer Thymektomie eine deutliche Zunahme der Muskelkraft zu beobachten, so daß auf eine medikamentöse Therapie verzichtet werden kann [44]. Auch bei den Patienten, bei denen es nach einer Thymektomie zu keiner wesentlichen Verbesserung der Muskelkraft kommt, kann aber trotzdem häufig die präoperativ verabreichte Medikamentendosis reduziert werden.

### 28.18.5 Narkoseführung

Bei der Narkoseführung bei Patienten mit einer Myasthenia gravis ist deren präoperative medikamentöse Therapie zu berücksichtigen. Dabei ist insbesondere auf mögliche Interaktionen dieser Medikamente mit den Muskelrelaxantien zu achten. In der postoperativen Phase sind diese Patienten häufig beatmungspflichtig.

### Präoperative Vorbereitungen

Falls eine Prämedikation überhaupt notwendig ist, sollten atemdepressiv wirkende Substanzen nur mit großer Vorsicht angewandt werden. Bei Gabe von Succinylcholin oder nicht-depolarisierenden Muskelrelaxantien muß mit einer Interaktion mit den zur Therapie eingesetzten Cholinesterasehemmern gerechnet werden. Cholinesterasehemmer blockieren nicht nur die Acetylcholinesterase (spezifische Cholinesterase), sondern vermindern auch die Aktivität der Serum-Cholinesterase (Pseudocholinesterase). Aus diesem Grund sollte bei diesen Patienten Succinylcholin nur in reduzierter Dosierung verabreicht werden. Dadurch kann eine aufgrund einer verlangsamten Hydrolyse eventuell verlängerte Wirkdauer von Succinylcholin verhindert werden. Diese Empfehlung gilt z.T auch bei einer Cholinesterasetherapie mit Phospholinjodid. Bei Patienten, bei denen Phospholinjodid zur Behandlung der Myasthenia gravis eingesetzt wird, kann bereits die Gabe von 0,05–0,1 mg/kg Succinylcholin eine ausgeprägte Relaxierung verursachen. Theoretisch ist aufgrund der Therapie mit Cholinesterasehemmern eine Antagonisierung von nicht-depolarisierenden Muskelrelaxantien zu erwarten. Dies scheint jedoch nach klinischer Erfahrung nicht der Fall zu sein.

Eine Kortikosteroidtherapie hat vermutlich keinen Einfluß auf die Succinylcholindosierung. Es wurde jedoch berichtet, daß durch Kortikosteroide die erforderliche Dosis an nicht-depolarisierenden Muskelrelaxantien erniedrigt sein kann [45]. Falls diese potenzierende Wirkung überhaupt auftritt, scheint sie jedoch von untergeordneter Bedeutung zu sein.

Patienten mit einer bisher nicht diagnostizierten Myasthenia gravis reagieren außerordentlich empfindlich auf nicht-depolarisierende Muskelrelaxantien. Bereits eine geringe Dosis an d-Tubocurarin (30–50 mikrog/kg), wie sie zur Präcurarisierung eingesetzt wird, kann eine Lähmung der Atemmuskulatur zur Folge haben. Andererseits wurde vermutet, daß bei nicht diagnostizierter Myasthenia gravis eine Resistenz gegenüber Succinylcholin vorliegt. Die Ursache dieser Resistenz und ihre klinische Bedeutung sind nicht geklärt.

Sehr häufig sind Patienten mit einer Myasthenia gravis nach operativen Eingriffen beatmungspflichtig. Eine postoperative Nachbeatmung nach einer transsternalen Thymektomie ist z.B. zu erwarten, wenn: 1. die Krankheitsdauer mehr als 6 Jahre beträgt, 2. unabhängig von der Myasthenia gravis eine chronisch-obstruktive Lungenerkrankung vorliegt, 3. der Pyridostigminbedarf in den letzten 48 Stunden vor der Operation mehr als 750 mg pro Tag und 4. die präoperative Vitalkapazität unter 2,9 l betrug [46, 47]. Nach transzervikaler Thymektomie sind diese Kriterien zur Abschätzung der Notwendigkeit einer postoperativen Nachbeatmung weniger aussagekräftig. Vermutlich ist der Einfluß auf das respiratorische System bei diesem (weniger invasiven) operativen Zugangsweg geringer. Die Patienten sollten bei der Prämedikationsvisite darauf hingewiesen werden, daß sie mit großer Wahrscheinlichkeit noch endotracheal intubiert sein werden, wenn sie erwachen.

### Narkoseeinleitung

Der Einsatz von Barbituraten ist bei der Narkoseeinleitung von Patienten mit Myasthenia gravis nicht kontraindiziert. Es sollte jedoch davon ausgegangen werden, daß die atemdepressorische Wirkung der Barbiturate verstärkt sein kann. Viele Patienten können ohne Gabe von Muskelrelaxantien endotracheal intubiert werden, da die vorbestehende Muskelschwäche in Verbindung mit der relaxierenden Wirkung volatiler Anästhetika oft ausreichend ist. Die endotracheale Intubation kann aber durch Gabe von Succinycholin oder mittellangwirkenden nicht-depolarisierenden Muskelrelaxantien erleichtert werden. Es ist jedoch zu beachten, daß nur deutlich reduzierte Initialdosen an Relaxantien appliziert werden sollten. Die Verhältnisse an der neuromuskulären Endplatte sind mit Hilfe eines peripheren Nervenstimulators zu überprüfen.

### Aufrechterhaltung der Narkose

Im Idealfall wird die Narkose durch Gabe von Lachgas und eines volatilen Anästhetikums aufrechterhalten. Durch die Gabe eines volatilen Anästhetikums läßt sich meist eine Dosisreduktion der Muskelrelaxantien erreichen; gegebenenfalls kann intraoperativ auch ganz darauf verzichtet werden. Ist die Gabe von nicht-depolarisierenden Muskelrelaxantien zwingend notwendig, sollte die Initialdosis um mindestens die Hälfte bis zwei Drittel reduziert werden. Das Verhalten der motorischen Endplatte sollte mit einem peripheren Nervenstimulator überprüft werden. Werden Muskelrelaxantien bei diesen Patienten eingesetzt, etwa um die endotracheale Intubation zu erleichtern oder eine intraoperative Relaxierung zu gewährleisten, dann sollten Substanzen mit kurzer Wirkdauer wie Succinylcholin bzw. Atracurium oder Vecuronium eingesetzt werden [48]. Da Inhalationsanästhetika nach Ausleiten der Narkose relativ schnell abfluten, kann die Muskelkraft in der frühen postoperativen Phase bald wieder eingeschätzt werden. Opioide sind für die Aufrechterhaltung der Narkose ungünstig, da sich ihre längere Wirkungsdauer auf die Atmung negativ auswirken kann. Es erscheint ratsam, die Patienten am Ende der Operation solange intubiert zu lassen, bis eine ausreichende Spontanatmung gewährleistet ist. Häufig erscheint die Muskelkraft in der frühen postoperativen Phase ausreichend, jedoch kann es einige Stunden später zu einer Verschlechterung kommen. Von einer postoperativen Nachbeatmung ist vor allem bei solchen Patienten auszugehen, bei denen bereits anamnestisch die oben genannten Kriterien für eine vermutlich ungenügende postoperative Spontanatmung sprechen (siehe Abschnitt: Präoperative Vorbereitung).

## 28.19 Pseudomyasthenisches Syndrom (Lambert-Eaton-Rooke-Syndrom)

Unter einem Pseudomyasthenischem Syndrom wird eine seltene Störung der neuromuskulären Überleitung verstanden, die am häufigsten in Verbindung mit einem Lungenkarzinom auftritt [49]. Eine dabei auftretende Muskelschwäche im Beckengürtelbereich kann häufig mit der Myasthenia gravis verwechselt werden. Im Gegensatz zur Myasthenia gravis ist die Muskelschwäche durch Cholinesterasehemmer oder Kortikosteroide nicht zu verbessern. Außerdem kommt es unter körperlicher Betätigung eher zu einer Zunahme der Muskelkraft als zu einer Abnahme.

Die Patienten reagieren sowohl auf depolarisierende als auch auf nicht-depolarisierende Muskelrelaxantien sehr empfindlich. Der Grund hierfür ist nicht bekannt, vermutlich liegt jedoch eine Störung der präsynaptischen Acetylcholinfreisetzung vor. Durch Gabe von 4-Aminopyridin, das an den präsynaptischen Strukturen angreift, kann die Muskelschwäche dieser Patienten verbessert werden [50].

Bei Patienten mit einem Karzinom sollte daran gedacht werden, daß ein Pseudomyasthenisches Syndrom vorliegen kann und daß dementsprechend die Dosierung der Muskelrelaxantien zu reduzieren ist. Auch bei Patienten mit der Verdachtsdiagnose eines Lungenkarzinoms, die sich diagnostischen Eingriffen wie Bronchoskopie, Mediastinoskopie oder einer diagnostischen Thorakotomie unterziehen, sollte an ein pseudomyasthenisches Syndrom gedacht werden.

## 28.20 Familiäre paroxysmale Lähmung

Kennzeichnend für die familiäre paroxysmale Lähmung sind intermittierende, akute Anfälle von Muskelschwäche oder Lähmungen, von denen nur die Atemmuskulatur und die Bulbärmuskulatur ausgenommen sind. Die Anfälle können Stunden oder Tage andauern. Die familiären paroxysmalen Lähmungen werden unterteilt in hypokaliämische, normokaliämische oder hyperkaliämische Formen (Tab. 28.1). Die hypokaliämische Form wird autosomal dominant vererbt.

Die genaue Störung, die der familiären paroxysmalen Lähmung zugrunde liegt, ist nicht bekannt. Bei sämtlichen Formen sind pathologische Kaliumverschiebungen zwischen Plasma und Muskelzelle nachzuweisen. Außerdem liegen Störungen des Membranpotentials der Skelettmuskulatur vor. Dadurch wird die Muskulatur während eines akuten Anfalls anscheinend unerregbar. Durch einen plötzlichen Kaliumein-

**Tab. 28.1:** Klinische Merkmale der familiärischen paroxysmalen Lähmung

| Typ | Kalium-Plasma-Konzentration unter der Symptomatik | auslösende Faktoren | andere Merkmale |
| --- | --- | --- | --- |
| hypokaliämisch | 3 mmol/l | glukosereiche Mahlzeiten starke körperliche Anstrengung Glukose-Insulin-Infusionen | Herzrhythmusstörungen im EKG Zeichen einer Hypokaliämie Überempfindlichkeit auf nicht-depolarisierende Muskelrelaxantien |
| normokaliämisch | 3–5.5 mmol/l | Alkohol körperliche Anstrengung psychischer Stress | Muskelschwäche, die bis zu 14 Tage anhält |
| hyperkaliämisch | 5.5 mmol/l | körperliche Anstrengung Kaliuminfusionen Kälteexposition | oft besteht eine nur auf Zunge und Augenlider beschränkte Muskelschwäche Überempfindlichkeit auf Succinylcholin |

strom in die Zellen kommt es zur Hyperpolarisation der Zellmembranen und damit zu einer Resistenz gegenüber Acetylcholin an der neuromuskulären Endplatte. Kaliumverluste über Urin oder Fäzes treten nicht auf. Häufig sind Herzrhythmusstörungen zu beobachten. Bei diesem Krankheitsbild besteht eine erhöhte Empfindlichkeit gegenüber nicht-depolarisierenden Muskelrelaxantien (ähnlich wie bei der Myasthenia gravis). Möglicherweise besteht gleichzeitig auch eine Resistenz gegenüber Succinycholin. Andererseits kommt es bei einem akuten Anstieg des Serumkaliums zu einer Hypopolarisation der Membranen und damit zu einer depolarisierenden Form einer neuromuskulären Blockade. Theoretisch müßten diese Patienten dann empfindlich auf Succinylcholin reagieren, gegenüber nicht-depolarisierenden Muskelrelaxantien jedoch resistent sein.

### 28.20.1 Narkoseführung

Bei Patienten mit familiärer paroxysmaler Lähmung sollten Ereignisse vermieden werden, die zu einer Muskelschwäche führen könnten. [51, 52]. Am Tag vor der Operation sind stark kohlenhydrathaltige Mahlzeiten zu vermeiden, da es bei der Glukoseaufnahme in die Zellen häufig auch zu einem vermehrten Kaliumeinstrom in die Zelle kommt. Dieses Phänomen kann auch zur Diagnosesicherung eingesetzt werden. Bei Patienten mit entsprechender Verdachtsdiagnose kann durch Gabe von Glukose und Insulin geprüft werden, ob eine Schwäche der quergestreiften Muskulatur induziert wird. Aus demselben Grund sollten glukosehaltige Infusionsflüssigkeiten in der perioperativen Phase vermieden werden. Auch niedrige Umgebungstemperaturen oder die Traumatisierung durch den operativen Eingriff können eine Muskelschwäche auslösen. Einem Abfall der Körpertemperatur und damit einer Verstärkung der Hypokaliämie kann dadurch entgegen gewirkt werden, daß die Raumtemperatur im Operationssaal erhöht und nur angewärmte Narkosegase bzw. Infusionsflüssigkeiten verabreicht werden. Obwohl klar scheint, wie diese Patienten auf Muskelrelaxantien reagieren, sollte bei der Narkose möglichst auf Relaxantien verzichtet werden [51]. Ist die Gabe von Muskelrelaxantien unvermeidbar, erscheint es ratsam, eine deutlich geringere Initialdosis zu verabreichen und deren Wirkung mittels peripherem Nervenstimulator zu überprüfen. Auch bei unauffälligem intraoperativem Verlauf ist eine längerfristige postoperative Überwachung dieser Patienten angezeigt.

Zur Behandlung aller drei Formen der familiären paroxysmalen Lähmung wird Acetazolamid eingesetzt. Diese Substanz verursacht eine azidotische Stoffwechsellage, gibt einen Schutz vor hypokaliämischen Lähmungen und fördert gleichzeitig die renale Kaliumelimination bei hyperkaliämischer Lähmung.

## 28.21 Pseudohyperkaliämie

Bei der Pseudohyperkaliämie treten erhöhte Serumkaliumspiegel (bis 7 mmol/l) auf. Die Ursache ist darin zu suchen, daß es z.B. bei Gerinnungsprozessen zu einer vermehrten Kaliumfreisetzung aus Thrombozyten, Leukozyten oder Erythrozyten kommt [53]. Diese in vitro nachweisbare erhöhte Membrandurchlässigkeit für Kalium ist möglicherweise auf eine genetische Störung zurückzuführen. Klinisch kann die Pseudohyperkaliämie von einer echten Hyperkaliämie dadurch unterschieden werden, daß sowohl der Plasma- als auch der Serum-Kalium-Spiegel gemessen wird. Bei der Pseudohyperkaliämie sind nur die Serum-Kalium-Spiegel erhöht, während die Plasmaspiegel normal bleiben. Die Patienten sind asymptomatisch, es finden sich keine renalen Störungen oder Nebennierenerkrankungen. Wird dieses Syndrom nicht erkannt, kommt es häufig zu einer Hypokaliämie, falls eine aggressive medikamentöse Therapie zur Erniedrigung des Plasma-Kalium-Spiegels durchgeführt wird. Wird das Symptom präoperativ richtig erkannt, dann können eventuelle Bedenken gegen eine Narkose auftreten, die wegen einer vorliegenden Hyperkaliämie ausgeräumt werden.

## 28.22 Alkoholisch bedingte Myopathie

Bei Alkoholkranken treten häufig akute oder chronische Formen einer proximalen Muskelschwäche auf. Die alkoholisch bedingte Myopathie kann von der alkoholisch bedingten Neuropathie dadurch unterschieden werden, daß mehr die proximalen als die distalen Muskelgruppen betroffen sind. Es kommt außerdem zur Erhöhung der Plasma-Kreatinkinase-Spiegel, und bei einem akuten Verlauf kann eine Myoglobinurie auftreten. Wird auf den Alkoholkonsum verzichtet, dann kommt es bei der alkoholisch bedingten Myopathie zu einer raschen Erholung.

## 28.23 Freeman-Sheldon-Syndrom

Unter einem Freeman-Sheldon-Syndrom wird eine generalisierte Myopathie verstanden, die autosomal dominant vererbt wird [54]. Ein erhöhter Muskeltonus und eine Fibrose der Gesichtsmuskulatur führen zu einer Mikrostomie, zusätzlich kann noch eine Mikrognathie vorliegen. Durch Muskelkontrakturen kommt es zu einer Verkürzung des Halses. Der Larynx steht dadurch höher als normal, auch restriktive Lungenerkrankungen und eine Kyphoskoliose können dadurch auftreten. Eine Beteiligung der oralen und nasalen

Pharynxmuskulatur führt zu einer chronischen Obstruktion der oberen Luftwege. Durch Schluckbeschwerden kann es zu einer Mangelernährung kommen.

Bei der Narkoseführung ist zu berücksichtigen, daß die Einstellung der Stimmritze bei der endotrachealen Intubation schwierig sein kann [54]. Falls die Mikrostomie auf einer Hypoplasie der Gesichtsmuskulatur beruht, lassen sich die Intubationsbedingungen durch eine Relaxantiengabe nicht unbedingt verbessern. Die Plazierung eines intravenösen Zugangs kann durch die Verdickung des subkutanen Gewebes erschwert sein.

## 28.24 Prader-Willi-Syndrom

Das Prader-Willi-Syndrom manifestiert sich bereits bei der Geburt als muskuläre Hypotonie. Zusätzlich können Schluck- und Hustenreflex abgeschwächt sein und es kann eine Obstruktion der oberen Luftwege vorliegen. Im Säuglingsalter ist häufig eine Ernährung über eine Magensonde notwendig. Die Symptomatik schreitet im Kindesalter weiter und es kommt typischerweise zur Hyperphagie und Adipositas sowie endokrinen Störungen, z.B. einem Hypogonadismus und einem Diabetes mellitus. Einige Patienten entwickeln ein Pickwick-Syndrom. Das Wachstum ist verzögert, die Patienten bleiben von kleiner Statur. Häufig liegt eine schwere geistige Retardierung vor. In vielen Fällen fehlt bei diesen Patienten das Chromosom 15. Es wurde ein autosomal-rezessiver Erbgang vermutet. Das Prader-Willi-Syndrom soll angeblich so häufig wie die Trisomie 21 auftreten.

### 28.24.1 Narkoseführung

Die wichtigsten Punkte, die bei der Narkoseführung dieser Patienten zu berücksichtigen sind, betreffen die Muskelhypotonie sowie Störungen des Kohlenhydrat- und Fettstoffwechsels [55]. Aufgrund der vorliegenden Muskelschwäche husten die Patienten ungenügend ab, Pneumonien treten häufig auf. Intraoperativ ist die Blutzuckerkonzentration engmaschig zu überwachen. Der Blutzucker wird bei diesen Patienten vermehrt in Fett umgewandelt und steht entsprechend weniger zur Deckung des basalen Energiebedarfs zur Verfügung. Deshalb ist eine intraoperative Glukosezufuhr notwendig. Bei der Dosierung der Anästhetika muß berücksichtigt werden, daß der muskuläre Anteil bei diesen Patienten vermindert ist, der Anteil an Körperfett jedoch erhöht. Obwohl dies nicht belegt ist, ist doch anzunehmen, daß die Muskelrelaxantien bei der vorliegenden Muskelhypotonie niedriger dosiert werden können. Succinylcholin wurde bei diesen Patienten problemlos angewandt [55].

Mikrognathie, hoher Gaumenbogen, Strabismus und kongenitale Fehlstellungen der Hüfte können auftreten. Häufig entsteht durch Störungen des Zahnschmelzes vermehrt Karies. Es wurden Störungen der Thermoregulation beobachtet, die häufig zu einem intraoperativen Anstieg der Körpertemperatur und zu einer metabolischen Azidose führen. Eine Verbindung zur malignen Hyperthermie konnte nicht festgestellt werden [55]. ZNS-stimulierende Medikamente sollten nur mit Vorsicht eingesetzt werden, da bei diesem Syndrom häufig epileptische Anfälle auftreten. Kardiale Störungen scheinen nicht gehäuft aufzutreten. Zur Narkose wurde Halothan eingesetzt, jedoch sind vermutlich auch Isofloran oder Enfluran gut geeignet.

## 28.25 «Prune-belly»-Syndrom

Das «Prune-belly»-Syndrom (Dörrpflaumenbauch) ist durch eine kongenitale Agenesie der unteren Bauchwandmuskulatur und durch Anomalien des harnableitenden Systems gekennzeichnet [56]. Da diese Patienten nicht wirkungsvoll abhusten können, neigen sie zu rezidivierenden pulmonalen Infekten. Für die Narkose ist zumeist kein Muskelrelaxans notwendig.

## 28.26 Rheumatoide Arthritis

Die rheumatoide Arthritis (primär chronische Polyarthritis, PCP) ist eine chronische entzündliche Erkrankung unbekannter Ätiologie. Es kommt zu einer symmetrischen Polyarthropathie und zur Beteiligung bestimmter Organsysteme (Tab. 28.2). Die rheumatoide Arthritis kann von der Osteoarthritis auch dadurch unterschieden werden, daß die Endgelenke der Finger und Zehen nicht betroffen werden. Die rheumatoide Arthritis tritt hauptsächlich bei Frauen auf, die Erkrankung beginnt normalerweise zwischen dem 30. und dem 50. Lebensjahr. Der phasenweise Verlauf ist durch Exazerbationen und Remissionen gekennzeichnet. An besonders druckbelasteten Punkten treten häufig Rheumaknoten auf, insbesondere unterhalb des Ellbogens. Bei fast 80% der Patienten mit einer klassischen rheumatoiden Arthritis ist der Rheumafaktor (ein bestimmtes Immunglobulin) nachweisbar. Die Ätiologie der rheumatoiden Arthritis ist nicht geklärt, der Nachweis des Rheumafaktors spricht jedoch für ein immunologisches Geschehen.

### 28.26.1 Gelenksymptome

Meist kommt es zu einem symmetrischen Befall verschiedener Gelenke; besonders sind Hände, Handgelenke und Kniegelenke betroffen. Charakteristisch sind spindelförmige Schwellungen der proximalen Finger- und Zehengelenke.

Beim morgendlichen Aufstehen sind die betroffenen Gelenke schmerzhaft angeschwollen und warm. Die Morgensteifigkeit kann bis zu drei Stunden anhalten. Histologisch zeigt sich an der Synovia der betroffenen Gelenke eine chronische Entzündung mit Vermehrung der Kapillaren, serofibrinöser Exsudation und lympho-plasmazellulärer Infiltration. Im weiteren Verlauf kann es im Rahmen proliferativer und infiltrativer Veränderungen zur Pannusbildung (zottenförmige Verdickung der Synovialis) kommen. Eine Beteiligung der thorakalen, lumbalen und sakralen Wirbelgelenke ist selten. Die Halswirbelsäule ist dagegen häufig mitbefallen, was zu neurologischen Komplikationen führen kann. Durch eine atlantoaxiale Subluxation und eine sich daraus ergebende Verschiebung zwischen Atlas und Dens kann es zur Verlagerung des Dens axis ins Foramen magnum kommen. Durch diese Verlagerung kann der Spinalkanal komprimiert oder die Durchblutung durch die Arteriae vertrebrales eingeschränkt werden. Die Beweglichkeit des Unterkiefers kann durch eine Synovitis im Temporomandibulargelenk stark behindert sein. Auch eine Arthritis im Krikoarytenoideusgelenk tritt häufig auf und kann zu Heiserkeit, Schmerzen beim Sprechen, Schluckbeschwerden und Stridor führen.

## 28.26.2 Systemische Symptome

Viele der systemischen Symptome sind sehr wahrscheinlich die Folge einer Vaskulitis. Die Ursache ist darin zu sehen, daß in die Wand kleiner Gefäße Immunkomplexe eingelagert werden, wodurch entzündliche Reaktionen ausgelöst werden. Bei Patienten mit schwerer Gelenkbeteiligung ist auch eine systemische Beteiligung zu erwarten.

### Herz

Eine perikardiale Schwielen- oder Ergußbildung ist bei etwa einem Drittel der Patienten mit rheumatoider Arthritis nachzuweisen. Zur Entlastung einer Herzbeuteltamponade kann eine Perikardektomie notwendig werden. Weitere kardiale Begleiterkrankungen sind Perikarditis, Myokarditis, Arteriitis der Koronararterien und Fibrose der Herzklappen. Außerdem können sich im Reizleitungssystem Rheumaknoten bilden. Eine Aortitis mit Erweiterung der Aortenwurzel kann zu einer Aorteninsuffizienz führen.

### Lunge

Pleuraergüsse sind die häufigsten pulmonalen Symptome einer rheumatoiden Arthritis. Im Lungenparenchym oder auf der Pleuraoberfläche können sich Rheumaknoten bilden. Diese Rheumaknoten können eine Tuberkulose oder ein Neoplasma vortäuschen. Selten entwickelt sich auch eine progrediente Lungenfibrose mit Husten, Dyspnoe und diffusen Veränderungen im Röntgenthorax.

Bei Beteiligung der knorpeligen Rippenanteile kommt es zu restriktiven pulmonalen Störungen mit Abnahme von Atemvolumina und Vitalkapazität. Diese Veränderungen können durch eine gleichzeitig bestehende Lungenfibrose noch verstärkt werden. Das sich daraus ergebende Ventilations-/Perfusionsmißverhältnis führt zur Verschlechterung der arteriellen Oxygenierung.

### Neuromuskuläres System

Neurologische Komplikationen sind bei diesem Krankheitsbild häufig. Es können Kompressionssyndrome sowohl peripherer Nerven (Karpaltunnel-Syndrom) als auch zervikaler Nervenwurzeln auftreten. Bei schweren Formen einer rheumatoiden Arthritis kann eine Mononeuritis multiplex auftreten. Als Ursache wird angenommen, daß sich Immunkomplexe in der Wand derjenigen Gefäße ablagern, die die entsprechenden Nerven versorgen. In den Muskelgruppen, die für die Bewegung der erkrankten Gelenke zuständig sind, entwickelt sich häufig eine Muskelschwäche.

### Blut

Fast immer findet sich eine leichte Anämie, die wahrscheinlich durch eine Hämodilution oder durch einen chronischen Blutverlust durch Gabe von Acetylsalicylsäure zu erklären ist. Unter einem Felty-Syndrom wird eine rheumatoide Arthritis in Verbindung mit Leukopenie (unter 2000/mm$^3$) und Hepatosplenomegalie verstanden.

### Augen

Bei etwa 10% der Patienten mit einer rheumatoiden Arthritis findet sich eine Keratoconjunctivitis sicca (Sjögren-Syndrom). Ursache ist eine Funktionseinschränkung der Tränendrüse mit verminderter Tränenproduktion. Ähnliche Veränderungen können an den Speicheldrüsen auftreten und zu Mundtrockenheit führen.

## 28.26.3 Therapie

Zur Behandlung der rheumatoiden Arthritis werden Medikamente eingesetzt, die analgetische, entzündungshemmende und immunsuppressive Wirkungen haben. Für die Initialtherapie ist Acetylsalicylsäure die wichtigste Substanz. Optimale therapeutische Spiegel von 12–25 mg/dl können in der Regel mit Tagesdosen zwischen 3 und 5 Gramm erreicht werden. Gastrointestinale Blutungen und Störungen der Thrombozytenfunktion limitieren die Anwendung der Substanz. Außerdem kann Acetylsalicylsäure auch Leberfunktionsstörungen verursachen [57].

Wegen ihrer ausgeprägten entzündungshemmenden Eigenschaften werden auch Kortikosteroide sehr häufig zur Therapie der rheumatoiden Arthritis eingesetzt. Unter Kortikosteroiden kann eine Besserung der Symptomatik erwartet werden. Diese Substanzen haben jedoch keinen Einfluß auf den Krankheitsverlauf und können auch das Ausmaß der Gelenkzerstörung nicht beeinflussen. Zu den wichtigsten Nebenwirkungen der Kortikosteroide gehören Suppression der endogenen Kortisolfreisetzung, schlechte Wundheilung, Infektionsanfälligkeit, Osteoporose, gastrointestinale Blutungen und Myopathie. An wirksamen, nichtsteroidalen entzündungshemmenden Medikamenten kommen Indometazin, Phenylbutazon, Ibuprophen, Fenoprofen, Naproxen und Tolmetin in Betracht. Bei der Therapie mit Phenylbutazon können als Nebenwirkungen gastrointestinale Blutungen und Knochenmarksdepression auftreten.

Bei schweren Krankheitsverläufen können Goldsalze oder D-Penicillamin eingesetzt werden. Goldsalze vermindern die Phagozytenaktivität in entzündlichen Gebieten. Bis zu einer spürbaren Besserung der Symptomatik können jedoch mehrere Monate vergehen. D-Penicillamin ist eine Aminosäure und stellt einen Baustein des Penicillinmoleküls dar. Die Substanz wirkt vermutlich dadurch, daß sie Makromoleküle aufspalten kann, sichere Nachweise über den Wirkungsmechanismus liegen jedoch nicht vor. Bei beiden Medikamenten können als Nebenwirkung Anämie, Leukopenie und Thrombopenie auftreten. Werden durch andere Pharmaka keine befriedigenden Resultate erzielt, so kann ein Behandlungsversuch mit Azathioprin eingeleitet werden.

Operative Maßnahmen bei der Therapie der rheumatoiden Arthritis – wie z.B. eine Synovektomie oder die Implantation von Gelenkprothesen – haben zum Ziel, Schmerzen zu lindern und Funktionseinschränkungen zu beseitigen. Bei Vorliegen eines Karpaltunnelsyndroms kommt es nach Dekompression des Nervus medianus (durch Spaltung des Ligamentum carpi ulnare) meist zum Abklingen der entsprechenden Symptomatik.

### 28.26.4 Narkoseführung

Bei der Narkosevorbereitung müssen die verschiedenen mitbetroffenen Organsysteme sowie mögliche Nebenwirkungen der zur Therapie eingesetzten Medikamente berücksichtigt werden. Präoperativ muß abgeschätzt werden, inwieweit krankheitsbedingte Atemwegsbehinderungen vorliegen. Beeinträchtigungen können im Bereich der Halswirbelsäule, der Temporomandibulargelenke und der Krikoarytaenoideusgelenke auftreten. Bei Vorliegen einer Beugedeformität der Halswirbelsäule kann es unter Umständen unmöglich sein, den Nacken zu überstrecken. Falls diese Patienten bewußtlos sind, muß mit einer Obstruktion der unteren Atemwege gerechnet werden. Auch eine Subluxation im Atlantoaxialgelenk kann vorliegen, insbesondere bei Patienten mit Handgelenksdeformitäten und subkutanen Rheumaknoten. Beträgt der Abstand zwischen vorderem Atlasbogen und Dens axis über 3 mm, gilt dies als röntgenologischer Hinweis für eine Subluxation. Die atlantoaxiale Subluxation ist deshalb von besonderer Bedeutung, weil durch die Verlagerung des Dens axis das zervikale Rückenmark oder die Medulla komprimiert und die Durchblutung der Arteriae vertebrales behindert werden kann. Ein geringes Trauma, z.B. die Überstreckung des Kopfes zur endotrachealen Intubation, kann bei Vorliegen einer Subluxation zu einer stärkeren Verschiebung des Dens und damit zur Schädigung des Rückenmarks führen.

Vor der Intubation sollte erfragt werden, ob bei Beugung, Überstrecken oder Drehen des Kopfes Durchblutungsstörungen im Bereich der Vertebralarterien auftreten. Auch auf eine eingeschränkte Beweglichkeit im Temporomandibulargelenk ist vor Einleitung der Narkose zu achten. Liegt eine eingeschränkte Beweglichkeit im Bereich der Temporomandibulargelenke und der Halswirbelsäule vor, kann die Einstellung der Glottis zur direkten Laryngoskopie schwierig oder unmöglich sein. Eine endotracheale Intubation unter Spontanatmung mit einem Fiberbronchoskop kann notwendig werden, falls anamnestische Hinweise eine nur schwer einstellbare Stimmritze vermuten lassen. Arthritische Veränderungen in den Krikoarytaenoideusgelenken sind dann anzunehmen, falls präoperativ Heiserkeit oder Stridor vorliegen. In diesen Fällen sind bei der direkten Laryngoskopie häufig ein Erythem und ein Ödem im Bereich der Stimmbänder zu beobachten. Durch die eingeschränkte oder fehlende Beweglichkeit dieser Gelenke kann die Stimmritzenöffnung vermindert sein.

Falls eine schwere Lungenerkrankung vermutet wird, sollten präoperativ Lungenfunktionsuntersuchungen, arterielle Blutgasanalysen und pH-Wert vorliegen. Auch eine eventuell vorliegende Beeinträchtigung der Blutgerinnung durch Gabe von Acetylsalicylsäure ist zu berücksichtigen. Wird bei dem Patienten eine Dauertherapie mit Kortikosteroiden durchgeführt, ist perioperativ eine Kortikosteroidsubstitution notwendig.

Es sollte auch beurteilt werden, ob eine Anämie vorliegt und wie stark diese ausgeprägt ist. Falls präoperativ eine schwere restriktive Lungenerkrankung vorliegt, sollte damit gerechnet werden, daß postoperativ eine Nachbeatmung notwendig werden kann. Bei Patienten mit Arthritis der Krikoarytaenoideusgelenke kann es nach Extubation zu einer Obstruktion im Bereich des Kehlkopfes kommen.

## 28.27 Spondyloarthropathien

Unter Spondyloarthropathien wird eine Gruppe nichtrheumatischer Arthropathien verstanden. Dazu gehören unter anderem Spondylarthritis ankylopoetica, Reitersyndrom, juvenile rheumatoide Arthritis und enteropathische Arthropathien. Bei diesen Erkrankun-

**Tab. 28.2:** Vergleich der rheumatoiden Arthritis und der Spondylarthritis ankylopoetica

|  | rheumatoide Arthritis | ankylosierende Spondylitis |
|---|---|---|
| positive Familienanamnese | selten | häufig |
| Beginn | Frauen (30–35 Jahre alt) | Männer (20–30 Jahre alt) |
| Gelenkbeteiligung | symmetrische Polyarthropathie | asymmetrische Oligoarthropathie |
| Beteiligung des Iliosakralgelenkes | nein | ja |
| Beteiligung der Wirbelsäule | Halswirbelsäule | gesamte Wirbelsäule (aufsteigend) |
| kardiale Veränderungen | Perikarderguß | Kardiomegalie |
|  | Arteriitis der Koronararterien | kardiale Reizleitungsstörungen |
|  | Fibrosierung der Herzklappen |  |
|  | kardiale Reizleitungsstörungen | Aorteninsuffizienz |
|  | Aorteninsuffizienz |  |
| pulmonale Veränderungen | Pleuraerguß | Lungenfibrose (Oberlappen) |
|  | Lungenfibrose |  |
| Augen | Keratoconjunctivitis sicca | Conjunctivitis |
|  |  | Uveitis |
| Rheumafaktor | positiv | negativ |
| HLA-B 27 | negativ | positiv |

gen sind typischerweise die sakroiliakalen Gelenke beteiligt. Es entwickeln sich entzündliche periphere Arthropathien. Rheumaknoten treten nicht auf, der Rheumafaktor ist nicht nachweisbar (nicht reaktiv). Die Ursache dieser seronegativen Spondyloarthropathien ist nicht bekannt. Sie treten jedoch häufig im Zusammenhang mit einer bestimmten HLA-Konstellation (Humanes Leukozyten-Antigen) auf, die als HLA-B 27 bezeichnet wird.

## 28.27.1 Spondylarthritis ankylopoetica

Typische Symptome der Spondylarthritis ankylopoetica (Bechterew'sche Krankheit, bei Mitbeteiligung großer Gliedmaßengelenke Marie-Strümpell-Krankheit) sind Rückenschmerzen und eine Morgensteifigkeit, die sich bei Bewegung bessert, sowie radiologische Hinweise für Sakroiliitis (Tab. 28.2). Die Erkrankung tritt überwiegend bei Männern zwischen dem 20. und dem 30. Lebensjahr auf. Die starke familiäre Häufung paßt zu dem Befund, daß 90% dieser Patienten HLA-B 27 positiv sind, während dieses Merkmal in der Normalbevölkerung nur mit einer Häufigkeit von 6% auftritt. Die Erkrankung wird häufig irrtümlich als Rückenschmerzen aufgrund von lumbalen Bandscheibendegenerationen verkannt. Bei der Untersuchung der Wirbelsäule finden sich Muskelspasmen, Verlust der Lendenlordose und eine Bewegungseinschränkung im Bereich der gesamten Wirbelsäule.

### Systemische Symptome

Symptome wie Gewichtsverlust, Müdigkeit und subfebrile Temperaturen sind Hinweise für eine systemische Beteiligung. Konjunktivitis und Uveitis treten bei etwa 25% der Patienten auf. Eine Lungenfibrose manifestiert sich überwiegend in den Oberlappen, sie kann einer Lungentuberkulose ähneln. In etwa 10% der Fälle können eine Kardiomegalie, Reizleitungsstörungen sowie eine Aortenklappeninsuffizienz (aufgrund einer Verdickung und Verkürzung der Klappensegel und einer Dilatation des Klappenrings) auftreten.

### Therapie

Zur Behandlung der Erkrankung werden entzündungshemmende Substanzen eingesetzt, durch krankengymnastische Übungen soll die Gelenksbeweglichkeit erhalten werden. Indomethazin und Phenylbutazon sind die am häufigsten eingesetzten Pharmaka. Eine mögliche Nebenwirkung dieser Therapie ist eine Knochenmarksdepression. Bei Früherkennung und -behandlung hat diese Komplikation eine gute Prognose.

**Narkoseführung.** Beim Vorliegen einer ankylosierenden Spondylitis sind vor Narkosebeginn folgende Punkte abzuklären: 1. Wie stark sind die oberen Luftwege betroffen? 2. Liegen Symptome einer restriktiven Lungenfunktionsstörung aufgrund einer kostochondralen Versteifung oder einer verstärkten, fixierten Brustkyphose vor? und 3. Wie stark ist die kardiale Beteiligung? Bei ausgeprägten Wirbelsäulendeformitäten kann die Wachintubation notwendig werden. Diese kann blind oder (am besten) mit Hilfe eines Fiberbronchoskops erfolgen [58]. Extreme Manipulationen an der Halswirbelsäule können zu Rückenmarksverletzungen führen. Intraoperativ muß auf eine ausreichende Ventilation geachtet werden, denn die Thoraxwand ist versteift. Die Atmung erfolgt normalerweise über das Diaphragma. Operative Eingriffe in der Körperperipherie oder im unteren Abdomen können in Regionalanästhesieverfahren durchgeführt werden. Dabei ist jedoch mit technischen Schwierigkeiten zu rechnen, da die Bänder zwischen den Processi spinosi verkleinert sind und die Gelenkbeweglichkeit eingeschränkt sein kann. Liegt eine Aortenklappeninsuffizienz vor, wird ein plötzlicher oder starker Abfall des peripheren Gesamtwiderstands schlecht toleriert.

## 28.27.2 Reiter-Syndrom

Das Reiter-Syndrom tritt bei jungen Männern auf. Die Symptomatik umfaßt unspezifische Urethritis, Uveitis und Arthritis. Spezielle genetische Merkmale (HLA-B 27-positiv) und bakterielle Infektionen mit Shigellen oder Chlamydien gelten als prädisponierende Faktoren. Die meisten Symptome der Erkrankung dauern nur einige Tage, die Arthritis kann jedoch in 20% der Fälle progredient verlaufen und zu einer Sakroileitis und Spondylitis führen.

Auch eine Arthritis im krikoarytaenoiden Gelenk kann auftreten. Hyperkeratotische Hauteffloreszenzen sind nicht von einer Psoriasis zu unterscheiden. Reiter-Syndrom und Psoriasis haben viele Gemeinsamkeiten. Eine kurative Behandlung des Reiter-Syndroms ist nicht bekannt. Zur symptomatischen Therapie werden Indomethazin oder Phenylbutazon eingesetzt.

## 28.27.3 Juvenile rheumatische Arthritis

Die Symptomatik der juvenilen rheumatischen Arthritis ist der des Erwachsenenalters ähnlich. Tritt die Erkrankung vor Beginn der Pubertät auf, kann es zu Wachstumsstörungen kommen. Leberfunktionsstörungen können vorliegen, eine kardiale Beteiligung ist jedoch ungewöhnlich. Die akute Form dieser Polyarthritis wird als Still-Syndrom bezeichnet. Leitsymptome sind Fieber, Exanthem, Lymphadenopathie und Splenomegalie. Die Erkrankung tritt im frühen Kindesalter auf, Rheumafaktor und HLA-B 27 sind negativ.

Die Therapie der Wahl besteht in der Gabe von Acetylsalicylsäure. Auch Kortikosteroide können erfolgreich eingesetzt werden, bei Kindern kann es unter dieser Medikation jedoch zu einer Wachstumsverzögerung kommen.

## 28.27.4 Arthropathien bei Darmerkrankungen

Etwa 20% der Patienten mit Morbus Crohn oder Colitis ulcerosa entwickeln eine akute Polyarthritis. Zumeist sind die großen Gelenke der unteren Extremität befallen. Die Symptomatik bildet sich spontan zurück, kann jedoch im Zusammenhang mit einem Schub der Grunderkrankung erneut auftreten. Entscheidend für die Behandlung der Gelenksymptomatik ist eine adäquate Therapie der zugrundeliegenden gastrointestinalen Störung.

Entzündliche Darmerkrankungen können auch mit einer Sakroileitis und zum Teil mit schweren Formen einer ankylosierenden Spondylitis einhergehen. Der Schweregrad der zugrundeliegenden Darmerkrankung verläuft nicht parallel zu der Spondylitis. Die Therapie erfolgt wie bei der ankylosierenden Spondylitis.

Nach intestinalen Bypassoperationen tritt häufig ein aus Arthropathie und Dermatitis bestehender Symptomenkomplex auf. Die Ursache ist ungeklärt, vermutet wird ein immunologisches Geschehen.

## 28.28 Osteoarthritis

Unter Osteoarthritis ist eine degenerative Gelenkentzündung mit Knochenbeteiligung zu verstehen. Die Erkrankung unterscheidet sich von der rheumatoiden Arthritis dadurch, daß nur geringe entzündliche Reaktionen auftreten. Die Pathogenese ist ungeklärt, vermutlich kann ein Gelenktrauma die Ursache sein. Wichtige prädisponierende Faktoren sind fortgeschrittenes Alter und bestimmte genetische Konstellationen. Bewegungen sind normalerweise schmerzhaft, in Ruhe klingen die Beschwerden ab. Im Gegensatz zur rheumatoiden Arthritis, bei der die Morgensteife der Gelenke mehrere Stunden anhalten kann, verschwindet hier die Gelenksteifigkeit bei Bewegung rasch.

Bei der Osteoarthritis sind zumeist ein bis mehrere Gelenke befallen. Eine Beteiligung von Knie- und Hüftgelenken ist häufig. An den distalen Interphalangealgelenken können sich Knochenverdickungen bilden, die auch als Heberden'sche Knoten bezeichnet werden. Es können auch degenerative Veränderungen der Wirbelkörper und der Bandscheiben auftreten und diese können zu Komplikationen wie einem Bandscheibenvorfall oder zur Kompression einer Nervenwurzel führen. Degenerative Veränderungen betreffen zumeist die mittlere bis untere Halswirbelsäule und die untere Lumbalregion. Eine Fusion der Wirbelkörper tritt – im Gegensatz zur ankylosierenden Spondylitis – bei der Osteoarthritis nur selten auf. Röntgenologisch sind eine Verschmälerung der Wirbelzwischenräume und eine Osteophyten-Bildung nachweisbar.

Die Behandlung erfolgt symptomatisch z.B. mit Wärmeapplikation und Gabe analgetischer und entzündungshemmender Medikamente (Acetylsalicylsäure, Indomethazin). Die Besserung der Symptomatik bei Wärmeapplikation scheint dadurch bedingt zu sein, daß die Schmerzschwelle im warmen Gewebe höher ist. Kortikosteroide werden nicht empfohlen, da sie zusätzliche degenerative Gelenksveränderungen verursachen können. Bei persistierenden und invalidisierenden Schmerzen kann ein operativer Gelenkersatz (Totalendoprothese der Hüfte oder der Kniegelenke) durchgeführt werden.

## 28.29 Osteoporose

Unter Osteoporose wird eine generalisierte Abnahme der Knochensubstanz verstanden. Die Abbauprozesse des Knochens überwiegen die Knochenneubildung.

Röntgenologisch ist eine Abnahme der Knochendichte nachzuweisen. Am häufigsten tritt die Osteoporose im fortgeschrittenen Alter auf. Frauen sind häufiger als Männer betroffen. Weitere Ursachen einer Osteoporose sind endokrine Störungen (Thyreotoxikose, Hyperkortizismus), intestinale Malabsorption, Immobilität und Medikamente, insbesondere Kortikosteroide.

Die klinische Problematik einer Osteoporose sind pathologische Frakturen, Schmerzen und Skelettdeformitäten. Frakturen treten häufig im Bereich der unteren thorakalen und lumbalen Wirbelsäule auf. Frakturen gehen mit plötzlichen, starken Schmerzen einher. Durch Kompressionsfrakturen der vorderen Wirbelkörperanteile entwickelt sich eine Kyphose, vor allem im Bereich der thorakalen Wirbelsäule. Außerdem kommt es zu einer Größenminderung. Durch Verkürzung der Wirbelsäule verliert die vordere Abdominalmuskulatur an Spannung und das Abdomen wölbt sich vor. Es gibt keine typischen laborchemischen Veränderungen. Die Plasmakonzentrationen von Kalzium, Phosphat und alkalischer Phosphatase sind normal.

Therapieziel bei der Osteoporose ist es, eine positive Kalziumbilanz zu erreichen. Östrogene bewirken eine Abnahme des Knochenabbaues und können bei Frauen mit Erfolg eingesetzt werden. Bei dieser Therapie kann jedoch ein erhöhtes Risiko bestehen, daß sich ein Endometriumkarzinom entwickelt. Eine Alternative zur Östrogentherapie ist die Substitution mit Kalzium und Vitamin D. Es konnte jedoch bisher nicht nachgewiesen werden, daß durch eine Kalziumsubstitution dem Verlust an Knochensubstanz in der Postmenopause erfolgreich entgegengewirkt werden kann [59].

## 28.30  Osteomalazie

Mit Osteomalazie wird eine Erkrankung bezeichnet, bei der es zu einer Störung der Mineralisation neugebildeter Knochensubstanz kommt. Das entsprechende Krankheitsbild des Kindesalters ist die Rachitis. Ältere Patienten, deren Ernährung zu wenig Milchprodukte enthält und die nur selten der Sonne ausgesetzt sind (und daher nicht genügend Vitamin D bilden), können zusätzlich zur Osteoporose auch Symptome einer Osteomalazie entwickeln. Auch nach einer Dauertherapie mit Antikonvulsiva (z.B. auch bei Barbituraten und Phenytoin) konnten Veränderungen im Vitamin-D-Stoffwechsel und eine Osteomalazie nachgewiesen werden. Anhand von Anamnese und röntgenologischen Befunden können Osteomalazie und Osteoporose nicht immer unterschieden werden. Eine bestehende Hypophosphatämie weist jedoch auf eine Osteomalazie hin.

## 28.31  Morbus Paget

Kennzeichnend für den Morbus Paget ist eine starke Osteoblasten- und Osteoklastenaktivität. Hierdurch kommt es zwar zu abnormen Verdickungen, aber auch zur Schwächung des Knochens. Die Ursache der Erkrankung ist nicht bekannt; möglicherweise liegt eine exzessive Erhöhung des Parathormons oder aber ein Kalzitoninmangel vor. Röntgenologisch können sich auch im Bereich des Schädelknochens osteolytische Herde und Verkalkungen nachweisen lassen. An den langen Röhrenknochen kommt es zu einer kortikalen Verdickung. Es besteht eine familiäre Häufung, zumeist sind über vierzigjährige Männer weißer Hautfarbe betroffen. Aufgrund der erhöhten Knochenbildungs- und Knochenabbaurate sind die Plasmaspiegel der alkalischen Phosphatase erhöht. Neben Schmerzen und Knochendeformitäten treten Komplikationen in Form pathologischer Frakturen, Nervenkompressionen, Nierensteinen, Hyperkalzämie und einer Herzinsuffizienz (high output failure) auf.

Kalzitonin scheint der wichtigste Inhibitor des Knochenabbaus zu sein und kann zur Behandlung des Morbus Paget eingesetzt werden. Auch Natrium-Etidronat hemmt die Osteoblasten- und Osteoklastenaktivität und kann mit Erfolg eingesetzt werden, um eine Schmerzlinderung zu erreichen und die Knochenumbaurate zu vermindern. Liegt eine Hüftgelenksbeteiligung vor, kann ein künstlicher Gelenkersatz in Erwägung gezogen werden.

## 28.32  Osteogenesis imperfecta

Die Osteogenesis imperfecta ist eine seltene, autosomal dominant vererbte Erkrankung des Bindegewebes. Durch eine fehlerhafte Kollagenproduktion ist der Knochen extrem brüchig. Von der Erkrankung sind überwiegend Frauen betroffen. Klinisch sind zwei Formen zu unterscheiden, die Osteogenesis imperfecta congenita und die Osteogenesis imperfecta tarda. Bei der kongenitalen Form treten schon in utero Frakturen auf, die Erkrankung nimmt bereits in der Perinatalphase einen letalen Verlauf. Die Tarda-Form manifestiert sich zumeist im Kindes- oder im frühen Erwachsenenalter. Zu den Symptomen gehören eine Blaufärbung der Skleren (aufgrund einer fehlerhaften Kollagenbildung), Frakturen (bereits bei Bagatelltraumen), Kyphoskoliose (als Zeichen des Zusammensinterns von Wirbelkörpern), bogenförmige Deformierung von Femur und Tibia sowie die zunehmende Entwicklung einer Otosklerose mit nachfolgender Taubheit. Durch eine Thrombozytenfunktionsstörung kann bei diesen Patienten eine leichte Blutungsneigung vorliegen. Eine erhöhte Körpertemperatur und Hyperhidrosis sind bei diesem Krankheitsbild ebenfalls zu beobachten.

### 28.32.1 Narkoseführung

Bei der Narkoseführung sind die vorliegenden knöchernen Deformierungen und die Gefahr weiterer Frakturen in der perioperativen Phase zu berücksichtigen [60]. Bei der endotrachealen Intubation sind Manipulationen und Verletzungen so gering wie möglich zu halten, um zervikale und mandibuläre Frakturen zu vermeiden. Die Zahnentwicklung ist gestört und kann bereits durch geringe Läsionen wie z.B. die direkte Laryngoskopie weiter beeinträchtigt werden. Liegen knöcherne Deformierungen vor, durch die die Einstellung der Stimmritze bei der direkten Laryngoskopie erschwert sein kann, ist die Wachintubation mit einem Fiberbronchoskop angezeigt. Die Vitalkapazität kann erniedrigt und die Compliance der Thoraxwand vermindert sein, falls eine zusätzliche Kyphoskoliose oder Trichterbrust besteht.

Durch diese pulmonalen Veränderungen kann es aufgrund eines Mißverhältnisses von Ventilation zu Perfusion zu einer arteriellen Hypoxämie kommen. Es gibt bestimmte Fälle, in denen Regionalanästhesieverfahren eingesetzt werden können; bei einer Kyphoskoliose ist jedoch mit technischen Schwierigkeiten zu rechnen. Der Gerinnungsstatus sollte überprüft werden, insbesondere wenn eine Regionalanästhesie geplant ist. Da bei diesen Patienten perioperativ die Körpertemperatur ansteigen kann, ist eine kontinuierliche Temperaturmessung wichtig.

## 28.33 McCune-Syndrom

Das McCune-Syndrom (Albright-McCune-Sternberg Syndrom) ist durch Knochenläsionen (die auch als polyostotische fibröse Dysplasien bezeichnet werden), Hautpigmentierungen (café-au-lait-Flecken) und eine vorzeitige Geschlechtsreife (Pubertas präcox) gekennzeichnet. Betreffen die knöchernen Läsionen die Temporalregion, kann es zur Schalleitungsschwerhörigkeit oder zur Innenohrtaubheit kommen, falls die Gehörknöchelchen oder die Cochlea mit beteiligt sind. Während des Kindesalters treten häufig Knochenfrakturen auf. Zusätzlich zu der klassischen Trias entwickeln einige Patienten endokrine Störungen wie Hyperthyreose, Kortisolmangel, erhöhte Wachstumshormonspiegel und eine Hypophosphatämie [61].

## 28.34 Myositis ossificans

Die Myositis ossificans ist eine seltene autosomal dominant vererbte Erkrankung, die normalerweise vor dem 6. Lebensjahr auftritt. Es entwickelt sich eine interstitielle Myositis und eine Bindegewebsproliferation. Das Bindegewebe wird knorpelig und knöchern umgebaut. Durch den Umbau des Muskelgewebes können ektope Knochenformationen entstehen. Dadurch kann es zur Verlagerung von Muskeln kommen. Üblicherweise sind von diesen ektopen Knochenneubildungen die Muskelgruppen an Ellenbogen, Hüfte und Knien betroffen, wodurch es zu starken Einschränkungen der Gelenkbeweglichkeit kommen kann. Bei Beteiligung des Temporomandibulargelenkes sind Schwierigkeiten bei der endotrachealen Intubation zu erwarten [62]. Die Muskulatur von Gesicht, Larynx, Augen, vorderer Bauchwand, Diaphragma und Herz ist normalerweise nicht befallen.

Im Frühstadium der Erkrankung kann Fieber auftreten, wenn sich lokalisierte Knoten in den befallenen Muskeln entwickeln. Die Konzentration der alkalischen Phosphatase ist während der aktiven Krankheitsschübe erhöht. Eine gleichzeitig bestehende restriktive Lungenerkrankung ist durch eine eingeschränkte Beweglichkeit der Rippen bedingt. Eine Progredienz der respiratorischen Störung ist selten, Pneumonien treten allerdings häufig auf. Auffällige EKG-Befunde wie ST-Streckenveränderungen und Rechtsschenkelblock können auftreten. Es kann zur Taubheit kommen; eine geistige Retardierung tritt jedoch normalerweise nicht auf.

## 28.35 Marfan-Syndrom

Beim Marfan-Syndrom liegt eine autosomal dominant vererbte Erkrankung des Bindegewebes vor [63]. Die Inzidenz beträgt 4–6 Fälle auf 100 000 Geburten, das mittlere Überlebensalter beträgt 32 Jahre. Der zugrunde liegende biochemische Defekt ist nicht bekannt. Die Erkrankung manifestiert sich überwiegend am Skelettsystem. Wichtige Veränderungen betreffen jedoch auch das kardiovaskuläre System sowie Lungen und Augen.

### 28.35.1 Skelettsystem

Die Patienten haben typischerweise lange Röhrenknochen und sind von großer, schlanker Statur. Ihr Aussehen erinnert an «Abraham Lincoln». Weitere Skelettabnormalitäten sind hoher Gaumenbogen, Trichterbrust, Kyphoskoliose und abnorme Überstreckbarkeit der Gelenke.

### 28.35.2 Kardiovaskuläres System

Es kann eine progressive, zystische Medianekrose der Aortenwand vorliegen, wodurch es gehäuft zu Aortenaneurysmen kommt. Zumeist ist die aszendierende thorakale Aorta betroffen. Bei der Dissektion eines Aortenaneurysmas kann es zu einer akuten Aortenklappeninsuffizienz kommen. Dehnt sich die Dissektion über den Sinus valsalva bis ins Perikard aus, kann eine plötzliche Herztamponade die Folge sein (vgl. Kapitel 11).

Bei den meisten Patienten mit einem Marfan-Syndrom liegt ein Mitralklappenprolaps vor (vgl. Kapitel 4). Das Risiko einer bakteriellen Endokarditis ist erhöht, falls gleichzeitig ein Herzklappenfehler vorliegt. Häufig werden Reizleitungsstörungen, insbesondere Schenkelblockbilder, beobachtet.

### 28.35.3 Lunge

Patienten mit einem Marfan-Syndrom neigen zur frühzeitigen Entwicklung eines Lungenemphysems. Die Symptomatik einer restriktiven Lungenerkrankung, wie sie etwa durch eine Kyphoskoliose entstehen kann, wird durch diese Veränderungen noch weiter verstärkt. In vielen Fällen tritt ein spontaner Pneumothorax auf.

### 28.35.4 Augen

An den Augen kann es zu Linsenluxation, Myopie und Netzhautablösungen kommen. Diese Symptome treten bei mehr als der Hälfte der Patienten mit Marfan-Syndrom auf.

### 28.35.5 Narkoseführung

Bei der präoperativen Beurteilung von Patienten mit einem Marfan-Syndrom sollte besonders auf kardiopulmonale Störungen geachtet werden. Wenn Herzklappenfehler vorliegen, ist eine Antibiotikaprophylaxe durchzuführen. Die Skelettanomalien führen bei den meisten Patienten nur zu geringen Veränderungen im Bereich der oberen Luftwege. Extreme Bewegungen des Unterkiefers sollten jedoch unbedingt vermieden werden, da es bei diesem Krankheitsbild leicht zu Luxationen im Temporomandibulargelenk kommen kann. Da die thorakale Aortenwand eventuell geschwächt ist, sind extreme Blutdruckspitzen möglichst zu vermeiden. Insbesondere während der Laryngoskopie im Rahmen der endotrachealen Intubation und bei schmerzhaften operativen Manipulationen ist Vorsicht geboten. Mit besonderer Aufmerksamkeit muß auf Symptome eines eventuell auftretenden Pneumothorax' geachtet werden.

## 28.36 Skoliose

Bei der Skoliose liegt eine Verkrümmung der Wirbelsäule nach lateral vor. Gleichzeitig liegen eine Wirbelsäulenrotation und eine Verdrehung des Brustkorbes vor. Eine Skoliose kann sich idiopathisch oder aufgrund von neuromuskulären Erkrankungen entwickeln (z.B. Meningomyelozele, Poliomyelitis, Zerebralparese, Muskeldystrophie). Andererseits kann eine Skoliose auch dadurch entstehen, daß auf subkortikaler Ebene eine entsprechende Koordination der muskulären Aktivität nicht garantiert ist. Die Inzidenz der idiopathischen Skoliose liegt bei ungefähr 4:1000. Es scheint eine familiäre Häufung zu bestehen, wobei vor allem Frauen betroffen sind. Die Deformierung beginnt während der schnellen Wachstumsphase in der Adoleszenz. Üblicherweise kommt es zu einer rechtsseitigen Verbiegung der Wirbelsäule, die 7–10 Wirbelkörper umfaßt. Eine Biegung über 40 °C gilt als schwerwiegend und ist zumeist mit kardiopulmonalen Funktionsstörungen verbunden.

### 28.36.1 Physiologische Störungen

Die häufigste Todesursache dieser Patienten sind restriktive Lungenerkrankung und eine pulmonalvaskuläre Hypertension, die letztlich zu einem Cor pulmonale führen können. Lungenvolumina und pulmonale Compliance sind vermindert, die alveolo-arterielle Sauerstoffpartialdruckdifferenz ist erhöht. Der arterielle $CO_2$-Partialdruck liegt meist im Normbereich. Die Verbiegung der Wirbelsäule kann zu einer Kompression der Lungengefäße führen. Dadurch, sowie auch aufgrund einer hypoxiebedingten pulmonalen Vasokonstriktion kann ein Anstieg des pulmonalvaskulären Gefäßwiderstandes verstärkt und eine pulmonalvaskuläre Hypertension begünstigt werden.

### 28.36.2 Narkoseführung

Präoperativ ist es wichtig zu wissen, wie stark die physiologischen Größen durch die Deformierungen beeinträchtigt sind. Das Ausmaß der restriktiven Ventilationsstörung kann anhand von Lungenfunktionsuntersuchungen beurteilt werden. Hierbei sind die Vitalkapazität und das $FEV_1$ (forciertes Exspirationsvolumen in einer Sekunde) besonders zu beachten. Eine Azidose und Hypoxämie können den pulmonalvaskulären Widerstand erhöhen. Azidose und Hypoxie können mittels arterieller Blutgasanalyse beurteilt werden. Sind neuromuskuläre Erkrankungen Ursache einer Skoliose, kann schon präoperativ eine Pneumonie aufgrund einer chronischen Aspiration von saurem Magensaft bestehen. Selbstverständlich sollten vor Elektiveingriffen sämtliche reversiblen Komponenten einer Lungenfunktionsstörung behandelt werden, insbesondere bakterielle Infektionen und Bronchospasmen. Atemdepressive Substanzen sollten im Rahmen der Prämedikation nur mit Vorsicht eingesetzt oder ganz gemieden werden. Es ist zu berücksichtigen, daß die Patienten über geringe ventilatorische Reserven verfügen und eine durch Hypoventilation bedingte respiratorische Azidose den pulmonalen Gefäßwiderstand erhöht.

Intraoperativ sollte eine kontrollierte Beatmung durchgeführt werden und eine adäquate arterielle Oxygenierung sowie eine ausreichende $CO_2$-Elimination sichergestellt werden. Die Suffizienz der Oxygenierung sollte anhand des arteriellen Sauerstoffpartialdrucks kontrolliert werden. Es sind keine bestimmten Anästhetika oder Anästhetikakombinationen vorzuziehen. Es ist jedoch zu beachten, daß Lachgas den pulmonalvaskulären Widerstand erhöhen kann. Die Ursache ist vermutlich eine direkte vasokonstriktorische Wirkung an den Lungengefäßen. Durch eine Überwachung des zentralen Venendrucks kann es möglich sein, eine lachgasbedingte Erhöhung des pulmonalen Gefäßwiderstands frühzeitig zu erkennen. Symptome einer malignen Hyperthermie (Tachykardie, Hyperkapnie, Azidose, Anstieg der Körpertemperatur) sind besonders zu beachten, da ein gehäuftes Auftreten bei Skoliosekranken beschrieben wurde [64].

Falls eine operative Korrektur der Wirbelsäulendeformität durchgeführt wird, ist auf den intraoperativen Blutverlust besonders zu achten; auch mögliche Rückenmarksverletzungen müssen frühzeitig erkannt werden. Durch eine kontrollierte Hypotension kann der Blutverlust niedrig gehalten werden. Hierzu hat sich z.B eine Kombination volatiler Anästhetika mit vasodilatatorischen Substanzen wie Natriumnitroprussid bewährt.

Wenn die Verbiegung der Wirbelsäule beseitigt ist, kann es durch Zug am Rückenmark zu Lähmungen kommen, die sich postoperativ bemerkbar machen. Um eventuell bereits intraoperativ eine Rückenmarksverletzung erkennen zu können, kann es notwendig sein, die Wirkung der Muskelrelaxantien zu antagonisieren und die Zufuhr von Inhalationsanästhetika solange zu unterbrechen, bis der noch intubierte Patient auf Aufforderung beide Beine bewegen kann. Damit ist dann nachgewiesen, daß das Rückenmark noch intakt ist (Aufwachtest), [65].

Danach wird die Narkose wieder mit Inhalationsanästhetika vertieft und die Operation beendet. Somatosensorisch evozierte Potentiale können ebenfalls eingesetzt werden, um eine Läsion des Rückenmarkes auszuschließen. Der Vorteil evozierter Potentiale ist darin zu sehen, daß der Patient intraoperativ nicht erweckt werden muß. Bei diesem Verfahren ist jedoch zu berücksichtigen, daß viele Medikamente einschließlich volatiler Anästhetika die Interpretation evozierter Potentiale beeinflussen. Aus diesem Grund wird bei der Abteilung evozierter Potentiale zur Narkose häufig eine Kombination aus Lachgas und einem Opioid empfohlen. Bei einer kontinuierlichen Opioidinfusion können medikamentös bedingte Veränderungen der evozierten Potentiale konstant gehalten werden. Dadurch wird eine Interpretation der akustisch evozierten Potentiale bei einer Rückenmarksverletzung erleichtert [66].

Darüber hinaus ist bei einer kontinuierlichen Gabe die erforderliche Opioiddosierung geringer als bei intermittierender Applikation. Wird die kontinuierliche Opioidzufuhr unterbrochen, können auch «Aufwachtests» durchgeführt werden.

In der postoperativen Phase liegt die größte Schwierigkeit darin, wieder eine ausreichende Spontanatmung herzustellen. Unabhängig vom operativen Eingriff ist bei den meisten Patienten mit schwerer Skoliose eine langsame Entwöhnung vom Respirator notwendig.

## 28.37 Achondroplasie

Die Achondroplasie stellt die häufigste Ursache für Zwergwuchs dar. Die Erkrankung tritt mit einer Häufigkeit von 1:26000 Geburten auf und betrifft überwiegend das weibliche Geschlecht. Die Vererbung erfolgt autosomal dominant, jedoch liegt in etwa 80% der Fälle eine Spontanmutation vor. Die Fertilität bei achondroplastischem Zwergwuchs ist gering. Die der Achondroplasie zugrundeliegende Störung ist vermutlich eine verminderte endochondrale Ossifikation, die periostale Knochenbildung ist dagegen normal. Die Röhrenknochen bleiben im Längenwachstum zurück. Männer mit Achondroplasie erreichen eine durchschnittliche Größe von 132 cm, Frauen eine Größe von 122 cm. Häufig liegen gleichzeitig eine Kyphoskoliose und ein Genu varum vor. Intrauterin kommt es bei der Achondroplasie zur vorzeitigen Fusion der Schädelbasisknochen, wodurch eine Verkürzung der Schädelbasis und ein kleines verengtes Foramen magnum entstehen.

Diese Veränderungen können zu einem kindlichen Hydrozephalus oder zu einer Rückenmarksschädigung führen. Falls z.B. bei achondroplastischem Zwergwuchs Apnoephasen im Schlaf auftreten, kann eine Kompression des Hirnstammes aufgrund eines engen Foramen magnum die Ursache sein. Die geistige Entwicklung verläuft normal, muskuläre Störungen treten nicht auf. Diejenigen Kinder, die das Säuglingsalter überleben, haben eine normale Lebenserwartung.

### 28.37.1 Narkoseführung

Bei achondroplastischem Zwergwuchs sind normalerweise eine Reihe spezieller Eingriffe erforderlich, z.B. eine subokzipitale Kraniektomie bei einer Einengung des Foramen magnum, eine Laminektomie bei einer Kompression des Rückenmarks oder bei Nervenkompressionen oder auch eine ventrikulo-peritoneale Shuntanlage.

Durch die Störung des Knochenwachstums können möglicherweise anästhesiologische Probleme entstehen [67, 68]. Es ist zu erwarten, daß die Gesichtsmaske nicht richtig paßt und die oberen Luftwege nur schwer offenzuhalten sind, denn häufig finden sich eine große vorgewölbte Stirn, kurze Oberkieferknochen, ein großer Unterkiefer sowie eine flache Nase und eine große Zunge. Im klinischen Alltag treten trotz dieser Merkmale zumeist keine besonderen Schwierigkeiten beim Offenhalten der oberen Luftwege oder bei der endotrachealen Intubation auf [67]. Eine Überstreckung im Nacken während der direkten Laryngoskopie und endotrachealen Intubation sollte vermieden werden, da eine Foramen-magnum-Stenose vorliegen kann. Die Auswahl der passenden Tubusgröße sollte bei diesen Patienten eher nach dem Gewicht als nach dem Alter erfolgen [67]. Die Punktion einer peripheren Vene kann durch eine enorme Verdickung von Haut und Bindegewebe erschwert sein. Bei Patienten, die sich einer subokzipitalen Kraniektomie in sitzender Position unterziehen müssen, besteht das erhöhte Risiko einer venösen Luftembolie. Deshalb scheint ein zentraler Venenkatheter sinnvoll zu sein [69]. Die Plazierung eines Kavakatheters kann jedoch technisch schwierig sein, denn der Hals der Patienten ist kurz und das Auffinden der Orientierungspunkte kann durch überschüssiges Bindegewebe erschwert sein. Falls es bei der Operation zu einer Verletzung von Hirnstamm oder Rückenmark kommen sollte, scheint eine Überwachung der somatosensorischen evozierten Potentiale sinnvoll zu sein. Patienten mit Achondroplasie scheinen auf Anästhetika und Muskelrelaxantien normal zu reagieren. Ein Anästhesieverfahren mit geringer Nachschlafzeit ist wünschenswert, damit die neurologischen Funktionen möglichst bald überprüft werden können.

Falls bei schwangeren Patientinnen mit Achondroplasie eine Sectio caesarea notwendig wird, können hierfür Regionalanästhesieverfahren in Erwägung gezogen werden. Bei diesen Patienten wird meist eine Entbindung per Sectio Caefarea notwendig, da diese Patientinnen ein kleines Becken haben, während das Geburtsgewicht der Neugeborenen fast normal ist [79]. Wegen der bestehenden Kyphoskoliose können technische Schwierigkeiten bei rückenmarksnahen Regionalanästhesieverfahren auftreten. Periduralraum und Spinalkanal können verschmälert sein. Dieser enge Periduralraum kann das Einführen eines Periduralkatheters erschweren. Auch der freie Abfluß von Liquor kann behindert sein. Im fortgeschrittenen Alter können bei diesen Patienten neurologische Ausfälle auftreten. Ursachen sind z.B. eine Rückenmarkskompression durch Osteophyten, ein Bandscheibenprolaps oder deformierte Wirbelkörper. Für diese Patientengruppe existieren keine Angaben darüber, wie die Lokalanästhetika bei einer Peridural- oder Spinalanästhesie dosiert werden müssen. Aus diesem Grund sollte der Periduralanästhesie der Vorzug gegeben werden, da hierbei das Lokalanästhetikum so oft titriert werden kann, bis das gewünschte sensible Niveau erreicht ist.

## 28.38 Hallermann-Streiff-Syndrom

Beim Hallermann-Streiff-Syndrom liegen eine Mißbildung des Schädels und des Gesichts (okulomandibulär) sowie ein Zwergwuchs vor. Nase und Unterkiefer sind hypoplastisch, die Zähne brüchig und das Temporomandibulargelenk schwach und leicht luxierbar. Aufgrund der Anomalität der oberen Luftwege ist die endotracheale Intubation nicht nur schwierig, sondern auch gefährlich. Durch die hypoplastischen Nasenöffnungen kann auch die nasotracheale Wachintubation erschwert sein [71].

## 28.39 Dutch-Kentucky-Syndrom

Das Dutch-Kentucky-Syndrom ist eine seltene erbliche Erkrankung. Aufgrund einer Kiefersperre kann die Mundöffnung erschwert sein. Außerdem liegen Beugedeformitäten der Finger vor, zusätzlich noch eine Überstreckung im Handgelenk (Pseudokamptodaktylie). Die Ursache der Kiefersperre sind möglicherweise vergrößerte Processi coronoidei.

Häufig besteht eine Fußdeformität, die Patienten sind meist von kleinerer Statur. Falls operative Eingriffe nötig werden, kann die Intubation mittels Fiberbronchoskop von Vorteil sein [72].

## 28.40 Williams-Beuren-Syndrom

Das Williams-Beuren-Syndrom ist ein seltenes Krankheitsbild. Die Symptomatik umfaßt geistige Retardierung, Hyperkalzämie mit nachfolgenden Nierenfunktionsstörungen und Corneatrübungen, Kyphoskoliose sowie Hypotonie der quergestreiften Muskulatur. Zu den typischen Gesichtsveränderungen gehören breite Stirn, betontes Kinn, Abflachung des Nasenrückens, vergrößerte Oberlippe und Prognathie. In über der Hälfte der Fälle besteht eine Aortenklappeninsuffizienz. Die Blutdruckmessung kann an den beiden oberen Extremitäten unterschiedliche Werte ergeben, da eine Stenose der linken Arteria subclavia vorliegen kann.

## 28.41 Klippel-Feil-Syndrom

Beim Klippel-Feil-Syndrom liegt eine Verkürzung des Halses vor. Die Ursache ist eine verminderte Anzahl zervikaler Wirbelkörper oder eine Fusion mehrerer Wirbelkörper. Die Beweglichkeit des Halses ist eingeschränkt.

Zusätzlich können Skelettmißbildungen wie eine Stenose des Spinalkanals oder eine Skoliose bestehen, außerdem Mißbildungen des Unterkiefers und eine Mikrognathie. Auch kardiale und urogenitale Fehlbildungen treten bei diesen Patienten gehäuft auf. Bei der Narkoseführung ist zu berücksichtigen, daß durch die direkte Laryngoskopie neurologische Ausfälle entstehen können, falls eine Instabilität der Halswirbelsäule vorliegt [73]. Präoperativ kann anhand einer seitlichen Röntgenaufnahme der Halswirbelsäule unter Umständen beurteilt werden, ob eine Instabilität der Halswirbelsäule vorliegt.

## Literaturhinweise

1 Bauer EA, Cooper TW, Tucker DR, Esterly NB. Phenytoin therapy of recessive dystrophic epidermolysis bullosa. Clinical trial and proposed mechanism of action on collagenase. N Engl J Med 1980; 303: 776–81
2 James I, Wark H. Airway management during anesthesia in patients with epidermolysis bullosa dystrophica. Anesthesiology 1982; 56: 323–6
3 Holzman RS, Worthen HM, Johnson K. Anaesthesia for children with junctional epidermolysis bullosa (letalis). Can J Anaesth 1987; 34: 395–9
4 Broster T, Placek R, Eggers GWN. Epidermolysis bullosa: Anesthetic management for cesarean section. Anesth Analg 1987; 66: 341–3
5 Dretchen KL, Morgenroth VH, Standaert FG, Walts LF. Azathioprine: Effects on neuromuscular transmission. Anesthesiology 1976; 45: 604–9
6 Jeyaram C, Torda TA. Anesthetic management of cholecystectomy in a patient with buccal pemphigus. Anesthesiology 1974; 40: 600–1
7 Kovenblat PE, Wedner HJ, Whyte MP, et al. Systemic mastocytosis. Arch Intern Med 1984; 144: 2249–59
8 Roberts LJ, Sweetman BJ, Lewis RA, et al. Increased production of prostaglandin D$_2$ in patients with systemic mastocytosis. N Engl J Med 1980; 303: 1400–4
9 Coleman MA, Liberthson RR, Crone RK, Levine FH. General anesthesia in a child with urticaria pigmentosa. Anesth Analg 1980; 59: 704–6
10 Hosking MP, Warner MA. Sudden intraoperative hypotension in a patient with asymptomatic urticaria pigmentosa. Anesth Analg 1987; 66: 344–6
11 Johnston WE, Moss J, Philbin DM, et al. Management of cold urticaria during hypothermic cardiopulmonary bypass. N Engl J Med 1982; 306: 219–21
12 Cucchira RF, Dawson B. Anesthesia in Stevens-Johnson syndrome: Report of a case. Anesthesiology 1971; 35: 537–9
13 Siegel RC. Scleroderma. Med Clin North Am 1977; 61: 283–97
14 Bulkey BH, Ridolfi RL, Salyar WR, Hutchins GM. Myocardial lesions of progressive systemic sclerosis: A cause of cardiac dysfunction. Circulation 1976; 53: 483–90
15 Young RH, Mark GJ. Pulmonary vascular changes in scleroderma. Am J Med 1978; 64: 998–1000
16 Younker D, Harrison. Scleroderma and pregnancy: Anaesthetic considerations. Br J Anaesth 1985; 57: 1136–9
17 Thompson J, Conklin KA. Anesthetic management of a pregnant patient with scleroderma. Anesthesiology 1983; 59: 69–71
18 Krechel SLW, Ramirez-Inawant RC, Fabian LW. Anesthetic considerations in pseudoxanthoma elasticum. Anesth Analg 1981; 60: 344–7
19 Dolan P, Sisko F, Riley E. Anesthetic considerations for Ehlers-Danlos syndrome. Anesth 1980; 52: 266–9

20 Johns RA, Finhold DA, Stirt JA. Anaesthetic management of a child with dermatomyositis. Can Anaest Soc J 1986; 33: 71–4
21 Flusche G, Unger-Sargon J, Lambert DH. Prolonged neuromuscular paralysis with vecuronium in a patient with polymyositis. Anesth Analg 1987; 66: 188–90
22 Smith PEM, Calverley PMA, Edwards RHT, et al. Practical problems in the respiratory care of patients with muscular dystrophy. N Engl J Med 1987; 316: 1197–1204
23 Smith CL, Bush GH. Anaesthesia and progressive muscular dystrophy. Br J Anaesth 1985; 57: 1113–8
24 Seay AR, Ziter FA, Thompson JA. Cardiac arrest during induction of anesthesia in Duchenne's muscular dystrophy. J Pediatr 1978; 93: 88–90
25 Rosenberg H, Heiman-Patterson T. Duchenne's muscular dystrophy and malignant hyperthermia: Another warning. Anesthesiology 1983; 59: 362
26 Brownell AKW, Paasuke RT, Elash A, et al. Malignant hyperthermia in Duchennes's muscular dystrophy. Anesthesiology 1983; 58: 180–2
27 Wang JM, Stanley TH. Duchenne muscular dystrophy and malignant hyperthermia–two case reports. Can Anaesth Soc J 1986; 33: 492–7
28 Sethna NF, Rockoff MA. Cardiac arrest following inhalation induction of anaesthesia in a child with Duchenne's muscular dystrophy. Can Anaesth Soc J 1986; 799–802
29 Murat I, Esteve C, Montay G, et al. Pharmacokinetics and cardiovascular effects of bupivacaine during epidural anesthesia in children with Duchenne muscular dystrophy. Anesthesiology 1987; 67: 249–52
30 Cunliffe M, Burrows FA. Anaesthetic implications of nemaline rod myopathy. Can Anaesth Soc J 1985; 32: 543–7
31 Heard SO, Kaplan RF. Neuromuscular blockade in a patient with nemaline myopathy. Anesthesiology 1983; 59: 588–90
32 Hook R, Anderson EF, Noto P. Anesthetic management of a parturient with myotonia atrophica. Anesthesiology 1975; 43: 689–92
33 Mitchell MM, Ali HH, Savarese JJ. Myotonia and neuromuscular blocking agents. Anesthesiology 1978; 49: 44–8
34 Mudge BJ, Taylor PB, Vanderspek AFL. Perioperative hazards in myotonic dystrophy. Anaesthesia 1980; 35: 492–5
35 Aldridge LM. Anaesthetic problems in myotonic dystrophy. A case report and review of the Aberdeen experience comprising 48 general anaesthetics in a further 16 patients. Br J Anaesth 1985; 57: 1119–30
36 Cope DK, Miller JN. Local and spinal anesthesia for cesarean section in a patient with myotonic dystrophy. Anesth Analg 1986; 65: 687–90
37 Heymsfield SB, McNish T, Perkins JV, Felner JM. Se-

quence of cardiac changes in Duchenne's muscular dystrophy. Am Heart J 1978; 95: 283–94
38 Ravin M, Newmark Z, Saviello G. Myotonia dystrophica-an anesthetic hazard: Two case reports. Anesth Analg 1975; 54: 216–8
39 Meyers MB, Barash PG. Cardiac decompensation during enflurane anesthesia in a patient with myotonia atrophica. Anesth Analg 1976; 55: 433–6
40 Nightingale P, Healy TEJ, McGuinness K. Dystrophia myotonica and atracurium. Br J Anaesth 1985; 57: 1131–5
41 Cook WP, Kaplan RF. Neuromuscular blockade in a patient with stiff-baby syndrome. Anesthesiology 1986; 65: 525–8
42 Parris WCV, Johnson AC. Tracheomegaly. Anesthesiology 1982; 56: 141–3
43 Seybold ME. Myasthenia gravis. A clinical and basic science review. JAMA 1983; 250: 2516–21
44 Drachman DB. Myasthenia gravis. N Engl J Med 1978; 298: 136–42
45 Lake CL. Curare sensitivity in steroid-treated myasthenia gravis: A case report. Anesth Analg 1978; 57: 132–4
46 Leventhal SR, Orkin FK, Hirsh RA. Prediction of the need for postoperative mechanical ventilation in myasthenia gravis. Anesthesiology 1980; 53: 26–30
47 Eisenkraft JB, Papatestas AE, Kahn CH, et al. Predicting the need for postoperative mechanical ventilation and myasthenia gravis. Anesthesiology 1986; 65: 79–82
48 Baraka A, Dajani A. Atracurium in myasthenics undergoing thymectomy. Anesth Analg 1984; 63: 1127–30
49 Wise RP. A myasthenia syndrome complicating bronchial carcinoma. Anaesthesia 1962; 17: 488–90
50 Agoston S, vanWeerden T, Westra P, Broekert A. Effects of 4-aminopyridine in Eaton-Lambert syndrome. Br J Anaesth 1978; 50: 383–5
51 Melnick B, Chang J-L, Larson CE, Bedger RC. Hypokalemic familial periodic paralysis. Anesthesiology 1983; 58: 263–5
52 Rollman JE, Dickson CM. Anesthetic management of a patient with hypokalemic familial periodic paralysis for coronary artery bypass surgery. Anesthesiology 1985; 63: 526–7
53 Naidu R, Steg NL, MacEwen GD. Hyperkalemia: Benign, hereditary, autosomal dominant. Anesthesiology 1982; 56: 226–8
54 Laishley RS, Roy WL. Freeman-Sheldon syndrome: Report of three cases and the anaesthetic implications. Can Anaesth Soc J 1986; 33: 388–93
55 Yamashita M, Koishi K, Yamaya R, et al. Anaesthetic considerations in the Prader-Willi syndrome: Report of four cases. Can Anaesth Soc J 1983; 30: 179–84
56 Hannington-Kiff JG. Prune-belly syndrome and general anesthesia: Case report. Br J Anaesth 1970; 42: 649–52
57 Seaman WE, Plotz PH. Effects of aspirin on liver tests in patients with RA or SLE and in normal volunteers. Arthritis Rheum 1976; 19: 155–60
58 Munson ES, Cullen SC. Endotracheal intubation in a patient with ankylosing spondylitis of the cervical spine. Anesthesiology 1965; 26: 365
59 Riis B, Thomsen K, Christiansen C. Does calcium supplementation prevent postmenopausal bone loss? A double-blind, controlled clinical study. N Engl J Med 1987; 316: 173–7
60 Cunningham AJ, Donnelly M, Comerford J. Osteogenesis imperfecta: Anesthetic management of a patient for cesarean section: A case report. Anesthesiology 1984; 61: 91–3
61 Lee PA, VanDop C, Migeon CJ. McCune-Albright syndrome. Long-term follow-up. JAMA 1986; 256: 2980–4
62 Shipton EA, Retief LW, Theron HDUT, DeBruin FA. Anaesthesia in myositis ossificans progressiva. SAMJ 1985; 67: 26–8
63 Pyeritz RE, McKusick VA. The Marfan syndrome. Diagnosis and management. N Engl J Med 1979; 300: 772–7
64 Kafer ER. Respiratory and cardiovascular functions in scoliosis and the principles of anesthetic management. Anesthesiology 1980; 52: 339–51
65 Waldman J, Kaufer H, Hensinger RV, et al. Wake-up technique to avoid neurological sequelae during Harrington rod procedure. A case report. Anesth Analg 1977; 56: 733–5
66 Pathak KS, Brown RH, Nash CL, Cascorbi HF. Continuous opioid infusion for scoliosis fusion surgery. Anesth Analg 1983; 62: 841–5
67 Mayhew JF, Katz J, Miner M, et al. Anaesthesia for the achondroplastic dwarf. Can Anaesth Soc J 1986; 33: 216–21
68 Kalla GN, Fening E, Obiaya MD. Anaesthetic management of achondroplasia. Br J Anaesth 1986; 58: 117–9
69 Katz J, Mayhew JF. Air embolism in the achondroplastic dwarf. Anesthesiology 1985; 63: 205–7
70 Cohen SE. Anesthesia for cesarean section in achondroplastic dwarfs. Anesthesiology 1980; 52: 264–6
71 Ravindran R, Stoops CM. Anesthetic management of a patient with Hallermann-Streiff syndrome. Anesth Analg 1979; 58: 254–5
72 Browder FH, Lew D, Shahbazian TS. Anesthetic management of a patient with Dutch-Kentucky syndrome. Anesthesiology 1986; 65: 218–9
73 Naguib M, Farag H, Ibrahim AEW. Anaesthetic considerations in Klippel-Feil syndrome. Can Anaesth Soc J 1986; 33: 66–70

# 29 Infektionskrankheiten

Der Anästhesist muß sich auch bezüglich Infektionskrankheiten und deren Behandlung auskennen, um während Operation und Narkose eine optimale Patientenversorgung gewährleisten zu können. Infektionskrankheiten stellen zwar in den seltensten Fällen die primäre Indikation für eine Operation dar, dennoch können vorbestehende Infektionskrankheiten entscheidenden Einfluß auf die perioperative Betreuung von Patienten haben. Außerdem stellen postoperative Infektionen sicherlich eine bedeutende Ursache für die Morbidität hospitalisierter Patienten dar.

## 29.1 Infektionen durch grampositive Bakterien

Zu den grampositiven Bakterien gehören Pneumokokken, Streptokokken und Staphylokokken. Die Infektionen, die bei hospitalisierten Patienten zu einer hohen Morbidität führen, sind häufig durch grampositive Bakterien mitverursacht.

### 29.1.1 Pneumokokken

Es existieren mehr als 80 verschiedene Serotypen der Gattung Pneumococcus (Streptococcus pneumoniae), (1). Diese Serotypen unterscheiden sich durch die Polysaccharid-Polymere, aus denen die äußere Bakterienkapsel besteht. Die Kapsel ist entscheidend für die Virulenz der Pneumokokken, denn durch sie können sich die Bakterien einer Phagozytose widersetzen. Im Pneumokokkenimpfstoff sind die Kapselpolysaccharide der 14 am häufigsten vorkommenden Pneumokokkentypen enthalten. Etwa 60% aller Pneumonien werden durch Pneumokokken ausgelöst. Pneumokokken gehören zur normalen Schleimhautflora des Nasopharynx. Die durch Pneumokokken des Nasopharynx verursachten Otitis media, stellt eine der häufigsten bakteriellen Infektionen des Kindesalters dar. In seltenen Fällen kann eine Streuung aus dem Mittelohr oder den Nasennebenhöhlen auch zu einer Meningitis führen. Nach einer Milzexstirpation kann es selten zu einer Pneumokokkensepsis kommen.

Penicillin oder andere Antibiotika mit vergleichbarem Wirkspektrum sind weiterhin Mittel der Wahl für die Behandlung von Pneumokokkeninfektionen. Die Pneumokokkenimpfung ist bei Patienten indiziert, bei denen ein erhöhtes Risiko einer Pneumokokkeninfektion besteht, z. B. Patienten, die an chronischen kardiopulmonalen Erkrankungen, Leberzirrhose, Nephrose oder Sichelzellenanämie leiden. Die Impfung scheint auch bei Patienten mit einem Hodgkin-Sarkom sinnvoll, bei denen nach einer Staging-Laparotomie und Splenektomie ein hohes Risiko einer Pneumokokkensepsis besteht. Es sollte jedoch beachtet werden, daß nach einer Chemo- oder Strahlentherapie die Impfung oft wenig Erfolg hat.

### 29.1.2 Streptokokken

Streptokokken sind eine große Gruppe grampositiver Bakterien. Beim Menschen gehören sie zur normalen Flora. Die Streptokokken können anhand spezifischer Kohlenhydrat-Antigene ihrer Zellwand in 18 Gruppen (von A–H und K–T) eingeteilt werden.

#### Streptokokken der Gruppe A

Streptokokken der Gruppe A (Streptococcus pyogenes) sind wichtige menschenpathogene Keime. Sie sind für zahlreiche, häufiger auftretende bakterielle Infektionen verantwortlich (Tab. 29.1). Der Hauptübertragungsweg ist die Tröpfcheninfektion, die entweder vom Nasopharynx-asymptomatischen Träger oder von Patienten mit einer Pharyngitis ausgeht. Streptokokken der Gruppe A produzieren bestimmte Enzyme, die eine Entzündungsreaktion auslösen und die dafür verantwortlich sind, daß sich diese Mikroorganismen schnell auf umliegende Gewebe ausbreiten können. Zu diesen Enzymen gehören das Streptolysin

**Tab. 29.1:** Durch Streptokokken der Gruppe A ausgelöste Infektionen

Pharyngitis und Tonsillitis
Scharlach
rheumatisches Fieber
oberflächliche Hautinfektionen (Impetigo)
tiefere Hautinfektionen (Erysipel)
Bakteriämie (Endokarditis, Meningitis, Osteomyelitis)

O und das Streptolysin S, die für die Hämolyse (der ß-hämolysierenden Streptokokken) und die Leukozyteninaktivierung verantwortlich sind. Von einigen Streptokokkenstämmen wird ein Streptokinaseenzym produziert, das die Fibrinolyse fördert. Das von Streptokokken produzierte Hyaluronidaseenzym ermöglicht ein Ausbreiten der Infektionen in umgebendes Gewebe, denn die Hyaluronidase hat die Fähigkeit, die im Bindegewebe vorhandene Hyaluronsäure zu verdauen.

Bakterielle Pharyngitiden und Tonsillitiden werden zum größten Teil von Streptokokken der Gruppe A verursacht. Die Freisetzung eines Exotoxins, des sogenannten erythrogenen Toxins, ist für Scharlach verantwortlich. Ein akutes rheumatisches Fieber tritt nur nach Pharyngitiden auf, die durch Streptokokken der Gruppe A ausgelöst werden. Besonders Patienten im Alter zwischen 5 und 15 Jahren neigen dazu, ein rheumatisches Fieber zu entwickeln. Die Symptome des rheumatischen Fiebers treten typischerweise ein bis drei Wochen nach der Streptokokkeninfektion auf. Die bei einer vorherigen Infektion mit Streptokokken der Gruppe A gebildeten Antikörper sind zumeist für eine eventuell später auftretende Gewebeschädigung verantwortlich. Diese Schädigungen können sich als Perikarditis, Myokarditis oder Endokarditis äußern. Oft sind die Mitral- und Aortenklappe von diesem Krankheitsprozess betroffen. Mehr als die Hälfte der Patienten, die ein rheumatisches Fieber bekommen, entwickeln eine Polyarthritis mit wechselnder Gelenkbeteiligung. Durch rechtzeitige Behandlung einer durch Streptokokken der Gruppe A ausgelösten Pharyngitis können nachfolgende Schübe eines akuten rheumatischen Fiebers verhindert werden [1]. Gegen die im Rahmen eines akuten rheumatischen Fiebers auftretenden Symptome wie Fieber und Arthritis hilft häufig Acetylsalicylsäure.

Die durch Streptokokken der Gruppe A hervorgerufenen oberflächlichen Infektionen der Epidermis werden als Impetigo bezeichnet. Sie sind hochkontagiös und prädisponieren zur akuten Glomerulonephritis, einem typischen Poststreptokokkensyndrom. Kommt es durch Streptokokken der Gruppe A zu Infektionen von Operationswunden, äußert sich dies oft in einem akuten Anstieg der Körpertemperatur, obwohl die Operationswunde relativ blande erscheint.

Ein Erysipel ist eine tiefe Hautinfektion, die durch Streptokokken der Gruppe A ausgelöst wird. Osteomyelitis, Meningitis und Endokarditis sind mögliche Komplikationen einer Bakteriämie mit Streptokokken der Gruppe A. Streptokokken der Gruppe A sind auch die klassischen Erreger für postpartale Infektionen.

Penicillin ist das Mittel der Wahl zur Behandlung von Infektionen durch Streptokokken der Gruppe A. Mittel der zweiten Wahl sind Erythromycin und Clindamycin. Da viele Stämme von A-Streptokokken mittlerweile gegen Tetracycline resistent sind, wirkt dieses Antibiotikum nicht mehr zuverlässig.

**Streptokokken der Gruppe B**

Streptokokken der Gruppe B sind die häufigste Ursache einer bakteriellen Sepsis bei Neugeborenen. Diese Infektionen treten oft bei Frühgeburten und bei vorzeitigem Blasensprung auf. Etwa 50% der mit Streptokokken der Gruppe B infizierten Neugeborenen entwickeln eine Pneumonie oder Meningitis. 20–75% der Fälle verlaufen trotz aggressiver antibiotischer Therapie tödlich. Bei den überlebenden Neugeborenen treten häufig neurologische Folgeschäden auf. Obwohl sich bei hochgefährdeten Kindern, die prophylaktisch mit Antibiotika behandelt wurden, eine geringere Inzidenz an nekrotisierender Enterokolitis nachweisen läßt, wird diese Propylaxe nicht routinemäßig durchgeführt, da es rasch zu einer Resistenzbildung kommt.

**Streptokokken der Gruppe D**

Streptokokken der Serogruppe D sind im Gastrointestinal- und im Urogenitaltrakt angesiedelt. Diese Enterokokken sind häufig Ursache von oberflächlichen Wundinfektionen, Harnwegsinfektionen, Peritonitis, Endokarditis und einer Bakteriämie. Infektionen mit dieser Erregergruppe treten vor allem bei Patienten mit gleichzeitigen Erkrankungen des Urogenital- oder Gastrointestinaltraktes auf. Die Behandlung derartiger Infektionen ist schwierig, da gerade dieser Streptokokkenstamm gegen Penicillin resistent ist.

### 29.1.3 Staphylokokken

Die beiden wichtigsten Vertreter dieser Gruppe sind Staphylococcus aureus und Staphylococcus epidermidis (früher Staphylococcus albus). Im Gegensatz zu den Pneumokokken und Streptokokken existiert noch keine befriedigende serologische Klassifizierung der Staphylokokken.

**Staphylococcus aureus**

Staphylococcus aureus ist ein weitverbreiteter Keim. Erregerreservoir sind asymptomatische Träger und Individuen mit Staphylokokkeninfektionen. 15–50% der Krankenhausbeschäftigten tragen diese Keime im Nasen-Rachenraum. Bei drogenabhängigen und insulinpflichtigen Patienten ist diese Rate noch höher. Hauptübertragungsweg ist die Kontamination der Hände durch Nasensekret.

Die häufigsten Symptome einer Infektion mit Staphylococcus aureus sind oberflächliche Infektionen (Konjunktivitis, Furunkel, Panaritium) sowie Weichteilinfektionen (Zellulitis, Mastitis, Operationswunden). Diese Organismen zählen zu den Haupterregern der septischen Arthritis und Osteomyelitis. Eine Staphylokokkenbakteriämie kann zu Endokarditis und Meningitis führen. Staphylokokken verursachen keine Pharyngitis und sind nur in weniger als 10 % der Fälle für bakterielle Pneumonien verantwortlich.

Ein Eindringen von Staphylokokken in den Gastrointestinaltrakt kann sich auf zwei verschiedene Arten äußern. Die Aufnahme von Staphylokokkenenterotoxin kann innerhalb von 3–6 Stunden nach Verzehr von Nahrungsmitteln, die mit Staphylococcus aureus kontaminiert waren, zu Erbrechen und Diarrhoe führen. Typischerweise sind diese Symptome nicht von Fieber begleitet. Bei Patienten, die mit oralen Breitspektrum-Antibiotika behandelt werden, kann es dagegen zu einem Überwuchern der Darmflora mit Staphylococcus aureus und damit zur Staphylokokkenenterokolitis kommen.

Normalerweise ist Staphylococcus aureus resistent gegenüber Penicillin. Wirksame Antibiotika sind Aminoglykoside, Cephalosporine, Oxazillin und Nafzillin. Zusätzlich zur Antibiotikatherapie können auch andere Maßnahmen wie z. B. das Entfernen intravenöser Katheter und intraoperativ gelegter Drainageschläuche notwendig sein, da diese häufige Eintrittspforten darstellen.

**Toxisches Schocksyndrom.** Das toxische Schocksyndrom (TSS) ist eine potentiell tödliche Multiorganerkrankung, die durch eine Infektion mit Staphylococcus aureus und dessen Toxine verursacht werden kann. Dieses Symptom kann beim Gebrauch von Tampons während der Menstruation und bei Benutzung vaginaler Kontrazeptionsschwämmchen auftreten. Ein toxisches Schocksyndrom kann auch Komplikation einer nach einer grippalen Erkrankung aufgetretenen Staphylokkenpneumonie sein [2]. Nicht nur im Zusammenhang mit der Menstruation kann es zu einem toxischen Schocksyndrom kommen, sondern auch im Rahmen von Nasentamponaden, Entbindung, Abort, infizierten Operationswunden oder Vaginalinfektionen.

Diagnostische Kriterien für das toxische Schocksyndrom (TSS) sind Fieber, diffuse fleckförmige Erythrodermie und niedriger Blutdruck. Ein charakteristisches, wenn auch erst spät auftretendes Zeichen ist eine Hautschuppung. Im Rahmen einer Multiorganbeteiligung können Diarrhoe, Schmerzen der quergestreiften Muskulatur (erhöhter Plasma-Kreatinkinase-Spiegel), Nierenfunktionsstörungen (erhöhter Plasmakreatinspiegel), Leberfunktionsstörungen (Anstieg von Transaminasen und Bilirubin), disseminierte intravasale Gerinnung und Thrombozytopenie auftreten. Durch Isolierung des toxinproduzierenden Staphylokokkus aureus aus Sekreten betroffener Patienten kann die Diagnose des toxischen Schocksyndroms untermauert werden.

**Staphylococcus epidermidis**

Staphylococcus epidermidis ist ein Keim mit niedriger pathogener Potenz. Er gehört zur normalen Hautflora und ist überall auf der Haut zu finden. Auf Grund seines ubiquitären Vorkommens kann Staphylococcus epidermidis häufig aus klinischen Proben, z. B. auch aus Blutkulturen, isoliert werden. In den meisten Fällen handelt es sich hierbei um Hautkontaminationen. Lediglich für Patienten mit schweren Grunderkrankungen kann dieser Keim zum Problem werden.

Eine von infizierten Venenkathetern ausgehende Infektion mit Staphylococcus epidermidis führt häufig zu einer Bakteriämie. Viele dieser Patienten haben persistierende subfebrile Temperaturen, periodisch kommt es jedoch zu deutlichen Temperaturanstiegen. Unter Umständen kann auch eine Thrombophlebitis vorhanden sein. Wichtigste Therapiemaßnahme ist daher die Entfernung der infizierten Katheter.

Die größten therapeutischen Probleme bereiten Staphylococcus epidermidis-Infektionen an künstlichen Herzklappen. Diese Infektionen haben typischerweise einen subakuten Verlauf. Eine völlige Vernichtung der Keime ist jedoch schwierig, da sie gegenüber den meisten verfügbaren Antibiotika resistent sind.

## 29.2 Infektionen durch gramnegative Bakterien

Zu den klinisch wichtigen Erkrankungen, die durch gramnegative Bakterien ausgelöst werden, gehören Salmonellose, Shigellose, die durch Escherichia coli bedingte Diarrhoe sowie die Cholera. Diese Erkrankungen äußern sich vor allem am Gastrointestinaltrakt.

### 29.2.1 Salmonellose

Zwei Drittel aller Salmonelleninfektionen äußern sich als Gastroenteritis. Etwa 8–48 Stunden nach Aufnahme dieser Keime treten Symptome wie abdominelle Krämpfe, Erbrechen und Diarrhoe auf. Der abdominelle Schmerz ist typischerweise periumbilikal oder im rechten unteren Quadranten lokalisiert. Daher kann dieser Schmerz eine akute Appendizitis, Cholezystitis oder eine Darmruptur vortäuschen. Antibiotika sind hierbei unwirksam.

Das auftretende typhoide Fieber ist durch eine anhaltende gramnegative Bakteriämie und konstante Erhöhung der Körpertemperatur gekennzeichnet. Es kann zu multiplen Organfunktionsstörungen kommen.

Chloramphenicol ist das Mittel der Wahl.

## 29.2.2 Shigellose

Shigellose ist eine akute entzündliche Erkrankung des Gastrointestinaltraktes, die sich in Form einer milden unspezifischen Diarrhoe, aber auch bis hin zur klassischen Dysenterie äußern kann. Initialsymptome dieser Erkrankung können Fieber, abdominale Krämpfe und wäßrige Stühle sein. Die Behandlung erfolgt mit Antibiotika der Tetracyclingruppe.

## 29.2.3 Cholera

Cholera ist eine akute Durchfallerkrankung, ausgelöst durch das Enterotoxin der Vibrio cholerae. Der Mensch ist der einzige bekannte Wirt, eine Übertragung der Erkrankung kann nur durch infizierte menschliche Exkremente erfolgen. Diese Erreger sind besonders empfindlich gegenüber Magensäure, so daß Personen, die an Achlorhydrie leiden oder Antazida zu sich nehmen, besonders gefährdet sind.

Die Diarrhoe ist massiv und wäßrig. Auf dem Höhepunkt der Erkrankung kann der Verlust an isotoner Flüssigkeit etwa einen Liter pro Stunde betragen.

Niedriger Blutdruck und metabolische Azidose sind durch den starken Flüssigkeits- und Elektrolytverlust bedingt. Typischerweise tritt kein Fieber auf. Die Therapie besteht in Flüssigkeits- und Elektrolytersatz sowie der Gabe von Tetrazyklinen, um dadurch die gramnegativen Keime abzutöten.

## 29.2.4 Diarrhoe durch Escherichia coli

Escherichia coli ist ein wichtiger Bestandteil der Normalflora des Gastrointestinaltraktes. Einige Escherichia coli-Stämme gehören jedoch nicht zur Normalflora und führen zu einer Durchfallerkrankung (Reisekrankheit), wenn sie über kontaminierte Nahrungsmittel oder kontaminiertes Wasser direkt in den Gastrointestinaltrakt gelangen. Zu den klinischen Symptomen gehören plötzlich einsetzende Bauchkrämpfe und wäßriger Durchfall. Daß es zu keinem Temperaturanstieg kommt, ist dadurch zu erklären, daß diese Erreger nicht in andere Gewebe eindringen oder Entzündungen hervorzurufen können. Diese Form der Diarrhoe kann klinisch nicht von der Shigellose unterschieden werden. Die wichtigsten Therapiemaßnahmen sind Flüssigkeits- und Elektrolytersatz. Eine täglich einmalige Gabe von Doxycyclin kann als Prophylaxe ausreichen [3].

## 29.3 Infektionen durch sporenbildende Anaerobier

Sporenbildende grampositive Anaerobier, die zu invasiven Infektionen führen, werden normalerweise im unteren Gastrointestinaltrakt von Mensch und Tier sowie in Erdböden gefunden, die mit deren Exkrementen kontaminiert sind. Diese Keime sind strikte Anaerobier. Sie schützen sich vor den für sie tödlichen Auswirkungen des Sauerstoffs durch Bildung von Sporen. Gelangen diese Sporen in Wunden (z.B. durch Punktionen, Verbrennungen, uterine Eingriffe, subkutane Infektionen bei Drogenabhängigen), kann es zur Umwandlung der Sporen in endotoxinbildende vegetative Formen kommen. Für Krankheiten beim Menschen sind am häufigsten Clostridium perfringens, Clostridium tetani und Clostridium botulinum verantwortlich. Die von vegetativen Formen ausgeschiedenen Exotoxine verursachen Gasbrand, Tetanus bzw. Botulismus.

### 29.3.1 Clostridium perfringens (Gasbranderreger)

Gasbrand wird durch eine Infektion mit Clostridium perfringens verursacht. Die Inkubationszeit nach Inokulation mit Clostridiumsporen beträgt 8–72 Stunden. Danach kommt es zu einem plötzlichen Einsetzen lokalisierter Muskelschmerzen und Muskelschwellungen. Durch das von diesen Organismen freigesetzte Exotoxin (Lezithinase) kommt es zu Muskelnekrosen und Veränderungen der Kapillarmembranintegrität. Übelriechende bräunliche Absonderungen sind charakteristisch. Neben dem Exotoxin setzen diese Keime auch Wasserstoff und Kohlendioxid frei, die für das «Schneeballknirschen» über der betroffenen Muskulatur verantwortlich sind. Durch die begleitende Schwellung kann es zur Kompression umliegender Blutgefäße kommen.

#### Systemische Auswirkungen

Bei einer Infektion mit Clostridium perfringens stehen systemische Auswirkungen im Vordergrund. Zuerst treten Tachykardie und Fieber, danach Hypotension und Oligurie auf. Vermutlich spiegeln diese Symptome einen intravasalen Flüssigkeitsmangel wider. Ursache dafür sind die massiven Gewebsödeme. Durch eine Bakteriämie mit Clostridien kommt es zur Hämolyse. Dadurch werden eine Anämie, Gelbsucht und Hämoglobinurie verursacht. Aufgrund der Hämoglobinurie kann es auch zu einem Nierenversagen kommen.

#### Behandlung

Die Behandlung des Gasbrandes besteht in der sofortigen operativen Wundtoilette des infizierten Gewebes. Penicillin oder entsprechende Antibiotika sind zu verordnen, um auch Erreger, die durch die operative Wundtoilette noch nicht entfernt worden sind, abzutöten und um die Bakteriämie in Griff zu bekommen.

#### Narkoseführung

Bei der Narkoseführung zur operativen Wundtoilette dieser Patienten muß beachtet werden, daß infektionsbedingt zahlreiche physiologische Vorgänge gestört sein können [4]. Präoperativ ist es wichtig, das intravasale Flüssigkeitsvolumen, die Sauerstofftransportkapazität des Blutes und die Nierenfunktion zu überprüfen. Zur Einleitung und Aufrechterhaltung der Narkose ist Ketamin geeignet. Beim Gebrauch von Lachgas besteht theoretisch das Risiko, daß die durch Clostridien entstandenen gasgefüllten Räume an Volumen zunehmen. Dies scheint jedoch eher unwahrscheinlich zu sein, da diese gasgefüllten Räume relativ schlecht durchblutet sind und von der Zirkulation praktisch ausgeschlossen sind. Auch eine verstärkte Freisetzung von Kalium aus der nekrotischen Skelettmuskulatur scheint nach Verabreichung von Succinylcholin eher unwahrscheinlich, da die betroffene Muskulatur schlecht durchblutet ist. Wird betroffenes Muskelgewebe in vitro einem Sauerstoffdruck von weniger als 2,5 Atmosphären ausgesetzt, kann damit die Freisetzung der Clostridienexotoxine nicht verhindert werden. Daher ist es intraoperativ nicht sinnvoll, mehr Sauerstoff zu verabreichen, als zur Aufrechterhaltung einer adäquaten arteriellen Sauerstoffsättigung notwendig ist. Falls während der operativen Wundtoilette langwirkende nicht-depolarisierende Muskelrelaxantien verabreicht werden, muß die Funktionstüchtigkeit der Nieren berücksichtigt werden. Der Einsatz des Elektrokauters ist in Frage zu stellen, da die Clostridien Wasserstoff produzieren. Regionalanästhesieverfahren sind nicht zu empfehlen, denn die Keime könnten beim Anlegen der Blockade durch die Kanüle verschleppt werden. Außerdem wäre eine Blockade des peripheren sympathischen Nervensystems auf Grund des instabilen kardiovaskulären Systems unerwünscht.

Postoperativ besteht bei diesen Patienten keine Gefahr einer Kreuzinfektion für andere Patienten, denn Clostridium perfringens stirbt ab, sobald es Luft ausgesetzt wird. Daher ist eine strikte Isolation dieser Patienten nicht zwingend.

## 29.3.2 Tetanus

Tetanus wird durch den grampositiven anaeroben Keim Clostridium tetani verursacht. Die Freisetzung des Neurotoxins Tetanospasmin (Tetanustoxin) durch vegetative Formen ist für die klinische Syptomatik des Tetanus verantwortlich gleich nach dem Botulinumtoxin ist Tetanospasmin das für den Menschen gefährlichste Gift.

Das in die Wunden freigesetzte Tetanospasmin wandert entlang der motorischen Nerven nach zentral bis zum Rückenmark oder tritt in den systemischen Kreislauf über und erreicht so das zentrale Nervensystem. Dieses Toxin beeinflußt verschiedene Bereiche des Nervensystems. An der neuromuskulären Endplatte verhindert es die Freisetzung von Acetylcholin, im Rückenmark hemmt es inhibitorische Interneuronen. Dadurch treten generalisierte Krämpfe der Skelettmuskulatur auf. Im Gehirn wird das Toxin an Ganglioside gebunden. Es wird angenommen, daß der vierte Ventrikel eine selektive Permeabilität für Tetanospasmin besitzt. Dadurch werden die früh auftretenden Symptome Trismus und Nackensteifigkeit erklärt [5]. Bei Fortschreiten der Krankheit kommt es zu einer Überaktivität des sympathischen Nervensystems [6].

### Symptome

In 75 % der Fälle ist ein Trismus das Hauptsymptom des Tetanus. Da der Musculus masseter wesentlich kräftiger als dessen Antagonisten (Musculus digastricus und Musculus mylohyoideus) ist, kommt es bei einer Erhöhung des Muskeltonus zu einer Kieferklemme. Diese Patienten werden oft zuerst bei einem Zahnarzt vorstellig. Die Rigidität der Gesichtsmuskulatur führt zu dem charakteristischen Risus sardonicus. Jederzeit können auch Spasmen der Kehlkopfmuskeln auftreten. Durch Spasmen der Pharyngealmuskulatur können Dysphagien entstehen. Krämpfe der Interkostalmuskulatur und des Diaphragmas können eine suffiziente Ventilation behindern. Ein Opisthotonus kommt durch die Rigidität der abdominellen und lumbalen Muskulatur zustande. Die Krämpfe der quergestreiften Muskulatur sind tonischer und klonischer Natur und bereiten qualvolle Schmerzen. Mit zunehmendem Tonus der Skelettmuskeln nimmt auch der Sauerstoffverbrauch zu. Auch eine periphere Vasokonstriktion kann zur Erhöhung der Körpertemperatur beitragen. Äußere Reize, wie z.B. plötzliche Lichtexposition, unerwartete Geräusche sowie endotracheales Absaugen können generalisierte Muskelkrämpfe auslösen, die zu einer Ventilationsbehinderung und schließlich zum Tod führen können. Ein niedriger Blutdruck wurde auf eine Myokarditis zurückgeführt. Unerklärbare isolierte Tachykardien können Frühsymptome einer Hyperaktivität des sympathischen Nervensystems sein. Meist führt diese Hyperaktivität jedoch zu einer vorübergehenden Hypertension. Auf sämtliche äußere Reize reagiert das sympathische Nervensystem überschießend. Dies zeigt sich auch in instabilem Blutdruckverhalten und Tachyarrhythmien. Die enorm gesteigerte Aktivität des sympathischen Nervensystems führt außerdem zu einer erhöhten peripheren Vasokonstriktion, zu Schwitzen und einer vermehrten Katecholaminausscheidung im Urin. Es kann zu einer unangemessenen Sekretion des antidiuretischen Hormons kommen, was sich in Hyponatriämie und abnehmender Plasmaosmolarität äußert [7].

### Therapie

Behandlungsziel bei Tetanuspatienten ist es, 1. die Muskelkrämpfe unter Kontrolle zu bekommen, 2. die Hyperaktivität des sympathischen Nervensystems zu vermindern, 3. die Ventilation zu unterstützen, 4. das zirkulierende Exotoxin unschädlich zu machen und 5. eine operative Wundtoilette durchzuführen, um die Quelle des Exotoxins zu beseitigen. Um die Muskelkrämpfe zu beherrschen, eignet sich eine intravenöse Gabe von Diazepam (40–200 mg/d). Falls die Krämpfe mit Diazepam nicht zu koupieren sind, müssen nicht-polarisierende Muskelrelaxantien eingesetzt und eine kontrollierte Beatmung durchgeführt werden. Oft ist eine frühzeitige Intubation notwendig, denn durch die generalisierten Muskelkrämpfe kann es zu Laryngospasmen kommen. Eine Überaktivität des sympathischen Nervensystems ist am besten mit intravenösen Gaben eines Betablockers, z.B. Propranolol, in den Griff zu bekommen. Auch eine kontinuierliche Periduralanästhesie wurde zur Kontrolle einer tetanusbedingten Überaktivität des sympathischen Nervensystems eingesetzt [8]. Durch eine intramuskuläre Gabe von Humanhyperimmunglobulin kann das zirkulierende Exotoxin neutralisiert werden. Durch diese Neutralisation können jedoch schon vorhandene Symptome nicht beeinflußt werden. Hierdurch wird aber verhindert, daß weiteres Exotoxin das zentrale Nervensystem erreicht. Penicillin ist in der Lage, exotoxinproduzierende vegetative Formen von Clostridium tetani abzutöten. Die operative Wundtoilette sollte erst mehrere Stunden nach Gabe des Antitoxins durchgeführt werden, da durch die Manipulation weiteres Tetanusspasmin in den Kreislauf gelangen kann. Zur operativen Wundtoilette empfielt sich eine Intubationsnarkose. Zum Monitoring gehören eine kontinuierliche arterielle Druckmessung, sowie die Überwachung von zentralem Venendruck und/oder pulmonalarteriellem Druck. Liegt eine Hyperaktivität des sympathischen Nervensystems vor, eignen sich Inhalationsanästhetika zur Aufrechterhaltung der Narkose. Wegen der möglichen kardialen Sensibilisierung sollte Enfluran oder Isofluran dem Halothan vorgezogen werden. Medikamente wie Lidocain, Propranolol und Nitroprussid sollten griffbereit sein, um eine mögliche Überaktivität des sympathischen Nervensystems in der perioperativen Phase sofort behandeln zu können.

### 29.3.3 Botulismus

Botulismus wird durch ein Neurotoxin des Clostridium botulinum ausgelöst. Dieses Neurotoxin beeinträchtigt die Acetylcholinfreisetzung im Bereich der präganglionären Nervenendigungen und der neuromuskulären Synapsen. Die Diagnose Botulismus muß in Erwägung gezogen werden, falls bei einem Patienten eine akute symmetrische Muskelschwäche oder eine Muskellähmung auftritt, die zur Ateminsuffizienz führt. Die Inkubationszeit beträgt nach Aufnahme von kontaminierten Lebensmitteln 18–36 Stunden.

## 29.4 Infektionen durch Treponema pallidum

Syphilis ist eine durch Geschlechtsverkehr übertragbare Infektionskrankheit. Für den Erreger Treponema pallidum stellt der Mensch den einzigen Wirtsorganismus dar. Besteht die Krankheit schon länger als 4 Jahre, wird Syphilis nur noch selten übertragen. Bei einer unbehandelten Schwangeren kann – unabhängig vom Stadium der Erkrankung – der Fötus infiziert werden.

### 29.4.1 Symptome

Die klinischen Symptome der Syphilis hängen vom Krankheitsstadium ab. Das erste klinische Zeichen ist der Schanker (Primäraffekt), der sich nach einer Inkubationszeit von etwa drei bis vier Wochen an der Eintrittspforte ausbildet. Etwa sechs Wochen nach Ausheilen des Schankers entwickelt sich das Stadium II mit Läsionen an Haut und Schleimhäuten des gesamten Körpers, mit Lymphadenopathie und Splenomegalie. Während des Latenzstadiums sind keine klinischen Symptome oder Liquorveränderungen festzustellen, serologische Tests fallen jedoch positiv aus. Im Stadium III der Syphilis treten am zentralen und peripheren Nervensystem sowie am kardiovaskulären System typische destruktive Veränderungen auf.

#### Nervensystem

Die Tabes dorsalis (Neurolues, progressive Paralyse) entwickelt sich etwa 15–20 Jahre nach der Primärinfektion mit Treponema pallidum. Störungen der posterioren Wurzeln und eine Degeneration der Hinterstränge führen zu Ataxie mit breitbeinigem Gang, Blasenatonie und stechenden Schmerzen, typischerweise in den Beinen. Plötzliche abdominelle Schmerzattacken können ein akutes Abdomen vortäuschen.

#### Kardiovaskuläres System

Am Herzkreislaufsystem äußert sich die Syphilis meistens als Aortitis mit Dilatationen des Aortenringes und führt dadurch zu einer Aortenklappeninsuffizienz. Syphilitische Aneurysmen betreffen fast immer die aufsteigende thorakale Aorta, nur in seltenen Fällen ist die abdominelle Aorta befallen. Die Diagnose einer syphilitischen Aortitis sollte bei erwachsenen Patienten in Erwägung gezogen werden, falls eine isolierte Aortenklappeninsuffizienz und positive serologische Tests vorliegen. Sind in der Röntgen-Thoraxaufnahme lineare kalzifikationen im Bereich der aufsteigenden Aorta zu sehen und liegen zusätzlich positive serologische Tests vor, kann dies auf ein syphilitisches Aneurysma hindeuten.

## 29.5 Lyme-Krankheit

Die Lyme-Krankheit ist eine immunvermittelte Multiorganerkrankung. Sie wird durch Spirochäten ausgelöst und durch Zeckenbisse übertragen [9]. Wie auch andere Spirochäteninfektionen, durchläuft die Lyme-Krankheit verschiedene klinische Stadien und ist durch wiederholte Remissionen und Verschlechterungen gekennzeichnet. Ein chronisches Erythema migrans ist das einzige klinische Frühsymptom der Lyme-Krankheit. Dieses klassische Hautsymptom beginnt als Rötung, die sich zu einem Durchmesser von 3 bis unter Umständen 68 cm ausweiten kann. Unwohlsein, Müdigkeit, Kopfschmerzen, Fieber und Schüttelfrost begleiten oft diese Hauterscheinungen. Einige Patienten bieten Zeichen von Hirnhautreizung, Enzephalopathie, Lymphadenopathie oder Hepatitis. Auch Hirnnervenentzündungen einschließlich bilateraler Fazialisparese können auftreten. Neurologische Veränderungen dauern normalerweise monatelang an, bilden sich aber in der Regel wieder vollständig zurück. Innerhalb einiger Wochen nach Ausbruch der Erkrankung entwickeln etwa 8% der Patienten eine Herzbeteiligung, die sich meist als AV-Block wechselnden Grades äußert. Dieser kann 7–10 Tage andauern. Nur selten tritt eine leichte Linksherzinsuffizienz auf. Die Dauer der Herzbeteiligung ist in der Regel kurz (drei Tage bis sechs Wochen), sie kann aber später erneut auftreten. Einige Wochen bis zwei Jahre nach Ausbruch der Krankheit entwickeln etwa 60% der Patienten eine Arthritis. Typischerweise äußert sich diese Arthritis in Muskelschmerzen wechselnder Lokalisation, die jahrelang immer wieder auftreten können. Bei etwa 10% der Patienten mit Arthritis entwickelt sich eine chronische Beteiligung der großen Gelenke, die zu Arosionen von Knorpel und Knochen führen kann.

Schon kurz nach Ausbruch der Krankheit liegen an auffälligen Labordaten eine erhöhte Blutsenkungsgeschwindigkeit, erhöhte Transaminasenkonzentrationen und eine Vermehrung der Immunglobuline der M-Klasse vor. In der Regel gehen diese Parameter innerhalb einiger Wochen wieder auf Normalwerte zurück. Eine leichte Anämie kann bestehen, die Nierenfunktionstests fallen normal aus. Zur Therapie sollten initial Tetracycline, später Penicillin und Erythromycin eingesetzt werden. Trotz antibiotischer Therapie leidet fast die Hälfte dieser Patienten weiterhin an leichten Beschwerden wie Kopfschmerzen, Müdigkeit oder Muskelschmerzen.

## 29.6 Infektionen durch Mykobakterien

Mycobacterium tuberculosis ist ein obligat aerober Keim. Es ist der Erreger der Tuberkulose. Da dieser Erreger besonders gut in Geweben mit hoher Sauerstoffkonzentration wächst, siedelt er sich vorrangig in den Lungenspitzen an. Obwohl eine klinisch manifeste Tuberkulose selten geworden ist, weisen noch schätzungsweise 7% der Bevölkerung in den USA einen positiven Intrakutantest aus, was auf eine vorausgehende Infektion zurückzuführen ist. Diese Personen beherbergen vitale Tuberkelbazillen. Durch Tuberkulostatika können diese abgetötet werden.

### 29.6.1 Übertragung

In fast allen Fällen wird die Tuberkulose in Form von Tröpfcheninfektion übertragen. Da die meisten Patienten nur wenige Erreger ausscheiden, besteht ein nur niedriges Ansteckungsrisiko, sofern nur ein gelegentlicher Kontakt mit solchen Patienten besteht. Bei Patienten mit Lungenkavernen oder Larynxtuberkulose ist die Ansteckungsgefahr am größten. Falls infektiöses Material nach außen gelangt und sich auf Oberflächen von Gegenständen niederschlägt, verliert es weitgehend seine Infektiosität.

Mehr als 90% der Patienten bleiben während der Primärinfektion asymptomatisch und können nur noch durch den nun positiv ausfallenden Intrakutantest identifiziert werden. Bei auffälligen Patienten sind Fieber und nicht-produktiver Husten die Hauptsymptome. Diese Symptome ähneln einer durch Mycoplasma pneumoniae ausgelösten Pneumonie (vgl. Abschnitt: Infektionen durch Mykoplasmen).

### 29.6.2 Behandlung

Patienten mit positivem Intrakutantest sollten tuberkulostatisch mit Isoniazid behandelt werden. Die Hauptnebenwirkungen von Isoniazid betreffen das periphere Nervensystem, die Leber und möglicherweise die Nieren. Wegen der Neurotoxizität ist eine prophylaktische tägliche Gabe von Pyridoxin zu empfehlen. Eine Hepatotoxizität ist vermutlich durch die Azetylierung des Isoniazid in der Leber bedingt. Anhand genetisch bedingter Merkmale können Patienten in schnelle oder langsame Azetylierer unterteilt werden. Eine Hepatitis scheint häufiger bei Schnellazetylierern aufzutreten, denn bei ihnen fällt mehr Hydrazin, ein potentiell hepatotoxischer Metabolit des Isoniazid, an. Bei bleibend hohem Transaminasespiegel muß die Therapie abgebrochen werden, leichte flüchtige Erhöhungen dürfen jedoch toleriert werden. Isoniazidmetabolite mit einer Hydrazingruppe können nicht nur lebertoxisch wirken, sie können auch die Fluoridabspaltung aus Inhalationsanästhetika steigern. Bei Patienten, die während einer Isoniazidbehandlung eine Enflurannarkose erhielten, sind erhöhte Fluorid-Plasma-Spiegel beobachtet worden [10].

Zur Tuberkulosebehandlung eignen sich auch Streptomycin und Rifampicin. Zu den Nebenwirkungen von Rifampicin gehören Thrombozytopenie, Leukopenie, hämolytische Anämie und Niereninsuffizienz. Etwa 10% der mit Rifampicin behandelten Patienten entwickeln eine Hepatitis mit Erhöhung der Plasma-Transaminase-Konzentrationen.

## 29.7 Systemische Pilzinfektionen

Die drei häufigsten systemischen Pilzinfektionen sind Blastomykose, Kokzidioidomykose und Histoplasmose. Alle drei Erkrankungen werden jeweils durch einen speziellen Pilz ausgelöst, der durch Inhalation in die Lungen des Wirtsorganismus gelangt. Die klinische Symptomatik ähnelt der Tuberkulose, es treten ebenfalls Lungenkavernen auf. Intravenös verabreichtes Amphotericin B ist für alle drei Erkrankungen das Mittel der Wahl. Amphotericin B kann zu Nebenwirkungen an Niere und Blutbild führen. Ein Abfall der glomerulären Filtrationsrate ist während der Therapie nicht zu vermeiden. Gelegentlich ist es notwendig, die Behandlung für kurze Zeit zu unterbrechen, damit die Plasma-Kreatinin-Spiegel nicht über 3 mg/dl ansteigen. Renale tubuläre Azidose, Hypokaliämie und Hypomagnesiämie treten häufig auf und müssen normalerweise durch einen entsprechenden Elektrolytersatz korrigiert werden. Kammerflimmern und Asystolie wurden nach Infusion von Amphotericin B beobachtet [11]. Hämatologische Nebenwirkungen äußern sich als Anämie. Fieber, Schüttelfrost und niedriger Blutdruck treten oft in den ersten Stunden nach intravenöser Gabe von Amphotericin B auf. Hepatotoxische Wirkungen sind nicht bekannt.

Die Sporotrichose unterscheidet sich von den anderen systemischen Pilzinfektionen durch ihre weite geographische Verbreitung. Erregereintritt und hauptsächlicher Infektionsort ist die Haut. Lungenprozesse mit Kavernenbildung sind selten. Behandelt wird oral mit Jodkali.

### 29.7.1 Blastomykose

Die Blastomykose wird durch Blastomyces dermatitidis ausgelöst. Dieser Pilz tritt endemisch in den südlichen und südöstlichen Regionen der Vereinigten Staaten auf. Es kommt zu einer Lungenbeteiligung in Form von Kavernenbildung in den oberen Lungenfeldern. Bei vielen Patienten treten Fieber, produktiver Husten und Haemoptysis auf. Außerdem kommt es zur Mitbeteiligung anderer Organsysteme, insbesondere von Haut und Skelett. Operative Eingriffe können notwendig werden, um persistierende Lungenkavernen zu entfernen oder um knöcherne Deformitäten zu korrigieren.

### 29.7.2 Kokzidioidomykose

Die Kokzidioidomykose wird durch den Pilz Coccidioides immitis verursacht. Dieser Pilz tritt im Südwesten der Vereinigten Staaten endemisch auf. Positive Hauttests können die einzigen Anhaltspunkte einer systemischen Infektion mit diesem Pilz sein. Auf routinemäßigen Röntgen-Thoraxaufnahmen werden oft Lungenkavernen entdeckt. Eine Meningitis ist die folgenschwerste extrapulmonale Komplikation der Kokzidioidomykose. Eine durch diesen Keim verursachte Meningitis stellt eine Indikation für die intrathekale Gabe von Amphotericin B dar. Falls es auf Grund der Meningitis zu einem Hydrozephalus kommt, kann eine operative Intervention notwendig werden. Letztlich entwickeln 10–20 % der Patienten mit Kokzidioidomykose Arthralgien.

### 29.7.3 Histoplasmose

Die Histoplasmose ist eine Infektion der phagozytierenden Zellen des retikuloendothelialen Systems. Ursache ist der Pilz Histoplasma capsulatum. Dieser Pilz ist in den östlichen und zentralen Staaten der USA endemisch. Er gedeiht besonders gut auf Erdböden, die mit Exkrementen von Vögeln verunreinigt sind. Die Mehrzahl der Personen, die sich mit diesem Pilz infiziert haben, bleiben asymptomatisch oder entwickeln Symptome, die von einer gewöhnlichen Erkältung nicht zu unterscheiden sind. Durch positive Hauttests kann eine Infektion mit diesem Keim bestätigt werden.

Die chronische Histoplasmose mit Kavernenbildung ist vor allem eine Krankheit von Männern im mittleren bis höheren Alter, die gleichzeitig an einer chronisch obstruktiven Atemwegserkrankung leiden. Bei Vorliegen von Lungenkavernen kann deren operative Entfernung und eine gleichzeitige intravenöse Gabe von Amphotericin B notwendig werden. Bei älteren oder immunsupprimierten Patienten ist die disseminierte Form der Histoplasmose am wahrscheinlichsten.

## 29.8 Infektionen durch Mykoplasmen

Mycoplasma pneumoniae ist der kleinste bekannte lebende Erreger. Infektionen mit diesem Keim führen zu Mykoplasmenpneumonien, die früher als primär atypische Pneumonien bezeichnet wurden. In der städtischen Bevölkerung werden bis zu 20 % aller Pneumonien durch diesen Keim hervorgerufen.

Die Mykoplasmenpneumonie ist durch einen subakuten Beginn von nichtproduktivem Husten und gekennzeichnet Pharyngitis charakterisiert. In den meisten Fällen treten Kopfschmerzen, Schüttelfrost und Fieber über 40 °C auf. Bei 10–20 % der Patienten findet sich ein gefäßinjiziertes hyperämisches Trommelfell. Bei den meisten Patienten ist die Leukozytenzahl im Blut normal. Dadurch unterscheidet sich eine Mykoplasmenpneumonie von einer bakteriellen Pneumonie. Bei 50 % der Erkrankten liegt ein um über das Vierfache erhöhter Kälteagglutinintiter (1:128 oder höher) vor. Dagegen können bei der infektiösen Mononukleose oder bei Pneumonien, die durch Adeno- oder Influenzaviren verursacht sind, niedrige

Titer vorliegen (unter 1:32). Charakteristischerweise dehnt sich die Infektion langsam auf die ganze Familie aus. Medikamente der Wahl sind Erythromycin oder Tetracycline.

## 29.9 Infektionen durch Rickettsien

Rickettsien verursachen das «Rocky Mountain spotted fever» und das Q-Fieber. Zur Abtötung dieser Keime sind Chloramphenicol oder Tetracycline die Mittel der Wahl.

### 29.9.1 «Rocky Mountain spotted fever»

Das «Rocky Mountain spotted fever» ist eine akute, durch Zecken übertragene Krankheit. Erreger ist Rikkettsia rickettsii. Charakteristisch für diese Krankheit sind ein plötzlicher Fieberausbruch, Kopfschmerzen und ein Exanthem, das an den Extremitäten beginnt und sich anschließend auf den Rumpf ausbreitet. Dieses Exanthem ist das wichtigste diagnostische Zeichen. Im Vordergrund können auch abdominelle Schmerzen stehen, die eine operative Exploration notwendig erscheinen lassen. Bei nahezu der Hälfte der Betroffenen tritt eine Thrombozytopenie auf. Eine Beteiligung des Myokards führt im EKG zu unspezifischen ST-Strekken- und T-Zackenveränderungen.

### 29.9.2 Q-Fieber

Das Q-Fieber wird durch den Keim Rickettsia burnetti (Coxiella burnettii) verursacht. Es handelt sich um eine akute systemische Erkrankung. Die Infektion mit diesem Keim gleicht dem klinischen Bild einer Mykoplasmenpneumonie. Das Q-Fieber unterscheidet sich von anderen Rickettsien-bedingten Erkrankungen dadurch, daß das Exanthem fehlt. Die Krankheit wird außerdem aerogen durch infizierten Kot und nicht durch Insektenstiche auf den Menschen übertragen. Neben Hepatosplenomegalie und Ikterus können auch pathologische Leberfunktionstests und Endokarditis auftreten.

## 29.10 Virusinfektionen der Atemwege

Erkrankungen der Atemwege werden überwiegend durch Influenzaviren, Rhinoviren, Coronaviren und Adenoviren ausgelöst. Diese Infektionen können in allen Altersgruppen auftreten, Erwachsene sind jedoch am häufigsten betroffen. In Krankenhäusern kommt es oft zu einer Übertragung von Viren auf andere Patienten [13].

### 29.10.1 Influenzavirus

Eine Influenzavirusinfektion erzeugt eine akute fieberhafte Erkrankung, bei der Muskelschmerzen, Unwohlsein und Kopfschmerzen auftreten. Diese Erkrankung wird in der Regel als Grippe bezeichnet. Sekret aus dem Nasen-Rachen-Raum infizierter Personen bildet das Hauptreservoir der Viren. Das Anästhesiepersonal hat häufigen Kontakt mit diesen Viren und kann dazu beitragen, die Grippe unter Patienten und Personal weiterzuverbreiten. Die Grippe ist in der Regel selbstheilend, es sei denn, sie ist durch eine bakterielle Superinfektion oder eine vorbestehende chronische Lungenerkrankung kompliziert. Eine Pneumonie aufgrund einer bakteriellen Sekundärinfektion ist die häufigste Komplikation einer Grippeerkrankung. Daher ist es gut möglich, daß eine Grippeinfektion zu Schäden an der Schleimhautoberfläche des Tracheobronchialbaumes führt. Dadurch und aufgrund des geschädigten Flimmerepithels wird eine Besiedlung mit Bakterien wie z.B. Pseudomonas aeruginosa begünstigt [14]. Bei einer schweren Myositis kann es auch zu einer Myokarditis kommen. Einer Influenza A-Infektion kann in seltenen Fällen ein Guillain-Barré-Syndrom folgen.

Durch Impfung des Krankenhauspersonals kann das Übertragungsrisiko auf Patienten verringert werden. Bei geimpften Personen lassen sich weniger Viren im Nasensekret nachweisen [15].

Eine weitere Schutzmaßnahme besteht in der prophylaktischen Gabe von Amantadin. Die Inzidenz von Influenza A kann hierdurch um ca. 80% verringert werden [16]. Amantadin ist allerdings bei Influenza B wirkungslos. Bei Nierenfunktionsstörungen kann Amantadin kumulieren.

Üblicherweise wird bei Patienten mit akuten Atemwegserkrankungen auf eine Vollnarkose verzichtet. Dennoch läßt sich in Tierversuchen hierfür keine ausreichende Begründung finden. Z.B. konnte gezeigt werden, daß die Mortalität von Tieren, die während einer Halothan- oder Enflurannarkose mit Influenzaviren infiziert wurden, niedriger war. Dies läßt sich möglicherweise durch eine narkotikabedingte Hemmung der viralen Replikation erklären [13].

### 29.10.2 Rhinoviren

Über ein Drittel aller banalen Erkältungskrankheiten bei Erwachsenen werden durch Rhinoviren verursacht. Die häufigsten Infektionsquellen sind zumeist kontaminierte Oberflächen oder die Haut von infizierten Personen. Die aerogene Übertragung durch Husten oder Schnupfen ist eher unwahrscheinlich. Zu den klassischen Symptomen gehören akute Rhinitis, leichtes Fieber und Unwohlsein. Diese Infektionen treten gehäuft im Winter auf. Der Grund hierfür ist jedoch nicht bekannt. Durch eine intranasale Interferonprophylaxe können bei Patienten, die mit infizierten Personen in Kontakt gekommen sind, die Atemwegssymptome verhindert werden [17].

Normalerweise wird versucht, bei einer leichten Infektion des oberen Respirationstraktes eine Vollnarkose zu vermeiden. Das übliche Vorgehen besteht darin, Operationen bis zur Besserung der Krankheitssymptome zu verschieben. Bei Kindern, die sich trotz einer viralen Erkrankung des oberen Respirationstraktes einer Parazentese oder einer Tympanoplastik unterziehen mußten, kam es zu keinem Anstieg der postoperativen Komplikationen nach Halothanmaskennarkose. Daher scheint es bei Patienten mit leichten Infektionen der oberen Atemwege nicht zwingend, kleinere Eingriffe zu verschieben, falls keine Intubationsnarkose geplant ist [13]. Ausnahmen bilden Patienten, die sich einem abdominellen Eingriff oder einer Herniotomie unterziehen müssen. Falls der Husten stärker wird, könnte die Integrität der Operationswunden gefährdet sein.

### 29.10.3 Adenoviren

Adenoviren verursachen eine akute fieberhafte Erkrankung mit Pharyngitis und Husten. Meist werden Kinder oder Gruppen, wie z.B. militärische Einheiten, befallen. Eine weitere, durch Adenoviren hervorgerufene Krankheit ist das hochkontagiöse Pharyngokonjunktivalfieber, das durch Pharyngitis, Konjunktivitis und Fieber gekennzeichnet ist. Hiervon sind vor allem Kinder und junge Erwachsene betroffen. Die durch Adenoviren hervorgerufene Keratoconjunctivitis epidemica wird leicht durch kontaminierte Finger übertragen.

Bei der Behandlung von Patienten mit bekannter Adenovireninfektion sollte auf Händedesinfektion und den Gebrauch von Handschuhen geachtet werden, um das Risiko iatrogener Übertragung zu verringern.

### 29.10.4 RS-Virus (Respiratory-syncytial-Virus)

RS-Viren sind die häufigste Ursache einer Pneumonie oder einer Bronchiolitis im Kindesalter. Das Krankenhauspersonal fungiert dabei als Infektionsüberträger auf Kinder. Die Viren können sich in kontaminierten Sekreten an den Händen und der Kleidung des Personals befinden.

### 29.10.5 Parainfluenzavirus

Bei Kindern sind Parainfluenzaviren die Hauptursache von Laryngotracheobronchitiden. Die Übertragung findet durch direkten Kontakt oder als Tröpfcheninfektion statt.

### 29.10.6 Herpes simplex-Virus

Eintrittspforte für Herpes simplex-Viren sind Verletzungen der Mundschleimhaut (Fieberbläschen), sonstige Schleimhäute oder die Haut. Das Virus bleibt für immer im Hinterhornganglion desjenigen Spinalnerven, der den Ort der Primärinfektion versorgt. Verschiedene Reize können das Virus reaktivieren. Die erneute Infektion kann im Bereich der Primärinfektion oder auch in entfernteren Gebieten auftreten.

Häufigste und wichtigste Infektion durch Herpes simplex-Viren ist die Keratokonjunktivitis, die zur Destruktion der Cornea führen kann. Bei Krankenhauspersonal, das ständigen Kontakt zu Mund-, Rachen- oder Trachealsekreten infizierter Personen hat, sind Infektionen der Finger (Panaritium) möglich. Trotz des Schmerzes, der bei einer Nagelfalzbeteiligung auftritt, sollte keine operative Wundtoilette durchgeführt werden. Hierdurch könnte es zum Viruseintritt in tiefere Schichten des Nagelbetts und zu einer nachfolgenden bakteriellen Infektion kommen. Infiziertes Personal sollte bis zum Abheilen der Läsionen den Kontakt mit chronisch kranken, geschwächten oder immunsupprimierten Patienten meiden. Zur Behandlung von Herpes simplex-Erkrankungen eignen sich Virostatika wie Vidarabin und Acyclovir. Oral verabreichtes Acyclovir ist auch bei Herpes genitalis wirksam [19].

### 29.10.7 Varizellen-Zoster-Virus (VZV)

Das hochkontagiöse Varizellen-Zoster-Virus verursacht Windpocken und den Herpes Zoster (Gürtelrose). Ein Herpes Zoster stellt eine endogene Reaktivierung latent verbleibender Viren dar. Dies tritt vor allem bei immunsupprimierten Patienten auf. Es wird angenommen, daß nach einer Varizelleninfektion latente Viren in den sensiblen Spinalganglien verbleiben. Eine Herpes Zoster-Infektion entspricht einer Reaktivierung der Viren in diesen Ganglien. Hierzu kommt es vor allem, wenn die Widerstandskraft des Körpers geschwächt ist. Windpocken können nicht zu einem Herpes Zoster bei einem anderen Patienten führen. Umgekehrt kann es jedoch nach Kontakt mit einem an Herpes Zoster Erkrankten zu einer Windpockeninfektion kommen.

### 29.10.8 Zytomegalievirus (ZMV)

Infektionen mit dem Zytomegalievirus verlaufen gewöhnlich asymptomatisch. Ausnahmen bilden immunsupprimierte Patienten und Kinder. Dieses Virus kann z.B. während der Neonatalperiode zu einer Zerstörung des noch unreifen ZNS führen. Die Infektion äußert sich meist als heterophil-negatives mononukleoseartiges Syndrom (d.h., kein Nachweis heterophiler M-Antikörper gegen Hammelblutagglutinine im Paul-Bunnell-Test). Dieses Syndrom zeichnet sich durch Fieber, Lymphknotenschwellungen, Splenomegalie, Hepatitis und atypische (zytomegale) Lymphozyten im Blut aus. Die hierbei auftretende Hepatitis ist blande; nur in seltenen Fällen kommt es zu einem chronischen Verlauf. Blutkonserven sollten auf Antikörper gegen dieses Virus getestet werden, bevor sie seronegativen Kindern oder nierentransplantierten Patienten verabreicht werden. Nach kardiopulmonalen Bypassoperationen kann eine dadurch bedingte Posttransfuions-Mononukleose auftreten [20].

Bei infizierten Patienten besteht kein erhöhtes Risiko einer Übertragung von Zytomegalieviren auf Krankenhauspersonal [21].

### 29.10.9 Epstein-Barr-Virus (EBV)

Die meisten Menschen werden mit dem Epstein-Barr-Virus infiziert. Mehr als ein Drittel von ihnen entwickelt eine heterophilen-positive infektiöse Mononukleose (d.h. Nachweis heterophiler M-Antikörper gegen Hammelblutagglutinine im Paul-Bunnell-Test). Die häufigsten Symptome sind Fieber, Pharyngitis, Lymphadenopathie und Hepatosplenomegalie. Eine Hyperplasie von Tonsillen und Adenoiden oder Ödeme der Uvula und Epiglottis können die oberen Atemwege einengen [22]. Eine blande verlaufende Hepatitis mit mäßiger Erhöhung der Plasma-Transaminasen-Konzentrationen kann ebenfalls auftreten. Etwa 10–20% der Patienten entwickeln einen Ikterus. Ein Zusammenhang zwischen chronischen Ermüdungserscheinungen und der Infektion mit dem Epstein-Barr-Virus wurde vermutet, konnte aber bisher nicht bewiesen werden. Die Übertragung erfolgt über Mund-zu-Mund-Kontakt. Die Inkubationszeit beträgt ungefähr 28 Tage. Weniger als 1% der Mononukleosepatienten entwickelt eine Enzephalitis, Meningitis oder ein Guillain-Barré-Syndrom. Das Virus persistiert lebenslänglich in Speicheldrüsen und B-Lymphozyten. Bei einer Immunschwäche können sich von den B-Lymphozyten ausgehende Malignome (Burkitt-Lymphome) entwickeln.

## 29.11 Röteln-Virus (Rubellavirus)

Röteln sind hochkontagiös und werden aerogen übertragen. Das teratogene Potential der Rötelnviren verdeutlicht, wie wichtig eine Impfung des Krankenhauspersonals gegen Röteln ist.

## 29.12 Jakob-Creutzfeldt-Krankheit

Die Jakob-Creutzfeldt-Krankheit ist eine subakute degenerative Erkrankung des zentralen Nervensystems. Ursache ist ein übertragbares Virus. Das Virus läßt sich nicht medikamentös inaktivieren. Es kommt zu keiner erkennbaren Immunantwort [13]. Eine zuverlässige Inaktivierung des Virus kann jedoch durch Sterilisation mit Dampf, Äthylenoxid und Natriumhypochlorid erreicht werden.

Erkrankte Personen entwickeln eine progressive präsenile Demenz. Der Tod tritt meist innerhalb von 6 Monaten nach Ausbruch der Krankheit ein. Der Kontakt mit Körperflüssigkeiten von Patienten, die sich im Rahmen der Diagnostik einer unbekannten zentralnervösen Erkrankung einer Hirnbiopsie unterzogen haben, sollte vermieden werden. Außerdem sollten Proben von solchen Patienten entsprechend beschriftet werden. Operationsinstrumente, die bei diesen Patienten gebraucht worden sind, sollten besonders sorgfältig sterilisiert werden, um eine Übertragung des Virus zu vermeiden. Trotz dieser Bedenken handelt es sich um eine nur mäßig kontagiöse Erkrankung. Es besteht daher kein Anlaß, sich von der Behandlung dieser Patienten und der Durchführung einer Narkose zu distanzieren [13].

## 29.13 Virushepatitis (vgl. Kapitel 19)

## 29.14 Virale Darmerkrankungen

Virale Darmerkrankungen sind nach den banalen Erkältungskrankheiten die zweithäufigste Erkrankungsursache beim Menschen. Für symptomatische Darmerkrankungen sind meistens Rota-, Hepatitis A- und Hepatitis B- Viren sowie das Norwalk-Agens verantwortlich. Bei Kindern sind Rota-Viren eine wichtige Ursache für Diarrhoen. Das Norwalk-Agens führt typischerweise bei Kindern und Erwachsenen während der Wintermonate zu Erbrechen und Diarrhoen.

Zu den Enteroviren werden außerdem die Echoviren und die Coxsackieviren gerechnet. Diese Viren werden vor allem fäkal-oral übertragen, nur sehr selten aerogen. Ernsthafte Erkrankungen sind selten, jedoch können diese Viren gelegentlich eine aseptische Meningitis, Pneumonie, Perikarditis und Myokarditis verursachen. Anhand epidemiologischer Studien scheint ein Zusammenhang zwischen Coxsackievirusinfektionen und Diabetes mellitus zu bestehen.

## 29.15 AIDS (acquired immunodeficiency syndrome)

AIDS ist kein eigenständiges Krankheitsbild. Dieses Krankheitsbild ist vielmehr Folge verschiedener opportunistischer Infektionen und bösartiger Tumoren, die durch eine generalisierte Schwächung des Immunsystems bedingt sind [23]. Diese Immunschwäche wird durch eine Infektion der T-Helfer-Lymphozyten mit einem Retrovirus ausgelöst. Dieses Virus wird nach neuerer Nomenklatur als HIV (human immunodeficiency virus) bezeichnet (nach älterer Nomenklatur: HTLV III, human T-cell lymphotropic virus und LAV, lymphadenopathy virus), [24]. Dieses Virus redupliziert sich ausnahmslos in den T-Lymphozyten und zerstört sie. Dadurch ist das Immunsystem nicht mehr in der Lage, mit einer Reihe von Infektionen und neoplastischen Erkrankungen fertigzuwerden. Zusätzlich zu den Patienten, die manifest an AIDS erkrankt sind, wird geschätzt, daß es noch Hunderttausende asymptomatischer HIV-Träger gibt. Diese Gruppe stellt eine große Infektionsgefahr für andere Menschen dar.

### 29.15.1 Übertragungsmodus

Da das HIV vorrangig Lymphozyten befällt, sind hohe Viruskonzentrationen in lymphozytenhaltigen Sekreten, wie z.B. Samenflüssigkeit, Vaginalsekret und Blut zu finden. Die Übertragung des HIV wird durch sexuellen Kontakt (besonders zwischen Homosexuellen), durch andere Körpersekrete und durch Transfusion von Blut oder Blutprodukten (vor allem von Faktor-VIII-Konzentraten) verursacht [24, 25]. Daher sind Personen wie Homosexuelle mit häufigem Partnerwechsel, Drogenabhängige, die das Spritzbesteck untereinander weiterreichen und vor allem solche Bluter, die Faktor-VIII-Konzentrate benötigen, besonders gefährdet. Über 90% aller an AIDS erkrankten erwachsenen Patienten sind Männer, 70% davon sind homo- oder bisexuell [26]. 15% der erkrankten Männer und 51% der betroffenen Frauen sind heterosexuelle Drogenabhängige. Patienten, die an Hämophilie oder anderen Gerinnungsstörungen leiden, machen 1% aller AIDS-Fälle aus. 2% aller AIDS-Kranken sind aufgrund von Bluttransfusionen erkrankt. Im Bereich von Schleimhautverletzungen kommt es leicht zum Eintritt von HIV. Besonders die empfindliche Rektumschleimhaut kann beim Analverkehr verletzt und zur Eintrittspforte für das HIV werden. AIDS kann auch durch heterosexuelle Kontakte übertragen werden. Ebenso ist eine Übertragung von der Mutter auf das ungeborene Kind möglich. Dennoch scheint HIV nicht so leicht bei einem einmaligen heterosexuellen Kontakt übertragbar zu sein wie andere Geschlechtskrankheiten, z.B. Gonorrhoe und Syphilis. Auch das Hepatitis B-Virus ist viel infektiöser als das HIV. Bisher sind keine Fälle von aerogener Übertragung beschrieben worden. Sehr unwahrscheinlich ist auch die Übertragung auf medizinisches Personal, sogar nach versehentlichem Kontakt mit infiziertem Blut [27]. Viele Körperflüssigkeiten wie Speichel, Tränen, Urin und Liquor enthalten Lymphozyten. Übertragungen durch diese Körperflüssigkeiten wurden bisher noch nicht beschrieben.

Der sicherste Schutz gegen eine weitere Ausbreitung von AIDS ist die Entwicklung eines Impfstoffes [23]. Da mehrere HIV-Stämme existieren könnten, muß ein Impfstoff gefunden werden, der ein Antigen sämtlicher HIV-Stämme enthält. Das Übertragungsrisiko durch Bluttransfusionen könnte verringert werden, falls Personen aus Risikogruppen von sich aus das Blutspenden unterlassen würden. Seit März 1985 werden alle Blutkonserven und Blutprodukte serologisch auf HIV-Antikörper untersucht [28]. Der angewandte ELISA-Test (enzyme-linked immune sorbent assay) hat eine hohe Spezifizität, so daß die Gabe von Blutkonserven oder Blutprodukten infizierter Spender weitgehend ausgeschlossen werden kann [29]. Es muß aber beachtet werden, daß der Test in der Frühphase unsicher ist, wenn zwar das Virus vorhanden ist, Antikörper aber noch nicht vorliegen, also noch keine serologische Konversion stattgefunden hat [30]. Durch eine Hitzebehandlung von Faktor-VIII-Konzentraten kann die Übertragungsgefahr auf diesem Weg verringert werden. Weitere richtige Maßnahmen, um die Ausbreitung von AIDS zu verringern, sind eine Änderung der Sexualpraktiken, eine Einschränkung des intravenösen Drogenmißbrauchs und der Gebrauch von Kondomen [24].

Das HIV kann über längere Zeit außerhalb des Wirtsorganismus überleben. Dennoch ist das HIV ziemlich empfindlich gegenüber den üblichen Desinfektionsmitteln, Natriumhypochlorit und geringen Hitzeeinwirkungen (10 Minuten bei etwa 56°C). Die üblichen Sterilisationsmethoden wie Äthylenoxid, Dampf und kochendes Wasser töten das HIV ab.

### 29.15.2 Symptome

Das Immunsystem wird durch den selektiven Befall der T-Lymphozyten gestört. Dies führt zu Infektionen mit opportunistisch-pathogenen Keimen wie z.B. Protozoen, Würmern, Pilzen, Bakterien und Viren. Die häufigste lebensbedrohliche Infektion durch opportunistisch-pathogene Keime ist eine Pneumonie durch Pneumocystis carinii. Das häufigste Malignom bei AIDS-Patienten ist das Kaposi-Sarkom. Weitere opportunistische Infektionen sind Soor-Ösophagitis, Zytomegalieinfektionen, Kryptokokkose und chronischer Herpes simplex. Es liegt eine Lymphopenie vor, und das Verhältnis der T-Helfer-Lymphozyten gegenüber den T-Suppressor-Lymphozyten ist vermindert. Da eine verringerte Immunantwort auf Polysaccharide und Proteinantigene vorliegt, muß neben der Immunschwäche der T-Lymphozyten auch eine erworbene Immunschwäche der B-Lymphozyten vorliegen.

Störungen des zentralen Nervensystems treten in über 50% der Fälle auf und reichen von Apathie und psychomotorischer Verlangsamung bis hin zur vollausgeprägten superakuten Enzephalitis und Demenz [23]. Unspezifische Symptome sind Gewichtsverlust, chronische Diarrhoe, Mattigkeit, idiopathische Thrombozytopenie und Anämie. Neben dem Vollbild von AIDS können eine Reihe milderer Symptome, wie flüchtige mononukleoseähnliche Symptome mit Fieber, Müdigkeit und Gewichtsverlust oder eine persistierende generalisierte Lymphadenopathie auftreten. Es gibt keine genauen Schätzungen darüber, wieviel Prozent der Patienten mit solch leichten Symptomen schließlich doch am Vollbild von AIDS erkranken.

Werden durch den «enzyme-linked immuno sorbent assay» (ELISA) Antikörper gegen HIV gefunden, dann ist es ziemlich sicher, daß der Patient mit dem Virus infiziert ist und es vermutlich noch beherbergt. Um die Zuverlässigkeit zu erhöhen, wird bei positivem ELISA-Test zusätzlich ein Western-Blot-Test (Immunoblot-Test) durchgeführt. Die Sensitivität beider Tests beträgt über 99%. In der Regel bilden sich infizierte Antikörper gegen das Virus innerhalb von 6–12 Wochen nach der Infektion (serologische Konversion). Ein positiver Antikörpertest bedeutet nicht, daß die Person an AIDS erkrankt ist oder in Zukunft Symptome entwickeln wird. Es wird geschätzt, daß weniger als 20% der Personen, die sich mit dem Virus infiziert haben, an dem Vollbild von AIDS erkranken werden. Der Antikörpertest wird hauptsächlich als Screening-Test für Blut und Plasma, das zur Transfusion oder zur Herstellung von Blutprodukten bestimmt ist, angewendet.

Die Inkubationszeit für das Krankheitsbild AIDS kann 7 Jahre oder länger betragen [28]. Eine durch Bluttransfusion übertragene AIDS-Erkrankung hat eine durchschnittliche Inkubationszeit von 27 Monaten [31].

Die Mortalität in den ersten 2 Jahren nach Diagnosestellung liegt bei 70%. Meist tritt der Tod durch eine foudroyant verlaufende Sepsis oder durch ein unkontrolliertes Tumorwachstum mit Kräftezerfall ein.

### 29.15.3 Medikamentöse Behandlung

Orale Gabe von Zidovudin (Azido-Hymidin, AZT) hemmt die Replikation einiger Retroviren, einschließlich des HIV. Die Gefahr opportunistischer Infektionen in Verbindung mit AIDS kann so verringert werden. Nach Glukuronidierung in der Leber wird dieses Medikament vor allem über die Niere ausgeschieden. Medikamente wie Probenecid, Paracetamol, Acetylsalicylsäure und Indomethacin können die Glukuronidierung von Zidovudin kompetitiv hemmen. Bei der Behandlung mit Zidovudin können eine Anämie und Granulozytopenie auftreten. Darauf ist besonders bei langfristiger Therapie zu achten, oder falls schon vor Beginn der Behandlung erniedrigte Erythrozyten- und Leukozytenwerte vorliegen. Blutbildkontrollen sind in 14-tägigen Intervallen durchzuführen. Eine begleitende Therapie mit nephrotoxischen Medikamenten oder Medikamenten, die die Erythrozyten- und Leukozytenproduktion beeinflussen, können das Risiko einer Zidovudin-Toxizität erhöhen.

### 29.15.4 Narkoseführung

Der Anästhesist muß davon ausgehen, daß jeder Patient mit HIV infiziert sein könnte oder an einer anderen, durch Blut übertragbaren Erkrankung leidet [27, 32]. Daher sind geeignete Sicherheitsmaßnahmen wie Handschuhe, Gesichtsmasken und Augenschutz zu empfehlen, um bei invasiven Eingriffen, wie dem Legen venöser Katheter oder der endotrachealen Intubation einen Kontakt mit Blut und Körperflüssigkeiten zu vermeiden. Besonders in Notfallsituationen ist an diese Vorsichtsmaßnahmen zu denken, da hierbei das Risiko eines Blutkontaktes sehr groß und der Infektionsstatus des Patienten unbekannt ist. Obwohl eine Übertragung durch Speichel nicht bekannt ist, sollte auf eine direkte Mund-zu-Mund-Beatmung möglichst verzichtet werden und dort, wo eine notfallmäßige Beatmung auftreten kann, sollten die nötigen Ausrüstungen (Mundstück und Beatmungsbeutel) griffbereit sein. Nach Gebrauch sollten Injektionsnadeln nicht wieder in eine Schutzhülle gesteckt werden, da es gerade hierbei leicht zu Verletzungen kommen kann. Krankenhauspersonal mit oberflächlichen Hautverletzungen (Hautschnitte, Dermatitis, Akne) sollte beim Umgang mit AIDS-Patienten darauf achten, daß diese Läsionen bedeckt sind. Hände und andere kontaminierte Oberflächen sollten nach versehentlichem Kontakt mit infiziertem Blut und Sekret sofort abgewaschen werden. Es konnte nicht gezeigt werden, daß Schutzkleidung, Mützen oder gar eine strikte Isolierung dieser Patienten sinnvoll sind. Der Transport in den Operationsbereich kann auf dem üblichen Weg durch das normale Krankenhauspersonal erfolgen. Masken sollten von den Patienten nur zum Selbstschutz vor opportunistischen Infektionen getragen werden.

Obwohl es keine Hinweise darauf gibt, daß der Respirationstrakt einen Übertragungsweg für HIV darstellt, kann das Narkosegerät durch bluthaltiges Trachealsekret kontaminiert werden. Es kann zwar davon ausgegangen werden, daß die routinemäßig durchgeführte Sterilisation das HIV abtötet, dennoch scheint es sinnvoll zu sein, daß für Schläuche, $CO_2$-Absorber und Beatmungsbeutel Einwegartikel verwendet werden. Laryngoskope oder andere nichtwegwerfbare Gegenstände, die mit Schleimhäuten, Blut oder Sekret infizierter Patienten in Berührung gekommen sind, sollten streng von sauberen Gerätschaften ferngehalten und anschließend mit Seife und Wasser gewaschen und einer entsprechenden Gas- oder Dampfsterilisation oder einer adäquaten Desinfektion zugeführt werden [32]. Die Operateure sollten Wegwerftücher und Einwegkittel verwenden, die wie anderes kontaminiertes Material entsorgt werden können. Gewonnenes Untersuchungsmaterial ist besonders zu kennzeichnen. Die Instrumente werden wie gewöhnlich sterilisiert, der Raum mit einer 1:10 verdünnten Lösung von Natriumhypochlorid gesäubert. Hierdurch wird das HIV abgetötet. Es sollte darauf geachtet werden, daß unverdünntes Natriumhypochlorid nicht verschüttet wird, da sich bei Kontakt mit Eiweiß (z. B. in getrocknetem Blut) Dämpfe bilden.

Welche Medikamente zur Anästhesie, welche Anästhesietechniken und welches Monitoring gewählt werden, hängt von den Symptomen der AIDS-Erkrankung und den begleitenden opportunistischen Infektionen ab. Unter Umständen ist z. B. bei einer durch Pneumocystis carinii bedingten Pneumonie die Oxygenierung vermindert.

Auch eine Unterernährung oder eine Hypovolämie können vorliegen. Aufgrund der chronischen Infektionen ist mit einer Anämie zu rechnen. Beim Legen venöser oder arterieller Zugänge und bei der endotrachealen Intubation muß sorgfältig darauf geachtet werden, daß es zu keiner bakteriellen Kontamination kommt. Postoperativ sollten diese Patienten im Aufwachraum genauso wie andere Patienten mit infektiösen Erkrankungen betreut werden. Pflegepersonen, die einen AIDS-Patienten betreuen, sollten nicht gleichzeitig noch andere Patienten versorgen.

Bei der kardiopulmonalen Wiederbelebung ist die direkte Mund-zu-Mund-Beatmung zu vermeiden. Der sofortige Einsatz von Beatmungsgeräten und eine endotracheale Intubation sind angezeigt. Genauso wie im Operationssaal und im Aufwachraum, sollten hierbei Gesichtsmaske, Handschuhe und Augenschutz getragen werden.

Verletzt sich ein medizinischer Mitarbeiter mit einer kontaminierten Nadel, sollten serologische Tests durchgeführt werden [32]. Fällt der Test initial negativ aus, dann sollte sich der Betreffende alle 6 Wochen einem weiteren Test unterziehen, um eine Serokonversion festzustellen, die meistens nach 6–12 Wochen auftritt. Zusätzlich sollte der Betroffene über die Risiken der Infektion und der möglichen Übertragung auf andere aufgeklärt werden. Außerdem sollte der Betroffene beruhigt werden, daß die Übertragung durch einen einzelnen Nadelstich unwahrscheinlich ist [27].

## 29.16 Nosokomial-Infektionen

Unter Nosokomial-Infektionen werden Infektionen verstanden, die während des Krankenhausaufenthaltes auftreten. Häufige Ursachen sind z. B. Infektionen des harnableitenden Systems (durch Escherichia coli), des Respirationstraktes (durch Klebsiella pneumoniae, Pseudomonas aeruginosa) und chirurgische Operationswunden. Nosokomial-Pneumonien stellen eine wichtige Ursache für die Morbidität und Mortalität hospitalisierter Patienten dar. Sie sind die Ursache für ungefähr 15% aller im Krankenhaus erworbenen Infektionen. Nosokomial-Infektionen sind häufig therapieresistent gegen Antibiotika. In den Krankenhäusern kommt es oft zur Übertragung von Viren. Die meisten dieser Infektionen betreffen den Respirationstrakt. Das Krankenhauspersonal spielt bei der Übertragung bakterieller und viraler Infektionen eine große Rolle. Durch sorgfältige Händedesinfektion nach Kontakt mit einem Patienten kann das Risiko eines solchen Übertragungsmodus deutlich vermindert werden. Auch durch den Gebrauch von Gummihandschuhen können sowohl Patienten als auch Krankenhauspersonal geschützt werden.

## 29.17 Narkoseausrüstung

Inwieweit eine bakterielle Kontamination von Narkoseapparaten und Narkoseausrüstung für die Entstehung pulmonaler Infektionen und Kreuzinfektionen zwischen den einzelnen Patienten von Bedeutung ist, wird kontrovers diskutiert [33]. Es wird angenommen, daß die Anästhesieausrüstung eine mögliche Quelle für bakterielle Kontaminationen der Patienten darstellt. Aufgrund dieser Annahme wurden für das Kreissystem Einwegartikel sowie integrierte Bakterienfilter empfohlen. Jedoch selbst bei deren regelmäßigem Gebrauch war es – im Vergleich zu Patienten, bei denen ein normales Kreissystem ohne Bakterienfilter verwendet wurde – nicht möglich, die postoperative Pneumonierate oder die Inzidenz anderer Infektionen zu senken. Selbst wenn bei Patienten, die mit gramnegativen Bakterien kolonisiert sind, eine Narkose durchgeführt wird, kommt es zu keiner signifikanten bakteriellen Kontamination des Narkoseapparates [34]. Aufgrund dieser Beobachtungen ist zu vermuten, daß eine übliche hygienische Grundreinigung des Narkosegerätes ausreicht, um zu verhindern, daß es durch das Narkosegerät zu Kreuzinfektionen und Nosokomial-Infektionen kommt. Außerdem konnte gezeigt werden, daß Bakterien nicht in der Lage sind, in einem mit einem volatilen Anästhetikum gefüllten Verdampfer zu überleben [35].

Welche Rolle die Anästhesieausrüstung bei der Übertragung viraler Erkrankungen spielt, ist nicht klar. Die aerogene Übertragung der sich intrazellulär vermehrenden Viren scheint jedoch weniger wahrscheinlich als eine Übertragung der sich extrazellulär vermehrenden Bakterien [13]. Durch einen hohen Feuchtigkeitsgehalt im Kreissystem wird die Inaktivierung von Viren beschleunigt. Außerdem können anästhetische Konzentrationen halogenierter volatiler Anaesthetika die Replikation von Viren hemmen [36].

## 29.17.1 Bakteriämien durch gramnegative Keime

Etwa die Hälfte aller primär nosokomialen Bakteriämien werden durch gramnegative Bakterien verursacht. Die häufigsten Symptome gramnegativer Bakteriämie sind Fieber, Schüttelfrost und Leukozytose. Ein Blutdruckabfall tritt in der Regel nicht auf. Bei älteren, geschwächten oder immunsupprimierten Patienten sind Schüttelfrost und Fieber unter Umständen nicht so ausgeprägt.

## 29.18 Septischer Schock

Ein septischer Schock tritt meist nach Verletzungen oder operativen Eingriffen im Bereich des Urogenitaltraktes auf. Aggressive onkologische Chemotherapien, immunsuppressive Therapien nach Organtransplantationen und der Einsatz von Endoprothesen sind mit dafür verantwortlich, daß Bakteriämien immer häufiger auftreten. Ungefähr 70 % der Fälle lassen sich auf gramnegative Keime zurückführen. Der septische Schock kann unterteilt werden in eine frühe (hyperdyname) und spätere (hypovolämische) Phase (Abb. 29.1), [37, 38].

### 29.18.1 Frühe (hyperdyname) Phase

Die frühe (hyperdyname) Phase des septischen Schocks ist durch Blutdruckabfall, erniedrigten peripheren Gefäßwiderstand und erhöhtes Herzminutenvolumen gekennzeichnet. Häufig treten Fieber und Hyperventilation auf. Es wird angenommen, daß die Vasodilatation durch ein Endotoxin aus den Zellwänden der Bakterien verursacht wird. Das Endotoxin fungiert als antigener Stimulus und führt zur Freisetzung vasoaktiver Substanzen wie Histamin und Bradykinin. Diese Phase kann bis zu 24 Stunden dauern.

### 29.18.2 Späte (hypovolämische) Phase

In der späten (hypovolämischen) Phase des septischen Schocks ist das Herzminutenvolumen verringert. Vermutlich aufgrund des erniedrigten Herzminutenvolumens und einer Dilatation der peripheren Gefäße (wodurch es zu Shunts in den Geweben kommt), fällt die Gewebsoxygenierung ab. Es wird angenommen, daß es aufgrund einer Schädigung der glatten Gefäßmuskulatur zu einem ausgeprägten Flüssigkeitsverlust mit intravasalem Volumenmangel kommt. Charakteristischerweise tritt eine Oligurie auf. Ein schwerer septischer Schock wird stets von hämatologischen Störungen begleitet. Typischerweise dann tritt eine Thrombozytopenie, ein Abfall des Quick-Werts und eine Verlängerung der partiellen Thromboplastinzeit auf. Eine Erhöhung der Konzentration an Fibrinspaltprodukten weist auf eine disseminierte intravasale Gerinnung hin.

### 29.18.3 Diagnostik

Ein starker Blutdruckabfall bei gleichzeitiger peripherer Vasodilatation legt die Diagnose «septischer Schock» nahe. Vor allem nach Operationen oder instrumentellen Manipulationen im Urogenitaltrakt sollte an einen septischen Schock gedacht werden. Als Symptome einer gramnegativen Bakteriämie können Veränderungen des Bewußtseinsgrades (z. B. Verwirrungszustände oder Desorientierung) auftreten. Bestimmungen des Herzminutenvolumens und des peripheren Gefäßwiderstands können die Diagnosestellung bereits in der frühen Phase erleichtern. Blutkulturen sind beweisend, müssen aber nicht immer positiv ausfallen.

### 29.18.4 Therapie

Die Behandlung eines septischen Schocks besteht in der intravenösen Gabe von Antibiotika und in einem Volumenersatz. Die antibiotische Therapie sollte sofort durchgeführt werden, nachdem Blut für Blutkulturen zur Bestimmung von Erreger und Resistenz abgenommen wurde. Zumeist werden zwei Antibiotika verabreicht, von denen eins gegen gramnegative, das andere gegen grampositive Bakterien wirkt. Clindamycin (Dosierung 25 mg pro kg Körpergewicht) wird bei grampositiven Keimen oft verabreicht. Gentamycin (Dosierung 5 mg pro kg Körpergewicht) wird dagegen bei einer gramnegativen Bakteriämie oft eingesetzt. Liegen die Ergebnisse der Blutkultur vor, können die Antibiotika gegebenenfalls entsprechend gewechselt werden. Eine großzügige Infusionstherapie ist nötig, um das intravasale Volumen wieder aufzufüllen. Für den Volumenersatz eignen sich zur Orientierung am besten die Füllungsdrucke im rechten und linken Vorhof sowie die Urinausscheidung. Das positiv inotrop wirkende Dopamin ist geeignet, gegebenenfalls Blutdruck und Nierenfunktion zu unterstützen.

Es wird angenommen, daß auch Endorphine beim septischen Schock eine Rolle spielen, denn im Tiermodell konnte durch Gabe von Naloxon eine Steigerung des endotoxinbedingt niedrigen Blutdrucks und eine Verringerung der Mortalität nachgewiesen werden. Auch nach intravenöser Gabe von 0,4–1,2 mg Naloxon trat bei Sepsispatienten häufig eine Erhöhung des Blutdrucks, eine Verbesserung des Bewußtseinsgrades, eine deutliche Zunahme des Herzminutenvolumens und ein geringer Abfall des systemischen Gefäßwiderstands auf [39]. Dies kann damit zusammenhängen, daß ACTH und Beta-Endorphin gemeinsam aus der Hypophyse freigesetzt werden (beide werden aus einer gemeinsamen Vorstufe, dem $\beta$-Lipotropin gebildet). Es wird angenommen, daß $\beta$-Endorphine eine

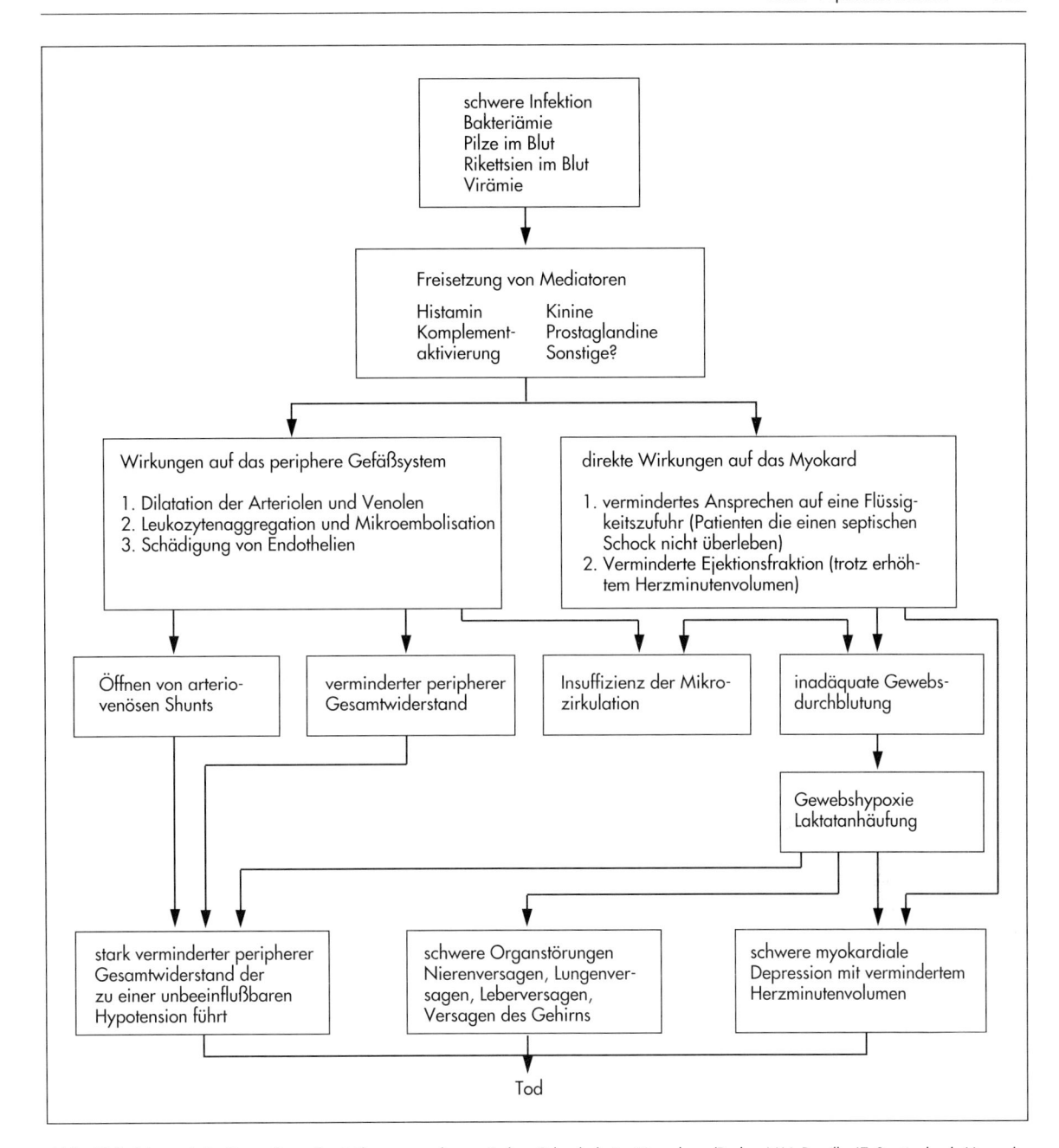

**Abb. 29.1:** Schematische Darstellung der Pathogenese des septischen Schocks beim Menschen. (Parker MM, Parrillo JE. Septic shock. Hemodynamics and pathogenesis. JAMA 1983; 250:3324–7. Copyright 1983, American Medical Association)

Vasodilatation erzeugen, die mit Naloxon antagonisiert werden kann. Vermutlich hemmen hohe Kortikosteroiddosen die Freisetzung von β-Endorphin und von ACTH. Ist diese Annahme richtig, dann können hohe Kortikosteroiddosen bei der Behandlung eines septischen Kreislaufversagens sinnvoll sein, falls die Ursache eine Endorphinfreisetzung ist. Die Gabe hoher Dosen von Methylprednisolon oder auch anderer Kortikosteroide hat sich jedoch bisher nicht als vorteilhaft bei der Behandlung des septischen Schocks erwiesen und kann daher nicht als sinnvolle Zusatztherapie empfohlen werden [40].

Um die Bakteriämie zu behandeln, kann es notwendig werden, operativ einzugreifen. Bei Patienten mit einem septischen Schock ist kein bestimmtes Anästhetikum als besonders vorteilhaft zu bezeichnen. Bei Versuchstieren mit einem hämorrhagischen Schock konnte jedoch gezeigt werden, daß bei Gabe von Ketamin weniger Schädigungen an den Bauchorganen auftraten und daß die Überlebenschance höher war, als bei solchen Tieren, die mit Inhalationsanästhetika narkotisiert wurden [41]. Dagegen zeigt ein anderer Tierversuch, daß die ketaminbedingte periphere Vasokonstriktion die periphere Gewebsdurchblutung gefährdet, was sich darin äußert, daß sich ein metabolische Azidose entwickelt [42]. Trotz dieser widersprüchlichen Untersuchungen legen klinische Erfahrungen nahe, daß Ketamin zur Narkoseeinleitung bei Notfallpatienten mit einer Hypovolämie aufgrund einer Bakteriämie gut geeignet ist.

## 29.19 Infektiöse Endokarditis

Die infektiöse Endokarditis ist eine mikrobiell bedingte Infektion, die zu einer Besiedelung von Herzklappen oder Endokard führt. In fast 50 % der Fälle sind hierfür Streptokokken verantwortlich zu machen. Selten sind gramnegative Bakterien und Pilze die Ursache. Trotz verbesserter antibiotischer Therapie sind die Morbidität und Mortalität bei diesem Krankheitsbild noch hoch.

### 29.19.1 Prädisponierende Faktoren

Einer bakteriellen Endokarditis muß eine Bakteriämie vorausgegangen sein. Zahnbehandlungen mit Verletzungen des Zahnfleisches sowie Operationen oder instrumentelle Manipulationen der oberen Luftwege, der Gallenblase, des unteren Gastrointestinaltrakts oder des Urogenitaltrakts sind z. B. operative Eingriffe, bei denen eine flüchtige Bakteriämie zu erwarten ist. Auch ein intravenöser Drogenmißbrauch oder ein langliegender Venenverweilkatheter, wie dies bei der parenteralen Ernährung der Fall ist, können zu Bakteriämien führen. Das größte Risiko, im Rahmen einer Bakteriämie an einer infektiösen Endokarditis zu erkranken, haben Patienten mit einer künstlichen Herzklappe. Auch Patienten mit erworbenen oder angeborenen Herzfehlern, die zu Turbulenzen des Blutflusses führen, sind gefährdet. Z. B. kommt es bei Mitral- und Aortenklappeninsuffizienz, bikuspidaler Aortenklappe und einem Ventrikelseptumdefekt (z. B. im Rahmen einer Fallotschen Tetralogie) zu einer turbulenten Blutströmung; daher besteht hierbei eine erhöhte Gefahr einer infektiösen Endokarditis. Für Patienten mit Aorten- oder Pulmonalklappenstenosen ist die Gefahr geringer. Patienten mit einer Mitralklappenstenose oder einem Vorhofseptumdefekt erkranken nur selten an einer infektiösen Endokarditis.

### 29.19.2 Antibiotikaprophylaxe

Vor operativen Eingriffen mit der Gefahr einer Bakteriämie ist bei gefährdeten Patienten eine prophylaktische Antibiotikagabe zu empfehlen (Tab. 29.2). Auch

**Tab. 29.2:** Eingriffe, für die bei prädisponierten Patienten eine Antibiotikaprophylaxe empfohlen wird

| |
|---|
| Zahnärztliche Eingriffe, bei denen es zu Zahnfleischbluten kommt |
| Operationen oder Manipulationen am Respirationstrakt, bei denen es zu einer Verletzung der Schleimhaut kommt |
| Tonsillektomie und Adenotomie |
| nasotracheale Intubation |
| Bronchoskopie |
| Instrumentelle Eingriffe im Gastrointestinal- oder Urogenitaltrakt |
| Kardiochirurgie |
| nicht-kardiochirurgische Operationen bei Patienten mit Gefäßprothesen oder künstlichen Herzklappen |
| Operationen in infiziertem Gewebe |

wenn kein Herzfehler bekannt ist, muß bei einem diastolischen Herzgeräusch mit einer organischen Herzerkrankung gerechnet werden, und es ist eine perioperative prophylaktische Antibiotikagabe durchzuführen. Patienten, die wegen eines früheren rheumatischen Fiebers unter ständiger antibiotischer Therapie stehen, sollten zusätzlich Antibiotika erhalten. Die zur Prophylaxe eines rheumatischen Fiebers verabreichten Antibiotikadosierungen sind vermutlich nicht ausreichend, um eine infektiöse Endokarditis zu verhindern.

Zur Prophylaxe der bakteriellen Endokarditis werden normalerweise bakterizide Antibiotika eingesetzt. Um einen ausreichenden Schutz bieten zu können, muß mit der prophylaktischen Antibiotikatherapie schon vor dem Eingriff begonnen werden, denn das Medikament muß bereits im Blut und auch im Gewebe vorhanden sein. Die Antibiotikatherapie muß für 48 – 72 Stunden nach dem Eingriff fortgeführt werden. Eine spezifische Antibiotikatherapie sollte diejenigen Bakterien erfassen, mit deren Einschwemmung in die Blutbahn während eines Eingriffes am wahrscheinlichsten zu rechnen ist (Tab. 29.3).

**Tab. 29.3:** Endokarditisprophylaxe

| Eingriff | Erreger | Antibiotika Standardmedikation | Antibiotika* bei Penicillinallergie | künstliche Herzklappe |
|---|---|---|---|---|
| zahnärztliche Eingriffe Tonsillektomie Adenektomie nasotracheale Intubation Bronchoskopie | α-hämolysierende Streptokokken | Penicillin | Vancomycin oder Erythromycin | Penicillin und Streptomycin |
| Cholezystektomie | Enterokokken (Streptokokkus faecalis) | Penicillin oder Ampicillin und Gentamycin oder Streptomycin | Vancomycin | Standardmedikation |
| Herzchirurgie | Staphylokokken | penicillinase-resistente Penicilline oder Cephalosporine | Standardmedikation | Standardmedikation |

* i.v. – oder i.m. – Gabe 30–60 Minuten vor Operationsbeginn

### α-hämolysierende Streptokokken

Bei Zahnbehandlungen und operativen Eingriffen im oberen Respirationstrakt ist am ehesten mit dem Eintritt von α-hämolysierenden Streptokokken in die Blutbahn zu rechnen. Penicillin ist gegenüber diesen Keimen hochwirksam (Tab. 29.3). Liegt eine Penicillinallergie vor, wird Vancomycin oder Erythromycin verabreicht. Eine Kombination von Penicillin und Streptomycin wird für Patienten mit künstlichen Herzklappen empfohlen, da sie hochgefährdet sind.

### Enterokokken

Enterokokkenbakteriämien treten vor allem nach Eingriffen an der Gallenblase, dem unteren Gastrointestinaltrakt oder dem Urogenitaltrakt auf. Bakteriämien durch gramnegative Keime können bei diesen Eingriffen ebenso auftreten, jedoch wird durch sie relativ selten eine Endokarditis verursacht. Daher ist es ausreichend, eine Prophylaxe gegenüber Enterokokken durchzuführen (Tab. 29.3).

### Staphylokokken

Nach Operationen im kardiopulmonalen Bypass können Bakteriämien auftreten, die zumeist durch Staphylokokken bedingt sind. Wirksame Medikamente sind penicillinase-resistente Penicilline und Cephalosporine (Tab. 29.3).

### 29.19.3 Klinische Symptome

Eine bakterielle Endokarditis muß bei Patienten mit Herzgeräuschen, Anämie und Fieber in Erwägung gezogen werden, vor allem dann, wenn eine vorbestehende Herzerkrankung bekannt ist und/oder ein operativer Eingriff durchgeführt wurde. Systemische Embolisationen, die unter Umständen auch zu zerebralvaskulären Verschlüssen und einer Hämaturie führen, können durch eine Streuung abgesprengter bakterieller Vegetationen von den Herzklappen bedingt sein. Eine Herzinsuffizienz ist die häufigste kardiale Komplikation. Eine akute Aorten- oder Mitralklappeninsuffizienz kann durch eine Schädigung oder Perforation der Herzklappensegel bedingt sein. Auch bei Papillarsehnenabrissen kann es zu einer Mitralklappeninsuffizienz kommen. Überleitungsstörungen können auf eine Ausbreitung der Infektion auf das Ventrikelseptum hinweisen, und Herzrhythmusstörungen, wie z.B. ventrikuläre Extrasystolen, können durch eine Myokarditis bedingt sein.

Bei einer nicht beherrschbaren Herzinsuffizienz muß ein operativer Herzklappenersatz durchgeführt werden. Am besten ist es, diesen Eingriff so lange hinauszuzögern, bis hohe Dosen entsprechender Antibiotika gegeben worden sind, um so die Wahrscheinlichkeit einer Infektion der neuen Herzklappe zu verringern.

## 29.20 Infektionen der oberen Luftwege

Bakterielle Infektionen der oberen Luftwege treten oft nach Prozessen auf, die die normalen Widerstandskräfte geschwächt haben. Z.B. kann es durch eine verringerte Aktivität der Flimmerhärchen und einen abgeschwächten Hustenreflex zu einer Verschlechterung der Sekret-Clearance aus der Lunge kommen. Oft sind virale Infektionen der Atemwege die Ursache für ein geschwächtes Abwehrsystem.

### 29.20.1 Sinusitis

Typisch für die akute Sinusitis sind Nasenausfluß, Fieber, Leukozytose und Schmerzen im Gesicht, besonders wenn sich der Patient nach vorne lehnt. Bei traumatisierten Patienten kann es durch Eingriffe im Nasopharynx (nasotracheale Intubation, Legen einer Magensonde, Nasentamponade) zu einer Sinusitis kommen [43]. Ebenso können Nasenpolypen oder eine Septumdeviation eine Sinusitis begünstigen, falls dadurch der Abfluß aus den Nasennebenhöhlen behindert wird. Während Erwachsene meist an einer Sinusitis maxillaris oder frontalis erkranken, tritt im Kindesalter zumeist eine Sinusitis ethmoidalis auf. Schmerzen und Empfindlichkeit über den Wangen deuten auf eine Sinusitis maxillaris hin. Dieser Schmerz wird den Zähnen zugeschrieben. Hingegen führt eine Sinusitis frontalis zu Schmerzen und Empfindungsstörungen über der Stirn. Patienten mit einer Sinusitis ethmoidalis berichten typischerweise von Schmerzen hinter der Orbita.

Eine akute Sinusitis spricht sehr gut auf abschwellende Nasentropfen und Analgetika an. Die meisten Patienten benötigten keine Antibiotika. Falls eine Sinusitis (entweder über venöse Verbindungen oder über die Knochen) zu einer intrakraniellen Ausbreitung der Infektion führt, ist eine Behandlung mit hohen Antibiotikadosen und eine operative Drainage notwendig.

### 29.20.2 Otitis media

Eine Otitis media entsteht, falls es zu einer Bakterienverschleppung aus dem Nasopharynx in das normalerweise sterile Mittelohr kommt. Die häufigsten Erreger einer eitrigen Otitis media sind Pneumokokken, der zweithäufigste Erreger ist der Haemophilus influenzae. Die Diagnose wird anhand des vorgewölbten Trommelfells und der verstrichenen knöchernen Strukturen gestellt. Die Behandlung erfolgt durch Analgetika, abschwellende Nasentropfen und Antibiotika. Die Heilung wird durch eine Parazentese nicht beschleunigt. Diese ist jedoch bei Patienten mit zunehmender Schwerhörigkeit indiziert, oder falls die medikamentöse Therapie nicht anschlägt. Früher war eine akute Mastoiditis eine häufige Folge der Otitis media. Durch den routinemäßigen Antibiotikaeinsatz ist sie heute selten geworden.

Eine seröse Otitis media unterscheidet sich von der eitrigen Form dadurch, daß Fieber und Schmerzen fehlen. Im Gegensatz zur eitrigen Otitis media ist das Trommelfell hierbei eingezogen und die knöchernen Strukturen bleiben erkennbar.

Bei einer chronischen Otitis media kommt es typischerweise zu einem Hörverlust und zu einer Trommelfellperforation. Sowohl randständige als auch periphere Trommelfellperforationen können dagegen durch ein invasives Cholesteatom bedingt sein.

### 29.20.3 Pharyngitis

In der Regel wird eine Pharyngitis durch Viren ausgelöst. Bei bakterieller Genese sind in 20–30% aller Fälle Streptokokken der Gruppe A verantwortlich. Zur Unterscheidung zwischen einer viralen und bakteriellen Genese muß ein Rachenabstrich abgenommen werden. Pneumokokken und Staphylokokken verursachen keine Pharyngitis.

### 29.20.4 Peritonsillarabszeß

Als Komplikation einer Streptokokkentonsillitis kann ein Peritonsillarabszeß auftreten. Eine Dysphagie führt zu Speichelfluß, ein Ödem führt zu der charakteristischen kloßigen Sprache. Der weiche Gaumen ist geschwollen, eine Kieferklemme kann vorliegen. Die Behandlung erfolgt durch Antibiotika und operative Intervention.

### 29.20.5 Retropharyngeale Infektionen

Retropharyngeale Infektionen treten fast ausschließlich während der Kindheit auf, denn die Lymphknoten dieser Region atrophieren im Erwachsenenalter. Penicillin ist das Antibiotikum der ersten Wahl. Um eine Atemwegsverlegung oder eine Ausbreitung auf das Mediastinum zu verhindern, ist eine operative Drainage notwendig.

### 29.20.6 Angina Ludovici

Die Angina Ludovici ist eine Zellgewebsentzündung der submandibulären, sublingualen und submentalen Region. Sie wird meist durch Streptokokken verursacht und ist von Fieber und Ödemen begleitet, die sich rasch im vorderen Hals- und Mundbodenbereich ausbreiten. Durch eine Anhebung der Zunge ist der Schluckakt behindert, die Verlegung der oberen Atemwege kann eine letale Komplikation darstellen. Eine endotracheale Intubation kann unter Umständen unmöglich sein, so daß eine Tracheostomie zur Freihaltung der oberen Luftwege notwendig werden kann.

### 29.20.7 Epiglottitis

Die Epiglottitis ist eine rasch fortschreitende und eventuell letale Infektion der oberen Atemwege, die meist durch Haemophilus influenzae Typ B verursacht wird. Meist sind Knaben zwischen 2 und 6 Jahren von dieser Infektion betroffen (vgl. Kapitel 35).

## 29.21 Infektionen des Lungenparenchyms

Infektionen des Lungenparenchyms entwickeln sich typischerweise dann, wenn es zu einer Verringerung der Widerstandskräfte gekommen ist. Zu einer Schwächung der Abwehrkräfte kommt es besonders nach viralen Infektionen, denn hierdurch werden die physikalischen und chemischen Barrieren des normalerweise schützenden Schleimsekrets der Atemwege verändert. Das während der Wintermonate gehäufte Auftreten viraler Erkrankungen ist charakteristischerweise mit einem vermehrten Auftreten bakterieller Pneumonien verbunden.

Patienten mit chronisch obstruktiven Lungenkrankheiten sind auf Grund der erniedrigten mukoziliaren Transportrate und eines unzulänglichen Hustenreflexes besonders anfällig für bakterielle Infektionen der Lungen. Ebenso kann es bei Rauchern aufgrund des verminderten ziliaren Transports zu einer erhöhten Inzidenz pulmonaler Infektionen kommen.

### 29.21.1 Bakterielle Pneumonie

Bei Erwachsenen sind nach wie vor Pneumokokken die Haupterreger einer bakteriellen Pneumonie. Häufige Erreger sind auch Streptokokken. Zu einer Pneumokokkenpneumonie kommt es in der Regel durch Eintritt von Sekret aus dem Oropharynx in die Luftwege, das diese Bakterien enthält. Selten ist als Ursache eine Übertragung durch Tröpfcheninfektion. Häufig kommt es während des normalen Schlafes zum Eintritt von oropharyngealem Sekret in die Luftwege. Trotzdem ist eine bakterielle Pneumonie bei gesunden Patienten ungewöhnlich, da die Widerstandsmechanismen meist ausreichend sind. Dagegen kann z. B. bei Alkoholikern, Drogenabhängigen und neurologisch Erkrankten das Vigilanzniveau vermindert sein, wodurch es leichter zum Eintritt bakterienhaltigen Sekrets in die Luftwege und damit zur Pneumonie kommt. Eine bakterielle Pneumonie durch gramnegative Keime tritt meistens bei chronisch kranken und geschwächten Patienten auf, die bereits schon ans Bett gebunden sind.

#### Diagnostik und Behandlung

Eine bakterielle Pneumonie ist durch initialen Schüttelfrost, durch anschließenden plötzlichen Fieberanstieg und durch eine übermäßige Sputumproduktion gekennzeichnet. Eine segmentale Ausbreitung des Infektionsprozesses führt zur Bronchopneumonie. Ist mehr als ein Segment eines Lungenlappens oder sind mehrere Lungenlappen befallen, spricht man von einer Lobärpneumonie. Bei der lobären Hepatisation können die klassischen Organ- und Röntgenbefunde unter Umständen fehlen. Aufgrund einer Dehydratation können die normalerweise auf der Röntgen-Thoraxaufnahme erkennbaren Veränderungen maskiert sein. Bei einer bakteriellen Pneumonie ist eine polymorphkernige Leukozytose typisch, auch eine arterielle Hypoxämie kann in schweren Fällen auftreten. Die arterielle Hypoxämie wird dadurch verursacht, daß es aufgrund der mit entzündlichem Exsudat ausgefüllten Alveolen zu einem erhöhten intrapulmonalen Shuntvolumen kommt. Zur ätiologischen Diagnosestellung und entsprechenden Antibiotikaauswahl sind mikroskopische Sputumuntersuchungen, Bakterienkulturen und Resistenzprüfungen notwendig.

Neben einer Antibiotikatherapie muß eine verbesserte Sekret-Clearance angestrebt werden. Dies kann dadurch erreicht werden, daß Flüssigkeit zugeführt wird und die Atemluft und damit auch die Atemwege angefeuchtet werden.

#### Bakterielle und virale Genese

Wichtig ist es, zwischen bakterieller und nicht-bakterieller Pneumonie zu unterscheiden. Eine nicht-bakterielle Pneumonie, wie z.B. eine Mykoplasmenpneumonie tritt meist bei vorher gesunden und jungen Patienten auf. Im Gegensatz zur bakteriellen Pneumonie liegen bei einer nicht-bakteriellen Lungenerkrankung ein unproduktiver Husten und keine Leukozytose vor. Ist auf der Röntgen-Thoraxaufnahme ein interstitielles Infiltrat zu erkennen, so weist dies ebenfalls auf eine nicht-bakterielle Ätiologie hin.

#### Akute Bronchitis und Pneumonie

Eine akute Bronchitis wird von einer bakteriellen Pneumonie nur pathologisch-anatomisch unterschieden, nicht jedoch ätiologisch, denn beide Krankheiten können durch dieselben Keime verursacht werden. Patienten mit einer bakteriellen Pneumonie entwickeln meist hohe Temperaturen, eine Bakteriämie und eine arterielle Hypoxämie. Bei Patienten mit einer Pneumonie lassen sich auf der Röntgen-Thoraxaufnahme typischerweise Infiltrate erkennen. Veränderungen im Rahmen von chronischen Lungenerkrankungen oder einer Bronchitits können eine pulmonale Infiltration vortäuschen.

### 29.21.2 Legionärskrankheit

Die Legionärskrankheit ist eine Pneumonieform, die durch den fadenförmigen gramnegativen Erreger Legionella pneumophilia verursacht wird. Prodrome dieser Erkrankungen sind Myalgien, Unwohlsein und Kopfschmerzen. Innerhalb von 24 Stunden kommt es dann plötzlich zu Fieberanstieg, Tachypnoe, unproduktivem Husten, Oligurie und oft geistiger Abstumpfung. Die klinischen und röntgenologischen Merkmale sind unspezifisch. Milde Formen dieser Erkrankung können einer Mykoplasmenpneumonie ähneln. Zur Behandlung ist Erythromycin das Antibiotikum der Wahl.

### 29.21.3 Bronchiektasen

Bei Bronchiektasen liegt eine Erweiterung der Bronchien und eine Zerstörung der Bronchialwände vor. In schweren Fällen können ein Cor pulmonale und eine respiratorische Insuffizienz auftreten. Behandelt werden Bronchiektasen durch intermittierende Antibiotikagaben (wegen rezidivierender Lungeninfektionen) und mit Physiotherapie (Klopf- und Lagerungsdrainage).

### 29.21.4 Lungenabszeß

Lungenabszesse entwickeln sich typischerweise nach einer bakteriellen Pneumonie. Bei den betroffenen Patienten besteht oft ein Alkoholabusus und eine schlechte Zahnpflege. Auch septische Lungenembolien, wie sie vor allem bei Drogenabhängigen, die intravenös injizieren, auftreten, können zu einem Lungenabszeß führen.

Zum Nachweis eines Lungenabszesses ist eine Röntgen-Thoraxaufnahme notwendig. Bei Durchbruch des Abszesses in den Brochialbaum wird auf der Röntgen-Thoraxaufnahme ein Flüssigkeits- oder Luftspiegel erkennbar. Stinkendes Sputum ist ebenfalls ein charakteristisches Zeichen, falls der Abszeß über den Bronchialbaum drainiert wird.

Beim Lungenabszeß ist die Antibiotikagabe die Behandlungsmethode der Wahl. Ein operatives Vorgehen ist nur dann indiziert, wenn Komplikationen, wie z.B. ein Empyem, auftreten. Um die Diagnose des Empyems zu sichern, ist eine Pleurapunktion notwendig. Ein Empyem wird mit einer Thoraxdrainage und einer Antibiotikatherapie behandelt. Zur Behandlung eines chronischen Empyems ist eine operative Sanierung notwendig.

## 29.22 Intraabdominelle Infektionen

Beispiele für eventuell perioperativ auftretende intraabdominelle Infektionen sind eine Peritonitis und ein subphrenischer Abszeß. Beide Prozesse können mit Lungeninfektionen verwechselt werden.

### 29.22.1 Peritonitis

Bei der Peritonitis liegt ein lokalisierter oder diffus entzündlicher Prozeß vor, der das Peritoneum mitbetrifft. Eine diffuse Entzündung des Peritoneums ist die Folge einer Zerstörung der Integrität der Magen-Darm-Schleimhaut. Sie kann im Rahmen einer Appendizitis, Divertikulitis oder nach einer Bauchverletzung auftreten. Wird eine Peritonitis durch eine dieser Ursachen ausgelöst, so sind vermutlich mehrere Organsysteme von dem Krankheitsprozeß mitbetroffen. Auch eine akute Pankreatitis kann eine bakterielle Peritonitis vortäuschen. Ebenso können Schmerzen im Rahmen eines peptischen Ulcus, einer Gallenblasenentzündung, eines Mesenterial-Arterienverschlusses, einer akuten Porphyrie oder einer diabetischen Azidose eine Peritonitis vortäuschen. Gelegentlich können auch Patienten mit einem systemischen Lupus erythematodes eine bakterielle Peritonitis entwickeln.

Auch bei Patienten mit einer alkoholbedingten Leberzirrhose sind Peritonitiden beobachtet worden. In diesen Fällen war zumeist Escherichia coli als Erreger nachzuweisen. Aus diesem Grund sollte bei jedem Patienten mit einer Leberzirrhose, der Bauchschmerzen oder unerklärliches Fieber entwickelt, eine Untersuchung der Aszitesflüssigkeit durchgeführt werden. Sollte Escherichia coli der verursachende Erreger sein, ist Gentamicin das Medikament der Wahl, um die Peritonitis zu behandeln.

### 29.22.2 Subphrenischer Abszeß

An einen subphrenischen Abszeß sollte bei denjenigen Patienten gedacht werden, die sich einer abdominellen Operation unterzogen haben und anschließend unerklärliches Fieber entwickeln. Da es in Verbindung mit einem subphrenischen Abszeß häufig zu einem Pleuraerguß kommt, kann dies fälschlicherweise als eine bakterielle Pneumonie interpretiert werden. Zeigt sich auf dem Röntgen-Thoraxbild ein großer Abstand zwischen dem Oberrand der Magenblase und dem Zwerchfell, deutet dies auf einen subphrenischen Abszeß hin. Fast immer besteht eine Leukozytose. Die Behandlung eines subphrenischen Abszesses erfolgt durch operative Drainage und gleichzeitige Gabe von Antibiotika. Das Antibiotikum muß gegebenenfalls entsprechend den Ergebnissen der Kulturen gewechselt werden.

## 29.23 Infektionen des harnleitenden Systems

Harnwegsinfektionen sind die häufigsten bakteriellen Infektionen des Menschen. Bis zum 50. Lebensjahr sind vor allem Frauen davon betroffen. Die Symptome reichen von einer asymptomatischen Bakteriurie bis zur akuten Pyelonephritis. Die meisten Patienten klagen über Dysurie und Polyurie. Bei der Urinuntersuchung zeigen sich Hämaturie und Proteinurie. In der Regel sind gramnegative Bakterien wie z.B. Escherichia coli die verursachenden Keime.

Die akute bakterielle Prostatitis kann mit Fieber, Schüttelfrost, Schmerzen im Becken, Dysurie und Polyurie einhergehen. Der verursachende Keim ist zumeist Escherichia coli. Eine chronische bakterielle Prostatitis kann eine operative Entfernung der Prostata erforderlich machen.

## 29.24 Unklares Fieber

Unklares Fieber ist durch rezidivierende Temperaturanstiege auf mindestens 38°C innerhalb von mindestens 3 Wochen gekennzeichnet. Bei der Mehrzahl der Patienten läßt sich unklares Fieber letztlich auf Infektionen, Neoplasien oder Bindegewebskrankheiten zurückführen. Die beiden systemischen Infektionen, an die hierbei vor allem gedacht werden sollte, sind Tuberkulose und die infektiöse Endokarditis.

Lokale Infektionen, an die zu denken ist, sind Leberabszeß, subphrenischer Abszeß und Harnwegsinfektionen. Virale Infektionen erzeugen normalerweise kein Fieber, das länger als 3 Wochen andauert. Die einzig wichtige Ausnahme bildet eine Infektion durch Zytomegalieviren.

## 29.25 Mukokutanes Lymphknotensyndrom (Kawasaki-Syndrom)

Das mukokutane Lymphknotensyndrom ist eine akute fieberhafte Erkrankung unbekannter Genese, die vor allem bei Kindern vor dem 9. Lebensjahr auftritt [44]. Die Inzidenz dieser Erkrankung ist bei Kindern asiatisch-amerikanischer Abstammung erhöht und betrifft häufiger Jungen als Mädchen (ungefähr 1,5:1). Das Fieber hält mindestens 5 Tage an. Gleichzeitig bestehen eine Konjunktivitis, Pharyngitis, erythematöse Zunge, Ausschlag am Körperstamm und eine zervikale Lymphadenopathie. Die gefährlichsten Komplikationen bei diesem Syndrom sind kardiovaskulärer Art. Bei 15–25% der Kinder, die an dieser Erkrankung leiden, entwickeln sich Aneurysmen an den Koronararterien, die zum plötzlichen Tod durch Herzrhythmusstörungen oder Herzinfarkt führen können.

Werden zu einem frühen Zeitpunkt der Krankheit hohe Dosen an Gamma-Globulinen intravenös verabreicht, kann die Gefahr dieser Veränderungen der Koronararterien vermindert werden [45]. Bei der Narkoseführung sollte an die Möglichkeit einer intraoperativen Myokardischämie gedacht werden [46].

## 29.26 Infektionen bei immunsupprimierten Patienten

Zu den therapeutischen Maßnahmen, die die Widerstandsfähigkeit von Patienten beeinträchtigen können, zählen Antibiotikatherapie, Bestrahlungstherapie, Kortikosteroidgabe und Krebschemotherapie. Bei einer Antibiotikatherapie besteht die Gefahr, daß es zu einer Selektion von antibiotikaresistenten Keimen kommt. Strahlen-, Kortikosteroid- und Krebschemotherapie schwächen die Immunmechanismen der Patienten über eine Beeinträchtigung der neutrophilen Granulozyten. Ein Abfall der neutrophilen Granulozyten auf weniger als $1000/mm^3$ ist einer der wichtigsten Gründe für eine bakterielle Infektion nach Organtransplantationen oder im Rahmen einer Karzinomerkrankung.

### 29.26.1 Bakterielle Infektionen

Eine Pneumokokkenpneumonie stellt die Hauptursache für eine bakterielle Infektion und die Haupttodesursache bei immunsupprimierten Patienten dar. Auch gramnegative Keime sind bei diesen Patienten häufige Ursache für Pneumonien. Häufiges Zeichen einer bakteriellen Infektion ist bei immunsupprimierten Patienten ein Fieber ohne Lokalsymptome. Bei diesen Patienten kann sich eine eventuell tödlich verlaufende Bakteriämie nur als röntgenologisch harmlos erscheinendes Lungeninfiltrat äußern.

### 29.26.2 Pilzinfektionen

Immunsupprimierte Patienten sind für eine ganze Reihe von Pilzen empfindlich.

#### Candida albicans

Candida albicans verursacht eine Krankheit, die als Candidiasis oder Soor bezeichnet wird. Die größte Infektionsgefahr besteht im Rahmen einer intravenösen Infusionstherapie, wie z.B. bei parenteraler Ernährung. Auch langliegende Blasenkatheter können eine Eintrittspforte für Candida albicans darstellen. Die Behandlung besteht darin, daß der infizierte Katheter entfernt und eine spezifische fungizide Behandlung mit Medikamenten wie Amphotericin B oder Miconazol durchgeführt wird.

#### Aspergillus

Eine nekrotisierende Bronchopneumonie kann bei geschwächten Patienten durch eine Aspergillose bedingt sein. Amphotericin B ist das Antibiotikum der Wahl.

#### Kryptokokkose

Die Kryptokokkose ist eine systemische Pilzerkrankung, die vor allem bei immunsupprimierten Patienten eine Meningitis verursachen kann. Die Behandlung erfolgt durch Amphotericin B.

#### Pneumocystis carinii

Pneumocystis carinii ist Bestandteil der normalen Flora in den Atemwegen. Eine durch diesen Erreger ausgelöste Pneumonie stellt eine große Gefahr für immunsupprimierte Patienten dar, besonders bei Patienten mit Leukämie oder AIDS (vgl. Abschnitt: AIDS). Plötzliches Auftreten von nichtproduktivem Husten, Dyspnoe, Tachypnoe und gleichzeitigen diffusen bilateralen perihilären Infiltraten (auf der Röntgen-Thoraxaufnahme) sind typische Zeichen einer Pneumonie durch diesen Keim. Zur Diagnosestellung muß in der Regel eine Thorakotomie durchgeführt werden, um eine Lungenbiopsie zu erhalten. Während der Narkose müssen diese Patienten mit hohen inspiratorischen Sauerstoffkonzentrationen kontrolliert beatmet werden. Zusätzlich kann ein PEEP (positive end expiratory pressure) notwendig sein, um eine optimale arterielle Oxygenierung zu gewährleisten. Die medikamentöse Behandlung erfolgt durch eine fixe Kombination aus Trimethoprim und Sulfamethoxazol [47].

Auch das «*Pittsburg pneumonia agent*» ist als Erreger einer atypischen Pneumonie bei immunsupprimierten Patienten identifiziert worden [48]. Im Vordergrund steht eine Pleurabeteiligung, die Sputumproduktion ist mäßig. Auf der Röntgen-Tthoraxaufnahme ist eine Konsolidierung der Lungen sichtbar. Als Antibiotika sind Erythromycin, Rifampicin, Trimethoprim und Sulfamethoxazol wirkungsvoll.

## 29.27 Nebenwirkungen einer Antibiotikatherapie

Als Nebenwirkungen einer Antibiotikatherapie können mikrobielle Superinfektionen (vgl. Kapitel: Infektionen bei immunsupprimierten Patienten), allergische Reaktionen, eine veränderte neuromuskuläre Übertragung und direkte organtoxische Wirkungen auftreten.

### 29.27.1 Allergische Reaktionen

Vor dem Beginn einer Antibiotikabehandlung ist es zwingend, jeden Patienten nach einer etwaigen Medikamentenallergie zu befragen. Ernsthafte allergische Reaktionen treten eher nach parenteraler als nach oralen Gabe von Antibiotika auf. Penicillin ist das Antibiotikum, das am häufigsten allergische Reaktionen auslöst. Bis zu 10% der Patienten, die dieses Medikament erhalten, entwickeln allergische Reaktionen. Penicilline und Cephalosporine können identische Antigene besitzen. Es kann daher selten zu einer Kreuzallergie kommen.

## 29.28 Veränderte neuromuskuläre Übertragung

Antibiotika können an mehreren Stellen die neuromuskuläre Übertragung beeinflussen (Abb. 29.2), [49]. Z.B. beeinflussen Aminoglykoside die neuromuskuläre Überleitung durch eine Hemmung der präsynaptischen Freisetzung von Acetylcholin und durch ein vermindertes Ansprechen der postsynaptischen Membran auf den Neurotransmitter. Andere Antibiotika können z.B. einen lokalanästhetikaähnlichen Effekt an der postsynaptischen Membran verursachen oder auch direkt relaxierend auf die quergestreifte Muskulatur wirken. Durch eine Beeinflussung der neuromuskulären Synapsen kann es zu einer Muskelschwäche kommen, dies ist jedoch bei ansonsten gesunden Patienten selten zu sehen. Bei einer vorbestehenden Erkrankung der neuromuskulären Endplatte (Myasthenia gravis) kann es zu einer antibiotika-induzierten neuromuskulären Blockade kommen.

Durch die Antibiotika-induzierte Veränderung der neuromuskulären Überleitung kommt es zu einer Potenzierung der relaxierenden Wirkung depolarisierender und nicht-depolarisierender Muskelrelaxantien. Die einzigen Antibiotika, die nicht zu solch einer Potenzierung führen, sind Penicilline, Cephalosporine und Erythromycin [49]. Oral verabreichtes Neomycin, das vor aldominellen Eingriffen zur Sterilisierung des Gastrointestinaltraktes eingesetzt wird, verursacht in der Regel keine Potenzierung der neuromuskulären Blockade, da dieses Antibiotikum nicht in den Blutkreislauf aufgenommen wird. Dennoch wurde bei langfristiger oraler Neomycingabe von einer antibiotika-induzierten neuromuskulären Blockade berichtet [50].

Vor allem bei hohen Antibiotikaspiegeln im Blut ist eine Potenzierung der neuromuskulären Blockade wahrscheinlich. Daher können vor allem intravenöse Antibiotikagaben zu einer Potenzierung der Muskelrelaxantien führen. Ob es nach Spülung des Operationssitus mit antibiotikahaltigen Lösungen zur Entwicklung einer längerdauernden neuromuskulären Blockade kommt hängt davon ab, wieviel Antibiotikum in den Körper aufgenommen wurde. Wundspülungen an den Extremitäten haben vermutlich kaum eine Wirkung auf die neuromuskuläre Übertragung, da hierbei nur geringe Antibiotikamengen resorbiert werden. Dagegen können Spülungen der Bauch- oder Pleurahöhle mit großen Mengen antibiotikahaltiger Lösungen eine deutliche Wirkung haben.

Es ist wichtig zu wissen, daß eine antibiotika-potenzierte neuromuskuläre Blockade durch Neostigmin oder Kalzium unter Umständen nur unvollständig antagonisiert werden kann. Daher ist es notwendig, sich in diesen Fällen davon zu überzeugen, daß die neuromuskuläre Blockade tatsächlich abgeklungen ist. Das wird dadurch erreicht, daß die Antwort auf periphere Nervenstimulation sowie die Muskelkraft beim Händedruck oder beim Kopfhochheben beurteilt werden.

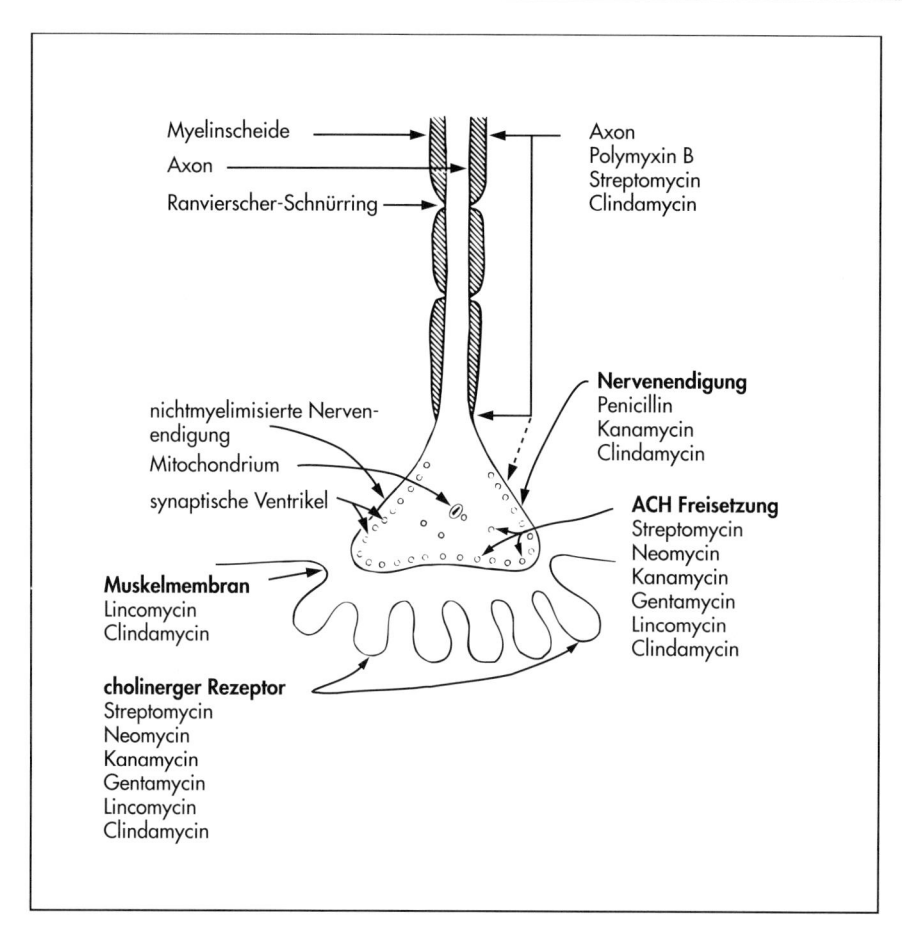

**Abb. 29.2:** Schematische Darstellung der möglichen Angriffspunkte von Antibiotika an der neuromuskulären Reizleitung. (Sokoll MD, Gergis SD. Antibiotics and neuromuscular function. Anesthesiology 1981; 55:148–159)

Eine Streptomycin- oder Neomycin bedingte neuromuskuläre Blockade kann dadurch gekennzeichnet sein, daß auf tetanische elektrische Reize mittels peripherem Nervenstimulators stets Kontraktionen auszulösen sind und daß das Verhältnis beim train-of-four-Test nahezu 1,0 beträgt, obwohl die Zuckungsamplitude deutlich verringert ist [51]. Dies verdeutlicht, wie wichtig es ist, sowohl eine klinische Beurteilung der neuromuskulären Blockade als auch eine Kontrolle mittels peripherem Nervenstimulator durchzuführen. Mit der Möglichkeit einer Rekurarisierung muß gerechnet werden, falls Antibiotika postoperativ bei solchen Patienten verabreicht werden, die intraoperativ Muskelrelaxantien erhalten hatten. Aufgrund der unzuverlässigen Antagonisierung einer neuromuskulären Blockade nach einer kombinierten Gabe von Muskelrelaxantien und Antibiotika kann es am sichersten sein, die künstliche Beatmung so lange fortzuführen, bis die Relaxantien ausgeschieden sind.

Eine durch Antibiotika verstärkte neuromuskuläre Blockade konnte durch 4-Aminopyridin erfolgreich antagonisiert werden. Dieses Vorgehen scheint jedoch wenig sinnvoll, da dieses Medikament für den Klinikgebrauch nicht verfügbar ist. Es gibt bisher keine Hinweise dafür, daß die Antagonisierung der durch Antibiotika verstärkten neuromuskulären Blockade durch Kalzium oder 4-Aminopyridin den antimikrobiellen Effekt des Antibiotikums beeinflussen würde [52].

### 29.28.1 Direkte Organtoxizität

Zu den potentiellen nephrotoxischen Antibiotika gehören Aminoglykoside, Vancomycin, Polymyxine und Amphotericin B. Liegt aufgrund einer vorbestehenden Nierenerkrankung eine Azotämie vor, so kann diese durch Gabe von Tetrazyklinen verstärkt werden, da diese Antibiotika den Proteinabbau begünstigen. Schließlich werden Penicilline, Cephalosporine, Aminoglykoside und Tetrazykline überwiegend unverändert über die Nieren ausgeschieden. Diese Abhängigkeit von der renalen Ausscheidung muß bei der Dosierung bei Patienten mit einer Niereninsuffizienz berücksichtigt werden.

Ein Blutdruckabfall während intravenöser Gabe von Vancomycin kann durch eine medikamentös bedingte Histaminfreisetzung oder eine direkte myokardiale Depression des Antibiotikums bedingt sein [53, 54]. Es ist denkbar, daß durch eine tiefe Inhalationsnarkose diese nachteiligen Effekte von Vancomycin noch verstärkt werden. Die Ototoxizität ist eine Nebenwirkung aller Aminoglykoside, besonders von Vancomycin, falls sie bei älteren Patienten mit einer altersbedingt verminderten glomerulären Filtrationsrate verabreicht werden. Eine Hepatotoxizität tritt meist in Verbindung mit solchen Antibiotika auf, die zur Tuberkulosebehandlung eingesetzt werden.

Eine Colitis pseudomembranacea ist eine mögliche Komplikation bei der Behandlung mit Chloramphenicol. Unter Chloramphenicol kann sich auch eine Knochenmarksuppression und gelegentlich eine aplastische Anämie entwickeln.

## Literaturhinweise

1. Mufson MA. Pneumococcal infections. JAMA 1981; 246: 1942–8
2. MacDonald KL, Osterholm MT, Hedberg CW, et al. Toxic shock syndrome. A newly recognized complication of influenza and influenzalike illness. JAMA 1987; 157: 1053–8
3. Merson MH, Morris GK, Sack DA, et al. Traveler's diarrhea in Mexico: A prospective study of physicians and family members attending a Congress. N Engl J Med 1976; 294: 1299–1305
4. Laflin MJ, Tobey RE, Reves JG. Anesthetic considerations in patients with gas gangrene. Anesth Analg 1976; 55: 247–51
5. Alfrey DD, Rauscher LA. Tetanus: A review. Crit Care Med 1979; 7: 176–81
6. Tsueda K, Oliver OB, Richter RW. Cardiovascular manifestations of tetanus. Anesthesiology 1974; 40: 588–92
7. Potgieter PD. Inappropriate ADH secretion in tetanus. Crit Care Med 1983; 11: 417–8
8. Southorn PA, Blaise GA. Treatment of tetanus-induced autonomic nervous system dysfunction with continuous epidural blockade. Crit Care Med 1986; 14: 251–2
9. Malawista SE, Steere AC. Lyme disease: Infectious in origin, rheumatic in expression. In: Stollerman GH, Harrington WJ, LaMont JT, et al. eds. Advances in Internal Medicine. Chicago. Year Book Medical Publishers 1986; 147–66
10. Rich SA, Sbordone L, Mazze RI. Metabolism by rat hepatic microsomes of fluorinated ether anesthetics following isoniazid administration. Anesth. 1980; 53: 489–93
11. Craven PC, Gremillion DH. Risk factors of ventricular fibrillation during rapid amphotericin B infusion. Antimicrob Agents Chemother 1985; 27: 868–71
12. Foy HM, Kenny GE, McMahan R, et al. Mycoplasma pneumoniae pneumonia in an urban area: Five years of surveillance. JAMA 1970; 214: 1666–72
13. duMoulin GC, Hedley-Whyte J. Hospital-associated viral infection and the anesthesiologist. Anesthesiology 1983; 59: 51–65
14. Nugent KN, Pesanti E. Tracheobronchial colonization with bacteria during influenza. Am Rev Respir Dis 1982; 125: 173–85
15. Hoffman DC, Dixon RE. Control of influenza in the hospital. Ann Intern Med 1977; 87: 725–8
16. Hirsch MS, Swartz MN. Antiviral agents. N Engl J Med 1980; 302: 949–53
17. Hayden FG, Albrecht JK, Kaiser DL, Givaltney JM. Prevention of natural colds by contact prophylaxis with intranasal alpha$_2$-interferon. N Engl J Med 1986; 71–5
18. Tait AR, Narhwold ML, LaBond VA, Knight PR. Anesthesia and upper respiratory viral infections. Anesthesiology 1982; 57: A450
19. Reichman RC, Badger GJ, Mertz GJ, et al. Treatment of recurrent genital herpes simplex infections with oral acyclovir. JAMA 1984; 251: 2103–7
20. Drew WL, Miner RC. Transfusion-related cytomegalovirus infection following noncardiac surgery. JAMA 1982; 247: 2389–91
21. Balfour CL, Balfour HH. Cytomegalovirus is not an occupational risk for nurses in renal transplant and neonatal units. Results of a prospective surveillance study. JAMA 1986; 256: 1909–14
22. Meyers EF, Krupin B. Anesthetic management of emergency tonsillectomy and adenoidectomy in infectious mononucleosis. Anesthesiology 1975; 42: 490–1
23. Ho DD, Pomerantz RJ, Kaplan JC, Pathogenesis of infection with human immunodeficiency virus. N Engl J Med 1987; 317: 278–86
24. Peterman TA, Curran JW. Sexual transmission of human immunodeficiency virus. JAMA 1986; 256: 2222–5
25. Curran JW, Lawrence DN, Jaffe H, et al. Acquired immunodeficiency syndrome (AIDS) associated with transfusions. N Engl J Med 1984; 310: 69–75
26. Update: Acquired immunodeficiency syndrome – United States. JAMA 1986; 257: 433–7
27. Recommendations for prevention of HIV transmission in health-care settings. JAMA 1987; 258: 1293–1305
28. Peterman TA, Jaffe HW, Feorino PM, et al. Transfusion-associated acquired immunodeficiency syndrome in the United States. JAMA 1985; 254: 2913–7
29. Ward JW, Grindon AJ, Feorino PM, et al. Laboratory and epidemiologic evaluation of an enzyme immunoassay for antibodies to HTLV-III. JAMA 1986; 256: 357–61
30. Marlink RG, Allan JS, McLane MF, et al. Low sensitivity of ELISA testing in early HIV infection. N Engl J Med 1986; 315: 1549
31. Feorino PM. Transfusion-associated AIDS. Evidence for persistent infection in blood donors. N Engl J Med 1985; 312–27
32. Kunkel SE, Warner MA. Human T-cell lymphotropic virus type III (HTLV-III) infection: How it can affect you, your patients, and your anesthetic practice. Anesthesiology 1987; 66: 195–207
33. Feeley TW, Hamilton WK, Xavier B, et al. Sterile anesthetic breathing circuits do not prevent postoperative pulmonary infection. Anesthesiology 1981; 54: 369–72

34 DuMoulin GC, Saubermann AJ. The anesthesia machine and circle system are not likely to be sources of bacterial contamination. Anesthesiology 1977; 47: 353–8

35 Johnson BH, Eger EI. Bactericidal effects of anesthetics. Anesth Analg 1979; 58: 136–8

36 Knight PR, Bedows E, Nahrwold ML, et al. Alterations in influenza virus pulmonary pathology induced by diethy ether, halothane, enflurane, and pentobarbital anesthesia in mice. Anesthesiology 1983; 58: 209–15

37 Sheagren JN. Septic shock and corticosteroids. N Engl J Med 1981; 305: 456–8

38 Parker MM, Parrillo JE. Septic shock. Hemodynamics and pathogenesis. JAMA 1983; 250: 3324–7

39 Peters WP, Johnson MW, Friedman PA, Mitch WE. Pressor effects of naloxone in septic shock. Lancet 1981; 529–32

40 Bone RC, Fisher CJ, Clemmer TP, Slotman GJ, Metz CA, Balk RA et al. A controlled clinical trial of high-dose methylprednisolone in the treatment of severe sepsis and septic shock. N Engl J Med 1987; 317: 653–8

41 Longnecker DE, Ross DC. Influence of anesthetic on microvascular responses to hemorrhage. Anesthesiology 1979; 51: S142

42 Weiskopf RB, Townsley MI, Riordan KK, et al. Comparison of cardiopulmonary responses to graded hemorrhage during enflurane, halothane, isoflurane, and ketamine anesthesia. Anesth Analg 1981; 60: 481–91

43 Caplan ES, Hoyt NJ. Nosocomial sinusitis JAMA 1982; 247: 639–42

44 Feigin RD, Barron KS. Treatment of Kawasaki syndrome. N Engl J Med 1986; 315: 388–90

45 Newburger JW, Takahashi M, Burns JC, et al. The treatment of Kawasaki syndrome with intravenous gamma globulin. N Engl J Med 1986; 315: 341–7

46 McNiece WL, Krishna G. Kawasaki disease – a disease with anesthetic implications. Anesthesiology 1983; 58: 269–71

47 Hughes WT, Feldman S, Chaudhary SC, et al. Comparison of pentamidine isethionate and trimethorprim-sulfamethoxazole in the treatment of Pneumocystis carinii pneumonia. J Pediatr 1978; 92: 285–91

48 Myerowitz RL, Pasculle AW, Dowling JN, et al. Opportunistic lung infection due to Pittsburgh pneumonia agent. N Engl J Med 1979; 301: 954–8

49 Sokoll MD, Gergis SD. Antibiotics and neuromuscular function. Anesthesiology 1981; 55: 148–59

50 Pittinger CP, Eryasa T, Adamson R. Antibiotic-induced paralysis. Anesth Analg 1970; 49: 487–501

51 Lee C, Chen D, Barnes A, Katz RL. Neuromuscular block by neomycin in the cat. Can Anaesth Soc J 1976; 23: 527–33

52 Booij LHDJ, vanderPloeg GCJ, Crul JF, Muytjens HL. Do neostigmine and 4-aminopyridine inhibit the antibacterial activity of antibiotics? Br J Anaesth 1980; 52: 1097–9

53 Mayhew JF, Deutsch S. Cardiac arrest following administration of vancomycin. Can Anaesth Soc J 1985; 32: 65–6

54 Symons NLP, Hobbes AFT, Leaver HK. Anaphylactoid reactions to vancomycin during anaesthesia: Two clinical reports. Can Anaesth Soc J 1985; 32: 178–81

# 30 Krebs

Krebs ist als zweithäufigste Todesursache in den Vereinigten Staaten von Amerika dort für ungefähr 400 000 Todesfälle pro Jahr verantwortlich [1]. Schätzungsweise 5 Millionen Amerikaner leiden zur Zeit an einer Krebserkrankung und bis zum Jahre 2000 wird diese Zahl auf 6,2 Millionen ansteigen. Die Ursache dafür ist das zu erwartende höhere Durchschnittsalter der Bevölkerung. Die finanziellen Aufwendungen für Krebserkrankungen wurden 1980 in den USA auf ungefähr 51 Milliarden Dollar geschätzt; dies sind ca. 11 % der Aufwendungen, die für sämtliche Erkrankungen zusammen ausgegeben wurden [2].

Krebs bedeutet unkontrolliertes Wachstum und Ausbreitung von Zellen. Ursache ist eine Mutation der genetischen Information der Zelle. Die Wahrscheinlichkeit, daß solche Mutationen auftreten, wird erhöht durch ionisierende Strahlen, chemische Substanzen (z.B. Karzinogene, wie sie im Tabakrauch vorkommen können), physikalische Irritationen (wie z.B. eine fortdauernde Verletzung der gastrointestinalen Schleimhaut durch verschiedene Nahrungsmittel) und durch Viren. Auch die Art der Ernährung kann für bestimmte Krebsarten verantwortlich sein. So besteht eine Beziehung zwischen niedrigen Plasmakonzentrationen an Vitamin E und einer bestimmten Form von Lungenkrebs. Auch besteht eine Korrelation zwischen niedrigen Plasmaspiegeln von Beta-Carotin und der Gefahr, an einem Plattenepithelkarzinom der Lunge zu erkranken [3]. In einigen Familien besteht eine erbliche Veranlagung für Krebserkrankungen.

Aufgrund ihrer veränderten genetischen Information bilden die meisten Zellmutationen abnormale Proteine. Diese pathologischen Proteine veranlassen das Immunsystem zur Bildung entsprechender Antikörper. Diese Antikörper zerstören die Krebszellen. Die krebsprotektive Wirkung des Immunsystems wird dadurch bestätigt, daß es bei immunsupprimierten Patienten, wie z.B. nach einer Organtransplantation, häufiger zu einer Krebserkrankung kommt. Wuchernde Krebszellen konkurrieren mit den normalen Zellen um das Nährstoffangebot. Aufgrund des hohen Nährstoffverbrauchs durch die schnell proliferierenden Karzinomzellen kann es u.U. – aufgrund einer Mangelversorgung – zum Absterben von sich langsam vermehrenden oder von sich nicht mehr vermehrenden gesunden Zellen kommen.

Bei der Diagnostik einer Krebserkrankung und bei der Überwachung einer Krebschemotherapie kann eventuell auch die wasserunterdrückte Protonen-$^1$H-NMR-spektroskopische Untersuchung des Plasmas

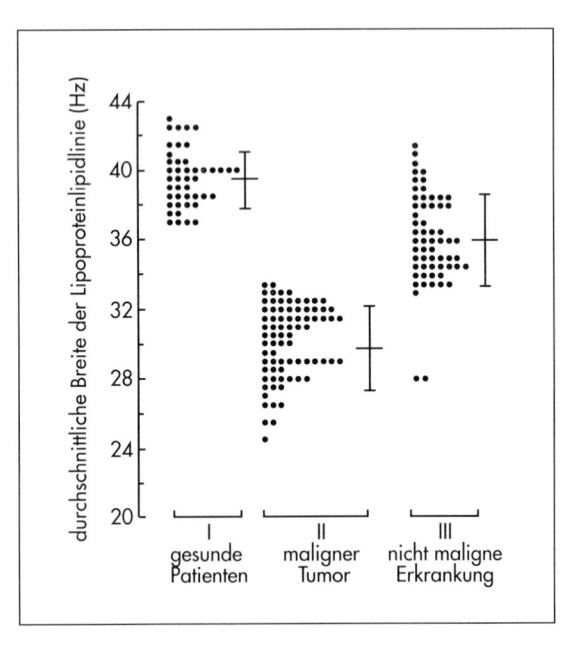

**Abb. 30.1:** Bei Patienten mit einem malignen Tumor ist – im Vergleich zu gesunden Patienten sowie zu Patienten mit einer nicht malignen Erkrankung – bei der wasserunterdrückten Protonen-$^1$H-NMR-spektroskopischen Untersuchung des Plasmas die Lipoproteinlipidlinie verschmälert. Jedes Symbol repräsentiert einen Patienten. Mittelwert ± SE
(Fossel ET, Carr JM, McDonagh J. Detection of malignant tumors. Water-suppressed proton nuclear tumors. Water-suppressed proton nuclear magnetic resonance spectroscopy of plasma. N Engl J Med 1986; 315:1369–76)

sinnvoll sein. Im Vergleich zu gesunden Patienten weisen Patienten mit einer Krebserkrankung hierbei eine schmalere Plasmalipoproteinlipidlinie auf (Abb. 30.1) [4]. Die bei Karzinompatienten auftretende Verschmälerung der Plasmalipoproteinlipidresonanzen ist durch die tumorbedingte Stoffwechselsteigerung bedingt.

Bei der Narkoseführung von Patienten mit einer Krebserkrankung ist es wichtig, die im Rahmen von malignen Erkrankungen häufig auftretenden pathophysiologischen Veränderungen zu kennen. Außerdem ist es wichtig, die durch Krebschemotherapeutika eventuell verursachten Nebenwirkungen zu beachten. So kann es z. B. notwendig sein, bei der Narkoseführung mögliche toxische Nebenwirkungen von Krebschemotherapeutika zu berücksichtigen.

Auch die physiologischen Reaktionsmuster des Karzinompatienten auf den perioperativen Streß können verändert sein.

## 30.1 Pathophysiologische Veränderungen im Rahmen einer Krebserkrankung

Im Rahmen einer Krebserkrankung können viele pathophysiologische Störungen auftreten (Tab. 30.1). Diese Symptome werden als paraneoplastische Syndrome bezeichnet.

**Tab. 30.1:** Pathophysiologische Veränderungen bei einem Karzinom

Fieber
Appetitlosigkeit und Gewichtsverlust
Laktatazidose
Anämie und und Polyzytämie
Thrombozytopenie
Gerinnungsstörungen
neuromuskuläre Störungen
ektopische Hormonproduktion
Hyperkalzämie
Hyperurikämie
Nebennierenrindeninsuffizienz
nephrotisches Syndrom
Obstruktion des Ureters
pulmonale Osteoarthropathie
Obstruktion der Vena cava superior
Perikarderguß und Perikardtamponade
Kompression des Rückenmarks
Hirnmetastasen

### 30.1.1 Fieber

Bei sämtlichen Krebsarten kann Fieber auftreten. Fieber ist jedoch besonders dann zu erwarten, wenn Lebermetastasen vorliegen. Auch bei Lymphomerkrankungen, insbesondere dem Morbus Hodgkin, kommt es üblicherweise zu einer Erhöhung der Körpertemperatur. Als Ursachen werden Tumorzerfall, Entzündung, Freisetzung von toxischen Substanzen aus den Tumorzellen und die Bildung von endogenen Pyrogenen angenommen [5].

### 30.1.2 Appetitlosigkeit und Gewichtsverlust

Bei Patienten mit einer Krebserkrankung treten häufig Appetitlosigkeit und Gewichtsverlust auf. Dies kann eine direkte Folge des Tumors oder durch die psychologischen Auswirkungen der malignen Erkrankung bedingt sein.

### 30.1.3 Laktatazidose

Bei schnell wachsenden Tumoren wie bei akuten Leukämieformen und Lymphomen kann es zu einer schweren Laktatazidose kommen. Die Azidose ist Folge einer gesteigerten anaeroben Glykolyse in den proliferierenden, hypoxischen Tumorzellen. Sie tritt insbesondere dann auf, wenn gleichzeitig die Leberfunktion eingeschränkt ist. Tumore, die zu einer Laktatazidose führen, sprechen oft gut auf eine Krebschemotherapie an. Zuerst muß jedoch die lebensbedrohliche Azidose durch eine entsprechende Flüssigkeits- und Elektrolytsubstitution ausgeglichen werden.

### 30.1.4 Anämie oder Polyzytämie

Die Ursachen einer bestehenden Anämie sind am ehesten die direkte Folge der Krebserkrankung, wie z. B. einer gastrointestinalen Ulzeration mit Blutung, oder einer Tumorinfiltration in das Knochenmark. Eine andere häufige Ursache ist eine Knochenmarksdepression durch Krebschemotherapeutika.

Weitere Ursachen können eine kürzere Überlebensdauer der Erythrozyten, ein Hypersplenismus, eine Hämolyse aufgrund von Autoimmunprozessen und Ernährungsstörungen sein. Andererseits kann es aber auch durch eine erhöhte Erythropoetinkonzentration, z. B. im Rahmen eines Hypernephroms oder eines Hepatoms, zu einer Zunahme der Erythrozytenzahl kommen.

### 30.1.5 Thrombozytopenie

Eine Thrombozytopenie kann Folge einer nicht erkannten Krebserkrankung sein. Eine unerklärbare Thrombozytopenie sollte Grund genug sein, um nach einem Neoplasma zu suchen. Eine Thrombozytopenie, die nicht durch eine Therapie mit Krebschemotherapeutika bedingt ist, kann auch auf einen Hypersplenismus oder eine disseminierte intravasale Gerinnung hinweisen.

## 30.1.6 Gerinnungsstörungen

Bei Patienten mit einer fortgeschrittenen Krebserkrankung kann eine disseminierte intravasale Gerinnung auftreten, insbesondere wenn eine Lebermetastasierung besteht. Im Rahmen eines Pankreaskarzinoms treten häufig venöse Thrombosen auf. Der Mechanismus ist allerdings ungeklärt.

## 30.1.7 Neuromuskuläre Störungen

Bei 5–10% der Patienten mit einer Krebserkrankung treten neuromuskuläre Störungen auf. Das häufigste Symptom ist eine vor allem im Rahmen eines Lungenkarzinoms auftretende Muskelschwäche (myasthenisches Syndrom) (vergl. Kapitel 28) [6]. Bei Patienten mit einer vorbestehenden Muskelschwäche wurde eine verlängerte Wirkung depolarisierender und nichtdepolarisierender Muskelrelaxantien beobachtet, insbesondere wenn diese Muskelschwäche im Rahmen eines undifferenzierten, kleinzelligen Lungenkarzinoms auftrat.

## 30.1.8 Ektopische Hormonproduktion

Eine Reihe von Krebsarten produziert aktive Hormone. Diese Hormone haben entsprechende physiologische Auswirkungen (Tab. 30.2).

## 30.1.9 Hyperkalzämie

Eine Hyperkalzämie ist mit großer Wahrscheinlichkeit die Folge einer Knochenmetastasierung mit anschließender Freisetzung von Kalzium. Bei einem Mammakarzinom kommt es z.B. oft zu einer Knochenmetastasierung mit gleichzeitiger Hyperkalzämie. Gelegentlich ist eine Hyperkalzämie auch Folge einer ektopischen Parathormonproduktion. Sie tritt meistens im Zusammenhang mit Tumoren auf, die von den Nieren, der Lunge, dem Pankreas oder den Ovarien ausgehen. Auch schmerzhafte Knochenaffektionen, die zu einer Mobilitätseinschränkung des Patienten führt, können eine Hyperkalzämie auslösen oder verschlimmern. Eine Hyperkalzämie kann eventuell noch verstärkt werden, falls die zur Schmerztherapie eingesetzten Opioide, zu einer weiteren Immobilisierung, zu Erbrechen oder Dehydratation führen.

## 30.1.10 Hyperurikämie

Eine Hyperurikämie tritt typischerweise bei einer Leukämie mit großen Tumormassen auf, falls diese durch Krebschemotherapeutika zerstört werden. Im Rahmen einer Hyperurikämie kann es zu einem akuten Nierenversagen kommen, insbesondere wenn die Plasmakonzentration der Harnsäure über 15 mg/dl ansteigt. Allopurinol, Flüssigkeitszufuhr und Alkalisierung des Urins sind für Prophylaxe und Therapie einer Hyperurikämie wichtig.

## 30.1.11 Nebenniereninsuffizienz

Nur selten kommt es aufgrund einer metastatisch bedingten kompletten Zerstörung der Nebenniere zu einer Nebenniereninsuffizienz. Häufiger liegt jedoch bei Karzinompatienten eine relative Nebenniereninsuffizienz vor. Die Ursache kann eine partielle Zerstörung der Nebennierenrinde durch einen Tumor oder eine Suppression der Nebennierenrindenfunktion auf-

**Tab. 30.2:** Ektopische Hormonproduktion

| Hormone | gleichzeitig bestehende Tumore | Symptome |
| --- | --- | --- |
| adrenokortikotropes Hormon | Lungenkarzinom (kleinzellig)<br>Schilddrüsenkarzinom (medullär)<br>Thymom<br>Karzinoid<br>Pankreaskarzinom (nicht von den ß-Zellen ausgehend) | Cushing-Syndrom |
| antidiuretisches Hormon | Lungenkarzinom (kleinzellig)<br>Pankreas<br>Lymphom | Wasser-Intoxikation |
| Gonadotropin | Lungenkarzinom (undifferenziert, anaplastisch)<br>Ovarialkarzinom<br>Nebennierenkarzinom | Gynäkomastrie<br>frühzeitige Pubertät |
| melanozytenstimulierendes Hormon | Lungenkarzinom (kleinzellig) | Hyperpigmentation |
| Parathormon | Nierenkarzinom<br>Lungenkarzinom<br>Pankreaskarzinom<br>Ovarialkarzinom | Hyperparathyroidismus |
| thyroideastimulierendes Hormon | Chorionepitheliom<br>Hodentumor (embryonal) | Hyperthyreoidismus |
| Thyreocalcitonin | | Hypokalzämie |
| Insulin | Schilddrüsenkarzinom (medullär)<br>retroperitoneale Tumore | Hypoglykämie |

grund einer langdauernden Kortikosteroidtherapie sein. Eine Nebenniereninsuffizienz tritt am häufigsten bei Patienten mit einer Metastasierung im Rahmen eines Melanoms, retroperitonealen Tumors, Lungenkarzinoms oder Mammakarzinoms auf.

Die Streßsituation in der perioperativen Phase kann eine relative Nebenniereninsuffizienz demaskieren. Zu den klinischen Symptomen gehören Müdigkeit, Dehydratation, Oligurie und Kreislaufzusammenbruch. Die Therapie der akuten Nebenniereninsuffizienz besteht darin, sofort intravenös Kortisol zu verabreichen. Anschließend wird solange eine kontinuierliche intravenöse Kortisolinfusion durchgeführt, bis eine orale Substitution begonnen werden kann.

### 30.1.12 Nephrotisches Syndrom

Man nimmt an, daß sich Tumorantigen-Antikörperkomplexe in den Kapillarmembranen der Glomerula niederschlagen und zu den typischen Symptomen eines nephrotischen Symptoms führen können [7].

### 30.1.13 Obstruktion des Ureters

Eine einseitige Obstruktion des Ureters ist zumeist die Folge eines retroperitonealen Tumors, wie z.B. im Rahmen eines Lymphoms oder eines Hodenkarzinoms. Eine beidseitige Verlegung der Ureter ist selten und tritt normalerweise im Rahmen eines bekannten Beckentumors, wie z.B. eines Ovarialkarzinoms, Blasen- oder Prostatakarzinoms, auf. Eine karzinombedingte Verlegung des Ureters bleibt oft bis zum Beginn eines Nierenversagens asymptomatisch. Falls der Ureter total verlegt ist, ist eine perkutane Nierenfistelung angezeigt.

### 30.1.14 Pulmonale Osteoarthropathie

Bei primären Lungenkarzinomen können leichte Symptome einer pulmonalen Osteoarthropathie, wie z.B. Trommelschlegelfinger, auftreten.

### 30.1.15 Verlegung der Vena cava superior

Ein erster Hinweis auf eine Tumorinfiltration in das Mediastinum kann eine Verlegung der Vena cava superior sein. Das Hauptmerkmal sind gestaute Venen in der oberen Körperhälfte. Insbesondere sind die Jugularvenen und die Venen der oberen Extremitäten betroffen. Auch eine Verlegung der Atemwege kann im Rahmen einer Tumorinvasion in das Mediastinum auftreten. Die Therapie besteht darin, die mediastinalen Tumormassen sofort zu bestrahlen. Damit nimmt die Tumorgröße ab, und die Kompression der Venen und Luftwege wird vermindert.

### 30.1.16 Perikarderguß und Perikardtamponade

Eine kardiale Metastasierung tritt zumeist bei Patienten mit einer Leukämie, einem Melanom, einem Mammakarzinom oder einem Lungenkarzinom auf. Die Symptome hängen von der eventuellen Metastasierung in das Perikard und einem dadurch bedingten Perikarderguß ab. Die häufigste Ursache eines elektrischen Alternans im EKG ist ein maligner Perikarderguß. Ein paroxysmales Vorhofflimmern oder Vorhofflattern kann ein Frühsymptom einer malignen Infiltration in das Peri- oder Myokard sein. Falls sich die Flüssigkeit im Perikardbeutel schnell ansammelt oder falls es sich um einen großvolumigen Erguß handelt, kann eine Perikardtamponade auftreten. Zur Therapie der Perikardtamponade können eine Thorakotomie und eine Perikardfensterung notwendig werden (vgl. Kapitel 10).

### 30.1.17 Kompression des Rückenmarks

Als Folge einer Tumorinfiltration in den Periduralraum kann es zu einer Kompression des Rückenmarks kommen. Lymphome, multiples Myelom (Plasmozytom), Mammakarzinome und Lungenkarzinome sind diejenigen Tumore, die am häufigsten zu einer Invasion in den Periduralraum führen. Wenn aufgrund einer motorischen Schwäche oder eines Sensibilitätsausfalls eine Kompression des Rückenmarkes vermutet wird, muß ein Myelogramm durchgeführt werden. Falls die neurologischen Ausfälle nicht komplett sind, besteht die Therapie der Wahl in einer Bestrahlung. Zusätzlich werden Kortikosteroide verabreicht, um die Entzündungsreaktionen und das Ödem zu minimieren, die durch eine Bestrahlung dieser peritumoröse Tumore entstehen. Hat sich bereits eine komplette Lähmung entwickelt, so sind die Ergebnisse einer chirurgischen Laminektomie zur Dekompression des Rückenmarks genauso schlecht wie die einer Bestrahlung [8].

### 30.1.18 Hirnmetastasen

Eine Metastasierung in das Gehirn ist häufig. Bei Karzinomen, die von der Mamma, den Nieren oder der Schilddrüse ausgehen, kommt es in 25–50% der Fälle zu einer Hirnmetastasierung. Um das peritumoröse Ödem zu verringern, kann eine Bestrahlung des gesamten Gehirns sowie die Verabreichung von Dexamethason sinnvoll sein. Hierdurch können die Größe der Hirnmetastasen und die neurologischen Auswirkungen verringert werden. Die chirurgische Entfernung einer isolierten Metastase ist indiziert, falls das zerebrale Computertomogramm keine anderen pathologischen Veränderungen zeigt.

## 30.2 Klinisch relevante Karzinomarten

Die bei Erwachsenen am häufigsten auftretenden Krebsformen sind Karzinome an Brust (Mamma), Lunge, Gastrointestinaltrakt, Prostata und Hoden. Lymphome und Leukämien stellen neoplastische Erkrankungen dar, die sowohl Kinder als auch Erwachsene betreffen können.

### 30.2.1 Mammakarzinome

Das Mammakarzinom ist in den USA die häufigste maligne Erkrankung bei Frauen. Es wird geschätzt, daß ungefähr 5% aller Frauen in den USA an diesem Karzinom erkranken. Bei Frauen im Alter von 40–45 Jahren stellt Brustkrebs die häufigste krankheitsbedingte Todesursache dar.

Zur Initialtherapie gehören Operation und Krebschemotherapie. Für Frauen, die noch eine Menstruationsblutung haben und bei denen zum Operationszeitpunkt befallene axilläre Lymphknoten vorhanden sind, ist es von Vorteil, nach der Mastektomie über einen Zeitraum von 1–2 Jahren alle 4–6 Wochen einen Zyklus einer Krebschemotherapie durchzuführen [9]. Als Medikamente werden z.B. Melphalan oder eine Kombinationstherapie aus Cyclophosphamid, Methotrexat und 5-Fluorouracil eingesetzt.

Ein wichtiges Therapiekonzept bei der Behandlung eines metastasierenden Mammakarzinoms beruht darauf, daß diese Krebszellen eine hohe Anzahl östrogenbindender Rezeptorproteine enthalten können [10]. Die meisten Patientinnen mit östrogenbindenden Rezeptorproteinen sprechen auf eine endokrin-ablative Therapie oder auf die exogene Zufuhr von Antiöstrogenen an.

Bei Patientinnen, bei denen Tumore mit östrogenbindenden Rezeptorproteinen nachgewiesen wurden, sind chirurgische Adrenalektomie oder Hypophysektomie palliativ gleichwertig.

### 30.2.2 Lungenkarzinome

Die primären Lungenkarzinome gehen von den Bronchien, den Bronchioli oder den Alveolarzellen aus. Auch das Pleuramesotheliom gehört zu den primären Lungenkarzinomen. Bronchialkarzinome machen ungefähr 90% dieser Karzinome aus.

Die vier histologischen Typen der Bronchialkarzinome sind das (verhornende oder nichtverhornende) Plattenepithelkarzinom, das kleinzellige oder oatcell-Karzinom, das Adenokarzinom und das undifferenzierte (anaplastische) Bronchialkarzinom. Die Plattenepithelkarzinome machen ungefähr 50% der Bronchialkarzinome aus. Bei ca. 20% der Patienten mit einem Lungenkarzinom sind kleinzellige Karzinome (oatcell-Karzinome) zu finden. Der restliche Prozentsatz verteilt sich nahezu gleichmäßig auf das Adenokarzinom und das undifferenzierte (anaplastische) Karzinom.

Bei Patienten mit einer chronischen obstruktiven Atemwegserkrankung ist das Risiko, an Lungenkrebs zu erkranken, viermal so hoch wie bei denjenigen Rauchern, bei denen keine Obstruktion der Atemwege besteht [11,12]. Dies läßt vermuten, daß möglicherweise eine genetische Disposition für die Entwicklung einer chronisch obstruktiven Atemwegserkrankung und für ein Lungenkarzinom besteht (eventuell rezessiver Vererbungsmodus, ähnlich, wie er für das Retinoblastom und den Wilms-Tumor beschrieben ist). Wäre es möglich, die hierfür verantwortlichen Gene zu identifizieren, so könnten gefährdete Personen vor einer Exposition gegenüber bekannten oder verdächtigen Karzinogenen gewarnt werden.

Die prinzipiellen Behandlungsmöglichkeiten dieser Tumore sind chirurgische Exzision und Bestrahlung. Es gibt jedoch keine Beweise dafür, daß eine präoperative oder eine postoperative Bestrahlung die chirurgische Heilungsrate verbessert. Nur ungefähr 5% der Patienten mit einem Lungenkarzinom werden durch die Operation geheilt. Bei kleinzelligen Karzinomen sind chirurgische Eingriffe statistisch gesehen nutzlos, auch wenn manchmal ein Patient von einer Operation mit gleichzeitig durchgeführter Krebschemotherapie profitieren mag [13]. Eine kombinierte Chemotherapie kann, insbesondere bei Patienten mit einem kleinzelligen Tumor, einen gewissen Erfolg haben. Die mittlere Überlebensdauer konnte bei Patienten mit einem kleinzelligen Karzinom von 24 auf 50 Wochen dadurch erhöht werden, daß zusätzlich zu der kombinierten Krebschemo- und Bestrahlungstherapie Warfarin verabreicht wurde [14]. Dies unterstützt die Hypothese, daß bei Wachstum und Ausbreitung von Karzinomen auch Gerinnungsvorgänge vielleicht eine Rolle spielen. Patienten, bei denen ein Lungenkarzinom geheilt werden konnte, neigen dazu, ein Zweitkarzinom zu entwickeln.

### 30.2.3 Kolon- und Rektumkarzinome

Kolon- und Rektumkarzinome sind die häufigsten malignen Erkrankungen. Sie befallen sowohl Männer als auch Frauen. Diese Krebsarten metastasieren anfänglich in regionale Lymphknoten, dann in Lunge und Leber. Bei der Leberuntersuchung sollte auch ein Isotopenscan durchgeführt und die Plasmakonzentrationen der alkalischen Phosphatase bestimmt werden. Die wichtigste kurative Maßnahme bei Patienten mit einem Karzinom des unteren Gastrointestinaltraktes ist die Operation. Eine Chemotherapie hat nur begrenzten Wert.

Es gibt Beweise dafür, daß eine Bluttransfusion während der chirurgischen Resektion eines kolorektalen Karzinoms die Überlebensrate vermindert [15]. Sollte dies tatsächlich zutreffen, so könnte dies auf eine transfusionsbedingte Immunsuppression hinweisen, wodurch vorher immunologisch in Schach gehaltene Karzinomzellen schneller wachsen können. Bei diesen Patienten wurde vorgeschlagen, möglichst Plasmaexpander anstatt von Blut einzusetzen, sowie Narkosetechniken zu wählen, die den Blutdruck und damit den intraoperativen Blutverlust erniedrigen [16].

### 30.2.4 Prostatakarzinome

Die zweithäufigste Ursache für einen Krebstod bei Männern ist ein Prostatakarzinom. Ist bereits die Plasmakonzentration der sauren Phosphatase erhöht, so weist dies darauf hin, daß der Tumor die Kapselgrenze der Prostata überschritten hat und eine Knochenmetastasierung vorliegt. Bei der Röntgenuntersuchung des Skelettsystems können eventuelle osteoblastische Veränderungen festgestellt werden.

Die wichtigste kurative Therapie ist die Operation. Die Bestrahlung ist dagegen als palliatives Verfahren am sinnvollsten. Die effektivste Maßnahme zur Behandlung metastasenbedingter Veränderungen besteht darin, den Hormonstatus zu manipulieren, entweder durch eine chirurgische Orchiektomie oder durch eine Östrogentherapie mit Diäthylstilböstrol. Chemotherapeutika werden selten eingesetzt.

### 30.2.5 Hodentumoren

Der Hodentumor ist einer der wenigen epithelialen Tumore, der sowohl mit einer Krebschemotherapie als auch durch eine chirurgische Therapie und eine Bestrahlung angehbar ist. Diese Tumore werden in embryonale Karzinome, Teratokarzinome, Chorionkarzinome und Teratome unterteilt. Hodentumoren metastasieren über die Lymphgefäße zuerst in die retroperitonealen Lymphknoten.

### 30.2.6 Morbus Hodgkin

Es bestehen starke Verdachtsmomente, daß der Morbus Hodgkin und einige andere Lymphome einen infektiösen, möglicherweise viralen Ursprung haben. Der Morbus Hodgkin beginnt typischerweise damit, daß ein schmerzlos sich vergrößernder Tumor auftritt, der zumeist im Halsbereich lokalisiert ist. Ein generalisierter und schwerer Juckreiz kann bestehen. Es können periodische Temperaturerhöhungen und ein unerklärbarer Gewichtsverlust auftreten. Eine Kompression der Vena cava superior spiegelt eine Tumorinvasion in das Mediastinum wider. Oft besteht eine mäßig ausgeprägte Anämie. Röntgenaufnahmen des Thorax zeigen häufig eine Mitbeteiligung der Lungen. Ein Morbus Hodgkin kann auch auf die Leber oder die Milz übergreifen. Periphere Neuropathien und eine Kompression des Rückenmarks können direkte Folgen des Tumorwachstums sein.

Als initiale Therapie werden eine explorative Laparotomie und eine Splenektomie durchgeführt. Die Exploration des Abdomens erlaubt die Beurteilung der Krankheitsausbreitung und stellt die Basis für deren Klassifizierung dar. Die Klassifizierung ist für die Auswahl der geeigneten Therapie wichtig.

Mit einer kombinierten Chemotherapie konnten verlängerte krankheitsfreie Intervalle erzielt werden. Häufig eingesetzte Medikamente sind Vincristin, Procarbacin und Prednison.

### 30.2.7 Leukämien und myeloproliferative Erkrankungen

Unter Leukämie versteht man eine unkontrollierte Vermehrung von Leukozyten. Die Ursache ist eine maligne Entartung der lymphatischen oder myeloischen Zellen. Daher werden die Leukämien normalerweise in lymphatische Leukämien und myeloische Leukämien unterteilt. Die lymphatische Leukämie beginnt in den Lymphknoten oder anderen lymphatischen Geweben und breitet sich dann auf andere Körpergebiete aus. Die myeloische Leukämie beginnt als krebsartige Wucherung myeloischer Zellen im Knochenmark. Später breitet sie sich auch auf extramedulläre Organe aus. Manchmal sind diese Krebszellen gut differenziert. Zumeist sind sie jedoch undifferenziert, den anderen Leukozyten nicht ähnlich und es fehlen ihnen die normalen Funktionseigenschaften der weißen Blutkörperchen.

Die im Rahmen von Leukämien und myeloproliferativen Erkrankungen auftretenden Veränderungen sind dadurch bedingt, daß die sich vermehrenden Zellen der weißen Blutzellreihe das Knochenmark infiltrieren und den Patienten funktionell aplastisch machen. Es kann eine schwere Anämie bestehen. Unter Umständen kann eine Knochenmarksinsuffizienz zu einer tödlichen Infektion führen. Eine Thrombozytopenie kann eine Blutung zur Folge haben. Außer in das Knochenmark können die Leukämiezellen auch Leber, Milz, Lymphknoten und Hirnhäute infiltrieren und dort entsprechende Funktionsstörungen verursachen. Ein enormer Nährstoffverbrauch durch die sehr schnell wachsenden Krebszellen führt zu einem Verbrauch von Aminosäuren und Vitaminreserven, wodurch es zu einer extremen Schwächung der Patienten und zu einer Minderversorgung des normalen Gewebes mit Nährstoffen kommt.

Ein Kilogramm Leukämiezellen (ungefähr $10^{12}$ Zellen) scheint letal zu sein. Symptome, die zu der Diagnosestellung Leukämie führen, treten normalerweise erst auf, wenn die Tumormasse ungefähr $10^9$ Zellen beträgt. Chemotherapeutika werden verabreicht, um die Anzahl der Tumorzellen zu dezimieren, damit sich Organvergrößerungen zurückbilden und die Funktion des Knochenmarks sich erholt. Es werden vor allem solche Krebschemotherapeutika eingesetzt, die die Knochenmarksaktivität hemmen. Blutungs- und Infektionsneigung sind dabei die limitierenden Faktoren für die maximale Dosierung der Chemotherapeutika. Bei der Zerstörung von Leukämiezellen durch Krebschemotherapeutika kommt es zu einem hohen Anfall von Harnsäure. Eine Uratnephropathie und eine Gichtarthritis können die Folge sein.

**Akute lymphatische Leukämie**

Die akute lymphatische Leukämie macht ungefähr 15% aller Leukämieformen bei Erwachsenen aus. Häufig treten Störungen des zentralen Nervensystems auf. Diese Patienten sind sehr anfällig für lebensbedrohliche Infektionen, wie z.B. Infektionen durch Pneumocystis carinii und Zytomegalieviren.

**Chronische lymphatische Leukämie**

Die chronische lymphatische Leukämie macht ungefähr 25% aller Leukämieerkrankungen aus und wird zumeist bei älteren Männern angetroffen. Die Diagnose wird anhand einer Lymphozytose (mehr als 15000/mm$^3$) und einer lymphozytären Infiltration des Knochenmarks bestätigt. Es kann eine Neutropenie und eine erhöhte Anfälligkeit für bakterielle Infektionen bestehen. Die Therapie besteht darin, daß Chemotherapeutika aus der Gruppe der alkylierenden Substanzen verabreicht werden.

**Akute myeloische Leukämie**

Diese Form der Leukämie gehört mit zu den bösartigsten Erkrankungen, die beim Menschen bekannt sind. Wird sie nicht behandelt, so führt sie innerhalb von ungefähr drei Monaten zum Tode. Fieber, allgemeine Schwäche, Blutungen und eine Hepatosplenomegalie sind typisch. Bei ungefähr der Hälfte dieser Patienten kann durch eine Chemotherapie eine vorübergehende Remission erzielt werden.

**Chronische myeloische Leukämie**

Eine massive Hepatosplenomegalie und eine Leukozytose von mehr als 50000/mm$^3$ sind für eine chronische myeloische Leukämie charakteristisch. Fieber und Gewichtsverlust sind Anzeichen eines erhöhten Stoffwechsels. Es kann eine schwere Anämie bestehen. Bei diesen Patienten wird normalerweise eine Splenektomie durchgeführt.

**Polyzythaemia vera**

Die Polyzythaemia vera ist eine myeloproliferative Erkrankung, die typischerweise bei 60- bis 70-jährigen Patienten auftritt. Eine Überaktivität der myeloischen Vorläuferzellen führt zu einer vermehrten Produktion von Erythrozyten, Leukozyten und Thrombozyten. Der Hb-Wert liegt typischerweise über 18 g/dl und die Thrombozytenzahl kann über 400000/mm$^3$ betragen. Die klinischen Symptome sind durch die erhöhte Viskosität des Blutes bedingt. Hierdurch kann es zu einer Verlangsamung des Blutflusses und zu einer erhöhten Inzidenz an Thrombosen, insbesondere in den kardialen und zerebralen Gefäßen, kommen. Eine Störung der Thrombozytenfunktion ist die wahrscheinlichste Ursache für spontane Blutungen, die gelegentlich bei diesen Patienten beobachtet werden. Die Behandlung dieser Erkrankung besteht darin, daß wiederholt Aderlässe durchgeführt werden. Dadurch kann die Viskosität des Blutes verringert werden.

Die Hämoglobinkonzentration sollte vor einem elektiven operativen Eingriff mittels eines Aderlasses auf nahezu normale Werte gesenkt werden. Wird eine Operation bei einer unbehandelten Polyzythaemia vera durchgeführt, so kommt es zu einer hohen Inzidenz an perioperativen Blutungen und venösen Thrombosen.

In Notfallsituationen kann die Viskosität des Blutes durch Infusion von kristalloiden Lösungen oder niedermolekularem Dextran gesenkt werden.

## 30.3 Krebschemotherapeutika

Die Chemotherapie ist die effektivste Therapiemaßnahme, um Krebszellen zu zerstören. Krebschemotherapeutika können überall im Körper wirken. Damit ein Karzinomkranker geheilt ist, müssen alle Karzinomzellen total zerstört werden, denn eine einzige überlebende Zelle eines Zellklons kann den Anstoß zu ausreichendem Wachstum von Tumorzellen geben, woran der Wirtsorganismus letzlich zugrunde gehen kann. Diese Erkenntnis, daß alle Krebszellen total zerstört werden müssen, hat dazu geführt, daß entweder häufig eine Kombination von Krebschemotherapeutika eingesetzt wird, oder daß Krebschemotherapeutika nach einem bestimmten Zyklus wiederholt für kurze Zeiträume verabreicht werden. Dieses Vorgehen beruht auf der empirischen Beobachtung, daß sich nach einer kurzdauernden maximal dosierten Krebschemotherapie die normalen Zellen schneller erholen als die Karzinomzellen. Außerdem ist bei einer intermittierenden Krebschemotherapie die Immunsupression geringer.

Ein wichtiges Prinzip bei der Kombination von Krebschemotherapeutika besteht darin, die höchstmögliche Dosis der einzelnen Medikamente zu verabreichen. Die Einzelmedikamente müssen aber einen anderen Angriffspunkt und andere toxische Nebenwirkungen aufweisen. Durch die Kombination von Medikamenten mit unterschiedlichen Angriffspunkten wird auch die Gefahr vermindert, daß eine bestimmte Tumorzellpopulation nicht erfaßt wird, weil sie gegen ein Medikament resistent ist. Mit zunehmendem Erfolg wird auch die Knochenmarkstransplantation bei der Leukämietherapie eingesetzt.

Patienten, die wegen einer Karzinombehandlung Krebschemotherapeutika erhalten, müssen sich häufig einer elektiven oder notfallmäßigen Operation unterziehen. Damit bei diesen Patienten eine sinnvolle Narkoseführung möglich ist, müssen Wirkungsmechanismen, mögliche Interaktionen und toxische Nebenwirkungen der Krebschemotherapeutika gut bekannt sein [17-19].

Die meisten Krebschemotherapeutika wirken dadurch, daß sie mit Enzymen interferieren, die für die Synthese oder die Funktion der Desoxyribonukleinsäure (DNS) wichtig sind. Diese Medikamente üben also ihre therapeutischen und toxischen Wirkungen dadurch aus, daß sie Zellen hemmen, die Desoxyribonukleinsäure synthetisieren. Da viele normale Gewebe (Knochenmark, gastrointestinale Schleimhaut, Haarfollikelzellen) eine höhere Proliferationsrate als maligne Zellen haben, muß damit gerechnet werden, daß sie durch Chemotherapeutika geschädigt werden. Als Nebenwirkungen der Krebschemotherapeutika können daher Knochenmarkssuppression (mit Infektionsanfälligkeit, Thrombozytopenie, Leukopenie und Anämie), Übelkeit, Erbrechen, Durchfall, Ulzerationen im Bereich der gastrointestinalen Schleimhaut und eine Alopezie auftreten.

Die Knochenmarkssupression stellt in den meisten Fällen den limitierenden Faktor für die Dosierung der Chemotherapeutika dar. Langsam wachsende Krebszellen mit einer geringen Teilungsrate, wie z. B. Karzinome der Lunge oder des Kolons, sprechen auf Krebschemotherapeutika oft nicht an.

Krebschemotherapeutika können in alkylierende Substanzen, Antimetabolite, Pflanzenalkaloide, Antibiotika, Nitroseharnstoffe, Enzyme und sonstige Chemotherapeutika unterteilt werden [17]. Bestimmte Nebenwirkungen treten bei allen Zytostatika auf, andere Nebenwirkungen sind für besimmte Substanzgruppen spezifisch. (Tab. 30.3) [17].

### 30.3.1 Alkylierende Substanzen

Alkylierende Substanzen wirken sehr wahrscheinlich über eine Alkylierung der Nukleinsäuren. Eine Knochenmarksuppression ist der wichtigste dosislimitierende Faktor dieser Medikamente. Häufig treten eine hämolytische Anämie und Hautpigmentierungen auf. Schleimhautulzerationen im Gastrointestinaltrakt finden sich bei alkylierenden Substanzen seltener als bei anderen Krebschemotherapeutika. Eine Hemmung der Plasmacholinesterase durch alkylierende Substanzen könnte zu einer Wirkungsverlängerung von Succinylcholin führen. Dennoch wurde Succinylcholin bei diesen Patienten verabreicht, ohne daß eine ungewöhnlich lange Wirkung auftrat [18]. Bei alkylierenden Substanzen besteht auch die Gefahr einer Pneumonie und einer Lungenfibrose. Üblicherweise kommt es zu einer Schädigung der Haarfollikel und damit zu einer Alopezie. Häufig stellen sich eine verstärkte Hautpigmentation sowie Übelkeit und Erbrechen ein. Auch eine Muskelschwäche und zerebrale Krampfanfälle können auftreten.

Bei alkylierenden Chemotherapeutika kann eine schnelle Zerstörung von Tumorzellen zu einem erhöhten Abbau von Purinen und zur Entwicklung einer Harnsäurenephropathie führen. Eine adäquate Flüssigkeitsaufnahme, eine Alkalisierung des Urins und die gleichzeitige Verabreichung von Allopurinol vermindern die Gefahr einer Nierenfunktionsstörung.

### 30.3.2 Antimetabolite

Antimetabolite sind strukturell den normalen endogenen Metaboliten ähnlich, die für Zellfunktion und Zellvermehrung notwendig sind. Antimetabolite interferieren mit bestimmten Enzymen. Dadurch werden Metabolite synthetisiert, die von der Zelle nicht mehr verwendet werden können. Die schnell proliferierenden Knochenmarkszellen und die Zellen des Gastrointestinaltrakts reagieren am empfindlichsten auf Antimetabolite. Im Rahmen einer Therapie mit Antimetaboliten kommt es oft zu einer Immunsuppression. Es können eine Diarrhoe, eine hämorrhagische Enteritis und Perforationen im Bereich des Intestinaltraktes auftreten. Vor einer Operation sollte nach der Möglichkeit einer Leber- und/oder Nierenfunktionsstörung gesucht werden. Ulzerationen der Wangenschleimhaut und eine Stomatitis sind mögliche Nebenwirkungen dieser Medikamente.

### 30.3.3 Pflanzenalkaloide

Die Pflanzenalkaloide üben ihre therapeutische, aber auch ihre toxische Wirkung dadurch aus, daß sie sich in den Zellen mit den Proteinen der Mikrotubuli der Mitosespindeln verbinden, wodurch es zu einer Mitosehemmung kommt. Diese Medikamente interagieren auch mit den Nukleinsäuren. Eine wichtige Nebenwirkung ist eine Knochenmarksuppression, die durch eine Leukopenie gekennzeichnet ist. Eine Neurotoxizität dieser Substanzen äußert sich in Enzephalopathie und in peripherer Neuropathie. Störungen des vegetativen Nervensystems manifestieren sich zumeist als Bauchschmerzen und als verminderte Tätigkeit des Gastrointestinaltraktes. Hierdurch kann es zu einer Obstipation und gelegentlich zu einer Perforation des Kolons kommen. Im Rahmen der Neurotoxizität kann es auch zu einer unangemessenen Sekretion des antidiuretischen Hormons kommen.

### 30.3.4 Antibiotika

Antibiotika, die erfolgreich in der Karzinomtherapie eingesetzt werden können, wirken dadurch, daß sie mit der DNS stabile Komplexe bilden. Diese Medikamentengruppe spielt bei der Therapie einer akuten Leukämie, des Morbus Hodgkin, des Mammakarzinoms, Lungenkarzinoms und Weichteilsarkoms eine wichtige Rolle. Der Einsatz dieser Medikamente wird

**Tab. 30.3:** Unerwünschte Nebenwirkungen von Krebs-Chemotherapeutika (siehe Fortsetzung)

| | Immun-suppression | Thrombozyto-penie | Leukozyto-penie | Anämie | Kardio-toxizität | Lungen-toxizität | Nephro-toxitität |
|---|---|---|---|---|---|---|---|
| **Alkylierende Substanzen** | | | | | | | |
| Busulfan (Myleran) | + | +++ | +++ | +++ | | ++ | ++ |
| Chlorambucil (Leukeran) | + | ++ | ++ | ++ | | + | |
| Cyclophosphamide Endoxan | ++++ | + | ++ | + | | + | + |
| **Melphalan** (Alkeran) | + | ++ | ++ | ++ | | + | |
| Thiotepa = Triäthylenthiophosphoramid (Thiotepa) | + | +++ | +++ | +++ | | + | |
| **Antimetabolite** | | | | | | | |
| Methotrexate (Methotrexate) | +++ | +++ | +++ | +++ | | + | ++ |
| 6-Mercaptopurin (Puri-nethol) | +++ | ++ | ++ | ++ | | | ++ |
| Thioguanin (Thioguanin) | +++ | + | ++ | ++ | | | |
| 5-Fluorouracil Fluoro-uracil, Efudix | ++++ | +++ | +++ | +++ | | | |
| **Pflanzenalkaloide** | | | | | | | |
| Vinblastin (Velbe) | ++ | + | +++ | + | | | |
| Vincristin (Vincristin) | ++ | + | ++ | + | | | + |
| **Antibiotika** | | | | | | | |
| Doxorubicin (Adriablastin) | | + | +++ | ++ | +++ | | |
| Daunorubicin (Daunoblastin) | + | ++ | +++ | ++ | +++ | | |
| Bleomycin (Bleomycinum) | + | + | + | | +++ | | |
| Mithramycin (Mithramycin) | + | ++++ | ++++ | +++ | | | ++ |
| **Nitroseharnstoffe** | | | | | | | |
| Carmustin (BCNU) | | ++ | ++ | ++ | | + | + |
| Lomustin (CCNU) | | +++ | +++ | ++ | | | |
| **Enzyme** | | | | | | | |
| L-Asparaginase (Crasnitin) | ++ | + | + | + | | | + |

+ = gering; ++ = leicht; +++ = mäßig; ++++ = stark
(modifiziert nach: Selvin BL. Cancer chemotherapy: Implications for the anesthesiologist. Anesth Analg 1981;60:425–34. Reprinted with permission from IARS.)

| Hepato-toxizität | ZNS-Toxizität | toxische Wirkung auf das periphere Nervensystem | toxische Wirkung auf das vegetative Nervensystem | Stomatitis | Hemmung der Plasmacholinesterase | Sonstiges |
|---|---|---|---|---|---|---|
|  |  |  |  | + | + | ähnliche Wirkungen wie die Nebennierenrindenhormone (+) |
| + | + |  |  |  | + | hämolytische Anämie (++) |
|  |  |  |  | + | + | hämolytische Anämie (++) |
| + |  |  |  | + | ++ | hämolytische Anämie (++) |
|  |  |  |  |  |  | hämorrhagische Zystitis (+++) |
|  |  |  |  |  | + | unangemessene ADH-Sekretion (+) |
|  |  |  |  |  | ++ | hämolytische Anämie (++) |
|  |  |  |  |  |  | hämolytische Anämie (++) |
| + |  |  |  | +++ |  |  |
| +++ |  |  |  | + |  |  |
| +++ |  |  |  | + |  |  |
|  | + |  |  | +++ |  |  |
|  |  | + | + | + |  | unangemessene ADH-Sekretion (+) |
|  | + | ++ | ++ |  |  |  |
| + |  |  |  | ++ |  | roter Urin (+) |
|  |  |  |  | ++ |  | roter Urin (+) |
|  |  |  |  | +++ |  | Gerinnungsstörungen (+++) |
| ++ | + |  |  | +++ |  | Hypokalzämie (+) |
|  |  |  |  |  |  | Hypokaliämie (+) |
|  |  |  |  | + |  |  |
| +++ | + |  |  | + |  | hämorrhagische Pankreatitis (+) |
|  |  |  |  |  |  | Gerinnungsstörungen (+) |

dadurch eingeschränkt, daß es, wie bei allen anderen Krebschemotherapeutika, zu einer Knochenmarkssuppression kommt; typisch sind auch kardiotoxische Nebenwirkungen. Eine Kardiotoxizität äußert sich als Kardiomyopathie oder als unspezifische Veränderungen im EKG. Als weitere Nebenwirkung wurde bei Patienten, die mit Bleomycin behandelt wurden, eine toxische Lungenschädigung beobachtet [19]. Mithramycin ist eine hochtoxische Substanz, die zu Gerinnungsstörungen und einer Leber- und Nierenfunktionsstörung führt.

### Kardiomyopathie

Eine schwere Kardiomyopathie, die zu einer Herzinsuffizienz führt, tritt bei ungefähr 2% der Patienten auf, die mit Doxorubicin oder Daunorubicin behandelt wurden. Die anfänglich auftretenden Symptome lassen eine Infektion der oberen Atemwege vermuten (nicht produktiver Husten). Anschließend kommt es zu einer schnell fortschreitenden Herzinsuffizienz, die auf positiv inotrope Substanzen nicht anspricht. Ungefähr 60% der Patienten versterben. Auf der Röntgenaufnahme des Thorax können eine Kardiomegalie und/oder ein Pleuraerguß auffallen. Die Höhe des QRS-Komplexes im EKG kann vermindert sein. Vor allem Patienten, die eine hochdosierte Strahlentherapie – insbesondere des Mediastinums – erhalten haben und Patienten, bei denen eine zusätzliche Therapie mit Cyclophosphamid durchgeführt wird, sind für die Entwicklung einer Kardiomyopathie anfällig [18]. Bis zu 3 Jahre nach Absetzen von Doxorubicin wurde eine deutliche Einschränkung der linksventrikulären Leistung beobachtet [20].

EKG-Veränderungen: Bei ungefähr 10% der Patienten wurden unspezifische und normalerweise harmlose Veränderungen des EKG's beobachtet. Häufig fallen supraventrikuläre Tachyarrhythmien, supraventrikuläre Extrasystolen, ventrikuläre Extrasystolen, Störungen der Reizleitung, Linksverlagerung der Herzachse, Niedervoltage und eine Reihe von unspezifischen Veränderungen der ST-Strecke und der T-Welle auf. Diese Veränderungen scheinen nicht dosisabhängig zu sein, auch weisen sie nicht zwangsläufig auf eine zugrundeliegende Kardiomyopathie hin.

### Lungentoxizität

Bleomycin gehört in die Gruppe der Antibiotika und eignet sich besonders zur Behandlung eines metastasierenden Hodenkarzinoms. Jedoch kommt es bei 10–25% der Patienten zu einer toxischen Lungenschädigung [21]. Diese toxische Lungenschädigung kann von einer leicht eingeschränkten Lungenfunktion bis hin zu einer schweren Lungenfibrose reichen. Ungefähr 1–2% der Patienten, die mit diesem Medikament behandelt wurden, starben an einer toxischen Lungenschädigung. Geriatrische Patienten, die mehr als 200–400 Einheiten dieses Medikaments erhalten oder die vorbestehende Lungenerkrankungen haben, ist dieses Risiko Auch eine vorherige Bestrahlung prädisponiert diese Patienten für eine toxische Lungenschädigung [19].

Eine langsam auftretende Dyspnoe und ein nicht produktiver Husten sind typische Frühsymptome. Lungenfunktionstests zeigen die für eine restriktive Lungenerkrankung charakteristischen Veränderungen. Die alveolo-arterielle Sauerstoffpartialdruck-Differenz ist oft erhöht und die Diffusionskapazität der Lunge kann vermindert sein. Das Auftreten von röntgenologischen Veränderungen (beidseitige diffuse interstitielle Verschattungen) bedeutet oft, daß eine irreversible Lungenfibrose eingetreten ist [19].

Es wurde vermutet, daß die Patienten durch eine Therapie mit Bleomycin empfindlicher für eine toxische Lungenschädigung aufgrund eines erhöhten inspiratorischen Sauerstoffpartialdruckes werden könnten. Grund für diese Annahme war eine erhöhte Inzidenz einer akuten, postoperativen Ateminsuffizienz bei Patienten, die während der Operation eine erhöhte inspiratorische Sauerstoffkonzentration (durchschnittlich 39%) erhalten hatten [22]. Eine Erklärungsmöglichkeit ist, daß eine erhöhte inspiratorische Sauerstoffkonzentration während einer Bleomycin-Therapie die Bildung von Superoxid und anderen freien Radikalen begünstigt. Aus diesem Grunde wurde empfohlen, intraoperativ die inspiratorische Sauerstoffkonzentration unter 30% zu halten [19, 22]. Jedoch konnten tierexperimentelle Untersuchungen, aber auch Untersuchungen an Patienten keine erhöhte Lungentoxizität von hoher inspiratorischer Sauerstoffkonzentrationen während einer Bleomycin-Therapie nachweisen [23–25]. Sinnvoll scheint es zu sein, die inspiratorische Sauerstoffkonzentration nur so hoch zu wählen, daß eine adäquate arterielle Oxygenierung sichergestellt ist. Bei Patienten, die mit Bleomycin behandelt werden und unter der Operation kristalloide Lösungen erhalten, kommt es leicht zu einer interstitiellen Flüssigkeitsansammlung in der Lunge. Werden Kolloide verabreicht, ist dies weniger der Fall. Dies kann auf eine verminderte Lymphdrainage hinweisen, deren Ursache in einer bleomycinbedingten Lungenfibrose zu sehen ist [22].

### 30.3.5 Nitroseharnstoffe

Nitroseharnstoffe scheinen dadurch zu wirken, daß sie zu einer Alkylierung der Nukleinsäuren führen. Eine toxische Lungenschädigung, die sich als Lungenfibrose äußert, kann durch die alkylierende Wirkung bedingt sein. Eine Hepatotoxizität und eine Schädigung der Nierentubuli sind mögliche, wenn auch seltene Komplikationen. Streptozocin kann zu einem Insulinmangel führen, da es zu einer selektiven Zerstörung der Beta-Zellen des Pankreas führt.

## 30.3.6 Enzyme

Bestimmte Karzinomzellen sind nicht mehr in der Lage, die Aminosäure L-Asparagin zu bilden. Man nimmt an, daß die Verabreichung des Enzyms L-Asparaginase zu einem Absterben solcher Karzinomzellen führt, weil es das im Extrazellulärraum vorhandene Asparagin spaltet. Dadurch kommt es zu einem «Aushungern» der auf das extrazelluläre Asparagin angewiesenen Tumorzellen. Die wichtigste Nebenwirkung dieses Medikaments ist dessen Hepatotoxizität. Ungefähr 50% der behandelten Patienten weisen Anzeichen einer Leberfunktionsstörung auf. Eine hämorrhagische Pankreatitis tritt bei ungefähr 5% der Patienten auf. Bei Patienten, die mit L-Asparaginase behandelt wurden, können eine Lethargie und eine Somnolenz auftreten. Normalerweise kommt es nur zu einer leichten Knochenmarksuppression. Es können auch Gerinnungsstörungen auftreten.

## 30.3.7 Sonstige Krebschemotherapeutika

### Cisplatin

Knochenmarksuppression und Nierentoxizität sind für dieses Medikament dosislimitierend. Eine Neurotoxizität kann sich in Form von zerebralen Krampfanfällen und in einer peripheren Neuropathie äußern. Selten tritt eine Kardiotoxizität auf. Als eine weitere Nebenwirkung dieses Medikamentes wurde eine Hyperkalzämie beobachtet.

### Procarbazin

Die wichtigste Nebenwirkung dieses Medikaments ist eine Knochenmarksuppression. Procarbazin ist ein schwacher Inhibitor der Monoaminooxydase. Dies hat Bedeutung für den perioperativen Einsatz von Sympathomimetika, Opioiden und Barbituraten (vgl. Kapitel 23). Es kann zu einer Überempfindlichkeit auf Procarbazin kommen, die sich in Lungen- und Pleuraveränderungen äußert.

## 30.3.8 Narkoseführung

Bei der Narkoseführung von Patienten, die Chemotherapeutika einnehmen, muß auf die möglichen Nebenwirkungen dieser Medikamente geachtet werden. Um Organfunktionsstörungen aufgrund der Krebschemotherapeutika festzustellen, sollten folgende klinische Routinebestimmungen und -untersuchungen durchgeführt werden: Hämatokrit, Thrombozytenzahl, Leukozytenzahl, Plasmaelektrolytkonzentrationen, Blutzuckerkonzentration, Nieren- und Leberfunktionstests, Plasma-Amylase-Konzentration, Gerinnungsstatus, Röntgenaufnahme des Thorax und ein EKG. Vor der Operation kann eine Transfusion von Erythrozyten notwendig werden, um eine bestehende Anämie auszugleichen. Auch kann es notwendig werden, Gerinnungsfaktoren zu verabreichen, um eine perioperative Gerinnungsstörung zu verhindern. Präoperativ kann es indiziert sein, Störungen des Elektrolyt- und Wasserhaushaltes sowie einen Nährstoffmangel zu therapieren.

Da es bei den meisten Krebschemotherapeutika zu einer Immunsuppression kommt, ist es wichtig, daß auf aseptisches Vorgehen geachtet wird. Sind in der Anamnese Dyspnoe, nicht produktiver Husten und Fieber bekannt, so kann dies auf eine medikamentös bedingte Lungenfibrose hinweisen. Bei der präoperativen Visite sollte nach Anzeichen einer ZNS-Depression, einer Funktionsstörung des vegetativen Nervensystems und einer peripheren Neuropathie gesucht werden.

Welche Medikamente während der perioperativen Phase verwendet werden, kann von den Nebenwirkungen der Krebschemotherapeutika abhängig sein. Z.B. können volatile Anästhetika bei Patienten, die aufgrund von Krebschemotherapeutika eine toxische Myokardschädigung haben, zu einer stärkeren Verminderung der myokardialen Kontraktilität führen. Auch vorbestehende Nieren- oder Leberfunktionsstörungen können Einfluß auf die Auswahl der Anästhetika und Muskelrelaxantien haben. Obwohl nicht immer beobachtet, muß dennoch bei Patienten, die alkylierende Substanzen einnehmen, an eine eventuell verlängerte Wirkung von Succinylcholin gedacht werden [18]. Die intra- und postoperative Überwachung des zentralen Venendrucks und der Urinausscheidung ist wichtig.

Bei Patienten mit einer Lungenfibrose ist es insbesondere von Bedeutung, den arteriellen Sauerstoffpartialdruck zu überwachen. Die intraoperative Flüssigkeitszufuhr muß bei diesen Patienten sorgfältig durchgeführt werden und es sollte beachtet werden, daß eher kolloidale als kristalloide Lösungen verabreicht werden. Eine postoperative Beatmung ist vermutlich bei vielen dieser Patienten notwendig, vor allem nach ausgedehnten und/oder langdauernden Operationen. Ist in der Anamnese eine Herzinsuffizienz aufgrund von Krebschemotherapeutika bekannt, so ist die Gefahr postoperativer kardiovaskulärer Komplikationen erhöht [20].

## 30.4 Knochenmarktransplantation

Bei der Behandlung einer Leukämie oder einer aplastischen Anämie kann eine Knochenmarktransplantation indiziert sein. Falls Patienten an einem Malignom leiden, das durch eine Bestrahlung oder Immunsuppression erfolgreich behandelt werden kann, kann diesen Patienten vor Therapiebeginn eigenes Knochenmark entnommen und nach der Therapie wieder reinfundiert werden (autologe Knochenmarktransplantation). Dies wird durchgeführt, falls durch die Therapie eine

Zerstörung des Knochenmarks zu erwarten ist. Die Langzeitüberlebensrate nach einer Knochenmarktransplantation liegt bei Patienten mit einer akuten lymphoblastischen oder myeloblastischen Leukämie oft über 50% und kann bei Patienten mit einer aplastischen Anämie über 70% betragen.

Oft werden bei Knochenmarkspendern während einer Allgemeinanästhesie (durch zahlreiche Punktionen des vorderen und hinteren Beckenkamms und des Sternums) 300–1000 ml Knochenmark entnommen (26). Normalerweise ist der Spender mit dem Empfänger verwandt und hat passende HLA-Antigene. Lachgas wird bei diesen Patienten oft vermieden, da es Nebenwirkungen auf das Knochenmark haben kann. Wird kurz vor Entnahme des Knochenmarks eine Heparinisierung durchgeführt, so kann dies Einfluß auf die Indikationsstellung zu einer Spinal- oder Periduralanästhesie für diesen Eingriff haben. 1–2 Wochen vor Entnahme des Knochenmarks kann beim Spender Eigenblut abgenommen werden, da während dieses Eingriffs oft eine Transfusion notwendig wird. Postoperative Komplikationen sind selten, Schmerzen an den Punktionsstellen üblich. Innerhalb weniger Wochen regeneriert sich das Knochenmark.

Das Knochenmark des Empfängers wird vor der Transplantation durch Medikamente (z.B. Cyclophosphamid) oder durch Bestrahlung zerstört. Bei diesen Patienten tritt Übelkeit auf und sie neigen während dieser Zeit dazu, eine Sepsis zu entwickeln. Während einer Knochenmarktransplantation kann es zu einer Fettembolie kommen. Diese Komplikation ist jedoch selten. Nach der Infusion des Transplantats werden diese Patienten weiterhin mit immunsupprimierenden Medikamenten therapiert und in einer Umgebung gepflegt, die so gestaltet ist, daß Infektionsquellen weitgehend ausgeschlossen sind.

## Literaturhinweise

1. Silverberg E, Lubera J. Cancer statistics. CA 1986; 36: 9–25
2. Rice DP, Hodgson TA, Kopstein AN. The economic cost of illness: A replication and update. Health Care Finance Review 1985; 7: 61–80
3. Menkes MS, Comstock GW, Vuilleumier JP, et al. Serum beta-carotene, vitamins A and E, selenium, and the risk of lung cancer. N Engl J Med 1986; 315: 1250–4
4. Fossel ET, Carr JM, McDonagh J. Detection of malignant tumors. Water suppressed proton nuclear magnetic resonance spectroscopy of plasma. N Engl J Med 1986; 315: 1369–76
5. Bodel P. Tumors and fever. Ann N Y Acad Sci 1974; 230: 6–13
6. Wise RP. A myasthenic syndrome complicating bronchial carcinoma. Anaesthesia 1962; 17: 488–90
7. Kaplan BS, Klassen J, Gault MH. Glomerular injury in patients with neoplasia. Annu Rev Med 1976; 27: 117–25
8. Gilbert RW, Kim J-H, Posner JB. Epidural spinal cord compression from metastatic tumor: Diagnosis and treatment. Ann Neurol 1978; 40–51
9. Bonadonna G, Valagussa P, Rossi A, et al. Are surgical adjuvant trials altering the course of breast cancer? Semin Oncol 1978; 5: 450–64
10. McGuire WL, Horwitz KB, Pearson OH, et al. Current status of estrogen and progesterone receptors in breast cancer. Cancer 1977; 39: 2934–47
11. Skillrud DM, Offord KP, Miller RD. Higher risk of lung cancer in chronic obstructive pulmonary disease: A prospective, matched, controlled study. Ann Intern Med 1986; 105:503–7
12. Harris CC. Tobacco smoke and lung disease: Who is susceptible? Ann Intern Med 1986; 105: 607–9
13. Minna JD, Ihde DC, Glatstein EJ. Lung cancer: Scalpels, beams, drugs and probes. N Engl J Med 1986; 315: 1411–4
14. Azcharski LR, Henderson WG, Rickles FR, et al. Effect of warfarin on survival in small cell carcinoma of the lung. Veterans Administration Study No. 75, JAMA 1981; 245: 831–5
15. Fielding LP. Red for danger: Blood transfusion and colorectal cancer. Br Med J 1985; 291: 841–3
16. Hunter AR. Colorectal surgery for cancer: The anaesthetist's contribution. Br J Anaesth 1986; 58: 825–6
17. Selvin BL. Cancer chemotherapy: Implications for the anesthesiologist. Anesth Analg 1981; 60: 425–34
18. Dillman JB. Safe use of succinylcholine during repeated anesthetics in a patient treated with cyclophosphamide. Anesth Analg 1987; 66: 351–3
19. Klein DS, Wilds PR. Pulmonary toxicity of antineoplastic agents: Anaesthetic and postoperative implications. Can Anaesth Soc J 1983; 30: 399–405
20. Burrows FA, Hickey PR, Colan S. Perioperative complications in patients with anthracycline chemotherapeutic agents. Can Anaesth Soc J 1985; 32; 149–57
21. Batist G, Andrews JL. Pulmonary toxicity of antineoplastic drugs. JAMA 1981; 246: 1449–53
22. Goldiner PL, Schweizer O. The hazard of anesthesia and surgery in bleomycin-treated patients. Semin Oncol 1979; 6: 121–4
23. Douglas MJ, Coppin CML. Bleomycin and subsequent anaesthesia: A retrospective study at Vancouver General Hospital. Can Anaesth Soc J 1980; 27: 449–52
24. La Mantia KR, Glick JH, Marshall BE. Supplemental oxygen does not cause respiratory failure in bleomycin-treated surgical patients. Anaesthesiology 1984; 60: 65–7
25. Matalon S, Harper WV, Nickerson PA, Olszowka J. Intravenous bleomycin does not alter the toxic effects of hyperoxia in rabbits. Anaesthesiology 1986; 64: 614–9
26. Borland LM, Cook DR. Anesthesia for organ transplantation. In: Stoelting RK, Barash PG, Gallagher TJ, eds. Advances in Anesthesia. Chicago. Year Book Medical Publishers 1986; 1–36

# 31 Das Immunsystem

Immunologische Phänomene können einen großen Einfluß auf die Narkoseführung haben [1]. Beispielsweise können Patienten eine allergische Reaktion auf die während einer Narkose verabreichten Medikamente entwickeln. Außerdem können Anästhetika die Widerstandskraft gegenüber Infektionen oder malignen Erkrankungen beeinflussen. Auch eine chronische Exposition gegenüber selbst geringsten Konzentrationen gasförmiger Anästhetika kann wichtige Auswirkungen auf das Immunsystem haben. Schließlich können bei Patienten, die sich einer Operation und Narkose unterziehen müssen, zufällig auch Nebenerkrankungen vorliegen, die den Immunglobulinstatus betreffen.

## 31.1 Grundlagen der Immunologie

Die wichtigste Funktion des Immunsystems besteht darin, Fremdsubstanzen (Antigene) zu erkennen, die für den Wirtsorganismus eine Gefahr darstellen könnten. Wird eine Fremdsubstanz erkannt, dann wird eine kaskadenförmige Reaktion in Gang gesetzt, deren Ziel die Zerstörung dieses Antigens ist. Normalerweise werden die Funktionen des Immunsystems in unspezifische und spezifische Immunmechanismen unterteilt.

### 31.1.1 Unspezifische Immunmechanismen

Zu den unspezifischen Immunmechanismen gehören
1. die Zilientätigkeit des respiratorischen Epithels;
2. die antibakterielle Wirkung des von Drüsenzellen sezernierten Schleims und 3. die akut auftretenden lokalen Entzündungsreaktionen, die zu einer Zunahme der Kapillarpermeabilität führen. Hierdurch wird die Einwanderung phagozytierender Zellen in das entzündete Gebiet erleichtert. Bestimmte perioperativ auftretende Probleme können die Effektivität dieser unspezifischen Immunmechanismen vermindern. Fällt beispielsweise die Körpertemperatur ab oder liegt ein Flüssigkeitsmangel vor, so kann die mukoziliare Funktion der Trachea beeinträchtigt werden. Halothan und möglicherweise auch andere Anästhetika beeinträchtigen dosisabhängig die mukoziliare Aktivität (Abb. 31.1) [2]. Die verminderte mukoziliare Aktivität führt zu einer Verminderung der Schleim-Clearance und prädisponiert zu Atelektasen und einer Pneumonie. Dies trifft insbesondere für Patienten mit

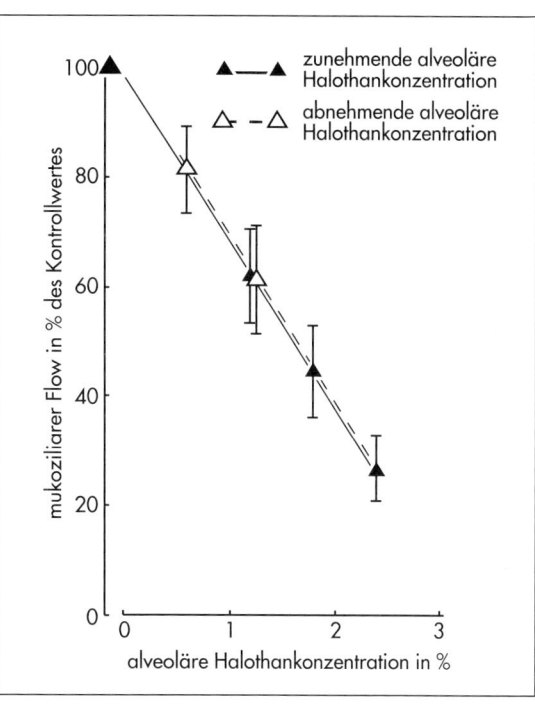

**Abb. 31.1:** Halothan vermindert dosisabhängig den mukoziliaren Flow. Jeder Punkt stellt den Mittelwert ± SE von den an 6 Hunden erhobenen Daten dar. Die Daten sind als prozentualer Anteil des Kontrollwerts ausgedrückt. Die Kontrollwerte wurden während einer Thiopentalnarkose erhoben. (Forbes AR. Halothane depresses mucociliary flow in the trachea. Anesthesiology 1976; 45: 59–63)

einer chronischen Bronchitis zu, die bereits vorher eine exzessive und häufig bakteriell besiedelte Sektretion aufweisen.

## 31.1.2 Spezifische Immunmechanismen

Zusätzlich zu den unspezifischen Immunmechanismen gibt es noch spezifische Immunreaktionen. Die hierbei wichtigsten Zellen sind die Lymphozyten. Die Lymphozyten werden in B-Lymphozyten (bursaabhängige Lymphozyten) und T-Lymphozyten (thymusabhängige Lymphozyten) unterteilt. Sämtliche Lymphozyten leiten sich von einer gemeinsamen Knochenmarkstammzelle ab. Die B-Lymphozyten differenzieren sich bei Kontakt mit spezifischen Antigenen zu Plasmazellen, die Antikörper produzieren. Unter Antikörpern wird eine heterogene Gruppe von Plasmaproteinen verstanden, die eine Strukturspezifität für das jeweils auslösende Antigen aufweisen. Beispiele für eine antikörpervermittelte Immunität sind allergische Reaktionen (anaphylaktische Reaktionen), die Elimination von Bakterien, die Neutralisation von Toxinen und die Verhinderung einer viralen Reinfektion (durch Impfung).

T-Lymphozyten, die auch als T-Helferzellen bezeichnet werden, bilden keine Antikörper. Sie regulieren jedoch die Antikörperproduktion der B-Lymphozyten (vgl. Kap. 29). Die T-Lymphozyten sind aufgrund ihrer genetischen Determinierung dazu in der Lage, «körpereigen» von «körperfremd» zu unterscheiden. Die T-Lymphozyten sind daher für die zellvermittelte Immunität verantwortlich. Diese zellvermittelte Immunität kann zur Abstoßung von transplantiertem Fremdgewebe führen. Die Gegenspieler der T-Helfer-Lymphozyten sind die T-Suppressor-Lymphozyten, die diese Immunreaktionen hemmen.

### Antigene

Als Antigene werden solche Substanzen bezeichnet, die in der Lage sind, durch eine Interaktion mit den Lymphozyten eine Antikörperproduktion auszulösen. Proteine haben fast immer Antigeneigenschaften. Z.B. werden durch die Proteinzusammensetzung der Zellmembranen die Histokompatibilitätsantigene bestimmt. Die Histokompatibilitätsantigene sind für die Unterscheidung zwischen körpereigenen Zellen und Fremdgewebe entscheidend. Als Haptene werden kleine Moleküle wie Medikamente (z.B. Penicillin) bezeichnet. Diese können erst nach Bindung an ein Protein eine Antikörperbildung auslösen. Viele Medikamentenreaktionen kommen erst dadurch zustande, daß sich das betreffende Medikament an Proteine bindet. An Proteine gebundene Polysaccharide können ebenfalls eine Antikörperbildung bewirken. Die erfolgreiche Entwicklung der Pneumokokkenimpfung stellt hierfür ein Beispiel dar. Kennzeichnend für spezifische Immunreaktionen ist, daß es nach stattgehabter Stimulation durch ein Antigen zu einer Vermehrung der antikörperproduzierenden Lymphozyten kommt.

### Antikörper

Die durch die B-Lymphozyten gebildeten Antikörper werden als Immunglobuline (Ig) bezeichnet. Die Immunglobuline werden je nach ihrer Struktur und Funktion in IgG, IgA, IgM, IgD und IgE unterteilt (Tabelle 31.1). Normalerweise bildet ein bestimmter B-Lymphozyt nur Immunglobuline einer einzigen Gruppe.

Im Plasma stellt IgG das häufigste Immunglobulin dar. IgG ist der wichtigste Antikörper in der Infektabwehr. Der Fetus kann zwar noch kein IgG bilden, die mütterlichen IgG-Antikörper können jedoch leicht über die Plazenta in den fetalen Kreislauf übertreten. Dadurch wird auch beim Neugeborenen eine Immunität gewährleistet. IgG wird auch als Gammaglobulin oder als komplementbindendes Gammaglobulin bezeichnet. Die IgA-Antikörper sind vor allem in körpereigenen Sekreten (Tränenflüssigkeit und Schleim) enthalten. Sie dienen als lokaler Schutzmechanismus. Die wichtigste Funktion der IgM-Antikörper besteht darin, bakterielle Zellwände zu lysieren. Dies wird durch eine Aktivierung des Komplementsystems erleichtert. Die Funktion der IgD-Antikörper ist unbekannt. Die IgE-Antikörper, die früher auch als Reagine bezeichnet wurden, sind im Plasma nur in verschwindend niedrigen Mengen vorhanden. Dennoch sind diese IgE-Antikörper für die immunvermittelten Überempfindlichkeitsreaktionen verantwortlich. Diese immunvermittelten Überempfindlichkeitsreaktionen sind Ausdruck einer Interaktion zwischen IgE-Antikörpern und den Antigenen. Allergisch veranlagte Personen wie z.B. Asthmatiker weisen häufig erhöhte IgE-Spiegel auf [1].

**Tab. 31.1:** Eigenschaften der menschlichen Immunglobuline

| | IgG | IgA | IgM | IgD | IgE |
|---|---|---|---|---|---|
| Lokalisation | Plasma Amnionflüssigkeit | Plasma Speichel Tränenflüssigkeit | Plasma | Plasma | Plasma |
| Plasmakonzentration (mg/dl) | 550–1900 | 60–333 | 45–145 | 0.3–30 | Spuren |
| Halbwertszeit (Tage) | 23 Immunität und Abwehr von systemischen Infektionen | 6 lokale Abwehr von Infektionen | 5 Lyse von Zellwänden der Bakterien | 3 unbekannt | 2.5 immunvermittelte Überempfindlichkeit (Anaphylaxie) |

## Komplementsystem

Das Komplementsystem besteht aus mehr als 20 verschiedenen Plasmaproteinen. Diese Plasmaproteine wirken in sehr spezieller Art und Weise zusammen und lösen Teile der Entzündungsreaktionen aus [3]. Patienten mit einem Mangel an verschiedenen Komplementfaktoren weisen eine erhöhte Anfälligkeit gegenüber Infektionen auf. Die überwiegende Zahl der Komplementfaktoren wird in der Leber synthetisiert.

Die Aktivierung des Komplementsystems erfordert typischerweise eine Antigen-Antikörper-Reaktion. Diese Antigen-Antikörper-Reaktion aktiviert den normalerweise in inaktiver Form im Plasma vorliegenden Komplementfaktor $C_1$. Hierdurch wird eine Kaskade von Reaktionen ausgelöst (Abb. 31.2). Die Komple-

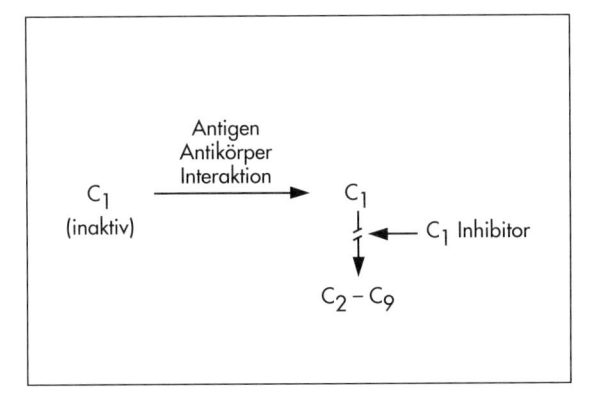

**Abb. 31.2:** Die erste Komponente ($C_1$) der Komplementkaskade ist ein Eiweiß, das normalerweise in inaktiver Form im Plasma vorliegt. Durch eine Antigen-Antikörper-Reaktion wird das inaktive $C_1$-Protein in das aktive $C_1$-Protein umgewandelt. Das aktivierte $C_1$ bringt nun die Komplementkaskade ins Rollen. Es entstehen Komplementfaktoren, die als $C_2$ bis $C_9$ bezeichnet werden. Ein anderes, ebenfalls im Plasma vorhandenes Enzym ($C_1$-Inhibitor-Protein) steuert den ersten Schritt im Ablauf der Komplementkaskade.

mentfaktoren werden als $C_1$ bis $C_9$ bezeichnet. Ein bestimmtes Serumenzym, das als $C_1$-Inhibitorprotein bezeichnet wird, steuert den Ablauf des Komplementsystems. Ein Mangel an diesem Inhibitorprotein führt dazu, daß es zu einer unkontrollierten Anhäufung von Komponenten des Komplementsystems kommt (vgl. Abschnitt: Quincke-Ödem). Das Komplementsystem kann aber auch unter Einbeziehung bakterieller Polysaccharide aktiviert werden. Die Komplementaktivierung ist für mehrere Vorgänge verantwortlich, z.B. auch für die Freisetzung vasoaktiver Substanzen aus den Mastzellen, wodurch es zu einer Steigerung der Kapillarpermeabilität kommt. Durch die erhöhte Permeabilität ist es möglich, daß sich mehr Antikörper am Entzündungsort ansammeln können. Zusätzlich locken aktive Bestandteile des Komplementsystems polymorphkernige Leukozyten in das Entzündungsgebiet. Hierdurch wird die Phagozytose und die Lyse der Bakterienzellwände erleichtert.

## 31.2 Allergische Reaktionen auf Medikamente

Allergische Reaktionen auf Medikamente können Folgen einer Antigen-Antikörper-Reaktion (immunvermittelte Anaphylaxie), einer direkten Histaminfreisetzung (anaphylaktoide Reaktion) oder einer Aktivierung des Komplementsystems sein [4–6]. Bei einem bestimmten Patienten können zur Auslösung einer allergischen Reaktion ein oder mehrere dieser Mechanismen beitragen. Es wird geschätzt, daß jeder sechste Patient, der sich einer medikamentösen Behandlung unterziehen muß, irgendwann eine sichere oder zumindest mutmaßliche allergische Reaktion auf ein Medikament entwickelt hatte. Die Inzidenz von allergischen Reaktionen auf perioperativ verabreichte Medikamente scheint anzusteigen. Dies ist vermutlich dadurch bedingt, daß den Patienten zunehmend mehr Medikamente verabreicht werden und daß außerdem Kreuzreaktionen zwischen den einzelnen Medikamenten auftreten können. Symptome und Soforttherapie dieser allergischen Reaktionen sind stets gleich, unabhängig davon, welcher Pathomechanismus zugrunde liegt.

### 31.2.1 Anaphylaxie

Eine Anaphylaxie (immunvermittelte Überempfindlichkeitsreaktion vom Typ I) setzt eine frühere Exposition gegenüber dem Antigen, z.B. dem Medikament, voraus. Durch die vorangegangene Exposition wurde die Bildung von antigenspezifischen IgE-Antikörpern ausgelöst. Hierdurch kam es zu einer Sensibilisierung des Individuums. Die meisten IgE-Antikörper binden sich an Zellmembranrezeptoren der im Gewebe befindlichen Mastzellen sowie an Zellmembranrezepto-

**Tab. 31.2:** Vasoaktive Substanzen, die während einer Antigen-Antikörper-Reaktion durch Degranulation freigesetzt werden

| vasoaktive Substanzen | physiologische Wirkungen |
|---|---|
| Histamin | erhöhte Kapillarpermeabilität<br>periphere Vasodilatation<br>Bronchokonstriktion |
| Leukotriene (slow-reacting substance of anaphylaxis) | erhöhte Kapillarpermeabilität<br>starke Bronchokonstriktion<br>negativ inotrope Wirkung<br>Konstriktion der Koronargefäße |
| Prostaglandine | Bronchokonstriktion |
| eosinophil chemotactic factor of anaphylaxis | eosinophile Granulozyten werden chemotaktisch angelockt |
| neutrophil chemotactic factor | neutrophile Granulozyten werden chemotaktisch angelockt |
| platelet activating factor | Thrombozytenaggregation und Freisetzung von vasoaktiven Aminen |

ren der im Plasma befindlichen basophilen Granulozyten. Es wird geschätzt, daß jede Zellmembran 40000–100000 Rezeptoren besitzt, die alle möglicherweise mit IgE-Antikörpern interagieren können [6]. Eine spätere Exposition des sensibilisierten Organismus gegenüber dem gleichen oder einem chemisch ähnlichen Antigen (z.B. Medikament) führt zu einer Antigen-Antikörper-Reaktion. Hierdurch wird eine Degranulation der Mastzellen und der basophilen Granulozyten ausgelöst. Durch diese Degranulation werden vasoaktive Substanzen freigesetzt, die für die Symptome der Anaphylaxie verantwortlich sind (Tab. 31.2). Histamin wird häufig als der wichtigste Faktor für die Auslösung von allergischen Reaktionen betrachtet. Die Leukotriene können jedoch ebenfalls eine wichtige Rolle spielen. Die Leukotriene besitzen im Vergleich zu Histamin eine 3000–10000fach stärkere bronchokonstriktorische Potenz [6].

**Wann sind anaphylaktische Reaktionen zu erwarten?**

Es kann keine zuverlässige Aussage darüber getroffen werden, welcher Patient nach der Einnahme eines Medikaments eine anaphylaktische Reaktion entwickeln wird. Die Wahrscheinlichkeit einer allergischen Reaktion nimmt jedoch mit der Anzahl der Expositionen und mit der Zunahme der Zeitintervalle zwischen den einzelnen Expositionen zu. Bei Zeitintervallen von ca. 2 Wochen zwischen wiederholten Expositionen ist das Risiko für eine anaphylaktische Reaktion am größten. Patienten mit einer positiven Allergieanamnese (z.B. Asthma, Nahrungsmittelallergie, Medikamentenallergie, Allergiker in der Familie) weisen eine erhöhte Inzidenz von Überempfindlichkeitsreaktionen auf. Dies ist in erster Linie die Folge einer genetischen Prädisposition, erhöhte Mengen an IgE-Antikörpern zu bilden [1]. Allergieanamnesen bezüglich bestimmter Medikamente ermöglichen eine gewisse Risikoeinschätzung. Eine frühere Exposition ohne allergische Reaktion schließt jedoch das Risiko einer anaphylaktischen Reaktion bei einer wiederholten Exposition nicht aus. Auch die initiale Injektion einer kleinen Testdosis führt eher dazu, daß idiosynkratische Reaktionen demaskiert werden, als daß sie anaphylaktische Reaktionen verhüten könnten. Eine Dosis von 5 mg Protamin entspricht beispielsweise $60 \times 10^{15}$ Molekülen. Zwischen dem Schweregrad einer anaphylaktischen Reaktion und der Gesamtdosis des injizierten Antigens besteht zwar vermutlich eine Beziehung; dennoch spricht die Seltenheit von allergischen Reaktionen gegen eine routinemäßige Testinjektion von Medikamenten.

Ein positiver Intradermaltest (falls die Quaddel und das umgebende Erythem einen Durchmesser von mehr als 4 mm aufweisen) bestätigt, daß antigenspezifische IgE-Antikörper vorliegen [8]. Ein Intradermaltest ist jedoch nicht ohne Risiken. Daher sollte hierbei mit Injektionen begonnen werden, die das vermutete Antigen in verdünnter, konservierungsmittelfreier Lösung enthalten (Injektion von 10–20 µl einer Lösung, die 5 µg Antigen pro ml enthält). Lokale Histaminfreisetzungen, wie sie z.B. bei Intradermaltests mit Morphin, Pethidin und d-Tubocurarin vorkommen können, führen zu fälschlich positiven Ergebnissen. Der Radio-allergo-sorbent-test (RAST) und der Enzyme-linked-immuno-sorbent-assay (ELISA) sind kommerziell verfügbare Antigenaufbereitungen, die spezifische IgE-Antikörper im Plasma von sensibilisierten Patienten nachweisen können. Da nicht für alle allergieverdächtigen Medikamente Antigenpräparate zur Verfügung stehen, sind diese Tests nur begrenzt anwendbar. Gegen diese hoch entwickelten Tests wird allerdings vorgebracht, daß sie – sofern Medikamente getestet werden, die kein Histamin freisetzen – im Vergleich zu den Ergebnissen des Intradermaltests nur wenig mehr an Informationen liefern [9].

Bei sensibilisierten Personen entwickeln sich Symptome einer anaphylaktischen Reaktion normalerweise innerhalb von 5 Minuten nach Injektion des betreffenden Präparats. Gelegentlich können allerdings auch verzögerte Reaktionen vorkommen (8). Die anaphylaktische Reaktion geht immer mit einem Blutdruckabfall und einer Tachykardie einher. Zusätzlich können Bronchospasmus, Larynxödem, periorbitale Ödeme, arterielle Hypoxämie und Herzrhythmusstörungen auftreten. Aufgrund einer erhöhten Kapillarpermeabilität kommt es zur Flüssigkeitssequestration in den Extrazellulärraum. Die sich entwickelnde Hypovolämie ist die Hauptursache für den Blutdruckabfall bei diesen Patienten. Allerdings kann auch die negativ inotrope Wirkung der Leukotriene hierbei eine Rolle spielen. Häufig kommt es zur Hautrötung mit oder ohne Urtikaria. Bei einigen Patienten treten Gerinnungstörungen und eine Leukopenie auf. Weder eine Allgemein-, noch eine Regionalanästhesie bieten Schutz vor einer anaphylaktischen Reaktion. Es ist allerdings vorstellbar, daß eine regionale Blockade der Nebenniereninnervation durch eine Regionalanästhesie die Symptome einer anaphylaktischen Reaktion dadurch verstärken könnte, daß die endogene Katecholaminsekretion, insbesondere die Adrenalinfreisetzung, behindert wird (vgl. Erklärung im nächsten Abschnitt) [10].

In vivo kommt es zu Beginn einer anaphylaktischen Reaktion zu einem deutlichen Abfall der IgE-Plasmakonzentration (Abb. 31.3) [11]. Der Konzentrationsabfall entsteht dadurch, daß es zur Komplexbildung der IgE-Antikörper mit dem injizierten Antigen kommt. Häufig kommt es nach diesem initialen Abfall zu einem überschießenden Konzentrationsanstieg der Antikörper. Falls keine Änderungen der Plasmakonzentrationen der Komplementfaktoren auftreten, spricht dies ebenfalls für eine allergische Reaktion vom anaphylaktischen Typ.

**Therapie**

Die drei primären Therapieziele bei einer anaphylaktischen Reaktion bestehen darin, 1. die arterielle Hypoxämie zu beheben, 2. den intravasalen Flüssigkeits-

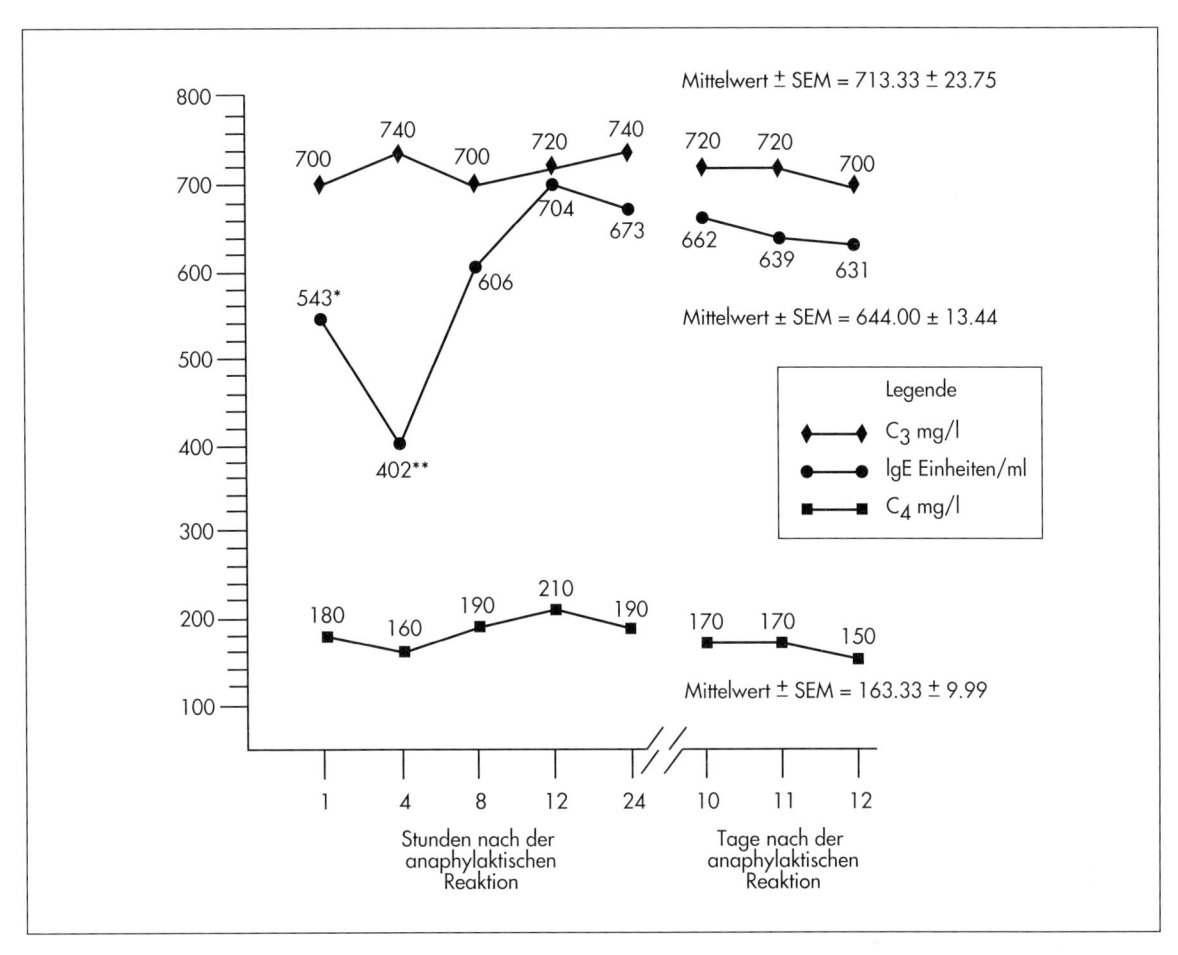

**Abb. 31.3:** Bei einem Patienten mit einer anaphylaktischen Reaktion auf Thiopental kam es zu einem Abfall und anschließend zu einem überschießenden Anstieg der Plasmakonzentration an Immunglobulin E (IgE). Die Konzentrationen der Komplementproteine C₃ und C₄ blieben unverändert. (Lilly JK, Hoy RH. Thiopental anaphylaxis and reagin involvement. Anesthesiology 1980; 53: 335–7)

mangel zu beseitigen und 3. eine weitere Mastzellendegranulation mit Freisetzung vasoaktiver Substanzen zu verhindern (Tab. 31.3). Häufig müssen schnell 1–4 Liter einer bilanzierten Elektrolytlösung und/oder einer kolloidalen Lösung infundiert werden, um das intravasale Flüssigkeitsvolumen und den Blutdruck anzuheben. Die sofort einsetzende und oft lebensrettende Wirkung von Adrenalin beruht auf dessen β-adrenerger Wirkung. Hierdurch kommt es zu einem Anstieg der intrazellulären Konzentration an zyklischem Adenosinmonophosphat (cAMP) und damit zu einer Stabilisierung der Mastzellmembranen (Abb. 31.4). Die β-adrenergen Wirkungen von Adrenalin bewirken außerdem eine Tonusverminderung der glatten Bronchialmuskulatur. Die Histaminfreisetzung aus den Mastzellen wird dagegen durch die hyperglykämische induzierende Wirkung des Adrenalins verringert (5). Liegt eine lebensbedrohliche anaphylaktische Reaktion bei einem Erwachsenen vor, so sollten initial 10–100 μg Adrenalin i.v. verabreicht werden [12]. Alle 1–3 Minuten sollte diese Adrenalindosis wiederholt und verdoppelt werden, bis wieder

**Tab. 31.3:** Behandlung einer allergischen Reaktion

erhöhte inspiratorische Sauerstoffkonzentration
balancierte Kristalloidlösungen oder kolloidale Lösungen
Adrenalin
Diphenhydramin
Euphyllin
Kortikosteroide

ausreichende Blutdruckwerte erreicht werden. Durch dieses titrierende Vorgehen kann die Gefahr von unerwünschten überschießenden Blutdruckreaktionen durch die α-adrenergen Wirkungen des Adrenalins vermindert werden. Bei einer nicht lebensbedrohlichen anaphylaktischen Reaktion werden bei Erwachsenen öfters auch 0,3–0,5 mg Adrenalin (1:1000) subkutan verabreicht.

Die intravenöse Gabe eines Antihistaminikums (z.B. 50–100 mg Diphenhydramin bei Erwachsenen) führt zu einer kompetitiven Verdrängung von Histamin an den Membranrezeptoren und kann die anaphylaktischen Symptome wie Hypotension, Ödem, Pruritus

```
                    Adrenalin
                       ↓
                  Adenylzyklase
                                      Phoshodiesterase
  ATP ─────────────▶ cAMP ──────/ /──────▶ 5' AMP
                       │         Euphyllin
                       ↓
               verminderte Freisetzung
                  von Mediatoren
```

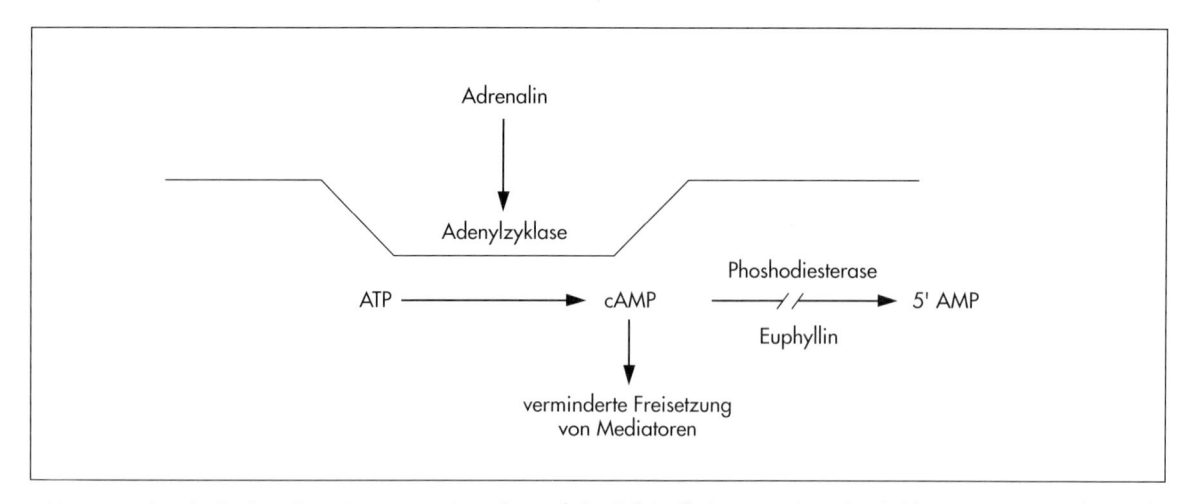

**Abb. 31.4:** Adrenalin bindet sich an Rezeptoren, die außen auf der Zelloberfläche sitzen. Die Adenylzyklase ist ein Enzym, das an der Innenseite der Zellmembran sitzt. Bei einer Erregung der auf der Zelloberfläche sitzenden Rezeptoren wird die Adenylzyklase stimuliert. Sie katalysiert die Umwandlung von Adenosintriphosphat (ATP) in zyklisches Adenosinmonophosphat (cAMP). Um die Erregung des Rezeptors auf das Effektorenzym Adenylzyklase zu übertragen, ist ein Regulatorprotein, ein Guaninnucleotid (G-Protein), zwischengeschaltet. Die Phosphodiestesterase ist dasjenige Enzym, das für die Umwandlung von cAMP in dessen aktive Form (5'AMP) verantwortlich ist. Eine intrazelluläre Anhäufung von cAMP löst Vorgänge aus, die zu einer verminderten Freisetzung von vasoaktiven Substanzen (Mediatoren) aus den Mastzellen und den basophilen Granulozyten führt. (Koblin DD, Watson JE, Deady JE, et al. Inactivation of methionine synthetase by nitrous oxide in mice. Anesthesiology 1981; 54: 318–24)

und Bronchospasmus vermindern. Im Gegensatz dazu werden durch Antihistaminika die bronchospastischen oder negativ inotropen Wirkungen der Leukotriene nicht beeinflußt. Um den Perfusionsdruck während einer akuten anaphylaktischen Reaktion aufrecht zu erhalten, kann die Gabe α-adrenerger Sympathomimetika notwendig werden.

Durch eine intravenöse Injektion von 3–5 mg pro kg Euphyllin läßt sich bei diesen Patienten der Bronchospasmus oft gut therapieren. Diese Wirkung des Euphyllins beruht darauf, daß Euphyllin die Phosphodiesterase und damit den Abbau des cAMP zu AMP blockiert. Bei Patienten mit einer allergischen Reaktion wird häufig ein Kortikosteroid (10–15 mg pro kg KG Kortisol oder Methylprednisolon) intravenös verabreicht. Es ist jedoch kein Einfluß der Kortikosteroide auf die Mastzellendegranulation oder auf die Antigen-Antikörper-Reaktionen bekannt. Die günstigen Effekte der Kortikosteroide beruhen vermutlich darauf, daß sie die β-adrenergen Wirkungen anderer Medikamente verstärken und die Bildung von Leukotrienen und Prostaglandinen hemmen. Kortikosteroide sind insbesondere bei solchen Patienten wirkungsvoll, deren allergische Reaktionen auf einer Aktivierung des Komplementsystems beruhen.

### 31.2.2 Anaphylaktoide Reaktionen

Unter einer anaphylaktoiden Reaktion wird eine massive Histaminfreisetzung aus den Mastzellen und den basophilen Granulozyten nach einer Medikamentenapplikation verstanden [5,6]. Die Histaminfreisetzung ist unabhängig von Antigen-Antikörper-Reaktionen.

Die klinischen Symptome sind jedoch von denen einer anaphylaktischen Reaktion nicht zu unterscheiden. Anaphylaktoide Reaktionen können im Gegensatz zu anaphylaktischen Reaktionen – welche eine frühere Sensibilisierung voraussetzen – bereits bei der Erstexposition auftreten. Bei einer Reexposition gegenüber einem Medikament, das bereits bei einer früheren Exposition zu einer anaphylaktoiden Reaktion geführt hat, kann die Menge des freigesetzten Histamins dadurch verringert werden, daß die Medikamentendosis bzw. die Infusionsgeschwindigkeit reduziert wird.

Die Therapie einer anaphylaktoiden Reaktion entspricht genau der eines anaphylaktischen Zwischenfalles (Tab. 31.3). Da anaphylaktoide Reaktionen hauptsächlich durch Histamin verursacht werden, scheint für solche Patienten, die anamnestisch ein erhöhtes Risiko für anaphylaktoide Reaktionen mit sich bringen, eine präoperative Prophylaxe sinnvoll. Die Prophylaxe sollte eine Vorbehandlung sowohl mit $H_1$- als auch mit $H_2$-Rezeptor-Antagonisten umfassen [5, 6]. Auch Cromoglycinsäure stellt eine gute Prophylaxe gegen eine Histaminfreisetzung und einen dadurch ausgelösten Bronchospasmus dar. Ist die anaphylaktoide Reaktion bereits eingetreten, ist dieses Medikament jedoch wirkungslos.

### Medikamentös bedingte Histaminfreisetzung

Insbesondere alkalische Medikamente wie Opioide und langwirkende Muskelrelaxantien sind prinzipiell dazu in der Lage, andere alkalische Moleküle wie z.B. Histamin aus Zellen zu verdrängen. Symptome einer solchen medikamentös bedingten Histaminfreisetzung sind unter anderem ein Erythem entlang der

Vene, in die das Medikament injiziert wurde. Außerdem können eine Hautrötung und ein Blutdruckabfall auftreten. Es wird geschätzt, daß die Plasma-Histamin-Konzentration auf das Doppelte ansteigen muß, bevor es zu einem Blutdruckabfall kommt. Eine solche medikamentös bedingte Histaminfreisetzung reicht jedoch nicht aus, um von einer anaphylaktoiden Reaktion zu sprechen. Der Patient sollte deshalb auch nicht als allergisch gegenüber dem Medikament bezeichnet werden. Die bei einer solchen Histaminfreisetzung auftretenden lokalen Symptome können durch eine Vorbehandlung mit einem Antihistaminikum besser beeinflußt werden als die im Rahmen einer klassischen anaphylaktoiden Reaktion auftretenden Symptome. Wahrscheinlich sind bei diesen Reaktionen nur wenige vasoaktive Substanzen beteiligt und das Histamin spielt hierbei eine wichtigere Rolle.

## 31.3 Medikamente, die zu allergischen Reaktionen führen können

Im Prinzip sind von nahezu allen Medikamenten, die während einer Narkose injiziert werden, allergische Reaktionen berichtet worden [5, 6, 13]. Dies betrifft Muskelrelaxantien, Induktionshypnotika, Lokalanästhetika, Opioide, Chymopapain, Antibiotika, Protamin, intravenös zu verabreichende Kontrastmittel, Blut und Plasmaersatzmittel. Zwar werden die klinischen Symptome von allergischen Reaktionen durch Anästhetika verändert, aber es gibt keine Anhaltspunkte dafür, daß Anästhetika einen Einfluß auf die Inzidenz anaphylaktischer Zwischenfälle haben [1, 10].

### 31.3.1 Muskelrelaxantien

Nach der Verabreichung von Muskelrelaxantien wurden am häufigsten anaphylaktische und anaphylaktoide Reaktionen beschrieben [13-16]. Außerdem kann eine Kreuzallergie zwischen den einzelnen Muskelrelaxantien bestehen. Es wird geschätzt, daß 50 % derjenigen Patienten, die eine allergische Reaktion auf ein Muskelrelaxans entwickeln, auch auf ein oder mehrere andere Muskelrelaxantien allergisch reagieren werden [17]. Die Kreuzallergie zwischen Muskelrelaxantien unterstreicht deren strukturelle Ähnlichkeit. Insbesondere das Vorliegen einer oder mehrerer antigen wirksamer quartärer Ammoniumgruppen ist hierfür verantwortlich. Bei Patienten, die allergisch auf Succinylcholin und andere Muskelrelaxantien reagierten, wurden IgE-Antikörper gegen Cholin nachgewiesen [18].

Bei allen Muskelrelaxantien besteht zusätzlich die Möglichkeit, daß sie aus den Mastzellen und aus basophilen Granulozyten Histamin freisetzen. Diese Gefahr ist bei Anwendung von Vecuronium am geringsten (vgl. Abschnitt: medikamentös bedingte Histaminfreisetzung).

Aufgrund eines früheren Kontaktes mit Kosmetika und Seifen, die ebenfalls quartäre Ammoniumgruppen enthalten, ist eine Sensibilisierung möglich, so daß es auch bei einer Erstexposition gegenüber einem Muskelrelaxans zu einer anaphylaktischen Reaktion kommen kann. Daher trat auch der Großteil der beschriebenen allergischen Reaktion auf Muskelrelaxantien bei Frauen auf. Das als Flüssigkeit vorliegende Succinylcholin (nicht jedoch Succinylcholin in pulverisierter Form) enthält das Konservierungsmittel Methylparaben. Dieses Konservierungsmittel könnte ebenfalls für eine Stimulation der Antikörperbildung verantwortlich sein (vgl. Abschnitt: Lokalanästhetika). Obwohl keine strukturelle Ähnlichkeit besteht, so weisen doch viele auf Succinycholin allergisch reagierende Patienten auch eine Überempfindlichkeit gegenüber Penicillin auf [15].

### 31.3.2 Induktionshypnotika

Allergische Reaktionen auf Barbiturate, die im Rahmen der Narkoseeinleitung injiziert werden, sind zwar selten (1 Fall auf 30 000 Anwendungen), aber dann oft lebensbedrohlich [5, 6]. In der Mehrzahl der Fälle handelt es sich um Patienten, die eine positive Allergieanamnese aufweisen und die bereits früher im Rahmen einer Narkose Barbiturate erhielten, ohne daß dabei allerdings eine allergische Reaktion beobachtet worden wäre [11, 19, 20]. In einem Fall wird eine allergische Reaktion nach Narkoseeinleitung mit Thiamylal beschrieben, obwohl eine völlig unauffällige chronische orale Einnahme von Barbituraten bestand [21]. Bei den allergischen Reaktionen auf Barbiturate handelt es sich zumeist um eine Anaphylaxie. Bei einem Patienten mit vermuteter Überempfindlichkeit gegenüber Thiopental konnte innerhalb von 40 Minuten nach der intravenösen Gabe von 10 $\mu$g dieses Präparates ein Abfall des IgE-Spiegels nachgewiesen werden [19]. Allergische Reaktionen treten sowohl nach Thiobarbituraten als auch nach Oxibarbituraten auf (Abb. 31.5), [22]. In-vitro-Untersuchungen legen jedoch nahe, daß die Möglichkeit einer Histaminfreisetzung bei Methohexital am geringsten ist.

Die allergischen Reaktionen auf Etomidat unterscheiden sich von den allergischen Reaktionen auf andere Induktionshypnotika in der Hinsicht, daß Hauterscheinungen und gastrointestinale Symptome vorherrschend sind, während kardiopulmonale Symptome fehlen [6]. Auch nach der Verabreichung von Ketamin sind lebensbedrohliche allergische Reaktionen unwahrscheinlich, obwohl von Hautausschlägen berichtet wurde [23].

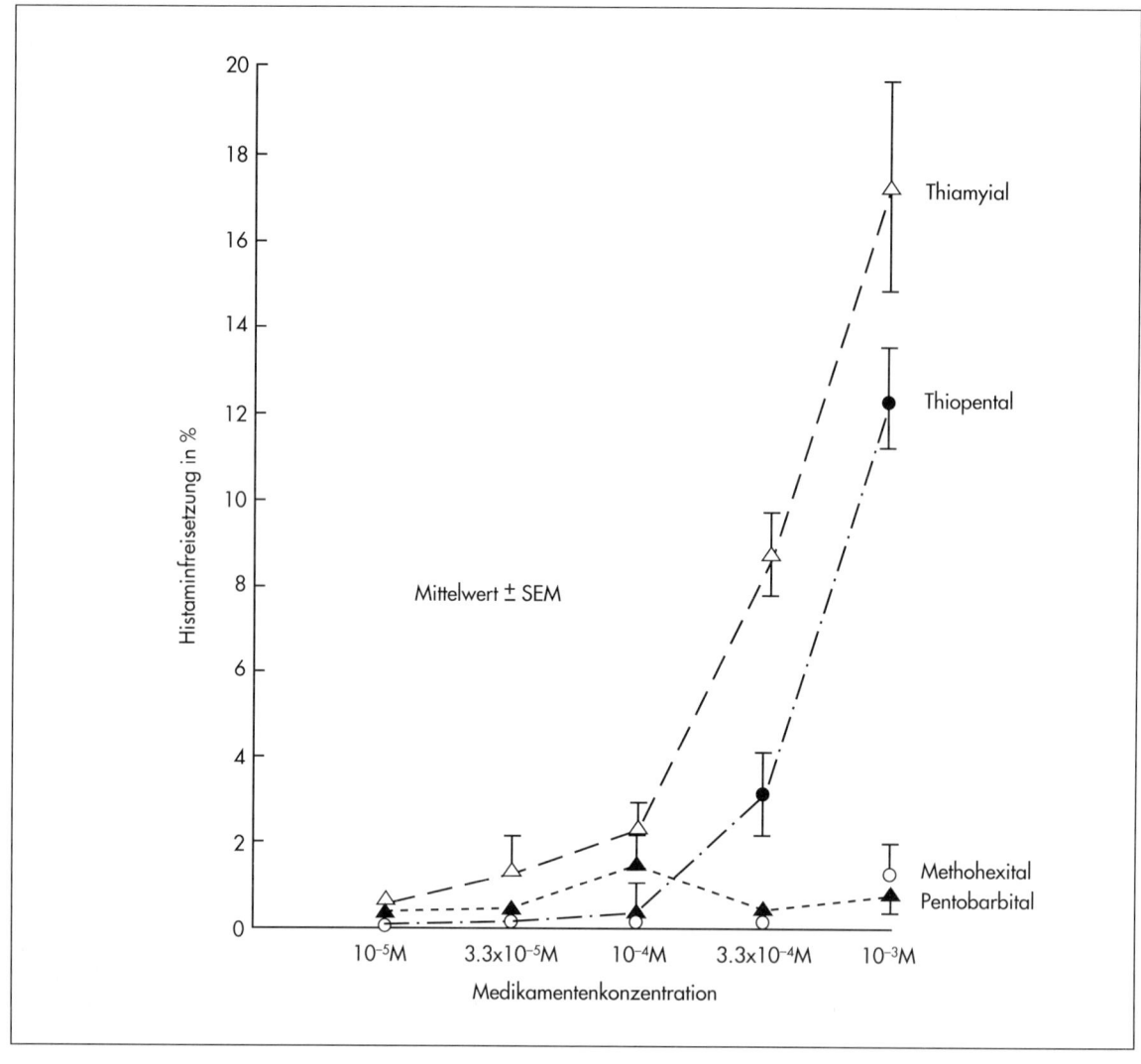

**Abb. 31.5:** Werden Mastzellen der menschlichen Haut mit Barbituraten inkubiert, so kommt es bei Verwendung von Thiamyial und Thiopental zu einer konzentrationsabhängigen Freisetzung von Histamin. Bei Methohexital und Pentobarbital kommt es dagegen zu keiner Histaminfreisetzung. (Hirshman CA, Edelstein RA, Ebertz JM, Hanifin JM. Thiobarbiturate-induced histamine release in human skin mast cells. Anesthesiology 1985; 63: 353–6)

### 31.3.3 Lokalanästhetika

Allergische Reaktionen auf Lokalanästhetika treten selten auf, obwohl diese Medikamente häufig angewandt werden. Nebenwirkungen von exzessiv hohen Plasmaspiegeln an Lokalanästhetika (also einer systemischen Toxizität) werden häufig unkorrekterweise als allergische Reaktionen eingestuft. Es wird jedoch geschätzt, daß lediglich bei ca. 1 % aller Reaktionen auf Lokalanästhetika ein allergisches Geschehen zugrunde liegt [24].

### Differentialdiagnose

Durch sorgfältiges Befragen des Patienten und eventuell mit Hilfe von Arztbriefen kann der einer früher aufgetretenen, unerwünschten Reaktion auf Lokalanästhetika zugrundeliegende Pathomechanismus häufig abgeklärt werden. Beispielsweise sind ein Blutdruckabfall sowie Krampfanfälle charakteristische Merkmale einer systemischen Wirkung bei exzessiv hohen Blutspiegeln an Lokalanästhetika. Umgekehrt liegt bei Patienten, die eine Urtikaria, eine Konjunktivitis und einen Bronchospasmus entwickeln, aller Wahrscheinlichkeit nach eine allergische Reaktion vor. Auf diese initialen allergischen Symptome kann später ein Larynxödem folgen. Wird der Patient bei der Injektion des Lokalanästhetikums bradykard und bewußtlos, so handelt es sich vermutlich um eine vagale Reaktion. Treten dagegen im Zusammenhang mit der Applikation eines Lokalanästhetikums eine Tachykardie und ein Hypertonus auf, so ist die Ursache sehr wahrscheinlich in einer systemischen Resorption des mit Adrenalin gemischten Lokalanästhetikums zu suchen.

### Allergiegefahr

Beim Abbau der Lokalanästhetika vom Estertyp entstehen Metabolite, die mit der stark antigen wirksamen Paraaminobenzoesäure verwandt sind. Allergische Reaktionen sind daher bei den Lokalanästhetika vom Estertyp häufiger als bei Lokalanästhetika vom Amidtyp. Berichte über allergische Reaktionen bei Amidlokalanästhetika sind selten [25]. Lokalanästhetikalösungen können außerdem als Konservierungsstoffe Methylparaben oder Propylparaben enthalten. Der Grund ist deren bakteriostatische und fungistatische Wirkung. Die strukturelle Ähnlichkeit dieser Konservierungsstoffe mit der Paraaminobenzoesäure ist für deren antigene Wirkung verantwortlich. Eine anaphylaktische Reaktion kann also durch eine vorausgehende Stimulation der Antikörperbildung durch das Konservierungsmittel – und nicht durch das Lokalanästhetikum selbst – bedingt sein.

Wie sicher ist die Anwendung von Lokalanästhetika bei Patienten, bei denen eine frühere Allergie auf ein Lokalanästhetikum bekannt ist? Dies ist eine klinisch wichtige Frage. Einigkeit herrscht darüber, daß es keine Kreuzallergien zwischen den Ester- und den Amidlokalanästhetika gibt. Daher scheint es vertretbar zu sein, bei Patienten, die eine Allergie auf Lokalanästhetika vom Estertyp haben, ein Lokalanästhetikum aus der Amidgruppe einzusetzen. Diese Empfehlung gilt umgekehrt genauso. Es muß jedoch beachtet werden, daß konservierungsmittelfreie Lokalanästhetikalösungen verwendet werden. Denn die Konservierungsstoffe könnten die Ursache für die allergische Reaktion gewesen sein, die fälschlicherweise dem Lokalanästhetikum angelastet wurde.

### Allergietestung

Es ist schwierig, eine Allergie auf Lokalanästhetika nachzuweisen. Intradermaltests z.B. können fälschlich positive Resultate ergeben. Ursachen sind das Punktionstrauma oder eine lokale Histaminfreisetzung nach der Punktion. Des weiteren müssen die Proteine der Haut nicht mit denjenigen Proteinen identisch sein, an die die Lokalanästhetika gebunden waren, als die Antikörperbildung ausgelöst wurde. Der antigene Reiz kann auch von Metaboliten der Lokalanästhetika ausgegangen sein. In diesen Fällen wären Hauttests keine zuverlässigen Testindikatoren für das tatsächliche allergische Potential von Lokalanästhetika. Trotz dieser Nachteile sind manche Autoren der Überzeugung, daß bei Patienten mit Allergien in der Anamnese unter anderem mit Hilfe von Intradermaltests ein «sicheres» Lokalanästhetikum identifiziert werden kann.

Die Intradermaltests stellen jedoch nur einen Teil der möglichen Provokationstests dar [24]. Bei einigen Patienten mit einer Allergie auf Lokalanästhetika scheint es dennoch vernünftig zu sein, Intradermaltests mit einem alternativen Lokalanästhetikum, das kein Konservierungsmittel enthält, zu empfehlen.

## 31.3.4 Opioide

Anaphylaktische Zwischenfälle nach der Applikation von Opioiden sind zwar selten, aber möglich [26]. Nach Fentanylinjektion ist eine verzögerte anaphylaktische Reaktion beschrieben worden [8]. In diesem Fallbericht wurde jedoch durch eine zweite Injektion von Fentanyl zwei Stunden später keine allergische Symptomatik mehr hervorgerufen. Dies läßt vermuten, daß die initiale Stimulation eine fast vollständige Degranulation induzierte, so daß eine erneute, unmittelbar im Anschluß daran durchgeführte Provokation zu keiner nennenswerten weiteren Freisetzung von vasoaktiven Substanzen führen konnte. Opioide, insbesondere Morphin, können auch zu einer Histaminfreisetzung aus Mastzellen und basophilen Granulozyten führen und damit bei empfindlichen Patienten eine anaphylaktoide Reaktion auslösen.

## 31.3.5 Chymopapain

Bei ca. 0,82% der Patienten, die sich einer Chemonukleolyse mit Chymopapain unterziehen, treten allergische Reaktionen auf, die möglicherweise lebensbedrohlich sind. Diese allergischen Reaktionen scheinen bei Frauen, bei Multiallergikern und bei Personen mit bekannter Papayaallergie häufiger vorzukommen. Das Hauptsymptom ist ein Blutdruckabfall. Nur ungefähr ein Viertel der Patienten entwickelt einen Bronchospasmus. Die allergische Symptomatik kann sofort, aber auch mit einer Verzögerung von bis zu zwei Stunden nach der Injektion von Chymopapain auftreten. Es wurde eine Vorbehandlung mit $H_1$- und $H_2$-Rezeptorantagonisten, sowie mit Kortikosteroiden empfohlen. Dennoch können allergische Zwischenfälle vorkommen [27].

## 31.3.6 Antibiotika

Durch die intravenöse Gabe von Antibiotika, insbesondere von Penicillin, kann es in der perioperativen Phase zu anaphylaktischen und anaphylaktoiden Reaktionen kommen. Die häufigsten Symptome einer Penicillinallergie sind makulopapulöse Exantheme und eine Urtikaria. Bei einigen Patienten kann es zu einem lebensbedrohlichen Bronchospasmus und zu einem Quinke-Ödem kommen. Das Quinke-Ödem ist durch ein starkes Anschwellen des Gesichts, der Lippen und der Zunge gekennzeichnet und kann eventuell mit einem Larynxödem einhergehen. Neben dem bekannten allergischen Potential der Penicilline besteht auch bei dem Aminoglykosidderivat Vancomycin eine hohe Inzidenz an allergischen Reaktionen [28]. Bei empfindlichen Patienten kann durch eine langsame Verabreichung von Vancomycin eine medikamentös bedingte Histaminfreisetzung vermindert werden. Dennoch sind auch dann noch anaphylaktische Reaktionen beobachtet worden. Auch mögliche Kreuzallergien zwischen Penicillinen und Cephalosporinen, aber auch zwischen Aminoglykosiden und anderen Paraaminobenzoesäurederivaten (z.B. Lokalanästhetika der Estergruppe) sollten beachtet werden.

### 31.3.7 Protamin

Bei Patienten, die eine Allergie gegen Meeresfrüchte haben, können anaphylaktische Reaktionen auf Protamin auftreten, da dieses Präparat aus Lachssperma gewonnen wird [29]. Auch bei Patienten, die mit protaminhaltigen Insulinpräparaten behandelt werden, besteht bei Anwendung hoher Dosen von Protamin zur Heparinneutralisierung die erhöhte Gefahr eines anaphylaktischen Zwischenfalls [30, 31]. Vermutlich induziert der geringe Protaminanteil in den Insulinpräparaten (0,7 mg Protamin auf 25 Einheiten Protaminzinkinsulin) eine Antikörperbildung. Bei der Gabe hoher Dosen von Protamin, wie sie zur Neutralisierung des Heparineffekts nötig sind, kann es dann zu einer anaphylaktischen Reaktion kommen. Bei vasektomierten oder infertilen Männern können zirkulierende Antikörper gegen Spermatozoen vorkommen. Bei diesen Männern ist jedoch kein erhöhtes Risiko für allergische Reaktionen auf Protamin nachgewiesen worden. Dies scheint auch unwahrscheinlich zu sein, da die Antikörper-Spiegel sehr niedrig sind. Protamin kann auch eine direkte Histaminfreisetzung bewirken und kann daher bei prädisponierten Patienten zu anaphylaktoiden Reaktionen führen (vgl. Abschnitt: Medikamentös bedingte Histaminfreisetzung). Patienten mit einer bekannten Protaminallergie können ein schwerwiegendes therapeutisches Problem darstellen, falls eine Heparinneutralisierung erforderlich wird. Denn die medikamentöse Alternative zu Protamin, das Hexadimethrin, ist kommerziell nicht erhältlich. Es dauert längere Zeit, bis die gerinnungshemmende Heparinwirkung spontan abklingt. Dies kann, insbesondere nach erfolgreichem Abgang von der Herzlungenmaschine, mit großen Blutverlusten verbunden sein [32]. Wird bei einem Patienten ein erhöhtes Risiko für eine Protaminallergie vermutet, so sollte mit einer niedrigen Protamintestdosis begonnen werden (1–10 mg Protamin i.v.).

Gelegentlich kommt es bei der Heparinneutralisierung durch Protamin zu einer Bronchokonstriktion und einer pulmonalen Hypertension. Hier könnten eine Komplementaktivierung und die Freisetzung von Thromboxanen eine Rolle spielen [33].

### 31.3.8 Intravenös zu verabreichende Kontrastmittel

In ca. 5% der Fälle, in denen jodhaltige Kontrastmittel für radiologische Untersuchungszwecke intravenös verabreicht werden, kommt es zu systemischen Reaktionen. Bei Patienten, die eine Allergie gegen andere Medikamente oder gegen Nahrungsmittel aufweisen, ist das Risiko am höchsten. Viele Reaktionen scheinen anaphylaktoider Natur zu sein. Diese Reaktionen können durch eine Vorbehandlung mit $H_1$- und $H_2$-Blokkern, mit Kortikosteroiden sowie dadurch beeinflußt werden, daß die verabreichte Joddosis möglichst niedrig gehalten wird.

### 31.3.9 Blut- und Plasmaersatzmittel

Trotz korrekt durchgeführter Kreuzprobe kommt es in ca. 3% der Bluttransfusionen zu allergischen Reaktionen. Die Symptomatik reicht von Pruritus und Urtikaria über einen Anstieg der Körpertemperatur bis zum Lungenödem. Inkompatible Plasmaproteine können eine Histaminfreisetzung aus den Mastzellen und den basophilen Granulozyten verursachen. Auch im Zusammenhang mit synthetischen Plasmaersatzlösungen wie Dextrane-, Gelatine- und Hydroxyäthylstärkelösungen ist von anaphylaktischen und anaphylaktoiden Reaktionen berichtet worden. Die Symptome können von einem Hautexanthem und einem mäßigen Blutdruckabfall bis zu einem Bronchospasmus und zu einer Schocksituation reichen. Niedermolekulare Dextrane sind nicht in der Lage, eine Antikörperbildung auszulösen. Es kann jedoch zu einer Reaktion der niedermolekularen Dextrane mit Antidextran-Antikörpern der IgE- oder IgM-Klasse kommen, die bereits bei einem früherem Kontakt mit Polysacchariden viralen oder bakteriellen Ursprungs gebildet wurden. Außerdem können Dextrane das Komplementsystem aktivieren und damit eine allergische Symptomatik auslösen.

Bei den Plasmaersatzmitteln sind allergische Reaktionen insgesamt zwar sehr selten, dennoch sollten sie bei solchen Patienten mit Vorsicht angewendet werden, bei denen anamnestisch Allergien bekannt sind.

## 31.4 Widerstandskraft gegenüber Infektionen und Krebserkrankungen

Es liegen zahlreiche Hinweise dafür vor, daß Narkose und Operation das Immunsystem vielfältig beeinflussen [1)] Es ist z.B. vorstellbar, daß – aufgrund einer narkosebedingten Depression des Immunsystems – das Risiko für postoperative Infektionen erhöht ist oder daß bereits bestehende Infektionskrankheiten verschlimmert werden. Eine narkosebedingte Immundepression könnte vielleicht auch die Schutzfunktion des Immunsystems gegenüber der Proliferation von malignen Zellen beeinträchtigen.

### 31.4.1 Resistenz gegenüber Infektionen

Im Rahmen einer Infektion kommt es zu Entzündungsreaktionen. Bei diesen Entzündungsreaktionen müssen polymorphkernige Leukozyten produziert und mobilisiert werden. Diese Zellen müssen dann in das Entzündungsgebiet migrieren und dort phagozytieren. Es gibt Anhaltspunkte dafür, daß Lokal- und Allgemeinanästhetika (insbesondere Lachgas) dosisabhängig diese Funktionen hemmen [1, 34]. Wahrscheinlich sind diese Effekte jedoch ohne klinische Relevanz, wenn eine normale Narkosedauer und eine übliche Dosierung der Anästhetika vorausgesetzt wird. Das Ausmaß des operativen Traumas und die damit verbundene Freisetzung von Kortisol und Katecholaminen, von denen eine Hemmung der Phagozytose bekannt ist, scheinen dagegen einen größeren Einfluß auf die Inzidenz postoperativer Infektionen zu haben [1]. Von den Anästhetika alleine – ohne operativen Eingriff – sind keine erhöhten Kortisol- bzw. Katecholaminspiegeln zu erwarten. Aufgrund der vorliegenden Daten besteht die übereinstimmende Auffassung, daß die Auswirkungen der Anästhetika auf die Infektionsresistenz nur passager und reversibel sind und daß sie – im Vergleich zu den längerfristigen immunsuppressiven Wirkungen des Kortisols und der Katecholamine, die im Rahmen der hormonellen Reaktionen auf das operative Trauma freigesetzt werden – von untergeordneter Bedeutung sind [1].

Falls im Hinblick auf die Infektionsanfälligkeit hormonelle Reaktionen unerwünscht sind, so ist eine tiefe Narkoseführung wünschenswert, denn bei einer flachen Narkoseführung kann die Aktivität des sympathischen Nervensystems nicht zuverlässig unterdrückt werden. Es ist nachgewiesen worden, daß ca. 1,5 MAC Halothan oder Enfluran oder mehr als 1 mg pro kg KG Morphin notwendig sind, um bei 50% der Patienten die sympathikotone Reaktion auf einen Hautschnitt zu unterdrücken [35]. Bei der Sternotomie scheinen sogar noch höhere Anästhetikakonzentrationen notwendig zu sein, um eine Stimulation des sympathischen Nervensystems zu verhindern. Auch ein Regionalanästhesieverfahren kann die hormonellen Reaktionen auf den operativen Eingriff vermindern [34]. Trotz dieser Beobachtungen gibt es keinen Beweis dafür, daß die Narkosetiefe oder die Auswahl des Narkoseverfahrens die Inzidenz postoperativer Infektionen beeinflussen würden.

Auch an eine mögliche bakteriostatische Wirkung der Anästhetika sollte gedacht werden. Für Lokalanästhetika konnte nachgewiesen werden, daß sie in den Konzentrationen, wie sie bei einer lokalen Anwendung auftreten, auf eine große Zahl von Mikroorganismen bakteriostatisch wirken [34]. Von klinischer Bedeutung ist z.B., daß durch eine Schleimhautanästhesie, wie sie beispielsweise bei einer Bronchoskopie durchgeführt wird, die Inzidenz positiver Abstriche vermindert sein kann. Im Gegensatz dazu haben Plasmakonzentrationen der Lokalanästhetika, wie sie im Zusammenhang mit einer Regionalanästhesie oder einer intravenösen Injektion auftreten, keinen Einfluß auf das Bakterienwachstum. Auch die volatilen Anästhetika haben wahrscheinlich keine bakteriostatischen Wirkungen [34]. Volatile Anästhetika hemmen bereits in Konzentrationen unter 0,2 MAC dosisabhängig die Vermehrung des Masernvirus und vermindern die Mortalität von Mäusen, denen intranasal Influenzaviren appliziert wurden [36].

### 31.4.2 Resistenz gegenüber Krebserkrankungen

Entscheidend für die Resistenz gegenüber einer malignen Zellproliferation ist ein suffizientes Immunsystem. Klinisch besteht der Eindruck, daß bei einigen Patienten, bei denen präoperativ ein Karzinom diagnostiziert wurde, der Tumor nach Anästhesie und operativem Eingriff schneller wächst. Es ist vorstellbar, daß Anästhetika Wachstum und Ausbreitung von Tumoren dadurch beschleunigen könnten, daß sie die Abwehrkräfte des Wirtsorganismus vermindern. Trotz dieser Befürchtungen gibt es keinen Beweis, daß die kurzfristigen Wirkungen von Anästhetika irgendeine Bedeutung für die körpereigene Abwehr gegen Krebserkrankungen hätten [37]. Wie bei den Infektionen, so gilt auch bei Krebserkrankungen die größere Sorge einer Immunsuppression durch das operative Trauma und die dadurch ausgelösten hormonellen Veränderungen. Sollten solche hormonellen Veränderungen unter dem Aspekt der Krebsresistenz unerwünscht sein, so erscheint es logisch, sie entweder durch ein Regionalanästhesieverfahren oder durch eine tiefe Allgemeinanästhesie zu unterdrücken. Es muß jedoch betont werden, daß es keine Anhaltspunkte dafür gibt, daß diese Spekulationen zutreffen.

Bei Krebspatienten könnten auch Sorgen bezüglich der Immunsuppression auftreten. Dagegen wäre bei Patienten, die sich einer Organtransplantation unterziehen müssen, eine Immunsuppression aufgrund dieser hormonellen Veränderungen günstig. Falls solch ein positiver Effekt bestehen sollte, ist er vermutlich zu gering oder zu kurzdauernd, um irgendeine Bedeutung für die frühe postoperative Phase zu haben.

## 31.5 Toxische Auswirkung der Anästhetika auf das Krankenhauspersonal

Bei dem im Operationsbereich beschäftigten Personal konnten gesundheitliche Risiken nachgewiesen werden. Diese Risiken umfassen eine erhöhte Rate an Spontanaborten und eine erhöhte Mißbildungsrate bei Neugeborenen. Dies gilt sowohl für Frauen, die selbst im Operationsbereich tätig sind, als auch für Frauen, die mit Männern verheiratet sind, die im Operationsbereich arbeiten [38–40]. Die häufigste Erklärung ist eine chronische Exposition gegenüber Spuren von Narkosemitteldämpfen, insbesondere von Lachgas. Suffiziente Lüftungsanlagen können über 90% der entwichenen Narkotika entfernen. Aufgrund des dringenden Verdachts, daß die gasförmigen Narkotika für gesundheitliche Risiken verantwortlich sind, ist es naheliegend, für alle Bereiche, in denen Narkosemittel Anwendung finden, Lüftungsanlagen zu empfehlen. Dennoch liegen keine Untersuchungen vor, die belegen könnten, daß Lüftungsanlagen in dieser Hinsicht von Vorteil sind. So konnte in Tierversuchen, in denen wiederholt geringste Konzentrationen von Lachgas, Halothan, Enfluran und Isofluran verwendet wurden, keine schädlichen Auswirkungen auf die Fortpflanzung nachgewiesen werden [41]. Werden dagegen trächtige Ratten an 3 aufeinander folgenden Tagen für jeweils 6 Stunden 75% Lachgas ausgesetzt, so führt dies zu einer erhöhten Rate von Aborten [42]. Aufgrund dieser vorliegenden Daten ist die Frage, ob schwangeren Frauen von einer Tätigkeit im operativen Bereich abgeraten werden sollte, weiterhin ungeklärt.

Im Tierversuch konnte nachgewiesen werden, daß eine Exposition gegenüber Lachgas zu einer dosisabhängigen reversiblen Aktivitätshemmung der Methioninsynthetase führt. Die Methioninsynthetase ist ein Vitamin $B_{12}$-enthaltendes Enzym (Abb. 31.6) [40, 43]. Eine 30-minütige Anwendung von Lachgas (0,8 atm) kann zu einer mehr als 50%-igen Abnahme der Enzymaktivität führen. Im Gegensatz dazu beeinflussen geringe Konzentrationen von Lachgas (0,5 atm) oder von volatilen Anästhetika (1 MAC) die Aktivität der Methioninsynthetase nicht. Lachgas hemmt die Aktivität der Methioninsynthetase dadurch, daß es das Kobalt-Atom im Vitamin $B_{12}$ oxydiert und damit aus der aktiven in die inaktive Form überführt. Diese Hemmung der Enzymaktivität führt dazu, daß weniger Tetrahydrofolat zur Verfügung steht. Tetrahydrofolat ist zur DNS-Synthese notwendig.

Tetanuspatienten, denen langfristig Lachgas verabreicht wurde, entwickelten aufgrund der beeinträchtigten DNS-Synthese eine Anämie und Leukopenie [44]. Die DNS-Synthesestörung könnte ebenfalls der Grund für eine eventuell auftretende Polyneuropathie sein, die bei Zahnärzten beobachtet wurde, die Lachgas regelmäßig zur Analgesierung ihrer Patienten einsetzten [45]. Bei Personen, die aus nichtmedizinischen

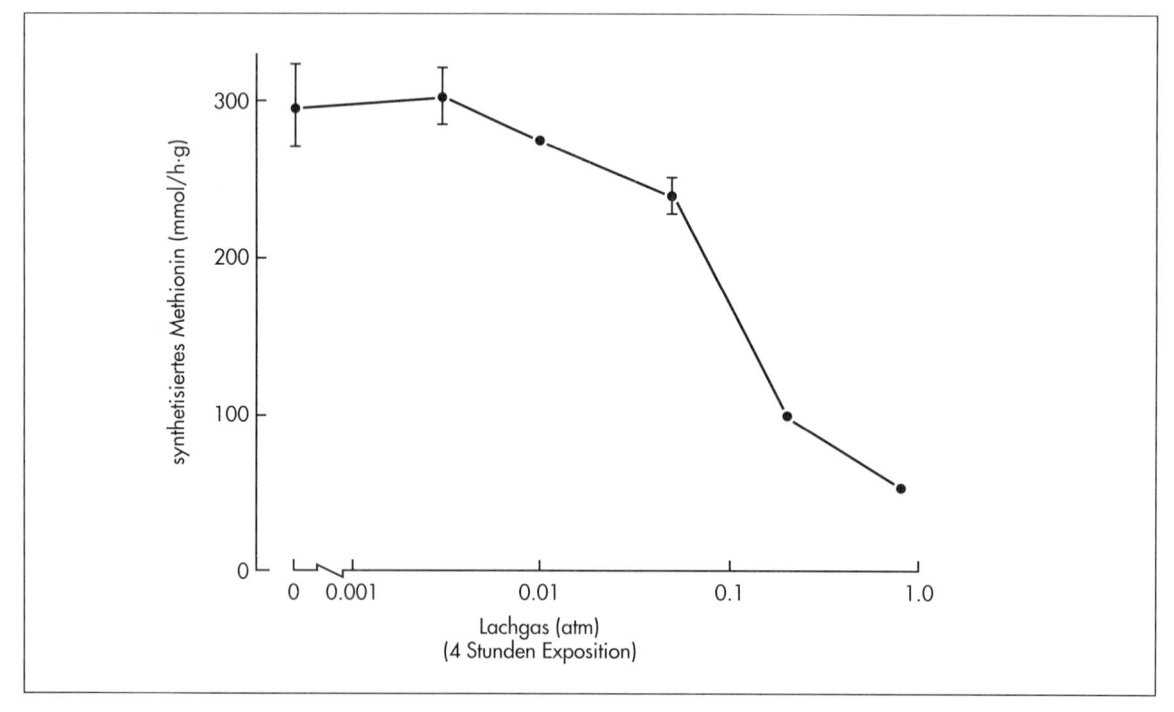

**Abb. 31.6:** Lachgas erzeugt eine konzentrationsabhängige Hemmung der Methioninsynthetaseaktivität bei Leberpräparationen von Mäusen. Die Expositionsdauer war stets 4 Stunden. Jeder Punkt stellt den Mittelwert ± SE von 8 Mäusen dar. Bei denjenigen Punkten, bei denen keine Standardfehler dargestellt sind, sind die Standardfehler so klein, daß sie innerhalb der dargestellten Punktgröße liegen. (Koblin DD, Watson JE, Deady JE, et al. Inactivation of methionine synthetase by nitrous oxide in mice. Anesthesiology 1981; 54: 318–24)

Gründen wiederholt hohe Konzentrationen von Lachgas inhalieren, entwickelt sich ebenfalls öfters eine Polyneuropathie [46, 47]. Beim Menschen scheint sich jedoch die Aktivitätsabnahme der Methioninsynthetase durch Lachgas langsamer zu entwickeln als im Tierversuch. Eine Anwendung von 60–70% Lachgas über 25–217 Minuten (im Durchschnitt 88 Minuten) führte bei Patienten zu keiner nachweisbaren Beeinträchtigung der Methioninsythetaseaktivität [40, 48]. Auch die Tatsache, daß eine chronische Exposition gegenüber niedrigsten Lachgaskonzentrationen zu keiner Änderung der Enzymaktivität führt, spricht dagegen, daß dieser Mechanismus für das Auftreten von Spontanaborten oder Mißbildungen eine Rolle spielt [43].

## 31.6 Störungen der Immunglobuline

### 31.6.1 X-chromosomale Agammaglobulinämie

Die X-chromosomale Agammaglobulinämie (kongenitale Agammaglobulinämie, Panhypoglobulinämie) ist eine vererbbare Erkrankung, die bereits im Säuglings- oder frühen Kindesalter zu rezidivierenden bakteriellen Infekten führt. Sie ist durch niedrige Plasmakonzentrationen oder durch ein fast völliges Fehlen aller Immunglobulinklassen (IgG-Konzentrationen im Plasma unter 100 mg pro dl) gekennzeichnet. Selbst bei stärkster antigener Stimulation können keine Antikörper gebildet werden [49]. Aufgrund des x-chromosomalen Erbgangs sind nur Männer von der Krankheit betroffen. Es sind allerdings einige wenige Fälle beschrieben worden, in denen ähnliche klinische Symptome auch bei Frauen auftraten. Die Störung scheint bei diesen Patienten in einer Reifungsstörung der B-Lymphozyten zu liegen, so daß keine Antikörperbildung möglich ist. Dagegen sind die T-Lymphozyten und die zelluläre Immunität normal.

Außer an rezidivierenden bakteriellen Infektionen leiden die Patienten mit einer X-chromosomalen Agammaglobulinämie häufig an persistierenden viralen oder parasitären Infektionen. Im Rahmen einer Impfung kann es bei diesen Patienten zur Entwicklung einer Poliomyelitis oder zu einer ungewöhnlichen Form einer Enzephalitis durch Enteroviren kommen. Die X-chromosomale Agammaglobulinämie kann sich vor allem auch in Form einer Pneumonie äußern, die durch Pneumozystis carinii ausgelöst wird. Rezidivierende Infekte können zu einer chronischen Sinuitis und zu Bronchiektasen führen.

Die Therapie der X-chromosomalen Agammaglobulinämie besteht in der intramuskulären Injektion von Gammaglobulinen oder in einer Plasmatransfusion. Die großen Volumina, die für die intramuskulären Injektionen erforderlich sind, limitieren die intramuskuläre Gabe der Gammaglobuline. Die Plasmatransfusion dagegen ist durch ein höheres Hepatitisrisiko belastet. Intravenös verabreichbare Immunglobulinpräparate stellen eine sinnvolle Alternative dar. Im allgemeinen werden die Gammaglobuline in monatlichen Abständen in einer Dosierung von 100 mg pro kg KG intramuskulär verabreicht. Hierdurch kommt es zu einem Anstieg der IgE-Konzentration im Plasma auf ca. 200 mg pro dl. Bei bakteriellen Infektionen ist eine Therapie mit Antibiotika indiziert.

### 31.6.2 Erworbenes Antikörper-Mangelsyndrom

Das erworbene Antikörper-Mangelsyndrom scheint nicht vererbt zu sein. Die Krankheit manifestiert sich gewöhnlich erst nach der Pubertät. Symptomatik sowie Behandlung entsprechen der X-chromosomalen Agammaglobulinämie. Dieses Syndrom tritt zusammen mit Autoimmunerkrankungen und Malabsorptionssydromen auf.

### 31.6.3 Selektiver Mangel an Immunglobulin-A

Ein völliges Fehlen oder eine deutlich erniedrigte Plasmakonzentration (unter 5 mg pro dl) der IgA-Globuline ist nicht sehr ungewöhnlich und findet sich in der Bevölkerung bei 1 von 700 Personen [49]. Die Mehrheit der betroffenen Personen ist asymptomatisch und bleibt unbemerkt, kann aber im Rahmen einer Blutspende erkannt werden [50]. Obwohl der IgA-Mangel symptomlos bleiben kann, findet sich eine erhöhte Inzidenz von Nasennebenhöhlenentzündungen und pulmonalen Infekten, Autoimmunerkrankungen, Allergien und Malabsorptionssyndromen. Medikamente wie Phenytoin können die Bildung von T-Suppressorzellen induzieren. Diese beeinträchtigen die Reifung der B-Lymphozyten und die Antikörperbildung. Auch die Bildung der IgA-Antikörper kann dadurch betroffen sein [51]. Einige Patienten bilden Antikörper gegen IgA. Bei Gabe IgA-haltiger Lösungen entwickeln diese Patienten anaphylaktische Reaktionen. Aus diesem Grunde sollten diese Patienten nur IgA-freies Blut oder IgA-freie Blutbestandteile (von Patienten mit einem IgA-Mangel) erhalten.

### 31.6.4 Wiskott-Aldrich-Syndrom

Das Wiskott-Aldrich-Syndrom wird X-chromosomal rezessiv vererbt und tritt daher ausschließlich bei männlichen Patienten auf. Das Syndrom ist durch eine Thrombozytopenie, eine erhöhte Anfälligkeit gegenüber Infektionen und eine Ekzemneigung gekennzeichnet. Aufgrund eines Defekts der Thrombozyten kommt es zu einem schnellen Zerfall der Blutplättchen und damit zur Thrombozytopenie. Hauptsymptom ist die Thrombozytopenie und die damit verbundene

Blutungsneigung. Da die Thrombozytopenie weder auf Kortikosteroide anspricht noch durch eine Splenektomie zu beheben ist, besteht die Therapie in der Transfusion von Thrombozytenkonzentraten. Es findet sich häufig auch eine erniedrigte Plasmakonzentration an IgM.

### 31.6.5 Ataxia teleangiectatica

Kennzeichnend für die Ataxia teleangiectatica sind eine bereits im Kindesalter einsetzende und fortschreitende zerebellare Ataxie, rezidivierende Nasennebenhöhleninfekte sowie pulmonale Infekte und später die Entwicklung von konjunktivalen Teleangiektasien. Eine familiäre Häufung legt einen autosomal rezessiven Vererbungsmodus nahe. An der Haut finden sich Café-au-lait-Flecken sowie Veränderungen ähnlich wie bei einer Sklerodermie. Es kann zu Störungen im Glukosestoffwechsel kommen. Den meisten Patienten fehlen IgA und IgE, oder deren Plasmakonzentrationen sind stark erniedrigt. Auch die Funktion der T-Lymphozyten kann beeinträchtigt sein. Viele dieser Erkrankungen gehen schließlich in ein Lymphom über.

### 31.6.6 Chronische Candidiasis von Haut und Schleimhäuten

Die chronische Candidiasis der Haut und der Schleimhäute entsteht durch eine Infektion mit Candida albicans und befällt Haut, Nägel, Kopfhaut sowie Mund- und Vaginalschleimhaut. Diese Erkrankung ist häufig mit Endokrinopathien, wie z.B. einem Hypoparathyreoidismus oder einer Unterfunktion der Nebennierenrinde, vergesellschaftet. Vermutlich liegt ein Defekt in der zellulären Abwehr vor. Im Gegensatz dazu scheint die humorale Immunität intakt zu sein, da es zu einem Anstieg der Plasmakonzentrationen an Antikörpern gegen Candida albicans kommt.

### 31.6.7 Kryoglobulinämie

Bei der Kryoglobulinämie handelt es sich um eine Störung, bei der pathologische zirkulierende Immunglobuline, sogenannte Kälteagglutinine, auftreten. Bei abnehmender Körpertemperatur verursachen diese eine Agglutination der Erythrozyten [52]. Normalerweise treten hierbei Symptome erst ab Temperaturen unter 32 °C auf. Allerdings können diese pathologischen Immunglobuline in seltenen Fällen bereits bei nur gering erniedrigter Körpertemperatur (z.B. im renalen Gefäßsystem) zu einer Agglutination führen. Die Folge einer dadurch bedingten Thrombosierung kleinster Gefäße kann ein akutes Nierenversagen sein [52]. Nierenfunktionsstörungen treten bei mehr als 20% dieser Patienten auf. Außerdem können sich eine Zyanose der Akren, ein Raynaud-Phänomen sowie eine Gangrän entwickeln.

Während der Narkoseführung bei Patienten mit einer Kryoglobulinämie sollte der Anästhesist darauf achten, daß in der perioperativen Phase die Körpertemperatur über 35 °C gehalten wird. Dieses Ziel wird am besten dadurch erreicht, daß die Umgebungstemperatur im Operationsraum angehoben wird, Wärmematten verwendet und mit erwärmten und angefeuchteten Inhalationsgasen beatmet wird. Der Wärmeverlust während der Narkose kann dadurch noch zusätzlich reduziert werden, daß die Infusionen mit Hilfe eines Blutwärmers vorher angewärmt werden.

Patienten, bei denen eine Operation im kardiopulmonalen Bypass unter Hypothermie durchgeführt werden muß, stellen ein besonderes Problem dar [53]. Durch eine präoperative Untersuchung auf Kälteagglutinine können gefährdete Patienten erfaßt werden. Bei diesen Patienten kann präoperativ eine Plasmapherese durchgeführt werden, um die Konzentration der zirkulierenden Kälteagglutinine zu vermindern. Die Bluttemperatur sollte über der als kritisch betrachteten Körpertemperatur gehalten werden, bei der eine Agglutination ausgelöst werden kann.

### 31.6.8 Multiples Myelom

Das multiple Myelom (Plasmozytom) ist durch eine maligne Entartung von Plasmazellen gekennzeichnet. Die neoplastischen Zellen infiltrieren das Knochenmark. Hierdurch kommt es zu einer Thrombozytopenie, Neutropenie und Anämie, sowie zu einer erhöhten Infektanfälligkeit. Die malignen Plasmazellen können auch Leber, Milz und Lymphknoten infiltrieren. Der Nasopharynx sowie die Nasennebenhöhlen sind Prädilektionsstellen für eine Infiltration mit malignen Plasmazellen. Plasmazelltumore können auch den Periduralraum befallen und zu den Symptomen einer Rückenmarkkompression führen. In diesem Fall wird eine notfallmäßige Laminektomie erforderlich.

Im Rahmen eines Plasmozytoms kann es zu osteolytischen Herden im Skelettsystem kommen, die zu schmerzhaften Frakturen, insbesondere zu Frakturen der Wirbelkörper, führen können. Aufgrund der Zerstörung von Knochengewebe durch die Plasmazellen kommt es zu einer Hyperkalzämie. Hierdurch kann es zu einer Beeinträchtigung des zentralen Nervensystems und zu einer Niereninsuffizienz kommen.

Die im Rahmen eines multiplen Myeloms auftretenden Immunglobuline sind in der Lage, zirkulierende Gerinnungsfaktoren, wie z.B. die Faktoren I, II und XI, zu inaktivieren. Darüber hinaus können die pathologischen Immunglobuline die Thrombozytenfunktion beeinträchtigen. Kommt es zur Ablagerung von Bence-Jones-Proteinen in den renalen Tubuli, kann sich eine Niereninsuffizienz entwickeln. Schätzungsweise 70% der Patienten mit einer Proteinurie im Rahmen eines multiplen Myeloms weisen ein Nierenleiden auf, das durch Proteinzylinder in den renalen Tubuli gekennzeichnet ist.

Diagnose

Erhöhte Spiegel an zirkulierenden Immunglobulinen, insbesondere der IgG- oder IgA-Klassen, legen die Diagnose «multiples Myelom» nahe. Die Plasma-Albumin-Konzentration ist bei diesen Patienten dagegen häufig vermindert.

Therapie

Das multiple Myelom wird mit Krebschemotherapeutika und Kortikosteroiden behandelt. Das therapeutische Ziel ist, die Proliferation der Plasmazellen zu drosseln. Sind die Kalziumspiegel im Plasma erhöht, so ist es wichtig, daß eine Dehydratation verhindert wird. Bettruhe sollte vermieden werden, da die Inaktivität zu einer erhöhten Mobilisierung der Kalziumdepots führt. Außerdem prädisponiert eine Immobilität zu Harnwegsinfektionen und aufgrund einer venösen Stase zur Entwicklung von venösen Thrombosen. Zur Therapie isolierter Knochenläsionen aufgrund von Plasmazellinfiltraten eignet sich eine lokale Bestrahlung. Besteht eine erhöhte Viskosität des Plasmas, so sollte vor einer Bluttransfusion eine Plasmapherese durchgeführt werden.

Während der Narkose ist besonders auf eine vorsichtige Lagerung der Patienten zu achten, insbesondere dann, wenn bereits Kompressionsfrakturen vorliegen. Postoperativ können pathologische Rippenfrakturen die Ventilation beeinträchtigen und damit das Risiko für eine Pneumonie erhöhen.

Es wird vermutet – ohne daß es bisher allerdings nachgewiesen worden wäre – daß die zirkulierenden pathologischen Immunglobuline und die erniedrigte Plasma-Albumin-Konzentration die Eiweißbindung von Medikamenten und damit deren Wirkung beeinflussen könnten.

### 31.6.9 Makroglobulinämie Waldenström

Bei der Makroglobulinämie Waldenström handelt es sich um eine neoplastische Proliferation von solchen Zellen, die pathologische Immunglobuline der IgM-Klasse produzieren. Durch die hohe Konzentration der zirkulierenden Immunglobuline ist die Viskosität des Blutplasmas erhöht. Die Infiltration mit pathologischen Proteinen führt zu Lymphadenopathie und Hepatosplenomegalie. Weitere häufige Befunde sind eine Anämie und eine erhöhte Anfälligkeit für Spontanblutungen. Im Gegensatz zum multiplen Myelom befällt die Makroglobulinämie Waldenström nur selten das Skelettsystem. Infolgedessen ist auch die Entwicklung einer hyperkalzämisch bedingten Niereninsuffizienz unwahrscheinlich.

Die Therapie der Makroglubulinämie Waldenström besteht in der Plasmapherese. Dadurch kann die Blutviskosität vermindert werden. Dies ist insbesondere dann wichtig, wenn Bluttransfusionen durchgeführt werden sollen. Um die Proliferation der für die Immunglobulinsynthese verantwortlichen Plasmazellen zu vermindern, werden Krebschemotherapeutika eingesetzt.

### 31.6.10 Amyloidose

Typisch für die Amyloidose ist eine Ablagerung von Glykoproteinen in verschiedenen Geweben, z.B. im Herzen, der glatten Gefäßmuskulatur, den Nieren, der Milz, den Nebennieren, dem Dünndarm, den peripheren Nerven und der Haut. Da die pathologischen Proteine häufig in der Wand des Rektums zu finden sind, gehört die rektale Biopsie zu den wichtigen diagnostischen Untersuchungen.

Die Symptome der Amyloidose sind durch die Glykoproteinablagerungen in den verschiedenen Geweben bedingt. Mögliche Manifestationsformen sind ein Nierenversagen, ein Karpaltunnelsyndrom und eine Makroglossie. Eine Amyloidose ist häufig mit anderen Erkrankungen wie dem multiplen Myelom oder der rheumatoiden Arthritis vergesellschaftet. Häufig bestand eine verlängerte Antigenexposition, wie sie z.B. bei chronischen Infektionen der Fall ist.

## 31.7 Störungen des Komplementsystems

### 31.7.1 Das angeborene Quincke-Ödem

Das angeborene Quincke-Ödem (angioneurotisches Ödem) ist eine seltene Erkrankung mit autosomal dominantem Erbgang. Es liegt entweder ein Mangel an $C_1$-Esterase-Inhibitor vor, oder dieses Enzym ist wirkungslos [3]. Dieses Inhibitorprotein ist zur Regulation der Komplementkaskade notwendig (Abb. 31.2). Fehlt die hemmende Wirkung des $C_1$-Esterase-Inhibitors, so kommt es nach der initialen Aktivierung von $C_1$ zu einer unkontrollierten und überschießenden Aktivierung der Komplementkaskade. Es kommt zur Erschöpfung der Komplementfaktoren $C_2$ und $C_4$ und letztlich zu einer maximalen Freisetzung vasoaktiver Substanzen, wodurch die Gefäßpermeabilität ansteigt und es zu einer Ödembildung kommt. Während der Pubertät ist das Krankheitsbild oft verschlimmert.

Symptome

Das angeborene Quincke-Ödem ist durch die gelegentlich auftretende und schmerzlose Entwicklung von Ödemen gekennzeichnet. Die Ödeme finden sich in der Haut des Gesichts und der Extremitäten sowie an den Schleimhäuten der Luftwege und des Verdauungstrakts. Die Anfälle dauern im allgemeinen 48–72 Stunden. Die wichtigste Komplikationsform ist die Entwicklung eines Larynxödems. Ödeme der Dünndarmschleimhaut äußern sich in abdominellen Krämpfen und führen manchmal fälschlicherweise zu einer explorativen Laparotomie. Die Anfälle können spontan auftreten. Häufiger werden sie jedoch durch Traumata, insbesondere durch zahnärztliche Eingriffe, provoziert. Grundlage für die Diagnose eines angeborenen Quincke-Ödems sind die Familienanamnese, das klinische Erscheinungsbild und der Nachweis eines erniedrigten oder fehlenden Plasmaspiegels des $C_1$-Esterase-Inhibitorproteins. In ca. 15 % der Fälle finden sich normale Spiegel an $C_1$-Esterase-Inhibitorprotein. Das Enzym weist in diesen Fällen jedoch keinerlei Aktivität auf.

### Konservative Therapie

Die wirksamste Langzeitprophylaxe des Quincke-Ödems besteht in der Verabreichung des Androgenderivates Danazol. Vermutlich über eine Stimulation der Enzymsynthese in der Leber führt dieses Medikament zu einem 3–5-fachen Konzentrationsanstieg des $C_1$-Esterase-Inhibitorproteins. Vor einem operativen Eingriff ist es lebenswichtig, eine mindestens 10-tägige Prophylaxe mit Danazol durchzuführen, insbesondere dann, wenn eine Traumatisierung der Luftwege zu erwarten ist, wie z.B. bei einer Intubation (54). Eine mögliche Alternative zu diesem Vorgehen besteht darin, daß 2–4 Einheiten «fresh frozen plasma» (FFP) während der letzten 24 Stunden vor der Operation verabreicht werden [55]. FFP ist ein natürlicher Lieferant von $C_1$-Inhibitorprotein. Pro infundierter Einheit FFP kommt es zu einem für 1–4 Tage anhaltenden Anstieg der Plasmakonzentrationen des $C_1$-Inhibitorproteins um 1,25 mg pro dl. Das Risiko bei der Behandlung mit Frischplasma besteht darin, daß eine Virushepatitis übertragen werden kann.

### Therapie im akuten Anfall

Im akuten Anfall eines angeborenen Quincke-Ödems muß Frischplasma transfundiert werden. Innerhalb von 40 Minuten kommt es zu einer deutlichen klinischen Besserung. Theoretisch wäre es möglich, daß durch das FFP außer dem $C_1$-Inhibitorprotein auch andere Substrate, wie z.B. die Komplementfaktoren $C_2$ und $C_4$, verabreicht werden, wodurch die akute Anfallssymptomatik verschlimmert werden könnte. Dies scheint jedoch nicht der Fall zu sein [56]. Es wurde darüber berichtet, daß im akuten Anfall durch die intravenöse Gabe des $C_1$-Inhibitorproteins die Symptomatik wirkungsvoll verbessert werden kann [57]. Dieses Präparat könnte auch mit Erfolg zur Prophylaxe des Quincke-Ödems eingesetzt werden. Außerdem besteht hierbei nicht das Risiko einer Virushepatitis. Sollte es im akuten Anfall zu einer Verlegung der Atemwege kommen, muß der Patient intubiert werden, bis sich das Ödem zurückgebildet hat. Eine Therapie mit Antihistaminika, Kortikosteroiden oder Adrenalin hat sich als wirkungslos erwiesen.

### Narkoseführung

Zur Narkoseführung der Patienten mit einem angeborenen angioneurotischen Ödem gehört einerseits eine korrekt durchgeführte präoperative Prophylaxe (Danazol über 10–14 Tage sowie am Abend vor der Operation die Transfusion von FFP). Außerdem sollten, falls es intraoperativ zu einem Ödem kommt, geeignete Medikamente und Gerätschaften zur Therapie eines akuten Anfalls bereitstehen [56]. Intramuskuläre Injektionen scheinen bei diesen Patienten keine Probleme zu verursachen. Traumatisierungen der oberen Luftwege, z.B. bei der endotrachealen Intubation oder während der direkten Laryngoskopie, müssen auf ein Minimum herabgesetzt werden. Regionalanästhesietechniken stellen eine durchaus sinnvolle Alternative dar, wenn dadurch eine Intubation vermeidbar wird. Wenn es für die Sicherheit des Patienten notwendig ist, sollte dennoch ein Tubus mit Blockermanschette verwendet werden. Das Quincke-Ödem hat keinen Einfluß auf die Auswahl der zu einer Allgemein- oder Regionalanästhesie verwendeten Medikamente.

## 31.7.2 Mangel an Komplementfaktor $C_2$

Ein Mangel an Komplementfaktor $C_2$ kommt bei schätzungsweise 1 von 10000 Personen vor [3]. In etwa der Hälfte der beschriebenen Fälle wurde bei den Patienten ein systemischer Lupus erythematodes oder eine verwandte Störung, wie z.B. die Purpura Schoenlein-Henoch, festgestellt. Diese Kombination könnte sowohl dafür sprechen, daß diese Erkrankungen eine virale Genese haben, als auch dafür, daß das Komplementsystem bei der Virusneutralisierung beteiligt ist.

## 31.7.3 Mangel an Komplementfaktor $C_3$

Bei einem Mangel an Komplementfaktor $C_3$ besteht eine erhöhte Anfälligkeit gegenüber lebensbedrohlichen bakteriellen Infektionen. Komplementabhängige Funktionen wie bakterizide Aktivität, Chemotaxis und Opsonierung fehlen, falls im Plasma ein $C_3$-Mangel vorliegt. Patienten, die homozygot einen Mangel an $C_5$, $C_6$, $C_7$ oder $C_8$ aufweisen, zeigen ebenfalls eine erhöhte Infektanfälligkeit. Im Gegensatz zu Patienten mit einem $C_3$-Mangel kann es bei ihnen zum Auftreten einer Gonokokkensepsis kommen [3].

## 31.8 Autoimmunerkrankungen

Bei einer Autoimmunerkrankung liegt eine Antigen-Antikörper-Reaktion vor, wobei das körpereigene Gewebe als Antigen wirkt. Die Antikörper reagieren also fatalerweise mit körpereigenem Gewebe. Die daraus resultierende Gewebeschädigung entsteht entweder dadurch, daß zersetzende Enzyme freigesetzt werden, oder aufgrund einer Vaskulitis, die sich durch Antigen-Antikörper-Reaktionen an der glatten Gefäßmuskulatur entwickelt. Die Vaskulitis kann auf bestimmte Organe begrenzt sein (häufig sind die Nieren betroffen). Sie kann aber auch generalisiert auftreten und verschiedene Abschnitte des Gefäßsystems befallen.

Bei gesunden Menschen sind wahrscheinlich die T-Lymphozyten dafür verantwortlich, daß eine Antikörperbildung gegenüber körpereigenen antigenen Strukturen blockiert wird. Sind die T-Suppressor-Lymphozyten nicht mehr in der Lage, eine solche Antikörperbildung zu verhindern, kommt es zur Autoimmunerkrankung.

Der auslösende Mechanismus für den Autoimmunprozeß ist unbekannt. Eventuell liegt eine genetische Störung zugrunde. Bei genetisch prädisponierten Patienten kann beispielsweise eine Infektion mit $\beta$-hämolysierenden Streptokokken der Auslöser für einen Autoimmunprozeß sein.

## Literaturhinweise

1 Walton B. Effects of anesthesia and surgery on immune status. Br J Anaesth 1979; 51: 37–43
2 Forbes AR. Halothane depresses mucociliary flow in the trachea. Anaesthesiology 1976; 45: 59–63
3 Colten HR, Alper CA, Rosen FS. Genetics and biosynthesis of complement proteins. N Engl J Med 1981; 304: 653–6
4 Beamish D, Brown DT. Adverse responses to IV anaesthetics. Br J Anaesth 1981; 53: 55–7
5 Beaven MA. Anaphylactoid reactions to anesthetic drugs (Editorial). Anaesthesiology 1981; 55: 3–5
6 Moudgil GC. Anaesthesia and allergic drug reactions. Can Anaesth Soc J 1986; 33: 400–14
7 Van Arsdel PP. Diagnosing drug allergy. JAMA 1982; 247: 2576–81
8 Bennett MJ, Anderson LK, McMillan JC, et al. Anaphylactic reaction during anaesthesia associated with positive intradermal skin test to fentanyl. Can Anaesth Soc J 1986; 33: 75–8
9 Fisher M. Intradermal testing after anaphylactoid reaction to anaesthetic drugs: Practical aspects of performance and interpretation. Anaesth Intensive Care 1984; 12: 115–20
10 Hirshman CA, Peters J, Cartwright-Lee I. Leukocyte histamine release to thiopental. Anaesthesiology 1982; 56: 64–7
11 Lilly JK, Hoy RH. Thiopental anaphylaxis and reagin involvement. Anaesthesiology 1980: 53: 335–7
12 Barach EM, Nowak RM, Lee TG, Tomlanovich MC. Epinephrine for treatment of anaphylactic shock. JAMA 1984; 251: 2118–22
13 Fisher M McD, Munro I. Life-threatening anaphylactoid reactions to muscle relaxants. Anesth Analg 1983; 62: 559–64
14 Farmer BC, Sivarajan M. An anaphylactoid response to a small dose of d-tubocurarine. Anaesthesiology 1979; 51: 358–9
15 Ravindran RS, Klemm JE. Anaphylaxis to succinylcholine in a patient allergic to penicillin. Anesth Analg 1980; 59: 944–5
16 Mishima S, Yamamura T. Anaphylactoid reaction to pancuronium. Anesth Analg 1984; 63: 865–6
17 Harle DG, Baldo BA, Fisher MM. Cross-reactivity of metocurine, atracurium, vecuronium and fazadinium with IgE antibodies from patients unexposed to these drugs but allergic to other myoneural blocking drugs. Br J Anaesth 1985; 57: 1073–6
18 Harle DG, Baldo BA, Fisher MM. Detection of IgE antibodies to suxamethonium after anaphylactoid reactions during anaesthesia. Lancet 1984; 1: 930
19 Etter MS, Helrich M, Mackenzie CF. Immunoglobulin E fluctuation in thiopental anaphylaxis. Anaesthesiology 1980; 52: 181–3
20 Wyatt R, Watkins J. Reaction to methohexitone. Br J Anaesth 1975; 47: 119–20
21 Thompson DS, Eason CN, Flacke JW. Thiamylal anaphylaxis. Anaesthesiology 1973; 39: 556–8
22 Hirshman CA, Edelstein RA, Ebertz JM, Hanifin JM. Thiobarbiturate-induced histamine release in human skin mast cells. Anaesthesiology 1985; 63: 353–6
23 Mathieu A, Goudsouzian N, Snider MT. Reaction to ketamine: Anaphylactoid or anaphylactic? Br J Anaesth 1975; 47: 624–7
24 DeShazo RD, Nelson HS. An approach to the patient with a history of local anesthetic hypersensitivity: Experience with 90 patients. J Allergy Clin Immunol 1979; 63: 387–94
25 Brown DT, Beamish D, Wiedsmith JAW. Allergic reaction to an amide local anaesthetic. Br J Anaesth 1981; 53: 435–7
26 Levy JH, Rockoff MA. Anaphylaxis to meperidine. Anesth Analg 1982; 61: 301–3
27 Bruno LA, Smith DS, Bloom MJ, et al. Sudden hypotension with a test dose of chymopapain. Anesth Analg 1984; 63: 533–5
28 Symons NLP, Hobbes AFT, Leaver HK. Anaphylactoid reactions to vancomycin during anaesthesia: Two clinical reports. Can Anaesth Soc J 1985; 32: 178–81
29 Knape JTA, Schuller JL, deHaan P, et al. An anaphylactic reaction to protamine in a patient allergic to fish. Anaesthesiology 1981; 55: 324–5
30 Moorthy SS, Pond W, Rowland RG. Severe circulatory shock following protamine (an anaphylactic reaction). Anesth Analg 1980; 59: 77–8
31 Stewart WJ, McSweeney SM, Kellett MA, et al. Increased risk of severe protamine reactions in NPH insulin-dependent diabetics undergoing cardiac catheterization. Circulation 1984; 70: 788–92
32 Campbell FW, Goldstein MF, Akins PC. Management of the patient with protamine hypersensitivity for cardiac surgery. Anesthesiology 1984; 61: 761–4
33 Morel DR, Zapol WM, Thomas ST, et al. C5a and thromboxane generation associated with pulmonary vaso- and broncho-constriction during protamine reversal of heparin. Anaesthesiology 1987; 66: 597–604
34 Duncan PG, Cullen BF. Anesthesia and immunology. Anaesthesiology 1976; 45: 522–38

35 Roizen MF, Horrigan RW, Frazer BM. Anesthetic doses blocking adrenergic (stress) and cardiovascular responses to incision – MAC BAR. Anaesthesiology 1981; 54: 390–8

36 Knight PR, Bedows E, Nahrwold ML, et al. Alterations in influenza virus pulmonary pathology induced by diethyl ether, halothane, enflurane, and pentobarbital anesthesia in mice. Anaesthesiology 1983; 58: 209–15

37 Lewis RE, Cruse JM, Hazelwood J. Halothane-induced suppression of cell-mediated immunity in normal and tumor-bearing $C3H_f$/He mice. Anesth Analg 1980; 59: 666–71

38 Spence AA, Cohen EN, Brown BW. Occupational hazards for operating room-based physicians. JAMA 1977; 238: 955–9

39 Cohen EN, Brown BW, Wu ML, et al. Occupational disease in dentistry and chronic exposure to trace anesthetic gases. J Am Dent Assoc 1980; 101: 21–31

40 Spence AA. Environmental pollution by inhalation anaesthetics. Br J Anaesth 1987; 59: 96–109

41 Mazze RI. Fertility, reproduction, and postnatal survival in mice chronically exposed to isoflurane. Anaesthesiology 1985; 63: 663–7

42 Mazze RI, Fujinaga M, Rice SA, et al. Reproductive and teratogenic effects in nitrous oxide, halothane, isoflurane, and enfurane in Sprague-Dawley rats. Anaesthesiology 1986; 64: 339–44

43 Koblin DD, Watson JE, Deady JE, et al. Inactivation of methionine synthetase by nitrous oxide in mice. Anaesthesiology 1981; 54: 318–24

44 Lassen HCA, Henrickson E, Neukirch F, Fristensen HS. Treatment of tetanus. Severe bone-marrow depression after prolonged nitrous oxide anaesthesia. Lancet 1956; 527–30

45 Brodsky JB, Cohen EN, Brown BW, et al. Exposure to nitrous oxide and neurologic disease among dental professionals. Anesth Analg 1981; 60: 297–301

46 Layzer RB, Fishman RA, Schafer JA. Neuropathy following abuse of nitrous oxide. Neurology 1978; 28: 504–6

47 Layzer RB. Myeloneuropathy after prolonged exposure to nitrous oxide. Lancet 1978; 2: 1227–30

48 Nunn JF, Sharer NM, Bottiglieri T, Rossiter J. Effect of short-term administration of nitrous oxide on plasma concentrations of methionine, tryptophan, phenylalanine and s-adenosyl methionine in man. Br J Anaesth 1986; 58: 1–10

49 Rosen FS, Cooper MD, Wedgwood RJP. The primary immunodeficiencies. N Engl J Med 1984; 311: 235–42

50 Ropars C, Muller A, Paint N, et al. Large scale detection of IgA deficient blood donors. J Immunol Methods 1982; 54: 183–9

51 Dosch H-M, Jason J, Gelfand EW. Transient antibody deficiency and abnormal T suppressor cells induced by phenytoin. N Engl J Med 1982; 306: 406–9

52 Carloss HW, Tavassoli M. Acute renal failure from precipitation of cryoglobulins in a cold operating room. JAMA 1980; 244: 1472–3

53 Diaz JH, Cooper ES, Ochsner JL. Cardiac surgery in patients with cold autoimmune diseases. Anesth Analg 1984; 63: 349–52

54 Pitts JS, Donaldson VH, Forristal J, Waytt RJ. Remission induced in hereditary angioneurotic edema with an attenuated androgen (danazol): Correlation between concentrations of $C_1$-inhibitor and the fourth and second components of complement. J Lab Clin Med 1978; 92: 501–7

55 Jaffe CJ, Atkinson JP, Gelfand JA, Frank MM. Hereditary angioedema: The use of fresh frozen plasma for prophylaxis in patients undergoing oral surgery. J Allergy Clin Immunol 1975; 55: 386–93

56 Poppers PJ. Anaesthetic implications of hereditary angioneurotic oedema. Can J Anaesth 1987; 34: 76–8

57 Gadek JE, Hosea SW, Gelfand JA, et al. Replacement therapy in hereditary angioedema. Successful treatment of acute episodes of angioedema with partly purified $C_1$ inhibitor. N Engl J Med 1980; 302: 542–6

# 32 Psychiatrische Erkrankungen

## 32.1 Depressionen

Bei 2–4% der Gesamtbevölkerung liegt eine medikamentös behandlungsbedürftige Depression vor [1]. Als Ursache vieler Symptome einer Depression wird ein Mangel der Neurotransmitter Noradrenalin und Serotonin (5-Hydroxytryptamin) angenommen. Antidepressiva wirken vermutlich dadurch, daß sie die Konzentration dieser Neurotransmitter erhöhen. Zu den am häufigsten verabreichten Medikamenten gehören trizyklische und tetrazyklische Antidepressiva. Inhibitoren der Monoamino-Oxydase (MAO-Hemmer) werden inzwischen nur noch selten eingesetzt. Bei einigen Patienten kann als Initialbehandlung auch eine Elektroschock-Therapie sinnvoll sein.

### 32.1.1 Trizyklische Antidepressiva

Trizyklische Antidepressiva werden oft zur Erstbehandlung einer endogenen Depression eingesetzt. Diese Medikamente potenzieren die zentralnervöse Wirkung von Noradrenalin dadurch, daß sie die Wiederaufnahme (den re-up-take) dieses Neurotransmitters in die postganglionären Nervenendigungen hemmen. Dieses Erklärungsmodell wird zwar häufig vorgeschlagen; dennoch bleibt es unklar, welche Bedeutung dieser Mechanismus für die antidepressive Wirkung dieser Medikamente hat. Die durch Antidepressiva zusätzlich verursachte Hemmung des Serotonin re-up-takes mag ebenfalls zur antidepressiven Wirkung beitragen.

#### Nebenwirkungen

Zu den zahlreichen Nebenwirkungen der trizyklischen Antidepressiva gehören Sedierung, anticholinerge Wirkungen (Tachykardie, Mundtrockenheit, verschwommenes Sehen, Urinretention, Verlängerung der Magenentleerungszeit) und kardiovaskuläre Veränderungen (Tab. 32.1). Mit Ausnahme von Doxepin verlängern trizyklische Antidepressiva die atriale und ventrikuläre Reizleitungsgeschwindigkeit, was sich im EKG als Verlängerung der PQ-Zeit, Verbreiterung des QRS-Komplexes und Abflachung oder Inversion der T-Welle äußert.

Diese EKG-Veränderungen dürften, falls keine exzessiven Plasmaspiegel dieser Medikamente vorliegen, harmlos sein und können bei Fortführung der Therapie langsam wieder verschwinden [2]. Frühere Vermutungen, daß trizyklische Antidepressiva das Risiko für Herzrhythmusstörungen und einen plötzlichen Herztod erhöhen, konnten – solange keine Überdosierungen dieser Medikamente vorliegen – nicht bestätigt werden. Trizyklische Antidepressiva haben selbst bei

**Tab. 32.1:** Eigenschaften von trizyklischen Antidepressiva

| Generic name (Handelsname) | Dosierungsbereich (mg/Tag) | sedierende Potenz | beeinflußter Neurotransmitter | anticholinerge Potenz |
|---|---|---|---|---|
| Amitriptylin (Laroxyl, Savoten) | 75–300 | stark | Serotonin | stark |
| Nortriptylin (Nortrilin) | 40–150 | mäßig | Noradrenalin Serotonin | mäßig |
| Imipramin (Tofranil) | 75–300 | gering | Noradrenalin Serotonin | mäßig |
| Desipramin (Pertofran) | 75–300 | gering | Noradrenalin | gering |
| Doxepin (Aponal) | 75–300 | stark | unbekannt | mäßig |

einer vorbestehenden kardialen Funktionsstörung keine negativen Auswirkungen auf die linksventrikuläre Funktion; sie können sogar antiarrhythmische Wirkung entfalten [3, 4]. Bei Patienten, die mit Imipramin behandelt werden, findet sich häufiger eine orthostatische Hypotension als z. B. bei Patienten, die Nortriptylin erhalten [4].

### Medikamentenauswahl

Bei der Auswahl eines trizyklischen Antidepressivums ist darauf zu achten, daß dessen Nebenwirkungen auf die Symptomatik des Patienten abgestimmt sein müssen (Tab. 32.1). Z. B. sind sedierende Antidepressiva (Amitriptylin, Doxepin) besonders für agitierte Patienten geeignet. Wenn Tachykardien vermieden werden sollen, ist Desipramin das Medikament der Wahl, da es die geringsten anticholinergen Eigenschaften aufweist. Amitriptylin, Nortriptylin und Imipramin führen zu einer Verzögerung der kardialen Reizleitungsgeschwindigkeit, nicht hingegen Doxepin. Aus diesem Grund ist Doxepin das Medikament der ersten Wahl bei Patienten, die im EKG Zeichen einer Reizleitungsstörung aufweisen.

### Narkoseführung

Muß wegen einer elektiven Operation eine Narkose durchgeführt werden, so braucht eine Behandlung mit trizyklischen Antidepressiva nicht unterbrochen zu werden. Es sollte jedoch beachtet werden, daß diese Patienten auf perioperativ verabreichte Medikamente anders reagieren können. So kann z. B. die erhöhte Konzentration von zentralnervösen Neurotransmittern dazu führen, daß der Bedarf an Anästhetika gesteigert ist [5].

Eine höhere Konzentration von Noradrenalin an den postsynaptischen Rezeptoren des peripheren sympathischen Nervensystems kann dafür verantwortlich sein, daß es nach Gabe indirekt wirkender Vasopressoren – wie z. B. Ephedrin – zu überschießenden Blutdruckreaktionen kommen kann. Falls in der

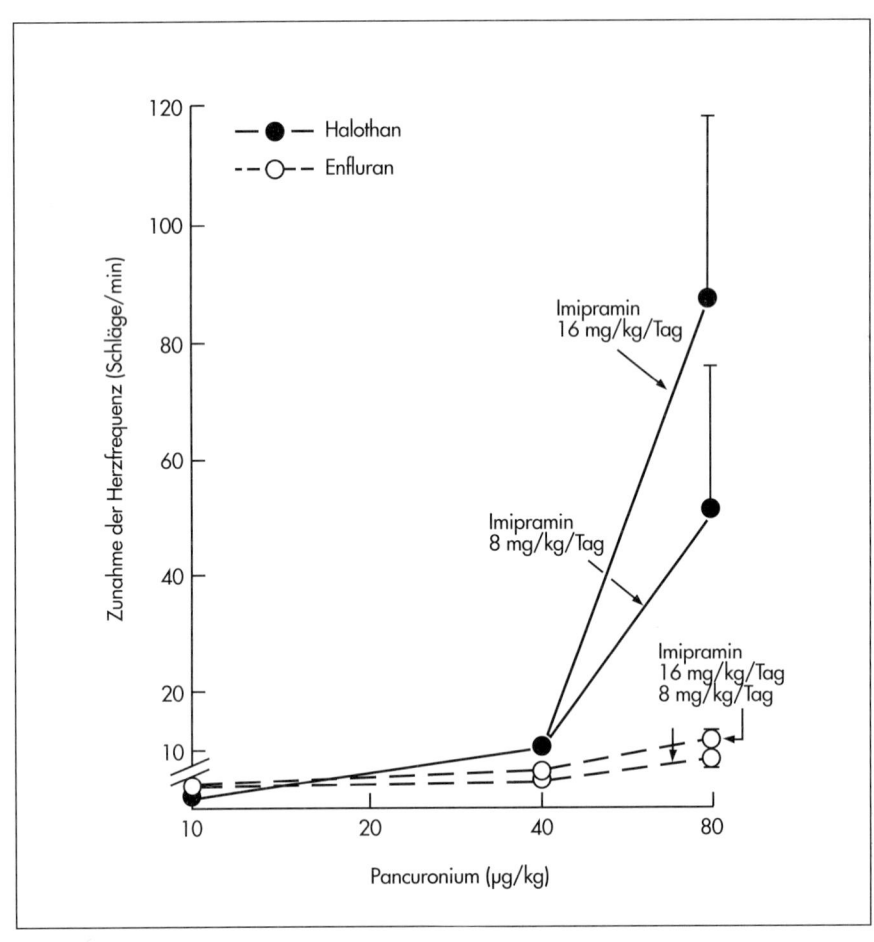

**Abb. 32.1:** Bei Hunden, die unter einer Dauertherapie mit Imipramin stehen und mit Halothan narkotisiert werden, kommt es nach der Verabreichung von Pancuronium zu einer Zunahme der Herzfrequenz. Die Herzfrequenzsteigerung ist abhängig von der Imipramindosierung. Bei einer Enflurannarkose tritt dieses Phänomen nicht auf. (Edwards RP, Miller RD, Roizen MF, et al. Cardiac responses to imipramine and pancuronium during anesthesia with halothane or enflurane. Anesthesiology 1979; 50: 421–5)

perioperativen Phase Vasopressoren benötigt werden, ist es daher sinnvoll, direkt wirkende Medikamente wie Methoxamin oder Phenylephrin zu benutzen. Stellt sich eine behandlungspflichtige arterielle Hypertonie ein, können als spezifische pharmakologische Antagonisten Alphablocker wie z. B. Phentolamin eingesetzt werden. Potente periphere Vasodilatantien wie z. B. Nitroprussid sind hierbei ebenfalls wirksam.

Da Antidepressiva unter Umständen zu Herzrhythmusstörungen führen können, ist es wichtig, in der perioperativen Phase kontinuierlich das EKG zu überwachen. Zur Behandlung eines AV-Blocks eignet sich Atropin.

Durch eine Langzeittherapie mit trizyklischen Antidepressiva kann die Wirkung von Pancuronium beeinflußt werden. Bei Patienten, die unter einer Imipramin-Medikation standen, wurden während Halothannarkosen nach Gabe von Pancuronium Tachyarrhythmien beobachtet [6]. Auch bei Hunden, die unter einer Dauermedikation mit Imipramin standen, führte die Gabe von Pancuronium zu einer Tachykardie und zu ventrikulären Arrhythmien (Abb. 32.1), [6]. Wurde die Narkose mit Enfluran durchgeführt, so traten bei den Hunden keine vergleichbaren Herzrhythmusstörungen auf. Die (exogen zugeführte) Adrenalindosis, die unter einer Narkose mit volatilen Anästhetika zu ventrikulären Rhythmusstörungen führt, ist erniedrigt, falls unmittelbar vorher eine akute Therapie mit Imipramin durchgeführt wurde [7]. Aus diesem Grund ist es auch vorstellbar, daß es unter eine Behandlung mit trizyklischen Antidepressiva leichter zu Rhythmusstörungen kommen kann, falls bei peripheren Nervenblockaden ein Lokalanästhetikum mit Adrenalinzusatz verwendet wird. Bei einer chronischen Therapie mit Imipramin ist dagegen die Gefahr von Herzrhythmusstörungen nicht erhöht, da es bei einer Langzeittherapie wahrscheinlich zu Kompensationsmechanismen an den sympathischen Nervenendigungen kommt [8]. Außerdem sollte beachtet werden, daß durch eine chronische Therapie mit trizyklischen Antidepressiva die Katecholaminspeicher des Herzens vermindert sein können. Daher könnten die kardiodepressiven Wirkungen von Anästhetika verstärkt werden. Dies bleibt bisher jedoch eine unbewiesene Spekulation.

Eine Narkoseführung mit Enfluran ist bei Patienten, die trizyklische Antidepressiva einnehmen, umstritten, denn beide Medikamente verursachen im EEG Zeichen einer erhöhten Krampfbereitschaft. Bei Patienten, die unter einer Medikation mit Amitryptilin standen, konnten während Verabreichung niedriger inspiratorischer Enfluran-Konzentrationen klonische Muskelbewegungen beobachtet werden [9]. Es wurde vermutet, daß eine Enfluran-induzierte Krampfaktivität bei diesen Patienten durch Amitryptilin verstärkt wurde. Bei Tieren verstärken trizyklische Antidepressiva die analgetische und atemdepressive Wirkung von Opioiden ebenso wie die sedativen Effekte von Barbituraten. Falls dies auch beim Menschen der Fall sein sollte, wäre es ratsam, die Dosierung der Opioide und Barbiturate zu reduzieren, um verstärkte und/oder verlängerte Wirkungen zu vermeiden [10]. Postoperativ kann bei diesen Patienten häufiger ein Delir oder ein Verwirrungzustand auftreten. Die Ursache hierfür ist die additive anticholinerge Wirkung der trizyklischen Antidepressiva und der – im Rahmen der präoperativen Medikation meist benutzten – zentral wirksamen anticholinergen Medikamente.

### 32.1.2 MAO-Hemmer

Als Monoaminoxidase-Hemmer (MAO-Hemmer) wird eine heterogene Gruppe von Medikamenten bezeichnet, denen gemeinsam ist, daß sie die oxydative Desaminierung exogener und endogener Monoamine hemmen. Diese Medikamente führen daher zu einer erhöhten intraneuronalen Konzentration von Amino-Neurotransmittern wie Dopamin, Noradrenalin, Adrenalin und Serotonin (5-Hydroxytryptamin). Diese intraneuronale Anhäufung von Neurotransmittern im ZNS wird als Ursache für die antidepressive Wirkung der MAO-Hemmer angenommen. Diese Medikamente können daher zur Behandlung depressiver Patienten eingesetzt werden, falls die trizyklischen Antidepressiva keine Wirkung zeigen. Die klinisch gebräuchlichen MAO-Hemmer werden in Hydrazinderivate oder Nicht-Hydrazinderivate unterteilt. Die MAO-Hemmer werden weiter subklassifiziert, je nachdem, ob sie eine Selektivität für die A- oder B-Form der Monoaminoxydase aufweisen oder nicht (Abb. 32.2), (Tab. 32.2), [11]. Theoretisch könnten selektive MAO-

**Tab. 32.2:** Klassifikation der Monoaminooxydasehemmer

|  | MAO-A | MAO-B |
|---|---|---|
| **Hydrazin-Verbindungen** | | |
| Phenelzin | + | + |
| Isocarboxazid | + | + |
| Iproniazid | + | + |
| **keine Hydrazin-Verbindungen** | | |
| Tranylcypromin | + | + |
| Pargylin | ? | + |
| Clorgylin | + | 0 |
| Deprenyl | ? | + |

A-Hemmer weniger Nebenwirkungen haben als die nicht-selektiven MAO-Hemmer. Die Nebenwirkungen der MAO-Hemmer schränken in hohem Maße ihre klinische Anwendung ein. Im Gegensatz zu den trizyklischen Antidepressiva haben MAO-Hemmer jedoch vernachlässigbare anticholinerge Wirkungen, bewirken keine Sedierung und sensibilisieren auch nicht das Herz für die arrhythmogene Wirkung des Adrenalins [7].

#### Nebenwirkungen

Zu den Nebenwirkungen der MAO-Hemmer gehören eine Hepatotoxizität und eine Aktivitätsänderung des

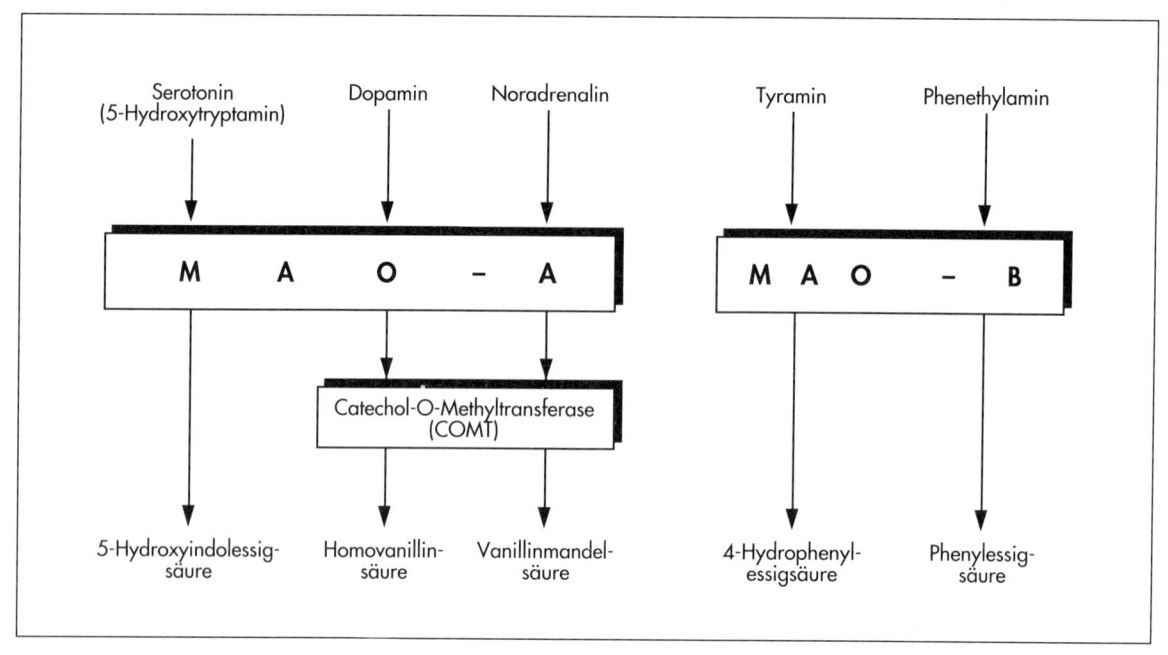

**Abb. 32.2:** Selektive Monoaminoxydasehemmer beeinflussen entweder die Aktivität des A-Typs der Monoaminoxydase (MAO-A) oder den B-Typ dieses Enzyms (MAO-B). Nicht-selektive Monoaminoxydasehemmer interagieren mit beiden Enzymformen. (Michaels I, Serrins N, Shier NW, Barash PG. Anesthesia for cardiac surgery in patients receiving monoamine oxidase inhibitors. Anesth Analg 1984; 63: 1041–4. Reprinted with permission from IARS)

peripheren sympathischen Nervensystems. Eine Aktivitätshemmung des Monoaminoxydase-Enzyms, das sich im Zytoplasma aller peripheren sympathischen Nervenendigungen befindet, führt an den postsynaptischen Rezeptoren zu einer erhöhten Verfügbarkeit von Noradrenalin. Daher kann es bei Verabreichung von Sympathomimetika, die über eine Freisetzung von Noradrenalin wirken (wie z. B. Ephedrin), zu schweren arteriellen Hypertonien kommen. Bei Patienten, die MAO-Hemmer einnahmen, wurden auftretende hypertensive Krisen auch mit tyraminhaltigen Nahrungsmitteln (Käse, Wein) in Verbindung gebracht. Tyramin wird normalerweise durch die Monoaminoxydase inaktiviert.

Falls die Monoaminoxydase gehemmt ist, stimuliert Tyramin sehr stark die Noradrenalinfreisetzung aus den postganglionären sympathischen Nervenendigungen.

Bei Patienten, die MAO-Hemmer erhielten, wurde aber auch eine orthostatische Hypotension beobachtet. Der Mechanismus für diese Hypotension ist nicht bekannt. Eine Ursache könnte z. B. sein, daß es zu einer Akkumulation eines falschen Neurotransmitters wie z. B. Octopamin kommt. Der Neurotransmitter Octopamin hat jedoch am postsynaptischen Rezeptor eine geringere Wirkung als Noradrenalin. Aus diesem Grund kommt es zu den Zeichen einer verminderten Sympathikusaktivität. Dieser Mechanismus könnte auch erklären, warum es unter einer Dauermedikation mit MAO-Hemmern zu einer antihypertensiven Wirkung kommt.

Obgleich sie selten sind, müssen doch unerwünschte Wechselwirkungen zwischen MAO-Hemmern und Opioiden beachtet werden [12]. Nach der Gabe von Opioiden wurden bei Patienten, die unter einer Therapie mit MAO-Hemmern standen, Hypertensionen, Hypotensionen, Tachykardien, Schweißausbrüche, Atemdepressionen, Hyperthermie sowie Krämpfe und Koma beobachtet. Am häufigsten trat dies bei der Anwendung von Pethidin auf. Dieselben Symptome können jedoch auch beim Einsatz anderer Opioide auftreten. Als Erklärungen für diese Nebenwirkungen wurden eine verminderte Metabolisierung der Opioide, überschießende sympathikotone Reaktionen nach Opioidgabe und die Bildung toxischer Metabolite diskutiert. Als Ursache für eine eventuelle Erhöhung der Körpertemperatur nach Opioid-Gabe wird bei diesen Patienten eine erhöhte Serotoninkonzentration im ZNS angenommen. Die Serotoninwirkungen werden durch Pethidin potenziert, denn Pethidin hemmt die neuronale Aufnahme dieses Neurotransmitters.

### Narkoseführung

Da die Hemmung der Monoaminoxydase oft irreversibel ist, wird zumeist empfohlen, die Therapie mit MAO-Hemmern mindestens 14–21 Tage vor einem elektiven operativen Eingriff zu unterbrechen, um damit bis zur Operation eine Neusynthese des Enzyms zu ermöglichen. Nach Abbruch einer Therapie mit Tranylcypromin oder Pargylin kann es schneller zu einer Neusynthese der Monoaminooxydase kommen, da diese Medikamente sich nicht irreversibel an die Monoaminoxydase binden. Aber auch Patienten, die irreversible MAO-Hemmer erhalten, können sicher anästhesiert werden, z.B. für eine Elektroschock-Therapie, ohne daß vorher 14–21 Tage auf die Enzym-Regenerierung gewartet wird [11, 13].

Eine präoperative Überprüfung der Leberfunktion scheint ratsam. Als Ursache für eine möglicherweise verlängerte Apnoe nach Succinylcholin wurde eine verminderte Aktivität der Plasma-Cholinesterase angeschuldigt. Sie scheint – aufgrund einer medikamentös bedingten Leberfunktionsstörung – die Folge einer erniedrigten Syntheserate dieses Enzyms zu sein [14].

Falls Narkose und Operation nicht aufgeschoben werden können, sind eine sorgfältige Auswahl und Dosierung der Medikamente notwendig. Opioide sollten sowohl präoperativ als auch intraoperativ vermieden werden. Eine Narkoseeinleitung mit intravenöser Barbiturat- oder Benzodiazepininjektion ist möglich, aber es kann hierdurch zu einer stärkeren Dämpfung von ZNS und Atmung kommen. Succinylcholin sollte im Hinblick auf die Möglichkeit einer verminderten Cholinesteraseaktivität nur mit Vorsicht eingesetzt werden.

Zur Aufrechterhaltung der Narkose kann eine Kombination aus Lachgas und volatilem Anästhetikum eingesetzt werden. Bei der Auswahl des volatilen Anästhetikums sollte allerdings an die Möglichkeit einer vorbestehenden, medikamentös bedingten Leberschädigung gedacht werden. Es ist möglich, daß der Anästhetikabedarf aufgrund einer erhöhten Noradrenalinkonzentration im zentralen Nervensystem gesteigert ist. Diese Theorie ist jedoch bisher nicht bewiesen.

Während Narkose und Operation ist es wichtig, eine Stimulation des sympathischen Nervensystems, wie sie im Rahmen von arterieller Hypoxämie, Hyperkapnie, Hypotension, oder nach Gabe indirekt wirkender Vasopressoren auftritt, zu vermeiden. Dadurch kann die Häufigkeit von Hypertensionen und/oder kardialen Rhythmusstörungen gesenkt werden. Sollten Vasopressoren erforderlich sein, sind direkt wirkende Vasopressoren wie Methoxamin oder Phenylephrin zu empfehlen. Auch diese Medikamente sollten in reduzierter Dosierung verabreicht werden, um die Gefahr einer überschießenden hypertensiven Reaktion zu vermindern.

Für die postoperative Analgesie wird zumeist Morphin verabreicht. Die Dosierung sollte jedoch so niedrig wie möglich sein, so daß gerade noch eine ausreichende Schmerzlinderung garantiert ist. Stets sollte sehr sorgfältig auf opioidbedingte Nebenwirkungen geachtet werden. Für die postoperative Analgesie bieten sich als Alternative zur systemischen Opioidgabe Regionalanästhesieverfahren, eine intraspinale Opioidgabe oder die transkutane elektrische Nervenstimulation an.

### 32.1.3 Malignes neuroleptisches Syndrom

Das maligne neuroleptische Syndrom tritt bei 0,5–1 % aller Patienten auf, die mit antipsychotischen Medikamenten behandelt werden [15]. Das Syndrom entwickelt sich typischerweise über 24–72 Stunden und ist durch Hyperthermie, Tonuserhöhung der Skelettmuskulatur und Labilität des vegetativen Nervensystems (mit entsprechenden Veränderungen von Blutdruck und Herzfrequenz) sowie durch Herzrhythmusstörungen und wechselnden Bewußtseinszustand gekennzeichnet [15]. Die Spastik der Skelettmuskulatur kann die Thorax-Compliance so stark vermindern, daß eine maschinelle Beatmung notwendig wird. Die Transaminasen und die Kreatinkinase sind erhöht, die Ursache des neuroleptischen Syndroms ist unbekannt und die Behandlung kann dementsprechend nur symptomatisch sein. Eine dabei auftretende Muskelrigidität wird mit Dantrolene, nicht-depolarisierenden Muskelrelaxantien und Dopamin-Agonisten behandelt. Die Mortalität kann bis zu 30 % betragen. Zu den häufigsten Todesursachen gehören das Herzversagen und/oder Herzrhythmusstörungen, respiratorische Insuffizienz, das Nierenversagen und Thromboembolien. In-vitro-Untersuchungen der Kontraktilität quergestreifter Muskelfasern zeigen ähnliche Veränderungen, wie sie auch bei Patienten, die für eine maligne Hyperthermie empfindlich sind, vorliegen [16].

### 32.1.4 Elektroschock-Therapie

Eine Elektroschock-Therapie wird bei Patienten mit einer schweren Depression nur dann durchgeführt, wenn sie auf eine medikamentöse Behandlung nicht ansprechen, durch Nebenwirkungen der Medikamente gefährdet oder akut suizidbedroht sind [17, 18, 19]. Es wird geschätzt, daß 4 % der stationär psychiatrisch behandelten Patienten eine Elektroschock-Therapie erhalten und daß 75–85 % dieser Patienten gut auf die Behandlung ansprechen. Der Wirkungsmechanismus der Elektroschock-Therapie ist zwar unbekannt, die therapeutische Wirkung wird jedoch weniger der Elektrizität als vielmehr den hierdurch induzierten und 25–60 Sekunden dauernden Grand-mal-Anfällen zugeschrieben. Durch die elektrische Stimulation wird ein Grand-mal-Anfall ausgelöst, der aus einer 10–12 Sekunden dauernden tonischen und einer 30–50 Sekunden dauernden klonischen Phase besteht. Im EEG finden sich Veränderungen, die denen spontaner Grand-mal-Anfälle ähneln.

#### Nebenwirkungen einer Elektroschock-Therapie

Nebenwirkungen einer Elektroschock-Therapie äußern sich vorwiegend am kardiovaskulären System und am ZNS (Tab. 32.3), [19]. Eine initial auftretende zentrale Vagusstimulation führt möglicherweise zu einer ungefähr 60 Sekunden dauernden Bradykardie und Hypotonie. Anschließend kann es zu einer Stimu-

**Tab. 32.3:** Auswirkungen einer Elektroschock-Therapie

**Stimulation des parasympathischen Nervensystems**
 Bradykardie
 Hypotension

**Stimulation des sympathischen Nervensystems**
 Tachykardie
 Hypertension
 Herzrhythmusstörungen

**Steigerung des zerebralen Blutflusses**

**Steigerung des intrakraniellen Drucks**

**Verminderung der alveolären Ventilation**

**Steigerung des Augeninnendrucks**

**Steigerung des Mageninnendrucks**

**Verschlechterung des Erinnerungsvermögens**

lation des sympathischen Nervensystems kommen, die sich in einer Steigerung von Herzfrequenz und Blutdruck äußert. Ventrikuläre Extrasystolen sind wahrscheinlich der Ausdruck einer überschießenden Sympathikusstimulierung. Der venöse Rückfluß zum Herzen wird durch den erhöhten intrathorakalen Druck vermindert, der im Rahmen der Krampfanfälle und/oder der intermittierenden Überdruckbeatmung auftritt. Diese kardiovaskulären Nebenwirkungen einer Elektroschock-Therapie schränken den Einsatz dieser Behandlung bei Patienten mit einer koronaren Herzerkrankung ein. Als Folge der anfallsbedingten Steigerung des zerebralen Sauerstoffverbrauchs kommt es zu einer Zunahme des zerebralen Blutflusses um bis zum 7-fachen des Ausgangswertes. Diese Erhöhung des zerebralen Blutflusses führt zu einem dramatischen, wenngleich nur vorübergehenden Anstieg des intrakraniellen Drucks. Aus diesem Grunde verbietet sich eine Elektroschock-Therapie bei Patienten mit einer vorbestehenden Erhöhung des intrakraniellen Drucks. Auch eine Steigerung des Augeninnendrucks ist eine unvermeidbare Nebenwirkung dieser elektrisch induzierten Krampfanfälle und schränkt die Anwendung dieser Therapie bei Patienten mit einem Glaukom stark ein. Zusätzlich tritt während der Anfälle eine Erhöhung des intragastralen Drucks auf. Sowohl eine vorübergehende Apnoe als auch ein postiktaler Verwirrungszustand können nach den Anfällen auftreten. Die häufigste Spätfolge nach einer Elektroschock-Therapie ist eine Gedächtnisstörung. Die Erinnerungslücken können durch eine unilaterale Plazierung der Elektrode über der nichtdominanten Hemisphäre vermindert werden.

### Narkoseführung

Zur Schonung und zur Sicherheit des Patienten wird eine Elektroschock-Therapie im allgemeinen in Narkose durchgeführt [17]. Vor Therapiebeginn sollte der Patient nüchtern sein. Eine Prämedikation ist nicht zu empfehlen, da die medikamentöse Sedierung die Erholungsphase nach der Elektroschock-Therapie verlängern kann. 1–2 Minuten vor Narkoseeinleitung und Stromapplikation können anticholinerg wirksame Medikamente (Atropin oder Glykopyrrolat) intravenös verabreicht werden, um die Gefahr einer Bradykardie – die bei einem Elektroschock auftreten kann – zu vermindern. Die intravenöse Gabe dieser Anticholinergika ist hierbei wirksamer als eine subkutane Applikation und erspart dem Patienten außerdem die Unannehmlichkeit eines trockenen Mundes. Die Effekte der zentral wirksamen Anticholinergika können sich zu den peripheren und zentralen anticholinergen Wirkungen der trizyklischen Antidepressiva addieren. Dies kann sich nach der Narkose in einem Delirium und Verwirrungszustand äußern [19]. Aus diesem Grund ist bei Patienten, die unter einer Medikation mit trizyklischen Antidepressiva stehen und eine Elektroschock-Therapie erhalten sollten, das Glykopyrrolat dem Atropin vermutlich vorzuziehen. Es wurde jedoch bei vielen Patienten auch ohne vorherige Anticholinergikagabe eine komplikationslose Elektroschock-Therapie durchgeführt [19]. Durch die Applikation von Nitroglyzerinsalbe (45 Minuten vor Beginn der Elektroschock-Therapie) läßt sich das Risiko einer therapiebedingten Hypertension minimieren. Dies kann bei solchen Patienten von Vorteil sein, die durch eine myokardiale Ischämie gefährdet sind [20]. Wegen der im Zusammenhang mit einer Elektroschock-Therapie gelegentlich auftretenden Herzrhythmusstörungen ist stets eine Überwachung des EKGs angezeigt.

Zur Narkose werden meistens ein Barbiturat sowie Succinylcholin intravenös verabreicht. Dabei ist es wichtig, die Barbiturate möglichst niedrig zu dosieren, da diese Medikamente sowohl die zerebrale Krampfschwelle heraufsetzen, als auch die Dauer der elektrisch induzierten Krämpfe verkürzen können. Diese Effekte sind unerwünscht, da die Effizienz der Elektroschock-Therapie zumindest teilweise durch die Dauer der Grand-mal-Anfälle (idealerweise 25–60 Sekunden) bedingt wird. Häufig werden 0,5–1,0 mg/kg KG Methohexital verabreicht, um vor Beginn der Elektroschock-Therapie eine Bewußtlosigkeit zu gewährleisten. Thiopental hat dem Methohexital gegenüber keine Vorteile und kann sogar eher zu einer verlängerten Erholungszeit führen. Außerdem muß berücksichtigt werden, daß die dämpfende Wirkung der Barbiturate bei Patienten, die zuvor mit trizyklischen Antidepressiva oder MAO-Hemmern behandelt wurden, verstärkt sein kann. Durch eine unmittelbar nach Narkoseeinleitung zusätzlich durchgeführte intravenöse Injektion von Succinylcholin kann das Risiko von Frakturen vermindert werden, denn durch die exzessiven Muskelkontraktionen während der induzierten Krampfanfälle kann es zu Knochenbrüchen kommen. Die benötigte Succinylcholindosis kann zwar variieren, in der Regel reichen aber 0,3–0,5 mg/kg KG aus. Damit ist einerseits eine ausreichende Abschwächung der Muskelkontraktion zu erzielen, andererseits ist noch eine visuelle Kontrolle des Krampfgeschehens anhand leichter Muskelkontraktionen möglich. Eine Präcurarisierung mit einem nicht-depolarisierenden Muskelrelaxans (vor Gabe von Succinylcholin) wurde bei diesen Patienten nicht untersucht. Während der Krämpfe und bis zum Nachlassen der Succinylcholinwirkung muß die Ventilation mit einer erhöhten inspiratorischen Sauerstoffkonzentration unterstützt werden. Durch eine gute Präoxygenierung vor dem Auslösen der Krampfanfälle kann das Risiko, daß sich eine arterielle Hypoxämie ausbildet, vermindert werden. Dies ist wichtig, denn während der Krampfaktivitäten kann es schwierig sein, die Atmung zu unterstützen. Außerdem sollte beachtet werden, daß es nach einer Elektroschock-Therapie zu einer Apnoe (in der Regel für ungefähr 2 Minuten) kommen kann, auch wenn kein Succinylcholin verabreicht wurde. Mit Hilfe eines peripheren Nervenstimulators kann das Ausmaß der succinylcholinbedingten neuromuskulären Blockade überprüft werden.

Außerdem ermöglicht ein Nervenstimulator die Identifizierung von Patienten mit bislang unbekannter atypischer Cholinesterase. Da wiederholt Narkosen notwendig werden, ist oft für die Patienten die optimale individuelle Methohexital- und Succinylcholindosis schon bekannt. Bei diesen Patienten kommt es nach Succinylcholingabe bemerkenswert selten zu Muskelschmerzen (in nur etwa 2%), [19].

Beim Einsatz von Muskelrelaxantien kann es schwierig sein, einen Grand-mal-Anfall zu erkennen. Daher ist die Registrierung des EEGs die sicherste Methode, um einen elektrisch induzierten Krampfanfall zu dokumentieren. Eine Alternative besteht darin, die Bewegungen eines Arms – der vor Succinylcholingabe durch ein Tourniquet von der Zirkulation abgeschnitten wurde – zu beobachten. Armbewegungen, die länger als 25 Sekunden dauern, werden normalerweise als Beweis für einen Anfall betrachtet.

Gelegentlich wird eine Elektroschock-Therapie auch bei Patienten mit einem permanenten Herzschrittmacher notwendig. Glücklicherweise scheint der zur Krampfauslösung benutzte Strom keine negativen Auswirkungen auf die Funktion der meisten Herzschrittmacher zu haben. Dennoch ist es ratsam, einen geeigneten externen Umschaltmagneten bereitzuhalten, damit der Schrittmacher in den asynchronen Modus umgeschaltet werden kann, falls seine Funktion durch die Elektroschock-Therapie beeinträchtigt sein sollte. Durch eine kontinuierliche EKG-Überwachung, Einsatz einer Doppler-Sonde und Palpation des peripheren arteriellen Pulses kann die Funktion des Herzschrittmachers kontrolliert werden.

## 32.2 Manie

Die klinischen Symptome einer Manie sind wahrscheinlich Ausdruck eines funktionellen Überschusses an zentralnervösen Neurotransmittern. Lithium ist sowohl für die Behandlung als auch für die Rezidivprophylaxe der Manie das Medikament der Wahl [21].

### 32.2.1 Lithium

Warum Lithium während manischer Phasen einer manisch-depressiven Erkrankung beruhigend wirkt, ist nicht bekannt. Denkbar ist, daß Lithium eine Verminderung der zellulären Erregbarkeit verursacht. Lithium zeigt ein natrium-ähnliches Verhalten und tritt während der Depolarisation in die Zellen ein. Die anschließende Wiederausschleusung des Lithiums aus der Zelle verläuft langsam. Darüber hinaus scheint Lithium mit verschiedenen Hormonen, die die Adenylat-Zyklase stimulieren, zu interferieren. Eine Aktivitätsminderung der Adenylat-Zyklase führt zu einer verminderten Ansprechbarkeit der postsynaptischen Rezeptoren auf Noradrenalin.

Lithium wird nach oraler Gabe in ausreichendem Maße resorbiert. Der therapeutische Plasmaspiegel von Lithium liegt zwischen 0,5 und 1,5 mmol pro Liter. In dieser Konzentration hat Lithium keine signifikanten Auswirkungen auf die Ventilation oder das kardiovaskuläre System. Es kann jedoch zu einer Leukozytose von ungefähr 10000 bis 14000 pro $mm^3$ kommen. Lithium hemmt die Freisetzung der Schilddrüsenhormone; es kann bei einer geringen Zahl von Patienten zu einer Schilddrüsenunterfunktion führen. Eine Dauertherapie mit Lithium führt gelegentlich zu einem Syndrom, das einem vasopressin-resistenten Diabetes insipidus gleicht. Dieses Syndrom verschwindet wieder, wenn das Medikament abgesetzt wird. Eine Dauertherapie mit Lithium verursacht harmlose und reversible T-Zacken-Erniedrigungen im EKG.

#### Renale Ausscheidung

Lithium wird fast ausschließlich über die Nieren eliminiert. Die Halbwertszeit beträgt 24 Stunden. Ca. 80% des Lithiums werden im proximalen Tubuluskonvolut wieder rückresorbiert. Dabei konkurriert Lithium mit Natrium um die Rückresorption. Bei Natriummangel wird vermehrt Lithium resorbiert, bei einem Mehrangebot an Natrium wird weniger Lithium rückresorbiert. Werden Diuretika verabreicht, die zu einer erhöhten renalen Natriumausscheidung und zu einem Natriummangel führen, so wird die renale Rückresorption des Lithiums erleichtert und es kommt zu einer entsprechenden Erhöhung der Lithium-Plasma-Spiegel. Umgekehrt begünstigt die Gabe von Natrium oder von osmotischen Diuretika die renale Ausscheidung von Lithium.

#### Toxizität

Die therapeutische Breite des Lithiums ist gering. Plasmakonzentrationen unter 0,8 mmol pro Liter sind oft unzureichend, Plasmaspiegel über 1,5 mmol pro Liter können dagegen bereits toxische Wirkungen zur Folge haben. Zu den frühen und leichten Zeichen einer Lithiumintoxikation gehören Sedierung, Muskelschwäche und EKG-Veränderungen, die durch eine Verbreiterung des QRS-Komplexes charakterisiert sind. Bei

Plasmaspiegeln über 2 mmol pro Liter können AV-Block, Hypotension und Krampfanfälle auftreten. Die Behandlung einer Lithiumintoxikation besteht in der intravenösen Gabe von natrium-haltigen Lösungen und osmotischen Diuretika, um so die renale Ausscheidung des Lithiums zu steigern.

### Narkoseführung

Eine Lithium-Therapie muß vor elektiven operativen Eingriffen nicht unterbrochen werden. Die Interaktionen zwischen Natrium und Lithium sollten jedoch bekannt sein, ebenso die Tatsache, daß es durch Gabe von Diuretika, die die Natriumausscheidung stimulieren, zu einer Erhöhung des Plasma-Lithium-Spiegels kommen kann. Aus diesem Grunde ist es wichtig, daß die perioperativ infundierten Flüssigkeiten Natrium enthalten. Auch bei der Gabe von Schleifendiuretika, wie z.B. Furosemid, ist Vorsicht geboten, da diese Behandlung zu einer Erhöhung des Lithium-Plasma-Spiegels führen kann. Kommt es im Rahmen einer Lithium-Therapie zu einer Sedierung, so ist vermutlich der Bedarf an intravenösen und volatilen Anästhetika vermindert. Lithium hat eine sedierende Wirkung, das kardiopulmonale System wird aber nicht beeinflußt. Deshalb könnte Lithium im Prinzip auch zur medikamentösen Prämedikation in Betracht gezogen werden [22]. Die Reaktionen auf Muskelrelaxantien müssen während einer Lithiumtherapie überwacht werden. Die Wirkungsdauer von Succinylcholin und Pancuronium (nicht hingegen von d-Tubocurarin) können verlängert sein.

## 32.3 Schizophrenie

Bei etwa 20% der wegen einer psychischen Erkrankung behandelten Personen liegt eine Schizophrenie vor [1]. Leitsymptome der Schizophrenie sind Wahnvorstellungen und Halluzinationen. Behandelt wird die Schizophrenie mit antipsychotisch wirksamen Medikamenten (Tab. 32.4). Diese Medikamente erzeugen keine Abhängigkeit. Auch eine Toleranzentwicklung tritt nicht auf. Die Sicherheit dieser Medikamente zeigt sich auch in der großen Spanne zwischen therapeutischer und letaler Dosis. Der Wirkungsmechanismus der antipsychotischen Medikamente ist nicht sicher bekannt. Am wahrscheinlichsten beruht er darauf, daß die Wirkung von Neurotransmittern (wie z.B. Dopamin) an den postsynaptischen Rezeptoren blockiert wird. Unter einer Therapie mit Phenothiazinen kommt es zu einer Stimulation der Prolaktinsekretion. Dies ist vermutlich Ausdruck einer Hemmung der Dopaminwirkung im Bereich von Hypothalamus und Hypophyse.

Während einer Behandlung mit antipsychotischen Medikamenten kann es u.U. zu einer Sedierung und zu extrapyramidalen Symptomen kommen. Akute Dystonien (Kontraktionen der Muskeln von Hals, Mund und Zunge) sowie eine Rigidität sprechen auf 25 bis 50 mg Diphenhydramin an.

Die schwerste Nebenwirkung einer Therapie mit antipsychotisch wirkenden Medikamenten ist die Spätdyskinesie, die durch unwillkürliche choreaartige Bewegungen charakterisiert ist. Spätdyskinesien entwickeln sich normalerweise nach einer mehrmonatigen Therapie mit antipsychotischen Medikamenten und können irreversibel sein. Bei geriatrischen Patienten ist die Gefahr, daß sich diese Komplikationen entwickeln, am größten.

Die kardiovaskulären Wirkungen der antipsychotischen Medikamente sind minimal. Hohe Dosen können jedoch eine Alpha-Blockade, also einen Abfall von systemischem Gefäßwiderstand und Blutdruck, erzeugen. Es ist wichtig, daß bei der Narkoseplanung diese Auswirkungen der Antipsychotika auf das sympathische Nervensystem berücksichtigt werden. Intraoperative Blutdruckabfälle, insbesondere im Rahmen von Blutverlusten oder einer intermittierenden Überdruckbeatmung, können bei diesen Patienten wesentlich stärker ausgeprägt sein, denn die sympathisch vermittelte kompensatorische Vasokonstriktion ist vermutlich aufgrund der Alpha-Blockade vermindert. Besteht präoperativ eine Sedierung, können weniger Anästhetika benötigt werden. Anfangs wurde bei der klinischen Anwendung von Chlorpromazin eine Cholestase beschrieben, dies scheint aber unter der heutigen Gebrauchsform nur noch selten aufzutreten. Durch eine Überprüfung der Leberfunktionswerte können die wenigen Patienten erfaßt werden, die auf antipsychotische Medikamente mit einer Leberfunktionsstörung reagieren.

**Tab. 32.4:** Medikamente, die zur Therapie der Schizophrenie eingesetzt werden

| Medikamentengruppe | Generic name | Handelsname | Dosierung (mg/Tag) |
|---|---|---|---|
| Phenothiazine | Chlorpromazin | Megaphen | 100 |
| | Triflupromazin | Psyquil | 30 |
| | Thioridazin | Melleril | 95 |
| | Fluphenazin | Lyogen | 2 |
| | Perphenazin | Decentan | 10 |
| | Trifluoperazin | Iatroneural | 5 |
| Thioxanthene | Chlorprothixen | Truxal, Taractan | 65 |
| | Thiothixen | Obinamon | 5 |
| Butyrophenone | Haloperidol | Haldol | 2 |

## 32.4 Alkoholismus

Um den Alkoholkonsum eines alkoholkranken Patienten zu senken, kann zusätzlich zu einer psychiatrischen Beratung Disulfiram als Begleitmedikation eingesetzt werden. Therapeutische Grundlage für die Anwendung von Disulfiram sind die unangenehmen Wirkungen, die während einer Disulfiram-Therapie auftreten, wenn gleichzeitig Alkohol aufgenommen wird (Gesichtsröte, Schwindel, Schweißausbruch, Übelkeit, Erbrechen, Tachykardie). Diese Symptome sind Ausdruck einer Anhäufung von Acetaldehyd. Acetaldehyd entsteht bei der Oxydation von Alkohol und kann aufgrund der Disulfiram-induzierten Hemmung der Azetaldehyd-Dehydrogenase nicht weiter oxydiert werden. Die Compliance bei einer Langzeittherapie mit Disulfiram ist jedoch oft schlecht.

Bei der Narkoseführung von Patienten, die mit Disulfiram behandelt werden, sollte eine möglicherweise vorhandene Disulfiram-bedingte Sedierung und Leberschädigung berücksichtigt werden. Ein verminderter Anästhetikabedarf könnte bei solchen Patienten durch eine vorbestehende Sedierung oder dadurch bedingt sein, daß Disulfiram auch den Stoffwechsel anderer Substanzen (außer Alkohol) hemmt. Z.B. kann Disulfiram die Wirkungen von Benzodiazepinen potenzieren. Plötzliche und anscheinend unerklärliche Blutdruckabfälle während einer Allgemeinnarkose könnten auch Ausdruck unzureichender Noradrenalinspeicher sein. Als Ursache kommt eine disulfiram-induzierte Hemmung der Dopamin-Hydroxylase in Frage [24]. Diese Blutdruckabfälle können auf Ephedrin ansprechen. Korrekter ist es jedoch, eine Hypotension, die durch eine Entleerung der Noradrenalinspeicher bedingt ist, mit direktwirkenden Sympathomimetika wie z.B. Phenylephrin zu behandeln. Die bei einigen Patienten unter Therapie mit Disulfiram auftretende Polyneuropathie muß bei der Durchführung von Regionalanästhesieverfahren beachtet werden. Alkoholhaltige Lösungen, wie sie zur Hautdesinfektion eingesetzt werden, sollten bei diesen Patienten nicht verwendet werden.

## 32.5 Autismus

Autismus ist eine Entwicklungsstörung, die dadurch charakterisiert ist, daß die physische, soziale und sprachliche Entwicklung in den ersten 30 Lebensmonaten hinter der Norm zurückbleibt. Spezifische kognitive Fähigkeiten können jedoch durchaus normal sein. Auf sensorische Reize kommt es zu abnormen Reaktionen im Sinne einer abwechselnden Hyperreaktivität bzw. Hyporeaktivität. Die Prävalenz dieses Syndroms wird auf 4,7 pro 10 000 Lebendgeburten geschätzt, wobei das männliche Geschlecht 5 mal häufiger betroffen ist als das weibliche. Eine Erweiterung der Hirnventrikel kann vorhanden sein, im späten Kindesalter stellt sich oft ein Krampfleiden ein. Die Ursache dieses Syndroms ist nicht bekannt, als ätiologische Faktoren werden eine virale Enzephalitis und Stoffwechselstörungen diskutiert. Kongenitale oder familiäre Faktoren liegen nahe, da ein Autismus bei beiden Zwillingen und mehreren Geschwistern auftreten kann. Eine Behandlung kann den Spontanverlauf der Erkrankung nicht beeinflussen, die Lebenserwartung ist normal. Dennoch ist die Langzeitprognose schlecht und viele Patienten werden als geistig zurückgeblieben bezeichnet. Eine medikamentöse Therapie bleibt stets symptomatisch. Sie ist dann am sinnvollsten, wenn damit spezifische Verhaltensauffälligkeiten therapiert werden können.

### Literaturhinweise

1. Cassem NH. Psychiatry. IN: Federman E, Rubenstein DD, eds. Scientific american Medicine. New York. Scientific American 1981: 1–18
2. Thompson TL, Moran MG, Nies AS. Psychotropic drug use in the elderly. N Engl J Med 1983; 308: 194–8
3. Veith RC, Raskind MA, Caldwell JH, et al. Cardiovascular effects of tricyclic antidepressants in depressed patients with chronic heart disease. N Engl J Med 1982; 306: 954–9
4. Roose SP, Glassman AH, Giardina E-GV, et al. Nortirptyline in depressed patients with left ventricular impairment. JAMA 1986; 256: 521–6
5. Miller RD, Way WL, Eger EI. The effects of alphamethyldopa, reserpine, guanethidine and iproniazid on minimum alveolar anesthetic requirement (MAC). Anesthesiology 1968; 29: 1153–8
6. Edwards RP, Miller RD, Roizen MF, et al. Cardiac responses to imipramine and pancuronium during anesthesia with halothane or enflurane. Anesthesiology 1979; 50: 421–5
7. Wong KC, Puerto AX, Puerto BA, Blatnick RA. Influence of imipramine and pargyline on the arrhythmogenicity of epinephrine during halothane, enflurane or methoxyflurane anesthesia in dogs. Anesthesiology 1980; 53: S25
8. Spiss CK, Smith CM, Maze M. Halothane-epinephrine arrhythmias and adrenergic responsiveness after chronic imipramine administration in dogs. Anesth Analg 1984; 63: 825–8
9. Sprague DH, Wolf S. Enflurane seizures in patients taking amitriptyline. Anesth Analg 1982; 61: 67–8
10. Frommer DA, Kulig KW, Marx JA, Rumack B. Tricyclic

antidepressant overdose. A review. JAMA 1987; 257: 521–6
11 Michaels I, Serrins M, Shier NQ, Barash PG. Anesthesia for cardiac surgery in patients receiving monoamine oxidase inhibitors. Anesth Analg 1984; 63: 1014–4
12 Brown TCK, Cass NM. Beware – the use of MAO inhibitors is increasing again. Anaesth Intensive Care 1979; 7: 65–8
13 El-Ganzouri AR, Ivankovich AD, Braverman B, McCarthy R. Monoamine oxidase inhibitors: Should they be discontinued preoperatively? Anesth Analg 1985; 64: 592–6
14 Wong KC. Preoperative discontinuation of monoamine oxidase inhibitor therapy: An old wives' tale. Seminars in Anesthesiology 1986; 5: 145–8
15 Guze BH, Baxter LR. Neuroleptic malignant syndrome. N Engl J Med. 1985; 313: 163–6
16 Caroff SN, Rosenberg H, Fletcher JE, et al. Malignant hyperthermia susceptibility in neuroleptic malignant syndrome. Anesthesiology 1987; 67: 20–5
17 Marks PJ. Electroconvulsive therapy: physiological and anesthetic considerations. Can Anaesth Soc J 1984; 31: 541–8
18 Selvin BL. Electroconvulsive therapy – 1987. Anesthesiology 1987; 67: 367–85
19 Gaines GY, Rees EI. Electroconvulsive therapy and anesthetic considerations. Anesth Analg 1986; 65: 1345–56
20 Lee JT, Erbguth PH, Stevens WC, Sack RL. Modification of electroconvulsive therapy induced hypertension with nitroglycerin ointment. Anesthesiology 1985; 62: 793–6
21 Havdala HS, Borison RL, Diamond BI. Potential hazards and applications of lithium in anesthesiology. Anesthesiology 1979; 50: 534–7
22 Diamond BI, Havdala HS, Borison RL. Potential of lithium as an anesthetic premedicant. Lancet 1977; 2: 1229–30
23 Hill GE, Wong KC, Hodges MR. Lithium carbonate and neuromuscular blocking agents. Anesthesiology 1977; 46: 122–6
24 Diaz JH, Hill GE. Hypotension with anesthesia in disulfiram-treated patients. Anesthesiology 1979; 51: 366–8

# 33 Drogenmißbrauch und Überdosierung

Die Narkoseführung kann bei einem Patienten dadurch erschwert sein, daß ein Drogenmißbrauch oder eine akute Medikamentenüberdosierung vorliegt [1–3]. Drogenabhängige Patienten können entweder seit langem von Drogen, von Ersatzdrogen (Clonidin, Methadon) oder von bestimmten Antagonisten (Disulfiram, Naltrexon) abhängig sein. Solche Patienten können aber auch zum Zeitpunkt der Narkose «drogenfrei» sein. Außerdem ist denkbar, daß der Anästhesist akut drogenintoxierte und verletzte Patienten reanimieren oder anästhesieren muß. Daher ist es wichtig, daß sich der Anästhesist auch bezüglich des Drogenmißbrauchs und der Überdosierung von Medikamenten auskennt.

## 33.1 Drogenmißbrauch

Drogenmißbrauch kann als eine Selbstverabreichung von Medikamenten definiert werden, ohne daß diese Selbstmedikation aus medizinischen Gründen indiziert wäre. Wird eine solche Selbstmedikation über längere Zeit fortgeführt, so können sich Toleranz, physische Abhängigkeit und in einigen Fällen lebensbedrohliche Entzugssymptome entwickeln, falls die Substanz nicht stets verfügbar ist [1]. Bei einer Medikamentenabhängigkeit kommt es meist zu Toleranz, psychischer und physischer Abhängigkeit.

Unter Toleranz wird ein Zustand verstanden, bei dem sich der Körper so an ein Medikament gewöhnt, daß immer höhere Medikamentendosierungen notwendig werden, um die gewünschte Wirkung zu erzielen. Bei einem chronischen Drogenmißbrauch entwickelt sich eine Toleranz oft aufgrund einer erhöhten Metabolisierungsrate. Ursache für die erhöhte Metabolisierungsrate ist z.B. eine Stimulation der hepatischen mikrosomalen Enzymsysteme durch die Droge selbst (Enzyminduktion; Änderung der Pharmakokinetik). Diese beschleunigte Metabolisierung führt dazu, daß weniger pharmakologisch aktive Droge vorhanden und am Rezeptor wirksam ist. Außerdem ist es möglich, daß die Rezeptoren schwächer auf eine definierte Plasmakonzentration des mißbrauchten Medikaments ansprechen (Adaptation; Veränderung der Pharmakodynamik). Außerdem können Patienten mit einem Drogenabusus auch eine Kreuztoleranz auf andere Medikamente aufweisen. Daher ist es schwierig, bei solchen Patienten den Bedarf an Analgetika oder Anästhetika genau vorherzusehen. Zumeist führt ein chronischer Drogenabusus zu einem erhöhten Bedarf an Analgetika und Anästhetika. Dagegen sollte im Falle eines akuten Medikamentenmißbrauchs damit gerechnet werden, daß der Bedarf an solchen Medikamenten, die derselben Medikamentengruppe angehören wie das mißbrauchte Medikament, vermindert ist. Es muß bei diesen Patienten auch beachtet werden, daß sich ein bestehendes Toleranzniveau verändern kann. Bei bestimmten Medikamentengruppen (z.B. Barbituraten, Opioiden) ist es möglich, daß bereits kurze Zeit nach einem durchgemachten Entzug von diesen Medikamenten sich durch übliche Dosierungen wieder nahezu normale Wirkungen erzielen lassen. Wird diese Tatsache nicht berücksichtigt, so kann es zu einer Überdosierung mit entsprechenden Folgen kommen.

Eine physische Abhängigkeit hat sich dann entwickelt, wenn die Droge im Körper vorhanden sein muß, damit die physiologischen Körperfunktionen des Körpers normal ablaufen können. Beim Mißbrauch einiger Substanzen (z.B. Barbiturate, Opioide) verändern sich die physiologischen Abläufe. Damit drogenspezifische Entzugssyndrome vermieden werden können, muß die Droge kontinuierlich zugeführt werden. Entzugssymptome entstehen normalerweise durch ein Rebound-Phänomen. Falls die Auswirkungen einer mißbrauchten Substanz auf bestimmte Organsysteme bekannt sind, dann können die für eine bestimmte Droge typischen Entzugssymptome vorausgesagt werden. Werden perioperativ auftretende Entzugssymptome nicht richtig erkannt, dann wird vermutlich eine falsche Therapie der (Entzugs-)Symptome durchgeführt. Ein nicht erkannter und falsch therapierter Entzug kann lebensbedrohlich sein.

Wann und wie stark Entzugssymptome auftreten, ist von der entsprechenden Droge sowie davon abhängig, wieviel von der Droge, und wie lange und wie regelmäßig der Mißbrauch betrieben wurde. Wichtig sind auch der Gesundheitszustand und die Persönlichkeitsstruktur des Patienten. Normalerweise führt das plötzliche Absetzen eines Medikamentes mit kurzer Eliminationshalbwertszeit und inaktiven Metaboliten zu kurzdauernden, aber schweren Entzugssymptomen. Dagegen führen Medikamente mit einer längeren Eliminationshalbwertszeit und aktiven Metaboliten zu längerdauernden, aber milder verlaufenden Entzugssymptomen. Es ist wichtig, daß eventuell in der perioperativen Phase auftretende Anzeichen einer Entzugsproblematik erkannt werden. Während der perioperativen Phase sollte sicherlich kein Medikamentenentzug angestrebt werden.

## 33.2 Chronischer Drogenmißbrauch

### 33.2.1 Opioide

Opioide werden aus dem Gastrointestinaltrakt genauso gut resorbiert wie nach einer subkutanen oder intramuskulären Injektion. Daß die orale Verabreichung eines Opioids (z.B. von Morphin) im Vergleich zur parenteralen Verabreichung eine geringere Wirkung aufweist, ist vor allem durch den hepatischen first-pass-Effekt bedingt. Opioide werden aufgrund ihrer euphorisierenden und analgetischen Wirkung oft oral, subkutan oder intravenös mißbraucht. Bei Opioidabhängigen, insbesondere bei denjenigen, die es sich intravenös injizieren, können eine Reihe von medizinisch relevanten Problemen vorliegen. Zu diesen Problemen gehören Entzündungen, oberflächliche Abszesse in der Haut, septische Thrombophlebitiden, Tetanus (denn Zusätze wie Chinin, die zum «Strecken» des Heroins benutzt werden, vermindern das Redoxpotential des Gewebes und begünstigen das Wachstum von Anaerobiern), bakteriell oder durch Pilzinfektionen bedingte Endokarditiden, die zu einer Schädigung der Herzklappen sowohl des rechten als auch des linken Herzens und zu Lungenembolien mit eventuell nachfolgender pulmonalvaskulärer Hypertension führen können), septische Embolisationen und Infarkte im großen Kreislauf, chronische Atelektasen und eine Aspirationspneumonie, Hepatitis, AIDS, eine Supprimierung der Nebennierenrindenfunktion, unterschiedlich stark ausgeprägte Mangelernährungszustände, häufige falsch-positive sowie falsch-negative serologische Untersuchungsergebnisse, eine Panzytopenie und selten eine Querschnittsmyelitis. Bei Opioidabhängigen, die sich einer Operation unterziehen, sollte nach solchen Problemen gesucht werden.

Auf die meisten Wirkungen der Opioide (wie Analgesie, Sedierung, Übelkeit, Euphorie und Atemdepression) kann sich eine Toleranz entwickeln. Bei anderen Opioidwirkungen entwickelt sich dagegen keine Toleranz (Miosis, Obstipation). Glücklicherweise nimmt mit zunehmender Toleranz auch die letale Dosis der Opioide zu.

Im allgemeinen besteht bei Medikamenten mit einer morphinartigen Wirkung eine starke Kreuztoleranz. Diese Kreuztoleranz kann jedoch sehr schnell wieder verschwinden, wenn die Abhängigen einen Opioidentzug durchgemacht haben.

Bei einem chronischen Opioidabusus kommt es zu einer physischen Abhängigkeit. Deshalb ist es wichtig, die Zeichen eines perioperativ auftretenden Opioidentzuges zu erkennen. Wird einem Opioidabhängigen seine übliche Opioiddosis nicht verabreicht, kann dies zur Entwicklung von akuten Entzugssymptomen führen. Es ist wichtig zu wissen, wann nach einem plötzlichen Absetzen von häufig mißbrauchten Opioiden die Entzugssymptomatik beginnt, wann sie maximal ausgeprägt ist und wie lange diese Symptomatik anhält (Tab. 33.1) [4]. Nach der intravenösen Verabreichung eines Opioidantagonisten entwickeln sich innerhalb von Sekunden die für Opioide typischen Entzugssymptome.

Zu den für Opioide typischen Entzugssymptomen gehört eine exzessive Aktivitätssteigerung des sympathischen Nervensystems (mit Schwitzen, Mydriasis, Hypertension, Tachykardie). Der initialen Gier nach dem Medikament und den Angstzuständen folgen Gähnen, Tränenfluß und laufende Nase. Wenn sich diese Symptome verschlechtern, entwickeln sich Gänsehaut, Zittern, Wellen von Hitze- und Kältegefühl, Muskel- und Knochenbeschwerden sowie Appetitlosigkeit. Schlaflosigkeit, Hyperthermie, Bauchkrämpfe und Diarrhoe können ebenfalls auftreten. Danach folgen Muskelkrämpfe und Zuckungen der Beine; auch ein Kreislaufzusammenbruch ist möglich. Krampfanfälle sind selten. Wenn sie auftreten, sollten andere Ursachen in Erwägung gezogen werden. Während eines Opioidentzugs kann es zu metabolischen Stö-

**Tab. 33.1:** Zeitlicher Ablauf von Opioid-Entzugssymptomen

| Medikament | Beginn | maximale Intensität | Dauer |
|---|---|---|---|
| Pethidin Dihydromorphin | 2–6 Stunden | 8–12 Stunden | 4–5 Tage |
| Kodein Morphin Heroin | 6–18 Stunden | 36–72 Stunden | 7–10 Tage |
| Methadon | 24–48 Stunden | 3–21 Tage | 6–7 Wochen |

rungen wie einer Dehydratation und einer metabolischen Azidose kommen.

Obwohl ein Opioidentzug selten lebensbedrohlich ist, ist er doch sehr unangenehm für den Patienten und erschwert das Erkennen sonstiger perioperativer Probleme. Normalerweise ist es jedoch möglich, die Entzugssymptome durch die Verabreichung des mißbrauchten Opioids oder durch Substitution von Methadon (2,5 mg entsprechen ungefähr 10 mg Morphin) zu durchbrechen. Normalerweise wird eine orale oder intramuskuläre Verabreichung von Methadon (alle 2–6 Stunden) empfohlen, um Entzugssymptome zu durchbrechen [4]. Normalerweise werden während der ersten 24 Stunden 20–40 mg Methadon benötigt.

Es konnte nachgewiesen werden, daß auch Clonidin bei Entzugssymptomen nach einem Opioidmißbrauch erfolgreich eingesetzt werden kann [5]. Es wird angenommen, daß Clonidin dadurch wirkt, daß es die opioidbedingte zentrale Hemmung des sympathischen Nervensystems (die während eines Entzugssymptoms plötzlich wegfällt) durch eine – über die Stimulation der präsynaptisch sitzenden Alpha-2-Rezeptoren vermittelte – clonidinbedingte Blockade des sympathischen Nervensystems ersetzt. Die leichte Verfügbarkeit über Clonidin hat dazu geführt, daß Abhängige manchmal selbstgesteuerte Entzugsversuche durchführen. Diese Patienten können deutliche Nebenwirkungen von Clonidin (Bradykardie, Herzrhythmusstörungen, Hypotension, Herzinsuffizienz und Sedierung) aufweisen (vgl. Kap. 6).

Patienten, die von Opioiden abhängig sind bzw. Methadon oder Clonidin erhalten, sollten diese Medikamente auch in der perioperativen Phase verabreicht bekommen. Diesen Patienten sollte man eine großzügige Prämedikation verordnen, die auch das gewohnte Opioid oder eine äquivalente Dosis von Methadon enthält [6]. Es ist nicht von Vorteil, wenn bei Opioidabhängigen versucht wird, die Narkose mit einem Opioid aufrecht zu erhalten, denn es werden vermutlich wesentlich höhere Opioiddosierungen als normalerweise benötigt, um Reaktionen des sympathischen Nervensystems durch schmerzhafte chirurgische Stimulationen zu unterdrücken. Der Einsatz eines volatilen Anästhetikums scheint besser geeignet zu sein. Es muß jedoch daran gedacht werden, daß diese Patienten häufig eine vorbestehende Lebererkrankung haben. Genauso sollten Opioide vom agonistisch/antagonistischen Typ und Opioidantagonisten bei diesen Patienten vermieden werden, da durch deren Verabreichung akute Entzugssymptome ausgelöst werden können [7].

Bis zu 20% dieser Patienten können perioperativ Symptome eines Opioidentzugs entwickeln (6). Häufig kommt es in der perioperativen Phase zu einer Hypotension. Diese kann durch 1. einen intravasalen Flüssigkeitsmangel aufgrund chronischer Infektionen, Fieber oder Mangelernährung, 2. durch eine Insuffizienz der Nebennierenrinde und 3. durch einen inadäquaten Opioidspiegel im zentralen Nervensystem bedingt sein [8]. Während durch eine akute Opioidzu-

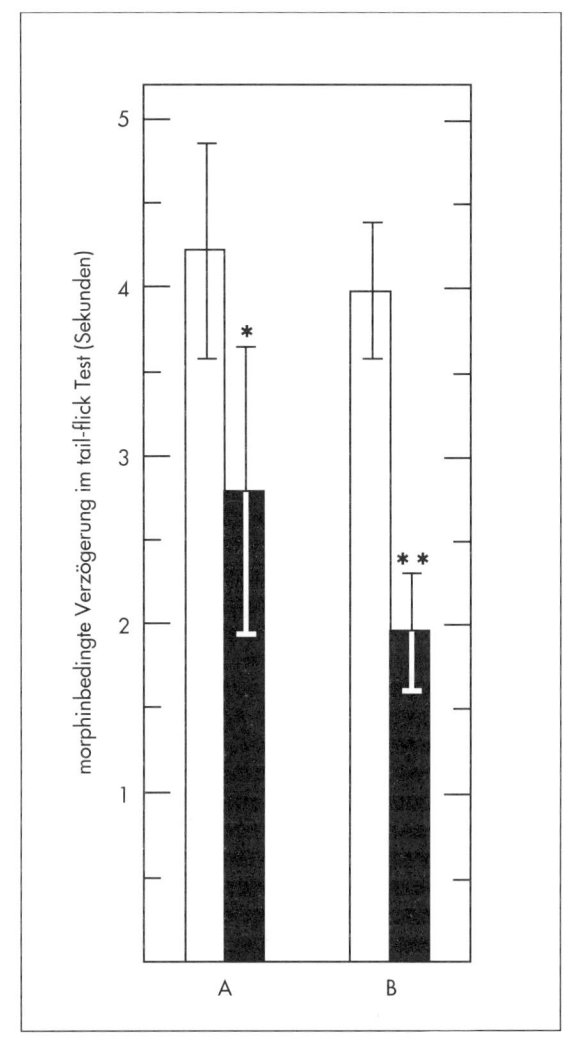

**Abb. 33.1:** Ratten, die eine Toleranz auf Morphin entwickelt haben (dunkle Säulen), weisen eine Kreuztoleranz auf 80% Lachgas auf. Dies läßt sich anhand der Reaktionsverzögerung im tail-flick-Test nachweisen. Die hellen Säulen repräsentieren die nicht mit Morphin behandelten Ratten (keine Toleranz auf Morphin). A sind Long-Ewans-Ratten, B sind Sprague-Dawley-Ratten. Mittelwert ± SE.* $P < 0,05$ ** $P < 0,005$ im Vergleich zu den Ratten, die keine Toleranz auf Morphin aufweisen. (Berkowitz BA, Finck AD, Hynes MD, Ngai SH. Tolerance to $N_2O$ anaesthesia in rats and mice. Anesthesiology 1979; 51: 309–14)

fuhr der Anästhetikabedarf vermindert wird, führt eine chronische Opioidzufuhr auch zu einer Kreuztoleranz gegenüber anderen ZNS – deprimierenden Substanzen. So weisen z. B. Ratten, bei denen eine Morphintoleranz verursacht wurde, eine verminderte analgetische Reaktion auf Lachgas auf (Abb. 33.1) [9]. Berichte die belegen, daß Opioidabhängige höhere Anästhetikadosierungen benötigen als nichtabhängige Patienten, unterstützen diese tierexperimentell gefundenen Ergebnisse [8].

Bei ehemaligen Opioidabhängigen und bei Patienten, die im Moment mit einem Antagonisten wie Naltrexon behandelt werden, wird die Narkose am besten

**Tab. 33.2:** Zeitlicher Ablauf von Barbiturat-Entzugssymptomen

| Medikament | Beginn | maximale Intensität | Dauer |
|---|---|---|---|
| Pentobarbital Secobarbital | 12–24 Stunden | 2–3 Tage | 7–10 Tage |
| Phenobarbital | 2–3 Tage | 6–10 Tage | 10 Tage bis Wochen |

mit einem volatilen Anästhetikum durchgeführt. Bei einigen Patienten kann ein Regionalanästhesieverfahren sinnvoll sein, doch es ist wichtig, sich daran zu erinnern, daß bei diesen Patienten 1. eine Neigung zur Hypotension besteht, 2. häufig positive serologische Testergebnisse vorliegen, 3. gelegentlich eine periphere Neuritis und Phlebitis besteht und 4. selten eine Querschnittsmyelitis vorhanden sein kann.

Diese Patienten scheinen stärkere postoperative Schmerzen zu haben. Aus noch ungeklärten Gründen kann eine zufriedenstellende postoperative Analgesie oft dadurch erreicht werden, daß zusätzlich zu den bisher eingenommenen Tagesdosen von Methadon oder einem anderen Opioid übliche Dosen von Pethidin verabreicht werden [10]. Für die postoperative Schmerzerleichterung sollte der Einsatz von TENS-Geräten zur transkutanen elektrischen Nervenstimulation oder ein kontinuierliches Regionalanästhesieverfahren in Erwägung gezogen werden. Möglicherweise sollte auch eine peridurale oder spinale Opioidgabe anstelle einer systemischen Verabreichung von Opioiden versucht werden.

### 33.2.2 Barbiturate

Barbiturate sowie nichtbarbiturathaltige Sedativa/Hypnotika (Meprobamat, Glutethimid, Methaqualon) unterscheiden sich hauptsächlich in ihrer Fettlöslichkeit und ihren Eliminationshalbwertszeiten. Diese ZNS-deprimierenden Medikamente wirken vermutlich entweder direkt – ähnlich wie Gamma-Aminobuttersäure – oder indirekt durch eine Verstärkung dieses inhibitorischen Neurotransmitters – auf Stimmung und Bewußtsein [3]. Diese Medikamente werden zumeist wegen ihrer euphorisierenden Wirkungen, ihrer schlaferzeugenden Wirkung oder deshalb eingenommen bzw. mißbraucht, um die ZNS-stimulierenden Wirkungen anderer Medikamente aufzuheben. Gegenüber den meisten Wirkungen dieser Medikamente bildet sich eine Toleranz aus. Außerdem kommt es zu einer Kreuztoleranz gegenüber anderen, ZNS-deprimierenden Medikamenten. Während die Barbituratdosierungen, die zur Erzeugung einer sedierenden oder euphorisierenden Wirkung benötigt werden, sehr schnell ansteigen, nimmt die letale Dosis nicht im selben Ausmaß zu [3]. Daher nimmt bei einem Barbituratmißbrauch die «therapeutische Breite» ab, wenn sich die zur Erzeugung einer bestimmten Wirkung benötigte Dosierung erhöht.

Sowohl bei Barbituraten als auch bei anderen nichtbarbiturathaltigen Sedativa/Hypnotika kommt es zu einer physischen Abhängigkeit. Im Gegensatz zu den Opioiden, sind die Entzugssymptome von Barbituraten möglicherweise lebensbedrohlich [11]. Der Zeitpunkt des Beginns, der maximalen Ausprägung sowie die Dauer der Entzugssymptome treten nach Barbituraten später als nach Opioiden auf (Tab.33.2). Entzugssymptome nach Barbituraten äußern sich in Angst, Unruhe, Zittern, Schwäche, Hyperreflexie, Schlaflosigkeit, Übelkeit, Erbrechen, Tachykardie, Schwitzen und orthostatischer Hypotension. Das größte Problem im Zusammenhang mit einem Barbituratentzug ist das Auftreten von Grand-mal-Anfällen. Oft entwickelt sich ein Delirium (Desorientierung, Halluzinationen), falls der Barbituratentzug inadäquat behandelt wird. Eine Hyperthermie und ein Zusammenbruch des Herzkreislaufsystems wurden beobachtet. Viele Anzeichen eines Barbituratentzugs und insbesondere die Krampfanfälle sind, wenn sie einmal aufgetreten sind, nur schwer zu durchbrechen. Hier besteht ein Unterschied zu den Entzugssymptomen nach Opioidmißbrauch.

Der wichtigste Punkt bei der Behandlung während der perioperativen Phase besteht darin, die benötigten Barbiturate weiterhin zuzuführen [10, 11]. Falls sich Entzugssymptome entwickeln, wird eine Ersatztherapie mit Barbituraten wie z.B. Pentobarbital in einer oralen Initialdosierung von 200–400 mg empfohlen. Die anschließenden Dosierungen werden anhand der Wirkung (Sedierung, verwaschene Aussprache, Ataxie) titriert. Die Dosierung sollte sorgfältig titriert werden, da berichtet wurde, daß bei diesen Patienten die Toleranz sehr schnell verschwinden kann [3]. Auch Phenobarbital und Diazepam können zur Unterdrückung von barbituratbedingten Entzugssymptomen sinnvoll eingesetzt werden.

Ein chronischer Barbituratabusus führt an den meisten Organsystemen zu keinen größeren pathophysiologischen Veränderungen. Ausnahmen bilden eine erhöhte Inzidenz von emotionalen Problemen und respiratorischen Störungen. Zusätzlich zu den vielen Problemen, die bei einem Mißbrauch von intravenös verabreichten Medikamenten auftreten, führt ein intravenöser Barbituratabusus auch zu einer schweren Sklerose des venösen Systems. Ursache ist der hohe pH-Wert dieser Verbindungen.

Obwohl über die Narkoseführung bei Patienten mit einem chronischen Barbituratabusus wenig Daten vorliegen, ist doch davon auszugehen, daß es zu einer Kreuztoleranz mit den sedierenden Wirkungen von Anästhetika kommen wird. Mäuse, bei denen eine Thiopentaltoleranz besteht, wachen bereits bei einem höheren Gewebespiegel an Barbituraten auf als Vergleichstiere (12). Ähnlich wird in kasuistischen Berichten von chronischem Barbituratabusus ein erhöhter Dosisbedarf an Barbituraten zur Narkoseeinleitung sowie eine kürzere Schlafdauer beschrieben [13]. Obwohl nachgewiesen wurde, daß eine akute Verabreichung von Barbituraten den Anästhetikabedarf vermindert, gibt es keine Berichte, daß die MAK-Werte bei Patienten mit chronischem Barbituratabusus erhöht wären [3]. Ein anderes Problem besteht darin, daß ein chronischer Barbituratabusus zu einer deutlichen Induktion mikrosomaler Enzyme in der Leber führt, wodurch die Gefahr von Medikamenteninteraktionen mit gleichzeitig verabreichten Medikamenten (z. B. Warfarin, Digitalis, Phenytoin, volatile Anästhetika) entsteht.

### 33.2.3 Benzodiazepine

Genauso wie bei Barbituraten kommt es bei einem chronischen Benzodiazepinabusus zu einer Toleranz und physischer Abhängigkeit. Die Symptome eines Entzugs treten aber normalerweise später als bei Barbituraten auf und sind weniger stark ausgeprägt. Grund hierfür ist die verlängerte Eliminationshalbwertszeit der meisten Benzodiazepine, sowie die Tatsache, daß die meisten dieser Medikamente zu pharmakologisch aktiven Metaboliten abgebaut werden, die eine noch längere Eliminationshalbwertszeit aufweisen. Benzodiazepine führen zu keiner stärkeren Induktion der mikrosomalen Enzyme. Bei Patienten mit einem chronischen Benzodiazepinabusus müssen bei der Narkoseführung ähnliche Dinge beachtet werden, wie sie bei chronischem Barbituratabusus beschrieben wurden.

### 33.2.4 Amphetamine

Amphetamine üben ihre pharmakologischen Wirkungen dadurch aus, daß sie im zentralen Nervensystem und im Bereich des peripheren sympathischen Nervensystems die Freisetzung von Katecholaminen aus den Nervenendungen stimulieren [3, 14]. Daher steigert eine plötzliche Zufuhr von Amphetaminen den Wachheitsgrad und die elektrische Aktivität im gesamten Gehirn. Diese Weckeffekte auf das zentrale Nervensystem führen zu einem verminderten Schlafbedarf und zu einer Verminderung des Appetits. Dies sind zwei der wichtigsten Gründe für den Mißbrauch dieser Medikamente. Außerdem können Amphetamine ein Gefühl von erhöhter Leistungsfähigkeit und von Wohlbefinden erzeugen. Amphetamine werden zumeist per os mißbraucht, Methamphetamin intravenös. Amphetamine werden normalerweise durch die Leberenzyme langsam metabolisiert.

Ein chronischer Amphetaminabusus führt zu Toleranz (insbesondere im Hinblick auf die Verminderung des Appetits, der euphorisierenden und sympathomimetischen Wirkungen) und zu psychischer Abhängigkeit [3]. Obwohl vermutlich keine physische Abhängigkeit auftritt, kommt es nach einem plötzlichen Abbruch einer chronischen Zufuhr von Amphetaminen zu verminderter geistiger Aktivität, verlängertem Schlaf, Erschöpfung, suizidalen Gedanken und übermäßiger Nahrungsaufnahme. Als Folge eines plötzlichen Amphetaminentzugs kommt es jedoch weder zu zerebralen Krampfanfällen noch zu Todesfällen [3]. Ein chronischer Amphetaminabusus führt zu einer Entleerung der Katecholaminspeicher des Körpers. Diese Entleerung der Katecholaminspeicher kann sich in Form von Schläfrigkeit, Ängstlichkeit oder einem fast psychotischen Verhalten äußern. Bei langfristigem Amphetaminabusus wurde auch über andere physiologische Störungen wie Hypertension, Herzrhythmusstörungen und Mangelernährung berichtet. Ein bei einem Amphetaminabusus selten auftretendes medizinisches Problem stellt eine nekrotisierende Angiitis mit Schädigung der kleinen Gefäße im Bereich mehrerer Organsysteme dar [15]. Ein intravenöser Amphetaminabusus kann mit den gleichen prinzipiellen Problemen wie ein intravenöser Opioid- oder Barbituratabusus verbunden sein.

Patienten mit einer akuten Amphetaminintoxikation können intraoperativ eine Hypertension, Tachykardie, Hyperthermie und einen erhöhten Bedarf an volatilen Anäthetika aufweisen. Eine akute intravenöse Verabreichung von Dextroamphetamin verursacht bei Tieren eine dosisabhängige Steigerung der Körpertemperatur und des Halothanbedarfs [16]. Aufgrund dieser Beobachtungen scheint es sinnvoll zu sein, perioperativ die Körpertemperatur dieser Patienten zu überwachen. Außerdem müssen bei diesen Patienten direkt vasokonstringierend wirkende Medikamente sowie Medikamente, die das Herz gegen Katecholamine sensibilisieren, mit Vorsicht eingesetzt werden.

Da bei einer chronischen Einnahme von Amphetaminen die Katecholaminspeicher des Körpers entleert sind, kann die Wirkung von direkt vasokonstriktorisch wirkenden Medikamenten abgeschwächt sein. Die entleerten Katecholaminspeicher können auch für die bei einem chronischen Amphetaminabusus typische Schläfrigkeit verantwortlich sein. Der Halothanbedarf ist bei Tieren, die langfristig mit Dextroamphetamin behandelt wurden, erniedrigt [16].

### 33.2.5 Kokain

Der Kokainmißbrauch hat sich inzwischen von einem relativ kleinen Problem zu einer der großen Bedrohungen der öffentlichen Gesundheit mit enormen ökonomischen und sozialen Konsequenzen entwickelt [17, 18]. Es wird geschätzt, daß z. B. 30 Millionen Amerikaner Kokain eingenommen haben, und daß 5 Millionen noch regelmäßig Kokain zu sich nehmen. Der mit dem Kokainabusus verbundene Mythos besagt, daß dessen Einnahme sexuell stimulierend wirke, nicht abhängig mache und ungefährlich sei. Nach allen Applikationsarten von Kokain (egal ob intranasal, oral, intravenös oder Inhalation durch Rauchen) sind jedoch Todesfälle beschrieben worden. Bei der Aufnahme durch Rauchen werden große Mengen von Kokain in den Kreislauf aufgenommen. Hierdurch werden Wirkungen erzielt, die ähnlich denen nach einer intravenösen Injektion sind. Akute Herzinfarkte, Herzrhythmusstörungen, zerebrovaskuläre Probleme, Hyperthermie, Krampfanfälle und gastrointestinale Durchblutungsstörungen stellen lebensbedrohliche Nebenwirkungen des Kokains dar. Diese Symptome sind vermutlich die Folge davon, daß dieses Medikament die Aktivität des sympathischen Nervensystems vor allem dadurch steigert, daß es die Wiederaufnahme von Noradrenalin in die postganglionären Nervenendigungen hemmt und/oder direkte Wirkungen an den Dopaminrezeptoren hat [17, 18]. Ein Kokainmißbrauch bei Schwangeren kann zu Spontanabort, Plazentalösung und angeborenen Mißbildungen führen. Auch eine Lungenschädigung und ein Lungenödem wurden nach Rauchen von Kokain beobachtet. Der größte Teil des Kokains wird innerhalb von 2 Stunden in der Leber in seine Hauptmetabolite gespalten. Diese werden schnell über den Urin ausgeschieden. Bei Patienten mit einer verminderten Aktivität der Plasmacholinesterase (geriatrische Patienten, Schwangere, Patienten mit einer schweren Lebererkrankung) besteht bei einer Kokainzufuhr die Gefahr eines plötzlichen Todes, denn dieses Enzym ist auch für den Abbau des Kokains notwendig. Todesfälle nach Kokain sind normalerweise durch Krampfanfälle, Atemlähmung oder Herzrhythmusstörungen bedingt [19]. Um kokaininduzierte Krampfanfälle zu durchbrechen, kann unter Umständen Diazepam mit Erfolg eingesetzt werden. Ventrikuläre Rhythmusstörungen wurden erfolgreich mit Propranolol therapiert. Es wird angenommen, daß eine erhöhte Körpertemperatur die Folge einer generalisierten Vasokonstriktion, eines erhöhten Muskeltonus und möglicherweise auch die Folge einer zentralen Beeinflussung der Temperaturregulation ist.

Für die euphorisierende Wirkung des Kokains kann sich eine Toleranz entwickeln. Diese wird jedoch nicht regelmäßig beobachtet. Bei chronischer Einnahme entwickelt sich eine psychische Abhängigkeit, eine physische Abhängigkeit entwickelt sich dagegen nicht. Zu den Entzugssymptomen nach Kokain gehören z.B. verlängerter Schlaf, Erschöpfung, gesteigerter Appetit und eine Dämpfung der geistigen Aktivität.

Im Rahmen eines chronischen Kokainabusus können z.B. folgende medizinische Probleme auftreten: Atrophie des Nasenseptums, Nervosität, agitiertes Verhalten, paranoides Denken, gesteigerte Reflexe und eine Ruhetachykardie. Ein chronischer Kokainabusus hat – sofern keine akute Intoxikation vorliegt – keine nachteiligen Auswirkungen auf eine Narkose. Dies ist vermutlich dadurch bedingt, daß Kokain schnell abgebaut wird. Bei Patienten, die operiert werden, ist daher selten eine akute Intoxikation anzutreffen. Es wäre trotzdem ratsam, diesen Patienten keine Sympathomimetika zu verabreichen. Bei Hunden, die während einer Halothan-Lachgasnarkose intravenös

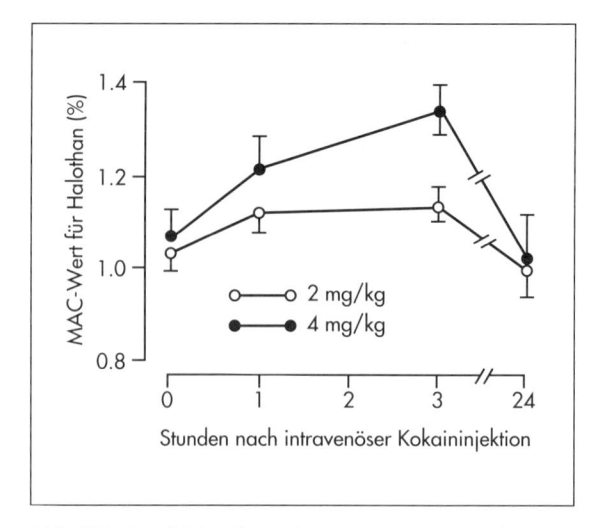

**Abb. 33.2:** 1 und 3 Stunden nach einer intravenösen Injektion von Kokain (2 und 4 mg/kg) ließ sich beim Hund eine dosisabhängige Erhöhung des MAC-Werts für Halothan nachweisen. 24 Stunden nach der Kokain-Injektion unterschied sich der Anästhetikabedarf nicht mehr vom Ausgangswert (Datum modifiziert nach: Stoelting RK, Creasser CW, Martz RC. Effect of cocaine administration on halothane MAC in dogs. Anesth Analg 1975; 54: 422–4 Reprinted with permission from IARS)

2 mg/kg Kokain erhalten, ist z.B. die Adrenalindosis, die Herzrhythmusstörungen auslöst, deutlich erniedrigt (20). Bei akut kokainintoxikierten Patienten kann ein veränderter Bedarf an Anästhetika bestehen. Nach einer intravenösen Verabreichung von Kokain ist bei Tieren z.B. der MAC-Wert für Halothan erhöht. Ursache hierfür sind vermutlich die erhöhten Katecholaminspiegel im zentralen Nervensystem (Abb. 33.2), [21]. Werden 1,5 mg/kg Kokain vor Beginn einer nasotrachealen Intubation lokal verabreicht und wird anschließend eine Lachgas-Halothan-Narkose durchgeführt, sind keine Auswirkungen auf das kardiovaskuläre System zu erwarten [22].

### 33.2.6 Lysergsäurediäthylamid (LSD)

Lysergsäurediäthylamid (LSD) und ähnliche Medikamente (wie Meskalin, Diäthyltryptamin) verursachen Symptome einer Sympathikusstimulation wie Halluzinationen, Mydriasis, Hypertension und Tachykardie. Dies könnte darauf hinweisen, daß LSD an mehreren Stellen im zentralen Nervensystem angreift. Vermutlich wirkt LSD jedoch über eine Stimulation des Hypothalamus. Die Fähigkeit des Gehirns, relativ unwichtige Informationen zu unterdrücken, ist durch LSD vermindert.

Der Beginn der sympathomimetischen Wirkungen tritt ungefähr 20–40 Minuten nach oraler Aufnahme von LSD ein und dauert ungefähr 6 Stunden an. Psychische Effekte treten 1–2 Stunden nach Aufnahme ein und können bis zu 8–12 Stunden andauern [23]. LSD hat eine relativ kurze Eliminationswertszeit (3 Stunden) und wird nahezu vollständig in der Leber inaktiviert.

Für die durch LSD ausgelösten Verhaltensänderungen entwickelt sich schnell eine Toleranz. Dagegen entwickelt sich für die kardiovaskulären Effekte wesentlich langsamer eine Toleranz. Obwohl eine starke psychische Abhängigkeit besteht, gibt es keine Beweise für eine physische Abhängigkeit oder für körperliche Entzugssymptome, falls LSD plötzlich nicht mehr zugeführt wird.

Während eines chronischen LSD-Abusus wurden keine stärkeren Veränderungen der physiologischen Verhältnisse beschrieben. Eine Ausnahme macht das Immunsystem. Chronischer LSD-Abusus kann die Antikörperbildung vermindern oder gar blockieren. Es wurde auch beobachtet, daß LSD die Cholinesterase hemmt [24]. Daher wurde empfohlen, Succinylcholin und Lokalanästhetika vom Estertyp bei diesen Patienten mit Vorsicht einzusetzen. Es liegen jedoch nur spärliche Daten vor, die diese These unterstützen [10]. Vermutlich werden die Reaktionen auf sympathomimetisch wirkende Medikamente verstärkt. Die analgetischen und vermutlich auch die atemdepressiven Wirkungen von zusätzlich verabreichten Opioiden werden durch LSD verstärkt. Es ist bekannt, daß es bei ungefähr 1–2% der LSD-Konsumenten zu einem sogenannten Flash-back («Rückblende»; ein Wiederauftreten der Drogenwirkung ohne akute Einnahme) kommt. Es wurde berichtet, daß Narkose und Operation solche Reaktionen begünstigten; der Mechanismus ist hierbei jedoch unbekannt [3]. Falls es zu einem Flash-back oder zu panischen Reaktionen kommt, kann Diazepam meist mit Erfolg eingesetzt werden.

### 33.2.7 Marihuana

Marihuana wird aus den zermahlenen Bättern und Blüten der Hanfpflanze gewonnen. Haschisch ist das aus den Blüten der Hanfpflanze extrahierte Harz. Es enthält eine höhere Konzentration der aktiven Bestandteile. Tetrahydrocannabinol (THC) ist der wichtigste psychoaktive Bestandteil von Marihuana. Marihuana wird in der Leber metabolisiert und über den Stuhl ausgeschieden.

Marihuana wird normalerweise durch Rauchen der Pflanze mißbraucht, obwohl es auch oral eingenommen werden kann und dann eine länger anhaltende Wirkung hat. Durch Rauchen ist der bioverfügbare Anteil 5–10 mal höher als bei oraler Aufnahme. Die pharmakologischen Wirkungen treten nach Rauchen von Marihuana innerhalb von Minuten auf und die Plasmakonzentrationen von THC erreichen innerhalb von 20–30 Minuten Spitzenwerte. Die Wirkungen halten nur selten länger als 2 bis 3 Stunden an. Bei der oralen Einnahme von Marihuana wird der Wirkungsbeginn um 30–60 Minuten verzögert, die Wirkungsdauer wird dagegen auf 3–5 Stunden verlängert. Durch Inhalation von Marihuanarauch werden Euphorie, Zeichen einer erhöhten Sympathikusaktivität und Anzeichen einer Hemmung des parasympathischen Nervensystems erzeugt. Die häufigste kardiovaskuläre Veränderung ist eine Erhöhung der Ruhefrequenz des Herzens. Es kann zu einer orthostatischen Hypotension kommen. THC potenziert eine durch Opioide verursachte Atemdepression (Abb. 33.3), [25]. Bei Tieren, die mit THC behandelt werden, kommt es nach Barbiturat- und Ketamingabe zu einem verlängerten Schlaf [26, 27]. Die venösen Blutgefäße der Iris sind erweitert, wodurch der intraokulare Druck abfallen kann. Theoretisch sollte diese Wirkung bei Patienten mit einem Glaukom von Vorteil sein. Eine gerötete Conjunctiva ist Ausdruck einer Dilatation der Blutgefäße der Iris. Auch Schläfrigkeit ist eine häufige Nebenwirkung und in Tierversuchen konnte gezeigt werden, daß nach einer intravenösen Verabreichung von THC der Anästhetikabedarf vermindert ist [28, 29]. Eine orale Verabreichung von THC ist dann medizinisch gerechtfertigt, wenn es bei Patienten, die eine Chemotherapie erhalten, wegen dessen antiemetischer Wirkung verabreicht wird [30]. Die Nebenwirkungen einer oralen THC-Aufnahme sind ähnlich denen, die nach einer Inhalation von Marihuana beobachtet werden.

Ein chronischer Marihuana-Abusus führt zu verstärkten Teerablagerungen in der Lunge, zu einer Schwächung der pulmonalen Abwehrmechanismen und zu einer Einschränkung der Lungenfunktion. Daher kommt es häufiger zu einer Sinusitis und Bronchitis. Außerdem kann ein chronischer Marihuana-Abusus bei prädisponierten Menschen zerebrale Krampfanfälle provozieren.

Für die meisten psychoaktiven Wirkungen von THC wurde eine Toleranz beobachtet. Obwohl angenommen wird, daß keine physische Abhängigkeit eintritt, ist eine plötzliche Unterbrechung einer chronischen Zufuhr durch milde Symptome wie Reizbarkeit, Unruhe, Appetitlosigkeit, Schlaflosigkeit, Schwitzen, Übelkeit, Erbrechen und Durchfall gekennzeichnet.

### 33.2.8 Cyclohexylamine

Cyclohexylamine (z. B. Phenylcyclidin, Ketamin) werden wegen ihrer euphorisierenden und stimmungsverändernden Wirkungen mißbraucht. Diese Verbindungen sind leicht in Geheimlaboratorien herzustellen. Sie sind in verschiedenen Formen verfügbar und werden normalerweise oral aufgenommen, geraucht oder intravenös injiziert. Obwohl angenommen wird, daß diese Medikamente mit mehreren Neurotransmittern interagieren, ist der Wirkungsmechanismus letztlich unbekannt. Cyclohexylamine werden durch die Leber metabolisiert und über den Urin ausgeschieden. Diese Verbindungen können auch einem stärkeren enterohepatischen Kreislauf unterliegen.

Bei chronischem Abusus kommt es zu einer Toleranz auf Cyclohexylamine. Eine physische Abhängigkeit scheint sich nicht zu entwickeln. Ein chronischer Abusus verursacht keine Beeinträchtigung von Organfunktionen. Zu erwarten sind ein verminderter Anäs-

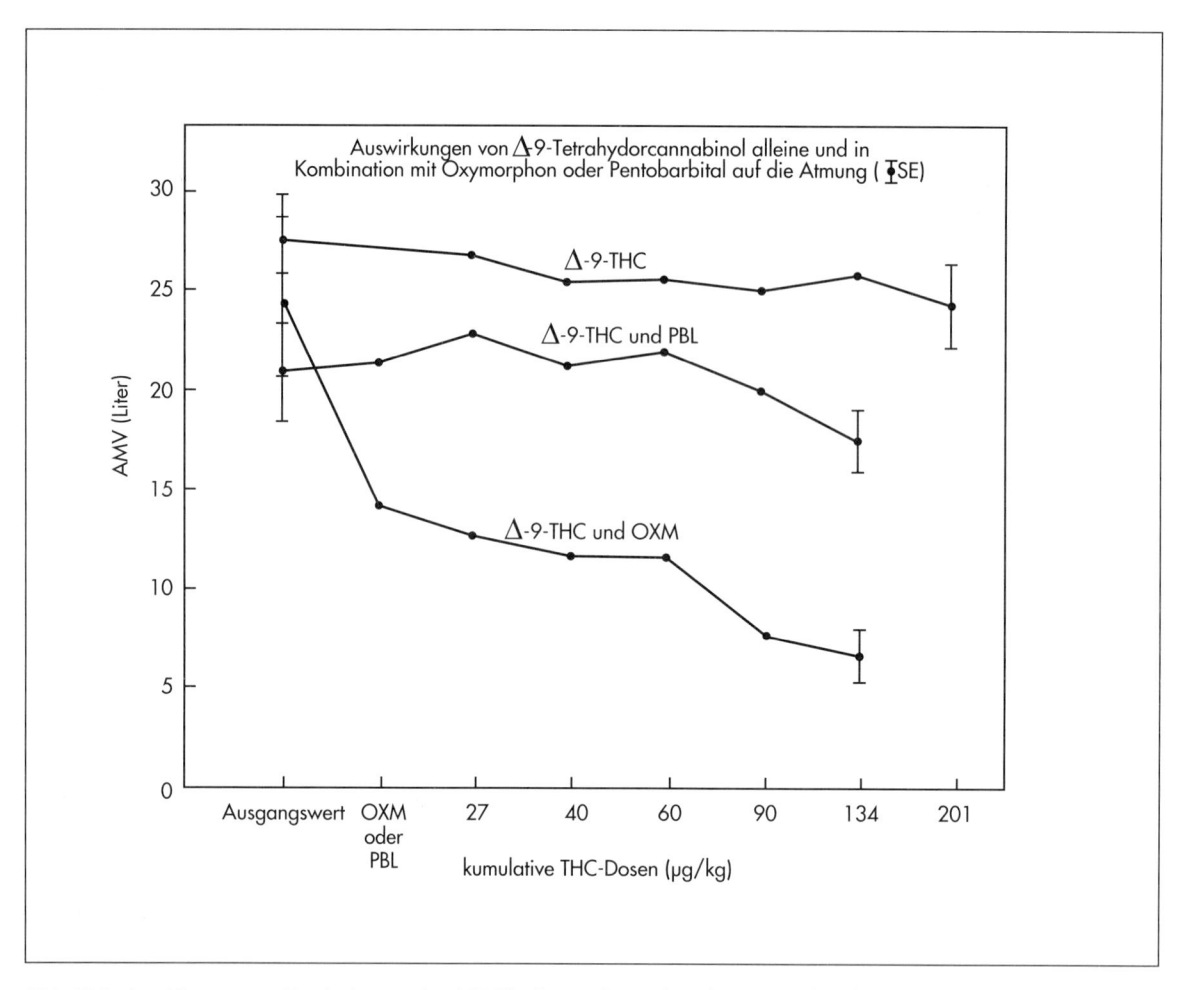

**Abb. 33.3:** Auswirkungen von Tetrahydrocannabinol (THC) alleine oder nach vorheriger Verabreichung von Oxymorphon (OXM) oder Pentobarbital (PBL) auf das Atemminutenvolumen (AMV) bei wachen Probanden. (Johnstone RC, Lief PL, Kulp RA, Smith TC. Combination of delta-9-tetrahydrocannabinol with oxymorphone or pentobarbital. Anesthesiology 1974; 42: 674–9)

thetikabedarf und eine verstärkte Wirkung auf Sympathomimetika. Patienten mit einer akuten Intoxikation durch Cyclohexylamine können auch während einer Regionalanästhesie schwierig zu führen sein.

### 33.2.9 Alkoholabusus (vgl. Kapitel 32)

## 33.3 Überdosierung von Medikamenten

Eine Medikamentenüberdosierung ist die häufigste Ursache einer Bewußtlosigkeit von Patienten, die in die Erste-Hilfe-Stationen aufgenommen werden [31]. Neben einer Medikamentenüberdosierung können aber auch andere Ursachen zu einer Bewußtlosigkeit führen. Dadurch wird deutlich, wie wichtig Laboruntersuchungen (z.B. Elektrolytkonzentrationen, Blutzuckerkonzentration, arterielle Blutgase, Nieren- und Leberfunktionstests) bei diesen Patienten sind. Das Ausmaß der ZNS-Depression kann 1. anhand der Reaktionen auf Schmerzstimuli, 2. der Aktivität des Würgereflexes; 3. des Vorhandenseins oder des Fehlens einer Hypotension; 4. der Atemfrequenz und 5. der Größe und der Reaktion der Pupillen beurteilt werden [31, 32]. Die klinischen Symptome und die Behandlungsprinzipien einer Medikamentenüberdosierung sind – unabhängig von der aufgenommenen Droge – stets ähnlich. Die klinische Beurteilung und die Behandlung dieser Patienten sollten gleichzeitig durchgeführt werden. Die erste Maßnahme ist die Sicherung der Atemwege und die Unterstützung von Ventilation und Kreislauf. Fehlen die Würgereflexe, so bestätigt dies, daß die laryngealen Schutzreflexe in gefährlichem Ausmaße gedämpft sind. In diesem Falle sollte ein blockbarer Endotrachealtubus zum Schutz vor einer Aspiration eingeführt werden. Besteht eine

Hypotension, kann dies durch eine direkte kardiodepressive Wirkung des aufgenommenen Medikaments, ein venöses Pooling oder durch ein vermindertes intravasales Flüssigkeitsvolumen aufgrund einer erhöhten Kapillarpermeabilität bedingt sein. Wie eine Hypotension aufgrund einer Medikamentenüberdosierung behandelt wird, ist davon abhängig, was als Ursache für den erniedrigten Blutdruck vermutet wird. Die Behandlung kann z.B. darin bestehen, daß positiv inotrope Medikamente, Sympathomimetika oder Flüssigkeit verabreicht werden. Die Körpertemperatur sollte stets kontrolliert werden, da bei einer Bewußtlosigkeit aufgrund einer Medikamentenüberdosierung häufig eine Hypothermie vorliegt. Dagegen kann bei einer Überdosierung von Medikamenten, die das zentrale Nervensystem stimulieren, auch eine lebensbedrohliche Hyperthermie entstehen.

Die Entscheidung darüber, ob versucht werden soll, die oral aufgenommene Substanz aus dem Magen-Darm-Trakt zu entfernen oder ihre renale Ausscheidung zu beschleunigen, hängt von der in den Magen-Darm-Trakt aufgenommenen Substanz, von der Zeitspanne seit Aufnahme, sowie von dem Ausmaß der ZNS-Depression ab [31, 32]. Analeptika haben bei der Behandlung einer Medikamentenüberdosierung keine Berechtigung. Falls weniger als 4 Stunden seit der oralen Aufnahme vergangen sind, kann eine Magenentleerung von Vorteil sein. Trizyklische Antidepressiva verlängern aufgrund ihrer anticholinergen Wirkung die Magenentleerungszeit. Nach einer Überdosierung von trizyklischen Antidepressiva können diese u.U. noch bis zu 12 Stunden nach deren oraler Aufnahme durch eine Magenentleerung aus dem Magen entfernt werden. Auch das Auslösen von Erbrechen mit Hilfe von Ipecacuanha-Sirup oder Apomorphin kann sinnvoll sein, um den Inhalt des oberen Gastrointestinaltrakts zu entleeren. Es muß jedoch betont werden, daß eine Magenspülung oder ein pharmakologisch ausgelöstes Erbrechen kontraindiziert sind, wenn es sich bei den aufgenommenen Substanzen um Kohlenwasserstoffverbindungen oder um ätzende Substanzen handelt, oder falls die laryngealen Schutzreflexe nicht intakt sind. Nach dem Erbrechen oder nach einer Magenspülung kann Aktivkohle verabreicht werden, um das im Gastrointestinaltrakt noch verbliebene Medikament zu binden. Aktivkohle bindet organische Verbindungen und bildet stabile Komplexe, die nicht dissoziieren. Dies ist insbesondere bei der Behandlung einer Überdosierung solcher Medikamente sinnvoll, die die gastrointestinale Motilität verlangsamen.

Eine forcierte Diurese mit Hilfe einer intravenösen Gabe von Flüssigkeit und Diuretika findet nur begrenzt Anwendung, da lediglich einige Medikamente in stärkerem Ausmaß unverändert über die Nieren ausgeschieden werden. Die renale Ausscheidung von bestimmten Medikamenten kann durch eine entsprechende Veränderung des Urin-pH-Werts gesteigert werden. Hierdurch soll der ionisierte Anteil des Medikaments im Urin erhöht werden. Die Ausscheidung von Salizylsäure kann z.B. durch eine Alkalisierung des Urins erhöht werden. Dagegen würde eine Ansäuerung des Urins theoretisch die renale Ausscheidung von Amphetaminen und LSD erleichtern. Durch eine forcierte Diurese kann allerdings die Gefahr einer Hypervolämie und einer Störung des Elektrolythaushaltes, insbesondere eine Hypokaliämie, entstehen.

Eine Hämodialyse kann in Erwägung gezogen werden, wenn eine möglicherweise letale Dosis eines Medikaments aufgenommen wurde, und wenn es zu einer fortschreitenden Verschlechterung der kardiovaskulären Funktion kommt oder wenn die üblichen Metabolisierungswege bzw. die renale Ausscheidung vermindert sind. Eine Hämodialyse hat dann wenig Wert, wenn Medikamente aufgenommen wurden, die stark an Eiweiß gebunden sind oder in hohem Ausmaß im Gewebe gespeichert werden.

Eine Hämodialyse ist somit auch zur Verringerung der Körpergesamtkonzentration von trizyklischen Antidepressiva wenig sinnvoll, da nur ein kleiner Anteil dieser hoch fettlöslichen Medikamente im Plasma vorhanden ist.

### 33.3.1 Überdosierung von Opioiden

Die Anzeichen einer Opioidüberdosierung machen sich zumeist am ZNS oder am kardiovaskulären System bemerkbar [3, 33]. Die ZNS-Symptome reichen von Dysphorie bis zur Bewußtlosigkeit. Zerebrale Krampfanfälle sind selten, können jedoch insbesondere nach einer Überdosierung von Pethidin oder Pentazocin auftreten. Das auffallendste Symptom einer Opioidüberdosierung (normalerweise Heroin) ist eine niedrige Atemfrequenz mit normalem oder gar erhöhtem Atemzugvolumen. Die Pupillen sind typischerweise eng. Falls die Apnoe zu einer schweren arteriellen Hypoxämie führt, kann es jedoch zu einer Mydriasis kommen.

Die wichtigsten kardiovaskulären Symptome einer Opioidüberdosierung sind eine orthostatische Hypotension und Synkopen. Ihre Ursachen sind eine opioidbedingte Bradykardie und eine Vasodilatation der Kapazitätsgefäße. Bei Heroinkonsumenten kann es zusätzlich zu einer stärkeren myokardialen Depression – aufgrund des üblicherweise als Streckmittel verwendeten Chinidins – kommen. Bei einem hohen Prozentsatz von Patienten, die Überdosen von Opioiden, insbesondere Heroin, zu sich nehmen, tritt ein Lungenödem auf. Dessen Ätiologie ist noch weitgehend unklar, aber eine arterielle Hypoxämie, eine Hypotension, neurogene Mechanismen und eine medikamentös bedingte Schädigung des Lungenendothels werden in Erwägung gezogen. Eine akute Opioidüberdosierung führt normalerweise zu einer Magenatonie. Eine tödliche Opioidüberdosierung ist meist die Folge von Schwankungen im Reinheitsgrad der auf der Straße erworbenen Produkte oder die Folge einer Kombination von Opioiden mit anderen ZNS-deprimierenden Substanzen.

Naloxon ist ein spezifischer Opioidantagonist und sollte intravenös verabreicht werden (bis zu 3 mal 0,2–0,4 mg alle 2–5 Minuten beim Erwachsenen bzw. 0,01 mg/kg bei Säuglingen) oder, bis die Atemfrequenz auf mindestens 12 Atemzüge/min angestiegen ist (33). Naloxon muß bis zur gewünschten Wirkung titriert werden, um eine zu starke Antagonisierung und nachfolgende Überaktivität des sympathischen Nervensystems zu vermeiden. Außerdem muß daran gedacht werden, daß die Eliminationshalbwertszeit von Naloxon (1–2 Stunden) kürzer als diejenige der meisten Opioide ist, so daß eine wiederholte Verabreichung oder eine kontinuierliche Infusion von Naloxon notwendig werden kann.

### 33.3.2 Überdosierung von Barbituraten

Eine Depression des zentralen Nervensystems ist die wichtigste pharmakologische Wirkung einer Barbituratüberdosierung (1). Die Barbituratspiegel im Blut korrelieren mit dem Ausmaß der ZNS-Depression. Eine Barbituratüberdosierung kann sich als Somnolenz, verwaschene Sprache, Ataxie und Enthemmung (mit Gemütslabilität, Reizbarkeit und Streitsucht) äußern. Hohe Blutspiegel führen zu einem Verlust der pharyngealen Schutzreflexe, der tiefen Sehnenreflexe und zum Koma. Es gibt keine spezifischen Antagonisten, um eine barbituratbedingte Depression des ZNS zu antagonisieren. Auch der Einsatz von unspezifischen Stimulantien ist wenig erfolgversprechend. Barbiturate verursachen auch eine deutliche Depression der Atmung, insbesondere wenn sie in hohen Dosierungen oder von Patienten mit vorbestehenden Lungenerkrankungen eingenommen werden. Genauso wie bei einer Opioidüberdosierung, sind hierbei das Offenhalten der Atemwege und die Unterstützung der Ventilation entscheidend.

Eine akute Barbituratüberdosierung kann auch aufgrund einer zentralen Depression des Vasomotorenzentrums, einer direkten Myokarddepression und eines venösen Poolings zu einer Depression des Herzkreislaufsystems führen. Eine barbituratbedingte Hypotension kann normalerweise dadurch therapiert werden, daß eine gleichzeitig bestehende Hypoxämie und Hyperkapnie beseitigt, eine Kopftieflagerung und eine Flüssigkeitszufuhr durchgeführt werden. Gelegentlich kann die Verabreichung von Vasopressoren und positiv inotropen Medikamenten notwendig werden. Häufig tritt eine Hypothermie auf. Es können große Anstrengungen erforderlich sein, um eine Normothermie wiederherzustellen. Aufgrund einer Hypotension und einer Rhabdomyolyse kann es auch zu einem akuten Nierenversagen kommen.

Die Elimination von Phenobarbital kann durch eine forcierte Diurese und eine Alkalisierung des Urins beschleunigt werden. Diese Maßnahmen sind jedoch bei vielen anderen Barbituraten wesentlich weniger effektiv. Sind seit dem Zeitpunkt der oralen Barbituratauf nahme weniger als 6 Stunden vergangen, so sind das Auslösen von Erbrechen und eine Magenspülung angezeigt. Anschließend sollten Aktivkohle und ein Abführmittel verabreicht werden.

### 33.3.3 Überdosierung von Benzodiazepinen

Im Vergleich zu einer Überdosierung von Barbituraten, ist bei einer akuten Benzodiazepinüberdosierung eine Atemdepression wesentlich unwahrscheinlicher. Es muß jedoch beachtet werden, daß sich die Kombination eines Benzodiazepins und anderer zentral deprimierender Substanzen (wie z.B. Alkohol) als möglicherweise letal erwiesen haben. Unterstützende Maßnahmen sind für die Behandlung der meisten Benzodiazepinüberdosierungen ausreichend. Physostigmin ist zur Therapie der bei einer Benzodiazepinüberdosierung auftretenden Desorientierung oder der Halluzinationen manchmal wirkungsvoll. Spezifische Benzodiazepinantagonisten (Flumazenil) ermöglichen inzwischen eine klare Therapie einer Benzodiazepinüberdosierung.

### 33.3.4 Überdosierung von Amphetaminen

Eine Amphetaminüberdosierung verursacht Angst, psychotisches Verhalten und eine zunehmende Erregbarkeit des zentralen Nervensystems, die sich in einer Hyperaktivität, Hyperreflexie und gelegentlich in zerebralen Krampfanfällen äußert (1). Weitere Folgen einer Amphetaminüberdosierung sind Blutdruck- und Herzfrequenzsteigerung, Herzrhythmusstörungen, Abnahme der gastrointestinalen Motilität, Mydriasis, Schwitzen und Hyperthermie. Es können auch metabolische Störungen wie Dehydratation, Laktazidose und Ketoazidose auftreten.

Zur Behandlung einer oralen Amphetaminüberdosierung wird ein Erbrechen ausgelöst oder eine Magenspülung durchgeführt und anschließend werden Aktivkohle und Abführmittel verabreicht. Phenothiazine können viele der akuten ZNS-Wirkungen antagonisieren. Diazepam kann zum Durchbrechen von amphetaminbedingten Krampfanfällen sinnvoll sein. Eine Ansäuerung des Urins begünstigt die renale Ausscheidung der Amphetamine.

### 33.3.5 Überdosierung von Kokain

Viele Symptome einer akuten Kokainüberdosierung sind denen einer akuten Überdosierung durch Amphetamine ähnlich (34). Eine Folge einer Kokainüberdosierung kann eine starke Hyperthermie sein. Ursachen sind eine generalisierte Vasokonstriktion, eine erhöhte Muskelaktivität, und möglicherweise zentrale Auswirkungen auf die Temperaturregulationszentren. Benzodiazepine sollten bei kokainbedingten Krampfanfällen sinnvoll sein. Bei einer akuten Kokainverabreichung kann der koronare Blutfluß vermindert sein

[19]. Bei Patienten mit einer Kokainüberdosierung sind vermutlich kokainbedingte Spasmen der Koronararterien für pektanginöse Beschwerden und akute Myokardinfarkte verantwortlich.

### 33.3.6 Überdosierung von Lysergsäurediäthylamin (LSD)

Neben seinen euphorisierenden und halluzinogenen Eigenschaften verursacht LSD stimulierende Wirkungen am sympathischen Nervensystem (über eine Stimulation des Hypothalamus) wie z.B. eine Mydriasis, Piloarektion, Tremor, Hyperreflexie und eine Zunahme von Körpertemperatur, Herzfrequenz und Blutdruck. Selten verursacht LSD zerebrale Krampfanfälle und Apnoe. LSD kann aber auch plötzliche panische Reaktionen auslösen, die durch eine Überaktivität, eine extreme Labilität der Stimmungslage und unlogische Denkmuster gekennzeichnet sind. Diese Symptome dauern typischerweise 24–48 Stunden an. Es kann auch zu einer ganz offensichtlichen Psychose kommen, in der die Patienten den Bezug zur Realität verlieren.

Todesfälle aufgrund einer LSD-Überdosierung werden nur selten beschrieben. Die Patienten erleiden jedoch oft Verletzungen, die aufgrund der analgetischen Wirkung des LSD unbemerkt bleiben können. Zur Therapie der Angstzustände können bei diesen Patienten Benzodiazepine sinnvoll sein. Blutdruck, Herzfrequenz, Herzrhythmus und Körpertemperatur sollten überwacht werden. Veränderungen dieser Parameter müssen unter Umständen aggressiv therapiert werden.

### 33.3.7 Überdosierung von Cyclohexylaminen

Bei einer Überdosierung von Cyclohexylaminen (Phenycyclidin, Ketamin) kommt es zu dosisabhängigen Veränderungen, die sich als Erregung und Streitsucht äußern. Die Sprache ist oft verlangsamt und verwaschen. Die Augen der Patienten sind offen und haben einen starren Blick. Normalerweise treten ein Nystagmus und eine Ataxie auf. Der Muskeltonus ist erhöht, eine Rigidität möglich. Andere Anzeichen sind Gesichtsröte, verstärkter Speichelfluß und Grimassieren. Es überwiegen die Anzeichen einer erhöhten Aktivität des sympathischen Nervensystems, wobei vor allem Tachykardie, Hypertension, Schwitzen und Hyperthermie auffallen. Stärkere Überdosierungen können zu einer ausgeprägten Depression des zentralen Nervensystems und der Atmung sowie zu einer Bewußtlosigkeit führen. Auch zerebrale Krampfanfälle können auftreten. Aufgrund von Muskelspasmen und einer Hyperthermie kann es zu einer Rhabdomyolyse kommen.

Die Patienten sollten in eine ruhige Umgebung mit möglichst wenigen äußeren Stimuli gebracht werden. Es gibt kein spezifisches Antidot. Benzodiazepine können eingesetzt werden, um die Erregung in den Griff zu bekommen. Unterstützende Maßnahmen, d.h. das Offenhalten der Atemwege, die Unterstützung der Ventilation, die Behandlung von Krampfanfällen und die symptomatische Therapie einer Überaktivität des sympathischen Nervensystems müssen – falls notwendig – gewährleistet sein. Eine forcierte Diurese und eine Ansäuerung des Urins können die Ausscheidung der Phenycyclidine begünstigen.

### 33.3.8 Überdosierung von Salizcylsäure

Symptome einer Salicylsäureüberdosierung können bei Dosierungen von mehr als 100–150 mg/kg auftreten [31]. Eine Überdosierung von Salicylsäure führt 1. zu einer Entkopplung der oxydativen Phosphorylierung, 2. zu einer Beeinträchtigung des Kohlenhydratstoffwechsels, 3. zu einer direkten Stimulation des zentralen Nervensystems, und 4. zu einer Minderung der Thrombozytenaggregation und zu einer Hemmung von Vitamin K, wodurch es zu einer Verlängerung der Blutungszeit kommt. Die Entkopplung der oxydativen Phosphorylierung führt anfänglich zu einer Steigerung der Kohlendioxidproduktion, des Sauerstoffverbrauches und der Wärmeproduktion. Aufgrund eines vermehrten peripheren Glukoseverbrauchs oder einer Beeinflussung der Glukoneogenese kann es zu einer Hypoglykämie kommen. Außerdem kann die Salicylsäure den Glukosestoffwechsel im Gehirn beeinträchtigen. Andererseits kann als Folge einer vermehrten Adrenalinfreisetzung eine Hyperglykämie auftreten. Ursache der Adrenalinfreisetzung ist eine durch Salicylsäure bedingte Stimulation des zentralen Nervensystems. In den ersten 24 Stunden nach einer Salicylsäureüberdosierung kommt es oft zu einem nicht kardiogen bedingten Lungenödem [35].

Eine Hyperventilation ist charakteristisch für eine Überdosierung von Salicylsäure. Diese Reaktion ist die Folge einer erhöhten Kohlendioxidproduktion sowie die Folge einer direkten Stimulation des Atemzentrums. Durch die entstehende respiratorische Alkalose verbleibt die Salizyclsäure weitgehend im Extrazellulärraum. Bei einem physiologischen pH-Wert beispielsweise liegt damit fast die gesamte Salicylsäure in ionisierter und damit wasserlöslicher Form vor. Eine respiratorische Alkalose führt dazu, daß der ionisierte Anteil der Salicylsäure im Kreislauf konstant gehalten oder sogar erhöht wird. Ist reichlich ionisierte Salicylsäure im Kreislauf vorhanden, so begünstigt dies die renale Ausscheidung dieser Substanz. Durch eine Alkalisierung des Urins kann die Ausscheidung der Salicylsäure weiter beschleunigt werden.

Eine Überdosierung von Salicylsäure kann aber auch zu einer metabolischen Azidose führen. Dies ist gefährlich, denn durch eine Erniedrigung des pH-Wertes auf z.B. 7,2 wird der nichtionisierte und fettlösliche Medikamentenanteil im Kreislauf verdoppelt. Die fettlöslichen Anteile der Salicylsäure können das Blut verlassen und in die Gewebe – und damit auch in das Gehirn

– eintreten, wo toxische Wirkungen verursacht werden. Daher verlangt eine korrekte Betreuung bei einer Salicylsäureüberdosierung eine Überwachung des arteriellen pH-Wertes, um frühzeitig den Beginn einer metabolischen Azidose erkennen zu können. Die Verabreichung von Natriumbikarbonat kann notwendig werden, um den arteriellen pH-Wert bei mindestens 7,4 zu halten. Stehen eine ZNS-Depression und eine alveoläre Hypoventilation im Vordergrund, so sind Intubation und kontrollierte Beatmung angezeigt. Auch eine eventuell auftretende Dehydratation und eine Störung des Elektrolythaushaltes können behandlungsbedürftig werden. Andere Zeichen einer Salicylsäureüberdosierung sind Tinnitus, Erbrechen, Hyperthermie, Krampfanfälle und Bewußtlosigkeit.

Zwischen der Schwere einer Salicylsäureüberdosierung und dem Blutspiegel der Salicylsäure besteht eine Korrelation. Plasmakonzentrationen von über 85 mg/dl weisen normalerweise auf eine schwere Überdosierung hin. Abfallende Plasmaspiegel der Salicylsäure können dadurch bedingt sein, daß Salicylsäure über den Urin ausgeschieden wird, oder aber dadurch, daß es aufgrund einer metabolischen Azidose zu einem unerwünschten Übertritt dieser Substanz nach intrazellulär kommt. Eine Hämodialyse ist angezeigt, falls lebensbedrohlich hohe Plasmakonzentrationen vorliegen (mehr als 100 mg/dl) oder es nicht möglich ist, den Urin zu alkalisieren.

### 33.3.9 Überdosierung von Paracetamol

Eine Überdosierung von Paracetamol (mehr als 150 mg/kg) äußert sich innerhalb von 12–48 Stunden nach der oralen Aufnahme in Erbrechen und Bauchschmerzen [31]. Eine Leberschädigung ist an erhöhten Transaminasekonzentrationen im Plasma zu erkennen. Zentrilobuläre Lebernekrosen führen bei 1–2% der Patienten zu einem Leberversagen. Das Leberversagen ist sehr wahrscheinlich aufgrund eines Verbrauchs an Glutathion durch reaktive Metabolite des Paracetamols bedingt. Normalerweise werden diese Abbauprodukte durch eine Konjugation mit Glutathion unschädlich gemacht. Bei einem Verbrauch des Glutathions durch Paracetamol ist es möglich, daß sich diese Paracetamometabolite an Hepatozyten binden und diese zerstören.

Die initiale Therapie einer Paracetamolüberdosierung besteht darin, den restlichen Medikamentenanteil aus dem Gastrointestinaltrakt zu entfernen, indem Erbrechen ausgelöst oder eine Magenspülung durchgeführt wird. Der zuverlässigste Hinweis auf eine Hepatotoxizität ist der Paracetamol-Plasma-Spiegel (Abb. 33.4) [36]. Besteht aufgrund eines erhöhten Paracetamolspiegels die hohe Wahrscheinlichkeit einer Leberschädigung, so ist die orale Methioniumgabe bzw. die orale oder intravenöse Gabe von Acetylcystein angezeigt. Diese beiden Verbindungen geben Sulfhydrylgruppen ab (Vorstufen von Glutathion) und sind in der Lage, reaktive Metabolite des Paracetamols zu binden. Sie können damit das Ausmaß einer Leberschädigung vermindern. Die Leberschädigung kann sehr wahrscheinlich eingeschränkt werden, falls diese Substanzen innerhalb von 10 Stunden nach einer Paracetamolüberdosierung verabreicht werden [37].

### 33.3.10 Überdosierung von trizyklischen Antidepressiva

Die absichtliche Einnahme einer Überdosis von trizyklischen Antidepressiva ist die häufigste Ursache für Todesfälle aufgrund einer oralen Medikamentenaufnahme [38]. Da der Grund für ihren Einsatz normalerweise eine Depression ist, überrascht es nicht, daß die absichtliche Überdosierung ein Problem darstellt (vgl. Kapitel 32). Eine möglicherweise letale Dosis dieser Medikamente ist nur 5–10 mal so hoch wie die therapeutische Tagesdosis. Eine Überdosierung beeinträchtigt vor allem das parasympathische und das zentrale Nervensystem sowie das kardiovaskuläre System (vgl. Kapitel 32). Der Übergang vom wachen Zustand mit milden Symptomen zu lebensbedrohlichen Veränderungen (mit Krampfanfällen, Hypoventilation, Hypotension, Koma) kann extrem schnell stattfinden. Hervorstechende Anzeichen der anticholinergen Wirkungen der trizyklischen Antidepressiva sind Tachykardie, Mydriasis, gerötete und trockene Haut, verzögerte Magenentleerung und Urinverhalt. Häufigste Todesursachen sind eine toxische Schädigung des kardiovaskulären Systems mit therapieresistenter myokardialer Depression, ventrikulärer Tachykardie oder Kammerflimmern. Die Wahrscheinlichkeit von zerebralen Krampfanfällen oder Herzrhythmusstörungen ist erhöht, falls der QRS-Komplex im EKG über 0,1 Sekunden verlängert ist [39]. Die Plasmakonzentrationen der trizyklischen Antidepressiva korrelieren allerdings nicht mit der Wahrscheinlichkeit, daß Krampfanfälle oder Herzrhythmusstörungen auftreten [39]. Ein Koma durch trizyklische Antidepressiva dauert 24–72 Stunden. Selbst wenn diese Phase abgeklungen ist, besteht noch für bis zu 10 Tage die Gefahr lebensbedrohlicher Herzrhythmusstörungen. Dies macht eine kontinuierliche EKG-Überwachung bei diesen Patienten notwendig [40].

Die initiale Therapie einer Überdosierung mit trizyklischen Antidepressiva besteht – falls die Schutzreflexe der oberen Luftwege vorhanden sind – darin, daß Erbrechen ausgelöst und/oder eine Magenspülung durchgeführt werden, selbst wenn bis zu 12 Stunden seit der Medikamentenaufnahme vergangen sind. Daß eine solch späte Magenentleerung noch sinnvoll ist, ist durch die wahrscheinlich vorliegende und durch diese Medikamente ausgelöste Verlängerung der Magenentleerungszeit bedingt. Eine Atemdepression und/oder ein Koma können eine endotracheale Intubation und eine maschinelle Beatmung notwendig machen. Das Koma ist normalerweise innerhalb von 24 Stunden überwunden. Durch eine Alkalisierung des Plasmas bis zu einem pH-Wert von über 7,45 – entweder

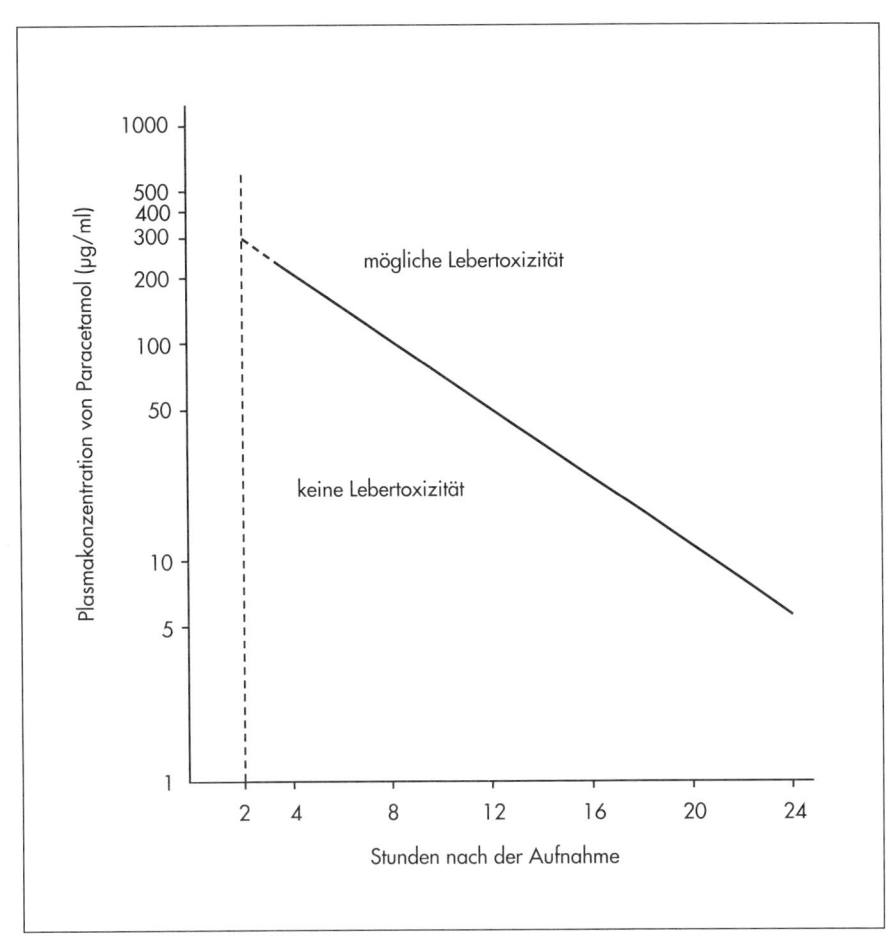

**Abb. 33.4:** Halblogarithmische Darstellung des zeitlichen Verlaufs der Paracetamol-Plasmakonzentration sowie der Wahrscheinlichkeit einer dabei auftretenden Lebertoxizität. (Rumack BH, Matthew H. Acetaminophen poisoning and toxicity. Pediatrics 1975; 55: 871–6. Reproduced by permission of Pediatrics.)

durch intravenöse Verabreichung von Natriumbikarbonat oder durch eine entsprechende Hyperventilation – können die medikamentös bedingte Kardiotoxizität vorübergehend vermindert und Herzrhythmusstörungen unterdrückt werden [10]. Auch Lidocain ist in der Behandlung dieser Herzrhythmusstörungen wirksam. Bei Patienten, die nach einer Volumensubstitution und Alkalisierung weiterhin hypotensiv bleiben, kann es notwendig werden, einen Vasopressor oder positiv inotrope Substanzen zu verabreichen. Deren Gabe muß sich an den kardialen Füllungsdrucken und am Herzminutenvolumen orientieren.

Diazepam kann sinnvoll sein, um zerebrale Krampfanfälle in den Griff zu bekommen. Durch Physostigmin können die zentralnervösen Wirkungen einer Überdosierung mit trizyklischen Antidepressiva oft aufgehoben werden. Diese Wirkung ist allerdings unspezifisch und zum Teil schlecht vorhersagbar. Es muß auch daran erinnert werden, daß die Wirkungsdauer von Physostigmin nur 1–2 Stunden beträgt und daß aufgrund der längeren Eliminationshalbwertzeit der meisten trizyklischen Antidepressiva wiederholte Nachinjektionen dieses Medikaments notwendig sein können. Eine Hämodialyse und eine forcierte Diurese haben keinen Wert, denn durch die hohe Fettlöslichkeit der trizyklischen Antidepressiva kommt es zwar zu einer konstanten, aber geringen renalen Ausscheidung.

### 33.3.11 Überdosierung von Äthylalkohol

Die klinischen Symptome einer akuten Überdosierung von Äthylalkohol hängen von der Menge des konsumierten Alkohols sowie von der Schnelligkeit und dem Zeitraum der Aufnahme ab. Auch hängen die Symptome vom Ausmaß der hepatischen Oxydation ab und davon, ob das zentrale Nervensystem an Alkohol gewöhnt ist.

Das Wichtigste bei der Therapie einer Äthylalkoholintoxikation ist es, daß die Atmung aufrechterhalten wird. Ist ein schwerer Alkoholabusus mit einer mangelnden Nahrungsaufnahme verbunden, dann kann eine ausgeprägte Hypoglykämie bestehen.

Es muß beachtet werden, daß zusammen mit Äthylalkohol oft noch andere ZNS-deprimierende Medikamente eingenommen werden.

### 33.3.12 Orale Aufnahme von Methylalkohol

Die orale Aufnahme von Methylalkohol führt zu einer metabolischen Azidose. Dies ist durch den Abbau von Methylalkohol zu Formaldehyd und Ameisensäure bedingt. Es wird angenommen, daß diese Säuren für die toxischen Wirkungen am Nervus opticus (eventuell mit Erblindung) und am Gehirn verantwortlich sind. Bei einer Aufnahme von Methylalkohol können auch schwere Bauchschmerzen bestehen, die einen operativen Notfall oder eine Harnleiterkolik nachahmen können.

Die Behandlung nach einer oralen Aufnahme von Methylalkohol besteht darin, daß Natriumbikarbonat intravenös verabreicht wird. Die Natriumbikarbonatdosierung muß am arteriellen pH-Wert orientiert werden. Auch durch eine intravenöse oder orale Verabreichung von Äthylalkohol kann verhindert werden, daß es zu gefährlich hohen Konzentrationen der sauren Metabolite des Methylalkohols kommt. Die therapeutische Wirksamkeit von Äthylalkohol ist dadurch erklärbar, daß Äthylalkohol eine Affinität zu denselben Enzymsystemen hat, die auch für den Methylalkoholmetabolismus verantwortlich sind. Bei einer zusätzlichen Aufnahme von Äthylalkohol kann also weniger Methylalkohol metabolisiert werden. Auch die Hämodialyse stellt eine effektive Therapiemaßnahme dar, um Methylalkohol aus dem Blut zu entfernen und um Schädigungen des Sehnervs und des Gehirns vorzubeugen [41].

### 33.3.13 Aufnahme von Äthylenglykol

Die Metabolite des Äthylenglykols, insbesondere die Oxalate, sind hoch zytotoxisch. Aufgrund einer Chelatbildung aus Kalzium und Oxaläure kann es außerdem zu einer Hypokalzämie kommen. Zuerst kommt es zu einer Depression des zentralen Nervensystems, anschließend zu einem Versagen von Herz, Atmung und Nieren. Eine metabolische Azidose ist die Folge einer Anhäufung saurer Metabolite.

Äthylalkohol hemmt kompetitiv den Metabolismus von Äthylenglykol und kann - genauso wie bei einer Aufnahme von Methylalkohol - verabreicht werden, um die Anhäufung toxischer Metabolite zu vermindern [42]. Oft sind eine intravenöse Gabe von Natriumbikarbonat und Kalzium notwendig. Die effektivste Behandlungsform ist die Hämodialyse, denn hierbei werden sowohl Äthylenglykol als auch Oxalate entfernt.

### 33.3.14 Aufnahme von Petroleumprodukten

Todesfälle nach einer Aufnahme von Petroleumprodukten (z.B. Benzin, Kerosin, Feuerzeugbenzin, Möbelpolitur) sind normalerweise durch eine Aspiration bedingt, die während eines spontanen oder eines induzierten Erbrechens auftrat. Die Resorption aus dem Gastrointestinaltrakt führt dagegen nicht zum Tode. Die Symptome einer durch Kohlenwasserstoffe bedingten Pneumonitis treten nur dann auf, falls eine Aspiration stattgefunden hat. Die Symptome reichen von Husten, Dyspnoe und Tachykardie bis zu einem lebensbedrohlichen ARDS (adult respiratory distress syndrome) [43]. Von denjenigen Patienten, die eine kohlenwasserstoffbedingte Pneumonitis entwickeln, weisen nahezu alle innerhalb von 12 Stunden nach der Aufnahme röntgenologische Veränderungen auf [43]. Eine solche Pneumonitis ist vermutlich dadurch bedingt, daß durch die Kohlenwasserstoffe die physikalischen Eigenschaften des «Surfactant» in der Lunge verändert werden. Hierdurch kommt es zu Atelektasen und zu einem frühzeitigen «Airway» closure. Die gastrointestinalen Symptome nach einer Aufnahme von Petroleumprodukten umfassen Brennen in Mund und Hals, Übelkeit, Erbrechen und Durchfall. Die ZNS-Symptomatik ist nur schwach ausgeprägt. Bewußtlosigkeit oder generalisierte Krampfanfälle treten nur als Folge einer aspirationsbedingten arteriellen Hypoxämie auf. Die Nierenfunktion wird durch aufgenommene Petroleumprodukte nicht typisch verändert.

Da die größte Gefahr bei einer Aufnahme von Petroleumprodukten in einer Aspiration besteht, sollte kein Erbrechen ausgelöst werden. Ein geblockter Endotrachealtubus ist keine Garantie gegen eine Aspiration dieser niedermolekularen Flüssigkeiten. Auch Aktivkohle und Abführmittel bringen keinen Vorteil. Verlauf und Schwere einer kohlenwasserstoffbedingten Pneumonie werden auch durch Verabreichung von Kortikosteroiden nicht beeinflußt. Breitspektrum-Antibiotika sollten nur eingesetzt werden, wenn eine bakterielle Infektion nachgewiesen werden konnte.

Das Schnüffeln von Benzin oder Klebstoffen kann zu plötzlichen und oft fatalen Herzrhythmusstörungen führen. Dies kann durch eine Sensibilisierung des Myokards auf endogene Katecholamine bedingt sein [44].

### 33.3.15 Überdosierung von Organophosphaten

Eine Überdosierung von Organophosphaten wird durch cholinesterasehemmende Insektizide verursacht. Diese Verbindungen können oral, per inhalationem oder über die Haut aufgenommen werden und zu einer exzessiven Anhäufung von Acetylcholin führen, was sich in muscarinartigen Wirkungen (wie Miosis, Tränenfluß, Schwitzen, Speichelfluß, Bradykardie, Erbrechen, Durchfall und einer Blasenentleerung) und in nikotinartigen Wirkungen (z.B. Atemlähmung) äußert

[31,45]. Eine Hyperthermie und zerebrale Krampfanfälle können ebenfalls auftreten.

Eine Überdosierung von Organophosphaten kann anhand einer verminderten Cholinesteraseaktivität in den Erythrozyten oder im Plasma nachgewiesen werden. Muscarinartige Effekte können durch eine intravenöse Verabreichung von Atropin (0,05 mg/kg) beherrscht werden, gleichzeitig müssen Atmung und Blutdruck unterstützt werden. Zerebrale Krampfanfälle können durch eine Verabreichung von Benzodiazepinen beherrscht werden.

Durch Verabreichung von Pralidoxin innerhalb von 24 Stunden nach oraler Aufnahme von Organophosphaten kann die Phosphorylierung der Cholinesterasen durch die Organophosphate rückgängig gemacht werden. Pralidoxin wirkt als Antagonist zu den Cholinesterasehemmern. Der Abbau des angehäuften Acetylcholins kann nun wieder stattfinden und die neuromuskuläre Übertragung wieder normal ablaufen. Auch die Lähmung der Atemmuskulatur verbessert sich dadurch wieder. Normalerweise wird gleichzeitig eine Atropingabe notwendig, damit die zentralnervösen Wirkungen des angehäuften Acetylcholins blockiert werden können.

Eine Überdosierung von Organophosphaten kann zu einer verzögert auftretenden peripheren Neuropathie führen, welche die distale Extremitätenmuskulatur betrifft [45]. Diese Neuropathie tritt 2–5 Wochen nach der Überdosierung auf. Eine Muskelschäche, die sich 1–4 Tage nach einer Überdosierung von Organophosphaten entwickelt, betrifft vor allem die proximalen Muskeln der Extremitäten, die Beugemuskulatur des Halses, verschiedene Hirnnerven und die Atemmuskulatur. Wegen einer Schwächung der Atemmuskulatur kann unter Umständen eine Unterstützung der Atmung notwendig werden.

### 33.3.16 Kohlenmonoxid

Eine Kohlenmonoxidvergiftung ist die häufigste, unmittelbare Todesursache nach einem Brandunfall. Dieses farblose, geruchlose Gas ist dadurch so gefährlich, daß es eine größere Affinität zum Hämoglobin hat als Sauerstoff und die Sauerstoffabgabe ans Gewebe vermindert.

Die Affinität des Kohlenmonoxids zu den Sauerstoffbindungsstellen am Hämoglobin ist 240 mal so groß wie die von Sauerstoff. Wegen dieser hohen Affinität sind bereits bei 0,1 % Kohlenmonoxid in der Raumluft die Konzentration von oxygeniertem Hämoglobin und von Kohlenmonoxidhämoglobin gleich hoch. Hierdurch wird die Sauerstofftransportkapazität des Blutes um 50 % vermindert. Kohlenmonoxid

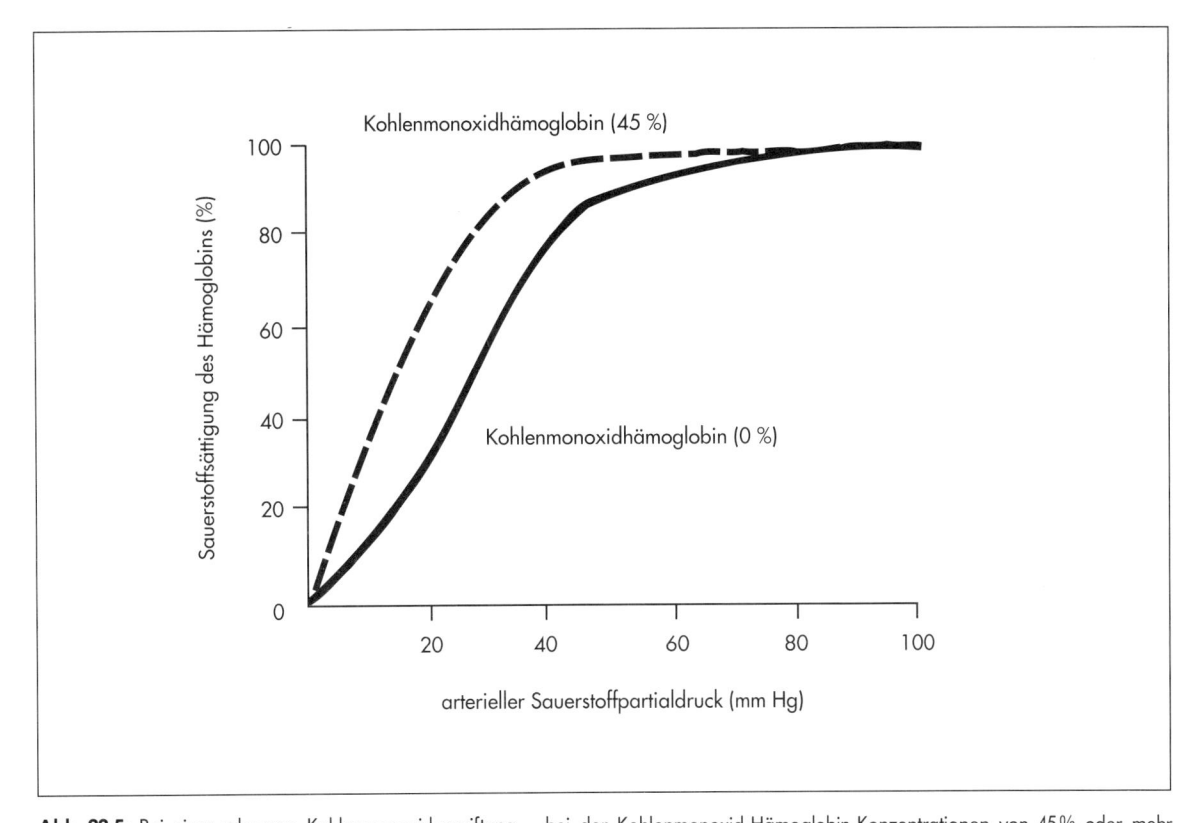

**Abb. 33.5:** Bei einer schweren Kohlenmonoxidvergiftung – bei der Kohlenmonoxid-Hämoglobin-Konzentrationen von 45 % oder mehr auftreten – kommt es zu einer Linksverlagerung der Sauerstoffdissoziationskurve. Diese Linksverlagerung bedeutet, daß der Sauerstoff fester an das Hämoglobin gebunden und der bei einem vorgegebenen arteriellen Sauerstoffpartialdruck (mmHg) ans Gewebe abgegebene Sauerstoff vermindert ist.

führt auch dadurch zu einer Gewebshypoxie, daß es die Sauerstoffbindungskurve nach links verlagert (Abb. 33.5), [46].

Die Diagnose einer Kohlenmonoxidintoxikation ist dann zu vermuten, wenn bei normalen arteriellen Sauerstoffpartialdrucken eine niedrige Sauerstoffsättigung besteht. Durch Bestimmung der Kohlenmonoxidhämoglobinkonzentration im Blut kann die Diagnose gesichert werden. Es ist wichtig zu wissen, daß bei hohen Konzentrationen an Carboxihämoglobin mit einem Pulsoxymeter eine falsch-hohe Sauerstoffsättigung gemessen wird [47].

Von einer schweren Kohlenmonoxidintoxikation wird gesprochen, wenn die COHb-Konzentration über 40 % beträgt. Trotz einer stark verminderten Sauerstofftransportkapazität des Blutes ist das Atemminutenvolumen hierbei typischerweise unverändert, denn die Rezeptoren im Glomus caroticum sprechen hauptsächlich auf Änderungen des arteriellen Sauerstoffpartialdrucks an und dieser ist bei einer Kohlenmonoxidvergiftung meist normal. Aus diesem Grunde tritt eine Steigerung des Atemminutenvolumens erst dann auf, wenn sich aufgrund der Gewebshypoxie eine Laktatazidose entwickelt.

Die Behandlung einer Kohlenmonoxidintoxikation besteht darin, Sauerstoff zu verabreichen, um dadurch das Kohlenmonoxid aus der Hämoglobinbindung zu verdrängen. Wenn die Patienten Raumluft atmen, so beträgt die Eliminationshalbwertszeit von Kohlenmonoxidhämoglobin ca. 250 Minuten. Durch die Verabreichung von 100 % Sauerstoff wird die Dissoziation des Kohlenmonoxids vom Hämoglobin beschleunigt und die Eliminationshalbwertszeit auf ungefähr 50 Minuten reduziert [46]. Auch die Verabreichung von Sauerstoff mittels einer Überdruckkammer ist sinnvoll – Voraussetzung ist jedoch, daß diese Behandlungsmöglichkeit leicht verfügbar sein muß. Es ist sinnvoll, allen Patienten, die vielleicht eine Kohlenmonoxidexposition hatten, initial Sauerstoff zu verabreichen. Dies gilt insbesondere dann, wenn es bei einem Brandunfall zu einer Rauchinhalation gekommen ist.

## Literaturhinweise

1 Jenkins LC. Anesthetic problems due to drug abuse and dependence. Can Anaesth Soc J 1972; 19: 461–77
2 McGoldrick KE. Anesthetic implications of drug abuse. Anesthesiology Review 1980; 7: 12–7
3 Jaffe JH. Drug addiction and drug abuse. In: Gilman AG, Goodman L, eds. The Pharmacologic Basis of Therapeutics. New York. MacMillan. 1985: 532–581
4 Blachly PH. Management of the opiate abstinence syndrome. Am J Psychiatry 1966; 122: 742–59
5 Gold MS, Pottash AC, Sweeney DR, Kleber HD. Opiate withdrawal using clonidine: A safe, effective, and rapid nonopiate treatment. JAMA 1980; 243: 343–6
6 Giuffrida JG, Bizzarri DV, Saure AC, Sharoff RL. Anesthetic management of drug abusers. Anesth Analg 1970; 49: 273–82
7 Weintraub SJ, Naulty JS. Acute abstinence syndrome after epidural injection of butorphanol. Anesth Analg 1985; 64: 452–3
8 Marck LC. Hypotension during anesthesia in narcotic addicts. NY State J Med 1966; 66: 2685–97
9 Berkowitz BA, Finck AD, Hynes MD, Ngai SH. Tolerance to $N_2O$ anesthesia in rats and mice. Anesthesiology 1979; 51: 309–14
10 Allgulander C. Dependence on sedative and hypnotic drugs. Acta Psychiatr Scand 1978; 270: 1–120
11 Wikler A. Diagnosis and treatment of drug dependence of the barbiturate type. Amer J Psychiatry 1968; 125: 759–66
12 Hubbard TF, Goldbaum LR. The mechanism of tolerance of thiopental in mice. J Pharmacol 1949; 97: 488–94
13 Lee PKY, Cho MH, Dobkin AB. Effects of alcoholism, morphinism, and barbiturate resistance on induction and maintenance of general anesthesia. Can Anaesth Soc J 1974; 11: 366–71
14 Kramer JC, Fichman VS, Littlefield DC. Amphetamine abuse. JAMA 1967; 201: 89–99

15 Citron HP, Halpern M, McCann M, et al. Necrotizing angiitis associated with drug abuse. N Engl J Med 1970; 283: 1103–7
16 Johnston RR, Way WL, Miller RD. Alteration of anesthetic requirements by amphetamine. Anesthesiology 1972; 36: 357–63
17 Cregler LL, Mark H. Medical complications of cocaine abuse. N Engl J Med 1986; 315: 1495–1500
18 Pollin W. The danger of cocaine. JAMA 1985; 254: 98
19 Kossowsky WA, Lyon AF, Chou AY. Cocaine and ischemic heart disease. Practical Cardiology 1986; 12: 164–78
20 Koehntop DE, Kiao JC, Van Bergen FH. Effects of pharmacologic alteration of adrenergic mechanisms by cocaine, tropolone, aminophylline and ketamine on epinephrine-induced arrhythmias during halothane-nitrous oxide anesthesia. Anesthesiology 1977; 46: 83–9
21 Stoelting RK, Creasser CW, Martz RC. Effect of cocaine administration of halothane MAC in dogs. Anesth Analg 1975; 54: 422–4
22 Barash P, Kopriva CJ, Langou R, et al. Is cocaine a sympathetic stimulant during general anesthesia? JAMA 1980; 243: 1437–41
23 Freedman DX. The psychopharmacology of hallucinogenic agents. Annu Rev Med 1969; 20: 409–22
24 Zsigmond EK, Foldes FF, Foldes VM. The inhibitory effect of psilocybin and related compounds on human cholinesterases. Fed Proc 1961; 20: 393–8
25 Johnstone RC, Lief PL, Kulp RA, Smith TC. Combination of delta-9-tetrahydrocannabinol with oxymorphone or pentobarbital. Anesthesiology 1975; 42: 674–9
26 Siemons AJ, Kalant H, Khanna JM. Effect of cannabis on pentobarbital-induced sleeping time and pentobarbital metabolism in the rat. Biochem Pharmacol 1974; 23: 447–53
27 Sofia RD, Knoblock LC. The effect of delta-9-tetrahydrocannabinol pretreatment on ketamine, thiopental, or CT-

1341-induced loss of righting reflex in mice. Arch Int Pharmacodyn Ther 1974; 207: 270–9
28 Vitez TS, Way WL, Miller RD, Eger EI. Effects of delta-9-tetrahydrocannabinol on cyclopropane MAC in the rat. Anesthesiology 1973; 38: 525–7
29 Stoelting RK, Martz RC, Garnter J, et al. Effects of delta-9-tetrahydrocannabinol on halothane MAC in dogs. Anesthesiology 1973; 38: 521–4
30 Poster DS, Penta JS, Bruno S, Macdonald JS. Tetrahydrocannibinol in clinical oncology. JAMA 1981; 245: 2047–51
31 Nicholson DP. The immediate management of overdose. Med Clin North Am 1983; 67: 1279–93
32 Vale JA. The immediate care of cases of poisoning. Anesthesia 1977; 32: 483–93
33 Khnatzian EJ, McKenna GJ. Acute toxic and withdrawal reactions associated with drug use and abuse. Ann Inter Med 1979; 90: 361–72
34 Jonsson S, O'Meara M, Young JB. Acute cocaine poisoning. Am J Med 1983; 75: 1061–4
35 Hoymachea E, Carlson RW, Rogove H, et al. Hypovolemia, pulmonary edema and protein changes in severe salicylate poisoning. Am J Med 1979; 66: 1046–50
36 Rumack BH, Matthew H. Acetaminophen poisoning and toxicity. Pediatrics 1975; 55: 871–6
37 Prescott LF, Sutherland GR, Park J et al. Cysteamine, methionine and penicillamine in the treatment of paracetamal poisoning. Lancet 1976; 2: 109–13
38 Frommer DA, Kulig KW, Marx JA, Rumack B. Tricyclic antidepressant overdose. A review. JAMA 1987; 257: 521–6
39 Boehnert MT, Lovejoy FH. Value of the QRS duration versus the serum drug level in predicting seizures and ventricular arrhythmias after an acute overdose of tricyclic antidepressants. N Engl J Med 1985; 313: 474–9
40 Vohra J, Burrows GD. Cardiovascular complications of tricyclic antidepressant overdosage. Drugs 1974; 8: 432–7
41 Keyvan-Larijarni H, Tannenberg AM. Methanol intoxication. Arch Intern Med 1974; 134: 293–6
42 Peterson CD, Collins AJ, Himes JM, et al. Ethylene glycol poisoning. N Engl J Med 1981; 304: 21–3
43 Mayhew JF. Hydrocarbon ingestion. Anesthesiology Review 1980; 7: 48–50
44 Bass M. Death from sniffing gasoline (letter). N Engl J Med 1978; 299: 203
45 Davies JE. Changing profile of pesticide poisoning. N Engl J Med 1987; 316: 807–8
46 Jackson DL. Accidental carbon monoxide poisoning. JAMA 1980; 772–4
47 Barker SJ, Tremper KK. The effect of carbon monoxide inhalation on pulse oximetry and transcutaneous $PO_2$. Anesthesiology 1987; 66: 677–9

# 34 Die schwangere Patientin

## 34.1 Physiologische Veränderungen in der Schwangerschaft

Im Rahmen von Schwangerschaft, Wehen und Entbindung kommt es zu typischen physiologischen Veränderungen des kardiovaskulären, respiratorischen, zentralnervösen und gastrointestinalen Systems. Außerdem treten Veränderungen der Leber- und Nierenfunktion auf. Zur sicheren Betreuung der Schwangeren und des Feten ist es wichtig, daß diese Veränderungen dem Anästhesisten/der Anästhesistin bekannt sind und daß ihre Auswirkungen auf die Narkose beachtet werden.

### 34.1.1 Kardiovaskuläres System

Die schwangerschaftsbedingten Veränderungen des kardiovaskulären Systems stellen eine Adaptation an die Bedürfnisse des sich entwickelnden Feten dar. Außerdem wird dabei der mütterliche Organismus auf die Wehen und die Entbindung vorbereitet. Wichtige Veränderungen betreffen das intravasale Flüssigkeitsvolumen und dessen Zusammensetzung, das Herzminutenvolumen und den Kreislauf (Tab. 34.1). Außerdem ist es wichtig, daß die Pathophysiologie des aortokavalen Kompressionssyndroms bekannt ist.

#### Intravasales Flüssigkeitsvolumen

Bei der Schwangeren kommt es bereits im ersten Trimester zu einer Zunahme des intravasalen Flüssigkeitsvolumens. Zum Zeitpunkt der Entbindung ist es im Durchschnitt um ungefähr 1 000 ml vergrößert (Abb. 34.1). Das Plasmavolumen nimmt um ungefähr 45 % und das Volumen der Erythrozyten um ungefähr 20 % zu. Diese überproportionale Zunahme des Plasmavolumens ist für die scheinbare Schwangerschaftsanämie verantwortlich. Ein Hb-Wert unter 11 g/dl (Hämatokrit von 33 %) weist bei der Schwangeren normalerweise auf eine Eisenmangelanämie hin.

**Tab. 34.1:** Veränderungen des kardiovaskulären Systems

| | durchschnittliche Abweichung von dem Wert der nicht-schwangeren Patientinnen (%) |
|---|---|
| **Intravasales Flüssigkeitsvolumen** | + 35 |
| Plasmavolumen | + 45 |
| Erythrozytenvolumen | + 20 |
| **Herzminutenvolumen** | + 40 |
| Schlagvolumen | + 30 |
| Herzfrequenz | + 15 |
| **Systemischer Kreislauf** | |
| systolischer Blutdruck | unverändert |
| peripherer Gesamtwiderstand | − 15 |
| diastolischer Blutdruck | − 15 |
| zentraler Venendruck | unverändert |
| Druck in der Vena femoralis | + 15 |

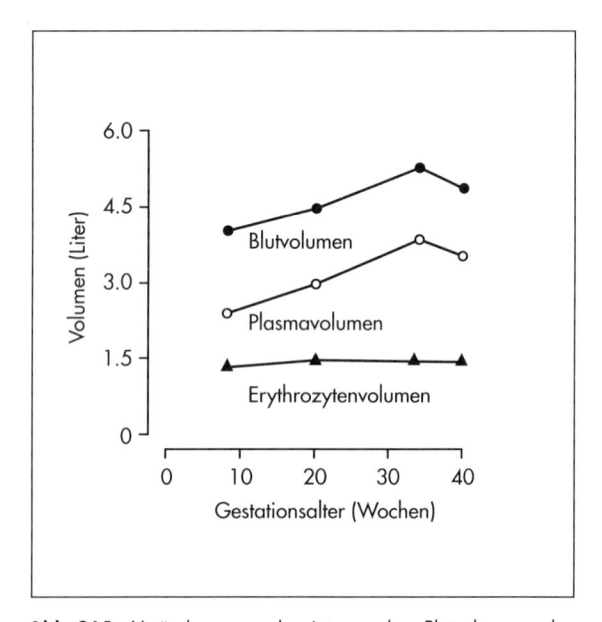

**Abb. 34.1:** Veränderungen des intravasalen Blutvolumens, des Plasmavolumens und des Erythozytenvolumens im Verlauf einer normalen Schwangerschaft. Der überproportionale Anstieg des Plasmavolumens ist für die scheinbare Anämie während der Schwangerschaft verantwortlich.

Das vergrößerte intravasale Flüssigkeitsvolumen ist Folge einer Adaptation an die erhöhte Kapazität des Gefäßsystems im Bereich von Uterus, Mammae, Nieren, Skelettmuskulatur und Haut. Außerdem ist es aufgrund dieses erhöhten intravasalen Flüssigkeitsvolumens möglich, daß der während einer vaginalen Entbindung oder während einer Sectio caesarea auftretende Blutverlust (400–600 ml bzw. 1000 ml) toleriert werden kann. Eine Bluttransfusion ist normalerweise nicht notwendig, so lange der mütterliche Blutverlust nicht über 1 500 ml beträgt. Das intravasale Flüssigkeitsvolumen hat normalerweise 7–14 Tage nach der Entbindung den Normalwert wieder erreicht.

Das Plasma-Gesamt-Eiweiß ist zum Zeitpunkt der Entbindung auf unter 6 g/dl erniedrigt. Dies ist durch einen Verdünnungseffekt aufgrund des erhöhten Blutvolumens bedingt. Die verminderte Plasma-Albumin-Konzentration erklärt den während der Schwangerschaft auftretenden Abfall des kolloidosmotischen Drucks. Die Eiweißbindung von Medikamenten (wie z.B. Thiopental) ist jedoch durch diese erniedrigte Plasma-Albumin-Konzentration nicht verändert [1].

### Herzminutenvolumen

Bereits in der zehnten Gestationswoche liegt das Herzminutenvolumen ungefähr 40% über dem Wert von nichtschwangeren Patientinnen. Das Herzminutenvolumen bleibt während des zweiten und dritten Schwangerschaftstrimesters auf diesem Niveau. Die Steigerung des Herzminutenvolumens ist durch ein erhöhtes Schlagvolumen (30%) und eine erhöhte Herzfrequenz (15%) bedingt. Hierbei spielen vermutlich plazentare und ovariale Steroide eine wichtige Rolle. Ältere Studien, die eine Abnahme des Herzminutenvolumens während des dritten Trimesters aufzeigten, sind nicht korrekt. Diese Abnahme des Herzminutenvolumens war vielmehr durch eine Verminderung des venösen Rückflusses aufgrund einer Kompression der Vena cava inferior durch den graviden Uterus bedingt.

Bei Beginn der Wehen kommt es zu einem weiteren Anstieg des Herzminutenvolumens. Verglichen mit den Werten vor Beginn der Wehen, nimmt das Herzminutenvolumen während der Latenzphase um ungefähr 15%, während der aktiven Phase um ca. 30% und während der Austreibungsphase um ca. 45% zu. Außerdem kann es während jeder Uteruskontraktion zu einer weiteren Steigerung des Herzminutenvolumens um ungefähr 20% kommen. Der höchste Anstieg tritt unmittelbar nach der Entbindung auf. Hier liegt das Herzminutenvolumen ca. 60% über dem Wert vor Wehenbeginn. Nach der Entbindung erreicht das Herzminutenvolumen innerhalb von zwei Wochen wieder Normalwerte.

Diese schwangerschaftsbedingten Veränderungen des Herzminutenvolumens bedeuten eine Mehrbelastung für das Herz. Bei der gesunden Schwangeren ermöglichen es die kardialen Reserven, diesen Anforderungen gerecht zu werden. Schwangere mit einer vorbestehenden Herzerkrankung sind dagegen unter Umständen nicht in der Lage, das Herzminutenvolumen während Wehen, Entbindung und der unmittelbar postpartalen Phase entsprechend zu erhöhen. Es konnte gezeigt werden, daß durch Regionalanästhesieverfahren diese wehenbedingten Steigerungen des Herzminutenvolumens vermindert werden können. Regionalanästhesieverfahren können daher sinnvoll sein, um ein beeinträchtigtes kardiovaskuläres System während der peripartalen Phase zu schützen [2].

### Kreislauf

Während einer unkomplizierten Schwangerschaft ist der systolische Blutdruck nie höher als vor der Schwangerschaft. Da das Herzminutenvolumen jedoch erhöht ist, muß der systemische Gefäßwiderstand erniedrigt sein. Der diastolische Blutdruck ist normalerweise während der Schwangerschaft um ungefähr 15% erniedrigt. Dies ist durch die Verminderung des peripheren Gesamtwiderstandes bedingt. Der zentrale Venendruck ist während der Schwangerschaft nicht verändert. Dagegen ist der Druck in der Vena femoralis um ungefähr 15% erhöht, was vermutlich durch eine Kompression der Vena cava inferior aufgrund des vergrößerten Uterus bedingt ist.

Das Fassungsvermögen des peripher-venösen Systems ist während der Schwangerschaft erhöht. Dies führt zu einer Verlangsamung des venösen Blutflusses und kann zu einer verlangsamten Resorption von subkutan oder intramuskulär verabreichten Medikamenten führen. Möglicherweise trägt dieser verlangsamte venöse Blutfluß auch zu einer erhöhten Inzidenz an Thromboembolien bei.

### Aortokavales Kompressionssyndrom

Bei ungefähr 10% der Hochschwangeren kommt es in Rückenlage zu einer Erniedrigung des Blutdrucks. Schwitzen, Übelkeit, Erbrechen und zerebrale Beeinträchtigungen können diese Hypotension begleiten. Dieser Symptomenkomplex wird als aortokavales Kompressionssyndrom bezeichnet.

Die Ursache dieses Syndroms ist eine Drosselung des venösen Rückstroms aufgrund einer Kompression der Vena cava inferior durch den graviden Uterus. Dazu kann es kommen, wenn die Schwangere die Rückenlage einnimmt. Der verminderte venöse Rückfluß führt zu einer Erniedrigung des linksventrikulären Auswurfs und zu einem Abfall des Blutdrucks. Bevor der vorangehende kindliche Teil sich in der Spätschwangerschaft im Becken fixiert, kommt es am häufigsten zu einer Kompression der Vena cava inferior. Glücklicherweise verfügt die Mehrzahl der Schwangeren über Kompensationsmechanismen, wodurch die nachteiligen hämodynamischen Auswirkungen dieses Phänomens ausgeglichen werden können. Der erhöhte Venendruck distal der komprimierten Vena cava inferior führt zu einer Umleitung des venösen Blutes von der unteren Körperhälfte über paravertebrale Venen geflechte zu der Vena azygos. Das Blut der Vena azygos strömt über die Vena cava superior zum rechten Herzen. Hierdurch werden venöser Rückstrom, Herzminutenvolumen und Blutdruck aufrechterhalten. Aufgrund dieses Kompensationsmechanismus kann es bei einer versehentlichen intravasalen Injektion des Lokalanästhetikums im Rahmen einer Periduralanästhesie zu einem sehr schnellen Anströmen des Medikamentes am Herzen kommen. Infolgedessen kann eine ausgeprägte kardiale Depression auftreten. Ein weiterer Kompensationsmechanismus, der die Folgen einer Kompression der Vena cava inferior abschwächt, ist die Zunahme des Sympathikotonus und damit eine Erhöhung des systemischen Gefäßwiderstands. Hierdurch kann der Blutdruck trotz eines erniedrigten Herzminutenvolumens aufrechterhalten werden. Es muß jedoch beachtet werden, daß diese kompensatorische Zunahme des systemischen Gefäßwiderstands durch rückenmarksnahe Regionalanästhesieverfahren abgeschwächt wird. Eine arterielle Hypotension im Rahmen von rückenmarksnahen Leitungsanästhesien tritt bei Schwangeren daher häufiger auf und ist stärker ausgeprägt als bei nichtschwangeren Patientinnen. Dennoch scheint diese durch Regionalanästhesieverfahren verminderte kompensatorische Vasokonstriktion weniger gefahrvoll zu sein als eine schmerzbedingte Vasokonstriktion, die auch die Uteringefäße betrifft.

Aufgrund von angiographischen Studien konnte nachgewiesen werden, daß es durch den graviden Uterus auch zu einer Kompression der Aorta kommt, wenn Schwangere die Rückenlage einnehmen [3]. Diese Kompression führt zu einer arteriellen Hypotension in den unteren Extremitäten und zu einer verminderten Durchblutung des Uterus. Im Gegensatz zu der Kompression der Vena cava inferior ist eine Kompression der abdominalen Aorta nicht mit mütterlichen Symptomen oder einem am Arm meßbaren Blutdruckabfall verbunden.

Eine aortokavale Kompression führt aufgrund eines verminderten uterinen Blutflusses zu einer uteroplazentaren Insuffizienz und einer fötalen Asphyxie. Selbst bei sonst normalen uteroplazentaren Verhältnissen kann ein systolischer Blutdruck von weniger als 100 mmHg bei der Mutter zu einer zunehmenden fetalen Azidose und Bradykardie führen, falls er länger als 10–15 Minuten besteht [4]. Dadurch wird deutlich, daß die Durchblutung des Uterus und damit der Plazenta direkt vom mütterlichen Blutdruck abhängt.

Die Inzidenz des aortokavales Kompressionssyndroms kann dadurch minimiert werden, daß schwangere Patientinnen auf die Seite gelagert werden. Falls 1. der systolische Blutdruck bei vorher normotensiven Schwangeren unter 100 mmHg abfällt, 2. ein 20–30%iger Blutdruckabfall bei vorher hypertensiven Schwangeren auftritt oder 3. es zu einer Veränderung der fetalen Herzfrequenz kommt (als deren Ursache eine uteroplazentare Insuffizienz anzunehmen ist), sollten entsprechende Maßnahmen ergriffen werden, um den mütterlichen Blutdruck anzuheben. Die therapeutischen Maßnahmen umfassen intravenöse Flüssigkeitsgabe, Linksverlagerung des Uterus und intravenöse Ephedringabe. Eine Linksverlagerung des Uterus ist deshalb wirkungsvoll, da hierdurch der gravide Uterus von der Vena cava inferior oder von der Aorta weggedrückt wird. Die Linksverlagerung des Uterus kann manuell durchgeführt werden, indem der Uterus angehoben und nach links weggeschoben wird. Stattdessen kann auch das Kreißsaalbett um 15° nach links gekippt oder das rechte Gesäß um 10–15 cm (mit Hilfe einer Decke oder eines Schaumgummikeils) hochgelagert werden.

### 34.1.2 Respiratorisches System

Schwangerschaftsbedingte Veränderungen des respiratorischen Systems äußern sich in automatischen Veränderungen von oberen Luftwegen, Atemminutenvolumen, Lungenvolumina und arterieller Oxygenierung (Tab. 34.2), (Abb. 34.2). Durch diese Verände-

**Tab. 34.2:** Veränderungen des respiratorischen Systems

|  | durchschnittliche Abweichung von dem Wert der nicht-schwangeren Patientinnen |
|---|---|
| Atemminutenvolumen | + 50% |
| Atemzugvolumen | + 40% |
| Atemfrequenz | + 10% |
| arterieller $PO_2$ | + 10 mmHg |
| arterieller $PCO_2$ | − 10 mmHg |
| arterieller pH-Wert | unverändert |
| Totalkapazität | unverändert |
| Vitalkapazität | unverändert |
| funktionelle Residualkapazität | − 20% |
| exspiratorisches Reservevolumen | − 20% |
| Residualvolumen | − 20% |
| Atemwegswiderstand | − 35% |
| Sauerstoffverbrauch | + 20% |

rungen kann die An- und Abflutung der Anästhetika und damit die Narkoseein- und Narkoseausleitung beeinflußt werden. Auch bei der Auswahl der Tubusgröße müssen diese Veränderungen berücksichtigt werden.

**Obere Luftwege**

Die Kapillarfülle der Schleimhaut im Bereich des oberen Respirationstraktes kann die Nasenatmung behindern und Nasenblutungen begünstigen. Diese Symptome können noch durch eine leichte Infektion der oberen Atemwege oder durch ein Ödem im Rahmen einer Schwangerschaftstoxikose verschlimmert werden. Daher muß beim Einführen von Instrumenten in die oberen Luftwege sehr vorsichtig vorgegangen werden. Unzartes oropharyngeales Absaugen, Einführen eines nasalen oder oralen Tubus oder eine Verletzung während der direkten Laryngoskopie können zu einer

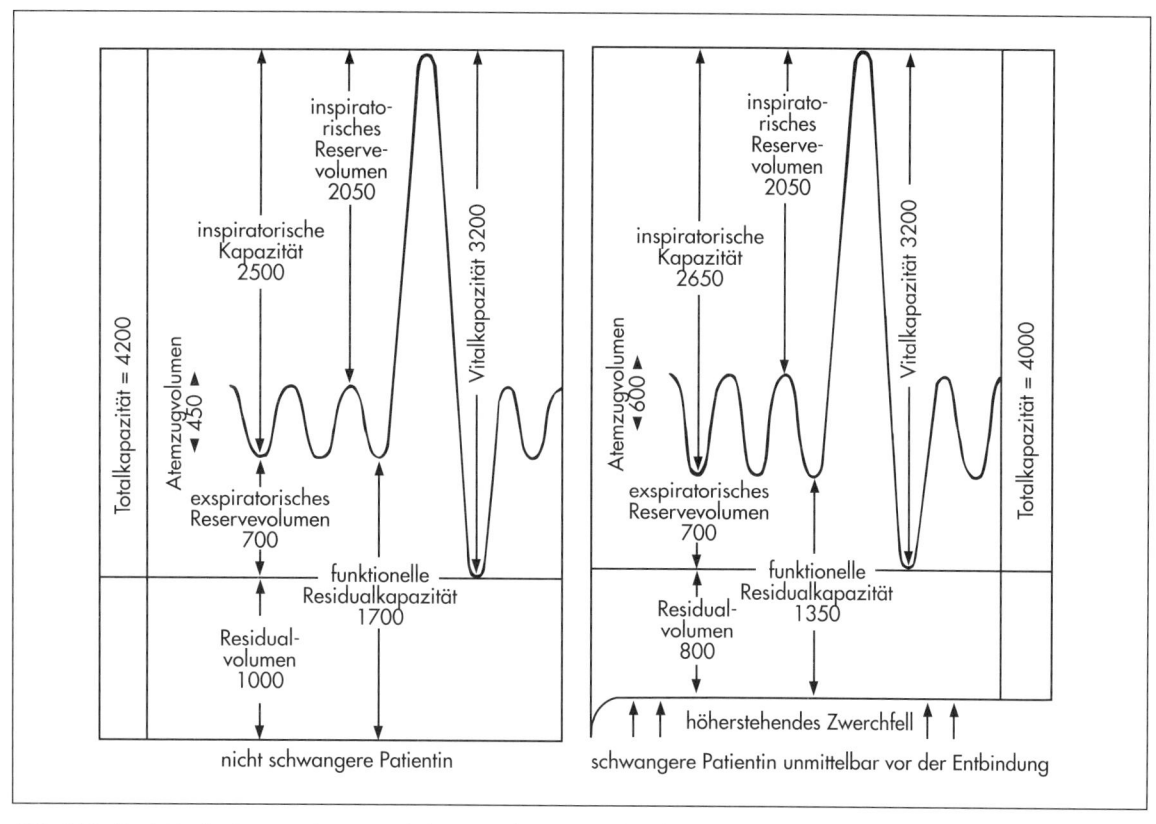

**Abb. 34.2:** Vergleich der Lungenvolumina und der Lungenkapazitäten bei der nicht-schwangeren Patientin und der hochschwangeren Patientin unmittelbar vor der Entbindung. (Bonica JJ. Principles and Practice of Obstetric Analgesia and Anesthesia. Philadelphia. FA Davis, 1976)

Blutung und zu einem stärkeren Ödem führen. Es ist ratsam, einen etwas kleineren, blockbaren Endotrachealtubus zu wählen (6,5–7 mm I. D.), da Stimmbänder und Aryknorpel oft ödematös geschwollen sind.

### Atemminutenvolumen

Eine der am frühesten auftretenden und am stärksten ausgeprägten schwangerschaftsbedingten Veränderungen bezüglich der Atemfunktion ist die Zunahme des Atemminutenvolumens. Das Atemminutenvolumen ist während des ersten Trimesters um ungefähr 50 % über den Ausgangswert vor der Schwangerschaft erhöht. Es bleibt für die restliche Schwangerschaft auf diesem erhöhten Niveau. Als Ursache dafür werden die erhöhten Progesteronspiegel angenommen. Die Erhöhung des Atemminutenvolumens wird durch eine Zunahme des Atemzugvolumens erreicht. Die Atemfrequenz ist dagegen nur gering verändert.

Als Folge des erhöhten Atemminutenvolumens ist – während des ersten Schwangerschaftsdrittels – der mütterliche arterielle $CO_2$-Partialdruck unter Ruhebedingungen von 40 mmHg auf ungefähr 30 mmHg erniedrigt. Die arteriellen Sauerstoffpartialdrucke steigen um einen ähnlichen Betrag an. Aufgrund einer erhöhten renalen Ausscheidung von Natriumbikarbonat bleibt der arterielle pH-Wert jedoch ungefähr normal. Die Plasma-Bikarbonat-Konzentration fällt dabei um ca. 4 mval/l ab. Schmerzen aufgrund von Wehen und Entbindung führen zu einer weiteren Hyperventilation. Dies kann durch eine Periduralanästhesie abgeschwächt werden [5]. Die Hyperventilation kann zu einem Abfall des arteriellen $CO_2$-Partialdrucks bis auf 10 mmHg führen.

### Lungenvolumina

Im Gegensatz zu der sehr früh auftretenden Zunahme des Atemminutenvolumens verändern sich die Lungenvolumina erst ab dem fünften Schwangerschaftsmonat. Mit zunehmender Vergrößerung des Uterus wird das Zwerchfell nach kranial verdrängt. Diese Veränderung ist hauptsächlich für die am Geburtstermin bestehende 20%ige Verminderung von Exspirations- und Residualvolumen verantwortlich (Abb. 34.2). Infolgedessen ist die funktionelle Residualkapazität ähnlich stark erniedrigt. Andere Lungenvolumina und Lungenkapazitäten – einschließlich der Vitalkapazität – sind während der Schwangerschaft nicht signifikant verändert.

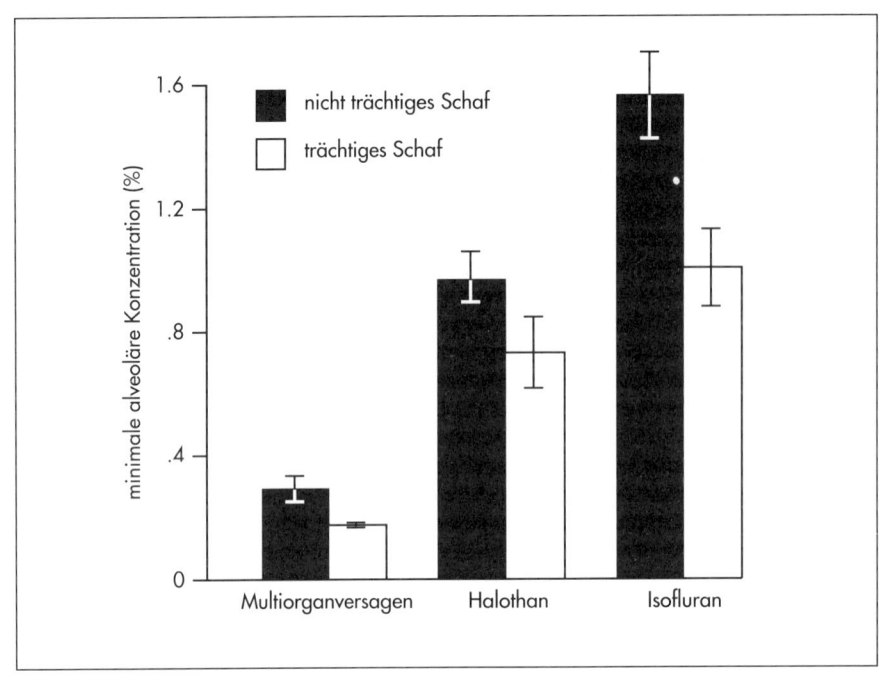

**Abb. 34.3:** Die minimale alveoläre Konzentration (MAC) war bei trächtigen Schafen niedriger als bei nicht-trächtigen Schafen. (Zahlen stammen von Palahniuk RJ, Shnider SM, Eger II El. Pregnancy decreases the requirements for inhaled anesthetic agents. Anesthesiology 1975; 41:82–3)

Aufgrund des erhöhten Atemminutenvolumens und der gleichzeitig erniedrigten funktionellen Residualkapazität ist die Anflutung von Inhalationsanästhetika beschleunigt. Die alveoläre Konzentration von Inhalationsanästhetika kann daher schneller verändert werden. Narkoseein- und Narkoseausleitung sowie Veränderungen der Narkosetiefe laufen bei Schwangeren merklich schneller ab. Dies ist trotz eines erhöhten Herzminutenvolumens der Fall und verdeutlicht, daß für die Veränderung der Narkosetiefe mit Inhalationsanästhetika respiratorische Veränderungen wichtiger sind als Änderungen des Herz-Kreislauf-Systems. Während der Schwangerschaft ist vermutlich der Bedarf an volatilen Anästhetika erniedrigt (Abb. 34.3) [6]. Aufgrund des beschleunigten Wirkungseintritts und eines erniedrigten Anästhetikabedarfs kann es bei Schwangeren leicht zu einer Überdosierung von Anästhetika kommen. Bereits die Verabreichung niedriger Konzentrationen eines Inhalationsanästhetikums, die normalerweise als sicher betrachtet werden, können bei Schwangeren zu einem Verlust der Schutzreflexe im Bereich der oberen Luftwege führen.

### Arterielle Oxygenierung

Bei der Einleitung einer Vollnarkose bei Schwangeren kann es zu einem starken Abfall des arteriellen Sauerstoffpartialdruckes kommen. Schon während der endotrachealen Intubation ist dies möglich. Dieser sehr schnell auftretende Abfall der arteriellen Oxygenierung ist durch die erniedrigten Sauerstoffreserven der Schwangeren bedingt. Ursache ist die verminderte funktionelle Residualkapazität. Auch die Tatsache, daß der Sauerstoffverbrauch kurz vor der Entbindung um ungefähr 20% erhöht ist, begünstigt eine schnelle Erschöpfung der Sauerstoffreserven. Dies verdeutlicht, wie wichtig bei Schwangeren eine Präoxygenierung vor jeder absehbaren Apnoephase ist. Damit der Fetus möglichst viel von der Präoxygenierung profitiert, sollte die Schwangere für ungefähr 6 Minuten Sauerstoff einatmen, denn es wird geschätzt, daß es solange dauert, bis es zu einem entsprechenden Ausgleich zwischen mütterlichem und fetalem Blut gekommen ist [7]. Es kann davon ausgegangen werden, daß beim Feten der Sauerstoffpartialdruck in der Nabelvene von 22 mmHg auf durchschnittlich 28 mmHg ansteigt, wenn die Schwangere über einen solchen Zeitraum reinen Sauerstoff atmet.

Bei Atmung von Raumluft beträgt der mütterliche arterielle Sauerstoffpartialdruck oft mehr als 100 mmHg. Dies ist durch eine chronische Hyperventilation bedingt. Es ist wichtig zu beachten, daß sich die arterielle Oxygenierung schon durch einen Wechsel von der sitzenden oder halbsitzenden Lage in die Rückenlage verändern kann. Bei ungefähr 25% der Schwangeren kommt es kurz vor dem Geburtstermin zu einem Abfall des arteriellen Sauerstoffpartialdrucks, wenn sie die Rückenlage einnehmen [8]. Dies ist am ehesten durch einen Abfall des Herzminutenvolumens aufgrund eines aortokavalen Kompressionssyndroms bedingt. Außerdem kann ein Verschluß der kleinen Atemwege zu einer Durchblutung nichtventilierter Alveolen beitragen. Da nicht vorherzusehen ist, ob eine Schwangere zu einem solchen Abfall des Sauerstoffpartialdrucks neigt, scheint es bei Durchführung rükkenmarksnaher Regionalanästhesien sinnvoll zu sein, routinemäßig den Uterus nach links zu verlagern und zusätzlichen Sauerstoff zu verabreichen.

### 34.1.3 Veränderungen des Nervensystems

Bei trächtigen Tieren ist zum Geburtstermin der Bedarf an Methoxyfluran, Halothan und Isofluran um 25 bis 40% erniedrigt (Abb. 34.3), [6]. Obwohl keine Daten dazu vorliegen, wird doch davon ausgegangen, daß der Bedarf an Lachgas ähnlich vermindert ist. Es ist denkbar, daß der erniedrigte Anästhetikabedarf durch die sedierende Progesteronwirkung bedingt ist. Bei Tieren erreicht der Anästhetikabedarf bereits innerhalb von 5 Tagen nach Geburt der Jungen wieder den Wert wie bei nichtträchtigen Tieren. Die Progesteronkonzentration bleibt jedoch noch länger erhöht. Hieraus ist zu vermuten, daß der veränderte Anästhetikabedarf nicht allein dem Progesteron zugeschrieben werden kann [9]. Unabhängig davon ist zu beachten, daß alveoläre Konzentrationen an Inhalationsanästhetika, die bei nichtschwangeren Patientinnen keine Bewußtlosigkeit erzeugen können, bei schwangeren Patientinnen unter Umständen schon fast den für eine Narkose notwendigen Konzentrationen entsprechen. Durch diese starke zentralnervöse Depression können auch die Schutzreflexe der oberen Luftwege leicht beeinträchtigt werden und die Schwangere kann durch eine Aspiration gefährdet sein.

Da mit fortschreitender Schwangerschaft der intraabdominelle Druck zunimmt und es aufgrund einer Kompression der Vena cava inferior zur Umleitung von Blut über paravertebrale Venengeflechte kommt, sind die periduralen Venen überfüllt. Diese Venenfülle bedingt eine Verkleinerung des periduralen Raums. Kompressionsbedingt kann auch das Volumen des Liquor cerebrospinalis verringert werden. Diese überfüllten Venen führen dazu, daß sich ein in den Periduralraum injiziertes Lokalanästhetikum über mehr Segmente ausbreitet, als dies normalerweise der Fall wäre. Außerdem kann der erhöhte Druck im Periduralraum den Übertritt des Lokalanästhetikums in den Liquor cerebrospinalis erleichtern, und auch die Wirkung des Medikamentes am Rückenmark selbst kann dadurch begünstigt werden. Jede Spinalnervenwurzel wird bei ihrem Austritt durch das Foramen intervertebralia durch eine peridurale Vene begleitet. Sind diese Venen überdehnt, können die Foramina intervertebrale weiter eingeengt, und der Austritt eines in den Periduralraum injizierten Medikamentes über die Foramina intervertebralia kann behindert sein. Auch die verstärkte Lendenlordose während der Schwangerschaft kann die kraniale Ausbreitung des Lokalanästhetikums begünstigen. Diese genannten Veränderungen

stehen damit in Einklang, daß kurz vor der Geburt 30–50% weniger Lokalanästhetikum für die Durchführung einer Peridural- oder Spinalanästhesie benötigt werden als bei nichtschwangeren Patientinnen (10). Die Beobachtung, daß sich ein in den Periduralraum injiziertes Lokalanästhetikum bereits im ersten Schwangerschaftsdrittel weiter ausbreitet, läßt jedoch vermuten, daß neben mechanischen auch biochemische Veränderungen hierfür verantwortlich sind [11]. Da es aufgrund der schwangerschaftsbedingten Hyperventilation zu einem kompensatorischen Abfall der Plasma-Bikarbonat-Konzentration kommt, kann die Pufferkapazität vermindert und die Wirkung der Lokalanästhetika erhöht sein. Auch ein in den Spinalraum injiziertes Lokalanästhetikum weist eine größere segmentale Ausbreitung auf. Parallel dazu sind die Plasma- und Liquorkonzentrationen an Progesteron erhöht (Abb. 34.4), [12]. Es liegen allerdings auch

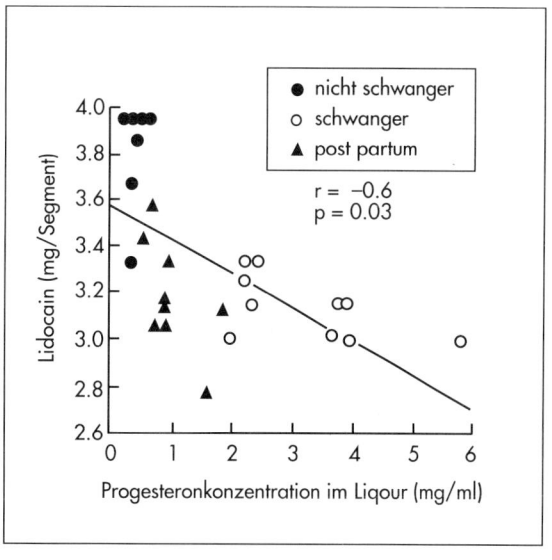

**Abb. 34.4:** Korrelation zwischen den Lidocaindosierungen (mg pro zu blockierendem Segment) und den Progesteronkonzentrationen im Liquor, (ng/ml) bei nicht schwangeren und schwangeren Patientinnen sowie post-partal. (Datta S, Hurley RJ, Naulty JS, et al. Plasma and cerebrospinal fluid progesterone concentrations in pregnant and nonpregnant women. Anesth Analg 1986; 65:950–4 Reprinted with permission form IARS)

Untersuchungen vor, die keinen Unterschied in der Höhe des erzielten sensiblen Niveaus aufzeigen konnten, falls bei schwangeren bzw. nichtschwangeren Patientinnen gleiche Volumina eines Lokalanästhetikums peridural verabreicht werden und dabei sorgfältig darauf geachtet wird, daß es zu keinem aortokavalen Kompressionssyndrom kommt [13].

### 34.1.4 Veränderungen der Nieren

Renaler Blutfluß und glomeruläre Filtrationsrate sind im vierten Schwangerschaftsmonat um ungefähr 50% erhöht. Während des dritten Schwangerschaftstrimesters fallen diese Größen langsam wieder auf die Werte vor der Schwangerschaft ab. Als Folge dieser Veränderungen sind die oberen Normalwerte der Harnstoff- und Kreatininkonzentrationen um ungefähr 50% erniedrigt.

### 34.1.5 Veränderungen der Leber

Obwohl die meisten Schwangeren eine pathologisch veränderte hepatische Bromsulfalein-Ausscheidung aufweisen, sind Plasma-Bilirubin-Konzentration und hepatischer Blutfluß während der Schwangerschaft nicht verändert [14]. Außerdem sind die Plasma-Eiweiß-Konzentration und die Aktivität der Plasmacholinesterase erniedrigt. Die Aktivität der Plasmacholinesterase ist zum Beispiel von der 10. Gestationswoche an bis 2–6 Wochen nach der Entbindung um ungefähr 25% erniedrigt [15]. Es ist jedoch unwahrscheinlich, daß diese erniedrigte Cholinesteraseaktivität zu einer Wirkungsverlängerung von Succinylcholin führt, auch wenn vereinzelt eine unerwartet lange Relaxierung beobachtet werden konnte [16, 17]. Die Plasmakonzentrationen der Transaminasen und der alkalischen Phosphatase sind während der Schwangerschaft oft aus unerklärlichen Gründen erhöht.

Eine akute Fettleber in der Schwangerschaft ist eine seltene, aber möglicherweise tödliche Erkrankung, die typischerweise in der 35. Gestationswoche klinisch manifestiert wird [18]. Im späten Krankheitsverlauf kommt es zu einer Gelbsucht und einer hepatischen Enzephalopathie. Im Gegensatz zu einer viralen Hepatitis, bei der die Transaminasenkonzentration typischerweise stark erhöht sind, sind die Transaminasenkonzentration bei der akuten Fettleber in der Schwangerschaft normalerweise nur mäßig erhöht. Bei Ausbildung eines HELPP-Syndroms (H = haemolysis, EL = elevated liver function. Fests, LP = low platlet count) gehört der Anstieg der Transaminasen jedoch zum klassischen Symptomen-Komplex. Auch während einer Schwangerschaftstoxikose kann es zu einer Leberfunktionsstörung kommen. Die Transaminasenkonzentrationen sind hierbei im allgemeinen nur minimal erhöht. Die Therapie besteht in unterstützenden Maßnahmen und einer schnellen Beendigung der Schwangerschaft.

### 34.1.6 Veränderungen im Bereich des Gastrointestinaltrakts

Aufgrund der schwangerschaftsbedingten Veränderungen im Bereich des Gastrointestinaltrakts neigt die Schwangere zur Regurgitation von Mageninhalt, zur Aspiration von Magensäure und zur Entwicklung einer Aspirationspneumonie. Die Uterusvergrößerung führt beispielsweise zu einer Verlagerung des Pylorus nach kranial und dorsal. Hierdurch wird die Magenentleerung verzögert. Außerdem ist die gastrointestinale Motilität durch Progesteron vermindert. Infolgedessen ist die Magenentleerung verzögert und die Magensaftmenge ist auch während einer Nahrungskarenz meistens erhöht. Außerdem stimuliert das von der Plazenta sezernierte Gastrin die $H^+$-Ionensekretion im Magen, so daß der pH-Wert des Magensaftes bei Schwangeren normalerweise erniedrigt ist. Daneben verändert der vergrößerte Uterus den gastroösophagealen Übergangswinkel, wodurch es zu einer relativen Insuffizienz dieses physiologischen Verschlußmechanismus kommt. Im Vergleich zu nichtschwangeren Patientinnen sind bei schwangeren Frauen der Tonus des unteren Oesophagussphinkters erniedrigt und der Mageninnendruck erhöht [19]. Infolgedessen kommt es häufig zu einem Reflux von Magensaft in den Ösophagus. Schwangere haben daher oft eine Ösophagitis. Aufgrund dieser Veränderungen ist zu vermuten, daß Schwangere für eine Regurgitation prädestiniert sind, selbst wenn keine Sedativa verabreicht werden und keine Vollnarkose durchgeführt wird.

Der Wehenbeginn kann eine zusätzliche Gefahr für die Schwangere bedeuten. Unabhängig vom Zeitpunkt der letzten Nahrungsaufnahme müssen Schwangere so behandelt werden, als hätten sie einen vollen Magen. Es wird geschätzt, daß 30–50% der mütterlichen Todesfälle, die im Zusammenhang mit einer Narkose auftreten, durch eine Aspiration von Mageninhalt verursacht werden. Durch Schmerz, Angst und Medikamente (z.B. Opioide, Anticholinergika) kann die Magenentleerungszeit noch deutlich über die bereits so schon verzögerte Passagezeit verlängert werden. Eine Dehydratation und eine Hungerazidose verlangsamen ebenfalls die Magenentleerungszeit und können außerdem zu einer Stimulierung der $H^+$-Ionensekretion im Magen führen. Ein großzügiger Einsatz von Opioiden kann bei Schwangeren zum Erbrechen führen und möglicherweise die Schutzreflexe der oberen Luftwege abschwächen. Auch ein Blutdruckabfall aufgrund eines aortokavalen Kompressionssyndroms oder einer Blockade des sympathischen Nervensystems im Rahmen einer Regionalanästhesie können (aufgrund einer zerebralen Hypoxie) zu Übelkeit, Erbrechen und einer Dämpfung des Bewußtseinsgrades führen.

Die erhöhte Aspirationsgefahr von Mageninhalt ist der Grund dafür, daß bei jeder bewußtlosen Schwangeren (z.B. aufgrund von zentral deprimierenden Medikamenten) eine Intubation mit einem blockbaren Endotrachealtubus empfohlen wird. Nur in seltenen Ausnahmen, z.B. falls die endotracheale Intubation technisch unmöglich ist und aus kindlicher Indikation eine sofortige Entbindung notwendig wird, kann eine Allgemeinanästhesie ohne endotracheale Intubation akzeptiert werden. In diesen Fällen sollte der Krikoiddruck kontinuierlich durchgeführt werden, um die Gefahr einer passiven Regurgitation von Mageninhalt in den Hypopharynx zu verringern. Außerdem soll durch den Krikoiddruck eine stärkere Überblähung des Magens verhindert werden.

Der Grund, daß bei Schwangeren während der Wehen und vor der Entbindung orale Antazida verabreicht werden, ist darin zu sehen, daß der pH-Wert von aspiriertem Mageninhalt entscheidend für Entwicklung und Schweregrad einer Aspirationspneumonie ist [20, 21]. Zweifelsohne können orale Antazida den pH-Wert des Magensaftes anheben. Dennoch ist es schwierig, den Nutzen einer routinemäßigen Verabreichung oraler Antazida zu beweisen [22, 23]. Wird Material aspiriert, das Antazidapartikel enthält, kann dies zu nachteiligen Lungenveränderungen führen [24, 25]. Um die Gefahr einer Aspiration von Antazidapartikeln zu vermeiden, wird die Verabreichung von partikellosen Antazida wie Natriumzitrat empfohlen [26]. Wichtig ist, daß die zur Analgesie verabreichten Opioide die Magenentleerung verzögern und die Wirkungsdauer der Antazida verlängern [27]. Eine häufige Antazidagabe bei Patientinnen, die zusätzlich Opioide erhalten, kann zu einer Zunahme des Magensaftvolumens führen. Aus diesem Grunde sollten Antazida, falls sie vor einer Allgemeinanästhesie prophylaktisch verabreicht werden, erst unmittelbar vor Narkoseeinleitung gegeben werden. Werden die Gefahr einer Anhäufung des Antazidums im Magen und die möglicherweise reaktiv auftretende gastrale Hypersekretion von $H^+$-Ionen berücksichtigt (insbesondere, falls kalziumhaltige Antazida verabreicht werden), scheinen wenig Gründe für eine routinemäßige Antazidagabe während der Wehen zu sprechen [27].

Um den pH-Wert des Magensaftes zu erhöhen und die Menge des Magensaftvolumens zu erniedrigen, kommen auch andere Medikamente in Betracht. So führen zum Beispiel anticholinerge Medikamente über eine Beeinflussung der parasympathischen Innervation des Magens zu einer dosisabhängigen Erniedrigung der $H^+$-Ionensekretion im Magen. Anticholinerge Medikamente mögen zwar eine günstige Wirkung auf die $H^+$-Ionensekretion im Magen haben, Nachteil dieser Medikamente ist aber, daß sie den Muskeltonus des unteren Ösophagussphinkters erniedrigen. Daher können diese Medikamente die Gefahr eines gastroösophagealen Refluxes erhöhen. Metoclopramid erhöht dagegen den Tonus des unteren Ösophagussphinkters und beschleunigt die Magenentleerungszeit während der Wehen [28]. Wichtig ist jedoch, daß Metoclopramid die Bluthirnschranke und die Plazentarschranke überwindet. Metoclopramid kann bei Schwangeren sinnvoll sein, bei denen eine Vollnarkose durchgeführt werden muß und bei denen eine besonders große Gefahr eines erhöhten Magensaftvolumens besteht (z.B. Angst, Analgesie mit Opioiden, kurz zurückliegende Nahrungsaufnahme, Adipositas, Hypomotilität des Magens sowie Sodbrennen, das auf eine Dysfunktion des unteren Ösophagus hinweist). Metoclopramid kann jedoch eine opioidbedingte Hypomotilität des Magens nicht aufheben. Sind keine Wehen vorhanden und ist das Magensaftvolumen nicht erhöht, läßt sich mit Metoclopramid das Magensaftvolumen nicht signifikant vermindern [29]. Aus diesem Grund scheint die routinemäßige Verabreichung von Metoclopramid vor einem elektiven Kaiserschnitt nicht sinnvoll zu sein.

Die intramuskuläre Verabreichung eines $H_2$-Antagonisten (zum Beispiel 300 mg Cimetidin) führt bei Schwangeren zu einer reproduzierbaren Erhöhung des Magensaft-pHs, falls der $H_2$-Antagonist 1–3 Stunden präoperativ gegeben wird [30]. Cimetidin überschreitet zwar die Plazentarschranke, hat aber keine nachweisbaren Auswirkungen auf das Neugeborene. Die intravenöse Verabreichung von Cimetidin kann zu einer Erniedrigung von Herzfrequenz und Blutdruck führen.

## 34.2 Physiologie des uteroplazentaren Kreislaufes

Die Plazenta stellt die Verbindung zwischen mütterlichem und fetalem Kreislauf dar und dient dem Substrataustausch. Die Plazenta wird über die Arteriae uterinae mit mütterlichem Blut versorgt. Von der Plazenta fließt Blut über die Vena umbilicalis zum Feten. Das fetale Blut fließt über zwei Umbilikalarterien wieder zur Plazenta zurück. Über die einzeln angelegte Umbilikalvene wird nährstoffreiches und schlackstofffreies Blut zum Föten geleitet. Die wichtigsten Einflußgrößen für die Plazentarfunktion sind der uterine Blutfluß und die für den Substrataustausch zur Verfügung stehende Plazentarfläche. Eine akute Verschlechterung der Plazentarfunktion führt zu einer Störung des Sauerstoffantransports zum Feten und zu einer Beeinträchtigung des Kohlendioxidabtransports vom Feten. Hierdurch kommt es zu einer fetalen Hypoxämie und Azidose. Eine chronische Störung der Plazentarfunktion führt aufgrund einer gestörten Substratversorgung zu einem verzögerten Wachstum des Feten.

### 34.2.1 Der uterine Blutfluß

Der uterine Blutfluß beträgt zum Zeitpunkt der Geburt 500–700 ml/min, was ca. 10% des mütterlichen Herzminutenvolumens ausmacht. Ungefähr 80% dieses Blutflusses fließen zur Plazenta, der Rest versorgt das Myometrium. Der uterine Blutfluß besitzt keine Autoregulationsmechanismen. Daher ist der uterine Blutfluß und folglich auch die plazentare Durchblutung direkt abhängig vom mittleren Perfusionsdruck (arterieller minus venöser Druck in den uterinen Gefäßen) und umgekehrt proportional zum Gefäßwiderstand der uterinen Gefäße.

Es ist wichtig, daß ein adäquater uteriner Blutfluß aufrecht erhalten wird, denn der uterine Blutfluß ist für einen suffizienten Plazentarkreislauf und letztendlich für das Wohlergehen des Feten verantwortlich. Der uterine Blutfluß wird durch Medikamente oder Ereignisse, die den Perfusionsdruck erniedrigen oder den Gefäßwiderstand der Uteringefäße erhöhen, vermindert. Eine mütterliche Hypotension oder eine exzessive Uterusaktivität sind die häufigsten Ereignisse, die den uterinen Blutfluß akut vermindern. Es wird geschätzt, daß der uterine Blutfluß bei normalen Plazentarverhältnissen ungefähr um 50% abfallen kann, bevor es zu einer fetalen Asphyxie kommt. Diese äußert sich in einer fetalen Azidose und Hypoxie [31].

### Blutdruckabfall

Ein Blutdruckabfall aufgrund eines aortokavalen Kompressionssyndroms oder aufgrund einer peripheren Sympathikusblockade führt über eine Erniedrigung des Perfusionsdrucks zu einem Abfall des uterinen Blutflusses. Auch Kontraktionen des Uterus führen über eine Erhöhung des uterinen Venendrucks zu einer Abnahme des uterinen Blutflusses. Da die Uteringefäße eine starke sympathische Innervation aufweisen, kann eine $\alpha$-adrenerge Stimulation zu einer Erhöhung des uterinen Gefäßwiderstands und damit zu einer Abnahme des uterinen Blutflusses führen. $\alpha$-adrenerge Medikamente wie Methoxamin und Metaraminol können zu einer Kontraktion der Uterusgefäße, zu einem Abfall der uterinen Durchblutung und zur Entwicklung einer fötalen Azidose führen (Abb. 34.5) [32]. Dagegen führt Ephedrin zu keinem Abfall des uterinen Blutflusses, obwohl es den mütterlichen arteriellen Druck deutlich steigert (Abb. 34.5) [32].

### Der uterine Gefäßwiderstand

Mütterlicher Streß oder Schmerz können über eine Erhöhung des uterinen Gefäßwiderstands zu einem Abfall des uterinen Blutflusses führen, denn bei Streß kommt es zur Freisetzung von endogenen Katecholaminen (Abb. 34.6), [33]. Daher ist zu vermuten, daß eine adäquate Regional- oder Allgemeinanästhesie einen Schutz für den Feten darstellen.

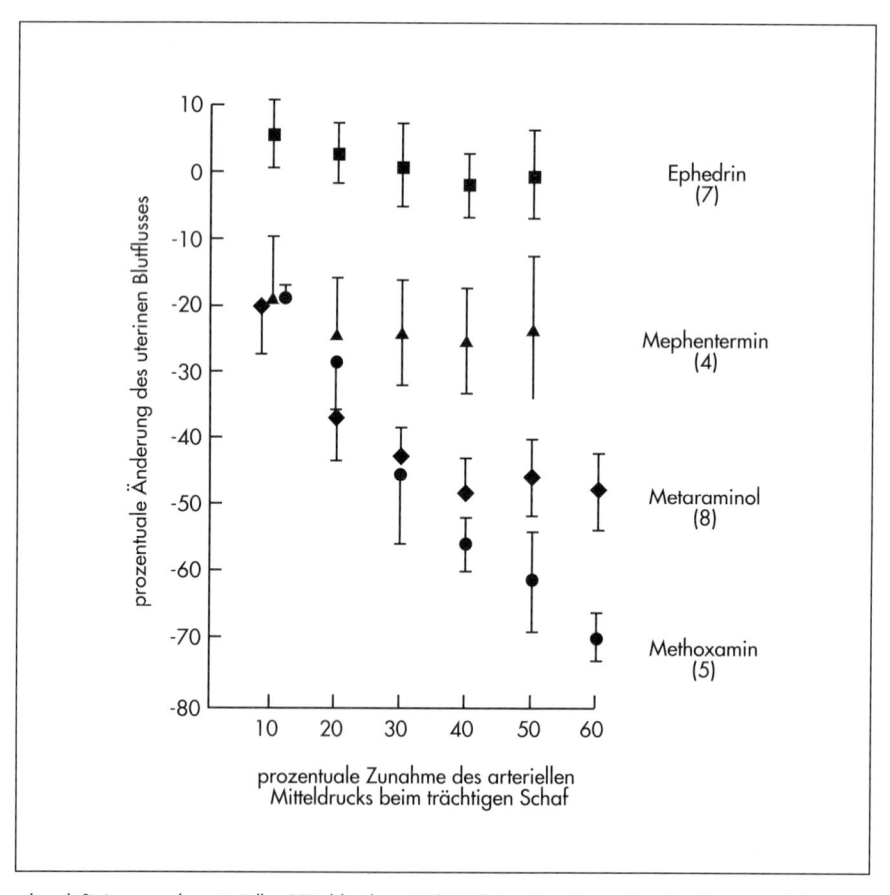

**Abb. 34.5:** Vor und nach Steigerung des arteriellen Mitteldruckes mittels Injektion eines Sympathomimetikums wurde beim trächtigen Schaf der uterine Blutfluß gemessen. Mit Ausnahme von Ephedrin, bewirken diese Medikamente eine Verminderung des uterinen Blutflusses, obwohl sie den arteriellen Mitteldruck steigern. Dargestellt sind Mittelwerte ± SE. (Ralston DH, Shnider SM, deLorimer AA. Effects of equipotent ephedrine, metaraminol, mephentermine, and methoxamine on uterine blood flow in the pregnant ewe. Anesthesiology 1974; 40:354–70)

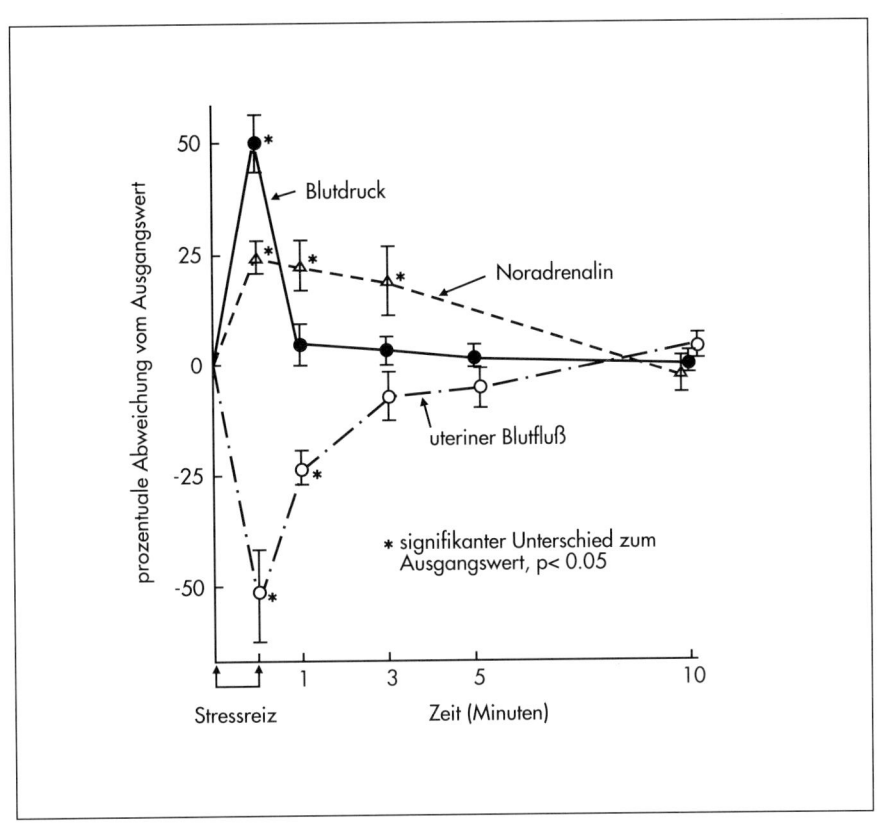

**Abb. 34.6:** Ein 30–60 Sekunden dauernder elektrischer Streßreiz führte bei trächtigen Schafen zu einem Anstieg des Blutdrucks und der Noradrenalin-Plasma-Konzentration (Mittelwert ± SE). Zum Zeitpunkt des maximalen Anstiegs des Blutdrucks und der Katecholaminspiegel war der uterine Blutfluß um ungefähr 50% vermindert. (Shnider SM, Wright RG, Levinson G, et al. Uterine blood flow and plasma norepinephrine changes during maternal stress in the pregnant ewe. Anesthesiology 1979; 50:524–7)

### Hypokapnie

Während der Wehen und der Entbindung kommt es oft zu einer mütterlichen Hypokapnie. Welche Auswirkungen die niedrigen mütterlichen $CO_2$-Partialdrucke auf den uterinen Blutfluß haben, wird kontrovers diskutiert. In einer Publikation wird bei einer Hyperventilation bis zu einem arteriellen $CO_2$-Partialdruck von 17 mm Hg ein gleichzeitiger Abfall des uterinen Blutflusses beschrieben [34]. Andere Autoren haben dagegen bei einer ähnlich starken Hypokapnie keine nachteiligen Effekte auf den uterinen Blutfluß nachweisen können. Möglicherweise sind die Abfälle des uterinen Blutflusses während einer kontrollierten Beatmung durch die mechanischen Auswirkungen der positiven Beatmungsdrucke und nicht durch den mütterlichen $CO_2$-Partialdruck bedingt (Abb. 34.7), [35].

### Medikamente

Medikamente, die den Schwangeren während der Wehen und der Entbindung zur Schmerzdämpfung verabreicht werden, können einen starken Einfluß auf den uterinen Blutfluß und damit auf das Wohlbefinden des Feten haben. Diese Auswirkungen sind wahrscheinlich durch eine medikamentös bedingte Veränderung des mütterlichen Blutdrucks und weniger durch eine direkte Wirkung auf den Muskeltonus des Uterus oder auf das uterine Gefäßsystem bedingt. Die bisher vorliegenden Daten über die Auswirkungen von Anästhetika auf den uterinen Blutfluß sind nahezu ausschließlich im Tiermodell erhoben, zumeist beim trächtigen Schaf.

Solange die inspiratorische Konzentration von Halothan niedriger als 1% beträgt, ist der Säure-Basen-Haushalt des Feten nicht nachteilig beeinflußt. Dies legt nahe, daß der uterine Blutfluß nicht signifikant vermindert ist [36]. Höhere inspiratorische Halothankonzentrationen sind mit einem mütterlichen Blutdruckabfall und einer fetalen Azidose verbunden. Isofluran und Enfluran haben, falls sie in äquipotenten Konzentrationen wie Halothan verabreicht werden, einen ähnlichen Effekt auf den uterinen Blutfluß [37].

Kurz wirksame Barbiturate wie Thiopental erniedrigen den uterinen Blutfluß in dem Maße, in dem es zu einem medikamentös bedingten Blutdruckabfall kommt. Ketamin verursacht vermutlich bis zu einer Dosierung von 1 mg/kg keine Veränderung des uterinen Blutflusses [38]. Höhere Ketamindosierungen

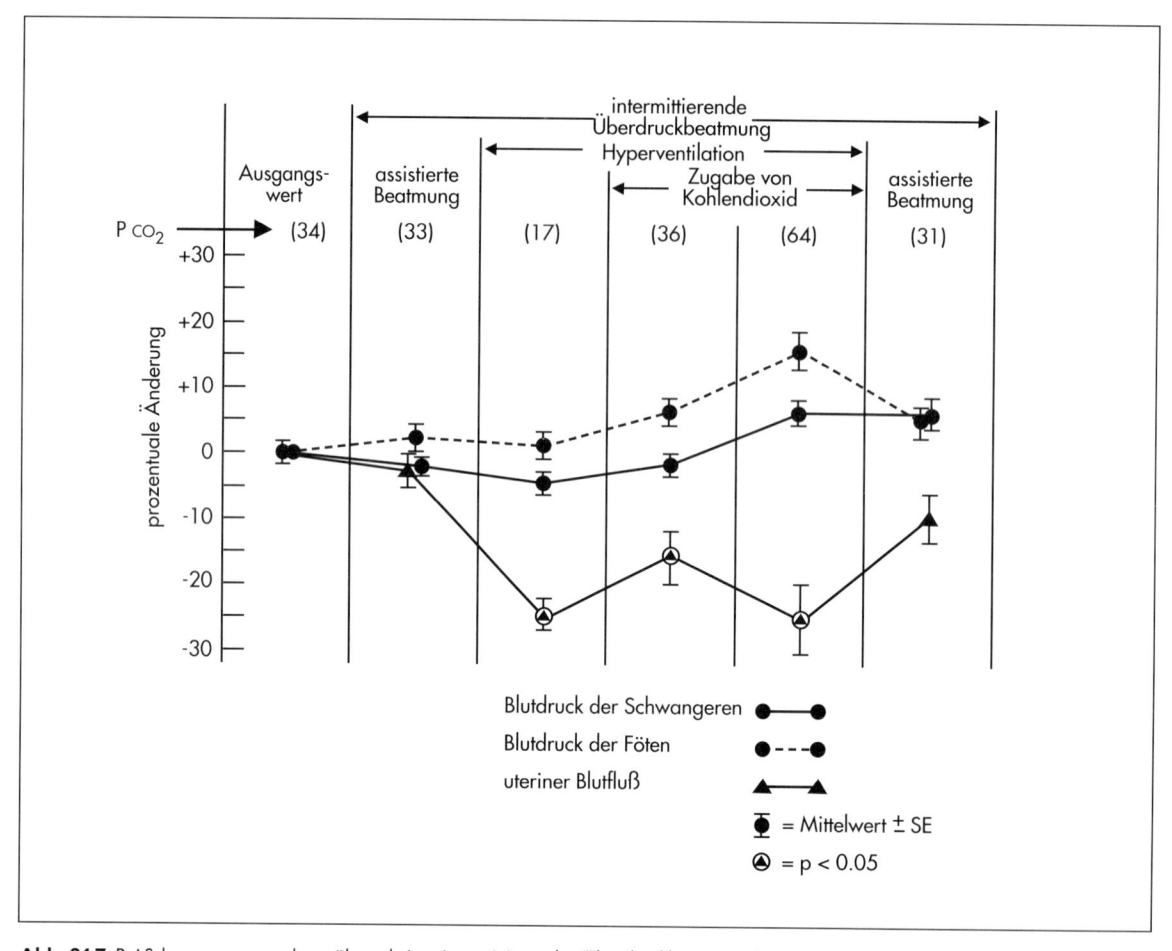

**Abb. 34.7:** Bei Schwangeren wurden während einer intermittierenden Überdruckbeatmung bei verschiedenen arteriellen $CO_2$-Partialdruckern ($PCo_2$) der Blutdruck der Schwangeren, der Blutdruck des Feten und der uterine Blutfluß bestimmt. Unabhängig von arteriellen $PCo_2$ der Schwangeren kam es zu Verminderungen des uterinen Blutflusses. Diese Tatsache legt nahe, daß die mechanischen Auswirkungen der intermittierenden Überdruckbeatmung für den Abfall des uterinen Blutflusses verantwortlich sind. (Levinson G, Shnider SM, deLorimer AA, Steffenson JL. Effects of maternal hyperventilation on uterine blood flow and fetal oxygenation and acid-base status. Anesthesiology 1974; 40:340–7)

können eine Steigerung des uterinen Gefäßwiderstands verursachen. Hierdurch kann es trotz eines normalen oder erhöhten mütterlichen Blutdruckes zu einer Verminderung des uterinen Blutflusses kommen (Abb. 34.8), [38]. Eine Periduralanästhesie mit Chloroprocain [39] oder Bupivacain [40] führt zu keiner Veränderung des uterinen Blutflusses, falls ein mütterlicher Blutdruckabfall vermieden wird. Auch die Beimischung von Adrenalin zu einem Lokalanästhetikum scheint den uterinen Blutfluß nicht zu beeinflussen.

### 34.2.2 Substrataustausch über die Plazenta

Der wichtigste Mechanismus für den Substrataustausch über die Plazenta – sowohl von der Mutter zum Föten als auch umgekehrt – ist die passive Diffusion. Die Substratdiffusion über die Plazentarschranke hängt von dem mütterlich-fetalen Konzentrationsgradienten, dem Molekulargewicht, der Fettlöslichkeit und dem Ionisierungsgrad der Substanzen ab. Das Zusammenspielen dieser Faktoren ist durch die Fick'sche Gleichung der passiven Diffusion beschrieben (Tab. 34.3). Der wichtigste Mechanismus, um die den Feten erreichende Medikamentenmenge zu vermin-

**Tab. 34.3:** Ficksche Gleichung für die passive Diffusion

| | | |
|---|---|---|
| $\frac{Q}{t}$ | = | $K \frac{A(C_m - C_f)}{D}$ |
| $\frac{Q}{t}$ | = | pro Zeiteinheit aufgenommene Menge |
| K | = | Diffusionskonstante (abhängig von der Fettlöslichkeit, dem Molekulargewicht und dem Ionisierungsgrad der Substanz oder des Medikaments) |
| A | = | Zur Diffusion zur Verfügung stehende Oberfläche |
| $C_m$ | = | mütterliche Blutkonzentration |
| $C_f$ | = | fetale Blutkonzentration |
| D | = | Dicke der Plazenta |

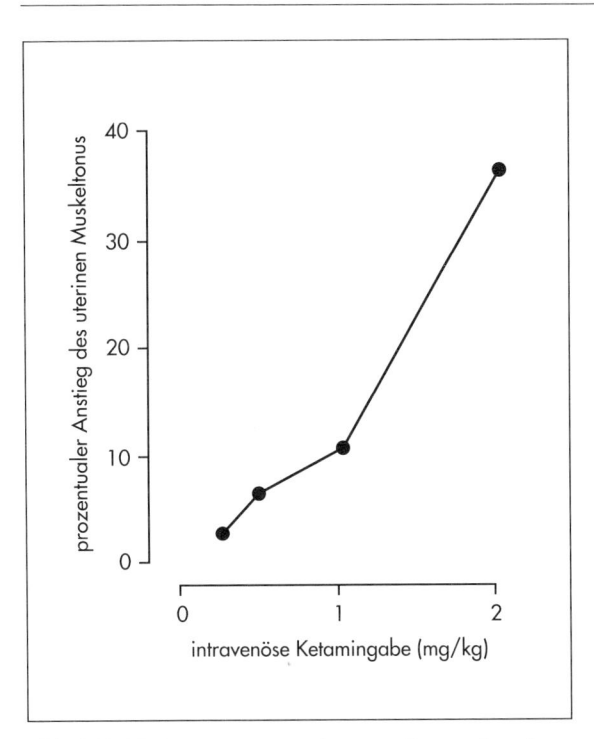

**Abb. 34.8:** Nach intravenöser Injektion von Ketamin (kumulative Dosen) kommt es zu einem dosisabhängigen Anstieg des mittleren uterinen Muskeltonus. Die Daten wurden bei fünf Hochschwangeren zum Zeitpunkt des errechneten Geburtstermins erhoben. (Zahlen übernommen von Galloon S. Ketamine for obstetric delivery. Anesthesiology 1976; 44:522–4)

## 34.3.1 Der uterine Blutfluß zum intervillösen Raum

Wieviel Medikament aus dem mütterlichen Kreislauf an die plazentare Austauschfläche gelangt, hängt davon ab, wie groß der Anteil des uterinen Blutflusses ist, der den intervillösen Raum perfundiert. Wie hoch die Medikamentenkonzentration in dem uterinen Blut ist, das den intervillösen Raum versorgt, ist davon abhängig, in welcher zeitlichen Beziehung die Medikamenteninjektion zu den Uteruskontraktionen stattfand. Medikamente, die zum Zeitpunkt einer Uteruskontraktion (während der die uterine arterielle Durchblutung kurz zum Stillstand kommt) im Bolus injiziert werden, können während der ersten Zirkulation im mütterlichen Kreislauf die Plazenta theoretisch nicht erreichen. Wird dagegen dieselbe Medikamentendosis bei Beginn oder Ende einer Uteruskontraktion injiziert (wenn also nur der venöse Abfluß aus dem Uterus gedrosselt ist), dann wird dieses Medikament in einem möglicherweise höheren Ausmaß auf den Feten übertreten. Auch ein aortokavales Kompressionssyndrom könnte den Antransport von Medikamenten in den intervillösen Raum beeinflussen.

## 34.3.2 Plazentagängige Medikamente im mütterlichen intervillösen Raum

Wieviel des im mütterlichen intervillösen Raum verfügbaren Medikaments in den Feten diffundieren kann, hängt von den physikalischen und chemischen Eigenschaften des Medikaments ab (Tab. 34.4). Zu diesen Eigenschaften gehören die Proteinbindung im mütterlichen Kreislauf, das Molekulargewicht, die Fettlöslichkeit und das Verhältnis von mütterlichem pH-Wert zu dem pK-Wert des Medikaments. Der transplazentare Übertritt eines Medikaments in den Feten wird durch niedrige Eiweißbindung an mütterliche Proteine, niedriges Molekulargewicht, hohe Fettlöslichkeit und niedrigen Ionisationsgrad erleichtert.

**Tab. 34.4:** Faktoren, die die transplazentare Diffusion beeinflussen

| | schnelle Diffusion | langsame Diffusion |
|---|---|---|
| Proteinbindung im mütterlichen Kreislauf | niedrig | hoch |
| Molekulargewicht | 500 | 1000 |
| Fettlöslichkeit | hoch | niedrig |
| Ionisierungsgrad | minimal | maximal |

## 34.3.3 Proteinbindung im mütterlichen Blut

Wie hoch die Proteinbindung von Lokalanästhetika im mütterlichen Blut ist, ist deshalb wichtig, weil nur der nicht gebundene Medikamentenanteil für die Diffusion über die Plazentarschranke zur Verfügung steht. Die Proteinbindung der Lokalanästhetika im mütter-

dern, besteht darin, daß die mütterliche Blutkonzentration möglichst niedrig gehalten wird. Der Übertritt von Medikamenten auf den Feten kann auch dadurch vermindert werden, daß das Medikament unmittelbar vor einer Uteruskontraktion intravenös injiziert wird. Der Grund ist darin zu suchen, daß während einer Kontraktion der mütterliche Blutfluß zur Plazenta deutlich erniedrigt ist. Prinzipiell können Pharmaka die Plazentarschranke nicht nur durch Diffusion, sondern auch durch aktiven Transport, Transport durch Poren und durch Pinozytose überwinden.

## 34.3 Pharmakologie in der Perinatalphase

Die der Mutter verabreichten Medikamente treten nach Passieren der Plazenta in den Feten über. Wieviel Medikament in den Feten übertritt, hängt zum einen davon ab, wie groß der uterine Blutfluß zum intervillösen Raum der Plazenta ist und zum anderen, wieviel diffusionsfähiges Medikament im mütterlichen intervillösen Raum vorliegt. Die fetale Konzentration hängt von der Aufnahme in den Feten und von Verteilungsvorgängen innerhalb des Feten ab.

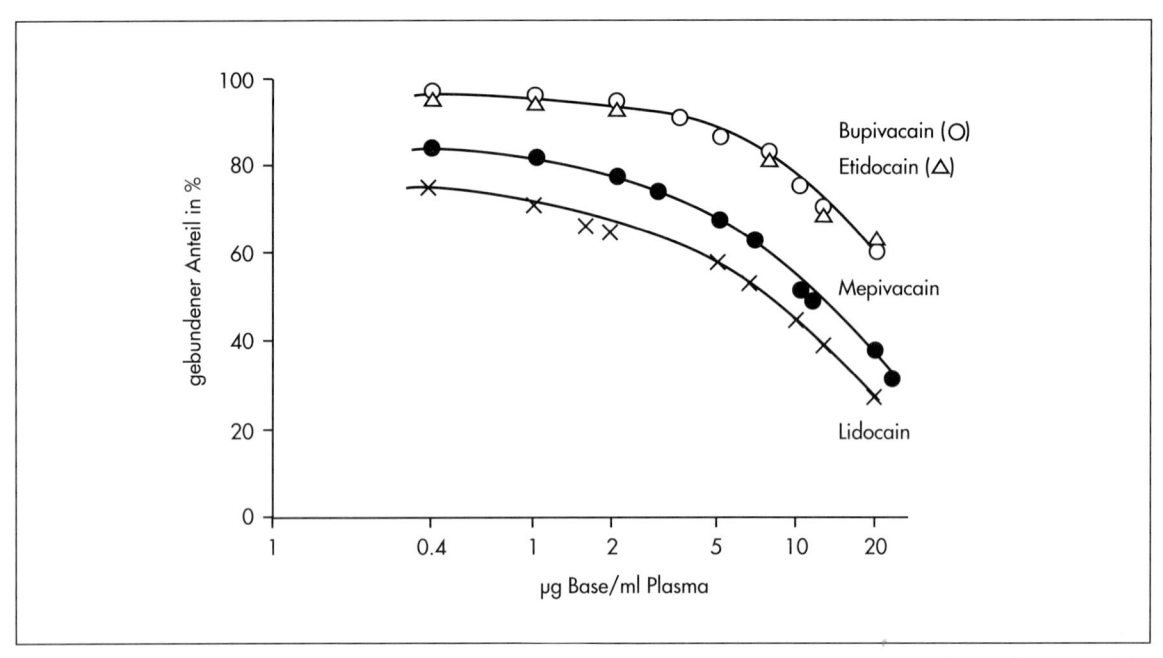

**Abb. 34.9:** Die Plasmaproteinbindung von Lokalanästhetika bei der Schwangeren (gebundener Anteil) hängt von dem Medikament und der Plasmakonzentration (μg Base pro ml Plasma) des Medikaments ab. Mit zunehmender Plasmakonzentration der Lokalanästhetika nimmt der proteingebundene Anteil ab. Als Folge dessen nimmt der pharmakologisch aktive und ungebundene Anteil zu. (Tucker GT, Mather LE. Pharmacokinetics of local anesthetic agents. Br J Anaesth 1975; 47:213–24)

lichen Blut ist je nach Medikament und Plasmakonzentration verschieden (Abb. 34.9), [41]. In klinisch üblichen Konzentrationen sind z.B. 50–70 % von Lidocain proteingebunden, während Bupivacain zu 95 % gebunden ist. Aufgrund der höheren Eiweißbindung des Bupivacains könnte es zu einem geringeren transplazentaren Übertritt kommen, denn der ungebundene und damit zur Diffusion fähige Anteil ist geringer. Dies stimmt mit der Beobachtung überein, daß das Konzentrationsverhältnis zwischen Nabelvenen- und Nabelarterienblut bei Bupivacain niedriger ist als bei Lidocain. Lokalanästhetika diffundieren jedoch sehr leicht aus der Eiweißbindung und es ist fraglich, ob eine erhöhte Eiweißbindung zu einer verminderten Diffusion über die Plazentarschranke führt. Mit zunehmenden Plasmakonzentrationen an Lokalanästhetikum nimmt – vermutlich aufgrund einer Sättigung der verfügbaren Bindungsstellen – der nicht gebundene Anteil zu. Daher führen hohe Plasmakonzentrationen an Lokalanästhetika, wie sie z.B. nach einer versehentlichen intravasalen Injektion auftreten, zu einem höheren Anteil an pharmakologisch ungebundenem und aktivem Medikament.

### Molekulargewicht und Fettlöslichkeit

Nicht-depolarisierende Muskelrelaxantien können die Plazentarschranke nur in geringem Ausmaß überschreiten. Dies wird durch das hohe Molekulargewicht und die geringe Fettlöslichkeit dieser Medikamente bedingt. Succinylcholin dagegen hat zwar ein niedriges Molekulargewicht, aber es ist hoch ionisiert und kann daher die Plazentarschranke nur schwer überschreiten.

Hingegen ist der transplazentare Übertritt von Thiobarbituraten, Lokalanästhetika und Opioiden aufgrund des relativ niedrigen Molekulargewichts dieser Substanzen erleichtert. Beim pH-Wert des mütterlichen Blutes liegt ein großer Teil dieser Medikamente in einer fettlöslichen und nicht-ionisierten Form vor.

### 34.3.4 Medikamentenaufnahme in den Feten

Die Medikamentenaufnahme aus dem intervillösen Raum hängt von der Durchblutung der fötalen Zotten im Intervillosum und von der Löslichkeit des Medikaments im fetalen Blut ab. Das fetale Blut hat einen niedrigeren pH-Wert (0,1 pH-Einheiten niedriger) als das Blut der Mutter. Der niedrigere pH-Wert des Feten bedeutet, daß schwach alkalische Medikamente wie Lokalanästhetika und Opioide, die die Plazenta in nicht-ionisierter Form überschreiten, im fetalen Kreislauf in die ionisierte Form übergehen. Da ionisierte Medikamente nur noch schwer über die Plazenta zurück in den mütterlichen Kreislauf gelangen, kommt es trotz eines Konzentrationsgradienten zu einer Anhäufung dieser Medikamente im fetalen Blut. Dieses Phänomen ist als «ion trapping» bekannt und kann erklä-

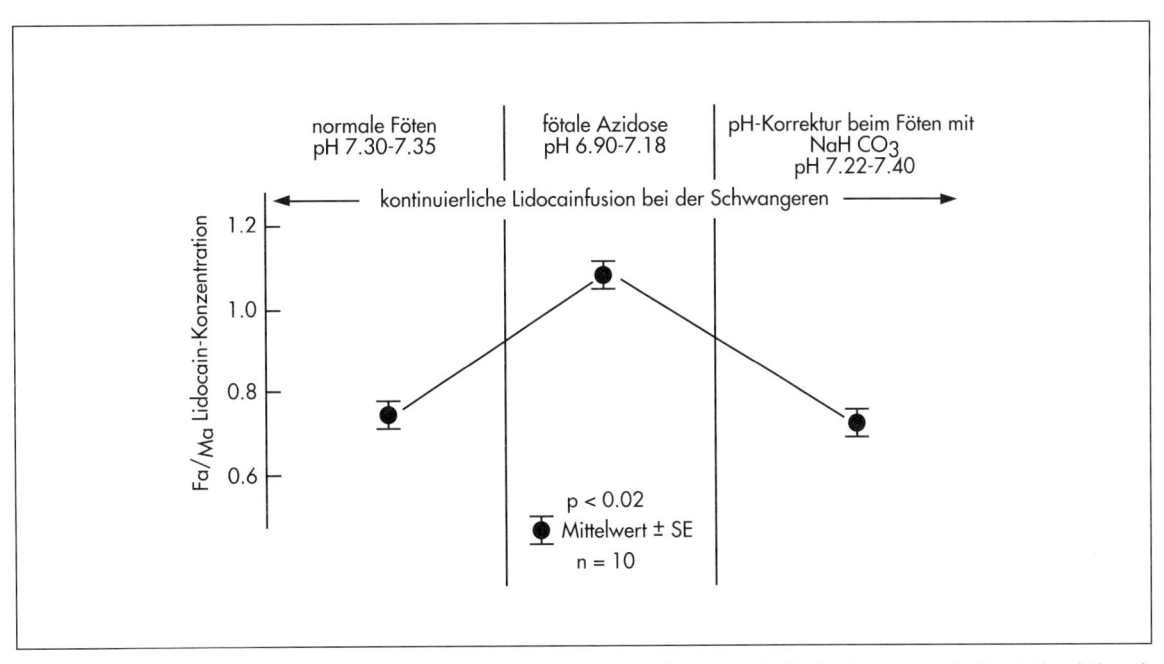

**Abb. 34.10:** Der Quotient aus den fetalen und mütterlichen arteriellen Lidocainplasmaspiegeln (Fa/Ma) ist bei einer fetalen Azidose höher als bei normalen Feten oder während einer ph-Korrektur beim Feten mit $NaHCo_3$. Vermutlich liegt bei einer fetalen Azidose ein höherer Anteil des Lidocains im Feten in ionisierter Form vor. Da die ionisierte Form der Lokalanästhetika Lipidmembranen wie die Plazenta nur schwer überqueren kann, ist zu erwarten, daß dieser ionisierte Anteil des Lidocains im Feten zurückgehalten wird (Ionen-Falle). Zusätzlich wird im azidotischen Feten Lidocain in die ionisierte Form umgewandelt. Hierdurch wird ein Konzentrationsgradient von der Mutter zum Feten für das nicht-ionisierte Lidocain aufrecht erhalten, und nicht ionisiertes Lidocain diffundiert weiterhin in die Feten. (Biehl D, Shnider SM, Levinson G, Callender K. Placental transfer of lidocaine: Effects of fetal acidosis. Anesthesiology 1978; 48:409–12)

ren, warum es während einer fetalen Asphyxie und Azidose zu einer höheren Lidocainkonzentration im fetalen Blut kommt (Abb. 34.10), [42]. Außerdem führt die Umwandlung von Lidocain in die ionisierte Form dazu, daß ein Konzentrationsgradient für das nicht-ionisierte Lidocain von der Mutter zum Feten aufrechterhalten wird. Hierdurch tritt weiterhin nicht ionisiertes Lidocain in den Feten über. Feten und Neugeborene können Lokalanästhetika in der Leber metabolisieren. Auch dies muß berücksichtigt werden. Obwohl die hepatischen Enzymsysteme des Feten im Vergleich zu denen des Erwachsenen eine verminderte Aktivität aufweisen, sind sie soweit entwickelt, daß sie die meisten Medikamente einschließlich der Lokalanästhetika metabolisieren können. Mepivacain macht jedoch eine Ausnahme; so ist zu beachten, daß der Fetus nur eine begrenzte Fähigkeit hat, Mepivacain zu metabolisieren oder über die Nieren auszuscheiden [43].

## 34.3.5 Medikamentenverteilung im Feten

Einige Charakteristika des fetalen Kreislaufes beeinflussen die Medikamentenverteilung im Feten. So fließen z.B. ungefähr 75% des Nabelvenenblutes durch die Leber, der restliche Anteil des Blutes fließt über den Ductus venosus in die Vena cava inferior. Ein großer Anteil der Medikamente kann bereits bei dieser Leberpassage metabolisiert werden. Der hepatische Metabolismus führt zu einer Erniedrigung derjenigen Medikamentenkonzentration, die über die arteriellen fetalen Gefäße zu den lebenswichtigen Organen wie Gehirn und Herz transportiert wird. Der Medikamentenanteil des Nabelvenenblutes, der über den Ductus venosus in die Vena cava inferior gelangt, wird durch das medikamentenfreie Blut, das aus den unteren Extremitäten und den Eingeweiden des Unterbauchs vom Feten kommt, verdünnt. Aus den genannten Gründen ist es möglich, daß die im Nabelvenenblut gemessenen Medikamentenkonzentrationen wesentlich höher sein können als die Konzentrationen, die letztlich über die arteriellen Gefäße des Feten zu den Geweben transportiert werden. Dies stimmt auch mit der Beobachtung überein, daß eine medikamentös bedingte Depression der Mutter (z.B. durch Thiopental oder Inhalationsanästhetika) nicht von einer ähnlich stark ausgeprägten Depression des fetalen ZNS begleitet ist. Diese besonderen anatomischen Verhältnisse der fetalen Zirkulation schützen die vitalen Organe des Feten vor den Folgen hoher Medikamentenkonzentrationen im Nabelvenenblut. Eine fetale Azidose ist jedoch mit einem erhöhten myokardialen und zerebralen Blutfluß verbunden. Hierdurch kommt es während einer fetalen Asphyxie zu einer erhöhten Medikamentenanflutung an diesen Organen.

## 34.4 Verabreichung von Medikamenten an die Mutter während der Geburt

Trotz des zunehmenden Einsatzes der Periduralanästhesie zur Schmerzbekämpfung während der Wehen gibt es gelegentlich im Rahmen der Schmerz- und Angstbekämpfung auch Indikationen für eine systemische Medikamentengabe. Hierfür gibt es kein ideales Medikament, da alle systemisch verabreichten Medikamente in einem gewissen Ausmaß die Plazentarschranke überschreiten und eine Depression des Feten verursachen. Das Ausmaß der fetalen Depression hängt in erster Linie von der Medikamentendosis und vom Applikationsweg sowie davon ab, wieviel Minuten bzw. Stunden das Medikament vor der Entbindung verabreicht wurde. Systemisch werden oft Benzodiazepine, Opioide oder Ketamin verabreicht. Barbiturate oder Scopolamin werden kaum noch eingesetzt.

### 34.4.1 Benzodiazepine

Benzodiazepine überschreiten schnell die Plazentarschranke. Überschreitet die der Mutter verabreichte Diazepamdosis 30 mg, so kommt es beim Neugeborenen zu einer Hypotonie, Verschlechterung des Trinkverhaltens und einer Hypothermie [44]. Bei der fetalen Kardiographie ist nach kleinen intravenösen Gaben von Diazepam (5–10 mg) die beat-to-beat-Variabilität der fetalen Herzfrequenz zwar verringert, dies hat jedoch keine erkennbar nachteiligen Auswirkungen auf den Feten. Kleine intravenöse Boli von Diazepam (2,5–10 mg) oder Midazolam (1–5 mg) sind daher erlaubt, um z.B. während einer Sectio cesaria unter Periduralanästhesie die Angst zu mindern.

Ein theoretisches Problem ist das in manchen enthaltene Diazepampräparaten enthaltene Natriumbenzoat. Natriumbenzoat drängt Bilirubin aus der Albuminbindung und könnte bei Neugeborenen die Gefahr eines Kernikterus erhöhen. Falls niedrige Dosierungen von Diazepam verabreicht werden, stellt dies vermutlich kein Problem dar [45]. Außerdem sollte die mütterliche Leber das Natriumbenzoat schnell metabolisieren.

### 34.4.2 Opioide

Opioide sind die wirksamsten systemisch verabreichbaren Medikamente zur Schmerztherapie. Zu den Nebenwirkungen der Opioide bei der Mutter gehören 1. eine orthostatische Hypotension, 2. eine Stimulation der Chemorezeptortriggerzone in der Medulla, was zu Übelkeit und Erbrechen führen kann, 3. eine verzögerte Entleerung des Magens und 4. eine verminderte Uterusaktivität mit einem verzögerten Geburtsfortschritt, falls sie während der Latenzphase oder während frühen Stadien des Geburtsablaufes verabreicht werden. Alle Opioide treten schnell über die Plazentarschranke und sind in der Lage, die beat-to-beat-Variabilität der fötalen Herzfrequenz einzuengen. Außerdem können die Opioide beim Neugeborenen auch zu einer Atemdepression und zu einer Beeinträchtigung des neurologischen Status und des Verhaltens führen.

Pethidin ist ein Opioid, das sehr gerne bei Schwangeren verabreicht wird. Morphin dagegen wird selten eingesetzt. Ein Grund dafür ist, daß das Atemzentrums des Neugeborenen auf Morphin empfindlicher reagiert als auf Pethidin [46]. Es sollte jedoch beachtet werden, daß die Gefahr einer Depression des Neugeborenen 2–4 Stunden nach der intramuskulären Injektion von 50–100 mg Pethidin bei der Mutter am größten ist [47]. Die Depression des Neugeborenen ist geringer, falls die Entbindung innerhalb der ersten Stunde oder aber erst über vier Stunden nach der Injektion stattfindet. Der Grund für diese offensichtlich sichere Phase nach einer intramuskulären Injektion von Pethidin ist unbekannt. Pethidin kann außerdem Bupivacain aus seiner Eiweißbindung verdrängen und damit den Spiegel des ungebundenen und pharmakologisch aktiven Bupivacainanteils im mütterlichen Plasma erhöhen [48].

Wenn eine opioidbedingte Depression des Neugeborenen abzusehen ist, kann der Gebärenden 10–15 Minuten vor der Entbindung oder dem Neugeborenen unmittelbar nach der Entbindung ein Opioidantagonist wie Naloxon verabreicht werden. Ein theoretisches, aber bisher unbewiesenes Problem im Zusammenhang mit Naloxon betrifft die mögliche Beeinflussung der Endorphine. Es ist denkbar, daß eine Blockierung der Endorphinwirkungen durch Naloxon die Reaktionen des Neugeborenen auf eine Streßsituation beeinflussen könnte. Naloxon sollte nicht bei Opioidabhängigen oder bei ihren Neugeborenen eingesetzt werden, da sonst akute Entzugssymptome ausgelöst werden könnten.

### 34.4.3 Ketamin

Ketamin kann durch intermittierende intravenöse Gabe (jeweils 10–15 mg) so titriert werden, daß eine potente Analgesie bei der Gebärenden erreicht wird, ohne daß es zu einem Bewußtseinsverlust kommt [49]. Der Wirkungsbeginn tritt innerhalb einer Minute ein und die Wirkung hält 5–15 Minuten an. Die Ketamindosis sollte 100 mg innerhalb von dreißig Minuten und auch eine Gesamtdosierung von 3 mg/kg nicht überschreiten. Diese niedrig dosierte Ketaminverabreichung scheint besonders bei Gebärenden sinnvoll, bei denen eine vaginale Entbindung unmittelbar bevorsteht oder bei denen eine Regionalanästhesie inkomplett wirkt. Ketamin überschreitet leicht die Plazentaschranke, bewirkt jedoch in niedrigen Dosierungen keine Depression des Neugeborenen. Hohe Dosen von Ketamin können jedoch bei der Mutter die laryngealen Schutzreflexe beeinträchtigen. Beachtet werden muß, daß es selbst bei niedrigen Ketamindosierungen zu nachteiligen psychischen Veränderungen kommen kann.

## 34.5 Geburtsverlauf

Der Geburtsverlauf wird entsprechend der zunehmenden Dilatation der Zervix, und des Tiefertretens des vorangehenden Kindsteils in verschiedene Phasen unterteilt (Abb. 34.11), [50]. In Abhängigkeit von der Weite des Muttermundes wird zwischen Eröffnungsphase und Austreibungsphase unterschieden. Die Eröffnungsphase wird weiter in eine Latenzphase und eine aktive Phase unterteilt. Die aktive Phase besteht aus einer Akzelerationsphase, einer Phase der maximalen Akzeleration und einer Dezelerationsphase. Der Beginn regelmäßiger Wehen signalisiert den Beginn der Eröffnungsphase. Dieser Geburtsabschnitt dauert bei Erstgebärenden 7–13 Stunden und bei Mehrgebärenden 4–5 Stunden. Die Austreibungsphase beginnt mit der vollständigen Öffnung des Muttermundes.

Der Geburtsverlauf ist nicht voraussagbar. Er wird durch viele Größen wie z. B. die Parität, die Schmerzen der Mutter, die Größe und die Art des vorangehenden Teils des Kindes sowie durch die zur Analgesie oder Anästhesie eingesetzten Medikamente oder Verfahren beeinflußt. Bei einem regelwidrigen Geburtsverlauf können eine Verlängerung der frühen Eröffnungsperiode (Latenzphase) bzw. ein Geburtsstillstand während der fortgeschrittenen Eröffnungsperiode (aktive Phase) oder ein ausbleibendes Tiefertreten des vorangehenden Kindsteils vorliegen (Tab. 34.5). Eine übermäßige Sedierung oder eine Narkose sind die häufigsten Ursachen für eine Verlängerung der Latenzphase. Die Ursache ist eine verminderte Uterusaktivität aufgrund von hemmenden Medikamenten. Der häufigste

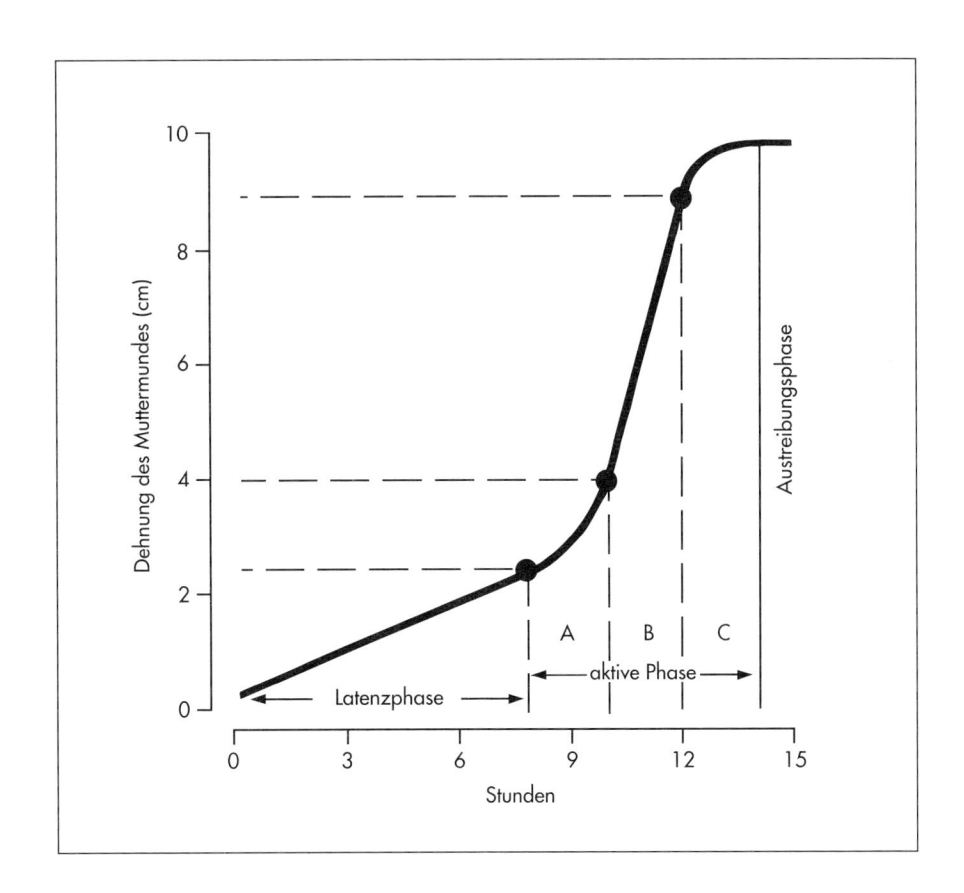

**Abb. 34.11:** Die Wehen werden (je nach Weite des Muttermundes) in die Eröffnungsphase und die Austreibungsphase unterteilt. Die Eröffnungsphase wird weiter unterteilt in eine Latenzphase und eine aktive Phase. Die aktive Phase besteht ihrerseits aus einer Akzelerationsphase (A), einer Phase der maximalen Akzeleration (B) und einer Dezelerationsphase (C). (Abbildung modifiziert nach Friedman EA. Primigravid Labor. A graphicostatistical analysis. Obstet Gynecol 1955; 6:567–89. Reprinted with permission from the American College of Obstetricians and Gynecologists)

**Tab. 34.5:** Regelwidriger Geburtsverlauf

| verlängerte Latenzphase | Geburtsstillstand in der Eröffnungsphase | Geburtsstillstand während der Austreibungsphase | |
|---|---|---|---|
| Primigravida | 20 Stunden | keine weitere Dehnung des Muttermundes für 2 Stunden | kein weiteres Tiefertreten für 1 Stunde |
| Multigravida | 14 Stunden | wie oben | wie oben |

Grund für einen verzögerten Geburtsablauf während der späten Eröffnungsperiode (aktive Phase), sind ein Mißverhältnis zwischen Kopf und Becken und eine kindliche Lage- oder Einstellungsanomalie.

Auch Anästhesieverfahren beeinflussen die Uterusaktivität und den Geburtsverlauf. Es wird angenommen, daß der Geburtsverlauf verzögert wird, wenn bereits zu einem relativ frühen Zeitpunkt ein Regionalanästhesieverfahren durchgeführt wird [51]. Da der Geburtsablauf in den frühen Phasen der Geburt sehr variieren kann, ist es schwierig, diese Vermutung wissenschaftlich zu belegen. Während der Latenzphase können die Wehen z. B. wieder abnehmen, auch wenn keine Regionalanästhesie durchgeführt wurde. Andererseits kann eine schmerzbedingte Katecholaminsekretion koordinierte und effektive Uteruskontraktionen derart behindern, daß durch eine Schmerzfreiheit aufgrund eines entsprechenden Regionalanästhesieverfahrens der Geburtsverlauf in der Frühphase unter Umständen beschleunigt wird. Die Auswirkungen einer Anästhesie auf den Geburtsablauf während der Aktivphase sind dagegen eher voraussehbar. Zum Beispiel bewirkt eine Spinalanästhesie (52) oder eine Periduralanästhesie [53] bis $Th_{10}$ keine signifikante Veränderung von Uterusaktivität oder Geburtsverlauf während der Akzelerationsphase. Voraussetzung ist allerdings, daß keine kindliche Fehllage und kein atypisch vorausgehender Kindsteil vorliegt und daß eine Hypotension vermieden wird. Durch ein Regionalanästhesieverfahren kann jedoch der reflektorische Preßdrang der Gebärenden unterdrückt und die Austreibungsphase verlängert werden. Es liegen jedoch keine Beweise vor, daß eine durch Regionalanästhesieverfahren bedingte Verlängerung des Geburtsablaufs für den Feten schädlich wäre.

Bei Durchführung einer Regionalanästhesie kann häufiger eine Zangengeburt aus Beckenmitte notwendig werden [54]. Auch Relaxierung der Beckenmuskulatur kann die Flexion und Rotation des Feten behindern. Dadurch kann eine hintere Hinterhauptslage begünstigt werden. Diese Gefahr kann dadurch minimiert werden, daß für eine Periduralanästhesie niedrigprozentige Lokalanästhetika zur Anwendung kommen. Hierdurch bleibt die quergestreifte Muskulatur funktionstüchtig. Erst bei tiefstehender Leitstelle und stattgefundener Rotation des Kopfes kann die Beckenbodenmuskulatur durch ein Lokalanästhetikum eventuell ausgeschaltet werden.

Volatile Anästhetika verursachen eine dosisabhängige Abnahme der Uterusaktivität. Das zuverlässigste Verfahren, um eine sofortige Uterusrelaxierung zu erzeugen, ist die Durchführung einer Allgemeinanästhesie. Äquipotente Dosen von Halothan, Enfluran und Isofluran erzeugen eine ähnlich starke Uterusrelaxierung [55]. Dennoch verursachen niedrige Konzentrationen von Halothan (0,5 %) oder Enfluran (1 %) während einer Sectio caesarea keine Abnahme der Uterusaktivität, keine Verstärkung der postpartalen Blutung und keine Beeinflussung der Ansprechbarkeit des Uterus auf Oxytozin. Höhere Konzentrationen von Halothan (1 %) oder Enfluran (2 %) und vermutlich auch von Isofluran führen zu einer Relaxierung des Uterus, hemmen aber nicht die Ansprechbarkeit auf Oxytozin.

## 34.6 Regionalanästhesieverfahren für Wehenschmerz und vaginale Entbindung

Werden Regionalanästhesieverfahren für Wehenschmerz und vaginale Entbindung eingesetzt, so kommt es im Vergleich zu einer Analgesie mittels Inhalationsanästhetika oder parenteral verabreichter Medikamente seltener zu einer fötalen Depression und mütterlichen Aspiration. Um Regionalanästhesieverfahren sinnvoll einsetzen zu können, müssen die für die Leitung der Geburtsschmerzen während Wehen und vaginaler Entbindung zuständigen Nervenbahnen bekannt sein (Abb. 34.12). Der Wehenschmerz zum Beispiel entsteht hauptsächlich in Rezeptoren, die in uterinen und perinealen Strukturen liegen. Die Schmerzimpulse aus Zervix und Uterus verlaufen über Nerven, die von sympathischen Nervenfasern nach zentral begleitet werden und treten auf Höhe $Th_{10}$ bis $L_1$ in das Rückenmark ein. Schmerzfasern aus dem Perineum verlaufen über den Nervus pudendus zu den Rückenmarkssegmenten $S_2$ bis $S_4$. Die Schmerzen während der Eröffnungsperiode entstehen durch eine Dehnung der Zervix, durch Kontraktionen des Uterus und durch Zug am Ligamentum rotundum. Während der Eröffnungsphase handelt es sich um einen viszeralen Schmerz, der in die Dermatome $Th_{10}$ bis $L_1$ übertragen wird.

Während der Austreibungsphase wird der Schmerz durch eine Überdehnung von Perineum, Muskelfaszien, Haut und subkutanem Gewebe verursacht. Dieser Schmerz hat einen typisch somatischen Charakter.

## 34.6 Regionalanästhesieverfahren

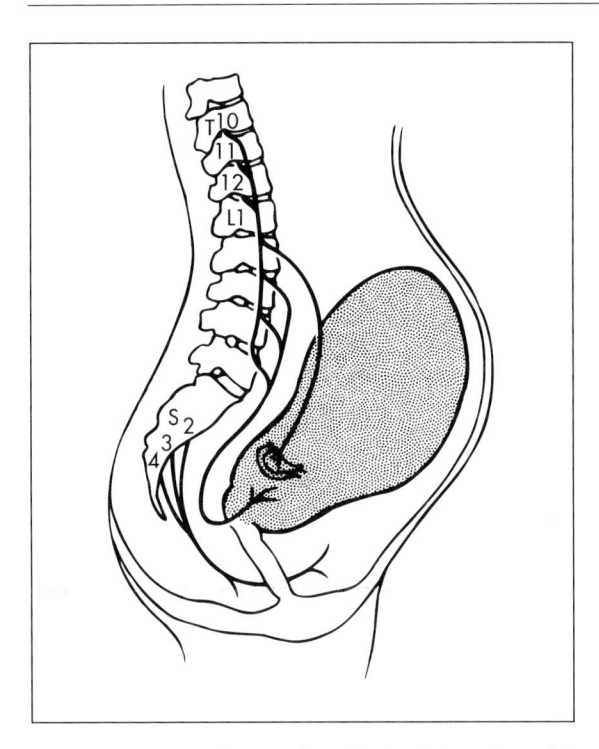

**Abb. 34.12:** Schematische Darstellung der den Geburtsschmerz leitenden Nervenfasern. Die Schmerzen aus der Zervix und dem Uterus werden über Nerven geleitet, die zusammen mit sympathischen Fasern verlaufen und bei $Th_{10}$-$L_1$ in das Rückenmark einmünden. Die Schmerzfasern aus dem Peritoneum verlaufen über die Nervi pudendi zu $S_2$-$S_4$.

**Tab. 34.6:** Regionalanästhesieverfahren zur Schmerztherapie während Wehen und vaginaler Entbindung

| Technik | zu blockierende Bereiche |
| --- | --- |
| Parazervikalblockade | blockiert Schmerzimpulse, die über $Th_{10}$–$L_1$ verlaufen |
| lumbale Periduralanästhesie | |
|   Eröffnungsphase | $T_{10}$–$L_1$ |
|   Austreibungsphase | $T_{10}$–$S_5$ |
| Kaudalanästhesie | $T_{10}$–$S_5$ |
| Sattelblock | $S_1$–$S_5$ |
| Spinalanästhesie | $T_{10}$–$S_5$ |
| Pudendus-Block | $S_2$–$S_4$ |

Schmerzen während Wehen und vaginaler Entbindung können durch eine Parazervikalblockade, eine lumbale Periduralanästhesie, einen Kaudalblock, eine Spinalanästhesie und durch einen Pudendusblock durchbrochen werden (Tab. 34.6). Während der Eröffnungsphase sind vor allem ein Parazervikalblock, eine lumbale Periduralanästhesie und eine Kaudalanästhesie wirkungsvoll. Auch eine intrathekale (mittels Spinalanästhesie) oder peridurale Verabreichung von Opioiden wurde zur Schmerzlinderung während der Eröffnungsphase untersucht. Während der Austreibungsphase kann vor allem durch eine lumbale Periduralanästhesie, eine Kaudalanästhesie, eine Spinalanästhesie und einen Pudendusblock eine Schmerzerleichterung erzielt werden.

### 34.6.1 Parazervikalblockade

Durch Injektion eines Lokalanästhetikums in das Scheidengewölbe lateral der Zervix (bei drei und neun Uhr) werden die sensiblen Fasern aus Uterus, Zervix und oberer Vagina blockiert. Da keine sympathischen Nervenfasern ausgeschaltet werden, kommt es zu keinem Blutdruckabfall bei der Mutter. Da jedoch hierbei die sensiblen Fasern aus dem Perineum nicht blockiert werden, ist der Parazervikalblock nur während der Eröffnungsphase wirkungsvoll.

Der entscheidende Nachteil der Parazervikalblokkade ist darin zu sehen, daß es in 8–40% der Fälle zu einer fetalen Bradykardie kommt. Die Bradykardie entwickelt sich 2–10 Minuten nach Injektion des Lokalanästhetikums [56]. Die Ursache ist nicht klar, aber vermutlich ist die Bradykardie dadurch bedingt, daß es aufgrund der Injektion eines Lokalanästhetikums in unmittelbarer Nähe der Arteriae uterinae zu einem Abfall des uterinen Blutflusses aufgrund einer Vasokonstriktion der uterinen Gefäße kommt. Außerdem wird ein direkter kardiotoxischer Effekt hoher Lokalanästhesiekonzentrationen im fetalen Blut angeschuldigt. Da die Parazervikalregion hoch-vaskularisiert ist, kommt es zu einer schnellen systemischen Resorption des Lokalanästhetikums und zu einem schnellen Übertritt durch die Plazenta in den Feten. Eine Bradykardie im Rahmen einer Parazervikalblockade verursacht außerdem oft eine fetale Azidose. Es erscheint ratsam, diesen Block bei solchen Gebärenden zu vermeiden, bei denen eine uteroplazentare Insuffizienz oder gleichzeitig eine fetale Asphyxie besteht. Falls ein Parazervikalblock durchgeführt wird, ist stets eine kontinuierliche Überwachung der fetalen Herzfrequenz notwendig.

### 34.6.2 Intrathekale oder peridurale Opioidgabe

Die Wirksamkeit einer subarachnoidalen oder periduralen Opioidgabe zur Therapie viszeraler Schmerzen während der Eröffnungsphase ist nicht gut untersucht. Die Wirkung scheint davon abzuhängen, wo das Opiod injiziert und in welcher Dosis es verabreicht wird. So führt zum Beispiel die subarachnoidale Injektion von 1–2 mg Morphin während der Eröffnungsphase innerhalb 15–60 Minuten zu einer vollständigen Analgesie, die 8–11 Stunden anhält [57]. Dagegen war es durch eine peridurale Verabreichung von Morphin (2–5 mg) nicht möglich, während der Eröffnungsphase eine suffiziente Analgesie zu erzeugen. 7,5 mg Morphin waren bei einigen Gebärenden allerdings ausreichend [58]. Zu den bei einer intrathekalen oder periduralen Verabreichung von Opioiden auftretenden Nebenwirkungen bei der Mutter gehören eine hohe Inzidenz an Pruritus, Somnolenz und Erbrechen. Eine Depression des Neugeborenen scheint nicht aufzutreten. Während der Austreibungsphase und beim Auftreten somatischer Schmerzen ist es notwendig, zusätzlich zu den Opioiden ein Lokalanästhetikum in den Subarachnoidal- oder Periduralraum zu injizieren.

### 34.6.3 Lumbale Periduralanästhesie

Eine kontinuierliche Periduralanästhesie ist gut geeignet, falls die Eröffnungsphase schon weiter fortgeschritten ist. Dies ist dann der Fall, wenn die Dilatation der Zervix bei Erstgebärenden 6–8 cm oder bei Mehrgebärenden 4–6 cm beträgt, und kräftige und regelmäßige Uteruskontraktionen bestehen. Die Vorteile einer Periduralanästhesie sind 1. die Möglichkeit, während der Eröffnungsphase eine segmentale Analgesie ($Th_{10}$ bis $T_{12}$) zu erzielen, 2. daß nur minimale Dosen von Lokalanästhetika benötigt werden und 3. daß der Muskeltonus der Beckenmuskulatur erhalten bleibt, so daß eine Rotation des kindlichen Kopfes leichter stattfinden kann. Eine Schmerzerleichterung während der Eröffnungsphase kann dadurch erreicht werden, daß 6–8 ml Bupivacain 0,25% in den lumbalen Periduralraum injiziert werden. Diese niedrige Dosis eines Lokalanästhetikums erzeugt eine segmentale Analgesie und es ist unwahrscheinlich, daß eine Sympathikusblockade auftritt, die zu einem relevanten Abfall des mütterlichen Blutdrucks führt. Dennoch sollten die Gebärenden angehalten werden, in der Seitenlage zu verbleiben. Gegebenenfalls kann durch Zusatz geringer Dosen eines Opioids (50–150 mikrog Fentanyl) zu sehr niedrigen (subanästhetischen) Lokalanästhetikakonzentrationen (0,125%iges Bupivacain) der Analgesiebeginn beschleunigt werden. Außerdem ist hierbei nur eine minimale Schwächung der Muskulatur zu erwarten. Durch Zumischen von Fentanyl zu höherprozentigem Bupivacain konnte dagegen keine Verbesserung der Analgesie (im Vergleich zum Lokalanästhetikum allein) mehr erzielt werden [59]. Um bei Fortschreiten der Geburt auch eine Analgesie des Perineums zu erreichen, muß mehr Lokalanästhetikum verabreicht werden. Sollte eine Sectio caesarea notwendig werden, so kann durch eine Ausdehnung der Periduralblockade auch hierfür eine adäquate Analgesie erzielt werden.

Es ist eine klinische Erfahrung, daß es – falls das Lokalanästhetikum während einer Wehe in den Periduralraum injiziert wird – zu einer höheren Ausbreitung der Anästhesie kommen kann. Dennoch war es im Rahmen einer kontrollierten Studie nicht möglich, einen Unterschied im sensiblen Niveau festzustellen, egal, ob das Lokalanästhetikum während oder zwischen den Wehen verabreicht wurde [60]. Die Uteruskontraktionen scheinen also die Ausbreitung des Lokalanästhetikums im Periduralraum nicht wesentlich zu beeinflussen.

### 34.6.4 Kaudalblock

Wird in den sakralen Periduralraum ein Katheter eingeführt, dann kann durch die Injektion von 10–12 ml 0,25%igen Bupivacains eine ausreichende Analgesie erzielt werden. Die Vorteile dieses Verfahrens sind im Vergleich zu einer kontinuierlichen Periduralanästhesie die geringere Inzidenz einer versehentlichen Durapunktion und eine bessere Analgesie des Damms. Zu den Nachteilen dieser Technik gehören 1. die Schwierigkeit, die Sakralgegend sauber zu halten, 2. technische Schwierigkeiten bei ungefähr 10% der Patientinnen, die meistens durch Abweichungen der sakralen Anatomie bedingt sind, 3. eine hohe Inzidenz an Malrotationen des kindliches Kopfes, 4. die Möglichkeit toxischer Reaktionen aufgrund einer Resorption des Lokalanästhetikums und 5. die versehentliche Injektion in den kindlichen Kopf. Schließlich ist es mit dieser Technik unter Umständen nicht möglich, ein entsprechend hohes Analgesieniveau zu erreichen, falls eine Sectio caesarea notwendig werden sollte.

### 34.6.5 Spinalanästhesie und Sattelblock

Ein Sattelblock kann unmittelbar vor der vaginalen Entbindung durchgeführt werden, indem eine kleine Dosis an z.B. hyperbarem Tetracain (3–5 mg) oder Lidocain (25–30 mg) in den lumbalen Spinalraum injiziert wird. Die Gebärende wird in eine sitzende Position gebracht. Die sitzende Position wird für 60–90 Sekunden beibehalten, damit es nur zu einer Anästhesie der perinealen Region (also derjenigen Körperanteile, mit denen der Reiter Kontakt mit dem Sattel hat) kommt. Ein korrekt durchgeführter Sattelblock führt zu keiner vollständigen Schmerzbefreiung, da die afferenten Fasern aus dem Uterus nicht blockiert werden. Ein reiner Sattelblock wird in der Praxis selten erreicht. Häufiger kommt es zu einer sensiblen Blockade bis $TH_{10}$. Dadurch werden auch die aufgrund von Uteruskontraktionen verursachten Wehen blockiert.

Die Injektion eines Lokalanästhetikums in den Spinalraum ist technisch einfach durchzuführen und erzeugt einen schnellen und zuverlässigen Wirkungseintritt. Wenn das sensible Niveau unter $TH_{10}$ bleibt, führt die Spinalanästhesie zu keiner stärkeren Sympathikusblockade und die Wahrscheinlichkeit eines Blutdruckabfalls ist gering. Der größte Nachteil ist das gelegentliche Auftreten eines postspinalen Kopfschmerzes. Typischerweise wird dieser Kopfschmerz beim Einnehmen einer sitzenden Position verstärkt und nimmt in Rückenlage ab. Die Ursache dieser Schmerzen ist ein Druckabfall im Liquor cerebrospinalis aufgrund eines Liquorverlustes durch das Punktionsloch. Im Vergleich mit nichtschwangeren Patientinnen ist das Auftreten solcher Kopfschmerzen bei Gebärenden etwa doppelt so hoch. Die Inzidenz von postspinalen Kopfschmerzen kann durch die Verwendung dünnkalibriger Nadeln (25 Gauge) gesenkt werden (Inzidenz 1% oder weniger). Es muß jedoch berücksichtigt werden, daß es bei einer versuchten Periduralanästhesie in ein bis zwei Prozent zu einer versehentlichen Durapunktion kommt. In diesem Falle wird die Dura mit einer großkalibrigen Nadel (17–18 Gauge) perforiert; mehr als die Hälfte dieser Patientinnen entwickeln schwere Kopfschmerzen. Bleiben die Kopfschmerzen trotz Bettruhe und Flüssigkeitszufuhr bestehen, so wird empfohlen, in den Periduralraum autologes Blut zu injizieren (Blutpatch). Falls eine Spinalanästhesie von einer Relaxierung der Bauchmuskulatur begleitet ist, wird häufiger eine Zangenentbindung notwendig.

Rückenschmerzen können sowohl nach einer Periduralanästhesie als auch nach einer Spinalanästhesie im Rahmen einer vaginaler Entbindung auftreten. Gebärende klagen häufig über Rückenschmerzen, aber die Inzidenz ist nach einer Allgemeinanästhesie und nach Regionalanästhesieverfahren ähnlich hoch. Diese Rückenschmerzen sind vermutlich durch eine Überdehnung der Bänder aufgrund der Schwangerschaftslordose bedingt. In sehr seltenen Fällen kann es aufgrund der Muskelanspannungen während der Wehen zu einem Bandscheibenvorfall mit nachfolgender Kompression einer Nervenwurzel kommen, was sich typischerweise als Rückenschmerzen und Taubheit in dem betreffenden Segment äußert.

Der häufigste Grund für eine Nervenschädigung in der postpartalen Phase ist eine Kompression des Truncus lumbosacralis zwischen dem tiefertretenden kindlichen Kopf und dem Os sacrum. Eine Verletzung des Truncus lumbosacralis ist durch einen Fallfuß und durch einen Sensibilitätsverlust gekennzeichnet. Zusätzlich kann es durch eine Kompression des Nervus femoralis ($L_{2-4}$) oder des Nervus cutaneus femoris lateralis in Bereich des Leistenbandes zu einem Sensibilitätsverlust an der Vorder- und Innenseite des Beines und am lateralen Oberschenkel kommen. Diese Nervenkompression tritt normalerweise auf, wenn die Gebärende zu lange in der Steinschnittlagerung verbleibt. Der Ischiasnerv ($L_4$-$S_3$) unterteilt sich in den Nervus peroneus communis und den Nervus tibialis. Der Nervus peroneus communis verläuft sehr oberflächlich um das Fibulaköpfchen und kann in diesem Bereich durch eine Kompression aufgrund einer unsachgemäßen Lagerung in einer Fußhalterung während der vaginalen Entbindung beschädigt werden (vgl. Kapitel 18). Eine solche Nervenschädigung äußert sich in der Unfähigkeit, die Großzehen nach dorsal zu flektieren, in einem Fallfuß und einem Sensibilitätsverlust im Bereich des lateralen Unterschenkels und dem Fußrücken. Entwickelt sich – insbesondere nach der Durchführung einer Peridural- oder Spinalanästhesie – in der postpartalen Phase ein neurologisches Defizit, so ist es wichtig zu unterscheiden, ob die Läsion im Bereich des Spinalkanals oder distal der Foramina intervertebralia liegt.

Die Inzidenz von Parästhesien und motorischen Störungen beträgt nach den Wehen und einer vaginalen Entbindung ungefähr 0,19% [61]. Die Inzidenz ist unabhängig davon, ob eine Regionalanästhesie durchgeführt wurde oder nicht. Diese Symptome bilden sich jedoch mit einer unterstützenden Therapie innerhalb von 72 Stunden wieder zurück.

Bei Gefäßanomalien im Bereich des Rückenmarks werden normalerweise bereits vor Beginn der Wehen Schwächeperioden in den Beinen beschrieben. Sehr selten kann durch die Punktion einer Periduralvene bei Anlage einer Periduralanästhesie ein peridurales Hämatom entstehen. Diese mögliche Komplikation tritt am ehesten bei Patientinnen auf, die eine vorbestehende Gerinnungsstörung haben.

### 34.6.6 Pudendus-Block

Ein Pudendus-Block wird durch den Geburtshelfer unmittelbar vor dem vaginalen Durchtritt durchgeführt. Ein bilateraler Pudendusblock (z.B. unter Verwendung von 10 ml einer 1%igen Lidocainlösung) erzeugt eine zufriedenstellende Analgesie des Dammes für eine normale vaginale Entbindung. Für eine Zangenentbindung ist die Analgesie jedoch nicht ausreichend. Diese Form der Leitungsanästhesie führt nicht zu einer Blockade des sympathischen Nervensystems. Der Geburtsablauf wird nicht verlängert. Leider gelingt selbst dem Erfahrenen eine gut sitzende bilaterale Pudendus-Blockade nur in ungefähr 60% der Fälle.

## 34.7 Inhalationsanalgetika für die vaginale Entbindung

Ziel einer Inhalationsanalgesie muß es sein, während der Eröffnungs- und Austreibungsphase eine wache und kooperative Gebärende mit intakten laryngealen Schutzreflexen zu haben. Die größte Gefahr besteht darin, daß es bei einer versehentlichen Überdosierung der Inhalationsanalgetika zu einem Verlust der Schutzreflexe kommt. Dies wird durch die während der Schwangerschaft erniedrigte funktionelle Residualkapazität und den erniedrigten Anästhetikabedarf begünstigt.

Da die Inhalationsanästhetika gut fettlöslich sind und ein niederes Molelulargewicht besitzen, überwinden sie sehr schnell die Plazentarschranke. Die Depression des Neugeborenen ist direkt davon abhängig, wie hoch die Konzentration des der Mutter verabreichten Inhalationsanästhetikums und wie lang die Verabreichungsdauer ist. Analgetische Konzentrationen an Inhalationsanästhetika führen jedoch – selbst wenn sie über einen längeren Zeitraum verabreicht wurden – zu keiner stärkeren Depression des Feten [62].

Lachgas muß mindestens für ca. 50 Sekunden inhaliert werden, bevor wirksame analgetische Konzentrationen erreicht werden. Wird Lachgas nur während der Uteruskontraktionen verabreicht, ist die Analgesie nur unzureichend. Durch eine kontinuierliche Verabreichung von 30–40% Lachgas kann dagegen eine effektivere Analgesie erreicht werden. Nach der Entbindung kann es jedoch beim Neugeborenen durch die sehr schnelle Rückdiffusion von Lachgas aus dem Blut in die Alveolen zu einer Diffusionshypoxie kommen. Daher scheint es bei Kindern, die unter einer Lachgaszufuhr entbunden wurden, sinnvoll zu sein, nach der Entbindung für 30–60 Sekunden zusätzlichen Sauerstoff zuzuführen.

Die intermittierende Inhalation von Methoxyfluran (0,1–0,3 %) stellt eine Alternative zur kontinuierlichen Lachgasgabe dar. Analgetische Konzentrationen von Methoxyfluran führen zu keiner bedrohlichen Beeinträchtigung der mütterlichen laryngealen Reflexe, und die Neugeborenen sind nicht sediert. Die Serum-Fluorid-Spiegel sind jedoch sowohl bei der Mutter als auch beim Neugeborenen (proportional zu der verabreichten Methoxyflurankonzentration) erhöht [63, 64]. Es gibt jedoch keine Hinweise darauf, daß es hierdurch bei den Gebärenden oder den Neugeborenen zu einer Nierenfunktionsstörung kommt. Enfluran (0,5 %) bewirkt während der Austreibungsphase eine vergleichbare Analgesie wie 30–40 % Lachgas [65]. Halothan ist zur Inhalationsanalgesie während der Wehen nicht beliebt, da es zu einer Bewußtlosigkeit kommen kann, bevor eine adäquate Analgesie bei der Gebärenden erreicht wird.

## 34.8 Narkoseführung bei einer Sectio caesarea

Häufige Indikationen für eine Sectio caesarea sind ein bereits bei einer früheren Entbindung durchgeführter Kaiserschnitt, ein Mißverhältnis zwischen kindlichem Kopf und mütterlichen Becken, ein Geburtsstillstand, eine mütterliche Blutung ex utero und eine fetale Asphyxie. Während früher gefordert wurde, daß nach einer vorausgegangenen Sectio caesarea bei allen späteren Schwangerschaften ebenfalls ein Kaiserschnitt durchgeführt werden muß, wird dies heute nicht mehr so streng gesehen. In ausgewählten Fällen (vorausgegangene quere Uterinsegment im Rahmen einer Kopflage), ist es möglich, trotz einer vorausgegangenen Sectio caesarea eine vaginale Entbindung durchzuführen [66]. Indikation für eine Sectio caesarea kann auch sein, mögliche Verletzungen einer schwierigen vaginalen Entbindung (wie z. B. bei einer Steißlage) zu vermeiden.

Durch den Einsatz elektronischer und biochemischer Überwachungsverfahren ist es inzwischen möglich, gefährdete Feten, bei denen eine sofortige Entbindung per Sectio caesarea notwendig ist, zu erfassen. Wenn davon ausgegangen wird, daß bei 15 % aller Geburten eine Sectio caesarea durchgeführt wird, läßt sich abschätzen, daß diese Operation in den Vereinigten Staaten über 500 000 mal pro Jahr durchgeführt wird und damit insgesamt eine der häufigsten Operationen darstellt [67].

Die Entscheidung, ob für eine Sectio caesarea eine Vollnarkose oder Regionalanästhesie durchgeführt wird, hängt von den Wünschen der Patientin und davon ab, ob eine fetale Asphyxie vorliegt. Besteht eine fetale Asphyxie, so sollte eine Vollnarkose vorgezogen werden, da diese sehr schnell durchgeführt werden kann und ein Blutdruckabfall bei der Mutter weniger wahrscheinlich ist. Ein Regionalanästhesieverfahren wird häufig bei einer elektiven Sectio caesarea durchgeführt, insbesondere wenn die Gebärende bei Bewußtsein bleiben will. Außerdem wird bei Durchführung eines Regionalanästhesieverfahrens die Wahrscheinlichkeit einer Aspiration bei der Mutter minimiert und eine fetale Depression vermieden.

### 34.8.1 Allgemeinanästhesie

Im Rahmen der präoperativen Medikation kann versucht werden, den pH-Wert des Magensafts medikamentös anzuheben (vgl. Abschnitt: Veränderungen des Gastrointestinaltrakts). Häufig werden zu diesem Zwecke Antazida eingesetzt. Oft werden vor der Narkoseeinleitung Antazida wie Natriumzitrat verabreicht. Auch mit einem $H_2$-Blocker wie Cimetidin kann der pH-Wert des Magensafts angehoben werden. Da die $H_2$-Blocker aber im Gegensatz zu Antazida erst mit einer längeren Verzögerung wirken, ist der Einsatz dieser Medikamente nicht sinnvoll, falls die Narkoseeinleitung sofort durchgeführt werden muß (30). Außerdem hat Cimetidin im Gegensatz zu den Antazida keinen Einfluß auf den pH-Wert des Sekrets, das sich zum Zeitpunkt der Medikamentenverabreichung bereits im Magen befindet. Antazida sind daher eindeutig die Mittel der ersten Wahl, falls eine notfallmäßige Sectio caesarea durchgeführt werden muß und der pH-Wert des Magensafts angehoben werden soll. Zur Beschleunigung der Magenentleerung kann vor der Narkoseeinleitung auch Metoclopramid verabreicht werden, obwohl der Nutzen dieses Medikaments bei Gebärenden, die sich einer elektiven Sectio caesarea unterziehen müssen, nicht bewiesen ist (vgl. Abschnitt: Veränderungen des Gastrointestinaltrakts). Ist man der Auffassung, daß ein Anticholinergikum verabreicht werden muß, so bietet sich Glykopyrrolat an, da dessen quartäre Ammoniumstrukur einen stärkeren Übertritt über Lipidmembranen wie die Plazentarschranke verhindert. Schließlich kann, falls es sich um eine elektive Sectio caesarea handelt und die Gebärende sehr ängstlich ist, eventuell ein Benzodiazepin zur Angstminderung verabreicht werden.

Nach einer längeren Präoxygenierung wird die Narkose normalerweise mit einer intravenösen Injektion von Thiopental (3–4 mg/kg) eingeleitet. Zur Erleichterung der endotrachealen Intubation wird Succinylcholin verabreicht. Der Krikoiddruck sollte solange durchgeführt werden, bis die Luftwege mit einem Endotrachealtubus gesichert sind. Eine ausreichende Präoxygenierung ist wichtig, da es während einer Apnoe, wie sie während der endotrachealen Intubation auftritt, bei der Schwangeren zu einem sehr schnellen Abfall der arteriellen Oxygenierung kommt. Diese sehr schnell auftretende arterielle Hypoxie ist dadurch bedingt, daß während der Schwangerschaft die funktionelle Residualkapazität erniedrigt und der Sauerstoffbedarf erhöht ist. Vor der Narkoseeinleitung sollte eine kleine Dosis eines nicht-depolarisierenden Muskelrelaxans verabreicht werden, um Faszikulationen durch das nachfolgend verabreichte Succinylcholin zu vermeiden.

Thiopental überschreitet sehr schnell die Plazentarschranke; bereits nach einer Minute sind im Nabelvenenblut maximale Konzentrationen vorhanden. Falls die der Mutter verabreichte Dosierung 4 mg/kg nicht überschreitet (68), kommen jedoch keine hohen Konzentrationen am fetalen Gehirn an. Aufgrund der Clearance der fetalen Leber und der Vermischung des Nabelvenenblutes mit dem Blut aus Eingeweiden und unteren Extremitäten, flutet am Gehirn des Feten eine niedrigere Konzentration des Medikamentes an. Es ist sicher nicht von Vorteil, die Abnabelung solange zu verzögern, bis sich das Thiopental bei der Mutter oder dem Feten umverteilt hat.

Zur Aufrechterhaltung der Narkose bis zur Abnabelung wird oft Lachgas (50–60%), Sauerstoff und Succinylcholin verwendet. Da während der Schwangerschaft die funktionelle Residualkapazität erniedrigt ist, gleicht sich bei der Mutter die alveoläre Lachgaskonzentration rasch der inspiratorischen Konzentration an. Außerdem ist zu beachten, daß Lachgas sehr schnell die Plazentarschranke überwinden kann. Dennoch sind die am zentralen Nervensystem des Föten anflutenden Lachgaskonzentrationen niedrig, da Lachgas schnell in die Gewebe aufgenommen wird und es außerdem zur Verdünnung des Nabelvenenblutes mit dem aus den unteren Extremitäten stammenden Blut kommt. Die Depression des fötalen ZNS durch Lachgas ist daher minimal. Lachgas verursacht auch keine nennenswerte Uterusrelaxierung.

Der größte Nachteil, falls bis zur Abnabelung des Kindes nur Sauerstoff und Lachgas verabreicht werden, besteht darin, daß die Patientin während der Operation wach sein könnte. Es gibt Berichte, nach denen Patientinnen in 2–26% während einer Sectio caeserea etwas wahrnehmen [69]. Durch die zusätzliche Verabreichung von niedrigen Konzentrationen eines volatilen Anästhetikums (Halothan 0,5 %, Enfluran 1,0%, Isofloran 0,75%) zum Lachgas kann eine Amnesie der Gebärenden sichergestellt werden [70]. Diese niedrigen Konzentrationen eines volatilen Anästhetikums führen zu keinem verstärkten Blutverlust bei der Mutter, bewirken kein verändertes Ansprechen des Uterus auf Oxytozin und verursachen keine Depression des Neugeborenen. Ein weiterer Vorteil bei der Anwendung von volatilen Anästhetika besteht darin, daß die inspiratorische Lachgaskonzentration erniedrigt werden kann. Durch eine Erhöhung der inspiratorischen Sauerstoffkonzentrationen kann die Oxygenierung des Feten verbessert werden. Schließlich kommt es bei gleichzeitiger Verabreichung von Lachgas und einem volatilen Anästhetikum zu geringeren Reaktionen des sympathischen Nervensystems auf operative Maipulationen. Da volatile Anästhetika außerdem die endogene Noradrenalinfreisetzung hemmen, kann der uterine Blutfluß besser konstant gehalten werden [33].

Es muß eine kontrollierte Ventilation durchgeführt werden. Eine exzessive Hyperventilation ist zu vermeiden, da höhere positive Beatmungsdrucke zu einer Verminderung des uterinen Blutflusses führen können. Außerdem führt eine respiratorische Alkalose zu einer erhöhten Sauerstoffaffinität des mütterlichen Hämoglobins, wodurch der transplazentare Sauerstofftransport zum Feten vermindert wird.

Zur Muskelrelaxierung kann Succinylcholin verwendet werden. Obwohl am Geburtstermin die Aktivität der Plasmacholinesterase erniedrigt ist, scheint die klinische Wirkung von Succinylcholin nicht verändert zu sein (vgl. Abschnitt: Veränderungen der Leber) [16]. Wird Succinylcholin bei Gebärenden verabreicht, die unerwarteterweise eine atypische Cholinesterase aufweisen, so führt dies bei Neugeborenen, die für diesen Enzymdefekt ebenfalls homozygot sind, zu einer verlängerten Apnoephase [71]. Zur Muskelrelaxation können anstatt Succinylcholin die mittellang wirkenden Medikamente Atracurium und Vecuronium verabreicht werden.

Sowohl Succinylcholin als auch nicht-depolarisierende Muskelrelaxantien überschreiten, falls sie in klinisch üblichen Dosierungen verabreicht werden, nur in so geringem Ausmaß die Plazentarschranke, daß sie keine Wirkung bei dem Neugeborenen verursachen können. Da nach einer Verabreichung von Gallamintriäthyljodid Jodidionen im fetalen Plasma nachgewiesen werden konnten, wurde vermutet, daß dieses Muskelrelaxans die Plazentarschranke in stärkerem Maße überschreitet. Diese Tatsache beruht jedoch vermutlich darauf, daß Jodidionen unabhängig vom Gallamin die Plazentarschranke überschreiten. Es kann davon ausgegangen werden, daß Gallamin genau wie die anderen Muskelrelaxantien die Plazentarschranke nur in geringem Ausmaß überschreitet.

Zu welchem Zeitpunkt bei Durchführung einer Allgemeinanästhesie die Abnabelung am besten durchgeführt wird, ist umstritten. Besteht keine mütterliche Hypotension, so ist eine Zeitspanne bis zu nahezu 30 Minuten zwischen Narkoseeinleitung und Abnabelung des Kindes mit keiner Azidose des Neugeborenen verbunden [72]. Wichtiger ist es, die Zeitspanne zwischen Inzision des Uterus und Abnabelung kurz zu halten. Falls die Zeitspanne zwischen Inzision des Uterus und Abnabelung länger als 90 Sekunden dauert, sind die Apgarwerte oft erniedrigt. Die nachteiligen Auswirkungen, die durch eine verlängerte Zeitspanne zwischen Inzision des Uterus und Abnabelung entstehen, können dadurch bedingt sein, daß es aufgrund von Manipulationen am Uterus zu einer verminderten uteroplazentaren Durchblutung und/oder einem verminderten Blutfluß in der Nabelvene kommt. Werden alle Faktoren berücksichtigt, so scheint es ratsam, sowohl die Zeit zwischen Narkoseeinleitung und Abnabelung als auch die Zeitspanne zwischen Inzision des Uterus und Abnabelung so kurz wie möglich zu halten. Hierdurch können für das Neugeboren optimale Bedingungen sichergestellt werden.

Nach der Abnabelung kann zusätzlich ein volatiles Anästhetikum oder ein Opioid verabreicht werden. Es scheint vernünftig zu sein, wenn vor Abschluß des operativen Eingriffes eine Magensonde eingeführt wird, um das Magensekret abzusaugen. Der geblockte Endotrachealtubus sollte erst entfernt werden, nachdem die mütterlichen laryngealen Reflexe sicher zurückgekehrt sind. Außerdem scheint es wichtig zu sein, dem Neugeborenen für 30–60 Sekunden Sauerstoff zu verabreichen. Denn aufgrund einer raschen Rückdiffusion von Lachgas aus dem Kreislauf des Neugeborenen in dessen Lungen kann es zu einer arteriellen Hypoxämie kommen. Durch Sauerstoffgabe läßt sich eine Diffusionshypoxie vermeiden.

### 34.8.2 Regionalanästhesieverfahren

Für eine elektive Sectio caesarea werden oft eine Spinal- oder Periduralanästhesie durchgeführt. Diese Narkoseform ermöglicht es der Mutter, wach zu bleiben. Bei dieser Narkoseform ist auch die Wahrscheinlichkeit einer mütterlichen Aspiration minimiert, es kommt außerdem zu keiner Depression durch Allgemeinanästhetika und es ist möglich, der Mutter hohe inspiratorische Sauerstoffkonzentrationen zu verabreichen. Die Entscheidung, ob eine Spinal- oder Periduralanästhesie durchgeführt wird, muß in jedem Einzelfall anhand der Vor- und Nachteile dieser Verfahren individuell entschieden werden. Wird den Gebärenden während einer Regionalanästhesie zusätzlich Sauerstoff verabreicht, so können damit die fetalen Sauerstoffreserven während einer Sectio caesarea verbessert werden.

#### Spinalanästhesie

Vorteile einer Spinalanästhesie sind die leichte Durchführbarkeit und die hohe Erfolgsrate. Da hierzu nur niedrige Dosen an Lokalanästhetika benötigt werden und die Resorption des Lokalanästhetikums aus dem Spinalraum minimal ist, kommt es zu keiner Depression des Feten. Die Nachteile dieses Verfahrens sind darin zu sehen, 1. daß es schwierig ist, die Höhe der Spinalanästhesie vorherzusehen, 2. daß es häufig durch die plötzlich einsetzende Sympathikusblockade zu einer Hypotension kommt, 3. daß Übelkeit und Erbrechen und 4. postoperativer Kopfschmerz auftreten können.

Gebärende neigen nach Einsetzen der Spinalanästhesie besonders stark zu einem Blutdruckabfall. Besteht eine rege Wehentätigkeit, kommt es seltener zu einem Blutdruckabfall als bei Patientinnen, die keine Wehen haben. Eine mögliche Erklärung kann sein, daß es bei jeder Uteruskontraktion zu einer Autotransfusion von ungefähr 300 ml Blut kommt. Eine Hypotension ist gefährlich, denn ein Blutdruckabfall bei der Mutter führt zu einem ähnlich stark ausgeprägten Abfall von uterinem Blutfluß und Plazentardurchblutung. Hierdurch kann es zu einer fetalen Hypoxämie und Azidose kommen. Inzidenz und Ausmaß des Blutdruckabfalles können dadurch minimiert werden, daß der Uterus kontinuierlich nach links verlagert wird, daß 10–30 Minuten vor Anlage der Blockade 500–1000 ml Elektrolytlösung intravenös verabreicht werden und daß ungefähr 15 Minuten vor Anlage der Spinalanästhesie 25–50 mg Ephedrin intramuskulär verabreicht werden [73]. Kommt es trotz dieser Maßnahmen zu einem Blutdruckabfall (systolischer Blutdruck bei normotensiven Gebärenden unter 100 mm Hg oder einem 30%igen Abfall bei vorher hypertensiven Gebärenden), so ist die zusätzliche intravenöse Verabreichung von Ephedrin (2,5–10 mg) angezeigt. Kommt es nach Anlegen einer Spinalanästhesie zu Übelkeit, so sollte sofort an einen Blutdruckabfall mit einer Verminderung des zerebralen Blutflusses gedacht werden. Ist keine Hypotension vorhanden, so kann eine Übelkeit durch Zug am Peritoneum bedingt sein. Eine andere Ursache für eine Übelkeit nach Anlage einer Spinalanästhesie kann die Ausschaltung der Sympathikusfasern bei noch intakter vagaler Innervation sein. Ist die Übelkeit durch eine überhöhte Parasympathikusaktivität bedingt, so kann die intravenöse Verabreichung eines Anticholinergikums in Betracht gezogen werden. Obwohl von Glykopyrrolat anzunehmen ist, daß es die Plazentarschranke in geringerem Ausmaße überschreitet als Atropin, wird die fetale Herzfrequenz durch die intravenöse Verabreichung von keinem der beiden Medikamente signifikant beeinflußt [74].

Bei der Spinalanästhesie ist z.B. eine 25 Gauge-Kanüle zu empfehlen. Die in den Spinalraum zu injizierende Dosis des Lokalanästhetikums (z.B. Bupivacain, Lidocain oder Tetracain) läßt sich gut anhand der Größe der Gebärenden abschätzen (Tab. 34.7). Damit

**Tab. 34.7:** Dosierungen von Lokalanästhetika für eine Spinalanästhesie bei einer Sectio caesarea

| Größe (cm) | Tetracain (mg) | Lidocain (mg) | Bupivacain (mg) |
|---|---|---|---|
| 155 | 7 | 50 | 7 |
| 155–170 | 8 | 60 | 8 |
| 170 | 9 | 70 | 9 |

eine Sectio caesarea durchgeführt werden kann, muß das sensible Niveau bis zur Höhe Th$_4$–Th$_6$ reichen. Nach Injektion des Lokalanästhetikums in den Spinalraum werden die Schwangeren in Rückenlage gebracht, wobei die rechte Hüfte erhöht gelagert werden sollte, um ein aortokavales Kompressionssyndrom möglichst zu vermeiden. Bis zur Abnabelung des Neugeborenen muß der Blutdruck bei der Mutter häufig kontrolliert werden.

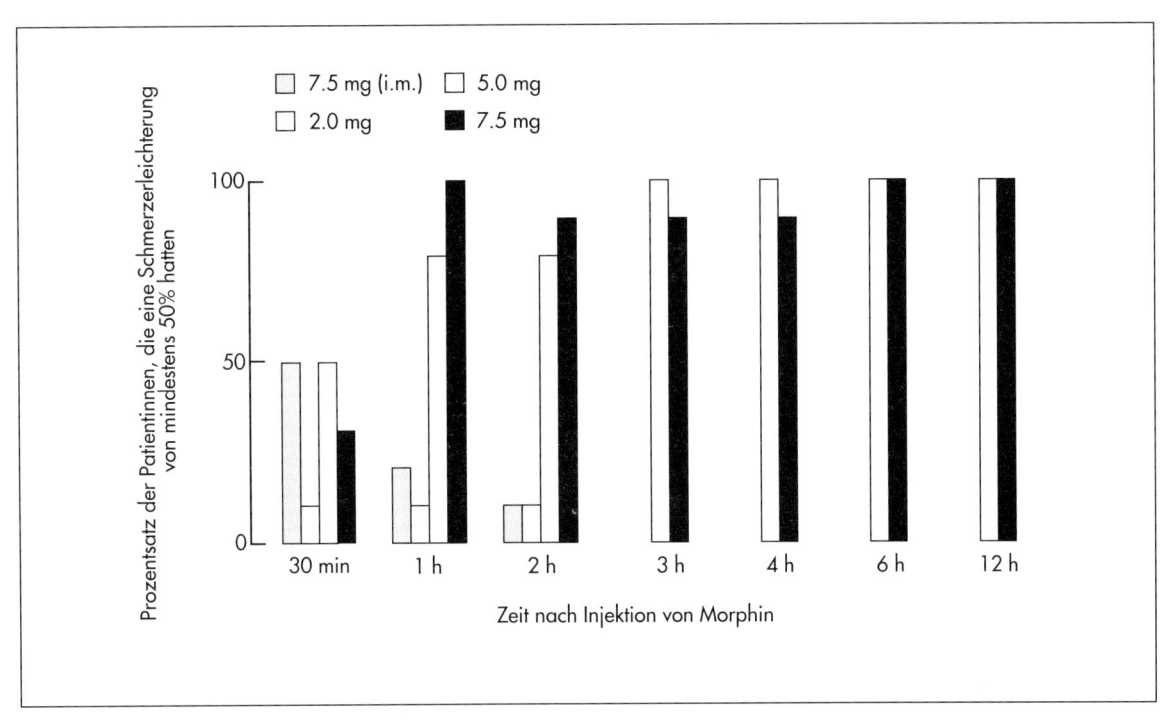

**Abb. 34.13:** Die durch intramuskuläre (i.m.) oder peridurale Morphingabe erzielte Schmerzerleichterung nach einer Sectio caesarea wurde untersucht. Durch die peridurale Injektion von 2 oder 5 mg Morphin konnte eine langfristige Analgesie erzielt werden. (Rosen MA, Hughes SC, Shnider SM, et al. Epidural morphine for the relief of postoperative pain after cesarean delivery. Anesth Analg 1983; 62:666–72 Reprinted with permission from IARS)

### Lumbale Periduralanästhesie

Im Vergleich zur Spinalanästhesie ist bei der lumbalen Periduralanästhesie die Höhe des sensiblen Niveaus besser zu beeinflussen und ein Blutdruckabfall tritt weniger schnell auf. Vermutlich ist der langsamere Eintritt der Sympathikusblockade für den wesentlich langsamer einsetzenden Blutdruckabfall verantwortlich. Im Gegensatz zu einer Spinalanästhesie, werden für die Durchführung einer Periduralanästhesie so hohe Dosen von Lokalanästhetika benötigt, daß mit einer größeren systemischen Resorption zu rechnen ist. Resorbierte Lokalanästhetika, insbesondere Lidocain oder Bupivacain, können die Plazentarschranke überschreiten und zu Veränderungen beim Feten führen. Dennoch unterscheiden sich Neugeborene, deren Müttern eine Periduralanästhesie mit Bupivacain hatten, nicht von solchen Neugeborenen, bei deren Mütter eine Spinalanästhesie durchgeführt wurde. Eine lumbale Periduralanästhesie ist technisch jedoch schwieriger durchzuführen als eine Spinalanästhesie. Postoperativ kommt es nach einer Periduralanästhesie zu keinem Kopfschmerz, da die Dura nicht perforiert wird.

Um während der Durchführung einer Sectio caesarea eine adäquate Anästhesie zu garantieren, muß eine mindestens 0,5 %ige Bupivacainkonzentration in den Periduralraum injiziert werden. Dagegen kann für eine vaginale Entbindung mit einer 0,25 %igen Bupivacainkonzentration eine ausreichende Analgesie erzielt weden. Es wird empfohlen, in der Geburtshilfe keine höhere Konzentration als die 0,5 %ige Bupivacainlösung zu verwenden, um bei einer versehentlichen intravasalen Injektion des Lokalanästhetikums die Wahrscheinlichkeit einer Kardiotoxizität möglichst niedrig zu halten. Wird das Lokalanästhetikum in den Periduralraum injiziert, so ist es zwingend, erst eine Testdosis zu verabreichen, um eine unbemerkte intravenöse oder intraspinale Katheterlage erkennen zu können. Werden als Testdosis 3 ml eines adrenalinhaltigen Lokalanästhetikums (1:200 000 enthält 15 mikrog/pro 3 ml) verabreicht, so führt dies normalerweise zu einer vorübergehenden mütterlichen Tachykardie, falls das Medikament intravenös verabreicht wird und zu den Anzeichen einer Spinalanästhesie, falls das Medikament in den Spinalraum gelangt. Vorausgesetzt, daß es nach Injektion der Testdosis zu keiner Reaktion der Herzfrequenz kommt und auch die Zeichen einer Spinalanästhesie ausbleiben, wird eine weitere Bupivacaindosis über den lumbalen Periduralkatheter injiziert, um ein sensibles Niveau bis zur Höhe Th$_4$–Th$_6$ zu erreichen. Ist ein schneller Eintritt der Analgesie notwendig, so kann 3 %iges Chloroprocain verwendet werden. Falls Chloroprocain verwendet wird, ist es absolut zwingend, eine intrathekale Injektion zu vermeiden, denn nach versehentlicher intrathekaler Injektion großer Volumina dieses Lokalanästhetikums sind bleibende neurologische Schäden beschrieben worden [75, 76]. Werden Lokalanästhetika wie Bupivacain peridural verabreicht, nachdem vorher Chloroprocain injiziert wurde, dann kann die Wirkung geringer ausfallen. Wenn ein schneller Wirkungseintritt erwünscht ist, kann als Alternative zum Chloroprocain unter Umständen das Amidlokalanästhetikum Prilocain in 1–3%iger Lösung verwendet werden. Die Bildung einer Met-Hämoglobinämie nach systemischer Resorption und Metabolisierung des Prilocains ist unwahrscheinlich, falls die in den Periduralraum injizierte Gesamtdosis nicht höher als 600 mg ist. Früher war Lidocain für eine Periduralanästhesie in der Geburtshilfe unbeliebt. Der Grund waren beobachtete Veränderungen des neurologischen Status und Verhaltens bei Neugeborenen, deren Mütter dieses Lokalanästhetikum peridural erhalten hatten. Es gibt jedoch keine überzeugenden Beweise, daß diese Veränderungen gefährlich wären. Außerdem waren diese Ergebnisse nicht reproduzierbar [77]. Daher scheint Prilocain eine geeignete Alternative sowohl zum Bupivacain als auch zum Chloroprocain zu sein.

Die postoperative Analgesie nach einer Sectio caesarea kann auch mittels einer periduralen Opioidgabe durchgeführt werden. Werden z.B. 5–7,5 mg Morphin in den Periduralraum injiziert, führt dies zu einer ungefähr 24 Stunden lang anhaltenden Analgesie ohne kardiopulmonale Nebenwirkungen (Abb. 34.13), [78]. Übelkeit und Juckreiz sind zwar häufig, aber nur schwach ausgeprägt. In der gleichen Studie konnte durch eine intramuskuläre Verabreichung von 7,5 mg Morphin oder durch eine peridurale Gabe von nur 2,0 mg Morphin lediglich eine kurzdauernde und minimale Schmerzerleichterung erzielt werden.

## 34.9 Regelwidriger Geburtsverlauf und Mehrlingsgeburten

Um was für eine Kindslage es sich handelt, kann bei der vaginalen Untersuchung anhand des vorausgehenden Kindsteiles, festgestellt werden. Welche Stellung das Kind hat, hängt davon ab, ob der kindliche Rücken auf der linken (1. Stellung) oder auf der rechten Seite (2. Stellung) der Gebärenden liegt. Ungefähr 90% der Geburten sind vordere Hinterhauptslagen. Alle anderen Lagen und Stellungen werden als regelwidrig bezeichnet.

### 34.9.1 Hintere Hinterhauptlage

Während der Wehen führt der Kopf des Kindes im Geburtskanal eine Rotation durch und stellt sich normalerweise in der vorderen Hinterhauptlage ein. Manchmal rotiert das Hinterhaupt nach dorsal, so daß es zu einer hinteren Hinterhauptlage mit verlängerten und schmerzvollen Wehen kommt. Starke Rückenschmerzen können z.B. dadurch entstehen, daß das Hinterhaupt auf die kaudalen Sakralnerven drückt. Bei einer spontanen Entbindung werden hierbei dem Uterus und der Abdominalmuskulatur eine stärkere Arbeit abverlangt. Die Inzidenz von Zervixeinrissen und Dammrissen sowie einer postpartalen Blutung ist erhöht. Obwohl es hierbei zu einer spontanen Entbindung kommen kann, wird doch häufiger eine manuelle Rotation oder eine Zangenrotation sowie eine instrumentelle Extraktion notwendig. Eine verlängerte Austreibungsphase oder eine schwierige Rotation mittels Zange in Beckenmitte führen häufiger zu einem stärkeren Geburtstrauma, einer intrakraniellen Blutung oder einer Asphyxie des Kindes während der Geburt.

Regionalanästhesieverfahren, die zu einer Relaxierung der mütterlichen Beckenmuskulatur führen, werden am besten erst dann durchgeführt, wenn eine spontane innere Rotation des kindlichen Kopfes stattgefunden hat. Mit Hilfe einer segmentalen lumbalen Periduralanästhesie ($Th_{10}-L_1$) kann eine Schmerzfreiheit während der Geburt erzielt werden. Bleiben dennoch Rückenschmerzen bestehen, dann kann die Analgesie bis in den Sakralbereich ausgedehnt werden, indem zusätzlich noch verdünnte Bupivacainlösung (0,125–0,25%) verabreicht wird. Hierdurch wird die für die innere Rotation des kindlichen Kopfes notwendige Muskulatur nicht gelähmt. Ist eine Rotation mit einer mittelhohen Zange geplant, so sind eine komplette Analgesie und auch eine Relaxierung der Dammuskulatur notwendig.

### 34.9.2 Beckenendlage

In ungefähr 3,5% der Schwangerschaften kommt es anstatt zu einer Schädellage zu einer Beckenendlage. Beckenendlagen werden unterteilt in 1. eine reine Steißlage (die Füße liegen vor dem Gesicht), 2. die vollkommene Steiß-Fußlage (bei der vaginalen Untersuchung können aufgrund einer «Hock-Stellung» das Gesäß und die Füße getastet werden, 3. die unvollkommene Steißfußlage (ein Bein in Hockstellung, ein gestrecktes Bein nach oben geschlagen und 4. vollkommene und unvollkommene Fußlage (das Kind «steht» mit einem oder beiden Beinen im Geburtskanal). Die reine Steißlagen machen ungefähr 60%, die Steiß-Fußlagen ungefähr 10% und die unvollkommenen Fußlagen ungefähr 30% der Beckenendlagen aus.

Die Ursachen einer Beckenendlage sind nicht bekannt. Beckenendlagen werden anscheinend durch ein unreifes Kind, eine Plazenta praevia, mehrere vorausgegangene Schwangerschaften und Anomalien des Uterus begünstigt. Auch kindliche Mißbildungen wie ein Hydrozephalus und ein Hydramnion können mit einer Beckenendlage verbunden sein.

Eine Beckenendlage führt zu einer erhöhten mütterlichen Mortalität. Im Vergleich zu einer Kopflage sind die Gefahr eines Zervixeinrisses, einer Dammverletzung, einer Retention der Plazenta und einer Schocksymptomatik (aufgrund einer Blutung ex utero) erhöht. Auch die Morbidität und Mortalität sind bei diesen Neugeborenen erhöht. Bei diesen Kindern besteht eine erhöhte Gefahr, daß sie während der Entbindung aufgrund einer Nabelschnurkompression eine arterielle Hypoxämie und Azidose erleiden. Ein Nabelschnurvorfall tritt bei ungefähr 10% der Steiß-Fußlagen oder der unvollkommenen Fußlagen auf, während deren Inzidenz für die Kopflagen und die reinen Steißlagen nur 0,5% beträgt. Als Ursache für einen Nabelschnurvorfall wird angenommen, daß der atypisch vorangehende Kindsteil die unteren Uterussegmente nicht vollständig ausfüllen kann. Während der Entwicklung einer Beckenendlage ist außerdem die Gefahr eines Kopftraumas und einer kindlichen intrakraniellen Blutung erhöht.

### 34.9.3 Entbindung durch eine Sectio caesarea

In zunehmenden Maße werden Beckenendlagen durch eine elektive Sectio caesarea entbunden. Handelt es sich um eine geplante Sectio caesarea, so kann sowohl eine Regionalanästhesie als auch eine Allgemeinanästhesie durchgeführt werden. Es sollte berücksichtigt werden, daß es während einer Regionalanästhesie schwierig sein kann, das Kind durch die Uterusinzision herauszuziehen. Liegt die Ursache in einem erhöhten Tonus der Uterusmuskulatur, so muß schnell eine Allgemeinanästhesie durchgeführt werden. Nach der endotrachealen Intubation kommt es mit Verabreichung eines volatilen Anästhetikums (wie z. B. Halothan) zu einer Relaxierung des Uterus.

## 34.10 Vaginale Entbindung

Bei der vaginalen Entbindung einer Steißlage muß die Gebärende in der Lage sein, das Kind soweit auszutreiben, bis der Nabel sichtbar wird. Der Geburtshelfer vollendet dann die Geburt entweder manuell oder mit einer Zange. Die Schmerztherapie während der Wehen wird oft mittels intramuskulärer oder intravenöser Medikation und anschließender Damminfiltration mit einem Lokalanästhetikum oder durch Anlage eines Pudendus-Blockes durchgeführt. Auch Inhalationsanalgetika können verabreicht werden. Falls die Erschlaffung der Dammuskulatur nicht ausreichend für die Geburt des nachfolgenden kindlichen Kopfes ist, oder falls sich das untere Uterinsegment kontrahiert und den Kopf einschließt, kann es notwendig werden, unverzüglich eine Allgemeinanästhesie mit Intubation durchzuführen. Eine Alternative zu Infiltration und Inhalationsanalgesie stellt eine lumbale Periduralanästhesie dar. Die kontinuierliche lumbale Periduralanästhesie ermöglicht einerseits eine Analgesie und eine Relaxierung des Beckens für die Entwicklung des kindlichen Kopfes (falls ein hochkonzentriertes Lokalanästhetikum eingesetzt wird. Andererseits kann die Gebärende während der Entbindung mitpressen, falls ein niederprozentiges Lokalanäthetikum (0,25 %iges Bupivacain) verwendet wird. Bei Durchführung einer Periduralanästhesie ist die Inzidenz einer sogenannten ganzen Extraktion nicht erhöht [79]. Falls zur Erleichterung einer instrumentellen Extraktion während der vaginalen Entbindung einer Beckenendlage eine Relaxierung des Uterus erforderlich wird, kann unter Umständen eine Allgemeinanästhesie notwendig werden.

### 34.10.1 Mehrlingsschwangerschaften

Die Inzidenz von Zwillingsschwangerschaften beträgt ungefähr 1 pro 90 Geburten. Bei Mehrlingsschwangerschaften treten häufiger Präeklampsie, Eklampsie, Anämie, frühzeitige Wehen, Beckenendlagen und Blutungen auf. Ungefähr 60% der Zwillinge werden frühzeitig geboren. Der bei Mehrlingsschwangerschaften übergroße Uterus bewirkt eine stärkere aortokavale Kompression und die Schwangeren neigen häufiger zu schweren Blutdruckabfällen in Rückenlage. Ist das sympathische Nervensystem aufgrund einer Spinal- oder Periduralanästhesie blockiert, so kann dieser Blutdruckabfall noch stärker ausgeprägt sein. Der Blutverlust während einer Entbindung von Zwillingen ist doppelt so hoch wie bei einem Kind und auch eine manuelle Plazentalösung wird ungefähr doppelt so häufig notwendig. Es muß beachtet werden, daß beim zweiten Zwilling die Gefahr einer fetalen Depression größer ist. Dies ist vermutlich durch eine vorübergehende fetale arterielle Hypoxämie und Azidose bedingt, deren Ursachen Uteruskontraktionen oder eine vorzeitige Plazentalösung nach Geburt des ersten Zwillings sind.

Falls eine Mehrlingsschwangerschaft vorliegt, muß bei der Auswahl des Anästhesieverfahrens beachtet werden, daß es sich häufig um unreife Kinder handelt und daß es oft zu einer Beckenendlage kommt. Entsprechende Vorbereitungen müssen getroffen werden, damit die Möglichkeit besteht, für eine Wendung, Extraktion, Beckenendlage, Sectio caesara oder Zangenentbindung aus Beckenmitte sofort eine Narkose durchzuführen. Die Durchführung eines Pudendus-Blockes mit oder ohne zusätzliches Inhalationsanalgetikum bedeutet zwar eine nur minimale Depression für den Feten, aber die Mutter ist hierbei nicht vollständig schmerzfrei und es fehlt die Erschlaffung der Beckenmuskulatur. Eine kontinuierliche lumbale Periduralanästhesie garantiert eine gute Analgesie und es braucht der Gebärenden kein Opioid verabreicht werden. Dies ist wichtig, um insbesondere eine Depression bei Frühgeborenen zu vermeiden. Eine segmentale lumbale Periduralanästhesie mit Bupivacain (0,25%) ermöglicht einerseits eine adäquate Schmerzfreiheit, andererseits besteht noch eine ausreichende Kraft der Bauchmuskulatur, damit die Mutter die Geburt durch aktives Pressen unterstützen kann. Ist die Beckenmuskulatur aufgrund einer Periduralanästhesie erschlafft, dann sind Zangenentbindungen, die bei Mehrlingsschwangerschaften häufig auftreten, leichter durchführbar. Ist das periphere sympathische Nervensystem durch eine Periduralanästhesie blockiert, so sind eine intravenöse Flüssigkeitszufuhr und eine Linksverlagerung des Uterus wichtig, um eine aortokavale Kompression möglichst gering zu halten.

## 34.11 Schwangerschaft und Herzerkrankungen

Es wird geschätzt, daß bei ungefähr 1,6 % aller Schwangerschaften eine Herzerkrankung der Mutter vorliegt. Die zwei häufigsten Ursachen sind angeborene Herzmißbildungen sowie erworbene Herzfehler aufgrund eines rheumatischen Fiebers. Bei der Narkoseführung muß die Pathophysiologie der Herzerkrankungen berücksichtigt werden (vgl. Kap. 2 und 3).

Viele Symptome einer normalen Schwangerschaft können eine Herzerkrankung vortäuschen. Z. B. kann es schwierig sein, eine Dyspnoe, die im Rahmen eines interstitiellen Lungenödems aufgrund eines Linksherzversagens auftritt, von dem angestrengten Atemtyp zu unterscheiden, der während einer normalen Schwangerschaft auftritt. Andererseits können Unterschenkelödeme aufgrund einer Herzinsuffizienz als eine venöse Stase aufgrund eines aortokavalen Kompressionssyndroms fehlgedeutet werden. Eine Herzinsuffizienz ist zu vermuten, wenn eine Hepatomegalie oder gestaute Jugularvenen bestehen, da diese Zeichen während einer normalen Schwangerschaft nicht auftreten. Auch kann es schwierig sein, die lediglich durch einen organischen Herzfehler bedingten Herzgeräusche von solchen Geräuschen zu unterscheiden, die durch einen erhöhten Blutfluß entstehen. Schließlich kann die Rotation des mütterlichen Herzens aufgrund der schwangerschaftsbedingten Kranialverlagerung des Zwerchfells als eine Herzhypertrophie fehlgedeutet werden.

Die während Schwangerschaft und Wehen auftretenden Kreislaufveränderungen können negative Auswirkungen auf ein bereits vorgeschädigtes Herz-Kreislauf-System haben. Das Herzminutenvolumen ist z.B. während der Schwangerschaft um ungefähr 40 % erhöht und kann während der Wehen und der Entbindung nochmals um weitere 30–45 % ansteigen. Nach der Entbindung führt die nun fehlende aortokavale Kompression zu einer Zunahme des venösen Rückstroms und zu einer Steigerung des zentralen Blutvolumens. Dadurch kann das Herzminutenvolumen über den Ausgangswert vor Beginn der Wehen ansteigen. Diese Steigerungen des Herzminutenvolumens, die von einer gesunden Patientin gut toleriert werden, können bei vorbestehenden Herzerkrankungen zu einer Herzinsuffizienz führen. 30–50 % der Patientinnen, die während geringer Belastungen oder bei Ruhe die Zeichen einer Herzerkrankung aufweisen, entwickeln daher während der Schwangerschaft eine Herzinsuffizienz.

Erkennung und Beurteilung einer Herzerkrankung ist für die Planung des anästhesiologischen Vorgehens während der Wehen und der Entbindung wichtig. Bei den meisten Herzerkrankungen ist kein spezielles Anästhesieverfahren absolut indiziert oder kontraindiziert. Die nachteiligen Auswirkungen eines durch Schmerz oder Angst erhöhten Herzminutenvolumens können dadurch minimiert werden, daß mittels kontinuierlicher lumbaler Periduralanästhesie eine Schmerzfreiheit erzeugt wird. Muß ein plötzlicher Blutdruckabfall vermieden werden, wird normalerweise ein Inhalationsanalgetikum verabreicht oder eine Allgemeinanästhesie durchgeführt.

Liegen bei einer vorbestehenden Herzerkrankung keine kardialen Symptome vor, so ist während der Wehen und der Entbindung wahrscheinlich kein invasives Monitoring notwendig. Eine Ausnahme bilden Gebärende mit pulmonalvaskulärer Hypertension, intrakardialem Rechts-Links-Shunt und Aortenisthmusstenose. Bei diesen Patienten ist es hilfreich, das Herzminutenvolumen zu messen und die systemischen und pulmonalvaskulären Widerstände zu errechnen. Die während der Wehen und der Entbindung auftretenden hämodynamischen Veränderungen können bis in die postpartale Phase andauern. Daher ist es sinnvoll, ein invasives kardiales Monitoring auch noch für einige Stunden nach der Entbindung fortzusetzen.

### 34.11.1 Mitralstenose

Der während einer Schwangerschaft sich am häufigsten manifestierende Herzklappenfehler ist die Mitralstenose. Bei Gebärenden mit einer Mitralstenose kommt es häufiger zu einem Lungenödem, zu Vorhofflimmern und paroxysmaler supraventrikulärer Tachykardie. Eine kontinuierliche lumbale Periduralanästhesie, die eine segmentale Analgesie erzeugt, ist während der Wehen und der vaginalen Entbindung sinnvoll. Hierdurch werden die unerwünschten Auswirkungen der Schmerzen auf Herzfrequenz und Herzminutenvolumen minimiert. Durch eine Schmerzfreiheit des Dammes wird der Preßdrang der Gebärenden ausgeschaltet, und damit auch die schädlichen Auswirkungen eines Valsalva-Manövers auf den venösen Rückstrom. Für eine Sectio caesarea kann eine Vollnarkose oder eine rückenmarksnahe Regionalanästhesie durchgeführt werden. Wird eine Allgemeinanästhesie durchgeführt, so müssen Medikamente, die eine Tachykardie verursachen sowie Ereignisse, die den pulmonalvaskulären Widerstand erhöhen (z.B. arterielle Hypoxämie und Hypoventilation) vermieden werden (vgl. Kap. 2).

### 34.11.2 Mitralinsuffizienz

Der während einer Schwangerschaft sich am zweithäufigsten manifestierende Herzklappenfehler ist die Mitralinsuffizienz. Diese Patientinnen tolerieren im Gegensatz zu Schwangeren mit einer Mitralstenose eine Schwangerschaft normalerweise gut. Klinische Symptome einer Mitralinsuffizienz entwickeln sich meist erst jenseits des gebärfähigen Alters.

Für Wehen und vaginale Entbindung wird eine kontinuierliche lumbale Periduralanästhesie empfohlen, denn dadurch wird eine schmerzbedingte periphere Vasokonstriktion vermindert, und der linksventrikuläre Auswurf in den großen Kreislauf nimmt dadurch zu. Regionalanästhesieverfahren führen allerdings auch zu einer Kapazitätszunahme des venösen Gefäßsystems. Um die linksventrikuläre Füllung aufrechtzuerhalten, muß daher eine intravenöse Flüssigkeitszufuhr durchgeführt werden. Falls eine Sectio caesarea geplant ist, eignet sich hierfür eine Allgemeinanästhesie (vgl. Kap. 2)

### 34.11.3 Aorteninsuffizienz

Die Komplikationen einer Aorteninsuffizienz entwickeln sich – ähnlich wie bei einer Mitralinsuffizienz – zumeist erst jenseits des gebärfähigen Alters. Daher haben diese Patientinnen normalerweise eine unauffällige Schwangerschaft. Bei einem kleinen Prozentsatz kann es jedoch zur Ausbildung einer Herzinsuffizienz kommen. Während der Schwangerschaft kommt es zu einer Verminderung des systemischen Gefäßwiderstands und zu einer Zunahme der Herzfrequenz. Dadurch können das Regurgitationsvolumen und die Lautstärke der bei einer Aorteninsuffizienz auftretenden Herzgeräusche vermindert werden. Dagegen kann eine Steigerung des systemischen Gefäßwiderstands unter den Geburtswehen und der vaginalen Entbindung zu einer Zunahme des Regurgitationsvolumens führen. Wie bei der Mitralinsuffizienz, wird auch bei der Aorteninsuffizienz eine kontinuierliche lumbale Periduralanästhesie zur Schmerzlinderung während der Wehen und der vaginalen Entbindung empfohlen. Ist eine Sectio caesarea geplant, so ist eine Allgemeinanästhesie gut geeignet (vgl. Kap. 2).

### 34.11.4 Aortenstenose

Daß eine Aortenstenose während der Schwangerschaft nur selten Probleme bereitet, ist dadurch bedingt, daß zwischen einem rheumatischen Fieber und den Symptomen einer Aortenstenose normalerweise 35–40 Jahre vergehen. Bei einer symptomlosen Aortenstenose ist das Risiko während der Wehen und der Entbindung nicht erhöht. Eine fixierte Klappenöffnung bedeutet jedoch, daß diese Gebärenden – falls der systemische Gefäßwiderstand plötzlich abnehmen sollte – durch ein nicht entsprechend erhöhungsfähiges Herzminutenvolumen und eine Hypotension gefährdet sind. Falls ein Regionalanästhesieverfahren gewählt wird, ist eine kontinuierliche lumbale Periduralanästhesie vorzuziehen, da hierbei die Vasodilatation langsam eintritt. Wegen der Gefahren einer Hypotension bei Anwendung rückenmarksnaher Regionalanästhetika werden zur Analgesie während der Wehen und der vaginalen Entbindung oft eine systemische Medikation, ein Pudendus-Block oder Inhalationsanalgetika eingesetzt. Ist eine Sectio caesarea geplant, so eignet sich eine Allgemeinanästhesie (vgl. Kap. 2).

### 34.11.5 Vorhof- oder Ventrikelseptumdefekt

Falls diese Herzfehler noch im Erwachsenenalter vorhanden sind, handelt es sich meistens um geringe Defekte, die nur mit einem minimalen intrakardialen Links-Rechts-Shunt verbunden sind. Daher ist eine pulmonalvaskuläre Hypertonie unwahrscheinlich. Normalerweise ist die Schwangerschaft komplikationslos; sie kann jedoch durch eine infektiöse Endokarditis oder eine Herzinsuffizienz kompliziert werden. Durch eine kontinuierliche lumbale Periduralanästhesie während der Wehen, einer vaginalen Entbindung oder einer Sectio caesarea kann die Gefahr einer Steigerung des systemischen Gefäßwiderstandes minimiert werden. Bei einer Zunahme des peripheren Gesamtwiderstands könnte es zu einer Zunahme des Shuntvolumens kommen.

### 34.11.6 Offener Ductus arteriosus

Nur sehr wenige Schwangere weisen einen offenen Ductus arteriosus auf, da dieser zumeist im Kindesalter operativ verschlossen wird. Falls noch ein offener Ductus arteriosus besteht, kann durch eine kontinuierliche lumbale Periduralanästhesie eine unerwünschte Zunahme des systemischen Gefäßwiderstands verhindert werden. Daher eignet sich dieses Anästhesieverfahren für eine vaginale Entbindung oder eine Sectio caesarea.

### 34.11.7 Fallotsche Tetralogie

Während einer Schwangerschaft sind Morbidität und Mortalität bei Patientinnen mit einer Fallotschen Tetralogie erhöht. Z.B. können Schmerzen während der Wehen und einer vaginalen Entbindung den pulmonalvaskulären Widerstand erhöhen und zu einer Zunahme des intrakardialen Rechts-Links-Shunts führen. Die Folge ist eine Verminderung der Lungendurchblutung und eine weitere Verschlechterung der arteriellen Hypoxämie. Auch der normalerweise während einer Schwangerschaft auftretende Abfall des systemischen Gefäßwiderstandes kann zu einer Zunahme des Rechts-Links-Shunts und zu einer Verschlechterung der arteriellen Hypoxämie führen. Die meisten kardialen Probleme entwickeln sich jedoch unmittelbar nach der Entbindung, da dann die systemischen Gefäßwiderstände am geringsten sind.

Zur Schmerztherapie während der Wehen und der vaginalen Entbindung wird am besten ein Pudendus-Block durchgeführt. Rückenmarksnahe Leitungsanästhesien sollten nur mit Vorsicht angewandt werden, da es aufgrund einer peripheren Sympathikusblockade zu einem Blutdruckabfall kommt. Daher wird für eine Sectio caesarea normalerweise eine Allgemeinanästhesie durchgeführt (vgl. Kap. 3). Ein invasives Monitoring zur kontinuierlichen Überwachung des arteriellen Blutdrucks und der kardialen Füllungsdrucke ist sinnvoll. Liegt eine arterielle Kanüle, so können die arteriellen Sauerstoffpartialdrucke leicht bestimmt und eine Verschlechterung der arteriellen Oxygenierung frühzeitig erkannt werden. Nimmt der Rechts-Links-Shunt aufgrund eines verminderten systemischen Blutdruckes zu, kann sich die Oxygenierung verschlechtern. Auch mittels pulsoximetrischer Überwachung können Veränderungen der arteriellen Oxygenierung nachgewiesen werden.

### 34.11.8 Eisenmenger-Syndrom

Das Eisenmenger-Syndrom umfaßt eine obliterierende Erkrankung der Pulmonalgefäße mit pulmonalvaskulärer Hypertension, intrakardialem Rechts-Links- oder bidirektionalem Shunt und arteriellen Hypoxämie. Dieses Krankheitsbild ist operativ nicht angehbar und eine Schwangerschaft wird nur schlecht toleriert. Die mütterliche Mortalität kann bis zu 30% betragen. Bei Patientinnen mit einer Aortenisthmusstenose oder einer Fallotschen Tetralogie beträgt die Mortalität ungefähr 4% [80].

**Schwangerschaftsbedingte Risiken**

Die größte Gefahr für eine Gebärende mit einem Eisenmenger-Syndrom ist ein Abfall des systemischen Gefäßwiderstands. Hierdurch kann es zu einer Zunahme des intrakardialen Rechts-Links-Shunts und zu einer Thrombembolie kommen, wodurch die bereits verminderte Lungendurchblutung weiter beeinträchtigt werden kann. Der intrakardiale Shunt kann bereits durch die während einer Schwangerschaft üblicherweise auftretende Abnahme des systemischen Gefäßwiderstands, oder durch die selbst bei kleinen Lungenembolien auftretende pulmonale Vasokonstriktion verstärkt werden. Das größte Risiko für diese Patientinnen besteht während der Entbindung und in der unmittelbar postpartalen Phase.

**Schmerztherapie während der Wehen und der Entbindung**

Der Grundsatz jeglicher Schmerztherapie bei Patientinnen mit einem Eisenmenger-Syndrom muß es sein, einen Abfall des systemischen Gefäßwiderstands und eine Verminderung des Herzminutenvolumens zu verhindern. Genauso müssen Ereignisse vermieden werden, die zu einer weiteren Steigerung des pulmonalvaskulären Widerstandes führen könnten (Hyperkapnie, Verschlechterung der arteriellen Hypoxämie). Schließlich muß sorgfältigst darauf geachtet werden, daß im Rahmen der intravenösen Flüssigkeitszufuhr keine Luftblasen ins venöse System gelangen, denn die Gefahr einer paradoxen Luftembolie ist groß.

Es kann gut eine vaginale Entbindung angestrebt werden. Eine Schmerztherapie mittels einer kontinuierlichen lumbalen Periduralanästhesie verhindert die Belastung durch schmerzhafte und anstrengende Wehen. Falls eine Periduralanästhesie durchgeführt wird, ist es jedoch entscheidend, daß der systemische Gefäßwiderstand möglichst wenig abfällt. Den Lokalanästhetika sollte wahrscheinlich kein Adrenalin zugemischt werden. Denn aufgrund einer peripheren $\beta$-adrenergen Wirkung der aus dem Periduralraum resorbierten geringen Adrenalindosen kann der Abfall des systemischen Gefäßwiderstands noch verstärkt werden. Eine Schmerztherapie für die vaginale Entbindung kann auch mit Hilfe von Inhalationsanalgetika durchgeführt werden.

Eine Sectio caesarea wird zumeist in Allgemeinanästhesie durchgeführt. Der größte Nachteil bei der Durchführung einer Peridural- oder Spinalanästhesie für eine Sectio caesarea ist eine ausgeprägte Blockade des sympathischen Nervensystems. Dennoch wurde die Periduralanästhesie für eine elektive Sectio caesarea bei solchen Patientinnen erfolgreich eingesetzt [80]. Unabhängig vom anästhesiologischen Verfahren, sollten in der perioperativen Phase Antibiotika verabreicht werden, um einer infektiösen Endokarditis vorzubeugen. Es muß beachtet werden, daß aufgrund des intrakardialen Rechts-Links-Shunts die Zirkulationszeit vom Arm bis zum Gehirn sehr kurz ist. Daher haben intravenös verabreichte Medikamente einen sehr schnellen Wirkungseintritt. Ketamin hat, da es den systemischen Gefäßwiderstand nicht vermindert, im Vergleich zu Barbituraten aber Vorteile bei diesen Patienten. Andererseits kann es theoretisch zu einem Anstieg des pulmonalvaskulären Widerstandes kommen. Im Gegensatz zu intravenös verabreichten Medikamenten ist die Konzentrationszunahme der Inhalationsanästhetika im arteriellen Blut verlangsamt, denn bei Patienten mit einem Eisenmenger-Syndrom liegt eine verminderte Lungendurchblutung vor. Trotz deren langsamen Wirkungseintrittes muß beim Einsatz von volatilen Anästhetika vor deren myokarddepressiver und vasodilatierender Wirkung gewarnt werden. Selbst Lachgas kann nachteilige Auswirkungen haben, denn es wurde gezeigt, daß dieses Medikament den pulmonalvaskulären Widerstand erhöht [81]. Es muß beachtet werden, daß es bei erhöhten Atemwegsdrucken, wie z.B. bei einer intermittierenden positiven Überdruckbeatmung, zu einer Abnahme der Lungendurchblutung kommen kann. Eine invasive Überwachung des arteriellen Drucks und der kardialen Füllungsdrucke ist sinnvoll. Da der rechte Ventrikel stärker gefährdet ist als der linke, ist insbesondere die Überwachung des rechtsatrialen Druckes sinnvoll. Ob es bei diesen Patientinnen sinnvoll ist, einen Pulmonalarterienkatheter einzuschwemmen, wurde in Frage gestellt [82].

**Aortenisthmusstenose**

Bei der Aortenisthmusstenose liegt wie bei der Aortenstenose eine fixierte Obstruktion vor, wodurch der linksventrikuläre Auswurf erschwert wird. Eine Steigerung des Herzminutenvolumens ist hierbei vor allem über eine Zunahme der Herzfrequenz möglich. Unter Umständen kann die Herzfrequenz aber nicht ausreichend gesteigert werden, falls z.B. während der Wehen oder während einer akuten Zunahme des intravasalen Flüssigkeitsvolumens aufgrund von Uteruskontraktionen ein hohes Herzminutenvolumen notwendig wird. Dadurch kann es zu einer akuten Linksherzinsuffizienz kommen. Eine weitere Gefahr während der Wehen und der vaginalen Entbindung ist z.B. eine Schädigung der Aortenwand, denn während der Geburtswehen kommt es zu einer Zunahme der Herzfrequenz und zu einer Steigerung der myokardialen Kontraktilität. Dadurch nimmt der linksventrikuläre Blutauswurf zu, und es kann unter Umständen zu einer Aortendissektion kommen.

Bei der Narkoseführung ist es besonders wichtig, Herzfrequenz, myokardiale Kontraktilität und systemischen Gesamtwiderstand konstant zu halten. Wie bei der Aortenstenose, werden zur Analgesie während Wehen und vaginaler Entbindung oft systemische Analgetika, Inhalationsanalgetika oder ein Pudendus-Block eingesetzt. Zur Durchführung einer Sectio caesarea wird eine Allgemeinnarkose empfohlen. Sinnvoll ist es, invasiv den arteriellen Blutdruck sowie die Füllungsdrucke zu messen.

### 34.11.9 Kongenitale Pulmonalstenose

Patientinnen mit einer angeborenen Pulmonalstenose haben normalerweise eine unauffällige Schwangerschaft. Durch eine Zunahme des intravasalen Flüssigkeitsvolumens oder der Herzfrequenz kann es jedoch unter Umständen zu einer Rechtsherzinsuffizienz kommen. Aber auch ein verminderter peripherer Gesamtwiderstand kann nachteilige Auswirkungen auf den niedrigen rechtsventrikulären Auswurf haben. Zur Analgesie während Wehen und vaginaler Entbindung werden oft systemische Analgetika oder Inhalationsanalgetika und ein Pudendus-Block eingesetzt. Zur Durchführung einer Sectio caesarea bietet sich eine Allgemeinanästhesie an.

### 34.11.10 Primär pulmonalvaskuläre Hypertension

Die primär pulmonalvaskuläre Hypertension tritt vor allem bei jungen Frauen auf. Die mütterliche Mortalität während einer Schwangerschaft beträgt über 50%. Die meisten Todesfälle treten während der Wehen oder in der frühen postpartalen Phase auf. Sowohl im System- als auch im Pulmonalkreislauf sind die Drucke kontinuierlich zu überwachen. Von einer pulmonalvaskulären Hypertension muß ausgegangen werden, falls die pulmonalarteriellen Drucke über 30/15 mmHg betragen oder der Mitteldruck höher als 25 mmHg ist (vgl. Kap. 9). Langsam, aber stetig zunehmende rechtsatriale Drucke können durch eine Rechtsherzinsuffizienz bedingt sein.

Treten während der Wehen und der vaginalen Entbindung starke Schmerzen auf, so ist dies besonders ungünstig, denn dadurch kann der pulmonalvaskuläre Widerstand weiter ansteigen. Zur Analgesie während der Wehen und der vaginalen Entbindung werden oft systemische Analgetika oder Inhalationsanalgetika in Kombination mit einem Pudendus-Block eingesetzt. Falls eine kontinuierliche Periduralanästhesie durchgeführt wird, muß das Lokalanästhetikum vorsichtig titriert werden, um den Abfall des peripheren Gesamtwiderstands möglichst gering zu halten. Falls eine Sectio caesarea durchgeführt wird, ist eine Allgemeinnarkose zu empfehlen.

### 34.11.11 Schwangerschaftsbedingte Kardiomyopathie

Eine in der Spätschwangerschaft oder in den ersten 6 postpartalen Wochen auftretende Linksherzinsuffizienz wird als schwangerschaftsbedingte Kardiomyopathie bezeichnet. Falls die Linksherzinsuffizienz trotz Diuretika und Digitalis bestehen bleibt, wird zur Schmerztherapie während der Wehen und der vaginalen Entbindung eine kontinuierliche Periduralanästhesie empfohlen. Plötzliche Steigerungen des peripheren Gesamtwiderstandes sollten vermieden werden. Bei ungefähr der Hälfte dieser Patientinnen ist die Herzinsuffizienz vorübergehend und stellt sich nur bei einer erneuten Schwangerschaft wieder ein. Bei den anderen Patientinnen bleibt diese idiopathische kongestive Kardiomyopathie bestehen. Häufig kommt es zum Versterben dieser Patientinnen, insbesondere wenn eine weitere Schwangerschaft bis zum Geburtstermin ausgetragen wird.

### 34.11.12 Aneurysma dissecans der Aorta

Zwischen der Schwangerschaft und dem Auftreten eines Aneurysma dissecans der Aorta kann ein Zusammenhang bestehen. Kommt es bei Frauen unter 40 Jahren zu einem Aneurysma dissecans der Aorta, so ist dieses in nahezu 50% der Fälle im Zusammenhang mit einer Schwangerschaft aufgetreten. Bei Gebärenden mit einer bekannten Aortendissektion wird zur Analgesie eine kontinuierliche Periduralanästhesie empfohlen. Damit kann ein normaler bis leicht erniedrigter Blutdruck erzielt werden.

### 34.11.13 Hypertrophe obstruktive Kardiomyopathie

Bei einer hypertrophen obstruktiven Kardiomyopathie liegt eine linksventrikuläre Auswurfbehinderung vor. Diese wird bei einer Steigerung der myokardialen Kontraktilität, bei einer Tachykardie oder einer Abnahme des peripheren Gesamtwiderstandes verstärkt (vgl. Kapitel 8). Hingegen kommt es bei einer Vergrößerung des intravasalen Flüssigkeitsvolumens zu einer Dehnung des linken Ventrikels und damit zu einer Abnahme der linksventrikulären Auswurfbehinderung. Zur Analgesie während der Wehen und der vaginalen Entbindung werden oft systemisch wirkende Analgetika verabreicht oder Inhalationsanalgetika in Kombination mit einem Pudendus-Block eingesetzt. Bei Anlage einer Peridural- oder Spinalanästhesie kann der periphere Gesamtwiderstand abnehmen und dadurch die linksventrikuläre Auswurfbehinderung verstärkt werden. Zur Durchführung einer Sectio caesarea eignet sich eine Allgemeinanästhesie. Volatile Anästhetika können auch eingesetzt werden, um die myokardiale Kontraktilität und damit auch die linksventrikuläre Auswurfbehinderung zu vermindern (vgl. Kapitel 8).

### 34.11.14 Mitral- oder Aortenklappenprothesen

Auch nach dem operativen Einsetzen einer künstlichen Mitralklappe bleibt das Herzminutenvolumen oft noch erniedrigt. Selbst die kardiale Funktionsstörung sowie die pulmonalvaskuläre Hypertension kann bis zu einem gewissen Grade bestehen bleiben (vgl. Kapitel 2). Da während der Schwangerschaft das intravasale Flüssigkeitsvolumen und der myokardiale Sauerstoffbedarf erhöht sind, werden diese Probleme hierbei noch verstärkt. Bei Patientinnen mit einer künstlichen Mitralklappe besteht die Gefahr von Thromboembolien, daher stehen sie normalerweise unter einer Antikoagulantientherapie. Im Normalfall werden während der Schwangerschaft die Cumarinpräparate durch Heparin ersetzt, denn Heparin kann die Plazentarschranke nicht überschreiten. Aufgrund der Antikoagulantientherapie kann bei diesen Patientinnen keine Peridural- oder Spinalanästhesie durchgeführt werden.

Bei Patientinnen mit einer künstlichen Aortenklappe ist die Komplikationsrate insgesamt geringer als bei Patientinnen mit einer künstlichen Mitralklappe. Das Herzminutenvolumen kann bei einer künstlichen Aortenklappe leichter aufrecht erhalten werden und die Ventrikelfunktion ist normalerweise nicht eingeschränkt. Die Gefahr von Thromboembolien ist niedrig und selbst eine geringgradige pulmonalvaskuläre Hypertension ist unwahrscheinlich. Bei diesen Patientinnen scheint daher während der Schwangerschaft kein erhöhtes Risiko zu bestehen.

### 34.11.15 Herzwirksame Medikation und deren Einfluß auf den Feten

Lidocain, Propranolol und Digoxin können die Plazentarschranke leicht überschreiten. Falls der mütterliche Lidocain-Plasma-Spiegel über 5 mikrog/ml beträgt, kommt es zu einer Depression des Neugeborenen. Propranolol kann zu einer fetalen Bradykardie und Hypoglykämie führen. Die Eliminationshalbwertszeit von Digoxin scheint bei Feten deutlich länger zu sein. Wird bei einer Schwangeren zur Therapie einer paroxysmalen Vorhoftachykardie eine Kardioversion durchgeführt, so hat dies keine nachteiligen Auswirkungen auf den Feten [83].

## 34.12 Spätgestosen

Zu den Spätgestosen (Schwangerschaftstoxikosen) gehören Präeklampsie und Eklampsie. Unter einer Präeklampsie wird ein Syndrom verstanden, daß sich nach der 20. Schwangerschaftswoche in Hypertension, Proteinurie und generalisierten Ödemen äußern kann. Die Symptome einer Präeklampsie verschwinden normalerweise innerhalb von 48 Stunden nach der Entbindung. Ausreichende Beweise für die Diagnose einer Präeklampsie sind ein Blutdruck über 140/90 mm Hg und eine Proteinurie von mehr 2 g/Tag. Von einer schweren Präeklampsie oder einer drohenden Eklampsie wird gesprochen, falls der Blutdruck über 160/110 mm Hg, der Proteinverlust über die Nieren mehr als 5 g/Tag beträgt und Kopfschmerzen, Sehstörungen und epigastrische Schmerzen vorliegen. Von einer Eklampsie wird gesprochen, falls zusätzlich zu den Symptomen einer Präeklampsie noch zerebrale Krampfanfälle auftreten. Bei ungefähr 5% der Patientinnen mit einer Präeklampsie tritt eine Eklampsie auf. Bei der Eklampsie beträgt die mütterliche Mortalität ungefähr 10%. Zu den Ursachen der mütterlichen Mortalität im Rahmen einer Eklampsie gehören Herzinsuffizienz und intrakranielle Blutungen. Spätgestosen treten häufiger in den sozialen Unterschichten, bei Erstgraviden, bei Mehrlingsschwangerschaften, bei Vorliegen eines Diabetes mellitus bei der Mutter und bei einem Hydramnion auf.

Eine während der Schwangerschaft auftretende Hypertension muß nicht Symptom einer Gestose sein. Von einer chronischen Hypertonie kann z.B. ausgegangen werden, falls die Blutdruckerhöhung bereits vor der 20. Schwangerschaftswoche auftritt und auch postpartal noch länger als 6 Wochen bestehen bleibt.

Eine Schwangerschaftshypertonie ist dadurch gekennzeichnet, daß sie während der letzten Schwangerschaftswochen oder in der unmittelbaren postpartalen Phase auftritt, ohne daß gleichzeitig eine Proteinurie vorliegt oder Ödeme bestehen.

## 34.12.1 Pathophysiologie

Die Ursache der Schwangerschaftsgestose ist nicht klar. Als ein möglicher Mechanismus wird eine Antigen-Antikörperreaktion zwischen fetalem und mütterlichem Gewebe diskutiert. Diese Reaktion soll im ersten Schwangerschaftsdrittel stattfinden und entzündliche Veränderungen der Plazentargefäße auslösen. Durch diese Vaskulitis kommt es zu einer Gewebshypoxie und zu einer Freisetzung vasoaktiver Substanzen in den mütterlichen Kreislauf, die für die klinischen Symptome der Schwangerschaftsgestose verantwortlich sind. Die pathophysiologischen Veränderungen betreffen nahezu jedes Organsystem [84].

### Zentrales Nervensystem

Das zentrale Nervensystem ist bei diesen Patientinnen übererregbar. Dies ist durch ein Hirnödem aufgrund eines erhöhten intrazellulären Flüssigkeitsgehalts der Hirnzellen bedingt. Es können Grand-mal-Anfälle auftreten. Diese entstehen entweder spontan oder sind Folge eines weiteren Blutdruckanstiegs bei der Mutter. Es kann unter Umständen auch zu einem Anstieg des intrakraniellen Druckes und damit zu einer Bewußtlosigkeit kommen. Ungefähr 30–40 % der Todesfälle bei diesen Patientinnen sind die Folge einer Hirnblutung [84].

### Herz-Kreislauf-System

Bei Vorliegen einer Schwangerschaftstoxikose reagiert das periphere Gefäßsystem besonders empfindlich auf Katecholamine, Sympathomimetika und Oxytozinpräparate. Es liegt eine generalisierte Vasokonstriktion im Bereich der Arteriolen und damit ein erhöhter mütterlicher Blutdruck vor. Aufgrund des erhöhten Afterloads kann es zu einer Linksherzinsuffizienz und zu einem Lungenödem kommen.

### Respirationstrakt

Da der kolloidonkotische Druck abnimmt, kann es zu einer interstitiellen Flüssigkeitsansammlung in der Lunge kommen. Bei einer Schwangerschaftstoxikose kommt es daher häufig zu einem Abfall des arteriellen Sauerstoffpartialdruckes. Ödeme der oberen Luftwege und des Larynx, wie sie schon während einer normalen Schwangerschaft auftreten können, sind bei diesen Patientinnen stärker ausgeprägt. Bei der Wahl des Endotrachealtubus müssen diese Veränderungen berücksichtigt werden.

### Hepatorenales System

Es liegt eine Leberfunktionsstörung sowie eine verminderte Leberdurchblutung vor. Es ist denkbar, daß die Plasma-Cholinesterase-Aktivität vermindert ist. Außerdem kann es durch eine zunehmende Verminderung von Nierendurchblutung und glomerulärer Filtrationsrate letztendlich zu einem oligurischen Nierenversagen kommen. Durch den erhöhten Proteinverlust über die Nieren kommt es zu einer Abnahme des kolloidosmotischen Drucks.

### Intravasales Flüssigkeitsvolumen

Das intravasale Flüssigkeitsvolumen ist während einer Schwangerschaftstoxikose oft geringer als vor der Schwangerschaft. Durch diese Hypovolämie kommt es zu einem Anstieg des Hämatokritwertes. Dadurch kann eine bestehende Anämie verschleiert werden.

### Gerinnung

Die häufig bestehenden Gerinnungsstörungen können bis zu einer disseminierten intravasalen Gerinnung fortschreiten, was sich in einer Konzentrationserhöhung der Fibrinspaltprodukte äußert. Auch die Thrombozytenzahl ist bei Patientinnen mit einer Schwangerschaftstoxikose häufig vermindert. Dies ist vermutlich durch einen vermehrten Thrombozytenverbrauch bedingt.

### Uteroplazentarer Kreislauf

Während einer Schwangerschaftstoxikose ist die Durchblutung von Uterus und Plazenta vermindert. Aufgrund der verminderten Durchblutung neigt der Uterus zu einer Hyperaktivität und häufig kommt es zu frühzeitigen Wehen. Aufgrund der eingeschränkten Plazentarfunktion ist das Risiko für den Feten erhöht. Häufig handelt es sich um Frühgeborene, die außerdem zu klein für ihr Gestationsalter sind. Daher sind diese Neugeborenen besonders empfindlich für Nebenwirkungen von Medikamenten, die bei der Mutter im Rahmen der Geburtsanalgesie verabreicht wurden. Außerdem kommt es bei den Neugeborenen dieser Mütter häufig zu einer Mekoniumaspiration.

## 34.12.2 Therapie

Die kausale Therapie einer Schwangerschaftstoxikose besteht darin, den Feten und die Plazenta zu entbinden. Bis die Entbindung durchgeführt werden kann, müssen bestehende Organfunktionsstörungen symptomatisch behandelt werden. Z. B. sollte intravenöse Flüssigkeit zugeführt werden. Die Flüssigkeitszufuhr sollte sich am zentralen Venendruck und an der Urinausscheidung orientieren. Ungefähr ein Drittel der verabreichten Flüssigkeit sollte 5 %iges Albumin sein, um den erniedrigten kolloidosmotischen Druck wieder anzuheben. Falls im Rahmen der Schwangerschaftstoxikose ein Lungenödem und eine Herzinsuffizienz auftreten, sind Digitalis und ein Schleifendiuretikum indiziert. Zur Therapie eines Hirnödems können Osmodiuretika wie z.B. Mannitol eingesetzt werden. Wichtig ist Bettruhe. Die Patientin sollte dabei in Seitenlage liegen, damit die aortokavale Kompression minimal ist. Eine Natriumrestriktion ist nicht zu empfehlen, denn hierdurch kann es zu einer Natriumverarmung und zu einer Aktivierung des Renin-Angiotensin-Aldosteron-Systems kommen. Bei Patientinnen mit einer Schwangerschaftstoxikose werden häufig Magnesium und Antihypertensiva eingesetzt.

## Magnesium

Magnesium wird bei einer Schwangerschaftstoxikose mit dem Ziel eingesetzt, die Übererregbarkeit des zentralen Nervensystems zu verringern. Magnesium vermindert auch die Übererregbarkeit im Bereich der neuromuskulären Endplatte. Magnesium vermindert die präsynaptische Acetylcholinfreisetzung. Außerdem wird die Empfindlichkeit der postsynaptischen Membran für Acetylcholin erniedrigt. Die dadurch auftretende Erschlaffung des Uterus ist von Vorteil, denn hierdurch kommt es zu einer Verbesserung der Uterusdurchblutung.

Die Effizienz einer Magnesiumtherapie wird klinisch dadurch abgeschätzt, daß die tiefen Sehnenreflexe beurteilt werden. Liegt eine starke Abschwächung des Patellarsehnenreflexes vor, so weist dies auf eine drohende Magnesiumintoxikation hin. Um beurteilen zu können, ob weitere Magnesiumgaben notwendig sind, ist es sinnvoll, wiederholt die Magnesium-Plasma-Konzentration zu bestimmen. Ziel muß es sein, die Plasmakonzentration im therapeutischen Bereich von 4–6 mval/l zu halten. Normalerweise erhalten die Schwangeren eine Initialdosis von 4 g Magnesium (einer 20%igen Lösung) per infusionem über 5 Minuten. Therapeutische Plasmakonzentrationen werden dadurch aufrechterhalten, daß anschließend eine kontinuierliche Infusion von 1–2 g/h durchgeführt wird. Falls die Plasma-Magnesium-Spiegel den therapeutischen Bereich stark überschreiten, kann es zu einer ausgeprägten Muskelschwäche mit Ateminsuffizienz und Herzstillstand kommen. Durch eine intravenöse Verabreichung von Kalzium können die Magnesiumwirkungen antagonisiert werden. Da Magnesium über die Nieren ausgeschieden wird, muß es bei Vorliegen einer Nierenfunktionsstörung mit Vorsicht eingesetzt werden.

Klinisch wichtig ist, daß sowohl die Wirkung depolarisierender als auch nicht-depolarisierender Muskelrelaxantien durch Magnesium potenziert wird. Daher müssen Muskelrelaxantien sorgfältig titriert und der Relaxierungsgrad genau überwacht werden. Während einer Schwangerschaftstoxikose kann es zu einer stärkeren Erniedrigung der Plasma-Cholinesterase-Konzentration als während einer normalen Schwangerschaft kommen. Hierdurch können – unabhängig von einer Magnesiumtherapie – die Succinylcholinwirkungen potenziert werden [85]. Auch Sedativa und Opioide sollten niedriger dosiert werden, da auch deren Wirkungen durch Magnesium verstärkt werden können. Da Magnesium leicht die Plazentarschranke überschreiten kann, scheint es möglich, daß der Muskeltonus des Neugeborenen unmittelbar postpartal erniedrigt ist. Dennoch sind bei nichtasphyktischen und reifen Neugeborenen keine nachteiligen Auswirkungen zu beobachten, falls bei der Mutter eine Magnesiumtherapie durchgeführt wurde. Dies läßt vermuten, daß eine – früher oft einer Magnesiumtherapie zugeschriebene – Atemdepression solcher Neugeborenen durch eine Asphyxie und/oder eine Unreife bedingt war (86). Eine Hypomagnesiämie kann zu postpartalen neurologischen Funktionsstörungen führen. Dies wurde fälschlicherweise den während der Wehen und der Entbindung durchgeführten Regionalanästhesieverfahren angelastet [87].

## Antihypertensiva

Eine antihypertensive Therapie ist angezeigt, falls der diastolische Blutdruck über 110 mm Hg bleibt. Wegen seines schnellen Wirkungsbeginns (15 Minuten) nach intravenöser Verabreichung wird häufig Hydralazin (5–10 mg) eingesetzt. Je nach Bedarf werden eventuell weitere Dosen von Hydralazin verabreicht, um den diastolischen Blutdruck bei ungefähr 90 mmHg zu halten. Hydralazin führt oft zu einer Steigerung von Herzminutenvolumen, uteroplazentarer Durchblutung und renalem Blutfluß. Alpha-Methyldopa hat den Nachteil eines langsamen Wirkungseintritts. Außerdem kann es zu einer Leberfunktionsstörung führen.

Eine kontinuierliche intravenöse Infusion von 0,01%igem Trimethaphan kann zur Therapie einer hypertensiven Krise bei einer Schwangeren mit einer Schwangerschaftstoxikose lebensrettend sein. Ziel ist es, den mütterlichen diastolischen Blutdruck auf ungefähr 100 mg zu senken. Es muß jedoch beachtet werden, daß plötzliche Blutdruckabfälle die uteroplazentare Durchblutung gefährden und zu einer fetalen Asphyxie führen können. Während der pharmakologischen Behandlung einer mütterlichen hypertensiven Krise muß die fetale Herzfrequenz kontinuierlich überwacht werden, um so eine eventuell beeinträchtigte uteroplazentare Durchblutung aufgrund der Blutdruckerniedrigung frühzeitig erkennen zu können. Diazoxid ist bei diesen Patientinnen nicht beliebt, da das Ausmaß der Blutdrucksenkung durch dieses Medikament nicht voraussehbar ist.

Nitroprussid wird zur Behandlung einer hypertensiven Krise bei Schwangeren nicht empfohlen. Diese Empfehlung basiert auf der Kenntnis, daß Zyanidionen die Plazentarschranke leicht überschreiten können. Dadurch besteht die Möglichkeit einer fetalen Zyanidintoxikation. Der Fetus besitzt weniger Thiosulfatreserven als der Erwachsene. Thiosulfat fungiert als Schwefeldonator und ist für die Entgiftung durch das Enzym Rhodanase (das Thiozynat bildet, welches über die Nieren ausgeschieden werden kann) notwendig. Der Fetus scheint daher besonders empfindlich für eine Zyanidintoxikation durch Natriumnitroprussid-Infusionen zu sein [87]. Trotzdem wurde bei Schwangeren zur Erleichterung des operativen Vorgehens bei intrakraniellen Aneurysmen eine kontrollierte Hypotension mit Natriumnitroprussid durchgeführt, ohne daß nachteilige Auswirkungen für den Föten aufgetreten wären [88]. Eine 20%ige Erniedrigung des Blutdruckes mit einer mittleren Dosierung von 1 mikrog/kg x min Nitroprussid über eine Stunde hatte im Tiermodell keine nachteiligen Auswirkungen auf die Föten [87]. Dagegen führte eine Blutdruckerniedrigung bei Tieren mit einer mittleren Nitroprussiddosierung von 25 mikrog/kg x min zu einer Zyanidintoxikation und zu einem intrauterinen Fruchttod. Wahrscheinlich ist die kurzfristige Anwendung von Nitroprussid in niedrigen Dosierungen für die Behandlung einer hypertensiven Schwangeren akzeptabel.

### 34.12.3 Narkoseführung

Bei einer Schwangerschafttoxikose kann, falls keine fetale Asphyxie vorliegt, eine vaginale Entbindung durchgeführt werden. Eine kontinuierliche lumbale Periduralanästhesie ist zur Schmerzbekämpfung während der Wehen und der vaginalen Entbindung gut geeignet, falls bei den präklamptischen Patientinnen unter entsprechender Überwachung vorher eine Volumensubstitution durchgeführt wurde. Unter einer Periduralanästhesie brauchen der Mutter keine Opioide verabreicht zu werden, und damit fallen die möglichen Nebenwirkungen der Opioide auf ein Frühgeborenes weg. Das Fehlen des mütterlichen Preßdranges vermindert die Gefahr, daß es während der Wehen zu einem Blutdruckanstieg kommt. Außerdem kann es durch die vasodilatierende Wirkung einer Periduralanästhesie zu einer deutlichen Verbesserung der Plazentar- und Nierendurchblutung kommen [89].

Bevor eine kontinuierliche lumbale Periduralanästhesie angelegt wird, sollte den Patientinnen intravenös Flüssigkeit (1–2 l Elektrolytlösung) zugeführt werden. Die Flüssigkeitszufuhr sollte sich am zentralvenösen Druck orientieren. Außerdem sind vor Anlage eines lumbalen Periduralkatheters Gerinnungstests durchzuführen, insbesondere, falls es sich um eine schwere Präeklampsie handelt. Während der Eröffnungsphase kann durch eine segmentale Periduralanästhesie ($Th_{10}$ – $S_1$) eine Schmerzfreiheit erreicht werden. In der Austreibungsphase ist es möglich, den durch die Periduralanästhesie blockierten Bereich zu vergrößern und auch eine Analgesie des Beckens zu erzielen. Wegen der Überempfindlichkeit des mütterlichen Gefäßsystems auf Katecholamine scheint es sinnvoll, den peridural applizierten Lokalanästhetika kein Adrenalin beizumischen. Dennoch verursachte der Einsatz von adrenalinhaltigen Lokalanästhetika keine nachteiligen Kreislaufreaktionen bei diesen Patientinnen [90].

Steht eine vaginale Entbindung unmittelbar bevor, so ist es auch gut möglich, einen Sattelblock (eine Spinalanästhesie, die nur die Sakralsegmente umfaßt) anzulegen. Genauso wie bei der Periduralanästhesie ist es wünschenswert, vor Anlegen der Spinalanästhesie eine intravenöse Flüssigkeitszufuhr durchzuführen. Nachteile einer Spinalanästhesie sind die möglicherweise schnell einsetzende Sympathikusblockade und ein Blutdruckabfall, falls das sensible Niveau über $Th_{10}$ aufsteigt. Wenn der systolische Blutdruck mehr als 30% gegenüber dem Ausgangsdruck abfällt, sollte der Uterus nach links verlagert und eine schnellere Flüssigkeitszufuhr durchgeführt werden. Bleibt die Hypotension bestehen, so ist die intravenöse Verabreichung von kleinen Ephedrindosen (2,5 mg) gerechtfertigt.

Bei Patientinnen mit einer Schwangerschaftstoxikose muß oft eine Sectio caesarea durchgeführt werden. Indikation hierfür ist meist eine fetale Asphyxie, die durch eine zunehmende Verschlechterung der uteroplazentaren Durchblutung bedingt ist. Ist eine notfallmäßige Sectio caesarea notwendig, wird normalerweise eine Allgemeinanästhesie durchgeführt. Kommt es bei diesen Patientinnen während einer Peridural- oder Spinalanästhesie zu einer starken Blockade des sympathischen Nervensystems, könnte die Aufrechterhaltung des Blutdrucks während einer Sectio caesarea schwierig sein. Vor der Narkoseeinleitung muß das intravasale Flüssigkeitsvolumen entsprechend aufgefüllt werden. Die kontinuierliche Überwachung von arteriellem Blutdruck, kardialen Füllungsdrucken, Urinausscheidung und fetaler Herzfrequenz ist sinnvoll. Zur Narkoseeinleitung werden oft Thiopental (3–4 mg/kg) sowie – zur Erleichterung einer endotrachealen Intubation mit einem blockbaren Tubus – Succinylcholin (1–1,5 mg/kg) eingesetzt. Der Krikoiddruck ist von einem Helfer so lange durchzuführen, bis die Luftwege durch einen geblockten Tubus geschützt sind. Eine Präcurarisierung mit einem nicht-depolarisierenden Muskelrelaxans ist vor der Verabreichung von Succinylcholin bei diesen Patientinnen nicht unbedingt notwendig, da die succinylcholinbedingten Faszikulationen durch die Magnesiumtherapie zumeist abgeschwächt sind. Ein stärkeres Ödem der oberen Luftwege kann die Einsicht auf die Glottis behindern (aufgrund einer geschwollenen Zunge und einer ödematösen Epiglottis), und eine bestehende Schwellung des Kehlkopfes kann dazu führen, daß ein kleinerer Endotrachealtubus benötigt wird, als dies normalerweise der Fall wäre. Bei Patienten mit einer Gerinnungsstörung kann bereits durch die Laryngoskopie eine starke Blutung ausgelöst werden. Ein Blutdruckanstieg, wie er während der endotrachealen Intubation häufig auftritt, kann bei diesen Schwangeren verstärkt sein. Dadurch kann die Gefahr einer Hirnblutung oder eines Lungenödems auftreten. Durch eine möglichst kurzdauernde Laryngoskopie, können Ausmaß und Dauer des Blutdruckanstieges möglichst gering gehalten werden. Zur Abschwächung der Blutdruckreaktionen werden auch eine intravenöse Injektion von 5–10 mg Hydralazin (10–15 Minuten vor Narkoseeinleitung) oder eine intravenöse Gabe von 1–2 mikrog/kg Nitroglyzerin unmittelbar vor der direkten Laryngoskopie empfohlen [91]. Volatile Anästhetika (0,5 MAC) können bereits vor der endotrachealen Intubation und auch zur Aufrechterhaltung der Narkose eingesetzt werden, um damit einen Blutdruckanstieg abzuschwächen bzw. zu behandeln. Es muß allerdings beachtet werden, daß die Wirkung der Muskelrelaxantien durch Magnesium potenziert wird. Zur Überwachung der neuromuskulären Blockade muß ein Nervenstimulator verwendet werden. Die Entfernung des geblockten Endotrachealtubus sollte erst in Erwägung gezogen werden, wenn die Schutzreflexe der oberen Luftwege zurückgekehrt sind. Synthetische Oxytozinpräparate müssen zur Behandlung eines atonischen Uterus vorsichtig eingesetzt werden, denn bei diesen Patienten ist von einer Überempfindlichkeit des peripheren Gefäßsystems auszugehen.

## 34.13 Schwangerschaft und Diabetes mellitus

Der Insulinbedarf ist bei Schwangeren mit einem Diabetes mellitus während der Schwangerschaft stark schwankend. Während des ersten Schwangerschaftsdrittels wird zum Beispiel weniger Insulin, im zweiten Schwangerschaftsdrittel mehr Insulin benötigt. In der postpartalen Phase fällt der mütterliche Insulinbedarf wieder stark ab. Insulin überschreitet die Plazentarschranke nicht. Dagegen können orale Antidiabetika die Plazentarschranke leicht überschreiten und beim Neugeborenen eine Hypoglykämie verursachen.

Bei Schwangeren, die keinen Diabetes mellitus aufweisen, ist der Glukosespiegel während der Schwangerschaft niedriger als vor der Schwangerschaft. Aus diesem Grunde werden die Glukosekonzentrationen bei diabetischen Schwangeren oft auf einem erniedrigten Niveau gehalten. Um dieses Therapieziel zu erreichen, sind mehrfache Insulininjektionen durchzuführen und ein strenges Diätregime einzuhalten. Bei Schwangeren mit einem Diabetes mellitus besteht während des zweiten und dritten Schwangerschaftsdrittels die erhöhte Gefahr, daß sich eine Ketoazidose ausbildet. Bei Schwangeren mit einem Diabetes mellitus kommt es häufiger zu einer Schwangerschaftstoxikose. Neugeborene einer diabetischen Mutter sind oft für ihr Gestationsalter zu groß und die Gefahr, daß sie ein Atemnotsyndrom entwickeln, ist erhöht.

Das Behandlungsziel besteht darin, die Schwangerschaft möglichst bis nahe zum Termin auszutragen, um somit eine maximale Lungenreifung zu ermöglichen. Häufig wird eine elektive Sectio caesarea in dem Bestreben durchgeführt, die hohe Inzidenz eines Fruchttodes gegen Schluß des letzten Schwangerschaftsdrittels zu vermindern. Dessen Ursache ist vermutlich eine Insuffizienz der Plazenta. Welches Anästhesieverfahren am besten geeignet ist, ist nicht klar. Kommt es während einer Sectio caesarea unter einer Peridural- oder Spinalanästhesie zu einem stärkeren mütterlichen Blutdruckabfall, ist eine postpartale fetale Azidose möglich [92, 93]. Es bestehen Hinweise, daß der Zustand des Kindes nach einer Sectio caesarea unter einer Allgemeinanästhesie möglicherweise besser sei [93]. Dennoch hat ein Regionalanästhesieverfahren bei Schwangeren mit einem Diabetes mellitus die Vorteile, daß 1. Hyperglykämien aufgrund des operativen Eingriffes vermieden werden, 2. der neurologische Zustand der Mutter überwacht werden kann und 3. ein Narkoseverfahren durchführbar ist, bei dem keine zusätzliche medikamentös bedingte Depression des Neugeborenen zu erwarten ist, falls die operative Entbindung schwierig sein und länger dauern sollte. Unabhängig davon, welches Anästhesieverfahren durchgeführt wurde, sollte in der frühen postnatalen Phase bei dem Neugeborenen einer diabetischen Mutter die Blutzuckerkonzentration überprüft werden.

## 34.14 Myasthenia gravis und Schwangerschaft

Der Verlauf einer Myasthenia gravis kann während einer Schwangerschaft sehr unterschiedlich und unvorhersehbar sein [94]. Die Gefahr einer Verschlimmerung ist im ersten Schwangerschaftsdrittel und in den ersten zehn postpartalen Tagen am größten. Anticholinergika sollten während Schwangerschaft und Wehen weiter verabreicht werden. Theoretisch könnten diese Medikamente die Kontraktilität des Uterus erhöhen; es kommt jedoch zu keiner erhöhten Inzidenz an spontanen Aborten oder frühzeitigen Wehen.

Die Myasthenia gravis hat keinen Einfluß auf den Ablauf der Wehen. Im Hinblick auf die eingeschränkten Leistungsreserven dieser Patientinnen sollten Sedativa vermieden werden. Eine kontinuierliche lumbale Periduralanästhesie ist während der Wehen und der vaginalen Entbindung gut geeignet. Eine Zangenentbindung vom Beckenausgang wird häufig durchgeführt, um die Austreibungsphase zu verkürzen und die Ermüdung der Skelettmuskulatur während der Austreibungswehen möglichst gering zu halten. Für eine Sectio caesarea stellt ein rückenmarknahes Regionalanästhesieverfahren eine sichere Methode dar. Es muß jedoch beachtet werden, daß eine vorbestehende Muskelschwäche zu einer Hypoventilation führen kann, falls das sensible Niveau sehr hoch ist.

20–30% der Neugeborenen von Müttern mit einer Myasthenia gravis können vorübergehend an den Symptomen einer Myasthenie leiden. Die Symptome treten normalerweise innerhalb von 24 Stunden nach der Geburt auf und sind durch eine allgemeine Muskelschwäche und ein ausdrucksloses Gesicht gekennzeichnet. Besteht eine insuffiziente Atmung, sollte das Neugeborene endotracheal intubiert und maschinell beatmet werden. Eine Therapie mit Cholinesterasehemmern ist postnatal normalerweise noch für ungefähr 21 Tage notwendig.

## 34.15 Blutungen bei schwangeren Patientinnen

Blutungen sind weiterhin die häufigste Ursache für mütterliche Todesfälle. Obwohl eine Blutung zu jedem Zeitpunkt während der Schwangerschaft auftreten kann, ist eine Blutung im letzten Schwangerschaftsdrittel für die Mutter und das kindliche Wohlbefinden am gefährlichsten (Tab. 34.5), [95]. Eine Plazenta praevia und eine vorzeitige Lösung der normalsitzenden Plazenta sind die häufigsten Gründen für eine Blutung während des letzten Schwangerschaftsdrittels. Eine Ursache für eine unkontrollierbare Blutung während der Wehen kann eine Uterusruptur sein. Eine postpartale Blutung tritt nach 3–5% aller vaginalen Entbindungen auf. Die Ursache ist normalerweise eine Retention der Plazenta, eine Uterusatonie oder ein Zervix- oder Vaginaleinriß.

### 34.15.1 Plazenta praevia

Unter einer Plazenta praevia wird eine abnormal tiefe Anlage der Plazenta im Uterus verstanden. Dies ist bei Spätschwangerschaften in bis zu 1% der Fälle zu erwarten (Tab. 34.8) [95]. Es besteht ein Zusammenhang zwischen der Inzidenz einer Plazenta praevia und dem zunehmenden Alter der Schwangeren sowie der Parität. Die Ursache einer Plazenta praevia ist jedoch unbekannt.

Die Plazenta praevia wird unterteilt in 1. eine Plazenta praevia totalis, bei der der gesamte innere Muttermund von der Plazenta bedeckt ist, 2. eine Plazenta praevia partialis, bei der der innere Muttermund – solange er geschlossen ist – teilweise von Plazentagewebe verdeckt ist (erst wenn der Muttermund voll dilatiert ist, ist er nicht mehr verdeckt) und 3. eine Plazenta praevia marginalis, bei der die Plazenta nur bis zum Rand des inneren Muttermundes reicht. Bei nahezu 50% der Patientinnen mit einer Plazenta praevia liegt eine Plazenta praevia marginalis vor.

Hauptsymptom einer Plazenta praevia ist eine schmerzlose Blutung aus der Vagina, die im allgemeinen wieder spontan zum Stillstand kommt. Die Blutung tritt normalerweise um die 22. Woche auf, wenn sich das untere Uterinsegment auszudehnen beginnt. Wird eine Plazenta praevia vermutet, sollte die Lage der Plazenta mit Hilfe einer Ultraschalluntersuchung überprüft werden. Kann damit die Diagnose nicht bewiesen werden, muß – falls die vaginale Blutung weiterbesteht – die Diagnose anhand einer direkten Untersuchung des Muttermundes gestellt werden. Diese Untersuchung sollte im Kreißsaal durchgeführt werden, aber erst, nachdem entsprechende Vorbereitungen getroffen wurden, um einen akuten Blutverlust ersetzen und eine notfallmäßige Sectio caesarea durchführen zu können. Falls durch die manuelle Untersuchung des Muttermundes eine Blutung ausgelöst wird, persistiert die Blutung vermutlich solange, bis die Plazenta entfernt ist. Bei einer akuten Blutung aufgrund einer Plazenta praevia ist Ketamin für die Narkoseeinleitung gut geeignet. Es sollte jedoch daran gedacht werden, daß Ketamindosierungen über 1 mg/kg zu einer Zunahme des Uterustonus führen [38]. Theoretisch könnte eine solche Steigerung des Uterustonus den bereits eingeschränkten uteroplazentaren Kreis-

**Tab. 34.8:** Ursachen für Blutungen im letzten Schwangerschaftsdrittel

|  | Plazenta praevia | Plazentablösung | Uterusruptur |
|---|---|---|---|
| klinische Merkmale | schmerzlose Blutung | Bauchschmerzen<br>Blutung bleibt teilweise oder vollständig verborgen<br>Übererregbarkeit des Uterus<br>Schock<br>Gerinnungsstörungen<br>akutes Nierenversagen<br>fetale Asphyxie | starke Bauchschmerzen<br>Schock<br>Verschwinden der fötalen Herztöne |
|  | fortgeschrittenes Alter<br>hohe Parität | mehrere vorausgegangene Geburten<br>Uterusanomalien<br>Kompression der Vena cava-inferior<br>chronische Hypertension | vorausgegangene Operation am Uterus<br>sehr schnelle Spontangeburt<br>exzessive Uterusstimulation<br>Mißverhältnis zwischen Kopf des Fetus und Becken der Mutter<br>mehrere vorausgegangene Geburten (hohe Parität)<br>Hydramnion<br>ohne ersichtlichen Grund (spontan) |
| Inzidenz | 0,1–1% | 0,2–2,4% | 0,08–0,1% |
| mütterliche Mortalität | <1% | 0–3,1% | ungefähr 5% |
| fetale Mortalität | ungefähr 20% | 30–55% | ungefähr 50% |

(Daten aus: Gatt SP. Anaesthetic management of the obstetric patient with antepartum or intrapartum haemorrhage. Clin Anaesthesiol 1986; 4: 233–46)

lauf weiter vermindern. Wie die Narkose bis zur Entbindung aufrechterhalten wird, ist von der hämodynamischen Situation der Mutter abhängig. Oft wird die Narkose mit 50% Lachgas und Succinylcholin durchgeführt. Es ist davon auszugehen, daß Neugeborene von Müttern mit einem hämorrhagischen Schock stark azidotisch und hypovolämisch sind. Eine Plazenta praevia, bei der keine Blutung auftritt, wird mit Bettruhe und einer anschließenden elektiven Sectio caesarea behandelt.

### 34.15.2 Plazentalösung

Unter einer Plazentalösung (Abruptio plazentae) wird die Ablösung einer normalen Plazenta nach der 20. Gestationswoche verstanden (Tab. 34.8), [95]. Die Ursache ist unbekannt, aber die Inzidenz ist bei Multiparae, bei Uterusanomalien, einer Kompression der Vena cava inferior und einer Hypertension während der Schwangerschaft erhöht. Eine Plazentalösung ist für ungefähr ein Drittel der Blutungen im letzten Schwangerschaftsdrittel verantwortlich.

Die klinischen Zeichen hängen von der Lokalisation und dem Ausmaß der Plazentaablösung ab. Bauchschmerzen sind aber nahezu immer vorhanden. Falls die Plazentalösung nur die Randgebiete der Plazenta betrifft, kann das austretende Blut als Vaginalblutung imponieren. Andererseits können aber selbst große Blutverluste vollständig im Uterus verbleiben. Schwere Blutverluste aufgrund einer Plazentalösung äußern sich in einem mütterlichen Blutdruckabfall, in einer Irritabilität und einem gesteigerten Tonus des Uterus sowie in einer fetalen Asphyxie. Unter Umständen kann die Patientin versterben. Es können unklare Gerinnungsstörungen auftreten, die einer disseminierten intravasalen Gerinnung ähnlich sind. Aus diesem Grunde muß bei diesen Patientinnen der Gerinnungsstatus überprüft werden. Zum klassischen hämatologischen Befund gehören eine Thrombozytopenie, ein Fibrinogenmangel und eine verlängerte Thromboplastinzeit [95]. Zusammen mit der disseminierten intravasalen Gerinnung kann ein akutes Nierenversagen auftreten. Dies ist durch eine Ablagerung von Fibrin in den Nierenarteriolen bedingt. Eine fetale Asphyxie weist auf eine Funktionseinschränkung der Plazenta und auf eine Abnahme der uteroplazentaren Perfusion (aufgrund einer mütterlichen Hypotension) hin.

Die kausale Therapie einer Plazentalösung ist die Entbindung. Wenn keine Anzeichen einer mütterlichen Hypovolämie bestehen, die Gerinnungswerte normal sind und es keine Hinweise auf eine uteroplazentare Insuffizienz gibt, dann ist die Durchführung einer kontinuierlichen lumbalen Periduralanästhesie zur Schmerztherapie während Wehen und vaginaler Entbindung sinnvoll. Falls die Plazentalösung und die daraus resultierende Blutung ausgeprägt sind, muß eine notfallmäßige Sectio caesarea in Allgemeinanästhesie durchgeführt werden. Für die Narkoseeinleitung eignet sich Ketamin gut. Anschließend kann 50% Lachgas verabreicht werden. Es ist damit zu rechnen, daß Neugeborene, die unter solchen Umständen entbunden werden, azidotisch und hypovolämisch sind.

Bei einer frühzeitigen Plazentalösung ist es nicht ungewöhnlich, daß sich das Blut auch zwischen die Schichten des Myometriums einwühlt. Als Folge dessen ist der Uterus nicht mehr in der Lage, sich nach der Entbindung adäquat zu kontrahieren. Hierdurch kann es zu einer postpartalen Blutung kommen. Eine unkontrollierbare Blutung ex utero kann eine notfallmäßige Hysterektomie notwendig machen. Durch eine Gerinnungsstörung kann die Blutung schließlich noch verstärkt werden. In diesen Fällen sollten die fehlenden Gerinnungsfaktoren durch Transfusion von «fresh-frozen-Plasma» und Thrombozytenkonzentrat ersetzt werden. Die Gerinnungsparameter normalisieren sich im allgemeinen innerhalb einiger Stunden nach der Entbindung des Kindes.

### 34.15.3 Uterusruptur

Eine Uterusruptur tritt in bis zu 0,1% der ausgetragenen Schwangerschaften auf. Sie kann durch ein Einreißen einer alten Uterusnarbe, durch eine überstürzte Geburt, durch eine exzessive Oxytozinstimulation oder aber bei Frauen auftreten, die schon mehrere Schwangerschaften durchgemacht haben und bei denen ein Mißverhältnis zwischen kindlichem Kopf und mütterlichen Becken oder eine unerkannte Querlage besteht [95]. Insgesamt treten jedoch mehr als 80% der Uterusrupturen spontan und ohne eine offensichtliche Erklärung auf [95]. Die Uterusruptur umfaßt ein Spektrum, das von der inkompletten Ruptur oder einer leichten Narbendehiszenz mit geringen Schmerzen bis hin zu einer explosionsartigen Ruptur mit Austreiben von Uterininhalt in den Peritonealraum reicht. Zu den Symptomen können 1. schwere Bauchschmerzen (die sich aufgrund einer subdiaphragmalen Reizung durch intraabdominales Blut als Schulterschmerzen äußern können), 2. eine mütterliche Hypotension und 3. ein Verlust der fetalen Herztöne gehören. Gelegentlich wird bei Patientinnen, die bereits früher eine Sectio caesarea hatten, eine vaginale Entbindung durchgeführt. Bei diesen Patientinnen wurde die Durchführung einer kontinuierlichen lumbalen Periduralanästhesie in Frage gestellt, da diese Analgesieform einen intraabdominalen Schmerz, der das erste Anzeichen einer drohenden oder bereits bestehenden Uterusruptur darstellt, verdecken könnte. Diese theoretische Überlegung wurde jedoch durch die klinische Erfahrung nicht bestätigt. Eine Periduralanästhesie mit einem niedrigprozentigen Lokalanästhetikum kann bei Patientinnen, die bereits eine vorausgehende Sectio caesarea hatten, sicher eingesetzt werden, falls geeignete Vorsichtsmaßnahmen (kontinuierliche Überwachung des Feten, Vermeidung einer Oxytozinstimulation des Uterus, intrauterine Druckmessung) beachtet werden [95, 96].

## 34.15.4 Retentio placentae

Eine Retentio placentae tritt in ungefähr 1% aller vaginalen Entbindungen auf und macht normalerweise eine manuelle Plazentalösung notwendig. Wurde für die vaginale Entbindung keine Peridural- oder Spinalanästhesie durchgeführt, so kann die manuelle Entfernung der Plazenta zuerst unter einer Inhalationsanalgesie versucht werden.

Eine Allgemeinanästhesie und die Verabreichung volatiler Anästhetika sind notwendig, falls der Uterus die Plazenta fest umschließt. Damit kann eine Relaxierung des Uterus erzielt werden. Wird eine Allgemeinanästhesie durchgeführt, um den Uterus zu relaxieren, so ist eine endotracheale Intubation notwendig. Ketamin in einer Dosierung über 1 mg/kg ist nicht zu empfehlen, da dieses Medikament eine dosisabhängige Zunahme des Uterustonus bewirkt [38].

## 34.15.5 Uterusatonie

Eine Uterusatonie nach vaginaler Entbindung ist eine wichtige Ursache von postpartalen Blutungen und kann für die Mutter unter Umständen tödlich sein. Eine komplette Uterusatonie kann innerhalb von 5 Minuten zu einem Blutverlust von ca. 2000 ml führen. Bei Multiparae, Mehrlingsschwangerschaften, Hydramnion, großem Kind oder einer Plazentaretention kommt es öfter zu einer Uterusatonie. Eine Uterusatonie kann sofort oder auch erst einige Stunden nach der Entbindung auftreten. Die Therapie besteht in der intravenösen Verabreichung von Oxytozin. Damit kann eine Uteruskontraktion bewirkt werden. In seltenen Fällen kann auch eine notfallmäßige Hysterektomie notwendig werden.

## 34.16 Fruchtwasserembolie

Eine Fruchtwasserembolie, die schätzungsweise bei einer von 20000–30000 Entbindungen auftritt, äußert sich in plötzlicher Atemnot, einer schweren Hypotension und arterieller Hypoxämie [97]. Der Eintritt von Fruchtwasser in den Pulmonalkreislauf führt 1. zu einer Verlegung des pulmonalen Gefäßbettes (und nachfolgend zu einer Abnahme des Herzminutenvolumens und einer Hypotension), 2. zu einer pulmonalvaskulären Hypertension mit einem akuten Cor pulmonale und 3. zu einer Ventilations-/Perfusionsstörung (wodurch es zu einer schweren arteriellen Hypoxämie kommt). In manchen Fällen geht ein Grand-Mal-Anfall den kardiorespiratorischen Symptomen voraus. Anfangs besteht normalerweise keine überstarke Blutung. Später entwickelt sich jedoch beinahe bei jeder Schwangeren mit einer Fruchtwasserembolie eine sehr starke Blutung. Diese Blutung ist durch eine disseminierte intravasale Koagulation bedingt.

Außer der kardiopulmonalen Stabilisierung und der Zufuhr von intravasaler Flüssigkeit gibt es keine spezifische Therapie einer Fruchtwasserembolie. Es besteht eine schwere arterielle Hypoxämie. Eine erhöhte inspiratorische Sauerstoffkonzentration sowie eine endotracheale Intubation und kontrollierte Beatmung werden normalerweise notwendig. Falls die arterielle Hypoxämie weiterhin besteht, kann ein PEEP eingeschaltet werden. Kortikosteroide wurden zwar oft eingesetzt, aber sie scheinen keinen nachweisbaren Effekt zu haben. Die Mortalität bei einer massiven Fruchtwasserembolie beträgt über 80%.

Gebärende, die bereits mehrere Kinder entbunden und nun stürmische Wehen haben, neigen besonders zu einer Fruchtwasserembolie. Die endgültige Diagnose wird dadurch gestellt, daß in mütterlichem Blut, das über einen zentralvenösen Katheter entnommen wurde, Fruchtwasserbestandteile nachgewiesen werden (98). Bei jeder Gebärenden, bei der der Verdacht einer Fruchtwasserembolie besteht, sollte ein Blutausstrich gemacht werden. Eine Aspiration von Mageninhalt, eine Lungenembolie, eine Luftembolie und abnorme Reaktionen auf Lokalanästhetika können eine Fruchtwasserembolie vortäuschen. Eine pulmonale Aspiration ist jedoch wahrscheinlicher, falls zusätzlich ein Bronchospasmus besteht. Ein Bronchospasmus ist bei Gebärenden mit einer Fruchtwasserembolie selten. Eine Lungenembolie dagegen ist normalerweise mit einem Brustschmerz verbunden.

## 34.17 Narkoseführung bei Operationen während der Schwangerschaft

Es wird geschätzt, daß sich ungefähr 50000 schwangere Frauen pro Jahr in den USA einem operativen Eingriff in Narkose unterziehen müssen [99]. Der häufigste nicht-geburtshilfliche Eingriff ist die Exzision einer Ovarialzyste. Die zweithäufigste Indikation für eine operative Intervention ist eine Appendizitis. In der Frühschwangerschaft kann auch wegen einer Zervixinsuffizienz eine Narkose notwendig sein (zur Anlage einer Cerclage).

Schließlich besteht auch immer die Möglichkeit, daß eine Narkose in den Frühstadien einer noch nicht erkannten Schwangerschaft durchgeführt wird. Die Ziele der Narkoseführung bei schwangeren Patientinnen bestehen darin, teratogene Medikamente, eine intrauterine fetale Hypoxie und Azidose, sowie frühzeitige Wehen zu vermeiden [100, 101].

## 34.17.1 Vermeidung von teratogenen Medikamenten

Bei nahezu allen Medikamenten, einschließlich der für eine Anästhesie verwendeten, konnte zumindest bei irgendeiner Tierspezies eine teratogene Wirkung nachgewiesen werden. Damit ein Medikament teratogene Wirkungen entfalten kann, muß es bei einer dafür empfindlichen Spezies in einer entsprechenden Dosierung und während einer bestimmten Phase der Organentwicklung verabreicht werden. Jedes Organsystem durchläuft eine kritische Phase der Entwicklung, während der die Empfindlichkeit auf teratogene Substanzen am größten ist. Beim Menschen liegt die kritische Phase der Organentwicklung zwischen dem 15. und 56. Gestationstag. Bei einer Überprüfung von Frauen, die während der Schwangerschaft eine Inhalationsnarkose bekamen, konnte von keinem Anästhetikum eine teratogene Wirkung nachgewiesen werden oder aufgezeigt werden, daß es Fehlgeburten auslöst [101, 102]. Dennoch gibt es ausreichend Hinweise über eventuelle nachteilige Auswirkungen von Lachgas, um Vorsicht bei der Verabreichung dieses Medikamentes in der Frühschwangerschaft anzuraten [101].

Es besteht die Sorge, daß subteratogene Dosierungen einiger psychoaktiver Medikamente wie z.B. Anästhetika Verhaltens- und Lernstörungen verursachen könnten, ohne daß größere morphologische Veränderungen auftreten. Diese Sorge beruht darauf, daß die Entwicklung des zentralen Nervensystems bei der Geburt noch nicht vollständig abgeschlossen ist. Daher wurde nahegelegt, daß Medikamente, einschließlich derjenigen, die für eine Anästhesie während der Wehen und der Entbindung eingesetzt werden, zu einer bleibenden Organfunktionsstörung führen könnten. Werden trächtige Ratten kurzfristig Halothan ausgesetzt, konnten bei den Jungen Lernschwierigkeiten nachgewiesen werden, falls die Muttertiere während des 1. und 2. Trimesters das Medikament erhielten. Wurde bei trächtigen Ratten im 3. Trimester Halothan verabreicht, kam es zu keiner Beeinträchtigung der Lernfähigkeit [103]. Dennoch gibt es zur Zeit keine Beweise, die belegen, daß durch die Verabreichung von Anästhetika bei Schwangeren die geistige und neurologische Entwicklung der Kinder nachteilig beeinflußt würde [104]. Außerdem gibt es keinerlei Beweise dafür, daß irgendein Anästhetikum bei Feten karzinogen wirken würde.

## 34.17.2 Vermeidung einer intrauterinen fetalen Hypoxie und Azidose

Einer intrauterinen fetalen Hypoxie und Azidose kann dadurch vorgebeugt werden, daß bei der Mutter Hypotension, arterielle Hypoxämie und exzessive Veränderungen des arteriellen $CO_2$-Partialdrucks vermieden werden. Es muß berücksichtigt werden, daß die Uterusdurchblutung und damit die plazentare Perfusion vom Blutdruck abhängig ist. Die Gefahren für den Feten im Falle eines Sauerstoffmangels bei der Mutter sind offensichtlich. Dagegen führt eine Hyperoxämie bei der Mutter zu keiner Vasokonstriktion der Arteriae uterinae. Außerdem führen selbst hohe arterielle Sauerstoffpartialdrucke bei der Mutter nur selten zu einem fetalen arteriellen Sauerstoffpartialdruck von über 45 mm Hg. Dies spiegelt den hohen Sauerstoffverbrauch der Plazenta und die ungleiche Verteilung von mütterlichem und fötalem Blutfluß in der Plazenta wieder. Aus diesem Grunde führt eine mütterliche Hyperoxie zu keiner retrolentalen Fibroplasie und zu keinem frühzeitigen Verschluß des Ductus arteriosus beim ungeborenen Kind. Eine stärkere Hyperventilation sollte intraoperativ bei der Mutter vermieden werden, da hohe positive Atemwegsdrucke die Uterusdurchblutung vermindern können und außerdem eine metabolische Alkalose die Affinität des mütterlichen Hämoglobins für Sauerstoff erhöht. Dadurch kann es in der Plazenta zu einer verminderten Sauerstoffabgabe an den Feten kommen.

## 34.17.3 Vermeidung von frühzeitigen Wehen

Es gibt keine Beweise dafür, daß irgendwelche Anästhetika oder Anästhesietechniken die Inzidenz von Frühgeburten beeinflussen [102]. Vielmehr ist es die dem operativen Eingriff zugrundeliegende Störung, die für frühzeitige Wehen verantwortlich ist. Zum Beispiel treten bei 28–40% der Patientinnen, bei denen ein Cerclage durchgeführt werden muß, frühzeitige Wehen auf. Dagegen werden durch orthopädische, neurochirurgische oder plastische Operationen keine frühzeitigen Wehen ausgelöst. Nach einem operativen Eingriff ist es ratsam, Mutter und Feten auch in der postoperativen Phase intensiv weiter zu überwachen. Insbesondere sind die kontinuierliche Überwachung der fötalen Herzfrequenz und der mütterlichen Uterusaktivität wichtig.

Frühzeitige Wehen können mit selektiven $\beta_2$-Mimetika wie Terbutalin oder Ritorin behandelt werden. Diese Medikamente relaxieren die glatte Uterusmuskulatur und führen damit zu einer Hemmung der Uteruskontraktionen. Eine Relaxierung des Uterus trägt auch zu einer Verbesserung des uteroplazentaren Blutflusses und des fetalen Wohlbefindens bei. Es muß jedoch beachtet werden, daß diese Medikamente stärkere Nebenwirkungen bei der Mutter, wie z.B. ein Lungenödem, Herzrhythmusstörungen oder eine Hypokaliämie, auslösen können [105, 106]. Diese Medikamente überschreiten die Plazentarschranke und können eine fetale Tachykardie und Hypoglykämie verursachen. Der Pathomechanismus für die Veränderung des mütterlichen Plasma-Kalium-Spiegels ist ungeklärt. Es wird jedoch angenommen, daß $\beta_2$-Mimetika sowohl die Glykolyse als auch die Insulinfreisetzung stimulieren, wodurch es zu einem Transport von Kalium in den Intrazellulärraum kommt. Es ist wichtig, sich darüber im klaren zu sein, daß die unter Gabe von $\beta_2$-Mimetika zu beobachtende Hypokaliämie trotz

Verabreichung zusätzlichen Kaliumchlorids bestehen bleibt. Wird die Kaliumzufuhr unterbrochen, so kehren ungefähr nach 30 Minuten die Plasma-Kalium-Spiegel wieder auf das Ausgangsniveau zurück. Daher kann es sinnvoll sein, die Infusion von Beta-Mimetika ca. 30 Minuten vor Beginn einer Entbindung in Narkose abzusetzen [106]. Wichtig ist es, intraoperativ das EKG kontinuierlich zu überwachen und eine stärkere Hyperventilation zu vermeiden. Um frühzeitige Wehen zu durchbrechen, wurde auch intravenös Alkohol verabreicht. Eine ZNS-Depression bei Mutter und Neugeborenem sind jedoch unerwünschte Nebenwirkungen dieser Behandlung.

### 34.17.4 Narkoseführung

Eine elektive Operation sollte bis nach der Entbindung verschoben werden. Ist der operative Eingriff dringend, so ist es am besten, die Operation bis in das zweite oder letzte Schwangerschaftsdrittel hinauszuzögern. Eine notfallmäßige Operation im ersten Schwangerschaftsdrittel wird oft in Peridural- oder Spinalanästhesie durchgeführt. Eine Spinalanästhesie ist deshalb sinnvoll, weil bei diesem Verfahren die Medikamentexposition für den Feten minimal ist. Dennoch gibt es keine Beweise dafür, daß Inhalationsanästhetika nachteilige Auswirkungen verursachen, falls sie bei Schwangeren für eine nicht-geburtshilfliche Operation verabreicht werden [102]. Nach der 16. Gestationswoche ist die kontinuierliche intraoperative Überwachung der fetalen Herzfrequenz sinnvoll, um so eine fetale Hypoxie und Azidose aufgrund einer verminderten uteroplazentaren Durchblutung frühzeitig zu erkennen (vgl. Abschnitt: Diagnostik und Therapie einer drohenden fetalen Asphyxie). Falls Inhalationsanästhetika gewählt werden, ist zu beachten, daß niedrige Konzentrationen volatiler Anästhetika zu keiner signifikanten Verminderung des uterinen Blutflusses führen, denn hierdurch kommt es auch zu einer Abnahme des uterinen Gefäßwiderstands. Obwohl kontrovers diskutiert, kann es doch ratsam sein, Lachgas bei Frauen in der Frühschwangerschaft zu vermeiden [101]. Unabhängig von dem gewählten Anästhesieverfahren sollte die inspiratorische Sauerstoffkonzentration ungefähr 50% betragen.

## 34.18 Diagnostik und Therapie einer drohenden fetalen Asphyxie

Während der Uteruskontraktionen wird der uterine Blutfluß gedrosselt. Es können hierbei unter Umständen eine intrauterine Hypoxie, Azidose und fötale Asphyxie auftreten. Eine bereits vorher grenzwertige Plazentafunktion reicht während starker Wehen unter Umständen nicht mehr aus, um ein kindliches Wohlbefinden zu garantieren, falls der transplazentare Gas-austausch aufgrund einer Drosselung des uterinen Blutflusses vermindert sein sollte.

### 34.18.1 Elektronische Überwachung des Feten

Mit elektronischen Überwachungsverfahren kann beurteilt werden, ob es dem Föten gutgeht. Hierzu werden Veränderungen der fetalen Herzfrequenz mittels einer externen Dopplersonde oder mittels einer fetalen Skalpelektrode abgeleitet. Das Hauptziel der elektronischen Überwachung des Föten ist es, die Veränderungen der fetalen Herzfrequenz mit den Kindsbewegungen und den Uteruskontraktionen zu vergleichen. Das kindliche Wohlbefinden kann z. B. dadurch beurteilt werden, daß die anhand des R-R-Intervalls des fötalen EKG errechnete beat-to-beat-Variabilität bestimmt wird [107, 108]. Ein anderes Verfahren besteht darin, die im Zusammenhang mit Uteruskontraktionen auftretenden abfallende fetale Herzfrequenz (Dezeleration) zu beurteilen [108, 109]. Die drei Haupttypen einer Dezeleration der fetalen Herzfrequenz sind die frühzeitigen, die späten und die variablen Dezelerationen. Falls abnorme Verhaltensmuster der fetalen Herzfrequenz auftreten, ist eine Mikroblutuntersuchung (MBU) aus der Kopfhaut des Kindes angezeigt. Es konnte nachgewiesen werden, daß normalerweise dann eine fetale Depression vorliegt, wenn der pH-Wert hierbei unter 7,2 beträgt.

**Beat-to-beat-Variabilität**

Die fetale Herzfrequenz variiert um 5–20 Schläge pro Minute. Die normale Herzfrequenz liegt zwischen 120 und 160 Schlägen pro Minute. Es wird angenommen, daß diese physiologischerweise vorhandenen Herzfrequenzänderungen eine normale Funktion der neuronalen Verbindung zwischen fetalem Kortex, Medulla, Nervus vagus und dem Reizleitungssystem des Herzens widerspiegelt. Ist eine solche beat-to-beat-Variabilität vorhanden, so ist der Fetus wohlauf. Dagegen liegt bei einer fetalen Asphyxie aufgrund einer arteriellen Hypoxämie, Azidose oder einer Schädigung des zentralen Nervensystems eine nur minimale oder gar fehlende beat-to-beat-Variabilität vor.

Werden der Gebärenden Medikamente verabreicht, dann kann dadurch die Variabilität der fetalen Herzfrequenz aufgehoben werden, selbst wenn keine fetale Asphyxie besteht. Benzodiazepine, Opioide, Barbiturate, Anticholinergika und Lokalanästhetika – wie sie z. B. für die kontinuierliche lumbale Periduralanästhesie verwendet werden – führen sehr häufig zu einem Verlust der beat-to-beat-Variabilität. Diese medikamentös verursachten Wirkungen scheinen keine nachteiligen Auswirkungen zu haben, können jedoch bei der Interpretation der abgeleiteten fetalen Herzfrequenz Schwierigkeiten verursachen. Die Variabilität der Herzfrequenz kann auch bei unreifen Föten sowie während der Schlafphasen des Feten fehlen.

## Frühzeitige Dezelerationen

Bei einer frühzeitigen Dezeleration kommt es mit Beginn der Uteruskontraktion zu einem Abfall der fetalen Herzfrequenz (Abb. 34.14). Zum Zeitpunkt der maximalen Kontraktion ist dabei die Herzfrequenz am langsamsten. Bis zum Ende der Uteruskontraktion hat die Herzfrequenz bereits wieder fast den Ausgangswert erreicht. Die Herzfrequenz fällt dabei normalerweise um nicht mehr als 20 Schläge pro Minute bzw. nicht unter eine Frequenz von 100 Schlägen pro Minute ab. Es wird angenommen, daß diese Form der Dezeleration durch eine Vagusstimulation aufgrund einer Kompression des fetalen Kopfes bedingt ist. Frühzeitige Dezelerationen können durch eine verbesserte fetale Oxygenierung nicht verhindert werden. Sie können jedoch durch eine Atropingabe unterdrückt werden. Es ist wichtig zu wissen, daß diese Veränderungen der fetalen Herzfrequenz nicht mit einer fetalen Asphyxie vergesellschaftet sind.

## Späte Dezelerationen

Späte Dezelerationen sind dadurch charakterisiert, daß die fetale Herzfrequenz erst 10–30 Sekunden nach Beginn der Uteruskontraktionen anfängt, abzufallen. Die minimale Herzfrequenz tritt nach dem Kontraktionsmaximum auf (Abb. 34.15). Als eine leichte Form der Spätdezeleration wird eine Abnahme der Herzfrequenz um weniger als 20 Schläge pro Minute bezeichnet. Von einer starken Erniedrigung der Herzfrequenz wird gesprochen, wenn die Herzfrequenz um mehr als 40 Schläge pro Minute abfällt. Spätdezelerationen sind mit einer fetalen Asphyxie verbunden. Als Ursache ist am ehesten eine myokardiale Hypoxie aufgrund einer uteroplazentaren Insuffizienz anzunehmen. Die

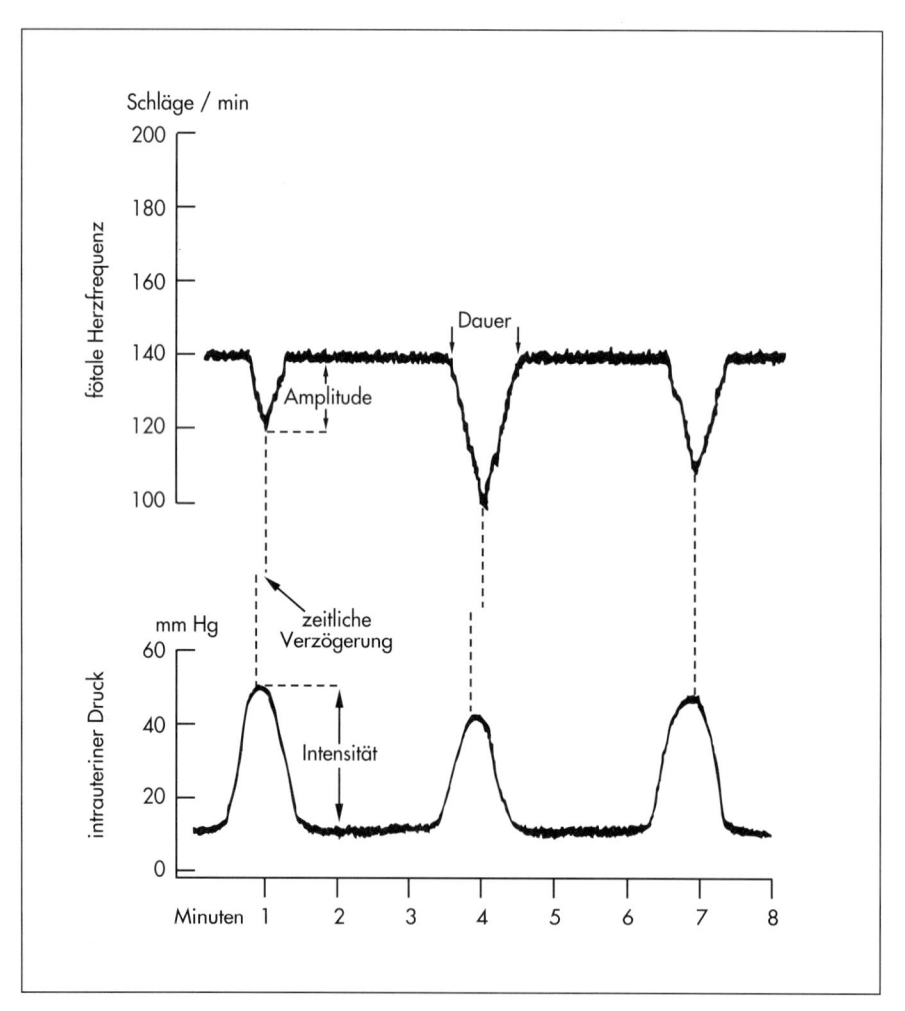

**Abb. 34.14:** Frühe Dezelerationen sind durch eine kurze zeitliche Verzögerung zwischen Beginn der Uteruskontraktion und der abfallenden fetalen Herzfrequenz gekennzeichnet. Die Herzfrequenz fällt um höchstens 20 Schläge pro Minute und ist zum Zeitpunkt der maximalen Uteruskontraktionen am niedrigsten. Am Ende der Uteruskontraktionen hat sich die Herzfrequenz bereits wieder normalisiert. Die wahrscheinlichste Erklärung für diese Veränderung ist ein Vagusreflex aufgrund einer Kompression des fetalen Kopfes. (Shnider SM. Diagnosis of fetal distress: Fetal heart rate. In: Shnider SM, ed. Obstetrical Anesthesia: Current Concepts and Practice. Blatimore. Williams & Wilkins Co. 1970: 197–203)

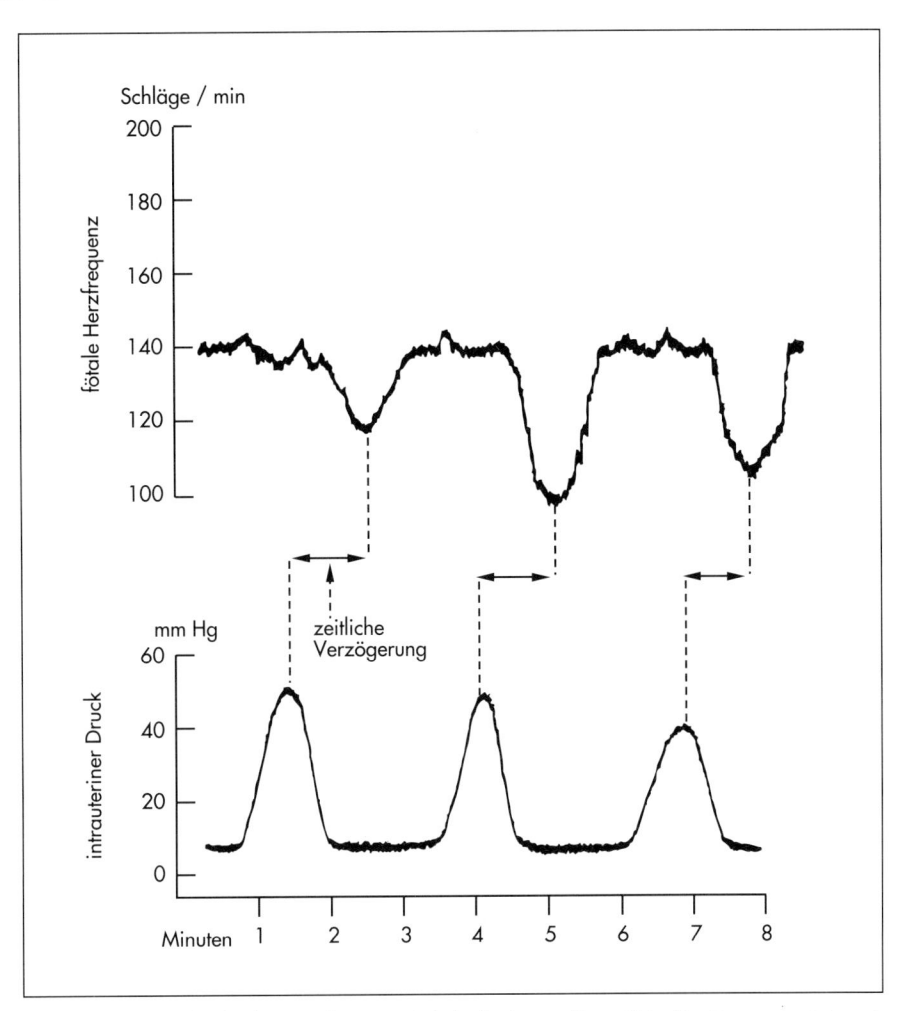

**Abb. 34.15:** Späte Dezelerationen der fetalen Herzfrequenz sind durch eine große zeitliche Verzögerung zwischen dem Einsetzen der Uteruskontraktionen und dem Beginn der fetalen Herzfrequenzverlangsamung gekennzeichnet. Die Herzfrequenz normalisiert sich erst wieder, nachdem die Kontraktionen vorbei sind. Eine leichte Form der späten Dezelerationen liegt vor, wenn die Herzfrequenz weniger als 20 Schläge pro Minute abfällt. Eine starke Verlangsamung der Herzfrequenz weist auf eine uteroplazentare Insuffizienz hin. (Shnider SM. Diagnosis of fetal distress: Fetal heart rate. In: Shnider SM, ed. Obstetrical Anesthesia: Current Concepts and Practice. Baltimore. Williams & Wilkins Co. 1970: 197–203)

Hauptfaktoren, die zu Spätdezelerationen führen können, sind eine mütterliche Hypotension, eine uterine Hyperaktivität und eine chronische uteroplazentare Insuffizienz, wie sie z.B. im Rahmen eines Diabetes mellitus oder einer Hypertension auftreten kann. Falls diese Dinge fortbestehen, ist mit der Entwicklung einer fetalen Azidose zu rechnen [108, 109]. Durch eine Verbesserung der fetalen Oxygenierung können Spätdezelerationen erfolgreich behandelt werden. Bleibt die beat-to-beat-Variabilität der fetalen Herzfrequenz trotz Spätdezelerationen bestehen, wird der Fetus vermutlich in gutem Zustand geboren.

### Variable Dezelerationen

Variable Dezelerationen sind die während der Geburtsphase am häufigsten auftretenden Veränderungen der fetalen Herzfrequenz. Ausprägung, Dauer und zeitlicher Beginn in Bezug zu Uteruskontraktionen sind bei den variablen Dezeleration nicht konstant (Abb. 34.16). Diese Form der Dezeleration kann vor, mit oder nach Beginn der Uteruskontraktion auftreten. Diese Dezelerationen setzen normalerweise sehr plötzlich ein und hören genauso schnell wieder auf. Die fetale Herzfrequenz fällt fast immer unter 100 Schläge pro Minute ab. Es wird angenommen, daß variable Dezelerationen durch eine Kompression der Nabelschnur bedingt sind. Durch Atropingabe kann das Ausmaß variabler Dezelerationen vermindert werden. Sauerstoffgabe bei der Mutter ist dagegen wirkungslos. Falls diese Dezelerationen nicht stark ausgeprägt sind und sich nicht wiederholen, kommt es normalerweise nur zu einer minimalen Veränderung des fetalen Säure-Basen-Haushaltes. Bei schweren varia-

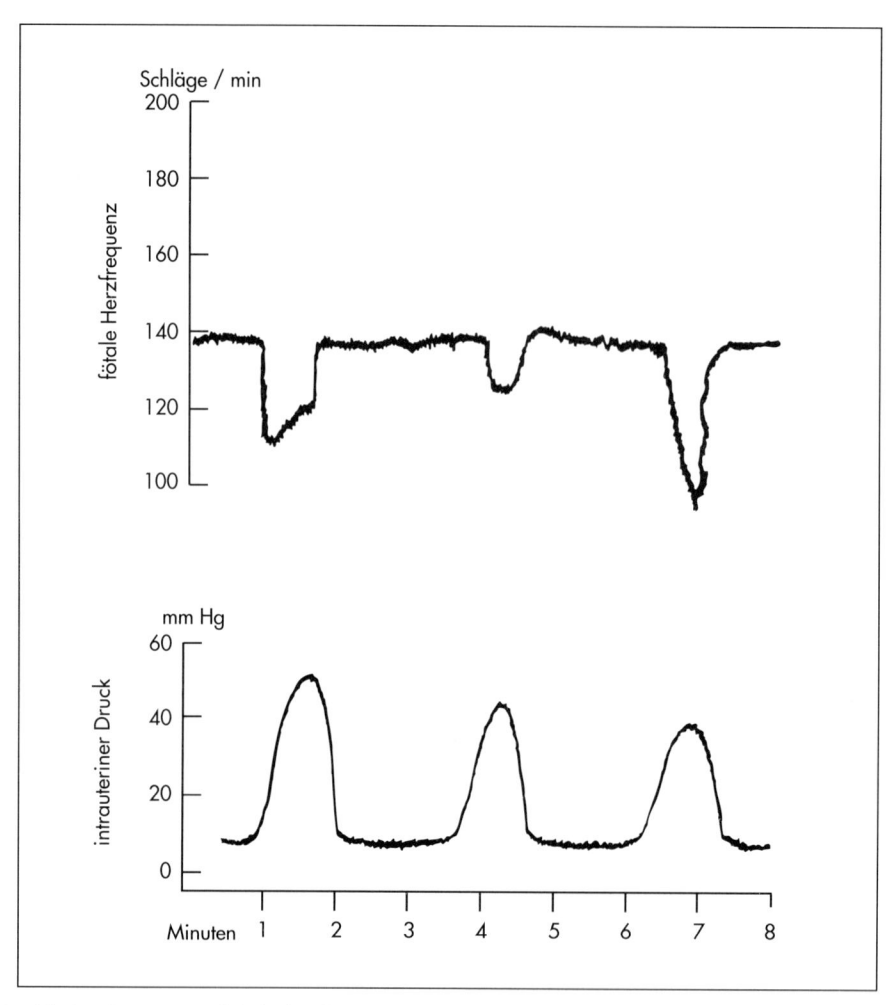

**Abb. 34.16:** Variable Dezelerationen sind dadurch gekennzeichnet, daß die Abfälle der Herzfrequenz unterschiedlich stark ausgeprägt sind und unterschiedlich lange anhalten. Außerdem weisen diese Frequenzabfälle keine konstante zeitliche Beziehung zu den Uteruskontraktionen auf. Diesen Veränderungen der fetalen Herzfrequenz liegt eine Kompression der Nabelschnur zugrunde. (Shnider SM. Diagnosis of fetal distress: Fetal heart rate. In: Shnider SM, ed. Obstetrical Anesthesia: Current Concepts and Practice. Williams & Wilkins Co. 1970: 197–203)

blen Dezelerationsmustern, die für 15–30 Minuten bestehen bleiben, kommt es zu einer fetalen Azidose.

## 34.19 Beurteilung des Feten

Es ist wichtig, eine intrauterine Wachstumsverzögerrung (d.h. der Fetus hat ein geringeres Gewicht, als aufgrund des Gestationsalters zu erwarten wäre) und eine noch bestehende Unreife des Feten (d.h. eine Entbindung vor Ablauf der 37. Woche nach der letzten Menstruationsblutung) festzustellen. Bei Neugeborenen, die für ihr Gestationsalter zu klein sind, kommt es häufiger zu einer Hypoglykämie und Sepsis. Auch angeborene Mißbildungen treten bei ihnen öfters auf. Es wird angenommen, daß eine Mangelernährung oder eine chronische Hypoxämie – falls sie zu einer Wachstumsverzögerung führen – auch eine verzögerte neurologische Entwicklung verursachen können. Bei Frühgeborenen ist die Inzidenz einer fetalen Asphyxie, eines Atemnotsyndroms, einer Hypovolämie, Hypoglykämie, Sepsis, intrakraniellen Blutung und Temperaturlabilität erhöht. Frühgeborene neigen dazu, eine retrolentale Fibroplasie zu entwickeln (vgl. Kap. 35).

Eine Reihe von Labortests können eingesetzt werden, um die Funktionstüchtigkeit und Reife des Feten zu beurteilen. Hierzu gehört die Bestimmung der Östriolausscheidung im mütterlichen Urin, die Bestimmung der Plasmakonzentration des plazentaren Laktogens, die Untersuchung des Fruchtwassers auf Lecithin und den Sphingo-Myelin-Spiegel sowie die Beurteilung des biparietalen Durchmessers mittels Ultraschall.

## 34.19.1 Östriol im mütterlichen Urin

Die Bestimmung der Östriolausscheidung im mütterlichen Urin wurde durchgeführt, um das fetale Wohlbefinden vor Beginn der Wehen zu beurteilen [107]. Dieses Hormon wird in der Plazenta aus Vorstufen des Androgens, die aus der fötalen Nebenniere und Leber stammen, synthetisiert. Östriol tritt aus dem Feten in den mütterlichen Kreislauf über und wird durch die Nieren ausgeschieden. Die Östriolausscheidung im mütterlichen Urin steigt mit zunehmendem Gestationsalter an.

Kommt es zu irgendeinem Zeitpunkt zu einer Störung in der Synthese oder im Transport des Östriols, so kann dies zu einer verminderten Ausscheidung dieses Hormons im mütterlichen Urin führen. Eine langsame Erniedrigung oder ein plötzlicher Abfall in den Östriolspiegeln deutet auf eine Verschlechterung der fetalen Situation hin. Bei Schwangerschaften, die durch einen Diabetes mellitus, eine Hypertension oder Schwangerschaftstoxikose kompliziert waren, konnte vor einem Versterben des Feten eine verminderte Östriolausscheidung festgestellt werden. Andere Ursachen eines niedrigen Östriolspiegels sind z.B. fetale Anenzephalie, fetale Leberfunktionsstörung und mütterliche Nierenerkrankungen.

## 34.19.2 Humanes plazentares Laktogen (HPL)

Das menschliche plazentare Laktogen (HPL, human placental lactogen) ist ein in der Plazenta produziertes Hormon. Die mütterlichen Plasmaspiegel dieses Hormons korrelieren mit dem Gewicht der Plazenta und des Feten. Die im Rahmen von Mehrlingsschwangerschaften oder einem Diabetes mellitus auftretenden Konzentrationserhöhungen des HPL weisen auf eine vergrößerte Plazentamasse hin. Anderseits sind bei einer intrauterinen Wachstumsverzögerung die Spiegel vermutlich erniedrigt.

## 34.19.3 Fruchtwasseranalyse

Vor Durchführung einer elektiven Sectio caesarea oder vor Beginn einer Geburtseinleitung ist es bis zu einem gewissen Umfang möglich, die fetale Lungenreife zu beurteilen. Z.B. kann anhand des – mittels einer abdominalen Amniozentese gewonnenen – Fruchtwassers die fetale Lungenreife beurteilt werden. Mit Reifung der entsprechenden Enzymsysteme kommt es ab ungefähr der 35. Gestationswoche zu einem plötzlichen Anstieg der Lezithinkonzentration im Fruchtwasser

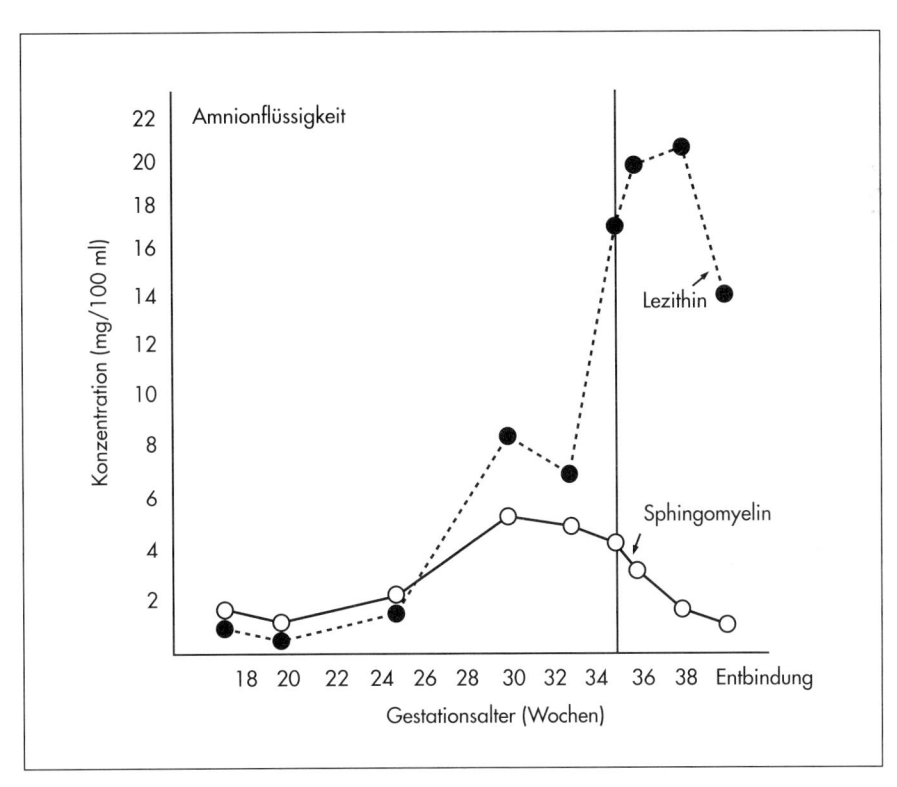

**Abb. 34.17:** Die Konzentration von Lezithin und Sphingomyelin in der Ammionflüssigkeit nimmt mit fortschreitender Schwangerschaft zu. Ungefähr in der 35. Schwangerschaftswoche kommt es, parallel zur Lungenreifung des Feten, zu einem plötzlichen Anstieg der Lezithinkonzentration. (Gluck L, Kulovich MV, Borer RC, et al. The diagnosis of the respiratory distress syndrome (RDS) by amniocentesis. Am J Obstet Gynecol 1971; 109: 440–5)

(Abb. 34.17) [110]. Ein mittels Dünnschichtchromatographie bestimmter Quotient von Lezithin zu Sphingomyelin von mehr als 2–3,5 bestätigt eine adäquate Surfactantaktivität in der Lunge und beweist offensichtlich, daß das Neugeborene kein Atemnotsyndrom entwickeln wird. Die Surfactantaktivität ist ein Maß für die fetale Lungenreife. Sie kann auch dadurch bestimmt werden, daß der Fruchtwasserschaumtest durchgeführt wird [111]. Der Schaumtest beruht auf der Fähigkeit des Lezithins, den Schaum einer Lösung aus Fruchtwasser und Alkohol zu stabilisieren. Dieser Schaum wird durch mechanisches Schlagen der Flüssigkeit erzeugt. Die Vorteile des Schaumtests bestehen darin, daß er einfach und schnell durchführbar ist.

### 34.19.4 Ultraschall

Der mittels Ultraschalls gemessene biparietale Durchmesser des Feten korreliert sehr gut mit dem Alter des Feten. Aus diesem Grund wird oft eine Ultraschalluntersuchung durchgeführt, um vor einer elektiven Sectio caesarea die Reife des Feten beurteilen oder um eine intrauterine Wachstumsverzögerung diagnostizieren zu können. Eine Ultraschalluntersuchung kann auch sinnvoll sein, um ein Hydramnion, einen Hydrozephalus, eine Anenzephalie oder Anomalien des fetalen Rückenmarks festzustellen.

## 34.20 Beurteilung des Neugeborenen

Es ist wichtig, das Neugeborene sofort nach der Geburt zu beurteilen. Hierdurch können deprimierte Neugeborene, bei denen eventuell eine Wiederbelebung durchgeführt werden muß, sofort erkannt werden. Anhand des Apgar-Schemas kann erkannt werden, welche Neugeborenen deprimiert sind und behandelt werden müssen. Das Apgar-Schema ist in diese Hinsicht bisher unübertroffen.

### 34.20.1 Apgar-Schema

Das Apgar-Schema schreibt fünf wichtigen Symptomen einen numerischen Wert zu. Diese 5 Kriterien werden beim Neugeborenen 1 und 5 Minuten nach der Entbindung beurteilt (Tab. 34.9). Von den 5 Kriterien sind Herzfrequenz und Qualität der Atembewegungen am wichtigsten, um ein deprimiertes Neugeborenes zu beurteilen. Die Beurteilung der Hautfarbe liefert am wenigsten Information. Eine Herzfrequenz unter 100 Schlägen pro Minute weist normalerweise auf eine arterielle Hypoxämie hin. Besteht eine normale Ventilation und Zirkulation, so verschwindet die Zyanose im allgemeinen schnell. Aufgrund einer kalten Umgebungstemperatur im Kreißsaal und einer peripheren Vasokonstriktion haben jedoch viele gesunde Neugeborene auch noch nach einer Minute eine Zyanose. Eine Azidose und eine Konstriktion der Pulmonalgefäße sind die wahrscheinlichsten Ursachen einer weiterbestehende Zyanose.

Der Apgar-Wert korelliert gut mit den unmittelbar nach der Geburt gemessenen Veränderungen des Säure-Basen-Haushalts. Bei einem Apgar-Wert über 7 sind die Neugeborenen entweder unauffällig oder haben eine leichte respiratorische Azidose. Neugeborene mit einem Wert von 4–6 sind mäßig deprimiert. Neugeborene mit einem Wert von 3 oder weniger haben eine kombinierte metabolische und respiratorische Azidose. Bei Neugeborenen mit einer leichten oder mäßigen Depression (Wert zwischen 3 und 7) verbessert sich der Zustand oft, wenn Sauerstoff über eine Gesichtsmaske verabreicht wird. Dies ist jedoch unabhängig davon, ob sie beatmet werden oder nicht. Ist der Apgar-Wert unter 3, so sind eine endotracheale Intubation und möglicherweise auch eine externe Herzmassage notwendig. Das Apgar-Schema ist jedoch nicht empfindlich genug, um medikamentös bedingte Veränderungen zuverlässig feststellen zu können. Es ist nicht empfindlich genug, um geringfügige Auswirkungen von z.B. geburtshilflichen Anästhesietechniken auf das Neugeborene zu erfassen (vgl. Abschnitt: Beurteilung des neurologischen Status).

### 34.20.2 Zeitspanne bis zum Einsetzen einer suffizienten Atmung

Auch die Zeitspanne zwischen Entbindung und Einsetzen einer suffizienten Atmung wurde herangezogen, um deprimierte Neugeborene erfassen zu können. Ist diese Zeitspanne länger als 90 Sekunden, so

Tab. 34.9: Beurteilung der Neugeborenen mit Hilfe des Apgar-Schemas

| Punktezahl | Herzfrequenz Schläge/min | Atmung | Auslösen von Reflexen (Reaktion auf Nasenkatheter) | Muskeltonus | Hautfarbe |
|---|---|---|---|---|---|
| 0 | fehlt | fehlt | keine Reaktion | schlaff | blaß zyanotisch |
| 1 | <100 | langsam unregelmäßig | Grimassieren | Beugung der Extremitäten | Rumpf rosig Extremitäten zyanotisch |
| 2 | >100 | Schreien | Schreien | aktive Bewegung | rosig |

deutet dies auf ein deprimiertes Neugeborenes hin und entspricht einem Apgar-Wert von 6 oder weniger. Die routinemäßige Bestimmung des Zeitraums bis zum Einsetzen der suffizienten Atmung wird nicht empfohlen, denn es ist besser, diese Zeit zur Beatmung des Neugeborenen mit Sauerstoff zu nutzen.

### 34.20.3 Beurteilung des neurologischen Status und des Verhaltens

Durch die Beurteilung des neurologischen Status und des Verhaltens mittels bestimmter Skalen können leichte oder verspätet auftretende Auswirkungen der Medikamente festgestellt werden, die während der Wehen und der Entbindung verabreicht wurden und die mit dem Apgar-Schema nicht erfaßbar sind. [112, 113]. Bei diesen Untersuchungen wird beurteilt, wie leicht das Neugeborene erweckbar ist, wie Reflexverhalten, Muskeltonus und Reaktion auf akustische Reize sind. Beim Neugeborenen kann z.B. die Reaktion auf wiederholte Stimuli vermindert sein. Eine abnehmende Reaktion auf wiederholte Stimuli ist als Gewöhnung bekannt und ist ein Beispiel für die Informationsverarbeitung im zerebralen Kortex des Neugeborenen. Es konnte gezeigt werden, daß diese Gewöhnungsphänomene abgeschwächt sind, falls der Mutter während Wehen und Entbindung systemisch wirkende Anästhetika verabreicht wurden. Es liegen Untersuchungsergebnisse vor, die nachwiesen, daß Neugeborene, deren Müttern im Rahmen einer Periduralanästhesie Lidocain oder Mepivacain verabreicht wurde, bei Beurteilung von Muskelkraft und Muskeltonus geringere Werte erreichten als Neugeborene von Müttern, bei denen Bupivacain verabreicht wurde. Diese Ergebnisse waren jedoch nicht reproduzierbar [112, 113]. Neuere Untersuchungen konnten keinerlei Unterschied zwischen diesen Lokalanästhetika nachweisen, und Lidocain hat für die geburtshilfliche Anästhesie wieder an Beliebtheit gewonnen [113]. Neugeborene nach einer elektiven Sectio caesarea in Allgemeinanästhesie zeigten – im Vergleich zu Neugeborenen nach einer Sectio ceasarea in Spinalanästhesie – eine allgemeine Depression bei der Untersuchung des neurologischen Status und des Verhaltens. Die Apgar-Werte waren in beiden Gruppen ähnlich. Es konnte zwar gezeigt werden, daß der neurologische Status und das Verhalten eingeschränkt sind; es gibt jedoch keine Beweise dafür, daß bei den Kindern längerdauernde nachteilige Wirkungen bestehen [113].

Um zu beurteilen, welche Auswirkungen Medikamente, die der Mutter während der Wehen verabreicht wurden, auf das Neugeborene haben, kann außer der Beurteilung des neurologischen Status und des Verhaltens auch ein Score zur Beurteilung des neurologischen Status und der Adaptationsfähigkeit benutzt werden [114]. Im Gegensatz zur Beurteilung des neurologischen Status und des Verhaltens, wird bei diesem Test stärker der Muskeltonus berücksichtigt und es wird vermieden, schädliche Stimuli einzusetzen. Es wird empfohlen, diesen Test zur Beurteilung der Neurologie und der Adaptationsfähigkeit primär im Kreißsaal (ungefähr 15 Minuten nach der Geburt) durchzuführen und 2 Stunden später zu wiederholen. Werden Abnormalitäten festgestellt, so sollte die Untersuchung nach 24 Stunden nochmals wiederholt werden.

## 34.21 Die unmittelbar postpartale Phase

Unmittelbar nach der Entbindung treten größere Veränderungen im kardiovaskulären und respiratorischen System des Neugeborenen auf. Z.B. kommt es durch Unterbinden der Nabelschnur kurz nach der Geburt zu einem Anstieg des systemischen Gefäßwiderstands und des linksatrialen Drucks. Das Blut strömt nun nicht mehr durch das Foramen ovale. Durch die Entfaltung der Lungen fällt der pulmonalvaskuläre Widerstand ab, der gesamte rechtsventrikuläre Auswurf fließt in die Lungen. Bei normalen Neugeborenen führt ein Anstieg des arteriellen Sauerstoffpartialdrucks über 60 mm Hg zu einer Vasokonstriktion und einem funktionellen Verschluß des Ductus arteriosus. Kommt es nach der Entbindung zu keiner adäquaten Oxygenierung und Ventilation, so bleiben die fetalen Zirkulationsverhältnisse bestehen. Diese sind durch einen erhöhten pulmonalvaskulären Widerstand und eine verminderte Lungendurchblutung gekennzeichnet. Außerdem bleiben Ductus arteriosus und Foramen ovale offen. Dadurch kommt es zu einem großen intrakardialen Rechts-Links-Shunt mit gleichzeitiger arterieller Hypoxämie und Azidose.

In der unmittelbar postpartalen Phase muß stets auch an schwerwiegende Probleme gedacht werden, die bereits unmittelbar nach der Geburt auftreten oder auch erst mit einer gewissen zeitlichen Verzögerung manifest werden können. Zu diesen Problemen gehören Mekoniumaspiration, Choanalstenose und Choanalatresie, Zwerchfellhernie, Hypovolämie, Hypoglykämie, ösophagotracheale Fistel, Kehlkopfanomalien und ein Pierre-Robin-Syndrom (vgl. Kapitel 35).

### 34.21.1 Mekoniumaspiration

Mekonium ist das Abbauprodukt von verschlucktem Fruchtwasser und von Zellen sowie Sekreten aus dem Gastrointestinaltrakt. Mekonium ist selten vor der 34. Gestationswoche vorhanden. Ungefähr nach der 34. Woche kann eine intrauterine arterielle Hypoxämie zu einer verstärkten Darmmotilität und zu einer Defäkation führen. Auftretende Schnappatmungen während einer arteriellen Hypoxämie sind dafür verantwortlich, daß die Feten Fruchtwasser und Gewebstrümmer in die Lungen einatmen. Kommt es erst verzögert zur Geburt, so wird das Mekonium abgebaut und von den Lungen wieder ausgeschieden. Kommt es innerhalb von 24 Stunden nach einer solchen Aspiration zur Entbindung, so ist das Mekonium noch in den großen Luftwegen vorhanden und wird mit Beginn der Atemtätigkeit bis in die Lungenperipherie verteilt. Eine Obstruktion der kleinen Luftwege verursacht eine Ventilations-/Perfusionsstörung. Die Atemfrequenz kann über 100 Atemzüge pro Minute betragen und die Compliance der Lunge fällt auf ein Niveau ab, ähnlich wie es bei Säuglingen mit einem Atemnotsyndrom gesehen wird. In schweren Fällen führt eine pulmonalvaskuläre Hypertension und ein Rechts-Links-Shunt über das offene Foramen orale und den Ductus arteriosus (persistierende fetale Zirkulation) zu einer schweren arteriellen Hypoxämie. Ein häufiges Problem bei einer Mekoniumaspiration ist auch ein Pneumothorax.

Die Therapie einer Mekoniumaspiration besteht darin, daß das Neugeborene unmittelbar nach der Entbindung sofort endotracheal intubiert und abgesaugt wird. Läßt sich Mekonium absaugen, so wird die Absaugung wiederholt, gegebenenfalls sooft, bis sich kein Mekonium mehr aspirieren läßt. Zwischen den endotrachealen Absaugmanövern ist eine vorsichtige Beatmung mit Sauerstoff durchzuführen.

### 34.21.2 Choanalstenose und Choanalatresie

Eine Obstruktion der Nase sollte bei allen Neugeborenen vermutet werden, bei denen kräftige Atembewegungen bestehen, ohne daß Luft in die Lungen eintritt. Werden diese Kinder gezwungen, mit geschlossenem Mund zu atmen, so entwickelt sich eine Zyanose. Die Diagnose einer einseitigen oder beidseitigen Choanalatresie muß gestellt werden, falls es nicht gelingt, einen dünnen Katheter durch ein bzw. beide Nasenlöcher einzuführen. Dies kann durch einen kongenitalen (anatomischen) Verschluß oder häufiger durch eine funktionelle Verlegung aufgrund von Blut, Schleim oder Mekonium bedingt sein. Die angeborene Form einer Choanalatresie muß noch beim Neugeborenen operativ beseitigt werden. Bis die operative Korrektur durchgeführt ist, muß das Kind unter Umständen über den Mund atmen. Die Therapie einer funktionellen Choanalatresie besteht darin, daß nasal abgesaugt wird. Auch Opioide wie Heroin führen oft dazu, daß die Nasenschleimhaut anschwillt und die Nasenwege verlegt werden. Eine solche Anschwellung kann mit phenylephrinhaltigen Nasentropfen behandelt werden.

### 34.21.3 Zwerchfellhernie

Falls eine schwere postpartale respiratorische Störung mit einer Zyanose und einem kahnförmigen Abdomen vergesellschaftet ist, muß eine Zwerchfellhernie vermutet werden (vgl. Kapitel 35). Außerdem bestehen hierbei fetale Zirkulationsverhältnisse mit einem Rechts-Links-Shunt im Bereich des Ductus arteriosus. Anhand einer Röntgenaufnahme der Lunge kann nachgewiesen werden, daß sich Abdominalinhalt im Thoraxraum befindet. Zur Initialtherapie im Kreißsaal gehören die endotracheale Intubation und die Beatmung mit Sauerstoff. Falls versucht wird, die betroffene hypoplastische Lunge aufzublähen, besteht die Gefahr, daß auf der kontralateralen Seite ein Pneumothorax entsteht.

### 34.21.4 Hypovolämie

Falls Neugeborene unmittelbar nach der Geburt einen mittleren arteriellen Druck unter 50 mm Hg haben, liegt vermutlich eine Hypovolämie vor. Es bestehen dann eine schlechte kapilläre Füllung mit Tachykardie und eine Tachypnoe. Nach einer intrauterinen fetalen Asphyxie entwickelt sich oft eine Hypovolämie, denn während einer intrauterinen fetalen Asphyxie wird ein übergroßer Anteil des fetalen Blutvolumens in die Plazenta verlagert, wo es auch nach der Geburt und nach dem Abklemmen der Nabelschnur verbleibt. Auch eine Kompression der Nabelschnur ist beim Neugeborenen oft mit einer Hypovolämie verbunden.

### 34.21.5 Hypoglykämie

Eine Hypoglykämie kann sich als Hypotension, als Zittern oder in Form von Krampfanfällen äußern. Neugeborene mit einer intrauterinen Wachstumsverzögerung sowie Neugeborene, die von einer diabetischen Mutter oder nach einer schweren intrauterinen fetalen Asphyxie geboren wurden, neigen zu einer Hypoglykämie.

### 34.21.6 Ösophagotracheale Fistel

An eine ösophagotracheale Fistel sollte stets gedacht werden, wenn bei der Schwangeren ein Hydramnion besteht (vgl. Kapitel 35). Im Kreißsaal muß diese Diagnose stets vermutet werden, wenn ein in den Ösophagus eingeführter Katheter nicht bis in den Magen vorgeschoben werden kann. Normalerweise befinden sich dann große Mengen von Sekret im Oropharynx. Eine Röntgenaufnahme des Thorax mit einem in den Ösophagus eingeführten Katheter bestätigt die Diagnose.

### 34.21.7 Larynxmißbildungen

Sowohl bei Larynxmißbildungen als auch bei einer subglottischen Stenose besteht nach der Geburt ein Stridor. Wird ein endotrachealer Tubus bis über die Obstruktion hinweg eingeführt, so bessern sich die Symptome. Unter Gefäßringen versteht man Mißbildungen der Aorta, die die Trachea komprimieren und eine inspiratorische und exspiratorische Obstruktion verursachen können (vgl. Kapitel 3). Es kann schwierig sein, einen Endotrachealtubus über die durch einen Gefäßring verusachte Obstruktion vorzuschieben.

### 34.21.8 Pierre-Robin-Syndrom

Das Pierre-Robin-Syndrom ist dadurch charakterisiert, daß bei diesen Patienten stets eine Glossoptose (Zurücksinken der Zunge in den Rachen), Mikrognathie und bei über 50% der Kinder auch eine Gaumenspalte vorliegen. Bei einem negativen intrapharyngealen Druck wird die Zunge dieser Kinder gegen die hintere Pharynxwand gesaugt und es kommt dadurch zu einer Atemwegsverlegung. Die initiale Therapie im Kreißsaal besteht darin, die Atemwege dadurch offenzuhalten, daß entweder ein oraler Endotrachealtubus eingeführt oder die Zunge mit einer Klemme nach vorn gezogen wird. Auch die Bauchlagerung ist hilfreich, um die Zunge von der hinteren Rachenwand abzuheben. Ein über die Nase in den hinteren Pharynx eingeführter kleiner Tubus kann nötig werden, um zu vermeiden, daß negative intrapharyngeale Drucke entstehen. Unter keinen Umständen sollten bei diesen Kindern Muskelrelaxantien verabreicht werden, solange sie nicht intubiert sind. Durch eine Relaxierung kann eine Beatmung völlig unmöglich werden.

## 34.22 Postpartale Tubenligatur

Eine postpartale Tubenligatur ist der am häufigsten durchgeführte operative Eingriff in der frühen postpartalen Phase (115). Das Problem der Aspirationsgefahr und der Auswahl des richtigen Operationszeitpunktes ist dann schon weitgehend gelöst, wenn dieser Eingriff abzusehen war und die Entbindung bereits unter einer Peridural- oder Spinalanästhesie durchgeführt wurde. Zur Durchführung dieses intraabdominalen Eingriffs kann dann die Restwirkung einer für die Entbindung durchgeführten rückenmarksnahen Leitungsanästhesie ausgenutzt werden. Damit die Patientin beschwerdefrei ist, ist ein sensibles Niveau bis $Th_5$ notwendig. Wurde für die Entbindung keine Peridural- oder Spinalanästhesie durchgeführt, so ist es allgemein üblich, nach der Entbindung erst 8–12 Stunden abzuwarten, bevor eine Narkose zum Zwecke der Tubenligatur durchgeführt wird. Dieses Zeitintervall ist sinnvoll, damit sich bei der Patientin das kadiovaskuläre System stabilisieren kann und der Magen ziemlich sicher entleert ist. Dennoch läßt sich bei Frauen, bei denen 1–8 Stunden nach der vaginalen Entbindung das Magensekret untersucht wird, kein Unterschied in Bezug auf Volumen und pH-Wert des Magensekrets nachweisen [115]. Wird für diesen Eingriff eine Allgemeinanästhesie durchgeführt, so empfehlen viele Autoren, vor der Narkoseeinleitung ein Antazidum oder einen $H_2$-Blocker zu verabreichen und anschließend eine endotracheale Intubation durchzuführen.

Mit einer Spinalanästhesie kann schneller als mit einer Periduralanästhesie eine suffiziente Analgesie erzielt werden. Außerdem ist sie technisch einfacher durchzuführen. Bei einer postpartalen Tubenligatur kommt es seltener als im Rahmen einer Sectio caesarea zu Blutdruckabfall, Übelkeit und Erbrechen. Dies ist dadurch bedingt, daß der Uterus wieder kleiner ist. Es ist umstritten, ob – aus Angst vor postspinalen Kopfschmerzen – eine Spinalanästhesie zugunsten einer Periduralanästhesie vermieden werden sollte. Die Inzidenz der postspinalen Kopfschmerzen ist niedrig, wenn dünne Spinalnadeln zur Durapunktion eingesetzt werden. Außerdem muß auch berücksichtigt werden, daß es bei der Durchführung einer Periduralanästhesie zu einer akzidentiellen Durapunktion mit schweren Kopfschmerzen kommen kann [115].

## Literaturhinweise

1 Morgan DJ, Blackman GL, Paull JD, Wolfe LJ. Pharmacokinetics and plasma binding of thiopental. II. Studies at cesarean section. Anesthesiology 1981; 54: 474–80
2 Ueland K, Hansen JM. Maternal cardiovascular dynamics. III. Labor and delivery under local and caudal analgesia. Am J Obstet Gynecol 1969; 103: 8–18
3 Eckstein K-L, Marx GF. Aortocaval compression and uterine displacement. Anesthesiology 1974; 40: 92–6
4 Zilanti SM. Fetal heart rate and pH of fetal capillary blood during epidural analgesia in labor. Obstet Gynecol 1970; 36: 881–6
5 Fisher A, Prys-Roberts C. Maternal pulmonary gas exchange. A study during normal labor and extradural blockade. Anaesthesia 1968; 23: 350–6
6 Palahniuk RJ, Shnider SM, Eger II EI. Pregnancy decreases the requirement of inhaled anesthetic agents. Anesthesiology 1974; 41: 82–3
7 Gare DJ, Shime J, Paul WM, Hoskins M. Oxygen administration during labor. Am J Obstet Gynecol 1969; 105: 954–61
8 Ang CK, Tan TH, Walters WA, Wood C. Postural influence on maternal capillary oxygen and carbon dioxide tension. Br Med J 1969; 4: 201–3
9 Strout DD, Nahrwold ML. Halothane requirement during pregnancy and lactation in rats. Anesthesiology 1981; 55: 322–3
10 Bromage PR. Spread of analgesic solutions in the epidural space and their site of action: A statistical study. Br J Anaesth 1962; 34: 161–78
11 Fagraeus L, Urban BJ, Bromage PR. Spread of epidural analgesia in early pregnancy. Anesthesiology 1983; 58: 184–7
12 Datta S, Hurley RJ, Naulty JS, et al. Plasma and cerebrospinal fluid progesterone concentrations in pregnant and nonpregnant women. Anesth Analg 1986; 65: 950–4
13 Grundy EM, Zamora AM, Winnie AP. Comparison of

spread of epidural anesthesia in pregnant and nonpregnant women. Anesth Analg 1979; 57: 544–6
14 Smith BE, Moya F, Shnider SM. The effects of anesthesia on liver function during labor. Anesth Analg 1962; 41: 24–31
15 Whittaker M. Plasma cholinesterase variants and the anaesthetist. Anaesthesia 1980; 35: 174–97
16 Blitt CD, Petty WC, Alberternst EE, Wright BJ. Correlation of plasma cholinesterase and duration of action of succinylcholine during pregnancy. Anesth Analg 1977; 56: 78–81
17 Weissman DB, Ehrenwerth J. Prolonged neuromuscular blockade in a parturient associated with succinylcholine. Anesth Analg 1983; 62: 444–6
18 Kaplan MM. Acute fatty liver of pregnancy. N Engl J Med 1985; 313: 367–70
19 Brock-Utne JB, Dow TGB, Dimopoulos GE, et al. Gastric and lower oesophageal sphincter (LOS) pressures in early pregnancy. Br J Anaesth 1981; 53: 381–4
20 Taylor G, Pryse-Davies J. The prophylactic use of antacids in the prevention of the acid-pulmonary aspiration syndrome (Mendelson's syndrome). Lancet 1966; 1: 288–91
21 Roberts RB, Shirley MA. Reducing the risk of acid aspiration during cesarean section. Anesth Analg 1974; 53: 859–68
22 Scott DB. Mendelson's syndrome (editorial). Br J Anaesth 1978; 50: 977–8
23 Hutchinson BR. Acid aspiration syndrome (correspondence). Br J Anaesth 1979; 51: 75
24 Gibbs CP, Schwartz MD, Wynne JW, et al. Anatacid pulmonary aspiration in the dog. Anesthesiology 1979; 51: 380–5
25 Bond VK, Stoelting RK, Gupta CD. Pulmonary aspiration syndrome after inhalation of gastric fluid containing antacids. Anesthesiology 1979; 51: 452–3
26 Viegas OJ, Ravindran RS, Shumacker CA. Gastric fluid pH in patients receiving sodium citrate. Anesth Analg 1981; 60: 521–3
27 O'Sullivan GM, Bullingham RE. Noninvasive assignment by radiotelemetry of antacid effect during labor. Anesth Analg 1985; 64: 95–100
28 Howard FA, Sharp DS. Effect of metoclopramide on gastric emptying during labour. Br Med J 1973; 1:446–8
29 Cohen SE, Jasson J, Talafre M-L, et al. Does metoclopramide decrease the volume of gastric contents in patients undergoing cesarean section? Anesthesiology 1984; 61: 604–7
30 Hodgkinson R, Glassenberg R, Joyce TH, et al. Comparison of cimetidine (Tagamet) with antacid for safety and effectiveness in reducing gastric acidity before elective cesarean section. Anesthesiology 1983; 59: 86–90
31 Parer JT, Behrman RE. The influence of uterine blood flow on the acid base status of the rhesus monkey. Am J Obstet Gynecol 1970; 107: 1241–9
32 Ralston DH, Shnider SM, deLorimier AA. Effects of equipotent ephedrine, metaraminol, mephentermine, and methoxamine on uterine blood flow on the pregnant ewe. Anesthesiology 1974; 40: 354–70
33 Shnider SM, Wright RG, Levinson G, et al. Uterine blood flow and plasma norepinephrine changes during maternal stress in the pregnant ewe. Anesthesiology 1979; 50: 524–7
34 Motoyama EK, Rward G, Acheson F, Cook CD. Adverse effect of maternal hyperventilation on the foetus. Lancet 1966; 1: 286–8
35 Levinson G, Shnider SM, deLorimier AA, Steffenson JL. Effects of maternal hyperventilation on uterine blood flow and fetal oxygenation and acid-base status. Anesthesiology 1974; 40: 340–7
36 Cosmi EV, Marx GF. The effect of anesthesia on the acid-base status of the fetus. Anesthesiology 1969; 30: 238–42
37 Palahniuk RJ, Shnider SM. Maternal and fetal cardiovascular and acid-base changes during halothane and isoflurane anesthesia in the pregnant ewe. Anesthesiology 1974; 41: 462–72
38 Galloon S. Ketamine for obstetric delivery. Anesthesiology 1976; 44: 522–4
39 Wallis KL, Shnider SM, Hicks JS, Spivey HT. Epidural anesthesia in the normotensive pregnant ewe: Effects on uterine blood flow and fetal acid-base status. Anesthesiology 1976; 44: 481–7
40 Jouppila R, Jouppila P, Hollmen A, Kuikka J. Effect of segmental extradural analgesia on placental blood flow during normal labour. Br J Anaesth 1978; 50: 563–7
41 Tucker GT, Mather LE. Pharmacokinetics of local anesthetic agents. Br J Anaesth 1975; 47: 213–24
42 Biehl D, Shnider SM, Levinson G, Callender K. Placental transfer of lidocaine. Effects of fetal acidosis. Anesthesiology 1978; 48: 409–12
43 Brown WU, Bell GC, Lurie AO, et al. Newborn blood levels of lidocaine and mepivacaine in the first postnatal day following maternal epidural anesthesia. Anesthesiology 1975; 42: 698–707
44 Cree IE, Meyer J, Hailey DM. Diazepam in labour: Its metabolism and effect on the clinical condition and thermogenesis of the newborn. Br Med J 1973; 4: 251–5
45 Nathenson G, Cohen MI, McNamara H. The effect of sodium benzoate on serum bilirubin of the gunn rat. J Pediatr 1975; 86: 799–803
46 Way WL, Costley EC, Way EL. Respiratory sensitivity of the newborn infant to meperidine and morphine. Clin Pharmacol Ther 1965; 6: 454–61
47 Shnider SM, Moya F. Effects of meperidine on the newborn infant. Am J Obstet Gynecol 1964; 89: 1009–15
48 Ghoneim MM, Pandya H. Plasma protein binding of bupivacaine and its interaction with other drugs in man. Br J Anaesth 1974; 46: 435–8
49 Akamatsu TJ, Bonica JJ, Rhemet R, et al. Experiences with the use of ketamine for parturition. I. Primary anesthetic for vaginal delivery. Anesth Analg 1974; 53: 284–6
50 Friedman EA. Primigravid labor. A graphicostatistical analysis. Obstet Gynecol 1955; 6: 567–89
51 Friedman EA, Sachtleben MR. Caudal anesthesia. The factors that influence its effect on labor. Obstet Gynecol 1959; 13: 442–50
52 Johnson WL, Winter WW, Eng M, et al. Effect of pudendal, spinal, and peridural block anesthesia on the second stage of labor. Am J Obstet Gynecol 1972; 113: 166–75
53 Vasicka A, Kretchmer H. Effect of conduction and inhalation anesthesia on uterine contractions. Am J Obstet Gynecol 1961; 82: 600–11
54 Hoult IJ, MacLenna AH, Carrie LES. Lumbar epidural analgesia in labour: Relation to fetal malposition and instrumental delivery. Br Med J 1977; 1: 14–6
55 Coleman AJ, Downing JW, Enflurane anesthesia for cesarean section. Anesthesiology 1975; 43: 354–7
56 Paul RH, Freeman RK. Fetal cardiac response to paracervical block anesthesia. Am J Obstet Gynecol 1972; 113: 592–7
57 Baraka A, Noueihid R, Hajj S. Intrathecal injection of morphine for obstetric analgesia. Anesthesiology 1981; 54: 136–40
58 Hughes SC, Rosen MA, Shnider SM, et al. Maternal and

neonatal effects of epidural morphine for labor and delivery. Anesth Analg 1984; 63: 319–24
59 Cohen SE, Tan S, Albright GA, Halpern J. Epidural fentanyl/bupivacaine mixtures for obstetric analgesia. Anesthesiology 1987; 67: 403–7
60 Sivakumaran C, Ramanthan S, Chalon J, Turndorf H. Uterine contractions and the spread of local anesthetics in the epidural space. Anesth Analg 1982; 61: 127–9
61 Ong BY, Cohen MM, Esmail A, et al. Paresthesias and motor dysfunction after labor and delivery. Anesth Analg 1987; 66: 18–22
62 Clark RB, Cooper JO, Brown WE, Greifenstein FE. The effect of methoxyflurane on the foetus. Br J Anaesth 1970; 42: 286–94
63 Creasser CW, Stoelting RK, Krishna G, Peterson C. Methoxyflurane metabolism and renal function after methoxyflurane analgesia during labor and delivery. Anesthesiology 1974; 41: 62–6
64 Clark RB, Beard AG, Thompson DS. Renal function in newborns and mothers exposed to methoxyflurane analgesia for labor and delivery. Anesth. 1979; 51: 464–7
65 Abbound TK, Shnider SM, Wright RG, et al. Enflurane analgesia in obstetrics. Anesth Analg 1981; 60: 133–7
66 Gellman E, Goldstein MS, Kaplan S, Shapiro WJ. Vaginal delivery after cesarean section. JAMA 1983; 249: 2935–7
67 Datta S, Alper MH. Anesthesia for cesarean section. Anesthesiology 1980; 53: 142–60
68 Kosaka Y, Takahashi T, Mark LC. Intravenous thiobarbiturate anesthesia for cesarean section. Anesthesiology 1969; 31: 489–506
69 Crawford JS. Awareness during operative obstetrics under general anesthesia. Br J Anaesth 1971; 43: 179–82
70 Warren TM, Datta S, Ostheimer GW, et al. Comparison of the maternal and neonatal effects of halothane, enflurane, and isoflurane for cesarean delivery. Anesth Analg 1983; 62: 516–20
71 Baraka A, Haroun S, Bassili M. Response of the newborn to succinylcholine injection in homozygotic atypical mothers. Anesthesiology 1975; 43: 115–6
72 Crawford JS, James FM, Crawley M. A further study of general anaesthesia for cesarean section. Br J Anaesth 1976; 48: 661–7
73 Gutsche BB. Prophylactic ephedrine preceding spinal analgesia for cesarean section. Anesthesiology 1976; 45: 462–5
74 Abboud T, Raya J, Sadri S, et al. Fetal and maternal cardiovascular effects of atropine and glycopyrrolate. Anesth Analg 1983; 62: 426–30
75 Reisner LS, Hochman BN, Plumer MH. Persistent neurologic deficit and adhesive arachnoiditis following intrathecal 2-chloroprocaine injection. Anesth Analg 1980; 59: 452–4
76 Ravindran RS, Bond VK, Tasch MD, et al. Prolonged neural blockade following regional analgesia with 2-chloroprocaine. Anesth Analg 1980; 59: 447–51
77 Kuhnert BR, Harrison MJ, Lin PL, Kuhnert PM. Effects of maternal epidural anesthesia on neonatal behavior. Anesth Analg 1984; 63: 301–8
78 Rosen MA, Hughes SC, Shnider SM, et al. Epidural morphine for the relief of postoperative pain after cesarean delivery. Anesth Analg 1983; 62: 666–72
79 Crawford JS. An appraisal of lumbar epidural blockade in patients with singleton fetus presenting by the breech. Br J Obstet Gynaecol 1974; 81: 867–72
80 Spinnato JA, Kraynack BJ, Cooper MW. Eisenmenger's syndrome in pregnancy: Epidural anesthesia for elective cesarean section. N Engl J Med 1981; 304: 1215–6
81 Hilgenberg JC, McCammon RL, Stoelting RK. Pulmonary and systemic vascular responses to nitrous oxide in patients with mitral stenosis and pulmonary hypertension. Anesth Analg 1980; 59: 323–6
82 Robinson S. Pulmonary artery catheters in Eisenmenger's syndrome: Many risks, few benefits. Anesthesiology 1983; 58: 588–9
83 Schroeder JS, Harrison DC. Repeated cardioversion during pregnancy. Treatment of refractory paroxysmal tachycardia during three successive pregnancies. Am J Cardiol 1971; 27: 445–6
84 Wright JP. Anesthetic considerations in preeclampsia-eclampsia. Anesth Analg 1983; 63: 590–61
85 Kambam JR, Mouton S, Entman S, Sastry, Smith BE. Effect of pre-eclampsia on plasma cholinesterase activity. Can J Anaesth 1987; 34: 509–11
86 Green KW, Key TC, Coen R et al. The effects of maternally administered magnesium sulfate on the neonate. Am J Obstet Gynecol 1983; 146: 29–33
87 Ravindran RS, Carrelli A. Neurologic dysfunction of postpartum patients caused by hypomagnesemia. Anesthesiology 1987; 66: 391–2
88 Rigg D, McDonagh A. Use of sodium nitroprusside for deliberate hypotension during pregnancy. Br J Anaesth 1981; 53: 985–7
89 Jouppila P, Jouppila R, Hollmen A et al. Lumbar epidural analgesia to improve intervillous blood flow during labor in severe preeclampsia. Obstet Gynecol 1982; 59: 158–61
90 Heller PJ, Goodman C. Use of local anesthetics with epinephrine for epidural anesthesia in preeclampsia. Anesthesiology 1986; 65: 224–6
91 Snyder SW, Wheeler AS, James FM. The use of nitroglycerin to control severe hypertension of pregnancy during cesarean section. Anesthesiology 1979; 51: 563–4
92 Datta S, Brown WU, Ostheimer GW, et al. Epidural anesthesia for cesarean section in diabetic parturients: Maternal and neonatal acid-base status and bupivacaine concentration. Anesth Analg 1981; 60: 574–8
93 Datta S, Brown WU. Acid-base status in diabetic mothers and their infants following general or spinal anesthesia for cesarean section. Anesthesiology 1977; 47: 272–6
94 Rolbin SH, Levinson G, Shnider SM, Wright RG. Anesthetic considerations for myasthenia gravis and pregnancy. Anesth Analg 1978; 57: 441–7
95 Gatt SP. Anaesthetic management of the obstetric patient with antepartum or intrapartum haemorrhage. p. 233 In: Ostheimer GW (ed): Clinics in Anesthesiology. Vol. 4. WB Saunders Co., London, 1986
96 Carlsson C, Nybell-Lindahl G, Ingemarsson I. Extradural block in patients who had previously undergone caesarean section. Br J Anaesth 1980; 52: 827–30
97 Sperry K. Amniotic fluid embolism. To understand an enigma. JAMA 1986; 255: 2183–6
98 Schaerf RHM, deCampo T, Civetta JA. Hemodynamic alterations and rapid diagnosis in a case of amniotic fluid embolus. Anesthesiology 1977; 46: 155–7
99 Brodsky JB, Cohen EN, Brown BW, et al. Surgery during pregnancy and fetal outcome. Am J Obstet Gynecol 1980; 138: 1165–7
100 Pedersen H, Finster M. Anesthetic risk in the pregnant surgical patient. Anesthesiology 1979; 51: 439–51
101 Davis AG, Moir DD. Anaesthesia during pregnancy. p. 233 In: Ostheimer GW (ed): Clinics in Anesthesiology. Vol. 4 WB Saunders Co., London, 1986
102 Duncan PG, Pope WDB, Cohen MM, Greer N. Fetal risk of anesthesia and surgery during pregnancy. Anesthesiology 1986; 64: 790–4

103 Smith RF, Bowman RE, Katz J. Behavioral effects of exposure to halothane during early development in the rat. Sensitive period during pregnancy. Anesthesiology 1978; 49: 319–23
104 Committee on Drugs of the American Academy of Pediatrics and the Committee on Obstetrics (Maternal and Fetal Medicine) of the American College of Obstetricians and Gynecologists: Effect of medication during labor and delivery on infant outcome. Pediatrics 1978; 62: 402–3
105 Ravindran R, Viegas OJ, Padilla LM, LaBlonde P. Anesthetic considerations in pregnant patients receiving terbutaline therapy. Anesth Analg 1980; 59: 391–2
106 Moravec MA, Hurlbert BJ. Hypokalemia associated with terbutaline administration in obstetrical patients. Anesth Analg 1980; 59: 917–20
107 Finster M, Petrie RH. Monitoring of the fetus. Anesthesiology 1976; 45: 198–215
108 Sachs BP, Friedman EA. Antepartum and intrapartum assessment of the fetus: Current status and does it influence outcome? p. 53 In: Ostheimer GW (ed): Clinics in Anaesthesiology. Vol. 4 WB Saunders Co., London, 1986
109 Paul RH, Suidan AK, Yeh SY, et al. Clinical fetal monitoring. VII. The evaluation and significance of intrapartum baseline FHR variability. Am J Obstet Gynecol 1975; 123: 206–10
110 Gluck L, Kulovich MV, Barer RC, et al. The diagnosis of the respiratory distress syndrome (RDS) by amniocentesis. Am J Obstet Gynecol 1971; 109: 440–5
111 Clements JA, Platzker ACG, Tierney DF, et al. Assessment of the risk of the respiratory distress syndrome by a rapid test for surfactant in amniotic fluid. N Engl J Med 1972; 286: 1077–81
112 Scanlon JW, Brown WU, Weiss JB, Alper MH. Neurobehavioral responses of newborn infants after maternal epidural anesthesia. Anesthesiology 1974; 40: 121–8
113 Corke BC. Neonatal neurobehavior. II. Current clinical status. In: Ostheimer GW, ed. Clinics in Anaesthesiology. London. WB Saunders Co. 1986; 4: 219–27
114 Amiel-Tison C, Barrier G, Shnider SM, et al. A new neurologic and adaptive capacity scoring system for evaluation obstetric medications in full-term newborns. Anesthesiology 1982; 56: 340–50
115 Abouleish E. Anaesthesia for postpartum surgery. Clin Anaesthesiol 1986; 4: 419–28

# 35  Kinderanästhesie

Früher wurde das Narkoserisiko für Kinder höher als für Erwachsene eingestuft. So zeigten zum Beispiel Studien aus den sechziger Jahren, daß die anästhesiebedingte Mortalität bei Kindern unter 15 Jahren mehrfach höher ist als bei Erwachsenen [1, 2]. Oft ereignete sich z.B. ein tödlicher, anästhesiebedingter Zwischenfall bei ansonsten gesunden Kindern. Es wird aber inzwischen die Auffassung vertreten, daß Kinder nicht a priori ein höheres Narkoserisiko haben. Dies belegen große Untersuchungsreihen von kinderchirurgischen Eingriffen, die eine bemerkenswert niedrige Mortalitätsrate aufweisen. So zeigte eine Auswertung von 62 678 Anästhesien eine anästhesiebedingte Mortalitätsrate von 0,6 pro 10 000 [3]. Eine andere, 50 000 Anästhesien umfaßende Publikation ergab eine Anästhesiemortalität von 0,2 pro 10 000 [4].

Kinder unterscheiden sich von Erwachsenen hinsichtlich der Anatomie, der Physiologie und der Pharmakologie. Eine sichere Narkoseführung ist bei Kindern nur möglich, wenn diese altersspezifischen Unterschiede bekannt sind und ein adäquates Monitoring zur Verfügung steht. Es muß auch beachtet werden, daß bei Neugeborenen (bis zum 28. Lebenstag) und bei Säuglingen (bis zum 12. Lebensmonat) die Unterschiede zum Erwachsenen am größten sind.

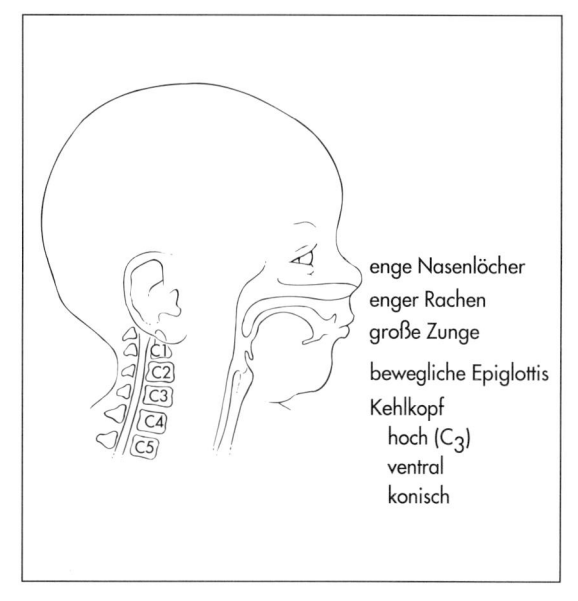

**Abb. 35.1:** Schematische Darstellung der anatomischen Besonderheiten beim Neugeborenen, die die laryngoskopische endotracheale Intubation erschweren können.

## 35.1  Anatomie der Luftwege

Der große Kehlkopf, die große Zunge, die bewegliche Epiglottis sowie die mehr ventrale Lage des Pharynx sind charakteristisch für das Neugeborene und machen die Intubation in einer neutralen oder leicht gebeugten Kopfhaltung leichter, als wenn der Kopf überstreckt ist (Abb. 35.1) [5]. Da der Kehlkopf des Säuglings weiter kranial als beim Erwachsenen liegt, kann die Zunge des Säuglings viel leichter die Atemwege verlegen. Das Krikoid ist beim Kind die engste Stelle des Larynx. Bei der Auswahl des Endotrachealtubus muß streng darauf geachtete werden, daß die korrekte Größe verwendet wird. Im Bereich des Krikoids ist die Gefahr einer Traumatisierung der Luftwege und die nachfolgende Entwicklung eines subglottischen Ödems sehr groß. Für Reifgeborene wird zum Beispiel ein Tubus mit 3,0 mm Innendurchmesser empfohlen. Aufgrund des Abgangswinkels des rechten Hauptbronchus wird bei Kindern, genauso wie beim Erwachsenen, eine rechtsseitige endobronchiale Intubation begünstigt, falls der Tubus zu tief eingeführt wird [6]. Eine einfache Richtlinie, mit der eine endobronchiale Intubation beim Neugeborenen vermieden werden kann, besteht darin, den Tubus – gemessen an den Lippen – bei 1 000 g schweren Neugeborenen 7 cm einzuführen und für jedes weitere Kilogramm Körpergewicht den Tubus 1 cm tiefer bis zu

**Tab. 35.1:** Größe der Endotrachealtubi

| Gewicht oder Alter | Innendurchmesser* (mm) | Einführtiefe des Tubus (Lippe-Tracheamitte) (cm) |
|---|---|---|
| 1 kg | 2,5 ohne Blockermanschette | 7 |
| 1,5 kg | 3,0 ohne Blockermanschette | 7,5 |
| 2 kg | 3,0 ohne Blockermanschette | 8 |
| 3 kg (Frühgeborenes) | 3,0 ohne Blockermanschette | 9 |
| 3 kg (Reifgeborenes) | 3,0 ohne Blockermanschette | 10 |
| 6–12 Monate | 3,5 ohne Blockermanschette | 11 |
| 12–18 Monate | 3,5 ohne Blockermanschette | 12 |
| 18–36 Monate | 4,0 ohne Blockermanschette | 13 |
| 3– 5 Jahre | 4,5 mit Blockermanschette | 14 |
| 5– 6 Jahre | 5,0 mit Blockermanschette | 15 |
| 6– 8 Jahre | 5,5 mit Blockermanschette | 16 |
| 8–10 Jahre | 6,0 mit Blockermanschette | 18 |
| 10–12 Jahre | 6,5 mit Blockermanschette | 18 |

* Die Größe des Endotrachealtubus sollte so gewählt werden, daß bei einem Atemwegsdruck von + 25 cm H$_2$O ein hörbares Leckageräusch auftritt.

einer maximalen Tiefe von 10 cm (beim reifen Neugeborenen) einzuführen [7]. Der Durchmesser des Tubus und die Einführtiefe, mit der eine Lage der Tubusspitze in der Tracheamitte erzielt werden kann, hängen vom Alter ab (vgl. Tab. 35.1).

## 35.2 Physiologie

Bei der Durchführung einer Kinderanästhesie ist es wichtig, die physiologischen Unterschiede zwischen Kindern und Erwachsenen zu berücksichtigen. Die physiologischen Verhältnisse verändern sich im Neugeborenenalter laufend. Diese Veränderungen müssen bekannt sein, und es ist auch notwendig, mögliche Auswirkungen einer Narkose auf die Homöostase des Neugeborenen zu kennen.

## 35.3 Das respiratorische System

Daß das respiratorische System beim Frühgeborenen noch unreif ist, ist bekannt. Die Entwicklung der fetalen Lunge beginnt während der vierten Gestationswoche [8]. In der 16. Woche werden die großen Luftwege ausgebildet, anschließend erfolgt eine weitere Differenzierung. Zwischen der 24. Woche und dem Geburtstermin werden die terminalen Luftwege ausgebildet. Am Geburtstermin weisen Neugeborene eine primitive alveoläre Struktur auf. Die Ausreifung der Alveolarstrukturen ist erst im Alter von acht bis zehn Jahren abgeschlossen. Für eine normale Lungenfunktion ist auch die Produktion und Sekretion des Surfactants sehr wichtig. Nach der Geburt hängt eine adäquate Lungenfunktion ganz entscheidend von einer ausreichenden Menge von Surfactant ab. Der Surfactant ist ein Komplex aus oberflächenaktiven Phospholipiden, der ausschließlich von den Typ-II-Pneumozyten produziert wird. Obwohl die Typ-II-Pneumozyten sich in der 24. Gestationswoche zu differenzieren beginnen, tritt eine stärkere Surfactantproduktion erst ab der 34.–36. Gestationswoche auf. Der Surfactant wirkt als Antiatelektasefaktor sowie als wasserdichter Schutz für die Alveolarmembranen.

Der wichtigste physiologische Unterschied zwischen Kindern und Erwachsenen ist der Sauerstoffverbrauch. Der Sauerstoffverbrauch des Neugeborenen beträgt mehr als 6 ml·min$^{-1}$·kg$^{-1}$. Dies ist, bezogen auf Kilogramm Körpergewicht, ungefähr doppelt so viel wie beim Erwachsenen (vgl. Tab. 35.2). Um diesem erhöhten Bedarf gerecht zu werden, ist die alveoläre Ventilation im Vergleich zum Erwachsenen doppelt so hoch. Die CO$_2$-Produktion ist bei Neugeborenen ebenfalls gesteigert. Aufgrund der erhöhten alveolären Ventilation ist der arterielle CO$_2$-Partialdruck sogar etwas erniedrigt. Da das Atemzugvolumen pro Kilogramm Körpergewicht bei Säuglingen und Erwachsenen gleich ist, wird eine Erhöhung der alveolären Ventilation durch eine Erhöhung der Atemfrequenz erreicht. Durch das im Säuglingsalter relativ große Abdomen, durch die schwache Interkostalmuskulatur und den horizontalen Rippenverlauf ist eine Erhöhung der Atemfrequenz effektiver als eine Erhöhung des Atemzugvolumens. Durch die Form des Brustkorbs

**Tab. 35.2:** Durchschnittswerte für Lungenfunktionsparameter

| | Neugeborenes (3 kg) | Erwachsener (70 kg) |
|---|---|---|
| Sauerstoffverbrauch (ml · kg$^{-1}$·min$^{-1}$) | 6,4 | 3,5 |
| alveoläre Ventilation (ml · kg$^{-1}$·min$^{-1}$) | 130 | 60 |
| Kohlendioxidproduktion (ml · kg$^{-1}$ · min$^{-1}$) | 6 | 3 |
| Atemzugvolumen (ml · kg$^{-1}$) | 6 | 6 |
| Atemfrequenz (Atemzüge · min$^{-1}$) | 35 | 15 |
| Vitalkapazität (ml · kg$^{-1}$) | 35 | 70 |
| funktionelle Residualkapazität (ml · kg$^{-1}$) | 30 | 35 |
| Tracheallänge (cm) | 5,5 | 12 |
| PaO$_2$ (FiO$_2$ = 0,21, mmHg) | 65–85 | 85–95 |
| PaCO$_2$ (mmHg) | 30–36 | 36–44 |
| pH-Wert | 7,34–7,40 | 7,36–7,44 |

und des Ansatzwinkels des Zwerchfelles ist beim Neugeborenen die Kontraktion dieses Muskels weniger effektiv. Die Anzahl der stark sauerstoffverbrauchenden und zur kontinuierlichen Arbeit fähigen Muskelfasern ist im Zwerchfell des Neugeborenen noch vermindert. Infolgedessen erschöpft sich das Zwerchfell des Neugeborenen leicht und es droht eine Apnoe [9]. Der arterielle $pO_2$ steigt nach der Geburt schnell an. Bis Werte erreicht werden, die denen bei älteren Kindern vergleichbar sind, vergehen aber einige Tage. Anfänglich sind niedrigere arterielle $p_aO_2$-Werte die Folge einer erniedrigten funktionellen Residualkapazität und einer Perfusion von flüssigkeitsgefüllten Alveolen. Obwohl die Methoden, mit denen die funktionelle Residualkapazität bei Neugeborenen gemessen wird, nicht immer reproduzierbar sind, weisen die meisten Untersuchungen einen raschen Anstieg dieses Lungenvolumens nach der Geburt nach. Die funktionelle Residualkapazität beträgt zum Beispiel 10 Minuten nach der Geburt 17 ml/kg und nach 30 Minuten 25–30 ml/kg. Im Alter von 4 Tagen werden die Werte eines Erwachsenen (ungefähr 30 ml/kg) erreicht (Tab. 35.2).

Die Kontrolle der Ventilation verlangt eine komplexe Interaktion zwischen Atemzentrum, peripheren Chemorezeptoren und Rezeptoren der Muskulatur. Daß die Ventilationskontrolle bei Neugeborenen unausgereift ist, ist bekannt. Ältere Kinder und Erwachsene reagieren auf eine Hypoxie und Hyperkapnie mit einer anhaltenden Hyperventilation. Früh- und Reifgeborene, die einer Hypoxie ausgesetzt werden, können nur für 1–2 Minuten hyperventilieren, danach kommt es zu einer anhaltenden Hypoventilation. Mit zunehmendem Lebensalter wird diese Hyperventilationsphase länger. Dieses Reaktionsmuster entwickelt sich bei Frühgeborenen langsamer als bei Reifgeborenen. Bei Kindern und Erwachsenen stellt eine Hyperkapnie einen kräftigen Atemanreiz dar. Bei Neugeborenen stellt eine Hyperkapnie dagegen einen weniger starken Stimulus dar; sie kann bei Frühgeborenen sogar eine Atemdepression bewirken [10]. Daher ist es verständlich, daß bei Neugeborenen die Kombination aus atemdepressorischer Wirkung eventuell noch vorhandener geringer Narkotikakonzentrationen sowie unreifer Atmungskontrolle in der postoperativen Phase zu einer Hypoventilation führen kann.

### 35.3.1 Kardiovaskuläres System

Durch Geburt und einsetzende Spontanatmung kommt es zu Veränderungen der Kreislaufverhältnisse. Erst hierdurch ist es dem Neugeborenen möglich, in der extrauterinen Umgebung zu überleben [11]. Der fetale Kreislauf ist durch einen hohen pulmonalvaskulären Widerstand, durch niedrige systemische Widerstände (Plazenta) und durch einen Rechts-Links-Shunt über das Foramen ovale und den Ductus arteriosus gekennzeichnet. Nach der Geburt kommt es mit Beginn der Spontanatmung zu einem Abfall des pulmonalvaskulären Widerstands und zu einer Zunahme des pulmonalen Blutflusses. Da der Blutfluß und der Druck im linken Vorhof zunehmen, wird das Foramen ovale funktionell verschlossen. Zwar findet ein anatomischer Verschluß des Foramen ovale zwischen dem 3. und 12. Lebensmonat statt, trotzdem ist noch bei 20–30% der Erwachsenen ein sondierbares Foramen ovale nachweisbar [12]. Der funktionelle Verschluß des Ductus arteriosus findet normalerweise 10–15 Stunden nach der Geburt statt, der anatomische Verschluß dagegen in der 4.–6. Lebenswoche. Der Verschluß des Ductus arteriosus ist Folge des postpartal erhöhten arteriellen Sauerstoffpartialdruckes. Trotzdem kann sich der Ductus arteriosus während Phasen einer arteriellen Hypoxämie wieder eröffnen. Außerdem sind z.B. eine Zwerchfellhernie, eine Mekoniumaspiration, pulmonale Infektionen und eine Polyzythämie mit einem erhöhten pulmonalvaskulären Widerstand und persistierenden fetalen Zirkulationsverhältnissen verbunden [13]. Bei einem hohen pulmonalvaskulären Widerstand kann es zu einem Shunt von nicht oxygeniertem pulmonalarteriellem Blut über den Ductus arteriosus in den Systemkreislauf kommen. Die Diagnose einer persistierenden fetalen Zirkulation kann dadurch gestellt werden, daß simultan der präduktale (rechte Arteria radialis) und der postduktale (linke Ar-

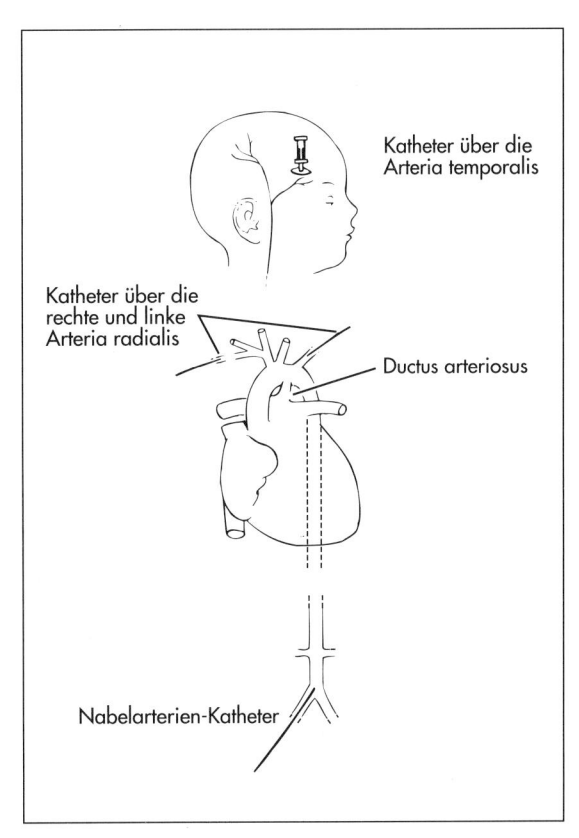

**Abb. 35.2:** Schematische Darstellung einiger Arterien, die zur Entnahme von arteriellen Blutproben geeignet sind, sowie deren Lage in Bezug zum Ductus arteriosis.

teria radialis) arterielle Sauerstoffpartialdruck erfaßt werden (Abb. 35.2). Ein Unterschied von mehr als 20 mmHg bestätigt die Diagnose [13].

Die kardiovaskulären Reaktionen von Neugeborenen unterscheiden sich von denen Erwachsener. Der Herzmuskel des Neugeborenen ist zum Beispiel weniger dehnbar. Diese verminderte Dehnbarkeit ist dadurch bedingt, daß das fetale Myokard einen erhöhten Anteil an nicht kontraktionsfähigem Gewebe enthält. Bezogen auf das Gewicht sind beim Neugeborenen 30% des Herzgewebes kontraktionsfähig, beim Erwachsenen dagegen 60%. Infolgedessen entwickelt das Herzmuskelgewebe des Neugeborenen bei einer vorgegebenen Faserlänge eine geringere isometrische Spannung. Die unterschiedliche Compliance des Herzmuskelgewebes wird dann deutlich, wenn man die Druck-Volumen-Kurven von einem Föten, einem Neugeborenen und einem Erwachsenen vergleicht. Die rechts- und linksventrikuläre Compliance verändern sich vom Fetal- bis zum Erwachsenenalter erheblich. Beim Feten sind die Druck-Volumen-Kurve und die Beziehung zwischen Wandspannung und Radius für den linken und rechten Ventrikel ähnlich. Kurz nach der Geburt weist der Ventrikel des Neugeborenen eine Druck-Volumen-Kurve auf, die zwischen der des Feten und der des Erwachsenen liegt. Es wurde auch beobachtet, daß durch die Füllung des einen Ventrikels die Dehnbarkeit des anderen Ventrikels verändert wird. Durch die mangelnde Dehnbarkeit des linken Ventrikels ist dessen diastolische Füllung begrenzt. Dadurch ist auch die Möglichkeit, das Herzminutenvolumen über eine Erhöhung des Schlagvolumens zu steigern, limitiert. Trotzdem kann das Herz eines Neugeborenen seine Kontraktilität steigern. Während des ersten Lebensjahres verbessert sich die kardiale Funktion deutlich [14, 15]. Eine Erniedrigung der Herzfrequenz führt beim Neugeborenen zu einem deutlichen Abfall des Herzminutenvolumens. Außerdem muß daran gedacht werden, daß der Blutdruck des Neugeborenen stark vom Gestationsalter und dem Gewicht abhängt (Tab. 35.3).

Das sich entwickelnde Myokard hat eine noch nicht ausgereifte sympathische Innervation und kann daher auf vasoaktive Medikamente unter Umständen anders reagieren. Der Herzmuskel des Neugeborenen reagiert im Vergleich zu dem des Erwachsenen empfindlicher auf Noradrenalin, aber ungefähr gleich empfindlich auf Isoproterenol. Ob Dopamin positiv-inotrop wirken kann, hängt teilweise auch davon ab, ob endogenes Noradrenalin freigesetzt wird. Das noch unzureichend sympathisch innervierte Myokard eines Neugeborenen reagiert daher weniger empfindlich auf Dopamin [16]. Die bei einem Blutverlust auftretende Vasokonstriktion ist bei Neugeborenen geringer ausgeprägt als bei Erwachsenen. So führt zum Beispiel eine Verminderung des intravasalen Volumens um 10% zu einem Abfall des mittleren arteriellen Blutdrucks um 15–30% [17]. Eine verminderte Vasokonstriktion kann durch eine Unreife der Alpha-Rezeptoren und ein vermindertes Ansprechen der Barorezep-

**Tab. 35.3:** Durchschnittswerte für Kreislaufparameter beim Neugeborenen

| | Gewicht (kg) | | | | |
|---|---|---|---|---|---|
| | 0,75 | 1 | 2 | 3 | >3 |
| systolischer Blutdruck (mmHg) | 44 | 49 | 54 | 62 | 66 |
| mittlerer arterieller Druck (mmHg) | 33 | 34 | 41 | 46 | 50 |
| Herzfrequenz (Schläge/min) | | | | 120 | |
| Herzindex (L/min · m²) | | | | 4,1 | |

torenreflexe bedingt sein. Die Reaktion auf direkt vasokonstringierende Medikamente ist bei Neugeborenen geringer als bei Erwachsenen [18]. Außerdem werden Barorezeptorenreflexe bei jungen Tieren durch Halothan stärker abgeschwächt als bei älteren Tieren der gleichen Gattung [19]. Falls diese letzte Feststellung auf den Menschen übertragbar ist, verdeutlicht dies nochmals, daß Neugeborene vermutlich geringe Kompensationsmöglichkeiten haben, um während einer Narkose eine Hypotension oder ein erniedrigtes Herzminutenvolumen zu kompensieren, denn das Herzminutenvolumen ist bei Säuglingen in einem hohen Ausmaß von der Herzfrequenz abhängig. Tierexperimentelle Untersuchungen haben außerdem gezeigt, daß Halothan, Isofluran und Enfluran das Myokard des Neugeborenen stärker hemmen als das Myokard des Erwachsenen [20]. Bei älteren Kindern (im Alter von 2–7 Jahren) führt Isofluran zu einer geringeren Myokarddepression als Halothan [21].

Kommt es bei einem Neugeborenen unter der Verabreichung eines volatilen Anästhetikums zu einem Blutdruckabfall, so ist dies eher durch einen intravasalen Volumenmangel und/oder durch eine zu hohe Anästhetikadosierung als durch eine Unreife des vegetativen Nervensystems bedingt [22]. Der systolische Blutdruck fällt beim Frühgeborenen, Reifgeborenen und beim Säugling bis zu 6 Monaten ungefähr gleich stark ab, wenn altersentsprechende äquivalente Konzentrationen der Inhalationsanästhetika verabreicht werden (vgl. Abschnitt: Bedarf an Anästhetika). Um das extrazelluläre Lungenwasser zu vermindern, wird bei Frühgeborenen oft eine Flüssigkeitsrestriktion und eine forcierte Diurese durchgeführt. Daher kann bei Frühgeborenen ein intravasaler Volumenmangel vorliegen.

### 35.3.2 Verteilung des Körperwassers

Sowohl das Körper-Gesamt-Wasser als auch das Extrazellulärvolumen sind beim Neugeborenen erhöht. Beim Neugeborenen macht das Intrazellulärvolumen ungefähr 40% des Körpergewichts aus, beim Erwachsenen dagegen ungefähr 20%. Im Alter von 18–24 Monaten hat das Verhältnis vom Extrazellulärvolumen zum Körpergewicht ungefähr die Relation des Erwachsenen erreicht.

**Tab. 35.4:** Intraoperative Flüssigkeitstherapie bei Kindern

| | Ringerlactat mit 5 % Glucose | | |
|---|---|---|---|
| | Basisbedarf | Verlustbedarf | gesamt |
| kleine Eingriffe (z.B. Herniotomie) | 4 | 2 | 6 |
| mittlere Eingriffe (z.B. Pyloromyotomie) | 4 | 4 | 8 |
| große Eingriffe (z.B. Darmresektion) | 4 | 6 | 10 |

Neugeborene haben charakteristischerweise eine erhöhte Stoffwechsellage. Dadurch ist der Umsatz des Extrazellärvolumens beschleunigt. Dies verlangt einen sehr genauen intraoperativen Flüssigkeitsersatz. Der intraoperative Flüssigkeitsbedarf kann in Basisbedarf und Verlustbedarf eingeteilt werden (Tab. 35.4). Die empfohlenen Infusionslösungen enthalten oft Glukose, obwohl der klinische Eindruck, daß Kinder während einer Nahrungskarenz stärker zu einer Hypoglykämie neigen als Erwachsene, angezweifelt wurde [23, 24]. Der Basisbedarf sollte an der Stoffwechselsituation orientiert werden. Der Ersatzbedarf sollte von der zugrundeliegenden Erkrankung, von der Größe des operativen Eingriffes und von den vermuteten Flüssigkeitsverschiebungen abhängig gemacht werden. Die Sequestration in den dritten Raum ist bei Neugeborenen ähnlich wie beim Erwachsenen. Der Basisbedarf für die ersten 24 Lebensstunden beträgt ungefähr 75–80 ml/kg. Frühgeborene haben in den ersten 24 Stunden einen größeren Flüssigkeitsbedarf, der mit bis zu 100 ml/kg angegeben wird. Die Perspiratio insensibilis variiert sehr stark. Fieber, Heizstrahler, Fototherapie, erhöhte Umgebungstemperatur und verminderte Luftfeuchtigkeit steigern die Perspiratio insensibilis. Kleine Neugeborene benötigen eine höhere Umgebungstemperatur, so daß bei ihnen die Perspiratio insensibilis erhöht ist.

### 35.3.3 Nierenfunktion

Die Entwicklung der Niere ist normalerweise in der 36. Gestationswoche abgeschlossen. Einige Funktionen der Niere sind beim Neugeborenen noch nicht voll ausgebildet, was besonders für die Narkoseführung wichtig ist. Zum Beispiel beträgt die glomeruläre Filtrationsrate beim Frühgeborenen am Geburtstermin ungefähr 20 ml/min x 1,7 m$^2$ (Tab. 33.5) [25]. Im Alter

**Tab. 35.5:** Durchschnittswerte für die glomeruläre Filtrationsrate (GFR)

| Alter | GFR (ml/min · 1.7 m$^2$) |
|---|---|
| Frühgeborenes | 16 |
| Reifgeborenes | 20 |
| 3–5 Wochen | 60 |
| 1 Jahr | 80 |
| Erwachsener | 120 |

von 3–6 Wochen ist die glomeruläre Filtrationsrate bereits verdreifacht. Bei Frühgeborenen nimmt die glomeruläre Filtrationsrate nur langsam zu. Die Fähigkeit der sich entwickelnden Nieren, den Natriumhaushalt zu kontrollieren, ist ebenfalls vermindert. Außerdem sind die distalen Tubuli beim Neugeborenen relativ unempfindlich auf Aldosteron, wodurch die Kontrolle der Natriumrückresorption weiter geschwächt wird. Die klinische Konsequenz daraus ist, daß Neugeborene schlechter in der Lage sind, stärkere Störungen des Wasserhaushalts auszugleichen. Neugeborene sind obligate Natriumverlierer und können den Urin nicht so stark konzentrieren wie Erwachsene. Daher müssen während der perioperativen Phase Natrium und Flüssigkeit adäquat substituiert werden. Andererseits muß aber auch berücksichtigt werden, daß Neugeborene die zugeführten Flüssigkeiten langsamer ausscheiden als Erwachsene und daher auf eine Flüssigkeitsüberladung empfindlicher reagieren. Aufgrund der verminderten Nierenfunktion kann es auch zu einer verzögerten Ausscheidung von harnpflichtigen Medikamenten kommen.

### 35.3.4 Hämatologie

Verschiedene Besonderheiten des fetalen Hämoglobins haben Einfluß auf den Sauerstofftransport. Fetales Hämoglobin hat zum Beispiel einen $P_{50}$-Wert von 19 mmHg, während der $P_{50}$-Wert beim Erwachsenen bei 26 mmHg liegt. Der erniedrigte $P_{50}$-Wert des fetalen Hämoglobins bewirkt eine Linksverschiebung der Sauerstoff-Dissoziationskurve. Dadurch ist die Affinität des Hämoglobins zum Sauerstoff erhöht und die Sauerstoffabgabe an das Gewebe verschlechtert. Diese verminderte Sauerstoffabgabe an das Gewebe wird dadurch ausgeglichen, daß Neugeborene typischerweise einen erhöhten Hämoglobinwert haben. Hierdurch wird die Sauerstoffabgabe an das Gewebe gesteigert (Tab. 35.6). Zwischen dem 2. und 3. Lebens-

**Tab. 35.6:** Normalwerte für das Blutbild

| Alter | Hämoglobin (g/dl) | Hämatokrit (%) | Leukozytenzahl (mm$^3$) |
|---|---|---|---|
| 1 Tag | 19,0 | 61 | 18 000 |
| 2 Wochen | 17,3 | 54 | 12 000 |
| 1 Monat | 14,2 | 43 | |
| 2 Monate | 10,7 | 31 | |
| 6 Monate | 12,3 | 36 | 10 000 |
| 1 Jahr | 11,6 | 35 | |
| 6 Jahre | 12,7 | 38 | |
| 10–12 Jahre | 13,0 | 39 | 8 000 |

monat kommt es jedoch zu einer physiologischen Anämie. Nach dem 3. Lebensmonat steigen die Erythrozytenzahl und der Hämatokrit wieder zunehmend an. Im Alter von 4.–6. Monaten entspricht die Sauerstoff-Dissoziationskurve weitgehend der des Erwachsenen.

**Tab. 35.7:** Abschätzung eines noch tolerablen Erythrozytenverlustes

| Berechnungen* | Bei einem 3,2 kg schweren reifen Neugeborenen soll ein intraabdominaler Eingriff vorgenommen werden. Der präoperative Hämatokritwert beträgt 50 %. Wie groß darf der intraoperative, noch tolerable Blutverlust sein, damit der Hämatokritwert nicht unter 40 % abfällt? | |
|---|---|---|
| geschätztes Blutvolumen | 85 ml·kg$^{-1}$ x 3,2 kg | = 272 ml |
| geschätztes Erythrozytenvolumen | 272 ml x 0,5 | = 136 ml |
| geschätztes Erythrozytenvolumen bei einem Hämatokritwert von 40 % | 272 ml x 0,4 | = 109 ml |
| tolerierbarer intraoperativer Verlust an Erythrozytenvolumen | 136 ml x 109 ml | = 27 ml |
| tolerierbarer intraoperativer Blutverlust, damit der Hämatokritwert nicht unter 40 % abfällt | 27 ml x 2† | = 54 ml |

\* Diese Berechnungen stellen nur eine Orientierung dar. Der Einfluß einer intraoperativen Infusion von kristalloidalen oder kolloidalen Lösungen auf den Hämatokritwert ist daher nicht berücksichtigt.
† Korrekturfaktor von 2, da ursprünglich 50 % Plasma und 50 % Erythrozytenvolumen vorlagen.

Die Linksverlagerung der Sauerstoff-Dissoziationskurve und die erniedrigten kardiovaskulären Reserven des Neugeborenen sind die Gründe, warum der Hämatokrit bei Neugeborenen eher bei 40 % anstatt bei 30 %, wie dies für ältere Kinder akzeptabel ist, gehalten werden sollte. Werden das geschätzte Erythrozytenvolumen und der tolerable Erythrozytenverlust berechnet, so liefert dies eine nützliche Richtlinie für den Ersatz intraoperativer Blutverluste (Tab. 35.7) [26].

Bei Neugeborenen sind die Gerinnungstests – mit Ausnahme der Blutungszeit – normalerweise verändert. Die Konzentrationen der Vitamin-K-abhängigen Gerinnungsfaktoren (II, VII, IX, X) sind erniedrigt. Dadurch ist die Prothrombinzeit (der Quick-Wert) erniedrigt. Die partielle Thromboplastinzeit (PTT) ist verlängert. Die Fibrinogen- und Faktor-V-Konzentrationen sind gleich hoch wie beim Erwachsenen. Trotz dieser veränderten Laborwerte gerinnt das Blut von Neugeborenen normal oder sogar verstärkt; die Ursache ist ein Mangel an natürlich vorkommenden Antikoagulantien [27]. Schwerkranke Neugeborene können jedoch Gerinnungsstörungen aufgrund einer Thrombozytopenie oder aufgrund eines Mangels an Vitamin-K-abhängigen Faktoren haben.

Der kolloidosmotische Druck ist ein bei Neugeborenen leicht zu messender Parameter. Er ist bei gesunden Neugeborenen niedriger als bei Erwachsenen (16–19 mmHg bei Neugeborenen und 25 mmHg bei Erwachsenen) und nimmt in Abhängigkeit von Geburtsgewicht und Gestationsalter zu [28, 29].

### 35.3.5 Temperaturregulation

Neugeborene und Säuglinge sind besonders während der perioperativen Phase durch eine Hypothermie gefährdet. In dieser Altersgruppe verliert der Körper schneller Wärme, als dies bei älteren Kindern oder Erwachsenen der Fall ist. Ursachen sind die im Vergleich zum Körpergewicht relativ große Körperoberfläche, die dünne, isolierende subkutane Fettschicht und die verminderte Fähigkeit des Körpers, Wärme zu produzieren. Muskelzittern hat für die Wärmeproduktion bei Neugeborenen wenig Bedeutung. Bei Neugeborenen findet die Wärmeproduktion hauptsächlich durch zitterfreie Wärmeproduktion im braunen Fettgewebe statt. Das braune Fettgewebe ist ein spezielles Fettgewebe, das sich im Nacken, in der Interscapular- und Wirbelregion und um die Nieren und Nebennieren herum befindet. Der Metabolismus des braunen Fettgewebes wird durch Noradrenalin stimuliert. Hierdurch kommt es zu einer Hydrolyse von Triglyzeriden und zur Thermogenese.

Ein wichtiger Mechanismus des Wärmeverlustes im Operationssaal ist die Wärmeabstrahlung. Um den Sauerstoffverbrauch des Neugeborenen zu minimieren, müssen Neugeborene in einer thermoneutralen Umgebung liegen. Die thermoneutrale Umgebungstemperatur ist definiert als die Umgebungstemperatur, bei der der Sauerstoffverbrauch am niedrigsten ist (Tab. 35.8). Als kritische Umgebungstemperatur wird die Temperatur bezeichnet, unterhalb der ein unbekleidetes, nicht anästhesiertes Individuum seine nor-

**Tab. 35.8:** Thermoneutrale und kritische Temperatur

|  | thermoneutrale Temperatur (° Celsius) | kritische Temperatur (° Celsius) |
|---|---|---|
| Frühgeborenes | 34 | 28 |
| Reifgeborenes | 32 | 23 |
| Erwachsener | 28 | 1 |

male Körpertemperatur nicht mehr aufrecht erhalten kann (Tab. 35.8). In den meisten Operationssälen liegt die Temperatur unter der selbst für Reifgeborene kritischen Temperatur. Es ist jedoch zwingend, den Temperaturverlust zu minimieren. Zu den Maßnahmen, mit denen der Verlust von Körperwärme vermindert werden kann, gehören der Transport von Neugeborenen in einem Inkubator, die Erhöhung der Temperatur im Operationssaal, das Anfeuchten und Erwärmen der Inspirationsgase, die Verwendung von warmen Lösungen zum Reinigen der Haut, das Anwärmen von Bluttransfusionen und Infusionslösungen sowie das Benutzen von Wärmematten und Wärmestrahlern. Auch durch den Einsatz von Aluminiumfolien während des Transports von Neugeborenen und während der Operation kann der Wärmeverlust signifikant reduziert werden.

## 35.4 Pharmakologie

Bei Kindern können die medikamentös ausgelösten pharmakologischen Reaktionen anders als bei Erwachsenen ausfallen. Insbesondere können sich der Bedarf an Anästhetika, die Wirkung von Muskelrelaxantien und die Pharmakokinetik von Medikamenten unterscheiden.

### 35.4.1 Bedarf an Anästhetika

Im Tierversuch haben Feten einen niedrigeren Bedarf an Anästhetika. Reifgeborene Babys benötigen niedrigere Konzentrationen von volatilen Anästhetika als ein- bis sechsmonatige Säuglinge. So wurde zum Beispiel gezeigt, daß die minimale alveoläre Konzentration (MAC) bei Neugeborenen ungefähr 25 % niedriger ist als bei Säuglingen (Abb. 35.3) [30, 31]. Bei Frühgeborenen mit einem Gestationsalter von weniger als 32 Wochen ist der MAC-Wert niedriger als bei Frühgeborenen mit einem Gestationsalter von 32 bis 37 Wochen. Der MAC-Wert dieser beiden Frühgeborenengruppen ist niedriger als der MAC-Wert bei Reifgeborenen [32]. Eine Unreife des zentralen Nervensystems und erhöhte Progesteron- und β-Endorphin-Spiegel sind vermutlich die Gründe für den erniedrigten Anästhetikabedarf bei Neugeborenen [30]. Der MAC-Wert nimmt bis zum Alter von 2–3 Monaten stetig zu. Nach dem 3. Lebensmonat nimmt der MAC-Wert wieder langsam ab. Zur Zeit der Pubertät ist er etwas erhöht.

Die Aufnahme der Inhalationsanästhetika verläuft bei Säuglingen schneller als bei älteren Kindern oder bei Erwachsenen (Abb. 35.4) [33–35]. Säuglinge haben eine im Vergleich zur funktionellen Residualkapazität höhere alveoläre Ventilation. Hierdurch kann diese beschleunigte Aufnahme erklärt werden. Volatile Anästhetika wirken stark negativ inotrop, wenn sie Neugeborenen verabreicht werden (vgl. Abschnitt: Kardiovaskuläres System). Neugeborene und Säuglinge neigen dazu, bei Verabreichung volatiler Anästhetika eine Hypotension zu entwickeln. [36, 37]. Aufgrund dieser Faktoren kann bei Säuglingen eine geringere therapeutische Breite der volatilen Anästhetika angenommen werden.

### 35.4.2 Barbiturate und Opioide

Aufgrund einer unreifen Blut-Hirn-Schranke und eines eingeschränkten Medikamentenmetabolismus könnten Neugeborene empfindlicher auf Barbiturate und Opioide reagieren. Daher benötigen Neugeborene zur Narkoseeinleitung vermutlich geringere Dosen an Barbituraten. Kinder im Alter zwischen 5 und 15 Jahren benötigen dagegen zur Narkoseeinleitung etwas höhere Dosen von Thiopental (6 mg/kg) oder Methohexital (2 mg/kg) als Erwachsene (Abb. 35.5) [38].

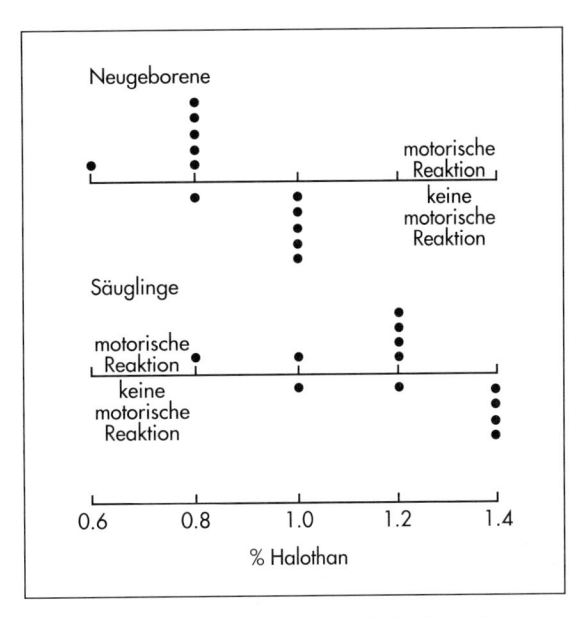

**Abb. 35.3:** Die vollen Kreise stellen die individuellen endexspiratorischen Halothankonzentrationen unmittelbar vor dem Hautschnitt dar. Die Position des Symbols ober- oder unterhalb der horizontalen Linie bedeutet motorische bzw. keine motorische Reaktion auf den Hautschnitt. Diejenige Halothankonzentration, die notwendig ist, um bei einem schmerzvollen Reiz eine motorische Reaktion zu unterdrücken (MAC), ist bei Neugeborenen (Lebensalter unter 1 Monat; 0,87 %) niedriger als bei jungen Säuglingen (Lebensalter 1–6 Monate; 1,20 %). (Lerman J, Robinson S, Willis MM, Gregory GA. Anesthetic requirements for halothane in young children 0–1 month and 1–6 months of age. Anesthesiology 1983; 54: 421–4)

Opioide wie Fentanyl und Sufentanil werden zunehmend häufiger in der Kinderanästhesie eingesetzt. Fentanyl (50–75 µg/kg) und Sufentanil (5–10 µg/kg) verursachen selbst in dieser hohen Dosierung bei Frühgeborenen nur geringe hämodynamische Veränderungen [39, 40]. Im Gegensatz zu den negativ inotropen Wirkungen von Halothan bewirkt Fentanyl (50 µg/kg) nur geringe hämodynamische Veränderungen beim frischgeborenen Ferkel [41]. Die Wirksamkeit von Fentanyl und Sufentanil ist besonders bei Säuglingen, die sich einer kardiochirurgischen Operation unterziehen müssen, offensichtlich. Es muß jedoch beachtet werden, daß es hierbei zu einer ausgeprägten Atemdepression kommt und daß eine postoperative Beatmung notwendig werden kann.

### 35.4.3 Nicht-depolarisierende Muskelrelaxantien

Es ist bekannt, daß die motorischen Endplatten erst im Alter von ungefähr 2 Monaten morphologisch und funktionell ausgereift sind [42]. Welche Auswirkungen diese Unreife auf die Pharmakodynamik von Muskelrelaxantien hat, ist nicht klar. Die motorische Endplatte ist bei Frühgeborenen noch weniger ausgereift als bei Reifgeborenen. Wie Kinder, insbesondere Neu-

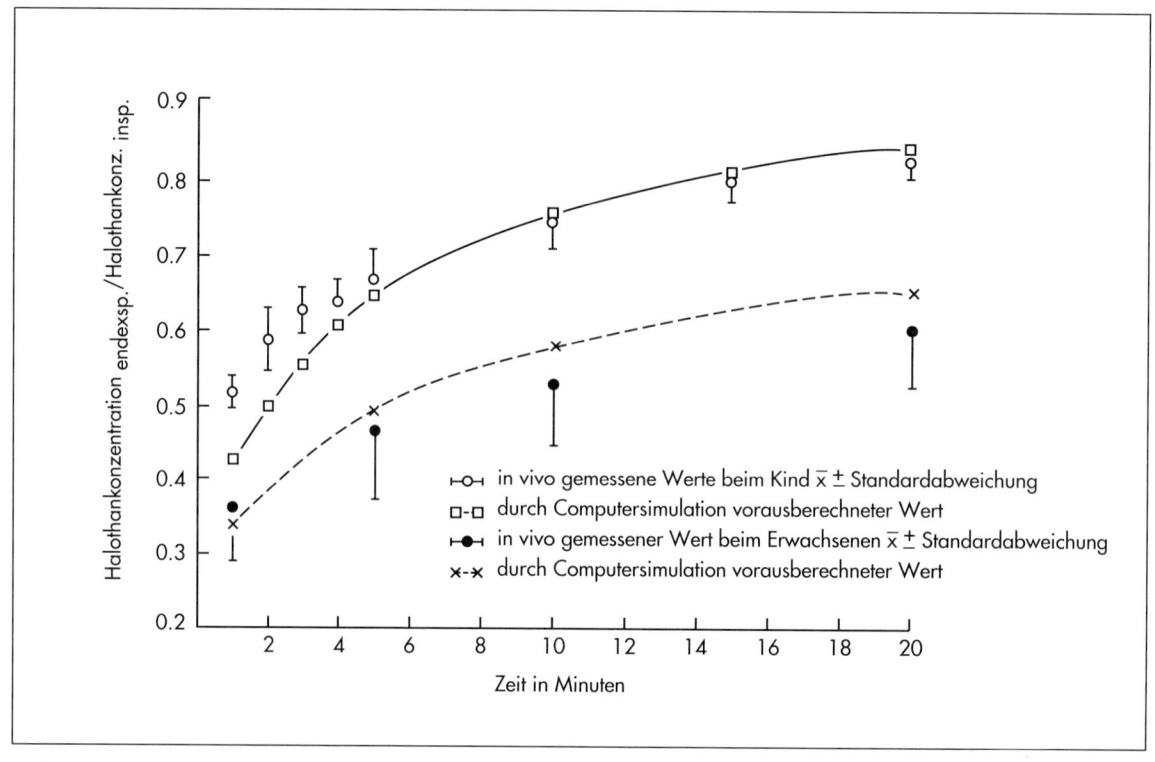

**Abb. 35.4:** Die durch Computersimulation vorausberechnete und die in vivo gemessene Geschwindigkeit, mit der sich die endexspiratorische Halothankonzentration der inspiratorischen Halothankonzentration (Halothankonz. endex./Halothankonz. insp.) angleicht, ist bei Kindern höher als bei Erwachsenen. (Brandon DW, Brandom RB, Cook DR. Uptake and distribution of halothane in infants: In vivo measurements and computer simulations. Anesth Analg 1983; 62: 404–10. Reprinted with permission from IARS)

geborene und Säuglinge, auf nicht-depolarisierende Muskelrelaxantien reagieren, war das Thema widersprüchlicher Untersuchungen. Frühere Studien haben nahegelegt, daß Neugeborene geringere Dosen an nicht depolarisierenden Muskelrelaxantien benötigen als Erwachsene, falls diese Medikamente auf Gewichtsbasis verabreicht werden. Die klinische Erfahrung scheint dies zu bestätigen. Trotzdem legen Untersuchungen aus der Mitte der 70er Jahre nahe, daß der Bedarf von d-Tubocurarin bei Kindern über einen größeren Altersbereich hinweg ähnlich hoch ist (Tab. 35.9) [43]. Bei 1–10 Tage alten Neugeborenen bestehen allerdings große interindividuelle Unterschiede in der benötigten d-Tubocurarin-Dosierung. Dies könnte der Grund für die unterschiedliche klinische Beurteilung und für die unterschiedlich angegebene Wirkung dieses Medikaments sein. Es gibt auch Untersuchungen die belegen, daß Säuglinge auf d-Tubocurarin empfindlicher reagieren (44). Da bei Säuglingen jedoch ein größeres initales Verteilungsvolumen vorliegt, unter-

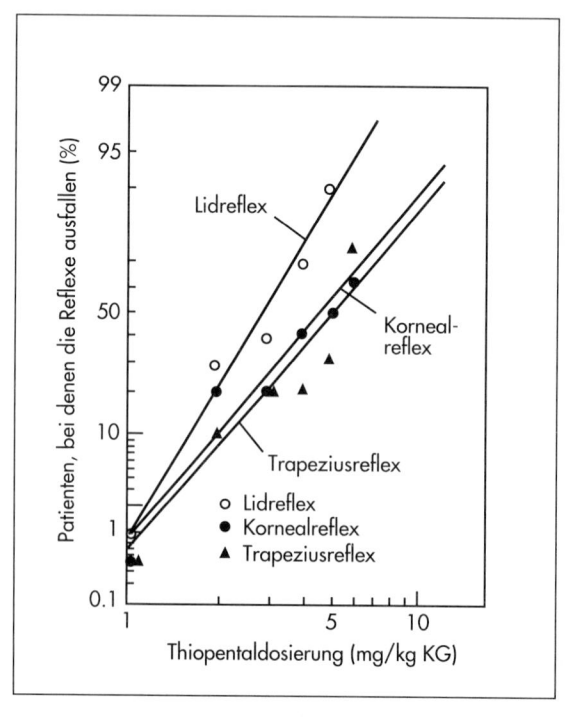

**Abb. 35.5:** Dosis-Wirkungskurven für den Ausfall verschiedener Reflexantworten 60 Sekunden nach der intravenösen Injektion von Thiopental. Die Daten wurden bei unprämedizierten Kindern in einem Alter zwischen 5 und 15 Jahren erhoben. (Cote CJ, Goudsouzian NG, Liu LMP, et al. The dose response of intravenous thiopental for the induction of general anesthesia in unpremedicated children. Anesthesiology 1981; 55:703–5)

**Tab. 35.9:** Alter der Patienten und Reaktion auf d-Tubocuravin

| Alter | mittlere Dosierung und Dosierungsbereich, um die Zuckungsamplitude um 95 % zu unterdrücken | mittlere Erholungszeit der Zuckungsamplitude von 25 % auf 50 % des Kontrollwertes (Minuten) |
|---|---|---|
| Neugeborenes – 10 Tage | 0,34 (0,15–0,62) | 15,2 |
| 11–60 Tage | 0,34 (0,25–0,47) | 16,4 |
| 2–12 Monate | 0,29 (0,25–0,32) | 13,1 |
| 1–7 Jahre | 0,32 (0,26–0,38) | 16,0 |

(Daten aus Goudsouzian NG, Donlon JV, Savarese JJ, Ryan JF. Re-evaluation of dosage and duration of action of d-tubocurarine in the pediatric age group. Anesthesiology 1975;43:41;416–25)

scheidet sich die benötigte d-Tubocurarin-Dosierung pro kg KG nicht von der des Erwachsenen. (Abb. 35.6) [44]. Da Säuglinge empfindlicher auf d-Tubocurarin reagieren und dessen Elimination vermindert ist, müssen Repetitionsgaben aber niedriger dosiert werden. Die für eine 95 %ige Unterdrückung der Zuckungsreaktion nötigen Initialdosierungen von Metocurin und Pancuronium sind – genauso wie beim d-Tubocurarin – bei Kindern und Erwachsenen ähnlich hoch [45]. Pancuronium ist bei Kindern oft vorteilhaft, denn bei diesem Medikament bleibt die Herzfrequenz konstant oder steigt sogar leicht an.

Atracurium und Vecuronium sind bei Säuglingen und Kindern genau so gut geeignet wie bei Erwachsenen. Säuglinge reagieren empfindlicher auf Atracurium als Erwachsene, genauso, wie dies auch für d-Tubocurarin zutrifft. Wegen des relativ großen Verteilungsvolumens in dieser Altersgruppe unterscheiden sich die auf Gewichtsbasis errechneten Initialdosierungen jedoch nicht von den Erwachsenendosierungen [46]. Interessanterweise ist die Erholungszeit nach Atracurium bei Säuglingen kürzer als bei Erwachsenen. Atracurium hat nur einen geringen Einfluß auf den Blutdruck oder die Herzfrequenz, und dieses Medikament eignet sich auch für eine kontinuierliche Infusion bei Kindern [47]. Vecuronium kann ähnlich wie bei Erwachsenen dosiert werden, aber die Erholungszeit der neuromuskulären Blockade kann bei Säuglingen im Vergleich zu älteren Kindern und Erwachsenen verlängert sein [48]. Diese verlängerte Erholungszeit kann wegen der noch unreifen hepatischen Enzymsysteme die Folge einer verminderten Metabolisierung in der Leber sein.

Aufgrund des klinischen Eindrucks wurde vermutet, daß Säuglinge zur Antagonisierung einer neuromuskulären Blockade größere Dosen von Neostigmin benötigen als Erwachsene. Es konnte jedoch nachgewiesen werden, daß Säuglinge sogar eine geringere Neostigmin-Dosis benötigen, um eine durch d-Tubocurarin verursachte Muskelrelaxation zu antagonisieren (Abb. 35.7) [49].

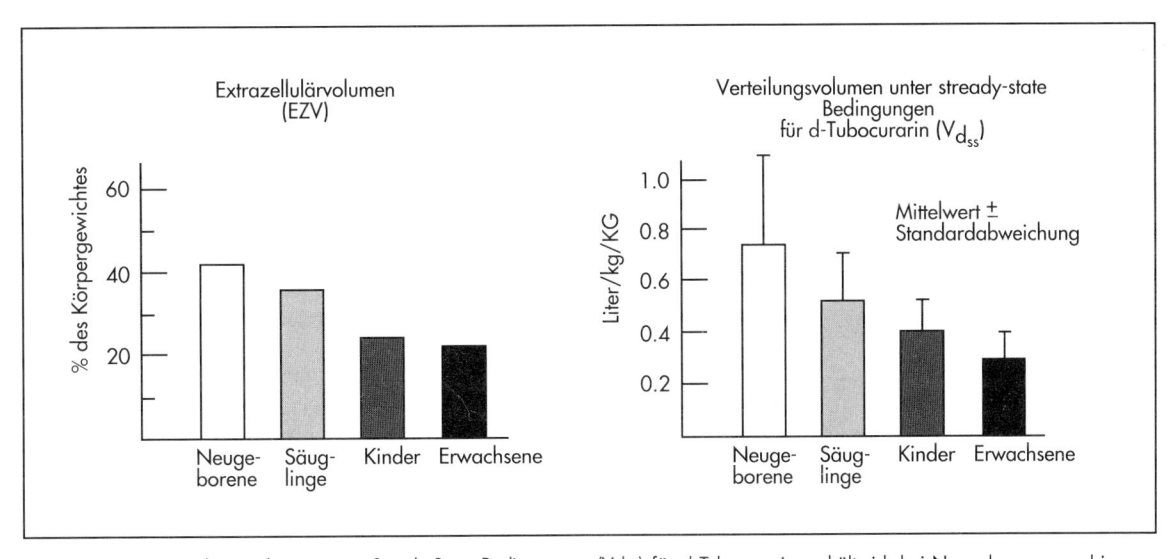

**Abb. 35.6:** Das Verteilungsvolumen unter Steady-State-Bedingungen (Vdss) für d-Tubocurarin verhält sich bei Neugeborenen und jungen Säuglingen (von 0–2 Monate), älteren Säuglingen (von 2–12 Monate), Kindern (von 1–12 Jahren) und bei Erwachsenen (von 12–30 Jahren) parallel zum Extrazellulärvolumen. Das bei Neugeborenen und Säuglingen vergrößerte Verteilungsvolumen verschleiert eine erhöhte Empfindlichkeit dieser Altersgruppen auf d-Tubocurarin. (Fisher DM, O'Keefe C, Stanski DR, et al. Pharmacokinetics and pharmacodynamics of d-tubocurarine in infants, children and adults. Anesthesiology 1982; 57:203–8)

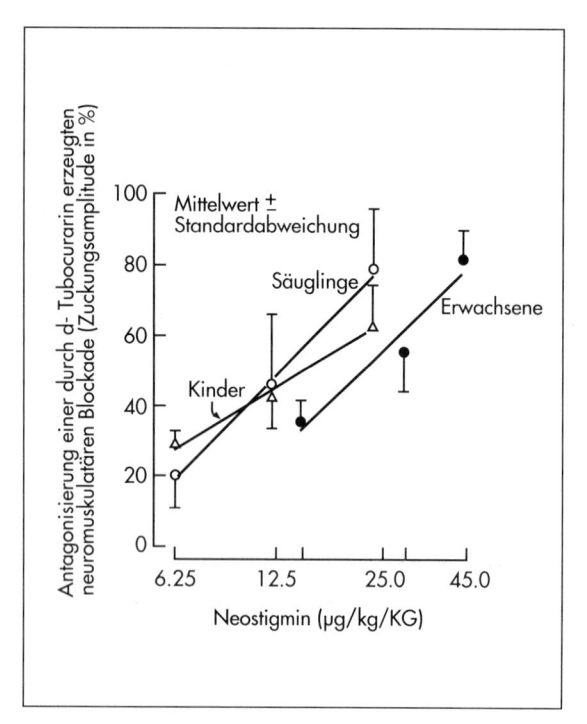

**Abb. 35.7:** Die dargestellten Dosiswirkungskurven belegen, daß Säuglinge und Kinder eine niedrigere Dosis an Neostigmin als Erwachsene benötigen, um einen durch d-Tubocurarin erzeugten Nichtdepolarisationsblock zu antagonisieren. (Fisher DM, Cronnelly R, Miller RD, Sharma M. The neuromuscular pharmacology of neostigmine in infants and children. Anesthesiology 1983; 59: 220–5)

### 35.4.4 Succinylcholin

Die auf Gewichtsbasis errechnete Dosierung von Succinylcholin ist bei Neugeborenen und Säuglingen höher als bei älteren Kindern (Tab. 35.10) [50]. Die Ursache ist das bei diesen Patienten typischerweise erhöhte Extrazellulärvolumen. Aufgrund des erhöhten Extrazellulärvolumens ist das Verteilungsvolumen von Succinylcholin erhöht. Um bei Kindern Intubationsbedingungen zu erhalten, wie sie beim Erwachsenen nach intravenöser Injektion von 1 mg/kg erreicht werden, müssen daher 2 mg/kg Succinylcholin intravenös verabreicht werden. Falls kein venöser Zugang vorhanden ist, kann in Ausnahmesituationen eine intramuskuläre Injektion notwendig werden. Durch die intramuskuläre Injektion von 4 mg/kg Succinylcholin können bei den meisten Kindern innerhalb von 3–4 Minuten zufriedenstellende Intubationsbedingungen erreicht werden [51]. Die intralinguale Verabreichung von 1 mg/kg Succinylcholin hat einen schnelleren Wirkungseintritt als die intramuskuläre Injektion. Die mögliche Gefahr eines Hämatoms in der Zunge und die Gefahr von Herzrhythmusstörungen schränken jedoch diesen Applikationsweg ein.

Es muß aber beachtet werden, daß Succinylcholin nicht nur an der motorischen Endplatte wirkt. Nach der Injektion von Succinylcholin kommt es oft zu einer initialen Bradykardie, anschließend zu einer Tachykardie. Selten kann eine kurzfristige Asystolie auftreten. Durch eine vorherige intravenöse Gabe von Atropin kann die succinylcholinbedingte Bradykardie verhindert oder deutlich abgeschwächt werden [52]. Succinylcholin bewirkt bei Kindern nur eine geringe Erhöhung des intragastralen Druckes [53]. Daher ist die vorherige Injektion eines nicht-depolarisierenden Muskelrelaxans nicht notwendig, um initialen Muskelkontraktionen der Bauchmuskulatur nach Succinylcholingabe und damit einer Regurgitation vorzubeugen. Während einer «Ileus-Einleitung» wird jedoch empfohlen, den Krikoiddruck durchzuführen, um eine passive Regurgitation zu verhindern. Andere unerwünschte Nebenwirkungen des Succinylcholins sind z.B. eine erhöhte Inzidenz von Myoglobinurie bei Kindern und eine Steigerung des Augeninnendruckes. Auch bei Kindern mit einer vor kurzem erlittenen Verbrennung oder einer Querschnittssymptomatik sollte Succinylcholin vermieden werden. Nach der intramuskulären Injektion von Succinylcholin wurde die Entwicklung eines Lungenödems beschrieben [54]. Da inzwischen mittellang wirkende Muskelrelaxantien wie z.B. Atracurium und Vecuronium zur Verfügung stehen, kann bei vielen Kindern auf Succinylcholin verzichtet werden.

### 35.4.5 Pharmakokinetik

Die Pharmakokinetik des Neugeborenen und Säuglings unterscheidet sich von der des Erwachsenen. Aufgrund der für das Neugeborene typischerweise erniedrigten hepatischen und renalen Clearance kann es zu einer verlängerten Medikamentenwirkung kommen. Für viele Medikamente, einschließlich Theophyl-

**Tab. 35.10:** Alter der Patienten und Reaktion auf Succinylcholin

| Alter | Durchschnittliche Unterdrückung der Zuckungsamplitude nach intravenöser Injektion von Succinylcholin (%) | | Zeitspanne bis zu einer 90%-igen Erholung der Zuckeramplitude (Minuten) | |
|---|---|---|---|---|
|  | 0,5 mg·kg$^{-1}$ | 1 mg·kg$^{-1}$ | 0,5 mg·kg$^{-1}$ | 1,0 mg·kg$^{-1}$ |
| 1–10 Wochen | 69 | 85 | 2,3 | 4,0 |
| 5–7 Jahre | 84 | 100 | 3,0 | 4,8 |

(Daten aus Cock DR. Fischer CG. Neutomuscular blocking effects of succinylcholine in infants and children. Anesthesiology 1975;42:662-5)

lin, Phenhydan, Phenobarbital und Diazepam, ist die Clearance während der Perinatalperiode erniedrigt. Die Clearance erreicht im Alter von fünf bis sechs Monaten den Erwachsenenwert und kann bei älteren Kindern sogar höher als bei Erwachsenen sein. Die Proteinbindung von vielen Medikamenten ist bei Säuglingen erniedrigt. Dadurch ist der Plasmaspiegel des ungebundenen und aktiven Medikamentenanteils erhöht, und die pharmakologische Wirkung kann verstärkt sein.

### 35.4.6 Überwachung während der perioperativen Phase

Genauso wie bei Erwachsenen, dienen auch bei Kindern die Überwachungsmaßnahmen dazu, nicht tolerable Abweichungen von den Normwerten sofort zu erkennen. Neugeborene und Säuglinge haben eingeschränkte physiologische Reserven. Daher ist die frühzeitige Erfassung der unerwünschten Auswirkungen der Anästhetika und der Operation sehr wichtig. Auf der anderen Seite muß beim Einsatz von Überwachungsapparaten oder Überwachungstechniken jeweils das Verhältnis von Risiko und Nutzen berücksichtigt werden. Die Anzahl und die Art der eingesetzten Überwachungsverfahren hängen vom Zustand des Patienten und vom Ausmaß des operativen Eingriffs ab. Das Monitoring von Neugeborenen und Säuglingen umfaßt während der perioperativen Phase oft kontinuierliche EKG-Ableitung, Blutdruckmessung, Registrierung der Körpertemperatur, präkordiales oder ösophageales Stethoskop und die Überwachung der Oxygenierung mit Hilfe einer transkutanen Sauerstoffelektrode oder eines Pulsoxymeters.

### 35.4.7 EKG

Der Vorteil einer kontinuierlichen EKG-Ableitung ist, daß Herzrhythmusstörungen sofort erkannt werden können. Bei Kindern sind Veränderungen des EKG normalerweise eher durch Rhythmusstörungen als durch eine myokardiale Ischämie bedingt. Infolgedessen ist es am sinnvollsten, die Ableitung II und nicht eine präkordiale Ableitung zu wählen.

### 35.4.8 Blutdruck

Die verminderte kardiovaskuläre Reserve, der veränderte Bedarf an Anästhetika und der stärkere Blutdruckabfall während einer Allgemeinanästhesie machen es zwingend, bei Neugeborenen und Säuglingen den Blutdruck zu messen. Bei der nichtinvasiven Überwachung des Blutdrucks muß eine aufblasbare Manschette verwendet werden. Es muß stets die für den Arm des Patienten richtige Größe verwendet werden. Eine zu kleine Manschette ergibt falsch hohe Werte, eine zu große Manschette führt zu falsch niedrigen Werten. Es gibt verschiedene Methoden, um nach Aufblasen der Manschette den Bluteinstrom zu erfassen. Die klassische Methode, bei der die hörbaren Korotkow-Geräusche akustisch erfaßt werden, kann nur bei älteren Kindern angewandt werden. Die Doppler-Methode ist ein zuverlässiges Verfahren zur nichtinvasiven Blutdrucküberwachung und hat zusätzlich den Vorteil, daß kontinuierlich der arterielle Blutfluß gemessen werden kann. Damit kann auch der Herzrhythmus und in beschränktem Umfang während Herzrhythmusstörungen auch der Auswurf des Herzens beurteilt werden. Auch die oszillometrische Methode der nichtinvasiven Blutdrucküberwachung, wie sie z. B. mit dem Dinamap-Gerät möglich ist, stellt für Kinder ein zuverlässiges Verfahren dar.

Eine blutige arterielle Druckmessung kann im Einzelfall ein sehr sinnvolles Überwachungsverfahren darstellen. Eine arterielle Kanüle ermöglicht eine kontinuierliche Beurteilung des Blutdrucks und erlaubt eine wiederholte Blutentnahme, um Blutgase, Elektrolyte, pH-Wert, Blutzucker und den kolloidosmotischen Druck zu bestimmen. Welche Arterie für die transkutane Punktion ausgesucht wird, ist insbesondere bei Neugeborenen wichtig. Wird das Blut z. B. von einer distal des Ductus arteriosus abgehenden Arterie entnommen (linke Arteria radialis, Arteria umbilicalis, Arteria tibialis posterior), so entspricht dies, falls der Ductus arteriosus offen ist, nicht genau dem arteriellen Sauerstoffpartialdruck, mit dem die Retina und das Gehirn versorgt werden (Abb. 35.2).

Wenn bei einem Neugeborenen die Gefahr einer retrolentalen Fibroplasie besteht, so sollte eine präduktal abgehende Arterie, wie z. B. die rechte Arteria radialis, kanüliert werden. Die Arteria temporalis ist ebenfalls als präduktaler Punktionsort möglich. Diese Arterie hat jedoch den Nachteil, daß hierbei die Gefahr einer retrograden Einschwemmung eines Mikroembolus in das zerebrale Gefäßbett besteht. Hierdurch kann eine zerebrale Embolie verursacht werden.

### 35.4.9 Körpertemperatur

Während der perioperativen Phase ist es zwingend, die Körpertemperatur zu überwachen, um eine Hypothermie zu erfassen und um auch eine maligne Hyperthermie besser diagnostizieren zu können. Eine Hypothermie kann bei Neugeborenen und Säuglingen während der Narkose leicht auftreten. Sie führt zu einem erhöhten Sauerstoffverbrauch, einer Atemdepression, einer Bradykardie, einer metabolische Azidose und einer Hypoglykämie. Die Körpertemperatur kann z. B. im Nasopharynx, im Ösophagus und im Rektum gemessen werden. Wenn die Sonde plaziert wird, muß vorsichtig vorgegangen werden, um eine Perforation z. B. des Rektums zu vermeiden. Normalerweise wird bei intubierten Patienten eine nasopharyngeale oder eine ösophageale Temperatursonde empfohlen.

## 35.4.10 Stethoskop

Ein präkordiales oder ösophageales Stethoskop ermöglicht die Beurteilung der Ventilation, der Herzfrequenz und des Herzrhythmus. Solange eine manuelle Ventilation über eine Maske durchgeführt wird, wird das Stethoskop präkordial fixiert. Nach der Intubation ist es besser, ein ösophageales Stethoskop zu plazieren. Kontraindikationen für ein Ösophagusstethoskop sind z. B. eine Gerinnungsstörung, endoskopische Eingriffe oder Eingriffe im Mund, Mißbildungen des Ösophagus und Einengungen des Ösophagus durch Gefäßringe.

## 35.4.11 Transkutane Sauerstoffmessung

Eine transkutane Sauerstoffelektrode ermöglicht eine nicht-invasive Überwachung der arteriellen Oxygenierung (55). Der transkutane Sauerstoffpartialdruck korreliert relativ gut mit dem arteriellen Sauerstoffpartialdruck, insbesondere bei Neugeborenen und Säuglingen. Damit die transkutan gemessenen Sauerstoffpartialdrucke mit den arteriellen Partialdrucken vergleichbar sind, muß jedoch die Durchblutung der Haut normal sein. Liegt eine veränderte Hautdurchblutung vor, wie z. B. bei einer Hypovolämie, so sind die transkutan gemessenen Sauerstoffpartialdrucke niedriger als die arteriellen Sauerstoffpartialdrucke. Interessanterweise ist die Durchblutung des Gefäßbettes der Haut sehr variabel, und die transkutanen Sauerstoffelektroden können ein Abfallen des Herzminutenvolumens und eine Hypovolämie gut erfassen [56].

Inhalationsanästhetika können mit der transkutanen Sauerstoffmessung interferieren. Durch Modifikationen der Elektrodenmembran konnten diese Interferenzen inzwischen minimiert werden [57]. Außerdem konnte gezeigt werden, daß die transkutanen Sauerstoffelektroden falsch niedrige Werte anzeigen, wenn der arterielle Sauerstoffpartialdruck höher als 100–150 mm Hg ist [55]. Ein weiterer Nachteil der transkutanen Sauerstoffelektroden ist die Latenzzeit, mit der eine Änderung des arteriellen Sauerstoffpartialdrucks zu einer Änderung des transkutanen Sauerstoffpartialdrucks führt.

## 35.4.12 Pulsoxymeter

Das Pulsoxymeter ist ein schnell ansprechendes, zuverlässiges und nicht-invasives Gerät zur Überwachung der arteriellen Sauerstoffsättigung des Hämoglobins. Es ermöglicht daher eine frühzeitige Warnung, falls eine arterielle Hypoxämie auftritt [58]. Die pulsoxymetrisch gemessene Sättigung kann jedoch bei Kindern mit zyanotischen Herzfehlern fälschlich hoch sein, insbesondere wenn die Sättigung unter 75% beträgt [59]. Das Pulsoxymeter verwendet zwei spezielle Wellenlängen und ist in der Lage, selektiv arterielle Pulsationen zu erfassen. Diese Technologie läßt die Lichtabsorption von nicht-pulsatilem Gewebe unberücksichtigt. Sehr niedrige Sättigungswerte, insbesondere unter 70%, werden von den älteren Pulsoxymeter-Modellen unter Umständen nicht korrekt angezeigt.

## 35.4.13 Endexspiratorische $CO_2$-Messung

Die endexspiratorische $CO_2$-Messung hat ein breites klinisches Anwendungsgebiet. Zum Beispiel kann anhand einer abgeleiteten $CO_2$-Kurve und/oder dem Nachweis von $CO_2$ in der Exspirationsluft die endotracheale Lage des Tubus bestätigt werden. Es konnte gezeigt werden, daß die endexspiratorische $CO_2$-Messung beim Erwachsenen den arteriellen $CO_2$-Partialdruck zuverlässig widergibt. Die endexspiratorische $CO_2$-Messung ist auch im Kindesalter zuverlässig, obwohl es bei Neugeborenen und Säuglingen einige Einschränkungen gibt. Aufgrund der kleinen Atemzugvolumina und der hohen inspiratorischen Gasflüsse kann es zur Durchmischung mit dem ausgeatmeten $CO_2$ kommen. Dies würde zu einem fälschlich niedrigen endexspiratorischen $CO_2$-Wert führen [60]. Auch wenn viel Luft neben dem Endotrachealtubus entweicht, kann ein falsch niedriger endexspiratorischer $CO_2$-Wert angezeigt werden. Werden diese Einschränkungen beachtet, dann ist die endexspiratorische $CO_2$-Überwachung bei Kindern genauso nützlich wie beim Erwachsenen.

## 35.4.14 Der zentral-venöse Druck

Das zentrale Venensystem kann bei Kindern ebenso wie bei Erwachsenen z. B. über eine Vena subclavia oder eine Vena jugularis anpunktiert werden. Die erfolgreiche Plazierung des Katheters gelingt jedoch nicht so häufig wie bei Erwachsenen, und die Komplikationsrate ist höher.

## 35.5 Erkrankungen des Neugeborenenalters

Große technische und medizinische Fortschritte haben inzwischen zu einer höheren Überlebensrate von untergewichtigen Mangelgeborenen geführt. Die perioperative Betreuung von Früh- und Reifgeborenen verlangt fundierte Kenntnisse bezüglich der für diese Altersgruppen typischen Erkrankungen.

Erkrankungen des Neugeborenenalters umfassen Atemnotsyndrom, bronchopulmonale Dysplasie, intrakranielle Blutungen, retrolentale Fibroplasie, Apnoephasen, Kernikterus, Hypoglykämie, Hypokalzämie und Sepsis.

### 35.5.1 Das Atemnotsyndrom (Syndrom der hyalinen Membranen)

Das Atemnotsyndrom ist für 50–75% der Todesfälle bei Frühgeborenen verantwortlich. Dieses Syndrom wird durch einen Mangel an oberflächenaktiven Phospholipiden in den Alveolen verursacht. Diese oberflächenaktiven Phospholipide sind als Surfactant bekannt. Die Aufgabe des Surfactants besteht darin, die Stabilität der Alveolen aufrecht zu erhalten. Bei einem Mangel an Surfactant kollabieren die Alveolen, wodurch es zu einem intrapulmonalen Rechts-Links-Shunt, einer arteriellen Hypoxämie und einer metabolischen Azidose kommt. Der Surfactant wird durch die Typ-II Alveolarzellen produziert. Vor der 26. Gestationswoche gibt es jedoch nicht genügend Typ-II-zellen, um eine adäquate Menge an Surfactant zu produzieren. Ab der 35. Woche sind dann eine große Anzahl von Typ-II-zellen vorhanden. Diese sind in der Lage, genügend Surfactant zu synthetisieren. Bis bei Frühgeborenen ausreichend Surfactant produziert wird, muß die arterielle Oxygenierung durch zusätzliche Sauerstoffgabe (mit oder ohne maschinelle Ventilation) aufrecht erhalten werden. In bestimmten Fällen kann die Lungenreifung beschleunigt und die Entwicklung eines Atemnotsyndroms bei Frühgeborenen verhindert werden, falls der Mutter vor der Geburt Steroide verabreicht werden. Begrenzte, aber vielversprechende Erfolge konnten bei Frühgeborenen durch die intratracheale Verabreichung von menschlichem Surfactant erzielt werden [61].

Bei Vorliegen eines Atemnotsyndroms sollte während der Narkose der Sauerstoffpartialdruck auf Höhe des präoperativen Niveaus gehalten werden. Es sollte beachtet werden, daß volatile Anästhetika die arterielle Oxygenierung dadurch verändern können, daß sie das Herzminutenvolumen erniedrigen und eine regionale, hypoxisch bedingte pulmonale Vasokonstriktion aufheben können. Im Idealfall sollte der arterielle Sauerstoffpartialdruck mittels Blutgasanalysen überprüft werden, die aus präduktal plazierten Kathetern entnommen wurden (Abb. 35.2) (vergl. Abschnitt: Überwachung während der perioperativen Phase). Für kurze Eingriffe, oder falls eine arterielle Kanülierung nicht durchführbar ist, reichen eine transkutane Sauerstoffsonde oder ein Pulsoximeter aus. Das Ausmaß der pulmonalen Störungen bei Neugeborenen mit einem Atemnotsyndrom variiert enorm. Neugeborene, die nur gering betroffen sind, benötigen nur für einen kurzen Zeitraum zusätzlichen Sauerstoff. Neugeborene, die sehr stark betroffen sind, benötigen unter Umständen eine maschinelle Beatmung mit hohen inspiratorischen Sauerstoffkonzentrationen und einen positiv-endexspiratorischen Druck. Ein Pneumothorax ist eine stets drohende Gefahr und sollte immer in Erwägung gezogen werden, wenn sich bei Neugeborenen, die wegen eines Atemnotsyndroms behandelt werden, die Oxygenierung plötzlich verschlechtert. Eine Alternative zur maschinellen Beatmung bei diesen Neugeborenen kann die High-Frequency-Ventilation darstellen [62]. Ein Blutdruckabfall ist ein häufiges Problem während der Narkose. Durch die intravenöse Gabe von 1 g/kg Albumin können bei Frühgeborenen mit Atemnotsyndrom das Blutvolumen und die glomeruläre Filtrationsrate gesteigert werden. Der Hämatokrit sollte bei Neugeborenen bei ungefähr 40% gehalten werden, um die Sauerstoffversorgung der Gewebe zu optimieren. Die Flüssigkeitssubstitution muß sehr sorgfältig überwacht werden, da eine Flüssigkeitsüberladung zu einem Wiedereröffnen des Ductus arteriosus führen kann.

### 35.5.2 Bronchopulmonale Dysplasie

Eine bronchopulmonale Dysplasie ist eine chronische Lungenerkrankung. Sie befällt normalerweise Kinder, bei denen aus der Anamnese ein Atemnotsyndrom bekannt ist [63]. Obwohl der exakte Mechanismus nicht bekannt ist, konnten verschiedene Risikofaktoren identifiziert werden. Auslösende Ursachen können z. B. eine erhöhte inspiratorische Sauerstoffkonzentration und eine intermittierende Überdruckbeatmung sein, die bei der Behandlung des Atemnotsyndroms notwendig waren. 11–21% der Neugeborenen mit Atemnotsyndrom, die für mehr als 24 Stunden eine erhöhte Sauerstoffkonzentration verabreicht bekamen, entwickeln eine bronchopulmonale Dysplasie [63]. Vom klinischen Standpunkt aus betrachtet, sind Säuglinge mit einer bronchopulmonalen Dysplasie solche Kinder, bei denen sich ein Atemnotsyndrom chronifiziert hat. Je schwerwiegender das Atemnotsyndrom, desto ausgeprägter wird die bronchopulmonale Dysplasie sein.

Die bronchopulmonale Dysplasie ist durch einen erhöhten Atemwegswiderstand, eine erniedrigte pulmonale Compliance, Ventilations-/Perfusionsstörungen, einen erniedrigten arteriellen Sauerstoffgehalt und eine Tachypnoe gekennzeichnet. Der Sauerstoffverbrauch ist in ca. 25% der Fälle erhöht. Es sollte davon ausgegangen werden, daß Kinder, bei denen in der Anamnese ein Atemnotsyndrom bekannt ist und bei denen eine erhöhte Sauerstoffkonzentration und eine maschinelle Beatmung notwendig wurden, vermutlich bleibende Lungenerkrankungen haben werden. Kinder, die ein Atemnotsyndrom überlebt haben und eine bronchopulmonale Dysplasie entwickeln, haben vor allem während des 1. Lebensjahres gehäuft pulmonale Infekte. Trotzdem ist die Prognose von Kindern, die das 1. Lebensjahr überleben, gut, und die Lungenfunktion verbessert sich zunehmend. Ein erhöhter Atemwegswiderstand kann jedoch bis zum 9. Lebensjahr fortbestehen.

Die Auswahl der Anästhetika ist bei Patienten mit bronchopulmonaler Dysplasie nicht so wichtig. Entscheidend ist das sichere Offenhalten der Luftwege. Bei der Narkoseführung dieser Kinder sind z. B. eine endotracheale Intubation und eine maschinelle Ventilation durchzuführen sowie eine erhöhte inspiratorische Sauerstoffkonzentration einzustellen. Obwohl diese Kinder klinisch einen guten Eindruck machen können, ist die pulmonale Compliance normalerweise erniedrigt. Es muß beachtet werden, daß die pulmonalen Störungen bei diesen Kindern während des ersten Lebensjahres am stärksten ausgeprägt sind.

### 35.5.3 Intrakranielle Blutungen

An intrakraniellen Blutungen sind in der Neonatalphase die subdurale, die primär subarachnoidale, die periventrikulär-intraventrikuläre und die intraparenchymatöse Blutung wichtig. Die häufigste und wichtigste Form ist die periventrikulär-intraventrikuläre Blutung.

Bei Neugeborenen mit einem Gestationsalter unter 35 Wochen ist die Inzidenz einer periventrikulär-intraventrikulären Blutung 40–45%. Der wichtigste Faktor für eine intrakranielle Blutung ist die Unreife des Neugeborenen [64]. Andere Faktoren, die die Frühgeborenen zu einer solchen Blutung prädisponieren, sind ein geschwächter Autoregulationsmechanismus des zerebralen Blutflusses, ein erhöhter zentralvenöser Druck und eine Unreife des zerebralen Kapillargefäßbettes. Schwere respiratorische Komplikationen und Infektionen können ebenfalls mit einer intrakraniellen Blutung vergesellschaftet sein. Inwieweit die zerebralen Autoregulationsmechanismen beim Reifgeborenen entwickelt sind, ist nicht geklärt. Bei Neugeborenen, die starken Streßsituationen ausgesetzt sind, konnte eine abgeschwächte Autoregulation des zerebralen Blutflusses nachgewiesen werden [65]. Wenn die Autoregulation vermindert ist, führt eine Steigerung des Blutdrucks zu einer Erhöhung des zerebralen Blutflusses. Dadurch kann es zu einer periventrikulär-intraventrikulären Blutung kommen. Eine arterielle Hypoxämie und Hyperkapnie, die sich während einer Asphyxie unter der Geburt entwickeln, können ebenfalls zu einer solchen Blutung führen.

Voraussetzung für die Diagnosestellung einer periventrikulär-intraventrikulären Blutung ist, daß bei dafür prädisponierten Neugeborenen stets an diese Möglichkeit gedacht wird. Diese Diagnose kann auch anhand von klinischen und radiologischen Merkmalen gestellt werden. Die klinischen Merkmale können von einer subtilen und nur schwer nachweisbaren neurologischen Abnormität bis hin zu einer dramatischen Verschlechterung mit schnell einsetzendem Koma reichen. Eine Ultraschalluntersuchung und ein Computertomogramm sind geeignete Verfahren, um eine solche Blutung festzustellen. Bei Frühgeborenen wurde zur Prophylaxe von intraventrikulären Blutungen die Verabreichung von Phenobarbital empfohlen. Die vorliegenden Daten über die Wirksamkeit dieser Therapie sind jedoch widersprüchlich [66].

Obwohl die Auswirkungen der Anästhetika auf den zerebralen Blutfluß bei Neugeborenen nicht bekannt sind, können einige Empfehlungen bezüglich der Narkoseführung gemacht werden. Selbstverständlich sollten Faktoren wie z.B. eine arterielle Hypoxämie und Hyperkapnie, von denen bekannt ist, daß sie eine periventrikulär-intraventrikuläre Blutung begünstigen, vermieden werden. Im Hinblick auf die veränderte Autoregulation des zerebralen Blutflusses sollte bei dafür prädestinierten Kindern der systolische Blutdruck im Normalbereich gehalten werden, um das Risiko einer zerebralen Hyperperfusion zu vermindern. Um diese Therapieziele erreichen zu können, ist eine sorgfältige Überwachung der arteriellen Blutgase und des Blutdrucks notwendig.

### 35.5.4 Retrolentale Fibroplasie

Die retrolentale Fibroplasie ist vermutlich ein multifaktorielles Geschehen. Der wichtigste Faktor ist die Unreife. Die Gefahr einer retrolentalen Fibroplasie ist umgekehrt proportional zum Geburtsgewicht und tritt mit einer hohen Wahrscheinlichkeit bei Kindern unter 1500 g auf [67]. Die Entwicklung und Reifung der Retina ist ein komplizierter Prozeß. Dieser Prozeß sowie die Faktoren, die die Entwicklung der Netzhautgefäße beeinflussen können, sind wenig bekannt. Unter normalen Umständen entwickelt sich das Gefäßnetz der Retina ausgehend von der Papilla Nervi optici in Richtung Peripherie der Retina. Während einer arteriellen Hypoxämie kommt es zu einer Vasokonstriktion der Netzhautgefäße. Hierdurch wird die normale Entwicklung der Retina gestört. Selbst wenn sich die Sauerstoffspannung wieder normalisiert, bleibt die Vaskularisierung der Retina gestört, und es kommt zur Gefäßneubildung und Narbenbildung. Obwohl sich 80–90% der Netzhautveränderungen spontan zurückbilden, behalten 10–20% der Kinder Sehstörungen zurück. Bezüglich der retrolentalen Fibroplasie gibt es noch viele unbeantwortete Fragen. So ist nicht bekannt, welche Dauer eine arterielle Hypoxämie haben muß, damit es zu nachteiligen Wirkungen an den Gefäßen der Retina kommt. Obwohl die retrolentale Fibroplasie vermutlich die Folge einer Vasokonstriktion und Unreife der Retina ist, ist es ebenfalls möglich, daß direkte Sauerstoffwirkungen die Schädigung der Retina verursachen. Eine retrolentale Fibroplasie trat selbst bei Frühgeborenen, die keinen zusätzlichen Sauerstoff verabreicht bekamen, und auch bei Säuglingen mit einem angeborenen zyanotischen Herzfehler auf. Bekanntermaßen stellt die arterielle Hypoxämie einen wichtigen Risikofaktor in der Entwicklung der retrolentalen Fibroplasie dar; zusätzlich muß aber eine Unreife vorhanden sein. Nach der 44. postkonzeptionellen Woche besteht kaum noch die Gefahr einer retrolentalen Fibroplasie. Daher besteht für Frühgeborene, die nach der 36. Gestationswoche geboren wurden, noch bis zur 8. Lebenswoche die Gefahr einer retrolentalen Fibroplasie.

Bei der Narkoseführung dieser kleinen Patienten taucht damit das Problem auf, daß bei einer Patientengruppe, die zu einer arteriellen Hypoxämie neigt, versucht werden soll, die inspiratorische Sauerstoffkonzentration möglichst niedrig zu halten. Um bei gefährdeten Säuglingen die Gefahr einer retrolentalen Fibroplasie zu vermindern, wird empfohlen, einen arteriellen Sauerstoffpartialdruck zwischen 60 und 80 mm Hg anzustreben [67]. Während der Narkose ist es wichtig, die inspiratorische Sauerstoffkonzentration durch Zumischen von Lachgas oder Luft zu reduzieren. Die abgegebene Sauerstoffkonzentration sollte durch eine transkutane Sauerstoffsonde überwacht werden. Obwohl es wünschenswert ist, den arteriellen Sauerstoffpartialdruck anhand von Blutgasanlysen, die aus präduktalen Arterien abgenommen wurden, zu messen, liefern auch die transkutanen Sauerstoffelektroden akzeptable Werte, vorausgesetzt die Hautdurchblutung ist normal (Abb. 35.2) (vgl. Abschnitt: Überwachung während der perioperativen Phase). Es muß jedoch beachtet werden, daß eine arterielle Hypoxämie für Neugeborene eine starke Bedrohung darstellt. Einerseits muß zwar versucht werden, eine arterielle Hyperoxämie zu vermeiden, andererseits muß aber auch beachtet werden, daß eine unbemerkte arterielle Hypoxämie zu einer irreversiblen Hirnschädigung führen kann.

### 35.5.5 Apnoephasen

Apnoephasen sind definiert als ein Atemstillstand, der mindestens 20 Sekunden lang anhält und zu einer Zyanose und einer Bradykardie führt. Es wird geschätzt, daß bei 20–30% der Frühgeborenen während des 1. Lebensmonats Apnoephasen auftreten [68]. Je unreifer das Neugeborene, desto größer ist die Wahrscheinlichkeit, daß Apnoephasen auftreten. Frühgeborene können neben Apnoephasen auch ein Atemnotsyndrom und eine bronchopulmonale Dysplasie aufweisen. Leistenbrüche und inkarzerierte Leistenhernien sind bei Frühgeborenen ziemlich häufig. Folglich muß bei vielen Frühgeborenen eine Herniotomie durchgeführt werden. Obwohl die Herniotomie bei Säuglingen ein kleiner chirurgischer Eingriff ist, haben bis zu 33% dieser frühgeborenen Säuglinge in der perioperativen Phase pulmonale Probleme [69]. Apnoephasen und Atelektasen sind die häufigsten respiratorischen Komplikationen. Aus diesem Grund ist es wichtig, bei der präoperativen Visite sorgfältig die pulmonale Anamnese dieser Kinder zu überprüfen. Insbesondere sollte nach einer Unreife und einem Atemnotsyndrom in der Anamnese gesucht werden.

Da alle Anästhetika, sowohl Inhalationsanästhetika als auch intravenöse Anästhetika, die Atemregulation beeinflussen, ist wahrscheinlich während der perioperativen Phase – insbesondere bei frühgeborenen Säuglingen vor der 60. postkonzeptionellen Woche – die Gefahr von Apnoephasen erhöht [70]. Folglich sind frühgeborene Säuglinge, bei denen in der Anamnese Apnoephasen bekannt sind, keine geeigneten Patienten für ambulante Operationen. Es wird empfohlen, diese Patienten nach der Operation für mindestens 12 Stunden im Krankenhaus mittels Monitor zu überwachen [70, 71]. Die Gefahr einer postoperativen Apnoephase scheint nach der 60. postkonzeptionellen Woche erniedrigt zu sein. Daher ziehen es einige Autoren vor, eine nicht dringliche Operation bei frühgeborenen Säuglingen in dieses Alter zu verschieben.

### 35.5.6 Kernikterus

Ein Kernikterus ist ein Syndrom, das durch die toxischen Wirkungen des unkonjugierten Bilirubins auf das zentrale Nervensystem verursacht wird. Die wichtigsten Merkmale des Kernikterus umfassen einen erhöhten Muskeltonus, einen Opisthotonus und eine Spastik. Es ist naheliegend, daß die bilirubin-bedingte Enzephalopathie auch subtilere Veränderungen wie z. B. Lesestörungen, Hyperaktivität und eine verzögerte intellektuelle Entwicklung verursachen kann.

Bilirubin ist nicht lipophil, überwindet daher die Blut-Hirn-Schranke nur schwer. Die Blut-Hirn-Schranke von Neugeborenen, insbesondere von Frühgeborenen, ist jedoch noch unreif. Dadurch kann bei ihnen Bilirubin in das Gehirn übertreten und eine Zellschädigung verursachen [72]. Zusätzlich können Veränderungen der Blut-Hirn-Schranke aufgrund einer arteriellen Hypoxämie, einer Hyperkapnie oder Azidose den Übertritt von Bilirubin in das zentrale Nervensystem erleichtern. Schnelle Änderungen des zerebralen Blutflusses, wie sie z. B. während einer Austauschtransfusion oder während schneller Bluttransfusionen möglich sind, können ebenfalls die Blut-Hirn-Schranke zerstören und den Übertritt von gebundenem und ungebundenem Bilirubin in das zentrale Nervensystem ermöglichen. Neugeborene mit anderen Erkrankungen, wie z. B. einem Atemnotsyndrom oder einer Sepsis, haben eine erniedrigte Bilirubin-Bindungskapazität und ein erhöhtes Risiko für einen Kernikterus. Außerdem können Medikamente die Bilirubinclearance beeinflussen. Dies ist durch eine Verdrängung des Bilirubins aus der Albuminbindung, oder durch eine Beeinflussung der Hepatozytenfunktion und durch eine Verminderung der Bilirubinkonjugation möglich (Tab. 35.11).

**Tab. 35.11:** Medikamente, die mit Bilirubin um die Eiweißbindung konkurrieren

| | |
|---|---|
| Cephalothin | Furosemid |
| Diazepam | Phenylbutazon |
| Digoxin | Salicylate |
| Etacrynsäure | Sulfonamide |

Zur Behandlung der Hyperbilirubinämie gehören Phototherapie, Blutaustauschtransfusion und medikamentöse Therapie. Unter der Phototherapie entsteht aus Bilirubin Photobilirubin. Photobilirubin ist wasserlöslich und bindet sich nicht an Albumin. Eine Blutaustauschtransfusion wird normalerweise durchgeführt, wenn die Plasma-Bilirubin-Konzentration höher als 18 mg/dl ist. Es müssen jedoch andere Risikofaktoren wie z. B. ein niedriges Geburtsgewicht, erniedrigte Plasma-Albumin-Konzentrationen, eine Azidose, eine arterielle Hypoxämie und eine Hypothermie berücksichtigt werden. Diese Faktoren können eine Blutaustauschtransfusion schon bei niedrigeren Bilirubinplasmakonzentrationen nötig machen.

Es liegen keine Daten über die Auswirkung von Anästhetika auf die Bilirubinplasmakonzentration frühgeborener Säuglinge vor. Obwohl nicht bewiesen, ist es doch denkbar, daß Anästhetika die Bilirubinbindung und/oder Bilirubinkonjugation verändern könnten.

### 35.5.7 Hypoglykämie

Neugeborene haben im Gegensatz zu Erwachsenen nur schwach ausgebildete Regulationssysteme, um eine adäquate Plasma-Glukose-Konzentration aufrechtzuerhalten. Sie neigen daher stärker zur Entwicklung einer Hypoglykämie. Eine Hypoglykämie ist definiert als eine Plasma-Glukose-Konzentration von weniger als 25 mg/dl beim Frühgeborenen und von weniger als 35 mg/dl beim Reifgeborenen mit einem Lebensalter von weniger als 3 Tagen. Im Alter von 3 Tagen sollte bei Reifgeborenen die Plasma-Glukose-Konzentration höher als 45 mg/dl sein.

Die Zeichen einer Hypoglykämie bei Neugeborenen sind Reizbarkeit, Krampfanfälle, Bradykardie, Hypotension und Apnoe. Viele dieser Zeichen sind unspezifisch, und es ist wichtig, stets an eine Hypoglykämie zu denken. Die Anzeichen einer Hypoglykämie werden durch eine Narkose abgeschwächt. Intraoperativ können die Glukosekonzentrationen mit Hilfe verschiedener Geräte gemessen werden. Die Aufrechterhaltung einer adäquaten Plasma-Glukose-Konzentration beim Neugeborenen verlangt eine intravenöse Verabreichung glukosehaltiger Lösungen. Die sofortige Behandlung einer Hypoglykämie besteht darin, daß intravenös 0,5–1 g/kg Glukose oder eine kontinuierliche Infusion von 8 mg/kg x min. Glukose verabreicht wird. Eine Hyperglykämie muß jedoch vermieden werden, da eine Plasma-Glukose-Konzentration von über 125 mg/dl eine osmotische Diurese mit nachfolgender Dehydratation verursachen kann. Neugeborene können auch eine Hyperglykämie entwickeln, wenn eine präoperativ begonnene Glukoseinfusionsrate während der Operation fortgesetzt wird [73].

### 35.5.8 Hypokalzämie

Die Kalziumreserven des Feten werden vor allem während des letzten Schwangerschaftsdrittels angelegt. Frühgeborene neigen daher zu einer Hypokalzämie. Eine Hypokalzämie ist bei Neugeborenen als eine Kalzium-Plasma-Konzentration von weniger als 3,5 mval/l oder eine Plasmakonzentration des ionisierten Kalziums von weniger als 1,5 mval/l definiert. Es sollte jedoch daran gedacht werden, daß die Plasma-Gesamt-Konzentration an Kalzium kein zuverlässiges Maß für die Konzentration an ionisiertem Kalzium darstellt. Z. B. kann die Konzentration an ionisiertem Kalzium erniedrigt sein, obwohl die Plasma-Gesamt-Konzentration normal ist. Die Anzeichen einer Hypokalzämie sind unspezifisch – wie etwa Übererregbarkeit, Hypotension und Krampfanfälle. Neugeborene mit einer Hypokalzämie weisen einen erhöhten Muskeltonus und Zuckungen auf, während dagegen eine Hypoglykämie mit einer Muskelhypotonie vergesellschaftet ist.

Eine Hypokalzämie kann sich während einer sehr schnellen intraoperativen Zitratinfusion entwickeln. Dies ist z. B. im Rahmen einer Austauschtransfusion oder während der Infusion von zitrathaltigem Blut oder »fresh frozen plasma« möglich. Der blutdrucksenkende Effekt einer während einer raschen Bluttransfusion auftretenden Hypokalzämie kann dadurch minimiert werden, daß 1–2 mg Kalziumglukonat pro ml transfundierten Blutes verabreicht wird.

### 35.5.9 Sepsis

Eine Sepsis ist bei Neugeborenen mit einer bis zu 50%igen Mortalität vergesellschaftet [74]. Vermutlich spiegelt diese hohe Mortalitätsrate die Unreife des Immunsystems beim Neugeborenen wider. Die klinischen Symptome einer Sepsis sind beim Neugeborenen unspezifisch. Die Suche nach einer Sepsis ist daher ein wichtiger Aspekt in der neonatologischen Intensivmedizin geworden. Verdachtshinweise können eine Lethargie, eine Muskelhypotonie, eine Hypoglykämie oder respiratorische Probleme sein. Im Gegensatz zu Erwachsenen, können bei Neugeborenen ein Temperaturanstieg oder eine Leukozytose fehlen. Positive Blutkulturen werden als entscheidendes diagnostisches Merkmal angesehen. Häufige Folgen einer unbehandelten Sepsis beim Neugeborenen sind z. B. eine Meningitis und eine Verbrauchskoagulopathie.

Wegen der großen Gefahr einer Sepsis stehen die meisten Neugeborenen, bei denen ein größerer operativer Eingriff durchgeführt werden soll, bereits unter einer Antibiotika-Therapie. Trotzdem sollte auch in diesen Fällen beim postoperativen Auftreten von pulmonalen Störungen an eine eventuelle Sepsis gedacht werden.

## 35.6 Operativ angehbare Erkrankungen des Neugeborenenalters

Operationen, die in den ersten Lebenstagen durchgeführt werden, sind immer Noteingriffe. Eine krankheitsbedingte Veränderung der physiologischen Verhältnisse, aber auch eine Adaptationsstörung an die extrauterine Umgebung können das perioperative Management komplizieren. Zu den chirurgisch angehbaren Erkrankungen des Neugeborenenalters gehören Zwerchfellhernie, ösophagotracheale Fistel, Omphalozele, Gastroschisis, Pylorusstenose, lobäres Emphysem und nekrotisierende Enterokolitis [75].

## 35.6.1 Zwerchfellhernie

Eine Zwerchfellhernie ist die Folge eines unvollständigen Zwerchfellverschlusses in der Embryonalphase [76]. Die Inzidenz beträgt ungefähr 1 pro 5 000 Lebendgeborene. Obwohl die Herniation von Abdominalinhalt in den Thorax an verschiedenen Stellen auftreten kann, befindet sich der häufigste Zwerchfelldefekt im Bereich des linksposterolateralen Pleuroperitoneal-Kanals (Bochdalek-Dreieck) (Abb. 35.8). Die während der intrauterinen Entwicklung des Kindes stattfindende Herniation von Abdominalinhalt in den Thorax behindert die normale Lungenreifung. Hierdurch kommt es zu einer unterschiedlich stark ausgeprägten Lungenhypoplasie. Trotz bemerkenswerter Fortschritte in der Kinderchirurgie und in der Anästhesiologie, ist die perioperative Mortalität bei diesen Neugeborenen hoch (33–66%) und während den letzten 25 Jahren relativ konstant geblieben [77]. Diese relativ gleichbleibende Mortalitätsrate ist vielleicht dadurch bedingt, daß heutzutage die Reanimationserfolge bei denjenigen Kindern besser sind, die früher bereits vor der Operation verstorben wären.

### Embryologie

Die embryonale Entwicklung von Zwerchfell, Gastrointestinaltrakt, Herz und Lungen erfolgt gleichzeitig. Entwickelt sich eines dieser Organsysteme abnormal, so beeinflußt dies auch die Entwicklung der anderen Organsysteme. Normalerweise werden in der 8.–10. Schwangerschaftswoche durch das Diaphragma eine getrennte Pleural- und Peritonealhöhle gebildet. Zur gleichen Zeit herniert der Gastrointestinaltrakt in die Nabelschnur, kehrt aber später wieder in die Abdominalhöhle zurück. Der Pleuroperitonealkanal verengt sich zunehmend und obliteriert schließlich in der 10. Gestationswoche. Eine Zwerchfellhernie kann entweder die Folge einer zu frühen Rückverlagerung des embryonalen Mitteldarmes in die Abdominalhöhle oder die Folge eines verzögerten Verschlusses des Pleuroperitonealkanals sein. Wie stark die im Rahmen einer Zwerchfellhernie auftretende Lungenhypoplasie ist, hängt davon ab, zu welchem Zeitpunkt der Abdominalinhalt in den Thorax herniert. Eine frühzeitige Herniation wird eine stärkere pulmonale Hypoplasie verursachen; entsprechend ungünstig ist die Prognose. Es kann auch zu einer Hypoplasie des linken Ventrikels kommen. Hierdurch wird eine postnatale Herzinsuffizienz begünstigt [78].

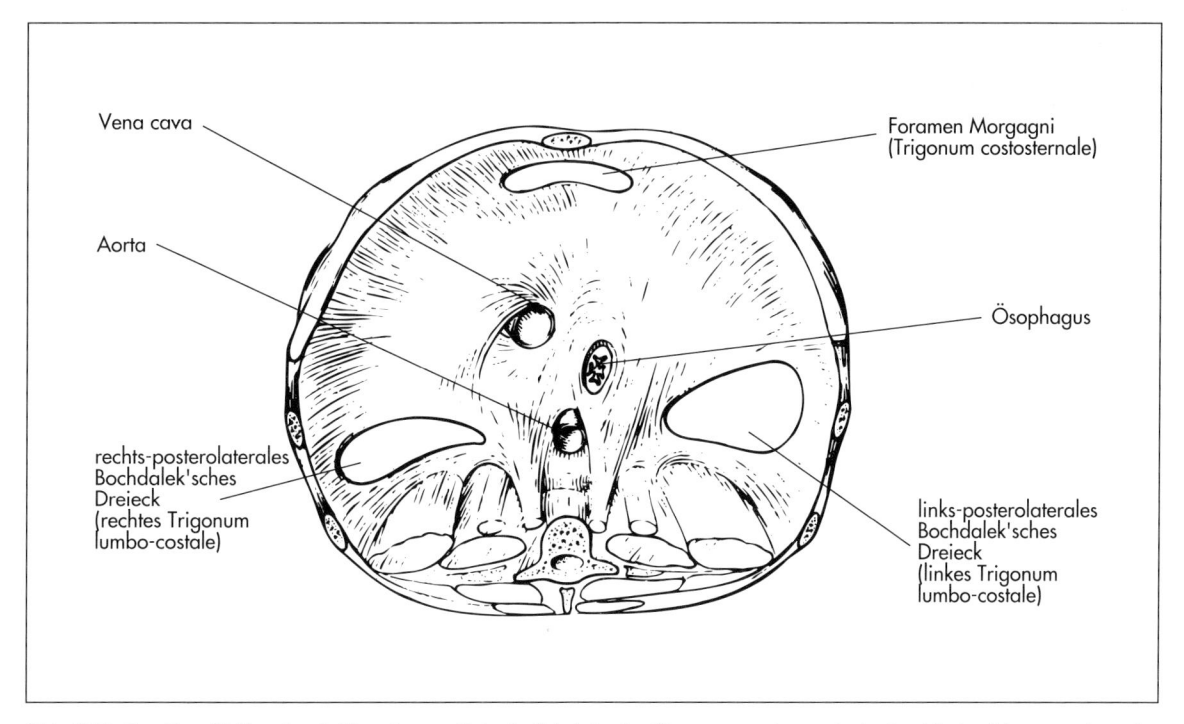

**Abb. 35.8:** Eine Zwerchfellhernie mit Übertritt von Abdominalinhalt in den Thoraxraum tritt zumeist im Bereich des links-posterolateralen Pleuroperitonalkanals (Bochdaleksches Dreieck) auf. (Smith RM. Anesthesia for Infants and Children. 4th Ed. St. Louis. DV Mosby 1980)

## Symptome

Die kurz nach der Geburt auftretenden Symptome einer Zwerchfellhernie umfassen kahnförmiges Abdomen, faßförmigen Thorax, nachweisbare Darmgeräusche bei der Auskultation der Lunge und schwere arterielle Hypoxämie. Die Röntgenaufnahme des Thorax zeigt Darmschlingen im Thorax und eine Verlagerung des Mediastinums zur Gegenseite (Abb. 35.9) [75]. Eine arterielle Hypoxämie weist auf einen bestehenden Rechts-Links-Shunt im Bereich des Ductus arteriosus hin. Dies ist Ausdruck einer persistierenden fetalen Zirkulation. Die Arteriolen des pulmonalen Gefäßsystems haben bei Kindern mit einer Zwerchfellhernie charakteristischerweise deutlich mehr glatte Muskelfasern als normale Arteriolen. Der aufgrund dieser verdickten Arteriolen erhöhte pulmonalvaskuläre Widerstand wird durch eine arterielle Hypoxämie, Hyperkapnie und Azidose noch weiter gesteigert. Dadurch wird der Ductus arteriosus offen gehalten, und eine fetale Zirkulation bleibt bestehen. Außerdem besteht bei Neugeborenen mit einer Zwerchfellhernie häufig eine angeborene Herzerkrankung und eine Malrotation des Darms.

## Behandlung

Die sofortige Behandlung von Neugeborenen, bei denen eine Zwerchfellhernie vermutet wird, besteht darin, den Magen mit einer oral oder nasal eingeführten Magensonde zu entlasten und zusätzlich Sauerstoff zu verabreichen. Eine Maskenbeatmung mit intermittierend positivem Druck sollte vermieden werden, da ein Übertritt von Beatmungsgas in den Ösophagus den Magen überblähen und die Lungenfunktion weiter behindern kann. Falls abzusehen ist, daß eine maschinelle Beatmung notwendig wird, sollte eine Wachintubation durchgeführt werden. Nach der Intubation sollte der Atemwegsdruck während der maschinellen Beatmung nicht über 25–30 cm $H_2O$ ansteigen, da hohe Atemwegsdrucke zu einer Verletzung der normalen Lunge und zu einem Pneumothorax führen können.

## Narkoseführung

Bei Neugeborenen mit einer Zwerchfellhernie wird oft empfohlen, nach der Präoxygenierung eine Wachintubation durchzuführen. Zusätzlich zum üblichen Monitoring, sollte die rechte Arteria radialis oder Arteria temporalis (d.h. eine präduktale Arterie) punktiert werden, um Blutdruck, Blutgase und pH-Wert zu überwachen. Die Narkose kann mit einer niedrigen Konzentration eines volatilen Anästhetikums eingeleitet und aufrecht erhalten werden. Lachgas sollte vermieden werden, da dessen Diffusion in intrathorakal gelegene Darmschlingen zu deren Überblähung und in der Folge zu einer Verdrängung des noch funktionsfähigen Lungengewebes führen kann. Wenn es die arterielle Oxygenierung erlaubt, kann eventuell so viel Luft zum Sauerstoff zugemischt werden, bis die anhand

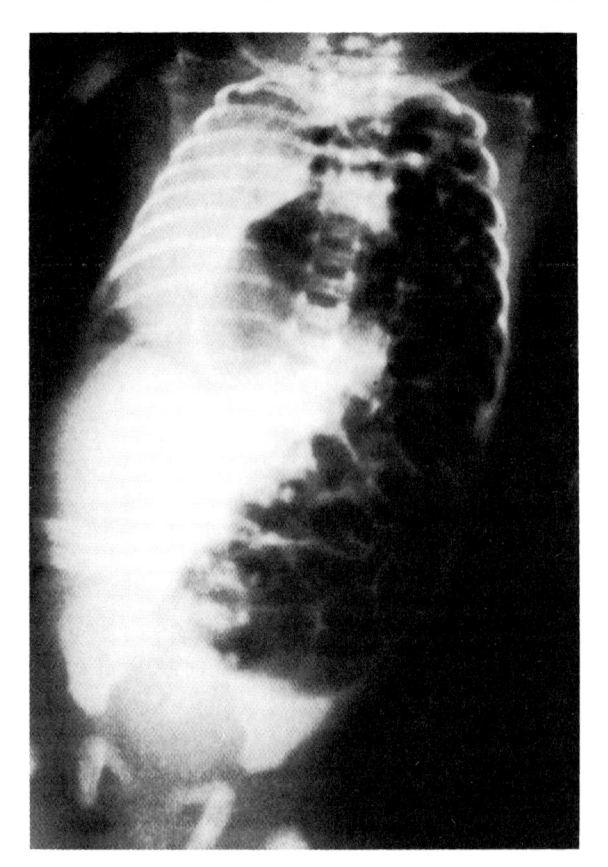

**Abb. 35.9:** Röntgenaufnahme des Thorax bei einem Neugeborenen mit einer Zwerchfellhernie. Die Darmschlingen im Bereich der linken Thoraxhälfte, die Rechtsverlagerung des Mediastinums und die Verdrängung der rechten Lunge bestätigen die Diagnose einer Zwerchfellhernie. Zu beachten ist der überblähte Magen, der mit zu der Mediastinalverlagerung beiträgt.

eines Sauerstoffsensors überprüfte und gewünschte arterielle Sauerstoffkonzentration erreicht ist. Hierdurch können exzessiv hohe arterielle Sauerstoffpartialdrucke vermieden werden. Da bei den allermeisten Kindern mit einer Zwerchfellhernie eine längere postoperative Beatmung notwendig ist, können zur Narkose außer Inhalationsanästhetika auch Opioide wie Fentanyl in Kombination mit einem Muskelrelaxans – oft Pancuronium – verwendet werden [79]. Diese Medikamentenkombination kann auch in der postoperativen Phase weiter verabreicht werden. Der Vorteil dieses Verfahrens ist, daß hierdurch die hormonellen Streßreaktionen in der postoperativen Phase minimiert werden können. Eine maschinelle Beatmung wird empfohlen. Die Atemwegsdrucke sollten überwacht und unter 25–30 cm $H_2O$ gehalten werden, damit die Gefahr eines Pneumothorax minimal bleibt. Die chirurgische Rückverlagerung der Zwerchfellhernie wird über einen abdominalen Zugang durchgeführt. Nach Rückverlagerung der Hernie sollte nicht versucht werden, die hypoplastische Lunge zu blähen, da sie sich wahrscheinlich nicht ausdehnt und die normale Lunge durch hohe Atemwegsdrucke beschädigt werden kann. Zusätzlich zu einer hypoplastischen Lunge, haben diese Neugeborenen häufig eine unterentwickelte Abdominalhöhle, so daß ein fester Verschluß der Bauchwand zu einem Anstieg des intraabdominellen Drucks mit einer Verlagerung des Zwerchfells nach kranial zu einer Erniedrigung der funktionellen Residualkapazität und einer Kompression der Vena cava inferior führt. Um einen sehr festen Verschluß zu vermeiden, ist es oft nötig, eine Bauchwandhernie zu belassen, die später verschlossen werden kann.

### Postoperative Betreuung

Die postoperative Betreuung von Kindern mit einer Zwerchfellhernie stellt eine große Herausforderung dar. Die Prognose dieser Kinder ist entscheidend von dem Grad der pulmonalen Hypoplasie abhängig. Für die Behandlung der pulmonalen Hypoplasie gibt es keine andere effektive Behandlung, als das Kind in der Hoffnung am Leben zu erhalten, daß eine Lungenreifung noch stattfinden wird. Hierzu ist bei diesen Patienten auch die extrakorporale Membranoxygenierung erfolgreich durchgeführt worden [80].

Nach der operativen Versorgung der Zwerchfellhernie kommt es im postoperativen Verlauf häufig schnell zu einer vorübergehenden Verbesserung. Anschließend folgt aber oft wieder eine plötzliche Verschlechterung mit schwerer arterieller Hypoxämie, Hyperkapnie, Azidose und Tod. Die Ursache für diese plötzliche Verschlechterung ist das Wiederauftreten einer fetalen Rezirkulation mit Rechts-Links-Shunt im Bereich des Foramen ovale und des Ductus arteriosus. Falls die arterielle Sauerstoffpartialdruckdifferenz zwischen einer präduktalen und postduktalen Arterie größer als 20 mm Hg ist, dann kann die Verdachtsdiagnose einer fetalen Rezirkulation mit Shunt im Bereich des Ductus arteriosus gestellt werden. Wenn der Shunt vor allem auf Vorhofebene stattfindet, ist dieser Gradient nicht so hoch.

Kinder mit einer postoperativen alveolo-arteriellen Sauerstoffpartialdruckdifferenz, die unter Atmung von 100% Sauerstoff über 400 mm Hg beträgt, benötigen zumeist eine aggressive intensivmedizinische Betreuung [81]. Verschiedene Medikamente wie Morphin, Chlorpromazin, Isoproterenol und vor allem Tolazolin wurden zur Erniedrigung des pulmonalvaskulären Widerstands mit einem gewissen Erfolg eingesetzt. Um diese Art von Medikamenten sinnvoll einzusetzen, muß ein Pulmonalarterienkatheter plaziert sein. Damit können Änderungen des pulmonalarteriellen Druckes überwacht werden.

### 35.6.2 Ösophagotracheale Fistel

Die Überlebensrate von Neugeborenen mit einer ösophagotrachealen Fistel ohne sonstige Mißbildungen erreicht fast 100% [82]. Ungefähr 20% der Neugeborenen mit einer ösophagotrachealen Fistel haben jedoch eine schwerwiegende zusätzliche kardiovaskuläre Mißbildung (Ventrikelseptumdefekt, Fallotsche Tetralogie, Aortenisthmusstenose, Vorhofseptumdefekt), und 30–40% sind Frühgeborene. Die Überlebensrate von Kindern mit zusätzlichen Mißbildungen ist niedriger. Fünf verschiedene Arten einer ösophagotrachealen Fistel können zusammen mit einer Ösophagusatresie auftreten (Abb. 35.10). Die häufigste Form besteht aus einem blind endenden proximalen Ösophagusstumpf und einer Fistel zwischen dem distalen Ösophagusstumpf und der Trachea.

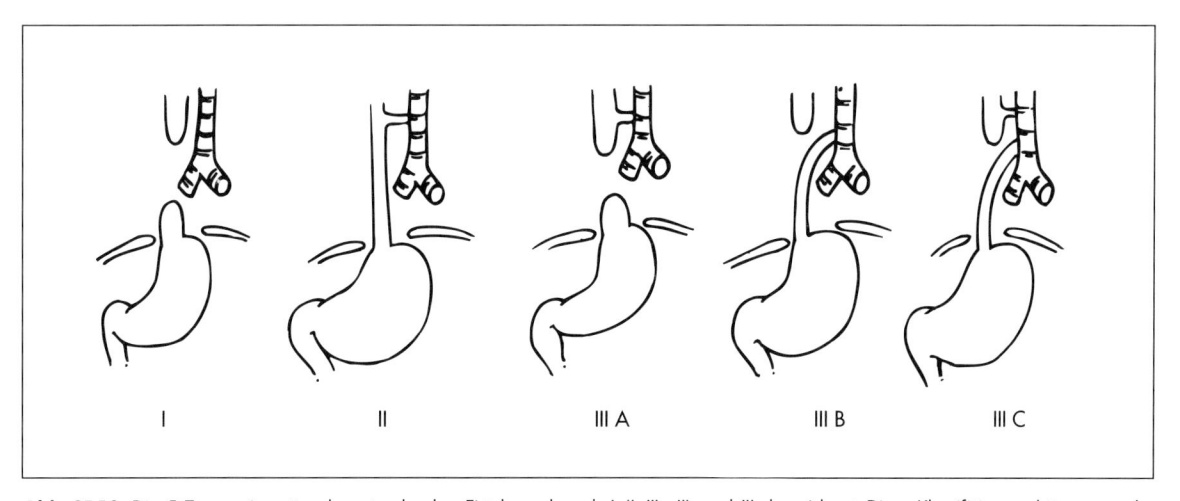

**Abb. 35.10:** Die 5 Typen einer ösophagotrachealen Fistel werden als I, II, III$_A$, III$_B$ und III$_C$ bezeichnet. Diese Klassifizierung hängt von der anatomischen Beziehung zwischen Trachea und Ösophagus ab. Die häufigste Form einer ösophagotrachealen Fistel ist der Typ III$_B$, bei dem ein blind endender oberer Ösophagus und eine Fistel zwischen dem distalen Ösophagusstumpf und der Trachea vorliegt. (Dierdorf SF, Krisha G. Anesthetic Management of neonatal turgical emergencies. Anesth Analg 1981; 60 : 204–14. Reprint with permission from IARS)

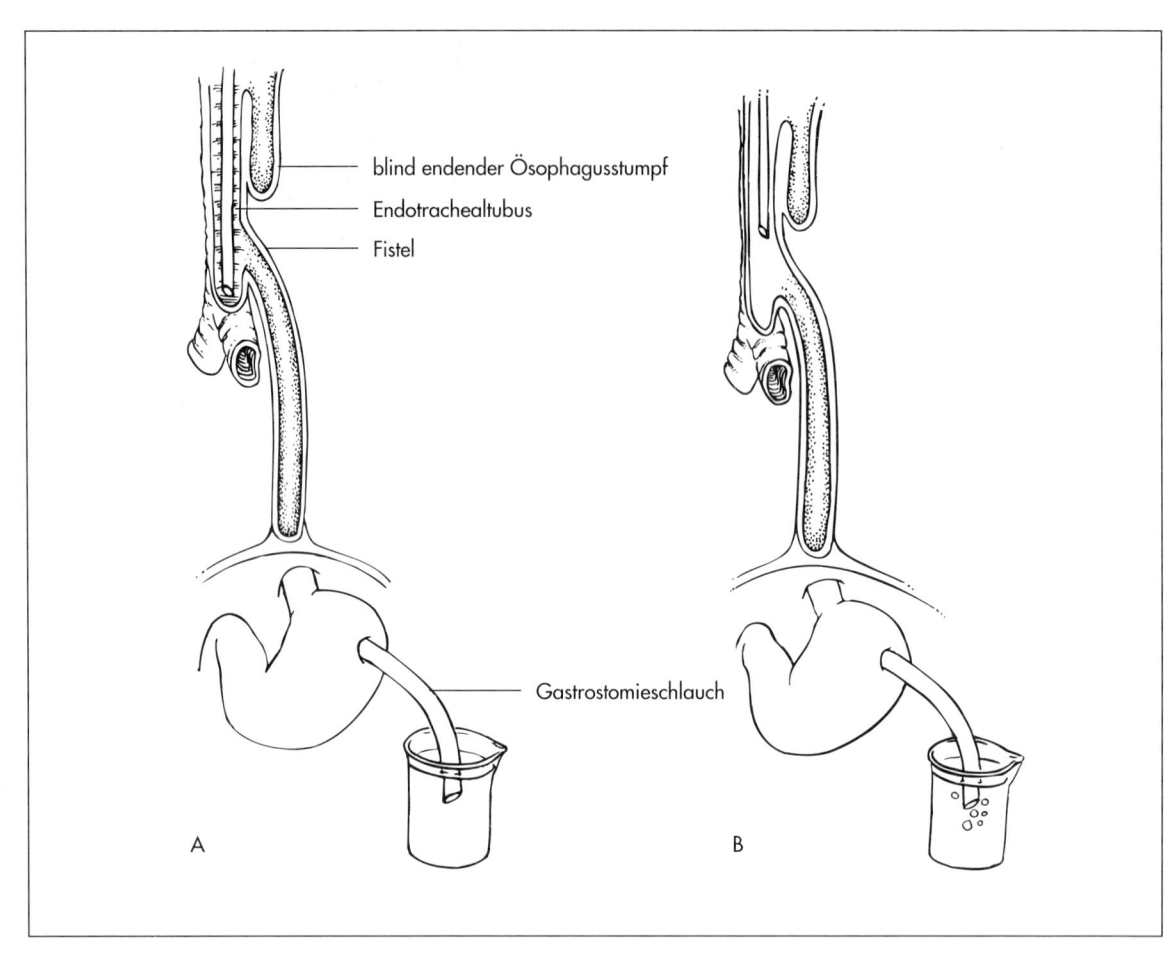

**Abb. 35.11:** (A) Ist der Endotrachealtubus korrekt plaziert, d.h. liegt dessen Spitze distal der ösophagotrachealen Fistel, so kommt es in dem Wasserglas, in das der Gastrostomieschlauch geleitet wird, bei Anwendung eines positiven Atemwegsdruckes nicht zum Auftreten von Luftblasen (B) Ist der Endotrachealtubus falsch plaziert, d.h. liegt dessen Spitze proximal der ösophagotrachealen Fistel, so ist dies daran zu erkennen, daß bei Anwendung eines positiven Atemwegsdruckes in dem Wasserglas Luftblasen auftreten. (Dierdorf SF, Krishna G. Anesthetic management of neonatal surgical emergencies. Anesth Analg 1981; 60:204–15. Reprinted with permission from IARS)

### Symptome

Die Diagnose einer ösophagotrachealen Fistel wird normalerweise kurz nach der Geburt gestellt, wenn ein oral eingeführter Katheter nicht bis in den Magen vorgeschoben werden kann, oder wenn das Neugeborene eine Zyanose oder Hustenanfälle während des Fütterns entwickelt [83]. Zumeist kommt es zu einer Aspiration. Ist die Verdachtsdiagnose gestellt, muß der blind endende proximale Ösophagusstumpf entlastet werden; die Kinder werden mit erhöhtem Oberkörper gelagert. Die Überdehnung des Magens kann so stark sein, daß die Zwerchfellexkursionen behindert werden.

### Behandlung

Die Behandlung von Neugeborenen mit einer ösophagotrachealen Fistel beginnt manchmal mit einer möglichst kurz nach Geburt in Lokalanästhesie durchgeführten Gastrostomie. Über das Gastrostoma kann die Luft entweichen, die eventuell während einer maschinellen Beatmung über die ösophagotracheale Fistel in den Magen gelangt. Eine Thorakotomie für den endgültigen Verschluß der Fistel wird erst nach 48–72 Stunden durchgeführt. Vorher sollte eine adäquate Flüssigkeitssubstitution und eine Einschätzung der kardiopulmonalen Funktion durchgeführt werden.

### Narkoseführung

Es ist sehr wichtig, den endotrachealen Tubus richtig zu plazieren. Die Spitze des Endotrachealtubus sollte oberhalb der Carina, aber unterhalb der ösophagotrachealen Fistel liegen. Wenn der eventuell angelegte Gastrostomie-Schlauch in ein Wasserglas geleitet wird und ein positiver Atemwegsdruck aufgebaut wird, kann die Position des Endotrachealtubus überprüft werden (Abb. 35.11) [75]. Treten zum Beispiel bei einem positiven Atemwegsdruck keine Luftblasen

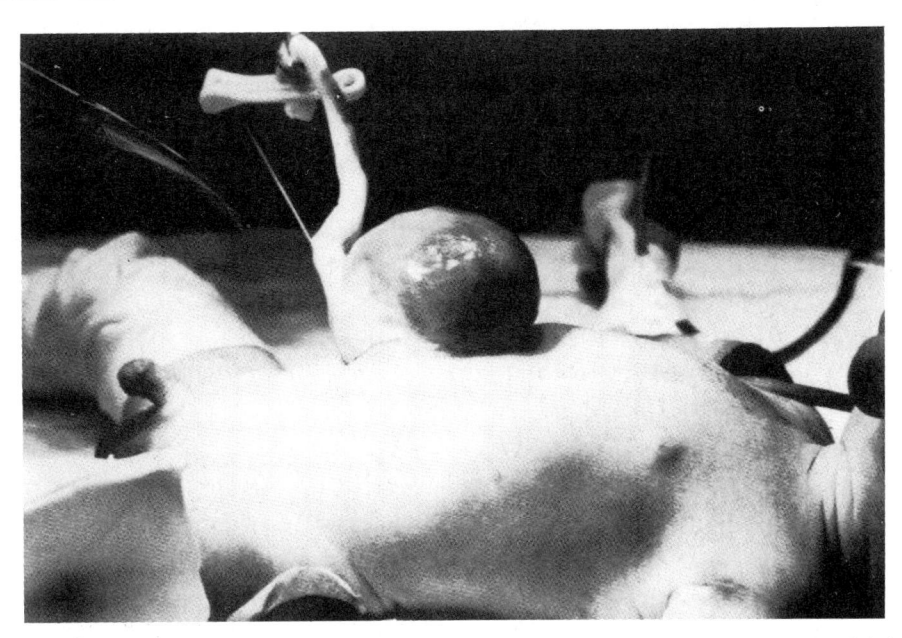

**Abb. 35.12:** Eine Omphalozele ist eine Herniation von Baucheingeweiden in die Basis der Nabelschnur. Der Abdominalinhalt wird dabei von einem intakten Bruchsack bedeckt.

in dem Wasserglas auf, so bestätigt dies, daß das Ende des Endotrachealtubus über die Fistel geschoben wurde. Genauso wichtig ist es, daß die Spitze des Trachealtubus oberhalb der Carina liegt, denn während der Thorakotomie wird die rechte Lunge komprimiert. Eine versehentliche Intubation bis in den rechten Hauptbronchus führt zu einem plötzlichen Abfall der arteriellen Sättigung.

Welche Anästhetika für die chirurgische Korrektur der ösophagotrachealen Fistel verwendet werden, hängt vom Zustand des Neugeborenen ab. Volatile Anästhetika können verwendet werden, wenn die Neugeborenen eine Normovolämie aufweisen. Lachgas sollte bei Neugeborenen, bei denen keine Gastrostomie angelegt ist, mit Vorsicht angewendet werden. Denn die Diffusion dieses Gases in den überblähten Magen wäre unerwünscht. Wird auf Lachgas verzichtet, so kann es notwendig werden, den zugeführten Sauerstoff mit Luft zu mischen, um eine arterielle Hyperoxämie und die Gefahr einer retrolentalen Fibroplasie zu vermeiden. Zusätzlich zum normalen Monitoring kann eventuell eine periphere Arterie kanüliert werden. Damit ist es möglich, kontinuierlich Blutdruck, Blutgase und pH zu messen. Ein Gerät zur transkutanen Sauerstoffpartialdruckmessung oder ein Pulsoxymeter sind sinnvolle Überwachungsgeräte. Damit können schnell Änderungen der arteriellen Oxygenierung erkannt werden [84].

Eine numerische Verminderung der Trachealknorpel ist bei Neugeborenen mit einer ösophagotrachealen Fistel ein häufiger Nebenbefund. Sie kann nach der Extubation zu einem Trachealkollaps führen und eine sofortige Reintubation notwendig machen. Andererseits entwickeln einige Neugeborene mehrere Monate nach der Korrektur einer ösophagotrachealen Fistel eine Trachealeinengung. Auch ein chronischer gastroösophagealer Reflux oder eine Aspirationspneumonie können nach einer operativen Korrektur auftreten und eventuell eine Antirefluxplastik notwendig machen.

### 35.6.3 Omphalozele und Gastroschisis

Eine Omphalozele und eine Gastroschisis sind angeborene Defekte der ventralen Bauchwand. Über diese Bauchwanddefekte kommt es zum Austritt von Baucheingeweiden [85].

#### Omphalozele

Bei einer Omphalozele kommt es zu einer Herniation von Baucheingeweiden in die Basis der Nabelschnur (Abb. 35.12) [75]. Die Inzidenz beträgt ungefähr 1 pro 5000 bis 10000 Lebendgeborenen, wobei das männliche Geschlecht häufiger betroffen ist. Eine Omphalozele ist in 75% der Fälle mit anderen kongenitalen Mißbildungen vergesellschaftet, wie z.B. Herzmißbildungen, Trisomie 21 und einem Beckwith-Syndrom (Omphalozele, vergrößerte innere Organe, Makroglossie und Hypoglykämie). Ungefähr 33% der Neugeborenen mit einer Omphalozele sind Frühgeborene. Herzfehler und Unreife sind die wichtigsten Ursachen für die 30%ige Mortalität bei Neugeborenen mit einer Omphalozele.

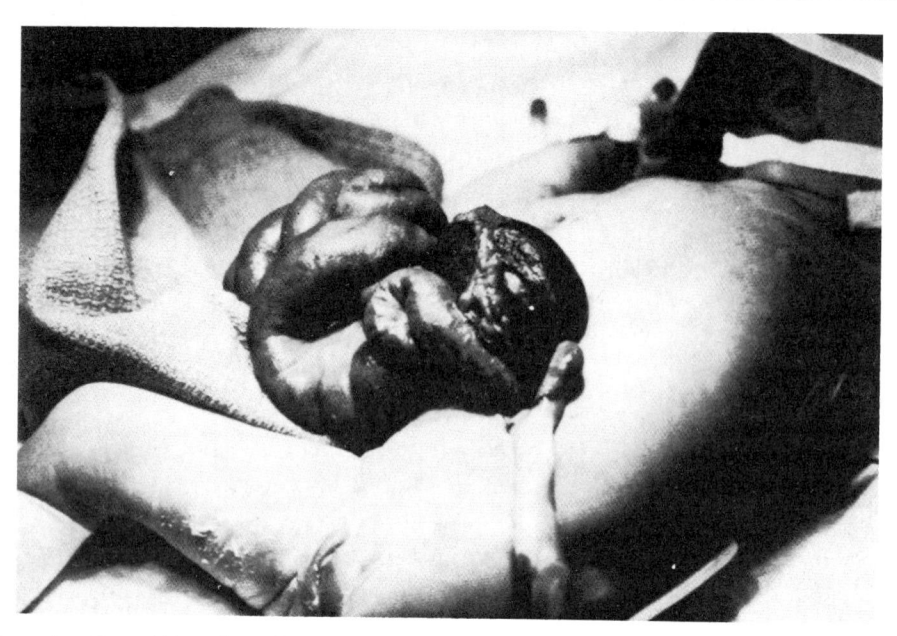

**Abb. 35.13:** Unter einer Gastrochitis wird eine Herniation von Baucheingeweiden über einem Defekt der Bauchwand verstanden. Dieser Bauchwanddefekt befindet sich lateral der normal ansetzenden Nabelschnur. Ein die Baucheingeweide bedeckender Bruchsack fehlt.

## Gastroschisis

Die Gastroschisis ist durch eine Herniation von Baucheingeweiden durch einen 2–5 cm großen Defekt in der ventralen Bauchwand lateral der normal ansetzenden Nabelschnur gekennzeichnet (Abb. 35.13) [75]. Im Gegensatz zur Omphalozele sind die hernierten Baucheingeweide nicht durch einen Bruchsack bedeckt. Die Gastroschisis ist selten mit anderen kongenitalen Mißbildungen verbunden. Die Inzidenz einer Frühgeburt ist jedoch höher als bei Neugeborenen mit einer Omphalozele.

## Präoperative Vorbereitung

Bei der präoperativen Vorbereitung von Neugeborenen mit einer Omphalozele oder Gastroschisis muß beachtet werden, daß eine Infektion der Darmschlingen vermieden wird und die Flüssigkeits- und Wärmeverluste über die exponierten Baucheingeweide minimiert werden. Durch Abdecken der exponierten Eingeweide mit angefeuchteten Tüchern und einer Plastikhülle für Eingeweide sowie durch Aufrechterhaltung einer thermoneutralen Umgebungstemperatur können die Flüssigkeits- und Wärmeverluste effektiv verringert werden. Der Magen sollte mittels einer Magensonde entlastet werden, um die Gefahr einer Regurgitation und Aspiration zu vermindern. Eine adäquate Flüssigkeitszufuhr ist in der perioperativen Phase wichtig. Der anfängliche Flüssigkeitsbedarf bei diesen Neugeborenen ist erhöht und beträgt 6–12 ml/kg x h. Diese Neugeborenen erleiden einen beachtlichen Eiweißverlust sowie eine ausgeprägte Sequestration in den dritten Raum. Eine Hypovolämie zeigt sich an einer Hämokonzentration und metabolischen Azidose. Die Plasma-Albumin-Konzentration und der kolloidosmotische Druck sind erniedrigt. Um einen normalen kolloidosmotischen Druck aufrecht zu erhalten, sollten 25 % der zugeführten Flüssigkeiten proteinhaltige Lösungen sein. Zum Ausgleich einer metabolischen Azidose sollte Natriumbikarbonat verabreicht werden. Die Dosierung richtet sich nach dem arteriellen pH-Wert.

## Narkoseführung

Wichtige Punkte bei der Narkoseführung während der chirurgischen Versorgung einer Omphalozele oder Gastroschisis sind die Konstanthaltung der Körpertemperatur und die kontinuierliche Zufuhr von Flüssigkeit. Oft wird empfohlen, nach dem Absaugen des Magens und einer Präoxygenierung eine Wachintubation durchzuführen. Opioide wie Fentanyl oder Sufentanil, aber auch volatile Anaesthetika können benutzt werden. Wegen einer bestehenden Hypovolämie müssen die Anästhetika vorsichtig titriert werden, um einen Blutdruckabfall zu vermeiden. Ob Lachgas geeignet ist, kann in Frage gestellt werden, denn dieses Gas könnte in den Intestinaltrakt diffundieren und die Rückverlagerung der exponierten und überdehnten Darmschlingen erschweren. Wenn auf Lachgas verzichtet wird, sollte der gewünschte arterielle Sauerstoffpartialdruck durch Zumischen von Luft eingestellt werden. Dies ist notwendig, da die oft unreifen Neugeborenen für die Entwicklung einer retrolentalen Fibroplasie anfällig sind. Muskelrelaxantien müssen wohl überlegt eingesetzt werden. Eine maximale Muskelrelaxation kann die Entscheidung erschweren, ob ein primärer Verschluß der Bauchwand sinnvoll ist. Es muß daran gedacht werden, daß diese Neugeborenen eine unterentwickelte Abdominalhöhle haben. Ein (unter maximaler Relaxation erzwungener) fester Verschluß der Abdominalwand kann zu einer Behinderung der Zwerchfellexkursionen und einer Kompression der Vena cava inferior führen. Die Überwachung der Atemwegsdrucke ist sinnvoll. Damit können Veränderungen der pulmonalen Compliance, die durch den Verschluß der Abdominalwand bedingt sind, festgestellt werden. Wenn ein primärer Verschluß der Abdominalwand nicht möglich ist, wird ein vorübergehender Bauchdeckenverschluß mit einem verstärkten Dacrongewebe durchgeführt. Dieser mit Dacrongewebe gedeckte Bauchwanddefekt wird dann schrittweise über 1–2 Wochen verkleinert.

Eine intensive intra- und postoperative Überwachung wird empfohlen. Eine direkte Überwachung der arteriellen Blutgase und des pH-Wertes ist sinnvoll, um die Flüssigkeitstherapie besser steuern zu können, um die Gefahr zu minimieren, daß sich eine retrolentale Fibroplasie entwickelt, und um bisher undiagnostizierte Herzmißbildungen feststellen zu können. Eine maschinelle Beatmung für 24–48 Stunden ist für die meisten Neugeborenen mit einer Omphalozele oder Gastroschisis indiziert [83]. Verbesserungen der postoperativen Beatmungstechniken und die Möglichkeit der totalen parenteralen Ernährung haben die Überlebensrate von Kindern mit einer Omphalozele auf ungefähr 75 % erhöht [86].

## 35.6.4 Pylorusstenose

Eine Pylorusstenose tritt bei ungefähr 1 pro 500 Lebendgeborenen auf und äußert sich normalerweise im Alter von 2–5 Wochen. Eine Pylorusstenose tritt bei Früh- und Reifgeborenen gleich häufig auf. Obwohl die Ätiologie der Pylorusstenose unbekannt ist, wurden eine Störung im vegetativen Nervensystem und humorale Störungen als ursächliche Faktoren angeschuldigt.

### Symptome

Eine Pylorusstenose zeichnet sich durch anhaltendes Erbrechen aus. Hierdruch kommt es zu einem Verlust von $H^+$-Ionen über den Magen. Kompensatorisch scheidet die Niere vermehrt Kaliumionen aus und resorbiert dafür $H^+$-Ionen, um einen normalen arteriellen pH-Wert aufrecht zu erhalten. Da das Kind aufgrund des Erbrechens an Natrium verarmt, beginnt die Niere, zusätzlich $K^+$- und $H^+$-Ionen gegen $Na^+$-Ionen auszutauschen. Die Folge ist ein dehydriertes Kind mit einer hypokaliämischen, hypochlorämischen metabolischen Alkalose. Um das Ausmaß der metabolischen Entgleisung abzuschätzen, ist es sinnvoll, die Elektrolytkonzentrationen, die arteriellen Blutgase und den pH-Wert zu messen. In schweren Fällen einer Pylorusstenose kann es aufgrund einer ausgeprägten Dehydratation und Mangelperfusion auch zu einer metabolischen Azidose kommen.

### Behandlung

Die chirurgische Behandlung einer Pylorusstenose ist kein Noteingriff. Patienten mit einer Pylorusstenose sollten zuerst durch die intravenöse Verabreichung von Natrium- und Kaliumchloridhaltigen Lösungen therapiert werden. Der elektive chirurgische Eingriff wird nach einer 24–48-stündigen intravenösen Flüssigkeitstherapie durchgeführt.

### Narkoseführung

Eine Aspiration von Mageninhalt stellt eine große Gefahr bei Kindern mit einer Pylorusstenose dar. Dieses Risiko wird noch erhöht, wenn bei diesen Kindern eine Röntgen-Kontrastdarstellung des oberen Gastrointestinaltrakts mit Barium durchgeführt wurde. Deshalb sollte der Magen vor der Narkoseeinleitung mit einer großlumigen Sonde so gut wie möglich entleert werden. Bei schwächlichen Kindern wird öfters eine Wachintubation empfohlen. Bei kräftigeren Kindern ist eine Ileuseinleitung durchzuführen. Nach intravenöser Verabreichung eines Barbiturats wird Succinylcholin injiziert und ein kontinuierlicher Krikoiddruck vorgenommen. Die Aufrechterhaltung der Narkose mit einem volatilen Anästhetikum kann mit oder ohne zusätzliches Lachgas durchgeführt werden. Eine Relaxierung ist normalerweise während des weiteren Narkoseverlaufs nicht nötig. Während der Operation wird eine maschinelle Beatmung empfohlen.

### Postoperative Betreuung

Bei Kindern mit einer Pylorusstenose kommt es oft zu einer postoperativen Atemdepression. Die Ursache ist nicht bekannt, kann aber durch eine Alkalose des Liquors cerebrospinalis und durch eine intraoperative Hyperventilation bedingt sein. Aus diesem Grund sollten die Kinder, bevor eine Extubation in Betracht gezogen wird, ganz wach sein und ein zufriedenstellendes Atemmuster aufweisen. 2–3 Stunden nach der operativen Versorgung einer Pylorusstenose kann es zu einer Hypoglykämie kommen.

## 35.6.5 Lobäres Emphysem

Ein lobäres Emphysem kann beim Neugeborenen Ursache unterschiedlich stark ausgeprägter Atemstörungen sein. Als pathophysiologische Ursachen eines angeborenen lobären Emphysems kommen ein Bronchialkollaps, eine Hypoplasie der die Bronchien offenhaltenden Knorpel, eine Bronchialstenose, Schleimpfröpfe, obstruierende Zysten und eine Kompression von Bronchien durch Gefäße in Frage. Ein erworbenes lobäres Emphysem kann auch als Folge einer bronchopulmonalen Dysplasie auftreten. Der rechte Ober- und der rechte Mittellappen sind beim lobären Emphysem am häufigsten betroffen.

### Symptome

Die Folge des lobären Emphysems ist – unabhängig von der Ursache – ein überblähter Lungenlappen, der zu einer Kompressionsatelektase von normalem Lungengewebe, zu einer Verschiebung des Mediastinums und zu einer Behinderung des venösen Rückflusses mit nachfolgender arterieller Hypoxämie und Hypotension führt. Ungefähr die Hälfte der Patienten entwickelt deutliche Symptome während des ersten Lebensmonats. Zeichen eines lobären Emphysems sind Tachypnoe, Tachykardie, Zyanose und pfeifende sowie seitendifferente Atemgeräusche. Die Röntgen-Thorax-Aufnahme zeigt einen überblähten Lungenlappen mit einer Mediastinalverlagerung.

### Narkoseführung

Bei der Narkoseführung eines Kindes mit einem lobären Emphysem muß berücksichtigt werden, daß es unter maschineller Beatmung möglicherweise zu kardiovaskulären und pulmonalen Veränderungen kommen kann [87]. Zum Beispiel kann ein obstruierter Bronchus wie ein Einwegventil wirken, wobei Gas in den betroffenen Lungenlappen einströmen, aber nicht mehr aus ihm ausströmen kann. Lachgas sollte nicht verwendet werden, da es in den überdehnten Lungenlappen diffundiert und eine weitere Überdehnung verursachen kann. Bei schwer dekompensierten Kindern kann zur Dekompression des betroffenen Lungenlappens eventuell eine notfallmäßige Nadelaspiration oder Thorakotomie notwendig werden.

## 35.6.6 Nekrotisierende Enterokolitis

Die nekrotisierende Enterokolitis ist vor allem eine Erkrankung von kleinen Frühgeborenen und führt zu einer deutlich erhöhten perinatalen Morbidität und Mortalität [88]. Bei Neugeborenen mit einem Gestationsalter von weniger als 32 Wochen und einem Gewicht von weniger als 1 500 g ist das Risiko am höchsten. Wird die nekrotisierende Enterokolitis überlebt, bleiben große langfristige Ernährungs- und Entwicklungsstörungen [89].

### Ätiologie

Die Ätiologie der nekrotisierenden Enterokolitis ist vermutlich multifaktoriell. Eine perinatale Asphyxie, eine Infektion, eine Katheterisierung der Nabelarterie, Blutaustauschtransfusionen, eine hyperosmolare Ernährung und angeborene zyanotische Herzfehler wurden mitangeschuldigt. Die gemeinsame Folge dieser möglichen Ursachen ist eine Minderperfusion des Gastrointestinaltrakts mit nachfolgender Ischämie der Schleimhaut und der Darmwand. Diese initiale Ischämie der Mukosa kann den Darm für eine bakteriell bedingte Schädigung oder für die Auswirkungen einer hyperosmolaren Ernährung empfindlicher machen.

### Symptome

Die häufigsten Initialsymptome einer nekrotisierenden Enterokolitis sind eine Überdehnung des Abdomens und blutiger Stuhl. Apnoephasen, Lethargie und schwankende Körpertemperaturen können ebenfalls auftreten. Ein hypovolämischer Schock und eine metabolische Azidose können die Folge einer generalisierten Peritonitis mit multiplen Darmperforationen sein. Eine Gerinnungsstörung aufgrund einer Thrombozytopenie ist oft vorhanden. Darmgas durchdringt häufig die beschädigte Mukosa und dringt in das submuköse Gewebe ein. Dadurch kann das Gas Zugang zu den Mesenterialvenen und dem Pfortadersystem finden. In der intestinalen Submukosa vorhandenes Gas führt zu der klassischen Pneumatosis intestini, die auf einer Röntgenaufnahme des Abdomens festgestellt werden kann. Häufig besteht zusätzlich ein Atemnotsyndrom, das eine maschinelle Beatmung notwendig macht.

### Behandlung

Die konservative Behandlung umfaßt Dekompression des Magens, intravenöse Flüssigkeitszufuhr und Antibiotika-Gabe. Diese Therapiemaßnahmen sind bei Neugeborenen mit nekrotisierender Enterokolitis oft erfolgreich [90]. Ein chirurgisches Vorgehen ist denjenigen Neugeborenen vorbehalten, bei denen die konservative Therapie versagt hat, was sich in einer Peritonitis, Darmperforation und einer zunehmenden metabolischen Azidose äußert.

### Narkoseführung

Neugeborene mit einer nekrotisierenden Enterokolitis sind häufig hypovolämisch und benötigen vor der Narkoseeinleitung eine großzügige Flüssigkeitssubstitution mit kristalloiden und kolloidalen Lösungen. Auch Blut- und Thrombozytentransfusionen werden oft notwendig. Eine adäquate Überwachung der Flüssigkeitszufuhr ist wichtig. Wird eine periphere Arterie kanüliert, so besteht die Möglichkeit, sowohl den Blutdruck kontinuierlich zu messen, als auch arterielle Blutgase, pH-Wert, Hämatokrit und Elektrolyte zu überwachen. Eine transkutane Sauerstoffelektrode zeigt nicht nur den Sauerstoffpartialdruck der Haut, sondern auch die Hautdurchblutung an und ist daher nicht nur für die Überwachung der Oxygenierung, sondern auch für die Überwachung des Flüssigkeitshaushalts nützlich. Es muß beachtet werden, daß bei Frühgeborenen eine schnelle Flüssigkeitszufuhr eine intrakranielle Blutung oder eine Wiedereröffnung des Ductus arteriosus verursachen kann [91].

Volatile Anästhetika können bei diesen Neugeborenen einen starken Blutdruckabfall verursachen, insbesondere wenn eine Hypovolämie besteht. Daher eignen sich niedrige Dosen von Ketamin, Fentanyl oder Sufentanil in Kombination mit einem nicht-depolarisierten Muskelrelaxans gut zur Aufrechterhaltung der Narkose. Lachgas sollte vermieden werden, da es die Luftbläschen in den Mesenterialvenen und dem Pfortadersystem vergrößern kann. Es können auch Luftembolien auftreten, falls Luftblasen aus dem Pfortadersystem über den Ductus venosus in die Vena cava inferior übertreten [92]. Postoperativ wird normalerweise wegen des aufgetriebenen Abdomens und eines gleichzeitig bestehenden Atemnotsyndroms eine maschinelle Beatmung notwendig.

### 35.6.7 Nervensystem

Zu den Erkrankungen des Nervensystems, an denen Kinder leiden können, gehören infantile Zerebralparese, Hydrozephalus, Myelomeningozele, Kraniostenosis, Krampfleiden, Trisomie 21, Neurofibromatose und Reye-Syndrom. Die Versorgung dieser Patienten in der perioperativen Phase kann optimiert werden, wenn die Pathophysiologie dieser Erkrankungen bekannt ist.

#### Infantile Zerebralparese

Die infantile Zerebralparese umfaßt eine Gruppe von nichtprogressiven Störungen, die durch ein zentralbedingtes motorisches Defizit charakterisiert sind und auf eine hypoxische oder anoxische Hirnschädigung zurückzuführen sind. Als auslösende Ursachen kommen genetische und metabolische Störungen oder Verletzungen des Gehirns, die sich in der perinatalen Phase ereignen können, in Frage. Außerdem sind ein mechanisches Geburtstrauma, angeborene zerebrovaskuläre Mißbildungen, intrauterine oder neonatale Infektionen, Gifte, Unreife, ein Kernikterus und eine Hypoglykämie als auslösende Ursachen einer Zerebralparese bekannt. Schließlich kann eine Zerebralparese durch anatomische Mißbildungen mit einer lokalisierten oder diffusen Atrophie des zerebralen Cortex, der Basalganglien und der subkortikalen weißen Substanz bedingt sein. Obwohl ein Zusammenhang zwischen einer großen Reihe von Faktoren und der Zerebralparese zu bestehen scheint, ist die Ursache einer Zerebralparese in den meisten Fällen unbekannt [93].

#### Symptome

Die infantile Zerebralparese wird unterteilt in spastische, extrapyramidale und atonische Formen sowie Mischformen. Das häufigste Merkmal ist eine Muskelspastik. Eine extrapyramidale Zerebralparese ist mit einer Choreoathetose und einer Dystonie vergesellschaftet. Eine zerebelläre Ataxie ist für eine atonische Zerebralparese charakteristisch. Eine unterschiedlich stark ausgeprägte geistige Retardierung und Sprachdefekte können mit einer Zerebralparese verbunden sein, auch Krampfleiden können gemeinsam mit einer Zerebralparese auftreten.

Kinder mit einer Zerebralparese können in verschiedenen Muskelgruppen eine unterschiedlich stark ausgeprägte Spastik aufweisen. Hierdurch kann es zu Kontrakturen und fixierten Deformitäten von mehreren Gelenken sowohl der oberen als auch der unteren Extremität kommen. Es kann zum Beispiel zu einer fixierten Beugung und Innenrotationsdeformität des Hüftgelenks kommen, die durch die betroffenen Adduktorenmuskeln und Beugemuskeln ausgelöst wird. Außerdem kann es zu einer Plantarflexion des Fußes kommen, falls die Achillessehne mitbetroffen ist. Bei diesen Kindern werden oft elektive orthopädische Korrekturoperationen durchgeführt, wie zum Beispiel eine Verlängerung der Achillessehne, ein Lösen der Hüftadduktoren und des Musculus iliopsoas und eine derotierende Osteotomie des Femurs. Stereotaktische Operationen können mit dem Ziel durchgeführt werden, die Muskelrigidität, die Spastik und die Dyskinesie zu vermindern. Auch Gebißsanierungen werden bei Patienten mit einer Zerebralparese häufig notwendig und müssen in Vollnarkose durchgeführt werden. Ein gastroösophagealer Reflux ist bei Kindern mit einer Schädigung des zentralen Nervensystems häufig anzutreffen und oft werden Antireflux-Plastiken durchgeführt.

Kinder mit einer Zerebralparese erhalten zur Therapie eines Krampfleidens häufig Phenobarbital oder Phenytoin. Um die Muskelspastik zu verringern, wird oft Dantrolene verabreicht. Phenytoin kann zu einer Gingivahyperplasie und megaloblastischer Anämie führen. Phenobarbital stimuliert die hepatische mikrosomale Enzymaktivität. Hierdurch kann die Reaktion auf Medikamente, die in der Leber metabolisiert werden, verändert sein.

#### Narkoseführung

Bei der Narkoseführung bei Patienten mit einer Zerebralparese ist eine endotracheale Intubation durchzuführen, da diese Patienten zu einem gastroösophagealen Reflux neigen und nur schwach ausgebildete laryngeale und pharyngeale Reflexe haben. Obwohl Patienten mit einer Zerebralparese eine Muskelspastik aufweisen, führt Succinylcholin zu einer abnormen Kaliumfreisetzung [94]. Die Körpertemperatur sollte überwacht werden, da diese Patienten während der intraoperativen Phase leicht eine Hypothermie entwickeln. Das Erwachen aus der Narkose kann wegen der Zerebralparese und einer Hypothermie verhältnismäßig lange dauern. Die Extubation sollte so lange hinausgezögert werden, bis diese Kinder ganz wach sind und die Körpertemperatur wieder normal ist. Postoperativ treten bei diesen Kindern oft pulmonale Komplikationen auf.

## 35.6.8 Hydrozephalus

Ein Hydrozephalus ist bei Säuglingen und Kindern die Folge eines erhöhten Liquorvolumens. Hierdurch kommt es zu einer Vergrößerung der Hirnventrikel und zu einer Erhöhung des intrakraniellen Drucks. Ein Hydrozephalus aufgrund einer Überproduktion oder abnormen Resorption von Liquor wird als nicht-obstruktiver oder kommunizierender Hydrocephalus bezeichnet, da in diesen Fällen keine Abflußbehinderung für den Liquor vorliegt. Besteht eine Abflußbehinderung für den Liquor zwischen den Stellen, wo er produziert bzw. dort, wo er im Subarachnoidalraum resorbiert wird, so handelt es sich um einen obstruktiven Hydrozephalus. Diese Obstruktion kann angeboren, durch einen Tumor bedingt, posttraumatisch oder Folge einer Entzündung sein. Angeborene Ursachen für einen obstruktiven Hydrozephalus sind: 1. die Arnold-Chiari-Mißbildung, bei der die basilaren Subarachnoidalräume unterentwickelt sind, 2. eine Aquäduktstenose zwischen dem 3. und 4. Hirnventrikel und 3. das Dandy-Walker-Syndrom, bei dem eine Ausflußbehinderung des 4. Ventrikels aufgrund einer seit Geburt vorhandenen Membran besteht. Auch bei einer periventrikulär-intraventrikulären Blutung bei Frühgeborenen kommt es zu einer Erweiterung der Hirnventrikel.

### Symptome

Die Symptome eines Hydrozephalus hängen vom Alter des Kindes und davon ab, wie schnell sich der Hydrozephalus entwickelt. Das Hauptmerkmal eines angeborenen Hydrozephalus ist eine abnorme Vergrößerung des Kopfes, die schon bei Geburt vorhanden sein oder sich kurz nach der Geburt entwickeln kann. Die Vergrößerung des Kopfes betrifft normalerweise vor allem die Frontalregion des Schädels. In den betroffenen Bereichen schimmert das knöcherne Schädeldach durch und die Suturen der Schädelknochen sind erweitert. Die Perkussion des Schädels erzeugt einen widerhallenden Ton. Oft ist ein Sonnenuntergangsphänomen vorhanden. Die Venen der Kopfhaut sind erweitert und die Haut ist dünn und durchsichtig. Aufgrund einer Kompression des Sehnerves kann bei chronischen und unbehandelten Fällen eines Hydrozephalus eine Sehstörung auftreten. Entwickelt sich ein Hydrozephalus erst später, kommt es unter Umständen zu keiner Vergrößerung des Kopfes mehr, sondern stattdessen zu einem starken Anstieg des intrakraniellen Drucks. Ein Hydrozephalus aufgrund eines Arnold-Chiari-Syndroms oder einer Aquäduktstenose kann zu einer Störung der Medulla und der kaudalen Hirnnerven führen, wodurch es zu Schluckstörungen, einem Stridor und einer Atrophie der Zunge kommen kann. Kinder mit einem Hydrozephalus können verschieden stark ausgeprägte intellektuelle Funktionsstörungen haben. Die Funktionsstörungen korrelieren nicht mit der Größe der Ventrikel oder damit, wie dünn die Hirnrinde ist. Wiederholte Messungen des Kopfumfanges, Röntgenaufnahmen des Schädels und ein zerebrales Computertomogramm können die Diagnose bestätigen.

### Behandlung

Die Behandlung hängt von der Ursache des Hydrozephalus ab. Wenn möglich, wird die für eine Abflußbehinderung des Liquors verantwortliche Obstruktion operativ entfernt. Kann die Obstruktion nicht operativ beseitigt werden, ist eine Shuntanlage notwendig. Bei dem Shuntsystem wird ein Einwegventil verwendet, welches den Liquor von den Hirnventrikeln ableitet. Shuntoperationen umfassen die Ventrikulo-Zysternotomie (Torkildsen-Operation), den ventrikulo-atrialen und ventrikulo-peritonealen Shunt. Selten wird eine Ventrikulo-Cholezystostomie, eine Ventrikulo-Ureterostomie und ein ventrikulo-spinaler Shunt angelegt.

Ein ventrikulo-atrialer Shunt wird sowohl für einen nicht-obstruktiven als auch für einen obstruktiven Hydrozephalus angelegt. Das distale Ende des Katheters wird im rechten Vorhof plaziert. Die richtige Lage ist an der Änderung der Venendruckkurve erkennbar, die beim Vorschieben des Katheters über die Vena cava superior in den Vorhof aufgezeichnet wird. Die möglichen Komplikationen eines Vorhofkatheters umfassen eine Thrombose der Vena jugularis interna oder der Vena cava superior, eine Septikämie, eine Meningitis, einen Pleuraerguß, eine Lungenembolie und eine pulmonale Hypertension. Außerdem kommt es während des Wachstums dieser Kinder zu einer Verlagerung des kardialen Katheterendes in die Vena cava superior, wodurch eine Revision des Shunts oder dessen Umwandlung in einen ventrikulo-peritonealen Shunt notwendig wird. Es wurde beschrieben, daß ein ventrikulo-peritonealer Shunt in einen Bronchus eingebrochen ist und sich eine ventrikulo-bronchiale Fistel entwickelt hat [95].

### Narkoseführung

Bei Kindern mit einem Hydrozephalus werden oft operative Eingriffe für die Plazierung, Revision oder Entfernung von Shunts notwendig. Einige dieser Kinder haben einen erhöhten intrakraniellen Druck und entsprechende Vorsichtsmaßnahmen sollten getroffen werden, um den intrakraniellen Druck während der Narkose unter Kontrolle zu haben. Dies ist insbesondere wichtig, wenn diese Kinder vor einer Kraniotomie wegen Exsision eines intrakraniellen Tumors einen Shunt implantiert bekommen. Bei Säuglingen und Kindern mit einem normalen intrakraniellen Druck eignen sich zur Intubation und Narkoseeinleitung Thiopental sowie Succinylcholin oder ein mittellang wirkendes Muskelrelaxans. Anschließend kann die Narkose mit Hilfe eines volatilen Anästhetikums oder eines Opioids zusammen mit Lachgas durchgeführt werden. Besteht ein erhöhter intrakranieller Druck, so muß die mögliche Gefahr eines weiteren Hirndruckanstieges nach Verabreichung von Succinylcholin beachtet werden [95]. Es sollte daran gedacht werden, daß manchmal ein plötzlicher Blutdruckabfall auftritt, wenn stark überdehnte Hirnventrikel entlastet werden. Außerdem kann es zu einer venösen Luftembolie und zu einem größeren Blutverlust kommen, wenn beim Plazieren des atrialen Katheters große Halsvenen eröffnet werden. Postoperativ werden diese Patienten in leichter Kopfhochlage belassen, um einen freien Abfluß des Liquor cerebrospinalis zu ermöglichen.

Während einer Operation bei Kindern mit einem ventrikulo-peritonealen Shunt sollte vermieden werden, daß ein starker Druck auf die über dem Shunt liegende Kopfhaut ausgeübt wird. Dies ist dadurch möglich, daß der Kopf auf die dem Shunt gegenüberliegende Seite gedreht wird. Druck auf das Katheterreservoir kann zu einer Hautnekrose und möglicherweise zu einer Funktionsstörung des Shunts führen.

### 35.6.9 Meningomyelozele

Das Neuralrohr des Embryos wird aus der ektodermalen Neuralleiste gebildet. Die Neuralleiste vertieft sich und bildet die Neuralrinne, deren Ränder verschmelzen und das Neuralrohr bilden. Bleibt der Verschluß des kaudalen Endes des Neuralrohres aus, kann es 1. zu einer Spina bifida (charakterisiert durch einen Defekt der Wirbelbögen), 2. zu einer Meningozele (charakterisiert durch eine sackförmige Vorwölbung, die Hirnhäute enthält) und 3. zu einer Meningomyelozele (charakterisiert durch eine sackförmige Vorwölbung, die Neuralstrukturen enthält) kommen.

**Symptome**

Kinder mit einer Meningozele haben bei Geburt normalerweise kein neurologisches Defizit. Diejenigen mit einer Meningomyelozele entwickeln wahrscheinlich unterschiedlich stark ausgeprägte motorische und sensible Ausfälle. Kinder mit einer lumbosakralen Meningomyelozele haben z.B. eine schlaffe Paraplegie und keine Empfindungen auf Nadelstiche in der unteren Körperhälfte sowie keinen Muskeltonus des Anal-, Urethral- und Vesikalsphinkters. Zusätzliche angeborene Mißbildungen sind zum Beispiel Klumpfuß, Hydrozephalus, Hüftdislokation, Blasenextrophie, prolabiertes Ovar, Klippel-Feil-Syndrom und kongenitale Herzfehler.

Diese Kinder können eine starke Dilatation des oberen Urogenitaltraktes entwickeln, wodurch urinableitende Operationen wie eine Vesikostomie, eine kutane Ureterostomie und ein Ileum- oder Kolonkonduit notwendig werden. Diese Kinder neigen dazu, rezidivierende Infektionen des harnableitenden Systems zu entwickeln, die durch eine gramnegative Sepsis kompliziert sein können. Es ist absehbar, daß an den unteren Extremitäten orthopädische Korrektureingriffe notwendig werden. Wenn diese Patienten heranwachsen, neigen sie dazu, eine unterschiedlich starke Skoliose auszubilden, die oft eine dorsale Wirbelfusion notwendig macht. Außerdem muß häufig ein ventrikulo-peritonealer oder ventrikulo-atrialer Shunt erneuert oder revidiert werden. Ursache sind Infektionen oder eine Funktionsstörung des Shunts. Die Funktionsstörungen können durch eine wachstumsbedingte Dislokation des distalen Katheterendes verursacht sein.

**Narkoseführung**

Da eine Meningomyelozele nicht mit Haut bedeckt ist, besteht ein Infektionsrisiko. Hierdurch wird innerhalb von wenigen Stunden nach der Geburt ein chirurgischer Verschluß notwendig. Dieser Verschluß wird in Lokal- oder Allgemeinanästhesie durchgeführt. Wird eine Allgemeinanästhesie gewählt, so kann durch eine Wachintubation in Seitenlage ein Druck auf den Meningealsack verhindert werden. Die Narkose kann auch in Rückenlage eingeleitet werden, wenn der Meningomyelozelensack dadurch geschützt wird, daß das Kind auf eine Unterlage gelegt wird, die eine entsprechende Vertiefung besitzt. Die Narkose wird mit Inhalationsanästhetika aufrecht erhalten und es wird eine maschinelle Beatmung durchgeführt. Der operative Eingriff erfolgt bei diesen Patienten in Bauchlage. Obwohl zur Erleichterung der endotrachealen Intubation Succinylcholin verwendet werden kann, sollten länger wirkende Muskelrelaxantien vermieden werden, da der Neurochirurg zur Identifizierung von neuronalen Strukturen unter Umständen einen Nervenstimulator einsetzen will. Der chirurgische Verschluß des Meningomyelozelensackes muß dicht genug sein, um ein Austreten von Liquor cerebrospinalis zu verhindern. Dies kann überprüft werden, indem die Atemwegsdrucke und damit der Liquordruck langsam gesteigert werden. Postoperativ sollten die Neugeborenen auf dem Rücken gelagert werden, und es sollte stets an die Entwicklung eines erhöhten intrakraniellen Druckes gedacht werden.

Ältere Kinder mit einer Meningomyelozele benötigen zahlreiche Korrekturoperationen, die vor allem das harnableitende und muskulo-skelettale System betreffen. Obwohl eine Meningomyelozele zu einer schweren Störung sowohl der oberen als auch der unteren Extremitäten führt, verursacht Succinylcholin keinen übermäßigen Anstieg des Kaliumspiegels [97]. Inhalationsanästhetika oder Opioide können zur Aufrechterhaltung der Narkose verwendet werden. Patienten mit einer Meningomyelozele können jedoch bei Hypoxie und Hyperkapnie ein abnormes Atemmuster entwickeln [98]. Diese Patienten haben oft einen gastroösophagealen Reflux und eine gestörte Stimmbandbeweglichkeit, was entsprechende Vorsichtsmaßnahmen gegen eine Aspiration notwendig macht.

### 35.6.10 Kraniostenose (Kraniosynostosis)

Die Kraniostenose ist eine angeborene Störung, die zu vielfältigen Schädeldeformitäten führen kann. Ihre Ursache ist ein vorzeitiger Verschluß einer oder mehrerer Schädelnähte. Der frühzeitige Verschluß der Sagittalnaht ist am häufigsten. Die Inzidenz der Kraniostenose beträgt 1 : 1000 Lebendgeborenen.

### Symptome

Die Kraniostenose führt zu Schädeldeformitäten, die zu Exophthalmus, Optikusatrophie, Erblindung, erhöhtem intrakraniellem Druck, Krampfanfällen und zu einer geistigen Retardierung führen können. Kongenitale Herzfehler und ein Hydrozephalus können ebenfalls zusammen mit der Kraniostenose auftreten. Die Form des deformierten Schädels hängt von der Lokalisation der frühzeitig verschlossenen Knochennaht sowie davon ab, daß die Schädelkalotte nur in den Bereichen, in denen die Knochennähte noch offen sind, zur Kompensation und zum Wachstum fähig ist. Röntgenaufnahmen des Schädels und eine Computertomographie können die Diagnose bestätigen.

### Behandlung

Die Kraniektomie ist zur operativen Behandlung der Kraniostenose sinnvoll. Diese Operation wird normalerweise sofort nach Diagnosestellung durchgeführt, da eine frühzeitige Korrektur komplikationsärmer ist und bessere Resultate aufweist. Sind mehrere Schädelnähte betroffen, wird eine mehrzeitige Kraniektomie durchgeführt. Bei der Kraniektomie werden streifenförmige Knochenbänder beidseits der betroffenen Knochennähte entfernt, bis hin zu den benachbarten normal entwickelten Knochennähten. Das angrenzende Periost wird großzügig entfernt, um eine Knochenneubildung zu verzögern.

### Narkoseführung

An die Möglichkeit eines erhöhten intrakraniellen Druckes muß bei Kindern mit einer Kraniostenose stets gedacht werden. Trotzdem haben die meisten dieser Kinder einen normalen intrakraniellen Druck. Zur Narkoseeinleitung eignet sich gut Thiopental und Succinylcholin oder ein mittellang wirkendes Muskelrelaxans. Bei der Auswahl der Medikamente, die zur Aufrechterhaltung der Narkose benutzt werden, sollte berücksichtigt werden, daß der Chirurg wahrscheinlich das Operationsgebiet mit einer adrenalinhaltigen Lokalanästhetikumlösung infiltrieren wird, um den bei der Hautinzision auftretenden Blutverlust zu minimieren. Die Kanülierung einer peripheren Arterie zur kontinuierlichen Überwachung des arteriellen Blutdrucks ist sinnvoll. Während einer Kraniektomie können sehr schnell bedrohlich werdende Blutverluste aus dem Sinus longitudinalis auftreten. Normalerweise tritt jedoch ein relativ großer Blutverlust allmählich während der Knochenexzision auf. Da die meisten dieser Patienten auf dem Rücken gelagert werden, muß darauf geachtet werden, daß kein Druck auf Gesicht oder Augen ausgeübt wird. Die Patienten werden oft mit dem Kopf etwas erhöht gelagert, um den Blutverlust aus venösen Sickerblutungen zu verringern. Abhängig von der Kopfhochlagerung und dem Operationsgebiet, ist eine venöse Luftembolie möglich. Es sollten entsprechende Vorsichtsmaßnahmen getroffen werden, um sie zu verhindern, gegebenenfalls erkennen und sofort behandeln zu können.

Postoperativ sickert häufig weiter Blut aus der Wunde, und diese Patienten benötigen dann oft zusätzliche Bluttransfusionen. Sie sollten engmaschig überwacht werden, um eine eventuell auftretende Hypotension oder neurologische Ausfälle frühzeitig zu erfassen. Diese Symptome können auf ein epidurales Hämatom hinweisen.

## 35.6.11 Krampfleiden (Epilepsie)

Krampfleiden stellen rezidivierende, aber normalerweise kurzfristige Episoden einer zentralnervösen Funktionsstörung dar (vgl.: Kapitel 18). Die Ursachen von Krampfleiden bei Kindern sind oft unbekannt. Mögliche Ursachen sind z.B. metabolische Störungen (Phenylketonurie, Hypoglykämie, Kernikterus, tuberöse Sklerose) und organische Hirnstörungen (Hirntumor, Hirnverletzung).

Krampfleiden können in generalisierte Anfälle und Partialanfälle unterteilt werden. Generalisierte Krampfleiden werden ihrerseits unterteilt in Grand-Mal-Anfälle mit Konvulsionen und Petit-Mal-Anfälle (ohne Konvulsionen). Beispiele für Partialanfälle sind akinetische, myoklonische und psychomotorische Anfälle. Die Behandlung ist medikamentös und es gibt Medikamente, die sich nur für bestimmte Anfallsarten eignen (vgl.: Tabelle 18.3 und 18.4).

### Grand-Mal-Anfälle

Grand-Mal-Anfälle sind durch tonisch-klonische Muskelzuckungen gekennzeichnet, denen normalerweise eine sensorische oder motorische Aura vorausgeht. Ein plötzlicher Beginn der tonischen Phase geht mit einem Bewußtseinsverlust einher. Der Tonus des Analsphinkters und des Blasensphinkters versagt. Die Atemtätigkeit ist unterbrochen und es stellt sich eine arterielle Hypoxämie ein. Die tonische Phase dauert 20–40 Sekunden, die anschließende klonische Phase dauert unterschiedlich lange. In der postiktalen Phase können die Patienten einschlafen, oder verwirrt sein und bestimmte stereotype Handlungen vollführen. Behandlungsziel eines Grand-Mal-Anfalles ist es, die arterielle Oxygenierung aufrecht zu erhalten und die exzessive Muskelaktivität zu durchbrechen (vgl.: Kapitel 18).

### Fokale Krampfanfälle

Häufigstes Beispiel für fokale Krampfanfälle sind die Jackson-Anfälle (mit Ausbreitung der Erregung). Je nach der Lokalisation der neuronalen Entladungen im zentralen Nervensystem, können sie sich als motorische oder sensorische Form manifestieren. Es kommt zu keinem Bewußtseinsverlust. Fokale sensorische Attacken sind bei Kindern selten. Eine fokale Krampfaktivität kann sich auf die angrenzenden Gehirnareale ausdehnen und in einem Grand-Mal-Anfall gipfeln.

### Petit-Mal-Anfälle

Petit-Mal-Anfälle sind durch einen kurzen Bewußtseinsverlust gekennzeichnet. Zusätzlich kann es zu Augensymptomen wie Starren, Blinzeln oder Augenrollen kommen. Diese Anfälle dauern normalerweise weniger als 30 Sekunden und gehen selten mit einem Tonusverlust der für die Körperhaltung wichtigen Muskulatur einher. Klinische Zeichen eines Petit-Mal-Krampfleidens treten selten vor dem 3. Lebensjahr in Erscheinung und verschwinden häufig während der Pubertät wieder.

### Akinetische Anfälle

Akinetische Anfälle sind durch einen plötzlichen, kurzfristigen Bewußtseinsverlust gekennzeichnet. Der für eine aufrechte Körperhaltung nötige Muskeltonus versagt.

### Myoklonische Anfälle

Myoklonische Anfälle treten oft nach sensorischen Stimuli auf und äußern sich als isolierte klonische Zuckungen. Plötzliches Herunterfallen des Kopfes und Beugung der Arme sind charakteristisch. Normalerweise ist nur eine einzelne Muskelgruppe betroffen. Das kindliche myoklonisch-astatische Petit-Mal befällt typischerweise Kinder unter 2 Jahren und kann auch mehrere Muskelgruppen betreffen. Diese Erkrankung ist oft mit degenerativen und metabolischen Störungen des Gehirns verbunden.

### Psychomotorische Anfälle

Psychomotorische Anfälle sind durch eine Bewußtseinstrübung, stereotype, meist inadäquate motorische Handlungen, durch Halluzinationen, Illusionen, ein plötzliches Angstgefühl, amnestische Episoden und seltsame viszerale Empfindungen gekennzeichnet. Diesen Krampfanfällen geht oft eine Aura voraus. Während psychomotorischer Anfälle kann teilweise der für die aufrechte Körperhaltung notwendige Muskeltonus versagen, ohne daß klonische oder tonische Bewegungen auftreten.

## 35.6.12 Trisomie 21 (Down-Syndrom)

Die Trisomie 21 kommt bei ungefähr 0,15 % aller Lebendgeborenen vor. In ungefähr 80 % der Schwangerschaften mit einer Trisomie 21 kommt es zu einem spontanen Abort. Die Störung bei diesen Patienten ist dadurch bedingt, daß ein 3. Chromosom der Nr. 21 (Trisomie) vorhanden ist. Das Risiko, ein Kind mit einer Trisomie 21 zu bekommen, steigt mit zunehmendem Alter der Mutter. So haben zum Beispiel 20jährige Mütter ein Risiko von 1:2000, das Risiko steigt aber bei 35jährigen auf ungefähr 1:400 und bei Müttern über 45 Jahre auf 1:40.

### Symptome

Kinder mit einer Trisomie 21 können leicht an ihrem charakteristischen flachen Gesicht mit einer schrägen Lidfalte (daher der alte Terminus «Mongolismus»), an einer Vier-Finger-Furche und an einem mißgebildeten Mittelglied des fünften Fingers erkannt werden. Verschiedene Merkmale bedingen eine Veränderung der oberen Luftwege bei diesen Kindern. Zum Beispiel ist der Nasopharynx eng und die Tonsillen und die Adenoide sind ungewöhnlich groß. Bei Geburt ist die Zunge normal dimensioniert, wird aber später aufgrund einer Hypertrophie der Papillen übergroß. Um diese Einengung der oberen Luftwege zu kompensieren, halten diese Kinder normalerweise ihren Mund geöffnet und strecken die Zunge leicht vor. Eine chronische Einengung der oberen Luftwege kann zu einer arteriellen Hypoxämie führen.

Bei ca. 40 % der Patienten mit einer Trisomie 21 bestehen angeborene Herzfehler. Defekte der Endokardkissen sind für ungefähr die Hälfte der Herzmißbildungen verantwortlich und bei ungefähr einem Viertel dieser Patienten besteht ein Ventrikelseptumdefekt. Andere Mißbildungen sind zum Beispiel eine Fallotsche Tetralogie, ein offener Ductus arteriosus und ein Vorhofseptumdefekt vom Typ II. Die operative Versorgung von angeborenen Herzfehlern bei Kindern mit einer Trisomie 21 ist mit einer erhöhten Morbidität (postoperative Atelektasen und Pneumonien) und Mortalität verbunden. Sie ist vermutlich durch eine erhöhte Anfälligkeit für rezidivierende Infektionen und eine erhöhte Inzidenz einer vorbestehenden pulmonalen Hypertension bedingt. Es wurde vermutet, daß Entwicklungsstörungen der Alveolen und der Muskelfasern der Pulmonalgefäße sowie eine arterielle Hypoxämie (aufgrund einer chronischen Obstruktion der oberen Luftwege) dazu führen, daß Patienten mit einer Trisomie 21 zu einer präoperativen pulmonalen Hypertension und zu postoperativen pulmonalen Komplikationen neigen [99].

Eine angeborene Duodenalatresie kommt bei Patienten mit einer Trisomie 21 ca. 300mal häufiger als bei anderen Kindern vor. Auch eine Mikroenzephalie und ein verkleinertes Hirnvolumen sind anzutreffen. Die geistige Entwicklung der Patienten, die in keiner Anstalt sind, ist meist nur gering bis mäßig verzögert und eine Beurteilung der sozialen und verbalen Fähigkeiten ergibt meistens einen Wert im unteren Normbereich. Die Verhaltensmuster sind zwar einer großen interindividuellen Variabilität unterworfen, aber Kinder mit einer Trisomie 21 werden zumeist als liebe Babys beschrieben. Später werden sie oft als zufrieden, gut gelaunt und affektiv bezeichnet. Sie können aber auch durch ihre extreme Sturheit auffallen.

Die schräge Lidfalte und die vorhandenen Brushfield-Flecken (leicht gefärbte, gering erhabene Flecken nahe der Peripherie der Iris) sind charakteristische Augenveränderungen bei der Trisomie 21. Häufig tritt ein Katarakt und ein Strabismus auf, wodurch oft eine operative Korrektur notwendig wird. Auch eine Otitis media und ein Hörverlust sind häufig, wodurch oftmals Ohruntersuchungen und Parazentesen notwendig werden.

Die Haut scheint insbesondere an den Handgelenken und an den Knöcheln zu groß zu sein. Außerdem sind diese Patienten häufiger übergewichtig. Diese beiden Faktoren machen nicht selten eine Venenpunktion schwieriger als beim normalen Kind.

Zahlreiche muskuloskelettale Veränderungen können bei Patienten mit Trisomie 21 angetroffen werden. So haben zum Beispiel 20% dieser Patienten eine asymptomatische Dislokation des Atlas gegen den Axis. Obwohl eine Rückenmarkskompression selten ist, muß an diese mögliche Gefahr gedacht werden, wenn während der endotrachealen Intubation kraftvoll an Kopf und Nacken manipuliert wird [100]. Bei der Suche nach einer Instabilität im Atlantoaxialgelenk kann eine seitliche Röntgenaufnahme des Halses in gebeugter, überstreckter und neutraler Position durchgeführt werden. Wenn der Abstand zwischen dem vorderen Bogen des Atlas und dem Dens axis 5 mm überschreitet, ist die Diagnose einer Instabilität im Atlantoaxialgelenk wahrscheinlich [100]. Bei allen Patienten, die Symptome wegen dieser Subluxation aufweisen, muß von dorsal eine Stabilisierung der zervikalen Halswirbelsäule durchgeführt werden.

Die meisten hämatologischen Parameter bewegen sich innerhalb der Norm, obwohl eine Polyzythämie beschrieben wurde. 1% dieser Patienten entwickeln eine Leukämie. Eine erhöhte Inzidenz von anderen malignen Erkrankungen wird jedoch nicht beobachtet. Die Plasmakonzentration von Dopamin-B-Hydroxylase, dem Enzym, das Dopamin in Noradrenalin umwandelt, ist erniedrigt. Die Plasmakonzentration von Noradrenalin ist nicht vermindert und das sympathische Nervensystem reagiert normal auf Streß. Die pharmakologischen Reaktionen auf Atropin sind insofern ungewöhnlich, als eine Mydriasis bei diesen Patienten schneller eintritt, obwohl Ausmaß und Dauer der Pupillenerweiterung normal sind. Auch die kardiovaskulären Reaktionen auf Atropin sind unverändert. Die Schilddrüsenfunktion ist bei diesen Patienten normal.

**Narkoseführung**

Zur Prämedikation bei Patienten mit Trisomie 21 sollte ein Anticholinergikum wie Atropin oder Glykopyrrolat verabreicht werden, um die Sekretion der oberen Luftwege zu vermindern. Genauso wie bei anderen Patienten mit einer geistigen Retardierung, ist die Reaktion auf Sedativa nicht vorhersehbar. Manchmal kann die intramuskuläre Verabreichung niedriger Dosen von Ketamin die Vorbereitung zur Narkoseeinleitung bei eigensinnigen Patienten erleichtern. Das Offenhalten der oberen Luftwege kann, nachdem der Patient das Bewußtsein verloren hat, wegen des kurzen Halses, des kleinen Mundes, des engen Nasopharynx und der bei diesen Patienten charakteristischerweise großen Zunge schwierig sein. Trotzdem ist die endotracheale Intubation normalerweise nicht problematisch. Beachtet werden muß, daß bei ungefähr 20% dieser Patienten eine symptomlose Dislokation von Atlas und Axis besteht. Ist kein angeborener Herzfehler vorhanden, so sind die üblichen Inhalationstechniken oder intravenösen Narkoseverfahren möglich. Anderenfalls muß sich die Auswahl der Anästhetika an der Pathophysiologie des angeborenen Herzfehlers orientieren (vgl.: Kapitel 3).

### 35.6.13 Neurofibromatose

Eine Neurofibromatose ist eine angeborene und progressive Erkrankung des Stützgewebes im zentralen Nervensystem. Die Inzidenz beträgt 1 pro 3000 Lebendgeborenen (vgl.: Kapitel 18). Es liegt ein autosomal dominanter Vererbungsmodus mit unterschiedlicher Penetranz vor, obwohl auch spontane Fälle auftreten. Es wird geschätzt, daß 40% der Kinder, bei denen ein Elternteil betroffen ist, eine Neurofibromatose entwickeln werden.

**Symptome**

Café-au-lait-Flecken sind die typischen Hautveränderungen, die im Rahmen der Neurofibromatose auftreten. Diese Hautveränderungen sind fleckförmige, braun pigmentierte Hautareale mit scharf begrenzten und gezackten Rändern. Fünf oder mehr Café-au-lait-Flecken mit einem Durchmesser von mehr als 0,5 cm bestätigen die Diagnose. Wie viele andere Symptome der Neurofibromatose, sind auch die Café-au-lait-Flecken bei der Geburt noch nicht vorhanden oder nur minimal ausgeprägt. Sommersprossen in der Axilla sind ebenfalls ein diagnostisches Zeichen. Bei älteren Patienten können gutartige kutane oder subkutane Neurofibrome, die eine Größe von wenigen Millimetern bis zu mehreren Zentimetern haben können, über die ganze Körperoberfläche verteilt sein.

Die gutartigen Neurofibrome entstehen aus Zellen, die die Nervenscheiden von peripheren und autonomen Nerven und Hirnnerven bilden. Diese Tumoren können als einzelne kugelförmige Hautanhangsgebilde, oder aber rasenförmig auftreten. Die Tumorknötchen können zu kosmetischen, neurologischen oder Kompressionsproblemen führen, die eine radikale chirurgische Entfernung notwendig machen. Rasenförmige Neurofibrome neigen zur malignen Entartung. Nahezu 30% der Erwachsenen mit einer Neurofibromatose entwickeln letztendlich Sarkome der peripheren Nerven. Bei Kindern kommt es dagegen selten zur Entwicklung von Sarkomen. Neben der Gefahr, ein Sarkom zu entwickeln, haben Patienten mit einer Neurofibromatose auch eine erhöhte Inzidenz an epithelialen Karzinomen, insbesondere tritt öfters ein malignes Melanom oder ein Brustkrebs auf.

Neurofibrome können sich in nahezu allen Teilen des zentralen Nervensystems einschließlich der Hirnnerven entwickeln. Bei Kindern ist ein Optikusgliom die häufigste Form eines intrakraniellen Tumors. Bei Erwachsenen ist ein Akustikusneurinom am häufigsten. Bei 8 % der Patienten kommt es zu einer geistigen Retardierung. Geistige Defekte bestehen bereits bei der Geburt und verschlimmern sich normalerweise im Laufe des Alters nicht. Bei ungefähr 10 % dieser Patienten treten Krampfleiden auf und ungefähr 50 % dieser Patienten haben gleichzeitig einen intrakraniellen Tumor.

Die Neurofibromatose kann die oberen Luftwege einschließlich des Kehlkopfs betreffen [101]. So können zum Beispiel eine Makroglossie oder intraoral gelegene Neurofibrome die Kehlkopfeinstellung bei der endotrachealen Intubation erschweren. Sind die Hirnnerven betroffen, kann es zu einer Beeinträchtigung der Schluck- und Würgereflexe kommen. Große Mediastinaltumoren können die Lungen komprimieren und zu einer pulmonalen Insuffizienz führen. Es kann auch hauptsächlich das Lungenparenchym betroffen sein. Durch eine fibrosierende Alveolitis kann es zur Obliteration von Alveolen und Blutgefäßen kommen. In fortgeschrittenen Stadien besteht eventuell eine pulmonale Hypertension.

Bei mindestens 50 % der Patienten mit einer Neurofibromatose werden Störungen des Knochenwachstums beobachtet. Eine Skoliose sowie Deformitäten des knöchernen Schädels sind die häufigsten und schwerwiegendsten Veränderungen des Skelettsystems. Bei Kindern mit einer Neurofibromatose muß eine Skoliose oft chirurgisch korrigiert werden. Patienten mit einer Skoliose können gleichzeitig auch eine Störung der Halswirbelsäule haben, so daß es durch die Lagerung dieser Patienten für eine orthopädische Korrekturoperation zu einer unbeabsichtigten Schädigung des Halsmarks kommen kann.

Bei Kindern mit einer Neurofibromatose können oft die Blutgefäße mitbetroffen sein. Gefäßläsionen können zu einer Stenose oder einem Verschluß von Arterien führen. Bei Kindern sind normalerweise die peripheren Pulse abgeschwächt oder fehlen, oder es besteht eine renale Hypertension aufgrund einer Aortenisthmusstenose oder einer Nierenarterienstenose.

Neurofibrome können auch vom Auerbach-Plexus ausgehen und überall im Gastrointestinaltrakt auftreten. Diese Patienten können mit einem asymptomatischen Tumor, einer gastrointestinalen Obstruktion oder einer Blutung vorstellig werden. Im Bereich des Genitales kommt es selten zu kutanen Manifestationen der Neurofibromatose.

Bei ungefähr 1 % der Patienten mit einer Neurofibromatose tritt ein Phäochromozytom auf. Bei Patienten mit einer Neurofibromatose, bei denen kein Phäochromozytom vermutet wurde, sind während und nach einer Narkose Todesfälle beschrieben worden [102]. Auch die beiden häufigsten Formen solider Tumoren bei Kindern, nämlich das Neuroblastom und das Nephroblastom (Wilms-Tumor) wurden mit der Neurofibromatose in Verbindung gebracht.

**Narkoseführung**

Kommt es nach Einleitung der Narkose bei Patienten mit einer Neurofibromatose zu einer Verlegung der Luftwege, so kann dies dadurch bedingt sein, daß orale, laryngeale, Hals- oder Thoraxtumoren vorhanden sind [103]. Bei älteren Patienten kann die pulmonale Reserve eingeschränkt sein. Die Ursache dafür kann eine fibrosierende Alveolitis sein, die zu einer Ventilations-Perfusionsstörung, einer verminderten pulmonalen Compliance und einer pulmonalvaskulären Hypertension geführt hat. Kommt es zu einer Hypertension oder zu Herzrhythmusstörungen während der perioperativen Phase, so kann dies durch eine renale Hypertension oder durch ein unerkanntes Phäochromozytom bedingt sein [102]. Patienten mit einer Neurofibromatose und einer Skoliose haben häufig auch einen Defekt der Halswirbelsäule, was vor Durchführung der Operationslagerung bekannt sein muß. Die Reaktionen auf Muskelrelaxantien müssen sorgfältig überwacht werden, da Berichte vorliegen, daß diese Patienten einerseits auf Succinylcholin sehr empfindlich, andererseits aber auch resistent sein können. Auf nicht-depolarisierende Muskelrelaxantien reagieren diese Patienten empfindlich [104]. Wie häufig oder von welcher klinischen Relevanz die abnorme Reaktion auf Muskelrelaxantien bei diesen Patienten ist, bleibt unklar.

### 35.6.14 Reye-Syndrom

Das Reye-Syndrom ist eine akute Enzephalopathie mit gleichzeitiger fettiger Infiltration der Eingeweide. Es führt aufgrund eines diffusen Hirnödems zu einem Hirninfarkt oder einer Herniation von Hirnanteilen und damit oft zum Tode. Die Betreuung der Patienten mit einem Reye-Syndrom ist, bis es zum spontanen Rückgang dieses Krankheitsprozesses kommt, darauf ausgerichtet, den intrakraniellen Druck zu überwachen und zu kontrollieren [105].

**Symptome**

Die meisten Fälle eines Reye-Syndroms treten bei Kindern unter 10 Jahren auf. Meist geht ein 3–7 Tage dauerndes Prodromalstadium mit einer viralen Erkrankung voraus, die den Respirations- und/oder Gastrointestinaltrakt betrifft. Lange Phasen mit rezidivierendem Erbrechen oder mit neurologischen Symptomen (im Rahmen eines erhöhten intrakraniellen Drucks) kündigen den Beginn des Reye-Syndroms an.

Die initiale klinische Untersuchung zeigt ein leichtes Fieber, eine Tachykardie, Tachypnoe und eine Hepatomegalie. Die neurologische Untersuchung ergibt entweder einen lethargischen oder einen streitsüchtigen Patienten mit gesteigerten Sehnenreflexen. Anhand wiederholter neurologischer Untersuchungen kann eine Verschlechterung des neurologischen Zustandes festgestellt werden.

An pathologischen Laborwerten finden sich erhöhte Plasmakonzentrationen der Transaminasen und des Ammoniaks. Der Quick-Wert ist erniedrigt und die partielle Thromboplastinzeit ist verlängert. Die Glukosekonzentration im Plasma ist oft erniedrigt. Die Bestimmung der arteriellen Blutgase und des pH-Wertes ergibt oft eine respiratorische Alkalose. Bei der Untersuchung des Liquor cerebrospinalis sind typischerweise keinerlei Veränderungen der Zellzahl oder des Proteingehalts nachweisbar. Auch die Glukosekonzentration im Liquor verhält sich parallel zu der Glukosekonzentration im Plasma.

**Pathophysiologie**

Beim Reye-Syndrom sind hauptsächlich das Gehirn und die Leber betroffen. Es können aber auch die Nieren, das Pankreas und die quergestreifte Muskulatur befallen sein. Die klinischen Symptome und die biochemischen Störungen weisen darauf hin, daß Leber und Gehirn bereits bei der ersten Untersuchung des Patienten geschädigt sind. Die Anzeichen für eine Schädigung dieser Organe schreiten für 3–6 Tage fort, um sich dann, falls das Hirnödem nicht zum Tode geführt hat, schnell wieder zu verbessern.

Bei der histopathologischen Untersuchung scheinen sämtliche Hepatozyten sowie die Neurone der Hirnrinde zerstört zu sein. Die lichtmikroskopische Untersuchung eines Leberpräparats zeigt eine panlobuläre Leberverfettung mit zahlreichen kleinen Fettröpfchen in den Hepatozyten. Ähnliche mikrovesikuläre fettige Infiltrationen können in den Nieren-, Pankreas- und Herzmuskelzellen gefunden werden. Elektronenmikroskopische Untersuchungen zeigen Veränderungen in den Mitochondrien der Leberzellen, den quergestreiften Muskelzellen und den Neuronen der Hirnrinde. Diese Veränderungen bilden sich bei einer Genesung wieder zurück.

Es wird angenommen, daß die generalisierte Schädigung der Mitochondrien zu einer Störung des Zitronensäurezyklus und der Stoffwechselwege des Harnstoffes führt. Hierdurch kommt es zu einer erhöhten Plasmakonzentration von Ammoniak und freien Fettsäuren. Außerdem tritt eine Entleerung der Glykogenspeicher und damit eine Hypoglykämie auf.

**Ätiologie**

Ein Reye-Syndrom wird hauptsächlich bei Patienten unter 10 Jahren angetroffen [106]. In nahezu allen Fällen ging ein Prodromalstadium mit viraler Erkrankung voraus. Am häufigsten ist das Reye-Syndrom mit einer Influenza A oder B bzw. einer Windpockeninfektion verbunden. Aber es wurde auch mehr als ein Dutzend anderer viraler Infektionen in diesem Zusammenhang beschrieben. Häufig wird ein Zusammenhang zwischen dem Einsatz von Salicylaten während dieser viralen Erkrankung und der Entwicklung eines Reye-Syndroms beschrieben [107]. Seitdem dieser Zusammenhang entdeckt wurde und entsprechende Warnungen bezüglich des Einsatzes von Salicylaten ausgesprochen wurden, ist ein stetiger Rückgang in der Inzidenz des Reye-Syndroms festzustellen. 1985 war die niedrigste Erkrankungsrate an einem Reye-Syndrom seit Beginn der epidemiologischen Erfassung im Jahre 1973 festzustellen. Krankheitsfälle, die zusammen mit einer Influenza auftraten, scheinen mitten im Winter gehäuft zu sein. Dagegen scheinen Krankheitsfälle, die im Zusammenhang mit Windpocken auftreten, sporadisch zu sein und während des ganzen Jahres aufzutreten. Retrospektive pathologische Untersuchungen deuten darauf hin, daß es sich um eine relativ neue Erkrankung handelt, da es vor 1955 wenige Fälle gab, die zu dieser Diagnose paßten.

**Behandlung**

Die Behandlung eines mild verlaufenden Reye-Syndroms (Plasma-Ammoniak-Konzentration unter 100 $\mu$mol/l) zielt darauf ab, die bestehende metabolische Entgleisung zu korrigieren. Zur Behandlung dieser Patienten gehören beispielsweise eine intravenöse Flüssigkeitszufuhr, die Verabreichung von Vitamin K, falls der Quick-Wert erniedrigt ist, und die orale Gabe von Neomycin und Laktulose.

Die Behandlung von Patienten mit einem schweren Reye-Syndrom (Plasma-Ammoniak-Konzentrationen höher als 100 $\mu$mol/l) ist ähnlich wie die Behandlung von Patienten mit einem erhöhten intrakraniellen Druck. Zu den therapeutischen Maßnahmen und dem Monitoring gehören endotracheale Intubation, maschinelle Beatmung, Plazierung eines intrakraniellen Druckaufnehmers, Anlage eines zentralen Venenkatheters oder eines Pulmonalarterienkatheters und Kanülierung einer peripheren Arterie. Diese Maßnahmen sollten im Operationssaal durchgeführt werden. Die endotracheale Intubation wird durchgeführt, nachdem Thiopental und ein Muskelrelaxans (Succinylcholin ist wegen seiner eventuell kurzfristig hirndrucksteigernden Wirkung fragwürdig) sowie eine Hyperventilation (zur Erniedrigung des arteriellen $CO_2$-Partialdrucks auf 20–25 mm Hg) durchgeführt wurden. Nach der endotrachealen Intubation wird eine Schädeltrepanation vorgenommen, um einen Druckaufnehmer zur Überwachung des intrakraniellen Drucks zu plazieren. Dieser Druckaufnehmer muß genau und zuverlässig arbeiten, da sich die therapeutischen Maßnahmen in hohem Maße an dem intrakraniell gemessenen Druck orientieren. Das Therapieziel ist, den intrakraniellen Druck unter 15 mm Hg und den zerebralen Perfusionsdruck über 50 mm Hg zu halten. Der für die arterielle Druckmessung benutzte Druckwandler muß auf der Höhe des Circulus willisii justiert werden, um eine genaue Berechnung des zerebralen Perfusionsdrucks zu ermöglichen. Der zentralvenöse Katheter oder der Pulmonalarterienkatheter wird oft über die Vena basilaris des Arms eingeführt. Dadurch kann vermieden werden, daß der Patient zur Punktion kopftief gelagert werden muß. Dies wäre bei der Punktion der Vena subclavia oder Vena jugularis interna notwendig. Es muß beachtet werden, daß selbst kurzfristige Kopftieflagerungen zu einem anhaltenden Anstieg des intrakraniellen Drucks führen können. Der zerebrale Perfusiondruck kann normalerweise über 50 mm Hg gehalten werden, wenn das intravasale Volumen durch die Verabreichung von kolloidalen oder kristalloiden Lösungen optimiert wird, so daß der zentrale Venendruck zwischen 5 und 10 mm Hg liegt.

Bei Patienten mit einem schweren Reye-Syndrom scheint der Wassergehalt des Gehirns erhöht zu sein. Die Ursache ist eine Schädigung der Mitochondrien mit anschließendem Ödem der Neuroglia. Außerdem lassen computertomographische Untersuchungen vermuten, daß das zerebrale Blutvolumen bei Patienten mit einem Reye-Syndrom erhöht ist. Das Volumen des Schädelinhaltes kann durch verschiedene Mechanismen reduziert werden. Der Wassergehalt des Gehirns kann z.B. durch Osmodiuretika wie Mannitol vermindert werden. Das zerebrale Blutvolumen kann erniedrigt werden 1. durch eine Lagerung des Patienten in einer 30°-Oberkörperhochlage (hierdurch können die negativen Auswirkungen des venösen Drucks auf das zerebrale Blutvolumen vermindert werden); 2. durch eine Hyperventilation (hierdurch kommt es zu einem Abfall des zerebralen Blutflusses aufgrund einer Vasokonstriktion) und 3. durch die Verabreichung hoher Barbituratdosen. Hierdurch kann der zerebrale Blutfluss aufgrund einer einsetzenden Vasokonstriktion vermindert werden. Barbiturate sind sinnvoll, wenn der intrakranielle Druck trotz maximaler Dosen von Mannitol nicht unter 15 mm Hg gehalten werden kann.

Ein Barbituratkoma kann mit hohen Dosen von Pentobarbital eingeleitet werden (Initialdosis 5–20 mg/kg, anschließend: 2–3,5 mg/kg × h [105]. Die Plasmakonzentrationen von Pentobarbital können dadurch zwischen 25–45 µg/ml eingestellt werden. Bei Bedarf muß aber die Infusionsrate des Barbiturates verändert werden. Obwohl der Nutzen von Dexamethason bei der Behandlung eines Reye-Syndroms nicht nachgewiesen ist, wird es ebenfalls verabreicht (1 mg/kg × Tag). Falls der intrakranielle Druck trotz maximaler konservativer Therapie erhöht bleibt, kann als ultima ratio zur Aufrechterhaltung des zerebralen Perfusionsdrucks eine bifrontale Kraniotomie durchgeführt werden. Bei der Narkoseführung für eine Kraniotomie ist insbesondere darauf zu achten, daß ein ausreichender zerebraler Perfusionsdruck garantiert wird. Diese Patienten haben in der Regel schon hohe Dosen von Barbituraten erhalten.

Bei einem Abfall des mittleren arteriellen Drucks kann der zerebrale Perfusionsdruck unzureichend werden. Die Differentialdiagnose eines Blutdruckabfalls umfaßt einen intravasalen Volumenmangel, eine barbituratbedingte Myokarddepression, eine Vasodilatation aufgrund eines septischen Schocks und eine barbituratbedingte Vasodilatation.

In dieser Situation hilft die Bestimmung des Herzminutenvolumens und der kardialen Füllungsdrucke mit Hilfe eines Pulmonalarterienkatheters, um die richtige Diagnose zu stellen und die entsprechende Therapie einzuleiten. So kann eine kontinuierliche Infusion von Katecholaminen wie z.B. Dopamin oder Dobutamin notwendig werden, um das Herzminutenvolumen zu erhöhen und den arteriellen Blutdruck wieder auf akzeptable Werte anzuheben.

Die Therapiemaßnahmen eines schweren Reye-Syndroms können langsam reduziert werden, wenn der intrakranielle Druck für 36–48 Stunden unter 15 mm Hg bleibt. Die agressive Therapie von Patienten mit einem Reye-Syndrom – einschließlich des Barbituratkomas und der gelegentlich durchgeführten bifrontalen Kraniotomie – scheint die Mortalität deutlich erniedrigt zu haben. Patienten, die ein Reye-Syndrom überleben, werden voraussichtlich wieder vollkommen gesund und haben keine bleibenden metabolischen oder neurologischen Schädigungen.

## 35.7 Mißbildungen des Gesichtsschädels

Mißbildungen des Gesichtsschädels sind aus kosmetischen Gründen für die Patienten sehr belastend. Bei diesen Patienten müssen oft größere operative Eingriffe vorgenommen werden. Zusätzlich muß beachtet werden, daß derartige Mißbildungen häufig mit einer Einengung der Luftwege vergesellschaftet sind. Zu den Mißbildungen des Gesichtsschädels, bei denen häufig eine chirurgische Korrektur nötig wird, gehören 1. die Lippenspalte und die Gaumenspalte, 2. eine Unterkieferhypoplasie (wie es beim Pierre-Robin-Syndrom, Treacher-Collin-Syndrom und beim Goldenhar-Syndrom der Fall ist) und 3. der Hypertelorismus [108].

### 35.7.1 Lippenspalte und Gaumenspalte

Die Lippenspalte und die Gaumenspalte bilden zusammen die dritthäufigste angeborene Mißbildung, die im frühen Lebensalter eine chirurgische Korrektur notwendig macht. Ungefähr 50% der Patienten haben sowohl eine Lippen- als auch eine Gaumenspalte und 14% der Patienten mit einer Lippenspalte (mit oder ohne Gaumenspalte) und 33% der Patienten mit einer Gaumenspalte haben zusätzliche Mißbildungen wie z.B. einen angeborenen Herzfehler. Kinder mit einer Lippenspalte und einer Gaumenspalte haben Schluckprobleme und aspirieren häufig. Außerdem ist die Inzidenz von Infektionen der oberen Luftwege erhöht, was zu einer chronischen Otitis media führen kann. Häufig besteht eine Anämie, was auf die Mangelernährung aufgrund der Fütterungsprobleme hinweist.

### Behandlung

Die chirurgische Behandlung einer Lippenplastik (Cheiloplastik) basiert auf verschiedenen Variationen einer «Z»-Plastik. Die Behandlung einer Gaumenspalte (Palatoplastik) besteht in einem mittelständigen Verschluß des Gaumens, nachdem das Gewebe des harten und des weichen Gaumens entsprechend mobilisiert wurde und bilateral ein Entlastungsschnitt durchgeführt wurde. Eine Gaumenrückverlagerung ist ein operatives Vorgehen, bei dem der weiche Gaumen mit Hilfe eines lokalen Weichteillappens verlängert wird. Die Verwendung eines hinteren pharyngealen Stiellappens stellt ein anderes operatives Vorgehen dar. Hierbei wird ein Stiellappen aus Mukosa und Muskulatur, der aus der hinteren Pharynxwand entnommen wird, hinten am weichen Gaumen fixiert. Die Cheiloplastik wird normalerweise durchgeführt, wenn die Kinder 2–3 Monate alt sind. Die Gaumenplastik wird bis ins Alter von ungefähr 18 Monaten verschoben.

### Narkoseführung

Die Form der Narkoseeinleitung bei Kindern mit einer Lippen- und/oder Gaumenspalte hängt vom Grad der Atemwegsanomalie ab. Kinder ohne sonstige Atemwegsanomalien können mittels intravenöser Verabreichung eines Barbiturats und eines Muskelrelaxans sicher eingeleitet werden. Dagegen wird bei Kindern mit anderen Begleitanomalien wie z.B. einem Robin-Syndrom empfohlen, die endotracheale Intubation während der Spontanatmung unter Gabe eines volatilen Anästhetikums durchzuführen. Bei Kindern mit einem großen kavernösen Defekt des Gaumens kann die endotracheale Intubation schwierig werden, wenn der Spatel des Laryngoskops in die Gaumenspalte rutscht und dadurch die Manipulation des Laryngoskopspatels erschwert ist. Durch Einbringen eines kleines Schaumgummistücks oder eines aufgerollten Tupfers (wie er von Zahnärzten benutzt wird), kann die Spalte gefüllt und das Auftreten dieses Problems weitgehend verhindert werden.

Endotrachealtuben sollten stets in der Mitte der Unterlippe fixiert werden, damit die Anatomie des Gesichtes nur minimal verschoben wird. Durch den Einsatz von vorgeformten Endotrachealtuben (RAE-Tuben) kann die Gefahr, daß der Endotrachealtubus während der Gaumenplastik durch den Gaumenspreizer abgeklemmt wird, vermindert werden.

Die Narkose wird zumeist mit einem volatilen Anästhetikum und Lachgas aufrecht erhalten. Welches Anästhetikum und welches Muskelrelaxans gewählt wird und wie die maschinelle Beatmung durchgeführt wird, kann von eventuell vorhandenen Herzfehlern abhängig sein. Bei der Wahl des volatilen Anästhetikums sollte außerdem beachtet werden, daß der Operationssitus unter Umständen mit einem adrenalinhaltigen Lokalanästetikum infiltriert wird. Im Gegensatz zu Erwachsenen tolerieren Kinder jedoch relativ hohe Dosen von Adrenalin, ohne daß es während einer Allgemeinnarkose zu Herzrhythmusstörungen kommt [108, 109]. Während des operativen Eingriffs ist ein hohes Maß an Aufmerksamkeit notwendig, da stets die Gefahr besteht, daß der Tubus versehentlich aus der Trachea herausrutscht. Die Atemgeräusche sollten daher kontinuierlich mit einem präkordialen Stethoskop kontrolliert werden. Auch die endexspiratorische $CO_2$-Messung ist ein sinnvolles Verfahren, um die noch korrekte endotracheale Lage des Tubus während intraoraler Operationen zu überwachen. Eine Konjunktivitis und eine Hornhautabschürfung sind weitere mögliche Gefahren. Deshalb sollten die Augen mit einer Augensalbe angefeuchtet und mit Augendeckeln geschützt werden. Blutverluste, die während einer Lippen- oder Gaumenplastik eine Bluttransfusion nötig machen, sind selten.

Nach einer Gaumenplastik kommt es postoperativ häufig zu Atemwegsproblemen. Aus diesem Grund wird normalerweise ein Faden durch die Zunge geführt und an der Wange festgeklebt. Im Falle einer Atemwegsverlegung kann mit Hilfe dieses Fadens die Zunge nach vorne gezogen und die oberen Luftwege können dadurch wieder geöffnet werden. Kinder mit zusätzlichen Mißbildungen, die zu einer Einengung der Mundhöhle führen, können aufgrund des operativ bedingten Ödems postoperativ eine ausgeprägte Atemwegseinengung haben. Postoperativ kann für 48–72 Stunden eine endotracheale Intubation notwendig werden.

### 35.7.2 Hypoplasie des Unterkiefers

Eine Hypoplasie des Unterkiefers ist ein hervorstechendes Merkmal des Pierre-Robin-Syndroms, des Treacher-Collins-Syndroms und des Goldenhar-Syndroms. Bei diesen Sydromen hat die Zunge aufgrund des kleinen Unterkiefers wenig Platz und der Larynx scheint nach ventral verlagert zu sein. Daher kommt es leicht zu einer Obstruktion der oberen Luftwege und zu einer Erschwerung der endotrachealen Intubation.

### 35.7.3 Pierre-Robin-Syndrom

Das Pierre-Robin-Sydrom besteht aus einer Mikrognathie und normalerweise bestehen gleichzeitig eine Glossoptosis (Verlagerung der Zunge nach dorsal) und eine Gaumenspalte. Eine Hypoplasie des Unterkiefers kann für die Verlagerung der Zunge in Richtung Pharynx verantwortlich sein. Hierdurch wird eine Verschmelzung der Gaumenplatten verhindert. Bei Neugeborenen oder Säuglingen mit einem Pierre-Robin-Syndrom kann es zu einem plötzlichen Verschluß der oberen Luftwege kommen. Ernährungsprobleme, mangelnde Gewichtszunahme und zyanotische

Episoden sind Frühkomplikationen dieses Syndroms. Häufig sind auch kongenitale Herzfehler vorhanden. Glücklicherweise werden die Atemwegsprobleme in späteren Jahren geringer, da es während der frühen Kindheit zu einem ausreichenden Wachstum des Unterkiefers kommt.

### 35.7.4 Treacher-Collins-Syndrom

Das Treacher-Collins-Syndrom ist die häufigste Form einer mandibulofazialen Dysostosis. Dieses Syndrom wird autosomal dominant mit einer variablen Penetranz vererbt. Häufig kommt es bereits pränatal zu einer letalen Störung, denn bei den betroffenen Familien treten häufig Aborte auf.

Die Mikrognathie führt leicht zu Atemwegsproblemen, die denen von Kindern mit einem Pierre-Robin-Syndrom ähnlich sind. Ungefähr 30% der Kinder mit einem Treacher-Collins-Syndrom haben gleichzeitig eine Gaumenspalte. Häufig treten bei diesem Syndrom auch angeborene Herzfehler auf, insbesondere ein Ventrikelseptumdefekt. Andere Merkmale sind z.B. eine Wangenhypoplasie, Kolobome (Spaltbildung des Unterlides) und eine antimongoloide Neigung des Lidspalts. Ohranhängsel und auch ausgeprägte Deformitäten des äußeren Gehörgangs und der Gehörknöchelchen treten häufig auf. Eine geistige Retardierung gehört eigentlich nicht zu den primären Merkmalen des Treacher-Collins-Syndroms, kann sich jedoch aufgrund des Gehörverlusts einstellen. Die endotracheale Intubation ist, wie auch bei Kindern mit einem Pierre-Robin-Syndrom, schwierig oder manchmal unmöglich. Die endotracheale Intubation von älteren Kindern mit einem Treacher-Collins-Syndrom kann, wenn das Gebiß komplett ist, extrem schwierig sein. Patienten mit einem Treacher-Collins-Syndrom werden oft wegen Problemen der oberen Luftwege, zur Durchführung einer Gaumenplastik, zur Behandlung einer chronischen Otitis media oder zur Korrektur von angeborenen Herzfehlern im Krankenhaus aufgenommen. Außerdem unterziehen sich einige Patienten mit einem Treacher-Collins-Syndrom aus kosmetischen Gründen ausgedehnten kraniofazialen Osteotomien (vgl. Abschnitt: Hypertelorismus).

### 35.7.5 Goldenhar-Syndrom

Das Goldenhar-Syndrom ist durch eine einseitige Hypoplasie des Unterkiefers charakterisiert. Außerdem können Anomalien der Augen und der Ohren und gleichzeitige Wirbelkörpermißbildungen auf der betroffenen Körperseite auftreten. Während bei einigen Patienten nur geringe Intubationsprobleme bestehen, kann die Intubation bei anderen extrem schwierig sein.

### Narkoseführung

Die Narkoseführung bei Patienten mit einem Pierre-Robin-Syndrom, einem Treacher-Collins-Syndrom oder einem Goldenhar-Syndrom beginnt mit der Beurteilung der oberen Luftwege und der Erstellung einer Intubationsstrategie. Daneben sollte sich die präoperative Beurteilung auf das kardiovaskuläre System und den Hämoglobinwert konzentrieren. Einige Patienten mit chronischer Atemwegverlegung sind hypoxisch und entwickeln eine pulmonale Hypertension.

Es wird empfohlen, ein Anticholinergikum in der präoperativen Medikation zu verordnen, um die Sekretion in den oberen Atemwegen zu vermindern. Opioide und andere atemdepressive Medikamente werden in der Prämedikation häufig vermieden. Sinnvollerweise kann bei Säuglingen und Kindern zusätzlich zur präoperativen Medikation Cimetidin oder Ranitidin oral verabreicht werden, falls die erhöhte Gefahr einer Aspiration während der Narkoseeinleitung besteht [110]. Es muß von mehreren Intubationsversuchen ausgegangen werden; alternative Methoden – wie z.B. die Möglichkeiten zur notfallmäßigen Bronchoskopie, Koniotomie oder Tracheostomie – müssen vorhanden sein [111]. Vor einer direkten Laryngoskopie muß Atropin intravenös verabreicht werden. Damit kann die Gefahr einer Vagusstimulation mit nachfolgender Bradykardie minimiert werden. Vor Beginn der direkten Laryngoskopie wird eine Präoxygenierung empfohlen. Die Verabreichung von Muskelrelaxantien kann bei diesen Patienten erst empfohlen werden, wenn eine Beatmung über einen Endotrachealtubus möglich ist. Eine orale oder nasale Wachintubation kann manchmal – nach einer adäquaten lokalen Betäubung – durchgeführt werden. Eine Wachintubation kann jedoch zu einer schweren Traumatisierung der oberen Luftwege führen und das Risiko einer Aspiration nicht verhindern. Häufiger wird die endotracheale Intubation erst durchgeführt, nachdem die Narkose mit einem volatilen Anästhetikum eingeleitet wurde. Voraussetzung ist, daß die oberen Luftwege so lange offengehalten werden können, bis eine genügende Narkosetiefe erreicht wird. Während der Narkoseeinleitung ist eine Spontanatmung erwünscht. Hierdurch wird die Kontrolle der Atemwege sichergestellt und es kann vermieden werden, daß der Magen des Kindes mit Luft aufgeblasen wird. Die direkte Laryngoskopie sollte erst versucht werden, wenn eine ausreichende Narkosetiefe erzielt ist. Eine transtracheale Injektion von 4 mg/kg Lidocain kann die Gefahr eines Laryngospasmus während der Laryngoskopie verringern. Durch Vorziehen der Zunge können die oberen Luftwege leichter offengehalten werden, bis eine genügende Narkosetiefe erreicht ist. Daneben ist auch eine blindnasale Intubation möglich. Bei älteren Kindern kann alternativ eine fiberoptische Intubation vorgenommen werden. Wenn alle anderen Intubationsversuche scheitern, kann eine Tracheostomie in Lokalanästhesie notwendig werden. Bei diesen Kindern kann die Tracheostomie jedoch technisch schwierig sein; so treten häufig Früh-, aber auch Spätkomplikationen auf. Falls die Kinder hierbei sehr unruhig sind, ist die Gefahr eines Pneumothorax, einer Blutung, einer Luftembolie und eines nicht ganz korrekt plazierten Tracheostomas deutlich erhöht.

Die postoperative Extubation sollte solange hinausgezögert werden, bis diese Patienten ganz wach sind. Außerdem muß das für eine Reintubation notwendige Instrumentarium sofort greifbar sein.

### 35.7.6 Hypertelorismus

Unter Hypertelorismus wird ein vergrößerter Augenabstand, der mit mehreren kraniofazialen Mißbildungen, wie einem Crouzon-Syndrom und einem Apert-Syndrom verbunden ist, verstanden. Das Crouzon-Syndrom ist durch einen Hypertelorismus, eine vorzeitige Verknöcherung des Schädels, flache Augenhöhlen mit einem Exophthalmus und eine Hypoplasie des Mittelgesichtes gekennzeichnet. Das Apert-Syndrom weist im wesentlichen die gleichen Merkmale auf. Zusätzlich treten noch Syndaktylien an allen Extremitäten auf. Andere Mißbildungen, die mit einem Hypertelorismus zusammen auftreten können, sind eine Gaumenspalte, eine Versteifung der Halswirbelsäule, ein Hörverlust und eine geistige Retardierung. Für viele kraniofaziale Mißbildungen, bei denen eine chirurgische Rekonstruktion des Gesichtes möglich ist, ist ein Hypertelorismus typisch.

#### Behandlung

Eine operative Korrektur von stark ausgeprägten kraniofazialen Mißbildungen kann eine Osteotomie des Unterkiefers, eine Kraniotomie mit großzügiger Freilegung der Frontallappen, eine Osteotomie und Vorverlagerung der Oberkieferknochen, eine Verlagerung der Orbita nach medial und eine Transplantation von zahlreichen Rippenteilen umfassen. Solche ausgedehnten Operationen können länger als 24 Stunden dauern und mehr als 100 operative Schritte umfassen [112]. Die chirurgische Korrektur wird meist in der Kindheit durchgeführt, bevor es zur Verknöcherung der Gesichtsknochen kommt.

#### Narkoseführung

Die Durchführung der Narkose für eine kraniofaziale Operation bei Kindern mit einem Hypertelorismus ist ein umfangreiches Unterfangen. Es beginnt mit einer sorgfältigen präoperativen Untersuchung und Vorbereitung und erstreckt sich auch über einige Tage in die postoperative Phase [113]. Ein kraniofazialer Eingriff sollte nur durch ein qualifiziertes Ärzteteam unter idealen Bedingungen durchgeführt werden. Es gibt viele mögliche Probleme, und bei der Narkose sind zahlreiche Dinge zu beachten.

**Atemwege.** Die Maßnahmen, die zum Freihalten der Luftwege ergriffen werden, dürfen den Operateur nicht bei der Durchführung des Korrektureingriffes behindern. Oft ist es abzusehen, daß die endotracheale Intubation schwierig sein wird. Intraoperativ kann es während der Vorverlagerung des Oberkieferknochens, während der Osteotomie des Unterkiefers oder der Positionsänderungen des Kopfes und des Nackens zu einer Tubusdislokation oder zu einem Abknicken des Tubus kommen. Außerdem kann es bei Überstrecken des Halses zu einer Dislokation der Tubusspitze in einen Hauptbronchus kommen, oder der Tubus kann versehentlich mit der Knochensäge zerschnitten werden. Eine ungenügende Befeuchtung der Inspirationsgase kann, insbesondere wenn ein dünnlumiger Tubus benötigt wird, während dieser langen Operationen zu einer Verlegung durch einen Schleimtropf führen.

Bei einigen Patienten stellt die Durchführung einer Tracheostomie ca. drei Tage vor der Operation eine gute Alternative zur translaryngealen Intubation dar. Die Vorteile sind eine zuverlässige Überwachung der Atemwege während und nach dem operativen Eingriff. Außerdem kann, falls notwendig, leicht erneut eine Narkose durchgeführt werden. Daneben wird durch die Anlage eines Tracheostomas schon drei Tage vor der Operation die Wahrscheinlichkeit von Komplikationen (wie Blutung, Pneumothorax, subkutanes Emphysem) während des operativen Eingriffs vermindert.

**Blutverlust.** Der meist hohe Blutverlust entsteht im allgemeinen durch konstante Sickerblutungen aus den zahlreichen Osteotomien und aus den Stellen, an denen Knochentransplantate entnommen wurden. Der Blutverlust beläuft sich im Durchschnitt auf ungefähr das 1,2-fache des Blutvolumens. Die Abschätzung des Blutverlustes ist aufgrund der diffusen Sickerblutung schwierig. Der Hämatokrit, der zentrale Venendruck und die Urinausscheidung sollten für die Abschätzung des Blutverlustes und als Richtlinie für den intravenösen Flüssigkeitsersatz mehrfach gemessen werden. Die Verfügbarkeit von entsprechenden Mengen an Vollblut (50% mehr als der zu erwartende Blutverlust), und «fresh-frozen plasma» sollte vor der Operation überprüft werden. Es sollte eine ausreichende Anzahl von entsprechend großlumigen venösen Zugängen vorhanden sein, um eine schnelle Bluttransfusion zu ermöglichen.

Der Blutverlust kann dadurch reduziert werden, daß der Kopf des Patienten um 10–20° hochgelagert wird. Daneben kann während der Operationsphasen, in denen die größte Blutung zu erwarten ist, mit Hilfe von Nitroprussid eine kontrollierte Hypotension sinnvoll sein. Der auf Höhe des Circulus Willisi gemessene arterielle Mitteldruck sollte während der kontrollierten Hypotension nicht unter 50 mm Hg abfallen. Das Blut muß angewärmt und über einen Filter transfundiert werden und außerdem muß, falls es bei kleinen Kindern schnell transfundiert wird, zusätzlich Kalziumglukonat (1–2 mg pro ml transfundiertem Blut) verabreicht werden, um einer möglichen Zitratintoxikation vorzubeugen.

### Dauer des Eingriffs

Ausgedehnte kraniofaziale Rekonstruktionen dauern im Durchschnitt 14 Stunden [113]. Eine Hypothermie während dieser langen Operationen kann dadurch vermieden werden, daß die Patienten auf einer Wärmematte gelagert werden, intravenöse Infusionen und Bluttransfusionen angewärmt und vorgewärmte und angefeuchtete Inspirationsgase verabreicht werden. Drucknekrosen und Nervenverletzungen können dadurch vermieden werden, daß der Patient gewissenhaft gelagert und sorgfältig abgepolstert wird, um z.B. einen Zug am Plexus brachialis des Patienten zu vermeiden. Durch Wickeln der Beine mit einer elastischen Binde kann eine venöse Stase minimiert werden.

### Intrakranieller Druck

Um ein Anschwellen des Gehirns minimal zu halten, wird eine Hyperventilation durchgeführt. Um den arteriellen $CO_2$-Partialdruck zwischen 30 und 35 mm Hg einzustellen, es wird stets eine Kopfhochlagerung beibehalten und es werden Furosemid, Mannitol und Kortikosteoride verabreicht. Die Verabreichung von freiem Wasser kann dadurch begrenzt werden, daß keine reine Glucoselösungen verwendet werden, sondern z.B. Glucose 5% in eine Ringerlaktatlösung zugemischt wird und mit einer Infusionsgeschwindigkeit von 4 ml/kg x min infundiert wird. Narkosetechniken, die das intrazerebrale Blutvolumen erniedrigen (Lachgas in Kombination mit Opioiden) sind sinnvoll. Eine intraoperative Hirnschwellung kann auch durch eine kontinuierliche lumbale Liquordrainage minimiert werden. Oft handelt es sich auch um extrakranielle rekonstruktive Eingriffe, bei denen das Hirnödem kein Problem darstellt.

**Augen.** Bei Patienten mit starkem Exophthalmus, kann es leicht zu Hornhautabschürfungen kommen. Aus diesem Grunde sollten die Augen angefeuchtet und die Augenlider zugenäht werden. Außerdem kann durch Manipulationen am Augapfel oder in der Orbita der okulokardiale Reflex ausgelöst werden. Wird der Druck auf den Augapfel unterbrochen oder eine kleine Dosis Atropin verabreicht, so kann dieser Reflex schnell unterbrochen werden.

**Überwachungsgeräte.** Neben dem üblichen Monitoring ist es zwingend, zur kontinuierlichen arteriellen Blutdruckmessung eine periphere Arterie zu kanülieren. Durch Blutabnahmen aus dem arteriellen Katheter können auch die Blutgase, der pH-Wert, der Hämatokrit und die Plasmaosmolarität bestimmt werden. Ein zentraler Venenkatheter und ein Blasenkatheter sind zur Beurteilung einer adäquaten intravenösen Volumensubstitution hilfreich. Eine endexspiratorische $CO_2$-Messung ist sinnvoll, um eine adäquate Ventilation einstellen zu können und um eine frühzeitige Tubusdislokation zu erkennen.

**Postoperative Überwachung.** Postoperativ wird unter Umständen der gesamte Kopf mit einem Druckverband versehen, aus dem nur noch der Endotrachealtubus herausragt. Oft wird der Kiefer verdrahtet. Es können eine Blutung im Bereich des Pharynx, ein Larynxödem und ein erhöhter intrakranieller Druck bestehen. Aus diesem Grund braucht am Ende der Operation nicht versucht zu werden, Opioide oder Muskelrelaxantien zu antagonisieren. Die postoperative Beatmung sollte mindestens für die erste Nacht, oft für mehrere Tage fortgeführt werden.

## 35.8 Störungen der oberen Luftwege

Zahlreiche pathologische Prozesse können die oberen Luftwege und den Respirationstrakt von Kindern mit betreffen. Zu den speziellen Erkrankungen gehören die Epiglottitis, die Laryngotracheobronchitis, ein Larynxödem nach der Extubation, die Fremdkörperaspiration, eine Papillomatosis des Larynx und der Lungenabszeß.

### 35.8.1 Epiglottitis

Die Epiglottitis äußert sich meist durch charakteristische Merkmale (Tab. 35.12) [114]. Manchmal sind jedoch diese klassischen Symptome nicht vorhanden und es kann schwierig sein, die Epiglottitis von einer Laryngotracheobronchitis zu unterscheiden.

#### Symptome

Im klassischen Fall sind Kinder mit einer Epiglottitis 2–6 Jahre alt und weisen in der Anamnese akute Schluckstörungen, hohes Fieber und einen inspiratorischen Stridor auf. Diese Symptome haben sich normalerweise über einen Zeitraum von weniger als 24 Stunden entwickelt. Außerdem kann es zu einem exzessiven Sabbern, zu einer abgeschwächten Stimme, zu einer Leukozytose und zu der charakteristischen aufrechtsitzenden und nach vorne gelehnten Haltung kommen. Eine Veränderung dieser Lage kann die Luftwege weiter verlegen. Eine seitliche Röntgenaufnahme des Halses kann eine geschwollene Epiglottis und geschwollene aryepiglottische Falten zeigen. Trotzdem sollte bei Kindern, die Atemnot haben oder bei denen die Diagnose klinisch leicht gestellt werden kann, die Zeit nicht mit einer Röntgenaufnahme vergeudet werden. Die endgültige Diagnosestellung einer Epiglottitis wird im Operationssaal während der direkten Laryngoskopie für die endotracheale Intubation gestellt. Die auslösende Ursache einer Epiglottitis ist zumeist eine Infektion mit Haemophilus influenzae.

**Tab. 35.12:** Klinische Merkmale einer Epiglottitis und einer Laryngotracheobronchitis

| | Epiglottitis | Laryngotracheobronchitis |
|---|---|---|
| betroffene Altersgruppe | 2–6 Jahre | 2 Jahre oder weniger |
| Inzidenz | für 5% des Stridors bei Kindern verantwortlich | für ungefähr 80% des Stridors bei Kindern verantwortlich |
| auslösender Agens | bakteriell (H. influenzae) | viral |
| Beginn der Symptome | schnell, innerhalb von 24 Stunden inspiratorischer Stridor | langsam innerhalb von 24–72 Stunden |
| Symptome | Fieber (oft > 39° Celsius) Lethargie bis Unruhe, besteht auf sitzender und nach vorne gebeugter Haltung<br>Pharyngitis<br>Sabbern (Speichelfluß)<br>Tachypnoe<br>Zyanose | inspiratorischer Stridor<br>kruppartiger Husten<br>laufende Nase<br>Fieber (selten > 39° Celsius) |
| Laborbefunde | Neutrophilie | Lymphozytose |
| seitliche Röntgenaufnahme des Halses | geschwollene Epiglottis | eingeengter subglottischer Raum |
| Behandlung | Sauerstoff<br>dringende Intubationsindikation oder Tracheostomie in Allgemeinanästhesie<br>Flüssigkeit<br>Antibiotika<br>Kortikosteroide (?) | Sauerstoff<br>vernebeltes Adrenalinracemat<br>Flüssigkeit<br>Feuchtigkeit<br>Kortikosteroide<br>Intubation bei schwerer Atemwegsobstruktion |

## Behandlung

Es ist absolut zwingend, daß Kinder mit der Verdachtsdiagnose Epiglottitis in einem Krankenhaus aufgenommen werden. Die Anamnese kann schnell erhoben und das Kind auf Anzeichen einer Obstruktion der oberen Atemwege untersucht werden. Ein Versuch, die Epiglottis einzustellen, sollte bei diesen Kindern erst im Operationssaal vorgenommen werden und nur dann, wenn alle Vorbereitungen für eine endotracheale Intubation oder eine möglicherweise nötige notfallmäßige Tracheostomie abgeschlossen sind. Es sollte daran gedacht werden, daß es bei Kindern mit einer Epiglottitis jederzeit zu einem totalen Verschluß der oberen Luftwege kommen kann, insbesondere wenn im Bereich der oberen Luftwege manipuliert wird. Die Ursachen können z. B. ein Verschluß der Glottis durch die ödematös geschwollene Epiglottis, ein Laryngospasmus durch aspirierten Speichel oder eine muskuläre Erschöpfung sein. Ein in der endotrachealen Intubation und der maschinellen Beatmung versierter Arzt sollte diese Kinder jederzeit begleiten und die Ausrüstung für eine Maskenbeatmung bereit haben.

Die endgültige Behandlung der Epiglottitis umfaßt die Verabreichung entsprechender Antibiotika und die Sicherung der Atemwege, so lange, bis die Entzündung der Epiglottis abnimmt. Ampicillin ist das Antibiotikum der Wahl. Für ampicillinresistente Hämophilusstämme wird Chloramphenicol benötigt. Die translaryngeale Intubation in Narkose ist das Vorgehen, das zur Sicherung der Luftwege empfohlen wird [114]. Obwohl die Epiglottitis eigentlich eine Erkrankung des Kindesalters ist, gibt es eine zunehmende Anzahl von Berichten über eine Epiglottitis bei Erwachsenen. Ein Unterschied zwischen der Epiglottitis bei Erwachsenen und bei Kindern kann das bei der körperlichen Untersuchung anders imponierende Gewebe sein. Bei den meisten Kindern mit einer durch Hämophilus influenzae bedingten Epiglottitis fällt eine ausgeprägte erythematöse (kirschrote) Schwellung auf, während bei Erwachsenen oft nur ein leichtes Erythem oder gar ein blasses, wässeriges Ödem auftritt. Es wurde empfohlen, erwachsene Patienten mit einer Epiglottitis genauso zu behandeln wie Kinder mit einer Epiglottitis [115, 116].

## Narkoseführung

Zur Narkoseeinleitung für die endotracheale Intubation werden ein volatiles Anästhetikum (zumeist Halothan) und Sauerstoff eingesetzt. Hohe inspiratorische Sauerstoffkonzentrationen, wie sie bei der Verabreichung von volatilen Anästhetika möglich sind, erleichtern bei diesen Patienten eine optimale Oxygenierung. Vor Narkoseeinleitung müssen die Vorbereitungen für eine notfallmäßige Tracheostomie getroffen werden. Diese kann eventuell notwendig werden, falls es zum Verschluß der Luftwege kommt und eine translaryngeale Intubation nicht möglich ist. Vor Narkoseeinleitung sollte ein periphervenöser Zugang gelegt werden und es kann sinnvoll sein, Atropin (6–10 μg/kg) oder Glykopyrrolat (3–5 μg/kg) zu verabreichen.

Die Narkoseeinleitung mit einem volatilen Anästhetikum sollte bei diesen Kindern in der sitzenden Position begonnen werden. Sind die Kinder benommen, werden sie in Rückenlage gebracht und die Atmung wird, falls nötig, unterstützt. Wenn eine ausreichende Narkosetiefe erreicht ist, wird die direkte Laryngoskopie durchgeführt und ein Tubus in die Trachea vorgeschoben. Nach der erfolgreichen endotrachealen Intubation wird eine sorgfältige direkte Laryngoskopie durchgeführt, um die Diagnose einer Epiglottitis zu bestätigen. Als nächster Schritt wird nun der orotracheale Tubus unter direkter Sicht durch einen nasotrachealen Tubus ersetzt. Ein nasotrachealer Tubus ist vorzuziehen, da dieser leichter zu fixieren und für wache Kinder angenehmer ist. Nachdem die nasotracheale Intubation durchgeführt wurde, können diese Kinder aus der Narkose erwachen. Normalerweise ist die endotracheale Intubation für 48–96 Stunden notwendig, obwohl eine Publikation darauf hinweist, daß auch 8–12 Stunden ausreichen können [117]. In einigen Fällen kann die Epiglottitis von einem Lungenödem, einer Perikarditis, einer Meningitis oder einer septischen Arthritis begleitet sein [114].

### Genesung nach einer Epiglottitis

Die Extubation kann in Betracht gezogen werden, wenn die Körpertemperatur nicht mehr erhöht ist und auch andere Anzeichen einer Genesung, wie z.B. ein Abfall der Leukozytenzahl, eingetreten sind. Ein klinisches Zeichen der zurückgehenden Epiglottisschwellung ist ein undicht werdender Endotrachealtubus. Unabhängig vom klinischen Eindruck ist es am besten, diese Kinder in den Operatiossaal zu nehmen und eine direkte Laryngoskopie in Vollnarkose durchzuführen, um vor der Extubation sicherzustellen, daß die Entzündung der Epiglottis tatsächlich verschwunden ist.

Die Epiglottitis ist eine kurzdauernde Erkrankung und die Prognose ist sehr gut, wenn die Atemwege freigehalten und eine entsprechende Antibiotikatherapie verordnet werden. Eine Epiglottitis kann aber einen tödlichen Ausgang nehmen, wenn es zum Verschluß der Atemwege und zu einer arteriellen Hypoxämie kommt. Der Behandlungserfolg einer Epiglottitis hängt von der guten Zusammenarbeit zwischen den Ärzten mehrerer Spezialdisziplinen ab. Hierdurch kann eine schnelle Diagnosestellung und Behandlung sicher gestellt werden.

### 35.8.2 Laryngotracheobronchitis (Pseudo-Krupp, subglottische Infektion)

Die Laryngotracheobronchitis ist eine virale Infektion des oberen Respirationstrakts, die typischerweise Kinder vor dem 3. Lebensjahr befällt (Tab. 35.12) [114]. Die Ätiologie ist normalerweise viraler Genese. Als auslösende Ursachen sind Parainfluenzaviren, Adenoviren, Myxoviren und Influenza A-Viren beteiligt. Die Laryngotracheobronchitis und die Epiglottitis weisen zum Teil die gleichen klinischen Symptome auf und werden manchmal miteinander verwechselt (Tab. 35.12) [114].

### Symptome

Die Laryngotracheobronchitis hat, im Gegensatz zur Epiglottitis, einen langsamen Beginn über 24–72 Stunden. Es bestehen die Zeichen einer Infektion der oberen Luftwege wie z.B. eine «laufende Nase» oder leichtes Fieber. Die Leukozytenzahl ist normal oder nur leicht erhöht. Gleichzeitig besteht eine Lymphozytose. Der Husten hat einen typischen bellenden oder metallenen Klang.

### Behandlung

Die Behandlung der Laryngotracheobronchitis umfaßt die Verabreichung von Sauerstoff, die Befeuchtung der Einatemgase und die Vernebelung eines Adrenalinracemates. Es konnte gezeigt werden, daß durch die stündliche Behandlung mit einem vernebelten Adrenalinracemat die Obstruktion der Luftwege aufgrund einer Laryngotracheobronchitis wirksam verbessert und damit die Intubationspflicht erniedrigt werden kann [118]. Die Anwendung von Kortikosteroiden (intravenöse Verabreichung von 0,5 bis 1,0 mg/kg Dexamethason) wird weiterhin kontrovers diskutiert. Eine endotracheale Intubation ist notwendig, wenn eine physische Erschöpfung auftritt, was sich in einem Anstieg des arteriellen $CO_2$-Partialdrucks äußert. Falls eine endotracheale Intubation indiziert ist, sollte ein kleinerer Tubus als normalerweise üblich benutzt werden, um das intubationsbedingte Ödem möglichst gering zu halten. Sollten auch kleinere Tubi im Bereich des subglottischen Raumes auf Widerstand stoßen, kann eine Tracheostomie notwendig werden. Obwohl eine Laryngotracheobronchitis im allgemeinen eine kurzdauernde Erkrankung ist, gibt es Hinweise darauf, daß Patienten mit dieser Erkrankung anamnestisch hyperreaktive Atemwege haben [119].

### 35.8.3 Intubationsbedingtes Larynxödem

Ein Larynxödem stellt bei Kindern eine mögliche Komplikation einer endotrachealen Intubation dar. Die Inzidenz ist bei Kindern zwischen dem 1. und 4. Lebensjahr am höchsten. Es liegen keine Studien vor, die die Ätiologie dieses Larynxödems nach einer Intubation untersucht haben, aber es scheinen einige prädisponierende Faktoren zu bestehen. Z.B. sind ein mechanisches Trauma der Atemwege während der endotrachealen Intubation und das Einführen eines zu dicht sitzenden Tubus mögliche Ursachen (120). Ein nennenswertes Larynxödem nach einer Intubation kann normalerweise dadurch vermieden werden, daß die Größe des Endotrachealtubus so gewählt wird, daß eine hörbare Leckage auftritt, wenn der Atemwegsdruck 15–25 cm $H_2O$ beträgt.

Ein Larynxödem nach einer Intubation wird dadurch behandelt, daß die Inspirationsgase angefeuchtet werden und daß stündlich ein verneblettes Adrenalinrazemat verabreicht wird. Diese Therapie wird solange durchgeführt, bis die Symptome nachlassen. Das Adrenalinracemat wird folgendermaßen dosiert: 0,05 ml/kg (maximal 0,5 ml) in 2,0 ml Kochsalz. Bei einem intubationsbedingten Larynxödem führen in den meisten Fällen 1–2 Behandlungen zu einer deutlichen Verbesserung. Eine Reintubation oder ein Tracheostoma sollten nur selten notwendig werden. Obwohl die einmalige intravenöse Verabreichung von Dexamethason (0,1–0,2 mg/kg) zur Prävention und Behandlung dieses Ödems eingesetzt wurde, ist die Wirksamkeit dieser Therapie nicht belegt.

### 35.8.4 Fremdkörperaspiration

Kommt es nach Eindringen eines Fremdkörpers in die Luftwege zu einer Atemwegsverlegung, so kann dies sehr unterschiedliche Auswirkungen haben. Bei einer kompletten Verlegung z. B. auf Höhe des Larynx oder der Trachea kann der Patient an einer Asphyxie versterben. Im anderen Extrem kann es bei Eindringen eines Fremdkörpers bis in die distalen Luftwege zu nur leichten Symptomen kommen, was jahrelang unbemerkt bleiben kann. Kinder im Alter von 1–3 Jahren sind aufgrund ihrer Neugierde und ihrer neuerworbenen Bewegungsmuster für solche Aspirationen am stärksten prädisponiert.

**Symptome**

Die üblichen klinischen Merkmale einer Fremdkörperaspiration sind Husten, pfeifende Atemgeräusche und eine Behinderung des Lufteintritts in das betroffene Lungensegment. Das Aspirat dringt zumeist in den rechten Hauptbronchus ein. Patienten mit einer Fremdkörperaspiration werden oft mit der Fehldiagnose einer Infektion der oberen Luftwege, eines Asthma bronchiale oder einer Pneumonie vorstellig. Eine Röntgenuntersuchung liefert, falls der aspirierte Gegenstand röntgendicht ist, den direkten Beweis. Falls der aspirierte Gegenstand strahlendurchlässig ist, kann der indirekte Beweis durch eine Überblähung des Lungenparenchnes distal des Fremdkörpers erbracht werden. Bei einer Röntgenaufnahme der Lunge in Exspirationsstellung kann die Überblähung deutlicher festgestellt werden. Es ist hilfreich, bei diesen Patienten den arteriellen Sauerstoffpartialdruck zu messen, um damit die Größe des intrapulmonalen Rechts-Links-Shunts aufgrund der Atemwegsobstruktion zu beurteilen.

Die Art des aspirierten Fremdkörpers kann den klinischen Verlauf beeinflussen. So sind z. B. Nüsse und verschiedene Gemüsepartikel für den Tracheobronchialbaum sehr irritierend. Bei der Aspiration von Nüssen kommt es auch häufig zu mehreren Aspirationsherden. Inerte Substanzen wie z. B. Plastikmaterialien sind relativ wenig reizend und verursachen nur eine geringe Entzündungsreaktion.

**Behandlung**

Die Behandlung eines aspirierten Fremdköpers besteht in dessen endoskopischer Entfernung [121]. Aufgrund der fortgeschrittenen Technologie der Fiberbronchoskopie sind die Effektivität und Sicherheit dieses Verfahrens auch für Kinder inzwischen erhöht. Am besten ist es, den Fremdkörper innerhalb von 24 Stunden zu entfernen. Wird der Fremdkörper länger als 24 Stunden in den Luftwegen belassen, besteht die Gefahr, daß das aspirierte Material im Bronchialsystem weiterwandert und eine Pneumonie oder eine bleibende Lungenerkrankung auslöst.

**Narkoseführung**

Wenige Krankheitsbilder verlangen vom Anästhesisten so viel Flexibilität wie ein Kind mit einem aspirierten Fremdkörper. Jeder Fall verlangt ein individuelles technisches Vorgehen, um der klinischen Situation gerecht zu werden. Die Technik der Narkoseeinleitung wird von der Schwere der Atemwegsobstruktion abhängen. Besteht eine Verlegung der Atemwege, so ist die Narkoseeinleitung nur mit Hilfe eines volatilen Anästhetikums und Sauerstoff sinnvoll. Sind die Atemwege weniger eingeengt, ist die Narkoseeinleitung mit einem Barbiturat und anschließender Verabreichung eines volatilen Anästhetikums eine akzeptable Vorgehensweise. Nachdem eine ausreichende Narkosetiefe erreicht ist, wird die direkte Laryngoskopie durchgeführt und der Larynx mit Lidocain (2–4 mg/kg) eingesprüht. Mit Hilfe dieser Lokalanästhesie kann ein Laryngospasmus während endoskopischer Manipulationen wirkungsvoll verhindert werden. Durch die intravenöse Verabreichung von Atropin (6 -10 μg/kg) oder Glykopyrrolat (3–5 μg/kg) kann die Gefahr einer Bradykardie aufgrund einer Vagusstimulation während der Endoskopie verringert werden. Muskelrelaxantien sollten während der Bronchoskopie am besten vermieden werden, denn eine Spontanatmung ist wünschenswert. Atmet das Kind während der endoskopischen Untersuchung spontan, hat der Untersucher mehr Spielraum und kann sich mehr Zeit lassen. Außerdem könnte die Anwendung eines positiven Atemwegdrucks die Wanderung des Fremdkörpers nach weiter distal begünstigen und damit die Extraktion erschweren. Hat der Fremdkörper zu einem Ventilmechanismus geführt, könnte die Anwendung einer Überdruckbeatmung außerdem eine Überblähung und möglicherweise einen Pneumothorax begünstigen. Während der Bronchoskopie wird die Anästhesie mit einem volatilen Anästhetikum und Sauerstoff aufrecht erhalten. Die Beatmung über das Bronchoskop kann wegen des hohen Widerstands, den das englumige Bronchoskop dem Gasfluß entgegensetzt, und dadurch, daß neben dem Bronchoskop oft viel Beatmungsgas entweicht, schwierig sein. Auch aus diesem Grund ist es wünschenswert, die Spontanatmung aufrechtzuerhalten. Eine Relaxierung mit Succinylcholin kann notwendig werden, wenn das Bronchoskop zusammen mit dem Fremdkörper herausgenommen werden muß, der Fremdkörper aber recht groß ist und sich deshalb nicht durch die sich bewegenden Stimmbänder entfernen läßt.

Mögliche Komplikationen, die während einer Bronchoskopie auftreten können, sind eine Atemwegsverlegung, ein Auseinanderbrechen des Fremdkörpers, eine arterielle Hypoxämie und eine Hyperkapnie. Eine Traumatisierung des Tracheobronchialbaumes durch den Fremdkörper und die instrumentelle Manipulation können zu einem subglottischen Ödem führen. Nach der Bronchoskopie kann durch die Inhalation eines vernebelten Adrenalin-Racemates und durch die intravenöse Verabreichung von Dexamethason das subglottische Ödem vermindert werden. Nach der Bronchoskopie sollte eine Röntgenaufnahme der Lunge durchgeführt werden, um eine eventuelle Atelektase oder einen Pneumothorax festzustellen. Eine Lagerungsdrainage und ein Abklopfen des Brustkorbes können den Sekretabtransport beschleunigen und die Gefahr einer nachfolgenden Infektion vermindern.

### 35.8.5 Papillomatosis des Larynx

Die Papillomatosis des Larynx ist der am häufigsten vorkommende gutartige Tumor des Larynx im Kindesalter [122]. Die wahrscheinlichste Ursache ist eine viral ausgelöste Gewebsreaktion. Eine maligne Entartung von juvenilen Papillomen ist selten, kann aber bei älteren Patienten vorkommen. Das häufigste Symptom einer Papillomatosis ist eine Veränderung des Klangcharakters der Stimme. Bei den meisten Kindern mit einer Papillomatosis äußern sich die Symptome vor dem 7. Lebensjahr. Bei über 40% der Patienten besteht eine gewisse Einengung der Atemwege. Die Papillome bilden sich normalerweise in der Pubertät spontan zurück.

#### Behandlung

Für die Behandlung der Papillomatosis des Kehlkopfes wurden verschiedene Behandlungsverfahren, wie zum Beispiel die chirurgische Abtragung, die Kryochirurgie, die lokale Anwendung von 5-Fluorouracil, die Verabreichung von Interferon und die Laserabtragung angewand. Da diese Erkrankung letztendlich selbstheilend ist, müssen komplikationsträchtige Therapieverfahren vermieden werden. Zum Beispiel kann es nach einer Tracheostomie zu einer Aussaat in die distalen Luftwege kommen. Die chirurgische Therapie durch Laserkoagulation wurde mit Erfolg angewandt. Da die Papillome rezidivieren, ist jedoch bis zum Eintritt der Spontanheilung eine häufige Laserkoagulation nötig.

#### Narkoseführung

Die Narkoseführung zur Entfernung von Papillomen des Kehlkopfes hängt davon ab, wie stark die Luftwege eingeengt sind. Bei einer schweren Atemwegsobstruktion wird eine Wachintubation empfohlen. Kinder mit einer schweren Atemwegsobstruktion sollten keine Muskelrelaxantien zur endotrachealen Intubation erhalten. Bei einigen Patienten kann der Glottiseingang in der Tat nur während der Spontanatmung des Kindes identifiziert werden. Ein starres Bronchoskop sollte jederzeit bereitliegen, da es bei einigen Kindern nur damit gelingt, die Atemwege freizuhalten. Es muß berücksichtigt werden, daß bei einigen Patienten das Ausmaß der Atemwegsobstruktion zwischen den einzelnen operativen Eingriffen erheblich variieren kann.

Die Einleitung und Aufrechterhaltung der Narkose wird am besten mit einem volatilen Anästhetikum, das zusammen mit einer hohen inspiratorischen Sauerstoffkonzentration verabreicht wird, durchgeführt. Die chirurgische Therapie der Papillomatosis wird normalerweise unabhängig davon, ob eine Laserkoagulation oder eine Zangenexzision vorgenommen wird, als mikrolaryngoskopischer Eingriff durchgeführt. Während der Mikrolaryngoskopie dürfen sich die Stimmbänder nicht bewegen. Um akzeptable Operationsbedingungen zu erzielen, ist eine Muskelrelaxierung oder eine tiefe Narkose notwendig. Mittellang wirkende Muskelrelaxantien, wie Vecuronium oder Atracurium, sind hierzu nützlich. Um zufriedenstellende Operationsbedingungen zu erreichen, wurde von einigen Autoren zusätzlich zu einem Inhalationsanästhetikum intravenös Procain (1 mg/kg × min) verabreicht [123]. Ein blockbarer Endotrachealtubus, der kleiner als ein normalerweise benötigter Tubus ist, sollte für die endotracheale Intubation verwendet werden. Hierdurch kann die Glottis durch den HNO-Kollegen besser beurteilt werden. In einigen Fällen kann eine apnoische Oxygenation und eine zeitweilige Entfernung des Endotrachealtubus notwendig werden. Bei der Laserabtragung der Papillome sollten die für Laser üblichen Sicherheitsvorkehrungen beachtet werden. Dazu gehören, daß der Endotrachealtubus mit einem metallbeschichteten Band umwickelt, die Tubusmanschette mit Kochsalzlösung geblockt und das Gesicht und die Augen des Patienten geschützt werden. Nach der Abtragung der Papillome sollte der Endotrachealtubus erst enfernt werden, wenn die Kinder ganz wach sind und eine eventuelle Blutung im Kehlkopfbereich zum Stillstand gekommen ist. Nach der Extubation können die Inhalation eines vernebelten Adrenalinracemates und die intravenöse Verabreichung von Dexamethason ein subglottisches Ödem vermindern.

### 35.8.6 Lungenabszeß

Ein Lungenabszeß ist bei Kindern zumeist die Folge einer Aspiration von Sekreten, die krankheitserregende Bakterien enthielten. Außerdem kann selten auch eine tumorbedingte Bronchialobstruktion zu einem Lungenabszeß distal der Atemwegsverlegung führen.

Bei den Fällen, die nicht auf eine Antibiotikatherapie ansprechen, ist die chirurgische Exzision der Abszeßhöhle indiziert. Bei einem chirurgischen Vorgehen besteht jedoch das Risiko, daß der Lungenabszeß platzt und der Bronchialbaum mit großen Mengen von purulentem Material überschwemmt wird. Hierdurch kann es zu einer rapiden Verschlechterung der Ventilation und Oxygenierung und zur Ausbildung von Abszessen in bisher nicht betroffenen Anteilen der Lunge kommen. Eine Isolierung des betroffenen Lungenlappens oder der betroffenen Lunge ist wünschenswert, um dieses Risiko zu minimieren. Entsprechende Größen eines Doppellumentubus oder eines Bronchusblocks sind für den Einsatz bei Kindern nicht immer verfügbar [124]. Der betroffene Lungenlappen kann auch mit Hilfe eines Fogarty-Katheters, der unter direkter Sicht durch ein Beatmungsbronchoskop eingeführt wird, effektiv ausgeschaltet werden [125]. Nachdem der Ballon des Fogarty-Katheters aufgeblasen ist, wird ein Endotrachealtubus in den Hauptbronchus der gesunden Lunge eingeführt. Durch dieses Vorgehen kann die gesunde Lunge geschützt und der betroffene Lungenlappen der erkrankten Lunge isoliert werden. Hohe inspiratorische Sauerstoffkonzentrationen sind nötig, da es bei der Ein-Lungen-Anästhesie zu einer Zunahme des intrapulmonalen Rechts-Links-Shunts kommt, wodurch der arterielle Sauerstoffpartialdruck abfällt. Die arteriellen $CO_2$-Partialdrucke werden bei der Ein-Lungen-Anästhesie nicht beeinflußt, falls ein entsprechendes Atemminutenvolumen aufrechterhalten wird.

## 35.9 Jeune-Krankheit

Die Jeune-Krankheit ist eine autosomal-rezessiv vererbte Erkrankung, bei der es eine Neugeborenenform (mit einer zur Asphyxie führenden Thoraxdeformität) und eine kindliche Form (mit diffuser interstitieller Fibrose der Nieren) gibt. Bei der Neugeborenenform verhindert die Deformität der Thoraxwand eine normale interkostale Atmung, und es kommt zu einem Versagen der respiratorischen Funktion. Es ist zu erwarten, daß die Lungenvolumina erniedrigt sind. Es können eine Lungenhypoplasie und eine pulmonale Hypertension bestehen. Selbst wenn diese Kinder in Ruhe einen normalen Sauerstoffpartialdruck aufweisen, neigen sie bei Belastung aufgrund der asynchronen Thorax- und Bauchbewegungen zur Ausbildung einer schweren arteriellen Hypoxämie. Die Folge einer chronischen arteriellen Hypoxämie ist ein Cor pulmonale. Zusätzlich wurden eine Leberfibrose und eine myokardiale Insuffizienz beobachtet.

Bei diesen Kindern kann für eine Thorakoplastik, eine Nierentransplantation, eine Bronchoskopie oder eine Tracheostomie eine Narkose notwendig werden [126].

Auch ältere Kinder, die sich einer Nierentransplantation unterziehen müssen, haben die typischen Thoraxdeformitäten, obwohl sie weniger schwer ausgebildet sind als bei Neugeborenen. Während der intraoperativen Phase sollten die Atemwegsspitzendrucke möglichst niedrig gehalten werden, um die Gefahr eines Barotraumas zu minimieren. Bei der Auswahl der Narkosemedikamente sollten ihre Auswirkungen auf die Lungenfunktion, das kardiovaskuläre System und die Nierenfunktion berücksichtigt werden. Kinder, die sich einer Thorakoplastik unterziehen müssen, benötigen oft eine langfristige maschinelle Beatmung.

## 35.10 Maligne Hyperthermie

Die maligne Hyperthermie (MH) ist ein klassisches Beispiel einer pharmakogenetischen Erkrankung [127]. Empfindliche Patienten besitzen eine genetische Prädisposition zur Entwicklung dieser Krankheit, die sich erst manifestiert, wenn sie Triggersubstanzen ausgesetzt werden. Triggersubstanzen sind bestimmte Medikamente oder Streßfaktoren. Zuerst wurde angenommen, daß die maligne Hyperthermie einen geschlechtsunabhängigen, autosomal-dominanten Vererbungsmodus mit einer verminderten Penetranz und einer variablen Expressivität aufweist. Im Moment geht man davon aus, daß eine polygene Vererbung vorliegt und daß der Vererbungsmodus sowohl rezessiv als auch dominant sein kann. Empfindliche Patienten sollten über die möglichen Gefahren einer malignen Hyperthermie sorgfältig aufgeklärt werden. Die Inzidenz einer malignen Hyperthermie wird bei Kindern auf 1:12 000 und bei Erwachsenen auf 1:40 000 Narkosen geschätzt [128]. Die Inzidenz ist höher, wenn Succinylcholin mit anderen Triggersubstanzen zusammen eingesetzt wird [129]. Die Inzidenz hängt offensichtlich von der geographischen Lage ab, denn die Erkrankung tritt in bestimmten Gebieten häufiger auf. Die maligne Hyperthermie tritt normalerweise bei Kindern und jungen Erwachsenen auf, aber es wurden auch Erkrankungsfälle in den extremen Altersbereichen (zwischen dem 2. Lebensmonat und 70 Jahren) berichtet. Bei zwei Dritteln der empfindlichen Patienten zeigt sich dieses Syndrom während der ersten Narkose und bei dem restlichen Drittel während späterer Narkosen.

### 35.10.1 Pathophysiologie

Die Pathophysiologie der malignen Hyperthermie ist nicht endgültig geklärt. Der Defekt scheint im Bereich des Erregungs- und Kontraktionsablaufs der Skelettmuskulatur sowie der myoplasmatischen Kalziumkonzentration zu liegen. Während der normalen Muskelkontraktion wird Kalzium z. B. aus dem Sarkolemm und dem sarkoplasmatischen Retikulum in das Myoplasma freigesetzt. Dieser Kalziumanstieg blockiert das Inhibitorprotein Troponin. Die Hemmung von Troponin ermöglicht die Interaktion der Aktin- und Myosinfilamente, wodurch es zur Muskelkontraktion kommt. Wenn aufgrund der Wiederaufnahme des Kalziums in das sarkoplasmatische Retikulum die Kalziumkonzentration im Myoplasma abfällt, wird die Kontraktion unterbrochen. Bei einer malignen Hyperthermie führt die Exposition gegenüber Triggersubstanzen zu einer verminderten Wiederaufnahme des Kalziums. Als Folge dessen bleibt die Kalziumkonzentration im Myoplasma erhöht und die Muskelkontraktionen bleiben bestehen. Diese anhaltenden Kontraktionen sind mit den Anzeichen eines gesteigerten Metabolismus, wie z. B. einer Azidose und einer gesteigerten Wärmeproduktion, verbunden. Zusätzlich kommt es zu einer Funktionsstörung des Sarkolemms, wodurch es zu einem Austritt von intrazellulären Bestandteilen aus der Muskelzelle kommt.

### 35.10.2 Symptome

Die maligne Hyperthermie ist durch einen gesteigerten Metabolismus (bis zum Zehnfachen des Normalwertes) gekennzeichnet. Die klinischen Symptome dieser Erkrankung sind unspezifisch und umfassen eine Tachykardie, eine Tachypnoe, eine arterielle Hypoxämie, eine Hyperkapnie, eine metabolische und respiratorische Azidose, eine Hyperkaliämie, kardiale Rhythmusstörungen, eine Hypotension und eine Muskelrigidität (Trismus oder Masseterkrampf) nach Verabreichung von Succinylcholin sowie eine Erhöhung der Körpertemperatur.

Die Frühsymptome einer malignen Hyperthermie sind durch den enormen Anstieg des Metabolismus bedingt. Frühzeitig kommt es zu einer Steigerung der $CO_2$-Produktion. Daher ist eine endexspiratorische $CO_2$-Überwachung mit einem Kapnometer oder einem Massenspektrometer sehr wichtig [130]. Eine Tachykardie ist ebenfalls ein Frühzeichen der malignen Hyperthermie. Die Tachykardie ist sowohl die Folge einer Adrenalin- und Noradrenalinfreisetzung als auch die Folge einer metabolischen und respiratorischen Azidose. Herzrhythmusstörungen wie ein Bigeminus, multifokale ventrikuläre Extrasystolen und eine ventrikuläre Tachykardie können ebenfalls auftreten, insbesondere wenn es gleichzeitig zu einer Hyperkaliämie kommt. Die Hautveränderungen können von einer vasodilatationsbedingten Rötung bis zu einer starken vasokonstriktionsbedingten Blässe reichen.

Empfindliche Patienten können nach der Verabreichung von Succinylcholin einen Krampf der Massetermuskulatur entwickeln. Dieser Muskelspasmus kann so stark ausgeprägt sein, daß es unmöglich ist, den Mund zu öffnen, um eine direkte Laryngoskopie für die endotracheale Intubation durchzuführen. Im Gegensatz dazu sind bei anderen Patienten die medikamentös verursachten Muskelkrämpfe mild und passager oder fehlen ganz. Eine Muskelrigidität nach Verabreichung von Succinylcholin sollte jedoch als Zeichen dafür gewertet werden, daß die Entwicklung einer malignen Hyperthermie droht. Bei 50% der Patienten, bei denen sich ein Masseterspasmus entwickelt, werden im Rahmen einer späteren Muskelbiopsie Zeichen für eine Empfindlichkeit gegenüber maligner Hypothermie gefunden [131]. Das Auftreten einer generalisierten Muskelrigidität während einer Narkose, bei der Halothan und/oder Succinylcholin verabreicht wird, scheint ein spezifischerer Hinweis auf eine Empfindlichkeit für eine maligne Hyperthermie zu sein als ein Masseterkrampf nach der Verabreichung von Succinylcholin [132]. Bei allen Patienten, bei denen die Konzentration der Plasma-Kreatinin-Kinase nach einem succinylcholinbedingten Masseterkrampf über 20 000 IU/l beträgt, zeigt die Muskelbiopsie eine MH-Empfindlichkeit [131].

Ein Anstieg der Körpertemperatur ist oft ein spätes Zeichen einer malignen Hyperthermie. Die Diagnose einer malignen Hyperthermie sollte auf keinen Fall von einem Anstieg der Körpertemperatur abhängig gemacht werden. Dennoch kann die Körpertemperatur sehr steil ansteigen, z.B. um 0,5 °C alle 15 Minuten und es kann eine Körpertemperatur bis zu 46 °C auftreten.

Die arterielle und zentralvenöse Blutgasanalyse zeigen eine arterielle Hypoxämie, eine Hyperkapnie (100–200 mm/Hg), eine respiratorische und metabolische Azidose (Ph 7,15–6,80) sowie eine stark erniedrigte zentralvenöse Sättigung. In frühen Stadien des Krankheitsverlaufes kann eine Hyperkaliämie auftreten. Die Kalium-Plasma-Konzentration kann aber sehr schnell wieder abfallen, nachdem sich die Temperatur wieder normalisiert hat. Die Plasmakonzentrationen der Transaminasen und der Kreatininkinase sind in der Regel stark erhöht, obwohl die Maximalkonzentrationen erst später als 12–24 Stunden nach einem akuten Ereignis auftreten. Die Myoglobinkonzentrationen in Plasma und Urin (der Urin wird dadurch ähnlich wie durch Hämoglobin verfärbt) sind ebenfalls erhöht, was auf eine massive Rhabdomyolyse hinweist. Zu den Spätkomplikationen einer unbehandelten malignen Hyperthermie gehören eine disseminierte intravasale Gerinnung, ein Lungenödem und ein akutes Nierenversagen. Schädigungen des zentralen Nervensystems können sich als Erblindung, Krämpfe, Koma oder Lähmungen äußern.

### 35.10.3 Therapie

Die erfolgreiche Therapie einer malignen Hyperthermie hängt von der frühzeitigen Diagnosestellung und einem sinnvollen therapeutischen Vorgehen ab. Die Bereithaltung entsprechender Medikamente an einem zentral gelegenen Platz innerhalb des Operationstrakts hilft kostbare Zeit sparen. Die Behandlung der malignen Hyperthermie kann in eine ätiologische und symptomatische Therapie unterteilt werden. Die ätiologische Behandlung zielt auf die Beseitigung des zugrunde liegenden kausalen Pathomechanismus ab. Die symptomatische Therapie versucht, die Nierenfunktionen aufrecht zu erhalten und die Hyperthermie, die Azidose und die arterielle Hypoxämie zu beseitigen.

### Ätiologische Behandlung

Dantrolene ist, intravenös verabreicht, das einzige Medikament, das eine zuverlässige Wirkung bei der Behandlung der malignen Hyperthermie aufweist [127, 133]. Die stete Verfügbarkeit von intravenös zu verabreichenden Dantrolenepräparaten hat die Mortalität der malignen Hyperthermie von über 70% auf ungefähr 10% gesenkt [129]. Es ist nicht klar, an welcher Stelle Dantrolene wirkt. Es greift jedoch distal der Motoneurone an. Von Dantrolene wird angenommen, daß es entweder über eine Hemmung der Kalziumfreisetzung aus dem sarkoplasmatischen Retikulum oder durch einer Erhöhung der Kalziumaufnahme in das sarkoplasmatische Retikulum die Kontraktion der Muskulatur blockiert. Dantrolene beeinflußt weder das Membranpotential noch die elektrische Erregbarkeit der Skelettmuskulatur, noch die neuromuskuläre Übertragung. Die Plasmahalbwertszeit von Dantrolene beträgt nach intravenöser Verabreichung ca. 5 Stunden. Dantrolene wird in der Leber langsam metabolisiert; die Metabolite werden über den Urin ausgeschieden.

Die Behandlung einer akuten Episode einer malignen Hyperthermie besteht in der raschen intravenösen Verabreichung von 1–2 mg/kg Dantrolene, das vorher mit Aqua destillata aufgelöst werden muß. Diese Dosis wird, abhängig vom Temperaturverhalten des Patienten, alle 5–10 Minuten bis zu einer Maximaldosierung von 10 mg/kg wiederholt. Normalerweise werden 2–5 mg/kg Dantrolene für die Behandlung eines akuten Ereignisses benötigt. Um einem möglichen Rezidiv einer malignen Hyperthermie vorzubeugen, sollte die Dantrolenetherapie auch in der postoperativen Phase weitergeführt werden. Ein Therapieschema besteht darin, 1–2 mg/kg Dantrolene alle 4–6 Stunden noch über mindestens 24 Stunden zu verabreichen, nachdem sich das akute Ereignis zurückgebildet hat. Ein alternatives Behandlungsregime besteht in der oralen Verabreichung von 4 mg/kg × Tag Dantrolene für 2–4 Tage.

### Symptomatische Therapie

Die symptomatische Therapie der malignen Hyperthermie besteht darin, die Zufuhr von Inhalationsanästhetika sowie den chirurgischen Eingriff sofort zu unterbrechen. Unter keinen Umständen dürfen volatile Anästhetika unter der falschen Vorstellung weiterverabreicht werden, daß eine anästhetikainduzierte Vasodilatation die Kühlung erleichtern oder hohe Konzentrationen dieser Medikamente den Stoffwechsel reduzieren würden. Der Patient muß mit 100% Sauerstoff hyperventiliert werden und aktive Kühlmaßnahmen müssen eingeleitet werden. Die aktive Kühlung kann durch eine Oberflächenkühlung oder eine Spülung des Magens und der Blase mit einer kalten kristalloiden Lösung durchgeführt werden. Auch die über einen periphervenösen Katheter verabreichten Lösungen sollten gekühlt sein. Es wurde auch die Kühlung durch eine extrakorporale Zirkulation mittels eines Wärmeaustauschers beschrieben [134]. Die Kühlung ist zu unterbrechen, wenn die Körpertemperatur 39 °C erreicht. Andere symptomatische Therapiemaßnahmen umfassen eine intravenöse Infusion von Natriumbikarbonat (um die metabolische Azidose auszugleichen), eine Volumenzufuhr in Form von isotoner Kochsalzlösung und die Verabreichung eines Osmodiuretikums oder eines Schleifendiuretikums, um eine Urinproduktion von 1–2 ml/kg × h aufrecht zu erhalten. Durch die Verabreichung von Glukose und einer entsprechenden Menge an Insulin kann eine exogene Energiequelle bereit gestellt werden, um die entleerten Energiespeicher des Gehirns wieder aufzufüllen. Gelingt es nicht, eine Urinausscheidung aufrechtzuerhalten, kann es aufgrund einer Ablagerung von Myoglobin in den Nierentubuli zu einem akuten Nierenversagen kommen. Lokalanästhetika sowohl vom Ester- als auch vom Amidtyp können zur Behandlung von ventrikulären Arrhythmien, die während einer malignen Hyperthermie auftreten können, eingesetzt werden.

Nachdem sich der Patient von einer akuten MH-Krise erholt hat, sollte er auf einer Intensivstation für 24–48 Stunden engmaschig überwacht werden. Die Urinausscheidung, die arteriellen Blutgase, der pH und die Konzentrationen der Serumelektrolyte sollten häufig bestimmt werden. Es muß beachtet werden, daß es auf der Intensivstation trotz Vermeidung von offensichtlichen Triggermechanismen zu einem erneuten Auftreten einer malignen Hyperthermie kommen kann [135].

### 35.10.4 Erfassung von MH-empfindlichen Patienten

Es ist sehr wichtig, MH-empfindliche Patienten vor Durchführung einer Narkose zu erfassen. Es sollte daher eine detaillierte medizinische und familiäre Anamnese unter besonderer Berücksichtigung von früheren Anästhesieerfahrungen durchgeführt werden. Frühere problemlose Narkosen bedeuten nicht zwangsläufig, daß der Patient nicht empfindlich für eine maligne Hyperthermie ist. Eine Streßsituation ist ein häufiger Triggermechanismus der malignen Hyperthermie bei Tieren. Dies wurde auch für den Menschen berichtet [136]. Aus diesem Grunde kann es sinnvoll sein, die Reaktionen des Patienten auf körperliche Anstrengung zu erfragen. Die klinische Untersuchung sollte sich auf das muskuloskelettale und kardiale System konzentrieren. Zwei verschiedene myopathische Syndrome sind z.B. mit einer erhöhten Neigung für eine maligne Hyperthermie vergesellschaftet. Das eine myopathische Syndrom ist durch einen Schwund des distalen und eine Hypertrophie des proximalen Endes des Musculus quadriceps femoris gekennzeichnet. Das andere myopathische Syndrom ist durch Kryptorchismus, Hühnerburst, Kyphose, Lordose, Ptosis und hypoplastischen Unterkiefer gekennzeichnet. Die Inzidenz einer malignen Hyperthermie ist auch bei Patienten mit einer Muskeldystrophie des Typs Duchenne (vgl. Kapitel 28) erhöht. Eine maligne Hyperthermie wurde auch bei Patienten mit einem Burkitt-Lymphom, einer Osteogenesis imperfecta, einer Myotonia congenita, einem malignen neuroleptischen Syndrom und einer Meningomyelozele beschrieben [137, 138]. Es gibt auch Hinweise, daß bei MH-empfindlichen Patienten die Herzmuskulatur beeinträchtigt ist. Von kardialer Seite finden sich bei diesen Patienten oft ventrikuläre Rhythmusstörungen und ein pathologischer Befund bei der Radionukliduntersuchung des Myokards.

Bei MH-empfindlichen Patienten sollte die Kreatinkinase gemessen werden. Bei ungefähr 70% dieser Patienten ist die Plasmakonzentration der Kreatinkinase in Ruhe erhöht. Andererseits gibt es aber in MH-empfindlichen Familien Familienmitglieder, die normale Kreatinkinase-Spiegel haben [139]. Auch andere Zustände wie eine Muskeldystrophie oder ein Muskeltrauma führen zu einer Erhöhung des Kreatinkinase-Spiegels. Aus diesen Gründen ist die Messung des Kreatinkinase-Spiegels kein endgültig beweisender Screening-Test für die maligne Hyperthermie. Bei 50% der MH-empfindlichen Patienten bestehen elektromyographische Veränderungen [127]. Hierbei können gehäuft polyphasische Aktionspotentiale und Fibrillationspotentiale festgestellt werden. Aber auch elektromyographische Untersuchungen sind nicht beweisend.

Nur mittels Muskelbiopsien aus der quergestreiften Muskulatur und anschließender in-vitro-Untersuchungen der isometrischen Kontraktion dieser Muskelfasern kann eine Empfindlichkeit für eine maligne Hyperthermie bewiesen werden (127). Die Muskelbiopsien werden typischerweise unter Lokal- oder Regionalanästhesie aus dem Musculus quadriceps femoris am Oberschenkel entnommen. Histologische Veränderungen der Skelettmuskulatur sind für eine Disposition zur malignen Hyperthermie nicht beweisend. Bei den quergestreiften Muskelproben muß unter dem Einfluß von Koffein, Halothan oder beiden Medikamenten die isometrische Kontraktion untersucht werden. Koffein und Halothan erzeugen bei Patienten, die für eine maligne Hyperthermie empfindlich sind, eine verstärkte Kontraktion der quergestreiften Muskelfasern. Da es hier einige Überlappungen zwischen gesunden und MH-empfindlichen Patienten gibt, sollten diese Untersuchungen von einem etablierten Labor streng nach den Richtlinien der «European Malignant Hyperpyrexia Group» durchgeführt werden.

## 35.10.5 Narkoseführung

Von keinem Anästheorieverfahren konnte nachgewiesen werden, daß es bei MH-empfindlichen Patienten absolut sicher ist. Dennoch sollten gewisse Richtlinien bei der Betreuung dieser Patienten befolgt werden. Dantrolene sollte in einer Dosierung von 2,5 mg/kg kurz vor Narkoseeinleitung über 15–30 Minuten verabreicht werden [140]. Die orale Prophylaxe mit Dantrolene ist nicht sinnvoll, da durch dieses Vorgehen eine maligne Hyperthermie nicht immer vermieden werden kann und die auftretenden Nebenwirkungen (Sedierung, Muskelschwäche, Übelkeit) bei wachen Patienten unerwünscht sind [141, 142]. Bleiben intraoperativ die Anzeichen einer malignen Hyperthermie aus, so ist es in der Regel nicht notwendig, Dantrolene in der postoperativen Phase weiterhin zu verabreichen.

Patienten, die für eine maligne Hyperthermie empfindlich sind, sollten vor der Narkoseeinleitung gut sediert werden. Die Verabreichung von Phenothiazinen sollte jedoch vermieden werden, da diese Medikamente die Freisetzung von Kalzium aus dem sarkoplasmatischen Retikulum stimulieren können. Bei der präoperativen Medikation sollten keine Anticholinergika verabreicht werden, um eine Veränderung der Herzfrequenz und der Wärmeabgabe zu vermeiden. Ansonsten könnten Interpretationsschwierigkeiten auftreten. Alle Vorbereitungen für die Behandlung einer malignen Hyperthermie müssen vor Narkoseeinleitung abgeschlossen sein (vgl. Abschnitt: Therapie). Zu den Medikamenten, die eine maligne Hyperthermie auslösen können, gehören volatile Anästhetika, Succinylcholin und d-Tubocurarin (Tab. 35.13). An-

**Tab. 35.13:** Medikamente, die eine maligne Hyperthermie auslösen können:

| | |
|---|---|
| Halothan | Succinylcholin |
| Enfluran | d-Tubocurarin |
| Isofluran | Gallamin (?) |

dere Medikamente, die auch vermieden werden sollten, sind Kalzium und Kalium. Medikamente, die bei diesen Patienten als sicher betrachtet werden, sind Barbiturate, Opioide, Benzodiazepine, Ketamin, Droperidol, Pancuronium und mittellang wirkende Muskelrelaxantien (Tab. 35.14). Auch Lachgas kann vermutlich

**Tab. 35.14:** Medikamente, deren Anwendung bei MH-empfindlichen Patienten als sicher betrachtet werden

| | |
|---|---|
| Barbiturate | Pancuronium |
| Opioide | Atracurium |
| Benzodiazepine | Vecuronium |
| Ketamine | Cholinesterasehemmer |
| Droperidol | Anticholinergika |
| Lachgas | Sympathomimetika |
| | Lokalanästhetika |

als sicheres Medikament bei diesen Patienten eingesetzt werden, obwohl es beim Auftreten einer malignen Hyperthermie beteiligt war [141]. Es ist denkbar, daß Lachgas aufgrund seiner Fähigkeit, das sympathische Nervensystem zu stimulieren, den Verlauf einer malignen Hyperthermie indirekt beeinflussen könnte. Die Antagonisierung von nicht-depolarisierenden Muskelrelaxantien ist nicht als Triggermechanismus für eine maligne Hyperthermie anzusehen. Vasopressoren, Digitalis und Methylxanthine können eingesetzt werden, wenn spezielle Indikationen für ihre Verabreichung bestehen. Es gibt bisher keine Studien, die belegen, daß Spuren von volatilen Anästhetika, insbesondere Halothan, die von vorher eingesetzten Narkosegeräten abgegeben werden, eine maligne Hyperthermie auslösen können. Dennoch plädieren einige für den Einsatz eines Narkosegeräts bei diesen Patienten, mit dem noch nie ein volatiles Anästhetikum verabreicht wurde. Eine praktischere und akzeptablere Alternative würde darin bestehen, ein übliches Narkosegerät zu verwenden, das 1. ein neues Kreissystem besitzt, 2. neue $CO_2$-Absorber hat, 3. bei dem der Verdampfer entfernt wurde und 4. bei dem vor Einsatz des Gerätes über 12 Stunden ein kontinuierlicher Sauerstofffluß von 3–5 l/min durchgeströmt war.

Eine Regionalanästhesie ist eine sinnvolle und akzeptable Narkoseform bei MH-empfindlichen Patienten. In der Vergangenheit wurde empfohlen, Lokalanästhetika vom Amidtyp zu vermeiden, da man meinte, daß diese Medikamente eine maligne Hyperthermie bei empfindlichen Patienten auslösen könnten. Diese Meinung scheint sich jedoch zu ändern: Lokalanästhetika vom Ester- und vom Amidtyp werden zur Durchführung einer Regional- oder Lokalanästhesie als akzeptabel angesehen [143, 144]. Eine Lokalanästhesie kann z.B. für eine Muskelbiopsie bei diesen Patienten notwendig werden. Es muß aber beachtet werden, daß eine Regionalanästhesie MH-empfindliche Patienten nicht vor einer durch Streß ausgelösten MH-Krise schützen kann. Aus diesem Grunde sollten diese Patienten während der Regionalanästhesie entsprechend anxiolytisch therapiert werden.

## 35.11 Familiäre Dysautonomie

Die familiäre Dysautonomie (Riley-Day-Syndrom) ist eine seltene erbliche Erkrankung, die fast ausschließlich bei Kindern gefunden wird, die von osteuropäischen Juden abstammen (vgl. Kapitel 28). Unter nordamerikanischen Juden sind ungefähr 2% heterozygote Überträger, wodurch sich eine Krankheitsinzidenz von ungefähr 1 pro 10000 Lebendgeborenen ergibt. Ungefähr 50% dieser Kinder sterben im Alter von 4 Jahren, normalerweise an den Folgen einer respiratorischen Komplikation. Dennoch haben inzwischen viele erkrankte Kinder aufgrund einer besseren Kenntnis dieser Krankheit und ihrer Behandlung bis ins Erwachsenenalter überlebt.

### 35.11.1 Symptome

Eine Funktionsstörung des autonomen Nervensystems ist das wichtigste Merkmal einer familiären Dysautonomie. Exzessiver Speichelfluß aus dem Mund, Fütterungsprobleme und wiederholte Aspirationen sollten bei Kindern jüdischer Herkunft an die Möglichkeit dieser Krankheit denken lassen. Die sich bei älteren Kindern einstellenden Symptome können ein verzögertes Wachstum, eine verzögerte motorische Entwicklung, periodische Episoden von Erbrechen, Schmerzunempfindlichkeit, emotionale Labilität und eine stark beeinträchtigte Kontrolle der Körpertemperatur umfassen. Die Zunge ist aufgrund der fehlenden Papillae fungiformes glatt. Die Schmerzempfindung ist drastisch eingeschränkt. Häufig ist eine schmerzlose Verletzung, wie z.B. eine Fraktur oder Verbrennung, erinnerlich. Bei diesen Patienten wurden schon Spalthauttransplantate ohne Narkose entnommen. Eine Empfindungslosigkeit der Hornhaut und das Fehlen von Tränen prädisponieren zu Hornhautulzera. Das Geschmacks- und Wärmeempfinden sind stets gestört. Diese Patienten können z.B. normal temperiertes Leitungswasser nicht von Eiswasser unterscheiden.

Eine Labilität der Gefäßregulation ist durch einen labilen Hypertonus und durch eine orthostatische Hypotension mit auftretenden Synkopen gekennzeichnet. Die orthostatische Hypotension kann durch eine gestörte Aktivität der Barorezeptorreflexe und/oder eine ungenügende Freisetzung von Noradrenalin bedingt sein. Die Untersuchungen auf Noradrenalin- und Adrenalinabfallprodukte im Urin weisen auf eine unzureichende endogene Katecholaminproduktion mit einer Verlagerung zu den Vorstufen der Homovanillinsäure hin. Ältere Kinder können als Reaktion auf emotionalen Streß mit einer Hypertension, einer Hyperthermie und einer Vasokonstriktion reagieren, was vermutlich eine verstärkte Reaktion auf endogene Katecholamine darstellt. Eine exogene Zufuhr von Noradrenalin führt zu einem verstärkten Blutdruckanstieg und einer gleichzeitigen Tachykardie. Das Ausbleiben einer reflektorischen Bradykardie ist bei diesen Patienten am wahrscheinlichsten durch eine verminderte Aktivität des parasympathischen Nervensystems bedingt.

Die neurologischen Störungen bei Patienten mit einer familiären Dysautonomie äußern sich in einer schlechten motorischen Koordination und in dem Fehlen der tiefen Sehnenreflexe. Die Artikulation ist gestört. Der Würgereflex und die Motilität des Ösophagus sind deutlich abgeschwächt, wodurch die Patienten zu Aspirationen neigen. Bei nahezu 90% dieser Kinder kommt es zur Ausbildung einer Kyphoskoliose, was durch die neuromuskuläre Störung bedingt ist. Eine schwere Kyphoskoliose kann zu einer restriktiven Lungenerkrankung und im Extremfall zu einer Ventilations-/Perfusionsstörung und einer pulmonalen Hypertension führen. Ungefähr 40% der Patienten weisen in der Anamnese ein Krampfleiden auf. 60% davon sind Fieberkrämpfe. Die ventilatorische Veränderung bei einer arteriellen Hypoxämie und Hyperkapnie ist deutlich abgeschwächt. Eine emotionale Labilität und ein unausgereiftes, unselbständiges Verhaltensmuster sind charakteristisch. Eine leichte geistige Retardierung scheint weniger ein primäres Merkmal dieser Erkrankung zu sein, als vielmehr Folge der chronischen Erkrankung, der gestörten motorischen Koordination und der sensorischen Deprivation.

Phasen von schwerem, rezidivierendem Erbrechen sind ein häufiger Grund für die stationäre Einweisung von Kindern mit einer familiären Dysautonomie. Es kommt typischerweise zu schwallartigem Erbrechen. Das Erbrechen kann über einen Zeitraum von 1–5 Tagen alle 15–20 Minuten auftreten und wird von Hypertension und Schweißausbruch begleitet. Während dieser Phasen kann es zu einer Dehydratation und zu einer Aspiration von erbrochenem Mageninhalt kommen. 25% dieser Episoden werden durch eine Hämatemesis kompliziert und gelegentlich ist eine chirurgische Intervention nötig. Die intramuskuläre Verabreichung von Chlorpromazin (0,5–1 mg/kg) ist zur Angstminderung und zur Senkung des Blutdrukkes geeignet. Chlorpromazin hat außerdem eine antiemetische Wirkung.

Die Regulation der Körpertemperatur ist bei Kindern mit familiärer Dysautonomie stark schwankend. Die am frühen Morgen gemessene Temperatur kann 35 °C oder weniger betragen. Auf der anderen Seite können leichte Infektionen eine deutliche Erhöhung der Körpertemperatur und das Auftreten von Fieberkrämpfen auslösen. Dagegen können schwere Infektionen ohne Fieberreaktion ablaufen.

## 35.11.2 Narkoseführung

Die Durchführung einer Narkose bei Kindern mit einer familiären Dysautonomie ist mit einem vertretbaren Risiko verbunden [145]. Die präoperative Einschätzung sollte sich auf die Lungenfunktion konzentrieren. Die Bestimmung der Blutgase und die Durchführung von Lungenfunktionstests sind insbesondere bei der Vorbereitung von Patienten für die chirurgische Korrektur einer Kyphoskoliose wichtig. Der Flüssigkeits- und Elektrolytstatus muß sorgfältig beurteilt werden, insbesondere bei Kindern, bei denen eine Phase des Erbrechens vorliegt.

Eine intramuskuläre Verabreichung von Chlorpromazin (0,5–1.0 mg/kg) wurde sehr häufig für die medikamentöse Prämedikation bei Kindern mit familiärer Dysautonomie eingesetzt. Eine durch Chlorpromazin bedingte Blockade der Alpha-Rezeptoren kann jedoch während der Narkoseeinleitung zu einem Blutdruckabfall beitragen. Promethazin ist ebenfalls ein potentes Sedativum und zusätzlich ein potentes Antiemetikum mit antihistaminergen Eigenschaften und scheint eine gute Alternative zum Chlorpromazin darzustellen. Atropin wurde präoperativ oft verabreicht, aber es kann zu einer Sekreteindickung führen. Außerdem kann Atropin, wenn es im Rahmen der präoperativen Medikation intramuskulär verabreicht wird, eine Bradykardie und eine Hypotension während der Narkoseeinleitung nicht verhindern. Eine intravenöse Verabreichung von Atropin führt bei diesen Patienten zu einem normalen Anstieg der Herzfrequenz. Opioide werden für die medikamentöse Prämedikation nicht empfohlen, da Kinder mit einer familiären Dysautonomie relativ unempfindlich auf Schmerzen sind. Außerdem können Opioide die bereits abgeschwächte ventilatorische Antwort auf eine arterielle Hypoxämie und Hyperkapnie weiter schwächen.

Die kontinuierliche Überwachung des Blutdrucks, des EKG und der Körpertemperatur sind notwendig. Während großer operativer Eingriffe ist ein zentraler Venenkatheter oder ein Pulmonalarterienkatheter sinnvoll, insbesondere wenn die Lungenfunktion bereits grenzwertig ist.

Zur Narkoseeinleitung bei Patienten mit einer familiären Dysautonomie eignet sich eine bedarfsadaptierte Barbituratgabe. Succinylcholin sowie nichtdepolarisierende Muskelrelaxantien wurden ohne Nebenwirkungen eingesetzt. Außerdem wurden Muskelrelaxantien problemlos mit Neostigmin (in Kombination mit Atropin) antagonisiert. Lachgas und Muskelrelaxantien reichen oft zur Aufrechterhaltung der Narkose aus, da diese Patienten relativ unempfindlich auf Schmerzen sind. Zusätzlich können volatile Anästhetika oder Opioide verabreicht werden, aber es muß beachtet werden, daß es hierdurch zu einem starken Abfall des Blutdrucks und der Herzfrequenz kommen kann. Der Blutdruck ist bei diesen Patienten sehr stark vom Blutvolumen abhängig. Aus diesem Grund muß eine Hypovolämie unbedingt vermieden werden, und der Blutdruck muß während Lagerungsveränderungen sorgfältig überwacht werden. Eine Hypotension ist durch die intravenöse Zufuhr einer kristalloiden Lösung oder die Verabreichung von niedrigen Dosen eines Vasopressors wie Phenylephrin zu behandeln. Eine hypertensive Phase wird am besten durch eine Vertiefung der Narkose therapiert.

Während des operativen Eingriffs wird eine maschinelle Ventilation empfohlen. Da diese Patienten oft eine Empfindungslosigkeit der Hornhaut und eine mangelnde Tränenproduktion haben, muß besonders darauf geachtet werden, daß Hornhautverletzungen vermieden werden.

## 35.11.3 Postoperative Betreuung

Als Komplikationen können in der postoperativen Phase anhaltendes Erbrechen, Aspiration, sehr hohes Fieber, labiler Blutdruck, arterielle Hypoxämie, Hypoventilation und Krampfanfälle auftreten. Diesen Patienten sollte routinemäßig eine erhöhte inspiratorische Sauerstoffkonzentration zugeführt werden. Die Kontrolle der arteriellen Blutgase und des pH-Wertes ist sinnvoll, falls es irgendwelche Unklarheiten bezüglich der adäquaten Oxygenierung oder Ventilation gibt. Da diese Patienten eine verminderte Schmerzempfindung haben, ist es unwahrscheinlich, daß sie zur

Schmerztherapie ein Opioid benötigen. Chlorpromazin hat sich gut bewährt, um eventuell in der postoperativen Phase Übelkeit, Hyperthermie oder einen erhöhten Blutdruck zu therapieren.

## 35.12 Solide Tumoren

Solide Tumoren, die sich bei Säuglingen oder Kindern entwickeln, können u. a. intraabdominalen oder retroperitonealen Ursprungs sein. Nahezu 60% der intraabdominalen Tumoren bei Kindern sind durch eine Leukämie, die auch die Leber und die Milz betrifft, verursacht [146]. Im Gegensatz dazu sind die meisten intraabdominalen Tumoren bei Säuglingen gutartig und gehen von der Niere aus. Auch retroperitoneale solide Tumoren gehen häufig von der Niere aus. Zwei Drittel dieser Nierentumoren sind zystische Veränderungen wie z. B. eine Hydronephrose. In den restlichen Fällen handelt es sich um ein Nephroblastom (einen Wilms-Tumor). Das Neuroblastom ist ebenfalls ein solider Tumor, der bevorzugt im Retroperitonealraum auftritt.

### 35.12.1 Neuroblastom

Neuroblastome entstehen durch eine maligne Entartung aus Vorläuferzellen der sympathischen Ganglien. Diese Tumoren können überall im Bereich des sympathischen Grenzstranges entstehen, aber 60–75% bilden sich im Nebennierenmark und im Retroperitonealraum.

Neuroblastome haben eine Inzidenz von ungefähr 1 pro 10 000 Lebendgeborenen. Es wird geschätzt, daß 10–20% der soliden Tumoren bei Kindern Neuroblastome sind. Neuroblastome manifestieren sich zumeist bei Kindern unter einem Jahr.

#### Symptome

Kinder mit einem Neuroblastom werden typischerweise wegen eines vorgewölbten Abdomens auffällig, was von den Eltern oft zufällig entdeckt wird. Bei der klinischen Untersuchung zeigt sich ein Neuroblastom meist als großer, fester, nodulärer und manchmal schmerzhafter Tumor in der Flanke, der normalerweise mit den umgebenden Gebilden verwachsen ist. Eine Ptosis und periorbitale Hautblutungen können aufgrund von periorbitalen Metastasen vorhanden sein. Manche Kinder werden durch pulmonale Metastasen auffällig. Paraspinale Neuroblastome können sich durch das Foramen intervertebralis in den Periduralraum ausdehnen und eine Lähmung verursachen. Eine Vergrößerung von peripheren Lymphknoten, ein Horner-Syndrom, ein komplettes oder partielles Fehlen der Iris und eine metastasenbedingte Vergrößerung der Leber können außerdem vorhanden sein.

Neuroblastome können vasoaktive intestinale Peptide sezernieren, die für anhaltende wässerige Durchfälle mit Verlust von Flüssigkeit und Elektrolyten verantwortlich sind. Diese Tumore produzieren auch Katecholamine, aber eine Hypertension ist selten.

#### Diagnose

Die Ultraschalluntersuchung und die Computertomographie sind die wichtigsten diagnostischen Maßnahmen, um einen abdominalen Tumor bei Kindern festzustellen. Die Arteriographie ist sinnvoll, um darzustellen, inwieweit die großen Gefäße mitbetroffen sind und ob der Tumor operativ reseziert werden kann. In einigen Fällen sind die großen Gefäße durch den Tumor umschlossen, so daß der Versuch einer kompletten Resektion mit der Gefahr eines starken Blutverlustes verbunden wäre. Eine röntgenologische Darstellung der Vena cava inferior mit Kontrastmittel kann notwendig sein, um festzustellen, wie stark dieses Gefäß durch den Tumor ummauert ist. Die Ausscheidung von Vanillinmandelsäure im Urin ist bei den meisten Kindern mit einem Neuroblastom erhöht, was auf den Katecholaminmetabolismus dieser Tumore hinweist.

Neuroblastome werden, abhängig von ihrem Wachstum und dem Befall von anderen Geweben, in 4 Stadien eingeteilt. Im Stadium I liegt ein lokaler Tumor vor. Im Stadium II liegt ein Tumor mit regionalem Lymphknotenbefall vor. Stadium III bezeichnet einen großen Tumor, der die Körpermittellinie überschreitet. Stadium IV entspricht einem Tumor mit Fernmetastasen. Unglücklicherweise besteht z. Zt. der Diagnosestellung bei bereits 50% der Kinder ein Tumor im Stadium IV. Die Überlebensrate bei Kindern mit einem Neuroblastom beträgt nur 30%.

#### Behandlung

Die Behandlung des Neuroblastoms besteht in der chirurgischen Exzision des Primärtumors einschließlich lokaler Metastasen und befallener Lymphknoten. Wenn diese Tumoren nicht komplett reseziert werden können, werden sie unter Zerstückelung entfernt. Alternativ kann vor der chirurgischen Resektion eine Chemotherapie oder Bestrahlung durchgeführt werden. Bei Kindern, die Zeichen einer Rückenmarkskompression und variierende Lähmungserscheinungen aufweisen, kann es nötig werden, in Narkose ein Myelogramm und anschließend eine notfallmäßige Laminektomie zur Entfernung des sich bis in den Periduralraum ausdehnenden Tumors durchzuführen. Eine Bestrahlung kann palliativ oder therapeutisch durchgeführt werden. Die für die Chemotherapie in unterschiedlichen Kombinationen angewandten Medikamente sind Cyclophosphamid, Vincristin und Doxorubicin. Mögliche Nebenwirkungen einer Chemotherapie müssen bei der Prämedikation dieser Patienten berücksichtigt werden (vgl. Kapitel 30 und Tabelle 30.3). Z.B. kann Cyclophosphamid eine Knochenmarkdepression erzeugen und toxische Metabolite, die über den Urin ausgeschieden werden, können aufgrund einer Blasenreizung zu einer Mikrohämaturie oder einer lebensgefährlichen Blutung führen. Vincristin hat nur eine geringe oder keine knochenmarkssuprimierende Wirkung, sondern vielmehr eine neurotoxische Wirkung und führt zum Verlust der tiefen Sehnenreflexe. Doxorubicin führt zur Suppression sämtlicher Knochenmarkselemente. Dieses Medikament ist außerdem kardiotoxisch, was sich typischerweise in unspezifischen Veränderungen von ST-Strecke und T-Zacke im EKG sowie durch Arrhythmien äußert. In schweren Fällen einer Adriamycin-bedingten Intoxikation kann es zu einer Kardiomyopathie mit einer Herzinsuffizienz kommen (vgl. Kapitel 30).

Obwohl die aggressive Therapie bei anderen soliden Tumoren die Überlebensrate erhöht hat, hat sie sich für das Neuroblastom in den letzten 20 Jahren nur wenig verändert.

### Narkoseführung

Die Narkoseführung für die Resektion eines Neuroblastoms entspricht dem Vorgehen, wie es für die Entfernung eines Nephroblastoms beschrieben ist.

## 35.12.2 Nephroblastom (Wilms-Tumor)

Nephroblastome machen ungefähr 10% der soliden Tumoren bei Kindern aus. Ein Drittel dieser Tumoren tritt bei Kindern unter einem Jahr auf und 75% dieser Tumoren werden bis zum Alter von 4 Jahren diagnostiziert [146]. Die Inzidenz beträgt ungefähr 1 pro 13 500 Lebendgeborenen.

### Symptome

Nephroblastome fallen typischerweise bei ansonsten gesunden Kindern als asymptomatische Tumoren in der Flanke auf. Der Tumor wird normalerweise zufällig durch die Eltern oder den Arzt während einer Routineuntersuchung entdeckt. Nephroblastome können eine sehr unterschiedliche Größe aufweisen und sind normalerweise von fester Konsistenz, schmerzlos und mit den umgebenden Strukturen nicht verbacken. Schmerzen, Fieber und eine Hämaturie sind normalerweise späte Anzeichen. Diese Kinder können eine Beeinträchtigung des Wohlbefindens, einen Gewichtsverlust, eine Anämie, eine Miktionsstörung und aufgrund einer tumorbedingten Kompression von angrenzenden Anteilen des Gastrointestinaltrakts Symptome wie Erbrechen oder Verstopfung aufweisen. Auch ein Hypertonus kann ein Symptom eines Nephroblastoms sein, insbesondere, wenn diese Tumoren beide Nieren befallen. Die Steigerung des Blutdrucks ist normalerweise gering; selten kann jedoch ein so starker Hypertonus vorliegen, daß sich eine Enzephalopathie oder eine Herzinsuffizienz entwickelt. Eine Hypertension kann durch eine tumorbedingte Reninproduktion oder durch eine Stimulation der Reninfreisetzung aufgrund einer Kompression der Nierengefäße bedingt sein. Ein sekundärer Hyperaldosteronismus und eine Hypokaliämie können auftreten. Nach einer Nephrektomie verschwindet der Hypertonus normalerweise wieder, kann aber erneut auftreten, falls sich Metastasen bilden.

### Diagnose

Die Röntgenaufnahme des Abdomens zeigt einen Nierentumor und gelegentlich Kalzifikationen. Ein intravenöses Pyelogramm weist eine Verlagerung des harnableitenden Systems und gelegentlich eine fehlende Ausscheidung der betroffenen Niere auf. Diese diagnostische Untersuchung erlaubt auch eine Funktionsbeurteilung der kontralateralen Niere. Eine Röntgendarstellung der Vena cava inferior kann ein Einwachsen des Tumors in dieses Gefäß aufzeigen. Mittels eines Arteriogramms kann das Ausmaß des Tumors und die Beteiligung der kontralateralen Niere nachgewiesen werden. Anhand einer Röntgenaufnahme der Lunge oder eines Szintigramms der Leber kann eine eventuelle Metastasierung festgestellt werden.

Nephroblastome werden in 4 Stadien unterteilt. Im Stadium I handelt es sich um einen auf die Nieren beschränkten Tumor. Im Stadium II sind typischerweise die Nierenvenen, das perirenale Gewebe oder die lokalen Lymphknoten mitbetroffen. Im Stadium III besteht eine Peritonealaussaat; ein Tumor im Stadium IV ist durch Lungen-, Leber- und Knochenmetastasen oder durch den Befall von entfernten Lymphknoten gekennzeichnet.

### Therapie

Die Therapie des Nephroblastoms besteht in einer Nephrektomie und, je nachdem, welches Stadium vorliegt, eventuell in einer anschließenden Bestrahlung und Chemotherapie. Die Behandlung eines Tumors im Stadium II oder eines weiter fortgeschrittenen Stadiums umfaßt nach der chirurgischen Resektion auch die Strahlen- und Chemotherapie. Bei einer Kombinationstherapie des Nephroblastoms beträgt die Überlebensrate nahezu 80%.

Riesige Tumoren können eine radikale en-bloc-Resektion nötig machen, wobei Teile der Vena cava inferior, des Pankreas, der Milz und des Diaphragmas entfernt werden müssen. Sind Metastasen vorhanden, können zahlreiche operative Eingriffe notwendig werden. Erscheint der Tumor bei der ersten Exploration inoperabel oder ist der Patient in einer schlechten klinischen Verfassung, kann primär eine Radiatio durchgeführt werden, um den Tumor zu verkleinern. Anschließend kann dann eine erneute Exploration durchgeführt werden. Eine vorausgehende Strahlentherapie kann eine Strahlennephritis der gesunden Niere verursachen, insbesondere, wenn zusätzlich eine Chemotherapie durchgeführt wird.

Bei 3–10 % der Patienten kommt es zu einem bilateralen Nephroblastom. Bei 2/3 der Fälle manifestieren sich diese Tumoren gleichzeitig, bei den restlichen Patienten zeigt sich ein Befall der kontralateralen Niere erst später.

Je nach Größe des Tumorbefalls muß eine bilaterale partielle Nephrektomie oder eine bilaterale totale Nephrektomie mit anschließender Dialyse oder eventueller Nierentransplantation durchgeführt werden.

### Narkoseführung

Säuglinge und Kinder, bei denen eine Exploration oder eine Resektion eines Neuroblastoms oder eines Nephroblastoms geplant ist, können sich in einem sehr unterschiedlichen Allgemeinzustand befinden. Wird der Tumor z. B. im Spätstadium diagnostiziert, besteht wahrscheinlich eine schwere Anämie. Außerdem müssen Nebenwirkungen einer eventuell durchgeführten Chemotherapie berücksichtigt werden (vgl. Kapitel 30 und Tab. 30.3).

Bei einer Anämie sollte der Hb auf mindestens 10 g/dl angehoben werden. Kinder, bei denen nach einer Bestrahlung oder Chemotherapie ein chirurgischer Eingriff geplant ist, können erniedrigte Thrombozytenzahlen aufweisen, was eine Thrombozytentransfusion vor Narkoseeinleitung nötig macht. Präoperativ sollte eine entsprechende Anzahl von Blutkonserven gekreuzt werden, da die Resektion eines Neuroblastoms oder eines Nephroblastoms mit schweren Blutverlusten verbunden sein kann. Bei diesen Kindern muß präoperativ eine entsprechende Flüssigkeitszufuhr durchgeführt werden und Störungen des Elektrolyt- und Säure-Basen-Haushalts müssen ausgeglichen werden, insbesondere wenn diese Kinder aufgrund einer Diarrhoe, wie sie beim Neuroblastom auftreten kann, große Mengen von Flüssigkeit und Elektrolyten verloren haben. Kindern, bei denen eine Chemotherapie mit Doxorubicin durchgeführt wird, müssen auf eine vorliegende Kardiomyopathie oder eine Herzinsuffizienz hin untersucht werden (vgl. Kapitel 30). Bei diesen Patienten sollten myokarddepressive Medikamente vermieden werden.

Zusätzlich zum üblichen Monitoring wird die Kanülierung einer peripheren Arterie empfohlen, um eine kontinuierliche Überwachung des Blutdrucks und häufige Bestimmungen der arteriellen Blutgase und des pH-Werts zu ermöglichen. Intraoperativ kommt es nicht selten zu einer Hypotension. Ursache ist ein plötzlicher Blutverlust, der meistens während des Absetzens dieser Tumoren von großen ummauerten Blutgefäßen auftritt. Venöse Zugänge zur Infusionstherapie sollten an den oberen Extremitäten oder in der Vena jugularis externa plaziert sein. Die Venen der unteren Extremitäten sollten vermieden werden, da es nötig werden kann, die Vena cava inferior zu ligieren oder partiell zu resezieren. Die Kontrolle des zentralen Venendrucks ist für die Überwachung des intravasalen Volumens und die Suffizienz des Flüssigkeitsersatzes hilfreich. Genauso kann ein Blasenkatheter, mit dem die Urinausscheidung überwacht wird, bei der Aufrechterhaltung eines optimalen intravasalen Flüssigkeitsvolumens nützlich sein.

Während der Narkoseeinleitung müssen Vorsichtsmaßnahmen getroffen werden, um eine Aspiration zu verhindern, insbesondere wenn diese Tumoren den Gastrointestinaltrakt komprimieren. Bei Kindern mit einem schlechten Allgemeinzustand kann es während der Narkoseeinleitung zu einem plötzlichen Blutdruckabfall kommen, insbesondere wenn das intravasale Flüssigkeitsvolumen präoperativ nicht durch kristalloidale oder kolloidale Lösungen aufgefüllt wurde. Auch an eine bei manchen Kindern eventuell vorliegende Hypertention muß gedacht werden. Es müssen dann Vorkehrungen getroffen werden, um exzessive Blutdruckanstiege während der endotrachealen Intubation zu verhindern. Obwohl dies bei solchen Patienten – im Vergleich zu Patienten mit einem Phäochromozytom – normalerweise kein Problem darstellt, ist es denkbar, daß katecholaminsezernierende Neuroblastome ähnlich wie Phäochromozytome eine Hypertension verursachen können. Eine Hypertension kann auch durch eine Manipulation am Nebennierenmark während der Resektion dieser Tumoren bedingt sein. Bei Manipulationen an der Vena cava inferior kann es zu einer Tumorembolisation ins Herz oder in die Arteria pulmonaris kommen, falls in der Vena cava inferior Tumormetastasen vorhanden sind [147, 148]. Dies kann zu einer unterschiedlich starken Behinderung des Blutflusses im rechten Vorhof oder zu typischen Anzeichen einer Lungenembolie, wie z. B. einer plötzlichen Hypotension, zu Herzrhythmusstörungen oder einem Herzstillstand führen.

Zur Aufrechterhaltung der Narkose eignet sich Lachgas in Kombination mit einem volatilen Anästhetikum oder einem Opioid. Um die operative Freilegung zu erleichtern, sind Muskelrelaxantien notwendig. Der Mageninhalt sollte über eine Magensonde, an der vorsichtig gesaugt wird, kontinuierlich abgeleitet werden.

## 35.13 Verbrennungen

Ungefähr 70 000 Menschen werden in den USA jährlich wegen Verbrennungen ins Krankenhaus aufgenommen. Ca. die Hälfte davon sind Kinder. Ungefähr ein Drittel der durch Verbrennungen bedingten Todesfälle betrifft Kinder unter 15 Jahre. Die Überlebenschance nach einer Brandverletzung hängt vom Alter des Patienten und von dem Prozentsatz der verbrannten Körperoberfläche ab (Abb. 35.14) [149]. Das Ausmaß der Verbrennung wird dadurch abgeschätzt, daß der Prozentsatz der verbrannten Körperoberfläche bestimmt wird. Der prozentuale Anteil verschiedener Körperteile an der Körper-Gesamt-Oberfläche ist altersabhängig (Abb. 35.15) [150].

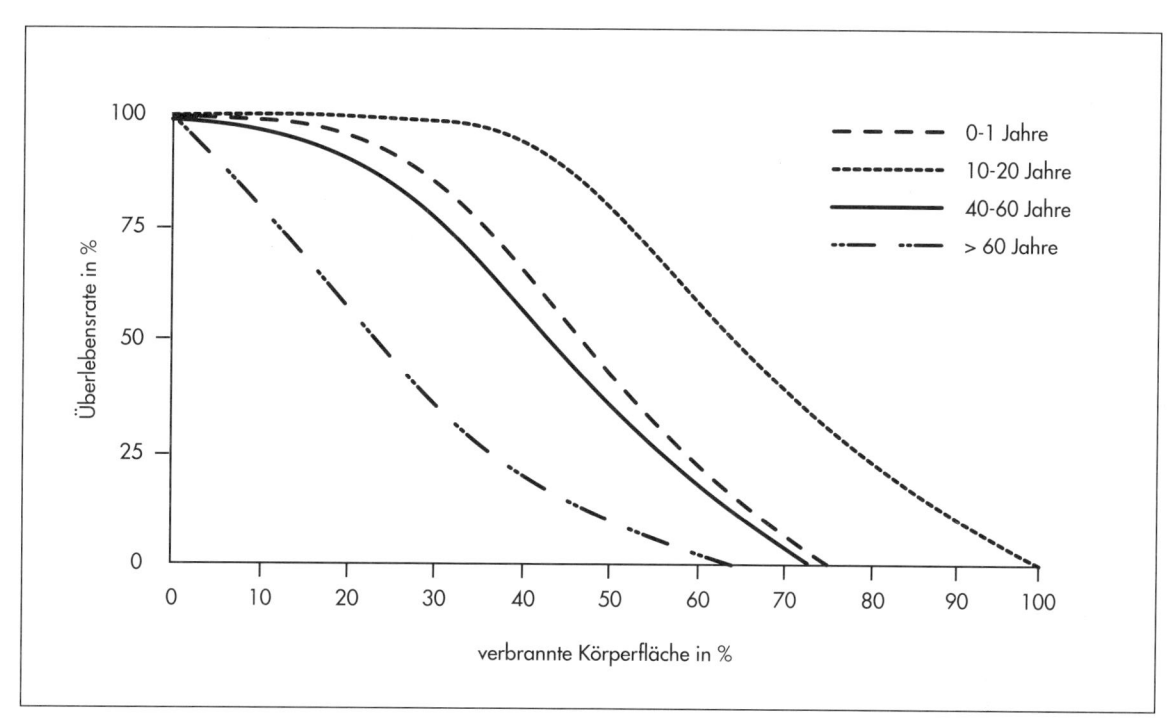

**Abb. 35.14:** Die Überlebensrate nach einer Verbrennungsverletzung hängt vom Alter des Patienten und von dem Prozentsatz der verbrannten Körperoberfläche ab. (Stein ED, Stein JM. Anesthesia for the burn patient. Weekly anesthesiology update. Princeton: Weekly Anesthesiology Update, 1977, 1:1)

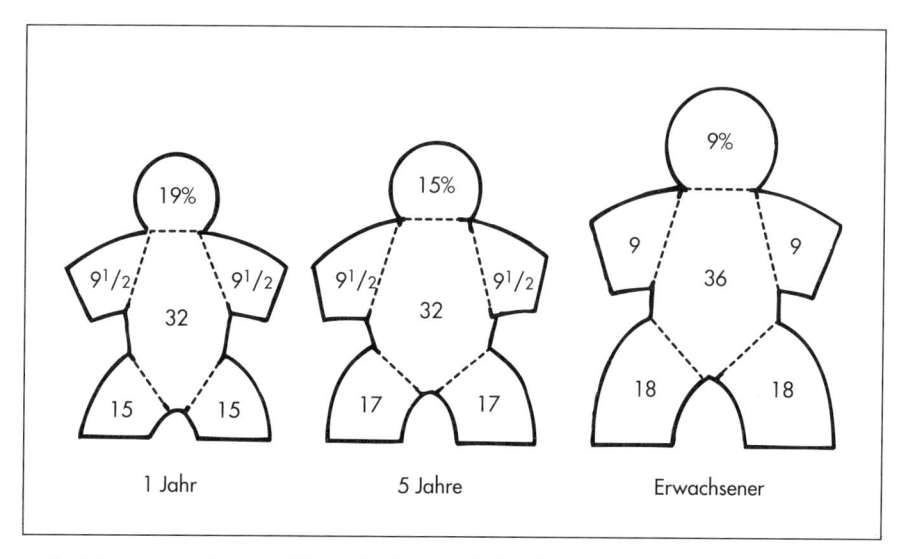

**Abb. 35.15:** Beim Abschätzen der verbrannten Körperoberfläche muß das Alter des Patienten berücksichtigt werden. (Smith El. Acute management of thermal burns in children. Surg Clin North Am 1970; 50:807–14)

## 35.13.1 Pathophysiologie

Brandverletzungen verursachen typisch ablaufende pathophysiologische Reaktionen. Diese Reaktionsmuster müssen bei einem eventuellen anästhesiologischen Vorgehen berücksichtigt werden.

### Herzminutenvolumen

Unmittelbar nach der Verbrennung kommt es zu einem ausgeprägten Abfall des Herzminutenvolumens. Dieser initiale Abfall tritt auf, bevor es zu einem meßbaren Verlust von intravasaler Flüssigkeit kommt und ist vielleicht der Ausdruck eines im Kreislauf zirkulierenden, niedermolekularen myokardialen Depressor-Faktors [151]. Anschließend kommt es aufgrund einer akuten Hypovolämie zu einem noch stärkeren Abfall des Herzminutenvolumens. Die Ursache ist eine Verringerung des intravasalen Volumens aufgrund einer Sequestration in den dritten Raum. Obwohl durch eine sofortige Flüssigkeitszufuhr die Urinproduktion innerhalb von 3 Stunden meist wieder einsetzt, bleibt das Herzminutenvolumen bis zum Beginn des 2. Tages nach der Verbrennung erniedrigt. Das Myokard wird durch eine intensive Vasokonstriktion, einen erhöhten Stoffwechselbedarf und die Hämolyse von Erythrozyten weiter belastet. Kommt es zusätzlich noch zu einer negativ inotropen Wirkung aufgrund von volatilen Anästhetika, so kann es zu einer plötzlichen Dekompensation des Herz-Kreislauf-Systems kommen.

Nach den ersten 24 Stunden, in denen eine Flüssigkeitssubstitution durchgeführt wurde, kommt es zu einer hyperdynamen Situation des Kreislaufsystems, die für längere Zeit bestehen bleibt. Blutdruck und Herzfrequenz sind erhöht und das Herzminutenvolumen pendelt sich ungefähr in Höhe des doppelten Normalwertes ein. Eine hohe Ejektionsfraktion und eine hohe Kontraktionsgeschwindigkeit sind typisch für diese exzessiv gesteigerte myokardiale Aktivität. Der pulmonalarterielle Verschlußdruck ist im unteren Normalbereich, es sei denn, daß es aufgrund des hohen Herzminutenvolumens zu einer Herzinsuffizienz kommt. Ein Lungenödem ist in den ersten Tagen der Flüssigkeitssubstitution sehr selten, kann jedoch während der ersten Woche nach dem Verbrennungstrauma auftreten, wenn die Ödemflüssigkeit rückresorbiert wird und das intravasale Volumen maximal erhöht ist.

### Hypertension

Ungefähr 30% der Kinder mit ausgeprägten Verbrennungen werden nach der Verbrennung hypertensiv [152]. Die Hypertension beginnt normalerweise innerhalb der ersten 2 Wochen. Jungen unter 10 Jahren haben das größte Risiko, eine Hypertension zu entwickeln. Die Hypertension ist normalerweise vorübergehend, kann gelegentlich jedoch für einige Wochen andauern. Ungefähr 10% dieser Kinder entwickeln ohne Therapie eine hypertensive Enzephalopathie, die durch Reizbarkeit, Kopfschmerzen und unter Umständen durch Krampfanfälle gekennzeichnet ist. Die Ätiologie dieser Hypertension ist unklar, kann jedoch durch die hohen Plasmakonzentrationen der Katecholamine und/oder eine Aktivierung des Renin-Angiotensinsystems bedingt sein. Die Behandlung mit antihypertensiven Medikamenten wie Hydralazin oder Nitroprussid ist bei einigen Kindern notwendig.

### Intravasales Flüssigkeitsvolumen

Das intravasale Flüssigkeitsdefizit nach einer Verbrennung ist ungefähr dem Ausmaß und der Tiefe der Verbrennung proportional. Am ersten Tag nach der Verbrennung wird das Gefäßsystem für Plasmaproteine einschließlich Fibrinogen durchlässig. Diese erhöhte Permeabilität tritt im gesamten Gefäßsystem auf, ist jedoch im Bereich der Verbrennung am ausgeprägtesten. Die aus dem Gefäßsystem in den dritten Raum austretenden Plasmaproteine üben einen osmotischen Druck aus, die große Mengen an Flüssigkeit im extravasalen Raum zurückhalten können. Während dieser Phase ist daher die Verabreichung von Kolloiden nicht vorteilhaft und es könnten sogar die Verluste in den dritten Raum verstärkt werden. Die Flüssigkeitsverluste aus dem Gefäßsystem betragen am 1. Tag nach der Verbrennung ungefähr 4 ml/kg pro Prozent verbrannter Körperoberfläche. So würde z. B. ein 40 kg schweres Kind mit einer 50%-igen Verbrennung für die ersten 24 Stunden 8000 ml Flüssigkeit benötigen. Am effektivsten ist die Wiederherstellung des intravasalen Flüssigkeitsvolumens, wenn zwei Drittel dieser Flüssigkeit während der ersten 8 Stunden nach der Verbrennung verabreicht werden [153].

Während des zweiten Tages nach der Verbrennung ist die Integrität der Kapillaren weitgehend wiederhergestellt und die Flüssigkeits- und Plasmaproteinverluste sind deutlich reduziert. Um das intravasale Flüssigkeitsvolumen aufrechtzuerhalten, werden immer geringere Mengen an Flüssigkeit benötigt. Eine weitere großzügige Verabreichung von Elektrolytlösungen in dieser Krankheitsphase führt zu Ödemen, ohne daß Vorteile für die Zirkulationsverhältnisse auftreten. Aus diesem Grund ist die Infusion von kristalloidalen Lösungen ab dem 2. Tag nach der Verbrennung stark zu reduzieren und es sind kolloidale Lösungen zu verabreichen.

### Luftwege

Eine direkte thermische Verletzung der Luftwege tritt, mit Ausnahme einer Wasserdampfinhalation, normalerweise nicht unterhalb der Stimmbänder auf. Dies ist durch die geringe Wärmekapazität von Luft und den suffizienten Kühlmechanismus der oberen Luftwege bedingt [154]. Thermische und/oder chemische Verletzungen der oberen Luftwege können jedoch ein schweres Ödem verursachen. Heiserkeit, Stridor und

Tachypnoe verlangen eine sofortige Beurteilung der Luftwege, da es Stunden nach der eigentlichen thermischen Verletzung aufgrund einer Schwellung des supraglottischen Gewebes zu einer plötzlichen, kompletten Verlegung der oberen Luftwege kommen kann. Die Sicherung der Luftwege sollte durchgeführt werden, bevor es zur respiratorischen Dekompensation kommt. Denn eine translaryngeale endotracheale Intubation kann, wenn das Ödem fortgeschritten ist, schwierig sein. Die Auswirkungen eines Ödems der Atemwege auf den Atemwegswiderstand werden durch den kleinen Durchmesser der Atemwege beim Kind noch verstärkt. Wenn bei Kindern eine endotracheale Intubation notwendig wird, sollte ein nasotrachealer Tubus vorgezogen werden, da ein nasal eingeführter Tubus angenehmer und leichter zu fixieren ist als ein orotrachealer Tubus.

Die Tracheostomie sollte Patienten vorbehalten bleiben, die pulmonale Spätkomplikationen entwickeln, wodurch eine langdauernde Unterstützung der Atmung notwendig wird. Die Durchführung einer Tracheostomie bei einem verbrannten Kind mit angeschwollenem Gesicht und Hals ist eine gefährliche chirurgische Herausforderung. Frühkomplikationen einer Tracheostomie bei verbrannten Patienten können eine Blutung, ein Pneumothorax und eine Fehlposition der Trachealkanüle sein. Spätkomplikationen sind durch mechanische Faktoren (Fehllage der Trachealkanüle) und durch Trachealarrosionen mit massivem bakteriellem Befall verursacht.

### Rauchinhalation

Die Inhalation von Schwebepartikeln (Rauch) und toxischen Produkten bei unvollständigen Verbrennungsvorgängen führen zu einer chemischen Pneumonie ähnlich der, die nach einer Aspiration von Magensäure auftritt [154]. Die meisten Patienten mit einer Rauchinhalation werden gleichzeitig auch eine Verbrennung von Gesicht und Hals aufweisen. Oft waren sie in geschlossenen Räumen gefangen. Wie bei anderen Formen eines Atemnotsyndroms besteht bei den Opfern einer Rauchinhalation oft eine asymptomatische Zeitspanne, die bis zu 48 Stunden dauern kann. Erst danach treten manchmal respiratorische Probleme auf. Eine initial durchgeführte Röntgenaufnahme der Lunge kann unauffällig sein. Der arterielle Sauerstoffpartialdruck ist, solange der Patient Raumluft atmet, stets erniedrigt. Die Produktion von rußhaltigem Sputum und das Auftreten von Giemen und Brummen während der Auskultation der Lunge kündigen ein drohendes Lungenversagen an.

Die Behandlung eines durch Rauchinhalation bedingten Atemnotsyndroms ist rein symptomatisch. Die Verabreichung von warmem, angefeuchtetem Sauerstoff und von Bronchodilatatoren ist angezeigt. Die frühzeitige Durchführung einer maschinellen Beatmung mit positivem endexspiratorischem Druck sollte in Erwägung gezogen werden, falls der arterielle Sauerstoffpartialdruck bei Atmung von Raumluft unter 60 mm Hg liegt. Die prophylaktische Antibiotikaverabreichung ist nicht sinnvoll, und der Wert von Kortikosteroiden wird kontrovers diskutiert. Eine extrakorporale Membranoxygenierung wurde versucht, aber die Ergebnisse waren nicht ermutigend. Eine Kanülierung einer peripheren Arterie ist für die Überwachung von Patienten mit einer symptomatischen Rauchinhalationsverletzung notwendig.

Besteht eine kardiale Funktionstörung sowie eine Atemnot, so ist oft die Indikation für einen Pulmonalarterienkatheter gegeben.

### Kohlenmonoxid

Eine Brandverletzung, die in geschlossenen Räumen auftritt, ist oft durch eine Kohlenmonoxidvergiftung kompliziert. Dies stellt die häufigste unmittelbare Todesursache bei Brandunfällen dar. Kohlenmonoxid hat eine hohe Affinität zum Hämoglobin (210 x so stark wie Sauerstoff) und verdrängt daher Sauerstoff; es wird Kohlenmonoxidhämoglobin gebildet. Durch die Verdrängung von Sauerstoff bewirkt Kohlenmonoxid eine Verringerung der Sauerstofftransportkapazität des Blutes. Außerdem bewirkt Kohlenmonoxid eine Linksverschiebung der Sauerstoffdissoziationskurve und verschlechtert damit die Abgabe des Sauerstoffs vom Hämoglobin ans Gewebe. Eine Kohlenmonoxidvergiftung äußert sich in einer arteriellen Hypoxämie, in Kopfschmerzen, Übelkeit, allgemeiner Unruhe und Verwirrung. HbCO-Konzentrationen über 40 % führen zum Koma. Das klassische kirschrote Aussehen dieser Patienten ist normalerweise bei HbCO-Konzentrationen unter 40 % nicht vorhanden. Die Behandlung der Kohlenmonoxidvergiftung besteht in der Verabreichung von reinem Sauerstoff. 50 % des Kohlenmonoxidgehaltes im Blut wird z. B. bei Spontanatmung von Raumluft innerhalb von 4 Stunden eliminiert. Bei Atmung von reinem Sauerstoff kann eine gleich starke Erniedrigung in 40 Minuten erreicht werden. Die beste Therapie einer schweren Kohlenmonoxidvergiftung besteht in einer endotrachealen Intubation mit nachfolgender maschineller Beatmung mit reinem Sauerstoff.

### Restriktive Veränderungen nach Brandverletzungen

Nach Brandverletzungen kann es aufgrund von mechanischen Störungen zu einer Beeinträchtigung der Lungenfunktion kommen. Zum Beispiel können Verbrennungen, die die ganze Zirkumferenz des Brustkorbes oder des oberen Abdomens betreffen, zu einer Behinderung der Thoraxbewegungen führen, sobald sich der Brandschorf kontrahiert und verhärtet. Diese Restriktion wird durch einen Ileus und ein überblähtes Abdomen noch verstärkt. Eine Entfernung des Brandschorfes kann nötig werden, um diese Restriktion zu vermindern.

## Thermoregulation und Metabolismus

Nach einer Brandverletzung kommt es zu einer Stoffwechselsteigerung, deren Ausmaß von der Größe der Brandverletzung abhängt. Bei Patienten, bei denen mehr als 50% der Körperoberfläche betroffen sind, kann die Stoffwechselrate mehr als doppelt so hoch sein wie normalerweise.

Um diesen erhöhten Stoffwechselbedürfnissen gerecht zu werden, kann eine totale parenterale Ernährung notwendig werden. Neben dieser Steigerung des Metabolismus ist die Temperaturregulation nach oben verschoben, so daß Verbrennungspatienten dazu neigen, ihre Haut- und Kerntemperatur unabhängig von der Umgebungstemperatur etwas über den Normalwert zu steigern.

Die thermoregulatorische Funktion der Haut und damit auch die Regulation der Hautgefäße, das Schwitzen, die Piloerektion und die Isolationsfunktion sind durch Brandverletzungen aufgehoben oder vermindert. Außerdem kann die Haut ihrer Funktion nicht mehr nachkommen, eine Verdunstung von Körperflüssigkeit zu verhindern. Hierdurch kommt es zu einem Verlust von salzfreiem Wasser.

Man schätzt, daß der tägliche evaporative Wasserverlust bei Kindern 4000 ml/m$^2$ verbrannter Körperoberfläche beträgt, bei Erwachsenen dagegen 2500 ml/m$^2$ [152]. Wenn man davon ausgeht, daß für jeden ml evaporativen Wasserverlust 0,58 Kalorien verloren gehen, würde ein Wasserverlust von 4000 ml einen täglichen Energieverlust von ungefähr 2400 Kalorien bedeuten. Dicht abschließende Verbände oder eine Erhöhung der Umgebungstemperatur sind nicht in der Lage, den Metabolismus wesentlich zu erniedrigen. Dies bestätigt, daß der Hypermetabolismus von Verbrennungspatienten nicht ausschließlich aufgrund von Wasser- und Wärmeverlust über die verbrannte Körperoberfläche bedingt ist. Bei Kindern kann eine starke Vasokonstriktion in den nicht verbrannten Körpergebieten zu einem Anstieg der Körpertemperatur führen, der so hoch ist, daß es zu Fieberkrämpfen kommt. Werden dagegen die Stoffwechselrate und die periphere Vasokonstriktion vermindert, wie z.B. während einer Allgemeinnarkose, kann es bei Kindern mit Verbrennungen zu einem schnellen Abfall der Körpertemperatur kommen.

## Gastrointestinaltrakt

Bei Verbrennungen von mehr als 20% der Körperoberfläche besteht normalerweise ein paralytischer Ileus. Aus diesem Grunde ist die frühzeitige Entleerung des Magens über eine Magensonde indiziert. Akute Ulzerationen des Magens oder Duodenums, bekannt als «Curling-Ulzera», stellen die häufigsten lebensbedrohlichen gastrointestinalen Komplikationen dar. Die genaue Ätiologie der «Curling-Ulzera» ist unbekannt.

Diese Ulzera sind jedoch bei Patienten mit einer Sepsis und/oder ausgedehnten Verbrennungen am häufigsten. Bei Kindern treten Duodenalulzera doppelt so häufig auf wie bei Erwachsenen (14% vs. 7%) [151]. Die meisten Patienten mit einem «Curling-Ulcus» können konservativ mit einem Antazidum oder einem H$_2$-Antagonisten erfolgreich therapiert werden. Selten kann aber bei diesen Patienten eine Vagotomie mit oder ohne partielle Gastrektomie notwendig werden.

Eine steinlose Cholezystitis kann in der 2. oder 3. Woche nach der Verbrennung auftreten. Eine sofortige Cholzystektomie ist zur Behandlung dieser Komplikation notwendig. Ein Verschlußsyndrom der Arteria mesenterica superior kann bei Verbrennungspatienten zum Zeitpunkt des maximalen Gewichtsverlustes auftreten. Falls die konservative Therapie versagt, kann eine Duodenojejunostomie oder ein anderer intraabdominaler Eingriff notwendig werden.

## Nierenfunktion

Unmittelbar nach dem Verbrennungstrauma fallen Herzminutenvolumen und intravasales Flüssigkeitsvolumen ab und die Plasmakonzentrationen der Katecholamine steigen an. Hierdurch kommt es zu einer Erniedrigung des renalen Blutflusses und der glomerulären Filtrationsrate. Der erniedrigte renale Blutfluß führt zu einer Aktivierung des Renin-Angiotensin-Aldosteron-Regelkreises und stimuliert die Freisetzung des antidiuretischen Hormons. Als Nettoeffekt auf die Nierenfunktion resultiert eine Retention von Natrium und Wasser sowie ein verstärkter Verlust von Kalium, Kalzium und Magnesium. Später kann die glomeruläre Filtrationsrate nach adäquater Flüssigkeitssubstitution wieder stark zunehmen.

Die stündliche Urinausscheidung bleibt eine zuverlässige und die am leichtesten meßbare Richtschnur für eine adäquate Flüssigkeitssubstitution. Die Urinausscheidung sollte bei adäquat substituierten Kindern bei ungefähr 1,0 ml/kg x h liegen.

Bei Kindern, die eine adäquate Flüssigkeitssubstitution erhalten haben, ist ein Nierenversagen selten, es sei denn, es liegen schwere elektrische Verbrennungen oder ausgedehnte thermische Muskelschädigungen vor. Bei letzterem können Hämochromogene in den Kreislauf freigesetzt werden, welche sich in den Nierentubuli niederschlagen und zu einer akuten Tubulusnekrose führen können.

## Elektrolyte

In den ersten 2 Tagen nach der Verbrennungsverletzung ist ein Anstieg der Kalium-Plasma-Konzentration aufgrund von Gewebsnekrosen und einer Hämolyse normal. Danach folgt in den nächsten Tagen eine ausgeprägte Hypokaliämie. Die Ursache ist ein verstärkter Kaliumverlust über die Nieren. Eine Diarrhoe und eine Ableitung des Magensekrets verstärken diesen Kaliumverlust weiter. Zu iatrogenen Herzrhythmusstörungen kann es bei hypokaliämischen Patienten kommen, wenn sie Medikamente erhalten, die eine Kaliumaufnahme in die Zelle begünstigen (Insulin, Glukose, Natriumbikarbonat) oder Medikamente erhalten, die den Wirkungen des Kaliums auf die Reizleitung entgegenwirken (Kalziumsalze). Die Verabreichung von Digitalis ist bei diesen Patienten besonders gefährlich; es sollte nicht prophylaktisch verabreicht werden.

Die Plasmakonzentration von ionisiertem Kalzium kann nach einer Verbrennung erniedrigt sein. Da Kinder empfindlicher als Erwachsene auf die Wirkung von Zitrat und/oder Kalium in gelagertem Blut reagieren, sollten Kinder mit ausgeprägten Verbrennungen, bei denen schnell große Volumina von Vollblut transfundiert werden, 1–2 mg Kalziumglukonat pro ml transfundierten Blutes erhalten.

### Endokrine Veränderungen

Die endokrinen Veränderungen auf eine Brandverletzung sind durch eine massive Freisetzung von ACTH, antidiuretischem Hormon, Renin, Angiotensin, Aldosteron, Glukagon und Katecholaminen gekennzeichnet. Die Plasmakonzentration von Insulin kann erhöht oder erniedrigt sein. Dennoch wird die Glukosekonzentration im Plasma erhöht sein, weil die Konzentration von Glukagon und die katecholaminbedingte Glykolyse in der Leber- und Skelettmuskulatur erhöht sind. Tatsächlich tritt bei verbrannten Patienten, die keinen Diabetes mellitus haben, oft eine Glukosurie auf. Verbrennungspatienten können für die Entwicklung eines nicht-ketoazidotischen, hyperosmolaren Komas besonders empfindlich sein, vor allem, wenn eine totale parenterale Ernährung durchgeführt wird.

Der maximale Anstieg der Plasmakonzentration von Noradrenalin tritt 3–4 Tage nach der Verbrennung auf und kann für einige Tage erhöht bleiben. Die maximalen Plasmakonzentrationen von Noradrenalin können 26 mal so hoch wie der Normalwert sein [152]. Diese stark erhöhten Konzentrationen erzeugen eine ausgeprägte Vasokonstriktion in den Haut- und Splanchnikusgefäßen. Diese erhöhten Plasmakonzentrationen von Noradrenalin sind als mit-auslösende Faktoren für viele unerwünschte Symptome einer Verbrennungskrankheit bei Kindern verantwortlich, wie z.B. eine Ischämie im Bereich des Gastrointestinaltrakts, eine Leberfunktionstörung, ein «Curling-Ulcus», eine Oligurie, eine disseminierte intravasale Koagulation, eine kardiale Funktionsstörung, eine hypertensiven Krise und eine Erhöhung der Körpertemperatur. Gelegentlich wurden periphere Vasodilatantien wie Phentolamin oder Hydralazin in der Frühphase nach einer Verbrennung infundiert, um die Vasokonstriktion aufzuheben und die Gewebsperfusion zu verbessern.

### Rheologie

Die Viskosität des Blutes nimmt sofort nach einer Verbrennungsverletzung zu und bleibt für einige Tage erhöht, selbst dann, wenn sich der Hämatokrit wieder normalisiert hat. Nach einer vorübergehenden Erniedrigung der Plasmakonzentrationen von Fibrinogen und Faktor V und VIII kommt es für einige Wochen zu einer Konzentrationserhöhung dieser Faktoren. Diese Hyperkoagulabilität kann zu einer disseminierten intravasalen Gerinnung führen. Die Diagnose einer disseminierten intravasalen Gerinnung ist schwierig, da die Plasmakonzentrationen von Fibrinspaltprodukten nach Verbrennungsverletzungen fast immer erhöht sind.

Die durch das Verbrennungstrauma ausgelöste Hämolyse der Erythrozyten ist nicht ausgeprägt. Daher ist, wenn keine anderen Verletzungen vorhanden sind, selten in der Frühphase einer Verbrennung eine Transfusion von Vollblut oder Erythrozytenkonzentrat notwendig. Nach einem Verbrennungstrauma kommt es jedoch zu einer allgemeinen Suppression der Erythrozytenproduktion und zu einer Verminderung der Erythrozytenüberlebenszeit. Diese Veränderungen können längere Zeit nach einer Verbrennung fortbestehen. Aus diesem Grund wird oft um den 5. Tag nach einer Verbrennung die Transfusion von Erythrozyten notwendig, um die Hämoglobinkonzentration über 10 g/dl zu halten.

### Immunologie

Die Leukozytenfunktion ist gestört und die Spiegel der Immunglobuline G und M sind nach einem Verbrennungstrauma niedrig. Die häufigste Todesursache bei Kindern mit einer Brandverletzung ist eine Sepsis. Eine gramnegative Bakteriämie verursacht eine signifikant erhöhte Mortalitätsrate. Pneumonie, eitrige Thrombophlebitis und bakterielle Besiedelung der Verbrennungswunde sind mögliche Erklärungen für eine Sepsis. Es ist klar, daß ein aseptisches Vorgehen von allen Personen, die an der Betreuung von verbrannten Kindern beteiligt sind, streng beachtet werden muß.

### Leberfunktion

Die Leberfunktionstests sind bei Verbrennungspatienten häufig pathologisch, selbst wenn das Ausmaß der Verbrennung gering ist. Ein Leberversagen ist jedoch ungewöhnlich, es sei denn, der Verlauf nach der Verbrennung ist durch eine Hypotension, eine Sepsis oder durch zahlreiche Bluttransfusionen kompliziert. Eine halothanbedingte Leberfunktionsstörung wurde bei Verbrennungspatienten nicht beschrieben.

### Narkoseführung

Die genaue Anamnese bezüglich Zeit und Art der Brandverletzung ist für die Versorgung von schwerverbrannten Kindern wichtig [155, 156]. Der Zeitpunkt der Verletzung ist z.B. deshalb wichtig, weil der initiale Flüssigkeitsbedarf von dem Zeitraum abhängt, der seit der Verbrennung verstrichen ist. Kinder, die in Räumen eingeschlossen waren, haben vermutlich eine Verletzung durch Rauchinhalation erlitten. Elektrische Verbrennungen können wesentlich stärkere Gewebszerstörungen verursachen, als man aus den oberflächlichen Brandmalen vermuten würde (vgl. Abschnitt: Elektrische Verbrennungen).

Die klinische Untersuchung sollte sich auf den Zustand der Atemwege konzentrieren. Kopf- und Halsverbrennungen, versengte Nasenhaare und Heiserkeit sind Anzeichen, daß sich ein supraglottisches Ödem entwickeln kann oder bereits entwickelt hat. Rußhaltiges Sputum, Giemen oder abgeschwächte Atemgeräusche legen eine Verletzung durch Rauchinhalation nahe. Eine Überblähung des Abdomens kann auf einen paralytischen Ileus hinweisen, weshalb während der Narkoseeinleitung – zur Verminderung der Gefahr einer Aspiration – besondere Vorsichtsmaßnahmen beachtet werden müssen. Während der präoperativen Beurteilung sollte sorgfältig nach geeigneten Stellungen gesucht werden, die für die Plazierung von intravenösen Kathetern und Überwachungsgeräten noch geeignet sind.

Bei Patienten, bei denen der Verdacht auf eine Rauchinhalation besteht, sind die Messung der arteriellen Blutgase sowie des pH-Wertes und die Durchführung einer Röntgenaufnahme der Lunge angezeigt. Die Konzentration des Kohlenmonoxidhämoglobins ist nur in den ersten Stunden nach einer Brandverletzung hilfreich. Bei Vorliegen von Kohlenmonoxidhämoglobin zeigt das Pulsoxymeter eine zu hohe arterielle Sauerstoffsättigung an. Bei der Beurteilung der pulsoxymetrischen Sättigung von Patienten, die kurz vorher eine Kohlenmonoxidexposition hatten, ist Vorsicht angebracht [157]. Der transkutan gemessene Sauerstoffpartialdruck nimmt dagegen linear ab, falls die Plasmakonzentration von Kohlenmonoxidhämoglobin zunimmt. Die Plasmakonzentration von Glukose und die Osmolarität sollten bestimmt werden, insbesondere wenn diese Patienten eine totale parenterale Ernährung erhalten. Nach ausgedehnten elektrischen Verbrennungen ist eine Kontrolle der Nierenfunktion angezeigt. Ob der Flüssigkeitsersatz adäquat ist, kann am besten durch die Urinausscheidung beurteilt werden. Sie sollte ungefähr 1 ml/kg x h betragen. Bei Patienten, bei denen starke intraoperative Blutverluste erwartet werden, sollten die Gerinnungsparameter bestimmt werden.

Bei schwerverbrannten Kindern kann das Plazieren von intravenösen Kathetern schwierig sein. Manchmal wird es notwendig, die Venen von Axilla, Kopfhaut oder Interdigitalhaut zu punktieren. Bei Patienten, bei denen eine Abtragung des Brandschorfes durchgeführt wird, müssen zuverlässig funktionierende intravenöse Zugänge mit ausreichendem Durchmesser vorhanden sein, da es innerhalb kurzer Zeit zu großen Blutverlusten kommen kann. Selbst Spalthauttransplantate sind mit einem Blutverlust von ungefähr 80 ml pro 100 cm$^2$ entnommener Haut verbunden [151].

Kinder mit schweren Brandverletzungen benötigen ein intensives Monitoring. Unter Umständen ist jedoch keine unverbrannte Extremität für das Anlegen einer Blutdruckmanschette verfügbar. Periphere arterielle Kanülen müssen manchmal durch verbranntes Gebiet eingeführt werden. Septische Komplikationen sind hierbei wahrscheinlich, so daß Katheter, die durch eine Brandwunde eingeführt wurden, so schnell wie möglich wieder entfernt werden sollten. Die Stellen, an denen eine venöse Punktion durchgeführt wurde, sind besonders empfindlich für septische Komplikationen. Während der intraoperativen Phase kommt es zu einem stärkeren Abfall der Körpertemperatur. Dies ist durch einen Verlust der Isolierfunktion der Haut, durch den evaporativen Wasserverlust über die Wundfläche und eine Erniedrigung der Stoffwechselrate durch die Allgemeinanästhesie bedingt. Routinemaßnahmen zur Verminderung des Wärmeverlustes umfassen den Einsatz von Wärmematten und Wärmestrahlern. Die Inspirationsgase sollten erwärmt und angefeuchtet und die intravenös verabreichten Flüssigkeiten über einen Durchlauferhitzer geleitet werden. Die Raumtemperatur im Operationssaal sollte bei ungefähr 25°C liegen. Abdecktücher aus Plastik oder Papier können den evaporativen und konvektiven Wärmeverlust vermindern.

**Pharmakologie**

Eine Reihe von verbrennungsbedingten pathophysiologischen Veränderungen beeinflussen die Wirkungen von Medikamenten [157]. Unmittelbar nach dem Verbrennungstrauma ist die Durchblutung der Organe und Gewebe erniedrigt. Ursachen dafür sind eine Hypovolämie, eine Depression der myokardialen Funktion und die Freisetzung von vasoaktiven Substanzen. Medikamente, die nicht intravenös verabreicht werden, weisen eine verzögerte Resorption auf. Intravenös und per inhalationem verabreichte Medikamente können eine verstärkte Wirkung an Gehirn und Herz aufweisen, da der Blutfluß zu diesen lebenswichtigen Organen relativ hoch ist. Nach einer adäquaten Flüssigkeitssubstitution beginnt 48 Stunden nach der Verletzung die hypermetabolische Phase. Während dieser Phase sind der Sauerstoff- und der Glukoseverbrauch deutlich erhöht. Die Plasma-Albumin-Konzentrationen sind nach einem Verbrennungstrauma erniedrigt, so daß bei albumingebundenen Medikamenten (z.B. Benzodiazepinen, Antikonvulsiva) der ungebundene Anteil erhöht sein wird. Dagegen ist die Plasmakonzentration des sauren $\alpha_1$-Glykoproteins erhöht, so daß Medikamente, die an dieses Protein gebunden werden (z.B. Muskelrelaxantien, trizyklische Antidepressiva) einen erniedrigten freien Anteil aufweisen werden.

Die Pharmakokinetik nach einer Brandverletzung wird durch zusätzliche Auswirkungen einer Sepsis, durch gleichzeitig bestehende systemische Erkrankungen und durch eine Nierenfunktionsstörung weiter kompliziert. Sehr häufig wird Cimetidin zur Prophylaxe von Streßulcera bei Verbrennungspatienten eingesetzt. Da Cimetidin auch die Leberdurchblutung vermindert, kann die Wirkung von Medikamenten, welche von der hepatischen Clearance abhängen, verändert sein. Obwohl Verbrennungspatienten eine erhöhte Toleranz gegenüber Diazepam aufweisen, kann es bei wiederholter Diazepamgabe zu einer aus-

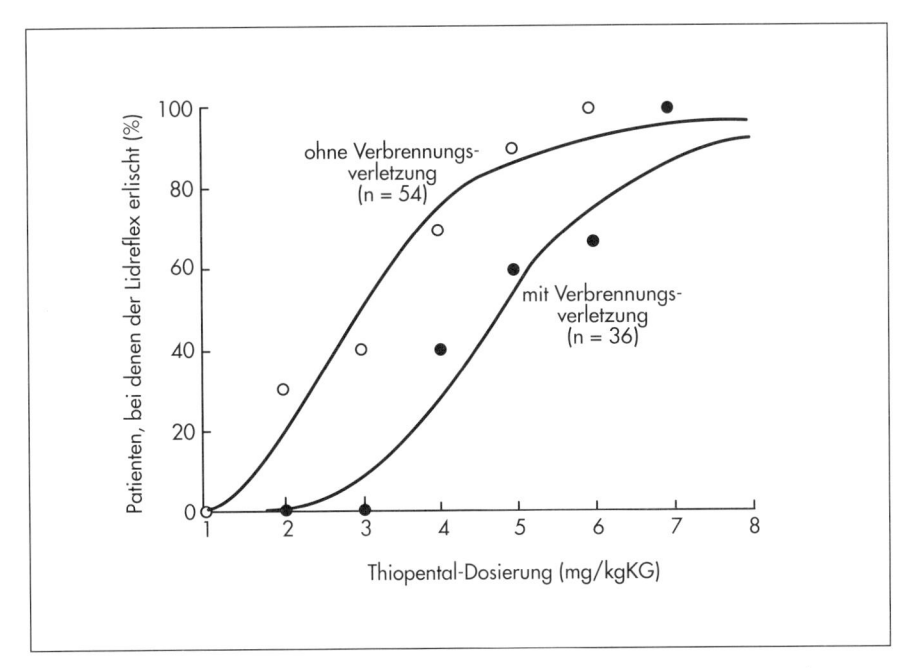

**Abb. 35.16:** Die Thiopentaldosis, die intravenös verabreicht werden muß, damit der Lidreflex erlischt, ist bei verbrannten Kindern (mehr als 15 % verbrannte Körperoberfläche und später als 1 Jahr nach der Verbrennungsverletzung) größer als bei Kindern ohne Verbrennungsverletzung. (Cote CJ, Petkau AJ. Thiopental requirements may be increased in children reanesthetized at least 1 year after recovery from extensive thermal injury. Anesth Analg 1985; 64:1156–60. Reprinted with permission from IARS)

geprägten Kumulation kommen, falls zusätzlich Cimetidin verabreicht wird [158].

Auch nach der Genesung von einer Verbrennungsverletzung können pharmakologische Veränderungen fortbestehen. Es konnte gezeigt werden, daß bei Kindern der Bedarf an Thiopental für mehr als ein Jahr nach dem Verbrennungstrauma erhöht ist (Abb. 35.16) [159]. Der Bedarf an Opioiden kann bei Verbrennungspatienten ebenfalls erhöht sein.

Von allen Medikamentengruppen wurden die Muskelrelaxantien bei Verbrennungsverletzungen am intensivsten untersucht. Das Auftreten einer Hyperkaliämie nach Succinylcholin ist gut bekannt. Die Gefahr einer Hyperkaliämie ist vermutlich von dem Ausmaß der Verbrennung und dem Zeitraum zwischen Eintritt der Verletzung und Verabreichung des Succinylcholins abhängig. Die größte Gefahr scheint zwischen dem 10. und dem 50. Tag nach der Verletzung zu bestehen [160]. Dennoch ist diese Zeitspanne sehr vage definiert, und die sicherste Empfehlung scheint es zu sein, Succinylcholin zu vermeiden. Verschiedene Untersuchungen haben gezeigt, daß Verbrennungspatienten eine ausgeprägte Resistenz auf nicht-depolarisierende Muskelrelaxantien entwickeln (es kann bis zum 3-fachen der Normaldosis benötigt werden) (Abb. 35.17)

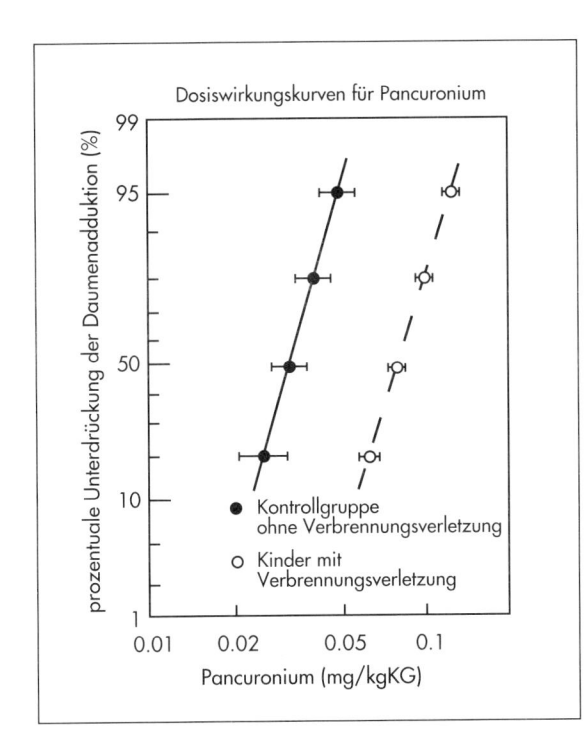

**Abb. 35.17:** Die Pancuroniumdosis, die intravenös verabreicht werden muß, um die Daumenadduktion zu unterdrücken, ist bei verbrannten Kindern (verbrannte Körperoberfläche: 4–85 %; Untersuchungszeitpunkt: 34 ± 7,9 (SE) Tage nach dem Verbrennungstrauma) größer als bei einer Kontrollgruppe ohne Verbrennungsverletzung. (Martyn JAJ, Liu LMP, Szyfelbein SK, et al. The neuromuscular effects of pancuronium in burned children. Anesthesiology 1983; 59:561–4)

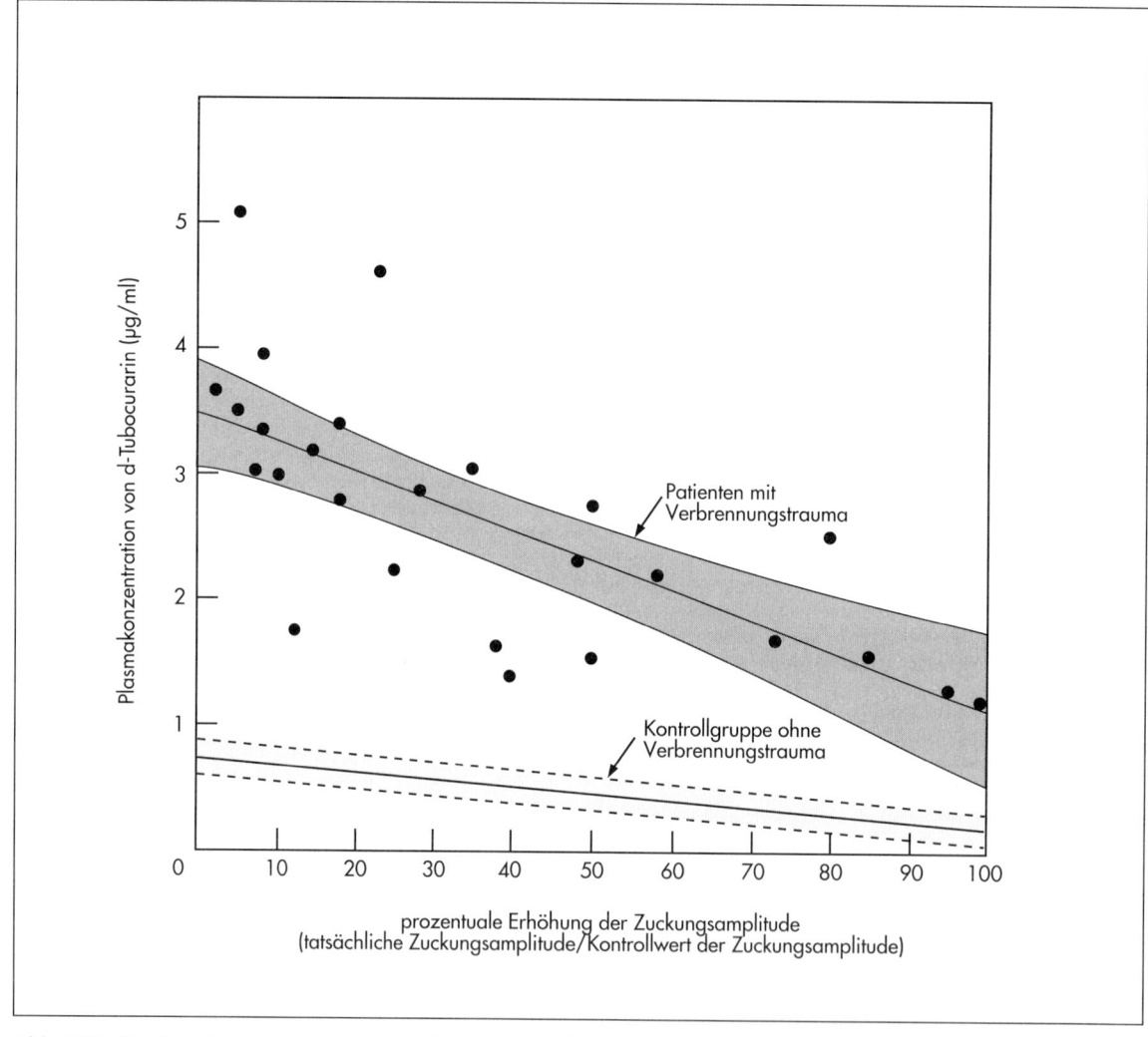

**Abb. 35.18:** Bei einem bestimmten Erholungsgrad der Zuckungsamplitude sind bei verbrannten Patienten die Plasmakonzentrationen an d-Tubocurarin höher als bei Patienten ohne Verbrennungsverletzung. (Martyn JAJ, Szyfelbein SK, Ali HH, et al. Increased d-tubocurarine requirement following major thermal injury. Anesthesiology 1980; 52:352–5)

[156, 161–164]. Die veränderte Pharmakokinetik und die erhöhte Plasmaproteinbindung von Muskelrelaxantien tragen wenig zu dem erhöhten Dosisbedarf dieser Medikamente bei Verbrennungspatienten bei. Dagegen scheint der erhöhte Dosisbedarf an Muskelrelaxantien am ehesten durch einen pharmakodynamischen Vorgang bedingt zu sein. Eine Ursache scheint die vermehrte Bildung von cholinergen Rezeptoren außerhalb der motorischen Endplatten zu sein, die ebenfalls durch Acetylcholin erregbar sind. Ein Hinweis für diesen pharmakodynamischen Mechanismus ist, daß ein nahezu fünffacher Anstieg der Plasmakonzentration von d-Tubocurarin benötigt wird, um bei brandverletzten Patienten eine neuromuskuläre Blockade gleichen Ausmaßes wie bei normalen Patienten zu erzielen (Abb. 35.18) [165]. Eine Resistenz gegenüber der muskelrelaxierenden Wirkung von Metocurarin wurde nach einer 35%igen drittgradigen Verbrennung noch bis zu 463 Tagen beobachtet (Abb. 35.19) (166). Man nimmt an, daß diese langanhaltende Resistenz durch eine erhöhte Anzahl von cholinergen Rezeptoren bedingt ist und daß dies auch Auswirkungen auf den Einsatz von Succinylcholin bei Verbrennungspatienten hat.

Es wird ebenfalls angenommen, daß eine Hyperkaliämie nach Verabreichung von Succinylcholin durch eine erhöhte Anzahl der cholinergen Rezeptoren bedingt ist, denn die Kaliumfreisetzung tritt nach der succinylcholinbedingten Depolarisation auf.

Ketamin wurde viele Jahre als Anästhetikum bei brandverletzten Patienten eingesetzt, insbesondere für Verbandswechsel und die Abtragung des Verbrennungsschorfs [167]. Dieses Medikament kann entweder intravenös oder intramuskulär mit guter Wirkung

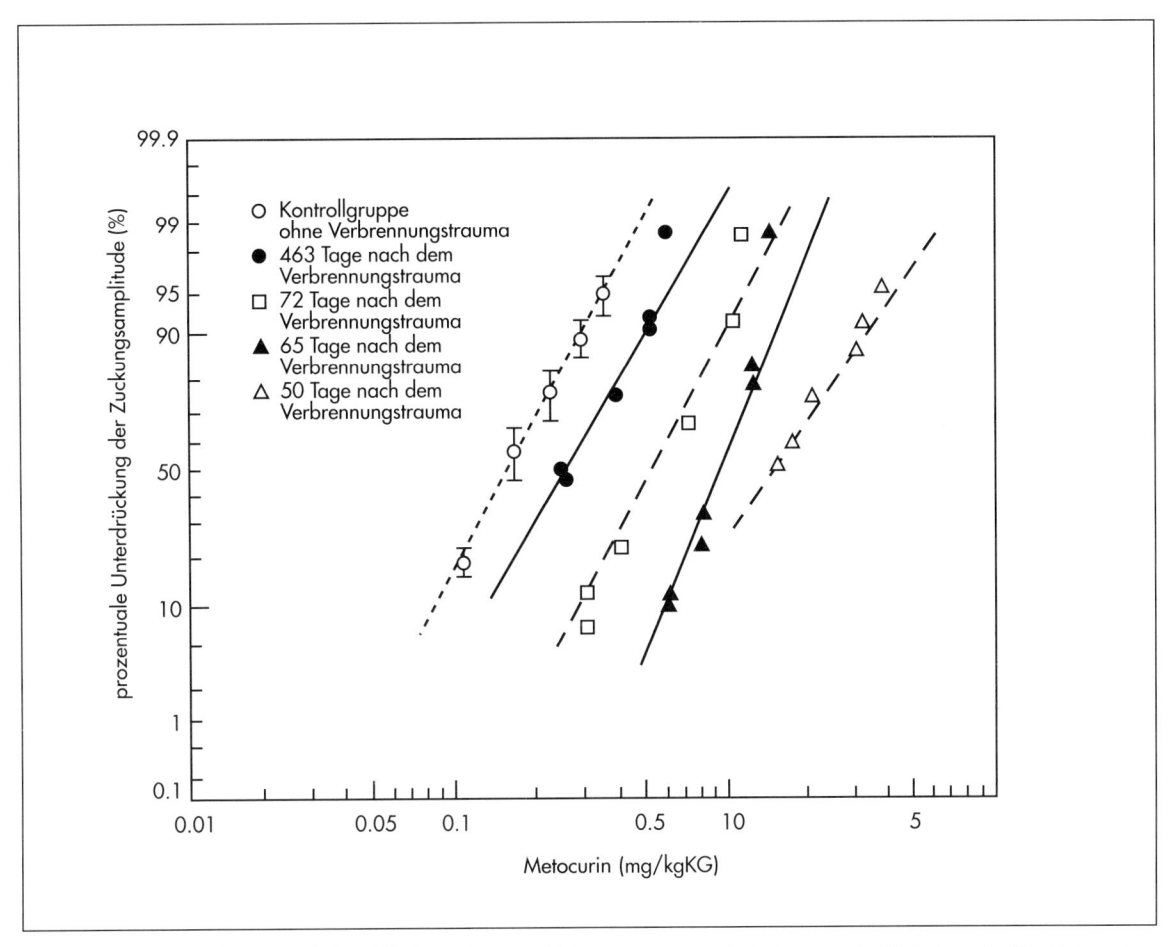

**Abb. 35.19:** Zwischen dem 50. und dem 463. Tag nach einem Verbrennungstrauma ist bei verbrannten Patienten – im Vergleich zu einer Kontrollgruppe ohne Verbrennungstrauma – die Dosiswirkungskurve einer intravenösen Injektion von Metocurin nach rechts verschoben. (Martyn JAJ, Matteo RS, Szyfelbein SK, Kaplan RF. Unprecedented resistance to neuromuscular blocking effects of metocurine with persistence after complete recovery in a burned patient. Anesth Analg 1982; 61: 614–6. Reprinted with permission from IARS)

verabreicht werden. Da eine exzessive Hypersalivation wahrscheinlich ist, sollte vor der Verabreichung von Ketamin ein Anticholinergikum zugeführt werden. Eine intravenöse Einzeldosis von 2–4 mg/kg Ketamin erzeugt eine exzellente Analgesie für 15–20 Minuten. Nach einer intravenösen Einzelinjektion von Ketamin kehrt das Bewußtsein normalerweise schnell zurück, wodurch sehr bald wieder ein Übergang zur oralen Ernährung möglich ist. Um die unter Ketamin häufig auftretenden unwillkürlichen Bewegungen der Extremitäten zu vermindern, kann Lachgas zugesetzt werden. Die Inzidenz einer postoperativen psychischen Alteration ist nach Verabreichung von Ketamin bei Kindern selten. Die zentralen Effekte von Ketamin können jedoch, falls sie auftreten, zumindest teilweise durch die intravenöse Verabreichung von Physostigmin (30 µg/kg) aufgehoben werden [168]. Starke Bewegungen während des Erwachens aus der Narkose können zur Dislokation von Hauttransplantaten führen oder eine Blutung begünstigen, wodurch es zu einem frühzeitigen Abstoßen der Transplantate kommen kann.

Halothan ist das am häufigsten eingesetzte Inhalationsanästhetikum bei Kindern mit einer Verbrennungsverletzung. Dieses volatile Anästhetikum ermöglicht die Aufrechterhaltung einer spontanen Atmung und, falls nötig, die Verabreichung von hohen Sauerstoffkonzentrationen. Die Narkosetiefe kann gut der chirurgischen Stimulation angepaßt werden. Bei sehr schmerzhaften Manipulationen wie der Entnahme von Hauttransplantaten kann die inspiratorische Halothankonzentration erhöht werden. Das Auflegen und Fixieren der Hauttransplantate ist im wesentlichen schmerzlos und während dieser Phase kann die Halothankonzentration erniedrigt werden. Trotz mehrfacher Exposition gegenüber diesem Medikament wurden keine halothanbedingten Leberfunktionsstörungen bei verbrannten Patienten beobachtet (155). Insbesondere bei alten Patienten, die oft häufige Narkosen benötigen, sind Enfluran und Isofluran gute Alternativen zum Halothan.

Es ist offensichtlich, daß physiologische Veränderungen, die durch eine Brandverletzung bedingt sind, die Reaktionen auf Medikamente deutlich beeinflussen können. Die veränderten Reaktionen sind in hohem Maße davon abhängig, wie lange die Verletzung zurückliegt und in welchem Ausmaß Flüssigkeit substituiert wurde. Viele dieser Probleme können noch für Monate oder Jahre nach der Genesung von einer Brandverletzung weiterbestehen. Aus diesem Grund müssen die Reaktionen auf Medikamente sorgfältig überwacht werden, falls bei brandverletzten Patienten eine Narkose durchgeführt wird.

## 35.14 Elektrische Verbrennungen

Eine elektrische Hochspannung verursacht dadurch Gewebsschädigungen, daß sie in Wärmeenergie umgewandelt wird [169]. Die auf das Gewebe übertragene Wärmekapazität hängt von der Voltzahl der Stromquelle, dem Hautwiderstand des Opfers und der Kontaktzeit mit der Stromquelle ab. Die Gewebeschädigung wird dort am größten sein, wo die elektrischen Spannungsfelder sehr konzentriert sind, wie es z.B. an den Stellen des Stromeintritts und -austritts der Fall ist, und dort, wo die betroffenen Extremitäten den kleinsten Durchmesser haben. Eine Verletzung der Eingeweide ist bei elektrischen Verbrennungen unwahrscheinlich.

Die durch eine elektrische Verbrennung bedingte Zerstörung der tieferen Gewebsstrukturen ist oft stark ausgeprägt, da diese Gewebe die thermische Energie nicht so schnell wie das oberflächlichere Gewebe ableiten können. Hierdurch wird es schwierig, das Außmaß einer durch die elektrische Spannung verursachten Gewebsschädigung anhand der oberflächlichen Verletzung zu beurteilen. Fasziotomien, zahlreiche Débridements und Arteriogramme können zur Beurteilung der Vitalität der betroffenen Extremität nötig sein.

Bei der initialen elektrischen Verletzung kann ein reanimationsbedürftiger Herzkreislauf- und Atemstillstand auftreten. Bei ungefähr jedem sechsten Patienten, der eine elektrische Verbrennung erlitten hat, kam es zu Herzrhythmusstörungen [170]. Diese Patienten sollten mindestens für 48 Stunden nach der Verbrennung kontinuierlich mittels eines EKG überwacht werden.

Eine elektrische Verbrennung kann von einem Nierenversagen begleitet werden, was darauf hinweist, daß sich aus verletzten Muskelzellen stammendes Myoglobin in den Nierentubuli niedergeschlagen hat. Außerdem kann das meist relativ geringe Ausmaß der oberflächlichen Gewebszerstörung zur Unterschätzung des initialen Flüssigkeitsbedarfs führen. Bei Beachtung tiefer Gewebsverletzungen und bei gleichzeitiger Verabreichung von Flüssigkeit und Diuretika (zur Aufrechterhaltung einer Urinausscheidung von ungefähr $1\ ml/kg \times h^{-1}$), ist jedoch ein Nierenversagen selten.

Häufig kommt es nach elektrischen Verbrennungen zur Ausbildung von neurologischen Komplikationen. Ein Ausfall von peripheren Nerven oder eine Störung auf Rückenmarksebene können bereits frühzeitig auftreten und damit eine direkte Nervenverletzung aufzeigen oder sich erst später als Folge einer perineuralen Vernarbung oder neuronalen Ischämie äußern. Die Neuropathien können auch Nerven betreffen, die weit entfernt von der Kontaktstelle mit der Stromquelle verlaufen, und sie können sich noch einige Jahre nach der Verletzung verschlimmern. Eine andere Spätfolge ist die Ausbildung eines Katarakts.

Ein typisches elektrisches Verletzungsmuster bei Kindern tritt auf, wenn die Kinder ein elektrisches Kabel durchbeißen. Die auftretenden Verbrennungen betreffen normalerweise die Mundöffnung. Die nachfolgende Narbenbildung kann zu einer Einengung der Mundöffnung führen, was das Offenhalten der oberen Luftwege oder die Durchführung einer endotrachealen Intubation für eine Korrekturoperation erschweren kann.

Eine Verletzung durch einen Blitz ist eine Sonderform der elektrischen Verbrennungen [171]. Der Blitz neigt dazu, sich über die Oberfläche des Opfers auszubreiten, was zu oberflächlichen Brandwunden und weniger zu thermischen Verletzungen der tiefen Gewebsstrukuren führt, wie es bei elektrischen Verbrennungen typisch ist. Vorübergehende neurologische Defizite und Herzrhythmusstörungen sind nach Blitzverletzungen typisch. Die meisten Todesfälle bei Blitzverletzungen sind durch einen initialen Herz-Kreislauf- und Atemstillstand bedingt.

## 35.15 Trennung von siamesischen Zwillingen

Die chirurgische Trennung von siamesischen Zwillingen verlangt eine sorgfältige präoperative Vorbereitung und eine Absprache zwischen Chirurgen, Pädiatern und Anästhesisten [172–176]. Ein exakter Probelauf des gesamten Vorgehens, beginnend mit dem Transport in den Operationssaal, dient dazu, die Aufgaben und die Verantwortungsbereiche aller Beteiligten aufzuzeigen. Bei der präoperativen Untersuchung müssen diejenigen Organsysteme nachgewiesen werden, die beiden Zwillingen gemeinsam sind. Die Durchführung der Anästhesie verlangt jeweils zwei Teams und je zwei Narkosegeräte, Vaporen, Ventilatoren und Überwachungssysteme. Letztendlich wird auch ein zweiter Operationstisch benötigt.

Vor der Verabreichung von Muskelrelaxantien wird oft die Wachintubation empfohlen; sie ist jedoch nicht zwingend [174]. Die Überwachungsmaßnahmen müssen umfangreich und invasiv sein (zentraler Venendruck, arterielle Kanüle), um Blutverluste leichter ersetzen und die Ventilation gut überwachen zu können. Die Überwachung der Plasmakonzentration von ionisiertem Kalzium und ein entsprechender Ersatz sind zur Aufrechterhaltung der myokardialen Kontraktilität und zur Optimierung der Gerinnung sinnvoll [175]. Die farbliche Kodierung aller intravasalen Katheter, Überwachungsgeräte, Apparate, Protokolle, und des Personals ist nützlich [173]. Besteht eine Verbindung der Kreisläufe, so können Medikamente, die dem einen Kind verabreicht werden, vermutlich auch Wirkungen beim anderen Kind verursachen. Die Größe dieser Kreislaufvermischung kann sich von Minute zu Minute ändern, wodurch die zu erwartenden Medikamentenwirkungen noch schwieriger vorherzusagen sind. Es sind große Anstrengungen nötig, um eine Normothermie aufrecht zu erhalten. Eine metabolische Azidose kann im Vordergrund stehen und eine Therapie mit Natriumbikarbonat notwendig machen. Häufig ist auch noch in der postoperativen Phase eine künstliche Beatmung notwendig.

## Literaturhinweise

1  Graff TD, Phillips OC, Benson DW, Kelley E. Baltimore anesthesia study committee: Factors in pediatric anesthesia mortality. Anesth Analg 1964; 43: 407–14
2  Rackow H, Salnitre E, Green LT. Frequency of cardiac arrest associated with anesthesia in infants and children. Pediatrics 1961; 28: 697–704
3  Smith RM. Anesthesia for Infants and Children. 3rd Ed. St. Louis. CV Mosby 1986
4  Downes JJ, Raphaely RC. Anesthesia and intensive care. In: Ravitch MM, Kelch KJ, Benson CD, eds. Pediatric Surgery. Chicago. Year Book Medical Publishers 1979: 12–38
5  Eckenhoff JE. Some anatomic considerations of the infant larynx influencing endotracheal anesthesia. Anesthesiology 1951; 12: 401–10
6  Kubota Y, Toyoda Y, Nagata N, et al. Tracheobronchial angles in infants and children. Anesthesiology 1986; 64: 374–6
7  Tochen ML. Orotracheal intubation in the newborn infant: A method of determining depth of tube insertion. J Pediatr 1979; 95: 1050–1
8  Inselman LS, Mellins RB. Growth and development of the lungs. J Pediatr 1981; 98: 1–15
9  Muller N, Gulston G, Cade D, et al. Diaphragmatic muscle fatigue in the newborn. J Appl Physiol 1979; 46: 688–95
10  Rigatto H. Ventilatory response to hypercapnia. Semin Perinatol 1977; 1: 363–7
11  Pang LM, Mellins RB. Neonatal cardiorespiratory physiology. Anesthesiology 1975; 43: 171–96
12  Hagen PT, Scholz DG, Edwards WD. Incidence and size of patent foramen ovale during the first 10 decades of life on autopsy study of 965 normal hearts. Mayo Clin Proc 1984; 59: 17–20
13  Levin DL, Heymann MA, Kitterman JA, et al. Persistent pulmonary hypertension of the newborn infant. J Pediatr 1976; 89: 626–30
14  Baylen BG, Ogata H, Ikegami M, et al. Left ventricular performance and contractility before and after volume infusion: A comparative study of preterm and full-term newborn lambs. Circulation 1986; 73: 1042–9
15  Crone RK. The cardiovascular effects of isoproterenol in the preterm newborn lamb. Crit Care Med 1984; 12: 33–5
16  Kliegman R, Fanaroff AA. Caution in the use of dopamine in the neonate. J Pediatr 1978; 93: 540–1
17  Young M. Responses of the systemic circulation of the newborn infant. Br Med Bull 1966; 22: 70–2
18  Manders WT, Pagani M, Vatner SF. Depressed responsiveness to vasoconstrictor and dilator agents and baroreflex sensitivity in conscious newborn lambs. Circulation 1979; 60: 945–55
19  Wear R, Robinson S, Gregory GA. The effects of the barorespose of adult and baby rabbits. Anesthesiology 1982; 56: 188–91
20  Rao CC, Boyer MS, Krishna G, Paradise RR. Increased sensitivity of the isometric contraction of the neonatal isolated rat atria to halothane, isoflurane, and enflurane. Anesthesiology 1986; 64: 13–8
21  Wolf WJ, Neal MB, Peterson MD. The hemodynamic and cardiovascular effects of isoflurane and halothane anesthesia in children. Anesthesiology 1986; 64: 328–33
22  Berry GA, Gregory GA. Do premature infants require anesthesia for surgery. Anesthesiology 1987; 67: 291–3
23  Welborn LG, Hannallah RS, McGill WA, et al. Glucose concentrations for routine intravenous infusion in pediatric outpatient surgery. Anesthesiology 1987; 67: 427–30
24  Sieber FE, Smith DS, Traystman FJ, Wollman H. Glucose: A reevaluation for its intraoperative use. Anesthesiology 1987; 67: 72–81
25  Aperia A, Broberger O, Elinder G, et al. Postnatal development of renal function in pre-term and full-term infants. Acta Paediatr Scand 1981; 70: 183–7
26  Furman EB, Roman DG, Lemmer LAS, et al. Specific therapy in water, electrolyte, and blood volume replacement during pediatric surgery. Anesthesiology 1975; 42: 187–93
27  Hathaway WE. The bleeding newborn. Semin Hematol 1975; 12: 175–88
28  Sola A, Gregory GA. Colloid osmotic pressure of normal newborns and premature infants. Crit Care Med 1981; 9: 568–72
29  Wu PYK, Rockwell G, Chan L, et al. Colloid osmotic pressure in newborn infants: Variations with birth weight, gestational age, total serum solids, and mean arterial pressure. Pediatrics 1981; 68: 814–9
30  Lerman J, Robinson S, Willis MM, Gregory GA: Anesthetic requirement for halothane in young children 0–1 month and 1–6 months of age. Anesthesiology 1983; 59: 421–4
31  Cameron CB, Robinson S, Gregory GA. The minimum anesthetic requirement of isoflurane in children. Anesth Analg 1984; 63: 418–20
32  LeDez KM, Lerman J. The minimum alveolar concentra-

tion (MAC) of isoflurane in preterm neonates. Anesthesiology 1987; 67: 301–7
33. Cook DR. Newborn anesthesia; pharmacological considerations. Can Anaesth Soc J 1986; 33: 38–42
34. Steward DJ, Creighton RE. The uptake and excretion of nitrous oxide in the newborn. Can Anaesth Soc J 1978; 25: 215–7
35. Brandon BW, Brandon RB, Cook DR. Uptake and distribution of halothane in infants: In vivo measurements and computer simulations. Anesth Analg 1983; 62: 404–10
36. Boudreaux JP, Schieber RA, Cook DR. Hemodynamic effects of halothane in the newborn piglet. Anesth Analg 1984; 63: 731–7
37. Friesen RH, Lichtor JL. Cardiovascular effects of inhalation induction with isoflurane in infants. Anesth Analg 1983; 62: 411–4
38. Cote CJ, Foudsouzian NG, Liu LMP, et al. The dose response of intravenous thiopental for the induction of general anesthesia in unpremedicated children. Anesthesiology 1981; 55: 703–5
39. Robinson S, Gregory GA. Fentanyl-air-oxygen anesthesia for ligation of patent ductus arteriosus in preterm infants. Anesth Analg 1981; 60: 331–34
40. Hickey PR, Hansen DD. Fentanyl and sufentanil-oxygen-pancuronium anesthesia for cardiac surgery in infants. Anesth Analg 1984; 63: 117–24
41. Schieber RA, Stiller RL, Cook DR. Cardiovascular and pharmacodynamic effects of highdose fentanyl in newborn piglets. Anesthesiology 1985; 63: 166–171
42. Goudsouzian NG. Maturation of neuromuscular transmission in the infant. Br J Anaesth 1980; 50: 205–13
43. Goudsouzian NG, Donlon JV, Savarese JJ, Ryan JF. Reevaluation of dosage and duration of action of d-tubocurarine in the pediatric age group. Anesthesiology 1975; 43: 416–25
44. Fisher DM, O'Keeffe C, Stanski DR, et al. Pharmacokinetics and pharmacodynamics of d-tubocurarine in infants, children, and adults. Anesthesiology 1982; 57: 203–8
45. Goudsouzian NG, Liu LMP, Cote CJ. Comparison of equipotent doses of non-depolarizing muscle relaxants in children. Anesth Analg 1981; 60: 862–6
46. Brandom BW, Woelfel SK, Cook DR, et al. Clinical pharmacology of atracurium in infants. Anesth Analg 1984; 63: 309–12
47. Cook DR, Brandom BW, Woelfel SK, et al. Atracurium infusion in children during fentanyl, halothane, and isoflurane anesthesia. Anesth Analg 1984; 63: 201
48. Fisher DM, Miller RD. Neuromuscular effects of vecuronium (ORG NC45) in infants and children during $N_2O$ halothane anesthesia. Anesthesiology 1983; 58: 519–23
49. Fisher DM, Cronnelly R, Miller RD, Sharma M. The neuromuscular pharmacology of neostigmine in infants and children. Anesthesiology 1983; 59: 220–25
50. Cook DR, Fischer CG. Neuromuscular blocking effects of succinylcholine in infants and children. Anesthesiology 1975; 42: 662–5
51. Liu LMP, DeCook TH, Goudsouzian NG, et al. Dose response to succinylcholine in children. Anesthesiology 1981; 55: 599–602
52. Cook DR. Muscle relaxants in infants and children. Anesth Analg 1981; 60: 335–43
53. Salem MR, Wong AY, Lin YH. The effect of suxamethonium on the intragastric pressure in infants and children. Br J Anaesth 1972; 44: 166–9
54. Cook DR, Westman HR, Rosenfeld L, Hendershot RJ. Pulmonary edema in infants: Possible association with intramuscular succinylcholine. Anesth Analg 1981; 60: 220–3
55. Venus B, Patel KC, Pratap SK, et al. Transcutaneous $PO_2$ monitoring during pediatric surgery. Crit Care Med 1981; 9: 714–6
56. Reed RL, Maier RV, Landicho D, et al. Correlation of hemodynamic variables with transcutaneous $PO_2$ measurements in critically ill adult patients. J Trauma 1985; 25: 1045–53
57. Eberhard P, Mindt W. Interference of anesthetic gases at skin surface sensors for oxygen and carbon dioxide. Crit Care Med 1981; 9: 717–20
58. Fait CD, Wetzel RC, Dean JM, et al. Pulse oximetry in critically ill children. J Clin Monit 1985;1:232–35
59. Chapman KR, Liu FLW, Watson RM, Rebuck AS, Range of accuracy of two wavelength oximetry. Chest 1986; 89: 540–42
60. Sasse FJ. Can we trust end-tidal carbon dioxide measurements in infants? J Clin Monit 1985; 1: 147–8
61. Merritt TA, Hallman M, Blown BT, et al. Prophylactic treatment of very premature infants with human surfactant. N Engl J Med 1986; 315: 785–90
62. Froese AB, Butler PO, Fletcher WA, Byford LJ. High-frequency oscillatory ventilation in premature infants with respiratory failure: A preliminary report. Anesth Analg 1987; 66: 814–8
63. Bancalari E, Gerhardt T. Bronchopulmonary dysplasia. Pediatr Clin N Amer 1986; 33: 1–23
64. Low JA, Galbraith RS, Sauerbrei EE, et al. Maternal, fetal, and newborn complications associated with newborn intracranial hemorrhage. Am J Obstet Gynecol 1986; 154: 345–51
65. Roberts MC, Nugent SK, Traystman RJ. Control of cerebral circulation in the neonate and infant. Crit Care Med 1980; 8: 570–4
66. Kuban KC, Leviton A, Krishnamoorthy KS, et al. Neonatal intracranial hemorrhage and phenobarbital. Pediatrics 1986; 77: 443–50
67. Flynn JT. Oxygen and retrolental fibroplasia: Update and challenge. Anesthesiology 1984; 60: 397–99
68. Gregory GA, Steward DJ. Life-threatening perioperative apnea in the ex-"premie". Anesth. 1983; 59: 495–98
69. Steward DJ. Preterm infants are more prone to complications following minor surgery than are term infants. Anesthesiology 1982; 56: 304–6
70. Kurth CD, Spitzer AR, Broennle AM, Downes JJ. Postoperative apnea in preterm infants. Anesthesiology 1987; 66: 483–8
71. Liu LMP, Cote CJ, Goudsouzian NG, et al. Lifethreatening apnea in infants recovering from anesthesia. Anesthesiology 1983; 59: 506–10
72. Hansen TWR, Bratlid D. Bilirubin and brain toxicity. Acta Paediatr Scand 1986; 75: 513–22
73. Srinivasan G, Jain R, Pildes RS, Kannan CR. Glucose homeostasis during anesthesia and surgery in infants. J Pediatr Surg 1986; 21: 718–21
74. Marks MI, Welch DF. Diagnosis of bacterial infections of the newborn infant. Clin Perinatol 1981; 8: 537–58
75. Dierdorf SF, Krishna G. Anesthetic management of neonatal surgical emergencies. Anesth Analg 1981; 60: 204–15
76. Harrison MR, deLorimer AA. Congenital diaphragmatic hernia. Surg Clin North Am 1981; 61: 1023–35
77. Adleman S, Benson CD, Bochdalek hernia in infants: Factors determining mortality. J Pediatr Surg 1976; 11: 569–73
78. Siebert JR, Haas JE, Beckwith JB. Left ventricular hypo-

plasia in congenital diaphragmatic hernia. J Pediatr Surg 1984; 19: 567–71
79 Vacanti JP, Crone RK, Murphy JD, et al. The pulmonary hemodynamic response to perioperative anesthesia in the treatment of high-risk patients with congenital diaphragmatic hernia. J Pediatr Surg 1984; 19: 672–9
80 Bartlett RH, Toomasian J, Roloff D, et al. Extracorporeal membrane oxygenation (ECMO) in neonatal respiratory failure. 100 cases. Ann Surg 1986; 204: 236–45
81 Harrington J, Raphaely RC, Downes JJ. Relationship of alveolar-arterial oxygen tension difference in diaphragmatic hernia of the newborn. Anesthesiology 1982; 56: 473–6
82 Grosfeld JL, Ballantine TVN. Esophageal atresia and tracheoesophageal fistula: Effect of delayed thoracotomy on survival. Surgery 1978; 84: 394–402
83 Holder TM, Ashcraft RW. Developments in the care of patients with esophageal atresia and tracheoesophageal fistula. Surg Clin North Am 1981; 61: 1051–61
84 Bautista MJ, Kuwahara BS, Henderson CU. Transcutaneous oxygen monitoring in an infant undergoing tracheoesophageal fistula repair. Can Anaesth Soc J 1986; 33: 505–8
85 Grosfeld JL, Dawes L, Weber TR. Congenital abdominal wall defects: Current management and survival. Surg Clin North Am 1981; 15: 1037–49
86 Yazbeck S, Ndoye M, Khan AH. Omphalocele: A 25-year experience. J Pediatr Surg 1986; 21: 761–3
87 Cote CJ. The anesthetic management of congenital lobar emphysema. Anesthesiology 1978; 49: 296–8
88 O'Neill JA. Neonatal necrotizing enterocolitis. Surg Clin North Am 1981; 61: 1013–22
89 Cikrit D, West KW, Schreiner R, Grosfeld JL. Long-term follow-up after surgical management of necrotizing enterocolitis: Sixty-three cases. J Pediatr Surg 1986; 21: 533–35
90 Walsh MC, Kliegman RM. Necrotizing enterocolitis: Treatment based on staging criteria. Pediatr Clin North Am 1986; 33: 179–201
91 Goldberg RN, Chung D, Goldman SL, Bancalari E. The association of rapid volume expansion and intraventricular hemorrhage in the preterm infant. J Pediatr 1980; 96: 1060–3
92 Haselby KA, Dierdorf SF, Krishna G, et al. Anaesthetic implications of neonatal necrotizing enterocolitis. Can Anaesth Soc J 1982; 29: 255–9
93 Nelson KB, Ellenberg JH. Antecedents of cerebral palsy. N Engl J Med 1986; 315: 81–6
94 Dierdorf SF, McNiece WL, Rao CC, et al. Effect of succinylcholine on plasma potassium in children with cerebral palsy. Anesthesiology 1985; 62: 88–90
95 Rao CC, Krishna G, Haselby K, et al. Ventriculobronchial fistula complicating a ventriculoperitoneal shunt. Anesthesiology 1977; 47: 388–90
96 Minton MD, Grosslight K, Stirt JA, Bedford RF. Increases in intracranial pressure from succinylcholine: Prevention by prior nondepolarizing blockade. Anesthesiology 1986; 65: 165–9
97 Dierdorf SF, McNiece WL, Rao CC, et al. Failure of succinylcholine to alter plasma potassium in children with myelomeningocele. Anesthesiology 1986; 64: 272–73
98 Davidson-Ward SL, Nickerson BG, vanderHal A, et al. Absent hypoxic and hypercapneic arousal responses in children with myelomeningocele and apnea. Pediatrics 1986; 78: 44–50
99 Morray JP, MacGillivray R, Duker G. Increased perioperative risk following repair of congenital heart disease in Down's syndrome. Anesthesiology 1986; 65: 221–24
100 Williams JP, Somerville GM, Miner ME, Reilly D. Atlanto-axial subluxation and trisomy-21: Another perioperative complication. Anesthesiology 1987; 67: 253–4
101 Williams JP, Somerville GM, Miner ME, Reilly D. Atlanto-axial subluxation and trisomy-21: Another perioperative complication. Anesthesiology 1987; 67: 253–4
102 Krishna G. Neurofibromatosis, renal hypertension, and cardiac dysrhythmias. Anesth Analg 1975; 54: 542–5
103 Yamashita M, Matsuki A, Oyama R. Anesthetic considerations on von Recklinghausen's disease (multiple neurofibromatosis). Anaesthetist 1977; 26: 117–8
104 Baraka A. Myasthenic response to muscle relaxants in von Recklinghausen's disease. Br J Anaesth 1974; 46: 701–3
105 Hubert CH. Critical care and anesthetic management of Reye's syndrome. South Med J 1979; 72: 684–9
106 Barrett MJ, Hurwitz ES, Schonberger LB, Rogers MF. Changing epidemiology of Reye's syndrome in the United States. Pediatrics 1986; 77: 598–602
107 Hurwitz ES, Barrett MJ, Bergman D, et al. Public health service study of Reye's syndrome and medications. Report of the main study. JAMA 1987; 257: 1905–11
108 Steward RE. Craniofacial malformations – clinical and genetic considerations. Pediatr Clin North Am 1978; 25: 485–515
109 Karl HW, Swedlow DB, Lee KW, Downes JJ. Epinephrine-halothane interactions in children. Anesthesiology 1983; 58: 142–5
110 Goudsouzian N, Cote CJ, Liu LMP, Dedrick DF. The dose response effects of oral cimetidine on gastric pH and volume in children. Anesthesiology 1981; 55: 533–6
111 Sklar GS, King BD. Endotracheal intubation and Treacher-Collins syndrome. Anesthesiology 1976; 44: 247–9
112 Converse JM, Woodsmith D. Report on a series of 50 craniofacial operations. Plast Reconstr Surg 1975; 55: 283–93
113 Davies DW, Munro IR. The anesthetic management and intraoperative care of patients undergoing major facial osteotomies. Plast Reconstr Surg 1975; 55: 50–5
114 Diaz JH. Croup and epiglottitis in children. Anesth Analg 1985; 64: 621–33
115 Mayo-Smith MF, Hirsch PJ, Wodzinski SF, Schiffman FJ. Acute epiglottitis in adults. N Engl J Med 1986; 314: 1133–9
116 Muller BJ, Fliegel JE. Acute epiglottitis in a 79-year-old man. Can Anaesth Soc J 1985; 32: 415–17
117 Phelan PD, Mullins GC, Laundau LI, Duncan AW. The period of nasotracheal intubation in acute epiglottitis. Anaesth Intensive Care 1980; 8: 402–3
118 Adair JC, Ring WH, Jordan WS, Elwyn RA. Ten-Year experience with IPPB in the treatment of acute laryngotracheobronchitis. Anesth Analg 1971; 50: 649–55
119 Loughlin GM, Taussig LM. Pulmonary function in children with a history of laryngotracheobronchitis. J Pediatr 1979; 94: 365–9
120 Koka BV, Jeon IS, Andre JM, et al. Postintubation croup in children. Anesth Analg 1977; 56: 501–5
121 Baraka A. Bronchoscopic removal of inhaled foreign bodies in children. Br J Anaesth 1974; 46: 124–6
122 Cohen SR, Gelelr KA, Seltzer S, Thompson JW. Papilloma of the larynx and tracheobronchial tree in children. Ann Otolaryngol 1980; 89: 497–503
123 Lawson NW, Rogers D, Seifen A, et al. Intravenous procaine as a supplement to general anesthesia for carbon dioxide laser resection of laryngeal papillomas in children. Anesth Analg 1979; 58: 492–6

124 Baskoff JD, Stevenson RL. Endobronchial intubation in children. Anesthesiology Review 1981; 8: 29–31
125 Rao CC, Krishna G, Grosfeld JL, Weber TL. One-lung pediatric anesthesia. Anesth Analg 1981; 60: 450–2
126 Borland LM. Anesthesia for children with Jeune's syndrome (asphyxiating throacic dystrophy). Anesthesiology 1987; 66: 86–8
127 Gronert GA. Malignant hyperthermia. Anesthesiology 1980; 53: 395–423
128 Sessler DI. Malignant hyperthermia. J Pediatr 1986; 109: 9–14
129 Ording H. Incidence of malignant hyperthermia in Denmark. Anesth Analg 1985; 64: 700–4
130 Newbauer KR, Kaufman RD. Another use for mass spectrometry: Detection and monitoring of malignant hyperthermia. Anesth Analg 1985; 64: 837–9
131 Rosenberg H, Fletcher JE. Masseter muscle rigidity and malignant hyperthermia susceptibility. Anesth Analg 1986; 65: 161–4
132 Larach MG, Rosenberg H, Larach DR, Broennle AM. Prediction of malignant hyperthermia susceptibility by clinical signs. Anesthesiology 1987; 66: 547–50
133 Britt BA. Dantrolene. Can Anesth Soc 1984; 31: 61–75
134 Ryan JF, Donlon JV, Malt RA, et al. Cardiopulmonary bypass in the treatment of malignant hyperthermia. N Engl J Med 1974; 290: 1121–2
135 Mathieu A, Bogosain AJ, Ryan JF, et al. Recrudescence after survival of an initial episode of malignant hyperthermia. Anesthesiology 1979; 51: 454–5
136 Gronert GA, Thompson RL, Onofrio BM. Human malignant hyperthermia: Awake episodes and correction by dantrolene. Anesth Analg 1980; 59: 377–8
137 Lees DE, Gadde PL, Macnamara TE. Malignant hyperthermia in association with Burkitt's lymphoma: Report of a third case. Anesth Analg 1980; 59: 514–5
138 Anderson TE, Drummond DS, Breed AL, Taylor CA. Malignant hyperthermia in myelomeningocele: A previously unreported association. J Pediatr Orthop 1981; 1: 401–3
139 Paasuke RT, Brownell AKW. Serum creatine kinase level as a screening test for susceptibility to malignant hyperthermia. JAMA 1986; 255: 769–71
140 Flewellen EH, Nelson TE, Jones WP, et al. Dantrolene dose response in awake man: Implications for management of malignant hyperthermia. Anesthesiology 1983; 59: 275–80
141 Ruhland G, Hinkle AJ. Malignant hyperthermia after oral and intravenous pretreatment with dantrolene in a patient susceptible to malignant hyperthermia. Anesthesiology 1984; 60: 159–60
142 Fitzgibbons DC. Malignant hyperthermia following preoperative oral administration of dantrolene. Anesthesiology 1981; 54: 73–5
143 Berkowitz A, Rosenberg H. Femoral block with mepivacaine for muscle biopsy in malignant hyperthemia patients. Anesthesiology 1985; 62: 651–2
144 Gielen M, Viering W. 3-in-1 lumbar plexus block for muscle biopsy in malignant hyperthemia patients. Amide local anaesthetics may be used safely. Acta Anaesthesiol Scand 1986; 30: 581–3
145 Inkster JS. Anaesthesia for a patient suffering from familial dysautonomia (Riley-Day syndrome). Br J Anaesth 1971; 43: 509–11
146 Grosfeld JL, Ballantine TVN, Baehner RL. Current management of childhood solid tumors. Surg Clin North Am 1976; 56: 513–35
147 Milne B, Cervenko FW, Morales A, Salerno TA. Massive intraoperative pulmonary tumor embolus from renal cell carcinoma. Anesthesiology 1981; 54: 253–5
148 Akyon MG, Arslan G. Pulmonary embolism during surgery for Wilm's tumor (nephroblastoma). Br J Anaesth 1981; 53: 903–5
149 Stein ED, Stein JM. Anesthesia for the burn patient. Weekly Anesthesiology Update. Princeton: Weekly Anesthesiology Update. Princeton: Weekly anesthesiology Update, 1977: 1
150 Smith EI. Acute management of thermal burns in children. Surg Clin North Am 1970; 50: 807–14
151 Moncrief JA. Burns. N Engl J Med 1973; 288–444–54
152 Popp MB, Friedberg DL, MacMillan BG. Clinical characteristics of hypertension in burned children. Ann Surg 1980; 191: 473–8
153 Pruitt BA. Fluid and electrolyte replacement in the burned patient. Surg Clin North Am 1978; 58: 1291–1312
154 Fein A, Leff A, Hopewell PC. Pathophysiology and management of the complications resulting from fire and the inhaled products of combustion: A review of the literature. Crit Care Med 1980; 8: 94–8
155 Boswick JA, Thompson JD, Kershner CJ. Critical care of the burned patient. Anesthesiology 1977; 47: 164–70
156 Martyn J. Clinical pharmacology and drug therapy in the burned patient. Anesthesiology 1986; 65: 67–75
157 Barker SJ, Tremper KK. The effect of carbon monoxide inhalation on pulse oximetry and transcutaneous $PO_2$. Anesthesiology 1987; 66: 677–9
158 Martyn JAJ, Greenblatt DJ, Quinby WC. Diazepam kinetics in patients with severe burns. Anesth Analg 1983; 62: 293–7
159 Cote CJ, Petkau AJ. Thiopental requirements may be increased in children reanesthetized at less than one year after recovery from extensive thermal injury. Anesth Analg 1985; 64: 1156–60
160 Katz RL, Katz LE. Complications associated with the use of muscle relaxants. In: Orkin FK, Cooperman LH, eds. Complications in Anesthesiology. J.B. Philadelphia. Lippincott 1983; 557–9
161 Martyn JAJ, Matteo RS, Grenblatt DJ, et al. Pharmacokinetics of d-tubocurarine in patients with thermal injury. Anesth Analg 1982; 61: 241–6
162 Martyn JAJ, Liu MLP, Szyfelbein SK, et al. The neuromuscular effects of pancuronium in burned children. Anesthesiology 1983; 59: 561–4
163 Martyn JAJ, Goudsouzian NG, Matteo RS, et al. Metocurine requirements and plasma concentrations in burned pediatric patients. Br J Anaesth 1983; 55: 263–8
164 Dwersteg JF, Pavlin EG, Heimbach DM. Patients with burns are resistant to atracurium. Anesthesiology 1986; 65: 517–20
165 Martyn JAJ, Szyfelbein SK, Ali HH, et al. Increased d-tubocurarine requirement following major thermal injury. Anesthesiology 1980; 52: 352–5
166 Martyn JAJ, Matteo RS, Szyfelbein SK, Kaplan RF. Unprecedented resistance to neuromuscular blocking effects of metocurine with persistence after complete recovery in a burned patient. Anesth Analg 1982; 61: 614–7
167 Demling RH, Ellerbe S, Jarrett F. Ketamine anesthesia for tangential excision of burn eschar: A burn unit procedure. J Trauma 1978; 18: 269–70
168 Toro-Mates A, Rendon-Platas AM, Avila-Valdez E, Villarrel-Guzman RA. Physostigmine antagonizes ketamine. Anesth Analg 1980; 59: 764–7
169 Hunt JL, Mason AD, Masterson TS, Pruitt BA. The

pathophysiology of acute electric injuries. J Trauma. 1976; 16: 335–40
170 Solem L, Fischer RP, Strate RC. The nature of electrical injury. J Trauma 1977; 17:487–92
171 Cooper MA. Lightning injuries: Prognostic signs for death. Ann Emerg Med 1980; 9: 134–8
172 Block EC, Karis JH. Cardiopagus in neonatal thoracopagus twins: Anesthetic management. Anesth Analg 1980; 59: 304–7
173 Furman EB, Roman DG, Hairabet J, et al. Management of anesthesia for surgical separation of newborn conjoined twins. Anesthesiology 1971; 34: 95–101
74 Hoshima H, Tanaka O, Obara H, Iwai S. Thoracopagus conjoined twins: Management of anesthetic induction and postoperative chest wall defect. Anesthesiology 1987; 66: 424–6
175 Georges LS, Smith KW, Wong KC. Anesthetic challenges in separation of craniopagus twins. Anesth Analg 1987; 66: 783–7
176 Diaz JH, Furman ER. Perioperative management of conjoined twins. Anesthesiology 1987; 67: 965-73

# 36 Geriatrische Patienten

Als geriatrische Patienten werden Menschen über 65 Jahre bezeichnet. Es ist jedoch bekannt, daß nicht zwangsläufig eine Korrelation zwischen chronologischem und biologischem Alter besteht [1]. Die 65-jährigen und älteren Menschen machen ungefähr 11% der Bevölkerung der USA aus. Sie stellen den am schnellsten wachsenden Anteil unserer Gesellschaft dar. Jeden Tag erreichen 5000 Amerikaner das 65. Lebensjahr und mehr als 50% dieser Menschen werden 75 Jahre alt. 30% der Medikamentenrezepte werden für geriatrische Patienten ausgestellt [2]. Es wird geschätzt, daß die Hälfte der Patienten, die das 65. Lebensjahr erreichen, sich einer Operation unterziehen müssen, bevor sie versterben. Kataraktextraktionen, transurethrale Prostataresektionen, Herniotomien, Cholezystektomien und Operationen von Hüftfrakturen sind die fünf operativen Eingriffe, die bei geriatrischen Patienten am häufigsten durchgeführt werden. Schätzungsweise ein Drittel der Frauen und ein Sechstel der Männer, die 90 Jahre oder älter werden, erleiden eine Hüftfraktur [3]. Die perioperative Morbidität und Mortalität ist bei geriatrischen Patienten erhöht, insbesondere wenn es sich um eine Notoperation handelt. Dennoch kann ein fortgeschrittenes Alter allein nicht als Kontraindikation für eine Operation angesehen werden.

Die verbesserte medizinische Betreuung hat zweifellos zu einer verlängerten Lebenserwartung beigetragen. Im Moment beträgt sie für Männer ca. 74 Jahre und für Frauen ungefähr 78 Jahre. Eine weitere Steigerung der Lebenserwartung aufgrund von neuen medizinischen Entdeckungen wird vermutlich nur gering sein. So wird zum Beispiel geschätzt, daß eine Überwindung kardiovaskulärer und renaler Erkrankungen die Lebenserwartung nur um 7,5 Jahre und eine Heilung der Krebserkrankungen die Lebenserwartung nur um 1,5 Jahre verlängern würde [4]. Der die Lebenserwartung letzendlich limitierende Faktor ist der Alterungsprozeß selbst. Bis heute konnten die Ursachen des Älterwerdens und des Alterns nicht eruiert werden. Es scheint, daß das Älterwerden ein komplexer Prozeß ist, der durch genetische Faktoren sowie Entwicklungs- und Umweltfaktoren bedingt ist.

Sind geriatrische Patienten perioperativ zu betreuen, so müssen Veränderungen wichtiger Organfunktionen und abnormale Reaktionen auf Medikamente beachtet werden. Veränderungen der Organfunktionen äußern sich in deren eingeschränkter Kompensationsbreite. Hohes Alter ist durch immer kleiner werdende Adaptationsmöglichkeiten charakterisiert (Abb. 36.1) [5]. Eine Funktionseinschränkung kann jedoch oft nur durch einen Belastungstest nachgewiesen werden. Zum Beispiel kann die kardiale Belastbarkeit, die für eine vorwiegend sitzende Lebensweise noch ausreicht, perioperativ unzureichend sein, falls zusätzlich eine Anämie oder Infektion auftreten.

## 36.1 Nervensystem

Älterwerden ist mit einer zunehmenden Aktivitätsminderung des zentralen Nervensystems verbunden. Außerdem kommt es zu einer Abnahme der Neuronenzahl, insbesondere im Cortex. Als Erklärungen für diese geringere Aktivität des zentralen Nervensystems werden zum Beispiel eine verminderte Neuronendichte, eine Abnahme des zerebralen Sauerstoffverbrauchs und des zerebralen Blutflusses, eine Verringerung der Rezeptoren für Neurotransmitter und eine verminderte Syntheserate von Neurotransmittern angenommen. Die Reizleitungsgeschwindigkeit in peripheren Nerven nimmt mit zunehmendem Alter langsam ab. Im Rückenmark kann die Anzahl der Nervenfasern vermindert sein. Es ist denkbar, daß aufgrund dieser Veränderungen geriatrische Patienten auf Medikamente, die am peripheren und zentralen Nervensystem angreifen, empfindlicher reagieren können. Es ist möglich, daß der Bedarf an Lokalanästhetika und volatilen Anästhetika mit zunehmendem Alter niedriger wird [6, 7, 8]; zum Beispiel nimmt die für eine Periduralanästhesie notwendige Dosis ab einem Alter von 18,5 Jahren linear ab, und würde theoretisch im Alter von 137 Jahren den Wert 0 erreichen (Abb. 36.2) [6, 7] (vgl. Abschnitt: Periduralanästhesie). Ähnlich nimmt

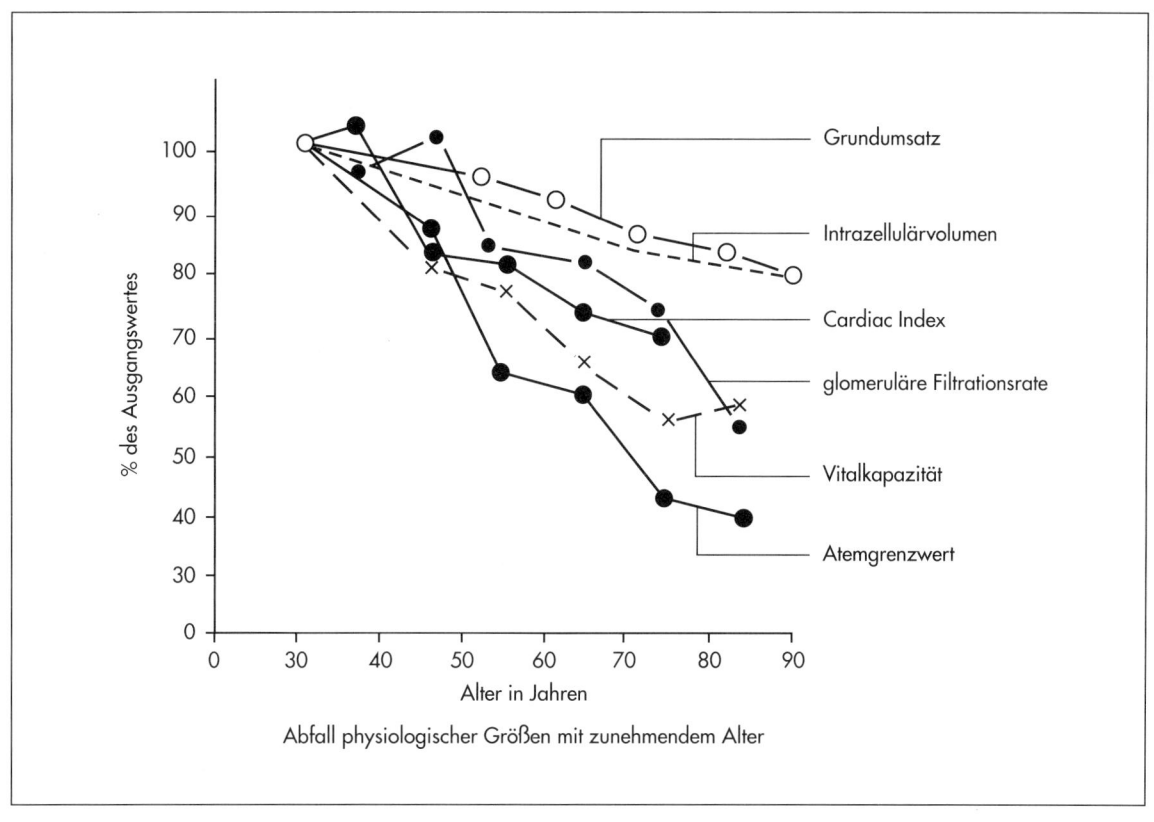

**Abb. 36.1:** Mit zunehmendem Alter kommt es zu einer fortschreitenden Funktionsverminderung der wichtigsten Organe (um 1–1,5% pro Jahr). (Evans TI. The physiological basis of geriatric general anesthesia. Anaesth Intensive Care 1973; 1:319–28)

mit zunehmendem Alter auch die minimale alveoläre Konzentration (MAC) für volatile Anästhetika ab (Abb. 36.3) [8]. Eine globale Abnahme der kognitiven Funktionen (Alzheimersche Krankheit) wird ab dem 65. Lebensjahr häufiger (vgl. Kapitel 18).

## 36.2 Kardiovaskuläres System

Die mit zunehmendem Alter auftretenden Veränderungen des kardiovaskulären Systems äußern sich oft darin, daß es unempfindlicher auf Stimulationen des vegetativen Nervensystems reagiert. Gleichzeitig ist die Belastbarkeit des Herzens vermindert (9).

### 36.2.1 Herzminutenvolumen

Nach dem 30. Lebensjahr nimmt das Herzminutenvolumen um ungefähr 1% pro Lebensjahr ab. Der Blutfluß im Zerebral- und Koronarkreislauf sowie in der quergestreiften Muskulatur bleibt trotz dieser Abnahme des Herzminutenvolumens relativ konstant, so daß diese Organe bei geriatrischen Patienten einen prozentual größeren Anteil des Herzminutenvolumens erhalten. Parallel zu dieser Abnahme des Herzminutenvolumens nimmt der Sauerstoffbedarf der gealterten Gewebe ab. Die Feststellung, daß mit zunehmendem Alter das Herzminutenvolumen abfällt, muß nicht für alle geriatrischen Patienten zutreffen. Insbesondere diejenigen Menschen, die weiterhin körperlich fit sind, können vom 30.–60. Lebensjahr ein relativ konstantes Herzminutenvolumen aufrechterhalten, danach kann das Herzminutenvolumen jedoch rapide abfallen [9].

Obwohl das Schlagvolumen unter Ruhebedingungen relativ unabhängig vom Alter ist, kann die Reaktion auf Belastung vermindert sein. Das gealterte Herz kann zum Beispiel bei Belastung das Herzminutenvolumen nicht so stark erhöhen. Auch reagiert es empfindlicher auf eine medikamentös bedingte Verminderung der myokardialen Kontraktilität. Die katecholaminbedingte Inotropiesteigerung ist beim gealterten Herzmuskel geringer, obwohl die Anzahl der betaadrenergen Rezeptoren nicht verändert ist [10]. Eine verminderte Reaktion auf eine Stimulation der Beta-Rezeptoren läßt – da keine Änderung der Rezeptordichte vorliegt – eine funktionelle Veränderung in der Rezeptoraffinität oder eine Entkopplung des Beta-Rezeptor/Adenylzyklase-Systems vermuten. Diese Ver-

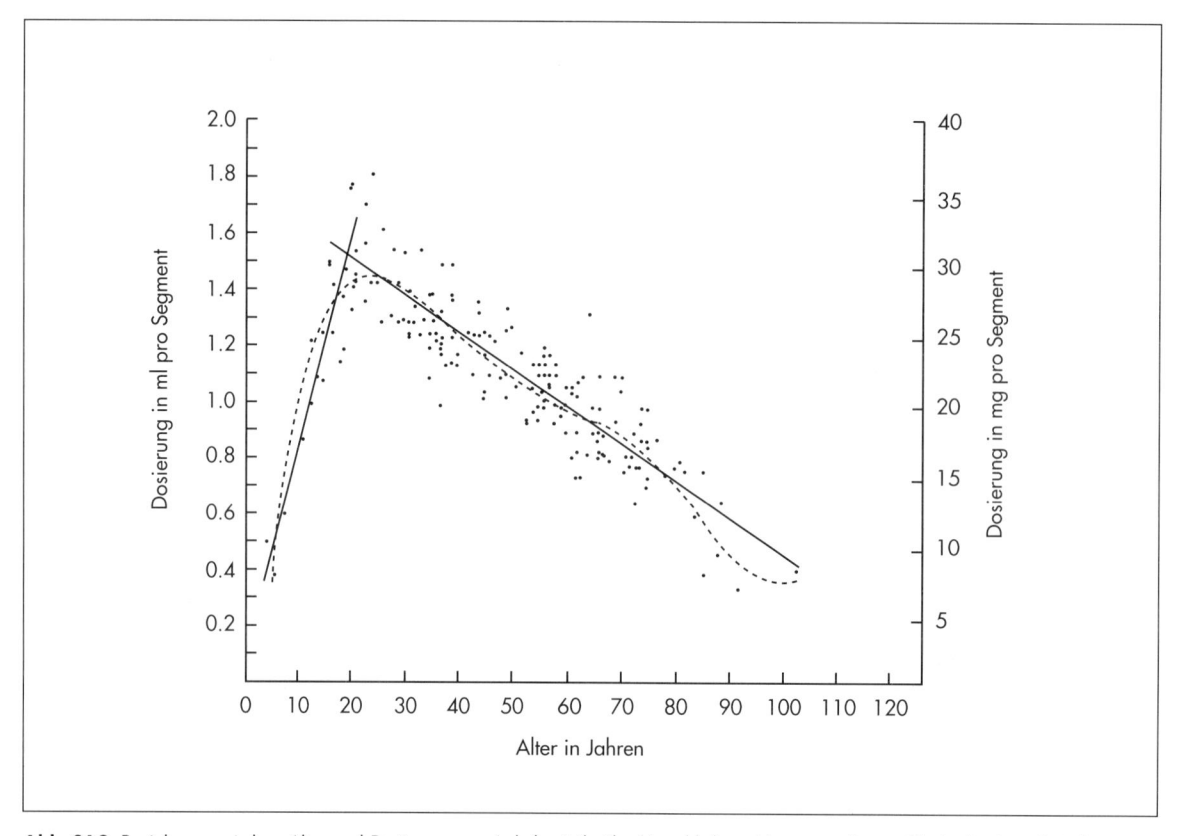

**Abb. 36.2:** Beziehung zwischen Alter und Dosierung von Lokalanästhetika (Anzahl der ml bzw. mg, die zur Blockade eines Spinalsegments notwendig sind). Die Daten wurden an 201 Patienten mit einem Alter von 4–102 Jahren erhoben. Der Dosisbedarf nimmt ab dem 4. Lebensjahr linear zu und erreicht im Alter von 18,5 Jahren ein Maximum. Danach nimmt der Bedarf an Lokalanästhetika mit zunehmendem Alter wieder kontinuierlich ab. (Vom Computer angepaßte lineare (———) und kurvilineare (– – –) Regressionslinien) (Bromage PR. Ageing and epidural dose requirements Segmental spread and predictability of epidural analgesia in youth and extreme age. Br J Anaesth 1969; 41:1016–22)

änderungen stehen auch im Einklang damit, daß das gealterte Herz auf Katecholamine, insbesondere auf Isoproterenol, mit einer geringeren Steigerung der Chronotropie reagiert (vgl. Abschnitt: Herzfrequenz). Ein weiterer Beweis dafür, daß eine verminderte Ansprechbarkeit der Beta-Rezeptoren vorliegt, ist in der im Alter erhöhten Noradrenalin-Plasma-Konzentration zu sehen. Dies stellt vermutlich einen Versuch des vegetativen Nervensystems dar, die verminderte Beta-Rezeptoraktivität zu kompensieren.

Mit zunehmendem Alter kommt es zu einer Hypertrophie des linken Ventrikels. Diese Veränderung ist wahrscheinlich Folge einer chronischen Erhöhung der linksventrikulären Nachlast. Die Ursache ist eine Erhöhung des peripheren Gesamtwiderstands. Das Schlagvolumen nimmt mit zunehmendem Alter vermutlich ab, obwohl die Ejektionsfraktion bei geriatrischen Patienten normal ist [11]. Eine verlängerte Kreislaufzeit

**Abb. 36.3:** Die minimalen alveolären Konzentrationen (MAC) für Isofluran und Halothan nehmen mit zunehmendem Alter ab. (Quasha AL, Eger EI, Tinker JH. Determination and application of MAC. Anesthesiology 1980; 53: 315–34)

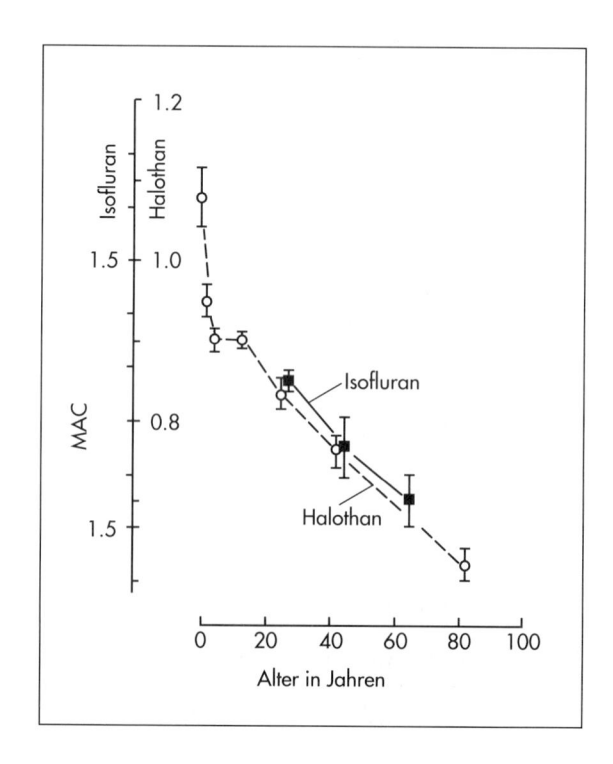

kann den Wirkungsbeginn intravenös verabreichter Medikamente verzögern. Dies kann dazu führen, daß die Narkoseeinleitung verlängert oder der Beginn einer Muskelrelaxierung verzögert ist.

### 36.2.2 Herzfrequenz

Die Herzfrequenz nimmt mit zunehmendem Alter ab. Ursache ist vermutlich eine Aktivitätssteigerung des parasympathischen Nervensystems. Im Alter von 80 Jahren ist zum Beispiel die Ruhefrequenz um ca. 20% niedriger als bei jungen Erwachsenen [10]. Altersbedingte, degenerative Veränderungen können auch den Sinusknoten und/oder das Reizleitungssystem betreffen und zu einem AV-Block und einer Bradykardie führen. Die maximale Herzfrequenzsteigerung nach Anstrengung, nach Isoproterenol, Atropin, einer arteriellen Hypoxämie oder nach Hyperkapnie ist bei geriatrischen Patienten vermindert. Geriatrische Patienten können auf die herzfrequenzsteigernde Wirkung von β-adrenergen Agonisten sogar resistent sein. Mit zunehmendem Alter kommt es bei einer Hypotension zu einer deutlich geringeren kompensatorischen Herzfrequenzänderung. Ursache dafür ist eine verminderte Aktivität des Karotissinusreflexes.

### 36.2.3 Blutdruck

Der Blutdruck steigt mit zunehmendem Alter an. Dies ist dadurch bedingt, daß sich vermehrt verdickte, elastische Fasern in den Wänden der großen Arterien bilden.

Als Folge dessen sind die Blutgefäße nur noch wenig dehnbar und der systolische Blutdruck steigt an. Geriatrische Patienten haben auch einen kräftigeren Puls.

## 36.3  Pulmonales System

Die mechanische Atemfunktion und die Effizienz des Gasaustausches verschlechtern sich im Alter [1]. In Ruhe weisen geriatrische Patienten oft keine Symptome einer pulmonalen Störung auf.

Da bei diesen Patienten die pulmonalen Reserven deutlich eingeschränkt sind, können operationsbedingte zusätzliche Einschränkungen der Lungenfunktion, die sich auf bereits vorbestehende altersbedingte Veränderungen aufpfropfen, zu schweren pulmonalen Problemen führen.

### 36.3.1  Atemmechanik

Die mechanische Atemfunktion ist aufgrund der verminderten Elastizität der Lunge und aufgrund der erniedrigten maximalen Atembeweglichkeit des Thorax eingeschränkt. Diese Veränderungen sind durch eine fortschreitende Zerstörung des Lungenparenchyms und eine Verknöcherung der knorpeligen Rippenanteile bedingt.

Altersbedingte Veränderungen des Lungenparenchyms sind durch einen Verlust von Alveolarsepten und durch eine Vergrößerung der Alveolarvolumina gekennzeichnet. Hierdurch wird ein Emphysem vorgetäuscht. Außerdem ist die Atemmuskulatur nicht mehr so kräftig und leicht erschöpfbar.

**Lungenvolumina**

Im Alter von 70 Jahren ist die Totalkapazität um ungefähr 10% erniedrigt. Dies ist durch eine Abnahme der Körpergröße aufgrund einer Schädigung der Bandscheiben bedingt. Neben einer zunehmenden Steifheit des knöchernen Thorax kommt es auch zu einer zunehmenden Kyphose, wodurch die Rippen und das Sternum nach unten und nach vorne rotiert werden. Hierdurch kommt es zu einer Zunahme des anteriorposterioren Durchmessers des Brustkorbes und zu einer eingeschränkten Thoraxdehnbarkeit. Trotz dieser Veränderungen sind das Residualvolumen und die funktionelle Residualkapazität erhöht. So ist zum Beispiel das Residualvolumen im Alter von 60 Jahren um ungefähr 20% höher als beim Zwanzigjährigen. Das Verhältnis von Residualvolumen zu Totalkapazität der Lunge ist von einem Normalwert von 20% auf beinahe 40% erhöht. Die Vitalkapazität nimmt im Alter ab. Schließlich nimmt das verbleibende Lungenvolumen, bei dem es während (forcierter) Ausatmung zu einem beginnenden Verschluß der kleinen Luftwege (airway closure) kommt, im Alter zu, so daß ab dem 45. Lebensjahr bei körperlicher Ruhe und in Rückenlage die «closing capacity» größer ist als die funktionelle Residualkapazität [12]. Der Verschluß der kleinen Luftwege während der Ausatmung ist wahrscheinlich durch den Verlust der Alveolarsepten bedingt. Sie üben normalerweise eine Stützfunktion in den terminalen Bronchiolen aus.

**Gasfluß**

Das forcierte Exspirationsvolumen in einer Sekunde ($FEV_1$) und die forcierte Vitalkapazität nehmen mit zunehmendem Alter stetig ab. So nimmt zum Beispiel das Verhältnis von forciertem Exspirationsvolumen in einer Sekunde zu forcierter Vitalkapazität von normalerweise mehr als 80% bei jungen Erwachsenen auf weniger als 70% bei Patienten im 70. Lebensjahr ab [1]. Diese Veränderung tritt auch bei Nichtrauchern auf und ist am wahrscheinlichsten durch einen Verlust des elastischen Gewebes, welches die Alveolen und die Alveolargänge umgibt, durch einen vergrößerten anterior-posterioren Durchmesser des Brustkorbs und durch eine Schwächung der Atemmuskulatur bedingt. Der Atemgrenzwert ist im Alter von siebzig Jahren, verglichen mit dem Wert beim Dreißigjährigen, um mindestens 50% erniedrigt. Die statische Lungen-

Compliance und der Atemwegswiderstand ändern sich mit zunehmendem Alter dagegen nur unwesentlich [1].

### 36.3.2 Effektivität des Gasaustausches

Die Effektivität des Gasaustausches nimmt mit steigendem Alter ab. Dies wird durch den mit zunehmendem Alter abnehmenden arteriellen Sauerstoff-Partialdruck bestätigt. Als Richtlinie kann gelten, daß nach dem 20. Lebensjahr der arterielle Sauerstoff-Partialdruck pro Jahr um ungefähr 0,5 mm Hg abfällt (Abb. 36.4) [13]. Ähnlich nimmt die alveolo-arterielle Sauerstoffpartialdifferenz von ungefähr 8 mm Hg beim Zwanzigjährigen auf mehr als 20 mm Hg beim Siebzigjährigen zu. Es wird angenommen, daß diese verminderte arterielle Oxygenierung durch ein früheres «airway closure» und durch ein erniedrigtes Herzminutenvolumen bedingt ist, wodurch es zu Ventilations-/Perfusionsstörungen kommt. Die arterielle Oxygenierung ist auch durch die verminderte Gasaustauschfläche – bedingt durch degenerative Veränderungen und den Verlust von Alveolarsepten – beeinträchtigt.

Die arterio-alveoläre $CO_2$-Partialdruckdifferenz ist bei geriatrischen Patienten – im Vergleich zu jungen Erwachsenen – vermutlich erhöht. Dies ist durch den im Alter zunehmenden physiologischen Totraum bedingt. Das pulmonale Gefäßsystem fibrosiert im Alter. Dadurch nimmt die Wahrscheinlichkeit zu, daß nichtperfundierte Alveolen noch ventiliert werden. Dennoch spielt bei der Veränderung des arteriellen $CO_2$-Partialdrucks nicht nur das Alter eine Rolle.

## 36.4 Nieren

Mit fortschreitendem Alter kommt es zu einem zunehmenden Abfall des renalen Blutflusses und der Nierenfunktion. Dies äußert sich in einer Abnahme der glomerulären Filtrationsrate und der Fähigkeit der Nieren, den Urin zu konzentrieren [14]. Durch die gleichzeitig eingeschränkte Nieren- und Herzfunktion sind geriatrische Patienten empfindlicher für eine Flüssigkeitsüberladung. Außerdem kann bei diesen Patienten die renale Elimination von Medikamenten vermindert sein (Vgl. Abschnitt: Pharmakokinetik) [15].

### 36.4.1 Renaler Blutfluß

Die Ursachen eines erniedrigten renalen Blutflusses sind ein altersbedingt vermindertes Herzminutenvolumen. Außerdem ist die Größe des renalen Gefäßbetts vermindert. Es wird geschätzt, daß der renale Blutfluß jeweils um 1–2% im Jahr abfällt. Damit ist der renale Blutfluß beim Fünfundsechzigjährigen 40–50% niedriger als im Alter von 25 Jahren [14].

### 36.4.2 Glomeruläre Filtrationsrate

Die glomeruläre Filtrationsrate nimmt parallel mit dem renalen Blutfluß ab. Trotz dieser Erniedrigung der Filtrationsrate steigt die Plasma-Kreatinin-Konzentration nicht an. Der Grund ist eine erniedrigte Kreatininproduktion aufgrund einer altersbedingt verminderten Muskelmasse. Aus diesem Grunde weist bei geriatrischen Patienten eine erhöhte Plasmakonzentration von Kreatinin auf eine ernste Nierenfunktionsstörung hin. Die Kreatinin-Clearance, die anhand des 24-Stunden-Urins und der Plasma-Kreatinin-Konzentration errechnet werden kann, ist ein verläßlicher Parameter für die Nierenfunktion als der Kreatininwert. Die Kreatinin-Clearance bleibt bis zum Alter von ungefähr 35 Jahren konstant. Dann beginnt ein linearer Abfall um ungefähr 1 ml/min pro Jahr. Es ist sinnvoll, die Dosierung von solchen Medikamenten, die an eine renale Ausscheidung gebunden sind, entsprechend der erniedrigten Kreatinin-Clearance zu dosieren.

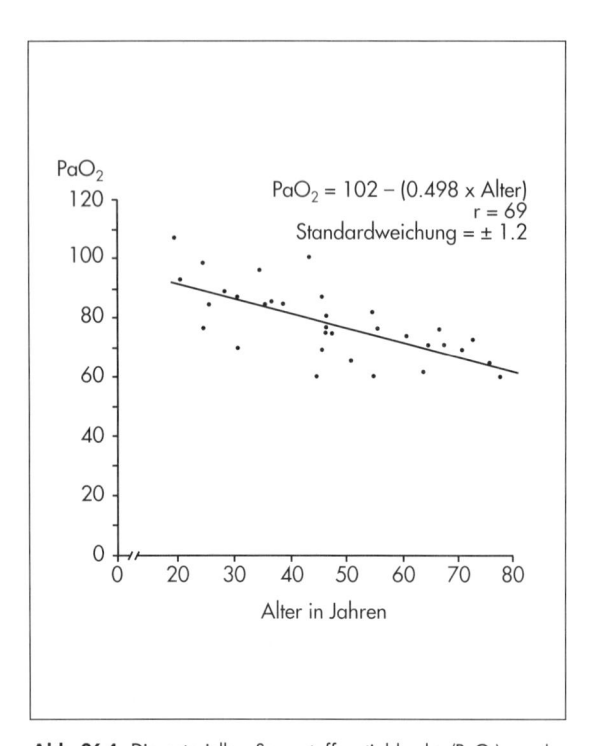

**Abb. 36.4:** Die arteriellen Sauerstoffpartialdrucke ($PaO_2$) wurden bei Patienten mit einem Alter von 20–78 Jahren erhoben. Es ist klar zu erkennen, daß es mit zunehmendem Alter zu einem linearen Abfall des $PaO_2$-Wertes kommt. (Wahba WM. Body build and preoperative arterial oxygen tensions. Can Anaesth Soc J 1975; 22:653-8)

## 36.4.3 Fähigkeit zur Konzentrierung des Urins

Eine bei geriatrischen Patienten vorliegende verminderte Fähigkeit zur Urinkonzentrierung ist durch eine Degeneration der Gefäßversorgung der Nierenrinde und eine entsprechende Rarefizierung der Gefäße im Nierenmark bedingt. Infolgedessen ist die Funktion der distalen Tubuli beeinträchtigt, die Funktion der proximalen Nierentubuli bleibt dagegen weitgehend unverändert. Geriatrische Patienten sind daher nach einer Wasserrestriktion schlechter in der Lage, den Urin zu konzentrieren. Auch die Fähigkeit, vermehrt Säuren auszuscheiden, ist vermindert. Die Fähigkeit zur maximalen Urinkonzentrierung ist zum Beispiel nach Verabreichung von Vasopressin bei 80jährigen Patienten um 30% niedriger als im Alter von 30 Jahren. Des weiteren ist ein größeres Urinvolumen notwendig, um wasserlösliche Stoffe auszuscheiden. Dadurch wird nochmals verdeutlicht, daß es notwendig ist, in der perioperativen Phase eine Urinausscheidung von ungefähr 1 ml/kg pro h aufrechtzuerhalten.

## 36.4.4 Regulationsmechanismen

Die Regulationsmechanismen für die Konstanthaltung von Volumen und Zusammensetzung der extrazellulären Flüssigkeit sind bei geriatrischen Patienten eingeschränkt. So ist zum Beispiel die Fähigkeit, Natrium zu retinieren, vermindert. Hierdurch sind ältere Patienten für eine Erniedrigung des Gesamtnatriums anfällig, insbesondere, wenn akute Erkrankungen zu einer verminderten oralen Aufnahme von Natrium führen. Die Reninaktivität und die Plasmakonzentration von Aldosteron nehmen bei geriatrischen Patienten um 30–50% ab. Hierdurch entsteht eine erhöhte Neigung, eine Hyperkaliämie zu entwickeln. Auch begünstigt bei geriatrischen Patienten eine gleichzeitige Erniedrigung der glomerulären Filtrationsrate – falls kaliumhaltige Lösungen verabreicht werden – die Entwicklung einer Hyperkaliämie.

## 36.5 Hepatobiliäres System

Im Alter kommt es parallel zu der Erniedrigung des Herzminutenvolumens auch zu einer Abnahme der Leberdurchblutung. Eine erniedrigte Plasma-Clearance solcher Medikamente, von denen eine hohe Metabolisierung in der Leber bekannt ist, legt eine altersbedingte Aktivitätsabnahme mikrosomaler Leberenzyme nahe (vgl. Abschnitt: Pharmakokinetik). Jedoch ist meist die erniedrigte Leberdurchblutung und weniger die mikrosomale Enzymaktivität der limitierende Faktor der Medikamenten-Clearance. Auch die Albuminproduktion in der Leber nimmt im Alter ab. Welche Auswirkungen dies auf die Medikamentenwirkungen hat, ist noch nicht genau klar. Obwohl nicht belegt, scheint es wahrscheinlich so zu sein, daß geriatrische Patienten empfindlicher auf eine durch Medikamente oder eine arterielle Hypoxämie bedingte Leberschädigung reagieren. Die Plasmakonzentrationen von Bilirubin und den Transaminasen zeigen nur geringe altersabhängige Veränderungen. Es läßt sich eine altersabhängige Zunahme in der Retention von Bromsulfalein im Plasma nachweisen; aber diese Veränderung scheint eher durch eine verminderte Speicherung von Farbstoffen in den Zellen als durch eine erniedrigte Clearance bedingt zu sein. Auch eine Abnahme der venösen Leberdurchblutung kann für eine verminderte hepatobiliäre Funktion bei geriatrischen Patienten verantwortlich sein.

## 36.6 Gastrointestinaltrakt

Altersbedingte Veränderungen des Gastrointestinaltrakts umfassen eine verminderte Funktion der Schleimhautzellen des Magens, wodurch es zu einer niedrigeren Säureproduktion und einer Anhebung des pH-Wertes des Magensekretes kommt. Im Alter ist auch eine verzögerte Magenentleerung zu beobachten. Da die Resorption von Medikamenten im Bereich des Magens nur minimal ist, beeinflussen altersbedingte Veränderungen des Magens vermutlich nicht die Medikamentenresorption [15]. Außerdem konnte nicht nachgewiesen werden, daß die zunehmende Atrophie der Dünndarmmukosa die Resorption von Medikamenten beeinträchtigt. Die verminderte Durchblutung des Gastrointestinaltrakts geht Hand in Hand mit einer Abnahme des Herzminutenvolumens. Diese verminderte Durchblutung könnte die Resorption oral verabreichter Medikamente verzögern, insbesondere solcher, die eine hohe Fettlöslichkeit aufweisen.

## 36.7 Endokrines System

Die Funktion des Pankreas nimmt mit zunehmendem Alter ab. Die Inzidenz an Diabetes mellitus steigt im Alter und erreicht zwischen 60 und 70 Jahren einen Häufigkeitsgipfel. Eine Glukoseintoleranz kommt im Alter selbst bei normalen Insulin-Plasma-Konzentrationen häufiger vor, was darauf hindeutet, daß die Hormonwirkung geringer ist oder eine verminderte Rezeptorempfindlichkeit auf Insulin besteht.

Eine subklinische Hypothyreose, die sich nur durch eine erhöhte Plasmakonzentration von TSH äußert, tritt bei 13,2% der gesunden geriatrischen Patienten auf, insbesondere bei Frauen [14] [Vgl. Kapitel 18].

Eine chronische Thyreoiditis (Hashimoto-Thyreoiditis) ist die wahrscheinlichste Ursache einer verminderten Schilddrüsenfunktion. Bestehen keine klini-

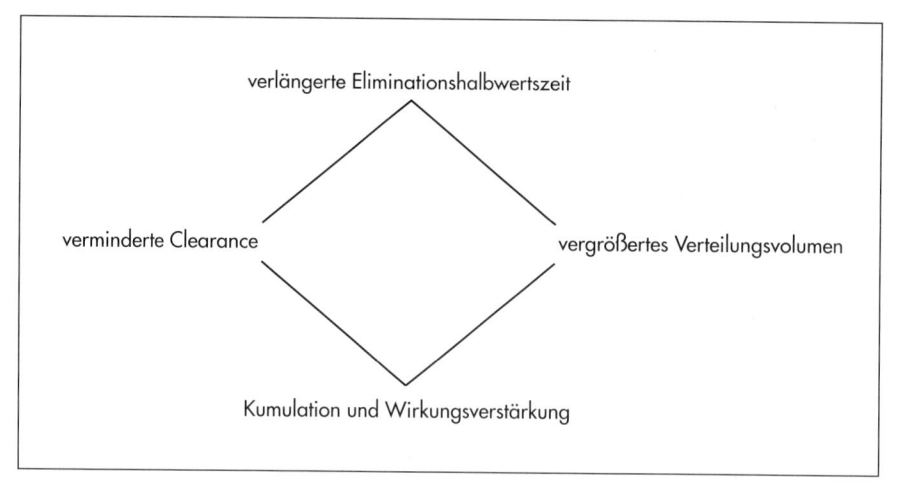

**Abb. 36.5:** Altersbedingte Veränderungen der Pharmakokinetik äußern sich zumeist in einer verlängerten Eliminationshalbwertszeit. Die Ursache ist eine verminderte Medikamenten-Clearance.

schen Symptome einer Hypothyreose (trockene Haut, Kälteintoleranz, Ermüdung) und liegen normale Plasmakonzentrationen an Thyroxin vor, so brauchen diese Patienten nicht behandelt zu werden.

## 36.8 Pharmakokinetik

Die Pharmakokinetik beschreibt Resorption, Verteilung, Metabolismus und die Elimination von Medikamenten. Altersbedingte Veränderungen der Pharmakokinetik äußern sich meistens in einer Verlängerung der $\beta$-Eliminations-Halbwertszeit von Medikamenten (Abb. 36.5). Die Ursachen einer Zunahme der Eliminationshalbwertzeiten von Medikamenten können eine erniedrigte Clearance oder ein erhöhtes Verteilungsvolumen sein. Dieselben Gründe, die zu einer verlängerten Eliminationshalbwertzeit führen, sind auch dafür verantwortlich, daß es bei Repetitionsdosen schneller zu Medikamentennebenwirkungen aufgrund einer Kumulation kommt. Daher hat bei der Betreuung dieser Patienten die Überwachung von Plasmakonzentrationen eine größere Bedeutung erlangt. Aufgrund der altersbedingten Veränderungen der Pharmakokinetik ist bei geriatrischen Patienten auch das Risiko, daß es zu unerwünschten Medikamenteninteraktionen kommt, erhöht.

### 36.8.1 Verminderung der Clearance

Die Ursache einer erniedrigten Medikamenten-Clearance ist meistens eine verminderte renale Elimination oder ein reduzierter hepatischer Abbau.

## 36.9 Renale Elimination

Mit zunehmendem Alter kommt es zu einer deutlichen Erniedrigung der renalen Clearance von Medikamenten, wie zum Beispiel von Digoxin, Cimetidin, Lithium und den meisten gebräuchlichen Antibiotika. Die erniedrigte renale Clearance ist vielleicht der wichtigste Grund dafür, daß bei geriatrischen Patienten die Plasmakonzentrationen von Medikamenten erhöht sind. Vermutlich ist eine Abnahme der Clearance dadurch bedingt, daß es im Alter zu einer deutlichen Erniedrigung des renalen Blutflusses und gleichzeitig zu einer Abnahme der glomerulären Filtrationsrate kommt. Außerdem kann im Alter die Effizienz der Transportmechanismen in den renalen Tubuli abnehmen.

Bei vielen Medikamenten kann eine Veränderung der Eliminationshalbwertzeit auf die eingeschränkte Nierenfunktion zurückgeführt werden. So ist zum Beispiel die verlängerte Eliminationshalbwertzeit von Digoxin am wahrscheinlichsten durch die erniedrigte renale Clearance bedingt. Auch Penicillin, das großteils über Transportsysteme in den renalen Tubuli ausgeschieden wird, zeigt bei geriatrischen Patienten eine verlängerte Eliminationshalbwertzeit. Bei geriatrischen Patienten müssen auch die möglichen Folgen einer verminderten renalen Elimination von lang wirkenden, nicht-depolarisierenden Muskelrelaxantien beachtet werden. So ist bei geriatrischen Patienten eine verzögerte Plasma-Clearance von Pancuronium durch eine altersbedingte Einschränkung der Nierenfunktion verursacht (Abb. 36.6) [16]. Diese verzögerte renale Ausscheidung ist der Grund, warum es bei geriatrischen Patienten zu einer verlängerten Erholungszeit nach einer Relaxierung mit Pancuronium kommt (Tab. 36.1) [17]. Die verminderte Nierenfunktion führt bei geriatrischen Patienten auch zu einer Wirkungsverlängerung von d-Tubocurarin und Metocurin [18].

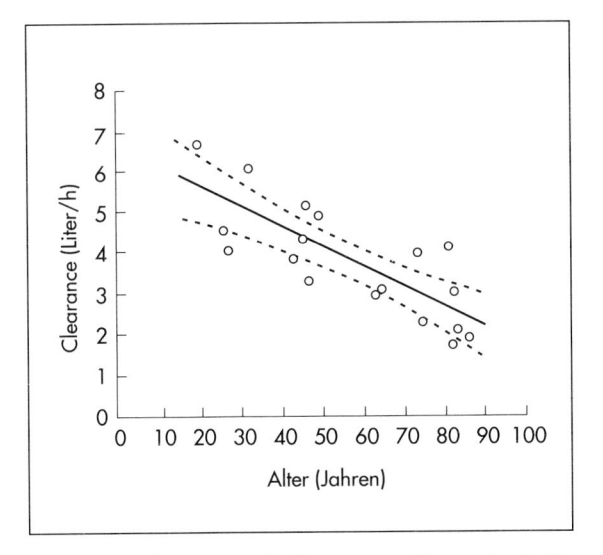

**Abb. 36.6:** Aufgetragen ist die Clearance von Pancuronium in Abhängigkeit vom Alter. Eingezeichnet sind die Regressionsgerade sowie der 95%ige Vertrauensbereich. (McLeod K, Hull CJ, Watson MJ. Effects of aging on the pharmacokinetics of pancuronium. Br J Anaesth 1979; 51: 435–8)

**Tab. 36.1:** Wirkungsdauer von Pancuronium (Mittelwert ± Standardabw.)

|  | Kontrollgruppe | ältere Patienten |
|---|---|---|
| Zeitraum zwischen Injektion und Wiederauftreten einer Zuckungsamplitude von 25% des Kontrollwertes (Minuten) | 44 ± 10 | 73 ± 22* |
| Zeitraum, bis sich die Zuckungsamplitude von 25 auf 75% des Kontrollwertes erholt (Minuten) | 39 ± 13 | 62 ± 30† |

\* $P < 0.001$ vs. Kontrollgruppe
† $P < 0.01$ vs. Kontrollgruppe
(Duvaldestin P, Saada J, Berger JL. Pharmacokinetics, pharmacodynamics, and dose-response relationships of pancuronium in control and elderly subjects. Anesthesiology 1982;56:36–40)

## 36.10 Lebermetabolismus

Der eingeschränkte Lebermetabolismus ist bei geriatrischen Patienten für eine Verlängerung der Eliminationshalbwertszeit von Medikamenten verantwortlich. Ursachen des eingeschränkten Lebermetabolismus sind eine verminderte Leberdurchblutung und/oder eine erniedrigte Aktivität von hepatischen mikrosomalen Enzymen. Aufgrund der verminderten Leberdurchblutung ist der «first-pass-Effekt» geringer. Dieser geringere «first-pass-Effekt» ist dafür verantwortlich, daß bei geriatrischen Patienten – im Vergleich zu jüngeren Patienten – nahezu 50% höhere Plasmakonzentrationen an Propranolol vorliegen [19]. Vermutlich würde nach Verabreichung von Lidocain ein ähnliches Verhalten auftreten, denn Lidocain ist – ähnlich wie Propranolol – in hohem Maße von der hepatischen Elimination abhängig.

### 36.10.1 Zunahme des Verteilungsvolumens

Eine Zunahme der Verteilungsvolumina von Medikamenten führt dazu, daß sich diese Medikamente stärker im Gewebe verteilen. Dies bedingt eine verlängerte Plasmaeliminationshalbwertszeit. Das Verteilungsvolumen von Medikamenten wird durch den Fettanteil des Körpers, den Wassergehalt des Körpers und die Proteinbindung beeinflußt. Daher ist es wichtig zu beachten, daß es mit zunehmendem Alter zu einer Zunahme des Fettanteils des Körpers, zu einer Abnahme des Wasseranteils des Körpers und zu einer Verminderung der Proteinbindung von Medikamenten kommt.

**Fettanteil des Körpers**

Der Anteil des Fettgewebes am Körper-Gesamt-Gewicht nimmt bei Männern mit zunehmendem Alter von ungefähr 18% auf 36% und bei Frauen von 3% auf 48% zu [15]. Dies wird insbesondere bei fettlöslichen Verbindungen die Verweildauer im Gewebe und die Eliminationshalbwertzeit verlängern. Andererseits wird durch die vermehrte Umverteilung von Medikamenten in das Fettgewebe die Plasmakonzentration und damit die Wahrscheinlichkeit einer systemischen Toxizität verringert.

Diazepam (als Beispiel für fettlösliche Medikamente) weist eine altersabhängige Zunahme des Verteilungsvolumens und eine altersabhängige Verlängerung der Plasmaeliminationshalbwertszeit auf. So beträgt z.B. die Eliminationshalbwertszeit von Diazepam im Alter von 20 Jahren 20 Stunden und im Alter von 80 Jahren 90 Stunden (Abb. 36.7) [20].

Diese Beobachtung stimmt damit überein, daß es nach Verabreichung von Diazepam bei geriatrischen Patienten häufiger als bei jungen Patienten zu einer längerfristigen Schläfrigkeit kommt [21]. Auch die intravenöse Diazepamdosierung, die für eine elektive Kardioversion benötigt wird, ist bei geriatrischen Patienten niedriger. Die Eliminationshalbwertszeit von Midazolam ist bei geriatrischen Patienten ebenfalls verlängert [22].

**Wassergehalt des Körpers**

Der Wassergehalt des Körpers nimmt mit zunehmendem Alter um 10–15% ab. Hierdurch kommt es zu einer Erniedrigung des Verteilungsvolumens solcher Medikamente, die sich nur im Extrazellulärvolumen verteilen. Hierdurch, aber auch durch die erniedrigte renale Clearance, könnten die bei geriatrischen Patienten auftretenden höheren Plasmakonzentrationen nicht-depolarisierender Muskelrelaxantien bedingt sein. Eine altersabhängige Verminderung des

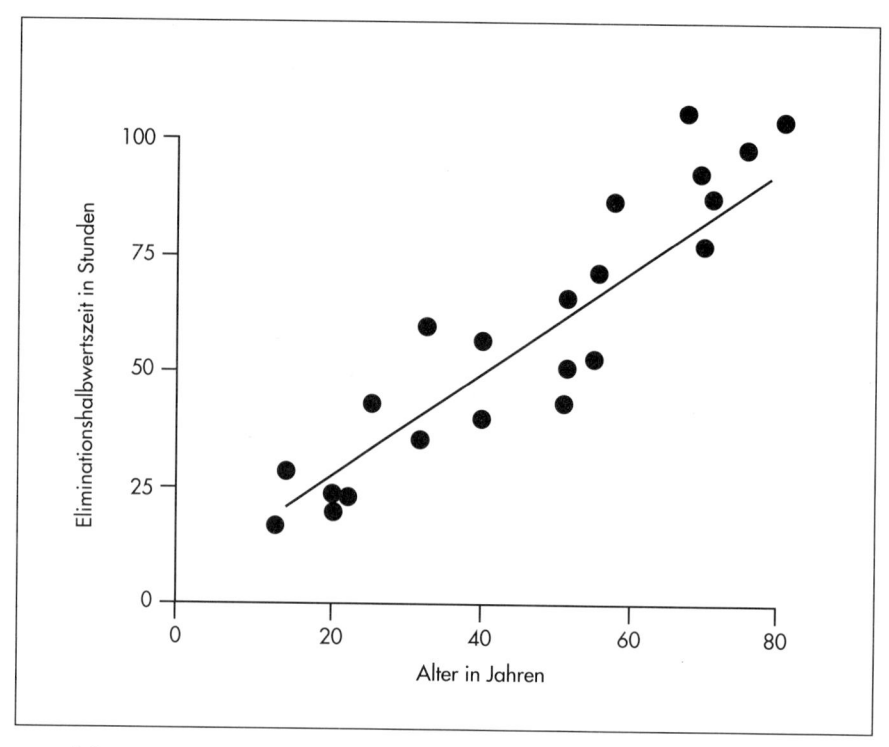

**Abb. 36.7:** Eliminationshalbwertszeiten von Diazepam nach intravenöser (0,1 mg/kg) oder oraler (10 mg) Verabreichung bei gesunden Probanden mit einem Alter zwischen 15 und 82 Jahren. Die Eliminationshalbwertszeit von Diazepan nimmt mit zunehmendem Alter linear zu. (Klotz U, Avant GR, Hoyumpa A, et al. The effects of age and liver disease on the disposition and elimination of diazepam in adult man. J Clin Invest 1975; 55:347–59)

Körpergesamtwassers ist zu erwarten, denn das Fettgewebe hat einen geringen Wassergehalt.

### Proteinbindung

Eine verminderte Bindung von Medikamenten an Proteine, wie z.B. an Albumin, führt sowohl zu einem vergrößerten Verteilungsvolumen als auch zu einer erhöhten Plasmakonzentration des pharmakologisch aktiven und ungebundenen Medikamentenanteils. Mit zunehmendem Alter kommt es zu einem ungefähr 20%igen Abfall der Albumin-Plasma-Konzentration. Dies ist vor allem durch die verminderte Eiweißproduktion in der Leber bedingt. Es scheint eine positive Korrelation zwischen dem altersbedingten Abfall der Plasma-Albumin-Konzentration und der verminderten Plasmaproteinbindung verschiedener Medikamente zu bestehen. Ein wichtiges Beispiel für die altersabhängige Proteinbindung ist der bei geriatrischen Patienten verminderte eiweißgebundene Anteil des Pethidins. So beträgt z.B. der eiweißgebundene Anteil von Pethidin bei 35jährigen Patienten ungefähr 75% und im Alter von 75 Jahren nur noch 35% (Abb. 36.8) [23]. Dieser stark erhöhte Anteil des ungebundenen Medikamentenanteils bei geriatrischen Patienten könnte zu einer verstärkten und verlängerten Medikamentenwirkung beitragen. Die Auswirkungen der verminderten Proteinbindung von Medikamenten können jedoch theoretisch dadurch wieder weitgehend aufgehoben werden, daß der ungebundene Medikamentenanteil für die hepatische Metabolisierung und Ausscheidung leichter zugänglich ist.

## 36.11 Pharmakodynamik

Die Pharmakodynamik beschreibt die Ansprechbarkeit von Rezeptoren auf Medikamente. Dies äußert sich in entsprechenden pharmakologischen Wirkungen (24). Es wird oft behauptet, daß die in einem bestimmten Gewebe vorhandene Rezeptorenzahl mit zunehmendem Alter abnimmt. Die Anzahl der betaadrenergen Rezeptoren verändert sich im Alter nicht, jedoch nimmt die Affinität dieser Rezeptoren zu adrenergen Antagonisten im Alter ab (vgl. Abschnitt: Kardiovaskuläres System) [10].

Ändert sich die pharmakodynamische Wirkung eines Medikaments, so ist als Ursache eine höhere oder niedrigere Plasmakonzentration des Medikaments anzunehmen. So ist zum Beispiel die altersabhängige Abnahme des MAC-Wertes von Inhalationsanästhetika der Grund für die veränderten pharmakodynami-

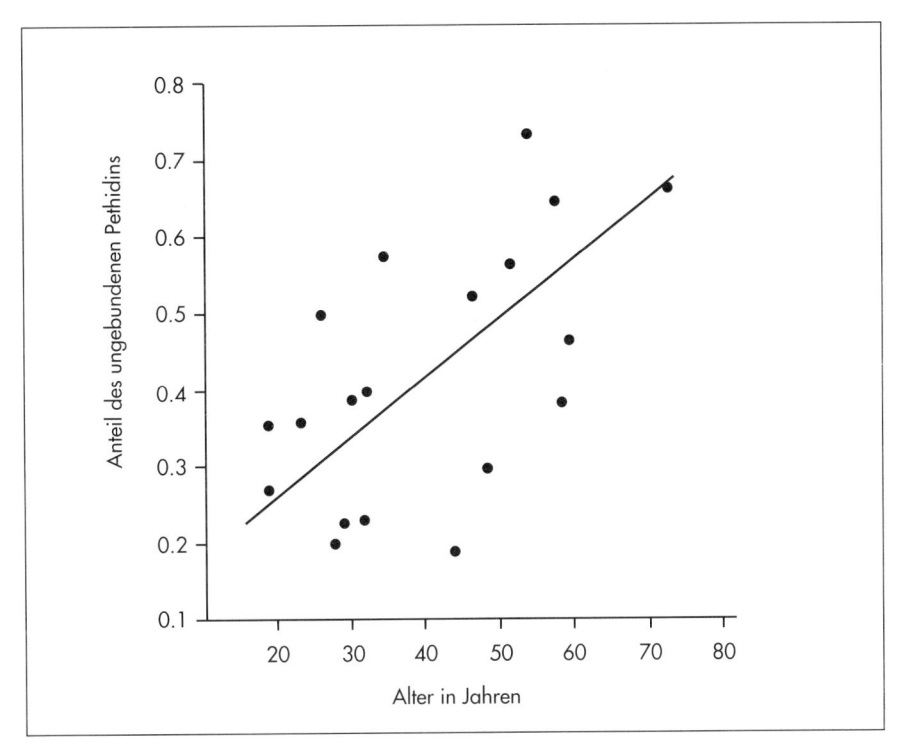

**Abb. 36.8:** Bei Patienten im Alter zwischen 18 und 73 Jahren wurde der Anteil des ungebundenen Pethidins im Plasma bestimmt. Der ungebundene Anteil des Pethidins nimmt mit fortschreitendem Alter zu. (Mather LE, Tucker GT, Pflug AE, et al. Meperidine kinetics in man. Intravenous injection in surgical patients and volunteers. Clin Pharmacol Ther 1975; 17:21–30)

schen Wirkungen. Die Ursachen hierfür sind allerdings nicht bekannt. Andererseits ist die für einen bestimmten Relaxierungsgrad notwendige Plasmakonzentration von langwirkenden, nicht-depolarisierenden Muskelrelaxantien unabhängig vom Alter. Dies legt nahe, daß es beim geriatrischen Patienten zu keinen Veränderungen an der motorischen Endplatte kommt (Abb. 36.9) [18].

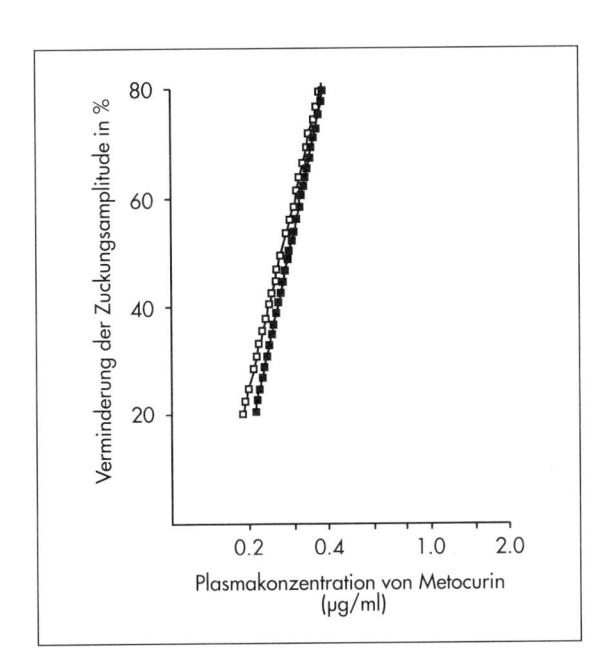

## 36.12 Präoperative Beurteilung

Bei der präoperativen Beurteilung geriatrischer Patienten muß berücksichtigt werden, daß, unabhängig von der Operationsindikation, vermutlich zusätzlich eine Erkrankung wichtiger Organsysteme vorliegt. Aus diesem Grunde ist es zwingend, die altersbedingten Veränderungen der wichtigen Organfunktionen zu beachten. Präoperativ müssen der Zustand des zentralen Nervensystems, sowie die Herz-, Lungen-, Nieren-

**Abb. 36.9:** Um die Zuckungsamplitude auf einen bestimmten Prozentsatz zu vermindern, sind bei geriatrischen Patienten (volle Kästchen) ähnlich hohe Plasmaspiegel an Metocurin notwendig, wie bei den jüngeren Patienten der Kontrollgruppe (leere Kästchen). Mit zunehmendem Alter scheint es also zu keinen Veränderungen an der motorischen Endplatte zu kommen. (Matteo RS, Backus WW, MacDaniel DD, Brotherton WP, Abraham R, Diaz J. Pharmacokinetics and pharmacodynamics of d-tubocurarine and metocurine in the elderly. Anesth Analg 1985; 64: 23–9. Reprinted with permission from IARS)

und Leberfunktion beurteilt werden. Eine neu aufgetretene Veränderung der zerebralen Funktionen sollte erst dann dem fortgeschrittenen Alter angelastet werden, wenn kardiale oder pulmonale Erkrankungen als auslösende Faktoren ausgeschlossen wurden. Häufig im Alter auftretende und das Vorgehen in der perioperativen Phase beeinflussende Begleiterkrankungen sind eine essentielle Hypertonie, eine koronare Herzerkrankung, chronische Lungenerkrankungen, Diabetes mellitus, rheumatoide Arthritis sowie Gelenkerkrankungen. Daß bestehende Nebenerkrankungen eine Gefahr darstellen, wird dadurch unterstrichen, daß geriatrische Patienten eine erhöhte postoperative Mortalität aufweisen. Dies trifft insbesondere auf Notoperationen zu. Trotzdem sollte die Operation nicht allein aufgrund des altersbedingt erhöhten Risikos abgelehnt werden. Die perioperative Mortalität beträgt zum Beispiel nach einer elektiven Cholezystektomie bei 75–94jährigen Patienten weniger als 5%. Kraniotomien weisen dagegen bei über 75jährigen Patienten die höchste perioperative Mortalität auf.

### 36.12.1 Medikamenteninteraktionen

Die Wahrscheinlichkeit, daß es zu unerwünschten Medikamenteninteraktionen kommt, wird durch altersbedingte Veränderungen der Pharmakokinetik und Pharmakodynamik erhöht (vgl. Abschnitte: Pharma-

**Tab. 36. 2:** Medikamente, die häufig für geriatrische Patienten verschrieben werden

|  | Nebenwirkungen und Medikamenteninteraktionen |
|---|---|
| Diuretika | Hypokaliämie<br>Hypovolämie |
| Digitalis | Herzrhythmusstörungen und Reizleitungsstörungen |
| Beta-Rezeptoren-Blocker | Bradykardie<br>Herzinsuffizienz<br>Bronchospasmus<br>Aktivitätsminderung des vegetativen Nervensystems |
| zentral wirkende Antihypertensiva | Aktivitätsminderung des vegetativen Nervensystems<br>verminderter Anästhetikabedarf<br>anticholinerge Wirkungen |
| trizyklische Antidepressiva | Reizleitungsstörungen<br>Herzrhythmusstörungen in Kombination mit Pancuronium, Halothan oder einer Antagonisierung mit Cholinesterasehemmer<br>erhöhter Anästhetikabedarf |
| Lithium | Herzrhythmusstörungen<br>verlängerte Wirkung der Muskelrelaxantien |
| Antiarrhythmika | verlängerte Wirkung der Muskelrelaxantien |
| Antibiotika | verlängerte Wirkung der Muskelrelaxantien |

kokinetik und Pharmakodynamik). Außerdem nehmen geriatrische Patienten häufig mehrere Medikamente ein, wodurch Nebenwirkungen oder Medikamenteninteraktionen auftreten können (Tab. 36.2). Die Anzahl der Medikamenteninteraktionen nimmt von 11,9% beim Fünfzigjährigen auf 24,9% beim über Achtzigjährigen zu [15].

### 36.12.2 Intravasales Flüssigkeitsvolumen

Bei geriatrischen Patienten findet man präoperativ häufig ein erniedrigtes intravasales Flüssigkeitsvolumen und eine Anämie. Eine orthostatische Hypotension in Kombination mit einer erhöhten Herzfrequenz lassen einen intravasalen Volumenmangel vermuten. Dagegen ist eine orthostatische Hypotension, die nicht von einer Herzfrequenzsteigerung begleitet ist, verdächtig auf eine Funktionsstörung des sympathischen Nervensystems. Im Idealfall werden eine intravasale Hypovolämie und/oder eine erniedrigte Hämoglobinkonzentration langsam ausgeglichen, damit genügend Zeit für die einsetzenden Kompensationsmechanismen des Kreislaufs besteht. Ob kristalloide Lösungen, kolloidale Lösungen oder Blutderivate zur Erhöhung des intravasalen Flüssigkeitsvolumens verwendet werden, ist oft eine Frage der persönlichen Präferenz. Um die intravenöse Flüssigkeitszufuhr zu überwachen, hat es sich bewährt, die kardialen Füllungsdrucke und die Urinausscheidung zu überwachen. Ein inadäquater präoperativer Flüssigkeitsersatz führt häufig während der Narkoseeinleitung zu einer Hypotension.

### 36.12.3 Luftwege

Bei der präoperativen Beurteilung der Luftwege sollten typische altersbedingte Veränderungen beachtet werden. Z.B. muß aufgrund einer eventuell bestehenden Insuffizienz der Aa. vertebrales und Aa. basilares überprüft werden, ob eine Extension oder Rotation des Kopfes zu einer neurologischen Beeinträchtigung führen. Berücksichtigt werden muß auch, ob ein schlechter Zahnstatus vorliegt, oder ob ein Gebiß vorhanden ist. Nahezu 50% der Patienten über 65 Jahre sind zahnlos. Außerdem ist zu beachten, daß das Offenhalten der oberen Luftwege bei zahnlosen Patienten schwierig sein kann, wenn sie bewußtlos sind. Eine zervikale Osteoarthritis oder eine rheumatoide Artrithis können ein Einstellen der Glottis bei der direkten Laryngoskopie behindern. Eine bereits präoperativ bestehende Heiserkeit kann auf eine Beteiligung des Larynx im Rahmen einer rheumatoiden Arthritis hindeuten. Eine altersbedingte Schwächung der dorsal gelegenen Pars membranacea der Trachea erhöht die Wahrscheinlichkeit einer tubusbedingten Trachealverletzung. Hieran sollte gedacht werden, wenn zur endotrachealen Intubation ein Führungsstab benutzt werden soll.

### 36.12.4 Hautveränderungen

Eine altersbedingte Atrophie mit Verlust an Kollagen und eine verminderte Elastizität machen die Haut empfindlicher gegenüber Verletzungen durch Pflaster oder Überwachungselektroden, wie sie z.B. für die EKG-Ableitung oder für einen peripheren Nervenstimulator verwendet werden. Geriatrische Patienten sind auch anfälliger gegenüber Verbrennungen durch Wärmematten, insbesondere wenn bei ihnen periphere Gefäßerkrankungen bestehen. Außerdem müssen Druckstellen während der Operationslagerung vermieden werden. Bei der Operationslagerung des Patienten sollten arthrotische Veränderungen in peripheren Gelenken beachtet werden. So kann zum Beispiel die Steinschnitt-Lage aufgrund von arthrotischen Veränderungen in den Hüftgelenken besonders unangenehm sein.

## 36.13 Präoperative Medikation

Die beste Prämedikation besteht bei geriatrischen Patienten darin, sie detailliert darüber aufzuklären, was sich perioperativ alles ereignen wird. Wenn eine zusätzliche Anxiolyse gewünscht ist, sollte die orale Gabe von Benzodiazepinen in Erwägung gezogen werden. Die Verabreichung eines Anticholinergikums ist wahrscheinlich nicht nötig. Atropin oder Scopolamin können unerwünschte Auswirkungen auf das zentrale Nervensystem haben. Werden anticholinerge Wirkungen ohne zentral-nervöse Nebenwirkungen gewünscht, dann ist Glykopyrrolat von Vorteil, da es die Blut-Hirn-Schranke so gut wie nicht überschreitet.

Die präoperative prophylaktische Verabreichung von Digitalis ist bei älteren Patienten, bei denen keine Herzinsuffizienz besteht, umstritten. Die mögliche Gefahr, daß es perioperativ zu einer Digitalisintoxikation kommt, schränkt die routinemäßige prophylaktische Verabreichung dieses Medikaments ein.

## 36.14 Narkoseführung

Bei geriatrischen Patienten müssen bei der Auswahl von Medikamenten und Narkoseverfahren altersbedingte Organfunktionsstörungen, zu erwartende altersbedingt veränderte Medikamentenwirkungen, sowie mögliche Interaktionen der intraoperativ verabreichten mit den bereits präoperativ eingenommenen Medikamenten berücksichtigt werden (Tab. 36.2). Geriatrische Patienten neigen zum Beispiel häufig dazu, nach bestimmten Medikamenten einen Blutdruckabfall zu entwickeln. Ursache ist ein erniedrigter Sympathikotonus und ein erniedrigtes intravasales Flüssigkeitsvolumen. Das erniedrigte Herzminutenvolumen und die verzögerte Medikamenten-Clearance sind die Ursachen für den verzögerten Wirkungseintritt von intravenös verabreichten Medikamenten. Außerdem ist dieser verzögerte Wirkungseintritt auch häufig von einer verlängerten pharmakologischen Wirkung begleitet. Es ist ratsam, die Dosis und die Injektionsgeschwindigkeit von intravenös zu verabreichenden Medikamenten zu reduzieren und die Dosierung streng an der individuellen Wirkung zu orientieren. Das erniedrigte Herzminutenvolumen und der verminderte Bedarf an Anästhetika erhöhen die Gefahr, daß es zu einer Überdosierung volatiler Anästhetika kommt. Auch eine postoperativ auftretende Verwirrung und Gedächtnisstörung können zur Morbidität bei geriatrischen Patienten beitragen.

### 36.14.1 Regionalanästhesie

Bei geriatrischen Patienten können z.B. transurethrale Resektionen der Prostata, gynäkologische Operationen, Leistenhernien und Operationen einer Hüftfraktur gut in Regionalanästhesie durchgeführt werden. Das sensible Niveau sollte für diese Operation meist bei $Th_8$ liegen. Vorbedingung für die Durchführung einer Regionalanästhesie ist ein wacher und kooperativer Patient. Werden die Patienten richtig ausgewählt, so ist nach einer Regionalanästhesie seltener als nach einer Vollnarkose mit Verwirrungszuständen zu rechnen [25].

Ist der Patient während der Operation bei Bewußtsein, so können akute Bewußtseinsänderungen oder auftretende pektanginöse Beschwerden sofort erkannt werden. Sind die Patienten trotz einer adäquaten Analgesie ängstlich, kann zusätzlich zum Regionalanästhesieverfahren intravenös ein Sedativum notwendig werden. Niedrige Dosen an Diazepam (2,5–5 mg) oder Midazolam (1–2,5 mg) sind gut geeignet, um bei wachen Patienten die Angst zu vermindern.

#### Spinalanästhesie

Für Hüftoperationen, die in Seitenlage durchgeführt werden, kann eine halbseitige Spinalanästhesie mit einem hyperbaren Medikament durchgeführt werden.

Es muß jedoch beachtet werden, daß geriatrische Patienten auf eine Spinalanästhesie empfindlicher reagieren können als jüngere Patienten. Eine längere Wirkungsdauer einer Spinalanästhesie könnte, obwohl es dazu keine objektiven Untersuchungen gibt, dadurch bedingt sein, daß die Resorption des Lokalanästhetikums verzögert ist. Der Grund dafür scheint zu sein, daß die den Subarachnoidalraum umgebenden Gefäße bei arteriosklerotischen Patienten weniger durchblutet sind. Außerdem neigen geriatrische Patienten bei gleichem sensiblem Niveau zu einem stärkeren Blutdruckabfall als jüngere Erwachsene. Bei einem adäquaten intravasalen Volumen scheint der bei jüngeren Patienten geringere Blutdruckabfall am ehesten dadurch bedingt zu sein, daß bei ihnen auch nach der medika-

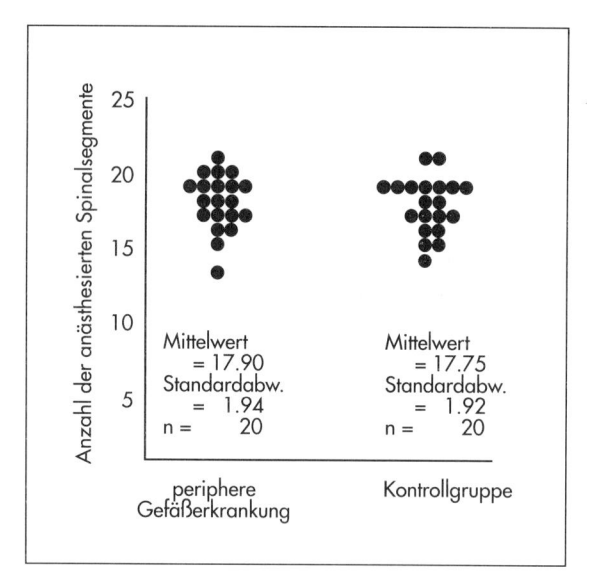

**Abb. 36.10:** Anzahl der Spinalsegmente, die nach einer Injektion von 10 ml Bupivacain 0,75% in den Periduralraum anästhesiert worden waren. Die Daten wurden bei Patienten mit einer peripheren Gefäßerkrankung sowie bei gesunden Personen (Kontrollgruppe) erhoben. Alter und Gewicht waren in beiden Gruppen vergleichbar (jeweils 66 Jahre, bzw. 66 kg KG). Die Anzahl der anästhesierten Segmente unterschied sich bei den 20 Patienten mit einer peripheren Gefäßerkrankung (17,9 Segmente) nicht signifikant von der Anzahl bei den 20 gesunden Personen (17,75 Segmente). (Sharrock NE. Lack of exaggerated spread of epidural anesthesia in patients with arteriosclerosis. Anesthesiology 1977; 47:307–8)

mentösen Sympathektomie eine höhere Grundspannung der Gefäßmuskulatur und effektivere reflektorische Kompensationsmechanismen vorliegen. Einige Anästhesisten verabreichen prophylaktisch 25–50 mg Ephedrin intramuskulär 5–10 Minuten vor Anlegen der Spinalanästhesie, um bei geriatrischen Patienten den Blutdruckabfall zu verringern.

### Periduralanästhesie

Die Periduralanästhesie ist eine gute Alternative zur Spinalanästhesie. Während es bei einer Spinalanästhesie meist zu einem plötzlich auftretenden Blutdruckabfall kommt, ist der bei einer Periduralanästhesie langsam eintretende Blutdruckabfall für geriatrische Patienten vorteilhafter. Die bei der Periduralanästhesie erforderliche Lokalanästhetikamenge nimmt mit zunehmendem Alter ab. Es berichten jedoch nicht alle Untersuchungen von einer streng linearen Beziehung zwischen Dosis und Alter (Abb. 36.2) [6, 26, 27]. Es wird angenommen, daß der verminderte Bedarf an Lokalanästhetika bei geriatrischen Patienten teilweise durch anatomische Veränderungen im Periduralraum bedingt ist. Charakteristischerweise kommt es im Alter zu einem zunehmenden bindegewebsartigen Verschluß der Foramina intervertebralia. Aufgrund dieser Tatsache tritt weniger Lokalanästhetikum durch die Foramina intervertebralia aus und es kommt zu einem höheren Aufsteigen im Periduralraum. Diese Veränderungen würden auch zu einer vergrößerten Resorptionsfläche für das Lokalanästhetikum im Periduralraum führen, was damit übereinstimmt, daß nach Einbringen von Lidocain in den Periduralraum bei geriatrischen Patienten höhere maximale Plasmakonzentrationen auftreten als bei jungen Patienten [26]. Bei Patienten mit einer Arteriosklerose kommt es offensichtlich zu keinem höheren Aufsteigen des Analgesieniveaus (Abb. 36.10) [28].

## 36.15 Allgemeinanästhesie

Eine Allgemeinanästhesie ist für geriatrische Patienten genauso gut geeignet wie eine Regionalanästhesie. Außerdem kann es dadurch, daß bei Anwendung einer intermittierenden Überdruckbeatmung kollabierte Alveolen gedehnt werden und daß während einer Allgemeinanästhesie die Möglichkeit besteht, das Tracheobronchialsekret abzusaugen, postoperativ zu einer Verbesserung der Oxygenierung kommen [29].

### Narkoseeinleitung

Die Narkoseeinleitung kann gut durch die intravenöse Verabreichung eines Barbiturates, Benzodiazepins oder die Gabe von Etomidate durchgeführt werden. Die Dosierung und die Injektionsgeschwindigkeit dieser Medikamente sollten im Vergleich zu jüngeren Patienten vermindert werden, denn die Kompensa-

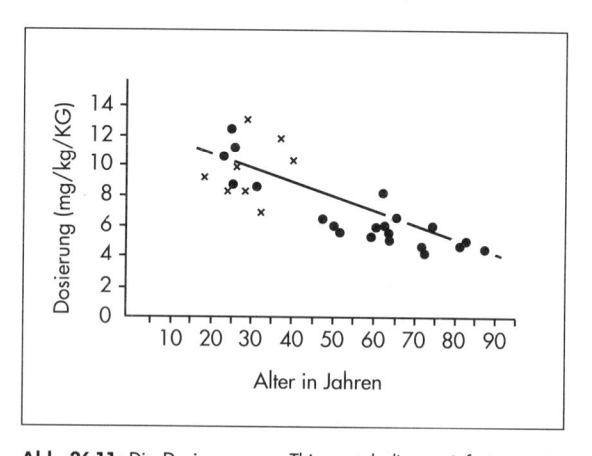

**Abb. 36.11:** Die Dosierung von Thiopental, die per infusionem intravenös verabreicht werden muß, um im EEG ein burst-suppression-Muster zu erzeugen, nimmt mit dem Alter ab (durchgezogene Linie). Die vollen Kreise repräsentieren chirurgische Patienten, bei denen arterielle Blutproben entnommen wurden. Die x repräsentieren freiwillige Personen, bei denen venöse Blutproben entnommen wurden. (Homer TD, Stanski DR. The effect of increasing age on thiopental disposition and anesthetic requirements. Anesthesiology 1985; 62:714–24)

tionsmechanismen des vegetativen Nervensystems sind bei einer medikamentös bedingten Vasodilatation bei geriatrischen Patienten abgeschwächt. Außerdem sind die notwendigen Dosierungen von Thiopental und Etomidate bei geriatrischen Patienten aufgrund des verminderten initialen Verteilungsvolumens dieser Medikamente geringer (Abb. 36.11) [30, 31]. Wegen des niedrigeren Herzminutenvolumens kann der Wirkungsbeginn verzögert sein; dies sollte nicht als eine inadäquate Initialdosis fehlinterpretiert werden. Die Verabreichung einer zusätzlichen Dosis kann zu einer Medikamentenüberdosierung führen.

Die im Alter zunehmend abgeschwächten Schutzreflexe der oberen Luftwege (Abb. 36.12) [32] und die hohe Inzidenz einer Hiatushernie machen deutlich, wie wichtig es ist, die Lungen vor einer Aspiration zu schützen und möglichst einen geblockten Endotrachealtubus einzuführen. Die endotracheale Intubation wird durch Muskelrelaxantien erleichtert.

### Aufrechterhaltung der Narkose

Injektions- und Inhalationsanästhetika sind bei geriatrischen Patienten für die Aufrechterhaltung der Narkose vermutlich gleich gut geeignet. Es muß beachtet werden, daß geriatrische Patienten eine niedrigere Erhaltungsdosis benötigen und auf deprimierende Wirkungen empfindlicher reagieren. Die Kombination aus erniedrigtem Herzminutenvolumen und vermindertem Anästhetikabedarf tragen dazu bei, daß im arteriellen Blut sehr schnell anästhesierelevante notwendige Partialdrucke der Inhalationsanästhetika erreicht sind. Diese Auswirkungen eines erniedrigten Herzminutenvolumens auf den Konzentrationsanstieg der Inhalationsanästhetika im Blut können unter Umständen durch die im Alter typischerweise erhöhte funktionelle Residualkapazität (FRC) teilweise ausgeglichen werden. Vermutlich verzögert aber die erhöhte FRC den Anstieg der arteriellen Partialdrucke der Inhalationsanästhetika nur gering. Außerdem werden die Auswirkungen einer erhöhten funktionellen Residualkapazität dadurch vermindert, daß eine kontrollierte Beatmung durchgeführt wird. Die kontrollierte Beatmung trägt möglicherweise zu einer weiteren Erniedrigung des Herzminutenvolumens bei. Zusätzlich zu der zu erwartenden altersbedingten Erniedrigung des Anästhetikabedarfs muß beachtet werden, daß die von den Patienten präoperativ eingenommenen Medikamente den Anästhetikabedarf weiter reduzieren können (Tab. 36.2).

**Auswahl der Medikamente.** Es gibt keine Beweise dafür, daß bestimmte Inhalationsanästhetika oder bestimmte intravenös zu verabreichende Medikamente für die Aufrechterhaltung der Narkose bei geriatrischen Patienten bevorzugt werden sollten. Eine altersbedingte Abnahme der Nieren- und Leberfunktion sollte jedoch berücksichtigt werden, wenn Enfluran oder Halothan gewählt werden. Bei geriatrischen Patienten kommt es – im Vergleich zu jüngeren Patienten

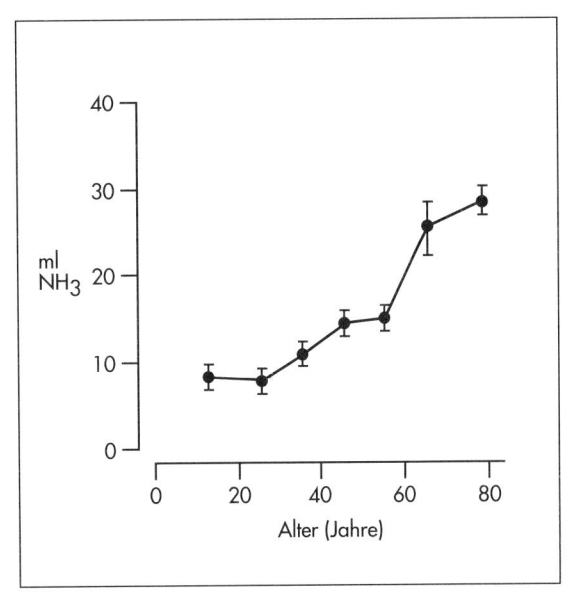

**Abb. 36.12:** Bei 103 Personen wurde mit Hilfe von reizendem Ammoniakgas überprüft, wann die Schutzreflexe der oberen Luftwege aktiviert werden. Es zeigte sich, daß diejenige Menge an Ammoniakgas (ml $NH_3$), die notwendig war, um einen kurzfristigen Glottisverschluß und eine Unterbrechung der Inspiration zu erzeugen, bei geriatrischen Patienten höher ist. Dies legt nahe, daß die Atemwegsreflexe mit zunehmendem Alter unempfindlicher werden. Diese Empfindlichkeit läßt zwischen dem 50. und 70. Lebensjahr am stärksten nach und stimmt mit der Tatsache überein, daß es bei geriatrischen Patienten häufiger zu einer Aspiration kommt als bei jungen Patienten. (Pontoppidan H, Beecher HK. Progressive loss of protective reflexes in the airway with the advance of age. JAMA 1960; 174: 2209–13)

– bei der Verabreichung von Isofluran seltener zu einer Zunahme der Herzfrequenz (1). Ein möglicherweise verzögerter Medikamentenmetabolismus, wie z. B. bei den Opioiden, muß beachtet und die Dosierung muß entsprechend angepaßt werden. Die Eliminationshalbwertszeit von 10 $\mu g/kg$ Fentanyl ist bei geriatrischen Patienten im Vergleich zu jüngeren Patienten verlängert, was vermutlich durch die erniedrigte hepatische Metabolisierung bedingt ist (Abb. 36.13) [33]. Diese verzögerte Plasma-Clearance von Fentanyl führt vermutlich zu einer längeren Wirkungsdauer bei geriatrischen Patienten. Nach offensichtlichem Wachwerden der Patienten konnte ein erneutes Eintreten einer Fentanyl-bedingten Atemdepression beobachtet werden. Dies scheint insbesondere bei geriatrischen Patienten wichtig zu sein [34]. Die direkte myokarddepressive Wirkung von volatilen Anästhetika kann bei geriatrischen Patienten verstärkt sein. Diese Medikamente sollten daher möglichst niedrig dosiert werden.

**Ventilation.** Eine maschinelle Beatmung mit erhöhter inspiratorischer Sauerstoffkonzentration ist während der intraoperativen Phase sinnvoll. Eine Hyperventilation und eine damit verbundene Hypokaliämie müs-

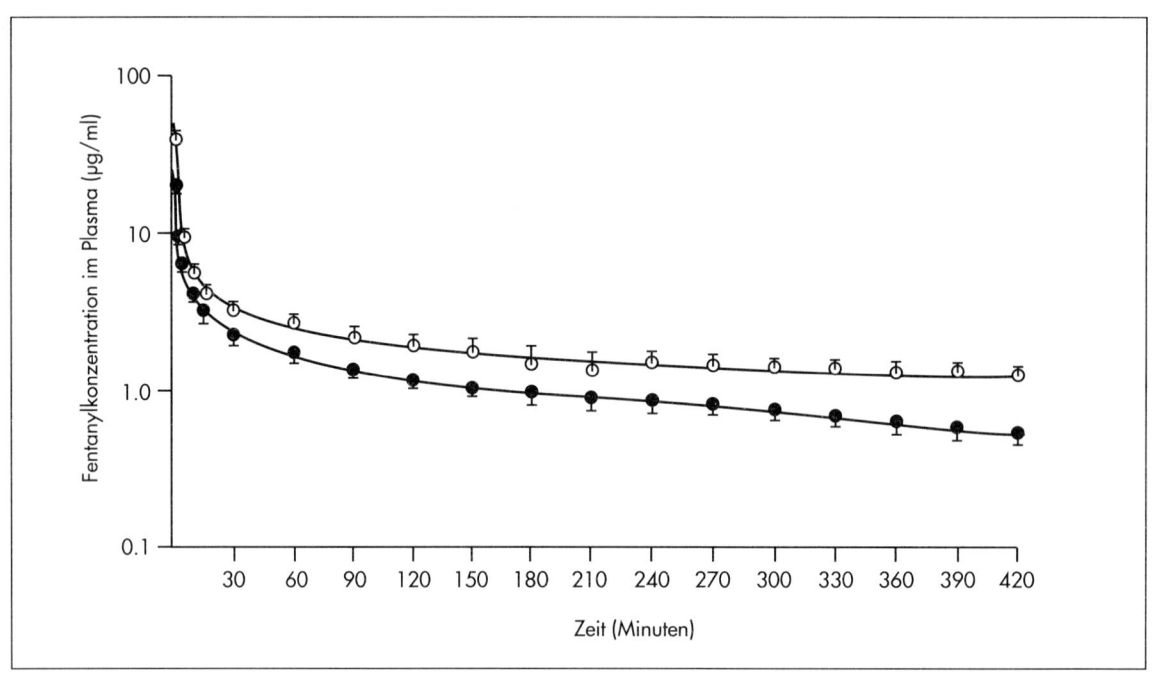

**Abb. 36.13:** Dargestellt ist der Abfall der Fentanyl-Plasma-Konzentrationen nach einer intravenösen Injektion von 10 µg/kg. Die Eliminationshalbwertszeit für Fentanyl ist bei geriatrischen Patienten (Alter über 60 Jahre; leere Symbole) länger als bei jüngeren Kontrollpersonen (Alter unter 50 Jahre; volle Symbole). Dargestellt sind Mittelwert ± SE. (Bentley JB, Borel JD, Nenad RE, Gillespie TJ. Age and fentanyl pharmacokinetics. Anesth Analg 1982; 61: 968–71. Reprinted with permission from IARS)

sen vermieden werden, insbesondere wenn geriatrische Patienten präoperativ Diuretika und/oder Digitalis erhalten.

**Muskelrelaxantien.** Die neuromuskuläre Blockade scheint nach Verabreichung von lang wirkenden Muskelrelaxantien bei geriatrischen Patienten verstärkt zu sein [17]. Dies ist auch zu erwarten, wenn die niedrigere Muskelmasse, das niedrigere Extrazellulärvolumen und die eingeschränkte Nierenfunktion im Alter berücksichtigt werden. Wie bei den Anästhetika, sollte auch bei den Muskelrelaxantien die initiale Dosierung erniedrigt werden und die an der motorischen Endplatte erzielten Wirkungen sollten mit Hilfe eines peripheren Nervenstimulators überprüft werden. Im Gegensatz zu den lang wirkenden Muskelrelaxantien sind die mittellang wirkenden Medikamente weniger von renalen oder hepatischen Ausscheidungsfunktionen und daher vermutlich auch weniger von einer altersbedingten Veränderung des Herzminutenvolumens abhängig. So ist zum Beispiel die Ausscheidung von Atracurium unabhängig von der Nieren- oder der Leberfunktion. Damit ist dessen Wirkungsdauer unabhängig vom Alter (Abb. 36.14) [35]. Vecuronium weist dagegen bei älteren Patienten eine voraussehbare, wenn auch geringe Wirkungsverlängerung im Vergleich zu jüngeren Patienten auf (Abb. 36.14) [35].

Pancuronium kann bei geriatrischen Patienten gut zur Muskelrelaxation eingesetzt werden, da es eine sympathikotone Wirkung aufweist. Es sollte jedoch beachtet werden, daß bei Patienten, die präoperativ trizyklische Antidepressiva einnehmen, während einer Halothannarkose häufiger kardiale Rhythmusstörungen auftreten, falls ihnen Pancuronium verabreicht wird [36]. Die Antagonisierung von nicht-depolarisierenden Muskelrelaxantien mit einem Cholinesterasehemmer scheint bei geriatrischen Patienten keine speziellen Probleme aufzuwerfen.

**Überwachung.** Die Überwachung geriatrischer Patienten wirft außer der Tatsache, daß deren eingeschränkte Kompensationsbreite berücksichtigt werden muß, keine neuen Probleme auf. Der sinnvolle Einsatz von Überwachungsgeräten ist wichtig. Die Komplikationsrate von invasiven Überwachungsverfahren kann bei geriatrischen Patienten erhöht sein. So können zum Beispiel bei geriatrischen Patienten mit einer Arteriosklerose nach Einführen einer arteriellen Kanüle häufiger Komplikationen auftreten. Diese mögliche Komplikation legt nahe, daß es wichtig ist, vorher die adäquate Kollateralversorgung zu überprüfen. Es gibt allerdings keine Beweise dafür, daß durch eine arterielle Kanülierung bei einem pathologischen Allen-Test die Gefahr einer anschließenden arteriellen Durchblutungsstörung erhöht wird [37]. Die Überwachung der kardialen Füllungsdrucke kann zur Steuerung des Flüssigkeitsersatzes und zur Überwachung der Herzfunktion notwendig sein. Bei Operationen, die ver-

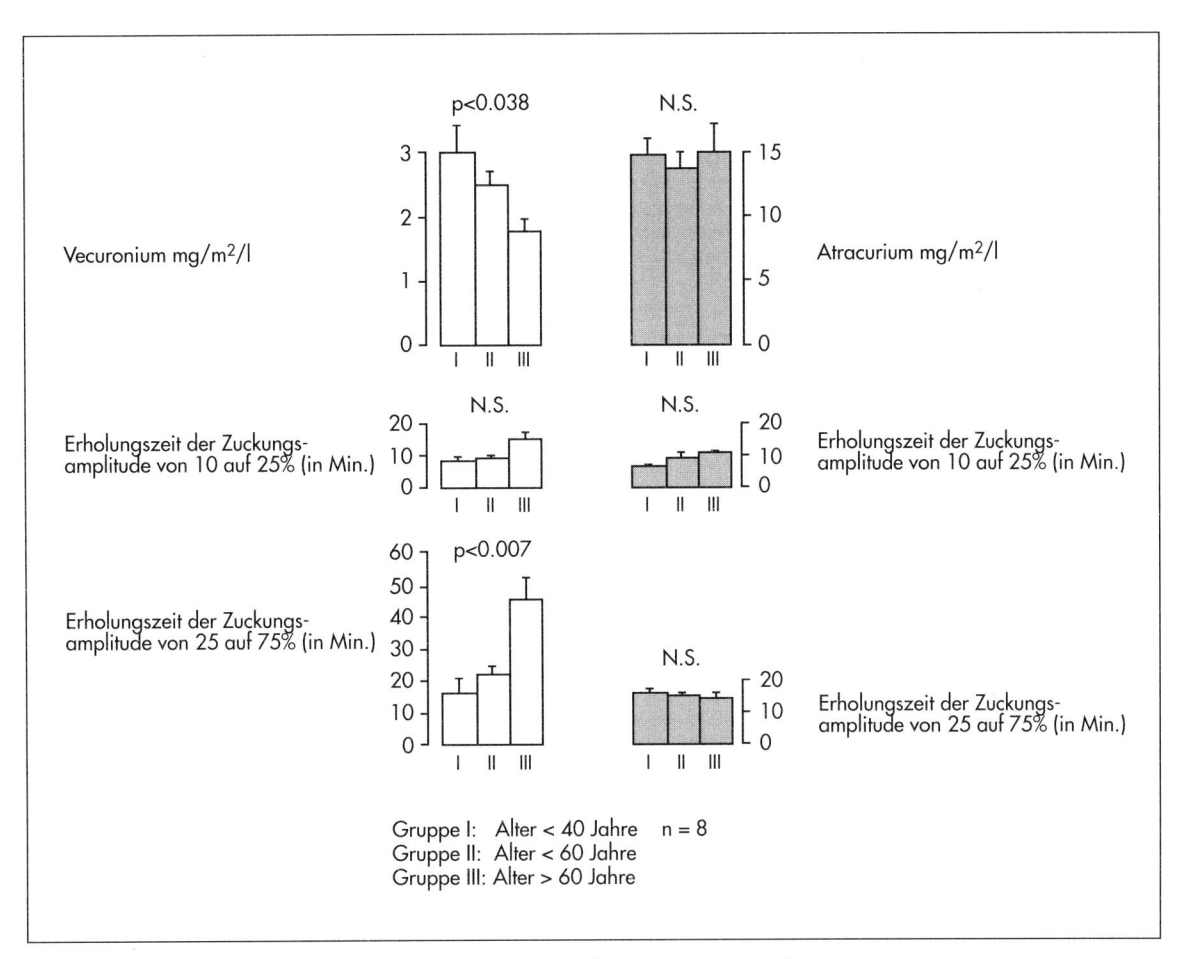

**Abb. 36.14:** Um steady-state-Bedingungen für die neuromuskuläre Blockade aufrecht zu erhalten, sind mit zunehmendem Alter geringere Dosen einer Vecuronium-Infusion notwendig. Nach Unterbrechung der Vecuronium-Infusion ist die Erholungszeit der Zuckungsamplitude von 10 auf 25 % bzw. 25 auf 75 % mit zunehmendem Alter verlängert. Bei Atracurium ist dagegen weder die notwendige Dosierung noch die Erholungszeit altersabhängig. Dargestellt sind Mittelwerte ± SE. (D'Hollander AA, Luyckx C, Barvais L, DeVille A. Clinical evaluation of atracurium besylate requirements for a stable muscle relaxation during surgery: Lack of age related effects. Anesthesiology 1983; 59: 237–40)

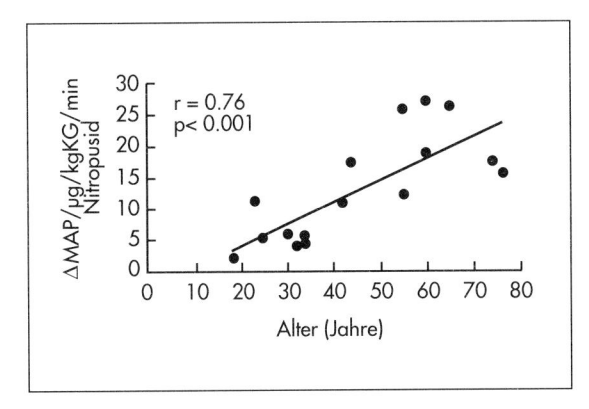

**Abb. 36.15:** Die Änderung des arteriellen Mitteldrucks (ΔMAP) pro Nitroprussiddosis hängt signifikant vom Alter ab ($p < 0{,}001$). Geriatrische Patienten reagieren empfindlicher auf Nitroprussid als jüngere Patienten. (Wood M, Hyman S, Wood AJJ. A clinical study of sensitivity to sodium nitroprusside during controlled hypotensive anesthesia in young and elderly patients. Anesth Analg 1987; 66:132–6. Reprinted with permission from IARS)

mutlich mit einem großen Blutverlust und einem großen Flüssigkeitsbedarf verbunden sind, wird oft ein Pulmonalarterienkatheter eingeführt. Die Überwachung der Urinproduktion ist gut geeignet, um bei den meisten Operationen zu überprüfen, ob der Flüssigkeitsersatz adäquat ist. Durch eine präkordiale EKG-Ableitung kann eine myokardiale Ischämie leichter erkannt werden. Die Körpertemperatur sollte überwacht werden, um eine spontane Hypothermie frühzeitig erkennen zu können, denn geriatrische Patienten, die in kalten Operationsräumen narkotisiert werden, können schnell hypotherm werden.

**Kontrollierte Hypotension.** Mit zunehmendem Alter nimmt die Empfindlichkeit auf Nitroprussid zu (Abb. 36.15) [38]. Dies kann durch eine verminderte Aktivität des Karotissinusreflexes und/oder durch eine verminderte Reaktion der kardialen Beta-Rezeptoren auf eine Katecholaminstimulation bedingt sein. Die durch eine Nitroprussid-induzierte Blutdrucksenkung ausgelösten Veränderungen der Herzfrequenz sind bei geriatrischen Patienten geringer als bei jungen.

## 36.16 Postoperative Betreuung

Bei geriatrischen Patienten sind Komplikationen nach einem chirurgischen Eingriff meistens durch kardiale, pulmonale, renale oder hepatische Störungen bedingt. Aus diesem Grunde ist die kontinuierliche Überwachung – insbesondere dieser vier Organsysteme – während der postoperativen Phase notwendig. Es ist zu erwarten, daß nach großen Operationen die Atemfunktion unterstützt werden muß. Durch eine pulsoxymetrische Überwachung kann in der frühen postoperativen Phase eine grenzwertige arterielle Oxygenierung frühzeitig erkannt werden. Die zusätzliche Verabreichung von Sauerstoff ist angezeigt, um Ventilations-/Perfusionsstörungen zu verhindern. Das EKG sollte in der frühen postoperativen Phase kontinuierlich abgeleitet werden, falls die Gefahr einer myokardialen Ischämie zu beachten ist. Opioide zur postoperativen Analgesie werden am besten intravenös und in einer reduzierten Dosis verabreicht. Die frühzeitige Mobilisation ist bei geriatrischen Patienten besonders wichtig, um die Gefahr pulmonaler Infektionen oder die Ausbildung tiefer Beinvenenthrombosen zu verringern. Andere Maßnahmen, die die Möglichkeit von thromboembolischen Erkrankungen verringern können, sind elastische Stützstrümpfe, Hochlagerung der Beine und Verabreichung von Antikoagulantien. Schließlich ist bei geriatrischen Patienten die sorgfältige Beachtung einer ausgeglichenen Flüssigkeits- und Elektrolytbilanz wichtig.

## 36.17 Progerie (Hutchinson-Gilford-Syndrom)

Progerie ist ein Syndrom, das durch ein frühzeitiges Altern gekennzeichnet ist [39, 40]. Diese Erkrankung wird autosomal rezessiv vererbt und wird nach dem 6. Lebensmonat klinisch manifest. Die Patienten entwickeln während des 1. oder 2. Lebensjahrzehnts alle für den alten Menschen typischen Erkrankungen. So treten zum Beispiel eine koronare Herzerkrankung, ein Hypertonus, eine zerebrale Gefäßerkrankung, eine Osteoarthritis und ein Diabetes mellitus auf. Die Ursache der Progerie ist nicht bekannt und es gibt keine wirksame Therapie. Die mittlere Lebensdauer beträgt 13 Jahre. Die Patienten versterben normalerweise im Alter von 25 Jahren an einer Herzinsuffizienz oder einem Herzinfarkt.

Bei der Narkoseführung von Patienten mit einer Progerie müssen Veränderungen wichtiger Organfunktionen, wie sie normalerweise im Alter auftreten, berücksichtigt werden [40]. Außerdem können eine vorhandene Hypoplasie des Unterkiefers und eine Mikrognathie das Offenhalten der Luftwege und eine endotracheale Intubation erschweren. Die für diese Patienten typischerweise hohe Stimmlage läßt eine enge Glottis und die Notwendigkeit, einen kleinen Endotrachealtubus zu verwenden, vermuten. Selbst ein minimales Ödem des Kehlkopfes kann die Durchgängigkeit der Luftwege einschränken. Um eine Verletzung der dünnen und zerbrechlichen Extremitäten zu vermeiden, müssen Patienten mit einer Progerie vorsichtig bewegt und gelagert werden.

### Literaturhinweise

1 McLeskey CH. Anesthesia for the geriatric patient. In: Stoelting RK, Barash PG, Gallagher TJ (eds). Advances in Anesthesia. Chicago. Year Book Medical Publishers 1985: 31–68
2 Thompson TL, Moran MG, Nies AS. Psychotropic drug use in the elderly. N Engl J Med 1983; 308: 136–41
3 Kelsey JL, Hoffman S. Risk factors for hip fracture. N Engl J Med 1987; 316: 404–6
4 Burch GE. People live no longer anymore. Am Heart J 1972; 83: 285–6
5 Evans TI. The physiological basis of geriatric general anesthesia. Anaesth Intensive Care 1973; 1: 319–28
6 Bromage PR. Ageing and epidural dose requirements. Segmental spread and predictability of epidural analgesia in youth and extreme age. Br J Anaesth 1969; 41: 1016–22
7 Sharrock NE. Epidural anesthetic dose responses in patients 20 to 80 years old. Anesthesiology 1978; 49: 425–8
8 Quasha AL, Eger EI, Tinker JH. Determination and applications of MAC. Anesthesiology 1980; 53: 315–34
9 Craig DB, McLeskey CH, Mitenko PA, et al. Geriatric anaesthesia. Can J Anaesth 1987; 34: 156–67
10 Feldman RD, Limbird LE, Nadeau J, et al. Alterations in leukocyte beta-receptor affinity with aging: A potential explanation for altered beta-adrenergic sensitivity in the elderly. N Engl J Med 1984; 310: 815–9
11 Latour J, DeLa Fuente R, Caird FI. Measurement of ejection fraction in the elderly. Age Ageing 1980; 9: 157–64
12 Don H. Measurement of gas trapped in the lungs at FRC and effects of posture. Anesthesiology 1971; 35: 582–90
13 Wahba W. Body build and preoperative arterial oxygen tension. Can Anaesth Soc J 1975; 22: 653–8
14 Cooper DS. Subclinical hypothyroidism. JAMA 1987; 258: 246–7
15 Greenblatt DJ, Sellers EM, Shader RI. Drug disposition in old age. N Engl J Med 1982; 306: 1081–8

16 McLeod K, Hull CJ, Watson MJ. Effects of ageing on the pharmacokinetics of pancuronium. Br J Anaesth 1979; 51: 435–8

17 Duvaldestin P, Saada J, Berger JL. Pharmacokinetics, pharmacodynamics, and dose-response relationships of pancuronium in control and elderly subjects. Anesthesiology 1982; 56: 36–40

18 Matteo RS, Backus WW, McDaniel DD, et al. Pharmacokinetics and pharmacodynamics of d-tubocurarine and metocurine in the elderly. Anesth Analg 1985; 64: 23–9

19 Castleden CM, Kaye CM, Parsons RL. The effect of age on plasma levels of propranolol and practolol in man. Br J Clin Pharmacol 1975; 2: 303–6

20 Klotz U, Avant GR, Hoyumpa A, et al. The effects of age and liver disease on the disposition and elimination of diazepam in adult man. J Clin Invest 1975; 55: 347–59

21 Boston Collaborative Surveillance Program. N Engl J Med 1973; 288: 277–80

22 Greenblatt DJ, Abernathy DR, Locniskar A, et al. Effect of age, gender, and obesity on midazolam kinetics. Anesthesiology 1984; 61: 27–35

23 Mather LE, Tucker GT, Pflug AE, et al. Meperidine kinetics in man: Intravenous injection in surgical patients and volunteers. Clin Pharmacol Ther 1975; 17: 21–30

24 Bender AD. Pharmacodynamic principles of drug therapy in the aged. J Am Geriatr Soc 1974; 22: 296–303

25 Chung F, Meier R, Lautenschlager E, Carmichael FJ, Chung A. General or spinal anesthesia: Which is better in the elderly? Anesthesiology 1987; 67: 422–7

26 Finucane BT, Hammonds WD, Welch MB. Influence of age on vascular absorption of lidocaine from the epidural space. Anesth Analg 1987; 66: 843-6

27 Park WY, Hagins FM, Rivat EL, Macnamara TE. Age and epidural dose response in adult men. Anesthesiology 1982; 56: 318–20

28 Sharrock NE. Lack of exaggerated spread of epidural anesthesia in patients with arteriosclerosis. Anesthesiology 1977; 47: 307–8

29 Hamilton WK, Sokoll MD. Choice of anesthetic technique in patients with acute pulmonary disease. JAMA, 1966; 197: 135–6

30 Homer TD, Stanski DR. The effect of increasing age on thiopental disposition and anesthetic requirement. Anesthesiology 1985; 62: 714–24

31 Arden JR, Holley FO, Stanski DR. Increased sensitivity to etomidate in the elderly: Initial distribution versus altered brain response. Anesthesiology 1986; 65: 19–27

32 Pontoppidan H, Beecher HK. Progressive loss of protective reflexes in the airway with the advance of age. JAMA, 1960; 174: 2209–13

33 Bentley JB, Borel JD, Nenad RE, Gillespie TJ. Age and fentanyl pharmacokinetics. Anesth Analg 1982; 61: 968–71

34 Becker LD, Paulson BA, Miller RD, et al. Biphasic respiratory depression after fentanyl-droperidol or fentanyl alone used to supplement nitrous oxide anesthesia. Anesthesiology 1976; 44: 291–6

35 D'Hollander AA, Luyckx C, Barvais L, DeVille A. Clinical evaluation of atracurium besylate requirement for a stable muscle relaxation during surgery: Lack of age-related effects. Anesthesiology 1983; 59: 237–40

36 Edwards RP, Miller RD, Roizen MF, et al. Cardiac responses to imipramine and pancuronium during anesthesia with halothane or enflurane. Anesthesiology 1979; 50: 421–5

37 Slogoff S, Keats AS, Arlund C. On the safety of radial artery cannulation. Anesthesiology 1983; 59: 42–7

38 Wood M, Hyman S, Wood AJJ. A clinical study of sensitivity to sodium nitroprusside during controlled hypotension anesthesia in young and elderly patients. Anesth Analg 1987; 66: 132–6

39 Debusk FL. The Hutchinson-Gilford progeria syndrome. J Pediatr 1972; 80: 696–724

40 Chapin JW, Kahre J. Progeria and anesthesia. Anesth Analg 1979; 58: 424–5

# Sachregister

## A

AaDO₂, s. Sauerstoffpartialdruckdifferenz
AAI, s. Herzschrittmacher
Abhängigkeit, Medikamente 591
Abruptio placentae, s. Plazentalösung
Abszeß, subphrenischer 544
Abwehrsystem, s. Immunsystem
Acantholysis, s. Epidemolysis
ACD-Stabilisator 488
Acetazolamid, Glaukom 278
Acetylsalicylsäure
- Asthma, s. Asthma bronchiale
- Moyamoya-Syndrom 149
- Thromboseprophylaxe 155
- Thrombozytenfunktion 475
Achalasie, s. Ösophagus
Achondroplasie 520
Acquired immunodeficiency snydrome, s. AIDS
ACTH, s. Adrenokortikotropes Hormon
Acycloir 533
Adenome, chromophobe, intrakranielle 213
Adenovireninfektion 533
ADH, s. Antidiuretisches Hormon
Adipositas 438 ff.
- Aspiration 440
- Narkoseführung 439 ff.
- Postoperative Komplikationen 441 f.
- Probleme 438
- - kardiovaskuläre 439
- - Leber 439
- - metabolische 438
- - respiratorische 438 f.
- Ventilation 441
Adrenalin 406
- Anaphylaxie 567
- Asthma bronchiale 161
- Automatie des Herzens 70
- Glaukom 277
Adrenokortikotropes Hormon 398, 413
Adult respiratory distress syndrome 183 ff.
Afibrinogenämie 471
Agammaglobulinämie 575
Ahornsirup-Krankheit, s. Ketoazidurine 436
AIDS 535 f.
- Medikamentöse Behandlung 536
- Narkoseführung 536
- Symptome 535 f.
- Übertragungsmodus 535
air-trapping 165
Akromegalie 414
Akustikusneuronome 213
Albright-McCume-Steneberg-Syndrom s. McCume-Syndrom
Albumin 483 f.
- Bestimmung 297

Aldosteron 399
Alkalische Phosphatase 297
Alkalose, s. Säure-Basen-Haushalt
Alkohol
- Aspirationsgefahr 320
- Neuropathien 259
Alkoholismus 589
Alkoholkrankheit 307 f.
- Alkoholintoxikation 312
- Entzugssyndrom 309
- Leberzirrhose 307 f.
- - alkoholisch bedingte 307
- - extrahepatische Komplikationen 307
- - Hämochromatose 312 f.
- - Hepatitis, akute alkoholbedingte 307
- - hepatolentikuläre Degeneration 313
- - Hypertension, portalvenöse 307
- - Muskelrelaxantien 311
- - primärbiliäre 312
- Narkose bei abstinenten Alkoholikern 310 f.
- perioperative Betreuung 309 ff.
- Wernicke-Enzophalopathie und Korsakow-Syndrom 309 f.
Allergische Reaktionen
- Medikamente 565, 569
- Transfusionszwischenfall 487
Allgemeinanästhesieverfahren, Lungenemphysem 169
Allopurinol, Nephritis 353
Alopexie, Lupus erythematodes 502
Alpha-Methyl-Dopa, s. Dopa
Alpha-1,4-Glykosidase-Mangel 434
Alveolarproteinose 187
Alveolitis, exogen allergische 186
Alzheimer-Krankheit 251 f.
Amaurosis fugax 230
Aminocapronsäure, intrakranielle Blutung 239
Aminoglykoside, Myasthenia granis 508
Aminosäurestoffwechselstörungen 435 f.
Amiodaron
- Kardiomyopathie 123
- Rhythmusstörungen 73
Amphetamine, Mißbrauch 595, 600
Amphotericin B 531, 545, 547
Amyloide 577
Amyloidose 355
- Epidermolysis bullosa 494
Amylo-1,6-Glykosidase-Mangel 434
Amyotrophe Lateralsklerose 244 f.
Analgesie-Syndrom, angeborenes 250
Anämie 450 ff.
- aplastische 455 f.
- Blutverlust 451
- - akuter 453 f.
- - chronischer 451
- chronische 451

- - Kompensationsmöglichkeiten 451
- - Narkoseführung 451
- - Nierenversagen 343 f.
- Eisenmangel 454 f.
- hämolytische 457
- - bei Erythrozytensensibilisierung 458 f.
- - bei Hypersplenismus 458
- - immun 458
- - medikamentös bedingt 458
- Lebererkrankungen 455
- megaloblastische 456
- Methämoglobinämie 452
- Nierenerkrankungen 455
- Sichelzellenanämie 459 ff.
- Sulfhämoglobinämie 452
- Thalassämie 451 ff.
Anaphylaktoide Reaktionen 568 f.
Anaphylaxie 565
Andersen-Krankheit 434
Androgene 399
Aneurysma
- aortales, s. Aortenaneurysma
- dissecans, Schwangerschaft 637
- intrakranielles 240 ff.
- - Hypotension, kontrollierte 241
- - Narkoseführung 240
Anfallsleiden 268 ff.
- Kinder 686 f.
- Pathophysiologie 268 f.
- Therapie 269 f.
Angina
- Ludovici 542
- pectoris 3
- - Merkmale 3
- - Rate-pressure product 4
- - Therapie 4
- - vasospastische 4
Angiographie
- Lungenembolie 154
- zerebrale, Tumore 214
Angioneurotisches Ödem, s. Quincke-Ödem
Anorexia nervosa 442 f.
Antagonisierung, Muskelrelaxantien, koronare Herzkrankheit 22
Antazida
- Schwangerschaft 614
- Sectio caesarea 628
- Ulzera 323
Antiarrhythmika 70 ff.
Antibiotika
- allergische Reaktionen 571
- Nebenwirkungen 546
- neuromuskuläre Übertragung 546
- Organtoxizität 547
- Prophylaxe
- - Aortenstenose 40
- - Mitralstenose 34
Anticholinergika, Aspirationsgefahr 319
Antidepressiva, trizyklische 581
- Mißbrauch 602 f.

Antidiuretisches Hormon 339f., 415
- unangemessene Sekretion 366f., 354, 416f.
Antigene 564
Antihistaminikum, Anaphylaxie 567
Antihypertensiva, s. Hypertonie, Behandlung
Antikoagulantien 473
- Lungenembolie 155
Antikörper 564
- Bildungsstörungen 575
- Mangelsyndrom, erworbenes 575
- Schilddrüse 386
- Suchtest 480
AOO, s. Herzschrittmacher 88
Aortenaneurysma 137ff.
- Aorta abdominalis 141
- Aorta ascendens 137ff.
- thorakale Aorta descendens 139ff.
Aortenbogen, doppelter 65
Aorteninsuffizienz 41 ff.
- Narkoseführung 41
- Pathophysiologie 41
Aortenisthmusstenose 63f.
- postduktale 63
- präduktale 63
- Schwangerschaft 637
Aortenklappe, künstliche, Schwangerschaft 638
Aortenstenose 39f.
- angeborene 62
- idiopathische hypertrophe subvalvuläre, s. Kardiomyopathie, hypertrophische
- Narkoseführung 40
- Pathophysiologie 39
Aortopulmonales Fenster 52
AP, s. Alkalische Phosphatase
Apert-Syndrom 694
Apgarschema 652
Apneusis 275
Apnoephasen, Kinder 673
Apoplex, s. Schlaganfall
Aquäduktstenose 243, 684
ARDS, s. Adult respiratory distress syndrome
Arnold-Chiari-Syndrom 244, 684
Arteria basilaris, Erkrankungen 231
- carotis, Erkrankungen 230f.
- vertebralis, Erkrankungen 231
Arterienverschluß
- akuter 149
- chronischer 149
Arteriitis temporalis 147
Arteriosklerose, Diabetes mellitus 423
Arthritis juvenile, rheumatische, s. Spondyloarthropathien
Arthritis, rheumatoide, s. Rheumatoide Arthritis
Ascorbinsäuremangel 444
ASD, s. Vorhofseptumdefekt 48
Aspergillus 545
Asphyxie, fetale 647
Aspiration
- Adipositas 440
- Myasthenia gravis 508

- Pneumonitis 185
- Pylorusstenose 681
- Schwangerschaft 614
Asthma bronchiale 159ff.
- Acetylsalicylsäure-induziertes 160f.
- belastungsinduziertes 160
- Bronchospasmus, intraoperativer 166
- Einteilung 160
- Immunglobulin E-vermitteltes 160
- infektiöses 161
- Symptome 159
- Therapie 161ff.
- - Anticholinergika 162
- - Betasympatikomimetika 161
- - Chromoglykat 163
- - Euphyllin 162
- - Kortikosteroide 162
- - Narkoseführung 163ff.
Astrozytom 212f.
Ataxia teleangiectatica 576
Ataxie, respiratorische, s. Biot-Atmen
Ateminsuffizienz 189ff.
- Diagnostik 189f.
- Flüssigkeitstherapie 194f.
- Therapie 190ff.
- Überwachung 195
Atemnotsyndrom 671
Atemübungen 179
Äthylalkohol, Mißbrauch 603
Äthylenglykol, Vergiftung 604
Atracurium
- Aspirationsgefahr 319
- Asthma bronchiale 162, 165
- Glaukom 278
- koronare Herzkrankheit 22
- Nierenversagen 348
Auge, Erkrankungen 277
- Glaukom 277ff.
- Katarakt 279
- Verletzungen 279
Autismus 589
Autoimmunerkrankungen 578
- Thrombozytopenien 476
Automatie, Schrittmacherzellen 69
Autoregulation, zerebrale 219f.
AVK, s. Arterienverschluß
AV-Rhythmus, s. EKG
Azetazolamid 511
Azetylsalizylsäure, rheumatoide Arthritis 513f.
Azid-Citrat-Dextrose, s. ACD
Azidose, metabolische, Nierenversagen 345
Azidose, s. Säure-Basenhaushalt
AZT 536

## B

Ballongegenpulsation, intraaortale 26
Bandscheibenvorfall 273f.
- lumbaler 273f.
- zervikaler 273
Barbiturate
- allergische Reaktionen 569
- Hirndurchblutung 223
- Hirnprotektion 266f.

- Kinder 665
- Mißbrauch 594f., 600
- Schädel-Hirn-Trauma 268
Barlow-Syndrom, s. Mitralklappenprolaps 43
Barotrauma, PEEP 194
Bartter-Syndrom, s. Antidiuretisches Hormon, unangemessene Sekretion
Basedow, s. Morbus Basedow 386
Basilaris-Erkrankungen, s. Arteria basilaris
Beatmung, maschinelle 190f.
- Entwöhnung 199
- intermittierende 199
- Lungenemphysem 169f.
Beat-to-beat Variabilität 647
Bechterew'sche Krankheit, s. Spondyloarthropathien Spondylarthritis ankylopoetica
Beckenendlage 632
Beckengürtel-Dystrophie, s. Muskeldystrophiens Typ Becker-Kiener
Beclometason, Asthma bronchiale 162
Bell-Lähmung, s. Fazialisparese, idiopathische
Belloc-Tamponade 275
Benzodiazepine
- Geburt 622
- Mißbrauch 595, 600
Beriberi-Krankheit 443
Beta-Blocker
- Angina pectoris 4
- Antagonisierung 7
- Blutdruckabfall 7
- Glaukom 278
- Hyperthyreose 387
- Hypertonus 104
- Kardiomyopathie 123
- koronare Herzkrankheit 4, 6
- Narkotika, Wechselwirkungen 6
Betasympatikomimetika, Asthma bronchiale 161
BGA, s. Blutgasanalyse
Bicarbonat, Plasma 202
Bignamide 420
Bilirubin
- bei Kindern 673
- Bildung und Ausscheidung 291
- Hyperbilirubinämie 313
- Plasmaspiegelbestimmung 296
Biot-Atmen 275
Blalock-Taussig-Shunt 54
Blastomykose 531
Bleomycin 558
Block, unidirektionaler, s. Reentry-Mechanismus
Blockaden, s. Nervenblockaden
Blut, leukozytenarmes 482f.
Blut, ungekreuztes 481
Blutdruck, arterieller
- bei Kindern 669
- Hirndurchblutung 219f.
Blutfluß
- pulmonaler, Lungenemphysem 170
- renaler 335
Blutgasanalyse 196f.

– Lungenembolie 153
Blutgerinnung, s. Gerinnung
Blutgruppe 479
Blutgruppenbestimmung 479
Bluthochdruck, s. Hypertonie
Blutkomponenten 481
Blutstillung, s. Hämostase
Bluttransfusion, s. Transfusionstherapie
Blutung
– gastrointestinale 328 f.
– – neonatale 672
– intrakranielle
– – Schlaganfall 238 f.
Blutungsneigung, s. Gerinnung
Blutungszeit 467
– subaquale 467
Blutverlust
– akuter 453 f.
– chronischer 451
Blutzuckerkonzentration, intraoperativ 446
Body-mass-Index 438
Bohrloch, Hirndrucküberwachung 215
boring-lecture-Syndrom, s. Narkolepsie
Botulismus 529
Bretylium, Rhythmusstörungen 73
Bronchialasthma, s. Asthma bronchiale
Bronchiektasen 173, 544
Bronchitis
– akute, Pneumonie 543
– chronische 172 f.
Bronchospasmus, intraoperativer 166
buffy-coat 483, 492
Burkitt-Lymphom, MH 703

C

Café-au-lait-Flecken 688 f.
– Neurofibromatose 281
Candida albicans 545
Candidiasis, chronische 576
Captopril 103 f.
– Sklerodermie 499
Carbachol 277
Carbamazepin, Anfallsleiden 270
Carboanhydrasehemmer 278
Cardiac Index 11
Cerclage 646
Cerebral function monitor 235
CFM, s. cerebral function monitor
Charot-Marie-Tooth-Syndrom, s. Peronäusmuskulatur, Atrophie
Chemotherapie, Krebs 556 ff.
Cheyne-Stoke'sche Atmung 275
Chinidin, Rhythmusstörungen 70
Chlonazepam, Anfallsleiden 270
Chloridtransport, Schrittmacherzelle 68
Chlorothiazid, Herzinsuffizienz 116 f.
Chlorpropamid, Diabetes insipidus 416
Choanalatresie 654
Choanalstenose 654
Cholangitis, chronische 314
Choledocholithiasis 314
Cholelithiasis, chronische 314
Cholera 527
Cholesterin

– Hyperlipidämie 432
– koronare Herzkrankheit 1
– Nebennierenrinde 398
Cholestyramin, Hyperlipidämie 433
Cholezystektomie 314 f.
Cholezystitis
– akute 314
– chronische 314
Chorea Huntington 247 f.
Chromoglykat, Asthma bronchiale 163
Chvostek-Zeichen 397
Chymopapain, allergische Reaktionen 571
Cimetidin, Ulzera 323
Cisplatin 559
Citrat, Transfusion 490
Citrat-Phosphat-Dextrose, s. CPD
Citrat-Phosphat-Dextrose-Adenin, s. CPDA
CK-MB, s. Kreatininkinase 26
Clofibrat, Hyperlipidämie 433
Clonidin
– Hypertonie 101 f.
– Opioidabhängigkeit 593
– Suppressionstest 408
Closing capacity, Lungenemphysem 171
Clostridium
– botulium, s. Botulismus
– perfringens 527 f.
– tetani, s. Tetanus
Cluster-Headache, s. Horten-Neuralgie
Cocain, s. Kokain
Colchizin, Pseudogicht 432
Colica mucosa, s. Reizkolon
Colitis
– spastische, s. Reizkolon
– ulzerosa 324
Colon irritabile, s. Reizkolon 324
Compressed spectral array Analyse 235
Computertomogramm
– intrakranielle Blutung 239
– zerebrale Tumore 214
Conn-Syndrom 404
Cooley-Anämie 461
Coombs-Serum 480
Coombs-Test, hämolytische Anämie 458
Cor pulmonale 125 ff.
– EKG 126
– Klinik 125 f.
– Lungenemphysem 167
– Narkoseführung 127 f.
– Pathophysiologie 125
– primär pulmonale Hypertension 128 f.
– Röntgenthorax 126
– Therapie 126 f.
Coronary-Steal-Phänomen 14 f.
Cortisol, Asthma bronchiale 162
Cortison, s. Kortison
$CO_2$
– arterielles 202
– – Hirndurchblutung 218 f.
– Austausch, Lunge 196
– endexspiratorisch 228

– – Luftembolie 228
– – Messung bei Kindern 670
CPDA-1-Stabilisator 488
CPD-Stabilisator 488
CREST-Syndrom 498
Creutzfeldt-Jakob-Krankheit 252
Crigler-Najjar-Syndrom 313
Crouzon-Syndrom 694
CSA, s. compressed spectral array Analyse
Cumarin-Derivate 232
Curschmann-Steinert, s. Myotonia 505
Cushing-Syndrom 399 ff.
Cyclohexylamine, Mißbrauch 597, 601
Cyclophosphamid 562
– Wegenersche Granulomatose 147

D

Damazol 578
Dandy-Walker-Syndrom 684
Dantrolene 702
– Muskeldystrophie Typ Duchenne 504
Darmerkrankungen, entzündliche 324 f.
Daunorubicin 558
DDD, s. Herzschrittmacher
Debré-De-Toni-Fanconi-Syndrom 354
Deep breath exercises 178
Delirium tremens, s. Alkoholkrankheit, Entzugssyndrom
Delta-Welle, WPW-Syndrom 81
Demandschrittmacher, s. Herzschrittmacher
Density modulated spectral array Analyse 235
Depolarisation, Schrittmacherzelle 68
Dermatomyositis, s. Polymyositis
Desmopressin, Von-Willebrand-Jürgens-Syndrom 471
Dexametason, s. Asthma bronchiale 162
Dextrane 485
– allergische Reaktionen 572
– Thromboseprophylaxe 155
Dezelerationen
– frühzeitige 648
– späte 648 f.
– variable 649
Diabetes
– insipidus 416
– mellitus 419 ff.
– – Ätiologie 420
– – Diagnostik 420
– – Epidermolysis bullosa 494
– – Insulin 420
– – Klassifikation 419 f.
– – Malabsorption 329
– – Narkoseführung 423 ff.
– – Neuropathie 259
– – Schwangerschaft 641
– – Therapie 420 f.
– – – Fremdinsuline 421
– – – Insulintherapie 424
– – – intraoperative Hyperglykämie 425
– – – Narkoseeinleitung 425

– – – Orale Antidiabetika 420f.
– – – Pankreastransplantation 421
– – – perioperatives Management 425
– – – präoperative Vorbereitung 423
Diamond-Blackfan-Syndrom 455
Diarrhoe, E. coli 527
Diathese, hämorrhagische, s. Gerinnung
Diazoxid, hypertensive Krise 108
Di George Syndrom 398
Digitalis
– Herzinsuffizienz 114f.
– Intoxikation 116f.
– – Narkoseführung 118
– koronare Herzkrankheit 9
– Rhythmusstörungen 73f.
Digoxin
– Herzinsuffizienz 114
– Rhythmusstörungen 74
Diphenhydramin 487
Diphosphoglycerat, Transfusion 489f.
Disopyramid, Rhythmusstörungen 72f.
Disseminierte intravasale Gerinnung 474
Disulfiran, Neuropathien 259
Diuretika
– Herzinsuffizienz 116f.
– Hirnstoff 217
– koronare Herzkrankheit 9
Divertikulitis 330
– Anämie, hämolytische 458
– Hypertension 100f.
Divertikulose 330
Dobutamin, Lungenembolie 156
Dopamin
– B-Hydroxylase 688
– Lungenembolie 156
– Oligurie 352
Dopplersonographie, Luftembolie 227f.
Down-Syndrom s. Trisomie 21
Doxorubicin 558
D-Penicillamin
– Lupus erythematodes 502
– rheumatoide Arthritis 514
Drogenmißbrauch 591ff.
– Amphetamine 595, 600
– Antidepressiva, trizyklische 602f.
– Äthylalkohol 603
– Äthylenglykol 604
– Barbiturate 594f, 600
– Benzodiazepine 595, 600
– cyklohexylamine 597, 601
– Diurese, forcierte 599
– Hämodialyse 599
– Kohlenmonoxid 605f.
– Kokain 595f., 600
– Lysergsäurediäthylamid, 596f., 601
– Marihuana 597
– Methylalkohol 604
– Opioide 592f., 599f.
– Organophosphate 604f.
– Parazetamol 602
– Petroleum 604
– Salizylsäure 601f.
– Spülung des Magen-Darm-Trakts 599
Dromperidon, Aspirationsprophylaxe 320

Druck
– Druck-Volumen-Compliance-Kurve 214f.
– hydrostatischer 363f.
– intrakranieller 214ff.
– – Kopfschmerzen 272
– – Methoden zur Senkung 216ff.
– intraokularer 277
– links-ventrikulärer enddiastolischer 11
– onkotischer 363f.
– osmotischer 362f.
– positiver endexspiratorischer 191f.
– zentralvenöser, Glaukom 278
DSA, s. Density spectral array Analyse
Dubin-Johnson-Syndrom 313
Ductus arteriosus 661
– offener 51f.
– – Schwangerschaft 635
Duffy-Blutgruppensystem 480
Dünndarmresektion, Malabsorption 330
Duodenalulzera, Leberzirrhose 308
Dutch-Kentucky-Snydrom 521
DVI, s. Herzschrittmacher
Dysautonomie, familiäre 249f., 704
Dysostosis, mandibulo-faziale 693
Dysplasie, bronchopulmonale 671
Dyspnoe
– Herzbeuteltamponade 131
– Linksherzinsuffizienz 113
– Lungenemphysem 166
Dystrophie
– Beckengürtelform, s. Muskeldystrophien-Typ Becker-Kiener
– fazio-skapulohumerale, s. Muskeldystrophien – Typ Erb
– myotone 504
– – Dystrophia myotonica (Curschmann-Steinert) 505
– – Myotonia congenita (Thomsen) 506
– – Paramyotonica congenita (Eulenberg) 506
– pseudohypertrophische, s. Muskeldystrophien – Typ Duchenne

E

Ebstein-Syndrom 56
Ecainid, Rhythmusstörungen 72
Echokardiographie, transösophageale 24
E. coli, s. Escherichia coli
EEG, Endarteriektomie 235
Ehlers-Danlos-Syndrom 500f.
Eigenblutspende 480
Eisenmangelanämie 451
Eisenmenger-Syndrom 55f.
– Schwangerschaft 636
Eiweiß, intraoperativ 446
Ejektionsfraktion 11
EKG 9, 74ff.
– AV-Rhythmus 78
– Block 75ff.
– – AV-Block 75
– – bifaszikulärer Schenkelblock 76

– – intermittierender Schenkelblock 76
– – Linksschenkelblock 75
– – Rechtsschenkelblock 75
– – unifaszikulärer 75
– – – dritten Grades 76
– – – ersten Grades 75
– – – linksanteriorer Hemiblock 75
– – – linksposteriorer Hemiblock 75
– – – zweiten Grades 75
– Cor pulmonale 126
– Extrasystolen 77f., 79
– – paroxysmale, supraventrikuläre Tachykardien 77f.
– – supraventrikuläre 77
– – ventrikuläre 79
– Frequenz 77
– – Kammerflimmern 79
– – Sick-sinus-Syndrom 77
– – Sinusbrachykardie 77
– – Sinustachykardie 77
– – ventrikuläre Tachykardie 79
– – Vorhofflattern 78
– – Vorhofflimmern 78
– Herzbeuteltamponade 131
– Hyperkaliämie 371
– Hyperparathyreoidismus 395
– Hypokaliämie 375
– Hypoparathyreoidismus 397
– intraoperatives 22
– Kardiomyopathie, hypertrophische 122
– koronare Herzkrankheit 9
– – intraoperativ 22
– – präoperativ 9
– Lungenembolie 153
– Myokardinfarkt, perioperativer 25
– normal 74
– wandernde Vorhofschrittmacher 79
Eklampsie 638
Elektrokardiographie, s. EKG
Elektrokauterisation, s. Herzschrittmacher
Elektrolyte 364
– Nierenversagen 344
– Überschuß 365f.
– Verteilung 364
– Zellphysiologie 364f.
Elektroschock-Therapie 585
Elimination, renale, geriatrische Patienten 730
ELISA 566
– AIDS 536
Embolisation, zerebrale, Schlaganfall 238
Emphysemlunge, s. Lungenemphysem 166
Endarteriektomie 232f.
– Karotis-Sinus-Syndrom 280
– Narkoseführung 233
– – Allgemeinnarkose 233f.
– – Prämedikation 233
– – Regionalanästhesie 233
– postoperative Probleme 236
– Überwachung 235ff.
– – Blutfluß, regionaler zerebraler 235
– – Druck im Gefäßstumpf 235f.

– – EEG 235
– – Evozierte Potentiale 236 f.
– – Okuloplethysmographie 237
Endokarditis, infektiöse 540 f.
– Antibiotikaprophylaxe 540 f.
– Fallotsche Tetralogie 53
– klinische Symptome 541
– prädisponierende Faktoren 540
Endokrine Erkrankungen 383 ff.
Enfluran
– Beta-Blocker, Wechselwirkungen 6
– Fallotsche Tetralogie 55
– Hirndurchblutung 222
– Nephrotoxizität 341
– Reizleitungsstörungen 67
Enteritis regionalis 324 f.
Enterokolitis
– nekrotisierende 682 f.
– pseudomembranöse 325
Enzephalomyelitis disseminata, s. Multiple Sklerose
Enzephalomyelopathie, subakute, nekrotisierende, s. Leigh-Enzephalomyelopathie
Enzephalopathie
– hepatische, Leberzirrhose 308 f.
– postanoxämische 267
Epidermolysis bullosa 494
Epiglottitis 542, 695 f.
Epilepsie, s. Anfallsleiden
Epithelkörperchen, s. Nebenschilddrüse
Epstein-Barr-Virusinfektion 534
Erblindung, progressive 250
Ergotamin, Migräne 272
Ernährung 419 ff.
– enterale 445
– total parentale 445 f.
Erythema exsudativum multiforme 497 f.
Erythema migrans, Lyme Krankheit 530
Erythroblastose, fetale 458 f.
Erythrozyten, gefrorene 482
Erythrozytenkonzentrate 482
Erythrozytenmangel, s. Anämie
Escherichia coli, Diarrhoe 527
ESWL, s. Extrakorporale Stoßwellen-Lithotripsie
Ethacrynsäure
– Herzinsuffizienz 117
– Hirndruck 217
Ethosuxinid, Anfallsleiden 270
Euphyllin
– Anaphylaxie 568
– Asthma bronchiale 162, 164
– Bronchospasmus 166
Evozierte Potentiale, Endarteriektomie 236 f.
Exspirationsvolumen, forciertes in einer Sekunde 158
Extrakorporale Stoßwellen-Lithotripsie 356
Extrakorporaler Kreislauf, Gerinnung 476
Extubation 200

F
Fabellasyndrom 258
Faktor VIII, s. Hämophilie A
Faktor IX, s. Hämophilie B
Faktor V-Mangel 472
Faktor XIII-Mangel 472
Fallotsche Tetralogie 52 ff.
– Schwangerschaft 635 f.
Familiäre paroxysmale Lähmung, s. Lähmung, familiäre paroxysmale
Fanconi-Syndrom 455
Fazialisparese, idiopathische 254
Fazio-skapulo-humerale Dystrophie, s. Muskeldystrophien-Typ Erb
Fenoprofen, rheumatoide Arthritis 514
Fentanyl
– Cholezystektomie 314 f.
– geriatrische Patienten 737
– Hirndurchblutung 223
– Kinder 665
Fettembolie 156
Fettmetabolismus, Leber 289
Fettsäuren, essentielle 446
FEV, s. Exspirationsvolumen, forciertes
FFP, s. Plasma, frisch gefrorenes 484
Fiberbronchoskop, Sklerodermie 499
Fibrinogenkonzentration 468
Fibrinspaltprodukte 468
Fibroplasie, retrolentale 672
Fieber, unklares 545
Filtrationsrate, glomeruläre 334
Fistel, ösophagotracheale
– Kinder 677 f.
– Neugeborene 654
Fluosol 486
Flushs, Karzinoidsyndrom 327
Flüssigkeit, s. Körperwasser
Flüssigkeitstherapie
– Ateminsuffizienz 194 f.
– Fallotsche Tetralogie 54
– Oligurie 352
– Tumore, intrakranielle 226
Follikelstimulierendes Hormon 413
Folsäuremangel 456
Foramen ovale 56, 661
Forbes-Syndrom 434
Frank-Starling-Mechanismus 111
Freeman-Sheldon-Syndrom 511 f.
Fremdkörperaspiration 698 f.
fresh frozen plasma, s. Plasma, frisch gefrorenes
Friedreich-Ataxie 245
Fruchtwasseranalyse 651 f.
Fruchtwasserembolie 645
Frühgeborene, Atemnotsyndrom 671
Fruktose-1,6-Diphosphatase-Mangel 435
FSH, s. Follikelstimulierendes Hormon
Füllungsdruck, kardialer, Pulmonalarterienkatheter 197
Furosemid
– Herzinsuffizienz 117
– Hirndruck 217
– Hyperparathyreoidismus 395
– Lungenödem 194

– Nierenversagen 350
– Oligurie 352

G
Galaktorrhoe 415
Galaktosämie 435
Gallensteine 308
Gallenwege, Erkrankungen 313 ff.
Gamma-Carboxy-Glutaminsäure 472
Gangliosidosen 438
Gasaustausch
– geriatrische Patienten 728
– Lungenemphysem 170
– Lungenfunktion 176
Gasbrand, s. Clostridium perfringens
Gasfluß, pulmonaler, geriatrische Patienten 727 f.
Gastrinom, s. Ulkus 323
Gastrointestinale Blutungen, s. Blutungen, gastrointestinale
Gastrointestinum, s. Magen-Darm-Trakt
Gastroschisis 679
Gastrostoma, Kinder 678
Gaumenspalte 691 f.
Geburtshilfliche Anästhesie, s. Patientin, schwangere
Gefäßerkrankungen, periphere 144 ff.
Gelatine, allergische Reaktionen 572
Gelbsucht, s. Hepatitis
Geriatrische Patienten 724 ff.
– Allgemeinanästhesie 736
– Betreuung, postoperative 740
– kardiovaskuläres System 725 ff.
– – Herzfrequenz 727
– – Herzminutenvolumen 725 ff.
– Leberfunktion 729
– Magen-Darm-Trakt, Funktion 729
– Nervensystem 724
– Nierenfunktion 728
– – Blutfluß, renaler 728
– – Glomeruläre Filtrationsrate 728
– Pankreasfunktion 729
– Periduralanästhesie 736
– Pharmakodynamik 732
– Pharmakokinetik 730
– Prämedikation 733 f.
– pulmonales System 727
– – Atemmechanik 727
– – Gasaustausch 728
– – Lungenvolumina 727
– – – Gasfluß 727 f.
– Regionalanästhesie 735 f.
– Spinalanästhesie 735
– Überwachung 738 f.
Gerinnung 465 ff.
– disseminierte intravasale, s. Disseminierte intravale Gerinnung
– Gerinnungsstörungen
– – angeborene 470
– – erworbene 472
– laborchemische Hämostasediagnostik 467 f.
– Nierenversagen 344
– Physiologie der Hämostase 465 f.
– präoperative Diagnostik 469

Gerinnungsfaktoren
- Konzentrate 485
- Synthese, Leber 290
Gicht 431 f.
- Behandlung 431
- Narkoseführung 431 f.
- primäre 431
- sekundäre 431
- Symptome 431
Gilbertsche Erkrankung 313
Glasgow-Coma-Scale 242
Glaukom 277 f.
- Narkoseführung 278 f.
- Therapie 277
Glioblastome 212
Gliom 212
Glomeruläre Filtrationsrate, s. Filtrationsrate
Glomerulonephritis 353
Glomus jugulare-Tumor 280
Glossopharyngeusneuralgie 256 f.
Glucose-6-Phosphatase-Mangel 434
Glucose-6-Phosphat-Dehydrogenase-Mangel 457
Glukocorticoide 398 f.
Glukose
- Kinder 674
- Kortisol 399
- Leber 288
- toleranztest 420
Glykogen, Leber 288
Glykopyrrolat
- Aspirationsgefahr 319
- Asthma bronchiale 162
Goldenhar-Syndrom 693
Goldsalze, rheumatoide Arthritis 514
Gonadendysgenesie 413
Goodpasture-Syndrom 353
GOT, s. Serum-Glutamat-Oxalazetat-Transaminase
GPT, s. Serum-Glutamat-Pyruvat-Transaminase
Grand-mal-Anfälle 274
Granulom, eosinophiles 187
Granulomatose, s. Wegenersche Granulomatose
Granulozyten, eosino- und basophile 463 f.
Granulozyten, neutrophile 463
Grönblad-Strandberg-Syndrom 500
Guanabenz, Hypertonie 103
Guanadrel, Hypertonie 103
Guanethidin, Hypertonie 102 f.
Guillain-Barré-Syndrom, s. Polyradikulitis
Gürtelrose, s. Herpes Zoster

## H

HAES, s. Hydroxyäthylstärke
Hallermann-Syndrom 521
Hallervorden-Spatz-Syndrom 247
Halothan
- Asthma bronchiale 164
- Fallotsche Tetralogie 55
- Hepatitis 302 f.

- Hirndurchblutung 221 f.
- Kinder, nach Verbrennungen 717 f.
- Leberdurchblutung 293 f.
- Nephrotoxizität 340
- Propranolol, Wechselwirkungen 6
- Reizleitungsstörungen 67
Hämochromatose 312 f.
Hämoglobin, Kinder 663 f.
Hämoglobinkonzentration, erniedrigte, s. Anämie
Hämoglobinlösungen, stomafreie 485
Hämoglobin S 459
Hämoglobinurie, paroxysmale nächtliche 457
Hämolytische Reaktionen, Transfusionszwischenfall 486
Hämophilie A 470
- Diagnose 470
- Faktor VIII-Konzentrate 485
- klinische Symptome 470
- Kryopräzipitat 484
- Narkoseführung 471
- von Willebrand Faktor 471
Hämophilie B 471
- Faktor IX-Konzentrate 485
Hämorrhagische Diathese, s. Gerinnung
Hämostase 465 ff.
Haptene 564
Harnsäure, Gicht 431
Harnsäurekristalle, Ablagerung in der Niere 355
Harnstoff
- Hirndruck 217
- Konzentration im Blut 336
Hashimoto-Thyreoiditis, s. Thyreoiditis
Hautkrankheiten und muskuloskeletales System 494 ff.
Heinz'sche Innenkörper 463
Hemiblock, s. EKG
Henderson-Hasselbach-Gleichung 205
Heparin 473
- Antithromboseprophylaxe 151
- Lungenembolie 155
Hepatitis
- akute 299 ff.
- - halothanbedingte 302 f.
- - Hepatitis Non-A-non B 301
- - Hepatitis A 299 f.
- - Hepatitis B 300 f.
- - medikamentös bedingte 301 f.
- - Prophylaxe 301
- chronische 304
- - aggressive 304
- - persistierende 304
- lupoide 502
Hepatolentikuläre Degeneration 313
Hereditäre Sphärozytose, s. Sphärozytose
Herpes simplex-Virusinfektion 533
Herpes Zoster 533
Herzbeuteltamponade 130 ff.
- Diagnose 131
- Narkoseführung 133 f.
- Pathophysiologie 130
- Therapie 131 f.
Herzelektrophysiologie 68

Herzenzyme 26
Herzerkrankungen, Schwangerschaft 634
Herzfehler, angeborene 47 ff.
- erhöhte myokardiale Belastung 62 f.
- Intrakardialer Links-Rechts-Shunt 47 ff.
- intrakardialer Rechts-Links-Shunt 52
- Mechanische Trachealeinengung 65 f.
- Parallelschaltung von Pulmonal- und System-Kreislauf 56
- Vermischung des Blutes aus Pulmonal- und Systemkreislauf 58 ff.
Herzfrequenz
- Geriatrische Patienten 727
- Herzinsuffizienz 112 f.
Herzinsuffizienz 111 ff.
- Automatie des Herzens 70
- kardiale Kompensationsmechanismen 111 ff.
- Linksherzinsuffizienz 113 f.
- Narkoseführung 117 f.
- Rechtsherzinsuffizienz 114 ff.
- Therapie 114 ff.
Herzkatheter 11
Herzklappen, künstliche 45 f.
Herzklappenfehler 31 ff.
- Aortenklappe 39
- Diagnose 31
- künstliche Herzklappen, Narkoseführung 45 f.
- Mitralklappe 33, 43
- Myxome 45
- Prämedikation 31
- Trikuspidalklappe 43
Herzkontusion 139 f.
Herzkrankheit, koronare, s. koronare Herzkrankheit
Herzminutenvolumen
- geriatrische Patienten 725 ff.
- PEEP 193
- Pulmonalarterienkatheter 197
- Schwangerschaft 609
Herzrhythmusstörungen 67 ff.
- digitalisbedingte 116
- EKG 74
Herzschrittmacher 87 ff.
- antitachykarde Funktion 91
- asynchroner ventrikel-stimulierter (VOO) 87 f.
- Bauteile 92
- Elektrokauterisation 93
- hämodynamische Auswirkungen 91
- Klassifizierung 87 ff.
- Narkoseführung
- - bei Herzschrittmacherpatienten 93 ff.
- - bei Implantation 94
- Prämedikation 92
- sequentielle (DVI, DDD und VDD) 90 f.
- Stimulationsschwelle 93 f.
- ventrikelstimulierter Demandschrittmacher 89 f.
- ventrikulär getriggerter (VVT) 90
- ventrikulär inhibierter (VVI) 90

– vorhofstimulierte Demandschrittmacher (AAI und AAT) 90
– vorhofstimulierter, starrfrequenter (AOO) 88
Herzstillstand, Hirnschädigung 266 f.
Herztamponade, s. Herzbeuteltamponade
Herztransplantation 26 f.
– Immunsuppression 27
– Narkoseführung 27
Hiatushernie, s. Ösophagus
high frequency positive pressure ventilation 191
Hinterhauptlage, hintere 632
Hirnabszesse, Fallotsche Tetralogie 53
Hirnprotektion 266 ff.
Hirntod 267
Histamin, Karzinoidsyndrom 325
Histaminfreisetzung, s. Anaphylaktoide Reaktionen 568
Histiozytosis X, s. Granulom, eosinophiles
Histoplasmose 531
HIV, s. AIDS
HLA-B 27 515
Hockstellung, Fallotsche Tetralogie 53
Hoden 412 f.
Hodenkarzinome 555
Hodgkin, s. Morbus Hodgkin
Homozystinurie 436
Hormonstörungen, s. Endokrine Erkrankungen
Horton-Neuralgie 272
Hunter-Syndrom 437
Hutchinson-Gilford-Syndrom, s. Progerie
Hydralazin
– Herzinsuffizienz 117
– hypertensive Krise 108
– Hypertonie 103
– Lupus erythematodes 502
– Neuropathien 259
Hydrochlorothiazid, Herzinsuffizienz 116 f.
Hydrocortison, s. Cortisol
Hydrops, endolymphatischer, s. Ménière-Krankheit
Hydroxyläthylstärke 486
– allergische Reaktionen 572
Hydrozephalus 684
Hyperaldosteronismus 403 ff.
Hyperalimentation, s. Ernährung, total parentale
Hyperbilirubinämie, idiopathische 313
Hyperkaliämie 370 f.
– Automatie des Herzens 70
– erhöhter Kaliumgehalt des Körpers 370
– Narkoseführung 373 f.
– Störung der Kaliumverteilung 371
– Symptome 371
– Therapie 371 f.
Hyperkalzämie 377 f.
– Hyperparathyreoidismus 395
Hyperkapnie
– Automatie des Herzens 70

– Glaukom 278
Hyperlipidämie 432 f.
Hypermagnesiämie 380
– Nierenversagen 344
Hypernatriämie 368 f.
Hyperosmolare Lösungen, Hirndruck 216 f.
Hyperparathyreoidismus 394 ff.
– primärer 394
– Pseudohyperparathyreoidismus 396
– sekundärer 396
Hyperphosphatämie
– Hyperparathyreoidismus 396
– Nierenversagen 344
Hyperreflexie, autonome, s. Querschnittslähmung
Hypersplenismus, Hämolyse 458
Hypertelorismus 694
Hypertension, primäre pulmonale 128 f.
Hypertensive Krise 107 f.
Hyperthermie
– Automatie des Herzens 70
– maligne, Kinder 700 f.
Hyperthyreose 386 ff., 391 ff.
– Myasthenia gravis 508
– Narkoseführung 388 f.
– Symptomatik 386 f.
– thyreotoxische Krise 390
Hypertonie 95 ff.
– akzelerierte 96 f.
– Automatie des Herzens 70
– Behandlung 97 ff.
– – bei koronarer Herzkrankheit 9
– benigne, intrakranielle, s. Pseudotumor cerebri
– Entwicklung 95 ff.
– Hirndurchblutung 220
– hypertensive Krise 107 f.
– latente 95
– manifeste 95 f.
– Narkoseführung 105 ff.
– Nierenversagen 345
– Pathophysiologie 97
– primär pulmonalvaskuläre, Schwangerschaft 637
– renale 355
– Spätgestose, Therapie 640 f.
Hypertrophie, rechtsventrikuläre, s. Cor pulmonale
Hyperventilation
– Hirndrucksenkung 216
– zentral bedingte, neurogene 275
Hypoglykämie 426 ff.
– fastenbedingte 427
– Kinder 674
– Leberzirrhose 308
– Neugeborene 654
– postprandiale 428
Hypokaliämie 374 f.
– Erniedrigter Kaliumgesamtgehalt des Körpers 374
– Narkoseführung 376 f.
– Nierenversagen 344
– Störungen der Kaliumverteilung 374
– Symptome 375 f.
– Therapie 376

Hypokalzämie 378 f.
– Citratintoxikation 490
– Hypothyreoidismus 397
– Kinder 674
Hypokapnie
– Blutfluß, uteriner 617
– Hirndurchblutung 219
Hypomagnesiämie 380 f.
Hyponatriämie 365, 368 f.
Hypoparathyreoidismus 396 f.
– Schilddrüsenoperation 388
Hypophyse 413 ff.
– Hinterlappen 415 ff.
– Vorderlappen 413 ff.
– – Tumor 213
Hypoprothrombinämie 472
Hypothermie, Automatie des Herzens 70
Hypothyreose 391 ff.
– Myxödemkoma 391
– Narkoseführung 392
– Neuropathie 259
– Symptome 391
– Therapie 387
– Thyreoiditis 391
Hypovolämie, Neugeborene 654
Hypoxämie
– arterielle, Leberzirrhose 307 f.
– Automie des Herzens 70
– bei erhöhtem $CO_2$ 190
– – bei primär gesunder Lunge 190
– – bei vorbestehender Lungenschädigung 190
– bei normalem $CO_2$ 190
– Fallotsche Tetralogie 53
$H^+$-Ionen 488

I

Ibuprophen, rheumatoide Arthritis 514
Idiopathische thrombozytopenische Purpura 476
Ikterus intermittens juvenilis, s. Gilbertsche Erkrankung
Immunglobulin-A
– selektiver Mangel 575
– Transfusionszwischenfall 487
Immunglobuline, s. Antikörper
Immunglobulin E, s. Asthma bronchiale
Immunglobulinpräparat 484 f.
Immunsuppression, Herztransplantation 27
Immunsuppression, Infektion 545
Immunsystem 563 ff.
– Alkoholismus 309
– Infektionen 573
– Krebserkrankungen 573
– Mechanismen 563 ff.
– – spezifische 564
– – unspezifische 563
Impotenz 415
Impulsgeber, Herzschrittmacher 87
IMV, s. Beatmung, intermittierende maschinelle
Indometazin
– Morbus Bechterew 515
– rheumatoide Arthritis 514

Infektionen, s. auch Eigennamen
Infektionskrankheiten 524 ff.
- bronchopulmonale, Ateminsuffizienz 195
- Lungenparenchym 167, 543 ff.
- Nierenversagen 345
- nosokomiale 537 f.
- retropharyngeale 542
- subglottische, s. Laryngotracheobronchitis
Influenzavirusinfektion 532
Inhalationsanästhetika, Kinder 665
Inotropie, Herzinsuffizienz 111 f.
Insektizide, Vergiftung 604 f.
Inspiratorische Sauerstoffkonzentration, s. Sauerstoffkonzentration
Insulin 420
- Therapie, intraoperative 424
Insulinom 427 f.
Interkostalblockade, postoperative Analgesie 179
Intermitted positive pressure breathing 178
Intoxikation, s. Drogenmißbrauch
Intradermaltest 566
Intrakranielle Tumore, s. Tumore, intrakranielle
Intubation, endotracheale 191 f.
- Hypertonus 106
- Kinder 659
Ionenkanäle, transmembranöse, Schrittmacherzelle 68
IPPB, s. Intermitted positive pressure breathing
Ischämiezeichen, intraoperative 22
Isoetarin Asthma bronchiale 161
Isofluran
- Beta-Blocker, Wechselwirkungen 6
- Coronary-Steal-Phänomen 15, 18
- Fallotsche Tetralogie 55
- Hirndurchblutung 222
- Leberdurchblutung 293
- Nephrotoxizität 341
- Reizleitungsstörungen 68
Isoniazid 530
- Lupus erythematodes 502
- Neuropathien 259
Isoproterenol
- Asthma bronchiale 161
- Lungenembolie 156
I-Zell-Erkrankung 438

## J

Jahnke-Syndrom, s. boring-lecture-Syndrom
Jakob-Creutzfeldt-Krankheit 534
James-Bündel 80
Jervell-Lange-Nielsen-Syndrom 83
Jeune-Krankheit 700
Jod, radioaktives, Hyperthyreose 388
Jodidaufnahme, Schilddrüse 383 f.
Jodidoxidation, Schilddrüse 384
Jodination, Schilddrüse 384

## K

Kaiserschnitt, s. Sectio caesera 628
Kalium 364, 370, 374
- Transfusion 488 f.
- Transport, Schrittmacherzelle 68
Kälteurtikaria 497
Kalzium 364, 377 ff.
- Kinder 674
Kalziumantagonisten, koronare Herzkrankheit 8
Kammerflimmern, s. EKG
Kaposi-Sarkom 535
Kardiomyopathie 120 ff.
- Chemotherapie 558
- dilatative 120 f.
- hypertrophische 122 ff.
- - Schwangerschaft 637 f.
- nicht-dilatative 121
Kardiovaskuläres System, geriatrische Patienten 725 ff.
Karotiden, s. Arteria carotis
Karotissinus-Syndrom 280 f.
Karpaltunnelsyndrom 257 f.
Karthagener-Syndrom 174
Karzinoidsyndrom 325 ff.
- Narkoseführung 327 f.
Kataraktoperation 279
Katecholamine
- Automatie des Herzens 70
- im Urin, Phäochromozyten 407
Katheter, intravasale, Thrombosen 477
Kaudalblock, Geburt 626
Kauterisation, s. Elektrokauterisation 93
Kawasaki-Syndrom, s. Lymphknotensyndrom
Kearns-Sayer-Syndrom 250
Kell-Blutgruppensystem 480
Kent-Bündel 80
Keratokonjunktivitis sicca, Sklerodermie 498
Kerley-Linien 114
Kernikterus, Kinder 673 f.
Ketamin
- Asthma bronchiale 164
- Fallotsche Tetralogie 55
- Geburt 622
- hämorrhagischer Schock 451
- Hirndurchblutung 222 f.
- Kinder nach Verbrennungen 716 f.
- Mißbrauch, s. Zyklohexylamine
Ketoazidose 421 f.
Ketoazidurie 436
KHK, s. koronare Herzkrankheit
Kidd-Blutgruppensystem 480
Kinderanästhesie 659 ff.
- Anatomie der Luftwege 659
- Blutdruck 669
- Hämatologie 663 f.
- kardiovaskuläres System 661
- Körperwasser, Verteilung 662 f.
- Niere, Funktion 663
- Pharmakokinetik 668 f.
- Pharmakologie 665 f.
- Respiration 660

- Temperatur 664
- Überwachung 669
Kleinhirnbrückenwinkeltumor 281
Klick-Syndrom, s. Mitralklappenprolaps 43
Klinefelter-Syndrom 412
Klippel-Feil-Syndrom 521 f., 685
Knochenmarkstransplantation 561 f.
Kohlendioxid, s. $CO_2$
Kohlenhydratstoffwechselstörungen 433 ff.
Kohlenmonoxid
- Raucher 168
- Vergiftung, Kinder 711
- Vergiftung 605 f.
Kokain, Mißbrauch 595, 600
Kokzidioidomykose 531
Kollagenosen, Neuropathien 260
Kolon- und Rektumkarzinome 554 f.
Koma, nicht-ketoazidotisches, hyperosmolares, hyperglykämisches 426
Komplementfaktorenmangel 578
Komplementsystem 565
- Störungen 577
Kompressionssyndrom, aortocavales 609
Kontrastmittel, allergische Reaktionen 572
Kopfschmerzen 271 ff.
- erhöhter intrakranieller Druck 272
- Horton-Neuralgie 272
- Migräne 272 f.
- postspinal, Geburt 626
- Pseudotumor cerebri 272 f.
Koronarangioplastie 26
koronare Herzkrankheit 1 ff.
- aktuelle Medikation 6
- Anamnese 3
- - Angina pectoris 3
- - frühere Myokardinfarkte 4
- - kardiale Belastbarkeit, 3
- Anatomie 12
- Angiographie 12
- - Ventrikulographie 12
- Antagonisierung einer neuromuskulären Blockade 22
- EKG 9
- - präoperativ 9
- Herzkatheter 11
- Herztransplantation 26
- Koronarangioplastie 26
- körperliche Untersuchung 9
- Muskelrelaxans 21
- Narkoseeinleitung 16
- Narkoseführung 15, 18
- Prämedikation 16
- Pulmonalarterienkatheter 23
- Risikofaktoren 1
- Röntgenthorax 10
- Sauerstoffangebot- und bedarf, myokardial 15
- Szintigraphie 10
- transösophageale Echokardiographie 24
- Überwachung, intraoperative 22
Körpertemperatur, Kinder 664
- nach Verbrennungen 712

Körperwasser 344, 362 f., 367
- Defizit 367 f.
- Nierenversagen 344
- Verteilung 362 f.
- Wasserintoxikation, iatrogene 367
Korsakow-Syndrom 309 f.
- Vitamin $B_1$-Mangel 443
Kortikosteroide
- Asthma bronchiale 162
- Hirndruck 217 f.
- Myasthenia gravis 508 f.
- rheumatoide Arthritis 513 f.
- Substitution, präoperative 401 f.
Kortisol 398
- Nebennierenmark 405
Kortison 398
Krampfleiden, s. Anfallsleiden
Kraniopharyngeome 213
Kraniostenosis 685 f.
Kraniosynostosis, s. Kraniostenosis
Krankenhaus, Infektion 532
Krankenhauspersonal
- Infektion 525 f., 533, 536
- Risiken, gesundheitliche 574
Kreatininclearance 337
Kreatininkinase, myokardspezifische 26
Kreatininkonzentration im Plasma 336
Krebs 550 ff.
- Chemotherapie 556 ff.
- - Alkylierende Substanzen 557
- - Antibiotika 557
- - Antimetabolite 557
- - Enzyme 561
- - Nitroseharnstoffe 560
- - Pflanzenalkaloide 557
- - Sonstige 561
- Hodenkarzinome 555
- Knochenmarkstransplantation 561 f.
- Kolon- und Rektumkarzinome 554 f.
- Leukämien und myeloproliferative Erkrankungen 555
- Lungenkarzinome 554
- Mammakarzinome 554
- Morbus Hodgkin 555
- Neurofibromatose 282
- Neuropathie 259 f.
- Pathophysiologische Veränderungen 551 ff.
- - Anämie oder Polyzytämie 551
- - Appetitlosigkeit und Gewichtsverlust 551
- - ektopische Hormonproduktion 552
- - Fieber 551
- - Gerinnungsstörungen 552
- - Hirnmetastasen 553
- - Hyperkalzämie 552
- - Hyperurikämie 552
- - Kompression des Rückenmarks 553
- - Laktatazidose 551
- - Nebennierenisuffizienz 552
- - nephrotisches Syndrom 553
- - neuromuskuläre Störungen 552
- - Obstruktion des Ureters 553
- - Perikarderguß und Perikardtamponade 553
- - pulmonale Osteoarthropathie 553

- - Thrombozytopenie 551
- - Verlagerung der Vena cava superior 553
Kreislaufveränderungen, Leberzirrhose 307
Kreuzprobe 480
Krise
- hypertensive, s. Hypertensive Krise
- thyreotoxische 390
Kryoglobulinämie 576
Kryopräzipitat 484
Kryptokokkose 545
Kugelzellen, s. Sphärozytose

L

Labetolol
- hypertensive Krise 108
- Hypertonus 104
Lachgas
- Fallotsche Tetralogie 55
- Hirndurchblutung 222
- Lungenemphysem 169
- Mittelohrdruck 276
Lagerung
- Hirndruck 216
- postoperative 181
- sitzende 227 f.
Lähmung, familiäre paroxysmale 510 f.
Laktat-Dehydrogenase 297
- herzspezifische 26
Laktogen, humanes plazentares 651
Lambert-Eaton-Syndrom, s. Pseudomyasthenisches Syndrom
Laryngotracheobronchitis 697
Larynxmißbildungen, Neugeborene 654
Larynxödem
- intubationsbedingtes 697
- Quincke-Ödem 577
Lateralstenose, s. Amyothrophe Lateralstenose
LATS, s. long-acting thyroid stimulator
LDH, s. Laktat-Dehydrogenase
LDL-Rezeptoren, koronare Herzkrankheit 2
Leber 288 ff.
- akute 299 f.
- - chronische 304
- Durchblutung 291 ff.
- Funktionsstörungen
- - Anämie 455
- - Differentialdiagnose 297
- - Funktionstests 294 f.
- - geriatrische Patienten 729
- - Hepatitis
- Physiologie 288 ff.
- Transplantation 305 f.
- Versagen, akutes 304 f.
- Zirrhose 306 ff.
Leber-Syndrom 250
Legionärskrankheit 543
Leigh-Enzephalomyelopathie 252
Lesch-Nyhan-Syndrom 432
Leukämien 555 f.
- akute lymphatische 556

- akute myeloische 556
- chronische lymphatische 556
- chronische myeloische 556
Leukozyten 463
Leukozytenarmes Blut, s. Blut, leukozytenarmes
Levodopa 246 f.
LGL-Syndrom, s. Lown-Ganong-Levine-Syndrom
LH, s. luteinisierendes Hormon
Lhermitte-Zeichen 253
Libman-Sachs-Endokarditis, Lupus erythematodes 502
Lidocain 17
- Asthma bronchiale 165
- Digitalisintoxikation 116
- Rhythmusstörungen 72
Linksherzhypertrophie, konzentrische 39
Linksherzhypoplasie 59
Linksherzinsuffizienz, s. Herzinsuffizienz
Linksschenkelblock, s. EKG
Lipoproteinfraktionen 433
Lippenspalte 691 f.
Liquordrainage 216
Lithium 587
Löffler-Syndrom, Granulozyten 463
Lokalanästhetika, allergische Reaktionen 570
long-acting thyroid stimulator 386
Low-dose-Heparin, Lungenembolie 155
Lown-Ganong-Levine-Syndrom 83
LSD, s. Lysergsäurediäthylamid
Luftembolie, venöse, Hirntumore 228 f.
Lugolsche Lösung 387
Lungenabszeß 544
- Kinder 699 f.
Lungencompliance 199
Lungenembolie 152 ff.
- Blutgase 153
- Diagnose 154
- EKG 153
- Fettembolie 156
- intraoperativ 153
- Labor 153 f.
- Lungeninfarkt 153
- Narkoseführung 156
- Pathophysiologie 152
- Symptome 152 f.
- Therapie 154 f.
- Thrombolyse 155
Lungenemphysem 166 ff.
- bei Kindern 681 f.
- Narkoseführung 169 f.
- postoperative Ventilationskontrolle 171 f.
- Präoperative Beurteilung 167 ff.
Lungenerkrankungen
- obstruktive 158 ff.
- postoperative 177
- - Prophylaxe 178 ff.
- restriktive 183 ff.
- - akute pulmonalbedingte 183 ff.
- - chronisch pulmonalbedingte 186 f.
- - chronische extralpulmonalbedingte 187

752 Sachregister

– – Narkoseführung 187 f.
– – Prämedikation 187
Lungenfunktion 158, 167
– Auswirkungen operativer Eingriffe 175
– Gasaustausch
– Lungenemphysem 167
– Mechanische Veränderungen 175
– Störungen, Mikroaggregate, Transfusion 492
Lungeninfarkt 153
Lungenkarzinome 554
Lungenödem 186 f., 194
– Diurese 194
– durch Höhe bedingtes 186
– neurogenes 186
– opioidinduziertes 186
Lungenvenenfehlmündung, partielle 59
Lungenvolumina, geriatrische Patienten 727
– Raynaud-Phänomen 148
Lupus erythematodes 501 f.
– Polymyositis 501
luteinisierendes Hormon 413
Lyme-Krankheit 529 f.
Lymphdrainage, pulmonale 194
Lymphknotensyndrom, mukokutanes 545
Lymphozyten 463
– Immunmechanismen 564
Lysergsäurediäthylamid, Mißbrauch 596 f., 601

**M**

MAC-Wert, Kinder 665
Magen-Darm-Trakt 319 ff.
– Funktion bei geriatrischen Patienten 729
Magengeschwür, s. Ulkus
Magersucht, s. Anorexia nervosa
Magnesium 364, 379
– Spätgestosen 640
Mahaim-Bündel 80, 83
Major-Test 480
Makrodex 485
Makroglobulinämie 577
Malabsorption 329 f.
– Bestrahlungsenteritis 330
– Diabetes mellitus 329
– Dünndarmresektion 330
– Mangeldurchblutung des Darms 330
– Sprue 330
Maldigestion 330
– Gallensäuremangel 330
– Pankreatitis, chronische 330
– Steatorrhoe nach Gastrektomie 330
Maligne Hyperthermie, Kinder, s. Hyperthermie, maligne, Kinder
Mammakarzinome 554
Mangelernährung 442
Mannitol
– Hirndruck 217
– Nierenversagen 350
– Oligurie 352
MAO-Hemmer 583

Marfan-Syndrom 518 f.
– Aortenaneurysmen 138
Marie-Strümpell-Krankheit, s. Spondyloarthropathien-Spondylarthritis ankylopoetica
Marihuana, Mißbrauch 597
Markschwammniere 354
Maroteaux-Lamy-Syndrom 437 f.
Masseterkrampf 701
Massivtransfusion 473
Mastozytose 496
McArdle-Krankheit 434
McCume-Syndrom 518
Medikamente
– Metabolismus 291
– Mißbrauch, s. Drogenmißbrauch
– Überdosierung, s. Drogenmißbrauch
Medulloblastome 213
Mekoniumaspiration 653 f.
Melanozytenstimulierendes Hormon 413
Membranpotential, Schrittmacherzelle 68
Ménière-Krankheit 276
Meningeome 213
Meningozele 685
Menopause, Hormone 412
Mepivacain, Schwangerschaft 621
Meralgia parasthetica 258
Metabolische Störungen, Transfusionszwischenfall 488
Metastasen, intrakranielle 214
Methadon, Opioidabhängigkeit 593
Methämoglobinämie 462
Methylalkohol, Mißbrauch 604
Methyldopa, s. Alpha-Methyldopa
Methylprednisolon, s. Prednisolon
Metoclopramid
– Aspirationsprophylaxe 320
– Schwangerschaft 615
Metoprolol, Hypertonus 104
MH, s. Hyperthermie, maligne
Migräne 272 f.
Mikroaggregate, Transfusion 492
Mikroangiopathie, Diabetes mellitus 423
Milch-Alkali-Syndrom 323
Mineralokortikoide 399
Minor-Test 480
Minoxidil 103
Mißbildungen, Krankenhauspersonal 574
Mithramycin, Hyperparathyreoidismus 395
Mitralinsuffizienz 37 ff.
– Narkoseführung 38 f.
– Pathophysiologie 37
– Schwangerschaft 634
Mitralklappe, künstliche, Schwangerschaft 638
Mitralklappenprolaps 43 ff.
– Komplikationen 44
– Narkoseführung 44 f.
Mitralstenose 33 f.
– Narkoseführung 34
– Pathophysiologie 34

– Schwangerschaft 634
Mittelmeeranämie, s. Thalassämie
Mittelohr
– Entzündung, s. Otitis media
– Komplikationen durch Lachgas 276 f.
Moebius-Syndrom 261
Monoaminooxidase-Hemmer, s. MAO-Hemmer
Morbus Alzheimer, s. Alzheimer
Morbus Basedow 386
Morbus Bechterew, s. Spondyloarthropathien – Spondylarthritis ankylopoetica
Morbus Crohn, s. Enteritis regionalis
Morbus haemolyticus neonaturum, s. Erythroblastose
Morbus Hodgkin 555
Morbus Meulengracht, s. Gilbertsche Erkrankung
Morbus Paget 517
Morbus Parkinson 245 ff.
Morbus Recklinghausen, s. Neurofibromatose
Morbus Waldenström, s. Makroglobulinämie
Morbus Winiwarter-Buerger, s. Thrombangiitis obliterans
Morquio-Syndrom 437
Moyamoya-Syndrom 149
MSH, s. Melanozytenstimulierendes Hormon
Mukopolysaccharidosen 436 ff.
Mukoviszidose 173 f.
Multiple Sklerose 252 f.
Murphy-Zeichen 314
Muskeldystrophien 503 f.
– Nemaline-Myopathie 504
– Typ Becker-Kiener 504
– Typ Duchenne 503
– Typ Erb 504
Muskelrelaxantien
– allergische Reaktionen 569
– Antagonisierung, Glaukom 278
– Antibiotika 546
– geriatrische Patienten 738
– Hirndurchblutung 223
– Kinder 665 f.
– koronare Herzkrankheit 21
– Leberzirrhose 311
– Nierenversagen 348
Muskulosketales System, s. Hautkrankheiten
Myasthenia gravis 507
– Antibiotika 546
– Schwangerschaft 642
Myelom, multiples 576
– Epidermolysis bullosa 494
Myelomeningozele 685
Myeloproliferative Erkrankungen 555
Mykobakterien 530
Mykoplasmeninfektion 531
Myokardinfarkt
– in der Anamnese 4
– perioperativer, Diagnostik 25
– – Herzenzyme 26
– – kardiogener Schock 26

Myopathie, alkoholisch bedingte 511
Myopathie, Nemaline, s. Muskeldystrophien
Myositis ossificans 518
Myotonia congenita (Thomsen), s. Dystrophie, myotone 506
Myotonia Curschmann-Steinert, s. Dystrophie, myotone 505
Myxödemkoma 391
Myxome im Herzen 45

N

Nadolol, Hypertonus 104
Naproxen, rheumatoide Arthritis 514
Narkolepsie 274
Nasenbluten 275 f.
Nasensonde, Sauerstoffzufuhr 190
Natrium 364
- Ausscheidung, eingeschränkte 337
- Mangel, s. Hyponatriämie
- Transport, Schrittmacherzelle 68
- Überschuß, s. Hypernatriämie
Nebennierenmark 405 ff.
Nebennierenrinde 398 ff.
- Unterfunktion 401
Nebenschilddrüse 394 ff.
- Adenom, benignes 394 f.
- Di George Syndrom 398
- Hyperparathyreoidismus 394 ff.
- Hypoparathyreoidismus 396 f.
- Karzinom 394
Nemaline-Myopathie, s. Muskeldystrophien
Neoplasien, multiple, endokrine 407
Neostigmin
- Myasthenia gravis 508
- Nierenversagen 348
Nephritis, interstitielle 353
Nephritisches Syndrom, akutes 353
Nephroblastom 707
Nephrolithiasis 355 f.
Nephrotisches Syndrom 353
Nephrotoxizität, Anästhetika 337, 340
Nervenblockaden, Analgesie zur Prophylaxe postoperativer Lungenerkrankungen 179
Nervenstimulator, Relaxationskontrolle 227
Nervensystem 211 ff.
- Abnormale Atemmuster 275
- Bandscheibenvorfall 273 f.
- Degenerative Erkrankungen 243 ff.
- geriatrische Patienten 724
- Intrakranielle Tumoren 211 ff.
- Kopfschmerzen 271 ff.
- Neuropathien 255 ff.
- Nierenversagen 345
- Rückenmark 261 ff.
- Schlafstörungen 274 f.
- Zerebrovaskuläre Erkrankungen 230 ff.
Nesselsucht, s. Urtikaria 497
Neuritis nervi optici 254
Neuroblastom 706 f.
Neurodermitis 497

Neurofibromatose 281 f.
- Narkoseführung 282
- Symptome 281 f.
- Therapie 282
Neurofibromatose 688
Neurologische Erkrankungen, s. Nervensystem
Neurologischer Status, Neugeborene 653
Neuropathie, periphere, Vitamin $B_{12}$-Mangel 456
Neuropathien, Diabetes mellitus 422 f.
Neutropenie 463
Neutrophilie 463
Niere 332 ff.
- Anatomie 332 ff.
- Auswirkungen von Anästhetika 337 ff.
- chronisches Nierenversagen, s. Nierenversagen, chronisches
- endokrine Funktionen 335
- Erkrankungen 352 ff.
- Funktion
- – Anämie 455
- – Tests 335 ff.
- glomeruläre Filbrationsrate 334
- renaler Blutfluß 335
- Transplantation 357 f.
- – geriatrische Patienten 728 f.
Niereninsuffizienz, s. Nierenversagen
Nierenversagen, akutes, s. Oligurie perioperative
Nierenversagen, chronisches 342 ff.
- Allgemeinanästhesie 346 ff.
- chronische Anämie 343 f.
- Flüssigkeitstherapie 349 f.
- Gerinnungsstörungen 344
- Hypertonie 345
- Infektion 345
- Leberzirrhose 308
- metabolische Azidose 345
- Muskelrelaxanthien 348 f.
- Nervensystem 345
- Regionalanästhesie 348
- Überwachung 350
- Wasser- und Elektrolythaushalt 344 f.
Nifedipin, koronare Herzkrankheit 8
Nikotin
- Abstinenz 167
- – chronische Bronchitis 172
- – Thromangiitis obliterans 145
- Aspirationsgefahr 320
Nikotinamid, s. Nikotinsäureamid
Nikotinsäureamidmangel 444
Nimodipin, zerebrale Gefäßspasmen 239
Nitrate, Angina pectoris 8
Nitroglyzerin
- Angina pectoris 4, 8
- Herzinsuffizienz 117
Nitroprussid
- Herzinsuffizienz 117
- Hyperreflexie 263
- hypertensive Krise 107 f.
- Hypotension, kontrollierte 241

Noradrenalin 406
Notfalltransfusion 481
$N_2O$, s. Lachgas

O

Ödem
- angioneurotisches, s. Quincke-Ödem
- Rechtsherzinsuffizienz 114
Okuloplethysmographie 237
Oligurie, perioperative
- Behandlung 351
- Betreuung, postoperative 350
- Differentialdiagnose 351
Omphalozele 679
Opioide
- allergische Reaktionen 571
- Analgesie zur Prophylaxe postoperativer Lungenerkrankungen 179
- Cholezystektomie 314 f.
- Geburt 622, 624
- Hirndurchblutung 223
- Hypertoniker 106 f.
- Katarakt 279
- Kinder 665
- Lungenemphysem 169
- Mißbrauch 592, 599 f.
- Periduralanalgesie 179
Orciprenalin, Asthma bronchiale 161
Organophosphate, Vergiftung 604 f.
Orthopnoe, Linksherzinsuffizienz 113
Osmolarität 362
Osmotischer Druck, s. Druck, osmotischer
Ösophagus 319 ff.
- Achalasie 321
- Divertikel 321
- Hiatushernie 321
- Karzinom 321
- Refluxösophagitis, chronische 319 f.
- Spasmus 319
- Varizen, Leberzirrhose 308
Osteogenesis imperfecta 517 f.
Osteomalazie 517
Osteoporose 516 f.
Östradiol 399
Östriolausscheidung 651
Otitis media 542
Ovarien 412 f.
- kleinzystische Degeneration der 413
Oxygenierung, arterielle, Lungenfunktion 176
Oxytozin 415

P

Pancuronium
- Asthma bronchiale 165
- AV-Überleitung 68
- Fallotsche Tetralogie 55
- Kardiomyopathie 124
- koronare Herzkrankheit 21
- Mitralstenose 35
Panhypoglobulinämie, s. Agammaglobulinämie
Panhypopituitarismus 415

Pankreas 328
- Funktion, geriatrische Patienten 729
- Karzinom 328
- Pankreatitis
- - akute 328
- - chronische 328
- Transplantation 421
Panzytopenie 455
Papillomatosis, Larynx 699
Paraganglion jugulare, s. Glomus jugulare
Parainfluenzavirusinfektion 533
Paralysis agitans, s. Morbus Parkinson
Paramyotonica congenita (Eulenberg), s. Dystrophien, myotone 506
Parasympathikotonus, Antihypertensiva 99
Parathormon 394
Parazervikalblockade, Geburt 625
Parazetamol, Mißbrauch 602
Parkinson, s. Morbus Parkinson
Paroxysmale Lähmung, s. Lähmung, familiäre paroxysmale
Paroxysmale supraventrikuläre Tachykardien, s. EKG
Partielle Thromboplastinzeit 468
Patienten, alte s. geriatrische Patienten
Patienten, geriatrische, s. geriatrische Patienten
Patientin, schwangere 608 ff.
- Allgemeinanästhesie, Geburt 627
- Asphyxie, fötale 647
- Beurteilung des Föten 650 f.
- Beurteilung des Neugeborenen 652 f.
- Blutfluß, uteriner 615 f.
- Blutungen 643
- Diabetes mellitus 641
- Entbindung, vaginale 633
- Herzerkrankungen 634
- kardiovaskuläres System 608 ff.
- - Flüssigkeitsvolumen, intravasales 608 f.
- - Herzminutenvolumen 609
- - Kompressionssyndrom, aortocavales 609
- - Kreislauf 609
- Lageanomalien 632 f.
- Leber, Funktion 614
- Magen-Darm-Trakt 614
- Mehrlingsschwangerschaften 633
- Myasthenia gravis 642
- Narkoseeinleitung, Sauerstoff 612
- Nervensystem 613
- Operationen 645
- - Hypoxie und Azidose, fötale 646
- - Medikamente, teratogene 646
- - Narkoseführung 647
- - postportale Phase 653
- - Wehen frühzeitige 646
- Placentaschranke 618
- Regionalanästhesie 624 ff.
- Respiration 610 ff.
- - Atemminutenvolumen 611 f.
- - Lungenvolumina 611
- Sectio caesarea 628
- Spätgestosen 638 ff.

PCP, s. Arthritis, rheumatoide
PEEP, s. Druck, positiver endexspiratorischer
Pemphigus 495 f.
Pentobarbital, Druck, intrakranieller 268
Pentolinium, Hyperreflexie 263
Perfusionsdruck, zerebraler 215
Perfusions-Ventilationsszintigraphie, Lungenembolie 154
Periarteritis nodosa 148
Peridualanästhesie
- Analgesie zur Prophylaxe postoperativer Lungenerkrankungen 179
- Geburt 626
- geriatrische Patienten 736
- Sectio caesarea 631 f.
Periduralanalgesie, Opoide 179
Perikardbeutel, s. Herzbeutel
Perikarderguß 135
Perikarderkrankungen 130 ff.
- Herzbeuteltamponade 130 ff.
Perikarditis
- akute 134 ff.
- chronisch-konstriktive 135 ff.
Peritonitis 544
Peritonsillarabszeß 542
Peronäuslähmung 258
Peronäusmuskulatur, Atrophie 261
Pethidin, Geburt 622
Petroleum, Vergiftung 604
PET-Sean, s. Positron-Emissions-Computertomographie
Pfaundler-Hurler-Krankheit 437
Phäochromozytom 407 ff.
- Diagnose 407 ff.
- Narkoseführung 410 ff.
- Neoplasien, multiple endokrine 407
- Symptome 407
- Therapie 409 f.
Pharmakodynamik, geriatrische Patienten 732
Pharmakokinetik, geriatrische Patienten 730
Pharyngitis 542
Phenobarbital, Anfallsleiden 270
Phenoxybenzamin, Phäochromozytom 409
Phentolamin
- Herzinsuffizienz 117
- Hyperreflexie 263
Phenylbutazon
- Morbus Bechterew 515
- rheumatoide Arthritis 514
Phenylketonurie 435 f.
Phenylzyklidin, Mißbrauch, s. Cyklohexylamine
Phenytoin 353
- Anfallsleiden 269
- digitalisbedingte Rhythmusstörungen 72
- Hypoparathyreoidismus 397
- Neuropathien
Phosphorelimination, Hyperparathyreoidismus 396
Phosphorylasemangel 434

pH-Wert, arterieller 197, 202
Physiotherapie, postoperative 181
Pickwick-Syndrom 442
Pierre-Robin-Syndrom 655, 692 f.
Pilocarpin 277
Pilzinfektionen, systemische 531 f.
Pink Puffer 167
Plasma, frisch gefrorenes 484
Plasmaersatzmittel 572
Plasmaproteinlösung 484
Plasmozytom, s. Myelom, multiples 576
Plateauwellen, Hirndrucküberwachung 215
Plazenta praevia 643 f.
Plazentalösung 644
Plazentaschranke
- Medikamentenaufnahme 620
- Medikamentenverteilung 621
- Proteinbindung 619 f.
- Substrataustausch 618 f.
Plexus brachialis - Neuropathie 258
Pneumenzephalographie 214
Pneumocystis carinii 535, 545 f.
Pneumokken 524
Pneumonie
- bakterielle 543
- virale 543
Pneumonitis 185 f.
- Aspiration 185 f.
Polyarthritis, primär chronische, s. Arthritis, rheumatoide
Polymyositis 501
- Aspirationsgefahr 320
Polyradikulitis 260 f.
Polyzythämia vera 556
Pompe-Krankheit 434
Porphyrie 428 ff.
- akute intermittierende 429
- Epidermolysis bullosa 494
- Koproporphyrin, hereditäre 430
- Neuropathie 259
- Porphyria cutanea tarda 430
- Porphyria variegata 430
- Protoporphyrie 430
- Uroporphyrie 430
Positiver endexspiratorischer Druck, Automatie des Herzens 70
Positron-Emissions-Computertomographie 235
Postoperative Betreuung 740
Poststreptokokkenglomerulonephritis 353
Potentiale, evozierte, s. Evozierte Potentiale
Potts-Operation 54
Prader-Willi-Syndrom 512
Präeklampsie 638
Präexzitationssyndrome 79 f.
Pralidoxin 605
Prämedikation, geriatrische Patienten 733 ff.
Prazosin
- Hypertonie 103
- Phäochromozyten 409
Prednisolon, Asthma bronchiale 162
Primidon, Anfallsleiden 270

Prinzmetal-Angina, s. Angina pectoris, vasospastische 4
Procainamid
– Lupus erythematodes 502
– Rhythmusstörungen 70
Procarbazin 559
Progerie 740
Prolaktin, Galaktorrhoe 415
Propranolol
– Glaukom 278
– Hyperthyreose 387
– Hypertonus 104
– Kardiomyopathie 123
– Narkotika, Wechselwirkungen 6
– Rhythmusstörungen 71 f.
Propylthiouracil 387
Prostaglandine
– Karzinoidsyndrome 325
– Synthese 335
Prostatahyperplasie 358
Prostatakarzinome 555
Protamin, allergische Reaktion 421, 522
Protein C-Mangel 472
Proteinbindung, Albumin 290
Proteine, intraoperative 446
Proteinsynthese, Leber 289
Prothrombinzeit, s. Quick-Wert
Prune-Belly-Syndrom 512
Pseudogicht 432
Pseudohyperkaliämie 511
Pseudohyperparathyreoidismus 396
Pseudohypertrophische Dystrophie, s. Muskeldystrophien – Typ Duchenne
Pseudo-Krupp, s. Laryngotracheobronchitis
Pseudomyasthenisches Syndrom 510
Pseudosyndaktylie 494
Pseudotumor cerebri 272 f.
Pseudoxanthoma elasticum 500
Psoriasis 496
Psychiatrische Erkrankungen 581 ff.
– Alkoholismus 589
– Autismus 589
– Depressionen 581 ff.
– Manie 587 f.
– Schizophrenie 588 f.
PTT, s. Partielle Thromboplastinzeit 468
Pudendus-Block, Geburt 627
Pulmonalarterie, aberrierende, linke 65 f.
Pulmonalarterienkatheter
– koronare Herzkrankheit 23
– Linksschenkelblock 75
– Phäochromozytom 411
Pulmonale Erkrankungen, s. Lungenerkrankungen
Pulmonalklappe, fehlende 66
Pulmonalstenose, angeborene 64 f.
– Schwangerschaft 637
pulsless disease, s. Takayashu-Syndrom
Pulsoxymeter, Kinder 670
Pulsus paradoxus 131
Purpura
– idiopathische thrombozytopenische 476

– Schönlein-Henoch 148
Purpura, idiopathische thrombozytopenische, s. Thrombozytopenie
Pylorusstenose 681
Pyridostigmin
– Myastenia gravis 508
– Nierenversagen 348
Pyruvatdehydrogenase-Mangel 435
Pyruvat-Kinase-Mangel 458

Q

Q-Fieber 532
QT-Syndrom 83 ff.
Querschnittslähmung 261
– Atmung 262
– Hyperreflexie, autonome 262
– Muskuloskeletales System 263
– Narkoseführung 264
– Pathophysiologie 261 f.
– Urogenitalsystem 263
Querschnittsmyelitis 254 f.
Quick-Wert 468
Quincke-Ödem 497
– angeborenes 577

R

Rachitis 444
Radialisparese 258
Radiojodtest 386
Rarefizierung, Lunge 186 f.
Rasselgeräusche, Linksherzinsuffizienz 113
RAST 566
Rate-pressure-product, s. Angina pectoris 4
Raucher, s. Nikotin . . .
Rauchinhalation, Kinder 711
Raynaud-Syndrom 148
Reaktion, allergische, Antibiotika 546
Reanimation, s. Wiederbelebung
Rechter Ventrikel mit doppelter Ausflußbahn 61 f.
Rechtsherzinsuffizienz, s. Herzinsuffizienz
Rechtsschenkelblock, s. EKG
Reentry-Mechanismus 67
Refluxösophagitis, s. Ösophagus
Refsum-Krankheit 261
Regionalanästhesie
– Antikoagulantien 475
– geriatrische Patientin 735 f.
– Herzinsuffizienz 118
– Lungenemphysem 169
– Nierenversagen 348
Reinfarktrate 4
Reiter-Syndrom, s. Spondyloarthropathien
Reizbildungsstörungen 67, 68 ff.
– EKG 74
– Elektrophysiologie 68 ff.
Reizkolon 324
Reizleitungsstörungen 67 ff.
– EKG 74
– Physiologie 70

Reizschwelle, s. Stimulationsschwelle
REM-Schlaf 274
Renin-Angiotensinsystem 335, 399
– Anästhetika 340
Repolarisation, Schrittmacherzelle 68
Resorptionsatelektasen, PEEP 193
Respiratorische Insuffizienz, s. Ateminsuffizienz
Respiratory syncytial virus, s. RS-Virus
Restriktive Lungenerkrankungen, s. Lungenerkrankungen
Retentio placentae 645
Retinitis pigmentosa 250
Retum-to-flow-Technik 242
Reye-Syndrom 689 f.
Rheomakrodex 485
Rheumatoide Arthritis
– Gelenksymptome 512 f.
– Polymyositis 501
– Systemische Symptome 513
– Therapie 513 f.
Rhinovireninfektion 532 f.
Rhythmusstörungen, s. Herzrhythmusstörungen
Richmond-Bolzen 215
Rickettsieninfektion 532
Rilay-day- Syndrom, s. Dysautonomie, familiäre
Ritordin, frühzeitige Wehen 646
Robin-Hood-Phänomen 219
Rocky Mountain spotted fever 532
Romano-Ward-Syndrom 83
Röntgen
– Schädel, Tumore 214
– Thorax
– – Cor pulmonale 126
– – Herzklappenfehler 32
– – koronare Herzkrankheit 10
– – Linksherzinsuffizienz 114
– – Lungenerkrankung, obstruktive 158
Rötenvirusinfektion 534
RS-Vireninfektion 533
Rückenmarksquerschnittslähmung, s. Querschnittslähmung

S

Salbutamol, Asthma bronchiale 161
Salizylsäure, Mißbrauch 601 f.
Salmonellose 526
Sanfilippo-Syndrom 437
Sarkoidose 187
– Neuropathie 260
Sattelblock, Geburt 626
Sauerstoff
– Angebot und Bedarf, myokardial 15
– arterieller, Hirndurchblutung 219
– Austausch, Lunge 195
– Bindungskurve 190
– Gehalt, arterieller 450
– Konzentration, inspiratorische 190 f.
– – Entwöhnung 200
– Messung, transkutane, Kinder 670
– Partialdruck, gemischt-venöser 195 f.
Säure-Basen-Haushalt 202 ff.
– Alkalose 207 ff.

– – metabolische 210 f.
– – respiratorische 207 f.
– Azidose 206 ff.
– – kombinierte 207
– – metabolische 208 f.
– – respiratorische 206 f.
– Beurteilung von Störungen 202 ff.
Säurerückkopplungsphänomen 323
Schädel-Hirn-Trauma 242 f.
– epidurales Hämatom 243
– Hirnprotektion 268
– subdurales Hämatom 243
Scheie-Syndrom 437
Schenkelblock, s. EKG
Schilddrüse 383 ff.
– Funktionstests 385 f.
– Hyperthyreose 386 ff.
– Hypothyreose 391 ff.
– Karzinom 394
– Synthese und Sekretion von Hormonen 383 f.
– Szintigraphie 386
Schizophrenie, Lupus erythematodes 502
Schlafapnoe 274 f.
Schlaflosigkeit 274
Schlafstörungen 274 f.
Schlaganfall 237
– Hirnprotektion 267
Schlagvolumen
– Aortenstenose, angeborene 62
– Ejektionsfraktion 11
– geriatrische Patienten 725
– Herzbeuteltamponade 131
– Kinder 662
– Schwangerschaft 609
Schock
– hämorrhagischer 453 f.
– septischer 538 f.
– – Diagnostik 538
– – frühe (hyperdyname) Phase 538
– – späte (hypovolämische) Phase 538
– – Therapie 538
– Syndrome, toxische 526
Schrittmacher, s. Herzschrittmacher
Schwangerschaft, s. Patientin, schwangere
Schwangerschaftstoxikosen, s. Spätgestosen
Scopolamin
– Aspirationsgefahr 319
– Glaukom 278
Sectio caesarea
– Allgemeinanästhesie 628
– Regionalanästhesie 630
Sepsis, Kinder 674
Septumhypertrophie, asymmetrische, s. Kardiomyopathien, hypertrophische
Serotonin, Karzinoidsyndrom 325
Serum-Glutamat-Oxalazetat-Transaminase 297
Serum-Glutamat-Pyruvat-Transaminase 297
Sheeham-Syndrom, s. Panhypopituitarismus
Shigellose 526

SHT, s. Schädel-Hirn-Trauma
Shunt
– intrakardialer s. Herzfehler
– intrapulmonaler 197 f.
Shy-Drager-Syndrom 248 f.
Sichelzellenanämie 459 ff.
Sick-sinus-Syndrom, s. EKG
Sinus caroticus 78
Sinusbradykardie, s. EKG
Sinusitis 542
Sinustachykardie, s. EKG
Sklerodermie 498
– Aspirationsgefahr 320
– Polymyositis 501
– Raynaud-Phänomen 148
Sklerose, Multiple, s. Multiple Sklerose
Skoliose 519
Somatotropin, s. Wachstumshormon 413
Somogyi-Effekt 421
Soor, s. Candida albicans
Spätgestosen 638 ff.
– Narkoseführung 640 f.
– Pathophysiologie 639
– Therapie 639 f.
Sphärozytose, hereditäre 457
Spina bifida 685
Spinalanästhesie
– Geburt 626
– geriatrische Patienten 735
– Sectio caesarea 630
– TUR 358 f.
Spirometrie, incentive 178
Spironolacton
– Bartter-Syndrom 354
– Herzinsuffizienz 117
Spondyloarthropathien 514 f.
– Arthritis, juvenile rheumatische 516
– Reiter-Syndrom 516
– Spondylarthritis ankylopoetica 515
Sprue, Malabsorption 330
Staphylokokken
– Staphylococcus aureus 525 f.
– Staphylococcus epidermidis 525 f.
Stauung, venöse, Rechtsherzinsuffizienz 114
Steal-Phänomen, interzerebrales 219
Stein-Leventhal-Syndrom, s. Ovarien, kleinzystische Degeneration der 413
Stenose, intrakranielle 233
Stethoskop, präkordiales, Kinder 670
Stevens-Johnson-Syndrom 498
STH, s. Wachstumshormon 413
Stiff-baby-Syndrom 506
Stimulationselektrode, Herzschrittmacher 87, 93 f.
Stoffwechsel 419 ff.
– Komplikation 421 f.
– – Arteriosklerose 423
– – Infektionen 423
– – Ketoazidose 421 f.
– – Mikroangiopathie 423
– – Neuropathien 422 f.
Stomafreie Hämoglobinlösungen, s. Hämoglobinlösungen 485
Streptokinase, Lungenembolie 155

Streptokokken
– Gruppe A 524 f.
– Gruppe B 525
– Gruppe D 525
– Pneumonie 543
Stromschlag, s. Verbrennungen, elektrische 718
Strumektomie, subtotale 387
Subclavia-Steal-Syndrom 232
Succinylcholin
– Glaukom 278
– Kinder 668
– Multiple Sklerose 254
– Myasthenia gravis 509
– Nierenversagen 346
– Querschnittslähmung 264
Sulfhämoglobinämie 462
Sulfonamide, Nephritis 353
Sulfonylharnstoffe 420
Surfactant 660
– Kinder 671
Sympathiekomimetika, Automatie des Herzens 70
Sympathiekotonus, Senkung, Antihypertensiva 98
Syndrom
– der hyalinen Membranen, s. Atemnotsyndrom
– malignes neuroleptisches 585
– pseudomyasthenisches, s. Pseudomyasthenisches Syndrom
Syphilis, s. Treponema pallidum
Syringomyelie 244
Szintigraphie, koronare Herzkrankheit 10

T

Tachykardie, s. EKG
Takayashu-Syndrom 144 f.
TBG, s. Thyroxinbindendes Globulin
TENS, s. Transkutane elektrische Nervenstimulation
Terbutalin
– Asthma bronchiale 161
– frühzeitige Wehen 646
Testosteron 399
Tetanus 528 f.
Tetrahydrocannabinol, s. Marihuana
Tetralogie, Fallotsche, s. Fallotsche Tetralogie
Thalassämie 461 f.
THC, s. Marihuana
Thermodilutionsmethode 23
Thiamazol 387
Thiaminmangel 443
Thiopental
– Asthma bronchiale 164
– Hirndurchblutung 223
– Hirnprotektion 267
Thrombangiitis obliterans 145 f.
Thrombelastographie 469
Thrombenbildung 150 f.
– Mitralstenose 34
– prädisponierende Faktoren 150
– Prophylaxe 150 f.
– Symptome 150

– Therapie 151
Thrombinzeit 468
Thrombolyse, Lungenembolie 155
Thromboplastinzeit, s. Quick-Wert
Thrombose
– intravasale Katheter 477
– zerebrale, Schlaganfall 237
Thrombozytenaggregation 465
Thrombozytenfunktionsstörung, medikamentösbedingte 475
Thrombozytenkonzentrate 483
Thrombozytenzahl 468
Thrombozytopenie
– Idiopathische thrombozytopenische Purpura 477
– Massivtransfusion 473
– Thrombotische thrombozytopenische Purpura 476f.
Thymektomie, Myasthenia gravis 509
Thyreoiditis 391
Thyreostatika 387
Thyreotoxische Krise, s. Krise
Thyreotropin releasing hormone 383
Thyreotropin, s. Thyroid stimulating hormone
Thyroid stimulating hormone 383, 413
– Bestimmung 386
Thyroxin 384
– freies, Test 385
– RIA 385
Thyroxinbindendes Globulin 385
TIA, s. Transitorisch ischämische Attacken
Tic douloureux, s. Trigeminusneuralgie
Timolol
– Glaukom 278
– Hypertonus 104
Tocainid, Rhythmusstörungen 72
Toleranz, Medikamente 591
Tolmetin, rheumatoide Arthritis 514
Torhildsenoperation 684
Torticollis spasticus 248
Tourette-Syndrom 271
Toxisches Schocksyndrom, s. Schocksyndrom, toxisches
Trachealstenose 174f.
Tracheobronchialtoilette 195
Tracheomegalie 506f.
Transaminasen, Bestimmung 297
Transfusionstherapie 479ff.
– Blutkomponententherapie 481
– Dextrane 485
– febrile Reaktionen 487f.
– Fluosol 486
– Hydroxyäthylstärke 486
– Mögliche Komplikationen einer Bluttransfusion 486
– Notfalltransfusion 481
– Stomafreie Hämoglobinlösungen 485
– Tests vor der Transfusion 479f.
– verzögerte hämolytische Reaktionen 487
Transfusionszwischenfall 486
– allergische Reaktionen 487, 572
– Hämolytische Reaktionen 486

Transitorisch ischämische Attacken 230ff.
Transkutane elektrische Nervenstimulation 181
Transplantation
– Leber 305f.
– Niere 357f.
Transposition der großen Arterien 57f.
Transurethrale Resektion der Prostata 358
Treacher-Collins-Syndrom 693
Treponema pallidum 529
TRH, s. Thyreotropin releasing hormone
Triamteren, Herzinsuffizienz 117
Trigeminusneuralgie 255
Triglyzeride, Hyperlipidämie 432
Trijodtyrosin 384
– Aufnahme, Test 385
– RIA 385
Trikuspidalatresie 56
Trikuspidalinsuffizienz 43
Trimethadion, Anfallsleiden 270
Trimethaphan
– Herzinsuffizienz 117
– Hyperreflexie 263
– hypertensive Krise 108
Trisomie 21, 687
Trousseau-Zeichen 397
Truncus arteriosus 58f.
TSH, s. Thyroid stimulating hormone
TSS, s. Schocksyndrom, toxisches
Tubenligatur, postpartale 655
Tuberkulose, s. Mykobakterien 530
Tumore, intrakranielle 211ff.
– Diagnose 214
– Druck, intrakranieller 214
– Einteilung 211ff.
– Hirndurchblutung 218ff.
– Narkoseführung 214ff., 225
– – Flüssigkeitstherapie 226
– – Lagerung 227
– – Luftembolie 228f.
– – Narkoseeinleitung 214f.
– – postoperative Betreuung 229f.
– – Prämedikation 224
– – Überwachung 226f.
– Neurofibromatose 281
– Symptome 211f.
– Überwachung 215f.
TUR, s. Transurethrale Resektion der Prostata 358
$T_3$, s. Trijodtyrosin
$T_4$, s. Thyroxin

**U**

Überdosierung, Medikamente, s. Drogenmißbrauch
Überempfindlichkeitsreaktion, s. Anaphylaxie 565f.
Übergewicht, s. Adipositas
Überwachung
– Alkoholkrankheit 312
– Ateminsuffizienz 195
– Endarteriektomie 235ff.

– geriatrische Patienten 738f.
– Kinder 669
– koronare Herzkrankheit 22
– Nierenversagen 350
– Tumore, intrakranielle 226f.
Überwässerung, s. Wasserintoxikation
Ulkus 321ff.
– Duodenum 321f.
– Gastrinom 323
– Magen 323
Ullrich-Turner-Syndrom, s. Gonadendysgenesie
Ulnarislähmung 258
Ultraschall
– Schilddrüse 386
– Schwangerschaft 652
– Vernebler 165, 181
Ungekreuztes Blut, s. Blut, ungekreuztes 481
Urämie, Neuropathie 259
Uratnephropathie, s. Harnsäurekristalle
Urinkonzentrierung, eingeschränkte 337
Urokinase, Lungenembolie 155
Urtikaria 497
Uterusatonie 645
Uterusruptur 644

**V**

Vagusstimulation, Automatie des Herzens 70
Valproinsäure 270
Valsalva-Preßdruck, s. Herzschrittmacher
Vancomycin 548
Varizellen-Zoster-Virusinfektion 533
Vasopressin, s. antidiuretisches Hormon
VDD, s. Herzschrittmacher
Vecuronium
– Asthma bronchiale 165
– koronare Herzkrankheit 22
– Nierenversagen 348
Venendruck, zentraler, Hirndurchblutung 220f.
Ventilation
– Kinder 661
– Lungenemphysem 170f.
Ventrikel, rechter mit doppelter Ausflußbahn 61f.
Ventrikelseptumdefekt 49f.
– Schwangerschaft
Ventrikuläre Tachykardie, s. EKG
Venturi-Gesichtsmaske 190
Verapamil
– Digitalis, Wechselwirkungen 8
– koronare Herzkrankheit 8
– Moyamoya-Syndrom 149
– Rhythmusstörungen 73
Verbrennungen
– elektrische, Kinder 718
– Kinder 708ff.
Vergiftung, s. Drogenmißbrauch
Verschluß, arterieller, s. Arterienverschluß 149
Vertebralis-Erkrankungen, s. A. vertebralis

Verteilungsvolumen, Medikamente, geriatrische Patienten 731 f.
Vestibularisneuronitis 257
Vidarabin 533
Vincristin, Neuropathien 259
Virushepatitis 299 ff.
– Transfusion 492
Virusinfektion
– Atemwege 532 f.
– Darm 534
Vitalkapazität 158
Vitamin A-Mangel 444
Vitamin $B_1$-Mangel 443
Vitamin $B_{12}$-Mangel 456
– Neuropathie 259
Vitamin-C-Mangel 444
Vitamin D
– Mangel 445
– Parathormon 394
Vitamin K 472
– Mangel 445
Vitaminmangel 443 ff.
VK, s. Vitalkapazität
Von-Gierke-Krankheit 434
Von-Willebrand-Jürgens-Syndrom 471
VOO, s. Herzschrittmacher
Vorhofflattern, s. EKG

Vorhofflimmern, s. EKG
Vorhofschrittmacher, wandernder, s. EKG
Vorhofseptumdefekt 48 f.
– Ostium-primum-Typ 48 f.
– Ostium-sekundum-Typ 48
VSD, s. Ventrikelseptumdefekt
VVI, s. Herzschrittmacher
VVT, s. Herzschrittmacher

## W

Wachstumshormon 413
Waldenström, s. Makroglobulinämie
Wandernder Vorhofschrittmacher, s. EKG
Warfarin, Thromboseprophylaxe 155
Wasser, s. Körperwasser
Wasser- und Elektrohaushalt 362 ff.
– Nierenversagen 344
Wasserintoxikation 367
Wasserstoff, s. $H^+$
Waterstone-Shunt 54
Wegenersche Granulomatose 146 f.
Wernicke-Enzophalopathie 309 f.
Wernicke-Syndrom, Vitamin $B_1$-Mangel 443

Wiederbelebung 266 ff.
Williams-Beuren Syndrom 521
Wilms-Tumor s. Nephroblastom 707
Wilsonsche Krankheit, s. Hepatolentikuläre Degeneration
Winiwarter-Buerger, s. Thrombangiitis obliterans
Wiskott-Aldrich-Syndrom 575
Wolff-Parkinson-White Syndrom 80 ff.
WPW-Syndrom, s. Wolff-Parkinson-White Syndrom

## Z

Zellmembran, Ionenverteilung 364
Zerebralparese, infantile 683
Zigrattenraucher, s. Niktoin . . .
ZVD, s. Venendruck, zerebraler
Zwerchfellhernie
– Kinder 675 ff.
– Neugeborene 654
Zwergwuchs, s. Achondroplasie 520
Zwillinge, siamesische 718 f.
Zystathionin-Synthetase-Störung 436
Zystennieren 354
Zytomegalievirusinfektion 533 f.

**Ein neuer Maßstab?**

J. Braun  R. Preuss

# Klinik
Untersuchung
Diagnostik

Therapie
Notfall **leitfaden**

## Intensivtherapie

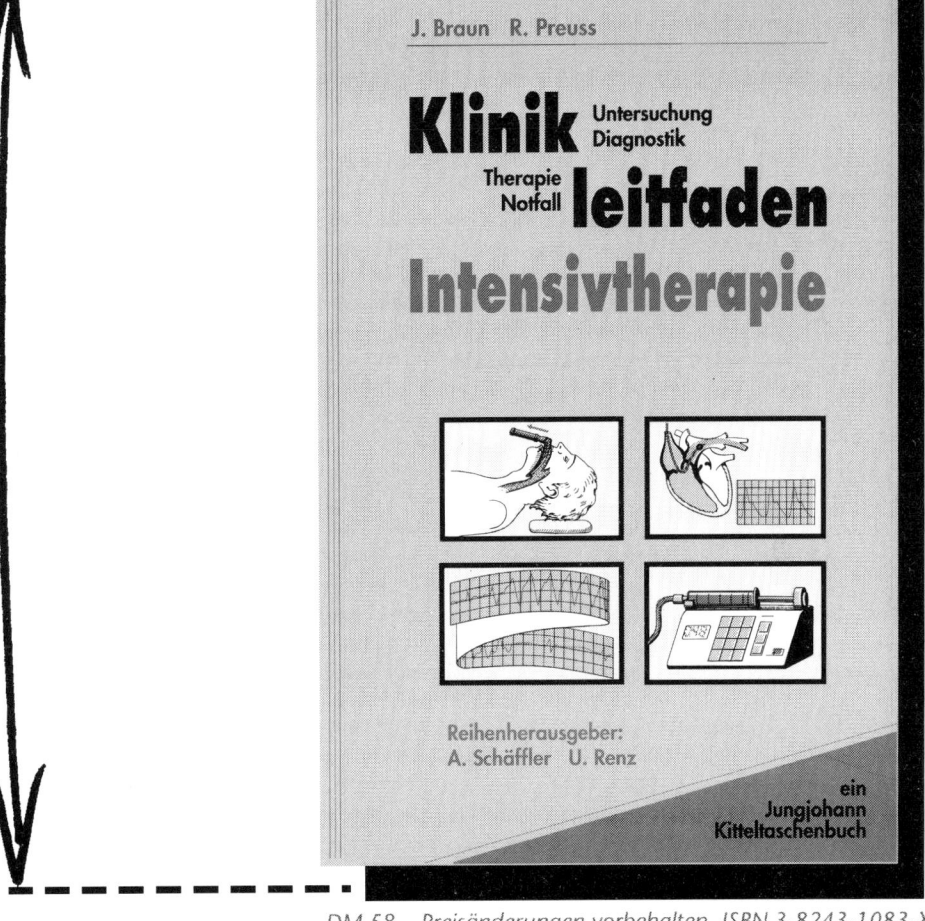

Reihenherausgeber:
A. Schäffler  U. Renz

ein
Jungjohann
Kitteltaschenbuch

*DM 58.– Preisänderungen vorbehalten. ISBN 3-8243-1083-X*

*Sicher – es gibt viele kurzgefaßte Bücher zum Thema Intensivmedizin. Um so größer die Herausforderung, noch sorgfältiger und vollständiger den Bedürfnissen des intensivmedizinisch tätigen Arztes zu entsprechen: Fundierte, schnell verfügbare Informationen in einem neuartigen Buchkonzept, das ist der* **Klinikleitfaden Intensivtherapie.**

*Ausführliche Arzneimittelprofile von 150 Substanzen, Fast alle Notfälle, alle relevanten Arbeitstechniken, Therapieübersichten, Intoxikationen, Pharmaregister... Auf 550 zweifarbigen Seiten – doch nur 400 g schwer.*

*Urteilen Sie selbst – ein neuer Maßstab für Kompaktbücher der Intensivtherapie?*

*Kompetenz im Kitteltaschenformat.
Jungjohann Verlagsgesellschaft
Neckarsulm  Stuttgart*

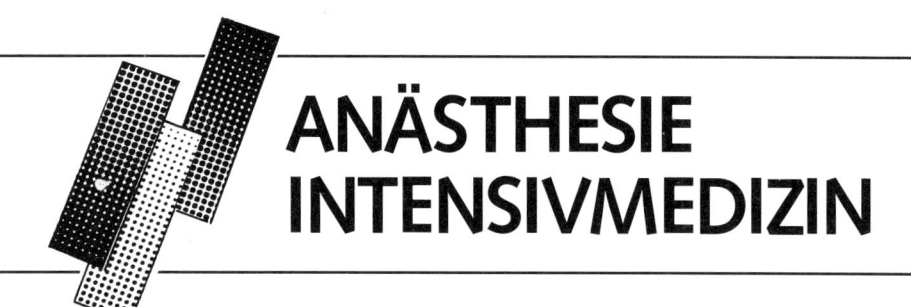

# ANÄSTHESIE INTENSIVMEDIZIN

Benumof
**Anästhesie in der Thoraxchirurgie**
1991. XVIII, 452 S., 230 Abb., 75 Tab.,
geb. DM 210,–

Hoerster/Kreuscher/Niesel/Zenz
**Regionalanästhesie**
3., neubearb. u. erw. Aufl. 1989. 299 S.,
225 Abb., geb. DM 130,–

Bready/Smith
**Anästhesiologische Entscheidungen**
1992. Etwa 280 S., etwa 134 Diagr.,
geb. etwa DM 128,–

Yao/Artusio
**Anästhesiologie**
2., neubearb. u. erw. Aufl. 1991. XIV, 647 S.,
29 Abb., 42 Tab., geb. DM 148,–

Thys/Kaplan
**Das EKG in der Anästhesie und Intensivmedizin**
1992. Etwa 300 S., 240 Abb., 22 Tab.,
geb. etwa DM 88,–

Murphy/Murphy
**Radiologie in Anästhesiologie und Intensivmedizin**
1990. XII, 273 S., 287 Abb. mit 440 Teildarst.,
15 Tab., geb. DM 158,–

Grabow
**Postoperative Intensivtherapie**
2., neubearb. Aufl. 1992. Etwa 900 S.,
374 Abb., 320 Tab., geb. etwa DM 280,–

Vandam
**Anästhesiologische und internistische Betreuung des Patienten in der perioperativen Phase**
1990. XXII, 344 S., 22 Abb., 27 Tab.,
geb. DM 128,–

**Datenbuch Anästhesiologie und Intensivmedizin**
Nemes/Niemer/Noack
**Band 1 · Datenbuch Anästhesiologie**
3., vollst. rev. u. erw. Aufl. 1985. XIV,
579 S., 86 Abb., 199 Tab., geb. DM 198,–

Niemer et al.
**Band 2 · Datenbuch Intensivmedizin**
3., vollst. neubearb. u. stark erw. Aufl. 1992.
Etwa 1850 S., geb. etwa DM 598,–

Gravenstein/Paulus
**Praxis der Patientenüberwachung (Monitoring)**
1985. 379 S., 164 Abb., 28 Tab., geb. DM 138,–

Preisänderungen vorbehalten.

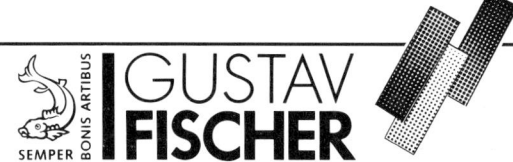

**GUSTAV FISCHER**
SEMPER BONIS ARTIBUS